"十三五"国家重点图书出版规划项目

总主编　王正国　张连阳　蒋建新

中华创伤重症医学

中卷

创伤重症

主编　张连阳　侯立军　余　斌

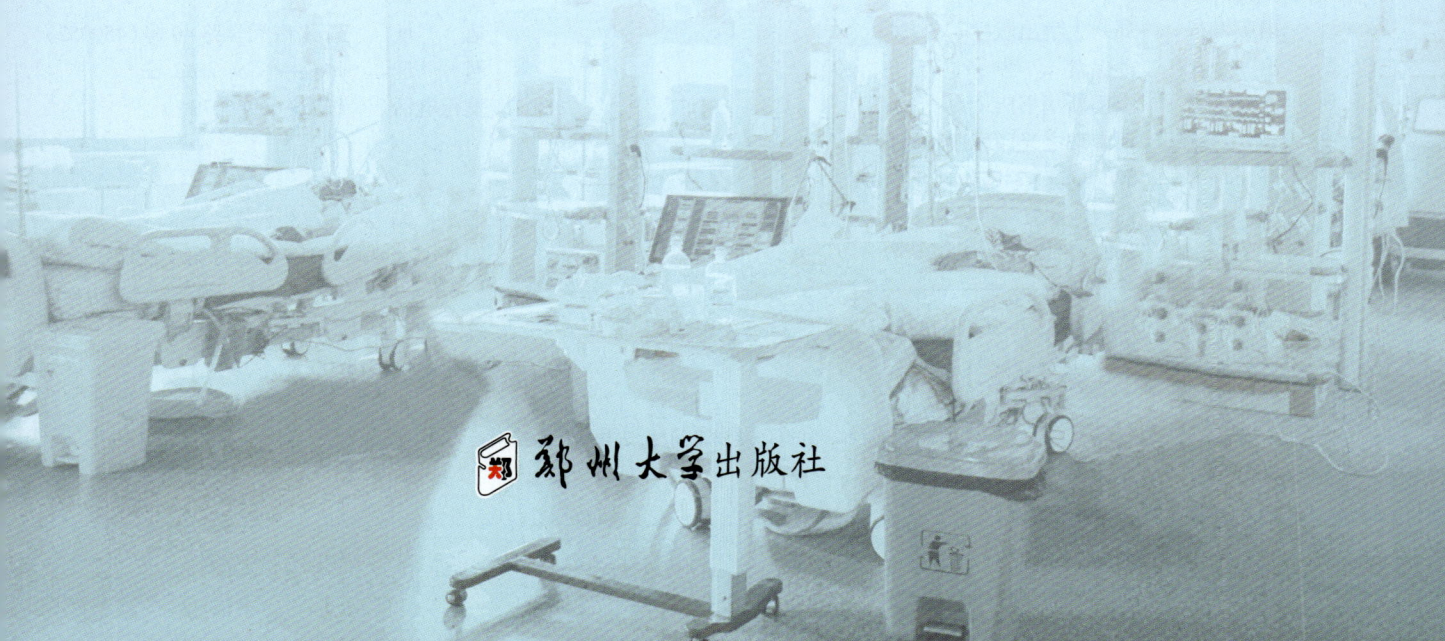

郑州大学出版社

图书在版编目(CIP)数据

中华创伤重症医学.中卷,创伤重症/王正国,张连阳,蒋建新总主编;张连阳,侯立军,余斌主编. — 郑州:郑州大学出版社,2021.12
ISBN 978-7-5645-7638-7

Ⅰ. ①中… Ⅱ. ①王…②张…③蒋…④侯…⑤余… Ⅲ. ①创伤-险症-诊疗 Ⅳ. ①R641.059.7

中国版本图书馆 CIP 数据核字(2020)第 246125 号

中华创伤重症医学·中卷·创伤重症
ZHONGHUA CHUANGSHANG ZHONGZHENG YIXUE · ZHONGJUAN · CHUANGSHANG ZHONGZHENG

项目负责人	崔青峰 张功员	数字编辑	黄世昆 闫习
选题策划	李振川	封面设计	苏永生
责任编辑	李振川 李海涛 崔青峰	版式设计	苏永生
责任校对	薛晗 董珊	责任监制	凌青 李瑞卿

出版发行	郑州大学出版社	地 址	郑州市大学路40号(450052)
出版人	孙保营	网 址	http://www.zzup.cn
经 销	全国新华书店	发行电话	0371-66966070
印 刷	河南瑞之光印刷股份有限公司		
开 本	890 mm×1 240 mm 1 / 16		
印 张	52	字 数	1 728 千字
版 次	2021 年 12 月第 1 版	印 次	2021 年 12 月第 1 次印刷
书 号	ISBN 978-7-5645-7638-7	总定价(上、中、下卷):1 655.00 元
		本卷定价:518.00 元

本书如有印装质量问题,请与本社联系调换。

《中华创伤重症医学》

总主编简介

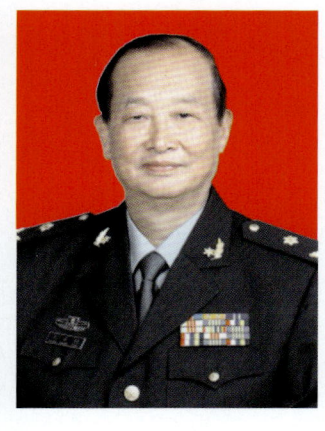

王正国，中国工程院院士，中国人民解放军陆军军医大学研究员。中国冲击伤、创伤弹道学、交通医学研究的主要创始人之一，著名的创伤医学专家。

学术任职：中华医学会创伤学分会终身名誉主任委员、全军医学科学技术委员会副主任委员。2015—2018年任国际交通医学学会主席。

专业特长：长期从事冲击伤、创伤弹道学、交通医学、严重创伤救治基础研究。

学术成就：国际上首次较系统地阐明了冲击波的致伤机制（过牵效应理论），率先提出一整套冲击伤的防、诊、治原则，尤其是利用灌注、铸型冷冻蚀刻、形态立体测量、分子生物学等多种技术，对肺冲击伤进行了创新性研究，提出了肺冲击伤新的病理分类方法；针对以往重度肺冲击伤输液治疗会加重肺水肿、加重伤情的传统认识，经过深入研究，提出"足量补液加监测"的治疗原则，为肺冲击伤的临床治疗提供了有力的依据，其研究成果获国家科技进步奖一等奖。王正国院士和同事们从20世纪70年代开始进行创伤弹道学研究，率先发现了"高速武器致伤时伤道周围肌原纤维Z线呈阶梯分布，损伤区呈相嵌性"，论证了"早期清创难以将坏死组织全部切除"的理论依据，引起国际同行的广泛关注。80年代末，国际形势趋于缓和，王正国院士敏锐地预感到交通事故伤将会是今后危害我国人民生命健康的主要伤类之一。他结合形势迅速调整研究方向，和研究所的其他同事在国内率先开展了交通事故伤（撞击伤）的研究。领导建立了国际上唯一拥有生物力学、撞击伤、流行病学、交通心理学、交通防护与诊疗的综合性交通医学研究所，研究成果"系列生物撞击机的研制及撞击伤发生机制与应用研究"获国家科技进步奖二等奖。主编了国内第一部《交通医学》专著和《交通伤临床救治手册》，直接应用于指导临床救治，为提高交通伤治愈率做出了积极贡献。以第一作者发表论文200余篇，主编专著39部，参编10余部。

个人荣誉：曾获国家科技进步奖一等奖1项、二等奖5项、三等奖4项，国家发明三等奖1项。1996年获军队专业技术重大贡献奖，1997年获香港何梁何利基金医学科学技术奖，1998年获美国"Michael DeBakey国际军医奖"、重庆市首届争光贡献奖，1999年获陈嘉庚医学科学奖，2000年获国际交通医学重大贡献奖，2002年获第四届中国光华工程科技奖。

《中华创伤重症医学》

总主编简介

（本卷主编）

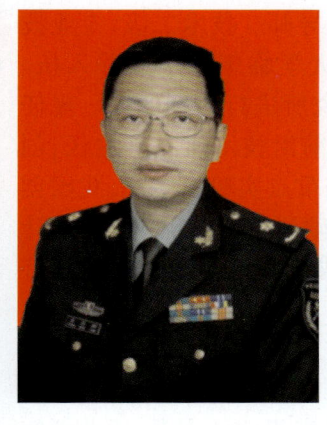

张连阳，医学博士，教授，主任医师，博士研究生导师，重庆市医学领军人才（急诊医学）、重庆市学术技术带头人（急诊医学）。1987年毕业于中国人民解放军第三军医大学临床医学系，1992年获外科学硕士学位，2000年获野战外科学博士学位。现任中国人民解放军陆军军医大学大坪医院创伤外科主任。

学术任职：曾任中国医师协会创伤外科医师分会会长。现任中华医学会灾难医学分会副主任委员、中华医学会创伤学分会常委、创伤急救与多发伤专委会主任委员、全军灾难医学专委会主任委员等。《中华创伤杂志》总编辑，《创伤外科杂志》主编，《中华创伤杂志（英文版）》《解放军医学杂志》副总编辑或副主编，《中华消化外科》《中华实验外科杂志》《灾害医学与救援（电子版）》等10余种杂志常务编委或编委。

专业特长：长期从事创伤外科及普通外科医疗、教学、科研工作，擅长多发伤紧急救治和损害控制外科技术，腹部战创伤及其并发症救治等。主要研究方向为创伤、休克及手术后腹腔间室综合征和肠道功能损害的防治，严重多发伤救治中损害控制策略和关键技术。

学术成就：创新腹腔扩容术等损害控制外科技术，制定全球首部《负压封闭引流技术腹部应用指南》等7部规范。近年来承担国家科技惠民计划、国家重点基础研究发展计划（973计划）分题等国家级课题7项，承担全军后勤科研计划重点项目等军队课题6项，总经费1300余万元。以第一作者发表科技论文200余篇，其中SCI收录30篇。主编或主译专著11部［其中《中华战创伤学（11卷）》（第六卷主编）荣获第五届中国出版政府奖图书奖］，参编专著28部。

个人荣誉：获国家科技进步奖二等奖、重庆市科技进步奖一等奖、重庆市自然科学奖一等奖等以上科研成果11项。2006年获第十届"重庆青年五四奖章"，2007年获评中国人民解放军总后勤部优秀教师，2008年获中国人民解放军院校育才奖银奖，2010年获裘法祖普通外科医学青年奖，2015年获三正国创伤医学突出贡献奖，2018年获评健康传播影响力人物，2019年获第三届国之名医盛典"国之名医·优秀风范"荣誉称号。

《中华创伤重症医学》

总主编简介

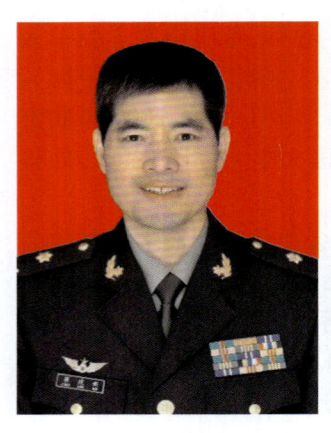

蒋建新，中国工程院院士，研究员，博士研究生导师。技术二级，专业技术少将。1980年考入中国人民解放军第三军医大学临床医学系并入伍。1991—1993年赴奥地利Ludwig Boltzmann创伤研究所进行客座研究。现任中国人民解放军陆军军医大学大坪医院战伤救治前沿技术研究室主任、创伤-烧伤-复合伤国家重点实验室主任、全军战创伤重点实验室主任，我国创伤与野战外科学杰出中青年专家，是国家重点基础研究发展计划（973计划）、国家科技支撑项目首席科学家，重庆市英才计划-优秀科学家，重庆市首席医学专家。

学术任职：曾任中华医学会创伤学分会主任委员、全军战创伤专业委员会主任委员、国务院学位委员会学科评议组临床医学组成员、国家自然基金委医学部专家咨询委员会委员、国际交通医学学会东亚地区主席、亚洲创伤学会秘书长。现任中国医疗保健国际交流促进会创伤医学分会主任委员、中华组织修复与再生学会副主任委员、《中华创伤杂志（英文版）》总编辑等。

专业特长：主要从事爆炸伤与感染、内脏（肺）组织修复与再生研究。

学术成就：立足国防战略需求，开拓特殊环境爆炸伤研究，建立高原、水下爆炸伤救治理论与方法，揭示爆炸冲击波"过牵效应"致伤机制，奠定了爆炸伤防护与救治研究的理论基础。国际上较早开展脑冲击伤研究，发现爆炸脑冲击伤多以功能性改变为主，提出创伤后应激障碍的脑冲击伤机制和脑冲击伤伤情判断标准。建立爆炸冲击伤时效救治技术体系。针对战创伤感染，国际上较早发现创伤后肠道内毒素移位及其在脓毒症发病中的重要作用，提出创伤脓毒症"细菌毒素移位"发病机制。发现创伤条件下病原菌可通过自身CRISPR-cas系统下调细菌群体感应调节分子表达，使细菌逃避机体的免疫监视，提出创伤脓毒症"病原菌免疫逃逸"发病机制。发现创伤后糖酵解、代谢性酸中毒可增敏天然免疫系统，增强病原菌致病作用，提出创伤脓毒症"创伤增敏"发病机制。国际上较早开展肺损伤后肺组织修复与再生研究，明确了促进肺组织修复的主要修复细胞与关键调控因素，建立了促进肺组织修复、防止肺纤维化的治疗策略。共发表论文346篇，发明专利15项，主编专著6部。获国家科技进步奖二等奖4项。

个人荣誉：第十三届全国人大代表，荣获何梁何利基金科学与技术进步奖、吴阶平医药创新奖、军队杰出专业技术人才奖、中国西部开发突出贡献奖、王正国基金创伤医学终身成就奖、中华创伤医学突出贡献奖、重庆市杰出英才奖。入选"新世纪国家百千万人才工程"国家级人选、"军队高层次科技创新人才工程"培养对象、"重庆市百名杰出科技领军人才计划"等。曾荣立个人二等功1次、三等功3次。

《中华创伤重症医学·中卷·创伤重症》

主编简介

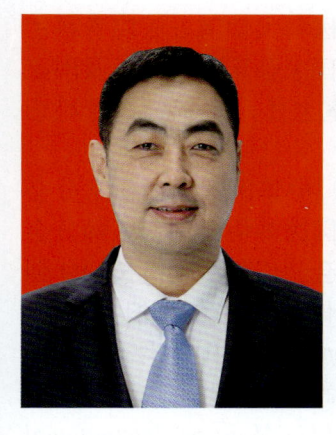

侯立军，主任医师，教授，博士研究生导师。现任上海长征医院神经外科主任，上海市神经外科研究所所长，全军神经外科研究所所长。美国哈佛大学医学院、德国洪堡大学和汉诺威国际神经外科研究所高级访问学者。

学术任职：中国医师协会创伤分会候任会长，中华医学会创伤学分会副主任委员，中国医师协会神经外科分会常委，中华医学会神经外科分会委员兼创伤学组组长，上海市医师协会神经外科分会副会长，上海市医师协会创伤专科分会创始主任委员，中国医师协会神经内镜专业委员会副主任委员，上海医学会创伤学分会主任委员，上海医学会神经外科分会副主任委员。

专业特长：①颅脑创伤与神经重症。创建了颅底创伤外科，国际上首创创伤性眶上裂综合征、眶尖综合征、视神经损伤、颅底血管损伤等内镜治疗术式；颅脑损伤合并伤，儿童颅脑损伤，颅脑爆炸伤、枪弹伤，颅脑损伤后交感神经神经兴奋、高血压脑出血的内镜手术治疗等达国际领先水平。②颅脑肿瘤。特别擅长神经内镜的微创手术治疗垂体瘤，颅咽管瘤，听神经瘤海绵窦内肿瘤，胶质瘤，脑膜瘤。尤其是垂体瘤及鞍区病变的诊治达国际先进水平。③脑血管病。复杂动脉瘤，脑血管畸形，脑血管重建手术；脑干、丘脑海绵状肿瘤（畸形），实质性血管母细胞的微创手术治疗。④机器人与功能神经外科。帕金森、癫痫、三叉神经痛和面肌痉挛等疾病的机器人辅助微创手术治疗。⑤椎管内肿瘤和椎间盘突出、脊髓血管畸形的神经内镜手术治疗。

学术成就：创建了颅底创伤外科和舰船外科，为水下冲击伤总师和首席专家。以第一完成人获国家科技进步奖一等奖、国家科技进步奖二等奖、军队科技进步奖一等奖、军队医疗成果一等奖、军队科技进步奖二等奖各 1 项。以第一作者或通信作者发表 SCI 与核心期刊论文 150 余篇，多篇发表在 *JAMA*、*Journal of Neurosurgery*、*Injury* 等临床代表性杂志。主编专著 5 部。

个人荣誉：享受国务院政府特殊津贴；被评为百千万人才工程"国家级人选"、"国家有突出贡献中青年专家"、"上海市十大科技精英"、上海市领军人才、上海市优秀学科带头人、上海市"新百人计划"、军队领军人才、军队拔尖人才、原中国人民解放军总后勤部"科技银星"；先后获王正国创伤外科"突出贡献奖"、王忠诚中国神经外科医师"学术成就奖"、吴阶平医药创新奖；获第二届"国之名医-优秀风范"、第三届"国之名医-卓越建树"荣誉称号。荣立个人一等功 1 次、二等功 2 次、三等功 3 次。

《中华创伤重症医学·中卷·创伤重症》

主编简介

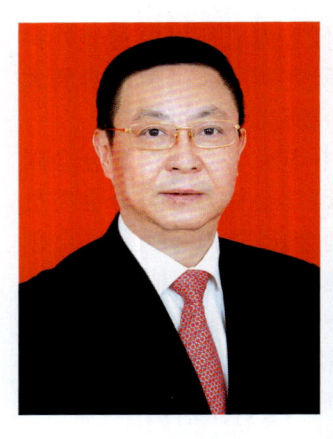

余斌，教授，主任医师，博士生导师。现任南方医科大学南方医院骨科主任，兼创伤骨科主任，国家区域创伤医学中心主任、国家临床重点专科及国家重点培育学科带头人，广东省再生医学重点实验室主任，《中华创伤骨科杂志》编辑部主任。

学术任职：中国医师协会骨科医师分会副会长、中华医学会创伤学分会候任主委、广东省医学会创伤学分会主任委员、中国医师协会创伤医师分会常委兼创伤感染专委会主委、中华医学会骨科学分会创伤学组副组长、AO创伤华南区主席、中国创伤救治联盟常委；《中华老年骨科杂志》副总编及 World Journal of Orthopedics、International Journal of Orthopaedics、《中华骨科杂志》《中华关节外科杂志》《中华肩肘外科杂志》《中国临床解剖学杂志》《中国矫形外科杂志》等十余种杂志编委、常务编委，现为 Ebio Medicine、International Orthopaedics、Inflammation Research、BMC Geriatrics、Nutrition Journal、Phytomedicine、Chinese Medical Journal、Orthopaedic Surgery 等多种SCI期刊审稿人。

专业特长：从事骨科临床及基础研究33年，在严重骨与关节损伤的防治研究、脊柱脊髓损伤的基础研究方面开展了大量工作。

学术成就：在骨与关节退行性变、骨感染诊治的临床与基础研究方面，发现了调节骨生成的新机制、证明常山酮等药物通过调节骨血管生成调控骨代谢的作用机制；发现中国人群的慢性骨髓炎易感相关基因位点；主持国家自然基金6项，其中一项为国家自然基金重点项目。在创伤救治领域，牵头制定中华医学会《成人股骨颈骨折诊疗指南》《中国骨折内固定术后感染的诊断与治疗专家共识（2018版）》《中国开放性骨折的诊断与治疗指南（2019版）》；参与制定中华医学会骨科分会、中国医师协会创伤分会关于创伤骨科诊疗指南及专家共识17项。作为联盟的华南区核心单位，成立中国南区"10+1"省创伤救治联盟以及南方创伤救治联盟，发展联盟会员单位300余家，2017年获批成立中国创伤救治培训基地；获批国家卫健委骨外科专项能力提升培训的示范基地，并主办国家卫健委继续教育专项能力提升项目"开放性骨折及肢体重建专项能力培训班"12期/年，为提升中国创伤及创伤骨科基层医生的临床救治水平创造良好条件。作为《中华创伤骨科杂志》编辑部主任，带领杂志进入"中国科协精品期刊"行列。杂志创办的国际创伤骨科高峰论坛已成功举办8届，成为亚太地区创伤骨科的品牌会议。在全国范围连续举办5届《中华创伤骨科杂志》优秀论文与经典病例大赛，为中青年医师搭建创新与自我展示的交流平台，得到同行专家的高度认可。在 Nat Commun 等国际权威杂志以通信作者（或共同）发表SCI论文74篇，相关研究获国家发明专利6项、实用新型专利10项，临床专利2项。培养博士后12名，博士86名，硕士103名。

个人荣誉：获华夏医学科技奖一等奖1项，军队科技进步二等奖、医疗成果二等奖各1项，军队及省部级科技进步及医疗成果三等奖5项。获得"中国创伤救治联盟突出贡献奖""中国创伤联盟优秀创伤体系建设奖"。

《中华创伤重症医学》
编委会名单

总 主 编 王正国 张连阳 蒋建新

总主编助理 张 良 中国人民解放军陆军军医大学大坪医院

编 委 （以分卷顺序为序）

《上卷 创伤重症医学概论》（主编）

蒋建新 中国工程院院士、研究员
中国人民解放军陆军军医大学大坪医院
王正国 中国工程院院士、研究员
中国人民解放军陆军军医大学大坪医院

《中卷 创伤重症》（主编）

张连阳 主任医师、教授
中国人民解放军陆军军医大学大坪医院
侯立军 主任医师、教授
中国人民解放军海军军医大学长征医院
余 斌 主任医师、教授
南方医科大学附属南方医院

《下卷 严重创伤并发症与创伤重症护理》（主编）

邱海波 主任医师、教授
东南大学附属中大医院
刘 蕾 主任护师
中国人民解放军陆军军医大学西南医院

《中华创伤重症医学·中卷·创伤重症》
作者名单

主　编

张连阳　主任医师，教授
　　　　中国人民解放军陆军军医大学大坪医院
侯立军　主任医师，教授
　　　　中国人民解放军海军军医大学长征医院
余　斌　主任医师，教授
　　　　南方医科大学附属南方医院

编　委（以姓氏笔画为序）

丁新宇　中国人民解放军海军军医大学长征医院
于明琨　中国人民解放军海军军医大学长征医院
马云飞　南方医科大学附属南方医院
马四清　青海省人民医院
王　元　中国人民解放军海军军医大学长征医院
王　涛　中国人民解放军陆军军医大学复合伤研究所
王　崧　中国人民解放军陆军军医大学复合伤研究所
王军凯　中国人民解放军海军军医大学长征医院
王林辉　中国人民解放军海军军医大学长海医院
王菲菲　中国人民解放军陆军军医大学医学心理系
王博炜　南方医科大学附属南方医院
王蕴坤　上海交通大学医学院新华医院
王耀丽　中国人民解放军陆军军医大学大坪医院
史建刚　中国人民解放军海军军医大学长征医院
史春梦　中国人民解放军陆军军医大学复合伤研究所
刘　锐　哈尔滨市第五医院
刘登群　中国人民解放军陆军军医大学复合伤研究所
许道荣　南方医科大学附属南方医院
阳一栋　中国人民解放军陆军军医大学高原医学系
苏雨行　山东大学齐鲁医院
李　阳　中国人民解放军陆军军医大学大坪医院
李一明　中国人民解放军海军军医大学长征医院
李宗瑜　哈尔滨市第五医院
杨国愉　中国人民解放军陆军军医大学医学心理系

吴　刚　中国人民解放军陆军军医大学高原医学系
余　斌　南方医科大学附属南方医院
沈　岩　浙江大学医学院附属第一医院
张　晟　南方医科大学附属南方医院
张连阳　中国人民解放军陆军军医大学大坪医院
张凯瑞　南方医科大学附属南方医院
陆远强　浙江大学医学院附属第一医院
陈荣彬　中国人民解放军海军军医大学长征医院
陈海鸣　南昌大学第一附属医院
林庆荣　南方医科大学附属南方医院
金　海　中国人民解放军北部战区总医院
房　晓　中国人民解放军海军军医大学长征医院
赵　亮　中国人民解放军海军军医大学长征医院
胡　坚　浙江大学医学院附属第一医院
侯立军　中国人民解放军海军军医大学长征医院
姜　楠　南方医科大学附属南方医院
高钰琪　中国人民解放军陆军军医大学高原医学系
郭庆山　中国人民解放军陆军军医大学大坪医院
郭智霖　上海交通大学医学院附属第九人民医院
唐　华　中国人民解放军海军军医大学长征医院
桑锡光　山东大学齐鲁医院
崔　壮　南方医科大学附属南方医院
蒋　英　中国人民解放军海军军医大学长征医院
程　林　山东大学齐鲁医院
程志华　上海交通大学医学院附属第九人民医院
曾元临　南昌大学第一附属医院

《中华创伤重症医学》

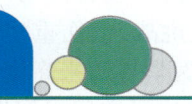

总　序

人类自诞生之日起,就出现了创伤。创伤始终伴随着人类的繁衍生息,世界上没有人人都一定要患的疾病,只有创伤是例外。最初人类为了生存,在猎取食物和维持生活的过程中,会遭受毒蛇、猛兽、蜂等咬蜇伤;在寒冷地区,会发生冷伤等。后来人类学会了使用火,烧伤也随之出现。随着冷兵器时代的结束,各种热兵器开始出现并在战场上大量使用,火器伤成为最常见的战争创伤类型之一。创伤的救治和防护知识在人与自然的抗争中得到积累,但具有里程碑意义的救治经验,却是在人类的各次大的战争中获得的。19 世纪俄国著名的军医尼古拉·皮罗戈夫(Н. И. Пирогов)曾说过:"战争就是创伤的大流行。"古今中外,历次战争都是创伤发生率较高的时期,两次世界大战和历次现代局部战争均导致大量的人员伤亡。战时各种复合伤的发生率较高,如核武器爆炸,由于高温、巨大的冲击波及放射性物质沾染,伤员会出现烧伤复合冲击伤和(或)放射损伤。地震等自然灾难以及建筑物或工程坍塌,除可发生多发伤外,还会发生挤压伤及挤压综合征等。随着社会的不断进步和医学的迅速发展,已有的许多疾病,如某些传染病,逐步得到了有效的控制,在有些地区甚至已经绝迹。但是,创伤却随着现代文明的发展、工业的日益发达、城市人口的稠密、交通等事故增多、自然灾难频发以及战争等日趋增加。美国著名的创伤外科专家瓦尔特(A. J. Walt)教授曾说过:"如果死亡和交税是人生逃避不了的两件事,那么第三件事就是创伤了。"他还说:"即使所有的外科疾病均已消灭,创伤仍然会留下来。"可以说,任何一个人,从出生后蹒跚学步起,随时随地都可能会遭遇意外。它既可能是一起意外事故,也可能是火灾或地震,或者是暴恐袭击等,成人、老人、儿童甚至婴儿都可能成为受害者。因此,每个人的一生不是会不会遭受创伤的问题,而是受伤的原因、种类、部位是什么,以及伤情的轻重等问题。世界卫生组织估计,全球每天约 16 000 人,每年约 580 万人死于创伤,创伤是全球 15~44 岁人群死亡的首要原因。流行病学调查显示,我国每年约有 1 亿人次遭遇不同程度的各种创伤。当今创伤已成为所有年龄段人口死亡和伤残的第三大原因。死亡还不是创伤造成的全部社会负担,因为许多创伤患者在死亡之前需要住院治疗。据估计,创伤带来的疾病负担占总疾病负担的 12.2%,这给社会和卫生部门以及创伤者家庭造成很大负担。重症创伤患者的救治给医疗卫生体系造成的负担尤为严重,因为患者需要消耗资源密集型的医疗资源。患者常有多发性创伤,还可与各种慢性疾病叠加并相互影响。全球创伤发病率的不断递增,促使人们对创伤预防和救治高度重视。可见,创伤已成为当今社会严重的公共卫生问题,同时在现代社会有重大的治疗需求。

创伤(trauma)是指致伤因素作用下造成的人体组织器官损伤和功能障碍。轻者造成体表的损伤,引起疼痛或者出血;重者导致功能障碍、致残甚至死亡。现代创伤的含义可分为广义和狭义两种。广义而言,创伤是指人体受到外界物理性(如机械力、高热、电击等)、化学性(如强酸、强碱及糜烂性毒剂等)或生物性(如虫、蛇、兽等的咬蜇)致伤因素作用后所引起的组织结构的破坏。狭义而言,创伤是指机械力能量传给人体后所造成的机体结构完整性的破坏。

既然人类不可避免地要面对创伤,就必然会出现一门医学分支——创伤学(traumatology)。长期以来,创伤学仅仅被当作外科学的一个分支或亚专业,它的主要内容就是研究创伤的诊断和救治。随着医学的发展和学科的不断细分,创伤医学已成为一门独立的学科,即创伤学。创伤学是研究创伤的发生发展规律、机制、预防、诊断、治疗以及康复的医学,研究范围除了创伤本身如何治疗和康复外,越来越多地注重如何预防创伤的发生。创伤学是临床与基础相结合,并与其他学科相交叉的一门综合性学科。它既包括各种原因与各部位创伤及其并发症的临床表现、诊断、急救治疗和康复,创伤的救护组织和急救器材、创伤分类和严重度评估、创伤麻醉等临床医学内容;还包括创伤的基础医学理论,如创伤病理生理学、创伤病理解剖学、创伤分子生物学、创伤生物化学、创伤感染学、创伤免疫学、创伤营养代谢学、创伤流行病学、创伤生物力学、创伤弹道学等,以及军事医学内容。

创伤重症常涉及心、肺、脑、肝、肾等重要器官的原发性损害或继发性损害,严重者甚至可危及生命,或因肢体毁损、脏器功能损害等而致残。创伤重症问题对医学界提出了巨大挑战,创伤重症学是现代创伤学的重要内容,是创伤基础研究和临床救治链中的重要环节,全球科学界、医学界历来高度重视并竞相开展研究。特别是20世纪中后期以来,创伤救治理念的变化和各种高新技术广泛应用于创伤救治,使得创伤救治发生了革命性的变化。一是在救治理念上把早期的生命救治与专科治疗和后期的功能康复连为一体,强调在早期救治时就考虑为专科治疗及后期的康复创造条件,以最大限度提高生存率和降低伤残率;二是决策的变革使得在创伤重症救治的早期就同时开展相关的专科治疗,从而为挽救伤员生命和提高生存质量创造了条件;三是各种与创伤重症救治有关的高新技术和产品的研发与快速转化应用,使得创伤重症救治具有了多样化的技术和方法,为提高创伤重症救治成功率和救治质量提供了技术保障;四是创伤重症医学(traumatic critical care medicine,TCCM)的发展促使基础研究人员和临床医师密切协同,为其不断研发和创新提供理论和相关技术支撑。

未来战争是新军事变革背景下的信息化战争,各种高、精、尖技术在军事上的广泛运用,武器装备的更新换代,新型的、大规模的杀伤性武器出现,使得武器的种类、性能及杀伤能力均发生了巨大变化,导致战时伤病的发生机制和伤病情更加复杂、救治难度更大,内容涉及多学科、多领域一系列基本科学问题,并与机体多系统、多器官功能障碍密切相关。因此,创伤重症医学是基础医学、临床医学、军事医学和预防医学共同关注的重要学科,加强其研究和提高其认识有助于促进多学科的交叉与发展。同时各种突发事件、灾难及批量伤员医学救援等,对创伤重症救护技术应用于平时与战时的医学救援,以及医疗救护人员的救治水平都提出了更高的要求。随着现代基础医学理论和临床医学技术的进步,创伤医学正在迅速发展,相关理论认识和观念不断更新。这种快速发展在促进创伤学科进步的同时,也对广大科研工作者和医护人员提出了新的要求。

目前,虽然国内外均有相关创伤医学或重症医学的专著,但尚缺乏对创伤重症医学基础与临床实践都进行系统全面介绍的书籍。因此,编写和出版一部既为平、战时创伤重症防治提供重要的实用技术方法,又能为平、战时创伤重症基础与临床救治提供理论支撑的著作,是形势和使命任务的需要,是提升平、战时创伤重症救治水平的需要,也是促进现代创伤学科建设与发展的需要。

为此,我们组织国内创伤医学领域的专家,按系统工程的要求,共同编著《中华创伤重症医学》(上、中、下卷),以期比较全面、系统地把涉及创伤重症医学的基础理论与国内外最为先进、前沿的实践经验和新思维、新观念及新技术介绍给读者。其内容既继承前辈们在该领域取得的重要成果和成熟的治疗经验,也吸收近年来在相关领域的最新进展;既有国内外同道们的经验,同时也体现各位编著者自己的科研及临床实践成果;既有相关的理论描述和最新进展介绍,也有临床实用新技术和治疗方法的展现。

参编专家们经过较长时间的酝酿和准备,本着以科学性为基础,以实用性为手段,以提高创伤重症治疗效果为目标的原则,编著出版《中华创伤重症医学》(上、中、下卷),供广大临床医护人员和创伤医学基础研究者在工作中参考,以期规范临床治疗行为、提高创伤重症救治成功率、启发基础研究和应用基础研究创新及促进转化应用。为此,本丛书的编写思路归纳起来有以下几个方面。

1. **写作目的** 编写和出版《中华创伤重症医学》(上、中、下卷)的目的是完善我国的创伤医学学科体系,为提高创伤重症医学的科学研究及临床诊疗水平提供理论支撑和技术指导。希望本丛书能让广大相关专业工作者切实系统全面掌握创伤重症医学的基础理论和救治新技术,以便更加科学地做好创伤重症医学基础研究和临床诊疗工作。

2. **编著组织** 采用总主编负责下的各分卷主编负责制。总主编负责丛书的总体规划、内容选择、分卷主编遴选、出版,以及申请国家出版基金和重点图书项目等事项。分卷主编负责该分卷参编作者遴选、总体规划、写作、组稿和出版事宜。各分卷本身是一部独立的专著,各分卷汇总为一套系列丛书。

3. **写作内容** 本丛书采用统一的写作范式(可以根据实际情况进行调整)。上卷《创伤重症医学概论》主要介绍创伤重症医学简史及展望、流行病学、病理生理学、分子生物学、免疫学、营养支持、修复与再生、灾难创伤重症及救援、院前救治与转运技术、院内紧急救治、创伤严重度评估技术、实验室检验技术、超声评估技术、影像学诊断技术、内镜技术、微创介入技术、血流动力学监测与支持技术、脏器功能监测与支持技术、输血技术、麻醉与监护技术、损害控制性手术等创伤重症医学的基础理论及创伤重症诊治技术。中卷《创伤重症》主要介绍常见严重创伤（重症多发伤、颅脑创伤、面部创伤、颈部创伤、胸部创伤、消化系统创伤、泌尿及生殖系统创伤、骨盆创伤、脊柱脊髓损伤、四肢创伤、软组织创伤）和特殊创伤重症（重症复合伤、冲击伤、火器伤、挤压伤、挤压综合征、湿热环境下重症创伤、海战伤与海水浸泡伤、高原重症创伤、重症冷伤、重症创伤后应激障碍，儿童、老年、孕妇特殊人群重症创伤）的临床救治基本理论与技术。下卷《严重创伤并发症与创伤重症护理》主要介绍严重创伤后并发症（水及电解质平衡紊乱、酸中毒、休克、感染、脓毒症、低体温、凝血功能障碍、血栓形成、急性呼吸窘迫综合征、心功能不全、肝功能不全、急性肾损伤、脑功能障碍、胃肠功能障碍、多器官功能障碍综合征）的临床基本理论与诊治技术和方法，以及创伤重症护理（创伤重症护理的基本概念、救治模式、救护特点与技术原则，创伤重症院前救护与院内救护、监护及气道、体温、镇静与镇痛、术后管道、深静脉血栓防治、伤口、营养、早期康复的护理与管理）和心理社会问题护理与管理等方面的理论知识和临床护理技能要点等。

  4. 宗旨原则　《中华创伤重症医学》（上、中、下卷）编写和出版工作以促进我国创伤学领域科研与临床工作的学科发展为指导思想和宗旨，以服务于临床、科研和大众为导向，以提高从事创伤科研人员和临床各级医生的工作能力以及普及创伤重症救治新技术为出发点，以创伤重症科研成果和临床治疗的理论与实践经验为基础，结合参编作者的科研和临床经验和体会，紧扣创伤重症基础研究及救治新技术的研发与转化应用的主题，既介绍创伤重症的基础理论、国内外的科研成就，又全面介绍各种创伤重症治疗新技术的临床应用，切实对从事创伤研究的学者和临床各级医生有比较大的指导作用，以凸显"科学严谨、先进全面、系统规范、新颖实用"原则，并能够彰显我国创伤学领域的科研和临床治疗水平。

  5. 意义价值　《中华创伤重症医学》（上、中、下卷）立意深远重大，作者群体实力强大，学术造诣深厚；选题内容原创性强、观点新颖权威，是一部能代表国家级水平的、比较全面系统反映我国创伤学领域在创伤重症基础研究和临床救治方面取得的重要进展和成就的大型标志性学术专著。它的编写和出版，对开启我国创伤重症医学教育、救治培训和科学研究的新局面可以起到引领与推动作用；对于促进我国创伤学专业人才培养、提高创伤重症的整体诊疗水平将会发挥积极的重要作用，对于从事与涉足创伤学专业的学者、临床各级医护人员，了解、熟悉和掌握创伤重症的基础理论和临床救治新技术研究与转化应用，将有全面、系统的宏观与微观的重要指导作用；对进一步加强创伤重症医学基础研究、临床救治和相关知识与技术的普及与提高，以及促进我国创伤学领域科研与临床工作的学科建设与发展有着极其重要的现实意义和深远历史意义。其科学性、先进性、实用性强，具有很高的社会价值、专业学术价值和实用价值。同时，该丛书的出版必将引起国际、国内创伤学领域及社会的广泛关注。基于此，预计本丛书将产生很好的社会效益。

  鉴于当今世界科学技术发展日新月异，各种新理论、新知识、新技术和新方法层出不穷，创伤医学也随着科学技术进步和基础科学知识的不断应用在持续发展，因此本丛书难免存在一定的局限性与不足之处，还希望读者朋友多提宝贵意见，以便我们修订再版时补充完善。

  在此，由衷感谢为本丛书的编著做出贡献的各分卷主编和参编专家，感谢为本丛书出版付出辛勤劳动的郑州大学出版社工作人员，感谢关心和支持本丛书编著与出版的专家学者及各界人士，感谢国家出版基金规划管理办公室的大力支持和国家出版基金的大力扶持。

中国工程院院士
2020 年 6 月 20 日

内容提要

《中华创伤重症医学》(上、中、下卷)是迄今国际上首部全面系统论述创伤重症医学基本理论与实践的大型学术专著。《中华创伤重症医学·中卷·创伤重症》是一部较全面、系统介绍常见和特殊创伤重症临床基本理论与救治实践的医学专著。本卷共2篇24章。第一篇常见严重创伤,详细阐述了重症多发伤,重症颅脑、面部、颈部、胸部、消化系统、泌尿及生殖系统、骨盆创伤,重症创伤性脊柱脊髓损伤、四肢和软组织损伤救治的基本理论与实践。第二篇特殊创伤重症,系统介绍了重症复合伤、冲击伤、火器伤、挤压伤、挤压综合征、热湿环境下重症创伤、海战伤与海水浸泡伤、高原重症创伤、重症冷伤,重症创伤后应激障碍,以及儿童、老年、孕妇重症创伤救治的基本理论与实践。内容丰富新颖,重点突出,层次分明,注重临床实用,汇集了国内外有关创伤重症临床基本理论及救治技术研究的最新进展,融入了编著者丰富的科研成果和宝贵的实践经验,彰显了我国创伤学领域创伤重症医学临床研究和救治实践的前沿技术水平,对各类创伤重症临床救治有较大的指导意义和参考价值。本书不仅是从事与涉足创伤医学和重症医学专业的研究人员与临床各级医师,医学院校高年级本科生、研究生及相关专业医护人员,了解、熟悉和掌握创伤重症的临床基本理论和救治技术,具有重要指导作用的理论参考书,而且也是临床创伤外科和重症医学学科各级医师的工具书。

前　言

随着社会发展和科学技术进步,因机动车、建筑工程等潜在致伤因素增多,创伤发生率不降反升,且高能量创伤愈加常见。以道路交通事故伤为例,中国道路交通伤造成的伤亡连续20年高居世界道路交通事故伤亡的前两位。据我国公安部门统计的数据表明,每年发生交通事故70多万起,有130多万人受伤,其中8万~10万人因伤致死,居死亡原因第三位。发达国家自20世纪70年代开始建设的基于三级创伤中心的区域性创伤救治体系,已经成功将三峰模式的创伤死亡转变为单峰模式。

国家卫生健康委员会于2018年1月颁发《关于印发进一步改善医疗服务行动计划(2018—2020年)的通知》(国卫医发〔2017〕73号),要求以危急重症为重点,创新急诊急救服务,在合适的医院创建创伤中心等五大救治中心。2018年6月国家卫生健康委员会发布《关于进一步提升创伤救治能力的通知》(国卫办医函〔2018〕477号),要求建立区域性创伤救治体系与创伤中心,提升创伤救治能力。

创伤是一类对全身生理状况影响较大,病理生理变化急剧,且危及生命的损伤,伤员如救治不及时,有较高的死亡率。除了解决体制和机制问题外,细节决定成败,实施救治的医护人员技术能力是决定创伤中心发展成败的核心和关键。精准的创伤紧急救治前提是预判患者病情走势,正确评估伤情;其次是由正确的人和团队来实施手术或生命支持。创伤中心建设的前提是高素质的多学科团队构建,但创伤急诊外科涉及技术范围宽泛,国内多数是依托腹部外科、神经外科和骨科等背景的外科医师团队解决临床问题,创伤中心医师必须具备跨学科的理论知识和ABC紧急评估和处置能力,人才培训周期长,一专多能的外科医师知易行难。如果由于创伤中心人员没有掌握腔镜、介入等微创技术,或者已经掌握的学科不支持,则严重创伤伤员不能获益于这些技术进步。又如腹腔扩容术是腹腔间室综合征患者获救的新技术,但由于认识不到位,不在腹腔高压症阶段果断实施,到了腹腔间室综合征阶段再做,则效果不佳,死亡率高!

如何普及创伤救治的基本理论和操作规范,尤其是在医学诊疗技术不断发展,高新技术和先进设备不断涌现的今天,如何在创伤临床医学中充分应用这些新的技术和设备,以提高我国创伤救治水平尤为重要。有鉴于此,我们编写本书,为创伤中心从业人员全面认识重症创伤、特殊创伤和特殊环境创伤等提供了新的途径。

本书的编写者以中国人民解放军陆军军医大学大坪医院、中国人民解放军海军军医大学长征医院、南方医科大学附属南方医院为主,汇集了50位全国创伤医学和重症医学专家。全书共24章,编写以"内容新颖,重点突出,语言简练,注重实用,指导临床"为原则。

在编写过程中,我们力求准确、圆满,但由于作者水平有限,加之编写时间仓促,本书缺点和疏漏在所难免,敬请各位专家、同仁批评指正。

张连阳　侯立军　余　斌
2020年5月

《中华创伤重症医学》

概　览

《中华创伤重症医学·上卷·创伤重症医学概论》

第一篇　创伤重症医学基础

第一章　创伤重症医学简史及展望
第二章　创伤重症流行病学
第三章　创伤重症病理生理学
第四章　创伤重症分子生物学
第五章　创伤重症免疫学
第六章　创伤重症营养支持
第七章　创伤重症修复与再生

第二篇　创伤重症临床诊疗技术

第八章　灾难创伤重症及救援
第九章　创伤重症院前救治与转运技术
第十章　创伤重症院内紧急救治技术
第十一章　创伤重症严重度评估技术
第十二章　创伤重症实验室检验技术
第十三章　创伤重症超声评估技术
第十四章　创伤重症影像学诊断技术
第十五章　创伤重症内镜技术
第十六章　创伤重症微创介入技术
第十七章　创伤重症血流动力学监测与支持技术
第十八章　创伤重症脏器功能监测与支持技术
第十九章　创伤重症输血技术
第二十章　创伤重症麻醉与监护技术
第二十一章　创伤重症损害控制性手术
汉英名词对照索引
英汉名词对照索引

《中华创伤重症医学·中卷·创伤重症》

第一篇　常见严重创伤

第一章　重症多发伤
第二章　重症颅脑创伤
第三章　重症面部创伤
第四章　重症颈部创伤
第五章　重症胸部创伤
第六章　重症消化系统创伤
第七章　重症泌尿及生殖系统创伤
第八章　重症骨盆创伤
第九章　重症创伤性脊柱脊髓损伤
第十章　重症四肢创伤
第十一章　重症软组织创伤

第二篇　特殊创伤重症

第十二章　重症复合伤
第十三章　重症冲击伤
第十四章　重症火器伤
第十五章　重症挤压伤
第十六章　挤压综合征
第十七章　湿热环境下重症创伤
第十八章　海战伤与海水浸泡伤
第十九章　高原重症创伤
第二十章　重症冷伤
第二十一章　重症创伤后应激障碍
第二十二章　儿童重症创伤
第二十三章　老年重症创伤
第二十四章　孕妇重症创伤
汉英名词对照索引
英汉名词对照索引

《中华创伤重症医学·下卷·严重创伤并发症与创伤重症护理》

第一篇　严重创伤后并发症

　　第一章　严重创伤后水及电解质平衡紊乱
　　第二章　严重创伤后酸中毒
　　第三章　严重创伤后休克
　　第四章　严重创伤后感染
　　第五章　严重创伤后脓毒症
　　第六章　严重创伤后低体温
　　第七章　严重创伤后凝血功能障碍
　　第八章　严重创伤后血栓形成
　　第九章　严重创伤后急性呼吸窘迫综合征
　　第十章　严重创伤后心功能不全
　　第十一章　严重创伤后肝功能不全
　　第十二章　严重创伤后急性肾损伤
　　第十三章　严重创伤后脑功能障碍
　　第十四章　严重创伤后胃肠功能障碍
　　第十五章　严重创伤后多器官功能衰竭与多器官功能障碍综合征

第二篇　创伤重症护理

　　第十六章　创伤重症护理绪论
　　第十七章　创伤重症院前救护
　　第十八章　创伤重症院内紧急救护
　　第十九章　创伤重症监护
　　第二十章　创伤重症气道护理与管理
　　第二十一章　创伤重症体温护理与管理
　　第二十二章　创伤重症镇痛及镇静和谵妄护理与管理
　　第二十三章　创伤重症术后管道护理与管理
　　第二十四章　创伤重症深静脉血栓防治护理与管理
　　第二十五章　创伤重症伤口护理与管理
　　第二十六章　创伤重症营养护理与管理
　　第二十七章　创伤重症早期康复护理与管理
　　第二十八章　创伤重症心理社会问题护理与管理
　　汉英名词对照索引
　　英汉名词对照索引

《中华创伤重症医学·中卷·创伤重症》

目 录

第一篇 常见严重创伤

第一章 重症多发伤 ... 3
第一节 重症多发伤概论 ... 3
一、多发伤概念及其进展 ... 3
二、重症多发伤定义 ... 7
三、重症多发伤流行病学 ... 9
第二节 重症多发伤病理生理变化 ... 10
一、重症多发伤病理生理变化 ... 11
二、重症多发伤后致死性三联征 ... 13
第三节 重症多发伤伤情评估、诊断与病历书写 ... 14
一、重症多发伤评估策略 ... 14
二、重症多发伤初次评估 ... 22
三、重症多发伤二次评估 ... 27
四、多发伤病历书写与诊断规范 ... 29
五、多发伤诊断遗漏和延迟 ... 36
第四节 重症多发伤救治策略与技术 ... 37
一、多发伤院内整体化救治模式 ... 37
二、重症多发伤救治策略 ... 41
三、重症多发伤院前救治技术 ... 45
四、重症多发伤院内紧急救治技术 ... 46
第五节 重症多发伤典型病例 ... 51
一、一例交通事故致重症多发伤救治 ... 51
二、一例巨石压砸致重症多发伤救治 ... 53
参考文献 ... 57

第二章 重症颅脑创伤 ... 59
第一节 重症颅脑创伤概述 ... 59
一、重症颅脑创伤流行病学 ... 59
二、重症颅脑创伤的致伤机制及病理生理学变化 ... 62
第二节 重症颅脑创伤的伤情评估系统与影像学诊断 ... 67
一、重症颅脑创伤的伤情评估系统 ... 67
二、重症颅脑创伤的影像学诊断 ... 74
第三节 重症颅脑创伤的救治策略与技术 ... 81
一、重症颅脑创伤的院前急救 ... 81
二、重症颅脑创伤的急诊室救治 ... 84

三、重症颅脑创伤的手术治疗 ………………………………………………………… 86
　　四、重症颅脑创伤的院内救治 ………………………………………………………… 89
　第四节　重症颅脑创伤的预后及康复管理 ……………………………………………… 91
　　一、重症颅脑创伤的预后 ……………………………………………………………… 91
　　二、重症颅脑创伤的康复管理 ………………………………………………………… 92
　第五节　重症颅脑创伤典型病例 ………………………………………………………… 99
　参考文献 …………………………………………………………………………………… 102

第三章　重症面部创伤　106
　第一节　重症面部创伤概述 ……………………………………………………………… 106
　　一、重症面部创伤致伤机制 …………………………………………………………… 106
　　二、重症面部创伤伤情评估和治疗优先度 …………………………………………… 107
　　三、面部创伤的呼吸道管理 …………………………………………………………… 108
　　四、面部严重出血处理 ………………………………………………………………… 109
　　五、威胁视力的伤害处理 ……………………………………………………………… 111
　　六、预防感染 …………………………………………………………………………… 112
　　七、影像学检查 ………………………………………………………………………… 112
　第二节　重症面部创伤各论 ……………………………………………………………… 113
　　一、软组织损伤的处理 ………………………………………………………………… 113
　　二、颌面部骨折的分型及治疗原则 …………………………………………………… 115
　　三、血管损伤的处理 …………………………………………………………………… 120
　第三节　重症面部创伤典型病例 ………………………………………………………… 121
　参考文献 …………………………………………………………………………………… 123

第四章　重症颈部创伤　124
　第一节　重症颈部创伤概述 ……………………………………………………………… 124
　　一、颈部定义及解剖特点 ……………………………………………………………… 124
　　二、重症颈部创伤急救 ………………………………………………………………… 125
　第二节　重症颈部气管损伤 ……………………………………………………………… 126
　　一、病理生理 …………………………………………………………………………… 126
　　二、临床表现 …………………………………………………………………………… 127
　　三、诊断评估 …………………………………………………………………………… 127
　　四、治疗 ………………………………………………………………………………… 128
　第三节　重症颈部血管损伤 ……………………………………………………………… 129
　　一、流行病学 …………………………………………………………………………… 129
　　二、临床表现 …………………………………………………………………………… 129
　　三、诊断评估 …………………………………………………………………………… 130
　　四、治疗 ………………………………………………………………………………… 130
　第四节　重症颈部食管损伤 ……………………………………………………………… 132
　　一、病因 ………………………………………………………………………………… 132
　　二、临床表现 …………………………………………………………………………… 133
　　三、诊断评估 …………………………………………………………………………… 133
　　四、治疗 ………………………………………………………………………………… 134
　第五节　重症枕颈部损伤 ………………………………………………………………… 135
　　一、枕骨髁骨折 ………………………………………………………………………… 135

二、寰枕关节脱位 ··· 136
第六节　重症上颈椎损伤 ··· 140
　　一、寰椎横韧带损伤 ··· 140
　　二、寰枢关节脱位 ··· 143
　　三、寰枢椎半脱位 ··· 145
　　四、寰枢椎旋转脱位半脱位 ··· 147
　　五、寰椎骨折 ··· 148
　　六、齿突骨折 ··· 153
　　七、Hangman 骨折 ·· 155
　　八、枢椎侧块骨折 ··· 172
　　九、枢椎椎体骨折 ··· 173
　　十、创伤性寰枢椎不稳 ··· 175
第七节　重症下颈椎损伤 ··· 176
　　一、单纯椎体楔形压缩性骨折 ··· 176
　　二、垂直压缩性骨折 ··· 177
　　三、双侧小关节脱位 ··· 179
　　四、单侧关节突关节脱位 ··· 182
　　五、颈椎前半脱位 ··· 184
　　六、椎板骨折 ··· 185
　　七、棘突骨折 ··· 186
　　八、颈椎钩突骨折 ··· 187
　　九、颈椎峡部骨折 ··· 187
第八节　颈椎过伸伤 ··· 188
　　一、致伤机制 ··· 188
　　二、病理变化 ··· 189
　　三、临床表现 ··· 189
　　四、影像学表现 ··· 189
　　五、诊断 ··· 191
　　六、鉴别诊断 ··· 191
　　七、治疗 ··· 191
第九节　重症颈椎椎间盘损伤 ··· 192
　　一、椎间盘解剖 ··· 192
　　二、病理变化 ··· 192
　　三、生化机制 ··· 193
　　四、椎间盘损伤与脊柱骨折的关系 ··· 193
　　五、影像学表现与椎间盘内测压 ··· 193
　　六、预防和治疗 ··· 194
第十节　重症颈脊髓损伤 ··· 194
　　一、分类 ··· 195
　　二、病理生理 ··· 195
　　三、救治原则 ··· 197
　　四、继发性损害（并发症） ··· 201
　　五、药物治疗 ··· 209
　　六、康复治疗 ··· 210
第十一节　重症颈椎脊髓火器伤 ··· 214

  一、流行病学 ············ 214
  二、病理变化 ············ 214
  三、分类 ············ 215
  四、临床特点及诊断 ············ 216
  五、治疗 ············ 216
  六、并发症及其治疗 ············ 218
  七、死亡分析 ············ 219
 第十二节 重症颈椎多发伤典型病例 ············ 220
 参考文献 ············ 222

第五章 重症胸部创伤 ············ 227
 第一节 肋骨骨折 ············ 227
  一、病因及致伤机制 ············ 227
  二、临床表现及诊断 ············ 228
  三、鉴别诊断 ············ 229
  四、治疗 ············ 229
 第二节 胸骨骨折 ············ 231
  一、病因及致伤机制 ············ 231
  二、临床表现及诊断 ············ 231
  三、鉴别诊断 ············ 231
  四、治疗 ············ 232
 第三节 创伤性气胸 ············ 232
  一、病因及致伤机制 ············ 232
  二、临床表现及诊断 ············ 233
  三、鉴别诊断 ············ 234
  四、治疗 ············ 234
 第四节 血胸 ············ 235
  一、病因及致伤机制 ············ 235
  二、临床表现及诊断 ············ 235
  三、鉴别诊断 ············ 236
  四、治疗 ············ 237
 第五节 创伤性肺损伤 ············ 238
  一、肺挫伤 ············ 238
  二、肺裂伤 ············ 241
  三、肺内血肿与肺气囊肿 ············ 242
 第六节 气管、支气管损伤 ············ 243
  一、气管损伤 ············ 243
  二、支气管损伤 ············ 244
 第七节 食管破裂 ············ 246
  一、临床表现 ············ 246
  二、诊断 ············ 247
  三、治疗 ············ 247
  四、预后 ············ 248
 第八节 胸内大血管损伤 ············ 249
  一、钝性伤致主动脉损伤 ············ 249

二、穿透伤致主动脉损伤	250
三、无名动脉损伤	250
四、左锁骨下动脉损伤	251
五、腔静脉损伤	251

第九节 心脏损伤 252
  一、心脏穿透伤 252
  二、心脏钝性伤 253

第十节 创伤性膈肌破裂 254
  一、流行病学 254
  二、病因及致伤机制 255
  三、临床表现及诊断 256
  四、治疗 256

第十一节 胸腹联合伤 258
  一、流行病学 258
  二、病因及致伤机制 258
  三、病理生理 259
  四、临床表现及诊断 260
  五、治疗 260

第十二节 胸部创伤后急性呼吸窘迫综合征 261
  一、病理生理 262
  二、临床表现 262
  三、诊断 263
  四、治疗 263

第十三节 食管爆炸伤典型病例 264

参考文献 267

第六章 重症消化系统创伤 268

第一节 重症食管损伤 268
  一、食管的解剖 268
  二、发生率及分级 268
  三、临床表现 269
  四、诊断 270
  五、治疗 270
  六、并发症及预后 272

第二节 胃肠道损伤 272
  一、胃肠道的解剖 272
  二、发生率及分级 274
  三、临床表现 276
  四、诊断 277
  五、治疗 278
  六、并发症 280

第三节 直肠肛管损伤 280
  一、直肠与肛管的解剖 280
  二、发生率及分级 282
  三、临床表现 282

  四、诊断 ········· 282
  五、治疗 ········· 283
 第四节　重症肝损伤 ········· 283
  一、肝的解剖 ········· 283
  二、发生率及分级 ········· 284
  三、临床表现 ········· 285
  四、诊断 ········· 285
  五、治疗 ········· 286
  六、并发症 ········· 288
 第五节　重症肝外胆管损伤 ········· 289
  一、胆道的解剖 ········· 289
  二、诊断 ········· 289
  三、治疗 ········· 290
  四、并发症 ········· 290
 第六节　重症脾损伤 ········· 290
  一、脾的解剖 ········· 290
  二、发生率及分级 ········· 291
  三、临床表现 ········· 292
  四、诊断 ········· 292
  五、治疗 ········· 294
  六、并发症及预后 ········· 295
 第七节　重度胰腺损伤的处理 ········· 295
  一、胰腺的解剖 ········· 296
  二、损伤分级 ········· 297
  三、临床表现 ········· 297
  四、诊断 ········· 298
  五、治疗 ········· 298
  六、并发症及预后 ········· 301
 参考文献 ········· 301

第七章　重症泌尿及生殖系统创伤 ········· 302
 第一节　肾损伤 ········· 303
  一、概述 ········· 303
  二、损伤分类与分级 ········· 303
  三、诊断 ········· 305
  四、治疗 ········· 307
  五、并发症 ········· 310
 第二节　输尿管损伤 ········· 310
  一、病因及致伤机制 ········· 310
  二、临床表现 ········· 311
  三、诊断 ········· 312
  四、治疗 ········· 312
  五、预后 ········· 314
 第三节　膀胱损伤 ········· 314
  一、临床分类 ········· 314

	二、诊断	315
	三、治疗	316
	四、预后	317
第四节	尿道损伤	317
	一、概述	317
	二、临床表现	320
	三、诊断	321
	四、治疗	322
第五节	男性生殖系统创伤	324
	一、阴茎损伤	324
	二、睾丸损伤	327
第六节	女性生殖系统创伤	329
	一、病因及致伤机制	329
	二、诊断	329
	三、治疗	330
第七节	泌尿系统创伤典型病例	330
参考文献		332

第八章　重症骨盆创伤　336

第一节　重症骨盆创伤概述　336
一、病因及致伤机制　336
二、骨盆解剖与出血来源　338
三、病理生理　340
四、WSES 分类　340

第二节　重症骨盆创伤救治　341
一、诊治原则　341
二、紧急救治技术　342
三、救治流程的落实与持续质量改进　345

参考文献　351

第九章　重症创伤性脊柱脊髓损伤　352

第一节　脊柱与脊髓的解剖　352
一、脊柱　352
二、脊髓　354

第二节　脊柱脊髓的损伤机制　355
一、概述　355
二、颈椎损伤的机制　357
三、胸椎、腰椎和骶椎损伤的机制　358

第三节　重症脊柱脊髓损伤急救　359
一、现场救治　359
二、药物干预　360
三、急诊室救治　361
四、急诊室救治的常见失误　366

第四节　重症脊柱脊髓损伤诊断和治疗原则　367
一、影像学诊断　367

二、治疗原则 ……………………………………………………………………………………………… 370
　　三、脊柱损伤的临床结果 ………………………………………………………………………………… 372
　　四、特殊情形 ……………………………………………………………………………………………… 374
　　五、伤害预防 ……………………………………………………………………………………………… 375
　参考文献 ……………………………………………………………………………………………………… 375

第十章　重症四肢创伤 ……………………………………………………………………………………… 377
　第一节　常见重症四肢创伤 ………………………………………………………………………………… 377
　　一、四肢大血管损伤 ……………………………………………………………………………………… 377
　　二、四肢大面积皮肤软组织缺损 ………………………………………………………………………… 378
　　三、四肢大段骨缺损 ……………………………………………………………………………………… 380
　第二节　常见重症四肢创伤并发症 ………………………………………………………………………… 382
　　一、骨筋膜隔室综合征 …………………………………………………………………………………… 382
　　二、挤压综合征 …………………………………………………………………………………………… 384
　参考文献 ……………………………………………………………………………………………………… 386

第十一章　重症软组织创伤 ………………………………………………………………………………… 387
　第一节　电击伤 ……………………………………………………………………………………………… 387
　　一、发病机制 ……………………………………………………………………………………………… 387
　　二、临床表现 ……………………………………………………………………………………………… 388
　　三、治疗 …………………………………………………………………………………………………… 388
　第二节　烧伤 ………………………………………………………………………………………………… 389
　　一、临床表现及分类 ……………………………………………………………………………………… 389
　　二、急救 …………………………………………………………………………………………………… 390
　　三、治疗 …………………………………………………………………………………………………… 390
　第三节　气性坏疽 …………………………………………………………………………………………… 391
　　一、发病机制 ……………………………………………………………………………………………… 391
　　二、临床表现 ……………………………………………………………………………………………… 392
　　三、诊断 …………………………………………………………………………………………………… 392
　　四、治疗 …………………………………………………………………………………………………… 392
　第四节　坏死性筋膜炎 ……………………………………………………………………………………… 393
　　一、临床表现 ……………………………………………………………………………………………… 393
　　二、诊断 …………………………………………………………………………………………………… 394
　　三、治疗 …………………………………………………………………………………………………… 394
　第五节　重症软组织感染 …………………………………………………………………………………… 395
　　一、病因 …………………………………………………………………………………………………… 395
　　二、诊断 …………………………………………………………………………………………………… 395
　　三、治疗 …………………………………………………………………………………………………… 395
　参考文献 ……………………………………………………………………………………………………… 396

第二篇　特殊创伤重症

第十二章　重症复合伤 ……………………………………………………………………………………… 399
　第一节　重症复合伤概述 …………………………………………………………………………………… 399
　　一、重症复合伤的致伤因素 ……………………………………………………………………………… 399

二、复合伤的流行病学		404
三、复合效应		410
四、大批复合伤伤员的救治原则		413
第二节 放射复合伤		416
一、发生率、类型和分度		416
二、病理生理		417
三、临床表现		426
四、诊断		432
五、救治措施		436
第三节 烧伤复合伤		437
一、烧伤复合伤概述		437
二、烧伤复合软组织损伤		439
三、烧伤复合创伤		440
四、体表烧伤复合吸入性损伤		443
第四节 自然灾害事故及海水浸泡复合伤		445
一、地震灾害伤		445
二、工矿事故伤		453
三、锅炉爆炸复合伤		457
四、海水浸泡复合伤		463
第五节 雷管爆炸致严重复合伤典型病例		473
参考文献		477

第十三章　重症冲击伤　479

第一节　冲击伤概述　479
一、冲击伤致伤因素与特点　479
二、冲击伤的程度判定　480

第二节　常见冲击伤　480
一、常见冲击伤种类及临床表现　480
二、常见冲击伤的临床救治　483

第三节　冲击伤的防护策略　484
一、爆炸冲击伤防护现状　484
二、爆炸冲击伤防护缺口　484
三、爆炸冲击伤防护展望　484

参考文献　485

第十四章　重症火器伤　487

第一节　火器伤致伤机制　487
一、直接损伤作用　487
二、压力波学说　487
三、瞬时空腔理论　488
四、水粒子加速学说　489

第二节　影响和决定伤情的因素　489
一、投射物的致伤机制　489
二、组织器官的结构特性　492

第三节　火器伤的病理特点　493

一、火器伤局部特点 ……………………………………………………………………… 493
　　　二、火器伤远隔脏器损伤 …………………………………………………………………… 496
　　第四节　火器伤的救治原则 …………………………………………………………………… 498
　　　一、火器伤初期外科处理原则 ……………………………………………………………… 498
　　　二、火器伤各类组织损伤处理原则 ………………………………………………………… 499
　　　三、火器伤感染伤口的清创原则 …………………………………………………………… 500
　　　四、火器伤金属异物的处理原则 …………………………………………………………… 500
　　第五节　各部位火器伤的救治 ………………………………………………………………… 500
　　　一、颅脑火器伤的救治 ……………………………………………………………………… 500
　　　二、颌面部火器伤的救治 …………………………………………………………………… 502
　　　三、胸部火器伤的救治 ……………………………………………………………………… 502
　　　四、腹部火器伤的救治 ……………………………………………………………………… 503
　　　五、骨盆部火器伤的救治 …………………………………………………………………… 504
　　　六、脊柱脊髓火器伤的救治 ………………………………………………………………… 505
　　　七、四肢和关节火器伤的救治 ……………………………………………………………… 506
　　　八、周围血管火器伤的救治 ………………………………………………………………… 507
　　　九、周围神经火器伤的救治 ………………………………………………………………… 508
　　第六节　火器伤典型病例 ……………………………………………………………………… 509
　　参考文献 ………………………………………………………………………………………… 512

第十五章　重症挤压伤 …………………………………………………………………………… 514
　　第一节　重症挤压伤概述 ……………………………………………………………………… 514
　　　一、定义 ……………………………………………………………………………………… 514
　　　二、病理生理 ………………………………………………………………………………… 515
　　第二节　重症挤压伤救治 ……………………………………………………………………… 517
　　　一、临床表现 ………………………………………………………………………………… 517
　　　二、诊断 ……………………………………………………………………………………… 517
　　　三、治疗 ……………………………………………………………………………………… 518
　　参考文献 ………………………………………………………………………………………… 520

第十六章　挤压综合征 …………………………………………………………………………… 521
　　第一节　挤压综合征概述 ……………………………………………………………………… 521
　　　一、发病机制 ………………………………………………………………………………… 521
　　　二、病理变化 ………………………………………………………………………………… 522
　　　三、缺血再灌注损伤与氧自由基 …………………………………………………………… 523
　　第二节　挤压综合征临床表现与救治 ………………………………………………………… 524
　　　一、临床表现及诊断 ………………………………………………………………………… 524
　　　二、救治措施 ………………………………………………………………………………… 525
　　第三节　挤压综合征典型病例 ………………………………………………………………… 526
　　参考文献 ………………………………………………………………………………………… 528

第十七章　湿热环境下重症创伤 ………………………………………………………………… 529
　　第一节　湿热环境下创伤的基本特点 ………………………………………………………… 529
　　　一、湿热环境下创伤的病理学特点 ………………………………………………………… 529

二、湿热环境下创伤的组织能量代谢特点 ……………………………………………………… 529
三、湿热环境下创伤的细菌学特点 ……………………………………………………………… 530
四、湿热环境下创伤的免疫学特点 ……………………………………………………………… 530
五、湿热环境下创伤的生理学特点 ……………………………………………………………… 530
第二节 湿热环境下创伤性休克的特点及治疗 …………………………………………………… 531
一、湿热环境下创伤性休克的特点与临床类型 ………………………………………………… 531
二、湿热环境下失血性休克的诊治 ……………………………………………………………… 531
三、湿热环境下感染性/脓毒症休克的诊治 ……………………………………………………… 534
第三节 湿热环境下创伤的并发症 ………………………………………………………………… 536
一、创伤后急性呼吸窘迫综合征 ………………………………………………………………… 536
二、创伤后急性心功能不全 ……………………………………………………………………… 536
三、创伤后急性肾衰竭 …………………………………………………………………………… 537
四、创伤后血管内凝血 …………………………………………………………………………… 538
五、创伤后多器官功能障碍综合征 ……………………………………………………………… 539
第四节 湿热环境下多发伤的特点和救治 ………………………………………………………… 540
一、临床特点 ……………………………………………………………………………………… 541
二、诊断 …………………………………………………………………………………………… 542
三、治疗 …………………………………………………………………………………………… 543
参考文献 ……………………………………………………………………………………………… 545

第十八章 海战伤与海水浸泡伤 …………………………………………………………………… 546
第一节 海战伤特点 ………………………………………………………………………………… 546
一、海战伤伤类复杂 ……………………………………………………………………………… 546
二、海战伤伤情严重 ……………………………………………………………………………… 548
三、海战伤致伤部位多 …………………………………………………………………………… 548
第二节 海战伤合并海水浸泡伤 …………………………………………………………………… 550
一、海水的理化特性及致伤特点 ………………………………………………………………… 550
二、各部位伤合并海水浸泡伤 …………………………………………………………………… 551
第三节 海战伤救治与后送 ………………………………………………………………………… 554
一、海战伤救治特点 ……………………………………………………………………………… 554
二、海战伤员救治机构与救治范围 ……………………………………………………………… 555
三、海战伤员的后送 ……………………………………………………………………………… 556
第四节 落水伤员救治 ……………………………………………………………………………… 557
一、海水淹溺救治 ………………………………………………………………………………… 557
二、海水浸泡低体温症救治 ……………………………………………………………………… 558
第五节 海战伤合并海水浸泡伤处理原则 ………………………………………………………… 558
一、海战伤合并海水浸泡伤救治原则 …………………………………………………………… 558
二、海水浸泡各部位伤早期救治原则 …………………………………………………………… 559
三、海战伤合并海水浸泡伤抗生素应用原则 …………………………………………………… 560
参考文献 ……………………………………………………………………………………………… 561

第十九章 高原重症创伤 …………………………………………………………………………… 563
第一节 高原及高原环境 …………………………………………………………………………… 563
一、高原概念与环境特点 ………………………………………………………………………… 563
二、高原环境对人体器官功能的影响 …………………………………………………………… 564

第二节　高原创伤与炎症的病理生理 ... 578
一、平原环境下的创伤与炎症免疫反应的病理生理特征 ... 578
二、炎症免疫反应在高原特发性疾病中的病理生理机制 ... 579
三、高原环境下的创伤与炎症免疫反应的特征 ... 582

第三节　高原创伤性休克 ... 583
一、定义 ... 583
二、发病机制 ... 584
三、创伤后脏器功能改变 ... 585
四、创伤后全身炎症反应综合征 ... 587
五、高原创伤后休克病理生理 ... 587
六、高原创伤血流动力学监测 ... 591
七、创伤性休克诊断标准 ... 595
八、高原创伤性休克治疗 ... 596

第四节　高原创伤与急性呼吸窘迫综合征 ... 602
一、高原创伤后急性呼吸窘迫综合征定义与诊断 ... 603
二、高原创伤后急性呼吸窘迫综合征发病机制 ... 605
三、高原急性呼吸窘迫综合征发病的独特性 ... 606
四、高原急性呼吸窘迫综合征的病理生理 ... 608
五、高原急性呼吸窘迫综合征监测 ... 609
六、高原急性呼吸窘迫综合征治疗 ... 614

第五节　高原创伤性凝血病 ... 624
一、创伤性凝血病的病理生理 ... 625
二、高原缺氧引起凝血-纤溶系统紊乱的独特性 ... 627
三、创伤性凝血病的诊断 ... 628
四、创伤性凝血病的治疗 ... 629

第六节　高原颅脑创伤 ... 632
一、高原创伤病理生理特点 ... 632
二、颅脑创伤的病理生理变化 ... 632
三、常见颅脑创伤类型 ... 633
四、高原颅脑创伤的监测与集束化治疗 ... 634

参考文献 ... 639

第二十章　重症冷伤 ... 642

第一节　冷伤概述 ... 642
一、冷伤概念 ... 642
二、冷伤分类 ... 643

第二节　冷伤发生相关因素 ... 646
一、冷伤发生环境因素 ... 646
二、冷伤发生个体因素 ... 647

第三节　冷伤发病机制与病理生理 ... 648
一、发病机制 ... 648
二、发病原因及病理生理 ... 649

第四节　局部冷伤临床表现与治疗 ... 653
一、局部冷伤临床表现 ... 653
二、局部冷伤诊断 ... 654

三、局部冷伤治疗 … 655
　　四、转运 … 667
第五节　全身冷伤(冻僵) … 667
　　一、病因 … 668
　　二、发病机制 … 668
　　三、临床表现 … 668
　　四、诊断 … 669
　　五、急救及治疗 … 669
　　六、常见并发症及预后 … 673
　　七、护理 … 673
第六节　冻疮 … 674
　　一、发病原因 … 674
　　二、临床表现 … 674
　　三、诊断及鉴别诊断 … 675
　　四、治疗 … 676
第七节　冷伤预防 … 678
　　一、非冻结性冷伤预防 … 678
　　二、冻结性冷伤预防 … 678
第八节　冷伤典型病例 … 679
参考文献 … 685

第二十一章　重症创伤后应激障碍 … 688
第一节　心理创伤 … 688
　　一、心理创伤概念 … 688
　　二、心理创伤类型 … 689
　　三、创伤性事件与心理创伤的形成 … 690
　　四、心理创伤的表现 … 690
第二节　急性应激障碍 … 691
　　一、易感因素 … 691
　　二、发病机制 … 693
　　三、临床表现 … 693
　　四、诊断 … 695
　　五、干预 … 697
　　六、预防及预后 … 700
第三节　创伤后应激障碍与干预 … 700
　　一、易感因素 … 701
　　二、临床表现 … 703
　　三、诊断 … 704
　　四、干预 … 707
　　五、预防及预后 … 711
参考文献 … 712

第二十二章　儿童重症创伤 … 714
第一节　儿童重症创伤概述 … 714
　　一、儿童重症创伤伤情及危重状况评估 … 714

二、儿童创伤的急救网络 ……………………………………………………………………… 715
　　三、儿童多发性创伤镇静镇痛策略 …………………………………………………………… 718
　　四、儿童重症创伤的营养支持 ………………………………………………………………… 721
　　五、儿童重症救治中的护理建议 ……………………………………………………………… 721
　第二节　常见儿童骨折救治 ……………………………………………………………………… 722
　　一、儿童骨折及相关重症创伤 ………………………………………………………………… 722
　　二、肱骨髁上骨折 ……………………………………………………………………………… 722
　　三、股骨干骨折 ………………………………………………………………………………… 724
　　四、Gustilo 1 度开放性骨折 …………………………………………………………………… 725
　　五、肱骨内上髁骨折 …………………………………………………………………………… 726
　　六、锁骨骨折 …………………………………………………………………………………… 727
　参考文献 …………………………………………………………………………………………… 729

第二十三章　老年重症创伤 …………………………………………………………………… 732
　第一节　老年重症创伤概述 ……………………………………………………………………… 732
　　一、流行病学 …………………………………………………………………………………… 732
　　二、老年创伤的全身反应 ……………………………………………………………………… 733
　第二节　老年重症创伤救治 ……………………………………………………………………… 736
　　一、老年创伤诊断 ……………………………………………………………………………… 736
　　二、老年创伤急救 ……………………………………………………………………………… 737
　参考文献 …………………………………………………………………………………………… 740

第二十四章　孕妇重症创伤 …………………………………………………………………… 741
　第一节　孕妇重症创伤概述 ……………………………………………………………………… 741
　　一、流行病学 …………………………………………………………………………………… 741
　　二、病理生理变化 ……………………………………………………………………………… 742
　第二节　孕妇重症创伤救治 ……………………………………………………………………… 745
　　一、常见致伤机制 ……………………………………………………………………………… 745
　　二、伤情评估和治疗 …………………………………………………………………………… 747
　参考文献 …………………………………………………………………………………………… 752

汉英名词对照索引 ………………………………………………………………………………… 754
英汉名词对照索引 ………………………………………………………………………………… 775

第一篇

常见严重创伤

第一章

研究の目的

第一章

重症多发伤

多发伤（multiple injury）是临床常见的严重创伤（trauma），其中重症多发伤是致死、致残和脏器功能障碍的重要原因，临床救治面临在黄金时间内确定性止血、骨折固定、血肿清除等原发性损伤救治的严峻挑战，随后更需要积极防治多器官功能障碍综合征（multiple organ dysfunction syndrome，MODS）、凝血功能障碍（coagulopathy，coagulation disorders）、脓毒症（sepsis）等严重并发症，后期需要多次计划性手术、康复治疗等。重症多发伤绝非伤情简单地叠加，更是对全身多系统产生深远影响的严重创伤，需要多学科参与，常常分阶段处理。重症多发伤更多地强调严重威胁生命并导致并发症发生风险很高的创伤，国外收治入院可能标准很高，我国尚处于起步阶段，深刻认识重症多发伤，组建集中收治模式的创伤中心和多学科团队，是提升重症多发伤救治水平的基础。

第一节　重症多发伤概论

多发伤通常被用于描述累及身体多个部位或体腔的损伤，导致生理状态不稳定，并可导致未受直接伤的远隔脏器功能障碍。多发伤的死亡率和并发症发生率高于各脏器损伤叠加的预期水平。创伤严重度评分（injury severity score，ISS；也称损伤严重度评分）>16分即为重症多发伤，其死亡率达18.7%。

自20世纪80年代以来，随着创伤救治体系、损害控制（damage control，DC；也称损伤控制）策略和技术等的高速发展，重症多发伤救治真正起步，基本特征是出现了由多学科外科团队负责多发伤的急诊复苏、紧急手术、重症监护病房（intensive care unit，ICU）治疗、稳定后的确定性手术等整体化救治模式。但是，多发伤的定义长期以来争论不休，导致有关多发伤的多中心研究、学术交流、救治体系和技术水平评价等困难。2014年Pape等发表了新的柏林定义，为多发伤划定了新的基线，对创伤医学的发展具有重大意义。本节介绍多发伤概念及其进展，并重点阐述重症多发伤定义及其流行病学。

一、多发伤概念及其进展

目前关于多发伤的定义国内外尚无统一标准。《道兰图解医学词典》（Dorland's Illustrated Medical Dictionary）指出凡多于一个机体系统的损伤均称为多发伤；北大西洋公约组织出版的《野战外科学》（Emergency War Surgery）指出多发伤伤员常有多个脏器或多个部位损伤，并有多个脏器功能系统的病理生理紊乱，休克发生率高，程度严重，常有致死性后果。1993年10月首届全国多发伤学术会议对多发伤定义达成以下共识：①多发伤是相对于部位伤而言的；②单一致伤因素造成的2个或2个以上解剖部位

(根据简明创伤评分划分的9个部位)的损伤称为多发伤;③多发伤严重程度视创伤严重度评分(ISS)而定,ISS>16分则定为重症多发伤;④单一解剖部位的多处损伤不应该称为多发伤,应以解剖部位命名,如"腹部多脏器伤""多发骨关节损伤"等。

多发伤一直是临床研究的热点,自1975年以来有近50篇文献试图定义多发伤概念,这些文献大致基于8个方面定义多发伤:创伤累及部位或脏器的数量、致伤机制、继发功能障碍、致命性创伤、损伤综合分级、ISS、致命性创伤结合ISS、全身炎症反应综合征(systemic inflammatory response syndrome,SIRS)。合理的多发伤定义应是可重复的,兼具敏感性和特异性,能够在紧急救治阶段确定,兼顾原发的解剖损伤和继发的生理影响。

(一)多发伤概念发展简史

1. 国际多发伤概念发展　　Baker(1974年)提出以ISS描述多发伤伤员的严重程度。北大西洋公约组织(1975年)出版的《野战外科学》将多发伤定义为多个脏器或多个部位损伤,并有多个脏器功能系统的病理生理紊乱,休克发生率高,程度严重,常有致死性后果。Border(1975年)将多发伤定义为2个以上部位的创伤。Schweiberer(1978年)提出多发伤分3级(度)。Ⅰ级:中度损伤,需要住院,无休克,动脉血氧分压(arterial partial pressure of oxygen,PaO_2)正常。Ⅱ级:重度损伤,休克,丢失约25%血容量,PaO_2低于正常。Ⅲ级:紧急的威胁生命的损伤,严重休克,丢失约50%血容量,PaO_2低于60 mmHg(1 mmHg≈0.13 kPa)。

以后的学者多强调多发伤是威胁生命的创伤,可以发生在创伤后即刻或短期内,可是某处为致命伤,也可多处创伤叠加致命。1994年,Ertel等认为多发伤是指ISS≥16分的多处损伤及其继发的全身反应的临床综合征,可导致远隔脏器功能障碍。

Osterwalder等(2002年)提出了现代多发伤定义的基础,即简明损伤定级(abbreviated injury scale,AIS)-1985版≥2分的ISS 6分法的区域中≥2个部位受伤。Keel等(2005年)提出多发伤是指ISS>17分的创伤,合并全身炎症反应综合征(SIRS)至少1 d,可导致无原发损伤的远处脏器和重要系统的功能障碍或衰竭。

2009年Butcher等复习68篇文献,发表名为《多发伤定义:国际共识的需要》的文章,指出关于多发伤定义尚缺乏共识,尤其是为高级别证据所支持的共识。他倡导建立国际专家组达成可重复的、普遍适用的多发伤定义,以便于描述和比较不同救治中心的伤员,促进多中心研究。他提出了3个相关的概念。①单部位伤(monotrauma):1个部位损伤,严重单部位伤是指ISS>15分,或ISS<15分时伴明显急性生理功能恶化(心血管、呼吸或神经系统)。②多部位伤(multitrauma):1个以上部位损伤,AIS≥3分的部位未超过2个,不伴SIRS。严重多部位伤是指ISS>15分,或ISS<15分时伴明显急性生理功能恶化(心血管、呼吸或神经系统)。③多发伤(multiple injury):AIS≥3分的损伤超过2个部位,最初72 h内伴SIRS至少1 d。

2. 国内多发伤概念发展　　1985年王正国、盛志勇及黎鳌3位院士在《中华创伤杂志》的前身《创伤杂志》上共同署名发表文章,提出了国内首个多发伤定义,指同一机械因素作用下,人体同时或相继遭受3处以上解剖部位或脏器等严重创伤,其中至少有一处损伤可危及生命,伤员均有休克。

1994年《中华创伤杂志》刊发了在郑州召开的全国首届多发伤学术会议纪要,重点介绍了国内首个多发伤共识,是指单一因素造成的AIS-1990版所指的9个部位中2个或2个以上解剖部位损伤。2009年中华医学会创伤学分会成立了创伤急救与多发伤学组,经过数次学组会议讨论,提出多发伤的国内定义:机体在单一机械致伤因素作用下,同时或相继遭受2个或2个以上解剖部位的损伤,其中一处损伤即使单独存在也可危及生命或肢体。并于2010年发布了《多发伤病历与诊断:专家共识意见》。此定义类似Butcher提出的多部位伤,而国内的多部位伤是指同一解剖部位或脏器有两处以上及同一致伤因素引起同一解剖部位两处以上的AIS<3分的损伤,可以理解为国内多发伤和多部位伤均轻于国际标准。另外,胸、腹部同时存在损伤且合并膈肌破裂被称为胸腹联合伤。

(二)多发伤严重度评估概述

美国机动车医学促进会(Association for the Advancement of Automotive Medicine,AAAM)出版发行了AIS-2005版。详细阐述了多发伤严重度评估方法,包括简明损伤定级(AIS)和以AIS为基础的损伤严重度评分(ISS)。

1. AIS的发展及我国应用情况　AIS最初是为了对机动车损伤的类型及严重度分类有一个量化的标准,设想依据某些参数(能量损耗、对生命的威胁、持久的损害、治疗周期、发生率)来编制一系列以解剖学为基础的损伤描述。1969年AAAM拟订了最初的AIS,1971年制订出了原始的AIS。经不断发展,修改的版本曾在许多刊物发表,1975—1976年发布了第一版由大约500条损伤条目及其严重度水平组成的损伤编码手册,其严重度水平范围从1(最轻)到6(最重),对颅脑损伤编码进行了重大修改。此后AIS被美国运输部资助的机动车事故研究组织及美国、欧洲和澳大利亚的许多大学和工业部门的研究单位作为研究损伤的一种标准而采用。AIS-1980版的篇幅扩大了3倍,很多损伤的描述也获得了改进,并对损伤后果、烧伤、皮肤损伤及总体严重度的评定方法做了重大修改,脑损伤部分按照当时的研究成果进行了更新。20世纪80年代初期,随着创伤救治体系和创伤登记制度的形成,促使扩展了撞击伤的描述,AIS-1985修订版整合了主要由枪击或刀刺伤导致的穿透伤的编码,还引入了便于计算机使用的一套数字系统,即对每一损伤描述都赋予一个独特的编码。由于损伤描述的进一步准确和特异化,该版本适应了日益增长的高效率创伤救治和全世界的创伤中心之间互相交流的需要。1990年发布了AIS-1990版,扩展了损伤描述的数量,进一步提高了准确性,更广泛用于确定功能损害、残疾或其他非致命结局,它将AIS-1985版中的6位数编码改为7位数编码,颅脑损伤编码比以前版本更全面、准确,增加了不少血管损伤的新条目,此外,还进一步增加了穿透伤的损伤编码,开始强调儿童损伤。独特的数字编码系统得到改进,并制定了编码指南,以保证损伤严重度编码的一致性和连贯性。1998年对AIS-1990版进行了校订(AIS-1990版1998年更新版本,简称AIS-98),阐明了几个问题,但它们仍大同小异。

我国的院内评分系统研究起步较晚,最早报道应用创伤评分的是1983年周志道用ISS对848例矿区创伤进行分析,认为ISS可估计伤情、指导治疗、预测预后,并能比较两组疗效及检查医疗质量,故有标准化意义。中华医学会创伤学分会1987年成立了创伤评分学组。重庆市急救医疗中心1989年12月在国内首次将AIS-1985版翻译为中文本供创伤学界使用,1991年3月再次将AIS-1990版翻译为中文本。2002年3月重庆出版社首次在国内出版了由重庆市急救医疗中心编译的AIS-1990版1998修订本。2005年重庆市急救医疗中心获得了AIS-2005版在中国大陆的中文本编译出版发行权,由重庆出版社出版了AIS-2005版中文本。

2. AIS-2005版概述　AIS-2005版重视非致命伤的长期后果。受损器官内部的损伤定位(如右侧与左侧、近端与远端、前与后)成为损伤描述中包含的重要内容,特别是在机动车安全设计领域里。AIS-2005版修订时遵循了以下基本原则:①AIS应该是一种按严重度来对损伤进行分级的简易方法;②用来描述损伤的术语应该是标准化的;③AIS应适用于多种原因导致的损伤;④AIS既适用于大数据样本,又适用于小数据样本;⑤损伤描述以解剖学概念为基础,而非生理学概念;⑥每一个严重度分值只能反映已发生的一种损伤;⑦每一种损伤的AIS严重度分值应是专一的、与时限无关的值;⑧AIS只评定损伤本身,而非损伤造成的长期后果;⑨AIS不是仅仅用来评价死亡率或致命性的一种方法,AIS应能反映在其他方面仍然是健康的成人损伤严重度;⑩特定损伤的严重度应该考虑其对全身的重要性。这些原则确定了AIS的实用性和限制性。

(1) AIS-2005版细化了对损伤的描述:上肢和下肢损伤的描述在结构和损伤特征水平上都进行了明显的修订;头部、面部和胸部等章节进行了少量但仍能察觉得出的改变,以反映当前临床诊断学进展及术语变化;颈部、腹部、脊柱、体表及其他损伤基本上未变;以当前对损伤严重度的临床依据为基础,既按其对生命的威胁,又遵循长期以来确定组织综合性损害的AIS原则对某些损伤AIS分值做了改变,不少情况下,对损伤范围或严重程度的描述进行了更细致的区分,给过去某些编码不当的损伤赋予了更高的AIS分值。如长骨骨折按照骨折部位进行分类,近端和远端骨折根据关节受累程度进一步分类,而骨干骨折则按其复杂程度进行分类。骨盆分为骨盆环和髋臼,明显与AIS以前版本不同的是,骨盆环骨折的整体严重度取决于骨盆环的稳定与否,即不仅取决于多处骨折的累积效应,也取决于其造成的破坏程度。在AIS-2005版中,骨折"移位"和"闭合性"的描述已被删除,"移位"和"闭合性"的骨折编码均描述为:骨折,未进一步详细说明。对颅脑伤,脑挫伤、血肿、裂伤和穿通伤范围区别更细致,震荡伤整节已被舍弃,代之以能反映当今神经创伤诊断术语的损伤描述。对弥漫性轴索损伤进行了详细的讨论,可帮助AIS使用者能更好地理解这类头部损伤。对脑肿胀与脑水肿的细微区别也进行了阐述。对于面部伤、眼睛包括眼球、骨性眼眶、某些面部骨折特别是颧骨的损伤描述有了显著的扩充,还提供了 Le Fort 骨折 3 种类型的解释来补充说明其定义。对于胸部伤,肺挫伤和肺裂伤的编码均有改变,并新增了爆裂伤类型,提供了不同肺叶的图例帮助编码者使用修订后的挫伤和裂伤的编码。肋骨骨折的 AIS 编码进行了简化,最大的区别在于是不是连枷胸。食管和气管的损伤既见于颈部又见于胸部。提出了当缺乏特定的定位资料时如何确定这些损伤归属于哪个身体区域的说明。AIS-2005 版最显著的改变是对诸如血胸或气胸之类的创伤与解剖学定位描述确切的胸部损伤应分别进行编码,并作为其补充。

(2) AIS-2005 版强调了双侧损伤:因为双侧损伤的后果,无论是对生命的威胁还是导致的功能损害,都比单侧损伤更重。在以前的 AIS 版本中,"双侧"仅在极少数损伤描述中使用过(如多发性脑挫伤、双侧声带损伤、双侧肺挫伤或肺裂伤),或在对上颌骨、下颌骨、肋骨架和骨盆等作为单一解剖结构进行编码时使用。AIS-2005 版扩展了"双侧"的应用范围。按其对生命威胁、组织损害和功能丧失的程度对双侧损伤给予了更高的 AIS 分值。在一部分病例,双侧损伤的 AIS 分值要高一个级别,这对多发伤伤员的全面评价有影响。

(3) AIS-2005 版使用注意事项:AIS-2005 版较以往的版本更精确、完善,有助于更好地进行伤情判断和比较,有助于创伤的诊治和预后判断,在实际应用中应注意以下 6 个方面的问题。

1) 编码宜保守:如果根据各种已有的记录资料不能对损伤严重度进行判断,宜选用该损伤范围内严重度最低的 AIS 编码。

2) AIS 6:AIS 6 仅适用于 AIS 严重度为 6 分的损伤,绝不能因为伤员死亡了就随意将其 AIS 分值定为 6 分。

3) 损伤的证实:为了进行 AIS 编码,任何损伤都必须通过一些诊断学或放射影像学的手段、手术或尸检证实,以便于进行 AIS 编码。应避免使用"排除""疑为""多半""可能"或"印象"等措辞。治疗措施不能单独用来确定损伤的严重度。

4) 失血量判断损伤严重度:失血量是损伤严重度的一个指标,AIS 把失血量达 20% 用来划分严重度水平。同一身体出现多于一处损伤并伴有失血量>20% 时,将失血归于最严重的损伤器官。通常成年人失血 1 000 ml 即等于 20%。表 1-1 可用以估算失血多少就达到了 20%,特别有助于估计儿童的失血量。

表 1-1 体重与失血量估计

体重/(kg/lb)	失血量 20%/ml
100/220	1 500
75/165	1 125
50/110	750
25/55	375
10/22	150
5/11	75

注:kg =千克;lb=磅。

5) 穿透伤:AIS 编码时,穿透伤指枪击伤、刀刺伤或其他戳刺伤,伴有或不伴有深部器官或结构的损害。累及深部结构的穿透伤需要得到放射影像学、手术或尸检的确认。枪击伤或刀刺伤时,只对受累最深的结构或器官进行编码,不再对覆盖其上的损伤单独编码。枪击伤导致的骨折按开放性骨折编码。同时具备入口和出口的枪击伤按单一损伤编码。如果同一身体区域发生多处损伤,且每一损伤都是界限明确,则对每一损伤都要编码。

6) 钝性伤:AIS 编码时,除开放性骨折合并了覆盖其上的软组织损伤外,体表的软组织损伤均按独立的损伤进行编码。

3. 多发伤严重度评价方法　AIS 对每一损伤条目有严格的定级标准,AIS 1～AIS 6 分别代表轻度、中度、较重、重度、危重、极重度（目前不可救治）损伤。在 AIS 的基础上，可以做出以下创伤评分方法的计算。按照传统，AIS 不对多发伤伤员的综合影响进行评价。评价多发伤，使用得最多的仍然是创伤严重度评分（ISS）和最高简明损伤定级（maximal abbreviated injury scale，MAIS），MAIS 是多发伤伤员最高的一个 AIS 分值。它仍然被研究人员广泛使用，特别是在机动车损伤研究领域里，被用来描述对身体特定区域的总体损伤或全身的总体损伤。MAIS 特别适用于比较特殊损伤的发生频率及其相关严重度，以及汽车设计改进（如安全气囊）或公共政策改变（如强制使用座位安全带）带来的这些损伤频率的变化。

（1）ISS 的发展：ISS 在临床上使用很广泛，并已成为归档创伤严重度评价工具中不可或缺的部分。AIS 在创伤标准化方面做出了重大贡献，但它的等级数不能简单相加或求平均数，也不能评定多发伤的综合作用。1974 年 Baker 提出了 ISS 更适合于评价多发伤的严重程度和存活概率间的关系。ISS 计算值是取身体 3 个最严重损伤区域的 MAIS 值的平方和，是相对客观和容易计算的方法，目前已被世界所公认并广泛应用。但 ISS 不能反映伤员的生理变化、年龄、伤前健康状况对损伤程度和预后的影响，以及对身体同一区域的严重多发伤权重不足。

（2）ISS 的计算方法：具体内容如下。

1）ISS 的计算：ISS 是 3 个不同身体区域中 MAIS 分值的平方和，即在 3 个损伤最严重的 ISS 身体区域中各选出 1 个最高的 AIS 分值，将它们分别平方，然后将 3 个平方值相加即得 ISS。即：

$$ISS = (AIS1)^2 + (AIS2)^2 + (AIS3)^2$$

2）ISS 的解剖部位划分：计算 ISS 时所用的 6 个身体区域如下。①头部或颈部，包括脑或颈椎损伤、颅骨或颈椎骨折；②面部，包括累及口、耳、眼、鼻和面部骨骼的损伤；③胸部，包括胸腔内所有脏器损伤及膈肌、胸廓和胸椎的损伤；④腹部或盆腔脏器，包括腹腔内所有脏器损伤及腰椎损伤；⑤四肢或骨盆，包括扭伤、骨折、脱位和肢体离断，应除外脊柱、颅骨和胸廓；⑥体表，包括任何部位体表的裂伤、挫伤、擦伤和烧伤。

在 AIS 中，颈部是独立于头部的一个区域；而在 ISS 中，它们共同组成一个区域。在 ISS 中，颈椎归属于颈部区域，胸椎归属于胸部区域，腰椎归属于腹部或盆腔脏器区域；而在 AIS 中，全部脊柱都归属于脊柱区域。新使用 AIS 的人员应注意这些区别，以免在计算 ISS 时发生身体区域定位的错误。

ISS 分值范围在 1~75 分。分值 75 可见于 2 种损伤情况：3 个 AIS 分值都是 5 或者一个 AIS 分值为 6。只要有一个 AIS 分值为 6，不论其他的损伤情况如何，其 ISS 分值就自动确定为 75。然而，对伤员的每一处损伤都应进行编码，即使这些另外的损伤不再能改变 ISS 值也应如此。AIS 中某些编码的分值指定为 9，这类编码仅表明了损伤的存在，而不是指明其严重度，因此不能用来计算 ISS。

二、重症多发伤定义

重症多发伤伤员的死亡率和并发症发生率高于单个脏器损伤和较轻的多发伤，有效分拣、集中收治此类伤员，可以提高此类严重创伤伤员获得救治的机会。一般将 ISS≥16 分定为重伤，≥25 分定为严重伤。≥50 分者死亡率很高，75 分者极少存活。普遍接受的重症多发伤定义应基于对比数据和多中心研究的结果，是可重复的、敏感和特异的、能在早期复苏阶段获得的，且包含多发伤的解剖和生理影响（如认识到多个区域受累）等。重症多发伤的定义涉及损伤累及的部位界定、严重度、全身反应和救治难度等。下面主要阐述累及的部位及其严重度。

（一）重症多发伤定义要素

1. 2 个或 2 个以上解剖部位受伤　多发伤至少累及 2 个部位，但"部位"的界定一直存在争议。Lorenz 等（1980 年）提出至少 3 处以上体腔（头、胸、腹），2 处体腔+1 处肢体骨折，1 处体腔或 2 处肢体骨折或 3 处非常严重的骨折（指肱骨或股骨等长骨骨折）。Marx 等（1986 年）提出腹部、胸部或头部损伤并合并严重骨折；或如果没有内脏损伤，长骨≥2 处骨折或 1 处长骨骨折合并骨盆骨折。Dick 等（1999 年）提出 1 处体腔（头、胸或腹）损伤外加 2 处长骨骨折和（或）骨盆骨折或损伤涉及 2 处体腔。Pape 等（2006 年）提出至少 2 处长骨骨折，或 1 处威胁生命的损伤及至少 1 处其他损伤，或严重头部损伤并至少合并其他1处损伤。

AIS-2005版将人体分为头、面、颈、胸、腹和盆腔、脊柱脊髓、上肢、下肢、体表共9个部位,用于单或多部位伤,多数创伤专著中认为这9个部位中有两处损伤则为多发伤。创伤严重度评分(ISS)是1974年Baker在AIS的基础上提出多发伤损伤严重度评估方法。此法将人体分为6个区域:头颈部(包括头皮、脑、颅骨和颈椎)、面部(包括五官和面部骨骼)、胸部(包括胸腔脏器、胸椎、膈肌和胸廓等)、腹部(包括腹腔及盆腔脏器、腰椎)、四肢(包括四肢、骨盆或肩胛骨)和体表(包括机械损伤、烧伤、冷伤和电击损伤等导致的皮肤损伤)。通过多年的应用,ISS已经为国内外同道所公认。近年来,关于部位的争议逐渐集中在是AIS的9个部位还是ISS的6个部位上。Greenspan等(1985年)进一步明确了多发伤6个解剖部位是指头颈部(包括头皮、脑、颅骨和颈椎)、面部(包括五官和面部骨骼)、胸部(包括胸腔脏器、胸椎、膈肌和胸廓等)、腹部(包括腹腔及盆腔脏器、腰椎)、四肢(包括四肢、骨盆或肩胛骨)和体表(包括机械损伤、烧伤、冷伤和电击损伤等导致的皮肤损伤)。2014年新的柏林定义仍然采用AIS的9分法。如果多发伤的部位界定采用9分法,如上肢和下肢算2个部位,则无法计算ISS,所以多发伤解剖部位的区分应统一为ISS的6分法。故1994年的国内共识采用AIS的9分法。Osterwalder等(2002年)及张连阳也赞同将ISS的6分法作为多发伤的部位界定标准。

2. 损伤严重度、全身反应及救治措施

(1)损伤严重度:早期的定义没有纳入创伤的严重度,如蔡汝宾教授(1994年)认为多发系针对单发而言,仅仅将严重者称为多发伤是不全面的,不应包括严重程度。2000年出版的《道兰图解医学词典》仅指多于1个系统的损伤。但以后多数专家强调创伤所致的继发性功能障碍及其对生命的威胁。多发伤除指损伤累及两处以上的部位外,更强调损伤的严重性和救治的困难性,如果是腹部皮肤擦伤、小腿闭合性骨折,虽然是两处伤,但不威胁生命或肢体,则不能称为多发伤。

1)国际多发伤定义:多发伤中至少累及9分法或6分法中的2个部位,且2个部位均为严重伤(AIS≥3分),即强调了≥2个的AIS不同解剖分区中存在≥3处的明显创伤。故其ISS值至少在18分以上。

2)国内多发伤定义:多发伤中至少一处为严重伤,可能威胁生命或肢体,即至少一处损伤AIS≥3分,故其ISS值至少在10分以上。

多发伤是一类对全身生理状况影响较大,病理生理变化急剧,且是一种危及生命的损伤,伤员如救治不及时,有较高的死亡率。我国医院内创伤救治尚无统一模式,主要有两类:①分科分段式,分科指由急诊科根据伤情邀请相关专科会诊处理各部位损伤,分段指在时间节点上急诊科、专科手术和ICU等分属不同科室,为大多数综合性医院采用,近年来区县医院发展也多采用此类模式。②整体一段式,指由专业化的创伤外科或急诊外科(以下称为"创伤中心")负责创伤伤员的院内早期救治,包括手术和监护,对多发伤救治、复苏性质的手术具有明显优势,近年来取得较快速度的发展,基本特征是"多发伤等严重创伤伤员集中病房收治"和"实体化的多外科和重症团队"。

我国各级医院尚未普遍建设"创伤中心",其主要困难包括:①顶层设计缺乏,"创伤中心"不是各级医院的法定必建学科,"创伤中心"医师职称晋升没有所属独有专业,缺乏区域性分级救治机制和规范的急救医疗体系,严重躯干创伤等伤员分流,救治水平较低,且不利于区域性医疗中心建设。②专科人才匮乏,"创伤中心"涉及技术范围宽泛使得成长周期长,医师面临多重焦虑和压力、需随叫随到等,这些显著降低了"创伤中心"对优秀人才的吸引力。③部分医院已建的"创伤中心"因人设事,没有稳定的学科运行机制,学科收治病种没有明确界定,也缺乏符合"创伤中心"客观规律的学科考评体系。有鉴于此,重症多发伤的救治我们尚处于起步阶段,国内专家达成的共识是现阶段降低多发伤,尤其是重症多发伤的纳入标准或门槛,有利于积累经验和建设学科,待今后发展,时机成熟后与国际同步,采用国际多发伤定义的标准。

国内读者应注意国内定义与国际定义的区别,以便理解国际文献和进行国际学术交流。

(2)伤后全身反应和救治措施:多发伤的定义还涉及创伤所致的继发生理功能改变和救治措施的内容,如Lew等(2005年)认为多发伤特指脑损伤合并其他部位或系统损伤,并导致生理、认知、心理、社会心理损害和功能障碍。美国退伍军人事务部(2008年)将多发伤定义为≥2处身体部位或脏器损伤,其中1处为可能致命伤,并导致生理、认知、心理、社会心理损害和功能障碍。有学者提出3个以上脏器创伤并涉及剖腹探查,或头、胸、腹、四肢中有 3 处以上严重创伤并导致休克,或需要住院和积极救治,或需要入住创伤 ICU。2014 年柏林新定义的最大亮点是给出了明确的低血压、意识丧失、酸中毒、凝血障碍和年龄 5 个方面全身反应的量化标准,符合现代医学精准化发展的趋势,更具操作性。

3. 其他相关损伤的概念　多发伤须与以下概念相区别。

(1) 复合伤:复合伤(combined injury)指 2 种或 2 种以上致伤因子同时或相继作用于机体所造成的损伤。解剖部位可以是单一的,也可以是多部位或多脏器,如大面积烧伤合并骨折。

(2) 多部位伤:或称多处伤,有 3 层含义。①在同一解剖部位或脏器有两处以上的损伤,如由刀刺伤所致的小肠多处穿孔。②同一致伤因素引起同一解剖部位 2 处以上脏器损伤,如投射物造成的肠穿孔和肝破裂,或上、下肢或整个体表共有多个伤口等。③多部位损伤,但均为轻伤,每一损伤 AIS<3 分。

(3) 联合伤:属描述性用语,指 2 个相邻解剖部位均发生的损伤,多特指胸腹联合伤(同时属肌破裂)。

(4) 合并伤:亦为描述性用语,指前一种伤为主后一种伤为辅的 2 个或多个部位伤,如颅脑伤合并肺损伤。

(二) 重症多发伤柏林定义

自 2010 年开始,组建了包括欧洲创伤和急诊手术协会(European Society for Trauma and Emergency Surgery,ESTES)、美国创伤外科协会(American Association for the Surgery of Trauma,AAST)、德国创伤协会(German Trauma Society,GTS)和英国创伤协会(British Trauma Society,BTS)等的国际多发伤专家组,充分回顾复习了 2014 年 6 月 8 日前的原始文献,专家们同意多发伤诊断应由医疗专业人员做出,而不推荐由警察或非医疗机构人员做出;推荐基于简明损伤定级(AIS)及其派生的创伤严重度评分(ISS)为多发伤严重度评估标准,因在急诊科难以准确记录 AIS-ISS,应在入院后第 1 天做出多发伤诊断。

基于德国创伤网(www.trauma register.de)1993—2010 年间的 43 175 名多发伤登记病例,排除转运来的、AIS 评分≤2 分的伤员,共 28 211 名伤员纳入研究。在这一人群中,损伤的部位相关死亡率为:至少 2 个 AIS 身体部位受累,至少 2 处≥3 分时,死亡率为 11.8%;至少 3 部位受累时死亡率为 28.3%;至少 4 个部位受累时死亡率为 37.4%;至少 5 个部位受累时死亡率为 58.0%。故取死亡率≥30% 为致命性损伤的标准。

经过历时 4 年的十余次会议和邮件讨论等方式,于 2014 年提出新的多发伤柏林定义:≥2 个的 AIS 不同解剖分区中存在≥3 分的严重损伤,合并以下病理参数变化 1 个以上:收缩压(systolic blood pressure,SBP)≤90 mmHg,格拉斯哥昏迷量表(Glasgow coma scale,GCS;也称格拉斯哥昏迷评分)≤8 分,碱剩余(base excess,BE)≤-6,国际标准化比值(international normalized ratio,INR)≥1.4 或活化部分凝血活酶时间(activated partial thromboplastin time,APTT)≥40 s,年龄≥70 岁。

多发伤的定义应包括原发创伤及其导致生命威胁状态,过去其定义多为描述性,概念相对模糊,缺乏客观的量化标准,且存在相互矛盾。在 2010 年以来,通过"预设标准"—"数据库检验"—"修订标准"的方法,历经 13 次会议,形成了 2014 年的柏林定义,为多发伤国际交流奠定了新的基础。柏林定义体现了动态的理念,即多发伤强调的是救治难度,随着创伤救治体系建设和创伤救治技术进步等,多发伤的标准可以提高,以便聚焦更具挑战性的"多发伤",促进对此类危及生命损伤的救治水平提升。但该定义在原发损伤累及部位、损伤严重度界定标准等方面还需要经过国际上多个创伤数据库的检验。我国也应该通过完善创伤数据库建设,验证多发伤的原发损伤累及部位和严重度等界定标准,尽快就多发伤的定义达成共识。

三、重症多发伤流行病学

(一) 多发伤流行病学共同特点

战争时期,多发伤的发生率为 4.8%~18.0%,甚至高达 70%,这与双方的战术和使用的武器密切相关,损伤以穿透伤多见。而平时多发伤主要见于交通事故伤、高处坠落伤、爆炸伤等。国内多发伤的流行病学共同特点包括:①年龄以青壮年居多,约占2/3。②男多于女。③已婚已育者约占2/3。④农业人口及城市工人居多,来自农村的流动人口的受伤比例有不断增加的趋势。⑤文化程度普遍不高,少数人酒后驾车,蓄意触犯交通规则或个别违章操作。⑥每年的高温炎热季节是创伤的高发期,每天下午2~8点,事故发生率稍高,这可能与疲倦困乏、精神涣散、情绪波动、生物钟紊乱等因素有关。⑦致伤原因中,交通事故伤占66.5%,我国因交通事故致死的人数逐年上升,2004年达12万以上,已居世界首位。⑧伤情特点,闭合性损伤居多,各系统损伤发生率依次为运动、神经、呼吸、泌尿生殖、消化系统,多以撞击伤、挤压伤、坠落伤、压砸伤为主,爆炸伤、切割伤、刺扎伤、绞窄伤(strangulation injury)等较少见。⑨院前时间,平均院前时间相对较长。⑩治疗费用,伤员平均留医时间相对较长,大部分伤员需进行生命支持、连续监护、加强治疗、手术干预、并发症处理或功能重建,因而使治疗费用陡增。

(二)重症多发伤流行病学特点

多发伤最常见的损伤为颅脑伤,其次为胸部及腹部伤,骨关节损伤亦是临床最常见损伤类型。Regel等报道多发伤伤员69%伴有颅脑损伤,62%伴有胸部损伤,36%伴有腹部损伤,86%伴有骨折。严重的致死性损伤主要是颅脑伤和大出血。张连阳报道一组154例多发伤病例中,颅脑伤占66%,胸部伤占61%,腹部伤占38%,四肢和骨盆骨折占75%,皮肤软组织撕裂伤占42%。早期的死亡原因50%~70%为严重颅脑伤,20%为失血性休克。

由于国际上多发伤是指≥2个的AIS不同解剖分区中存在≥3处的明显创伤,可以认为是多发伤亦即本章所说重症多发伤。根据2006年世界卫生组织(World Health Organization,WHO)一个创伤数据库的资料,多发伤占同期创伤伤员的16.3%(26 514例/162 662例),各部位损伤发生率从高到低依次为四肢和骨盆(49 200例单部位伤/18 904例多发伤)、头颅(25 776例单部位伤/12 340例多发伤)、胸部(11 730例单部位伤/13 625例多发伤)、腹部(2 625例单部位伤/4 249例多发伤)。可以看出,有近1/5的为多发伤,其中创伤急救面临的最主要伤类为四肢和骨盆损伤、头颅损伤。该数据库的资料进一步显示与同期单发伤比较分析,合并多发伤的骨关节损伤、颅脑损伤、胸部损伤和腹部损伤的死亡率分别为15.9%、32.4%、29.6%和36.3%,说明多发伤、头胸腹等体腔损伤可显著升高死亡率,腹部损伤虽然相对少见,但死亡率最高,与其伤情危险、隐匿,伤情评估困难和救治难度大有关。

重症多发伤涉及多部位多脏器损伤,损伤范围广,伤情重,创伤反应强烈而持久,而且多发伤失血多,体液丢失多,休克发生率高,进而导致生理紊乱进一步加重,甚至早期出现多器官功能衰竭(multiple organ failure,MOF)、凝血功能障碍、急性呼吸窘迫综合征(acute respiratory distress syndrome,ARDS)、全身炎症反应综合征(SIRS)等严重并发症,导致早期死亡率较高。损伤涉及的部位或脏器越多,死亡率越高。统计发现,涉及2个部位的多发伤,死亡率为49.3%,而涉及3、4、5个部位的多发伤,死亡率则分别高达60.4%、68.3%和71.4%。另外,合并颅脑、肝和大血管等重要脏器损伤者死亡率更高,有文献报道,合并严重颅脑损伤的多发伤死亡率高达62.5%。

第二节 重症多发伤病理生理变化

由于重症多发伤伤员合并2个或2个以上部位或系统的损伤,伤势严重,应激反应剧烈,伤情变化快,其病理生理变化不仅仅是各部位、各系统损伤的简单相加,而是相互影响、叠加。其中钝性伤致伤能量大,组织破坏广泛,对生理扰乱大,病理生理变化更为显著。各种致伤因素常引起不同的病理生理特征,如工矿事故、建筑倒塌造成的挤压或撞击常发生多处肋骨骨折、脊柱骨折、挤压综合征(crush syndrome,CS)等;高处坠落致伤,除多发骨折外,常有胸腹多脏器的损伤;较局限的冲击常致腹内空腔脏器伤,如小肠撞击在脊柱前所致的穿孔、断裂、肠系膜血管破裂等。另一方面,重症多发伤并发休克后,常出现低体温、酸中毒和凝血功能障碍致死性三联征(the triad of death),三者形成恶性循环,使机体处于生理极限状态,伤员面临着出现严重并发症和死亡的危险。

第一章 重症多发伤

一、重症多发伤病理生理变化

(一)神经内分泌应激反应

重症多发伤后,机体处于应激状态,神经内分泌系统会发生一系列反应,其中以蓝斑-交感神经-肾上腺髓质轴(locus ceruleus-norepinephrine neurons-sympathetic/adrenal medulla axis,LCSA)、下丘脑-垂体-肾上腺轴(hypothalamic-pituitary-adrenal axis,HPA)和肾素-血管紧张素-醛固酮系统(renin-angiotensin-aldosterone system,RAAS)3个系统的反应最为重要。这些反应通过调节心血管功能、免疫功能和代谢变化,代偿性增强机体对创伤的防御能力。

1. 蓝斑-交感神经-肾上腺髓质轴　机体受到刺激后,位于脑干蓝斑的去甲肾上腺素能神经元释放去甲肾上腺素(noradrenaline/norepinephrine,NA),然后通过其纤维连接向上透射至边缘系统的杏仁核复合体、下丘脑、海马和边缘皮质等肾上腺素能神经末梢密集的区域;向下则主要至脊髓侧角,调节交感神经系统和肾上腺髓质系统的功能。交感神经兴奋释放去甲肾上腺素,肾上腺髓质兴奋释放大量肾上腺素(adrenaline,AD),使血浆去甲肾上腺素和肾上腺素浓度迅速升高,产生多种生理作用。

(1)调节心血管功能:加快心率,增加心肌收缩力,收缩外周小血管,以维持血压和血流动力学的相对稳定。收缩皮肤、骨骼肌、肾和胃肠道的血管,以保证心、脑等重要生命器官的血流量。

(2)调节呼吸及血液系统:使支气管平滑肌舒张,增加肺泡通气量;增加血小板数量及增强其黏附聚集,有利于机体对抗出血,同时也容易导致血栓形成和弥散性血管内凝血(disseminated intravascular coagulation,DIC)。

(3)增强能量代谢:儿茶酚胺能促进肝、肌肉的糖原分解。通过β受体促进胰岛α细胞(islet α cell,又称胰岛A细胞)分泌胰高血糖素(glucagon),升高血糖。通过激活脂肪酶,促使甘油三酯(triglyceride,TG)分解为游离脂肪酸和甘油,增加血浆中脂肪酸含量。促进脂肪酸、葡萄糖的氧化利用,以满足创伤后机体对能量的需要。

(4)增强免疫功能:血液循环中及局部产生的儿茶酚胺均可增强免疫细胞功能和细胞因子合成、释放,参与炎症反应的发生、发展过程。创伤早期的儿茶酚胺释放有利于组织修复和免疫系统活化,但过度、持久的儿茶酚胺释放会对组织造成损伤,不利于内环境稳定。副交感神经系统在创伤后起重要的"炎症反射"作用,能够显著、快速地抑制巨噬细胞释放肿瘤坏死因子-α(tumor necrosis factor-α,TNF-α),减轻全身性炎症反应。

2. 下丘脑-垂体-肾上腺轴　重症多发伤由于导致严重失血失液,可出现低血容量性休克,刺激颈动脉窦、主动脉壁的压力感受器,以及心房的容量感受器,兴奋下丘脑-垂体前叶-肾上腺皮质轴,下丘脑释放促肾上腺皮质激素释放激素(corticotropin releasing hormone,CRH),后者刺激垂体前叶释放促肾上腺皮质激素(adrenocorticotropic hormone,ACTH),促肾上腺皮质激素刺激肾上腺皮质大量生成和释放糖皮质激素(glucocorticoid,GC);同时刺激下丘脑-垂体后叶轴分泌抗利尿激素(antidiuretic hormone,ADH)。抗利尿激素可加速肾远曲小管和集合小管对水分的重吸收,维持有效循环血量。糖皮质激素主要的生理功能有:①通过蛋白质分解和糖原异生使血糖增高,保证能量供应和肝糖原储备,促进脂肪分解,抑制脂肪合成。②增强心肌收缩力,增敏心肌细胞对儿茶酚胺的反应性。③保持毛细血管的完整性,减少血浆外渗,维持有效血容量。④通过糖皮质激素受体抑制炎症介质(inflammation mediator)白三烯(leukotriene,LT)、前列腺素(prostaglandin,PG)等合成与释放,发挥抗炎、抗过敏作用。严重创伤时,原炎症介质TNF-α、白细胞介素-1b(interleukin-1b,IL-1b)等可直接造成巨噬细胞糖皮质激素受体表达和功能下调,巨噬细胞继而可产生更多的炎症介质,炎症反应越来越严重,从而引起糖皮质激素水平的应激反应紊乱。高炎症介质与糖皮质激素受体表达和功能下调互为因果,形成级联放大反应。⑤稳定细胞膜和细胞器膜,尤其是溶酶体膜,防止溶酶体破裂和溶酶体酶释放,减轻组织损伤。

3. 肾素-血管紧张素-醛固酮系统　创伤失血引起的循环血量减少可致肾素(renin)分泌增多,肾素可通过降低肾小管的滤过率而维持有效循环血量。同时,肾素能促使血浆中的血管紧张素原形成血管紧张素(angiotensin)Ⅰ,后者经血浆中血管紧张素转换酶(angiotensin converting enzyme,ACE)的作用,形成血管紧张素Ⅱ。血管紧张素Ⅱ有收缩血管、升高血压的作用,并刺激肾上腺皮质分泌醛固酮(aldosterone, ALD)。醛固酮有明显的保钠排钾作用,能促进肾远曲小管对 Na^+、Cl^- 的重吸收和对 K^+、H^+ 的排出,促进水分的重吸收。而下丘脑-垂体系统分泌大量的抗利尿激素,促进远端肾小管对水的重吸收,与醛固酮协同作用维持血容量。

4. 其他激素的作用　重症多发伤后,大量应激激素分泌增加,如通过 β 受体刺激胰岛 α 细胞分泌胰高血糖素增加,促进糖原异生(从非糖化合物转变为葡萄糖或糖原)和肝糖原分解引起应激性高血糖;刺激生长激素分泌增加,可抑制组织对葡萄糖的利用、促进糖异生、升高血糖,促进蛋白质分解、提高血浆中氨基酸的浓度,促进脂肪分解、增强脂肪酸的氧化;还有 β-内啡肽(β-endorphin,β-EP)增多,可抑制机体的过度应激反应,减少不良反应(如使应激时痛阈增高)。

上述应激反应在短时间内对机体有利,但如果失血量大、持续时间长,失血得不到及时纠正,上述保护性措施的减弱和血管收缩延长,组织在血流低灌注状态下所形成的毒性物质[如缓激肽(bradykinin, BK)、5-羟色胺(5-hydroxytryptamine,5-HT)、血栓素(thromboxane,TXA)、前列腺素等]使毛细血管通透性增加,导致循环体液进一步丢失。由于缺氧、腺苷三磷酸(adenosine triphosphate,ATP)减少、钠泵衰竭,又使细胞内液增加,从而造成严重容量不足、外周循环血流灌注减少,导致血流动力学不稳定。早期控制出血、给予有效的体液复苏,则可防止神经、体液系统等介导过度应激反应,避免持续应激反应的不良后果。

(二)重症多发伤病理生理变化特点

1. 休克发生率高　重症多发伤的休克(shock)发生率为50%~80%,导致休克发生的机制较多,但具有显著的时间特点,在抢救时应注意鉴别。

(1)创伤失血性休克:由于重症多发伤损伤范围广、创面大、失血多及隔离于第三间隙的液量大、创伤的应激反应剧烈,易发生创伤失血性休克(hemorrhagic traumatic shock,HTS)或称低血容量性休克(hypovolemic shock),是严重创伤、多发伤后休克的主要机制。早期休克的发生与失血、失液量成正比,但失血失液量的临床评估往往比实际血容量丢失量要少。因为休克早期血压、脉搏、血红蛋白并不能真正反映失血量,现场和运输途中的外出血和体腔内积存的血无法估计,休克微循环障碍,血管渗透性增加而漏入第三间隙的体液更难估计,因此,重症多发伤并发休克有时难以纠正。

(2)心源性休克:心源性休克(cardiogenic shock)见于合并严重胸部损伤时,穿透伤常导致心脏压塞(cardiac tamponade),钝性伤则以心肌挫伤、创伤性心肌梗死等常见。其造成心脏收缩减弱,舒张受限,严重的心律失常(arrhythmia),心输出量(cardiac output,CO)骤减而引发休克。

(3)神经源性休克:存在脊髓损伤时,肢体肌肉瘫痪促使静脉容积扩大和血流缓慢,回心血量减少,从而合并神经源性休克(neurogenic shock)。

(4)脓毒症休克:创伤中后期由于细菌等致病微生物感染,释放的内毒素和外毒素引起微循环阻滞,有效循环血量不足,回心血量和心输出量减少,可导致脓毒症休克(septic shock,又称感染性休克)。

2. 严重低氧血症发生率高　重症多发伤早期低氧血症发生率可高达90%,尤其是颅脑伤、胸部伤伴有休克或昏迷者,PaO_2 可降至 30~40 mmHg。多发伤早期低氧血症根据临床特征可分为两种类型。

(1)呼吸困难型:伤员缺氧明显,呼吸极度困难,辅助呼吸肌收缩明显,此型呼吸困难是由通气换气障碍引起。

(2)隐蔽型:伤员临床缺氧体征不明显,仅表现为烦躁不安,呼吸增快,但无呼吸困难表现,此型呼吸困难是由循环障碍全身氧供不足、脑缺氧引起,随着休克的纠正 PaO_2 可上升。

3. 感染发生率高　重症多发伤后机体的免疫功能受到抑制、伤口污染严重、肠道细菌移位及侵入性导管的使用而感染发生率高。据统计,创伤感染所致的死亡占全部死亡的78%。多发伤的感染多为混合感染,菌群包括革兰氏阳性菌、革兰氏阴性菌及厌氧菌。多发伤感染的另一个特点是由于大量使用广谱抗生素,易发生耐药菌和真菌的感染。

(1)免疫功能抑制:机体遭受严重创伤后,破坏的组织激活血管活性介质及活性裂解产物易导致异常炎症反应,抑制免疫功能,尤其是细胞免疫功能。主要表现在创伤早期外周血中出现大量幼稚型单核细胞,巨噬细胞趋化性、吞噬功能、杀菌活性及廓清能力明显下降,中性粒细胞呼吸爆发功能下降,B 淋巴细胞合成抗体及 T 淋巴细胞刺激转化功能受到抑制,易继发感染。

(2)肠源性感染:正常肠道内寄生着厌氧菌及革兰氏阴性菌和革兰氏阳性菌构成肠道微生物,由于严重创伤后出血性休克引起肠黏膜缺血水肿、局部坏死、肠道机械屏障遭到破坏、肠道通透性增高及免疫功能抑制,肠道内细菌穿过肠黏膜上皮细胞或间隙进入固有层,侵入淋巴、血流并扩散至全身,称为细菌移位,是创伤早期感染的重要机制,肠源性感染多为 2 种以上的细菌混合感染。

4. 高代谢状态　重症多发伤后高代谢是机体在遭受烧伤、创伤、大手术和大出血等情况下发生的一种应激性反应。重症多发伤后代谢的改变主要是由失血性休克及创伤应激引起的。经过充分复苏抗休克治疗后,循环相对稳定,但器官内微循环有可能由于循环血液的重新分配而存在血流灌注不足,若病情继续发展,在伤后第 3 天就会出现高代谢反应,可持续 14~21 d。

(1)糖代谢异常:重症多发伤早期呈现高血糖,主要原因是肝糖原分解产生游离葡萄糖,胰岛素分泌受抑和胰高血糖素增加,促进糖原分解。

(2)蛋白质代谢变化:特点是负氮平衡,主要表现为肌肉蛋白质严重分解,尿氮丢失增加,血尿素氮升高,伤后 5~10 d 达高峰。

(3)脂肪代谢变化:重症多发伤后由于脂肪大量动员,血中游离脂肪酸及甘油三酯浓度明显升高,而胆固醇浓度降低,胆固醇浓度降低与创伤严重程度成正比。

(4)水及电解质、酸碱平衡失调:重症多发伤伴休克时呈现酸中毒、高钾血症。后者可抑制心脏窦房结,引起窦性心动过缓,甚至窦性停搏。

二、重症多发伤后致死性三联征

无论在平时或战时,致伤动能都在不断加大,组织器官损伤的严重程度大大增加,多发伤、复合伤、多部位伤的比例显著增高,重症多发伤发生日益频繁,事故现场、院内死亡率增高。创伤尤其是重症多发伤并发休克后,出现严重生理功能紊乱和机体代谢功能失调,伤员出现创伤致死性低体温、酸中毒和凝血功能障碍三联征(trauma triad of death:hypothermia,acidosis,and coagulopathy;简称致死性三联征,又称致命性三联征、死亡三联征、创伤死亡三角),机体处于生理极限状态,伤员面临着死亡和出现严重并发症的危险。针对重症多发伤救治中致死性三联征的严峻挑战,也发展了此类严重创伤救治中的革命性理念——损害控制(damage control,DC),可以有效降低重症多发伤伤员的死亡率。虽然本书有专门的章节阐述致死性三联征损害控制策略,但由于人们对致死性三联征的认识和损害控制策略的发展正是起源于重症多发伤救治,故本节仍简要阐述致死性三联征。

(一)低体温

低体温(hypothermia)指机体中心温度低于 35 ℃。大多数创伤伤员离开手术室都有低体温,低于 32 ℃死亡率接近 100%。温度控制依赖于产热,中枢神经系统体温控制,以及传导、对流、蒸发和辐射等引起的体热丢失之间的平衡,热量丢失在创伤现场就开始。发生低体温的机制包括:①原发性低体温,指因环境导致的体热丧失超过体热产生所致的低体温,创伤后脱去衣物、打开体腔、输入大量液体,以及应用肌肉松弛药(简称肌松药)、镇静药、麻醉药和镇痛药等都可加重原发性低体温,其相关影响因素包括脱险时间、损伤严重度、出血量、年龄和是否饮酒等。儿童和老年人尤其容易发生。②继发性低体温,指体热产生减少所致的低体温。正常体热是氧耗的结果,当严重创伤性休克时,氧耗下降,机体产热明显减少。

(二)酸中毒

其为代谢性酸中毒(metabolic acidosis)(指血液 pH 值<7.25),多由低血容量性休克引起的氧输送(oxygen delivery,DO_2)减少,细胞无氧酵解取代了有氧代谢,乳酸产生过多所致。乳酸清除率可预测严重创伤伤员存活情况,24 h 内乳酸清除者存活率为 100%,而 48 h 内清除者存活率仅为 14%。

(三)凝血病

凝血病(coagulopathy)诊断标准包括:凝血酶原时间(prothrombin time,PT)>1.5倍正常,活化部分凝血活酶时间(APTT)>1.5倍正常,纤维蛋白原(fibrinogen,Fg)<0.8 g/L,凝血因子(blood coagulation factor)水平<30%正常,血小板(platelet,PLT)计数<50×10^9/L。约90%的创伤伤员处于高凝状态,仅10%、主要是严重创伤者发生凝血病。创伤后早期凝血病是死亡的独立预测因子。

其发生机制如下:①消耗性凝血病,由大量失血导致持续的血小板和凝血因子丢失所致;②稀释性凝血病,复苏所需输入大量晶体、胶体,包括不含血小板和凝血因子的浓缩红细胞,导致凝血因子和血小板稀释;③血小板功能障碍,在已经接受大量输血的伤员血小板数量和功能间常缺乏关系,即使血小板计数正常也仍需输入血小板;④低体温,低体温引起温度依赖性血栓素B2产生障碍,延迟血小板聚集的启动和加速,导致尽管有足够数量的血小板但存在功能障碍;⑤酸中毒,许多凝血因子和酶反应是pH依赖性的,出现严重的代谢性酸中毒可直接导致凝血功能衰竭;⑥低钙血症,输血中的枸橼酸盐可降低钙浓度,快速给予血浆蛋白导致游离钙被结合也可降低血钙;⑦凝血因子合成减少,低氧、缺血等导致肝功能障碍所致;⑧纤维蛋白溶解,纤维蛋白溶解过度也见于广泛软组织损伤和低血压,尤其常见于头伤和肺损伤时,导致凝血时间延长、低纤维蛋白原和D-二聚体增加等;⑨药物使用,在创伤发生之前使用的非甾体抗炎药(nonsteroidal anti-inflammatory drug,NSAID)如阿司匹林也可损害血小板功能。

第三节 重症多发伤伤情评估、诊断与病历书写

重症多发伤等严重创伤由于伤情(损伤后出血量、休克程度、脏器功能失代偿程度等)随时间变化而显著变化,故称为"时间敏感性疾病",救治的关键是尽快稳定生命体征,而不是所有损伤的确定性处理,故基本原则是"先救命后救伤"。所以与疾病的"诊断"不同,创伤称为"伤情评估",强调在短时间内做出判断,是动态和变化的过程,既允许早期认识威胁生命的损伤而忽略不危及生命的损伤,也可能实施多次计划性或非计划性的手术。

重症多发伤救治争分夺秒,接触伤员后首要的任务是紧急救治挽救生命,在控制气道、呼吸及循环功能稳定后才涉及诊断问题,而这一过程可能耗时数分钟到数小时,甚至更长时间。故重症多发伤伤情评估(即诊断)更强调动态性和紧急性,其面临的挑战包括确定救治方案、避免遗漏或错误诊断等,临床实际是多发伤漏诊率为2%~40%。漏诊可发生于多发伤救治的各个环节,包括急诊科、手术室或ICU甚至外科病房。

与部位伤诊断形成明显区别的是重症多发伤诊断的复杂性,如多发伤伤员可能被骨科、神经外科或普通外科等专科收治,专科医师对本科损伤更为重视和熟悉,常易忽视不明显的非本专科损伤;或仅注意到明显的损伤,忽视隐蔽的损伤,尤其是多处远隔部位损伤存在时;或因伤情危重,血流动力学状态不稳定,需确定性止血手术、复苏以挽救生命,导致在急诊科最初评估时间缩短,或无时间或机会行全面检查或影像学检查;或因颅脑损伤、醉酒、中毒或药物滥用等导致意识障碍等。

在不影响结局的前提下尽早确诊是重症多发伤伤情评估的基本原则,应根据不同时间、地点等有重点地进行评估,借助影像学技术精确评估,最终建立标准化、高效率的评估策略是提高多发伤救治时效性的关键。

一、重症多发伤评估策略

重症多发伤伤情精确评估主要依据受伤史(致伤机制)、伤后生命体征、损伤局部临床表现及必要的辅助检查做出。受伤情限制,有时在实施救命手术前可能无条件进行辅助检查,如交通事故致腹部穿透伤伴生命体征不稳定者需紧急剖腹探查,可能伴随的四肢骨折需术后再检查评估等,这是由多发伤救治规律所决定的。

多发伤,尤其是重症多发伤的诊断应由医疗专业人员做出,2014年的柏林多发伤定义不推荐警察或非医疗机构人员做出多发伤的诊断,同时推荐基于简明损伤定级(AIS)及其派生的创伤严重度评分(ISS)为多

发伤严重程度评估标准,因在急诊科难以准确记录AIS-ISS,应在入院后第1天做出多发伤诊断。

在不影响结局的前提下尽早确诊是重症多发伤伤情评估的基本原则。如稳定性骨盆骨折无须紧急处理,可数天后摄片确诊;不稳定性骨盆骨折则需要紧急控制出血和处理伴随的盆腔脏器损伤,应紧急影像学评估处理;张力性气胸则甚至不能等待胸片检查而须尽早穿刺减压。重症多发伤的救治是与时间赛跑的过程,每个环节都必须节省每一分每一秒。其漏诊和延迟诊断的因素复杂,多发伤伤情评估要"既快又好",遵循标准化、高效率的策略则可避免超过60%的漏诊。应合理应用各种伤情评估技术,没有哪一项辅助检查是完美的。本章作者在临床上常遇到因复杂骨折转到我院,却发现漏诊的肠道损伤、膈肌损伤的病例。在早期救治中的紧急伤情评估是整个创伤小组的任务,降低漏诊率的关键是遵循标准化、高效率的评估策略,包括致伤机制、CRASHPLAN[C(circulation,心脏及循环系统)、R(respiration,胸部及呼吸系统)、A(abdomen,腹部)、S(spine,脊柱脊髓)、H(head,头部)、P(pelvis,骨盆)、L(limb,四肢)、A(arteries,动脉)、N(nerves,神经),系统检诊程序]系统、影像学、重点及动态评估。

(一)根据致伤机制评估

多发伤是由能量损耗导致的人体的物理损伤,原发性解剖损伤和继发性功能紊乱依赖于损伤的部位和能量损耗的多少。致伤机制是重症多发伤临床判断、评估伤情的重要依据,详细、全面地了解损伤机制有助于重症多发伤的伤情评估。多数创伤伤员不能提供他们受伤机制的详细信息,应该训练院前急救人员和警察评估受伤现场和询问受伤情况。应注意某些伤员可能同时存在钝性伤和穿透伤,不要假设某位刺伤伤员不会有钝性伤可能,伤员可能同时遭受多种因素致伤,但因为明显的穿透伤而被掩盖。本节主要阐述交通伤、坠落伤和穿透伤等常见重症多发伤的致伤机制。

1. 交通伤所致重症多发伤致伤机制特征　交通伤是人体与车体的某些部位或道路等结构间相互撞击引起的损伤。道路交通事故的发生受人、车、道路、环境等因素影响。交通伤类型主要包括机动车撞击、摩托车撞击和步行被机动车撞击等致伤。

(1)机动车车内人员受伤:机动车内人员受伤属减速性损伤,即在短距离内快速减速导致的损伤,严重度取决于撞击或坠落减速时的能量传导。机动车撞击伤机制包括3个方面:①机动车撞击另外一个物体的原发撞击,如头部加速性损伤、减速性损伤、挤压性损伤等;②车内物体或人员间导致的撞击称为继发撞击,如甩挥鞭伤等;③减速引起的机体变形,导致体内固定和非固定部分间位置移动不同而导致的体内结构间的撞击,引起的颅脑对冲伤、胸主动脉横断损伤等。对于机动车碰撞时,应该明确车辆速度、碰撞角度、安全带使用、气囊打开、方向盘和挡风玻璃情况、车厢变形程度(amount of intrusion)、伤员是否从机动车中弹出、同车人员是否有死亡等。

机动车撞击伤严重度的影响因素最主要是速度,其他包括以下4个方面。

1)车辆大小:车内人员的损伤危险与车辆的大小和重量呈反比。

2)车内伤者位置:危险性从大到小依次为司机、前排乘员和后排乘员。颅面部伤以前排座者居多;据100次致死交通事故的报道,共死亡174人,其中司机100人,前排乘员55人,后排乘员19人,脊柱伤、胸部伤、上肢伤、股骨骨折及足部伤以司机居多,锁骨和肱骨骨折以乘员居多。

3)安全装置的正确使用:就车内人员而言有无防护,结果大不相同,有防护者伤亡可减少20%~40%,小儿系安全带后甚至可减少90%的伤亡。未使用限制装置的乘客受伤机会增加,没有系安全带的司机和乘客中头面部损伤的发生率为36%~45%;并常因与方向盘、仪表盘或座位发生撞击而导致严重的胸部损伤,侧胸可与座位、车门等撞击而致伤;腹部与方向盘、车门内侧、安全带、扶手等撞击,司机、前排乘客腹部伤的发生率为15%~18%;膝部与仪表盘及发动机移位等撞击常导致髋关节后脱位和股骨头骨折等。

如果使用正确,安全带等限制装置是有效的,不恰当的使用则可导致损伤,如固定腰部的安全带可以使创伤死亡率下降50%,三点式安全带加气囊能进一步降低死亡率,尤其是前方撞击,可减少继发撞击的发生,显著降低了死亡率;可防止乘客的头部接触车壁,但常见胸骨和肋骨骨折,不能避免肢体损伤,驾驶者的头可能接触方向盘而发生头部伤。腰部安全带应跨过髂前上棘;若不恰当地从腹部跨过时,偶可发生腰椎骨折或发生小肠等空腔脏器损伤。气囊减速虽然较三点式安全带慢,但在前方撞击时,可减轻肋骨和胸骨骨折,避免头部接触方向盘,但下肢损伤的比例和严重度相对于躯干和头部损伤增加。

4)撞击方向:前方撞击占机动车撞击伤的64%,死亡率较侧方撞击低。损伤类型以面部和胸部常见,下肢损伤是侧方撞击的3倍;尾端撞击很少导致严重损伤,高速尾端撞击可以导致继发性前方撞击,引起颈椎扭伤或挥鞭伤;翻滚撞击由于力量变化难以估计,在乘坐人员使用安全带时,可能引起严重的头部伤或脊柱压缩性骨折,未使用安全带的人员可能被抛出车外并被车辆碾压致伤;侧方撞击由于侧方无金属阻挡和空间避让,侧方撞击的死亡率是前方的2倍。

(2)摩托车驾驶员及乘员受伤:驾驶者或乘坐人员是最易受伤的人群,损伤远较轿车等车辆的乘员严重,死亡概率是小型机动车内人员的20倍。损伤严重程度取决于摩托车的速度和撞击的解剖部位。摩托车乘员少数在骑座上受伤,多数被抛出一定距离后坠落致伤。摩托车驾驶员上半身基本上无防护,容易受伤,头颅损伤占摩托车死亡的75%,多为挥鞭伤,常导致弥漫性轴突性损伤。当戴保护性头盔时危险下降一半。脊柱、骨盆和四肢骨折常见,胫骨和腓骨骨折常是严重开放性损伤,常导致截肢。肩胛骨骨折常见于撞击后倒地者。

(3)自行车骑车人受伤:由于自行车车速较慢,损伤程度较轻。但从自行车摔下若头部先着地也可导致严重颅脑伤。骑自行车被机动车撞击时同行人伤情类似,以皮肤擦伤、肢体骨折常见;若被机动车撞倒则伤情更重,可发生撞击伤、碾压伤和摔伤,以头、下肢和上肢伤多见。

(4)火车所致创伤:均为严重损伤,常见火车撞击抢行的机动车、火车相撞、火车脱轨等致伤。以颅脑伤和肢体离断伤最常见,其次是四肢开放性骨折或闭合性骨折;主要为碾压伤、撞击伤和摔伤。

(5)行人受伤:伤情重,因交通伤致死的行人占交通伤死亡的14.9%~38.5%。北京地区统计交通伤致死者的比例为机动车:摩托车:自行车:行人=1:1.7:2.34:3.55。一般交通伤中行人死亡概率是小车内人员的9倍。机动车撞击后弹起坠地严重损伤机会增加3~5倍。儿童和老年人常见,儿童常见"撞飞"。小腿伤最常见,其次为头部伤和臂部伤。

1)撞击伤:保险杆撞击伤常导致下肢骨折;散热器撞击伤可发生腹部挫伤,脊柱或骨盆骨折;车前盖撞击伤常导致胸腹部损伤。

2)碾压伤:身体或衣服上有轮胎印迹,由于车轮转动时强力牵拉组织,形成许多与皮肤纹线方向一致的表浅而平行的裂口,常见于胸腹部被碾压时。皮肤完整时形成闭合性撕裂伤,皮下可形成袋状血肿。

2. 坠落伤所致重症多发伤致伤机制特征 坠落伤致伤机制包括着地时直接撞击引起的直接损伤(以骨折为主)和在撞击后减速力引起的减速损伤(脏器伤为主)。坠落撞击的能量是伤者的体重乘以坠落的距离乘以重力加速度。撞击时动能分散到伤者的骨骼和软组织。影响伤情的因素主要包括坠落高度、地面性质及着地姿势和部位等。

(1)坠落高度:是损伤的决定因素。落差越大,损伤越重,伤情越复杂。不同坠落高度的损伤发生情况具有一定规律性,小于3 m的坠落伤以四肢与颅脑伤为主,脊柱、骨盆骨折一般大于3 m以上,大于8 m的坠落伤以胸腹内脏损伤为多。随着落差增大,其损伤类型发生改变,多发伤的发生比率更高,死亡率增加。

(2)地面性质:撞击时间(伤者多长时间停止)是决定损伤严重度的关键。地面性质主要影响损伤程度。坠落于松软的泥地或雪地时损伤程度较轻,伤情单一;而坠落于坚硬的水泥、石质地面,损伤程度较重,伤情复杂。时间越短的撞击损伤程度越大;坚硬的表面增加损伤严重度。

(3)着地姿势和部位:对伤情和伤部有重要影响,不同的着地姿势对人体各部位的受力点和受力方向各不相同,由此造成的损伤部位和程度各异。当着地部位失去支撑,继而身体另一部位撞击地面时,或身体在向下坠落时空中存在障碍物遮挡的情况下,常伴有多处伤或多发伤。足部着地引起的连锁性损伤较多,如高空坠落时臀部或双足着地,外力通过脊柱传递到头部引起脑损伤等。头部着地损伤程度最重,死亡率最高。当伤者是水平着地时能量消散更快、损伤较轻。

(4)年龄体重:年龄大、以侧身着地是构成胸腹腔内脏器损伤的高危因素。儿童及体重较轻者损伤较单一,成人及肥胖者则伤情较为复杂。同一高度坠落时,儿童及体重轻者其减速力和冲击力小,损伤程度比肥胖者及成人轻,死亡率比成人及肥胖体重者低。

儿童重心靠上,坠落时身体重心移向头侧,常为头部最先着地,故颅脑伤多于成人;儿童身体缓冲性较好,向上传导引起的连锁性损伤较成人少见,多发伤的发生率低于成人;儿童脊柱抗冲击的能力及脊髓抗震力较强,同时臀部着地较少,脊柱及骨盆骨折较少。

成人常见足部着地,易引起跟骨骨折、下肢骨折、髋部骨折、骨盆垂直撕裂骨折、脊柱骨折(各节段)和肾损伤等;由于胸廓弹性差,肋骨骨折及胸内脏器损伤常见。

除上述影响伤情的主要因素外,空中障碍物阻挡、着装、气候条件、防护措施、职业培训情况、伤者有效支配撞击力的能力等与损伤类型及损伤程度亦有一定关系。空中障碍物阻挡和衣着松散可缓冲坠落时的下坠速度,使落地时致伤力减弱;障碍物的阻挡碰撞也可导致机体相应部位的损伤,增加多发伤的发生率。雨雪天气影响地面性质,风力影响坠落速度与着地体位。从多级台阶上坠落,可以发生各种损伤,老年人应考虑脊柱骨折。

3. 火器伤所致重症多发伤致伤机制特征　火器伤指火药燃烧、炸药爆炸等化学能迅速转变为机械能的过程中,将弹丸、弹片、弹珠等物体向外高速抛射,击中机体所造成的损伤。美国由于枪支管理的不同,1999年发生了18 874例故意和意外枪伤,大约每天死亡80人。美国枪伤有关的死亡是所有年龄创伤死亡的第二位原因,占创伤死亡的19%。对于15~34岁的年轻黑人男性,枪伤是死亡的首位原因。

(1) 损伤类型:包括由枪弹导致弹丸伤;由炮弹、炸弹、手榴弹等爆炸后的弹片击中人体后引起弹片伤,占现代战伤的70%~80%。高速小弹片伤指初速>762 m/s、自重<5 g的破片或钢珠击中人体后所致的损伤。

按入口、出口情况分类分为:①贯通伤(penetrating wound),有入口和出口;②非贯通伤(non-penetrating wound,也称盲管伤),仅有入口无出口;③切线伤(tangential wound),沿体表切线方向通过,伤道呈沟槽状;④反跳伤(rebound wound),入口和出口为同一点。

根据伤道方向可以将组织损伤分为3个区:①原发伤道区,指枪弹穿过的部位,内有破碎的失活组织、血块等;②挫伤区,指伤道周围组织受挤压而失活的区域,一般宽0.5~1.0 cm;③震荡区,因瞬时空腔效应使伤道周围的组织因牵拉、撕裂与震荡而导致的损伤。

(2) 致伤机制

1) 前冲力:指沿弹轴方向前进的力量,可直接穿透、离断和撕裂组织,形成原发伤道或永久伤道。是低速投射物的主要致伤效应。动能大的投射物可造成贯通伤,动能较小的投射物则存留于体内而形成非贯通伤,若投射物沿切线方向擦过体表,则形成切线伤。

2) 侧冲力:指与弹轴方向垂直、向伤道四周扩散的力量,可迫使伤道周围的组织迅速压缩和位移,从而造成组织损伤。是高速投射物的重要致伤机制之一。

3) 压力波:指投射物高速穿入机体时,一部分能量以压力波的形式传递给周围的组织和器官,从而造成损伤。

4) 瞬时空腔:高速投射物穿入组织时,以很大的压力压缩弹道周围的组织,使其迅速位移,形成比原发伤道或投射物直径大几倍至几十倍的空腔,空腔膨胀与收缩在数十毫秒内重复7~8次,使伤道周围的组织广泛损伤。

(3) 影响伤情因素

1) 投射物动能:是决定机体损伤的先决条件。$E = 1/2(m \cdot v^2)$,其中E代表动能,单位是焦耳(J);m代表质量,单位是千克(kg);v为速度,单位是米/秒(m/s)。

增加投射物的速度就增加其带有的动能。低于50 m/s的投射物通常仅造成皮肤挫伤,100 m/s的投射物可杀伤人体,高于200 m/s时可造成各种损伤。速度有3个基本概念:①初速,指弹头(炮弹、枪弹)离开枪(炮)口瞬间的速度,破片的初速是炮弹(包括手榴弹、地雷、航弹等爆炸性武器)爆炸后,爆炸能量赋予破片的最大速度,其影响因素主要是火药或炸药的性能、装药结构及投射物本身的质量。②碰击速度,是投射物碰击目标瞬间的速度,由于空气阻力离开枪膛后就开始减速,初速是决定碰击速度的重要因素,碰击速度越大损伤越重。③剩余速度,是投射物穿过机体后的瞬间速度。

投射物的速度相同时,质量越大,动能越大,造成的损伤越严重。

2) 投射物的稳定性:投射物在飞行中的稳定性和它穿入机体时的状态是影响损伤效应的重要因素。稳定飞行通过投射物每秒数千转的自旋速度来实现,膛线(来复线,rifle)决定自旋的速度。章动角是弹头与弹道切线的夹角,当弹头击中介质后,章动角增大,一方面使弹头翻转,增强了其对组织的切割破坏能力;另一方面使飞行阻力增大,速度迅速降低,在短时间将大量能量传递给组织,增强了其对组织的破坏能力。

3)投射物的结构特性:包括外形和内部结构,均可显著影响伤情。尖形弹飞行阻力较小,速度衰减慢,射程远,穿透能力强,但在稳定飞行中传递给组织的能量却较少,通常用于步枪和机枪。钝形弹飞行阻力大,速度衰减快,射程近,穿透能力差,但传递给组织的能量却较多,多用于手枪。铅心弹强度较低,低速情况下击穿较薄的软组织时,不容易变形和破碎,碰击骨头时也可破碎。高速情况下在侵彻机体过程中极易变形和破碎,把绝大部分能量传递给组织,从而造成严重创伤。钢心弹强度较高,在侵彻机体过程中不易变形和破碎,飞行稳定性也好,因此传递给组织的能量比较少,所造成的损伤也就相对较轻。

4)组织器官结构特性:投射物的致伤效应随着组织密度的增加而增加。组织含水量越多,黏滞性越大,就越容易传递动能,损伤范围越大。弹性大的组织对能量具有缓冲作用,可减轻损伤。骨组织密度最大,弹性小,损伤最重;皮肤组织密度仅次于骨骼,但皮肤具有极大的弹性和韧性,消耗弹头的能量较多;肌肉组织密度大而均匀,含水量多,投射物击中后易造成广泛而严重的损伤。收缩状态受伤时损伤范围较大,松弛状态受伤时常形成狭窄的裂缝状伤道;肝、肾等组织密度和肌肉相似,但弹性较小,受伤后常出现放射状碎裂;脑组织被包围在坚硬的颅骨内,含水量大,当投射物击中颅脑时,脑组织常有广泛的损伤,并伴有骨粉碎;脊髓组织位于椎管内,含水量大,直接受伤后也可造成较大范围的损伤,间接损伤后可将压力向脑干传递;周围神经组织弹性较大,在未直接击中的情况下,通常不会发生明显的损伤;血管组织弹性较大,不易离断,当投射物直接撞击,或遭受瞬时空腔的牵拉超过其弹性限度时,也可发生断裂或内膜损伤;胃、肠、膀胱等组织含有液体和气体,可将能量向远处传播。常见入口不大,但出口巨大,且可造成远隔部位发生多处破裂;肺组织密度小,弹性大,含气量多,仅动能很大的投射物击中时发生碎裂。

4. **砍刺伤所致重症多发伤致伤机制特征** 是手动武器(冷兵器)致伤,包括刀、剪刀、铁钉、竹片、针、冰锥和钢丝等。也见于坠落于竖立的钢筋上等意外事故时。

砍伤伤口长而浅,倾向于张开,容易探查伤口的深度。刺伤是武器被沿长轴刺入受害者身体,皮肤伤口小,深度不可知,由于事发现场受害者和目击证人受情绪影响认识不准确,武器的种类和伤口的大小与伤道的深度和伤道不相关。刺伤强调使用刀,刺穿指较大的武器进入躯干。如果致伤因素仍在体内,只能在手术室内拔出,刺伤由于伤及大血管和心脏导致较高的死亡率。刺透伤常常为坠落于刺穿的物体上,或机械、气压动力的工具致伤,也包括低能量非火器投射物,如箭。刺穿的物体可能压迫大血管,故只能在手术室里完全分离伤道直视下取出。

损伤程度和范围视致伤物大小、长短和形态而不同,损伤一般限于伤道及伤道周围组织。砍伤伤口大,易于诊断;刺伤伤口小而深,很小的皮肤损伤也可导致深部体腔的内脏损伤。冷兵器伤较火器伤而言污染较轻,较少引起严重感染。

(二)CRASHPLAN 系统评估

及早准确地判断伤情是提高重症多发伤抢救成活率的关键,由于多发伤可能从头到脚,查体和辅助检查不可能面面俱到,应有的放矢、重点突出,首先是简明扼要地询问病史和重点查体,而系统地询问病史和体格检查应放缓。公认的系统检诊程序是 CRASHPLAN。

1. **心脏及循环系统(circulation,C)** 了解血压、脉搏、心率,注意有无心脏压塞的贝克三联征(Beck triad),即颈静脉怒张、心音遥远、血压下降。注意有无休克及组织血流低灌注。

2. **胸部及呼吸系统(respiration,R)** 有无呼吸困难;气管有无偏移;胸部有无伤口、畸形、反常呼吸、皮下气肿及压痛;叩诊音是否异常;呼吸音是否减弱。常规的物理检查、胸腔穿刺、X 射线片及心脏超声检查可确诊绝大部分胸部损伤,对部分伤员可行 X 射线计算机断层成像(X-ray computed tomography,X-CT/CT)检查确诊。

3. **腹部(abdomen,A)** 实质性脏器损伤根据血流动力学变化、CT 和超声等动态检查,多数能确诊。而肠道损伤仍是全身脏器中最易漏诊、误诊的。应注意腹部创伤后约 40% 的伤员缺乏腹膜炎体征,且如果伤员不清醒、中毒和高位脊髓损伤等均可缺乏腹部感觉,对于主观性较强的腹膜刺激征而言,对于不稳定者可"多人检查",对于稳定者可单人"多次检查",以提高其客观性。对腹部而言没有哪一项辅助检查是完美的,对于伤后或手术后积极复苏仍无法稳定血流动力学,或持续发热的严重脓毒血症伤员在用肺部等其他部位感染无法解释时,阴性的诊断性腹腔灌洗和腹部CT扫描不应成为阻止外科医师进行剖腹探查术的依据。

4. 脊柱脊髓(spine,S) 脊柱有无畸形、压痛及叩击痛;运动有无障碍;四肢感觉、运动有无异常。尤其注意锁骨以上损伤可能存在颈椎损伤的可能性,应及时颈托固定,一旦怀疑应行脊柱各部位X射线片、CT、磁共振成像(magnetic resonance imaging,MRI)检查。

5. 头部(head,H) 注意意识状况,检查有无伤口、血肿及凹陷;检查12对脑神经有无异常及格拉斯哥昏迷评分;注意肢体肌力、肌张力是否正常,检查生理反射和病理反射的情况;疑颅脑损伤应行头颅CT检查。

6. 骨盆(pelvis,P) 检查骨盆挤压、分离试验,可行X射线和CT检查。

7. 四肢(limbs,L) 常规行视、触、动、量检查,必要时行X射线等检查。

8. 动脉(arteries,A) 主要是外周动脉搏动和损伤情况,可行超声多普勒、CT血管造影或数字减影血管造影(digital subtraction angiography,DSA)检查。

9. 神经(nerves,N) 检查感觉、运动,明确各重要部位神经有无损伤及定位体征。

应注意CRASHPLAN重在检查的系统性,实际应用时不必强求按CRASHPLAN的顺序检查,如头部伤常重于脊柱伤,可先于脊柱检查;存在大血管伤应优先检查,之后才是四肢伤评估。

(三)影像学检查精确评估

多发伤伤员常伴意识障碍,由于病史采集困难及查体不合作,医师对一些比较隐蔽的致命伤难以及时做出准确诊断,很容易因漏诊、误诊或延迟诊断而导致严重后果。创伤急救中"黄金1小时"的概念,就是强调尽可能缩短创伤发生至接受确定性治疗的时间间距,已成为原则和共识。以往多发伤的救治工作中,由于受传统观念的束缚,要把握住"黄金1小时"往往很困难。

重症多发伤影像学检查是明确诊断的重要方法,由于影像学检查的发展历史等原因,传统的思维对于头部损伤首选计算机断层扫描(computed tomography,CT),胸部损伤首选X射线平片,腹部损伤则首选B超等检查。因此,即使医师在初次评估中发现了可疑的损伤部位,由于上述传统思维的束缚,伤员入院后早期最宝贵的时间大部分花费在送各个科室检查的途中,或在急诊室长时间等待放射科人员做床旁检查,即效率低下、延误诊断治疗。另外,多发伤伤员分别行X射线平片、超声及CT等影像学方法,需转送到多个影像诊断室,变化多种体位,有时因生命体征不稳定而不具操作性。

总体而言,现代影像学的发展为多发伤救治奠定了坚实的基础,除腹部损伤外,影像学几乎可确诊所有损伤和损伤并发症。恰当地运用影像学技术能从根本上降低重症多发伤延迟诊断和漏诊的风险,必要时应动态、重复检查。

1. X射线检查 普通X射线平片可显示骨折、金属异物存留、气胸、气腹等。随着CT、MRI检查技术的进步,用于创伤的造影检查逐渐减少,如膝关节造影、椎管造影基本不用。但支气管造影、食管造影、胃肠道造影、膀胱造影、逆行性尿道造影等仍有一定应用价值。

2. 超声检查 超声影像是由超声波探头发出脉冲波,并检测从组织界面反射回来的声波振幅及延迟时间而生成的。常用的超声工作频率为2～12 MHz。该设备的主要优点包括:①能够提供实时非侵入性的影像信息,并且不使用电离射线;②便携性强,能够床旁检查;③价格低廉;④能够从不同的界面获取图像。此外通过分析血流的多普勒频移,超声能够以显示动、静脉波形和血流定量速度的形式来提供血流信息。

(1)超声检查的应用:由于肝、脾和膀胱为超声提供了极佳的声窗,故超声特别适合用于评估腹部和骨盆。肝窗为胆囊、胰腺、右肾、心脏和右侧胸膜腔的检查提供了很好的视野。脾常用作左肾和左侧胸膜腔的超声检测声窗。胀满的膀胱常用于检查子宫和周围附属构造。经阴道、直肠、食管和内镜探头也可用于获得盆腔、前列腺、直肠、心脏、上消化道和胰腺的精细影像。超声同时也是用于评估胎儿的首选检查手段，因为其不存在放射性且无须使用造影剂，而且超声波的传播能量在产科检查中是安全可接受的。此外，胸穿、胰腺穿刺、浅表脓肿引流、经皮胆囊造口及其他一些小型床旁侵入性诊疗操作常常在实时超声的引导下完成。另外，超声可通过未闭的囟门、去骨瓣后的窗口明确颅内出血、硬脑膜下血肿等；多普勒超声血流检查可诊断血管损伤。

(2) 创伤超声重点评估：由于超声检查突出的便携性和实时成像能力，超声常常被用于评估那些不适合做 CT 检查的创伤伤员。超声能够快速地评估肝、脾、肾等实质脏器损伤。从20世纪70年代超声应用于腹部创伤诊断开始，超声检查在创伤急救领域得到不断应用和发展，创伤超声重点评估（focused assessment with sonography for trauma，FAST）已经成为血流动力学不稳定伤员的首选影像学评估方法，是评估伤员是否存在内出血的第一手段，主要是通过检测腹腔、心包和胸膜腔内的是否存在积液来实现的。美国东部创伤外科学会2002年临床实践管理指南推荐将 FAST 作为排除腹腔积血的初步诊断方法。美国外科医师学会高级创伤生命支持指南和欧洲严重创伤出血的治疗指南均推荐将 FAST 应用于钝性腹部创伤血流动力学不稳定伤员的病情评估。

(3) 超声检查的局限性：超声检查诊断水平在较大程度上取决于检查者的技术和经验。在检查脑、胸腔和肠道等部位时，因为存在"组织-气体"和"组织-骨"界面几乎会使超声波完全反射进而阻碍超声波的穿透。肥胖患者由于肥胖皮下脂肪厚，超声波穿透困难，所获超声影像质量往往较差。超声波可能会受到来自斜散射和多次反射成像的影响而形成伪影。而且超声在显示内脏损伤方面缺乏敏感性，不能清晰地对腹膜后组织器官成像等，可能遗漏某些损伤，必要时应复查 CT。

3. 螺旋 CT 检查　螺旋 CT 是多发伤精确评估的革命性进步，能在极短时间内（亚毫米全身扫描 15 s）、单一检查方法（不必再分别行超声检查、普通 X 射线摄片）、单一检查体位完成多部位多系统检查，且其轴位、冠状、矢状或任意方位图像质量最为完善，影像直观准确，显著提高了肋骨、椎体、骨盆等骨折的诊断率，能显示 X 射线平片或普通 CT 难以发现的内脏损伤和膈肌损伤，显著提高了骨折、腹腔和胸腔内脏器损伤的诊断水平。

(1) 螺旋 CT 检查的适应证：重症多发伤伤员入院后由急诊或创伤科医师首诊处理，经快速地初步评估和稳定处理（包括气管插管、呼吸机支持、补液抗休克、骨折简单固定、伤口包扎止血等）后，如伤员血流动力学能基本保持稳定，即在严密监测下行螺旋 CT 检查。送检前备好氧气源、呼吸皮囊、简易呼吸机、监护仪和必要的抢救药品，主管医师全程护送。检查的目标根据创伤初步评估的结果确定高度可疑、可能危及生命的部位，重点是头、颈、胸、腹部。严重的多发伤应选择头颈胸腹的联合扫描，甚至全身扫描。各部位纳入 CT 检查的标准如下。①头部，受伤后表现有意识障碍、精神症状、神经体征改变等；②颈部，有局部压痛、四肢阳性神经体征或是严重颅脑损伤昏迷者；③胸部，有多发肋骨骨折、呼吸功能受损或怀疑血气胸、肺挫伤、心脏大血管损伤可能者；④腹部，有腹痛、腹膜刺激征或腹穿可疑阳性。

(2) 螺旋 CT 检查的方法：关于螺旋 CT 检查的目标部位选择，目前尚未达成统一的规范。Self 等认为，对于颅脑损伤者在头颅 CT 扫描的同时应常规行胸、腹、骨盆扫描，结果有38%伤员能发现其他部位的损伤。Heyer 等则只对初步评估后怀疑有损伤的部位进行螺旋 CT 检查，并认为效果满意。国内大多数学者认为，全身 CT 检查虽然能快速高效地提供各部位损伤的信息，但费用也是需要考虑的因素。因此，在严重多发伤初步评估后对有怀疑的部位进行检查比较合理，不但能解决问题，也能节约费用，效果也满意。关于多发伤伤员的 CT 检查范围，张连阳所在陆军军医大学大坪医院经过多年来的临床研究认为，对于重症多发伤，为挽救伤员生命赢得时间，为防止危及生命损伤的漏诊，从尽可能抢救伤员生命的角度，直接全身增强扫描，并基于此扫描数据在后处理工作站选择性地行血管重建值得推荐。有一组284例多发伤中247例行64排（层）螺旋 CT 检查，平均费时 8.4 min，可显著缩短院内术前时间，显著提高了诊断水平，推荐在生命体征平稳的多发伤伤员中普遍使用（图 1-1）。

CT 在具有空间分辨率高、软组织显示对比度高、获取图像速度快、多维成像能力强和应用组织脏器广泛等优点的同时，也存在电离辐射大、有发生造影剂肾损害及不良反应的风险，且检查成本相对较高，仍然会收到运动和金属内置物等物件的影响等不足。

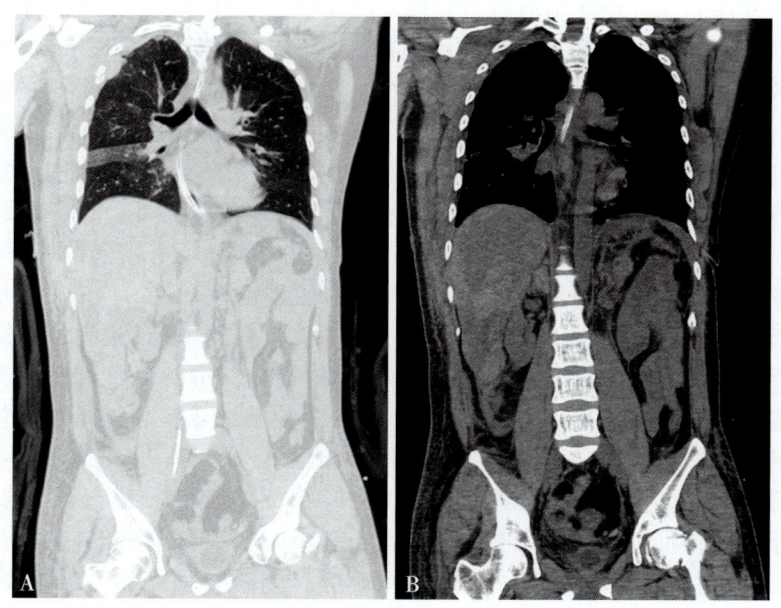

A、B：在不同的窗宽、窗位显示右肺挫伤、肝破裂伴腹腔积血、左侧股骨颈骨折。

图1-1 胸腹盆部联合CT扫描

（四）复苏无效时重点评估

重症多发伤复苏是一个有序、全面寻找血流动力学不稳定原因的过程。虽然休克存在低血容量性休克、脓毒症休克、神经源性休克、心源性休克等多种类型，但多发伤伤员的休克通常是由于出血导致血容量不足造成的。外出血的量对于在院内初次接诊伤员的医师而言可能难以估计，事实上，多数伤员由于未输液，血红蛋白可能未下降。对于没有明显外出血，复苏后失血体征或血流动力学无明显改善，应考虑有继续失血。一定要全面暴露检查，避免漏诊后背、腰和臀等部位的损伤。对于没有明显外出血，复苏甚至剖腹手术后失血体征无明显改善，伤员面色苍白、大汗、心动过速、呼吸加快、脉压缩小、低血压和尿量减少等，静脉补液无反应和不能维持生命体征稳定提示有继续失血。通常应重点检查5个部位：①胸部损伤，是否存在延迟性胸腔出血，有无心脏压塞等；②腹膜后损伤，是否存在腹膜后血管、脏器损伤导致血肿；③腹腔内损伤，肝、脾及胃肠道等出血是否有效控制；④下肢长骨骨折，可能因为昏迷或脊髓损伤无感觉而无症状，应对照检查两侧肢体；⑤骨盆骨折，是否存在、是否不稳定等。

其中腹部仍然是多发伤中最容易发生误诊和漏诊的部位，腹膜炎的临床症状和体征缺乏并不可靠，约40%的伤员缺乏腹膜炎体征，且如果伤员意识障碍、中毒和高位脊髓损伤等均可缺乏腹部感觉，无腹部症状和体征，临床高度怀疑者，必须密切观察脉搏、血压、呼吸等生命体征，行动态CT和诊断性腹腔灌洗。罕见情况下，低血压和血流动力学不稳定不是由出血造成的，而是由高位脊髓损伤导致的神经源性休克引起的，伤员通常表现为低血压和心动过缓。

（五）多次动态检查全面评估

重症多发伤的救治是与时间赛跑的过程，每个环节都必须节省每一分每一秒，因此误诊、漏诊就难以避免。为了最大限度地避免误诊、漏诊，提倡在多发伤救治过程中3个不同的时间点对伤员进行反复检查。

1. 初次评估 在事故现场、救护车上或急诊科医护人员首次接触伤员时，紧急评估气道、呼吸功能和循环功能等威胁生命的损伤，重点在颅脑、颈、胸及腹部的检查，同时给予生命支持。

2. 二次评估 在急诊室，对伤员进行系统全面的整体评估，有助于明确身体各部位明显的损伤，同时借助先进的仪器设备，对头颅、胸腹腔和骨盆腔内脏器组织进行更直观的观察和评估。腹部损伤是最易漏诊的类型，其中肠道又是最难诊断者。本章作者在2005年7月至2009年3月间收治严重多发伤（ISS≥16分）425例中，漏诊肠道损伤的有15例（占3.53%），多人、多途径、多时相检查非常重要。

3. 三次评估　多发伤到达外科病房通常生命体征已经稳定或已完成紧急外科手术,此时应从头顶到脚趾(head to toe)进行系统检查,避免遗漏的微小损伤(有时是大的损伤)导致长期的功能障碍。由于多发伤伤员可能被骨科、神经外科或普通外科等专科收治,专科医师常易忽视不明显的非本专科损伤;或者伤员因颅脑损伤、高位脊髓损伤、使用镇静镇痛药物等影响局部症状或体征,导致漏诊。

及早准确地判断伤情是提高重症多发伤抢救成活率的关键,由于多发伤可能从头到脚,查体和辅助检查不可能面面俱到,应有的放矢、重点突出,除了上述的5个评估策略外,重症多发伤应特别重视腹部评估,腹部仍然是最后的"黑箱",即使在医学技术高度发达的今天,肠道损伤的漏诊仍是导致严重并发症和死亡的重要因素。必要时可以应用诊断性腹腔灌洗和腹腔镜检查。①诊断性腹腔灌洗:体征对于腹部创伤伤员价值显著下降。约40%的伤员缺乏腹膜炎体征,合并颅脑损伤、高位脊髓损伤、机械通气时药物镇静者均可缺乏腹部感觉。在反复查体动态评估的基础上,腹腔穿刺液淀粉酶升高、为脓性或穿刺抽出气体可诊断肠道损伤。除了超声、CT检查外,诊断性腹腔灌洗仍是除外肠道损伤的有效方法,使用时应注意诊断性腹腔灌洗敏感性高,特异性差,不能作为指导手术的唯一依据。②腹腔镜检查:上述各种方法检查腹部仍然存在一定的假阴性率和假阳性率,最终15%~20%伤员进行了不必要的探查手术。腹部损伤腔镜检查对于生命体征稳定的伤者有显著优势,适用于包括穿透伤和钝性伤诊断、骨盆骨折致脏器损伤的排除诊断、损伤后并发症诊断等。但重度休克者、严重颅脑损伤和呼吸道梗阻存在者禁忌腔镜检查。另外应特别注意的腔镜诊断和确定性处理相对于开放手术时间更长。因此,已明确诊断为严重腹部脏器损伤、多脏器伤等不应为追求短期的微创效果采用腹腔镜治疗,而应果断剖腹以便在黄金时间内给予损害控制或确定性处理,包括不确定时探查等处理。

二、重症多发伤初次评估

鉴于给予适当、及时的治疗能显著地改善重症多发伤伤员结局的假设,美国外科医师协会创伤委员会始于20世纪70年代末建立了高级创伤生命支持(advanced trauma life support,ATLS)课程。ATLS提供了一个处理创伤伤员的标准结构路径,强调"黄金时间"概念,即必须及时地、按优先次序地对创伤伤员进行干预治疗以避免死亡。本章重点介绍ATLS理念及基本原则。

重症多发伤伤员处理的第一步就是进行初期评估,目的是识别和处理立即危及生命的伤情。ATLS课程的初期评估涉及"ABC"评估方法,即保持呼吸道通畅(airway,A)、维持呼吸功能(breathing,B)、维持循环功能(circulation,C)。虽然初期评估是以序列的方式进行,但实际上评估内容常常是同时进行的。在进行第二次评估之前,必须识别和处理危及生命的伤情。

(一)气道管理与颈椎保护

1. 气道评估和颈托应用　在初期评估中第一优先是确保重症多发伤伤员气道通畅。除非血氧含量足够,否则恢复心血管稳定的一切努力都是徒劳,故气道管理是重中之重。应假定所有创伤伤员存在颈椎损伤,固定颈椎的基本方法是颈部中轴线固定,一般应用硬颈托,直到影像学检查排除颈椎损伤。也可在头部两侧放置沙袋,胶带要包绕伤员前额、沙袋及背板。切记软颈围固定颈椎效果不佳。对清醒、无呼吸急促、能正常发音的伤员,早期不需要特别关注气道。

2. 开放气道方法　异常发音、异常呼吸音、呼吸急促或意识状态改变的伤员需要进一步地评估气道。血液、呕吐物、舌后坠、异物、软组织肿胀都可能引起气道阻塞,吸痰、上提下颌或上推下颌骨,以及应用口咽或鼻咽通气管都有助于开放气道。

3. 安全气道方法

(1)气管插管:重症多发伤伤员建立确定性气道(如气管内插管)的指征包括以下几种。呼吸暂停,意识状态改变丧失气道保护功能,即将发生气道窘迫的吸入性损伤、血肿、面部出血、软组织肿胀或误吸,以及不能维持正常氧合。遇颈部穿透伤、进行性增大的血肿、累及口鼻或咽喉部的化学性损伤或热损伤、颈部广泛性皮下气肿、复杂颌面部损伤或气道出血等特殊情况时,即使最初气道是通畅的,也应在气道出现危险之前实施选择性气管插管。

气管内插管的方法包括经鼻气管内插管术、经口气管内插管术或外科方法。经鼻气管内插管仅仅用于有自主呼吸的伤员，经常在院前急救中使用。经口气管内插管术是建立确定性气道最常用的方法，能直接看见声带，能用更大直径的气管导管，并能用于呼吸暂停伤员；缺点是清醒伤员通常需要用肌松药，可能发生气管内插管失败、误吸或药物并发症。

（2）外科气道：气管内插管失败的伤员，或由于广泛的面部损伤预先确定不能经口/鼻气管内插管的伤员，需要采用环甲膜切开术和气管切开术等外科方法建立气道。

（二）呼吸功能评估和维护

一旦确定或建立了安全的气道，第二步就是评估和保证足够的氧合和通气。所有创伤伤员都应给予辅助供氧，并监护脉搏血氧饱和度。在初次评估中应通过体格检查识别张力性气胸、开放性气胸和连枷胸伴肺挫伤等危及生命的损伤。

1. 张力性气胸　此时肺实质撕裂伤形成单向活瓣，每次吸气允许额外的气体积聚于胸膜腔。正常的胸膜腔内负压变成正压，伤侧肺严重萎缩，纵隔向健侧移位。以后，健侧肺被压缩，并且压迫心脏移位使上、下腔静脉扭曲，减少静脉回心血量，最终降低心输出量导致循环衰竭。对于胸部受伤后表现有呼吸性窘迫和低血压，伴随任何下列体征应诊断为张力性气胸：气管偏移远离伤侧、伤侧呼吸音消失或减弱、伤侧出现皮下气肿。怀疑张力性气胸时，现场急救可立即用14G导管针在锁骨中线第2肋间隙胸腔穿刺减压，在院内则应立即进行胸腔闭式引流术，而不是等待胸片结果，张力性气胸到放射科拍摄胸片可能失去救治机会。

2. 开放性气胸　此时存在胸壁全层伤口，允许空气在胸膜腔和大气之间自由地交换。由于大气压与胸膜腔压平衡损害了通气功能，阻碍肺膨胀和肺泡通气量，导致缺氧和高碳酸血症。如果未安置胸腔闭式引流管而完全封闭胸壁缺损，可能将开放性气胸变为张力性气胸。对于开放性气胸可用封闭敷料覆盖伤口，三边胶带粘紧，以形成一个扑动的活瓣，既允许吸气时的有效通气，又允许胸膜腔内积聚的气体从未封闭的一边溢出，防止发生张力性气胸。确定性治疗需要关闭胸壁缺损，远离伤口的部位行胸腔闭式引流术。

3. 连枷胸　当3根或更多根邻近的肋骨至少2处部位骨折时，可发生连枷胸。此时由于吸气的胸膜腔内呈负压，胸壁浮动部分的反常运动在自主呼吸的伤员表现更明显。额外的呼吸做功及连枷胸所致的胸壁痛通常不足以严重危害通气功能。然而，伴肺顺应性下降和肺内分流增加的肺挫伤常是损伤后肺功能障碍的根源。在发生后的前半天中，肺挫伤常常进行性加重。肺通气不足和低氧血症同时存在可能需要预先考虑行气管内插管和机械通气。伤员初期评估的胸片经常低估肺实质损伤的程度，应特别注意密切监护和经常进行临床再评估。

（三）循环功能评估和维护

创伤伤员确定了安全气道和足够通气后，第三步就是循环状态。通过触诊外周脉搏可初步判断伤员心血管状态。一般收缩压（SBP）达到60 mmHg可触及颈动脉搏动，70 mmHg可触及股动脉搏动，80 mmHg可触及桡动脉搏动。在创伤伤员评估过程中，发生任何低血压（定义为SBP<90 mmHg）首先应考虑为出血所致，直到有证据排除为止。对于明显失血的伤员，血压和脉搏应该至少每5 min监测1次，直到恢复正常生命体征为止。

1. 输液通道建立　为了容量复苏，静脉输液管道应短而直径大，一般首选用16G或更大的导管针建立2条外周静脉通道。如果外周静脉不适合建立较大直径静脉的输液通道，应行中心静脉穿刺，并首选置入三腔中心静脉导管，颈静脉或锁骨下静脉中心静脉导管能提供更可靠的中心静脉压（central venous pressure, CVP）测定，有助于确定伤员的容量状态和排除心脏压塞。对于6岁以下的低血容量创伤伤员，可在无骨折的下肢胫骨近端（首选）或股骨远端放置骨内穿刺针，一旦建立了其他静脉输液途径，就应拔出骨内穿刺针，以免发生骨髓炎。

2. 控制外出血　对于四肢出血，应用止血带控制出血，但注意完全性血管阻断有可能导致永久性神经肌肉损伤。对于开放性创伤伴进行性出血，应该用纱布棉垫等行手法压迫止血。大块的敷料覆盖伤口可能掩盖敷料下方的进行性出血。颈、腋窝或腹股沟等部位的穿透伤出血通常需戴手套后直接按压控制出血。对于开放性骨折伤员,采用夹板固定骨折可限制外出血,使出血进入皮下组织。

3. 识别危及生命的损伤　在循环部分的初期评估中,常用胸片、骨盆 X 射线片和创伤超声重点评估这些部位损伤的出血,主要包括 4 种威胁生命的伤情。

(1) 大量血胸:大量血胸(第一个威胁生命的伤情)定义为 >1 500 ml 的血液,或在儿童大于 1/3 的血容量积聚于胸膜腔内。胸片评估血胸不准确,胸腔闭式引流术是血胸定量化唯一可靠的方法。钝性伤时,血胸通常是由于伴随多发性肋骨骨折的断裂的肋间动脉出血所致,偶尔出血来自撕裂的肺实质。穿透伤时,应该假定存在全身性的或肺门血管损伤。有时大量血胸是手术干预治疗的指征,胸腔闭式引流术有助于促进肺再膨胀。

(2) 心脏压塞:心脏压塞(cardiac tamponade)最常见于胸部穿透伤,偶尔见于钝性伤所致心脏破裂,尤其是见于心耳破裂。心包急性出血 <100 ml 就能引起心脏压塞,典型表现是贝克三联征(Beck triad):颈静脉怒张、心音遥远、动脉血压下降。因为心包不能扩张,心包内压力将升高到与受伤的心室相当的压力,当这种压力超过右心房压力时,右心房充盈受损,右心室前负荷下降,导致右心室输出量下降和中心静脉压(CVP)增高。增高的心包内压也损害心肌血流量,导致心内膜下缺血并进一步地降低心输出量。

心包腔的床旁超声检查是诊断心脏压塞的最好方法。在心脏压塞早期,输入液体能短暂地改善血压和心输出量。伴血流动力学不稳定伤员,可行超声引导下心包穿刺抽液。抽出 15～20 ml 血液常常能暂时地稳定伤员的血流动力学状态,防止心内膜下缺血和与其关联的致命性心律失常,并有机会转送伤员到手术室行胸骨切开术。心包穿刺术能成功地解除大约 80% 心脏压塞伤员的心包压力,大多数失败是由于心包内存在血凝块。SBP <70 mmHg 的心脏压塞伤员应在行急诊科剖胸术(emergency department thoracotomy,EDT),单纯心脏穿透伤 EDT 后,35% 出现休克、20% 没有生命体征(如脉搏或可测量的血压)可成功复苏。所有穿透伤的总存活率为 15%。但钝性伤伤员实施 EDT 后结局很差,发生休克的伤员存活率约为 2%,没有生命体征伤员存活率 <1%。

(3) 大量腹腔内积血:腹部仍然是诊断的黑箱。因为药物使用、醉酒、头部和脊髓损伤等,使得腹膜刺激征等准确性下降。钝性伤如果存在腹肌紧张,或血流动力学不稳定伴腹腔创伤超声重点评估阳性或穿刺有血则是立即剖腹探查的指征。腹部穿透伤通常需要剖腹探查术。腹腔镜探查是另一可供评估腹腔内状况的方法,如果发现损伤可以中转剖腹修补。如果仍然不能明确,剖腹探查更为安全,而不是再观察等待。针对大量腹腔积血通常需要遵循损害控制策略采用损害控制性剖腹术,因为正中切口的可变通性,成人腹部探查常用正中切口。而对于 6 岁以下的儿童可采用横切口。术中主要是控制出血,其次是控制污染和暂时性关腹。

进入腹腔后首先是控制出血,用纱布垫和吸引器吸净血液和血凝块后找到主要活动性出血源。钝性伤后应触诊脾和肝,如发现脾或者肝碎裂,应进行填塞;还应探查肠系膜以排除损伤。相反,穿透伤后,应该沿着利器所形成的伤道寻找出血源。如剖腹时伤员的 SBP <70 mmHg,应在膈肌裂孔水平指压或者钳夹主动脉控制出血。在找到出血源后,直接的手指压闭(血管损伤)或者纱布垫填塞(实质脏器损伤)控制出血。如果肝损伤是伤员血流动力学不稳定的根源,可钳夹肝门(Pringle 手法)控制出血。同样地,血管夹夹闭脾门可能比单独填塞控制出血更有效。游离脾时,应该轻柔地向内侧旋转脾显露侧腹膜;切开侧腹膜和腹横筋膜后,把脾和胰腺一起从腹膜后钝性分离出来。从降结肠远端开始,切开侧腹膜(Toldt 白线),向上沿脾曲结肠,绕到脾和胃底之后达食管,向中线旋转左结肠、脾、胰腺和胃,可以显露主动脉、腹腔干、近端肠系膜上动脉(superior mesenteric artery,SMA)和左肾动脉。下腔静脉损伤可通过右内侧脏器旋转显露后处理。探明出血原因后,根据具体情况采取结扎、缝合、切除、固定、栓塞和填塞等方法控制出血,应选择花费时间最短的方法。损伤血管结扎可能是唯一可选择的救命手术,脾、肾等导致的严重出血在损害控制性剖腹手术(damage control laparotomy,DCL)中应切除而不是修补,肝和血管损伤是损害控制性剖腹术的主要适应证。来自非动脉源性(静脉渗出或凝血紊乱)的出血应首选填塞止血法。除腹主动脉、肠系膜上动脉根部、肝后腔静脉外,几乎所有腹部血管结构都能够耐受简单的结扎。管腔内分流器可能是不能结扎的血管损伤在面对严重生理紊乱和濒死时确定性修复的一种选择,已经应用于肠系膜上动脉、肾动脉和髂动脉损伤等,可留置 4 d 而无须全身抗凝。

(4) 血流动力学不稳定的骨盆骨折:骨盆钝性伤可致伴有大出血的复杂骨盆骨折。骨盆平片有助于临床诊断,CT扫描则可提供更为精细的骨折移位情况。锐利的骨折碎片可刺破膀胱、直肠、阴道壁和尿道等盆腔内结构。闭合性骨盆损伤很少见到因大血管破裂引起大出血;但可发生髂股部动脉或静脉血栓,CT血管造影或普通血管造影可以发现血栓。在伴有危及生命的大出血的骨盆骨折时,不能急于行过多的影像学检查。

血流动力学不稳定的骨盆骨折是最常见的重症多发伤,此类伤员的诊治是创伤外科临床常面临的挑战之一。就此种损伤的治疗策略是根据骨折及血流动力学的稳定性的不同阶段而采取不同的救治措施,对出血的控制采用骨盆填塞或血管栓塞。由创伤外伤、骨科、放射介入科、输血科和麻醉科等构成的学科团队的早期及时介入可最大限度地降低死亡率。

1)血流动力学不稳定性骨盆骨折伤情评估:首先是根据致伤机制判断是否有骨盆骨折的可能性,在交通事故、高处坠落伤等高能量损伤时应考虑此种可能。在体格检查时应注意提示骨盆骨折可能性的以下表现:①盆腔区域瘀斑,会阴或阴囊血肿,尿道口血迹;②双下肢不等长或旋转臀部不对称;③直肠指诊前列腺漂移,扪及骨折,指套带血;④阴道检查扪及骨折,宫颈上移,有出血。如果致伤机制或查体提示骨盆骨折可能,则应行骨盆前后位平片明确,而不是进行骨盆挤压分离试验。如果致伤机制和查体提示骨盆骨折可能性小,则用手轻触髂前上棘处、前-后方、侧方-中线轻压确定有无压痛及判断骨盆稳定性,或轻推、拉下肢确定轴向稳定性。怀疑骨盆骨折查体时,首要的原则是避免过度的、重复的骨盆检查,须知每次骨折的移位都可能增加 800~1 000 ml 的失血量。

骨盆 X 射线片可显示骨折类型,解读骨盆 X 射线片要注意双侧耻骨上、下支,髋臼、股骨头和颈是否完整;双侧髂骨和骶髂关节、骶孔是否对称,是否合并 L_5 横突骨折。应特别注意常伴随大量失血的影像,如耻骨联合分离程度、骨盆环移位程度等。骨盆一处损伤不影响稳定性,骨折位移意味着至少存在 2 个断裂位点。但骨盆 X 射线片不能单独预测死亡、出血或造影的必要,孤立的髋臼和骨盆环骨折一样可能需要血管造影。

对于严重创伤后伴血流动力学不稳定的伤员,在建立静脉通道进行损害控制性复苏(damage control resuscitation,PCR)、寻找休克原因的同时,应视同存在不稳定性骨盆骨折,立即用骨盆带或床单包裹骨盆(如同怀疑就固定颈椎一样)。对于复苏后病情暂时好转后又恶化的伤员,应考虑可能是低估失血量或存在持续失血。为除外腹腔内脏器损伤推荐行脐上诊断性腹腔穿刺,以避免脐下穿刺抽出腹膜前血液而误诊为腹腔内出血。诊断性腹腔灌洗现多被腹部创伤超声重点评估(FAST)所替代,FAST 通常用于血流动力学不稳定者,由临床医师操作,重点评估腹腔内 Morison 隐窝、左上腹和盆底是否存在游离液体,发现 250 ml 以上为阳性,但其不能确定来源和脏器损伤程度,主观性较大,受肠道或皮下积气、检查者的技术和经验等影响,故不宜单用作为手术与否选择的依据,血流动力学稳定者应进一步行 CT 以确定损伤严重度。CT 是血流动力学稳定者的首选方法,可明确骨盆骨折、伴随血肿和腹腔内脏器损伤等,增强扫描见造影剂外溢或血肿>500 cm^2 提示动脉损伤可能性大,需要动脉造影。

16%~55% 的骨盆骨折伤员可能合并腹腔内脏器损伤,有腹腔探查指征。腹腔镜探查适用于血流动力学稳定、无颅脑损伤时;血流动力学不稳定及 FAST 阳性需剖腹探查,但对血流动力学不稳定性骨盆骨折大出血伤员行剖腹探查发生致死性出血的风险较高。

2)血流动力学不稳定性骨盆骨折紧急救治技术:怀疑或明确骨盆骨折伴出血时,除避免过度的、重复的骨盆检查,保持小腿内旋固定外,也可在两侧臀部外以沙袋固定,或以骨盆带、床单包裹,尽快将伤员转运到能提供确定性救治的医院。

首先是损害控制性复苏。对任何创伤后失血性休克的伤员,在排除外出血后,均应建立静脉通道,怀疑骨盆骨折时忌用下肢静脉。开放性骨盆骨折应紧急闭合(以敷料填塞或手压迫等)伤口,恢复骨盆填塞效应。积极实施损害控制性复苏,包括晶体液、胶体液、血液制品输注恢复血容量、携氧功能和纠正凝血功能,防治低体温,尽快到达复苏终点。结合骨盆包裹,损害控制性复苏可以有效逆转 2/3 的骨盆骨折伴出血伤员,尤其是骨折断端、软组织和静脉源性出血。

其次是床单或骨盆带加压包裹。该方法可迅速稳定骨折,减少骨盆容积,控制出血效果类似外支架,适用于院前临时急救时。包裹时应以股骨大转子为中心,髂窝加棉垫后加压包扎,利用骶髂关节后侧"张力带"关书样作用,使骨盆逐渐复位固定。若骨折复位矫枉过正,可能导致神经、血管损伤及骨盆内脏器损伤,或压迫损伤皮肤。需要定时松解,一般使用应不超过36 h。抗休克裤20世纪70年代曾经是现场急救首选临时性措施,由于需一定压力才起效,可致压力性损伤(压疮)、呼吸受限和下肢骨筋膜隔室综合征(osteofascial compartment syndrome,OCS)等,并影响下肢检查,仅用于转运需要30 min以上者,要求压力<40 mmHg,2 h放松1次,到达医院后更换为外支架。实际上现在院前急救中已经很少使用。

再次是外固定架固定。是控制骨盆静脉丛和骨折断端出血的标准方法,常规用于院内血流动力学不稳定性骨盆骨折的固定。立即使用可有效减低休克发生率,使死亡率从22%降至8%,包括经髂骨翼固定的前方外固定架(固定前环)和从两侧骶髂关节固定的"C"形钳(固定后环)。外固定架可稳定骨盆环,减少骨折块移动,防止凝血块脱落;纠正旋转移位,复位骨折,使骨折端相互挤压,促进凝血块形成;避免耻骨联合过度分离,限制骨盆腔和后腹膜间隙容积增大。外固定架具有损伤小,操作简单,可调节,并发症少,床旁可完成;不影响腹部、下肢和开放伤口检查处理;并有利于伤员翻身和护理。

动脉造影及栓塞适用于积极复苏和骨盆固定后血流动力学仍不稳定者,是控制动脉源性出血的标准方法,可栓塞臀上动脉、阴部动脉或髂内动脉等。10%~15%骨盆骨折需要动脉造影,63%~66%栓塞有效。美国东部创伤外科学会推荐适应证包括:①不论血流动力学状况,CT发现造影剂外溢,或开书样、垂直剪切等严重不稳定性骨盆骨折的60岁以上伤员;②血流动力学不稳定性骨盆骨折,或排除非骨盆来源后有进行性出血者,骨盆骨折造影后无论是否栓塞,排除非骨盆来源后仍然进行性出血者。由于血管痉挛、不稳定血凝块、低血压、凝血功能改变、骨折移位等可导致间歇性出血,对血流动力学不稳定的骨盆骨折推荐非选择性栓塞。造影栓塞应在短时间内完成,最好能在急诊科完成,甚至有提出应在腹腔积血伤员的剖腹探查术前完成。但动脉栓塞对静脉源性出血和松质骨出血效果不佳,部分动脉出血需反复栓塞。一般认为双侧栓塞很少有严重并发症,不影响性功能,臀肌坏死可能与直接损伤和长期制动相关。经腹股沟韧带下方股动脉切开,插入Fogarty导管20 cm于腹主动脉下端,球囊充水8~10 ml可暂时性阻断腹主动脉,为血管造影或手术探查创造机会,一般阻断不超过60 min。有报道应用于23例,100%成功,阻断时间15~120 min(平均46 min),手术2~7 h(平均4.2 h)。

骨盆腹膜外骨盆填塞对盆腔内部直接加压,联合外支架固定骨盆环,可加强容积压迫效应达到止血目的,而不必等待出血自身填塞造成过多输血和浪费时间。对静脉源性出血效果优于动脉源性,但争议较大,主要担心手术时破坏腹膜后血肿,需二次取出,并增加内固定手术时感染的风险增加。多作为外支架和(或)栓塞之后的补救措施。一般经过下腹正中8 cm纵向切口,分别于一侧骶髂关节下方、骨盆窝中部和耻骨后窝填塞3块纱布,然后再填塞另外一侧。骨盆填塞术后需要再次评估伤员血流动力学状态,并24~48 h内去除或更换纱布,填塞时不必清除血凝块。欧洲国家常用,Cothren等报道骨盆直接填塞术后伤员的死亡率为零。

总体而言,骨盆骨折伴大出血仍是临床面临的严峻挑战,至今尚无公认的救治规范,准确判断出血原因,黄金时间内有效的针对性治疗是成功救治的关键。丹佛医学中心推荐对骨盆大出血伤员首先实施损害控制性复苏,包括输入2 L晶体液、中心静脉置管、查动脉血气、拍摄胸片;如需输血则考虑外科手术;同时通知创伤、骨科医师、输血科和手术室做好准备。然后经创伤超声重点评估评估,阳性则行剖腹探查、骨盆外固定架或骨盆腹膜外填塞;创伤超声重点评估阴性则做好输血准备,ICU监护或CT评估。动脉造影和栓塞作为仍不稳定伤员的选择。2012年的第9版高级创伤生命支持(ATLS)则给出了更为简捷伴失血性休克骨盆骨折的救治流程,但其没有包括腹膜外骨盆填塞。我国的现状是争论多,实践少,争论包括院前急救及转运、院内转运期间骨盆包裹技术,以及院内标准化的外支架固定、造影栓塞和腹膜外填塞技术等。放下争论,积极实施这些技术,才能奠定此类伤员成功救治的基础。

(四) 失能和暴露

格拉斯哥昏迷量表(GCS)应该用于所有的创伤伤员,通过运动反应、语言反应和睁眼反应三者的分数相加来评估伤员的意识状态,分值范围从3分(最低)到15分(最高)。13~15分为头部轻度损伤,9~12分为中度损伤,<9分为严重损伤。格拉斯哥评分是对神经系统功能的量化测定,有助于伤员分拣和预后。

给予肌松药行气管插管前进行神经系统功能评估是非常关键的。意识方面微妙的变化可由缺氧、高碳酸血症、低血容量等引起,也可能是颅内压增加的一个早期信号。意识异常时应该立即再次评估气道、呼吸和血液循环等方面(ABC),并考虑中枢神经系统损伤。意识方面恶化可能很轻微,其发展形势也难以预测。例如,由于缺氧,先前平静合作的伤员变得焦虑、烦躁。如果失血性休克不断加重,旦于药物和酒精等因素而烦躁不安的伤员可能变得嗜睡。严重损伤伤员须将衣服全部除去,以避免遗漏危及生命或者肢体的损伤。

三、重症多发伤二次评估

一旦气道、呼吸、循环、伤残和暴露都进行了评估,所有危及生命的损伤已经得到解决或稳定,应再次进行初次评估以确保基本情况没有发生改变。如果伤员仍然稳定,应行导尿。对于昏迷或瘫痪等伤员,应记录尿量以指导复苏。胃肠减压有助于防止误吸,尤其是在气管插管的伤员。此时,可再次审查初次评估所有的实验室和影像学结果,决定是在本院进行救治,或是转移到更高水平的医疗机构进行处理。如果明确需要转移到其他医疗机构,应着手与接收机构联系。决定是在本院进行救治则开始二次评估,二次评估是从头到脚的评估,主要是对伤员既往病史进行回顾以及发现全身各个主要系统的尚未被发现的损伤,根据二次评估结果做进一步的检查确诊和处理。切记二次评估不应干扰初次评估。

(一)病史询问

再次评估包括简短定向病史询问和完整的体格检查。病史询问应该包括过敏史,目前服用的药物,过去疾病、妊娠及手术史,最后一餐时间,以及损伤相关的周围事件和环境。病史询问的目的在于了解伤员基本情况,以及可能会改变治疗进程的药物。

(二)体格检查

体格检查应从头到脚,并特别注意常易被忽略的伤员的背、腋窝和会阴等部位。所有严重损伤的伤员均应行指肛检查,评价括约肌张力、指套是否有血迹、直肠有无伤口及前列腺是否高处移位,这些对于怀疑脊髓损伤、骨盆骨折或经骨盆的枪弹伤伤员尤其重要。对于骨盆骨折的女性伤员也应行阴道窥镜检查以排除开放性骨盆骨折,并确保在评估过程中全脊柱的保护措施到位。一般如前所述系统检查CRASHPLAN[C(心脏及循环系统)、R(胸部及呼吸系统)、A(腹部)、S(脊柱脊髓)、H(头部)、P(骨盆)、L(四肢)、A(动脉)、N(神经)]9个方面。常用的顺序是头与颌面部—颈部和颈椎—胸部—腹部—会阴-直肠-阴道—肌肉骨骼系统—神经系统。

1. 头与颌面部的评估与处理　视诊、触诊检查整个头面部有无撕裂伤、挫伤、骨折、热损伤;重新评估瞳孔;重新评估意识水平和GCS评分;评估有无眼出血、穿透性损伤、视敏度变化、晶状体脱位、隐形眼镜;检查脑神经功能;检查耳、鼻有无漏液(脑脊液漏出);检查口腔有无出血、脑脊液漏出、软组织撕裂、牙齿松动。处理要点包括通畅气道,持续通气与氧合;控制出血;避免二次脑损伤;摘除隐形眼镜。

2. 颈部与颈椎的评估与处理　视诊检查颈部有无钝性与穿透性损伤、气管移位、使用辅助呼吸肌呼吸;触诊有无压痛、畸形、肿胀、皮下气肿、气管移位,脉搏是否均匀;听诊颈动脉有无杂音;行颈椎CT或颈椎X射线检查。处理要点是保持颈部中线位置固定,保护颈椎。

3. 胸部的评估与处理　视诊检查前、侧、后胸有无钝性与穿透性损伤,有无使用辅助呼吸肌呼吸,检查两侧呼吸动度;听诊两侧前、后胸壁呼吸音及心音;触诊胸壁检查有无钝性与穿透性损伤、皮下气肿、压痛、捻发音;叩诊检查有无过清音或浊音。处理要点包括必要时行针刺胸腔减压或闭式胸腔引流,正确处置开放性胸部伤口,必要时行心包穿刺术,必要时送手术室进行手术。

4. 腹部的评估与处理　视诊腹部有无钝性与穿透性损伤,有无内出血;听诊有无肠鸣音;叩诊有无移动性浊音;触诊检查有无压痛、肌肉僵硬、明确的反跳痛、妊娠子宫;行骨盆X射线检查;必要时行诊断性腹腔灌洗或腹部超声检查;伤员血流动力学稳定时行腹部CT检查。

必要时送手术室进行手术,如前所述,一旦腹腔内明显出血得到控制,就应寻找肠道等空腔脏器损害控制污染。应沿着小肠和大肠探查全部肠道,寻找污染来源。伴有血肿的部位,应该清除表面血肿,排除邻近肠道损伤,尤其是穿透伤时。胃的前后壁都要探查,这需要打开小网膜囊后充分显露。应用广泛的

Kocher 手法评估是否存在十二指肠损伤。探查小网膜囊过程中,应该显露并触诊胰腺以排除胰腺损伤。损伤明确后,根据伤员血流动力学状态决定是否遵循损害控制策略。如果行损害控制性剖腹术,则目的是控制消化道、泌尿道等导致的污染,而不是重建其连续性。通常采用夹闭、结扎、缝合、引流、修补或外置等方法,决定因素仍是所采用措施将花费的时间。重症多发伤伤员可考虑应用胃或空肠造瘘建立肠内营养通道。

伤员伤情明确和处理后,如果可以关腹,大量温盐水冲洗腹腔后,粗线连续缝合拉拢中线筋膜(腹白线)。如果行损害控制性剖腹术,常规关闭腹部筋膜可能导致伤员术后发生腹腔间室综合征(abdominal compartment syndrome,ACS),如实施了腹腔填塞或需要早期再次手术,则常规关腹既无必要,又浪费时间,通常采用暂时性关闭。暂时性关腹的目的是限制和保护腹内脏器,控制腹部分泌,保持填塞区域的压力,防止体液和体热丢失,为最终最佳化关闭腹部奠定基础。单纯皮肤缝合法简便易行,但腹腔容积增加有限;采用合适的人工修复材料(人工补片、3 L袋等)缝合关闭腹腔,可有效扩展腹腔容积,但伤口治疗工作量大,可能发生肠瘘等。目前多推荐负压封闭辅助的方法,将海绵与筋膜层缝合,可有效扩展腹腔容积,通过持续负压吸引产生一相对密闭的空间和环境,并保持筋膜层一定的张力,减少其回缩,可准确定量引流液,减少护理工作量。

必要时采用骨盆包裹或骨盆外固定支架对骨盆进行暂时性固定,以降低骨盆容量并控制出血。

5. 会阴部与直肠、阴道的评估与处理　评估会阴部有无挫伤、血肿、撕裂、尿道出血;对部分可疑直肠损伤者,行直肠指诊评估有无直肠出血、肛门括约肌张力、肠壁完整性、直肠有无骨折碎片、前列腺解剖学位置;对部分可疑阴道损伤者,评估阴道内有无出血、阴道撕裂。必要时手术处理。

6. 肌肉骨骼系统的评估与处理　视诊上下肢有无钝性与穿透性损伤,包括挫伤、撕裂、畸形;触诊上下肢有无压痛、骨擦感、活动异常、肢体感觉;触诊所有外周脉搏,检查脉搏有无消失,脉搏是否左右均等;评估有无骨盆骨折及相关的出血;视诊、触诊胸腰椎检查有无钝性与穿透性损伤,包括挫伤、撕裂、压痛、畸形、感觉;借助于骨盆片评估是否有骨盆骨折;必要时对可疑骨折部位进行摄片。

处理要点包括必要时对肢体骨折进行夹板固定或重新调整夹板,维持胸腰椎制动。必要时采用骨盆包裹或骨盆束带对骨盆进行暂时性固定,以降低骨盆容量并控制出血。利用夹板对肢体损伤进行固定。破伤风预防注射,必要时给予药物治疗,或在专家的指导下用药治疗。考虑骨筋膜隔室综合征的可能,必要时给予处理。肢体行完整的神经血管检查。

7. 神经系统的评估与处理　重新评估瞳孔与意识水平;确定 GCS 评分;评估上下肢运动与感觉功能;观察神经定位体征。处理要点是持续通气与氧合,并维持伤员充分的制动。

(三)必要的辅助检查

其他辅助检查包括生命体征和中心静脉压监测、心电图监测、鼻胃管安置、Foley 导尿管安置、创伤超声重点评估、实验室检查和放射学检查等。所有插管伤员均应安置鼻胃管以减少胃内容物反流误吸的危险,鼻胃管引流的胃内容物如果有血可能提示胃十二指肠损伤,通过胸片观察鼻胃管行径可能有助于发现膈肌损伤。不能自行排尿的伤员应该插置 Foley 导尿管,以获得尿标本,并观察尿量,若发现肉眼血尿应该排除外泌尿生殖系统损伤。对于泌尿生殖系统检查发现尿道口出血、会阴部或阴囊血肿或漂浮的前列腺等怀疑泌尿系统损伤时,应该推迟 Foley 导管插置。如果插管困难,应该考虑行经皮耻骨上穿刺膀胱造瘘。如果怀疑腹部损伤或有隐性失血则应反复行创伤超声重点评估检查。

1. 头颈部　主要辅助评估方式是头面颈部的 CT。头部 CT 可以可靠地检测颅内出血和颅骨骨折。颈部 CT 是一种筛查颈椎骨折的手段,已在很大程度上取代了敏感度低的平片。颈部 CT 也可以用静脉造影来评估软组织,CT 血管造影对发现颈动脉或椎动脉或颈静脉血管损伤高度敏感。

2. 胸部　大部分胸廓检查在初步评估时完成,其中体检、胸部 X 射线和创伤超声重点评估可以诊断出大多数损伤,除了胸主动脉损伤及胸椎骨折。这两种损伤都能导致纵隔增宽和背部疼痛。所有胸部创伤明显或是胸部 X 射线示纵隔明显增宽或胸椎中线压痛的伤员都应进行胸部 CT 静脉造影。胸部 CT 能可靠诊断脊椎骨折,提供更多肺实质损伤(挫伤,裂伤,隐匿性气胸)信息,是目前胸主动脉损伤的首选筛查方式。与曾是金标准的血管造影相比,胸部 CT 更快捷方便,需要的专业技术知识更少,对造影剂需求更低,不需要动脉穿刺,且灵敏度和特异性更高。

3. **腹部**　和胸部检查一样,大多数腹部和骨盆检查已在初步评估中完成。腹部和骨盆 CT 是再次评估的辅助方式。所有由于中毒或 GCS 低而无法评估的稳定伤员应进行腹部和盆腔 CT 检查,了解是否存在胸腰椎骨折及骨盆骨折,并行盆腔静脉造影以评估实质器官损伤。此外,如果存在骨盆骨折或是肉眼血尿,可获取延迟期图像。延迟期图像可检测尿液收集系统中是否存在造影剂,从而诊断出膀胱及输尿管损伤。不能依赖腹部和骨盆 CT 诊断空腔脏器损伤。空腔脏器损伤的 CT 图像包括不含实质器官损伤的游离液体,局部增厚的肠壁和腹腔游离气体,然而这些指标既不敏感也不具备特异性。检测空腔脏器损伤的金标准仍然是定时观察和剖腹探查术。

4. **骨骼肌肉系统**　二次评估期间还应进行完整的骨骼肌肉系统评估,应评估所有关节的主、被动运动范围,长骨稳定性,四肢应检查外伤或异常关节活动,所有皮节进行感官检查以评估外周神经损伤,还应对所有外周脉搏进行完整评估。如果脉搏不对称,有明显的骨折或畸形情况,即使患肢远端有搏动,也应在骨折后测量踝-臂指数(ankle-brachial index,ABI)或肱-肱指数(brachial-brachial index,BBI),以排除隐匿性血管损伤。取损伤部位以下血压值,如果 ABI 或 BBI>0.9,隐匿性动脉损伤的可能性不大,如果<0.9,应获得进一步的影像。在腹股沟韧带下方的下肢和肩下部的上肢行超声检查是一个很好的选择。若存在软组织损伤,则该检查不易进行,且检查结果取决于操作者,并且在数小时后难以获得准确结果。另一种方法是 CT 血管造影,其具有优异的灵敏度和特异性。CT 血管造影具有传统血管造影的所有好处。此外,还可以使用相同的造影剂同时进行双侧肢体检查。对近端血管如锁骨下和髂动脉,CT 血管造影比超声检查更可靠,而且对相关的软组织和骨损伤的评估也有好处。再次评估中另一个组成部分是超声检查在四肢的应用。超声被用于检测皮层缺陷、韧带损伤、软组织水肿。一项关于超声的研究显示,超声在检测骨折和韧带损伤方面具有高灵敏度。

四肢必须随时监测以防发展为骨筋膜隔室综合征。如果出现以下症状,如与检查结果不符的疼痛或是被活动时出现疼痛,或是出现水肿、骨筋膜隔室张力增加,均应进行骨筋膜隔室压力测量。骨筋膜隔室压力明显增高为紧急筋膜切开术的指征。

肌肉骨骼损伤最有可能被漏诊或延误诊断。很多机构都设立了 3 次评估,在初步评估和复苏完成后进行全面的体格检查,以降低漏诊率。

综上所述,在伤情初次评估后应该及时行选择性放射学检查和实验室检查。对于严重钝性伤的伤员,应行侧位颈椎、胸部和骨盆 X 射线片检查,通常称为三大片(the big three),实际上目前基本被全身 CT 所代替。对于躯干枪弹伤伤员,应行胸部、腹部前后位和侧位 X 射线片检查,应特别注意要在穿透伤的入口和出口处用心电图电极、金属夹和钉作标记,以便评估同侧投射物的轨迹。有时也可仅拍摄一张 X 射线片。对于危重伤员,按照创伤常规套餐抽取血标本送检,包括血型检测和合血、血细胞计数、血生化检测、凝血功能检测、乳酸检测和动脉血气分析。只有极少数严重创伤伤员仅行血细胞计数和尿液分析。由于年老伤员即使是轻微损伤时也可能出现亚临床休克,55 岁以上伤员应该常规行动脉血气分析。

二次评估完成后,如果决定将伤员转移到另一个机构,不应为了进行辅助检查而延迟转移,应提前确定和安排好适当水平的运输护理。必须完成所有的干预措施,如有必要应预防性气管插管或胸腔置管以防血气胸恶化、胃肠减压、留置导尿,如果有需要,还应该提供温液体和血液制品。转移前应给伤员连接便携式监测装置,并准备好医院记录和检验结果。

四、多发伤病历书写与诊断规范

与疾病、单部位伤不同,多发伤涉及多部位、多系统,虽然传统教材有关的基础知识和规范仍然适用于多发伤的病历书写和诊断,但不论是诊断学、创伤学的教材或专著,均尚未见明确的多发伤病历书写和诊断规范。国际疾病分类(international classification of diseases,ICD)是国家技术监督局颁布的国家标准,ICD-10 自 1993 年生效,能够反映当前医学科学的认识水平,具有较强科学性、准确性、完整性、适用性和可操作性。简明损伤定级(AIS)是国际通用的以解剖损伤为依据的损伤严重度定级方法;创伤严重度评分(ISS)是建立在 AIS 基础上的多发伤损伤严重度定级方法,在我国应用已有 20 多年历史。本章基于

ICD-10 和 AIS-ISS(2005 版),结合中国人民解放军陆军军医大学大坪医院全军战创伤中心的经验,以及中华医学会创伤学分会创伤急救与多发伤学组的讨论意见,提出多发伤的病历书写和诊断规范。

(一)多发伤病历书写

一例多发伤伤员损伤部位可能包括头、胸、腹及四肢等,伤情涉及多学科、多系统,不论是病史询问或体格检查均存在跨学科的问题,对于外科医师来说,完成一份高质量的多发伤病历并非易事,通常存在的情况是注重本专科病史和体征的记录,忽视他科症状和体征的记录。

1. **病史采集**　多发伤的现病史、既往史、系统回顾、婚姻史、月经史等与其他住院病历类似,但在以下方面有一定区别。

(1)主诉:一般要求不超过 2 句话,在 20 字以内,对于多发伤就要求特别概括、精练,内容具体应包括致伤原因、损伤累及的所有或主要部位和时间,如"车祸致胸、腹部、左髋部外伤 6 h 伴活动受限""高处坠落致胸闷、气促伴腰腹部疼痛 22 h"。

(2)现病史:创伤常常涉及事故方、伤者、保险公司及医疗单位等多方行为,病史是以文字等表示的证明事件真实情况的书面材料,是证明事件事实和损害后果、推测损伤机制,以及法医学损伤程度鉴定的重要依据,应详细、客观记录,不得主观臆测。

现病史重点是致伤机制、部位和伤后表现等,不论是 ICD-10 或 AIS-2005 都明确规定了损伤原因(cause of injury),应规范记录,如交通伤、坠落伤、运动损伤、枪击伤、刀刺伤、咬伤、机器致伤、故意伤害和爆炸伤等。应体现不同机制对所致创伤严重度的主要影响因素,如交通伤应进一步说明是驾驶员、驾驶员旁的乘员或其他乘员,卡车、轿车、面包车、摩托车、机动自行车或自行车等车辆类型,记录道路、气候情况和速度等。行人受伤应说明是被机动车撞击还是被摩托车撞击等。坠落伤应说明坠落高度,一般以身体高度为区别,分为低于身体高度、高于身体高度或 20 m 以上的更高处,还应包括地面性质和着地部位等。

对于其他医院转诊来的伤员应包括已明确或怀疑的损伤、已给予的处理及效果等。

(3)既往史:对于一些创伤高发的特殊人群,应详细记录相关情况,如药物依赖、老年人的认知障碍、曾经有的受伤史等。对于手术史等应详细记录,以便为手术救治提供参考。对于心血管疾病、糖尿病及脏器功能障碍情况应详细记录,对复苏等有重要参考价值。

(4)病历记录中的时间问题:创伤是时间敏感性疾病。创伤后死亡的第二高峰为伤后数小时内,占伤后死亡的 30%,主要死于脑、胸或腹内血管损伤或实质性脏器破裂、严重多发伤等,健全创伤救治体系,缩短严重创伤救治的时间和空间,在"黄金时间"内给予确定性处理,有望使这部分死亡率下降到 10%。黄金时间是创伤后到身体生理储备耗竭前的时间,多数在 1 h 内,包括紧急呼救、现场抢救、转运到医院、急救部复苏和紧急手术等,可以简单分为院外和院内救治两部分。为评估休克和脏器组织缺血时间、评价创伤救治体系运转情况,评估治疗水平等,现病史中受伤、第一目击者发现、院外救治、转运和院内救治等时间节点都应明确记录;病历和病程记录应详细记录到达和离开急诊科、放射科、手术室、ICU 和外科病房的时间,24 h 以内者应精确到分钟,超过 24 h 者应以小时为单位,2~3 d 以上者可以"天"(d)为单位。

2. **体格检查**　与其他严重创伤一样,多发伤病历应包括伤情的全面评估,准确记录生命体征、语言、意识等情况,对于呼吸、循环功能的相关应全面、详细,一定要避免"只见树木,不见森林",即只注重某一专科的情况,如只描述骨关节损伤情况,而简单或粗略记录重要脏器功能。

解剖部位划分是体格检查的基础,也是正确应用 AIS-ISS 的前提。AIS 将人体分为头、面、颈、胸、腹和盆腔、脊柱脊髓、上肢、下肢、体表共 9 个部位,用于单或多部位伤,多数创伤专著中认为这 9 个部位中有两处损伤则为多发伤。ISS 将人体分为头颈(包括颈椎)、颌面、胸(包括胸椎、膈肌)、腹(包括腰椎)、四肢(包括骨盆、肩胛)、体表共 6 个区域,用于多发伤,特殊的致伤机制如窒息归入头颈部,溺水归入胸部,烧伤、低温和电击伤归入体表。由于国际上公认多发伤损伤严重度按 ISS 评估,如果采用 9 分法,如上肢和下肢算 2 个部位,但则无法计算 ISS。故多发伤解剖部位的区分应统一为 ISS 的 6 分法,而非 AIS 的 9 分法。

(1)专科情况的内容:区别于其他疾病和单部位伤,多发伤的体格检查首先是专科情况的界定。由于多发伤跨学科、跨系统,损伤部位可能包括神经外科、颌面外科、胸外科、普通外科和骨科等。如果是集中收治创伤伤员的创伤外科,则将所有损伤,尤其是严重损伤均纳入专科情况应该无异议;但由于我国多数医院未设立专门的创伤外科,多发伤伤员可能收入某一外科专科或ICU,如神经外科是否将骨科情况写入专科情况,则存在争议。我们认为病历的要求应"以伤员为中心"、反映疾病基本特征等,应提倡将所有损伤体征写入专科情况,以真实、客观地反映伤情,而不是将存在损伤甚至是严重损伤的其他学科的情况写在专科情况之外,这是多发伤与其他疾病病历的最大区别所在。

对于没有损伤的部位,按正常病历书写即可。对于存在损伤的专科情况,应按ISS的6分法分段记录各部位体征,即按照头颈、面、胸、腹、四肢和体表分段记录各部位的体征,如某一部位无损伤则不必列入专科情况。各部位的专科情况内容具体如下,各部位分别另起自然段记录:①头颈部,包括脑或颈髓损伤、颅骨或颈椎骨折;②面部,包括累及口、耳、眼、鼻和面部骨骼的损伤;③胸部,包括胸腔和纵隔的脏器损伤,以及膈肌、胸廓和胸椎的损伤;④腹部,包括腹腔和盆腔内所有脏器损伤,以及腰椎损伤;⑤四肢,包括锁骨、肩胛骨、骨盆的骨折、脱位和肢体离断,不包括脊柱、胸廓和头颅;⑥体表,包括皮肤的裂伤、挫伤、擦伤和烧伤,体温过低和高压电损伤归入体表。如果合并深部体腔、脏器、骨关节损伤,则皮肤损伤属于穿透伤或开放伤的一部分,不单独列入体表。只有独立存在的皮肤、皮下组织损伤属于体表损伤。

上述排列顺序与传统病历书写存在以下两点不同:①面部在头颈部之后,传统的病历书写颈部在面部之后,由于考虑头颈部损伤更具致命性等因素,故美国机动车医学促进会将头颈部放在一起,应一并列于面部之前。②体表在其他部位之后,相对而言,体表损伤严重度较轻,故与病历书写体表在全身情况之前不同,美国机动车医学促进会将体表置于最后,为便于与最终的诊断保持一致,在专科情况中可将体表情况放在最后。

(2)专科情况的记录:查体见到的组织、脏器损伤描述应遵循AIS的分级描述,便于进行AIS。如上肢损伤可以描述为创伤性离断、注明是否伴肌肉缺损、皮肤脱套伤的范围、伤口长度(cm)、组织缺损(cm^2)等。

胸腹部应初步确定腹膜、胸膜是否穿透。但颈部等大血管所在部位的伤口禁忌在急诊室或检查室探查,插入或贯通肢体、身体的异物应在手术室取出,只要描述外观所见即可。应重视测量,如长骨骨折后肢体缩短、运动受限的情况等。

伤口记录,应准确、客观和有证据意识地描述所有伤口,应测量而不是估计伤口的大小,并记录伤口与常用解剖标志的相对位置;由于临床难以区别入口和出口,且2个伤口可能代表2个入口,明确区分对伤员救治无意义,故伤口的记录只需描述外观和位置,要避免使用"入口"或"出口"等名词。

3.手术记录 手术记录是AIS-ISS的重要基础,是伤情最关键的描述,应系统、全面、准确、规范。长度一般以厘米(cm)为单位,个别情况以毫米(mm)为单位;组织缺损等面积以平方厘米(cm^2)为单位,体积以立方厘米(cm^3)为单位,容量以毫升(ml)为单位。同时具备入口和出口的损伤如果未累及任何内部结构,则按体表记录为软组织损伤,如果累及深部结构和器官,则按穿透性脏器损伤记录,不再记录或诊断软组织损伤。合并椎体骨折/脱位的脊髓挫伤伴截瘫是单一损伤,不单独诊断骨折或脱位。

(1)头颈部创伤

1)头部创伤:头皮损伤应记录是擦伤、挫伤、裂伤或撕脱伤,挫伤应记录是否伴帽状腱膜下血肿,裂伤应记录长度和深度,撕脱伤应记录组织缺失面积。脑实质损伤应记录是压迫伤、挫伤、裂伤、穿透伤、毁损伤等,挫伤应记录面积,血肿应记录容量,裂伤应记录长度,穿透伤应记录深度。脑肿胀应记录是否有脑室、脑干受压等。

2)颈部创伤:对于颈根部开放伤应明确是否进入胸膜腔,血管、神经损伤应具体写明名称,颈部食管、气管、喉及咽损伤应说明是挫伤、裂伤或撕脱伤,声带损伤应区分单侧或双侧,甲状腺损伤应区分挫伤、血肿或裂伤等。

(2)面部创伤:眼损伤应记录泪小管、脉络膜、结膜、角膜的情况,角膜裂伤应记录是否累及角膜中央3 mm,异物的具体位置等。耳损伤应区分耳道、内耳、中耳、外耳、鼓膜等的损伤。鼻损伤应记录是否有鼻骨、中隔的骨折及类型,有无黏膜、血管的损伤等。口腔损伤应记录腭、牙龈、舌损伤的类型和程度,记录牙松动、脱位、断裂、撕脱的情况等。面部骨骼应具体记录损伤的骨骼,是开放性或闭合性,上颌骨应区分 Le Fort 分型等。

(3)胸部创伤:穿透伤应准确记录胸腔、心包腔、纵隔的积血、积气情况;具体记录血管、支气管、膈肌、胸段食管损伤;心脏损伤应区分挫伤、裂伤,是否伴心脏停搏、心脏压塞;肺损伤应区分挫伤和裂伤,累及的肺叶;肋骨骨折应具体记录哪几根、几处骨折,应区分记录胸骨挫伤和骨折等。

(4)腹部创伤:腹壁结构损伤按挫伤、擦伤和撕脱伤等记录。血管损伤应具体记录。如果同一器官具备直接相关的挫伤和裂伤,只诊断较严重的损伤;如果挫伤和裂伤无关联(位于不同的部位),则要分别记录并列出具体的诊断。对于十二指肠、结肠、直肠和膀胱等脏器要注明损伤部位是位于腹膜外位、间位或内位。肠道损伤应写明是否全层、占周径的百分率及系膜血供影响情况等。膀胱损伤应说明与膀胱三角区的关系。十二指肠损伤应说明是否累及壶腹部或胆总管下段、胰头情况。肝、脾、肾等实质性脏器损伤应说明包膜下血肿是否扩展性及具体面积,裂伤应记录具体深度、长度和位置,以及血管蒂的情况等。

(5)四肢创伤

1)软组织损伤:挤压伤、脱套伤、穿透伤等应记录具体部位,是否伴肌肉、血管、神经损伤或缺失,关节囊、肌腱有无裂伤、破裂、撕裂和撕脱等。

2)骨折:长骨骨折应区分近端、骨干或远端,区分是开放性或闭合性,股骨干、胫骨干骨折按 Winquist 分型,近端胫骨骨折按 Schatzker 分型,腓骨骨折按 Weber 分型记录。

3)骨盆损伤:骨盆区分为骨盆环和髋臼 2 个解剖结构,其中骨盆环按 2 个弓状结构记录。①骨盆后环,位于髋臼之后,包括骶骨、骶髂关节及其韧带,以及髂骨后侧部分;②前环位于髋臼之前,包括耻骨支和耻骨联合。应区分骨盆环骨折的完整性,准确记录后环的损伤程度。旋转不稳、垂直稳定的骨盆环损伤,损伤的骨盆后侧张力带和骨盆底仍保持完整无损伤,髋骨可发生旋转不稳定。旋转和垂直均不稳定的骨盆环损伤,后侧骶髂部稳定结构完全损伤,骶棘和骶结节韧带完全撕裂,前侧产生耻骨联合分离,或一侧耻骨上下支骨折或双侧耻骨上下支骨折,骨盆产生旋转和垂直方向不稳定,一侧骨盆可向上移位。

髋臼以前、后柱为标志,前柱从髂嵴前部延伸至耻骨(髂耻柱),后柱从坐骨大切迹延伸至坐骨(髂坐柱),髋臼关节部分受累的骨折可分别记录为两种情况:①仅累及前、后柱之一的骨折,另一柱保持完好;②横行骨折,但部分关节面仍附着于髂骨。而关节完全受累的骨折指 2 个柱均受损裂开,关节面与髂骨后部附着关系不再存在。

(6)体表损伤:包括头颈、面、胸、腹和四肢等各部位独立存在的皮肤、皮下和肌肉损伤,应区分擦伤、挫伤、裂伤和撕脱伤,烧伤、撕脱伤和脱套伤应描述面积,可参照 9 分法或按平方厘米(cm^2)记录,烧伤应记录深度。

(二)多发伤诊断规范

虽然多发伤临床常见,但由于多种原因,多发伤的诊断一直无明确规范,ICD-10 中并无"多发伤"条目,而是列为"累及身体多个部位的损伤",指累及同一身体部位的双侧肢体、累及身体的 2 个或更多部位的损伤。为符合我国卫生统计的要求,多发伤的诊断内容上应与 ICD-10 保持一致。为方便临床诊断和科研,有必要规范多发伤的诊断内容和形式。

完整的多发伤诊断应反映伤原因、损伤部位、损伤类型和程度等,即包括 3 个方面:①损伤诊断,理想的诊断应能反映疾病的内在本质或外在表现的某些特点,具有唯一性,损伤的诊断同样遵循"损伤部位+损伤性质"的原则,如左胫骨中段开放性粉碎性骨折。②损伤并发症诊断。③并存疾病诊断。

1.损伤诊断

(1)损伤部位:ICD-10 是将身体分为 10 个部位,包括头部(包括面部)、颈部(包括颈椎)、胸部(包括胸椎)、腹部(包括下背、腰椎和骨盆)、肩和上臂(包括锁骨)、肘和前臂、腕和手、髋和大腿、膝和小腿、踝和足。可以看出,ICD-10 与 AIS-ISS(2005 版)主要有 3 点区别:①将面部归入头部;②将骨盆归入腹部;③将四肢细分为 6 个部位。在临床应用过程中,按 ICD-10 的 10 分法过于烦琐,且不能反映威胁肢体或生命安全的损伤,故多发伤的解剖部位应统一为前述的 6 分法,具有简单、易记、贴近临床、操作性强等优点。

(2)损伤性质:ICD-10将损伤分为10类。①浅表损伤,包括擦伤、水疱、挫伤(包括血肿)、浅表异物和无毒昆虫咬伤。②开放性伤口,包括动物咬伤、切割伤、撕裂伤、穿刺伤(伴或不伴异物存留)。③骨折,包括各种闭合性、脱位的、移位的和开放性骨折。④脱位、扭伤和劳损,包括关节囊和韧带的撕脱、撕裂、扭伤、劳损损伤,以及创伤性关节积血、破裂、不全脱位和撕裂等。⑤神经和脊髓损伤,包括脊髓的完全性或不完全性损害、神经和脊髓连续性的损害、创伤性神经切断、脊髓出血、短暂性麻痹、截瘫和四肢瘫等。⑥血管损伤,包括血管的撕脱、切割、撕裂伤,以及创伤性动脉瘤或瘘、动脉血肿和破裂等。⑦肌肉和肌腱损伤,包括肌肉和肌腱的撕脱、切割、撕裂和创伤性破裂损伤等。⑧挤压伤,指肌肉丰富的肢体或躯干在受到外部重物(如倒塌的工事或房屋)数小时的挤压或固定体位的自压(如全身麻醉手术伤员)而造成的以肌肉伤为主的软组织损伤等。⑨创伤性切断。⑩内部脏器损伤,包括各种脏器的冲击损伤、震荡损伤、挤压伤、撕裂伤,以及创伤性血肿、穿刺、破裂和撕裂等。

临床上关于损伤的分类有2种方法:①按皮肤等体表结构的完整性是否受到破坏,将损伤分为开放性和闭合性两大类。②结合致伤机制和体腔完整性是否受到破坏,将损伤分为钝性伤和穿透伤两大类。

1)开放性和闭合性损伤:是头部、颈部、四肢损伤的常用方法,具有显著的临床意义,如果是开放伤则需紧急清创、封闭创面、防治感染,行骨折牵引或外固定,二期再行内固定术;如果是闭合伤则可先处理其他部位损伤,限期行内固定术等。

开放性损伤(open injury):从致伤原因上分4类。①擦伤(abrasion),是致伤物与皮肤表面发生切线方向摩擦导致皮肤的浅表损伤。通常仅有表皮剥脱,少许出血点和渗血,继而可出现轻度炎症。②撕裂伤(laceration),钝性暴力作用于体表,造成皮肤和皮下组织撕开和断裂的损伤。此类伤口形态各异,可呈瓣状、线状或星状。皮肤片状撕脱伤指皮肤部分完全游离;皮肤袖套状撕脱伤指撕脱的皮肤呈袖套状,见于上肢和下肢。两者均可有肌肉、肌腱甚至大血管、神经等深部组织的损伤。③切伤和砍伤(incised wound and cut wound),切伤为锐利物体(如刀刃)切开体表所致,其创缘较整齐,伤口大小及深浅不一,严重者其深部血管、神经或肌肉可被切断。砍伤与切伤相似,但刃器较重(如斧)或作用力较大,故伤口多较深,并常伤及骨组织。④刺伤(puncture wound),刺刀、竹签、铁钉等尖细物体猛力插入软组织所致的损伤。刺伤的伤口多较小而深,有时可伤及内脏,此类伤口易并发感染,尤其是厌氧菌感染。

根据损伤结果开放性损伤常分5类:①穿入伤(penetrating wound),指利器或投射物穿入体表后造成的损伤,可能仅限于皮下,也可伤及内脏。非穿入伤(non-penetrating wound)是指体表完整而皮肤下位组织发生的损伤,如挫伤等闭合性损伤。②穿透伤(perforating wound),指穿透体腔并伤及内脏的穿入伤,即穿透各种体腔(脑膜腔、脊髓膜腔、胸膜腔、腹膜腔和关节腔等)造成内脏损伤者均称为穿透伤,反之为非穿透伤(non-perforating wound)。③非贯通伤(non-penetrating wound/blind wound),指仅有入口而无出口的损伤。多见于小弹片或钢珠致伤。④贯通伤(penetrating wound),指既有入口又有出口的损伤。多见于能量大的枪弹致伤。⑤穿通伤(transfixing injury),属穿透伤的一种,指某一脏器本身出现既有入口又有出口的损伤,一般致伤物仍停留在体内。如投射物穿透腹腔,造成肠管既有入口又有出口的损伤,但投射物本身仍停留在腹腔内,未造成体表的出口。

闭合性创伤(closed injury),主要有6类。①挫伤(contusion),最为常见,系钝性暴力(如枪托、石块)或重物打击所致的皮下软组织损伤。主要表现为伤部肿胀、皮下淤血,有压痛,严重者可有肌纤维撕裂和深部血肿。如致伤力为螺旋方向所形成的挫伤称为碾挫伤(grinding contusion),其损伤更为严重。②扭伤(sprain),关节部位一侧受到过大的牵张力,相关的韧带超过其正常活动范围而造成的损伤,常伴有韧带纤维部分撕裂,并有出血,局部肿胀、青紫和活动障碍。③震荡伤(concussion),头部受钝力打击所致的暂时性意识丧失,无明显或仅有很轻微的脑组织形态变化。④关节脱位和半脱位(luxation and semiluxation),关节部位受到不匀称的暴力作用后所引起的损伤。通常肩关节稳定性较差,易发生脱位,而髋关节稳定性好,不易发生脱位。⑤闭合性骨折(closed bone fracture),强暴力作用于骨组织所产生的骨断裂。因致伤力和受力骨组织局部特性不同,骨折可表现出不同的形态和性质,如横断形、斜形或螺旋形;粉碎性、压缩性或嵌入性;完全性或不完全性;一处或多处等。骨折断端受肌肉牵拉后可发生位移,并可伤及肌肉、神经和血管。⑥皮肤潜行性剥脱伤,指皮肤有不同程度的挫伤,但仅有较小的伤口或完全没有伤口,而损伤的皮下与深筋膜之间,已形成潜在空腔,有的腔隙十分广泛,可伴有广泛的皮下血肿;多为机器绞窄、车轮碾轧所致。

2）钝性伤和穿透伤：是面部、胸部和腹部常用的分类方法，强调体腔的完整性是否破坏和内部脏器损伤的可能性较大。

钝性伤（blunt injury）主要有交通事故伤、坠落伤、冲击伤和故意伤害致伤。钝性伤伤情变化大，致伤范围可很广泛，多发伤、多部位伤常见，强调体腔完整，如胸膜、腹膜等无破裂，可伴内脏损伤。早期诊断困难，容易发生漏诊或延误诊治，尤其是胸腹部钝性伤。

穿透伤主要包括火器伤、冷兵器伤、咬伤和其他刺伤，可导致机体组织的撕裂、断裂、毁损和挫伤等损伤。强调体腔穿透，如胸膜、腹膜破裂，常伴内脏损伤。临床上伤情紧急，多需紧急救治，如胸腹穿透伤应紧急剖胸剖腹探查。但由于多数早期手术探查，且伤道有一定规律性，临床延误诊治较为少见。

（3）损伤排列：从排列形式上应遵循以下3条原则。

1）由上而下：指不按轻重，而统一按头颈—面—胸—腹—四肢—体表的顺序罗列诊断。

2）从内向外：指具体某一部位损伤时，按内脏—骨骼—皮肤的顺序罗列诊断，如钝性胸部伤诊断顺序如下。①双侧肺挫伤；②右侧血气胸；③右侧肋骨骨折；④右胸部皮下气肿。

3）先重后轻：同一部位同一层次时，先写重伤，后写轻伤，损伤严重度应统一按AIS-2005版确定并注明，如钝性腹部伤诊断顺序如下。①肝破裂（AIS 4）；②回肠挫伤（AIS 2）；③第3腰椎横突骨折（AIS 2）。

（4）损伤严重度：在多发伤诊断中应用AIS-ISS的目的是预测结局、指导治疗、评价救治质量等，前提是AIS-ISS计分准确，AIS的分值确定必须严谨、准确，否则ISS的差别就大大增加。即便是使用能自动计算ISS的创伤评分软件，也必须全面理解、掌握多发伤的定义和AIS-ISS（2005版）的有关原则和要求，否则就不能在多发伤诊断中做到科学、正确地使用AIS-ISS（2005版）。

1）每一处损伤都按AIS-2005版评分：多发伤诊断的所有损伤都应按照AIS-ISS（2005版）做出严重度评分，为ISS计算奠定基础。在总结分析病例时再做计分和统计，导致数据不可靠或数据丢失等。

2）AIS-ISS评分的时间：以生理指标的基础的评分随时间常有变化，如格拉斯哥昏迷量表（GCS）、院前指数（prehospital index，PHI）等，可以作为病情变化和疗效的评价指标；以解剖指标为基础的评分在损伤后少有变化，但AIS-ISS在创伤发生后并非一成不变，主要受伤后到确定性处理时间的影响，如颅脑伤颅内出血最初AIS为4，随时间推移出血量增加AIS可发展至5；胸部钝性伤所致的胸腔出血量也随时间而变化，故AIS值宜在受伤后24 h内确定，越早越准确，以避免最终的偏差。

3）其他原则：在多发伤诊断中应用AIS-ISS（2005版）还应注意以下几点。①AIS-ISS只是评定损伤本身，而非损伤造成的长期后果，如多器官功能障碍综合征、感染、死亡等。②脏器损伤缺乏详细资料时应列为"未进一步详细说明"（no further specified，NFS），伤情描述不够准确AIS值可能介于两分之间时，应取低值而不是高值。③软组织、剖腹损伤如不伴深部组织损伤，则单列为体表伤，但开放性骨折和胸腹部穿透伤时体表损伤不单列AIS分值。④应有准确的解剖学依据，影像学应是CT，而不是超声、胸片等，后者可能导致AIS-ISS的计分不准确，如超声诊断腹部损伤主要是依据腹腔内游离液体作为脏器损伤的间接征象，其发现的实质性脏器的损伤变化不能作为诊断标准和治疗的指导，但限于硬件条件，我国许多医院仍然有根据超声所见作为诊断和进行肝、脾非手术治疗的依据，也包括作为AIS评分的依据，必然导致不同检查者之间的较大差异和评分的不准确。

2. 损伤并发症诊断 AIS-ISS（2005版）对每一处损伤都有单独的AIS定级，仅对损伤本身严重度定级，而不评价损伤造成的并发症或长期后果等原则。ICD-10首先是损伤本身的诊断，不包括损伤并发症的诊断。临床上完整的创伤或多发伤诊断应单独将损伤并发症列出，并发症诊断包括损伤所致病理生理损害和功能损害。如失血性休克是创伤常伴随的病理生理改变，在AIS-ISS（2005版）多发伤伴失血量>20%时将失血归于最严重的损伤器官；虽然多数以解剖指标为基础的评分在损伤后不再变化，但失血量是例外，如胸部损伤后胸腔积血的量可随时间推移而增加，故失血性休克等应归入损伤并发症。同样腹腔间室综合征也不是损伤本身，而是损伤的并发症。故原发性损伤所导致的休克、感染、腹腔间室综合征、水及电解质和酸碱平衡紊乱及器官功能障碍等应列为损伤并发症诊断。

3. 并存疾病诊断 并存疾病与创伤的预后显著相关，应详细诊断，如心血管系统疾病、肺部疾病、代谢疾病和药物依赖等。

一例多发伤诊断的举例：
爆炸致复合、多发伤（ISS 50）
1. 重型穿透性颅脑伤（GCS 8，插管状态）
1.1 双侧额顶叶脑挫裂伤（AIS 5）
1.2 双侧额顶叶血肿（AIS 4）
1.3 外伤性蛛网膜下腔出血（AIS 3）
1.4 颞叶沟回疝（AIS 5）
1.5 颅内金属异物存留
2. 颌面部伤
2.1 右眼爆裂伤（AIS 2）
2.2 左眼睑裂伤（AIS 1）
2.3 双侧鼓膜破裂（冲击伤）（AIS 1）
2.4 双侧中耳损伤（AIS 1）
2.5 左外耳郭裂伤（AIS 1）
2.6 颌面部开放性骨折（AIS 1）
3. 胸部伤
3.1 双肺冲击伤（AIS 3）
4. 腹部伤
4.1 会阴部挫伤（AIS 1）
4.2 阴茎金属异物存留
5. 四肢伤
5.1 右前臂创伤性截肢（AIS 3）
5.2 左尺桡骨开放性骨折并尺侧软组织缺损（AIS 2）
5.3 左尺动静脉、尺神经断裂并缺损（AIS 3）
5.4 左腕部屈肌腱部分断裂并缺损（AIS 1）
5.5 左膝关节穿透伤（AIS 2）
5.6 左髌骨开放性骨折（AIS 2）
5.7 左胫骨上段开放性骨折（AIS 3）
6. 皮肤软组织损伤、缺损伴金属异物存留（颌面部、右肩、左上臂、左腕、左大鱼际、左指、右膝、左大腿、左膝、左小腿）（AIS 2）
并发症
7. 左小腿骨筋膜隔室综合征（AIS 2）
8. 失血性休克
9. 致死性三联征
9.1 凝血功能障碍
9.2 代谢性酸中毒
10. 横纹肌溶解综合征
11. 中枢性尿崩症
12. 多脏器功能不全（脑、肾、肝）
13. 高钠血症
14. 低蛋白血症

五、多发伤诊断遗漏和延迟

创伤的伤情评估类似疾病的诊断,但更强调动态性。多发伤的伤情常随时间(以分钟或小时为单位)改变,包括以生理指标为基础的评分(GCS、院前指数等)和以解剖指标为基础的评分(AIS-ISS,如颅脑伤颅内出血量、胸部钝性伤所致的胸腔出血量等)均可变化,这就要求多发伤伤情评估应有时间标准。另外,与疾病诊断不同,重症多发伤救治争分夺秒,接触伤员后首要的任务是紧急救治挽救生命,在控制气道、呼吸循环功能稳定后才涉及全面诊断问题,而这一过程可能耗时数分钟到数小时,甚至更长时间。执行与疾病一样的按医院等级制定的初步诊断与最后诊断符合率、3 d 内确诊率等具体要求,显然不符合严重多发伤救治的具体情况。

如何定义多发伤漏诊尚无确切的标准,有定义为在急诊科、ICU 或手术室检查、手术探查仍遗漏的所有创伤;或外科医师最初接触伤员评估后又发现的创伤;或完成病历、首次病程记录和(或)手术记录后又发现的创伤。鉴于多发伤伤情的复杂性、救治的紧急性和可能面对批量伤员等情况,张连阳认为多发伤漏诊有两方面含义:①入院 24 h 后发现的损伤,不包括延迟性血肿(如颅内)和损伤并发症;②由于救治中未制订相应的措施,漏诊的损伤造成了一定的后果。如基层医院承担了相当多的胸腹伤急救任务,由于未行 CT 等检查,可能未诊断肺挫伤,但若未造成 ARDS 等,可不视为漏诊。

(一)多发伤伤情评估现状

由于定义不一致,多发伤漏诊率在 2%~40%。以创伤登记为依据,漏诊率约 2%;回顾性分析入院时漏诊或诊断延迟占 8%~10%,尤其是从急诊科直接送入 ICU 或手术室者高达 50%。死亡的多发伤伤员中以漏诊严重出血和支气管肺炎常见;存活伤员中平均每名漏诊 1.3 处损伤,其中骨关节损伤约占 75%,且如果先发现骨折则常增加其他损伤的漏诊率。

即使在影像学技术高度发达的今天,腹部脏器损伤仍然是所有创伤中最难诊断的,漏诊并不少见,主要是肝、脾、肠道和血管损伤等。膈肌损伤漏诊报道较多,可能与其漏诊导致的严重后果有关,严重多发伤中 66% 的膈肌损伤不能及时诊断,其死亡率为 7%~40%。

漏诊可发生于多发伤救治的各个环节。约 15% 发生在急诊科、手术室或 ICU 紧急救治、初次评估时,25% 发生在紧急救治后 ICU 或外科病房行二次评估时,50% 是在外科病房进行第 3 次评估时。早期剖腹探查后仍有约 40% 伤员发生漏诊,常导致严重后果,此类伤员并发症发生率和死亡率分别达 80% 和 15%。

(二)影响多发伤伤情评估的因素

影响多发伤伤情评估的因素复杂,涉及急救体制、检查设备、医师水平、伤员伤情等多方面,一般而言,钝性伤、严重伤、儿童和老年人、批量伤员时漏诊率高于穿透伤、轻伤、成年人、单个伤员。漏诊有关因素大致上可分为医师和伤员两类。

1. 医师方面因素

(1)缺乏整体观念:由于我国多数医院未设立集中收治创伤伤员的创伤外科病房,多发伤伤员可能被骨科、神经外科或普通外科等专科收治,专科医师对本科损伤更为重视和熟悉,常易忽视不明显的非本专科损伤,是导致漏诊的最重要因素,如有报道一组肌肉骨骼创伤为主的多发伤伤员,收入矫形外科的漏诊率为 10%,收入其他急诊内科及外科为 16%,收入口腔等非急诊病房则达 46%。

(2)影像学误导:影像学尤其是多层螺旋 CT 是伤情精确评估的基础,是病史询问、体格检查及其他检查措施无法替代的,但也常常导致医师对其的过度依赖。Spitz 等以 ^{99m}Tc-羟基亚甲基二磷酸盐(^{99m}Tc-hydroxyl-methylene diphosphonate,^{99m}Tc -HMDP)对 162 例曾行 X 射线检查的多发伤伤员行全身骨扫描,发现骨折漏诊率达 50%。常见的原因包括摄片视野不当或质量不高、未进行 X 射线检查、阅片水平不高、临床经治医师未读片等。

(3)其他因素:注意到明显的四肢损伤,忽视隐蔽的损伤,尤其是多处远隔部位的损伤;缺乏对损伤机制的认识,尤其是腹部创伤容易漏诊,包括术中探查漏诊等,如胸腹刀刺伤术中发现胰腺损伤却漏诊结肠损伤。

2.伤员方面因素

(1)伤情危重:血流动力学状态不稳定,救治的重点是确定性止血手术、复苏以挽救生命,导致在急诊科最初评估时间缩短,无时间或机会行全面检查或影像学检查。

(2)意识障碍:包括颅脑损伤、醉酒、中毒或药物滥用等情况,有报道创伤漏诊伤员中63.5%存在意识障碍。

(3)致伤机制和病史不详:如被发现"躺在地上"而送至医院,或因颌面部损伤无法交流等。

第四节 重症多发伤救治策略与技术

随着高速公路不断延伸、机动车辆大量普及、高层建筑拔地而起,交通肇事和高处坠落伤发生率越来越高,伤势越来越重,严重创伤和多发伤的比例显著增加。重症多发伤损伤的组织器官范围广、伤情复杂严重、内环境紊乱严重及免疫功能明显抑制,而且各种并发症发生率高,因此死亡率极高。重症多发伤绝大多数都需要进行手术治疗,但是由于损伤的部位和严重程度不同,处理重点和先后次序也不一样。重症多发伤经常几个部位的损伤都很严重,此时在处理顺序上就很难抉择。另外,重症多发伤的救治往往是同时处理多种多处损伤,参与的人员、使用的设备和药品都很多,经常会造成场面的混乱,影响救治过程。挽救伤员生命,尽可能恢复正常生理功能成为多发伤救治的核心。近年来众多医疗机构都进行了大量的尝试,对重症多发伤救治模式、具体处理方案都进行了新的探索,并着力培养专业化人才,使得多发伤救治水平有了较大提高,死亡率和致残率有了明显的下降。

一、多发伤院内整体化救治模式

重症多发伤救治涉及救治模式、救治策略和救治技术,模式是基础,先进的模式远比救治策略和技术重要,是救治策略和技术产生效果的前提。

现代创伤救治包括现场急救、伤员转运、院内救治及创伤救治信息管理系统等,近20年来多发伤伤员(尤其是重症多发伤伤员)的院内救治发生了本质性的改变,由多学科外科医师组成的团队全程负责其急诊复苏、紧急手术、ICU复苏、稳定后的确定性手术的整体化救治逐渐成为新的标准模式,甚至包括早期直接康复重建。这种新型创伤救治模式,它是"以疾病为中心"向"以伤员为中心"治疗模式转变的结果,有利于提高救治的时效性,提高抢救的成功率,提高创伤救治质量。

(一)多发伤整体化救治模式

随着科学技术的不断发展,医学的多数学科呈现出分科越来越细的趋势,半个世纪前只有内、外科,现在内、外科都发展成为7~10个专科,而且有的专科又有若干亚专科,甚至专病病房等。由于多发伤救治涉及多部位、多学科,这与现代医学的专科化、专病化趋势产生了明显的矛盾。我国综合性医院大多采用分诊分科式,即分别由普通外科、骨科、神经外科等收治休克、腹部创伤、骨伤和颅脑损伤等,遇多发伤涉及其他学科损伤时,请相关学科会诊解决,专科救治水平较高,但存在救治时效性差、对非本科损伤重视不够、相互间推诿伤员等弊端,尤其不能满足严重创伤救治的快速通过、"黄金1小时"内给予确定性处理等要求。

多发伤救治水平的提高,除了得益于气道控制、液体复苏、出血控制、重症监护等医疗技术的进步外,更得益于急救体系运行、医院综合管理的进步,是多发伤救治理念进步的具体体现。多发伤整体化救治既要求将与多发伤救治相关的学科在空间上集中,同时也要求将多发伤救治的各个环节有机联系起来,打破既往在院前由急诊科负责,手术由外科医师负责,监护由危重病学科负责的"各管一段"局面,或神经外科负责头伤、普通外科负责腹部损伤、骨科负责脊柱损伤的"各医各伤"的局面,而是由多学科组成的创伤救治小组负责全程救治,整体化救治需要卫生主管部门、医院机关、相关临床和医技科室及所有参与人员共同努力构建形成。

发达国家的研究表明,创伤死亡曲线已从20年前的三峰模式转变为近年来的单峰模式,除院前救治技术和体系建设外,提高严重创伤急救效果的重要因素包括:①将重伤员集中收治;②由多学科医师组成的团队全程负责其急诊复苏、紧急手术、重症监护治疗、稳定后的确定性手术的院内整体化救治,已经成为重症多发伤急救新的标准模式,尤其是伴随致死性三联征的伤员。

中国人民解放军陆军军医大学大坪医院1985年设立了创伤外科集中收治多发伤、休克、骨伤、腹部损伤和颅脑损伤等,克服了分诊分科式收治的不足;在2000年提出整体化、系统化、专业化的救治模式,将创伤院前急救和院内救治有机结合起来,整合全院力量成立了创伤专科医院,显著提高了重症多发伤救治水平。

(二)整体化救治基本要求

整体化救治是多发伤救治的最佳、标准形式,集急诊科、创伤专科和ICU为一体,集中收治多发伤,发挥中心的最大效应;培养专业化的创伤专科医疗队伍,医、技、护详细分工,责任明确,熟练掌握整个救治过程中的每个环节步骤;制定多发伤救治的规范流程,设立创伤复苏区,复苏区内仪器、药品和人员的位置标准化;构建多发伤院内紧急救治程序(绿色通道),具体明确开通标准,相关医疗文书标准化;医院整合其他科室力量,在人员和技术上向多发伤救治倾斜,保证相关工作在第一时间完成,达到无缝隙连接。

1.组建专业化的创伤中心　我国医院内多发伤救治尚无统一模式,主要有两类:①分科分段式,分科指由急诊科根据伤情邀请相关专科会诊处理各部位损伤,分段指在时间节点上急诊科、专科手术和重症监护病房(ICU)等分属不同科室,这一模式为大多数综合性医院采用,近年来区、县医院发展也多采用此类模式;②整体一段式,指由专业化的创伤外科或急诊外科(以下称为"创伤中心")负责创伤伤员的院内早期救治,包括手术和监护,对多发伤救治、复苏性的手术具有明显优势,近年来取得较快发展,基本特征是"多发伤等严重创伤伤员集中病房收治"和"实体化的多外科和重症团队"。

(1)我国创伤救治和创伤中心建设存在的问题:由于缺乏顶层设计,这一模式尚未纳入等级医院评审的范畴,尚无统一标准,创伤中心建设仍然面临诸多困境,包括以下4个方面。

1)缺乏区域性创伤体系的设计:我国多数地区以急救医疗体系代替创伤救治,无创伤分级,无法定的创伤中心,不同级别医院缺乏分级救治机制,创伤中心外科医师职称晋升无所属独有专业。随着医疗卫生体制改革推进,肿瘤、冠心病等疾病分级诊疗体系逐渐形成,出现两种倾向,一是区域性医疗中心争相打造精准医疗、微创医疗等高技术平台,创伤则进一步边缘化;二是基层医院放弃上级医院重点打造的高技术学科或病种,依托创伤救治就近救急的规律,超范围收治截留严重创伤伤员,漏诊率、并发症率和病死率居高不下。再有就是各级医院打造特色,差异性竞争,错峰发展,但创伤中心建设多流于形式,有牌无实。各地普遍建设应急救援队,但因缺乏实战经验,导向不清,缺乏规划建设为应急救援队提供支撑的创伤中心,或未向创伤中心配置足够的病源资源等。有的城市"120"系统运行仍欠规范。创伤中心作为区域性创伤体系的基本组成,如果不能依托区域性创伤体系,则单独存在的创伤中心难免成为"无源之水"或"无本之木",不能集中创伤资源,发展终将受限。

2)医院不建设创伤中心或未构建可持续的创伤中心发展机制:以疾病的思维对待创伤,急诊科、影像科、输血科和手术室等相距遥远,空间设计不合理导致严重创伤院内转运时间延长;在未建设创伤中心的单位,创伤伤员分散于各个专科中,会诊制解决诊治问题,使得术前时间延长。在着手建设创伤中心的单位,虽然意识到创伤的重要性,但限于传统学科的强大和运行机制的惯性,创伤中心建设屈服于强势学科,各个专科都建立如ICU般的创伤小组,或抽调非一流团队组建创伤急诊外科,或依靠虚拟联邦制的专家组,有名无实,甚至成为"伪"创伤中心,不能打造真实的一流创伤中心;张连阳所在团队调研的30家医院中,11家三级医院(73.33%)、4家二级医院(36.36%)和3家一级医院(75.00%)建立了集中收治创伤伤员的创伤中心,这些单位首先需要解决创伤中心学科边界的问题,宽泛的边界则导致后续学科间矛盾迭出。实际情况是多数设定了狭窄的边界,未纳入其他时效性明显的病种(如急腹症等)。未给予创伤学科带头人足够的支撑,导致创伤学科难以与相关学科有效沟通和协作。未按照全院一盘棋的思路整体设计创伤救治流程,严重创伤紧急救治除了包括急诊、外科、重症和麻醉手术团队和学科外,还涉及影像、检验、输血等学科的空间布局和相关机制,甚至还有后勤、院外环境等。以上问题导致创伤中心缺乏可持续发展机制,成为"院长依赖型"学科。

3)学科运行机制不符合创伤紧急救治需要:限于区域性和医院的医学发展及学科布局等原因,有的创伤中心未组建多学科队伍,导致挽救生命等复苏性手术和生命支持等救治措施无力开展;或没有为学术队伍规划职业发展前景,导致学术梯队不齐,学科发展后继乏力;或为了生存和发展,利用带头人自身背景和可用资源,发展创伤中的某个部分,如骨伤等,以偏概全,未充分遵循严重创伤救治以挽救生命为第一的核心价值。未遵循创伤发展的客观规律,不走整合大道,继续各管一段,未设计多学科团队的融合机制。未取得或无法取得医院管理层和专家层的共识,强行突破,得不到医院传统学科支持和支撑,低水平运转,手术从头开到脚,甚至可见"翻着书做手术""打完麻醉洗手上台"等;或为满足质量控制和数量指标的管理要求,收治一些超出能力范围的病种,又缺乏足够数量提升水平,诊治、救治水平低下。

4)创伤中心医师队伍和能力亟待提升:创伤中心建设,除了解决体制和机制问题外,细节决定成败,医护人员技术能力是决定创伤中心发展成败的核心和关键。精准的创伤紧急救治前提是预判伤员病情走势,正确评估伤情;其次是由正确团队来实施手术或生命支持。创伤中心建设的前提是高素质的多学科团队构建,但创伤急诊外科涉及技术范围宽泛,人才培训周期长,一专多能的外科医师知易行难。目前,国内仅同济医院等少数创伤中心实现了真正意义上的"全外科技能",其他多数是依托腹部外科、神经外科和骨科等背景的外科医师团队解决临床问题,当然创伤中心医师仍然必须具备跨学科的理论知识、ABC 紧急评估和处置能力。由于创伤中心人员未掌握腔镜、介入等微创技术,或已掌握的学科不支持,使严重创伤伤员不能获益于这些技术进步。又如腹腔扩容术是腹腔间室综合征伤员获救的新技术,但由于认识不到位等原因,不在腹腔高压症阶段果断实施,到了腹腔间室综合征阶段再做,导致效果不佳,病死率高。

(2)我国创伤救治和创伤中心建设的策略:创伤中心相对于其他医疗中心,被赋予更多的社会责任与使命。以美国为代表的发达国家自20世纪70年代就构建了以分级救治为主体的创伤救治体系,根据救治中心救治水平不同设立了Ⅰ~Ⅳ级创伤中心,规范了各级创伤中心的能力建设标准,效果显著。针对我国医院严重创伤救治存在的瓶颈,政府、行业学会层面和各级医院应着手推进创伤中心建设,提升中国创伤救治能力。

1)顶层设计创伤中心建设认证:政府和行业学会等高层设计层面,应基于社会经济发展和医疗卫生体制改革需求,确定建设区域性创伤中心的思路,在一级学科"临床医学"、二级学科"外科学"下面设立三级学科"创伤急诊外科",使创伤中心从业医师有所归属,有自身职业晋升的阶梯。根据区域内人口、交通和医疗资源,基于中国医师协会创伤外科医师分会等学术组织,依托创伤救治工作开展较好、专业技术水平高和学科人才队伍发展整齐的各级医院,因地制宜制订一级、二级和三级创伤中心,确定各级中心的职责、权利和义务,制订创伤中心设立、建设、验收和复审的规范程序,其中一级创伤中心为区域性救治权威机构,从业人员应是全职,规划中应集中资源,维护区域性创伤中心的发展。

2)各级创伤中心所在医院坚持以创伤救治或灾难救援为重点发展方向:医院发挥全院集体智慧,构建创伤中心持续发展机制。医院应集中现有资源建设创伤中心,形成与传统优势学科高效协同的机制,应划定创伤中心的学科边界,且基本模式可采用"创伤外科+创伤ICU+急腹症外科"。创伤中心应以严重创伤紧急救治为学科发展方向,整体设计创伤伤员院内紧急救治的路径,"急诊—影像—手术"科室间路径清晰,距离小于5 m,不走回头路等。"多发伤"应成为医院病案管理规范的诊断,并建立包括全部来院创伤伤员的数据库,为创伤中心质量持续改进提供依据。

3)创伤中心从业人员培训和资质:应紧扣创伤救治能力核心,通过规范化培训提升创伤中心团队整体能力。中国医师协会创伤外科医师分会2016年7月启动的中国创伤救治培训(China Trauma Care Training,CTCT)是创伤中心从业人员任职教育的良好样本。该项目根据创伤紧急救治循证医学原则和国内现状制定培训教程,严格遵循时间(1.5 d)、学员人数(60人以内)和讲师队伍(5~7名)3个有限的原则,目的是使经过培训的人员能安全、规范和高效地评估和处置严重创伤和群体创伤。因紧密贴近临床实际,学习互动性强,培训效果好,启动以来一直得到业界的高度评价和支持,截至2017年10月在全国14个省、自治区和直辖市举办了21站,并成为一些地区创伤中心从业人员的标准培训课程。在未来,

CTCT将依托我国各省创伤通道和建设中的创伤中心,加快推进步伐,为创伤中心建设奠定坚实的人才基础。

2. 构建多学科团队　多学科团队(multidisciplinary team,MDT)通常指针对某种疾病由2个以上相关学科组成固定的工作组,基本工作模式是固定时间、固定地点的临床讨论会,提出个体化的临床诊治方案。这种在肿瘤、代谢病或老年疾病等"非急诊"状态下的以会议讨论会诊模式为主的机制并不适合于创伤急救。

(1)创伤急救中MDT特点:每一例严重创伤都是高能量冲击超过人体系统承受能力的结果,都是潜在的多发伤伤员,急救成功的关键是将"现场抢救、院前转运、急诊复苏和紧急手术"等众多环节控制在"黄金时间"内,故创伤急救的MDT具有2个特点:①多个年龄段的医师,创伤急救除需要丰富的临床经验,更因为经常面临紧急、长时间和通宵达旦的手术,需要强健的身体素质,区别于其他MDT主要由经验丰富专家组成,创伤急救MDT应包括中青年的技术骨干;②24 h在位的值班状态,急救的基本特征就是随时准备着,不能采用每周定时的讨论形式,而是24 h的待命形式,可能还要面临院外急救任务和灾害医学救援任务。

(2)重症多发伤MDT组成与启动:重症多发伤救治中2个阶段特别需要MDT,一是紧急救治阶段,需要多学科协同的伤情评估、紧急处理和手术挽救生命;二是重症监护阶段,需要多学科协同的再次伤情评估、复苏和脏器支持、计划或非计划性分期确定性手术。可以看出除外科手术团队外,还需要影像科、输血科、麻醉科、重症医学科医师参与。应强调的是各学科的主动、全程参与严重创伤急救,如严重创伤后失血性休克救治伤员中,确定性手术控制出血前麻醉科的损害控制性复苏、控制出血后的重症医学科的积极充分复苏(包括输血科提供足够的血液制品救治凝血紊乱等)。而不能出现麻醉医师仅关注术中血压平稳、能将伤员送出手术室;或输血科医师仅提供RBC,不能满足血浆或冷沉淀的需求等情况。

根据2006年世界卫生组织(WHO)一个创伤数据库的资料,多发伤占同期创伤伤员的16.3%(26 514例/162 662例),各部位损伤发生率从高到低依次为四肢和骨盆(49 200例单部位伤/18 904例多发伤)、头颅(25 776例单部位伤/12 340例多发伤)、胸部(11 730例单部位伤/13 625例多发伤)、腹部(2 625例单部位伤/4 249例多发伤)。可以看出,有近1/5的为多发伤,其中创伤急救面临的最主要伤类为四肢和骨盆损伤、头颅损伤,故骨科和神经外科是创伤急救中MDT的重要组成。该数据库的资料进一步显示与同期单发伤比较分析,合并多发伤的骨关节损伤、颅脑损伤、胸部损伤和腹部损伤的死亡率分别为15.9%、32.4%、29.6%和36.3%,说明多发伤、头胸腹等体腔损伤可显著升高死亡率,腹部损伤虽然相对少见,但死亡率最高,与其伤情危险、隐匿,伤情评估困难和救治难度大有关。故创伤急救中MDT的外科团队应包括骨科、神经外科、胸外科和普通外科医师,其中骨科医师应占1/2~2/3(由于骨伤可以远途转运,越高级别的医院骨科医师比例应越高),普通外科医师由于熟悉休克、感染等外科基础问题和腹部外科等,通常在创伤急救的MDT中起领导作用。

实际上不是每例创伤伤员急救均需MDT参与,如未导致全身反应的远端肢体损伤、单纯肝挫伤等。MDT的作用是确保黄金时间内确定性手术,避免漏诊导致严重后果,避免救治过程中的医源性损害(即损害控制),启动MDT的过程类似院内检伤分类,通常确定或怀疑多发伤、严重部位伤伴失血性休克或远隔脏器损伤(如挤压伤导致的急性肾损害)等需要启动MDT,具体阈值包括:①生命体征。脉搏<60次/min,或>100次/min;呼吸<10次/min,或>29次/min;收缩压<90 mmHg;GCS<14,修订的创伤评分(revised trauma score,RTS)<12。②解剖损伤。明确或怀疑多部位、多系统损伤,如头、颈、躯干、四肢近端穿透伤及浮动胸壁;两处以上近侧长骨骨折;骨盆骨折;瘫痪;肢体毁损。③致伤机制。现场脱险时间>20 min;20 m以上的坠落伤;交通伤中的从机动车中弹出,同车乘客中有死亡者,翻滚事故,高速撞击,机动车撞击行人>8.045 km/h(5 mph),摩托车撞击>32.18 km/h(20 mph)或从自行车上摔下等。④伤前状态。年龄<5岁或>55岁;心脏或呼吸系统疾病;糖尿病(特别是使用胰岛素者);肝硬化或肝病;肥胖;出血病史等。⑤其他因素。包括因长时间掩埋、封闭、饥饿等导致伤员状态衰弱,再次受伤和环境威胁等。

(3)重症多发伤MDT运行机制:组建重症多发伤急救中的MDT,基本的做法是由多发伤救治涉及的学科中抽调专家和技术骨干,包括普通外科、骨科、神经外科、胸外科和重症医学科等。MDT运行机制除其组织结构和启动机制外,还包括工作流程、效率和评价,以确保MDT持续发展并胜任重症多发伤急救。

重症多发伤急救中的 MDT 有实体性和虚拟性 2 种运行机制,完全的实体性在一定程度上与我国现行医院学科建设体系冲突,虚实结合的新型矩阵组织结构是值得推荐的方式。如中国人民解放军陆军军医大学大坪医院创伤专科医院创伤外科在管理、建设上有实体组织的特点,创伤外科 2 个病区设 4 个多发伤组(收治头胸腹损伤和以其为主的多发伤)和 6 个骨伤组(收治四肢、骨盆和脊柱损伤,及以其为主的多发伤),每天各设 1 个多发伤组和骨伤组值班,能满足日常创伤急救需要;交班均采用高效的多媒体形式,护理交班以反映全科伤员情况为主,之后是多发伤伤员交班,然后是 2 个专业组分别的手术和救治质量评估,兼顾了学科融合与效率。而创伤专科医院其他单元在人事制度、知识共享与交流等具有虚拟组织的特点,如严重创伤院内紧急救治绿色通道、定期集中的业务学习和病例讨论、工作会议制度等。

创伤急救实体化的 MDT 关键是队伍和技能的维护和发展。创伤急救争分夺秒,难以精雕细琢,另外创伤"从头到脚",要求广阔的知识面和诊疗技术,决定了创伤急救人才培养的周期长、难度大,"一专多能"知易行难。创伤急救实体化 MDT 的核心是足够的伤员收治量,这恰恰与创伤急救"就近就急"矛盾,头胸腹损伤不可能集中在某个创伤中心和科室,从长远看头胸腹创伤亚专业组队伍和技能的维护和发展可以采取以下方式:①收治一部分疾病伤员;②年轻医师各外科专科轮转,或各外科专科医师到创伤外科轮转;③按城市或地区组建创伤救治中心,相对集中资源,促进创伤急救 MDT 发展。

3. 确定创伤中心收治范围　创伤中心一般基于急诊外科建设,与临床医学的其他专业相比较,我国急诊外科(acute care surgery,ACS)尚处于起步阶段,学科运行存在诸多形式。因处在院内救治的最前线,ACS 可显著提高严重创伤和急腹症伤员诊治的时效性。2012 年,美国创伤外科协会(AAST)前主席、弗吉尼亚州东弗吉尼亚医学院 L. D. Britt 教授等主编出版了《急诊外科》(*Acute Care Surgery*)一书,2015 年底白祥军和赵晓东教授与张连阳一起,受人民军医出版社委托,将其翻译并在国内出版。2016 年第一期 *Trauma Acute Care Surg* 又刊出 L. D. Britt 教授的文章"Acute care surgery:is it time for a 'victory lap'?"与张连阳发表的 2016 年"加快创伤与急诊外科建设步伐"一文中的诸多观点不谋而合。

位于医院外科的最前线,优势在于诊治的时效性,这也是其建设的核心理念。创伤中心应围绕迅速和有效的实施评估诊断和内外科治疗,构建收治病种、运行机制和学科团队等。应将需要尽可能早期干预和确定性处理的时间敏感性外科疾病纳入 ACS 收治范畴,而不是按照解剖部位或生理系统划分,故严重创伤和急腹症等应由创伤中心处置。此外,严重创伤和急腹症常存在炎症、穿孔、梗阻、出血、局部缺血、坏死和感染等,血流动力学状态常不稳定,需要终点导向的复苏,故应配以重症医学团队。创伤中心通常收治创伤、急腹症和外科重症 3 类疾病;创伤中心应能实施迅速初次评估、目的导向复苏、早期干预和确定性处理,创伤中心软硬件要使伤员就诊流程的每一步都达到高时效,需要规划契合的路径,具备便捷的影像学检查、手术救治和重症监护等条件,以实现快速、有条不紊和准确的诊治。

美国外科医师学院国家手术质量提升计划的数据显示,手术救治失败率约 10%,其中绝大部分是创伤中心的病种,由高效团队提供的早期干预可以最大限度地降低救治失败率,这是创伤中心建设的初衷和目标。已发表的数据证明创伤中心提高了严重创伤及急性胆囊炎等急腹症的治疗时效。

二、重症多发伤救治策略

重症多发伤救治是创伤医学发展到比较成熟的阶段后才开始得到真正意义上的发展的,是在对重症多发伤的认识不断深入,对重症多发伤的治疗方法和手段不断进步中实现的。长期以来都认为对重症多发伤的救治在临床上就是部位伤处理的简单相加,给予确定性手术就是治疗多发伤的最佳方法,但这样处理后重症多发伤伤员往往陷入难以逆转的严重生理功能紊乱中,重症多发伤的存活率一直没有得到明显的改善。20 世纪 80 年代以来,重症多发伤的救治以提高生存率为目标,各类严重损伤救治技术取得了显著进展,其中最重要的是 90 年代早期对濒死或即将面临严重生理紊乱时采取简明外科策略的损害控制技术,以避免低体温、凝血功能障碍和代谢性酸中毒构成的致死性三联征(triad of death)。对于非高危的多发伤伤员行早期整体救治、确定性手术是最佳的治疗方案;而对于濒危伤员初次手术应遵循损害控制策略,以避免长时间、大创伤手术导致的"二次打击"。

(一) VCOIP 程序

West 等在 1985 年提出了多发伤救治的 VIP 程序,即按通气(ventilation)、灌注(infusion)和搏动(pulsation)顺序救治,在救治严重伤员的过程中,发挥了重要作用,提高救治成功率达 97% 以上,经过不断总结和发展,发现紧急状态下控制出血和急诊手术的重要性,归纳为 VIPCO 程序,增加了控制出血(control bleeding)和手术(operation)。经过长期的实践和总结,张连阳提出确定性手术作为严重创伤复苏的组成,是首要关键的环节,在确定性止血前应遵循损害控制原则,给予限制性复苏等,有必要将传统的紧急救治策略由 VIPCO 改为 VCOIP,以更好地提高救治成功率。

1. V——通气(ventilation)　即保持通气及呼吸道通畅。在多发伤院内救治中,首先保证伤员有通畅的氧道和正常的通气与给氧。迅速清除口咽腔凝血块、呕吐物及分泌物。鼻导管给氧,放置口咽通气管、气管切开和辅助呼吸。昏迷伤员应尽早气管插管,颌面及喉部严重损伤宜行气管切开术。有胸腔创伤发生通气障碍,应行气管切开、胸腔闭式引流。开放性气胸宜用凡士林纱布填塞胸部伤口,予以包扎,预防纵隔摆动。张力性气胸应行胸腔闭式引流。

2. C——控制出血(control bleeding)　即控制出血。通过敷料加压包扎有效地控制外出血是多发伤抢救中最有效的方法之一;对大血管伤经压迫止血后应迅速手术进行确定性止血(结扎和吻合);一旦经胸腹腔穿刺或腹腔灌洗术明确了腹腔内出血,应立即剖腹探查止血。

3. O——手术(operation)　即紧急手术。抢救多发伤伤员,必须争分夺秒。时间和伤情不允许做过多的检查,将伤员后送可能会延误抢救时机。手术是创伤救治的决定性措施,也是控制出血的最有效的手段,手术救治的主要目的是控制出血、修复或切除受损的组织和器官及血肿清除和减压。

常见紧急手术包括:①头颅紧急手术。开颅探查颅内血肿清除术或去骨瓣减压术等。②胸部紧急手术。开胸探查止血、胸腔闭式引流术、心脏穿透伤的修补及心包引流和减压术、肺裂伤缝合术等。③腹部紧急手术。开腹探查脾切除术、肝修补术、肠切除肠吻合术等。④肢体骨折紧急手术。四肢长骨骨折的内固定术和外固定术等。⑤血管紧急手术。血管结扎、血管移植、血管吻合术。⑥紧急介入手术。多发伤伴有严重骨盆骨折,肾的裂伤或挫伤,无手术指征或不能行手术处理时,选择介入止血无疑是一种较好的选择。

多发伤是时间敏感性疾病,应缩短院内术前时间,院内紧急手术时应遵循上述时效性、整体性和合理性原则。

4. I——灌注(infusion)　即保持良好的血流灌注。纠正缺氧时应快速建立多条液体通道,一般选择上肢、颈静脉,在有腹部伤时忌用下肢静脉通道。根据出血控制与否迅速补充血容量,以防止休克发生和恶化,第 1 小时内输平衡液及血液 2 000~2 500 ml(其中血及血浆代用品>400 ml);如确定确定性止血需 30 min 以上,可视情况使用抗休克裤。对严重休克伤员,应适当补充碳酸氢钠,以纠正酸中毒。7.5% 高渗盐水的输注有改善血流动力学、提高生存率和升压效果,其输入量为失血量的 10%~20%,10~15 min 内可输入 200~400 ml,对出血未能控制者可加重出血,要慎用。

5. P——搏动(pulsation)　即监护心脏搏动,维护心脏功能。及早发现和处置心脏压塞征,否则后续通气或扩容都是无效的;对张力性气胸应立即行胸腔闭式引流,对心肌挫伤可选用多巴胺治疗。

(二) 损害控制策略

创伤尤其是重症多发伤并发休克后,出现严重生理功能紊乱和机体代谢功能失调,伤员出现低体温、酸中毒和凝血功能障碍三联征(致死性三联征),机体处于生理极限状态,伤员面临着死亡和出现严重并发症的危险:①低体温(hypothermia),指机体中心温度低于 35 ℃,大多数创伤伤员离开手术室都有低体温,严重创伤伤员低体温占 66%;②代谢性酸中毒(metabolic acidosis),指严重创伤早期血液 pH 值<7.25,出现代谢性酸中毒和碱缺乏是创伤伤员预后不良的预测指标;③凝血功能障碍(coagulopathy, cogulation disorder),约 90% 的创伤处于高凝状态,仅 10% 的创伤伤员发生凝血功能障碍,主要是严重创伤者发生凝血病,创伤后早期凝血病是死亡的独立预测因子。

1. 严重创伤损害控制定义　损害控制(damage control, DC)是针对严重创伤伤员进行阶段性修复的外科策略,旨在避免由于体温不升、凝血病、酸中毒互相促进形成致死性三联征而引起的不可逆的生理损伤。创伤伤员发生多器官功能障碍综合征(multiple organ dysfunction syndrome,MODS)的"二次打击"机制有助于了解损害控制的原理。"第一次打击"代表损伤的类型和严重度及生物学反应,第一次打击时诱导炎症反应。"第二次打击"代表治疗的类型和结果,依赖于第一次打击的严重度,第二次打击使伤员向有害的结局发展。损害控制是通过减少由创伤导致的第一次打击和救治过程中的第二次打击的强度,调节创伤后炎症反应,选择最合适的伤员行恰当的外科干预,以提高救治成功率。

损害控制可以开始于受伤现场、急诊科或手术室,对于需要采取损害控制策略的伤员越早开始效果越好,应避免在手术中无法稳定生命体征才决定采用损害控制。经典的损害控制程序通常包括3个不同的阶段:①第一次手术,包括判断损伤程度、控制出血和污染;②转运到ICU进行复苏、升温、纠正酸中毒和凝血功能障碍;③计划性再次手术,通常在24~48 h内回到手术室,给予损伤脏器确定性的处理修复。

2. **严重创伤损害控制适应证** 大多数严重创伤伤员可按非损害控制方式处理,并不需要采取损害控制及计划再手术模式处理。只有那些少数生理潜能临近或已达极限伤员,虽然技术上能达到创伤Ⅰ期修复和重建,但生理潜能临近耗竭,进行大而复杂的外科手术则超过伤员生理潜能极限,必须采取损害控制处理模式。主要适用于高能量躯干钝性创伤或多发性躯干穿透伤,具体适应证包括:①严重脏器损伤伴大血管损伤,如胸部心脏血管伤、严重肝及肝周血管伤、骨盆血肿破裂和开放性骨盆骨折;②严重脏器损伤,如严重胰十二指肠伤等;③重症多发伤,创伤严重度评分(ISS)≥25分;④严重失血,估计失血量>4 L,收缩压<70 mmHg等血流动力学不稳定,或输血量>10 U,或手术室内血液置换大于4 L,或所有手术室内液体置换大于10 L;⑤出现致死性三联征,体温<34 ℃,pH值7.10~7.30,碱剩余>14,凝血功能障碍;⑥估计手术时间>90 min。

3. **重症多发伤损害控制主要方法** 1983年Stone全面系统地阐述了在严重失血导致低体温和凝血障碍的创伤伤员中简明剖腹术和腹腔内填塞术的应用,之后损害控制策略和技术得到了较大的发展,其并非一次单独的手术,而是一系列有计划的、分期的策略。首先是确定采取损害控制策略,包括复苏、评估和决策;以腹部严重损伤为例,具体分3个阶段:①第1阶段,是在加温的手术室内进行简明手术,控制出血、污染,可以采用腹腔内填塞和负压封闭引流的方法;②第2阶段,是在ICU,进行复温、纠正凝血功能障碍,机械呼吸支持,再次检查和评估;③第3阶段,又回到手术室,取出填塞物,行确定性修补和腹腔关闭。采取损害控制策略具有明显的生存优势,而且延迟的胃肠道重建、骨折固定等是安全的,并发症发生率极低。以后相应的紧急手术技术逐渐发展,如腹部切口暂时关闭技术和延迟的腹壁重建技术,改良的填塞和局部止血剂应用技术,复温、逆转凝血功能障碍技术和复苏终点的判断,紧急救治初期控制出血的介入性放射技术等。

随着损害控制技术的进步和效果的显现,对于重症多发伤伤员,多数创伤中心已经广泛常用损害控制策略。损害控制的应用范围从早期的腹部损伤扩展到周围血管、胸部、颅脑及骨关节损伤等,提出了损害控制性开颅术、损害控制性剖腹术、损害控制性骨科等概念;应用技术从单纯的主动计划性分期手术减少手术带来的二次打击,扩展到液体复苏、机械通气等各种应用不当可能带来二次打击的救治措施,也提出了一系列的新的概念,如损害控制性复苏、损害控制性机械通气等。

(三)各系统损伤救治顺序

重症多发伤伤情严重,紧急救治与伤情评估常常同时进行,但具体实施时外科医师必须确定处理优先次序。有内出血和神经损害的症状的伤员可能需要两组人员处理;胸腹伤通常需要立即处理。

1. **第一优先** 目的是维持和(或)恢复伤员生命支持系统的功能,包括一系列基础生命支持措施(气道控制、呼吸及循环功能维持等),以及颅脑伤、脊髓伤的评估和救治。

2. **第二优先** 目的是迅速明确并控制生命支持系统的一系列病理生理性改变,包括实施各种确定性的救治措施和有针对性的检查。如确定性包扎、止血,血流动力学稳定的情况下进行快速的辅助检查(X射线片、CT、B超等)。

3. **第三优先** 目的是及时确定并处理一些隐匿的病理生理性变化,包括:建立静脉通道复苏,在出血未控制时(如脾破裂出血术前)应行限制性低压复苏;通过鼻导管、面罩吸氧,或行环甲膜穿刺、气管插管辅助呼吸纠正低氧血症;胸部外伤合并多根多处肋骨骨折易引发纵隔摆动,应迅速用多头胸带加敷料进行加压包扎纠正反常呼吸;有血气胸时应行胸腔闭式引流。

(四)多发伤手术救治优先权

除上述3项策略外,多发伤手术救治常常面临如何选择先后次序的问题,一般应遵循以下原则:①先治致命性损伤,后治其他伤;②先治内伤,后治表浅伤;③先治头胸腹伤,后治四肢脊柱伤;④先治软组织伤,后治骨骼伤(或同时进行);⑤先多科联合抢救,后专科治疗。具体部位伤的手术也应根据对生命或肢体威胁的程度决定。

1. 颅脑伤合并其他损伤时

(1)双重型:颅脑伤多为广泛的脑挫裂伤、颅内血肿等,其他伤如胸、腹腔内有大出血。此时两者均需紧急手术,可以分组同时进行,以免延误抢救时机。

(2)单重型:颅脑伤重、合并伤轻,则手术的重点应放在颅脑伤,轻伤可行简单处理,后期再做进一步治疗。合并伤重、颅脑轻,则颅脑伤可暂行非手术治疗,积极处理合并伤(如胸、腹腔内大出血),以后再复查头颅CT决定。

2. 胸部伤合并其他损伤时

(1)优先处理对生命威胁最大的损伤:胸部伤存在下列情况时应给予优先处置。胸壁有较大的外伤性缺损;开放性气胸、张力性气胸;急性心肌损伤、心脏压塞;胸腔的大血管伤导致的大量血胸(一次闭式引流量≥1 500 ml);气管或支气管破裂等。

(2)胸腹联合伤:胸部伤伴腹腔内出血者有开胸探查指征时,最好同时进行手术开胸(进行性血胸)和开腹探查;如腹部伤情允许,可先开胸以解除呼吸循环障碍,稍后再行腹部手术,如膈疝压迫肺造成呼吸困难或疝有绞窄等。如腹腔出血量多,则先行胸腔闭式引流后腹部紧急手术。一般而言,胸腹部穿透伤应先剖胸,胸腹部钝性伤在安置胸腔闭式引流后先剖腹。需指出的是在平时胸部伤中,90%的胸部外伤,均可以通过保守治疗达到良好的治疗效果,而无须进行手术。

3. 腹部伤合并其他损伤时 腹部伤伴有躯干其他部位损伤,只要这些伤不危及生命,则可先处理腹部伤,待全身情况稳定后再行其他损伤的进一步处理。考虑腹腔内实质性脏器伤,特别是伴有大血管伤时,需在限制性复苏的同时紧急剖腹手术。空腔脏器损伤者则可先处理危及生命的损伤或先行抗休克治疗,然后再做相应处理。

4. 脊柱、四肢伤合并其他损伤时 优先处理头、胸、腹等危及生命的损伤。对四肢骨折性外固定或牵引治疗,尤其是外固定术后易于变动体位,肢体可早期进行功能锻炼,能显著降低肺部并发症、ARDS和脂肪栓塞。待血流动力学稳定后对骨伤行二期处理,即在救命手术1~2周内完成内固定手术。

5. 软组织伤合并其他损伤时 软组织损伤在多发伤中最为常见,包括切割、毁损、撕脱等开放性损伤;也包括擦伤、挫伤等闭合性损伤。多发伤院内救治中因忽视处理软组织损伤带来一些较为棘手并发症在临床上屡见不鲜。因此,除积极处理休克和危及生命的损伤时,必须重视多发伤伤员中软组织伤的处理。清创术应伤后6~12 h之内进行,术中彻底清除坏死或失活组织,颜面部、会阴部组织尽可能保留,重要血管、神经尽量保留。对于皮肤剥脱伤可将撕脱皮瓣修成真皮下血管网薄皮瓣回植,创面可采用负压封闭引流。

(五)多发伤院内紧急救治程序

为避免综合性医院分诊分科式救治多发伤的弊端,如救治时效性差、对非本专科损伤重视不够、相互间推诿伤员等,充分满足严重创伤救治的快速通过、"黄金1小时"内给予确定性处理等要求,各医院应基于自身的创伤救治条件和状况制订"多发伤院内紧急救治程序",增强重症多发伤救治相关各科室人员的急救意识,缩短伤员在急诊科停留的时间,提高重症多发伤的救治水平。

1. 紧急救治流程基本方法 应组建固定的创伤救治队伍,由有丰富创伤救治经验的创伤外科或普通外科医师指挥。提升急诊科救治水平,具备现场抢救能力,24 h有急诊科医师值班;一旦接到创伤伤员的院前通知,急救部工作人员应立即准备;医护人员应做好必要的防护,如手套、眼罩、口罩、隔离衣等,才能接触伤员的体液;如果生命体征不稳定或需要紧急手术,应立即通知创伤队伍;通知可能需要的其他人员,如会诊人员、手术室人员、放射或CT人员等;全程陪同完成有关影像学检查。有紧急手术指征者直送手术室,尽量缩短院内术前时间;24 h 有麻醉医师、普通外科医师值班;手术室设备及人员随时待命;具有骨科、胸心外科、神经外科、泌尿外科和整形外科等外科专科医师,能够对所有类型的创伤给予确定性处理。24 h 能够完成 X 射线平片、CT、血管造影、超声等影像学检查和血液化验;可立即获得的 O 型血液;满足院前救治需要的院前救治队伍和设备。

2. 紧急救治流程主要时间指标

(1)缩短院内术前时间:速度是多发伤救治的灵魂,"黄金时间"的概念要求缩短受伤到确定性手术的时间。在缩短院外救治的时间,提高院内的救治速度是提高多发伤救治水平的关键。国内外多家单位的实践证明由专业化的创伤外科或类似的急诊外科,或有较多处置经验的较大的科室负责多发伤伤员的治疗,具有明显优势。应注意在多发伤救治中检查永远不应影响复苏,在病情汇报或电话联系中应遵循"45 秒原则",即在 45 s 内简要描述受伤机制、发现或怀疑的损伤、生命体征和已给予的治疗及反应等。

(2)缩短手术中时间:严重多发伤救治应遵循损害控制策略,其中心环节是缩短手术时间,如对腹部脏器损伤时,应用填塞处理肝损伤,全脾切除处理脾损伤,采用结扎、外置、造口处理肠道损伤,以及简易关腹等;对于骨关节损伤可行早期临时或确定性外固定,或留待二次手术处理,控制手术时间在 90 min 以内。

(3)缩短复苏时间:ICU 中严重多发伤伤员重症监护的重点是尽快逆转低血容量,纠正低体温,防治凝血功能障碍,纠正代谢性酸中毒。应通过多学科协作处理,在数小时到数十小时内达到最好的恢复,将可能的并发症控制到最少,以便积极进行二次确定性手术。由于初次手术血管痉挛、血流低灌注,以及术后温度升高、再灌注,送到 ICU 的损害控制伤员可能再次发生活动性出血,也可能因初次手术时未发现的血管突然出血,应及时发现,并与凝血功能障碍导致的出血相鉴别。

三、重症多发伤院前救治技术

重症多发伤同其他严重创伤救治一样,需就近就急,在"黄金时间"内给予确定性处理,其院前救治包括现场伤员伤情评估、有限生命拯救和快速安全后送。

(一)将伤员转移到安全区域

通常需要搜救、消防或公安部门人员帮助,可能需专用器械、起重机或绞车等,在可燃物体现场应避免产生火花。当救助伤员脱离现场困难时应考虑送急诊内科医师或外科医师到现场。存在余震、通电的电线、烟雾吸入或烧伤、爆炸、敌对的人群等危险状态时应注意确保救护人员的安全。

(二)生命支持

重症多发伤可能致死的原因主要包括窒息、挤压伤、颅脑伤、颈部伤、躯干伤及低血容量性休克。在现场首先应给予紧急救命处理,即 ABC 法则,保持气道通畅、维持呼吸功能和维持循环功能。

1. 保持气道通畅(airway,A) 创伤后气道阻塞可于数分钟内因窒息而导致呼吸及心搏停止,保持气道通畅和防止误吸是创伤伤员救治的首要措施,成功的气道处理是野外现场救治中最重要的技术,决定受伤者的预后。应快速开放气道仰头举颌,昏迷伤员向外牵拉舌,防止舌后坠,清理呼吸道异物,用手抠除或吸引器清除口腔异物、血凝块及分泌物,保持呼吸道通畅,必要时应及时做快速环甲膜切开置管或气管切开。现场搜救发现严重颅脑损伤等伤员后,应及时行气管切开或插管控制气道,避免伤员在获救后的 0.5~1.0 h 内窒息死亡。

2. 维持呼吸功能(breathing,B) 对有呼吸功能障碍的伤员应及时寻找原因予以排除。口对口人工呼吸,有条件时给予吸氧。用手背贴近口鼻,判断伤员有无自主呼吸,无自主呼吸则应立即行口对口人工呼吸,注意应捏闭伤员鼻孔,每次吹气量在 800~1 200 ml;条件许可经气囊活瓣面罩通气或行气管插管后机械通气;并给予胸外心脏按压(也称闭胸心脏按压)30 次,吹气 2 次。开放性气胸应密封包扎伤口。进行性呼吸困难、气管严重偏移、广泛皮下气肿等考虑张力性气胸时,应立即用粗针穿刺抽气。

3. 维持循环功能(circulation,C) 采用加压伤口包扎、指压止血、填塞止血、屈曲肢体加垫止血或止血带等方法控制外出血。建立静脉通道液体复苏、给予肾上腺素等复苏药物等。去除直接导致血液循环及呼吸衰竭的原因,待呼吸、心脏搏动恢复后,迅速后送。对心搏停止、大动脉搏动消失、意识丧失等考虑心脏停搏者,先实施心前区叩击术(于胸骨中下1/3交界处用力叩击)。若连续叩击3~5次仍无效,应改行胸外心脏按压。

(三)其他处理

对于肢体长时间挤压,在解除压迫前应用止血带绑扎挤压处的近端,避免被压肢体或组织发生缺血再灌注,引起低血容量性休克、高钾血症、脓毒症或其他毒素快速入血而导致死亡。应严密观察有无脏器活动性出血;胸部伤后要严密观察有无心包或胸腔内积血,有条件时可行胸腔穿刺以明确诊断及伤情严重程度;腹部穿透伤后要特别注意有无腹部移动性浊音,有条件时可行腹腔穿刺以明确诊断及伤情严重程度。对有明显疼痛或烦躁不安者可适当应用镇静、镇痛药物,使伤员安静休息、避免躁动,从而防止伤部继续出血。注意保暖、防暑,以免诱发和加重休克的发生。注意伤员的体位,对有效血容量不足的伤员可采用平卧,下肢抬高15°~20°以促进静脉回流。应积极预防感染,除及时包扎伤口外,应及时后送迅速处理,有条件时应给予抗感染药物。

(四)快速转运

转运的前提是完成基础生命支持和初期伤情评估,避免现场转运到医院途中由于伤势严重等死亡,应遵循"安全、快速"的原则。院前转运的质量与伤者的死亡率与伤残率密切相关。

1. **转运次序** 多数伤员伤情严重,在保持呼吸道通畅情况、妥善止血,并在初步抗休克治疗后,应按以下顺序转运后送:①已经危及生命需要立即治疗的严重创伤者;②需要急诊救治有可能有生命危险的伤员;③需要医学观察的非急性损伤;④无须医疗帮助或现场已经死亡者。在整个搬运过程中,应继续观察伤情变化,如意识、呼吸、脉搏等,并及时处理。

2. **转运方法** 清醒、下肢无骨折、伤势不重、能自己行走的伤员,采用扶行法。老幼、体轻、清醒的伤员采用背负法。担架搬运省力、方便,适用于怀疑头伤、四肢或骨盆或脊柱骨折等不宜徒手搬运的伤员,或需要长途转运者。常用帆布折叠式担架、组合式(铲式)担架和自动简易担架,紧急时也可就地取材,用座椅、门板、毛毯、竹竿等制作临时担架。

我国长距离院前转运的主要方式是急救车、救护车等,未来的发展方向是救护直升机的空中转运。转运途中,应简要通知医院,包括致伤机制、生命体征、考虑的损伤和已给予的处置等,使医院有足够时间准备。如果伤员量大,则只需告知需要紧急手术、监护或其他治疗的人数。

转运中应防止加重损伤。尽可能固定骨折的伤肢,以防止加重骨折部位软组织的损伤和出血。考虑脊柱骨折时,应防止脊椎弯曲或扭转引起脊髓继发性损伤,要求使用木板担架,严禁用一人抬胸、一人抬腿的拉车式搬运;搬运时必须托住伤员的头、肩、臀和下肢,保持躯体呈一直线;颈椎骨折搬运时,要有专人牵引,固定头部,然后多人分别托肩、臀、下肢,动作一致抬放到硬板担架上,颈下垫一小垫,使头部与身体呈直线位置;颈两侧用沙袋固定或用颈托,肩部略垫高,防止头部左右扭转和前屈、后伸。考虑骨盆骨折时,应使伤员仰卧,两腿膝关节半屈,膝下垫好衣卷,用三角巾围绕臀部和骨折,在下腹部前面的中间打结。多人平托放在木板担架上搬运。

四、重症多发伤院内紧急救治技术

重症多发伤是一类对全身生理状况影响较大,病理生理变化急剧,且是一种危及生命的损伤,伤员如救治不及时,有较高的死亡率。重症多发伤的院内救治涉及多学科、多专业的协调配合,如何处理好救治中存在的矛盾,在国内尚无统一模式、规范可循。我国大多数医院目前尚缺乏相对专业的创伤急救队伍和专业的救治平台,各单位、各部门对创伤急救的认识和技术水平参差不齐,这些因素是导致严重创伤特别是重症多发伤延误处理、漏诊、并发症发生率高、死亡率和伤残率居高不下的主要原因。因此,有效整合院内医疗资源,缩短伤员得到确定性治疗的时间和空间,做到快速、准确和高效救治是提高重症多发伤救治水平的前提。本节主要介绍重症多发伤救治中遵循损害控制策略的阶段性手术技术。

重症多发伤损害控制性手术(damage control surgery,DCS;也称损害控制性外科)如前所述,包括3个阶段：①第1阶段，是在加温的手术室内进行简明手术，控制出血、污染，可以采用腹腔内填塞和负压封闭引流的方法；②第2阶段，是在ICU，进行复温、纠正凝血功能障碍、机械呼吸支持，再次检查和评估；③第3阶段，又回到手术室，取出填塞物，行确定性修补和腹腔关闭。采取损害控制策略具有明显的生存优势，而且延迟的胃肠道重建、骨折固定等是安全的，并发症发生率极低。

（一）初次手术

初次手术是损害控制策略的首要关键技术，有时甚至是唯一的技术，如腹部创伤的损害控制多数仅与救治的初期有关，有时无确定性修复阶段。初次手术期间损害控制技术的常见错误包括延迟决定采用损害控制策略，与麻醉师、护士和重症监护队伍的沟通差，未监测术中温度，在急诊科或手术室未监测血气，液体复苏的容量监测不充分，外科医师过于自信等。在行损害控制的初次手术前应通知手术室提前完成有关准备：①手术间加温到27 ℃；②做好大量失血的救治准备，如复苏液体、血液回收机、启动特殊供血机制等；③在切开腹部之前准备好填塞纱布；④准备好两套吸引器，但在剖腹术的早期避免使用吸引器；⑤在手术控制出血前应限制性复苏。

1. 腹部创伤

（1）控制出血：控制活动性出血是损害控制性剖腹术的首要目标。通过正中切口或两侧肋缘下切口进腹。根据具体情况采取结扎、缝合、切除、固定、栓塞和填塞等方法控制出血。损伤血管结扎可能是唯一可选择的救命手术，损伤动脉结扎可带来缺血性损害。

如果出血量巨大，则用手移除较大血凝块后快速填塞全部4个象限，应配备血液回收机最大限度收集和回输自体血。在填塞的同时应判断最明显损伤的部位。腹膜一旦打开，可能导致急剧和严重的低血压；如果在填塞后伤员仍有严重低血压，就应当着手控制主动脉血流，方法是快速在膈裂孔位置用拇、示指压迫或用手直接压向脊柱阻断主动脉。在主动脉阻断和腹内填塞双重作用下，大多数明显出血可得以暂时的控制，然后从最不可能大出血的区域开始依次移除填塞物，确定并快速处理各种损伤导致的出血。具体方法包括：①肝损伤，控制肝出血的方法包括电凝、局部应用生物蛋白胶等、清创性肝部分切除、缝扎止血和肝动脉结扎等，对于严重肝损伤，尤其是伴肝后腔静脉损伤等导致的严重出血，应果断用大块无菌敷料或干净的织物填塞至创腔或伤口内。②脾、肾损伤，应采用简捷的脾、肾切除术。③知名血管损伤可采用快速的动、静脉缝合。复杂动脉损伤的确定性修复应当延迟，仅在确信能快速置修补片且确认无肠道损伤时进行。腹主动脉、肠系膜上动脉、髂总或髂外动脉可采用旁路手术方法。④非动脉源性出血，包括静脉渗出或凝血功能障碍引起者首选填塞法。

（2）控制污染：是损害控制性剖腹术的第二目标，但不包括胃肠道连续性的重建和修复。目的是控制消化道、泌尿道和开放伤导致的污染，通常采用夹闭、结扎、缝合、引流、修补或外置等方法。具体方法：①胃肠道损伤，胃及小肠损伤为防止内容物溢出到腹腔，可缝合、结扎或钳夹破裂处，放置于腹腔外或腹腔内，结直肠损伤为减少腹腔污染可行结肠外置或造口。②胆胰管损伤，可行外引流，或加填塞，胰管损伤可进行负压封闭引流，胆道损伤可造瘘引流。③泌尿道损伤，输尿管损伤应插管引流，膀胱损伤一般可经尿道或耻骨上造瘘，膀胱广泛损伤时可行双侧输尿管插管。

（3）暂时性腹腔关闭：为预防腹腔间室综合征和便于二期确定性手术，损害控制剖腹术时常规关腹既无必要，又浪费时间，通常采用简明方法暂时性腹腔关闭（temporary abdominal closure, TAC），目的是限制和保护腹内脏器，腹腔扩容防治腹腔间室综合征，控制腹部分泌，保持填塞区域的压力，防止体液和体热丢失，并为最终关闭奠定基础。尚无公认的暂时性腹部关闭方法，多数推荐采用假体植入于腹壁筋膜间的方法。T. C. Fabian提出了三阶段治疗技术：在初次手术时植入假体，14～21 d后植皮形成计划性腹疝，6～12个月后行确定性重建。缝合在筋膜层的假体材料分为不吸收和可吸收两种，前者包括橡胶、聚丙烯、聚四氟乙烯、Wittmann补片等，也有波哥大袋、膀胱冲洗袋、X射线盒盖的报道；后者如聚乙醇酸、聚乙醇910网。负压辅助闭合（vacuum-assisted closure, VAC）技术辅助的切口关闭方法是将无菌塑料膜衬于腹膜下、内脏表面，周围不与腹膜缝合（便于渗出引流），超出切口5 cm；根据切口大小将具有极强的吸附性和透水性的多聚乙烯醇明胶海绵泡沫材料置于塑料膜表面，四周与前鞘或白线缝合，包埋于海绵中的多侧孔引流管从切口上下方引出；清洁切口周围皮肤，擦干，用具有良好的透氧和透湿性的生物透性膜覆盖达到密封；引流管维持 60～80 mmHg 的负压，持续 24 h 负压吸引（图 1-2）。该法使用生物透性膜封闭，使腹腔与外界隔开，可防止细菌入侵，无须常规换药；可维持有效引流 5～7 d，无须更换；持续负压有利于腹腔渗液的引流及炎症和水肿的消退；可使切口相互靠拢有利于伤口愈合。

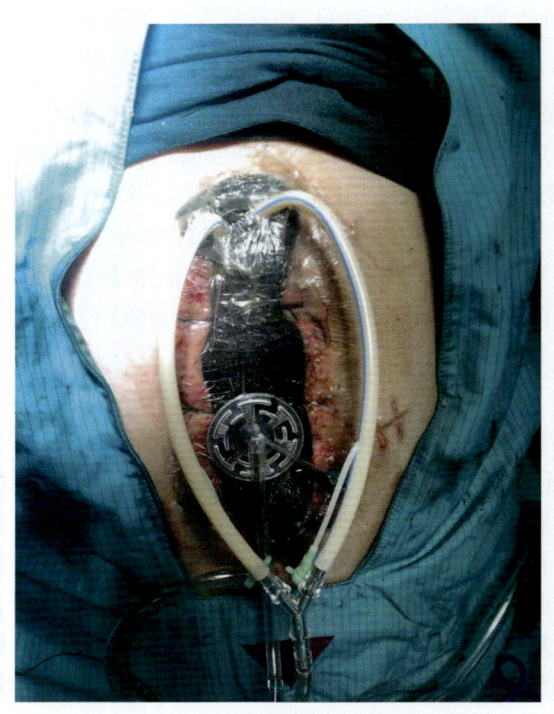

图 1-2　负压辅助闭合法暂时腹腔关闭

其他方法包括单纯皮肤缝合法、单纯筋膜缝合法或纱布填塞法等，由于腹腔扩容不足够、不能防止体热丧失、不能有效保护腹腔脏器等，逐渐被废弃。

2. 胸部创伤　损害控制策略也用于面临死亡威胁的胸部损伤伤员，但与腹部损害控制不同，胸腔内损伤需要初期手术时行确定性修补。首先应气管插管或切口等确保气道通畅，安置胸腔闭式引流导管，建立较大直径静脉的通道，备血液回收装置，行配血和交叉配血。

（1）急诊科剖胸术：急诊科剖胸术（emergency department thoracotomy，EDT）主要用于血流动力学不稳定的穿透性胸部损伤，而不建议用于钝性胸部损伤伤员。急诊科剖胸术目的是解除心脏压塞、控制胸腔内出血、控制巨大空气栓塞或支气管胸膜瘘、胸内心脏按压等。通常经采用左前外侧切口开胸，从胸骨到第 5 肋间下，迅速显露整个胸腔，需要时可切开心包；心脏缺损可暂时用手指堵压控制，迅速缝合控制；通过用血管钳钳闭肺门或分离下面的肺韧带并在其轴线上旋转 180°来控制严重的肺出血或大量漏气；胸腔内、胸廓出口血管的出血可用手指压迫、导管阻断或血管钳钳闭。一旦出血、漏气暂时控制，也可将伤员送入手术室行确定性修补。

（2）手术室损害控制性剖胸术：应注意保温，插置动脉导管监测血流动力学变化，应用单侧排气的气管插管。心脏损伤的修补应注意保护冠状动脉。肺损伤的治疗包括肺止血术、楔形切除术、肺段切除术、肺叶切除术和肺切除术。胸腔内血管损伤关键是设计最佳的手术入路和显露，必要时可切口正中胸骨或扩大到锁骨上，首选修补或重建，也可行腔内分流，大于 5 mm 的血管可选用人工血管，如果伤员濒临死亡和没有足够的时间放置移植物可行暂时性分流。气管损伤少见的，在怀疑有气管损伤的紧急条件下，近端支气管损伤可先放置气管内插管，修补时注意确保黏膜与黏膜的相接，结应打在气道外面；远端支气管损伤可行肺叶切除术或肺切除术。

暂时性胸腔关闭一般不采用，以避免胸壁血管的出血。可将胸廓、肌肉和皮肤用连续交锁缝合一层关闭。对于应激扩张的心脏可用"Bogota 袋"行暂时性覆盖，以免产生过度的胸腔压力。

3. 颅脑创伤　损害控制性神经外科（damage control neurosurgery，DCNS）的初次手术包括颅内出血控制、颅内血肿清除、颅脑损伤伤口早期手术清创等,预防性或治疗性去骨瓣术仅用于大脑水肿存在或可能加重时。对于有明显的颅内血肿、处于昏迷状态、瞳孔散大、GCS 评分低的情况,应争取紧急开颅手术。非神经外科医师因缺乏神经外科手术经验和担心无法控制的脑肿胀或出血,急性硬脑膜下血肿等手术难度较大,但对于硬脑膜外血肿则应积极手术。应注意即使是脑内血肿的部分清除,也可能是挽救生命的操作,应避免不清除血肿就向上级医院转运。快速开颅术是指没有电动工具(开颅器)时由非神经外科医师进行的快速打开颅骨的方法,在血肿上方行颅骨钻孔,然后用咬骨钳扩大开口,可用于引流硬脑膜外血肿等。

4. 四肢创伤 四肢损伤存在以下状况时应行损害控制:①ISS>20 分的多发伤;②同时合并 AIS>2 的胸部损伤;③ISS>40 分,未合并胸部损伤;④胸部 X 射线片提示双侧肺挫伤;⑤最初平均肺动脉压>24 mmHg,在插置髓内钉过程中肺动脉压升高>6 mmHg。初次手术的时间应控制在 6 h 内,目的是对不稳定性骨折的早期暂时性固定和出血控制,对于四肢骨折最普通的是暂时应用外支架固定骨折,简便、省时,可在急诊室或 ICU 完成;股骨干骨折处理的金标准是髓内针,其愈合率达到了 99%,但其是否导致脂肪栓塞综合征(fat embolism syndrome,FES)和 ARDS 等肺部并发症仍有争议。二次手术的时间是在伤后第 6~8 天,避开严重的创伤后炎症反应阶段,降低 ARDS 等脏器功能障碍。

5. 骨盆骨折 伴血流动力学不稳定时可采用单纯的外固定支架,通过外压减少骨盆容积暂时性控制出血,同样可以重建稳定性和骨断面接触,有利于血液凝固;在使用外固定后仍然持续出血的伤员可行骨盆填塞,也可行盆腔动脉血管造影和栓塞;怀疑有严重骨盆骨折伴腹膜外血肿时,若需要剖腹探查则切口下缘应限制脐下缘,以保持腹膜完整性,对潜在的巨大盆腔血肿持续压迫。

6. 血管损伤 四肢动脉干结扎可导致骨筋膜隔室综合征、截肢。颈内动脉结扎可带来偏瘫的危险,应予高度警惕。作为在面对严重生理紊乱和濒死时重要血管确定性修复的一种选择,胸、腹及四肢大血管非横断及血管壁失活的损伤可行血管壁修补。

(二)纠正致死性三联征

随着损害控制概念的推广,在 ICU 中进行复苏的严重创伤伤员和不稳定伤员增加。这些伤员对 ICU 队伍是巨大挑战,从本质而言损害控制的重症监护与其他高质量的重症监护完全一致,强调多学科优化创伤伤员处理,同时处理多种生理紊乱,争取在数十小时内达到最好的恢复,将可能的并发症控制到最少。

损害控制伤员在手术时决定采取损害控制策略时,应在到达 ICU 之前通知 ICU,描述创伤的细节、初期复苏和外科干预措施,以便 ICU 根据伤员情况准备一间室温较高的独立房间、准备机械通气和透析治疗等特殊设备,通知血库可能需要的血液制品。送达 ICU 后,外科医师应与 ICU 医师讨论酸中毒、凝血紊乱和低体温的程度并制订出相应措施,包括讨论是否需要行动脉造影处理活动性出血。

在到达 ICU 后,应重新评估,证实气道、呼吸和循环功能,在转运中不稳定或发生严重事件的伤员在到达 ICU 后应立即处理。

ICU 复苏的根本原则是提供最佳恢复的生理支持,中心是逆转低血容量,确保足够的心输出量和氧输送以纠正代谢性酸中毒、凝血病和低体温。

1. 纠正低体温

(1)减少体热丢失:保持室温>28 ℃是升高体温的重要方法,在多床位的 ICU 病房困难,但在单床的 ICU 病房相对容易。遮盖或保护伤员,减少对流、传导和辐射导致的热量丢失,并避免不必要的暴露。移去任何湿的床单和衣物,保持伤员干燥,以减少蒸发的热量丢失。通气的伤员应注意气体湿化和加温,这时加温的水浴增湿器比加热和湿气交换装置更有效。

(2)主动加热:采用强力空气加热设备、加温水毯或辐射加热器等外源性装置;使用预先加温的液体、高容量液体加温(如快速输液系统)、胃灌洗、膀胱灌洗、腹腔和胸腔灌洗等内源性复温方法。

(3)避免输入冷的液体:所有输入的液体都应加温,市场上有数种设备提供连续的液体加温,包括低的和高的流量,高流量液体加温器能够以 0.5~1.5 L/min 的速度将 4 ℃ 液体升至体温。

2. 纠正凝血功能障碍 应动态检查凝血功能,血栓弹性描记仪评价从最初的血小板纤维蛋白结合到血凝块溶解全过程,大约 20 min,在 ICU 和手术室非常实用。活化凝血时间(activated coagulation time,ACT)被用于总体凝血状态的评价,升高的 ACT(检查仅需数分钟)是凝血系统功能储备接近耗尽的客观指标。没有适用于所有创伤伤员的纠正凝血病的简单策略。除纠正低体温、维持有效的循环血量和组织氧合外,输新鲜冰冻血浆(fresh frozen plasma,FFP)、血小板、凝血因子等是关键,应注意补充钙和维生素 K 等。

(1)建立特殊供血机制:长距离地来回运送血液制品不利于创伤伤员救治。区域性的"创伤血液计划"有助于实施损害控制时和 ICU 救治中能及时获得所需血液制品,只需电话联系即可快速将血液和血液制品送到手术室。较大的创伤中心应储备有 10 U 的 O 型血、不需要交叉配血的浓缩红细胞(packed red blood cell,PRBC)、6 U 的血小板和 4 U 的已溶解的新鲜冰冻血浆。

(2)应用最新鲜的血液制品:由于无偿献血和成分输血的增加,使全血的获得非常有限。但如果可能,损害控制伤员应接受能获得的最新鲜的全血。

(3)输入血小板、新鲜冰冻血浆和冷沉淀:在大量输血和损害控制策略时保持血小板>$100×10^9$/L 是安全的,输入 7 U 浓缩红细胞后,应输入血小板和新鲜冰冻血浆,三者的输注比例是 1∶1∶1。血液制品应持续输入直到 PT 和 APTT 达到拟控制时间的 1.25 倍,血小板>$100×10^9$/L,纤维蛋白原>1 g/L。

3. 纠正酸中毒 低灌流状态代谢性酸中毒治疗的基本原则是扩容,提高血细胞比容和血红蛋白浓度,提高动脉血氧分压和提高碱储备。包括控制出血,有效的输血和输液,使心脏指数>3.5 L/min,血细胞比容>0.35。提高吸入氧浓度,采用呼气末正压呼吸,减少肺内分流,使 SaO_2>0.94。血管活性药物和碳酸氢钠应尽量不用。出现急性肾衰竭者早期应用血液净化可能有益于更快地纠正酸中毒,尤其是使用碳酸氢钠透析液时。

4. 循环和呼吸功能支持 通过生命体征、尿量、血乳酸、碱缺乏、混合静脉血氧饱和度(oxygen saturation in mixed venous blood,SvO_2)和胃肠黏膜 pH 值(pH value of gastro-intestinal mucosa,pHi)等监测,尽快恢复血容量维持血流动力学稳定。对那些需要机械通气的伤员,给予不引起进一步损伤的充分氧化的损害控制性机械通气。

(三)再次确定性手术

如果伤员的代谢性酸中毒、低温、凝血功能障碍得到纠正,生命体征平稳,治疗进入第三阶段,对伤员行确定性手术,包括针对出血、遗漏的损伤及各种创伤或手术后并发症的处理,以及有计划的分期手术,腹部手术多在 24~48 h 内进行,在 72 h 后再回手术室的伤员会有更多发生率(脓肿率)和死亡率;骨关节损伤手术则可延至 10 d 后。

1. 积极控制出血 多发伤伤员损害控制简明手术后在 ICU 期间出血的机制包括:①初次手术时因血管痉挛、血流低灌注等未发现的血管损伤,因复苏体温升高、再灌注而引起活动性出血;②初次手术未行确定性处理的部位出血;③由于大量失血导致持续的血小板和凝血因子丢失所致消耗性凝血功能障碍;④由于复苏所需输入大量晶体、胶体,包括不含血小板和凝血因子的浓缩红细胞,导致凝血因子和血小板稀释;⑤低体温、酸中毒、低钙血症、凝血因子合成减少等导致的凝血功能障碍。

早期诊断是救治的关键,应动态检查凝血功能,血栓弹性描记仪可评价从最初的血小板纤维蛋白结合到血凝块溶解全过程,大约 20 min,在 ICU 期间非常实用。应针对每名多发伤伤员的具体情况制订纠正凝血病的策略,除纠正低体温、维持有效的循环血量和组织氧合外,输新鲜冰冻血浆、血小板、凝血因子等是关键,应注意补充钙和维生素 K 等。在发生凝血功能障碍不能解释的出血时,应积极给予外科处理,中国人民解放军陆军军医大学大坪医院全军战创伤中心 2006—2008 年的 168 例多发伤中有 14 例发生出血,包括:①胸部钝性伤行胸腔闭式引流后考虑胸腔进行性出血者,引流总量>1 500 ml,或连续 4 h 引流量>200 ml/h,行剖胸探查肋间血管缝扎、肺裂伤缝合或部分切除术;②腹部进行性出血者,虽经积极复苏,但血流动力学仍不稳定,腹腔穿刺、床旁超声检查等有阳性发现者,行剖腹探查肝清创性切除、肠系膜血管缝扎、肝动脉栓塞术等;③骨盆碾压伤致阴道撕裂出血,给予纱布填塞;④骨盆骨折致腹膜后血肿进行性增大者,行外支架固定术。

2. 遗漏损伤的处理 多发伤致伤能量大,由于血流动力学不稳定需要紧急救命处理,在急诊科或手术室常发生检查不全面、遗漏损伤的情况,在 ICU 期间生命体征稳定后应行全面的体格检查和放射学检查等,避免遗漏损伤(有时甚至是严重的损伤),即使是小的骨折或韧带损伤也常导致长期功能障碍。常见的遗漏损伤包括肠道损伤、骨折、韧带损伤、胸腔出血等,特别应注意的是肠道损伤早期可能因症状体征轻微而被忽视,待肠蠕动恢复后、腹腔或腹膜后严重感染时诊断则已丧失早期治疗机会,中国人民解放军陆军军医大学大坪医院曾收治3例基层医院早期漏诊的伤员,教训深刻,分别是刀刺伤剖腹术后漏诊结肠脾曲损伤14 d、坠落伤骨盆骨折漏诊直肠损伤7 d、交通事故伤回肠穿孔漏诊3 d,应强调根据致伤机制,警惕腹内脏器损伤的可能,进行动态体格检查,反复应用CT或超声检查等。

3. 创伤或手术并发症的外科处理　多发伤紧急救治后常见腹腔间室综合征(abdominal compartment syndrome,ACS)、应激性溃疡、深静脉血栓、ARDS、医院内感染及胸腹部并发症等,其中主要涉及外科处理的并发症如下。

(1)腹腔间室综合征:腹腔间室综合征常因腹腔内出血、大量失血大量液体复苏后或腹腔内严重感染致腹腔脏器水肿等引起,可导致腹部扩张、需要增加机械通气压、颅内压增加、进行性少尿,甚至无尿、心输出量下降和低血压等,对于此类伤员应常规动态监测膀胱内压力,早期诊断。可采用切口负压封闭简易关闭扩大腹腔容积,7~10 d压力降低后确定性关腹;对清创性肝切除、填塞止血术后仍有出血者,可采用腹腔穿刺置管减压、肝动脉栓塞止血。由于此阶段生理紊乱重,应继续采取损害控制策略,选用简单、有效的措施降低腹腔内压力,改善脏器血流灌注、心脏功能和机械通气。

(2)应激性溃疡:早期纠正内脏缺血、缺氧性损害,预防性应用质子泵抑制剂等可显著降低应激性溃疡的发生率。多发伤等危重伤员一旦发生应激性溃疡大出血,提示预后不良,手术与否常难以决断,甚至胃镜检查也无法进行。应首选胃镜介入止血,也可果断在进入致死性三联征(创伤死亡三角)前手术止血。

(3)医院内感染:多发伤伤员由于大量失血、皮肤或空腔脏器损伤、大量导管插置等,在ICU期间是医院内感染的高发人群,应注意以下几点。①对于污染或感染,手术中"超量"(数十升)接近体温的盐水冲洗是防止感染的第一步,也是最重要的一步,将污染"稀释"到最低程度,并注意清除严重污染、无生机的组织,此类清创性手术可以在紧急手术时实施,也可在ICU期间实施;②对于局限性的感染灶应果断采取外科处理,如行腹腔脓肿穿刺引流术;③对于高度怀疑腹腔感染、漏诊肠道损伤、持续高热等严重脓毒症伤员,我们认为"阴性的影像学检查(CT、超声等)不能阻止外科医师行剖腹探查术",以避免灾难性后果。

4. 计划性分期手术实施　多发伤伤员损害控制简明手术、ICU复苏后的计划性分期手术分2个阶段:①早期计划性手术,24~48 h后实施,成功复苏、纠正凝血功能障碍、低体温和酸中毒后,包括再次探查、损伤脏器的确定性处理、骨牵引等;②后期计划性手术,7~14 d,生命体征稳定、全身炎症反应综合征缓解、组织水肿减轻、开放伤口愈合后,包括骨折钢板或髓内钉内固定术、硬膜下积液颅骨钻孔引流、凝固性血胸清除等。

第五节　重症多发伤典型病例

一、一例交通事故致重症多发伤救治

【病例简介】

患者女性,17岁,于2010年7月28日8:50乘坐摩托车发生交通事故受伤,8:58医院(某区医院)接到电话,9:00救护车出发,受伤地点为农村,于9:55将伤者送达医院。在车上院前"120"的医师判断患者精神状况可,除右手、头面部挫擦伤外,全身无明显创伤,仅少量阴道流血,并了解到患者妊娠,故"以急诊将患者送入妇科门诊"诊治,10:53反复多普勒未探及胎心音,诊断为宫内死胎。因有交通伤史,不排除内出血可能,由护士推入外科门诊,10:57行CT检查,头颅未见异常。11:34行骨盆、胸部X射线检查,诊断为双侧坐耻骨骨折伴耻骨联合分离。立即将患者收住院,12:00推入病房,脉搏120次/min,呼吸

31次/min,血压104/51 mmHg,血氧饱和度(blood oxygen saturation,SpO_2)测不出;12:10脉搏110次/min,呼吸30次/min,血压98/50 mmHg,SpO_2测不出;12:20脉搏120次/min,呼吸30次/min,血压60/40 mmHg,SpO_2测不出;12:30脉搏120次/min,呼吸30次/min,血压、动脉血氧饱和度(arterial oxygen saturation,SaO_2)测不出;意识逐渐淡漠,急送入手术室,12:45无意识,呼吸、心搏停止,立即行心肺复苏(cardiopulmonary resuscitation,CPR),成功复苏后行骨盆外支架固定,但患者于20:30死亡。

家属遂封存病历,起诉医院,认为医院诊断不力,抢救不及时,器材准备不到位,消极对待患者。

【诊断】

2010年8月8日尸检病理报告诊断:

1. 开放性骨盆粉碎性骨折
1.1 双下腹部、会阴部挫擦伤、挫裂伤(会阴部伤口与盆腔、腹腔相通)
1.2 双侧耻骨上下支骨折、耻骨联合分离、骶髂关节分离
1.3 盆壁、腹膜后(范围54 cm×25 cm)广泛出血伴血肿形成
1.4 子宫挫伤、子宫阔韧带挫伤出血,胎盘挫伤出血
1.5 肠系膜挫伤出血
1.6 腹腔积血(320 ml),骨盆骨折外固定术后
2. 闭合性胸部损伤
2.1 左肺上下叶、右肺下叶裂伤,伴双侧胸腔积血(左620 ml,右710 ml),积气(双肺压缩约40%)
2.2 纵隔血肿
3. 闭合性颅脑损伤
4. 宫内死胎

【救治经过】

1. 经过　此例患者,医院从接到电话呼救,2 min救护车即出动,说明该院高度重视院前急救。但患者从受伤后相对稳定的状态,"120"医师判断伤情较轻,建议看妇科门诊,到达医院后2 h内急转直下,出现呼吸、心搏骤停,最终死亡。在院前、院内诊断流程和技术方面是否存在问题,有无规避这些问题,甚至挽救患者的机会呢?

2. 分析　应高度重视院前伤情评估,后者是院内伤情评估的基础,事实上本例发生的第一个错误就是院前分拣,错误地将患者归于轻伤,而送至妇科门诊。院前伤情评估受限于现场条件等因素,主要通过生命体征、存在明确的损伤及致伤机制等评估,将确定或怀疑重伤的伤员立即送至医院。本例患者虽然送至医院,但却错误地判断为轻伤,明显忽略了致伤机制,实际上本例患者是坐摩托车与皮卡车对撞,飞起2 m后坠落受伤,属高能量损伤,应高度怀疑有内脏损伤。

多发伤或严重创伤诊断与疾病不同,通常称为"伤情评估",强调在短时间内做出判断,是动态和变化的过程。本例在院内阶段伤情评估方面存在多处错误:①先入为主,受"120"医师误导,按门诊处理。多发伤伤情评估切忌受外院医师、转运医师、其他科室医师、下级医师的影响,尤其在没有影像学资料的伤后1 h内,每位接诊的医师都应独立按ABCDEF(A.气道,B.呼吸,C.循环,D.神经系统损伤和功能判断,E.全身暴露避免漏诊,F.骨折情况)等方面进行,确定紧急救治方案。②体格检查极不规范,轻率地将阴道流血认为是创伤所致胎盘剥离的表现,没有行系统的体格检查,漏诊了骨盆开放性损伤;没有进行胸部查体,漏诊了严重的胸部损伤。按照高级创伤生命支持要求,院内查体应由1个小组完成,患者应全身暴露,阴道流血首先应考虑阴道损伤,结合骨盆骨折应考虑开放伤的可能,通常避免遗漏重大损伤的查体方法是遵循CRASHPLAN策略,即从心脏及循环系统(C)、胸部及呼吸系统(R)、腹部(A)、脊柱脊髓(S)、头(H)、骨盆(P)、四肢(L)、动脉(A)和神经(N)9个方面进行全身体格检查。③错误应用影像学技术,花费较长时间完成了子宫超声、头颅CT、胸部及骨盆X射线片,费时费力,却仍然漏诊骨盆后环骨折和胸部损伤,延长了失血性休克时间。应用超声检查腹腔实质脏器和腹腔内液体情况,在放射科摄X射线平片了解血气胸、气腹、骨折和金属异物情况,行CT了解头颅情况,这样的流程广泛存在于我国多数医院,唯一的"优点"是节省费用,但可能的代价是患者宝贵的"黄金时间",甚至生命,这种流程患者需要更

换多个地点、多个体位,既不安全又耗费时间,应采用单一检查地点、单一检查体位完成多部位多系统检查的多层螺旋 CT。当然由急诊、创伤外科医师操作、在急诊科床旁完成的超声检查也是有效方法。④患者到达医院后 2 h 内被不断搬动,实际上不稳定性骨盆骨折一次搬动可能导致额外失血 800 ~ 2 000 ml,可以设想在没有固定骨盆的情况下,超声检查、头颅 CT 检查和 X 射线检查期间可能导致相当量新的出血。实际上,骨盆骨折患者需要 X 射线片或 CT 确定诊断及分类,不论是院前、院内,均不应进行"骨盆分离"试验,目的是避免增加新的出血。

【救治经验】

严重多发伤救治的基本原则是在"黄金时间"内确定性处理威胁生命或肢体的损伤,避免脏器长时间的缺血、缺氧。此例患者院前转运接近 1 h,到医院后往返于妇产科门诊、超声科、外科门诊、放射科和外科病区等,这些流程和技术应用是否恰当? 如何做更合理?

虽然迄今无任何一项具体的高级生命支持技术被证明在院前急救中对严重创伤患者有益,故大多数城市发生的创伤主张"抢了就跑",但对于乡村发生的创伤,应给予必要的高级生命支持操作后再转运。本例患者如果能在院前阶段输液,可能有助于维持脏器的血液循环,避免到医院后 2 h 内情况急剧恶化。当然在创伤导致的出血尚未确定性控制时,应遵循"限制性复苏"的策略。

本例最大的失误在于院内诊断与救治分离,而且诊断存在明显漏诊,没有确定正确的救治策略,自然不可能挽救患者的生命。救治中也存在以下问题:①骨盆骨折固定不及时。本例患者 X 射线片发现骨盆骨折后,医师与患者沟通称需要等待内固定器械,才有家属诉"器材准备不到位",而骨盆不稳定性骨折基本救治策略是固定骨盆和限制其容积以控制出血,方法可以是床单捆扎、外支架。而本例为开放性损伤,也没有内固定的条件。本例虽然最后做了外固定,但固定前的多次搬动明显影响了救治。②没有抓住短暂的复苏窗。本例受伤后转运、到达医院后生命体征尚稳定,2 h 后出现呼吸、心搏骤停的关键是没有及时复苏。多发伤后采取手术、输血、输液等救治策略尽快到达复苏终点,是成功挽救患者的关键,根据最后诊断,本例复苏的正确策略应是"双侧胸腔闭式引流+骨盆固定+输血+输液+其他",胸腔引流是改善呼吸功能的前提,存在肺裂伤时经气管插管行正压通气,将导致张力性气胸的灾难性后果,应切忌发生! 另外,引流量的记录也有助于正确估计失血量。黄金规则是在"黄金时间"内输入"黄金液体"。本例患者到达医院后 2 h 内未输液、输血,也是错失救治机会的原因。③针对孕妇创伤采取了错误的救治策略。在漏诊骨盆开放伤的情况下,因为行胎儿超声耽误了宝贵的复苏时间。在孕妇创伤时,应优先复苏母亲。如果母亲氧供、血流灌注足够,胎儿也会有足够的氧供和血液灌注。仅仅在晚期妊娠而针对母亲的复苏失败时才采取剖宫产挽救胎儿。

综上所述,本例交通伤患者 ISS 达 59 分,即使采取了正确的伤情评估和救治策略、技术,救治成功率也仅在 10% 左右,但作为承担救死扶伤的医护人员,不能放弃,应尽自己的职责。多发伤是常见的严重创伤类型,显著增加死亡率。与胃镜确诊胃癌、CT 诊断肺部感染和 MRI 诊断颅内肿瘤等不同,没有哪一项辅助检查能明确多发伤的诊断,即不存在多发伤诊断的金标准。遵循标准化、高效率的伤情评估策略,除了致伤机制、螺旋 CT、系统查体等策略外,还应遵循复苏无效时重点部位评估、多次动态评估的策略。多发伤需要多学科团队实施整体化救治,应遵循"速度性与精准性兼顾,手术与生命支持结合"的原则。

二、一例巨石压砸致重症多发伤救治

【病例简介】

患者男性,31 岁。患者于某年 1 月 6 日 10:33 左右,在工地不幸被约 100 t 巨石压砸伤,致会阴区、左下肢毁损,活动性出血。11:43,由"120"救护车紧急送入当地中心医院救治。入手术室时查体:血压 0 mmHg,心率 40 次/min,呼吸呈叹息样,血氧饱和度无法测出,意识障碍,睑结膜苍白,双肺呼吸音清晰,会阴区 15 cm×25 cm 皮肤缺损、左大腿根部挤压离断伤,伴活动性出血(图 1-3)。

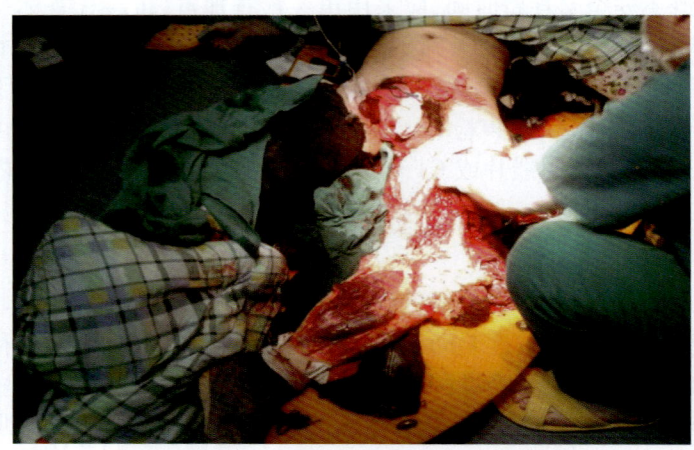

图1-3　左下肢及会阴部被巨石压砸解救后

【诊断】

1. 重物压砸致多发伤（ISS 38）

1.1 头颈部损伤

1.1.1 头皮挫裂伤（AIS 2）

1.2 腹部损伤

1.2.1 左下腹壁挫裂伤（AIS 2）

1.2.2 直肠破裂缺损、肛门括约肌及周围组织毁损伤（AIS 3）

1.2.3 阴囊、阴茎挫伤（AIS 3）

1.2.4 左侧髂腹股沟、会阴部挫裂伤（AIS 2）

1.2.5 左侧睾丸切除术后

1.2.6 左侧髂总、右侧髂内动脉栓塞术后

1.2.7 横结肠造口术后

1.3 四肢及骨盆损伤

1.3.1 左下肢截肢术后（AIS 5）

2. 损伤并发症

2.1 重度失血性休克

2.2 心肺复苏术后

2.3 急性肾衰竭

2.4 急性肝衰竭

2.5 急性胃肠功能损害

2.6 创伤性凝血病

2.7 代谢性酸中毒

［注：AIS——简明损伤定级（abbreviated injury scale,AIS），ISS——创伤严重度评分（injury severity score,ISS）］

【救治经过】

现场解救后给以手法压迫紧急止血（图1-4），并于11:43护送到医院进行心肺复苏，多通路静脉加压输液，气管插管机械通气。心肺复苏20 min，心跳恢复，血压40/20 mmHg，心率170次/min［去甲肾上腺素1.5 μg/(kg·min)，多巴胺（多巴酚丁胺，DA）20 μg/(kg·min)］，继续实施损害控制性复苏。行"左大腿上段截肢，血管缝扎，纱布填塞，残端清创止血术"（图1-5）。手术室抢救5 h出入量：总入量16 400 ml，其中人工胶体6 000 ml，晶体4 000 ml，悬浮红细胞4 000 ml，血浆1 200 ml，血小板2 U，冷沉淀

20 U。总出量>20 ml,其中尿量 20 ml,出血量约 7 000 ml。抢救结果:血压(60~80)/(30~40)mmHg,无尿,乳酸>15 mmol/L,pH 值 6.8。

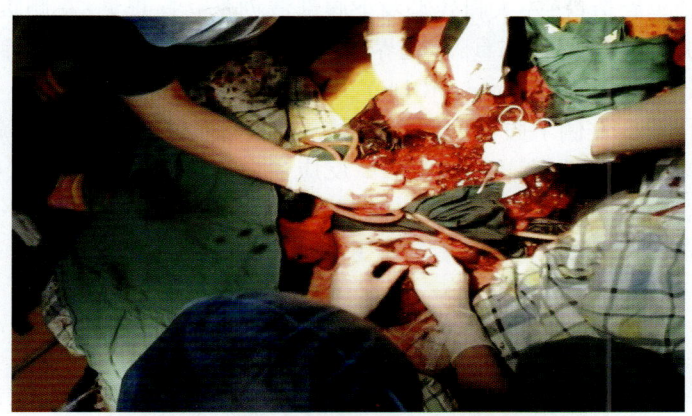

图 1-4　现场紧急止血

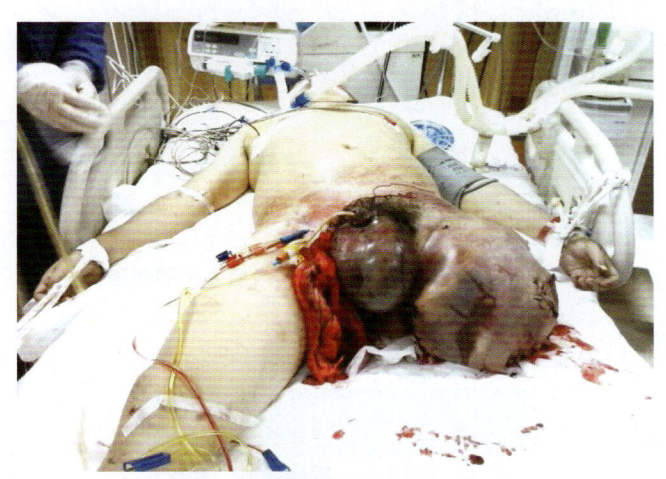

图 1-5　左大腿上段截肢、纱布填塞、残端清创术后

随即收入重症监护病房(intensive care unit,ICU)。脉搏 103 次/min,呼吸 18 次/min,血压 48/29 mmHg(应用大剂量血管活性药物),血氧饱和度 95%,重度贫血貌,双侧瞳孔等大等圆,直径约 5 mm,对光反射迟钝。心、肺阴性。腹部平软,无肌紧张,压痛、反跳痛无法查,移动性浊音阴性,叩诊呈鼓音,肠鸣音未闻及。全身皮肤冰凉,四肢末梢循环差,左侧残端肢体创面敷料加压包扎,敷料渗血渗液多。床旁血气分析示:pH 值 7.30,二氧化碳分压(partial pressure of carbon dioxide,PCO_2)5.07 kPa(38 mmHg),Na^+ 154 mmol/L,K^+ 3.2 mmol/L,Ca^{2+} 0.74 mmol/L,乳酸>15 mmol/L,血细胞比容<15%。

ICU 抢救治疗措施:呼吸机辅助呼吸,在脉搏指示连续心输出量(pulse indicator continuous cardiac output,PiCCO)及中心静脉压(central venous pressure,CVP)等血流动力学监护下,指导血管活性药物应用和液体复苏,根据血常规、创面出血情况,输血和凝血因子,12 h 内大量输注血液制品(红细胞 7 000 ml、血浆 10 000 ml、血小板 3 U、冷沉淀 20 U),应用床旁持续血液净化(continuous blood purification,CBP)稳定内环境,纠正严重的代谢性酸中毒,变温机复温,改善脑代谢,加强脑保护等治疗,患者 12 h 后循环、呼吸、凝血、肾功能逐渐稳定,意识清醒,抢救获得初步成功。

1 月 8 日 00:00,伤后 42 h,患者因病情非常危重,联系后转入中国人民解放军陆军军医大学大坪医院 ICU。02:00,患者被送往介入室行双侧髂内外动脉造影术,术中髂内外动脉分支血管未见明显染色及造影剂外露,未予以栓塞。回 ICU 后循环不稳,左下肢残端及会阴部伤口不断渗血,量大。16:00,患者再次入介入室杂交手术台,行左侧髂总动脉、右侧髂内动脉栓塞后,创伤外科行左大腿残端及下腹部伤口探查清创术。大量填塞纱布棉垫,进行损害控制。其后患者创面仍旧出血不断。

1月9日,气管切开。

1月11日,行横结肠单腔造口+左大腿残端及下腹部清创术。探查见:左侧腹股沟区腹壁肌肉缺损,腹膜缺损,巨大创腔,创腔内软组织挫伤重,坏死界限不明确。术后患者出现脓毒血症、多器官功能障碍综合征(multiple organ dysfunction syndrome,MODS),ICU对症处理。

1月14～24日,共行3次左侧下腹部、骨盆、会阴、左下肢残端修整清创、引流术。1月18日切除坏死的左侧睾丸。术后患者虽间断发热,但血常规、C反应蛋白(C-reactive protein,CRP)及降钙素原(procalcitonin,PCT)等感染指标有所下降。1月19日,开始行脱机训练,自主呼吸平稳。1月29日至2月12日共行3次清创、植皮术。2月11日,患者转出ICU,转入创伤外科普通病房。2月19日,创面皮肤大部分存活(图1-6)。

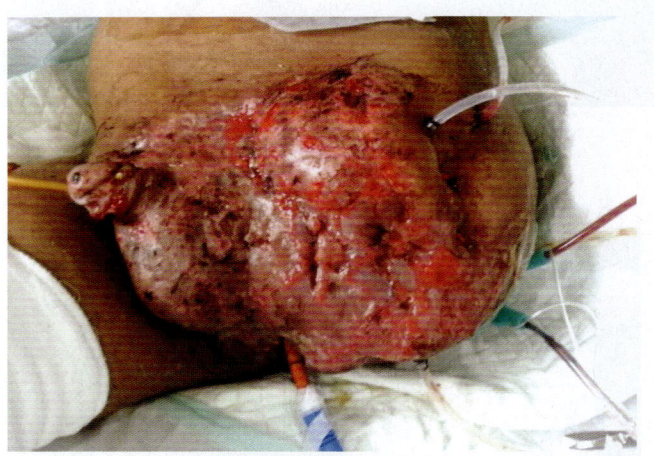

图1-6　经过3次清创、3次植皮术后左大腿创面情况

4月18日,患者转康复科康复治疗,5月19日出院(图1-7)。

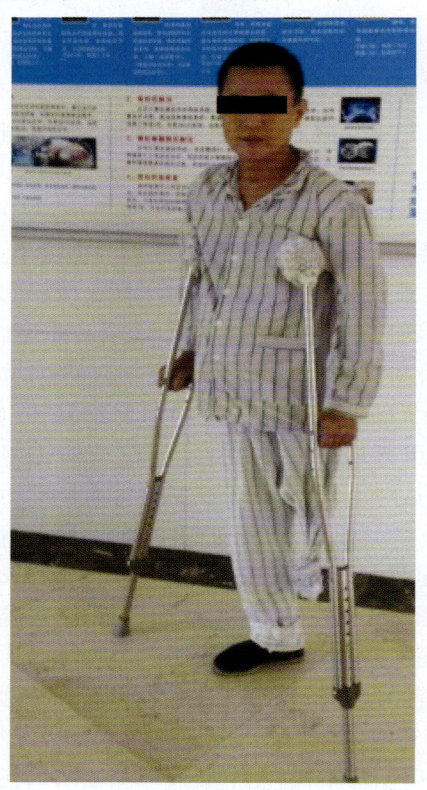

图1-7　出院前情况

【救治经验】

患者左下肢、会阴部毁损伤,大量失血引起重度失血性休克,急诊手术台上即出现心搏、呼吸骤停。紧急建立气道、呼吸机辅助呼吸、胸外心脏按压恢复循环,同时大量输血,危急时刻挽救了患者生命。

外科处置:该患者出血多,休克重,血流动力学极不稳定,初期处理把握损害控制性原则,控制出血,有效止血是关键。采用了多种止血方式包括截肢、介入栓塞左侧髂总动脉、右侧髂内动脉、左大腿残端及下腹部伤口探查清创,大量纱布棉垫填塞。

随着患者病情稳定,采取横结肠造口转流,逐步多次清创,切除坏死组织,早期有效肠内营养支持等治疗。

对于患者的重度失血性休克,早期有效控制出血至关重要,止血后应强化ICU治疗,积极复苏,防治致死性三联征;对于感染、MODS等并发症,ICU强有力的支持治疗,床旁持续血液净化,抗感染等处理,效果显著。

该患者伤情重,创伤严重度评分(ISS)高,已出现心搏、呼吸骤停,救治成功,实属不易。纵观整个过程,初期多种手段综合应用有效止血、损害控制性外科策略,后期ICU强有力的复苏、控制感染、防治并发症发挥了关键作用。

(张连阳　李　阳　王耀丽)

参考文献

[1] 张连阳,白祥军.多发伤救治学[M].北京:人民军医出版社,2010:1-2.
[2] 王正国,盛志勇,黎鳌.战伤的含义及有关术语的探讨[J].创伤杂志,1985,1(2):102-104.
[3] 陈维庭.首届全国多发伤学术会议纪要[J].中华创伤杂志,1994,10(1):30.
[4] 蔡汝宾.多发伤几个问题刍议[J].中华创伤杂志,1994,10(1):36.
[5] 王正国.多发伤的救治[J].中华创伤杂志,2004,20(1):1-3.
[6] 张连阳.努力提高多发伤救治速度[J].中华创伤杂志,2007,23(4):241-243.
[7] 张连阳.重视严重多发伤救治中的损害控制外科细节[J].中华创伤杂志,2008,24(2):83-85.
[8] 张连阳.加强严重多发伤院内早期救治的质量控制[J/CD].中华临床医师杂志(电子版),2008,2(12):1321-1325.
[9] 张连阳.多发伤的致伤机制与紧急救治原则[J].中华创伤杂志,2009,25(2):97-99.
[10] 中华医学会创伤学分会创伤急救与多发伤学组.多发伤病历与诊断:专家共识意见[J].创伤外科杂志,2010,12(1):96-97.
[11] 张连阳.多发伤的紧急伤情评估策略[J].创伤外科杂志,2010,12(1):1-3.
[12] 张连阳.重视多发伤的精确伤情评估[J].重庆医学,2010,39(9):1025-1026.
[13] 张连阳.重视严重创伤院内救治质量控制[J].陆军军医大学学报,2010,32(23):2475-2477.
[14] 张连阳.论严重创伤急救中的多学科团队模式[J].中华创伤杂志,2011,27(5):385-387.
[15] 张连阳.骨盆骨折大出血救治到外科技术[J].创伤外科杂志,2015,17(1):1-4.
[16] 张连阳.多发伤定义的演进[J].中华创伤杂志,2015,31(9):802-804.
[17] 张连阳,张茂,白祥军.积极推进中国创伤救治的规范化培训[J].中华创伤杂志,2016,32(1):7-9.
[18] 邓进,张连阳.我国创伤中心建设的困境与对策[J].中华灾害救援医学,2017,5(8):464-466.
[19] BAKER S P, O'NEILL B, HADDON W, et al. The injury severity score: a method for describing patients with multiple injuries and evaluating emergency care[J]. J Trauma,1974,14(3):187-196.
[20] BORDER J R, LADUCA J, SEIBEL R. Priorities in the management of the patient with polytrauma[J]. Progress in Surgery,1975,14:84-120.
[21] NATO. Emergency war surgery[M]. Washington D C: U. S. Government Printing Office,1975:82-87.

[22] SCHWEIBERER L, DAMBE L T, KLAPP F. Die mehrfachverletzung, schweregrad und therapeutische richtlinien[J]. Chirurg, 1978, 49(10):608-614.

[23] FAIST E, BAUE A E, DITTMER H, et al. Multiple organ failure in polytrauma patients[J]. J Trauma, 1983, 23(9):775-787.

[24] LORENZ W, FISCHER M, ROHDE H, et al. Histamine and stress ulcer: new components in organizing a sequential trial on cimetidine prophylaxis in seriously ill patients and definition of a special group at risk (severe polytrauma)[J]. Klin Wochenschr, 1980, 58(13):653-665.

[25] CERRA F B, MAZUSKI J, TEASLEY K, et al. Nitrogen retention in critically ill patients is proportional to the branched chain amino acid load[J]. Critical Care Medicine, 1983, 11(10):775-778.

[26] DEBY-DUPONT G, HAAS M, PINCEMAIL J, et al. Immunoreactive trypsin in the adult respiratory distress syndrome[J]. Intensive Care Medicine, 1984, 10(1):7-12.

[27] GREENSPAN L, MCLELLAN B A, GREIG H. Abbreviated injury scale and injury severity score: a scoring chart[J]. J Trauma, 1985, 25(1):60-64.

[28] MARX A B, CAMPBELL R, HARDER F. Polytrauma in the elderly[J]. World Journal of Surgery, 1986, 10(2):330-335.

[29] KROUPA J. Definition of polytrauma and polytraumatism[J]. Acta Chirurgiae Orthopaedicae et Traumatologiae Cechoslovaca, 1990, 57(4):347-360.

[30] ERTEL W, TRENTZ O. Polytrauma and multiple organ failure syndrome. Definition-pathophysiology-therapy[J]. Zentralbl Chir, 1994, 119(3):159-167.

[31] DICK W F, BASKETT P J. Recommendations for uniform reporting of data following major trauma—the utstein style a report of a working party of the international trauma anaesthesia and critical care society (ITACCS)[J]. Resuscitation, 1999, 42(2):81-100.

[32] MCLAIN R F, BENSON D R. Urgent surgical stabilization of spinal fractures in polytrauma patients[J]. Spine, 1999, 24(16):1646-1654.

[33] DORLAND'S. Dorland's illustrated medical dictionary[M]. 29th ed. Philadelphia: W. B. Saunder's Company, 2000:1436.

[34] BARBIERI S, MICHIELETTO E, FELTRACCO P, et al. Prognostic systems in intensive care: TRISS, SAPS Ⅱ, APACHE Ⅱ[J]. Minerva Anestesiologica, 2001, 67(7/8):519-538.

[35] OSTERWALDER J J. Could a regional trauma system in eastern Switzerland decrease the mortality of blunt polytrauma patients? A prospective cohort study[J]. J Trauma, 2002, 52(6):1030-1036.

[36] BLACKER D J, WIJDICKS E F. Clinical characteristics and mechanisms of stroke after polytrauma[J]. Mayo Clinic Proceedings, 2004, 79(5):630-635.

[37] LEW H L. Rehabilitation needs of an increasing population of patients: traumatic brain injury, polytrauma, and blastrelated injuries[J]. Journal of Rehabilitation Research & Development, 2005, 42(4):xiii-xvi.

[38] KEEL M, EID K, LABLER L, et al. Influence of injury pattern on incidence and severity of posttraumatic inflammatory complications in severely injured patients[J]. European Journal of Trauma, 2006, 32(4):387-395.

[39] PAPE H C, ZELLE B, LOHSE R, et al. Evaluation and outcome of patients after polytrauma can patients be recruited for long-term follow-up?[J]. Injury, 2006, 37(12):1197-1203.

[40] BUTCHER N, BALOGH Z. The definition of polytrauma: the need for international consensus[J]. Injury, 2009, 40(Suppl 4):S12-S22.

[41] PAPE H C, LEFERING R, BUTCHER N, et al. The definition of polytrauma revisited: an international consensus process and proposal of the new "Berlin definition"[J]. J Trauma Acute Care Surg, 2014, 77(5):780-786.

第二章

重症颅脑创伤

颅脑创伤又称创伤性脑损伤(traumatic brain injury,TBI),是指因钝挫伤、穿通伤及加速力或减速力所致的短暂或永久的脑功能受损,其发生率仅次于四肢骨折,占全身各部位创伤的9%~21%。但无论在平时还是战时,颅脑创伤伤情复杂、发展快,致死率及致残率均处于各部位创伤第一位,给社会、家庭、军队带来了沉重的负担。因此,颅脑创伤已成为一个全球性的公共卫生问题。近年来,随着全球神经外科和重症医学、神经影像学等相关学科诊治技术的快速发展,颅脑创伤的救治水平和效果已明显提高,但遗憾的是,重症颅脑创伤(severe traumatic brain injury,sTBI)的死亡率和致残率仍居高不下,成为全球创伤学及神经外科学专家亟待解决的一大热点问题。

第一节 重症颅脑创伤概述

按照格拉斯哥昏迷量表(Glascow coma scale,GCS;也称格拉斯哥昏迷评分),重症颅脑创伤定义为:GCS 3~8分且伤后昏迷在6 h以上,或在伤后24 h内意识情况恶化再次昏迷6 h以上者,伴有明显神经系统阳性体征,体温、呼吸、血压、脉搏有明显改变。近年来,随着社会经济的不断发展,汽车的保有使用量逐渐增高,颅脑创伤的发生率也呈持续升高的趋势,其所导致的死亡和终身残疾也逐年增多,幸存者则常常伴有不同类型和程度的功能障碍,严重影响生活质量,同时产生诸多医疗、经济和社会问题。本节将主要阐述重症颅脑创伤的流行病学研究、致伤机制及病理生理学变化。

一、重症颅脑创伤流行病学

由于现有报道中的研究方法不尽相同,研究者对于颅脑创伤临床诊断的标准和监测的定义不同、所使用的病例纳入标准不同(例如住院或只在急诊治疗的患者),使得精确的颅脑损伤调查数据很难收集。因此,目前对全球颅脑创伤的发病率、外因和死亡率、致残率的评估仍然很缺乏,仅在全球健康统计上做了相关的尝试。

(一) 全球颅脑创伤流行病学

来自世界卫生组织(World Health Organization,WHO)全球健康统计的数据表明,更好地理解颅脑创伤的程度、外因、危险因素,对颅脑创伤进行长期监测,加强对颅脑创伤的预防和控制,有助于降低全球的疾病负担及相关后遗症。1990年全球有970万名颅脑创伤患者(184.6/10万)需要治疗或因此而死亡。其中,颅脑创伤的发病率从中国的110.1/10万到撒哈拉以南非洲地区(Sub-Saharan Africa,SSA)的

361.6/10万不等。在全球各地,交通伤是TBI的首要原因(60%,111.7/10万),同时另一组数据显示:全球每年仅交通事故导致颅脑创伤约3 000万例,其中死亡120万例。暴力伤是TBI的第二大原因(25%,45.8/10万),在SSA的发病率最高(153.3/10万);跌落伤则是TBI的第三大原因(16.1/10万)。跌落伤所致的颅脑创伤在印度的发病率最高(48.5/10万);火器伤和爆炸冲击伤相对在SSA(20.8/10万)和中东地区(13.3/10万)更常见,如伊拉克、伊朗和以色列。在全球,意外TBI的发病率比故意伤害高,但在SSA两者的发病率几乎相同。在这里要指出的是,因为调查对象中并没有包括未接受治疗的颅脑创伤患者,真实的发病率有可能还要高。

(二)美国颅脑创伤流行病学

美国疾病控制与预防中心(Centers for Disease Control and Prevention,CDC)一直致力于美国颅脑创伤的流行病学研究,将颅脑创伤纳入公共卫生范畴,并取得成功经验。CDC的流行病专家通过确立颅脑创伤的定义标准和相关研究方法,监测颅脑创伤在美国的发病特点和发展趋势,分析颅脑创伤危险因素和保护因素,从而对高危人群进行有效的干预,降低重症颅脑创伤的发病率及死亡率。

1. 发病情况 美国于1966年、1976年及1988年报告的年发病率分别为160/10万、190/10万和180/10万。根据CDC的评估,近年来,美国每年大约190万人发生颅脑创伤(不包括没有接受治疗的人群),其中110万人接受急诊救治,23.5万人接受住院治疗;有8万人长期残疾生存,5万人死亡,颅脑创伤是创伤相关死亡的首要原因,占30%~50%。

CDC数据显示,1995—2001年,TBI年死亡率在18.1/10万,男性大约是女性的3倍。75岁以上人群的TBI死亡率是65~74岁人群的2倍,且至少比其他年龄组高出60%。死亡的主要原因是交通伤、跌落伤和冲击伤,而其他原因最多导致40%的死亡率。在1995—2001年,30%的交通伤所致TBI死亡患者的年龄在15~24岁,54%的跌落伤所致TBI死亡患者的年龄在75岁以上。而1989—1998年CDC数据却显示,TBI主要致死原因为火器伤(40%)、交通伤(34%)和跌落伤(10%);死亡患者中男性与女性的比例为3:4,其中火器伤的男女之比为6:1,交通伤和跌落伤男女之比都为2.5:1.0。

Brown等对1985—2000年的7 175例颅脑创伤患者进行了回顾性研究,发现在1 448例交通事故伤中,164例(11%)为中、重型颅脑创伤,1 284例(89%)为轻型颅脑创伤;中、重型颅脑创伤30 d内死亡率约为29.3%,轻型为0.2%;中、重型颅脑创伤的长期随访死亡率为5.29%,轻型为1.33%。

2010年美国关于颅脑创伤的流行病学调查显示,其发病率达506.4/10万,其中403/10万为急诊就诊,85/10万为直接入院,18/10万为院前死亡。其主要的风险因素包括年龄、性别及社会经济地位,调查发现老年人与儿童的发病率远远高于中间年龄段人群,例如<10岁和>74岁的人群发病率分别为900/10万和659/10万;男性发病率为女性的近2倍,这是因为颅脑创伤风险较高的工作主要由男性来承担;低收入人群的颅脑创伤患病率也明显高于中等收入和高收入人群。

2. 病因分析 CDC数据显示,1995—2002年,交通伤、跌落伤和冲击伤是美国重症颅脑创伤最主要的发病原因,而其他原因最多导致40%的死亡率。

(1)交通伤:在美国,交通伤(traffic accident injury)是重症颅脑创伤患者住院和死亡的首要原因,也是急诊患者的第二大原因。交通伤包括汽车司机、乘客、摩托车、自行车、行人等,其中15~44岁人群的发病率最高,在15~19岁人群达到峰值,65岁以上老年人发病率也很高,交通伤中男性发病率比女性高。

(2)跌落伤:在美国,跌落伤(fall-down injury;又称坠落伤,injury by falling)是急诊中颅脑创伤最常见的原因,同时是重症颅脑创伤住院和死亡的第二大原因。年龄<15岁的儿童和老年人的跌落伤所致的颅脑创伤发病率最高,其中85岁以上患者的住院率是65~69岁患者的7倍;跌落伤中男性发病率比女性高。

(3)冲击伤:在美国,冲击伤(blast injury/explosive injury;又称爆震伤)是重症颅脑创伤患者住院、死亡和急诊的第三大原因。与交通伤类似,冲击伤所致的颅脑创伤患者中,15~44岁人群的发病率最高,在15~19岁人群达到峰值,发病率随着年龄增大而下降。而0~14岁人群的发病率是5~14岁儿童的4倍;<2岁的儿童中,0~11个月儿童的发病率明显高于12~23个月的儿童。同时,男性冲击伤的住院

率至少是女性的6倍。

（4）其他：1991年数据显示，美国150万颅脑创伤患者中有30万例是由运动或娱乐所导致的。在运动所致颅脑创伤患者中，有12%接受住院治疗，55%仅在急诊或门诊接受治疗。一项对美国235所高校的调查发现，男生踢足球和女生打篮球发生颅脑创伤的概率最高。另一组数据则表明，约有20万儿童在运动场上受伤，其中88%来源于冲撞、攀爬和滑倒。

此外，1989—1998年CDC数据显示，火器伤是重症颅脑创伤最常见的死亡原因，包括自杀及他杀等暴力伤害，其中20~24岁的男性发生率达85%，死亡率也最高。

（三）我国颅脑创伤流行病学

随着国家经济和交通设施等的不断发展，我国颅脑创伤的发生率也在逐年上升。1982年，由北京市神经外科研究所进行的流行病学调查提示，我国颅脑创伤的年发病率为59.7/10万。《王忠诚神经外科学》中报道，在我国每年大约有60万人发生颅脑创伤，其中死亡人数为10万左右，死亡率和致残率为全身创伤患者的第一位。另一组流行病学调查资料显示，颅脑损伤发生率已超过100/10万，在所有外伤中占第二位，而致死致残率却占第一位，其中重度颅脑损伤的死亡率为42%~45%，成为威胁国民生命安全的一颗不定时炸弹。

2014年《中华神经外科杂志》刊登了由上海仁济医院江基尧教授牵头完成的中国颅脑创伤资料库的初步统计结果，该研究收集了2008年12月至2012年12月全国47家医院11 937例急性颅脑创伤患者资料，分析患者的性别、年龄、致伤原因、GCS、颅内压（intracranial pressure，ICP）和脑疝对患者病死率及不良预后（死亡、植物生存、重残）的影响。结果显示，11 937例急性颅脑创伤住院患者中，重型颅脑创伤患者病死率为27.23%、死亡和重残率>53.17%。除男性与女性病死率无明显统计学差异外，患者年龄、致伤原因、GCS和颅内压值与病死率和预后不良率均有明显统计学差异。我国颅脑创伤资料库的建立为客观了解我国颅脑创伤治疗现状、提高我国颅脑创伤救治水平提供了依据。

（四）重症颅脑创伤的经济学问题

重症颅脑创伤的经济花费包括患者的医院治疗和护理费用、恢复和再训练费用，还有使患者再次融入社会的支持服务费用和其对家庭所造成的经济损失等。

目前，有关全球范围的颅脑创伤费用评价较少，一组数据显示，全球每年交通伤所致颅脑创伤直接经济损失达5 180亿美元。

美国一项研究表明，根据1985年颅脑创伤的发病率和费用数据，计算得出颅脑创伤住院和死亡患者1年的耗费是378亿美元，包括45亿美元的直接医疗费用和333亿美元的间接费用。而2000年全年美国因颅脑创伤耗费的直接医疗费用大约为92亿美元，间接医疗费用为512亿美元，合计达604亿美元。

2001年美国学者Junkins等调查了犹他州盐湖城急诊医学中心1992—1996年的颅脑损伤患者，其中住院的354例患者共有1 123个住院日，总医疗费用是216万美元，急诊室花费是54.5万美元，住院费用的中位数是3 080美元，平均每个住院日花费是2 409美元。

我国的统计数据显示，2005年我国共发生道路交通事故450 254起，造成98 738人死亡、469 911人受伤，直接财产损失18.8亿元。

（五）重症颅脑创伤危险因素

1. 年龄　如前所述，通常0~4岁、15~19岁和75岁以上人群在重症颅脑创伤中的发病率最高，特别是在交通伤和跌落伤中。

2. 性别　研究表明，由于男女有不同的风险行为，且具有不同的职业特点，所以男性重症颅脑创伤的住院率和急诊率大约是女性的2倍，死亡率更是女性的3倍，特别是在交通伤、跌落伤和火器伤中。然而，2014年我国颅脑创伤资料库的初步统计结果却显示，男性与女性病死率无明显统计学差异。

3. 酒精　酒精是导致意外伤害和暴力损伤及死亡的首要危险因素，1997年美国CDC一组数据显示，21%的机动车司机、19%的摩托车手和10%的跌落伤患者在发生颅脑创伤时均有饮酒史。而2002年CDC数据显示，在65岁以上的颅脑创伤人群中，6%的交通伤和8%的跌落伤患者有饮酒史。近年来，随着我国交通法规对酒后驾车处罚越来越严厉，酒精相关性颅脑创伤的发生率已在逐渐下降。

4. 保护设施的使用　1997年美国CDC数据显示，有46%的机动车司机、53%的摩托车手和41%的骑自行车者在发生颅脑创伤时没有佩戴或使用个人保护措施。

5. 其他疾病　与年轻人相比，老年人往往合并更多的其他疾病，如高血压、糖尿病、脑及心血管疾病、贫血等，有报道称在65岁以上人群中，70%的跌落伤或交通伤相关的颅脑创伤患者合并一种或多种其他疾病。

另外，合并精神疾病和注意力问题的人群，往往更容易发生颅脑创伤。有研究表明，有精神疾病的人群发生颅脑创伤的相对危险度是没有精神疾病人群的1.7倍。同时，在重症颅脑创伤的儿童中发现，发病前注意缺陷多动症（attention deficit hyperactivity disorder，ADHD）的患病率为20%。

（六）重症颅脑创伤的流行病学预防

1. 交通伤相关颅脑创伤的预防　如前所述，在全球，交通伤所致的重症颅脑创伤发病率最高。1985—1986年由美国神经外科协会（American Association of Neurological Surgeons，AANS）等实施了一项促进公共教育和意识的计划——"首先考虑预防计划"。其从公众预防教育、公路交通安全、酒精控制、公路建造和速度控制、机动车设计、汽车挡风玻璃、安全气囊、安全带、司机行为、摩托车和自行车头盔、颅脑创伤检查及恢复等诸多方面进行系统研究，以期最大限度减少颅脑创伤的发生率，减轻颅脑创伤的危害性。该研究认为，在诸多安全因素中，驾车时不用安全带的危险性最大。2003年Servadei等研究了意大利东北部一城市摩托车头盔使用修订法使用后情况，发现头盔使用率从不足20%上升到96%以上，戴头盔的摩托车驾驶者入院率下降了66%，神经外科的入院率下降了31%，因此强制使用头盔是预防颅脑创伤十分有效的措施。

2. 跌落伤相关颅脑创伤的预防　跌落伤是65岁以上人群发生颅脑创伤的主要原因，因此跌落伤相关颅脑创伤的预防主要集中在老年人相关危险因素。如平衡能力或下肢功能的锻炼；高血压、糖尿病、脑及心血管疾病、贫血、关节炎、认知功能障碍等基础疾病的预防和治疗；药物特别是精神类药物的使用；家庭及社区基础设施的建立（如防滑垫、扶手等）。而对于儿童跌落伤的预防来讲，主要是加强儿童安全教育、加强家长看管力度等。

3. 运动相关颅脑创伤的预防　在体育运动中，佩戴头盔的运动员因颅脑创伤入住重症监护室的比例为25%，而没有佩戴头盔的运动员发生颅脑损伤后，入住重症监护室的概率升高至36%。另一项研究表明，新一代橄榄球头盔可使高校橄榄球运动员发生颅脑创伤的概率下降50%。

4. 酒精相关颅脑创伤的预防　如前所述，酒精是导致意外伤害和暴力损伤及死亡的首要危险因素，预防措施主要包括：对个人行为的干预（例如筛查、简单干预、戒酒治疗等）；对环境的干预（例如减少酒制品生产量、颁布禁酒令、加强对酒驾的惩罚力度等）。

二、重症颅脑创伤的致伤机制及病理生理学变化

当重症颅脑创伤发生时，颅内发生了一系列细胞和分子水平的病理生理学变化，一方面引发了组织化学、分子学和基因学的活性反应，导致了继发性损伤，并加重了原发性损伤，形成恶性循环；另一方面，颅内某些反应反而起到了神经保护的作用。

（一）原发性脑损伤的机制及病理生理学变化

60多年以前，Holbourne描述了脑部剪应力的产生，并指出旋转加速力是导致脑损伤的最主要原因。而Ommaya和Gennarelli研究表明加速力或减速力导致了呈"向心序列"的机械性扭曲。基于以上研究，学者提出以下理论：首先，当创伤的程度足以引起意识丧失时，皮质和皮质下系统将首先被累及，损伤程度较脑干腹侧部更严重；其次，除非皮质和皮质下结构发生更严重的损伤，否则头端脑干不会发生损伤，因为中脑是承受创伤的最后区域；最后，无意识丧失时也可出现认知症状，如错乱和记忆力障碍，反之则不会出现。同时该理论还说明了两点：一是受力方向决定了脑损伤的严重程度，而旋转力是导致脑损伤的主要原因；二是旋转的方向可影响脑损伤的严重程度和预后，矢状损伤（由前向后）的预后良好，侧向损伤（一侧向另一侧）的预后较差，也是大部分重症颅脑创伤的损伤方向，将导致持续昏迷或严重残疾，

而斜向损伤则介于两者之间。

1. 脑挫伤的致伤机制及病理生理学变化　一般情况下,脑挫伤(brain contusion)往往是由固定的头颅被相对小型的移动物体击打所致。这类创伤通常不会引起长时间的意识障碍,发生重症颅脑损伤的概率较低,但是由于直接暴力可能会导致永久性的局灶性神经功能损伤,进而导致进一步颅内血肿,甚至死亡。

脑挫伤发生的典型部位包括额极、眶额叶、颞极、颞叶外侧及下侧面、外侧裂上部皮质和脑回顶端。类型分为:直接位于骨折处下方的脑挫伤;位于撞击部位之下的冲击性脑挫伤;位于远离撞击部位区域(但并不总是在对侧)的对冲性脑挫伤;疝性脑挫伤;滑动性脑挫伤(常与弥漫性损伤相关)。脑挫伤往往是因为汇集于额极和颞极尖端的剪应力造成了软膜血管破裂出血而形成的,这种出血表现为多发性的点状或条索状,并最终渗入邻近的白质,使神经元缺血,进而发生继发性坏死。

2. 急性硬脑膜下血肿的致伤机制及病理生理学变化　重症颅脑创伤患者中,约有20%合并急性硬脑膜下血肿(acute subdural hematoma,ASDH)。ASDH是指颅脑创伤后3 d内发生的位于硬脑膜与蛛网膜之间的血肿,往往是由持续时间短、振幅高的角加速力产生的损伤。多在脑挫伤基础上发生,好发于额颞顶区,可在外力作用点的相应部位或对冲部位。ASDH,尤其是特急性病例,发展快,伤情重,伤后多呈持续昏迷,且因血肿增大而导致病情迅速恶化,往往提示预后差,死亡率为50%~80%。

ASDH的血肿通常包括以下3种类型。

(1)桥静脉破裂:急性硬脑膜下血肿的受伤机制一般都为加速性暴力使脑组织与固定的硬膜形成移位,将皮质与静脉窦之间的桥静脉撕断,引起出血。研究显示,位于运动平面并与运动方向成角最短的桥静脉所承受的张力最高。与枕部撞击相比,侧向撞击时桥静脉承受的张力较低。由于大脑镰的存在,侧向撞击与矢状撞击相比,脑与颅骨间相对运动较小。另一项临床研究显示,硬脑膜下血肿很少发生于枕部,这是由于受各个方向撞击时顶部、中央部或额部桥静脉所受的张力最大。

(2)动脉破裂:发展急速的硬脑膜下血肿,其出血来源多属动脉损伤所致,血肿迅猛增大,可在数小时内引起脑疝,威胁患者生命。动脉源性的硬脑膜下血肿一般为广泛的极性挫伤突破软脑膜聚集于硬脑膜下腔所致。

(3)挫伤后脑实质内小血管破裂:抗凝治疗或凝血因子消耗(弥散性血管内凝血)引发凝血功能障碍时,往往发生挫伤后脑实质内小血管破裂出血。这类硬脑膜下血肿常与相当大的脑内血肿相关,且在清除后经常复发。

3. 弥漫性轴索损伤的致伤机制及病理生理学变化　弥漫性轴索损伤(diffuse axonal injury,DAI)是指头部受到外伤作用后发生的,主要弥漫分布于脑白质、以轴索损伤为主要改变的一种原发性脑实质的损伤,常合并其他颅脑损伤,死亡率高。

DAI致伤机制尚未完全明了。一般认为,相比于ASDH,DAI源自持续时间更长但振幅低的冠状加速力。当头部受到钝性暴力作用时,头部运动所产生的剪切力、牵张力和旋转力的综合作用,使脑内神经纤维被牵拉或扭曲过度,致使神经纤维撕裂。不仅脑白质损伤,而且应力沿脑的中轴向纵深发展,直接导致胼胝体及脑干损伤撕裂。

早在20世纪70年代,神经病理学研究首次证实了轴索断裂处的轴浆收缩"球"的聚集,主要发现于伤后即昏迷并随后死亡患者的大型有髓纤维上。在约25%重症颅脑创伤患者的白质纤维束中可发现高密度的该类收缩"球"。

目前已证实DAI的病理学特征是大量肿胀和断裂的轴索,还伴随白质内组织撕裂和实质内出血。伤后瞬间脑部的旋转加速是DAI发生时最重要的机械力,这种力引发了组织动态的剪切、拉伸和压缩,使组织动态变形,而这种快速的单轴性牵拉造成了轴突的细胞骨架损伤。尽管轴索可缓慢恢复到之前的位置和形态,但在物理和生理学上已发生了改变。这种改变导致了钠通道的机械损伤,使得大量的钠离子内流而引起轴索的肿胀。同时,大量的钠离子内流还触发了大量的钙离子内流,后者介导的蛋白质水解则引发进一步的迟发性损伤。另一方面,轴索断裂可导致受损神经元远端的变性、碎裂和消失,引起神经支配区域的神经传入障碍。如果出现大量的轴索肿胀和断裂,则将导致全脑萎缩,脑室扩大,最严重时将导致持续的植物生存状态。此外,一项研究发现,即使脑外伤后没有出现血肿等占位性病变,仍可出现直接而持久的意识障碍,表明 DAI(尤其是脑干的轴索损伤)可以是颅脑创伤后唯一的昏迷原因。

4. 脑水肿的机制及病理生理学变化　研究表明,大多数的重症颅脑创伤患者均伴有脑水肿(cerebral edema)的发生。脑水肿可能由很多原因引起,并且是创伤后若干病理过程的最终转归。目前,颅脑创伤相关的脑水肿主要包括以下 3 种类型。

(1) 血管源性脑水肿：颅脑创伤所导致的脑水肿早期主要为血管源性脑水肿(vasogenic cerebral edema),创伤导致病灶区的血脑屏障(blood brain barrier,BBB)被破坏,毛细血管通透性增加,使血浆成分和水分渗出增多,积存于血管周围及细胞间质所致。在血管源性脑水肿发生后,内皮细胞功能的完整性受到破坏,血管内皮细胞膜上的致密接合处开放和内皮细胞膜上的吞饮小泡数量增加,吞饮小泡对水分和血浆大分子的摄取和输送加速,致使脑水肿持续发展。另外,在脑组织严重损伤后导致内皮覆盖的连续性形成裂口时,就有可能加重血管源性脑水肿。

血管源性脑水肿的特点是：①脑细胞内水和钠含量增加,钾和氯无变化或变化较小；②细胞外液腔扩大,细胞外液体容量增加,主要为含血浆蛋白的液体充填；③脑毛细血管内皮细胞受损,血脑屏障破坏时血浆中的大分子(如血浆蛋白及血浆蛋白综合物等)的渗透性增高；④水肿以白质为主,其中星形细胞变化最明显；⑤CT 表现为水肿密度增高。

(2) 细胞毒性脑水肿：细胞毒性脑水肿(cytotoxic cerebral edema)是外伤性脑水肿的另一种表现类型。其机制是缺血、缺氧引起能量依赖离子泵衰竭。离子运转过程发生障碍,大量钠、氯、钙离子进入细胞内。同时细胞内的乳酸及氢离子亦增多,从而引起细胞内渗透压升高,导致大量的水分迅速进入细胞内形成细胞肿胀。同时从神经元中释放的 K^+ 使细胞外液腔中 K^+ 增多而加重肿胀。由于水钠和能量负荷的改变,Ca^{2+} 从线粒体中释放,细胞内 Ca^{2+} 浓度增加,后者激活磷脂酶 A 和 C,使磷脂酶降解,结果引起花生四烯酸的释放,直接引起细胞渗透性增加。在中毒、代谢失调时,细胞膜的类脂发生自由基反应,自由基(包括超氧离子自由基、羟自由基和有机过氧基等)增多,以致引起膜动态构型破坏,水和电解质通过膜运输的功能发生障碍,增多的自由基使细胞膜上脂质发生过氧化作用,致细胞功能受损,线粒体、溶酶体和微粒体膜及其亚细胞器均遭破坏,使脑细胞功能受损而加重脑水肿。

细胞毒性脑水肿的特点是：①脑组织中的所有细胞成分(神经元、胶质和内皮细胞)均有肿胀,以胶质细胞最明显；②水肿液主要积聚于细胞内,细胞外间隙不扩大或容量减小；③无血管损伤,血脑屏障相对完整；④水肿液不含蛋白质,钠和氯化物含量增加,其浓度与血浆显著不同,具有血浆超滤液的特征；⑤单纯细胞毒性水肿 CT 检查无脑组织密度改变。

(3) 渗透性脑水肿：渗透性脑水肿(permeability cerebral edema)是由于细胞内、外液及血液中电解质与渗透压改变引起的细胞内水肿。正常情况下,细胞内、外电解质和渗透压保持平衡和稳定状态,这种适合于正常生理条件,受下丘脑与垂体功能调节和制约。在发生颅脑创伤时,影响了下丘脑-垂体轴功能,促肾上腺皮质激素分泌减少、抗利尿激素释放增多,则血液渗透压降低,引起渗透性脑水肿。

渗透性脑水肿的特点是：①灰质、白质均有水肿,以白质更为明显；②水肿液主要聚集于胶质细胞；③细胞外间隙不扩大,血脑屏障无破坏；④水肿液渗透压低,Na^+、K^+ 浓度均低,K^+ 浓度更为明显。

(二) 继发性脑损伤的机制及病理生理学变化

重症颅脑创伤后继发性脑损伤(secondary brain injury,SBI)是指创伤后几小时、几天或更长时间发生的神经元损伤,是原发性脑损伤或全身因素导致微环境改变对神经元产生的损伤。继发性脑损伤是造成重症颅脑创伤患者死亡和残疾的重要原因,明确其发病机制及病理生理学特点,对提高抢救成功率、改善重症颅脑创伤患者预后有着重要意义。因此,近年来继发性脑损伤成为基础和临床上的研究热点。

1. 继发性脑损伤的病理特点　目前普遍认为,继发性脑损伤的本质是神经元的损伤及死亡,其在病理形态上主要表现为细胞坏死和细胞凋亡。

(1) 细胞坏死：细胞坏死(necrosis)是指外伤等种种不利因素下,由于细胞正常代谢活动受损或中断引起的细胞无序性的损伤和死亡。细胞坏死是各种原因引起的一种被动的病理性死亡过程,其特点为：坏死细胞的膜通透性增高,致使细胞肿胀,细胞器变形或肿大,早期细胞核无明显形态学变化,最后细胞破裂,释放出细胞内容物,引起局部严重的炎症反应,同时坏死细胞最终被巨噬细胞清除。

(2)细胞凋亡:细胞凋亡(apoptosis)是指为维持内环境稳定,由基因控制的细胞自主的有序的死亡。与细胞坏死不同,细胞凋亡是一种为更好地适应生存环境而主动争取的生理性死亡过程,它涉及一系列基因的激活、表达及调控等的作用。细胞凋亡在形态学上分为3个阶段:第一阶段是凋亡的开始,此阶段只进行数分钟,细胞微绒毛消失,细胞间接触消失,但是质膜保持完整性,线粒体大体完整,核糖体逐渐与内质网脱离,内质网囊腔膨胀,并与质膜发生融合,染色质固缩等;第二阶段是形成凋亡小体,核染色质发生断裂,形成许多的片段,与一些细胞器聚集在一起,然后被细胞质膜包围,形成凋亡小体;第三阶段是凋亡小体被吞噬细胞所吞噬,残留物质被消化后重新使用。

细胞凋亡的启动是细胞在感受到相应的信号刺激后胞内一系列控制开关的开启或关闭,不同的外界因素启动凋亡的方式不同,所引起的信号转导也不相同,客观上对细胞凋亡过程中信号传递系统的认识尚不全面。一般认为细胞凋亡的启动包括细胞外信号和细胞内信号:细胞外凋亡启动信号一般为膜受体通路,主要涉及肿瘤坏死因子(tumor necrosis factor,TNF)受体超家族成员,如 Fas/FasL 信号通路;而细胞内凋亡启动信号则是由线粒体功能障碍导致细胞色素c大量释放而触发的。

颅脑创伤后细胞凋亡过程的详细机制较为复杂,目前也尚不完全清楚,涉及多种可能的途径,包括依赖 NF-κB 的途径、依赖 P53 的途径及 bcl 家族中能诱导凋亡的成员激活途径等。而这些因子均可诱导 Caspase 即半胱天冬蛋白酶的激活,细胞凋亡的过程实际上是 Caspase 不可逆有限水解底物的级联放大反应过程。到目前为止,至少已有14种 Caspase 被发现,Caspase 分子间的同源性很高,结构相似,都是半胱氨酸家族蛋白酶。其中 Caspase-3 的激活能导致脱氧核糖核酸(deoxyribonucleic acid,DNA)修复蛋白、细胞骨架蛋白及 DNA 酶抑制蛋白的蛋白酶解,最终导致 DNA 的崩解和细胞死亡。

颅脑创伤后神经元和其他脑细胞的死亡被认为既有机械破坏所致的原发性细胞坏死,也有多种创伤后病理性级联反应所引起的继发性或延迟性细胞凋亡。这些级联反应包括缺血、兴奋性毒性和炎症,其中任意一种都可以触发细胞凋亡。腺苷三磷酸(adenosine triphosphate,ATP)是细胞发生坏死或凋亡的关键因素,研究表明,根据神经元外环境和能量供给的不同,细胞发生坏死或凋亡是可以转换的,当 ATP 小于正常水平的15%时可导致细胞坏死的发生,而当 ATP 在正常水平的25%~70%时则可引起细胞凋亡。

研究发现,创伤早期的中心部位主要表现为细胞肿胀坏死,而外力打击相对较轻的损伤灶周边部位在伤后一段时间内表现为细胞凋亡。这种现象可能与创伤后细胞毒性物质作用的强度、能量的分布及脑组织敏感性的差异有关。在创伤的中心部位,神经元的细胞壁、细胞膜功能严重受损,膜电位逆转,跨膜离子转运功能丧失,线粒体呼吸功能被破坏,导致细胞内钙离子集聚,兴奋性氨基酸大量生成,细胞肿胀坏死;而损伤的周边部位,细胞处于相对静止状态,离子传递受到抑制,能量生成减少,细胞内钙离子缓慢升高,使内源性凋亡促进基因激活,活化核酸内切酶,进而发生凋亡。除损伤灶的周边外,缺血、缺氧较敏感的部位如对侧皮质、海马等处,也可出现凋亡细胞。

2.继发性脑损伤的发病机制

(1)兴奋性氨基酸的毒性损伤与神经元钙离子超载:研究表明,创伤等因素可触发谷氨酸和天冬氨酸等兴奋性氨基酸失控性的过量释放。而 Rothman 和 Olney 的研究发现了谷氨酸潜在的神经毒性作用,并首先提出了"兴奋毒性"的概念,证实谷氨酸的神经毒性在继发性脑损伤中扮演了重要的角色。

兴奋性氨基酸的毒性致伤机制尚不清楚,可能原因是在发生原发损伤后,神经元能量衰竭,膜去极化,导致 Na^+ 内流,水向细胞内转移,神经元水肿,Ca^{2+} 内流,细胞内 Ca^{2+} 超载,最终导致细胞破裂。神经元破裂后大量的谷氨酸向细胞外释放,同时回吸收障碍,细胞外液中谷氨酸等兴奋性氨基酸浓度急剧增高,损伤灶周围正常神经元受到周围高浓度兴奋性氨基酸的影响,发生去极化,也释放兴奋性氨基酸,从而形成一个兴奋性氨基酸释放的恶性循环。

同时,钙离子作为神经元胞内的重要信使,参与神经递质的合成与释放、神经兴奋性的维持、突触的可塑性及多种酶的活动。Ca^{2+} 是神经元信息传递的"第二信使",与神经元正常代谢及生理功能密切相关。因此,当颅脑损伤后神经元内发生严重的 Ca^{2+} 超载时,一方面会引起神经元蛋白质和磷脂代谢紊乱,产生严重的细胞性脑水肿;另一方面引起脑血管痉挛,增加血管内皮细胞胞饮转运功能,导致血脑屏障通透性增加,使血管源性脑水肿加重。

（2）自由基的形成：自由基（free radical）是指在其外层电子壳有含有未成对电子的具有高反应性离子的分子。这些复合物是在线粒体内氧化反应的正常产物，在各种组织中有重要的调节生理作用。另一方面，自由基能够在细胞膜、蛋白质和基因组内与各种结构发生反应。为了避免这种损伤的发生，所有细胞内均存在有效的酶系统以分解自由基。颅脑创伤使线粒体内膜上电子传递链的酶移位、释放或失活，导致电子传递链功能障碍，代谢产生的电子与氧气结合产生氧自由基；同时 Ca^{2+} 内流增加影响电子传递链也可以产生氧自由基。正常情况下，自由基被抗氧化系统及时清除，而颅脑创伤后由于损伤区局部血流减少，组织细胞 ATP 生成障碍，引起自由基清除剂（如超氧化物歧化酶，superoxide dismutase，SOD）活性降低，对自由基清除能力减弱。这种产生和清除自由基的生理平衡被打破，导致大量自由基积聚，进而损伤脑组织。

（3）炎症反应：神经炎症反应（inflammatory reaction）是"TBI 后的延迟性反应"，其所扮演的是双重而对立的角色：一方面在创伤早期可通过释放神经毒性物质导致大脑损伤，另一方面在创伤后慢性期又促进包括抗原和病原体（如病毒和细菌）在内的受损组织修复。

研究表明，颅脑创伤后脑缺血和炎症细胞成分的积聚，均会诱发炎症前细胞因子、化学因子及内皮细胞-白细胞黏附因子的表达上调。细胞因子是血管活性物质，已证实其能够增加血管渗透性导致水肿，可能对胶质细胞和神经元具有直接的细胞毒性。同时，白细胞介素（interleukin，IL；也称白介素）家族的 IL-1、IL-6、IL-10 以及 TNF 等细胞介质的大量释放可以诱导炎症反应并对白细胞起到趋化作用。这些因子中，IL-1 可加重脑水肿；TNF 能增加血脑屏障的通透性，并增加氧自由基的释放，从而加重颅脑创伤后的继发性损伤；而 IL-10 则可以下调免疫系统，抑制各类炎症细胞介质的合成与释放，从而起到保护细胞的作用。

（4）血脑屏障破坏：血管内皮细胞及细胞间的紧密连接是构成血脑屏障（blood brain barrier，BBB）的基础，血管内皮细胞损伤脱落，则导致血脑屏障破坏。外力使颅内微血管受到冲击、震动，甚至撕裂，导致血管内皮失去连接而脱落；损伤导致许多活性物质释放，通过直接的细胞毒性作用或其他方式损伤血管内皮细胞，也导致血脑屏障进一步破坏，加重脑水肿，引起局部颅内压增高。脑组织缺血、缺氧加重，促发继发性脑损伤，而脑损伤又进一步加重血脑屏障的破坏，如此形成恶性循环。有研究表明，脑挫裂伤后缺血、缺氧明显增加血脑屏障的渗透性，尤以脑挫裂伤区最明显。颅脑损伤将导致轻微而短暂的一过性血脑屏障破坏，持续时间不超过 30 min，而缺血、缺氧可加重血脑屏障破坏的程度，并延长血脑屏障破坏的时间。

（5）脑血流量与脑组织血流灌注下降：脑血流量（cerebral blood flow，CBF）下降是创伤性脑损伤的重要病理变化，而缺血被认为是重症颅脑创伤后继发性脑损伤最重要的原因之一。对重症颅脑创伤死亡患者进行尸检发现，60%～90% 的患者呈现缺血性脑损伤的特征。研究表明，在受伤后最初的 6～24 h，约 1/3 的重症颅脑创伤患者脑氧分压是下降的，而这部分患者的预后明显更差。颅脑创伤后大脑氧合能力下降可能基于 4 个方面机制：①脑血流量的降低减少了氧气的运输；②肺部摄取氧气减少；③血红蛋白的浓度降低或功能减退减少了氧气的运输；④氧气在组织中的解离减少。其中，脑血流量的下降引起脑组织血流灌注的降低是目前认为最为主要的原因。

有学者采用血管多普勒超声，监测大鼠脑挫伤模型脑血流量的改变，发现伤后 6 h 内，脑挫伤区脑血流量减少到原来的 1/3，而未损伤区减少到原来血流量的 80%，并且脑血流量减少越快，脑肿胀发展也越快。而 Symon 团队和 Jones 等的研究结果则更具有里程碑式的意义，他们研究表明脑血流量进行性减少对神经元影响的分级具有时间依赖性：CBF 减少至 20 ml/(100 g·min) 左右时，即使脑电波可能变慢，患者感到焦虑和困倦，但是健康且自动调节功能正常的大脑也能耐受，并且不会导致功能性损害；如果 CBF 突然降至 20 ml/(100 g·min) 左右，则患者意识丧失且脑失去产生神经递质的能力，继而昏迷；当 CBF 降至 18 ml/(100 g·min) 时，因维持细胞内外离子梯度的能量依赖性 Na^+、K^+-ATP 酶失去功能，离子稳态平衡被打破，神经元转为厌氧代谢，生成大量的乳酸；当 CBF 进一步减少至约 10 ml/(100 g·min) 水平时，细胞膜失去完整性，大量的 Ca^{2+} 开始内流，神经元破坏的生物化学级联反应已不可逆转；当大脑终末血管供血区域 CBF<5～10 ml/(100 g·min) 超过 60～90 min，就会发生脑梗死。

当发生重症颅脑创伤时，在脑挫伤区域和颅内血肿下方区域，CBF 可能降低至接近于引起缺血性脑损伤的阈值水平。这种结果伴随创伤后糖代谢增加，使得细胞内依赖持续供养的结构受损的风险增加，导致接下来数小时，特别是再灌注期的迟发性损伤。如果组织血流量的减少发生于代谢需求最大时，后果将是组织内糖和氧的水平降至阈值水平以下，这会加重组织肿胀，并出现缺血性坏死。此外，颅脑创伤后，因创伤应激反应，机体所释放的各种收缩血管物质增加，引起脑血管收缩，也导致脑血流量进一步减少，脑灌注压（cerebral perfusion pressure，CPP）降低，使脑组织缺血加重，形成恶性循环，引起继发性脑损伤。

（6）其他继发因素：除了内在的病理生理学因素之外，继发性全身或颅内因素也可导致并加重继发性脑损伤。最常见的继发性全身及颅内因素包括低血压、缺氧、颅内压增高、发热、低钠血症等，这些因素可降低供氧与代谢，引起缺血与神经元死亡。

第二节　重症颅脑创伤的伤情评估系统与影像学诊断

近年来，尽管对于颅脑创伤的病理机制、诊断确立、个体化治疗及重症患者的监护等方面的研究有了很大进展，但是重症颅脑创伤的死亡率及致残率仍居高不下。针对重症颅脑创伤患者的复杂性及多变性，一套适用性及有效性更高的伤情评估方法及系统，能够更好地帮助认识疾病并指导治疗，这也成为国内外学者的研究方向之一。同时，随着影像学设备及技术的不断发展，神经影像学成为重症颅脑创伤诊断最为重要的手段之一，影像学不仅能明确损伤程度，更能指导治疗决策、判断手术指征。本节将主要阐述重症颅脑创伤患者的伤情评估方法及影像学诊断特点。

一、重症颅脑创伤的伤情评估系统

颅脑创伤临床症状分级系统，是人为地将各种对于功能和结构的影响因素按照其对大脑影响程度的大小机械地罗列，并判定不同强度的干扰因素将造成相应程度的意识变化。针对重症颅脑创伤的高死亡率及复杂性，准确评估病情严重性及预后对于任何研究及治疗来讲都是首要且最为重要的，只有更科学的判断标准的确立才能更优化地调整治疗方案和进行下一步科学研究。目前针对颅脑创伤严重程度的评估，最常用的是格拉斯哥昏迷量表（Glascow coma scale，GCS），但由于其存在某些不足，使得国内外众多研究对颅脑创伤的评估方法进行了有益的探索，并提出如 SMS 评分法、CT 评分法、MHIPS 评分法、FOUR 评分等评估方法，它们侧重不同，各有优缺点，为临床病情评估提供了更多选择。

（一）格拉斯哥昏迷量表评分系统

1974 年，Teasdale 和 Jennett 设计了 GCS 用于评价颅脑创伤后患者的意识，是目前所有颅脑创伤评分标准中临床应用最广的方法。其具体评分标准包括运动反应、言语反应及睁眼反应 3 个方面的内容。GCS：13～15 分者为轻型颅脑损伤，9～12 分者为中型颅脑损伤，3～8 分者为重型颅脑损伤（表 2-1）。

表 2-1　GCS 标准

运动反应	评分	言语反应	评分	睁眼反应	评分
遵嘱运动	6	回答正确	5	自动睁眼	4
刺痛定位	5	回答错误	4	呼唤睁眼	3
刺痛躲避	4	答非所问	3	刺痛睁眼	2
刺痛屈曲	3	唯有发音	2	无反应	1
刺痛伸直	2	无反应	1		
无反应	1				

作为数十年的经典方法,GCS可以对颅脑创伤患者的病情有一个初步的了解,无论从其可操作性还是认可性都是当前神经外科医师使用频率最高的评分标准。但GCS系统的不足之处在于其存在重要评估内容的缺失,如瞳孔反应、偏侧半球肢体运动和脑干反射,以及运动评分在总和评分中的权重和测试对象受试时的可靠性。对于一些存在听力或言语障碍、气管插管或气管切开、使用镇静药或肌松药等情况的患者,不能给予准确的语言评分。同时,此标准主观性较强,不能客观、精确地反映颅脑创伤尤其是重症颅脑创伤患者的伤情。国际创伤性脑损伤的预后和临床试验设计(international mission for prognosis and clinical trial design in TBI,IMPACT)研究表明,对于GCS较低的重症颅脑创伤患者,不同医疗单位的GCS有较大差异,影响病情及预后评估的准确判断。但即便如此,GCS系统凭借简单、方便、实用等优势,始终是颅脑创伤最为广泛使用的伤情评估系统,目前尚无其他评分系统可完全替代。

(二)颅脑创伤的CT分类系统

随着影像技术的日新月异,头颅CT的应用及影像学表现在临床工作中越来越重要。为提高颅脑创伤分级系统的评价质量,有学者开始将影像信息与GCS结合使用,根据CT影像表现,提出了多种分类方法。其中影响较广的是Gennarelli(1982年)、Marshall(1991年)、Liu(1995年)及Maas(2005年)提出的CT评价方法,但目前在临床上应用较少。

1. Gennarelli(1982年)头颅CT分类法　1982年Gennarelli等整合了GCS和CT影像表现,对重症颅脑创伤患者的预后进行分类评估。分类依据主要包括CT图像中病灶的局部或弥漫、GCS和昏迷时间等,研究结果表明硬脑膜下血肿、弥漫性损伤以及昏迷时间大于24 h的患者与高死亡率最相关。Gennarelli(1982年)头颅CT分类法具体分类情况如下。

(1)局灶性病变或损伤:CT扫描显示有占位效应的病变,且该病变是导致昏迷的主要原因。①以硬脑膜外血肿为主(需手术清除);②以急性硬脑膜下血肿为主(需手术清除);③其他局灶性病变,如脑内血肿、显著的颅骨凹陷骨折、有占位效应的局限性脑挫裂伤以及上述病变的综合,可再分为需施行手术者和无须施行手术者。

(2)弥漫性病变或损伤:CT扫描中未显示有占位效应的病变,但可见不产生占位效应的脑挫裂伤。①昏迷6~24 h者;②昏迷超过24 h,不伴去大脑强直者;③昏迷超过24 h,伴去大脑强直或弛缓状态者。

2. Marshall(1991年)头颅CT分类法　1991年Marshall等基于创伤昏迷数据库中重度颅脑创伤患者的资料,经过多中心联合研究提出了另一个头颅CT分类方法。Marshall根据外科手术清除与否和容积大小对局灶性损伤分类;根据中线移位、环池受压情况、高密度或混杂密度病灶容积对弥漫性损伤分类。最后研究发现,Ⅳ级弥漫性损伤、大于5 mm的中线移位并且不伴有大于25 ml的高密度或混杂密度挫伤灶患者的死亡率最高,而Vos等随后的研究也证实了Marshall头颅CT分类法的可靠性。Marshall(1991年)头颅CT分类法具体分类情况如下。

(1)弥漫性损伤Ⅰ(无可见病变):CT扫描未发现可见的颅内病理改变。

(2)弥漫性损伤Ⅱ:脑池显示,中线移位0~5 mm和(或)显示有病变的密度改变,无>25 ml的高密度或混杂密度病变;可能包括骨折片和异物。

(3)弥漫性损伤Ⅲ(脑肿胀):脑池受压或消失,中线移位0~5 mm,无>25 ml的高密度或混杂密度病变。

(4)弥漫性损伤Ⅳ(移位):中线移位5 mm以上,无>25 ml的高密度或混杂密度病变。

(5)需手术清除占位病变:任何需手术清除的占位病变。

(6)无须手术清除占位病变:有>25 ml的高密度或混杂密度病变,不予手术清除。

3. Liu(1995年)头颅CT分类法　颅脑创伤患者CT扫描脑干形态及其周围池的变化,特别是中脑周围池的变化直接反映了颅脑创伤情况的轻重。基于此,1995年Liu等最早提出脑干周围池的分级方法,将环池和脑干结构的形态按照5分制分级,并发现其和格拉斯哥预后评分(Glasgow outcome scale,GOS)以及死亡率相关。Liu的头颅CT分类法虽然相对烦琐,但仍然沿用至今,具有一定意义。Liu(1995年)头颅CT分类法具体分类情况如表2-2所示。

表 2-2　Liu(1995 年)头颅 CT 分类法

分级	头颅 CT 表现
0 级	中脑及周围池正常
Ⅰ级	中脑周围池增宽,脑干正常
Ⅱ级	中脑周围池闭塞,脑干正常
Ⅲ级	脑干变形,前后径>横径
Ⅳ级	脑干密度改变,出血或低密度
Ⅴ级	Ⅲ、Ⅳ级的组合

4. 国内学者基于 Liu(1995 年)头颅 CT 分类法的其他改良分类方法　1998 年赵卫忠等在 Liu(1995 年)头颅 CT 分类法的基础上,根据 CT 扫描脑干周围池的情况进行分型和预后估计,以反映血肿占位或脑组织肿胀挤压中线结构对脑干损害的轻重程度。具体分类情况如表 2-3 所示。

表 2-3　赵卫忠(1998 年)头颅 CT 分类法

分型	头颅 CT 表现
Ⅰ型	脑干周围池形态正常
Ⅱ型	鞍上池或环池受压变窄、消失
Ⅲ型	鞍上池+环池或四叠体池+环池受压变窄、消失
Ⅳ型	鞍上池、环池、四叠体池均受压消失
Ⅴ型	鞍上池+环池或鞍上池+环池+四叠体池消失伴中脑低密度改变或出血

1998 年张爱军等采用有序分组资料的线性趋势检验和卡方检验,在 Liu(1995 年)头颅 CT 分类法的基础上进行量化评分,观察中脑及其周围池形态变化与脑挫裂伤预后的关系,发现分级(评分)越高,预后越差。具体分类情况如表 2-4 所示。

表 2-4　张爱军(1998 年)头颅 CT 分类法

分级评分	头颅 CT 表现
1 分	Liu 的 0 级和Ⅰ级
2 分	Liu 的Ⅱ级和Ⅲ级
3 分	Liu 的Ⅳ级和Ⅴ级

1999 年高正今等在 Liu(1995 年)和赵卫忠(1998 年)的基础上,根据 CT 扫描脑干周围池的情况分为轻、中、重、特重 4 型,了解这种 CT 分型与预后的关系。具体分类情况如表 2-5 所示。

表 2-5　高正今(1999 年)头颅 CT 分类法

分型	头颅 CT 表现
轻型	脑干周围池受压变窄
中型	周围池部分或全部受压消失
重型	脑干增粗、变形、密度减低或增高
特重型	上述表现同时存在

5. Maas(2005年)头颅CT分类法(Rotterdam CT 评分法)　2005年Maas等提出了一种新的个体化的CT分类方法,又称为Rotterdam CT评分法,包括基底池情况、中线移位情况、有无血肿或占位性改变及有无脑室或蛛网膜下腔出血4个方面评分。他们将国际和北美Tirilazad试验中2 249例中重型颅脑创伤患者的数据进行分析,结果显示Rotterdam CT评分法比Marshall(1991年)的CT分类法更能有效地评估伤情及病死率。CT表现为中线移位>5 mm、基底池受压或消失、脑室内出血、外伤性蛛网膜下腔出血(traumatic subarachnoid hemorrhage,tSAH)和死亡率显著相关。中线移位>5 mm合并基底池消失或受压表现的病例,死亡率最高。具体评分情况及研究结果如表2-6、表2-7所示。

表2-6　Rotterdam CT评分法

预测值		评分
基底池情况	正常	0
	受压	1
	消失	2
中线移位	无移位或移位≤5 mm	0
	移位超过5 mm	1
血肿或挫伤等占位性病灶	不存在	0
	存在	1
脑室内出血或者tSAH	不存在	0
	存在	1
	总分	+1

表2-7　Maas(2005年)研究结果

Rotterdam CT评分	患者人数	死亡数(占比)
1分	36	0(0)
2分	600	41(6.8%)
3分	773	122(16%)
4分	465	121(26%)
5分	261	138(53%)
6分	114	69(61%)

6.颅脑创伤的CT分类系统的不足　颅脑创伤的CT分类系统的不足之处在于颅脑CT检查缺少实时性,因为创伤性脑损伤后血肿的出现是一个动态过程,因此很多情况下颅脑创伤后的血肿是会进展的,头颅CT只能反映当时颅内的情况。另外,即便头颅CT检查未见中线移位,也不能排除颅内高压的存在,如弥漫性脑水肿及双侧的颅内血肿的患者,实际上颅内压可能已经升高,但中线却没移位,此时头颅CT可能会存在误差,需要临床医师结合患者GCS或临床经验进行相关病情评估。

(三)简易运动评分系统

Haukoos等研究认为,GCS中最为关键的是对于运动功能的评价,运动功能的改变是评价颅脑创伤患者伤情的最有意义的指标。因此,Haukoos省去了GCS中关于言语和睁眼反应的项目,提出了简易运动评分(simplified motor score,SMS)系统。具体评估标准为:遵嘱运动为2分,疼痛可定位为1分,刺激躲避或者更差为0分。定义轻型颅脑创伤为2分,中型颅脑创伤为1分,重型颅脑创伤为0分。很显然,SMS就是精简版的GCS,实际操作更加简便,但正如GCS一样,在客观上也存在其自身的不足。

(四)MHIPS评分系统

马德拉斯头部损伤预后量表(Madras head injury prognostic scale,MHIPS;也称MHIPS评分系统)是由马德拉斯医学院神经科学研究所总结的一种新的颅脑损伤评分系统,它基于年龄、GCS运动评分、瞳孔对光反射、眼脑反射、CT结果和合并伤6个影响预后的因素而制定,每个影响因素又分为3个等级,分值最高18分,最低6分。华中科技大学同济医院就患者的预后情况对MHIPS评分与GCS进行比较,他们将196例合并颅脑创伤的多发伤患者分为死亡组和存活组,分别进行MHIPS评分和GCS,以受试者操作特征曲线(receiver operating characteristic curve,ROC)下面积大小来衡量各评分系统预测患者预后的能力,结果显示MHIPS评分系统对合并颅脑创伤的多发伤患者的预后有较好的预测效果,是一种值得推广的颅脑损伤评分系统。MHIPS评分系统的优点在于对多发伤本身的关注、患者的基础年龄和头颅CT影像学的检查,得出的整体情况的评价优于GCS,它把患者当作一个有机整体看待,能更加准确地判断预后。但有人认为其缺点在于它是GCS的一个补充,其对于GCS本来的缺陷没有进行弥补。MHIPS评分系统具体标准如表2-8所示。

表2-8 MHIPS评分标准

相关因素	分级	分值
年龄	>45岁	1
	15~45岁	2
	<15岁	3
GCS运动评分	1~2分	1
	3~4分	2
	5~6分	3
瞳孔对光反射	消失	1
	减弱	2
	正常	3
CT检查结果	基底池消失/中线移位>5 mm/血肿直径>3 cm	1
	基底池受压/中线移位≤5 mm/血肿直径≤3 cm	2
	基底池正常/中线无移位/无血肿	3
合并伤	胸腹腔脏器损伤/多于2处长骨骨折	1
	1处或2处长骨骨折	2
	无脏器损伤及骨折	3

(五)FOUR昏迷评分系统

全面无反应性量表(full outline of unresponsiveness score,FOUR;也称FOUR昏迷评分系统)是对GCS一个很好的补充。如前所述,由于GCS仅适用于一般患者,对于一些存在听力或言语障碍、气管插管或气管切开、使用镇静药或肌松药等情况的患者,不能给予准确的语言评分。而FOUR昏迷评分系统省去了言语反应的评分,从动眼反射、运动反映、脑干功能和呼吸运动4个角度进行昏迷评分。因此,对于上述类型的颅脑创伤患者,FOUR昏迷评分系统似乎更为适用。然而,这2种评分系统对于颅脑创伤患者伤情评价的效果仍存在争议,多项研究分别证明了2种评分系统比对方更有优势,目前仍缺乏多中心的大样本研究对 2 种评分系统进行对比和评价。FOUR 昏迷评分系统具体标准如表 2-9 所示。

表 2-9　FOUR 评分标准

动眼反射	运动反射	脑干功能	呼吸运动	评分
刺痛不睁眼	刺痛无收缩	无瞳孔、角膜及咳嗽反射	无呼吸或呼吸机机控频率	0
刺痛睁眼	刺痛伸展	无瞳孔和角膜反射	呼吸大于机控频率	1
呼唤睁眼	刺痛收缩	无瞳孔或角膜反射	无规则呼吸、无插管	2
睁眼无动眼	刺痛定位	一侧瞳孔放大固定	潮式呼吸无插管	3
遵嘱动眼	遵嘱运动	瞳孔角膜反射存在	规则呼吸无插管	4

（六）简明损伤定级系统

简明损伤定级（abbreviated injury scale,AIS）系统是完全基于解剖学的评分系统，根据各个器官的相对重要性，将身体局部损伤的严重性按照总分 6 分来进行评分。AIS 评分系统来源于诸多共识，经过 30 年构思而成，用以描述损伤的严重性，随后逐步成为全世界最广泛使用的损伤评分系统。1971 年最初的 AIS 系统启用；1975—1976 年，第一部损伤代码词典发布，包括了 500 余种损伤情况的列表和 1~6 分（最轻度到最重度）各种严重程度；20 世纪 80 年代损伤代码词典内容扩增到了原来的 3 倍，改进了很多损伤的描述；1985 年，为了使计算机录入更为方便，又将每种损伤用数字系统进行了编码。

目前使用的 AIS 评分 2005 版描述了 286 种颅脑创伤情况，分成脑神经、血管、脑干、小脑、大脑、颅骨和震荡性损伤。损伤分类和损伤范围用 1~6 的数字编码表示，小数点前 6 位数用于计算机编码，用于表述特定损伤和损伤的身体部位、结构和类型；小数点后的数字表示严重程度，用 1~6 表示；再后面的数字用来进一步定位损伤部位和损伤原因。由此可见，AIS 评分系统不但是损伤评分系统，更像是一部精确评估颅脑和全身各个部位损伤的词典。由 AIS 还衍生了诸多评分系统，如最高简明损伤定级（maximal abbreviated injury scale,MAIS）系统、创伤严重度评分（injury severity score,ISS）系统、最新损伤严重程度评分（new injury severity score,NISS）系统、创伤与损伤严重度评分（trauma and injury severity score,TRISS）系统等。尽管 AIS 评分系统能够十分精确地描述颅脑创伤的伤情，但仍存在缺乏后续评价等问题。

（七）其他伤情评估系统

除了上述所描述各种伤情评估系统之外，还有很多基于 GCS 系统的改良评分系统。反应水平评分 85（reaction level scale,RLS85）系统将 GCS 系统的睁眼、运动和语言部分相融合，简化成 8 分制。Glasgow-Liege 评分系统在 GCS 的基础上增加了 5 项脑干反射内容。全面意识评分系统包括瞳孔反应、眼球的活动和位置、体位和总体反应性。Innsbruck 昏迷评分系统将瞳孔反应、眼球活动、运动评分、声音刺激反应以及口角自动症等均加入评估体系。Leeds 昏迷评分系统包括 GCS 各个部分，加上年龄、瞳孔反应、颅内压、收缩压、颅外损伤和 CT 检查发现。Maryland 昏迷评分系统包括 GCS 诸项，以及脑干反射、瞳孔反应、偏侧运动检查和诱发反应所需的刺激强度。脑损伤监测表补充了 GCS 系统的不足，在瞳孔反应和唤醒刺激方面均有评估。神经外科监测表是包括了 GCS 诸项、生命体征和瞳孔检查等累积 100 分的表格。

（八）脑功能评估方法

对于重症颅脑创伤的患者，往往出现不同程度的意识障碍，对这类患者的脑功能进行准确、客观的评价，有助于判断病情，提高诊断的客观性、准确性和可靠性，提高重症颅脑创伤患者的救治效果。

1. 颅脑创伤后意识障碍的分类

（1）昏迷：昏迷是指患者不能觉醒且缺乏对自我和周围环境的认知。昏迷是一种无反应状态，患者表现为闭眼，不能被唤醒。不能理解和表达语言，脑干反射可能完好或缺失，外界的刺激不能使昏迷患者产生周期性睁眼和觉醒，这是昏迷与植物状态的区别。为了与晕厥、脑震荡或者其他短暂性意识障碍相区别，昏迷必须持续至少 1 h。昏迷患者的预后复杂，主要取决于损伤的严重程度和导致昏迷的原因。很少有患者永远停留在昏迷状态，一部分患者恢复意识，其余患者进一步发展成脑死亡或者稳定在慢性意识障碍状态,如植物状态或者微意识状态。

(2)植物状态:目前国内对于植物状态(vegetative state)没有一致的定义。美国神经病学院(American Academy of Neurology,AAN)对植物状态的临床定义是患者周期性清醒和睡眠,但是没有任何具有认知或能够对外界的事情或刺激所表达出行为或大脑新陈代谢的证据。植物状态和昏迷的区别就是有睡眠觉醒周期以及睁眼。脑干和下丘脑的功能能够维持呼吸始动和循环。临床上诊断植物状态会面临很大困难,因为它需要临床医师密切观察患者一天中的反应,以确定他是否有睡眠觉醒周期。美国持续性植物状态多学科研究组提出,当这种状态持续超过1个月后就被称为持续性植物状态。这一概念最早是在1972年由Jennett和Plum提出。持续性植物状态并不意味着不可逆。而当植物状态在非创伤性脑损伤患者中持续时间>3个月,在创伤性脑损伤患者中持续时间>1年就可以被称为永久性植物状态,永久性植物状态意味着不可逆。

(3)微意识状态:微意识状态是指患者既不是植物状态又不能进行持续的认知行为的一类意识障碍。要诊断为微意识状态,患者必须有间断但明确的意识行为,如:简单遵嘱;能口头或用手势表达"是"或者"否";有目的性动作(包括与周围环境刺激有关的非反射性动作)。这类典型患者表现为在一天当中的某些时段能感知到自己和周围环境,在另一些时段中则表现得像植物状态。部分文献会将闭锁综合征纳入意识障碍的分类里。闭锁综合征又称作假性昏迷。它是用来描述因双侧皮质脑干束与皮质脊髓束均被阻断所导致的四肢瘫痪、构音障碍的一种临床表现。患者表现为不能讲话,有眼球水平运动障碍,双侧面瘫,舌、咽及构音、吞咽运动均有障碍,不能转颈耸肩,四肢全瘫,可有双侧病理反射。因此虽然意识清楚,但因身体不能动、不能言语,仅能通过眼球的上下运动与周围环境建立联系,常被误认为意识障碍。

2.意识障碍患者的脑功能评估方法

(1)临床观察:临床观察是颅脑创伤后意识障碍患者脑功能评估最基本、最简便的方法。这一部分内容已在前面章节具体阐述。

(2)神经电生理检查:神经电生理检查主要包括脑电图和诱发电位。目前认为,最能够对昏迷患者预后做出准确判断的就是神经电生理的检测。

脑电图是从头皮记录到脑神经元的自发电活动,可以反映脑神经元的生理功能。脑电图作为一种可床旁监测手段,操作简单,重复性好,可实时动态监测。尤其适用于那些重型颅脑创伤、不易搬动的患者。研究表明,脑电图检查结果对患者的预后具有较大的提示价值。颅脑创伤后意识障碍患者,脑电图多表现为快波(α、β)减少,慢波(δ、θ)增多。脑电图反应性的缺失,多提示患者预后不良。临床上常规脑电图常用的分类方法有Young分级和Synek分级。由于常规脑电图的分类及结果较为复杂,常常需要专业的神经电生理医师协助判断,不利于临床医师对意识障碍患者进行快速的脑功能评估。因比,在常规脑电图的基础上又进一步开发出更为简便的定量脑电图、振幅整合脑电图等。振幅整合脑电图已经被广泛应用于新生儿缺血、缺氧性脑病的脑功能评估,并已证实其背景活动与患儿的预后密切相关。

诱发电位是神经系统在感受外来刺激时产生的生物电活动,它借助神经传导通路的改变来反映脑功能。与脑电图相比,诱发电位受麻醉药和镇静催眠药的影响较小。目前用于评估意识障碍患者脑功能的诱发电位有听觉诱发电位、体感诱发电位和事件相关电位。诱发电位波形异常或成分的缺失提示预后不良。脑干器质性损害导致昏迷的患者听觉诱发电位多异常,而代谢性昏迷未引起脑干损伤的患者听觉诱发电位多正常;有研究显示,视觉诱发电位可用于评价植物状态与昏迷患者的预后,另外也有研究表明,双侧体感诱发电位的N20消失常提示预后不良。

(3)功能影像学检查:功能影像学的出现为意识领域研究找到了新的突破口,它主要包括单光子发射计算机断层成像术(single-photon emission computed tomography,SPECT)、正电子发射断层成像(positron emission tomography,PET)及功能磁共振成像(functional magnetic resonance imaging,fMRI)。fMRI在意识障碍患者脑功能评估研究的应用尤为突出,并逐渐取代PET-CT在该领域的应用。

fMRI主要是利用磁共振造影来测量神经元活动所引发的血流动力学改变,反映各个脑区的代谢、血流变化、化学物质的吸收情况,从而对脑功能进行评估。fMRI的出现,克服了其他评估方法,如脑电图、诱发电位等不能对脑功能进行空间立体分辨的缺点,直观地显示各个脑区的代谢活动情况。fMRI又分为静息态和刺激态,有研究表明,通过给予意识障碍患者一定的外界刺激,然后通过 fMRI 监测特定脑区的代谢变化能够协助诊断患者的意识状态。然而,fMRI 也有其缺点,比如不太适用于重症昏迷、不易搬动的患者,而且费用也较高。此外,有学者在下载了大量脑科学的 fMRI 数据进行分析后发现,fMRI 软件在判断脑活动时会出现极高概率的假阳性,引起了业界极大关注。这也让研究者们重新审视 fMRI 的价值。

(4)脑血流检查:脑血流检查包括无创的经颅多普勒超声及有创的 CT/MRI 的灌注成像。经颅多普勒超声是目前唯一的无创检测脑血流的方法,具有使用方便、可反复检测、不易受低温和镇静药物及环境因素干扰等优点,是动态观察脑循环状态较为理想的方法。临床上多用经颅多普勒超声来检测蛛网膜下腔出血、颅内压升高和评价脑死亡。有研究表明,对昏迷患者按照 GCS 进行分组,3 分组患者表现为收缩期小尖峰,舒张期反流或无信号;4~7 分组患者脑血流明显降低,频谱相对正常,如长时间无变化,提示可能为植物状态。如果血流速度加快提示可能有脑血管痉挛,一般预后尚可。血流速度正常或血流速度无变化多提示预后较佳。CT 灌注成像可用来辅助脑死亡的诊断,但由于功能影像学的发展,单纯的灌注成像在意识障碍患者脑功能评估方面上的应用较少。

(5)血清生化学检查:神经元特异性烯醇化酶(neuron-specific enolase,NSE)、S100β 蛋白可作为脑损伤的标志物。NSE 特异性定位在神经元和神经内分泌细胞质中;当脑损伤时,细胞膜完整性被破坏,NSE 从细胞内释放出来,释放入脑脊液,或通过血脑屏障进入外周血。颅脑损伤越重,血脑屏障受损程度越高,神经元释放入血的 NSE 越多,血清中 NSE 含量就越高。S100β 蛋白主要存在于中枢神经系统的星形细胞和少突神经胶质细胞,因而被认为是神经胶质的标记蛋白,它的水平变化也可反映脑胶质细胞损伤的严重程度。血清中的 NSE 和 S100β 蛋白升高是预后不良的指标。除 NSE、S100β 蛋白外,还有肌酸激酶脑型同工酶(creatine kinase brain band isoenzyme,CK-BB)和 IL-8 也可用于脑损伤和预后评估。这些生物化学指标主要适用于急性期评估脑损伤的严重程度,而对于慢性意识障碍患者的脑功能评估价值显得不足。

(6)近红外光谱成像系统:近红外光谱成像是 20 世纪 90 年代才出现的一种以近红外线光为基础的脑功能成像技术,它通过测量脑组织对 2 个或多个波长光波的吸收特性来测量脑组织的血氧和血流量。通过测量输入、输出光波某些参数的变化,就可得到脑组织生理参数的相对变化值。目前该技术已被应用于新生儿及精神病患者的脑功能评估,但在颅脑创伤后意识障碍患者中的应用还较少。

综上所述,一个规范、系统及全面的伤情评估系统是指导临床制订治疗方案的重要依据,对于重症颅脑创伤患者诊疗计划的制订、提高生存质量、进一步的临床或基础研究都有着举足轻重的作用,对于降低重症颅脑创伤患者死亡率及致残率有着重要意义。

二、重症颅脑创伤的影像学诊断

近年来,随着影像设备及影像技术的不断更新和发展,神经影像学在颅脑创伤中的地位越来越重要。影像学诊断不仅能够准确显示创伤性质和部位,明确损伤程度,更能帮助判断手术指征、手术入路和手术方式,指导治疗决策,使患者能够得到及时恰当的治疗,进而有助于降低颅脑创伤的死亡率和致残率。本部分内容将着重介绍 X 射线计算机断层成像(X-ray computed tomography,X-CT/CT)及磁共振成像(magnetic resonance imaging,MRI)在各种类型颅脑创伤中的影像学表现及重要意义。

(一)CT 及 MRI 检查的发展及成像原理

1. CT 检查

(1)CT 技术在颅脑创伤领域的发展:1972 年世界上诞生了第一台 CT 机,仅用于颅脑检查,当时仅有一个探测器,采集数据少,扫描时间长,图像质量差。然而,CT 的出现使人们第一次能够通过无创和相对快速的手段来检查颅内出血和外伤性占位病灶。到了 20 世纪 80 年代后期,螺旋 CT 技术的发明大大加快了影像采集速度,可以对不配合的颅脑创伤患者进行快速检查,同时能通过 CT 血管造影对颅内外血管结构进行检查。1998 年,多排 CT(multidector CT,MDCT)技术的出现使得其可在 1 s 内完成一个螺旋,同时采集 2 个层面的图像。目前,各式各样的多排 CT 已广泛应用于临床,可高达 64 排,甚至更多,多排 CT 检查可用于进行颅脑创伤患者的二维高清成像、三维重建及 CT 血管造影等。

(2) CT 扫描的成像原理及相关技术:CT 扫描的成像原理是用 X 射线束对人体某部位一定厚度的层面进行扫描,由探测器接收透过该层面的 X 射线,转变为可见光后,由光电转换变为电信号,再经模拟/数字转换器(analog/digital converter)转为数字,输入计算机处理。图像形成的处理有如对选定层面分成若干个体积相同的长方体,称为体素(voxel)。扫描所得信息经计算而获得每个体素的 X 射线衰减系数或吸收系数,再排列成矩阵,即数字矩阵(digital matrix),数字矩阵可存储于磁盘或光盘中。经数字/模拟转换器(digital/analog converter)把数字矩阵中的每个数字转为由黑到白不等灰度的小方块,即像素(pixel),并按矩阵排列,就构成了 CT 图像。由此可见,CT 图像是重建图像,如 64 排 CT 意为完成一次螺旋可产生多达 64 幅的图像。

多排 CT 的优势包括更广泛的检查区域、运动伪影减少、层厚更薄、分辨率更高、图像质量更好、扫描时间更短,以及丰富的图形后处理技术。它包括多平面重建、最大密度投影、表观容积等技术,以及组织血流灌注的定量分析。多排 CT 能在几秒内显示全脑影像,几分钟内完成多平面重建。成像时间的缩短减少了运动伪影,使细小的颅脑损伤病灶显示得更为精准。如果患者在接受扫描时移动了,几秒内多排 CT 就可以进行单层重复扫描。轴位图像通过重建,可以显示出冠状面、矢状面以及斜位图像。

最大密度投影技术(maximal intensity projection,MIP)或 CTA,是通过团注造影剂成像后,将密度最大的体素进行重建,从而三维显示血管结构。薄层 MIP 可以用来去除和造影剂衰减信号相同的骨性结构。能以微小的幅度逐级变化观察角度,从而旋转显示图像,并能反复回放观看。而表观容积技术对一系列轴位图像进行重建,从而能显示更多具有不同灰阶的组织结构,提供更多的影像信息。运用以上这 2 种技术就可以多角度地观察图像。

(3) 颅脑创伤 CT 检查的相关要求:颅脑创伤常规 CT 检查应包括全部头颅的检查,从枕骨大孔上至穹窿,特别要包括蝶窦和岩骨,以判断是否有颅底骨折。规范化扫描方式应该是:扫描平面平行于听眦线,枕骨大孔到蝶鞍水平层厚 5 mm,鞍上部分层厚 10 mm。如果使用三维成像则需要薄层扫描,层厚为 1.5~3.0 mm。CT 扫描成像应包括骨窗和软组织窗,以便对头皮、颅骨损伤和脑组织损伤进行全面细致的观察。在区别气体与脂肪以及不同时期血肿成分时,CT 值的测定是非常必要的。一般而言,急性期颅脑损伤 CT 检查时均用横断面扫描,急性期后观察脑脊液漏及特殊要求时可行冠状面扫描或者薄层扫描后三维重建。

2. 磁共振成像检查

(1) MRI 技术的发展:20 世纪 30 年代,物理学家伊西多·拉比发现在磁场中的原子核会沿磁场方向呈正向或反向有序平行排列,而施加无线电波之后,原子核的自旋方向发生翻转。这是人类关于原子核与磁场以及外加射频场相互作用的最早认识。1946 年两位美国科学家布洛赫和珀塞尔发现,将具有奇数个核子(包括质子和中子)的原子核置于磁场中,再施加特定频率的射频场,就会发生原子核吸收射频场能量的现象,这就是人们最初对核磁共振现象的认识。随后,医学家们发现水分子中的氢原子可以产生核磁共振现象,利用这一现象可以获取人体内水分子分布的信息,从而精确绘制人体内部结构。基于这一理论,1969 年,纽约州立大学南部医学中心的医学博士达马迪安通过测核磁共振的弛豫时间成功地将小鼠的癌细胞与正常组织细胞区分开来。在达马迪安新技术的启发下,1973 年,纽约州立大学石溪分校的物理学家保罗·劳特伯尔开发出了基于核磁共振现象的成像技术,并且应用他的设备成功地绘制出了一个活体蛤蜊的内部结构图像。劳特伯尔之后,MRI 技术日趋成熟,应用范围日益广泛,成为一项常规的医学检测手段,广泛应用于神经外科疾病的治疗和诊断。

(2) MRI 技术的成像原理:人体各种组织含有大量的水和碳氢化合物,所以氢核的核磁共振灵活度高、信号强,这是人们首选氢核作为人体成像元素的原因。人体中各种组织间含水比例不同,即含氢核数的多少不同,则 MRI 信号强度有差异,利用这种差异作为特征量,把各种组织分开,这就是氢核密度的核磁共振图像。人体不同组织之间、正常组织与该组织中的病变组织之间氢核密度、弛豫时间 T_1 和 T_2 三个参数的差异,是 MRI 用于临床诊断最主要的物理基础。

当施加一射频脉冲信号时,氢核能态发生变化,射频过后,氢核返回初始能态,共振产生的电磁波便发射出来。原子核振动的微小差别可以被精确地检测到,经过进一步的计算机处理,即可能获得反映组织化学结构组成的三维图像,从中可以获得包括组织中水分差异以及水分子运动的信息。这样,病理变化就能被记录下来。人体 2/3 的重量为水分,如此高的比例正是磁共振成像技术能被广泛应用于医学诊断的基础。人体内器官和组织中的水分并不相同,很多疾病的病理过程会导致水分形态的变化,即可由磁共振图像反映出来。

MRI 所获得的图像非常清晰精细,大大提高了医师的诊断效率。同时,由于 MRI 不使用对人体有害的 X 射线和易引起过敏反应的造影剂,因此对人体没有损害。MRI 可对人体各部位多角度、多平面成像,其分辨力高,能更客观更具体地显示人体内的解剖组织及相邻关系,对病灶能更好地进行定位定性。

(3) MRI 技术在颅脑创伤中的应用:完整评估颅脑创伤患者需要的成像序列包括常规的 T_1、T_2、液体衰减反转恢复序列(fluid attenuated inversion recovery,FLAIR)、梯度回波(gradient echo,GRE)或 T_2 序列、弥散加权(diffusion weighted,DWI)和表观弥散系数图(apparent diffusion coefficient map,ADC map)。多平面影像重建能最佳显示前、中、后颅窝底的病灶,颅顶或者天幕病灶。

FLAIR 序列是脑脊液抑制的 T_2 序列,能较好地显示非出血性皮质挫裂伤、颅底硬脑膜下血肿、蛛网膜下腔出血和弥漫性轴索损伤。GRE 序列,也称为快速场回波,它在自旋回波序列的初始翻转角后加载了一个回聚梯度脉冲,由于血红蛋白有顺磁性,因此它是显示脑实质内小出血灶的最佳序列。DWI 和 ADC 是一种相对较新的技术,它对水分子跨细胞膜运动受阻非常敏感,可以在数秒内成像。但这些序列需要平面回波的硬件设备,这些设备只有在高场强的 MRI 机器上才配备。它们是在标准自旋回波序列的 180°重聚焦脉冲前后各加载一个梯度回波脉冲。随机水分子运动能导致明显的信号衰减,而运动受限的水分子信号衰减的程度有限。在急性颅脑创伤、弥漫性轴索损伤、血管病变导致脑缺血和缺血、缺氧脑损伤的情况下,水分子的活动都受到限制,因此在 DWI 上表现为高信号。而 ADC 值升高,这些病灶在 ADC 图像上显示为暗区。

3. CT 扫描及 MRI 检查在颅脑创伤中的对比　CT 检查普及度高,检查成本低,成像时间短,大部分患者耐受良好;而 MRI 检查不如 CT 检查普遍,检查成本相对较高,成像时间长,需要谨慎筛选合适的患者(如体内有起搏器、血管夹、金属植入物或义眼的患者不能接受检查),尤其重度颅脑创伤的患者必须配备与 MRI 相容的生命支持设备才能进入机器进行检查,同时在诊断需要手术的占位病灶方面也没有优势。因此,虽然普遍认为 MRI 检查显示急性期创伤后脑损伤比 CT 检查更优越,但 CT 检查仍然是急性颅脑创伤患者的首选检查,而 MRI 检查更常用于评估创伤后数日至数年患者的情况。MRI 检查在急性期配合 CT 检查能更敏感地检测出脑外小血肿、低级别蛛网膜下腔出血以及创伤性脑实质病灶,尤其是脑干病灶。当神经系统体征与头颅 CT 检查不相符时,MRI 检查显得尤为重要,对弥漫性轴索损伤的诊断意义重大。在检查评估颅骨附近的病灶时,CT 检查往往会受到伪影的干扰,这主要是由于 X 射线穿过衰减差异明显的结构或者骨性结构而产生的,而 MRI 检查则不会出现这种情况。但在检查评估颅骨损伤和颌面部损伤时,CT 检查往往要优于 MRI 检查。

(二)头皮损伤、颅骨骨折与颅内异物的影像学诊断

头皮损伤包括皮下、帽状腱膜下和骨膜下血肿。骨膜下血肿受骨折线附着处骨膜的限制,在 CT 和 MRI 图像中呈凸镜形态。而皮下和帽状腱膜下血肿由于周围组织较为疏松而更为弥散,其中帽状腱膜下血肿在临床上最为常见,这两种血肿在 CT 图像上都显示为高衰减信号,与颅内血肿相仿。

颅骨骨折分类较多,按照骨折的部位不同,可分为颅盖和颅底骨折;根据骨折的形态不同,可分为线形、凹陷、粉碎和洞形骨折等;此外,视骨折局部与外界是否相通,又可分为闭合性骨折和开放性骨折。颅盖骨折经颅骨 X 射线检查确诊率为 95%～100%,而颅底骨折经 X 射线检查确诊率仅为 50% 左右。CT 扫描采用观察软组织和骨质的 2 种窗位,将有利于颅骨平片所不能发现的骨折,尤其是颅底骨折。CT 扫描可显示骨折缝隙的大小、走行方向、凹陷性骨折的陷入深度,同时可显示与骨折有关的血肿及颅内积气。粉碎性骨折进入脑内的骨片可通过 CT 扫描三维定位而利于手术治疗,而 CT 扫描还是目前唯一能显示出脑脊液漏出部位的方法。当鼻旁窦、乳突或者鼓室中出现液体时,虽然没有明显的征象,也要怀疑颅底骨折的存在;而当临床上出现脑脊液耳漏、鼻漏、面瘫、听力丧失或者眩晕等症状时,也要考虑颅骨骨

折。多排 CT 上获得 0.60~0.75 mm 的轴位图像可以进行冠状位重建,能够显示更多的细微骨折。

对于颅内异物,通过 CT 检查可明确性质、大小、数目、位置和分布情况,主要表现为病灶周围的带状低密度区或混杂密度区,而金属异物则表现为高密度影。由于金属物体的放射衰减特性与脑组织相差很大,因此当金属异物过大时可导致 CT 影像上的条纹状伪影。与 CT 检查不同,颅内异物在 MRI 图像中产生的伪影小,因而后者能够更加准确地判断颅内异物的位置和性质。但需要强调的是,在接受 MRI 检查之前,一定要准确判断颅内异物是否含铁,含铁异物在磁场中可能会发生移动,造成不良后果。

(三) 脑挫裂伤的影像学诊断

脑挫裂伤可发生于受暴力直接作用的相应部位或附近,产生冲击伤,但是通常发生严重和常见的是脑挫裂伤出现在远离打击点的部位,暴力作用点的对应点,产生严重的对冲伤,其发病机制及病理生理学特点如前所述。

脑挫裂伤在 CT 图像上往往表现为边界不清的低密度灶,不伴有高密度出血灶,说明脑组织水肿;而在低密度影中出现多发散在斑点状或小片状高密度灶时,则说明斑点状出血伴周围脑组织水肿;病变较广泛时还可表现为脑室受压移位而具有占位效应。脑挫裂伤位置较表浅,出血灶体积不大,但有时小的脑挫裂伤可发展为广泛的脑水肿,有的出血甚至可进展为脑内血肿。因此,对于脑挫裂伤的患者要高度警惕,动态复查头颅 CT 显得尤为重要。此外,发生在脑干的挫裂伤因伪影较多,CT 诊断较难,往往需要进行头颅 MRI 检查。

脑挫裂伤在 MRI 图像上的表现差异较大,外伤后时间不同,是否伴有出血病灶,所呈现的图像均也不同。非出血性脑挫伤在 T_1 图像上为不明显的低信号,而在 T_2 图像和 FLAIR 序列上表现为高信号。出血性脑挫伤,MRI 影像表现取决于血肿形成的时间。超急性期脑挫伤 MRI 检查的敏感性不如 CT 检查,因为顺磁性的细胞内氧合血红蛋白的信号特征和脑组织相同,T_1 为稍低信号,T_2 为稍高信号,可能遮掩了挫伤灶。急性期脑挫伤灶内主要成分是细胞内的脱氧血红蛋白,这是一种顺磁性物质,导致 T_1 图像上的等信号或者低信号,T_2 图像上的低信号。在 T_2 加权的 GRE 序列上,由于顺磁性伪影的存在,这种异常低信号更为明显。亚急性早期的血肿内主要含有细胞内正铁血红蛋白,表现为 T_1 图像的高信号,T_2 图像的低信号。正铁血红蛋白在伤后 2~3 d 即可在血肿边缘出现,并在随后的几日内充满整个血肿。接着红细胞膜破裂,正铁血红蛋白逐步游离至细胞外,并在 T_1 图像和 T_2 图像上都表现为高信号,这一表现可持续数周甚至数月。在血红蛋白崩解的最后阶段,含铁血黄素在 T_1 加权像上呈现轻度低信号,而在 T_2 加权像上呈现显著低信号。6~12 个月以后,随着血肿的逐步吸收,凋亡的组织逐步被清除,囊性空腔形成。

(四) 颅内血肿的影像学诊断

颅内血肿包括硬脑膜外血肿、硬脑膜下血肿、脑实质内血肿及脑室内血肿。在重症颅脑创伤患者中,急性颅内血肿的准确诊断是提高其救治效果的重要环节,而动态复查头颅 CT 则是确诊急性颅内血肿的首选检查方式。对于颅内血肿,CT 扫描不仅能够准确地定位和定性,还可以定量计算血肿量的大小,指导临床医师做出正确的治疗方案。而对于部分脑干损伤及不同时期血肿的发展,MRI 可以帮助更加清晰地诊断。

1. 硬脑膜外血肿 颅脑创伤后,位于颅骨内板和硬膜之间腔隙的血肿,即为硬脑膜外血肿(extradural hematoma,EDH)。一般硬脑膜外血肿多见于额部、额颞部、颞顶部,也可见于枕部。60%~90% 的硬脑膜外血肿是由动脉撕裂引起的,往往合并颅骨骨折;而 10%~40% 的硬脑膜外血肿是由脑膜静脉撕裂或者桥静脉撕裂所致,可以表现为缓慢的血液积聚。硬脑膜外血肿可多发,往往向内压迫脑组织和脑室致使大脑中线结构推压向对侧而产生占位效应,但由于血肿比较局限,占位效应比硬脑膜下血肿要轻。最常见的硬脑膜外血肿是来自颞骨鳞部骨折导致脑膜中动脉撕裂而引起的;而颅后窝硬脑膜外血肿在枕骨与小脑之间形成,可推移第四脑室及小脑向前方,往往合并枕骨骨折,同时应考虑横窦及枕窦撕裂的可能。由于血肿位于硬脑膜外,它不受硬膜划分的颅内间隙的限制,所以大的血肿可以跨越颅窝(如从颅后窝延伸到幕上)。

急性期硬脑膜外血肿因血肿推移硬膜而在 CT 图像上表现为梭形或双凸透镜形高密度影(CT 值为

40~100 Hu),边界清楚。有时也能发现高密度影中有些低密度影,这是由血肿中的血浆外渗形成的。CT的骨窗可显示颅板断裂的骨折线,而开放性颅脑创伤因累及含气的鼻旁窦或乳突气房,CT影像上还可显示血肿内的极低密度气泡影。此外,约30%的硬脑膜外血肿可并发脑挫裂伤;而约50%的硬脑膜外血肿可合并脑水肿,CT表现为病灶周围的低密度影像。慢性期硬脑膜外血肿的CT表现往往为梭形或双凸透镜形的低密度影,有时可以呈现凹陷的内侧缘。

血肿发生的时间不同,在MRI图像上呈现的信号特点也不同。急性期硬脑膜外血肿,在T_1图像上呈现和灰质相同的等信号,T_2图像上表现为低信号。损伤数日后,亚急性期硬脑膜外血肿在T_1图像上的信号会逐渐增强。

2. 硬脑膜下血肿　硬脑膜下血肿(subdural hematoma,SDH)是指颅脑创伤后积聚在软脑膜-蛛网膜和被覆的硬膜内表面之间的血肿,在颅内血肿中发生率最高,也是重症颅脑创伤患者最常见的死亡原因。具体的发病机制及病理生理学变化已在上一部分内容中阐述。根据创伤后血肿发生的时间,可分为特急性(伤后3 h以内)、急性硬脑膜下血肿(伤后3 d以内)、亚急性硬脑膜下血肿(伤后3 d~3周内发生)、慢性硬脑膜下血肿(伤后3周以上),各期的影像学表现也不同。

(1)特急性和急性硬脑膜下血肿:特急性和急性硬脑膜下血肿好发于额颞顶部,血肿多位于大脑半球脑组织表面,多具有较明显的占位效应,同侧脑室受压并可推压大脑中线结构向对侧移位。在CT图像上通常呈内侧缘凹陷状的高密度影,即新月征。血肿的厚度不尽相同,从铅笔线样的薄层到巨大血肿。特殊情况下,血红蛋白含量低的贫血患者、弥散性血管内凝血患者、伴有蛛网膜破裂而脑脊液渗入血肿的患者以及进展性出血的患者,可在CT上形成等或低密度甚至混杂密度的图像。一般血肿占位效应明显,横断面扫描易显示。而特殊部位如额叶底面和颞叶底面的血肿,因邻近颅骨,有部分容积效应,需行冠状面扫描方能确诊。位于小脑幕下的硬脑膜下血肿,横断面扫描则表现为小脑幕的密度增加,冠状面扫描可准确地显示血肿厚度。纵裂间硬脑膜下血肿表现为高密度宽条影。此外,对于头顶部及颅前、中窝血肿需要行冠状和头颅倾斜位的CT扫描才能显示清楚。在MRI图像上,特急性和急性硬脑膜下血肿表现为T_1图像的等信号和T_2图像的低信号。

(2)亚急性硬脑膜下血肿:由于血红蛋白的溶解和吸收,血肿的密度逐渐降低。因此,亚急性硬脑膜下血肿在CT影像中可表现为高密度、等密度或者混合密度,CT值可高达70~80 Hu,外形可以呈新月状或边缘变平直,内侧缘常常可呈凸起状。研究表明,有17%~25%的硬脑膜下血肿在CT上表现为等密度,这种情况下血肿的诊断会变得比较困难,应该注意患侧脑灰白质的交界面呈整体弧形向内移位、脑沟消失,在灰质、白质界面与颅内板之间有均匀等密度影,脑室和中线结构推移到对侧。另外在影像存储与传输系统(picture archiving and communication system,PACS)系统上的CT处理功能可以调节中等窗位,提高图像的分辨性。区别特别困难时,还可行增强CT扫描进行诊断。由于亚急性期硬脑膜下血肿的包膜形成了新生的血管,因此增强后脑表面的血肿包膜强化,使等密度血肿衬托得更清楚。这些新生血管内皮细胞没有紧密连接,允许造影剂漏出,也很容易被撕裂,导致不同时期的血肿混杂,以及不同形式的硬膜下积液。反复多次的出血导致血肿腔内纤维间隔形成,CT图像上表现为局限性的分隔或腔室。

由于血肿代谢产物的不同,磁化状态也有所不同,因此在MRI检查时可以将亚急性硬脑膜下血肿进一步分为早期和晚期。通常情况下,亚急性硬脑膜下血肿在MRI的T_1加权像上呈高信号。而血肿在T_2加权像上的表现取决于血肿内正铁血红蛋白的分布:如果是细胞内正铁血红蛋白,血肿在T_2加权像上呈现低信号;如果血肿存在时间较长,正铁血红蛋白在细胞外,则血肿在T_2加权像上呈现高信号。但是,随着时间的推移,T_1加权像上的高信号会逐渐减弱,最终与周围脑回结构信号相同。

(3)慢性硬脑膜下血肿:慢性硬脑膜下血肿在幼儿和高龄患者(>50岁)中比较常见。常有包膜形成,血红蛋白进一步分解,血肿的密度逐渐降低。因此,在CT影像上,早期(1个月以内)的慢性硬脑膜下血肿边界可以平直,血肿内部密度不均等,高密度在下方,低密度在上方,可有液平面形成,提示血肿内含有血块和血清2种成分。之后,血肿密度进一步变低,形成低密度血肿,边缘逐渐变为新月形,形成占位效应。少数等密度慢性硬脑膜下血肿需行增强CT或MRI检查来确诊。

对于慢性硬脑膜下血肿的诊断,MRI检查要优于CT检查,尤其是对于双侧或等密度血肿。通常情况下,慢性硬脑膜下血肿在MRI的T_2加权像上呈现高信号。而如果血肿外膜新生血管反复出血,则T_1加权像上呈等、低或混杂信号;如果血肿时间较长,血肿外膜趋于成熟不再出血,大部分氧合血红蛋白已转化为正铁血红蛋白时,则 T_1 加权像上呈高信号。

3. 脑实质内血肿　脑实质内血肿(intraparenchymal hematoma, IPH)独立于脑挫裂伤,一般由脑挫裂伤在着力点或对冲部位出血所致,血肿位置多较表浅,位于脑皮质,常见于颞叶底面及额叶,深部血管撕裂时亦可形成深部血肿。在 CT 图像上,由于血液外溢,血块收缩,血浆吸收,所以脑实质内血肿在急性期表现为边界清晰的高密度圆形或不规则形块状影,CT 值为 50~90 Hu;而周围血管源性水肿表现为低密度灶,并在 3~5 d 达到最低。亚急性期脑实质内血肿可在血肿内部形成血液平面,由于血块吸收从周围开始,并向中间进展,CT 图像上也有相应的变化,低密度区从外周逐步向中心进展。慢性期脑实质内血肿在 CT 图像上的表现几乎完全和脑实质密度相等。最终,随着持续的蛋白分解和巨噬细胞吞噬,血肿逐渐消失,被软化灶所取代。此外,由于后颅窝伪影干扰,CT 扫描对脑干血肿的发现率低,此时宜行 MRI 检查予以确诊。

随着血肿的溶解吸收,脑实质内血肿的 MRI 信号变化与之前所述的出血性脑挫裂伤中血肿的 MRI 信号变化基本相同,但由于脑实质内血肿往往比脑挫裂伤形成的血肿要大,因此前者的吸收时间比后者也要更长。

4. 脑室内出血　外伤性脑室内出血(traumatic intraventricular hemorrhage, TIVH)分为原发性和继发性两类。原发性脑室出血为脑室内血管破裂所引起的出血,继发性脑室出血为脑室附近脑内出血破入脑室而形成。脑室内出血在 CT 图像上表现为高密度区,可为凝血块或出血与脑脊液相混合,3~4 d 后密度降低,2 周左右可完全消失,一般在 CT 图像上可看到原发出血灶。出血可局限于 1 个脑室,或者同时发生于 2~3 个脑室,严重者充满脑室系统,形成脑室铸型。当出血量大或者血块堵塞脑脊液循环系统时,还可能发生梗阻性脑积水,CT 图片上表现为脑室系统扩大。外伤性脑室内出血多伴有其他脑损伤,如各种类型的颅内血肿、脑水肿、弥漫性或局灶性脑挫裂伤等,在 CT 图片上表现出相应的影像。

(五)弥漫性脑损伤的影像学诊断

1. 弥漫性轴索损伤　弥漫性轴索损伤(diffuse axonal injury, DAI)是指头部受到外伤作用后发生的,主要弥漫分布于脑白质、以轴索损伤为主要改变的一种原发性脑实质的损伤,常与其他颅脑损伤合并,死亡率高,其致伤机制及病理生理学变化如前所述。由于 DAI 临床表现特异性差,近年来影像学特征的诊断价值逐渐被重视。

由于大多数 DAI 为非出血性损伤,因此 CT 扫描往往不易显示,研究表明 CT 检查的敏感性仅为 20%~40%。因此,在颅脑创伤后临床表现和 CT 检查不符的情况下,MRI 检查对于 DAI 的诊断就显得更有意义。有报道称,30% 头颅 CT 检查为阴性的患者在 MRI 检查中诊断出 DAI,MRI 检查的敏感性可高达 97%。病灶的位置、大小,是否伴有出血,以及检查时使用的脉冲序列,均可以影响 DAI 的 MRI 表现。对于出血性 DAI,最敏感的序列是 FLAIR,典型表现为灰质和白质交界处、胼胝体和背外侧脑干等常见部位的小片状高信号。T_2 加权 GRE 序列对 DAI 相关的微小出血灶敏感,这些顺磁性病灶往往产生显著的低信号图像。

2. 脑水肿与脑肿胀　脑水肿(cerebral edema)是指脑内水分增加、导致脑容积增大的病理现象,如前所述,脑水肿可分为血管源性脑水肿、细胞毒性脑水肿、渗透压性脑水肿等。重度颅脑创伤患者中有 10%~20% 会发生弥漫性脑水肿,儿童脑水肿的发生率约为成人的 2 倍。严重的脑水肿一般在脑外伤后 24~48 h 开始出现。

创伤性脑肿胀(traumatic brain swelling, TBS)是指外伤后数小时内脑组织广泛性肿胀。其发病机制可能是外伤中剪切力等血管运动中枢损害,导致脑血管自动调节功能丧失后麻痹,引起脑血管扩张,脑血容量增加,脑组织膨胀,脑体积增大。由于颅内压进一步升高,静脉回流受阻,脑含水量增加,形成脑水肿。

CT 扫描无法区别脑水肿或脑肿胀,均表现为普遍性密度降低,CT 值为 8~20 Hu;而脑水肿或脑肿胀在 T_2 加权像表现为高信号,伴灰质和白质边界模糊不清。急性大脑半球肿胀(acute cerebral hemispheric swelling, ACHS)CT 扫描表现为血肿同侧的脑室、脑池受压或封闭,脑中线明显移向对侧,术后可发展为全脑肿胀。CT 扫描的低密度带为脑水肿的表现，而等密度影可见于脑血管扩张或富含蛋白质的水肿。研究发现，ACHS 伴有 83.5% 的同侧硬脑膜下血肿与 10.5% 的硬脑膜外血肿，仅少数无脑外血肿。而急性全脑肿胀（acute generalized brain swelling，AGBS）的 CT 扫描表现为双侧脑室系统与脑池受压或封闭，严重者可伴有 DAI、脑室内出血或者蛛网膜下腔出血。

（六）创伤性蛛网膜下腔出血的影像学诊断

创伤性蛛网膜下腔出血（traumatic subarachnoid hemorrhage，tSAH）是指由于颅脑创伤而引起的脑实质内出血、脑室出血、硬脑膜外或硬脑膜下血管破裂，血液穿破脑组织流入蛛网膜下腔而引起的一种临床综合征。常见的出血部位包括额叶或者颞叶的脑沟、脚间池或者侧裂池。

与其他原因所致的蛛网膜下腔出血相同，创伤性蛛网膜下腔出血的 CT 表现为蛛网膜下腔和脑池甚至脑室的高密度影。这种高密度影的分布与蛛网膜下腔和脑池、脑室的分布是一致的，CT 值为 25～95 Hu，其中大脑纵裂池出血形成的条索状窄带高密度影是最常见的征象。伤后 1 周左右密度开始降低，完全吸收后最终消失。CT 检查对于蛛网膜下腔出血诊断的敏感性在 24 h 内为 90%～95%，3 d 为 80%，1 周为 50%。

当创伤后数天 CT 检查的敏感性降低时，MRI 检查可发挥较大作用。伤后 4 d 后 T_1 图像能清楚地显示外渗的血液，血液高信号可持续至少 2 周，在 FLAIR 图像则持续更长时间。因此，当伤后 1～2 周，CT 敏感性很低时，MRI 检查可作为诊断蛛网膜下腔出血的一种重要方法。

（七）创伤性硬膜下积液的影像学诊断

创伤性硬膜下积液（subdural fluid accumulation）是指硬膜下腔在创伤后形成大量的脑脊液潴留，又称为创伤性硬脑膜下水瘤（subdural hydroma）。当发生颅脑创伤时，脑组织在颅腔内强烈移动，致使蛛网膜被撕破，脑脊液经裂孔流至硬脑膜下腔。

创伤性硬膜下积液经常发生在一侧或双侧额顶部凸面，在 CT 图像上表现为新月形低密度影，常进入大脑纵裂前部，脑组织轻度受压，CT 值为 0～10 Hu，接近脑脊液密度，可有双侧脑室前角轻度受压。硬膜下积液可发展为硬脑膜下血肿，可能是再出血所致，其 CT 值可升高。无论急性或慢性硬膜下积液，在 MRI 图像上均呈新月形长 T_1 与长 T_2 信号，信号强度接近于脑脊液。在 FLAIR 序列图像上，信号强度轻度增高；在 DWI 序列图像上，信号取决于不同的蛋白质含量。

（八）脑疝综合征的影像学诊断

正常颅腔内某一分腔有占位性病变时，该分腔的压力比邻近分腔的压力高，脑组织从高压区向低压区移位，被挤到附近的生理孔道或非生理孔道，使部分脑组织、神经及血管受压，脑脊液循环发生障碍而产生相应的症状群，称为脑疝（brain hernia）。

导致脑疝的原因可以是创伤性、局灶性占位病灶，如血肿；或者弥漫性占位性病变，如脑水肿。影响脑疝程度的因素包括病灶大小、位置、增大的速度、颅内压及原有的脑萎缩程度。脑疝是导致颅脑创伤患者致残率和死亡率升高的主要原因。

根据解剖结构，脑疝包括小脑幕切迹疝、枕骨大孔疝、大脑镰下疝、小脑幕裂孔上疝、蝶骨嵴疝、脑室疝等。其中小脑幕切迹疝和枕骨大孔疝在临床上最为常见，危害也最为严重。

1. 小脑幕切迹疝

（1）小脑幕切迹疝的概念：小脑幕切迹疝又称小脑幕裂孔疝或颞叶钩回疝。常由幕上病变引起，是病灶侧的颞叶钩回部分的脑组织被挤入小脑幕裂孔内，挤压中脑脑池，从而使脑脊液循环通路受阻，进一步加重颅内压增高，形成恶性循环。

（2）小脑幕切迹疝的临床表现：①颅内压增高的症状，表现为剧烈头痛、频繁呕吐及烦躁不安；②意识障碍，随着脑疝进展，患者可出现浅昏迷至深昏迷；③瞳孔变化，早期患侧动眼神经受刺激瞳孔缩小，这一过程时间较短，以后患侧瞳孔逐渐开始散大、对光反射减弱或消失，晚期可有双侧瞳孔散大；④锥体束征，表现为对侧肢体肌力减弱或麻痹，病理征阳性，严重时呈去大脑强直状态（decorticate rigidity）；⑤生命体征变化，可出现库欣（Cushing）反应。

（3）小脑幕切迹疝的影像学表现：①环池受压变窄或消失，是小脑幕切迹疝最重要、最敏感的征象。

当原发病变是单侧或集中于小脑幕切迹附近时,可使对侧环池受压变窄或消失,患侧环池增宽;如病变远离小脑幕切迹,环池对称性受压变窄或消失。②脑干受压变形及第三脑室下移,是诊断中央型小脑幕切迹疝的重要依据之一,中脑平面上可见患侧颞叶向内突出移位,即"颞叶征象",是小脑幕切迹疝的重要表现,巨大的幕上肿块伴显著的中线移位,以及继发的对侧脑室颞角增宽,提示颞叶型天幕疝。③患侧侧脑室受压变形,中线结构向对侧移位,第三脑室闭塞,脑沟受压消失,四叠体池及大脑大静脉池变形或闭塞,外侧裂池及鞍上池闭塞,当脑干周围池闭塞,脑干受压明显,第四脑室也受压、狭窄或闭塞,是脑疝的晚期表现。④引起脑疝的原发病变的部位、范围、程度,以及脑疝的继发性改变,如出血、脑梗死或脑积水等,也可在CT或MRI上显示。

2. 枕骨大孔疝　枕骨大孔疝又称小脑扁桃体疝,大多由于颅脑创伤后所致颅后窝血肿或占位病变,直接引起幕下颅腔压力严重增高,使小脑扁桃体受挤压,经枕骨大孔向下疝入颈椎管上端,形成枕骨大孔疝。

枕骨大孔疝的临床表现:①枕下疼痛、项强或强迫头位,疝出组织压迫颈上部神经根,或因枕骨大孔区脑膜或血管壁的敏感神经末梢受牵拉,可引起枕下疼痛。为避免延髓受压加重,机体发生保护性或反射性颈肌痉挛,患者头部维持在适当位置。②颅内压增高,表现为头痛剧烈,呕吐频繁,慢性脑疝患者多有视神经盘水肿。③后组脑神经受累,由于脑干下移,后组脑神经受牵拉,或因脑干受压,出现眩晕、听力减退等症状。④生命体征改变,慢性疝出者生命体征变化不明显;急性疝出者生命体征改变显著,迅速发生呼吸和循环障碍,先呼吸减慢,脉搏细速,血压下降,很快出现潮式呼吸和呼吸停止,如不采取措施,不久心搏也停止。

与小脑幕切迹疝相比,枕骨大孔疝的特点是:生命体征变化出现较早,瞳孔改变和意识障碍出现较晚。

在影像学上,枕骨大孔疝表现为四脑室显著狭小或闭塞或拉长下移,枕大池变小或消失,脊髓中央管扩大积水。延髓、脑桥、小脑蚓部下移,小脑扁桃体向下延伸,延髓和上段颈髓受压,一般认为小脑组织超过枕骨下5 mm可确诊。

第三节　重症颅脑创伤的救治策略与技术

随着全球神经外科和重症医学、神经影像学等相关学科诊治技术的快速发展,颅脑创伤的救治水平和效果已经得到了很大提高,但遗憾的是,重型颅脑创伤的死亡率和致残率仍较高。因此,降低重型颅脑创伤的高致残率和高致死率一直是医学界努力攻克的方向。为此,全世界的学者通过各种努力,利用循证医学的方法,不断推出各类颅脑创伤诊疗指南。其中以美国颅脑创伤基金会(Brain Trauma Foundation,BTF)、神经创伤基金会、美国神经外科医师协会和美国神经外科学会联合出版的《颅脑创伤系列诊疗指南》影响范围最广。该指南采用循证医学方法,对颅脑创伤的诊断、治疗及预后等相关问题进行了深入探讨,为临床医师救治颅脑创伤患者提供了有力的循证医学依据,极大地提高了颅脑创伤的救治率。近年来,我国在颅脑创伤的救治技术和基础研究方面均取得了长足的进步,符合我国颅脑创伤患者的各类颅脑创伤临床救治指南也在不断制定。然而,我国幅员辽阔,地域、经济、文化及理念的不同导致重症颅脑创伤的临床救治水平参差不齐,在颅脑创伤的救治体系建设方面仍存在许多不足,特别是与发达国家高效、成熟的救治体系相比还存在较大的差距。本节将重点阐述重症颅脑创伤的救治策略与技术。

一、重症颅脑创伤的院前急救

(一)院前急救的重要性

院前急救是颅脑创伤救治体系的首要环节。一项对737起机动车事故的随机调查发现,其中90起事故是需要现场急救的。而另一项对144例机动车事故患者的研究发现,其中有102例患者是在事故现场得到解救的。

重症颅脑创伤患者出现死亡或残疾的结局大多是原发性脑损伤后出现继发性脑损伤所致,因此,在大多数病例中,急救人员与护理人员担负着治疗重度颅脑创伤、预防继发性脑损伤的重任,并最终影响患者的预后。一项对1 092例GCS<9分的重症颅脑创伤患者的调查显示,院前气管插管能提高患者抵达医院时的GCS,防治低氧及低血压对最终结果的改善起着至关重要的作用。因此,院前急救水平高的医护人员、合理的院前急救措施的实施以及恰当的时机将伤者送到合适的医院,可明显改善重症颅脑创伤患者的预后,院前急救的重要性和必要性不言而喻。

近年来,由于院前急救对重度颅脑创伤患者预后的巨大影响,合理的院前急救措施已成为热点公共卫生课题。在美国运输部的支持下,BTF发表了《严重颅脑创伤院前处理指南》。指南对文献进行了系统回顾,并根据循证医学证据编写,强调了急救医疗系统(emergency medical system,EMS)的重要性及其治疗决策的价值。另外,我国学者也意识到了院前急救对改善重症颅脑创伤患者预后的重大意义,因此,在我国制定的颅脑创伤指南和专家共识中开始不断强调院前急救的重要性,并逐渐建立和完善我国的院前急救体系。

(二)院前急救体系的建立

先进完整的院前急救体系是开展和提高院前急救效率的保障。目前,大多数发达国家已建设有完善的院前急救机制。在美国,院前急救由州一级政府组织,保证了政策的贯彻;同时由专门的急救医疗系统(EMS)负责院前急救的具体实施,按管辖范围不同或社区需要,又存在不同层次的EMS。根据医疗资源不同,创伤中心分为4个等级,根据患者伤情转送到相应的创伤中心,避免造成医疗资源的浪费。经过几十年的发展,美国69.2%的患者可以在45 min内到达Ⅰ级创伤中心,而84%可以在60 min内到达Ⅱ级创伤中心。这样的救治效率使得患者能够在最短时间内获得必要的救治。

目前,我国大多数地区均建立了"120"急救系统,使得各类颅脑创伤患者在现场急救和转运等方面得到了长足发展。"120"急救系统理论上属于卫生行政部门管理,但各省市之间存在很大的区别。有些城市设有独立的"120"急救中心,患者的院前急救和转运由当地的"120"急救中心统一调配;而在更多的城市,尤其是在各区县,"120"急救管理并不规范,部分"120"急救可能直接隶属于地区性的综合性医院,这也造成了"120"急救的效率各不相同。另外,急救人员应进行常规抢救技能和流程的培训,并熟知各种急救药物和监护仪器的使用。由于各地"120"急救人员的培训和专业素质的不同、包括部分地区急救设备的落后或缺乏,也导致"120"急救水平的参差不齐。此外,随着我国城市交通拥堵加重,重症颅脑创伤患者地面交通转运越发困难,大城市可以借鉴发达国家的模式,开辟"空中走廊",更快速地完成伤员转运。总体而言,我国的院前急救尚未形成完善的体系,院前急救的效率不高,急救的效果待进一步提高。

(三)院前急救的处理措施

重症颅脑创伤的院前急救,主要是指医护人员接到急救任务并到达事故现场后,对伤员进行病史收集、伤情评估和分类,并负责处理现场和展开急救,最后将患者快速转运到具备相应救治能力的创伤中心。现场伤情评估、现场急救医疗处理和快速转运,每个环节对于重症颅脑创伤患者的预后都至关重要。

1. 现场伤情评估 现场救护人员对伤员及目击者收集详细的受伤经过及病史,对于确定重症颅脑创伤的发病机制、预测创伤严重程度有着重要意义。按照创伤院前生命支持指南的要求,现场进行伤情评估和分诊时,最关键的是要注意气道、呼吸与循环的管理。在重度颅脑创伤中,维持血氧饱和度和脑灌注压对预防继发性脑损伤至关重要。因此,收缩压、呼吸频率、血氧饱和度和GCS是现场伤情评估最有效的指标。如前所述,GCS使用快速简便、结果可靠、使用者之间均一性良好,是目前现场急救最常用最标准的伤情评估方法。应在早期复苏之后,未使用任何镇静药或麻醉药之前,对每例患者的GCS、瞳孔以及局灶性神经症状进行观察;随着时间推移,定期判断病情的变化,这对于重症颅脑创伤患者的预后非常重要。当患者早期GCS 3~5分、双侧瞳孔对光反射及前庭动眼反射均消失时,往往提示存在致命性损伤,死亡率非常高;而当患者早期GCS较高时,往往提示预后相对较好。2007年,美国国家创伤数据库显示,经过年龄、性别、种族、严重程度评分和住院天数校正后,GCS≤13 分的颅脑创伤患者的病死率是 GCS 高的患者的 17 倍。此外,在进行现场伤情评估时,由于创伤的复杂性和严重性,一定要进行全身评估,注意排查胸部、腹部内脏、四肢及脊柱脊髓等其他部位的伤情,这样更有利于伤情的把握,指导现场处理和转运。

2. 现场急救医疗处理

(1) 气道管理:重症颅脑创伤患者现场急救的首要措施是确保气道的通畅。低氧血症是最强的独立不良预后因素,同时也是可避免的继发性脑损伤的原因。一项针对 150 例重症颅脑创伤患者的多中心前瞻性研究表明,无继发性脑损伤的 TBI 患者的死亡率为 20%,而发生低氧血症事件后,死亡率上升至 37%。因此,现场急救时要持续监测血氧饱和度(oxygen saturation, SpO_2),一旦发现低氧血症,必须紧急处理。

对于 GCS≤8 分,无法正常通气或不能通过供氧来纠正的 SpO_2<90% 的重症颅脑创伤患者,需在现场建立"安全气道",首选气管插管,当然也有研究表明 SpO_2 的这一临界点在 93% 左右。需要强调的是,建立气道时,应对所有患者进行颈椎保护,直至确定性排除颈椎损伤。此外,院前急诊插管时,建议配备可视喉镜以及其他用于困难气道的设备,以提高一次插管的成功率,尽可能防止继发性脑损伤的发生。

鉴于院前插管的重要性,越来越多的研究开始关注其有效性,结果不尽相同。一项随机对照试验(randomized controlled trial, RCT)研究显示,急救人员现场插管与到院后急诊插管相比,患者 6 个月的预后更佳。而一项纳入 1 000 例重症颅脑创伤患者的回顾性研究和一项纳入 312 例重症颅脑创伤患者的前瞻性研究结果均显示,院前气管插管者的生存率和神经功能预后分级要明显高于未建立安全气道者。然而,对气管插管后持续脉搏血氧饱和度监测分析后发现,一过性低氧血症仍然存在;而一项对 15 000 例重症颅脑创伤患者的回顾性研究显示,院前气管插管并未能明显改善患者的预后;更有研究表明,院前气管插管患者反而比未建立安全气道患者的预后还要差。这些结果的差异可能与重症颅脑创伤患者常合并脊柱损伤、单独 GCS 评价的局限性、镇静药的使用及通气技术的差异等因素有关。

因此,BTF 的 TBI 院前处理指南只将气管插管作为一个可选项目进行推荐,是否需要做气管插管应基于患者的脉搏血氧饱和度、意识水平以及急救医疗人员的经验,甚至距离转运医院的路途长短。若运输距离较近,运输时间较短,且患者意识状态尚可、有自主呼吸,气管插管并不是首选,建议尽量通过面罩或鼻导管进行辅助通气。

(2) 呼吸管理(监测并纠正低氧/高碳酸血症):对于气管插管的患者,应予以充分的通气,保证二氧化碳分压正常。在重症颅脑创伤患者中,应该进行血氧饱和度和二氧化碳监测,以避免未识别的低氧血症以及高碳酸血症。监测呼气末二氧化碳分压(end-tidal carbon dioxide, $EtCO_2$)是最有效的指标,通常需要保持在 35~40 mmHg;对于长期辅助通气的患者,应定期进行血气分析,监测二氧化碳分压。一项对于 11 000 例气管插管患者的研究表明,二氧化碳分压过低或者过高均与不良预后相关。其他研究也发现,二氧化碳分压未达标的患者在急诊和住院期间死亡率显著升高。

需要注意的两点是:一方面对于出现脑疝症状的患者,可临时使用轻度的过度通气,即 $EtCO_2$ 维持在 28~35 mmHg,直到脑疝症状缓解或到达医院急诊。一旦患者不需要过度通气,应及时停止,因为过度通气会导致脑血管收缩,继而减少脑血流量,加重脑缺血和水肿。另一方面,在合并其他重大损伤,如胸部损伤、误吸呕吐物或急性肺水肿的情况下,氧合和通气可能变得非常困难,此时应采取合理的正压通气策略。

(3) 循环管理(监测并纠正血压异常):低血压可导致脑灌注压的下降,从而引起继发性脑损伤。研究发现,低血压(收缩压<90 mmHg)可使颅脑创伤的死亡率增加 2 倍。在颅内压监测之前,对于 15~49 岁或 70 岁以上的患者,收缩压应维持在 110 mmHg 或以上;对于 50~69 岁的患者,应使收缩压维持在 100 mmHg 或以上;对于儿童,收缩压应保持>170 mmHg+年龄×2;对于≤12 月龄的婴儿,建议目标收缩压>60 mmHg。

低血压发生时,应予以容量复苏至等容状态,必要时也可使用血管活性药物以维持最佳的血压状态。院前液体复苏的目的是纠正低血压,维持心输出量、脑血流量以及组织血流灌注,从而避免继发性损伤。目前对于复苏液体的使用仍有较大争议,常选用等渗晶体液,如生理盐水和乳酸林格液,但已有越来越多的研究表明使用高渗盐水对于低血压患者的复苏效果更好。

血压异常的另一方面,是重症颅脑创伤患者出现高血压,高血压通常是由于交感兴奋的生理反应导致。除非有明确的原因,一般情况下高血压无须特殊处理。高血压是颅脑创伤状态下维持脑组织血流灌注的代偿机制,降低血压有可能加重脑缺血。治疗高血压同时保证脑灌注压的情况下,可以使用短效β受体阻滞剂,它们与硝酸甘油和钙离子阻滞剂不同,不引起脑血管扩张,因而不增加脑血流和颅内压。

(4) 药物治疗:除了气道、呼吸、循环3个方面的管理,在院前急救和转运过程中,一些药物的使用也可以防止继发性脑损伤的发生。甘露醇是降低颅内压的有效药物,因为该药可引起血压骤降,院前急救并不推荐使用,特别是对于未苏醒的患者。而高渗盐水类似甘露醇降低颅内压的效果,且不会引起血压骤降,可以考虑使用。此外,镇静药、肌肉松弛药等可以帮助烦躁的患者,一方面避免误伤,另一方面可以在一定程度上降低颅内压。但是这些药物可以降低血压,并抑制患者保护性反射,可能引起误吸。

3. 快速转运对重症颅脑创伤　患者院前的准确分类和伤情评估,可以指导快速转运。时间是预防和治疗继发性脑损伤的关键,快速地转运至具有救治能力的创伤中心对患者的预后非常重要。在这个阶段,要求所转运中心应具有CT检查、神经外科诊疗、颅内压监测技术等能力,要考虑就近救治的原则。一项对超过5 000例患者进行的回顾性研究结果显示,被送往专业创伤中心患者的病死率显著降低,且可明显改善患者的预后。而美国国家创伤数据库2007—2009年51 000例重症颅脑创伤患者的资料显示,相对于直接被送到高级别创伤中心(3级)救治者比送往1级或2级创伤中心救治者的死亡率和致残率均明显降低。此外,急诊转运方式、时间以及带队医务人员的身份也影响了患者预后。随着城市交通拥堵加重,重症颅脑创伤患者地面交通转运越发困难,在某些国家的急诊救治体系中,空勤急救组能提供较高规格的医疗保障。美国得克萨斯州医学中心收治的重型颅脑创伤患者80%是医疗直升机转运,能够在伤后3 h内送到医学中心并且得到有效救治。一项对194例患者的回顾性研究表明,空勤急救组的病死率和神经功能障碍率较低;但也有研究表明,空中转运与地面转运相比,院前插管率更高,静脉补液率更高,但院前转运所需时间更长,患者预后无差异。

二、重症颅脑创伤的急诊室救治

(一)急诊室救治体系及人员配置

院前急救转运之后,急诊室成为重症颅脑创伤患者救治的第二站,也是提高重症颅脑创伤患者预后的关键环节。开展急救的急诊室应具有专门的神经外科科室,专门的创伤外科医师和能参加急诊手术的神经外科医师,应该配备专门能够进行急救和复苏、快速输血、影像学检查、急诊开颅手术以及重症监护室管理能力的急救病房,有条件的医院还应该配置创伤专门手术室。

在发达国家及国内一些大的创伤中心,院前急救和急诊室救治存在很好的衔接关系,院前急救人员按创伤严重程度将患者分为不同等级,在到达医院前根据伤情分级和可能涉及损伤脏器通知全部或部分创伤小组成员做好准备。在患者到达时,创伤小组成员既已到达救治创伤患者的急诊室。在对患者进行初步的复苏和评估后,能够很快开展针对性检查并请求专科医师协助救治。

在成熟的救治体系中,重症颅脑创伤患者的急诊室救治由创伤专科医师负责,各专科应创伤专科医师的请求对患者进行会诊并做出相应的处理。在我国,大部分医院仍停留在传统的急诊室救治模式,多由急诊内科医师或外科轮转医师承担创伤患者的急诊室救治工作。在二级医疗中心的神经外科医师应全程主持急诊诊断、治疗以及围手术期管理,并保持相关科室能组织迅速会诊。三级医疗中心的急救应该以急救专家和创伤外科医师为主导,需要神经外科医师加入团队,以配合工作。在急诊诊断、治疗过程中,神经外科医师配合急救医师,直至排除其他并发症;颅脑创伤的手术和术后管理由神经外科医师完成;多发伤患者的颅脑创伤部分手术应由神经外科医师完成,但需配合其他部位损伤的治疗,并由急救专家分配诊疗的优先顺序。目前,我国很多医院急诊室已陆续开始了创伤小组的建设,并取得初步成效,大大提高了创伤患者的急诊室救治水平;此外,很多医院急诊室开辟了创伤急救绿色通道,省去很多中间环节,使得重症颅脑创伤患者能够得到最快速度的抢救,为挽救生命赢得了宝贵时间。

(二)急诊室救治原则及措施

1. 创伤的初步处理 重症颅脑创伤患者的急诊室救治始于 ABC 原则(气道、呼吸、循环),而后应进行高级创伤生命支持(advanced trauma life support, ATLS),遵循 ABCDE 原则。

(1)保持气道通畅(airway):同院前急救处理一样,评价并维持气道通畅最为重要,低氧血症是不良预后的独立预测因子,其预防始于气道通畅。重症患者因意识障碍,无法保护自身气道,因此存在误吸与低氧血症风险。对于 GCS≤8 分,无法正常通气或不能通过供氧来纠正的 $SpO_2<90\%$ 的重症颅脑创伤患者,或者意识进行性加重的患者,需尽快通过气管插管建立通畅的气道以防低氧血症。重症颅脑创伤患者常合并包括骨折在内的面部损伤,气管插管和放置胃管时应避免扩大已有的损伤或造成医源性损伤。另外,对重症颅脑创伤患者往往需要评估是否合并颈椎骨折。因此,在排除颈椎骨折之前,对于所有重症颅脑创伤患者均应佩戴颈托,避免颈椎过度活动。去除颈托前必须保证颈椎稳定性,在实施气管插管时也应注意颈椎的保护,以免造成医源性损伤。

(2)维持呼吸与通气(breath):急诊室评价创伤的第 2 个方面是呼吸系统检查,以保证充足的气体交换。检查手段包括肺部听诊、胸壁叩诊、持续脉搏血氧饱和度及呼气末二氧化碳分压监测。其目标是通过充足的通气预防低氧血症。对于张力性气胸、连枷胸等胸部损伤,应请专科医师会诊并予以快速处理,不能遗漏。

(3)建立循环和控制出血(circulation):急诊室评价创伤的第 3 个方面是循环系统检查,通过意识水平、皮肤颜色和脉搏可迅速评估循环状态,同时血压的监测至关重要。除非其他原因,伤后低血压应首先考虑是低血容量引起的休克。因此,对于低血压的治疗包括 2 个方面:一方面是病因治疗,寻找出血原因,使用止血药物,发现外出血后应通过直接压迫或充气夹板等手段控制出血,同时还应评估腹腔脏器、骨盆骨折等引起的大出血,及时治疗;另一方面是对症治疗,即建立循环,容量复苏。所有创伤患者都应开放两组外周静脉留置针或更多以便迅速输液;血常规、凝血功能、血型及交叉配血检查均应在留置针时常规完成;通过静脉滴注预温的等渗或高渗盐水、大量输血来进行容量复苏。此外,对所有重症颅脑创伤患者均应留置尿管,并在使用甘露醇后判断利尿情况。

(4)伤残评估(disability assessment):这一部分应包括迅速全面的神经系统检查,这对怀疑脑损伤和脊髓损伤的患者十分重要,可通过 GCS、瞳孔直径、对光反射来评价和记录患者的意识水平。对怀疑脊髓损伤的患者,应对肌力、感觉、深反射、肠鸣音进行检查,可在保护脊髓的基础上检查有无脊髓压痛。当患者存在严重创伤及多发伤而无法进行彻底的神经系统检查时,应简单地记录患者的意识情况(清醒、呼唤反应、疼痛反应、无意识)以及治疗前患者能否移动四肢。对于怀疑不存在神经损伤的创伤患者,全面的神经系统检查可推迟至有条件进行细致复查时再进行。

(5)暴露与环境控制(expose and environment):初步处理的最后一个环节是在保护患者脊髓的基础上对其病情进行彻底评价。应用剪刀剪去患者所有的衣物,充分暴露全身以检查是否存在其他创伤及任何潜在威胁生命的损伤。暴露后,勿将患者暴露于环境中,可用毯子为患者保暖以预防体温过低。

2. 创伤的进一步检查及处理 上述 ABCDE 处理完成后,患者病情趋于稳定,此时应开始进一步检查,包括更全面的病史采集、体格检查,并对患者进行更细致的评估。受伤原因、患者受伤前情况、高血压及糖尿病等慢性病史、手术史、输血史、抗血小板药及抗凝药等药物史、过敏史等,均能更加准确地指导下一步治疗。同时,在这个过程中还要动态观察患者病情变化,分析原因并予以相应处理。

在这一阶段的过程中,往往会碰到凝血功能障碍的情况,影响患者手术治疗及其他措施的实施,进而影响患者预后。凝血功能障碍在重症颅脑创伤患者中的发生率为 40%~50%,高龄、低血压、低 GCS、创伤严重度评分增高、简易创伤评分增高、脑部穿透伤等均与凝血障碍密切相关,抗血小板聚集和抗凝等药物也明显影响凝血状况。因此,凝血功能应该列为急诊室常规的检测项目,必要时行血栓弹力图检查。针对服用华法林的患者,已经证明血浆活化纯化因子浓缩物能够比维生素 K 或新鲜冰冻血浆更快地逆转华法林所致的凝血功能障碍。针对服用抗血小板聚集药物(如氯吡格雷、阿司匹林)的患者,血小板输注止血效果证据不确定。对于肾功能不全者,使用去氨加压素可以暂时改善血小板的功能。

3. 影像学检查 急诊室的初步 ABCDE 处理后应开始进一步的检查以及影像学检查,以明确颅内诊断。急诊室的影像学检查意义在于快速明确损伤,了解伤情,指导下一步治疗,预防继发性脑损伤的发生。具体的影像学检查及诊断,已在本章第二节内容中详细阐述。

三、重症颅脑创伤的手术治疗

目前国内外有关颅脑创伤患者,特别是急性颅脑创伤患者外科手术治疗的指征、时机和方法存在争议。鉴于外科手术无法进行双盲临床对照研究和伦理学问题,至今尚无有关颅脑创伤患者外科手术疗效的一级循证医学证据。2006年,美国神经外科专家在收集国际医学刊物发表的800多篇(二级或三级证据)有关颅脑创伤外科手术方面论著的基础上,编写了美国《颅脑创伤外科治疗指南》(Guidelines for the Surgical Management of Traumatic Brain Injury),在Neurosurgery杂志上全文刊登。对美国和全世界神经外科医师外科手术治疗颅脑创伤患者发挥了良好指导作用。

鉴于我国神经外科医师在颅脑创伤外科手术治疗方面积累了丰富的临床经验,再结合我国颅脑创伤患者伤情特点和医疗条件,2008年11月中国神经创伤专家委员会召集了60多位神经外科专家,认真分析了我国颅脑创伤患者外科手术的成功经验和失败教训,编写出适合中国国情的颅脑创伤患者外科手术专家共识,以指导我国从事颅脑创伤诊治医师的临床医疗实践,提高我国颅脑创伤患者救治水平。

(一)急性硬脑膜外血肿的手术治疗

1. 手术指征　①急性硬脑膜外血肿>30 ml、颞部>20 ml,需立刻开颅手术清除血肿;②急性硬脑膜外血肿<30 ml、颞部<20 ml,最大厚度<15 mm,中线移位<5 mm,GCS>8分,没有脑局灶损害症状和体征的患者可保守治疗。但必须住院严密观察病情变化,行头部CT动态观察血肿变化。一旦出现临床意识改变、高颅压症状甚至瞳孔变化或CT血肿增大,都应该立刻行开颅血肿清除手术。

2. 手术方法　按照血肿部位采取相应区域骨瓣开颅,清除血肿和彻底止血,骨窗缘悬吊硬脑膜,骨瓣原位复位固定。但对于巨大硬脑膜外血肿、中线移位明显、瞳孔散大的患者,可采用去骨瓣减压和硬脑膜减张缝合技术,避免手术后大面积脑梗死造成的继发性高颅压和脑疝,再次行去骨瓣减压手术。

(二)急性硬脑膜下血肿的手术治疗

1. 手术指征　①急性硬脑膜下血肿>30 ml、颞部>20 ml、血肿厚度>10 mm,或中线移位>5 mm的患者,需立刻采用手术清除血肿。②急性硬脑膜下血肿<30 ml、颞部<20 ml、血肿最大厚度<10 mm,中线移位<5 mm、GCS<9分急性硬脑膜下血肿患者,可以先行非手术治疗。如果出现伤后进行性意识障碍,GCS下降>2分,应该立刻采用外科手术治疗。③对于具有颅内压监测技术的医院,GCS<8分的重型颅脑创伤合并颅内出血的患者都应行颅内压监测。

2. 手术方法　对于临床最常见的额颞顶急性硬脑膜下血肿,特别是合并脑挫裂伤高颅压的患者,提倡采用标准大骨瓣开颅血肿清除,根据术前GCS、有无脑疝以及术中颅内压情况决定保留或去骨瓣减压,硬脑膜原位缝合或减张缝合。双侧额颞顶急性硬脑膜下血肿应该行双侧标准创伤大骨瓣手术,也可采用前冠状开颅去大骨瓣减压术。

(三)急性脑内血肿和脑挫裂伤的手术治疗

1. 手术指征　①对于急性脑实质损伤(脑内血肿、脑挫裂伤)的患者,如果出现进行性意识障碍和神经功能损害,药物无法控制高颅压,CT出现明显占位效应,应该立刻行外科手术治疗;②额颞顶叶挫裂伤体积>20 ml,中线移位>5 mm,伴基底池受压,应该立刻行外科手术治疗;③急性脑实质损伤患者,通过脱水等药物治疗后颅内压≥25 mmHg,脑灌注压≤65 mmHg,应该行外科手术治疗;④急性脑实质损伤(脑内血肿、脑挫裂伤)患者无意识改变和神经损害表现,药物能有效控制高颅压,CT未显示明显占位效应,可在严密观察意识和瞳孔等病情变化下,继续药物保守治疗。

2. 手术方法　①对于额颞顶广泛脑挫裂伤合并脑内血肿、CT出现明显占位效应患者,应该提倡采用标准创伤大骨瓣开颅清除脑内血肿和失活脑挫裂伤组织、彻底止血,常规行去骨瓣减压,硬脑膜减张缝合;②对于无脑内血肿、额颞顶广泛脑挫裂伤脑肿胀合并难以控制高颅压、出现小脑幕切迹疝征象的患者,应常规行标准创伤大骨瓣开颅,硬膜减张缝合,去骨瓣减压;③对于单纯脑内血肿、无明显脑挫裂伤、

CT出现明显占位效应的患者,按照血肿部位,采用相应部位较大骨瓣开颅清除血肿、彻底止血,根据术中颅内压情况决定保留或去骨瓣减压,硬膜原位缝合或减张缝合;④对于后枕部着地减速性损伤、对冲伤导致的双侧大脑半球脑实质损伤(脑内血肿、脑挫裂伤)导致的脑内多发血肿,应该首先对损伤严重侧病灶进行开颅手术,必要时行双侧开颅大骨瓣减压手术。

(四)急性后颅窝血肿的手术治疗

1. 手术指征　①后颅窝血肿>10 ml、CT扫描有占位效应(第四脑室的变形、移位或闭塞、基底池受压或消失、梗阻性脑积水),应立即行外科手术治疗;②后颅窝血肿<10 ml、无神经功能异常、CT扫描显示不伴有占位征象或有轻微占位征象的患者,可以进行严密的观察治疗,同时进行定期复查CT。

2. 手术方法　采用枕下入路开颅,彻底清除血肿,行硬脑膜原位或减张缝合。

(五)慢性硬脑膜下血肿的手术治疗

1. 手术指征　①临床出现高颅压症状和体征,伴有或不伴有意识改变和大脑半球受压体征;②CT或MRI扫描显示单侧或双侧硬脑膜下血肿厚度>10 mm、单侧血肿导致中线移位>10 mm;③无临床症状和体征、CT或MRI扫描显示单侧或双侧硬脑膜下血肿厚度<10 mm、中线移位<10 mm患者可采取动态临床观察。

2. 手术方法　①低密度硬脑膜下血肿通常采用单孔钻孔引流术;②混合密度可采用双孔钻孔引流冲洗方法;③对于慢性硬脑膜下血肿反复发作、包膜厚、血肿机化的患者,则需要行骨瓣开颅手术剥除血肿膜、清除机化血肿。

(六)凹陷性颅骨骨折的手术治疗

1. 手术指征　①闭合性凹陷性骨折>1.0 cm;②闭合性凹陷性骨折位于脑功能区、压迫导致神经功能障碍;③开放性凹陷性骨折;④闭合性凹陷性颅骨骨折压迫静脉窦导致血液回流、出现高颅压患者;⑤凹陷性颅骨骨折位于静脉窦未影响血液回流、无高颅压患者不宜手术。

2. 手术方法　①无污染的骨折片取出塑形后原位固定;②严重污染骨折片应该取出,待二期修补;③合并颅内出血和脑挫裂伤按相应外科手术规范处置。

(七)颅骨缺损的手术治疗

1. 手术指征　①颅骨缺损>2 cm;②影响美容;③通常在伤后>3个月进行颅骨修补术,对于较大颅骨缺损导致患者临床症状和体征的患者,临床病情允许条件下,可以适当提前;④由于儿童颅骨发育特点,颅骨修补手术原则上在>12岁时进行,对于较大颅骨缺损、影响儿童正常生活和学习、头皮发育良好,可以不受年龄限制;⑤颅脑伤后发生颅内外感染的患者,颅骨修补术必须在感染治愈1年以上。

2. 手术方法　①按照颅骨缺损大小和形态选择相应可塑性良好的钛网或其他材料;②在颞肌筋膜下与硬脑膜外仔细分离,尽量不要分破硬脑膜,将修补材料固定在颅骨边缘;③亦可采用自体颅骨保存和修补术。

(八)颅脑创伤去骨瓣减压术

1. 概述　去骨瓣减压术(decompressive craniectomy,DC)是通过去除部分颅骨以降低颅内高压并减少继发性损害,从而改善患者的预后。去骨瓣减压术是对重型颅脑创伤难治性颅高压、脱水利尿等降颅压无效患者所采取的挽救生命的最后手段和有效步骤,但其疗效仍然存在争议。

2. 颅内高压的发生机制　颅缝闭合后,颅腔体积已相对固定。颅腔内容物分别包括脑组织(1 400 g)、脑脊液(75 ml)以及血液(75 ml),正常情况下,此三者的总体积与颅脑总容积保持动态平衡,维持颅内压在正常水平。由于脑组织体积比较恒定,尤其是在急性颅内压增高时不能被压缩,颅内压的调节就在脑血容量与脑脊液量间保持平衡。正常情况下,机体为维持脑组织最低代谢所需的脑血流量为32 ml/(100 g·min)[正常值为54~65 ml/(100 g·min)],全脑血流量为400 ml/min(正常为700~1 200 ml/min),脑血管内血容量应保持在45 ml以上,脑血容量可被压缩的容积占颅腔容积的3%左右。脑脊液是颅内容物中最易变动的成分,颅腔内脑脊液量在75 ml左右,约占颅腔容积的5.5%。当发生颅内高压时,首先通过脑脊液减少分泌、增加吸收和部分被压缩至脊髓蛛网膜下腔以缓解颅内压升高,再压缩脑血容量。因此,可供缓解颅内高压的代偿容积约为颅腔容积的8%。

急性颅脑创伤患者因为颅内出血、广泛脑挫裂伤、创伤性蛛网膜下腔出血、脑水肿、脑梗死、弥漫性脑肿胀等病理现象,当其增加体积超过代偿容积后,即可导致颅内压持续升高,引起脑血流量调节功能发生障碍,脑组织缺血、缺氧严重,加重了脑水肿,使脑组织体积增加,颅内压更上升,可使脑组织移位形成脑疝,终致脑干受压造成呼吸、循环中枢衰竭而死亡。

3. 颅内高压的临床分期　颅内压增高的发展过程,根据临床症状和病理生理特点,分为代偿期、早期、高峰期和晚期(衰竭期)4个不同阶段。对于特重型颅脑创伤患者分期并不明确。

(1) 代偿期:病变虽已开始形成,但处于初期发展阶段。由于颅腔内有占总容积8%~10%的代偿容积,所以只要病变本身和病理变化后所占的体积不超过这一限度,颅内压仍可保持在正常范围内,临床上也不会出现颅内压增高的症状和体征,所以早期诊断较为困难。此期进展的快慢,取决于病变的性质、部位和发展的速度等因素。

(2) 早期:病变发展并超过颅腔的代偿容积,但颅内压低于平均体动脉压正常值1/3,小于35 mmHg,脑灌注压为平均体动脉压正常值的2/3,脑血流量保持在正常脑血流量的2/3左右[34~37 ml/(100 g·min)],动脉血二氧化碳分压(arterial partial pressure of carbon dioxide, $PaCO_2$)在正常范围内。脑血管自动调节反应和全身血管加压反应均还保持良好。但脑组织已有早期缺血、缺氧和脑血流量减少,血管管径也有明显改变,所以逐渐出现颅内压增高症状和体征(如头痛、恶心、呕吐),因导致颅内压增高的动作而加重。在急性颅内压增高时,尚可出现血压升高、脉率变慢、脉压增大、呼吸节律变慢、幅度加深的Cushing反应。

(3) 高峰期:病变已发展到严重阶段,颅内压达到35~50 mmHg,为平均体动脉压正常值的1/2,脑灌注压也相当于平均体动脉压正常值的一半,脑血流量也为正常脑血流量的一半[25~27 ml/(100 g·min)]。如颅内压接近动脉舒张压,$PaCO_2$>46 mmHg而接近50 mmHg时,脑血管自动调节反应和全身血管加压反应可丧失,可出现脑微循环弥散性障碍。此时患者有剧烈头痛、反复呕吐、意识逐步趋向昏迷,并可出现眼球固定、瞳孔固定散大或强迫头位等脑疝症状。

(4) 晚期(衰竭期):病情已发展到濒危阶段,颅内压增高到相当于平均体动脉压,脑灌注压<20 mmHg,血管管径已接近完全闭塞,脑血流量仅为18~21 ml/(100 g·min),脑氧代谢率(cerebral metabolic rate oxyen, $CMRO_2$;也称脑代谢耗氧量)<0.7 ml/(100 g·min)[正常值为3.3~3.9 ml/(100 g·min)],$PaCO_2$接近50 mmHg,PaO_2下降到50 mmHg,SaO_2<60%。此时患者处于深昏迷,各种反射均可消失,出现双瞳孔散大、去大脑强直等现象,血压下降,心搏快而弱,呼吸浅快或不规则甚至停止。

4. 去骨瓣减压术手术指征

(1) 强力推荐:①重型颅脑创伤瞳孔散大的脑疝患者,CT显示脑挫裂伤、出血、脑水肿、脑肿胀和脑梗死等占位效应明显(中线移位、基底池受压)。②颅内压进行性升高、>30 mmHg持续30 min的重型颅脑创伤患者。

(2) 推荐:进行性意识障碍的急性颅脑创伤患者,CT显示脑挫裂伤出血、脑水肿、脑肿胀和脑梗死等占位效应明显(中线移位、基底池受压)、经渗透脱水利尿药物等一线治疗方案颅高压无法控制的患者。

(3) 不推荐:双侧瞳孔散大固定、对光反射消失、GCS 3分、呼吸停止和血压不稳定等晚期脑疝濒死的特重型颅脑创伤患者。

5. 去骨瓣减压术手术方法　单侧大脑半球损伤患者采用一侧标准创伤大骨瓣减压术,双侧大脑半球损伤患者行双侧标准创伤大骨瓣减压术或冠状前半颅减压术。颞底减压必须充分。对于术中严重脑挫裂伤脑肿胀发生脑膨出的患者,应该尽量清除失活脑组织和必要内减压。根据颅高压程度可切除颞极增加颅腔代偿容积。提倡颞肌筋膜与硬脑膜减张缝合,也可采用人工硬脑膜行减张缝(粘)合。有条件的单位在去骨瓣减压术后建议行颅内压监测技术,指导术后治疗和预后判断。

6. 去骨瓣减压术后常见的并发症和后遗症及其处理　严重颅脑创伤患者去骨瓣减压术后常见并发症和后遗症包括:硬脑膜下积液、脑积水、颅内出血、感染、切口嵌顿、癫痫和颅骨缺损。大多数硬脑膜下积液可以自行吸收,不需要外科手术干预,有明显占位效应的硬脑膜下积液需要穿刺引流、腰大池引流或分流等外科治疗。广泛性脑萎缩导致的脑室代偿性扩大不需要外科处理,进展性和梗阻性脑积水等需要行外科分流手术。去骨瓣减压术后患者的颅内压降至正常范围、病情允许的条件下,建议尽早行颅骨成形术。

四、重症颅脑创伤的院内救治

(一)院内救治体系及人员配置

重症颅脑创伤患者的院内救治涵盖了很多部分,包括神经外科治疗(手术和非手术)、ICU、神经康复等。对于重型颅脑创伤患者,院内救治最为重要的组成部分是神经外科重症监护病房(neurological intensive care unit,NICU)。大量的临床实践已经证实,NICU 的救治工作能显著降低颅脑创伤患者的死亡率和重残率。而对于多发伤患者,国外很早就出现了专门的创伤专科监护室,能够对患者合并的多种创伤进行综合、合理的治疗。

在我国大部分医院,重型颅脑创伤的院内救治仍遵循传统救治模式:急性期神经外科/NICU 治疗、急性期后康复科治疗。这种模式将颅脑创伤的院内救治过程人为分割,方便过程管理。但这样的管理模式中,在病程的不同阶段,专科医师往往会更加关注本专业内容管理,容易忽视病程中的其他重要环节,比如急性期关注生命体征的维护,而忽视关键康复技术的早期介入,恢复期或慢性期过度重视神经康复而忽视远期并发症的监控。此外,在颅脑创伤不同阶段的医疗人员配置上多为单一学科,存在治疗方向单一、沟通、协调不畅等问题。为此,国内已有学者提出了"颅脑创伤救治单元"的概念,由各个相关学科成员组成颅脑创伤的救治团队进行管理,并在地区性的综合医院开始尝试。但目前还仅处于起步阶段,究竟如何有效地对重型颅脑损伤进行一体化的管理,如何有效地评估其治疗效果,目前仍在探索中。

(二)院内救治措施

1. 重症颅脑创伤的治疗

(1)去骨瓣减压:如前所述,目前对于去骨瓣减压术的利弊争议不断,在手术技术、手术时机、对象选择等方面,各项研究的结果不尽相同。去骨瓣减压术在我国推广已久,目前仍为救治顽固性颅内压增高的重要手段,其积极作用值得肯定。然而,面对重型颅脑创伤患者的复杂病情和高度个体化的情况,目前仍有许多问题亟待解决。国际上近年发表的关于去骨瓣减压术的随机对照试验的结果并不一致。对于去骨瓣减压术的整体获益,需要客观评价和对待。

(2)预防性亚低温治疗:亚低温治疗可以保护神经元、降低颅内压。然而,这一方法同时也存在诸多并发症和风险,如凝血功能障碍、免疫抑制、心律失常等。根据临床使用情况,亚低温治疗可分为预防性亚低温(伤后早期使用,在颅内压升高前)和治疗性亚低温(治疗顽固性颅内压增高)。目前认为,早期(2.5 h 内)、短时程(伤后 48 h)不推荐采取预防性亚低温治疗以改善弥漫性脑损伤患者的预后。亚低温的疗效可能与颅脑创伤的类型、所采用的低温方法以及医院的医疗水平密切相关,今后仍需进行更为规范和细化的临床研究。

(3)高渗治疗:高渗治疗被用于降低颅高压已有 100 多年历史。甘露醇和高渗盐水均为传统的降颅压药物,但其确切的作用机制仍不清楚。高渗治疗可降低颅内压,但对于重型颅脑创伤患者,尚无足够的证据支持其能改善预后。在国内的颅脑创伤救治中,高渗治疗属于常规基础治疗方法,应根据颅内压(ICP)决定是否采用脱水治疗以及确定脱水剂的用量。但是所选药物的种类(甘露醇或高渗盐水)、治疗时机、机制等相关细节问题仍然需要进一步的研究佐证。

(4)脑脊液引流:对于伤后 12 h 内初始 GCS<6 分的患者,脑室外引流(external ventricular drainage,EVD)为其提供了一种可能有效的治疗方法。研究表明,重型颅脑创伤患者采取 EVD 系统(零点定位在中脑水平)进行脑脊液持续引流较间断引流可更有效地降低 ICP。

(5)通气治疗:通气治疗是一项较常用的降颅压临时措施(尤其是在开颅手术中),使用时应注意监测颈内静脉血氧饱和度或脑组织氧分压。同时,应避免在伤后第一个 24 h 内进行通气治疗,因为该时期脑血流量往往严重减少。此外,不建议采取长期预防性过度通气,使动脉血气二氧化碳分压达到 25 mmHg 或更低。

(6)选择使用麻醉、镇静和镇痛药:大剂量巴比妥类药物可以控制难治性ICP升高,以达到最大化的治疗效果。但是在应用巴比妥治疗前和用药期间,需维持基本的循环稳定。同时需要注意的是,高剂量丙泊酚可导致严重的并发症。

(7)激素治疗:越来越多的研究表明,大剂量甲泼尼龙可导致重型颅脑创伤患者死亡率的增加。因此,不建议使用激素类药物来改善预后或降低颅内压。随着国内颅脑创伤规范化治疗的培训和普及,应用激素治疗以降低重型颅脑创伤患者颅内压的错误方案已逐步被大部分医疗中心摒弃。

(8)营养支持:可在伤后5~7 d给予患者基础热量的营养支持,以降低病死率。采用经胃空肠营养支持,可以降低呼吸机相关肺炎的发生率。鉴于重型颅脑创伤患者病情的复杂性和应遵循的个体化治疗原则,营养支持方案需对患者进行细致的临床个体化评估。

(9)预防感染:目前普遍的观点认为,预防性使用抗生素并不能减少呼吸机相关性肺炎以及EVD等有创操作相关感染的发生,但是抗菌引流管可预防EVD过程中导管相关性感染。同时,建议早期行气管切开以减少机械通气天数。

(10)预防深静脉血栓形成:可使用低分子肝素或小剂量普通肝素同时结合弹力袜等机械性预防措施来预防深静脉血栓形成。但是,该方法可能会增加颅内出血扩散的风险。重型颅脑创伤患者多数长期卧床,其双下肢深静脉血栓形成的风险较高,这也是ICU治疗和护理的重点课题。

(11)预防癫痫:使用苯妥英可以降低早期(伤后7 d以内)创伤后癫痫的发生率,但预防性使用苯妥英或丙戊酸钠不一定可以防止晚期创伤后癫痫的发生。

2. 重症颅脑创伤的监测与阈值

(1)血压:血压(blood pressure,BP)管理在重型颅脑创伤救治中为最基础的一环,其总体原则是避免持续性低血压的出现。对于15~49岁或70岁以上的患者,收缩压应维持在110 mmHg或以上;对于50~69岁的患者,应使收缩压维持在100 mmHg或以上,以降低病死率和改善预后。

(2)颅内压:颅内压(intracranial pressure,ICP)监测作为重型颅脑创伤治疗中的核心监测技术,可以缩短住院日和降低伤后2周的病死率。对于ICP的阈值,建议对ICP>22 mmHg的患者予以治疗,因为高于此阈值与病死率增加相关。ICP监测技术的临床应用已有近60年的历史。由于颅脑创伤患者病情复杂、个体差异大,仅以ICP单一指标评估预后显然是不科学和不全面的。此外,对于每例患者而言,ICP是时刻变化的,如何客观、全面地反映ICP的情况是个根本问题,更深入的研究(包括ICP的波形、长时记录分析等)亟待开展。与发达国家相比,我国的ICP监测技术普及不够,需要技术规范培训、数据收集整理和随机对照试验(randomized controlled trial,RCT)研究。

(3)脑灌注压:脑灌注压(cerebral perfusion pressure,CPP)被定义为脑血管床的压力差,即流入血流和流出血流的压力差。流入压力为平均动脉压(mean arterial pressure,MAP),流出压力为ICP。CPP的计算公式为:CPP=MAP-ICP。CPP是通过血压、ICP数值计算得出,并非一个独立的生理参数,可以近似说明脑血流灌注的情况。对于CPP的监测,可降低2周病死率。对于CPP的阈值,控制目标为60~70 mmHg。最佳的处理阈值低限尚不明确,可能还取决于患者的自身调节系统。保证正常的CPP仍是防治颅脑创伤后继发性脑缺血、缺氧的重要措施。但是,与ICP监测相似,仅凭CPP单一指标来判断预后并不全面,因此与阈值相关的推荐可能会因新的研究结果的纳入而发生变化。

(4)高级脑监测:对于高级脑监测(advanced cerebral monitoring,ACM),推荐将颈静脉球监测所得的动静脉血氧含量差数据作为治疗决策的参考信息,可降低病死率、改善伤后3个月和6个月的预后。对于ACM阈值,颈内静脉氧饱和度<50%可能是一个治疗阈值,应予避免,从而降低病死率和改善预后。ACM技术是重症前沿技术的一个热点领域。许多重型颅脑创伤中的病理生理机制、信号通路、级联反应等问题,或可依靠监测技术的进步得以进一步明晰。

第四节　重症颅脑创伤的预后及康复管理

一、重症颅脑创伤的预后

(一) 重症颅脑创伤的预后评价标准

1975 年，Jennett 与 Bond 为了建立伤情与预后恢复评价标准，引入了格拉斯哥预后评分(GOS)，此评分常与其他标准一起用于评估治疗效果，并为 TBI 研究提供帮助。GOS 满分为 5 分，通常分为两类：预后不良和预后良好。预后不良包括死亡、植物状态与严重残疾，预后良好分为中度残疾与恢复良好。但这种两分法降低了 GOS 对疗效评估的敏感性。为弥补这一不足，又引入了满分为 8 分的扩展格拉斯哥预后评分(extended Glasgow outcome scale, eGOS)。2 种评价标准具体如表 2-10 及表 2-11 所示。

表 2-10　颅脑创伤的 GOS

评分	评分标准
1	死亡
2	植物状态：无意识，有心跳、呼吸，偶有睁眼、吸吮、打哈欠等局部运动反应
3	严重残疾：有意识，但认知、言语和躯体运动有严重残疾，24 h 均需他人照料
4	中度残疾：有认知、行为、性格障碍；有轻度偏瘫、共济失调、言语困难等残疾；在日常生活、家庭与社会活动中尚能勉强独立
5	恢复良好：能重新进入正常社交生活，并能恢复工作，但可能有各种轻度后遗症

表 2-11　颅脑创伤的 eGOS

评分	评分标准
1	死亡
2	植物状态
3	严重残疾，日常生活完全依赖他人
4	严重残疾，依赖他人可以做一些日常活动
5	中等残疾，低水平的工作
6	中等残疾，恢复以前的工作但需要一些调整
7	恢复良好，伴有轻微的身体和智力缺陷
8	恢复良好

(二) 重症颅脑创伤的预后影响因素

颅脑创伤尤其是重症颅脑创伤的病理生理学过程十分复杂，因此影响其预后的因素或与预后相关的因素表现在诸多方面。BTF 指南列出了 GCS、年龄、瞳孔反射、低血压以及 CT 检查征象作为早期预后的影响因素。

1. GCS　颅脑创伤患者伤势严重程度，显然是判定其预后的重要方面之一。作为伤情评估的重要体系，GCS 对颅脑创伤患者预后评价也具有参考价值。总体而言，GCS 越低，预后越差。研究发现，运动评分与伤后 6 个月的 GOS 存在显著关联，是后者的危险因素。

2. 年龄　年龄是最显著的独立预后因素之一。年龄越高，预后越差。在重症颅脑创伤患者中，高龄与预后较差和死亡率增加有关。很多研究关注年龄阈值的问题,其中部分研究列出了 30~60 岁不同的年龄阈值。但 IMPACT 研究明确发现,年龄与预后呈连续相关性,它将 GOS 两分法中的各个分值串联了起来。

3. 瞳孔反射　瞳孔直径与瞳孔括约肌反射是研究 TBI 预后的重要指标。有 I 级证据支持双侧瞳孔固定(对光反射无反应)和瞳孔散大(>4 mm)对不良预后(GOS 为 1~2 分)有超过 70% 的阳性预测值。IMPACT 的研究进一步确定了瞳孔异常和不良预后间的关系密切。双侧瞳孔反射消失患者死亡的相对危险度是单侧有反应者的 3 倍。在预后预测上,评估受伤时或入院时瞳孔反应性比 GCS 或运动评分更加准确。

4. 低血压　昏迷数据库资料显示,仅发生一次低血压事件便与 2 倍的死亡率和发病率增高相关。相对其他因素,如年龄、低血氧分压和其他器官严重创伤与否等,低血压具有统计学独立性。此外,当低血压合并低氧分压时,其阳性预测率提高至 79%。

5. CT 检查征象　CT 检查征象可用于重度 TBI 的预后判断。约 90% 重度 TBI 患者的初次 CT 检查可见异常,CT 检查的病理改变和不良预后有关。对于初次 CT 检查结果阴性的患者,其预后主要与颅外创伤的严重程度有关。CT 检查结果阴性不能排除 ICP 增高。可用于预后判断的 CT 检查征象包括基底池情况(正常、挤压或消失)、中线移位(>5 mm)、创伤性蛛网膜下腔出血及其出血量,以及占位性病变的存在。

二、重症颅脑创伤的康复管理

重症颅脑创伤患者的预后及治疗给患者本人、家庭以及社会造成了沉重的生理、心理及经济负担。目前,我国重症颅脑创伤更多注重急性期的药物及手术治疗,早期康复治疗的理念、时机、方法亟待加强和规范。为提高我国医护人员的康复理念,加强康复治疗的多学科合作,中华医学会神经外科学分会中国神经外科重症管理协作组的专家们于 2017 年制定了《中国重型颅脑创伤早期康复管理专家共识(2017)》,涉及早期康复的主要内容包括重型颅脑创伤后意识障碍、心肺功能障碍、言语障碍、认知障碍、吞咽障碍、运动障碍、痉挛及重型颅脑创伤并发症等方面的康复管理。

(一)意识障碍的康复管理

人类维持清醒的意识水平状态,主要是依靠各种感觉冲动经特异性上行投射系统传导,经脑干网状结构及上行网状激活系统上传冲动激活大脑皮质。当颅脑创伤导致上行网状激活系统和大脑皮质广泛损害时可导致不同程度的意识障碍。根据患者的觉醒程度及临床表现将意识障碍分为嗜睡、昏睡及昏迷(浅昏迷、中度昏迷、深度昏迷)状态。意识障碍的程度及持续时间不仅是脑功能受损严重程度的标志,同时长时间意识障碍可引起多种并发症的发生,在处理好病因的同时,要采取有效的康复措施对意识障碍患者进行促醒治疗。

1. 药物促醒治疗　创伤可导致神经组织的机械性损伤(原发性损伤)或缺血、缺氧性损害(继发性损伤),具有神经保护及修复作用的药物治疗有助于促醒。

2. 高压氧治疗　对于生命体征稳定,颅内无活动性出血,无未处理的脑疝、脑室外引流,无严重肺损伤及脑脊液漏的重型颅脑创伤后意识障碍患者,应早期进行高压氧治疗(hyperbaric oxygen therapy,HOT)。研究结果显示,高压氧(hyperbaric oxygen,HBO)可显著增加脑组织氧分压、改善脑组织代谢及降低颅内压,同时 HBO 可以明显降低死亡率和改善 6 个月功能预后,并未发现肺和脑组织氧中毒的发生,并且 HBO 开始时间越早效果越佳。

3. 电刺激促醒治疗　对于生命体征稳定,颅内无活动性出血,无严重心血管疾病伴心功能不全或心脏起搏器植入,无创伤后频发癫痫或有癫痫病史的重型颅脑创伤后意识障碍患者,应早期应用电刺激促醒治疗方法。研究证明,正中神经电刺激(median nerve electrical stimulation,MNS)治疗是通过数字频率合成技术,将有效的治疗电流通过体表电极,无创地由周围神经引入中枢神经系统,增强脑电活动,使脑干网状上行系统及大脑皮质保持兴奋状态,同时神经电刺激信号可通过脑干网状结构和纹状体到达脑的血管舒张中枢,引起脑血管扩张,提高脑病灶的局部血流量,从而起到改善昏迷患者意识水平的作用。另外,深部脑电刺激(deep brain stimulation,DBS)和脊髓电刺激(spinal cord stimulation,SCS)技术,具有微创、可调控的特点,对意识障碍的促醒治疗取得肯定的治疗效果。

4. 综合感觉刺激治疗　对于生命体征稳定,颅内无活动性出血患者应早期进行综合感觉刺激促醒治疗。给予患者听觉、视觉、味觉、触觉刺激及关节挤压刺激等各种感觉传入,促进意识水平的改善,如选择播放患者曾经熟悉喜欢的音乐,并观察其面部表情、脉搏、呼吸等变化,从而了解患者对音乐的反应等。

5. 中医药针灸治疗　通过辨证施治,施以醒脑开窍单药或组方,并配合针灸治疗,对意识障碍患者的促醒有帮助作用。

6. 对家属健康宣教　意识障碍患者的促醒治疗不仅仅是只需要临床治疗和康复干预,家庭成员的适时参与也非常重要。长期照顾者要充分了解与患者交流对于促醒的重要性,考虑到患者的感受并尊重患者的人格,同时积极向医务人员提供患者病前的兴趣、爱好等信息,从而为患者营造更适宜恢复的外部环境。

(二)肺并发症的康复管理

1. 常见重症颅脑创伤患者肺部并发症

(1)急性肺损伤:急性肺损伤(acute lung injury,ALI)是重症颅脑创伤急性期常见的严重并发症,也是主要的病死原因之一,发病率为20%~31%,严重影响患者的转归。

(2)肺部感染:误吸、气管插管的侵袭性操作、气管切开后声门下-气囊上间隙滞留物、气道内分泌物排出不畅均可以引起肺部感染,卧床也容易造成坠积性肺炎。

(3)肺水肿:是重症颅脑创伤后肺损害中常见的病理学变化,水肿及出血进入肺泡内则造成肺不张,在临床上表现为血性泡沫痰增多。这种肺不张为多灶性存在,肺不张区域内小血管常呈明显扩张。临床表现可见寒战、发热、咳嗽、咳痰、喘息及气短等症状。

2. 评估

(1)视诊胸廓形态、呼吸模式,呼吸对称性、频率、节律、幅度,痰液性状。

(2)触诊胸廓扩张度、触觉语颤。

(3)叩诊清音、浊音、鼓音、实音及过清音。

(4)听诊干、湿啰音及干鸣音。

(5)肺功能潮气量、补吸气量、补呼气量、深吸气量、肺活量、用力肺活量、第1秒用力肺活量及每分钟最大通气量。

(6)肺部影像学检查:胸部X射线和CT。

3. 康复措施

(1)被动肺康复技术(患者昏迷/植物状态/意识不配合状态):①气道清洁。帮助机械通气/带气管套管的重症患者排出分泌物。通过手法、体位等途径增加吸气量和气体流速,反复几次,最后吸痰,增加气道的廓清。也可借助机器设备进行,如辅助吸痰机、振动排痰背心等。②球囊扩张技术。按照呼吸节奏挤压球囊和放松球囊,吸气末快速放松球囊。③正压通气。呼气末加正压,扩张阻塞的肺泡。④胸壁关节松动术。选择患侧在上的侧卧位,治疗师各个方向被动活动患者肩胛骨。⑤排痰训练、体位引流。根据病变部位采用不同的引流体位,使病变部位痰液向主支气管引流。胸部叩击、震颤,轻叩引流部位相应胸廓,或采用振动排痰设备。⑥物理因子或电刺激治疗。超短波治疗、超声雾化治疗等有助于消炎、抗痉挛及促进排痰。体外膈肌反搏:使用低频通电装置或体外膈肌反搏仪,采用脉冲波治疗。⑦体位训练。翻身、床头摇高(从30°逐渐增至90°)、床上依靠坐位。

(2)主动肺康复训练(对意识已经清醒且有效配合训练者):①呼吸模式训练。腹式呼吸训练以膈肌呼吸为主,改善异常呼吸模式。暗示呼吸法即触觉诱导腹式呼吸,适当深呼吸,减慢呼吸频率,提高通气效率。②抗阻呼吸训练。呼气时施加阻力,适当增加气道阻力,改善呼气过程,如缩唇呼气、吹瓶呼吸或发音呼吸等。③局部呼吸训练。肋骨扩张,治疗师双手置于肋骨上诱发肋间外肌肉的收缩和胸廓扩张。后侧底部扩张,患者坐位,身体前倾,按照上述"扩张肋骨"的方法进行。④咳嗽训练。有效咳嗽训练,患者放松舒适体位,深而放松地吸气,接着急剧双重咳嗽。诱发咳嗽训练,手法压迫腹部协助产生较大的腹腔内压,强有力地咳嗽。注意防范颅内压升高导致的风险。

(三)失语症的康复管理

优势半球损伤的颅脑创伤患者,多有失语症的发生,不仅影响患者交流沟通能力,而且影响康复措施的实施。对失语症患者采取有效的评估及康复手段,可以提高患者的交流能力,减轻社会及家庭的负担。失语症的主要临床分类包括:Broca失语(运动性失语)、Wernicke失语(感觉性失语)、传导性失语、经皮质性运动性失语、经皮质性感觉性失语、经皮质混合性失语、完全性失语、命名性失语和皮质下失语综合征。

1. 评估　临床上常用的失语症评估量表如下。

(1) 中国康复研究中心汉语标准失语症检查,按照汉语词句用语的习惯和规则编制而成的适用于汉语语言环境的,并能用于失语症的诊断和治疗评估用途的评定量表,目前,广泛用于国内康复机构及医院,由30个分测验九大项目组成。

(2) 西方失语症成套测验,是目前广泛用于失语症检查方法之一,根据检查结果可做失语症的分类及严重程度的分级。由7个分测验组成。其他常用失语症检查方法有汉语失语症成套测验、波士顿诊断性失语症检查等。

2. 康复措施

(1) 基础治疗方法的分类:一类以改善语言功能为目的,包括Schuell刺激法、阻断去除法、旋律治疗;另一类以改善日常生活交流能力为目的,包括交流促进法、代偿手段训练。

(2) 失语症治疗的训练方式:包括个人训练、自主训练、小组训练及家庭训练。

(3) 音乐疗法:有许多的音乐疗法可以用于治疗失语症,最突出的是麻省理工学院的旋律音调疗法。这个疗法包括音乐治疗的两个主要部分,即旋律音调和有节奏的敲字,最后到短语复述。

(4) 强制诱导治疗:强制诱导用于失语症的治疗是基于3个原则。①短期内使用强化练习疗效优于长时间的较低频率的练习;②可迫使患者使用其他通常避免的强化练习;③治疗关注于日常生活中的相关行为。很多研究证明强制诱导治疗是有效的,尚需进一步扩大样本量进行研究。

(5) 经颅直流电刺激(transcranial direct current stimulation, tDCS):一项系统性分析显示,尽管使用tDCS可以强化失语症训练的机制尚不明确,但研究显示使用tDCS治疗失语症患者是有效的。另一项荟萃分析显示言语康复训练加上tDCS,可以改善失语症患者的命名能力。此外,失语症还可以使用药物治疗和针灸治疗。

(四) 构音障碍的康复管理

构音障碍是指脑干、小脑或双侧大脑半球广泛损伤累及构音相关的神经肌肉所致功能障碍,导致发音器官的肌肉无力、瘫痪,或肌张力异常和运动不协调等,表现为发声、发音、共鸣、韵律及吐字不清等异常。

1. 评估　中国康复研究中心构音障碍检查表、汉语版Frenchary构音障碍评价法。

2. 康复措施

(1) 语言治疗:治疗内容包括呼吸训练、构音改善的训练、克服鼻音化的训练、克服费力音的训练、克服气息音的韵律训练。

(2) 强化治疗:如Lee Silverman声音治疗(LSVT)可以提高语音、发音清晰度和语言的可理解度。

(3) 生物反馈或者扩音器治疗:可以有效增加治疗强度,提高语音。

(4) 手法训练:适用于重度构音障碍,治疗内容包括呼吸训练、舌及唇的训练。

(5) 代偿措施:利用节拍器控制速度,由慢逐渐变快,患者随节拍器的节拍的发音可以明显增加言语清晰度和理解度。

(6) 口部肌肉训练:口部肌肉训练可以改善发音说话的能力,强化说话的清晰度。

(7) 增强和替换交流系统:严重构音障碍的患者可以从日常生活中使用增强和替换交流系统获益。

(五) 认知障碍的康复管理

认知障碍是颅脑创伤后常见的症状之一,有67%的重型TBI患者清醒后有不同程度认知障碍,影响日常生活能力和康复效果。因此,早期筛查出颅脑创伤后认知障碍的患者并对其进行有针对性的认知干预,对于改善患者生存质量意义重大。TBI后常见的认知功能障碍有注意、记忆、感知觉、执行功能障碍、偏侧忽略、失认和失用等。

1. 评估　临床常用的筛查量表为简易精神状态检查量表(mini-mental state examination, MMSE)和蒙特利尔认知评价量表(Montreal cognitive asesment, MoCA)。

2. 康复措施

(1) 认知功能训练:主要包括注意力、记忆力和执行功能训练。常用的注意力训练方法有猜测游戏、删除作业、时间感训练、数目顺序等。具有沉浸、交互和想象特点的虚拟现实技术对注意缺失患者也有明显帮助。常用记忆训练方法有联想、背诵、记忆技巧和应用记忆辅助物等方法。

(2) 高压氧治疗:重型TBI患者昏迷程度与认知障碍密切联系。高压氧对TBI患者的定向力、记忆力、计算力及近期记忆均有康复作用,其中近期记忆改善最为明显。

(3) 药物治疗:临床常用的药物有谷氨酸受体阻断剂、乙酰胆碱酯酶(acetylcholinesterase,AChE)抑制剂、γ-氨基丁酸(γ-aminobutyric acid,GABA)环型衍生物、钙通道阻滞剂和健脑益智类中药。

(4) 非药物性神经调控:主要为便携式经颅直流电刺激(tDCS)。tDCS在认知障碍的各种类型如记忆和学习障碍、注意力障碍、空间认知障碍中均有一定疗效。

(5) 计算机辅助和虚拟现实的认知训练新方法:应用计算机辅助认知训练系统使患者注意力、记忆力、视空间知觉和时序性等方面获得不同程度的改善,长期预后较好。运用虚拟现实认知训练改善TBI患者注意力优于其他方法;且对偏侧忽略的改善效果较显著;而且VR系统具有同时可以改善注意和记忆障碍的双重效果。

(六) 吞咽障碍的康复管理

吞咽是口腔、咽腔、喉腔及食管的复杂运动,可分为口腔期、咽期及食管期3期。吞咽障碍是指由于下颌、双唇、舌、软腭、咽喉、食管的结构和(或)功能受损,不能安全有效地把食物正常送到胃内的过程。吞咽障碍是重度颅脑损伤后的一种常见问题。据报道,重度TBI中60%的成年患者及68%的儿童患者存在吞咽障碍,吞咽障碍又会影响能量和蛋白质的摄入,甚至导致营养不良。

1. 评估

(1) 病史:患者的年龄、医学问题和用药是病史必不可少的组成部分。提示吞咽困难的症状包括进食后咳嗽、需要鼻饲、体重减轻、反复发作肺炎、流口水、需要吸痰等。

(2) 临床评估:目前临床主要应用洼田饮水试验,通过饮用30 ml水来筛查患者有无吞咽障碍,并可反映其严重程度。试验方法:患者坐位下按习惯喝下温水30 ml,根据饮水结果进行分级。Ⅰ级,能1次喝完,无呛咳;Ⅱ级,分2次以上喝完,无呛咳;Ⅲ级,能1次喝完,但有呛咳;Ⅳ级,分2次以上喝完,仍有呛咳;Ⅴ级,频发呛咳,难以全部喝完。对于Ⅱ、Ⅲ级患者,处理的重点是给予进食方法的指导,Ⅳ、Ⅴ级患者则需进行积极的康复治疗。

(3) 仪器评估:电视X射线透视吞咽功能检查(videofluoroscopy swallowing study,VFSS)是在实际进食时,在X射线透视下,针对口、咽、喉、食管的吞咽运动所进行的特殊造影,可以动态、全面地评估口、咽和食管上部吞咽功能,能明确患者是否发生误吸、滞留及其原因,是吞咽困难评估的金标准。

2. 康复措施

(1) 一般原则:颅脑创伤发生后功能改善可能是由于结构改变使恢复功能,或行为改变代偿吞咽功能。这种改善是运用代偿策略或康复训练实现的。代偿策略通过改变食团体积、质地、头部/身体姿势来改变进食行为。另外,康复训练的目的是通过强化运动和感觉输入来实现。重度颅脑创伤后吞咽障碍因认知、交流和行为障碍而更复杂。建议进行多学科团队合作,由耳鼻喉专家、呼吸治疗师、言语和语言病理学家、营养学家共同会诊协商管理。

(2) 气管切开患者的吞咽管理:50%重症TBI患者接受气管切开。由于喉的运动、感觉障碍,声门下压力下降,可能增加了误吸的风险。还要警惕气管切开可能导致的前瘘(至无名动脉)和后瘘(至食管)。

(3) 营养管理:由于意识水平下降,重度颅脑损伤患者可能需要长期接受管饲。对预计4周内不能自主进食的患者经皮内镜下胃造瘘术(percutaneous endoscopic gastrostomy,PEG)比长期鼻饲(nasogastric gavage,NG)更好。吞咽康复的主要目标是让患者从管饲逐步过渡到经口喂养,在这一过渡过程中,须对患者经口摄入量进行严格记录,以充分判断患者是否可以经口摄入足够的能量及营养素。当经口进食不能满足患者机体营养需求时,推荐实施口服营养补充(oral nutritional supplements,ONS),使用ONS可帮助准确计算营养摄入量,同时确保吞咽功能障碍患者的充分营养、功能恢复。ONS应用至患者吞咽功能恢复、能够正常饮食,通过日常膳食摄入以达到营养物质的目标量时再停用。

(4)康复治疗技术

1)代偿技术:代偿技术的目的是让患者安全经口进食,但不能够改善患者吞咽功能,可以作为吞咽功能恢复前的短期治疗措施,也被称为行为策略,引起行为可塑性。体位调整:半卧位,颈部前屈位,头旋转位,头侧倾位。通过体位调整,食团重力可以影响吞咽。为预防胃食管反流导致窒息,进食后应保持坐位或60°半卧位至少30 min。

2)间接训练:间接训练是不使用食物的基础训练,包括感觉训练和感觉运动训练。

3)直接训练:直接训练是伴有吞咽的感觉运动训练。

(5)对于认知功能障碍的患者采取的治疗策略

1)注意力缺陷:治疗要侧重于刺激技术,包括增加对于触觉、嗅觉、视觉及听觉的反应能力。

2)冲动式进食:为减少冲动导致的风险,每次提供少量食物。临床医师或治疗师使用言语、书写或触觉提示患者减慢进食速度,提醒患者进食时不要讲话。

3)激越:为了减少患者的激越状态,临床医师及治疗师要了解诱发激越发作的刺激类型和强度,严重激越状态的患者不适合经口进食。

4)记忆力下降:对于记忆力下降患者最有效的代偿策略是书写提示,如每日进食日程、应该进食何种质地的食物、提醒缓慢并进食少量食物、每次进食时吞咽2次等。

5)判断及解决问题的能力下降。

(七)运动障碍的康复管理

重型颅脑创伤常合并有不同程度的运动障碍,主要表现为与脑损伤部位相关的神经源性瘫痪。高达88%的脑损伤患者表现为上运动神经源性偏瘫。通常我们将运动障碍的分期简单分为弛缓期(软瘫)和痉挛期(痉挛性瘫痪或称硬瘫),由于其恢复过程呈现模式化,目前广泛沿用Brunnstrom(1966年)瘫痪分期(6期):1期轻瘫期(肢体无主动活动);2期联合反应期(出现痉挛,微弱的伸屈肌共同运动);3期共同运动期(痉挛明显,共同运动模式);4期部分分离运动期(出现选择性主动肌肉活动);5期分离运动期(痉挛减轻,大部分肌肉活动均为选择性);6期协调运动期(分离运动为主)。颅脑创伤患者多数难以恢复到正常运动期,往往最终停留在某一时期。

1. 评估 重症颅脑创伤所引起瘫痪的恢复过程是一种肌张力和运动模式不断衍变的质变过程。单纯肌力的改善不一定伴有相应功能活动改善,故其评价不宜采用肌力评价法,而宜用Brunnstrom法、Bobath法、上田敏法、Fugl-Meyer法、MAS法、Rivermead法等评定法。其中前三者属于等级评测法,Brunnstrom法最为经典;后三者属于量化评测法,Fugl-Meyer法最为常用。等级评定法简便易记,最常用于临床,而量化评定法更为精准,在研究工作中应用广泛。运动诱发电位和感觉诱发电位是近年来推荐的评定肢体运动功能较为精准的方法,同时脑电图可用于运动皮质神经活动的检测。

2. 康复措施

(1)肌肉管理:TBI患者多数长期卧床,限制性运动障碍影响远隔肌肉的肌力和募集模式,尤其是股四头肌和伸肌群,因此早期多数软瘫,肌无力,主动运动不能,长期会引起肌肉萎缩,必须进行被动的肌肉牵伸运动疗法。随着病情的进展,晚期会出现痉挛、异常运动模式,可行抗阻训练。总体上,运动功能训练最常用Brunnstrom技术或Bobath技术。Brunnstrom技术强调在早期(Brunnstrom Ⅰ～Ⅲ)利用姿势反射、联合反应、共同运动引导患者的运动反应,后期(Brunnstrom Ⅳ～Ⅴ)再从中分离出正常运动的成分,最终脱离异常运动模式,向功能性运动模式过渡。Bobath技术主要是通过抑制不正常的姿势、病理反射或异常运动,尽可能诱发正常运动。同时,可利用本体感觉性刺激和局部皮肤刺激,促进较弱的肌肉收缩;神经肌肉电刺激刺激无力肌运动;深部肌肉震动可放松肌肉或降低肌肉张力;针灸、推拿等中医疗法可以用来辅助改善肌肉功能。后期,针对肌肉痉挛,可采用巴氯芬、乙哌立松、替扎尼定等抗肌张力药物口服治疗或A型肉毒毒素肌内注射治疗。

(2)骨管理:抗阻、负重训练和肌肉牵伸对骨骼形成的压力和张力,有利于降低瘫痪或长期卧床引起的骨质疏松,避免骨折的发生。高钙血症以及尿钙、尿氮等是骨质减少的生化指标,因此血钙监控和钙质补充是必要的。

(3)关节管理:被动的关节活动度训练有利于改善关节活动受限引起的软骨退化、关节挛缩或关节炎症等,维持关节周围结缔组织的延展性和韧带强度,同时 Brunnstrom 技术强调利用肩胛骨运动诱发头颈部运动,利用躯干姿势诱发肩髋关节活动;Bobath 技术强调关键点的控制,如头部、躯干、胸骨中下段、近端肩部、骨盆以及远端上肢的拇指、下肢的踇趾,以达到抑制痉挛和异常姿势反射、促进正常姿势反射的目的。肩关节半脱位主要是由于肩带肌群无力,可佩戴肩托,肌肉电刺激治疗有效。关节炎症或退行性改变,应行受累关节的无痛训练,早期除了超声、激光等物理疗法消炎镇痛外,非甾体抗炎药对症镇痛,关节腔内注射玻璃酸钠或激素局部治疗临床应用也较为广泛;后期,如有关节畸形、肌腱挛缩,轻度以被动手法或支具矫正,冲击波治疗改善,严重者可手术矫正。例如最为常见的跟腱挛缩,可手法牵伸、踏斜板、佩戴足托、配合热疗、激光、超声及冲击波等,严重可行跟腱延长术。复杂性区域性疼痛综合征(complex regional pain syndrome,CRPS)是关节炎症的特殊类型,可行非甾体抗炎药、小剂量皮质类固醇激素、降钙素等药物治疗,冷热水交替、超声及蜡疗等物理治疗,必要时可行星状神经节阻滞。

(4)四肢血管的管理:瘫痪或肌无力导致四肢血管血液流动减缓,严重可导致血栓形成,因此,肌肉、关节的运动,辅助气压治疗是必要的。同时,佩戴肢体弹力袖套、弹力袜甚至腹部束带,注意体位摆放,如抬高下肢均可以增加回心血量。

(5)良肢位摆放:维持肢体良肢位,预防肢体不良运动模式。良肢位分为仰卧位、健侧卧位、患侧卧位,建议每 2 h 翻身 1 次。

(6)支具治疗:一方面用于软瘫期正常体位的固定,防止关节过度屈伸;另一方面用于肌痉挛或关节挛缩异常体位的纠正。如肩托用于肩关节半脱位,足踝矫形器用于足下垂内翻畸形;膝托用于下肢无力性膝过伸;腰托辅助支撑躯干平衡;分指板纠正握拳状态;近年来康复机器人等新技术的发展,是辅具智能化的体现。肌肉效贴虽然不是严格意义上的支具,但可以缓解疼痛、减轻水肿、促进循环及放松软组织,矫正姿势,对于关节和肌肉疼痛有效,在其辅助下训练,可有效避免关节和肌肉损伤的加重。

(7)运动皮质的神经重塑:经颅磁刺激(transcranial magnetic stimulation,TMS)或经颅直流电刺激(tDCS)可以用来激活运动皮质,从而诱导外周运动神经激发运动模式。

(8)运动综合能力训练:脑损伤急性期后,患者需要进一步训练平衡功能,以及从卧位到坐位、站立位的重心转移训练,直到后期的步行训练和手功能训练。强调尽量减少患者卧床时间,每日站立训练是有效的方法,同时也需辅助作业治疗,如有条件,也可采纳虚拟现实技术、镜像神经元技术等新技术。

(八)痉挛状态的康复管理

狭义的痉挛状态是指上运动神经元及其调控系统损伤所致的速度依赖性牵张反射亢进,主要表现为肌肉被动牵伸阻力增高。痉挛状态产生的确切病理生理机制尚不明了,目前主要认为皮质网状通路受损后,抑制性下行调控通路作用减弱,下运动神经元兴奋性增高,表现为牵张反射增强,从而产生痉挛状态。脑创伤后痉挛状态的发病率缺乏充分资料,估算在 13%~20%。痉挛状态可产生疼痛、肌腱挛缩和关节畸形,并可加重运动障碍,降低脑损伤患者的日常活动能力,严重影响生活质量。

1. 评估 临床常用量表包括改良 Ashworth 量表和改良 Tardieu 量表。改良 Ashworth 量表是肌张力量表,使用简便,但效度存疑,广泛用于上下肢痉挛状态的定性评估,推荐作为判断肌张力的初筛检测方法。改良 Tardieu 量表可评价不同牵伸速度下"抓住"角度的差异,主要用于区分痉挛和挛缩。

2. 康复措施 痉挛状态在特定情况下可能产生功能性获益,痉挛状态的管理目标需结合患者实际情况和阶段性康复目标共同确定。

(1)痉挛状态的预防

1)避免不良刺激:治疗颅脑创伤的原发疾病,防治感染、压力性损伤、尿潴留和(或)尿路结石、便秘和(或)肠梗阻、异位骨化及疼痛等不良刺激可减少脑损伤后痉挛状态的发生。

2)抑制交感亢进状态:维持生命体征稳定,积极治疗严重脑损伤后交感亢进状态(血压升高、心率加快、体温升高),可有效预防痉挛状态发生。

(2) 痉挛状态的治疗

1) 全身药物治疗：①替扎尼定，中枢性 α₂ 受体激动剂，广泛用于各种原因所致的脑损伤后痉挛状态，对脑损伤后交感兴奋状态也有较好的治疗效果，注意低血压和肝功能变化等不良反应。②乙哌立松，通过降低肌梭敏感性，减少牵张反射传入神经兴奋抑制肌肉痉挛状态，还可有效控制因痉挛状态导致的疼痛。③氯硝西泮，通过增强 γ-氨基丁酸 A 型受体（γ-aminobutyric acid type A receptor, GABA-A 受体）的抑制效率，降低脑干网状系统兴奋性，从而控制痉挛状态。同时还有减缓脑损伤减压术后脑水肿的作用，可降低严重颅脑创伤的死亡率。④巴氯芬，通过激活 GABA-B 受体降低脊髓内突触反射的敏感性，主要用于脊髓损伤后痉挛状态的治疗。可不同程度地降低脑创伤后痉挛状态的程度，对严重脑损伤后痉挛状态的治疗效果尚存在争议。其他如加巴喷丁、普瑞巴林等药物可能会发挥一定的抗痉挛状态效果。

2) 局部药物干预：①肉毒毒素注射，有效、相对安全，是局部肌肉痉挛状态的首选治疗方法。肌电图和肌肉骨骼超声是肉毒毒素注射常用的引导定位方法，可提高操作的准确性。大剂量多块肌内注射可能增加肉毒毒素不良反应的发生风险。②诊断性神经阻滞，对神经行局部麻醉（简称局麻）药阻滞，可暂时性减轻痉挛状态，并评估使用更长久治疗方案的潜在获益。③化学性神经毁损，肌电引导下将酒精或苯酚注射至神经干可使神经脱髓鞘及轴突崩解，能够长时间控制痉挛状态。该方法常见感觉减退、肌无力等不良反应，不作为一线推荐。

3) 物理治疗：①牵伸训练，牵伸训练可减轻脑损伤后肌肉痉挛状态，是痉挛状态物理治疗的基础，推荐使用。②神经电刺激，对经皮神经电刺激治疗痉挛状态效果的系统性综述表明，相关试验参数差距很大，很难得出一致性的结论。但因其操作简便、花费少、不良反应小，可推荐尝试使用。③磁刺激，对重复经颅磁刺激治疗痉挛状态的荟萃分析表明，其仅对脑干损伤所致的痉挛状态起到明显减轻痉挛状态的效果，而对大脑半球损伤所致痉挛状态的治疗效果尚需进一步研究。重复周围神经磁刺激治疗脑损伤患者肢体痉挛状态的效果有限，对促进运动功能没有效果。④冲击波，冲击波可安全有效控制踝关节跖屈痉挛状态，增加踝关节主、被动背伸活动度，并可改善步态。⑤振动疗法，针对痉挛状态肌肉局部的振动疗法可减轻痉挛状态，并改善运动功能。全身振动疗法可能对减轻脑瘫下肢痉挛状态有效，对降低脑卒中或颅脑创伤后痉挛状态则证据不充分。⑥推拿，一项前瞻性多中心随机对照试验表明连续 4 周的推拿可有效降低脑卒中后屈肘、屈腕、屈膝、伸膝 4 组肌群的肌张力，效果维持长达 3 个月，而其他肌群的痉挛状态则未见改善。

4) 手术治疗：①鞘内治疗，鞘内注射巴氯芬或鞘内植入巴氯芬泵持续给药可显著降低颅脑创伤后的肌张力，并可改善患者的运动功能。推荐用于口服药物效果不佳的痉挛状态的控制。②选择性后根神经切断术，多用于控制严重痉挛状态型脑瘫患儿的痉挛状态，可有效减轻痉挛状态并可改善下肢步态，不良反应主要为感觉减退和共济失调。颅脑创伤所致的成年痉挛状态性偏瘫患者也可能从该手术获益。总体而言，选择性后根神经切断治疗非脑瘫所致的痉挛状态样本量较少，且缺乏术后标准化的评定和长期的功能随访。

（九）早期并发症的康复管理

1. 肩痛 TBI 后肩痛的主要原因是并发肩手综合征或肩关节半脱位。

(1) 肩手综合征：国际疼痛研究学会归为复杂性局域性疼痛综合征（complex regional pain syndrome, CRPS）Ⅰ型，临床上主要表现为疼痛、感觉异常、血管功能障碍、水肿、出汗异常及营养障碍。在颅脑创伤早期，预防最为重要，如限制过度被动活动患侧、尽量减少在患侧手输液、避免患侧腕关节过度背伸等。对于轻度肩手综合征患者，联合应用神经肌肉电刺激比单纯抬高患肢更有效。外用加压装置、患侧手指缠线、冷热交替浴、星状神经节阻滞及外用多磺酸黏多糖类药膏均有利于减轻肢体末端肿胀。镇痛药物治疗方面与世界卫生组织疼痛阶段治疗步骤一致，但应避免使用强阿片类药物。物理治疗、作业治疗有助于改善肢体功能、减轻继发性损害、提高日常生活活动能力。这类患者通常也需要给予心理治疗。

(2) 肩关节半脱位：临床上查体可见肩峰与上肢肱骨之间距离增大，用手可触及两者之间的凹陷，也可通过 X 射线检查发现。处理和治疗肩关节半脱位的目的包括以下几点：①矫正肩胛骨的位置，恢复肩部原有的锁定机制；②刺激肩关节周围肌肉，使之产生肌张力和主动收缩；③在不损伤关节及其周围结构的前提下，保持肩关节无痛性全范围被动活动。对于是否使用吊带尚有不同意见。证据支持应在疾病早期就开始进行肩关节半脱位的防治。对于严重肌肉无力、有发生肩关节半脱位危险的患者,推荐使用电刺激联合传统运动疗法降低肩关节半脱位的发生率,对于已发生肩关节半脱位患者,建议使用牢固的支撑装置防止恶化,持续的肩关节位置保持训练可以改善肩关节半脱位。

2. **关节挛缩** 可作为一种长期制动的并发症而发生。据统计,颅脑创伤后1年关节挛缩发生率为86%。在颅脑创伤早期,关节僵直的原因可能有:①上运动神经元受损导致的痉挛;②椎体外系受损所致肌张力异常增高;③角弓反张;④正常压力脑积水所致肌张力异常。关节僵直如果未能及时干预必将导致关节挛缩。最常受累的关节是肘关节和踝关节,其次是髋关节和膝关节。研究发现,糖皮质激素的使用是一种保护性因素。高质量的证据表明,拉伸对挛缩的短期预防效果明显,但长期(>6个月)的预防效果不明显。在颅脑损伤早期,预防关节挛缩最重要的是控制肌张力、保持关节活动范围,可以针对肌张力异常的原因进行治疗,如使用肌松药、多巴胺类制剂、抗痉挛药以及必要的手术干预等。康复治疗措施包括良肢位摆放(抗痉挛体位、关节功能位)、使用支具、低负荷长时间的牵伸及牵伸状态的保持、关节全范围活动(主动或被动)。

3. **体位性低血压** 当自主神经反射受损或血管内容量明显不足,在直立时发生血压显著下降,收缩压至少下降20 mmHg,舒张压至少下降10 mmHg,这种现象称为体位性低血压(postural hypotension;又称直立性低血压,orthostatic hypotension)。症状由脑组织血流灌注不足所致,包括全身虚弱、有头晕或头晕目眩的感觉、视力模糊或视野变暗,严重病例甚至出现意识丧失(晕厥)。更少见的是,体位性低血压可引起心绞痛或脑卒中。体位性低血压的管理以去除行为和生理方面的不利因素为基础,如停用导致低血压的药物(α受体阻滞剂、抗抑郁药、利尿剂),使用长度及腰的弹力袜或腹带,增加液体和盐的摄入量,睡眠中保持头高脚低位(20~30 cm),患者需要起立时先缓慢地变换为头高位,然后在床边坐数分钟以充分激活放松的小腿肌肉。一次性饮水500 ml也可以快速升高血压。

4. **失用综合征** 失用综合征是机体不活动或少活动导致的继发性损害,在重症颅脑创伤也很常见。表现为局部失用和全身失用。局部失用包括肌无力与肌萎缩、关节挛缩、静脉血栓形成、压力性损伤及骨质疏松;全身失用表现有体位性低血压、心肺功能减低、消化功能降低、疲劳及抑郁等。神经肌肉电刺激对于预防失用性肌肉无力和肌肉萎缩有一定作用。失用综合征对于机体功能的不良影响是广泛而深远的,在重型颅脑创伤早期应多学科协作制订全面完善的预防和康复方案。

第五节 重症颅脑创伤典型病例

【病例简介】

患者男性,28岁。患者于某年8月1日20:30左右骑电瓶车时不慎摔伤头部,后枕部着地,即感头痛、恶心,无呕吐,无鼻部及耳部漏液,无意识丧失。21:30,由救护车急送至我院急诊,运送途中出现头痛加重、呕吐,随即意识丧失。

入院查体:血压110/80 mmHg,心率75次/min,呼吸18次/min,血氧饱和度92%。头颅无畸形,枕部头皮裂伤,长约5 cm,活动性出血。昏迷,GCS 7分(E1V2M4),左侧瞳孔直径4 mm,对光反射消失;右侧瞳孔直径3 mm,对光反射迟钝。四肢肌力查体不配合、肌张力正常。脑神经查体不配合,生理反射存在,病理征(+),脑膜刺激征阳性。共济运动查体不配合。

辅助检查:颈椎、胸部CT及腹部B超未见明显异常。头部CT示左侧额颞顶部硬脑膜下血肿、双侧额叶挫伤、蛛网膜下腔出血(图2-1)。

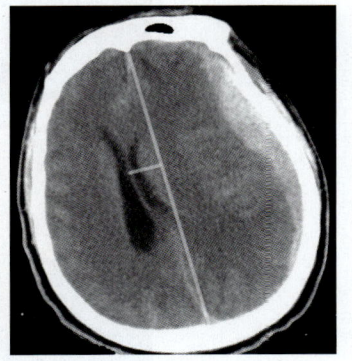

图2-1 硬脑膜下血肿

【诊断】

急性重型闭合性颅脑损伤
1.1 脑疝
1.2 左侧额颞顶部急性硬脑膜下血肿

1.3 双侧额叶脑挫裂伤

1.4 创伤性蛛网膜下腔出血

1.5 枕部头皮裂伤

【救治经过】

急救现场及转运途中给予病史采集、伤情评估、心电监护、吸氧、枕部头皮裂伤三角巾包扎压迫止血等处理,并于 21:30 送至我院急诊。急诊室予紧急气管插管、深静脉穿刺置管、留置尿管、心电监护,注射用血凝酶止血,甘露醇、呋塞米脱水,枕部头皮裂伤清创缝合等处理,完善术前相关检查检验,排除手术禁忌后,于 22:30 急诊全身麻醉(简称全麻)下行左侧额颞顶硬脑膜下血肿、额部挫裂伤清除术+去骨瓣减压术+颅内压探头置入术。

1. 手术过程(图 2-2) ①体位设计,患者取仰卧位,全身麻醉完成后,左侧肩部下垫长条形肩垫,头部向右侧偏转约 90°,上半身抬高约 15°。②根据术前 CT 所示血肿范围设计皮瓣切口,为问号切口;切口后缘包绕顶结节;切口上缘距中线大于 3 cm,有利于保护矢状窦,远离静脉湖,减少出血。③消毒、铺单、贴膜,分段切开皮肤(5~7 cm)至帽状腱膜下层,助手压迫切缘,边切开边上头皮夹。动脉性出血予以双极电凝烧灼止血,其余出血点先上头皮夹,关颅时再处理。④在颞部切开颞肌浅筋膜、顶部骨膜,在颞肌筋膜和颅骨表面逆向分离皮瓣,直至暴露角突,干湿薄垫包裹皮瓣,两把 Allis 钳固定,牵开皮瓣。⑤切开颞肌,骨膜下逆向剥离颞肌,减少颞肌表面出血。颞肌牵开方向与皮瓣牵开方向呈一定角度。⑥20% 甘露醇脱水 200 ml(根据患者体重计算,0.5 g/kg),在顶枕部和关键孔处钻孔 2 枚,铣刀形成游离骨瓣。掀开骨瓣时,柳叶剥离子先探查一下脑膜中动脉附着情况,必要时先烧灼脑膜中动脉后剪断,再取下骨瓣。主刀医师用双极电凝脑膜表面动脉性出血(建议调低电凝参数,减少不必要的硬脑膜挛缩),助手骨瓣缘涂抹骨蜡,注意控制板障出血;整块明胶海绵对剪成长条状,填入骨缘下,细丝线分段悬吊硬脑膜(注意小圆针不要穿透硬脑膜,而是穿行在硬脑膜夹层内)。⑦以脑膜中动脉为中心,弧形剪开硬脑膜,再将扇形剪开硬脑膜至骨缘,可见硬脑膜下血肿。⑧脑压板轻柔剥离脑表面血肿,棉片保护脑组织,显微吸引器吸除骨缘外残存血肿,同时清除额叶挫伤灶,严密止血。注意保护大脑皮质血管,尤其注意保护上吻合静脉(Trolard 静脉)和下吻合静脉(Labbe 静脉)。⑨颞肌筋膜与硬脑膜减张缝合,留置引流管。⑩缝合切口:间断拆除头皮夹,彻底止血,间断缝合帽状腱膜层(线结位于帽状腱膜下层);分段拆头皮夹,每次拆 2~3 个,彻底止血,再全层缝合皮肤,缝合顺序由高位向低位缝合。⑪于右侧行侧脑室前角穿刺,置入颅内压探头。手术结束。历时 3 h,出血约 200 ml,未输血。

2. 术后管理 予心电监护、颅内压监测、止血、抑酸、脱水、抗感染、抗癫痫、营养神经、补液等对症治疗。查体:昏迷,GCS 8 分(E2V2M4),双侧瞳孔直径 3 mm,对光反射迟钝,颅内压 12 mmHg。复查头颅 CT 示:骨瓣减压充分,左侧额颞顶硬脑膜下血肿、额叶挫伤灶清除彻底,颅内压探头位置良好(图 2-3)。

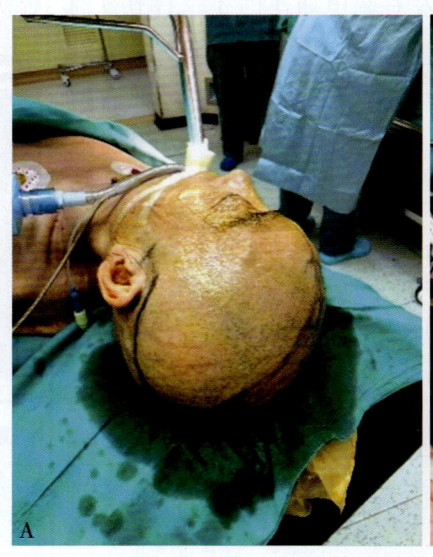
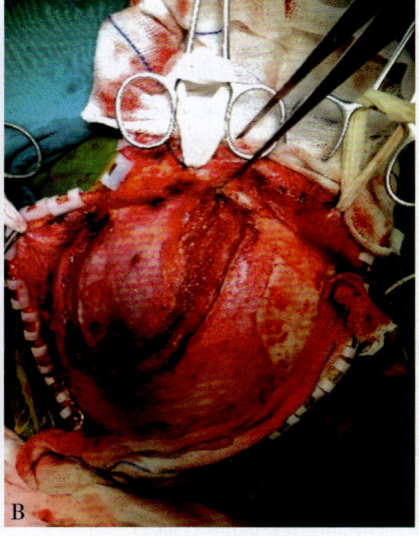

图 2-2 左侧额颞顶硬脑膜下血肿清除术手术过程(1)

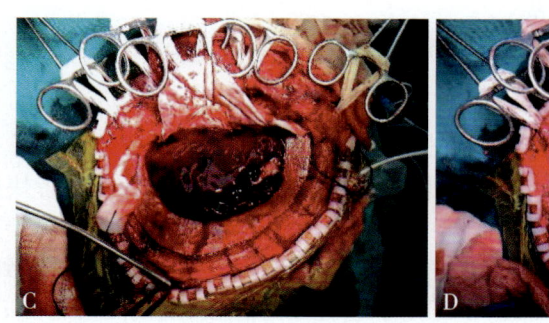
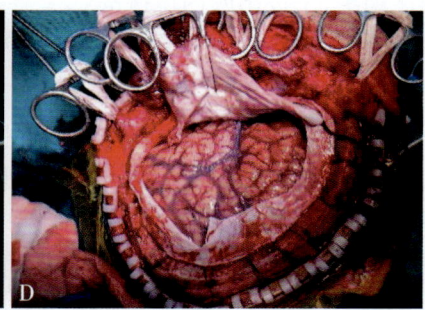

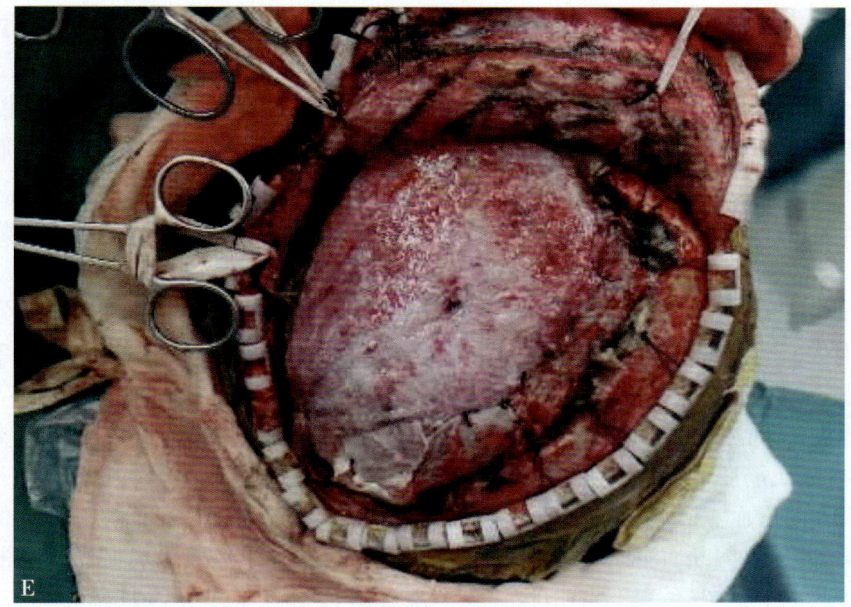

图 2-2　左侧额颞顶硬脑膜下血肿清除术手术过程（2）

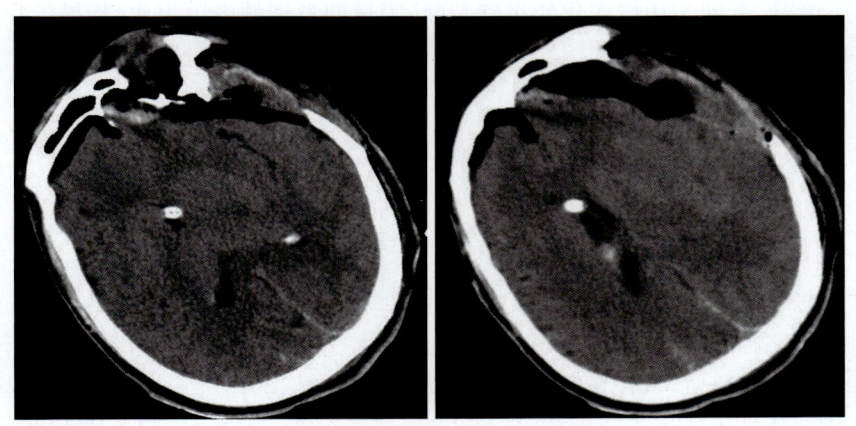

图 2-3　硬脑膜下血肿术后

8 月 2 日，术后第 1 天，昏迷，GCS 8 分（E2V2M4），双侧瞳孔直径 3 mm，对光反射迟钝，颅内压波动在 10～13 mmHg。

8 月 4 日，术后第 3 天，昏迷，GCS 10 分（E3V2M5），双侧瞳孔直径 3 mm，对光反射迟钝，颅内压波动在 8～10 mmHg，拔出气管插管。

8 月 8 日，术后第 7 天，意识清醒，GCS 15 分，双侧瞳孔直径 2.5 mm，对光反射灵敏，抬高引流瓶后患者意识尚可,颅内压稳定,予拔出颅内压探头。

8月10日,患者病情平稳,予以出院,转至康复医院行高压氧等康复治疗。

【救治经验】

1. 院前急救　院前急救是颅脑创伤救治体系的首要环节,医护人员接到急救任务并到达事故现场后,对伤员进行病史收集、伤情评估和分类,并负责处理现场和展开急救,最后将患者快速转运到具备相应救治能力的创伤中心。现场伤情评估、现场急救医疗处理和快速转运,每个环节对于重症颅脑创伤患者的预后都至关重要。本案例中,患者伤后刚开始意识清醒,"120"急救人员第一时间到达现场,确保了病史的翔实采集;枕部头皮裂伤伴活动性出血,予三角巾包扎压迫止血,现场处理得当;伤后1 h送至我院急诊,快速转运为救治争取了时间。

2. 急诊室救治　急诊室作为重症颅脑创伤患者救治的第二站,是提高重症颅脑创伤患者预后的关键环节。急诊室救治遵循"ABCDE"原则,本例患者到达医院急诊室后昏迷,血氧饱和度为92%,舌后坠,急救科医师予以紧急气管插管、深静脉穿刺置管,保证了气道的通畅及静脉通道的建立;辅诊科医师配合完善床旁心电图、床旁腹部B超以及头颅、颈椎、胸部CT检查及相关血检验;神经外科医师指导用药(注射用血凝酶止血,甘露醇、呋塞米脱水),枕部头皮裂伤清创缝合,以及完成术前病情评估、手术方案制定等工作;同时医院机关协调开通绿色通道。多学科通力协作,为患者的及时救治提供了保障。

3. 手术治疗

(1) 手术指征:本例患者颅脑外伤后意识状态进行性下降,到院时已昏迷,GCS 7分,左侧瞳孔直径4 mm,对光反射消失,已出现脑疝。头颅CT示急性硬脑膜下血肿,中线偏移14.5 mm,手术指征明确,遂行左侧额颞顶硬脑膜下血肿、额部挫裂伤清除术+去骨瓣减压术+颅内压探头置入术。

(2) 手术操作要点:①分段切开皮肤(5～7 cm),动脉出血电凝外,边切开边上头皮夹,缩短开颅时间和减少出血。②在颞肌筋膜表面和骨膜下分离皮瓣,保护面神经、眶上神经,减少出血。③骨膜逆向下剥离颞肌,减少颞肌表面出血。④甘露醇脱水后再用铣刀形成游离骨瓣,掀开骨瓣时注意保护脑膜中动脉,无法保留时,先双极烧灼、剪断,再掀开骨瓣。注意骨蜡涂抹骨缘,减少板障出血。⑤间断拆除头皮夹,彻底止血,间断缝合帽状腱膜层(线结位于帽状腱膜下层);分段拆除头皮夹,每次拆2～3个,彻底止血,再缝合皮肤,缝合顺序由高位向低位缝合。

4. 颅内压监测的应用　颅内压监测作为重型颅脑创伤治疗中的核心监测技术,可迅速、客观地了解患者术后颅内高压情况,有助于病情变化的正确判断,为早期发现颅内再出血、指导治疗颅内高压及精确评估预后提供了可靠的依据。

(侯立军　赵　亮)

参考文献

[1] 江基尧. 颅脑创伤临床救治指南[M]. 4版. 上海:第二军医大学出版社,2015.

[2] 高亮. 颅脑创伤和脑科危重症治疗学[M]. 上海:上海科学技术出版社,2012.

[3] 王忠诚. 王忠诚神经外科学[M]. 武汉:湖北科学技术出版社,2015.

[4] 侯立军. 重视和加强颅底创伤的临床救治[J]. 中华创伤杂志,2015,31(11):963-965.

[5] 侯立军. 重视和加强颅脑创伤合并伤的诊断和治疗[J]. 中华创伤杂志,2009,25(3):193-195.

[6] 徐珑,刘伟明,刘佰运. 2016年美国《重型颅脑创伤治疗指南(第4版)》解读[J]. 中华神经外科杂志, 2017,33(1):8-11.

[7] 高亮,邓现语,周林,等. 重型颅脑损伤救治指南第4版[J]. 中华神经创伤外科杂志(电子版),2016, 2(5):1-102.

[8] 孙一睿,胡锦,周良辅. 低温疗法对脑保护作用的研究进展[J]. 中华神经外科杂志,2016,32(11): 1182-1185.

[9] 刘伟明,张擎,倪明,等.中国神经外科指南(共识)的整体评价[J].中华医学杂志,2015,95(15):1122-1126.
[10] 贾林伟,刘莉,张更申.颅脑外伤后继发性脑损伤发病机制研究进展[J].脑与神经疾病杂志,2008,16(3):236-237.
[11] 毛青,江基尧.颅脑外伤后继发性脑损害发病机制的研究进展[J].中华神经医学杂志,2005,4(2):200-202.
[12] 孙佳桦,裘五四,姜启周,等.颅脑创伤的诊断评分现状与研究趋向[J].浙江创伤外科,2017,22(5):1024-1026.
[13] 田利华,廖忆刘.创伤评分法应用评价[J].中华创伤杂志,2001,17(3):138-140.
[14] 游文栋,温良,杨小锋.颅脑创伤后意识障碍患者脑功能评估的研究进展[J].中华创伤杂志,2017,33(11):1049-1052.
[15] 卢春燕,邓开鸿.脑疝CT、MRI诊断[J].华西医学,2008,23(2):352-354.
[16] 张赛.努力推进我国重型颅脑创伤的规范化救治[J].中华神经外科杂志,2018,34(2):109-112.
[17] 江基尧.提高中国颅脑创伤临床救治成功率之我见[J].中华神经外科杂志,2014,30(8):757-759.
[18] 杨小锋.重视颅脑创伤救治体系的建设和颅脑创伤规范化治疗的推广[J].中华创伤杂志,2015,31(5):385-387.
[19] 陈飞,钟竑.欧美创伤急救体系的发展与现状[J].创伤外科杂志,2014,16(2):170-172.
[20] 都定元.美国创伤急救体系介绍[J].中华创伤杂志,2006,22(9):718-720.
[21] 费舟.对颅脑创伤救治的思考[J].中华神经创伤外科电子杂志,2016,2(2):124-126.
[22] 费舟,屈延.颅脑创伤的循证医学思考[J].中华神经医学杂志,2014,13(5):433-437.
[23] 刘佰运,刘伟明.颅脑创伤临床诊治的循证医学评价[J].中华创伤杂志,2016,32(7):591-594.
[24] 邱炳辉,漆松涛.重视重型颅脑创伤救治中的神经外科重症理念[J].中华创伤杂志,2018,34(1):11-13.
[25] 中国医师协会神经外科医师分会,中国神经创伤专家委员会.中国颅脑创伤外科手术指南[J].中华神经外科杂志,2009,25(2):100-101.
[26] 中华神经外科学会神经创伤专业组.颅脑创伤去骨瓣减压术中国专家共识[J].中华神经创伤外科电子杂志,2015,1(2):6-8.
[27] 刘兵,张建宁,王志涛,等.重型颅脑损伤死亡相关因素分析[J].中华神经外科杂志,2007,23(7):496-498.
[28] 中华医学会神经外科学分会中国神经外科重症管理协作组.中国重型颅脑创伤早期康复管理专家共识(2017)[J].中华医学杂志,2017,97(21):1615-1623.
[29] HOU L J, ZHANG D F, GONG S. Coagulation parameters and risk of progressive hemorrhagic injury after traumatic brain injury: a systematic review and meta-analysis[J]. Biomed Res Int,2015,2015(6):1-10.
[30] HOU L J, ZHANG D F, CHEN J G. Management of penetrating skull base injury: a single institutional experience and review of the literature[J]. Biomed Res Int,2017,2017(9):1-12.
[31] HOU L J, ZHANG D F, XUE Q. Decompressive craniectomy in the management of intracranial hypertension after traumatic brain injury: a systematic review and meta-analysis[J]. Sci Rep,2017,7(1):8800.
[32] HOU L J, LI Z X, ZHANG D F. Functional recovery of cranial nerves in patients with traumatic orbital apex syndrome[J]. Biomed Res Int,2017,2017(2):1-6.
[33] HOU L J, WANG X, DONG Y. Nutritional support for patients sustaining traumatic brain injury: a systematic review and meta-analysis of prospective studies[J]. PLoS One,2013,8(3):e58838.
[34] CARNEY N, TOTTEN A M, O'REILLY C. Guidelines for the management of severe traumatic brain injury, fourth edition[J]. Neurosurgery,2016,80(1):6-15.
[35] COOPER D J, ROSENFELD J V, MURRAY L. Decompressive craniectomy in diffuse traumatic brain injury[J]. N Engl J Med,2011,364(16):1493-1502.

[36] JOSHIPURA M, MOCK C, GOOSEN J. Essential trauma care: strengthening trauma systems round the world[J]. Injury, 2004, 35(9): 841-845.

[37] STOCCHETTI N. Traumatic brain injury: problems and opportunities[J]. Lancet Neurol, 2014, 13(1): 14-16.

[38] ROOZENBEEK B, MAAS A I R, MENON D K. Changing patterns in the epidemiology of traumatic brain injury[J]. Nat Rev Neurol, 2013, 9(4): 231-236.

[39] CORRIGAN J D, SELASSIE A W, ORMAN J A. The epidemiology of traumatic brain injury[J]. J Head Trauma Rehabil, 2010, 25(2): 72-80.

[40] BROWN A W, LEIBSON C L, MALEC J. Long-term survival after traumatic brain injury: a population-based analysis[J]. Neuro Rehabilitation, 2004, 19(1): 37-43.

[41] JUNKINS E P, KNIGHT S, OLSON L. Analysis of school injuries resulting in emergency department or hospital admission[J]. Acad Emerg Med, 2001, 8(4): 343-348.

[42] SERVADEI F, BEGLIOMINI C, GARDINI E. Effect of Italy's motorcycle helmet law on traumatic brain injuries[J]. Inj Prev, 2003, 9(3): 257-260.

[43] GANTI L, BODHIT A N, DANESHVAR Y. Impact of helmet use in traumatic brain injuries associated with recreational vehicles[J]. Adv Prev Med, 2013(2013): 450195.

[44] TEASDALE G, JENNETT B. Assessment and prognosis of coma after head injury[J]. Acta Neurochir (Wien), 1976, 34(1/4): 45-55.

[45] TING H W, CHEN M S, HSIEH Y C. Good mortality prediction by Glasgow coma scale for neurosurgical patients[J]. J Chin Med Assoc, 2010, 73(3): 139-143.

[46] ZUERCHER M, UMMENHOFER W, BALTUSSEN A. The use of Glasgow coma scale in injury assessment: a critical review[J]. Brain Inj, 2009, 23(5): 371-384.

[47] BORN J D, HANS P, DEXTERS G. Practical assessment of brain dysfunction in severe head trauma[J]. Neurochirurgie, 1982, 28(1): 1-7.

[48] EDLOW B L, WU O. Advanced neuroimaging in traumatic brain injury[J]. Semin Neurol, 2012, 32(4): 374-400.

[49] MUIZELAAR J P, MARMAROU A, WARD J D. Adverse effects of prolonged hyperventilation in patients with severe head injury: a randomized clinical trial[J]. J Neurosurg, 1991, 75(5): 731-739.

[50] WILMINK A B, SAMRA G S, WATSON L M. Vehicle entrapment rescue and pre-hospital trauma care[J]. Injury, 1996, 27(1): 21-25.

[51] SIEGEL J H, MASON-GONZALEZ S, DISCHINGER P C. Causes and costs of injuries in multiple trauma patients requiring extrication from motor vehicle crashes[J]. J Trauma, 1993, 35(6): 920-931.

[52] WINCHELL R J, HOYT D B. Endotracheal intubation in the field improves survival in patients with severe head injury. Trauma Research and Education Foundation of San Diego[J]. Arch Surg, 1997, 132(6): 592-597.

[53] JIANG J Y. Head trauma in China[J]. Injury, 2013, 44(11): 1453-1457.

[54] DAGHER J H, RICHARD-DENIS A, LAMOUREUX J. Acute global outcome in patients with mild uncomplicated and complicated traumatic brain injury[J]. Brain Inj, 2013, 27(2): 189-199.

[55] LINGSMA H F, ROOZENBEEK B, LI B. Large between-center differences in outcome after moderate and severe traumatic brain injury in the international mission on prognosis and clinical trial design in traumatic brain injury (IMPACT) study[J]. Neurosurgery, 2011, 68(3): 601-607.

[56] HAUKOOS J S, GILL M R, RABON R E. Validation of the simplified motor score for the prediction of brain injury outcomes after trauma[J]. Ann Emerg Med, 2007, 50(1): 18-24.

[57] LEE Y B, JEONG H S. Risk factors related to progressive traumatic intracerebral hematomas in the early post head injury period[J]. J Korean Soc Traumatol, 2010, 23(2): 142-150.

[58] WIJDICKS E F M, BAMLET W R, MARAMATTOM B V. Validation of a new coma scale: the FOUR score[J]. Ann Neurol, 2005, 58(4): 585-593.
[59] STEAD L G, WIJDICKS E F M, BHAGRA A. Validation of new coma scale, the FOUR score, in the emergency department[J]. Neurocrit Care, 2009, 10(1): 50-54.
[60] VARELAS P N, CONTI M M, SPANAKI M V. The impact of a neurointensivist-led team on a semiclosed neurosciences intensive care unit[J]. Crit Care Med, 2004, 32(11): 2191-2198.

第三章

重症面部创伤

面部范围自冠状缝延伸至下颌,包括颅盖和颅底的前部、面部诸骨骼和覆盖软组织等,并且包含大脑额叶、眼眶内容物、脑神经、上呼吸道和上消化道等重要器官。重症(度)面部创伤会有软组织撕裂、穿通或缺失和颅颌面部多发骨折等,并可能伴有颅脑损伤或其他器官受损,增加了临床治疗的难度,需要多学科参与。除了必要的抢救外,面部创伤患者的治疗包括纠正颅颌面畸形、重建咬合关系、改善视力和控制感染等,旨在恢复受损的容貌和功能。通过创伤早期骨折的准确稳定复位、软组织修复,以及后期运用自体或人工材料的修复重建骨组织和软组织的缺失,可以达到上述目的。随着医学影像、手术固定和重建方法的发展,颌面部创伤的治疗效果将会更加令人满意。

第一节 重症面部创伤概述

一、重症面部创伤致伤机制

面部创伤(facial trauma)致伤原因主要包括车祸、坠落伤、斗殴致伤、工伤和战伤等,Sastry 等对 87 174 例创伤伤员进行调查,发现面部创伤占 34%,而在各类交通事故中,此类损伤的发生率可达 40%~80%。重症面部创伤伤员致伤机制的明确,对于判断伤情非常重要,同时也为判别是否存在联合损伤和隐匿性损伤提供重要的线索。

(一)正面钝性暴力

面部创伤最常见的原因是正面的钝性暴力,可引起头皮和面部软组织撕裂伤和穿通伤、额骨的线形或者凹陷性骨折、前颅底骨折和面部骨折等。通常导致前颅底骨折的作用力较大,经常伴发脑组织、脑神经、血管、眼眶、内耳和中耳损伤,如硬膜破裂会有脑脊液漏。

面部骨骼是由骨质较厚的面部支柱及其包绕的空腔构成,其中面部支柱分为垂直支柱和水平支柱。垂直支柱包括鼻上颌支柱、颧上颌支柱、翼上颌支柱和下颌骨支柱等。水平支柱也被称为前后支柱,包括额骨、颧骨、上颌骨和下颌骨支柱。这些面部力学支柱和面部骨骼内含窦腔的蜂窝性质决定了钝性暴力伤造成的面部骨折形态,通常是沿着面部骨骼的薄弱点展开并避开骨性支撑。面部骨折可分为面上部、面中部和面下部骨折,面中部的骨折包括眼眶骨折,面下部的骨折包括下颌骨骨折;但是面部骨折的形式并非如此简单,大多数是累及多骨的复合性损伤。

(二)穿通伤和弹道伤

低速穿通伤只有直接穿透撕裂作用,引起的组织损害一般局限于伤道附近;枪击或弹片造成的伤害则取决于投射物的速度和性质,可以有瞬时空腔形成和周围组织的广泛损伤。颅面部的低速穿通伤,异物可滞留于组织内,常造成面部骨折,软组织撕裂,创缘失去活力;而脑组织的损伤程度,则取决于伤道的位置以及投射物是否损伤血管。高速投射物通常在颅面部贯通,入口小而出口大,两者之间的骨和软组织破坏严重,眼睛和脑可能直接受伤或继发受损于血管损伤。

(三)挤压伤

挤压伤可导致广泛的颅底骨折、脑神经麻痹、脑脊液漏和全面部骨折。

(四)联合损伤

严重的正面暴力作用会引起过伸伤,包括颈椎骨折脱位或颈部的颈动脉夹层。

二、重症面部创伤伤情评估和治疗优先度

所有创伤伤员必须进行彻底检查和评估并对损伤诊断,如合并严重的脑、胸、腹或者脊柱脊髓损伤,应先于面部创伤进行处理。

对于重症面部创伤的伤情评估,一般可按照脑部、颈部、眼部和面部4个解剖结构顺序诊断病情(图3-1),并在诊治过程中确定各解剖部位之间是否有关联损伤。在早期明确是否有气道梗阻、查明出血原因以及评估眼球或视力受损情况等,另外医师应该对是否合并躯干损伤(特别是胸部)、脊柱和脊髓损伤以及严重低血容量性休克及时判断。在多学科的参与下,确定治疗优先度。

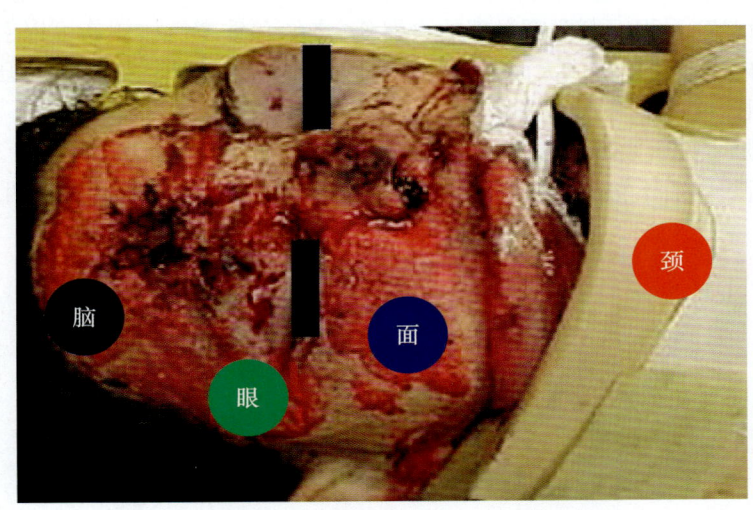

图3-1 重症面部创伤患者,应按照脑部、颈部、眼部和面部顺序检诊

面部创伤可以根据治疗所需的紧迫性分为4类:①挽救生命和视力的治疗需要立即实施;②病情需要,应在几小时内处置,包括重度污染的伤口和开放性骨折,特别是颅骨骨折硬膜暴露的情况;③治疗可以延迟24 h,如某些面部骨折和清洁裂伤;④治疗可以延迟超过24 h,如大部分闭合性骨折。

神经系统检查:通过格拉斯哥昏迷量表(GCS)、瞳孔评价和体征定位早期评估意识状态,并注意在诊治过程中反复多次评估。继而医师应该寻找是否存在特定脑神经损伤,在可能的情况下判别出嗅觉缺失。仔细的眼科评估:根据瞳孔形状、直径和直接、间接对光反射,眼球运动,视力以及视野范围进行判定损伤程度。直接伤害到眼球或眼眶导致视力受损的患者,需要眼科医师的紧急处理。通过轻触诊来检查面部感觉功能,为了评估牙齿(上、下牙槽神经)的感觉,可以让患者用自己的舌头来触诊它们;同时在最初检查时,就应注意有无因损伤面神经分支或主干所致的面部表情肌部分或者全部瘫痪。有些情况下,面部神经功能可以通过观察和对疼痛刺激的反应来评估。

颌面部检查,应注意记录瘀伤、裂伤和轮廓畸形。"熊猫眼"征表明可能存在前颅窝骨折,乳突区 Battle 征提示存在颞骨骨折。必须明确是否存在脑脊液漏,尽管在血液和黏液的存在下可能难以确定。面部伤口中有涎液分泌表明损伤累及唾液腺。查看头皮是否有撕裂和血肿,并触诊颈椎确认是否有压痛或畸形。

颌面部触诊时,检查者应系统地从额骨向下颌方向对面部的骨性标志进行仔细的触诊,检查是否有面部突出部分的不对称或与中线的偏离,寻找畸形或异常运动的证据。眶下缘的叩击可能有助于区分颧骨孤立骨折与中间锥体骨折或鼻窦骨折。检查下颌骨时,嘱患者的口稍微张开,首先从外部触诊其后部轮廓、角度、下部边界和组织,然后通过将检查手指放置在外耳道处,在活动时触诊颞下颌关节活动;再用戴手套的手指进行口内检查,以触诊牙槽嵴、硬腭、上颌骨前壁和颧骨的畸形或反常活动,并记录牙齿损伤和咬合异常。

三、面部创伤的呼吸道管理

由于口腔颌面部位于呼吸道上端,损伤时可因组织移位、肿胀及舌后坠、血凝块和呕吐分泌物堵塞而影响呼吸或发生窒息。因此救治伤员时,应首先注意保持呼吸道通畅,防止窒息。

(一)上呼吸道梗阻的原因和临床表现

颌面部创伤继发上呼吸道梗阻的原因主要有以下几种。

1. 吸入性梗阻　多见于儿童、老年人和意识丧失的伤员,因咳嗽和吞咽反射减弱或消失,发生误吸,造成急性呼吸道梗阻。梗阻物多来自口腔、鼻腔和咽腔的损伤,可以是血凝块、涎液、呕吐物,也可以是碎骨块、碎牙片、游离组织或其他异物。

2. 肿胀性梗阻　口底、舌根、颈部、咽喉部的火器伤、烧伤和重度机械创伤可以引起软组织广泛性水肿;口底、颌下和颈部内出血可以造成大面积血肿。水肿和血肿达到一定程度,便可压迫呼吸道或使气管移位,造成呼吸道梗阻。

3. 组织移位性梗阻　见于颏部粉碎性骨折,下颌弓缩窄,舌后坠,堵塞咽腔(图3-2);也可见于上颌骨低位横断骨折,骨折块向后下移位,使软腭下垂,堵塞咽腔;还可见于软腭、舌根、咽周软组织撕裂伤,组织移位,堵塞咽腔。

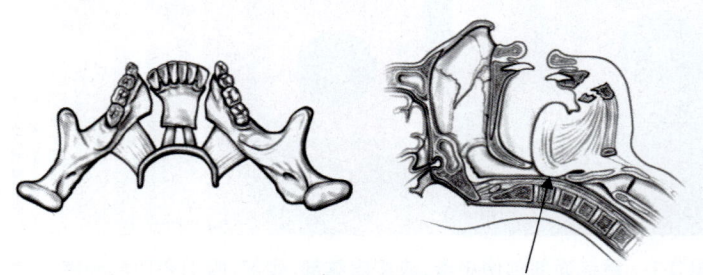

黑色箭头所示舌后坠造成上呼吸道梗阻

图3-2　下颌骨骨折导致舌后坠示意

上呼吸道梗阻表现为呼吸急迫,可出现三凹征(锁骨上窝、胸骨上窝和肋间凹陷),随之缺氧昏迷,如抢救不及时,将因窒息而死亡,或因大脑严重缺氧继发不可逆性损害成为植物人。

(二)上呼吸道梗阻的紧急处理

对以口咽腔和鼻腔为中心的面部创伤,应充分估计发生误吸和上呼吸道梗阻的可能,须仔细清除伤员口咽腔和鼻腔的异物、分泌物、血凝块、碎牙片和游离组织块,并完善止血。如在此期间或之前发生急性梗阻,应立即行环甲膜穿刺(thyrocricoid puncture)(图3-3),或者直接气管切开,解除梗阻,进行有效吸氧。

由组织肿胀或血肿造成的阻塞性呼吸困难,应主动开放伤口,减轻水肿压迫,同时彻底清除血肿,完善止血;如情况紧急,应立即经口或经鼻插入通气导管,有效供氧。

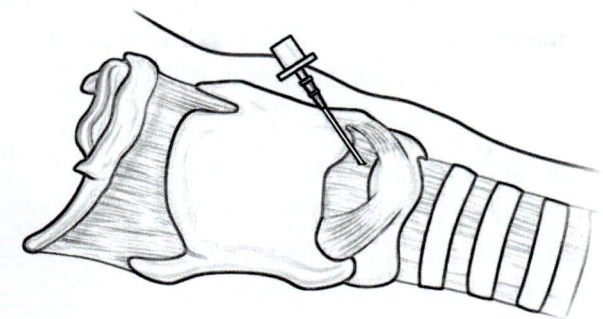

图 3-3　环甲膜穿刺术示意

对因组织移位造成的呼吸道梗阻,应先给予组织复位和临时固定。上颌骨骨折可试行手法复位,然后用一根竹筷水平放置在双侧前磨牙间,做颅颌牵引。下颌骨骨折可先将舌体牵引向外并缝吊在口外,然后再用牙弓夹板做单颌固定。

在气道管理过程中,必须牢记有颈髓损伤可能性,应该尽早使用硬颈围;如果解除上呼吸道梗阻原因后,患者仍有呼吸问题,应进一步检查是否存在头、胸或肺损伤。

(三) 气管插管

气管插管(tracheal cannula)可以在最短时间内建立人工通气道,是抢救上呼吸道梗阻过程中最有效和最常用的方法。插管首选经口途径,通常借助直接喉镜在直视下完成,经鼻途径只选择在张口受限或口腔内出血视野不清的情况下使用,可以使用纤维喉镜或气管镜引导插管,但如果患者存在颅底骨折和脑脊液漏,一般不主张经鼻插管。气管插管禁用于喉部破裂患者。

(四) 气管切开术

局部麻醉气管切开术(tracheotomy),伤员一般取仰卧位,采用颈中线纵向切口,由甲状软骨下缘向下至胸骨上窝上一横指处,切开皮肤和皮下组织,沿中线钝性分离颈前肌群,在甲状腺下方找到气管环,切开气管表面筋膜。确认气管后,一般于第 2~4 气管环处,用尖刀片自下向上切开 1~2 个气管环前壁,用气管切口扩张器撑开气管切口,插入大小适合、带有管芯的气管套管,插入外管后,立即取出管芯,放入内管,吸净分泌物。

四、面部严重出血处理

颌面部严重创伤可导致大出血,如处理不及时,会发生出血性休克而危及生命。动脉出血呈喷射状,血色鲜红;静脉出血呈涌出状,血色暗红。临床要注意观察,及时发现隐性出血,特别是儿童或意识不清的患者。大出血的急救应根据创伤部位、出血源、出血程度和出血持续时间,并尽可能准确估计出血量,采取相应止血措施,及时补充血容量,积极防治出血性休克。

(一) 几种常用的止血方法

1. **指压止血**　使用手指压迫血管,阻断出血区主要供血动脉的近心端,可作为暂时止血的应急手段。
2. **包扎止血**　主要用于面颈部大面积创面的出血和面侧深区静脉(颈内静脉和翼静脉丛)渗血。方法是清理创面后,结扎可探知的活动性出血,用可吸收明胶海绵或止血纱布填塞深部静脉渗血,复位软组织瓣和骨组织块,再用多层网纱敷料覆盖损伤区,绷带加压包扎。包扎时应注意压力适度,避免造成患者呼吸困难。
3. **填塞止血**　多用于颌面部窦腔出血,如鼻腔、上颌窦、筛窦、额窦,部位深、视野差,出血多呈渗出状,主要靠填塞止血。填塞物一般用碘仿纱条或凡士林纱条,注意用多根纱条填塞时,要彼此缝扎牢固连接,由深渐浅"S"形顺序填塞,并记住纱条数目,防止抽出时遗漏。

4. 缝扎和结扎止血　缝扎和结扎止血是清创手术的必要步骤，要求在无菌条件下完成。面深部出血时，在止血前要准备好吸引器，调好光源，扩大切口，充分暴露手术野，然后清除血肿和异物，再行止血。一时难以找到出血点，可先用纱布填塞止血，然后从一端逐渐撤出纱布，同时跟踪吸引，直达出血点，迅速钳夹止血，再予以结扎或缝扎。颈外动脉和颈外动脉的分支血管均可结扎。

（二）鼻出血填塞法

鼻腔黏膜血管丰富、质地脆弱，血管收缩能力较差，创伤性鼻出血多因鼻黏膜撕裂所致。闭合性止血主要采用鼻腔填塞法。填塞前，先用 0.1% 的肾上腺素棉片加数滴 1%~2% 的丁卡因溶液浸润鼻腔，填塞物一般选用凡士林纱条，也可用碘仿纱条外涂凡士林。将纱条反折 8~10 cm，用血管钳或鼻用枪状镊顶住反折端插入鼻腔至后鼻孔，以上下折叠方式由后向前顺序填塞。如果鼻腔填塞后仍出血不止，可加用后鼻腔填塞法止血，使用导尿管经鼻腔出后鼻孔绕软腭至口腔，充盈气囊，缓慢提拉堵在后鼻孔（图3-4）。鼻腔填塞中应注意勿使咽鼓管咽口受压，以防中耳炎发生。填塞物一般 2~3 d 后取出，如有出血，需再次填塞。伴发颅底骨折脑脊液鼻漏的伤员原则上禁忌鼻腔填塞，可先试行直接止血；如止血困难，再考虑进行鼻腔填塞，但应注意无菌操作，止血后尽早撤出填塞纱卷。

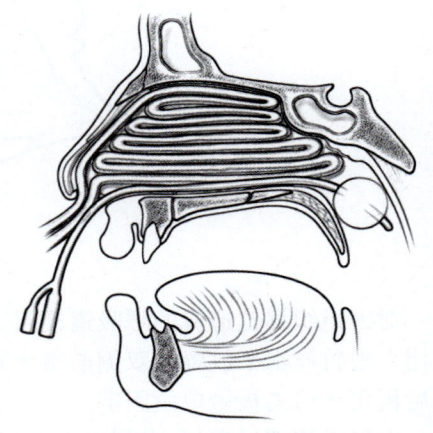

图 3-4　后鼻孔填塞止血法示意

（三）颈外动脉结扎和栓塞术

如果经过局部止血处理后，颌面部出血仍然持续存在，可以考虑颈外动脉结扎或选择性动脉内栓塞术。但在决定前，应该要排除患者是否存在凝血功能异常如血友病，慢性肝病或者华法林治疗；其次要考量面部骨折是否可以借助金属丝、颌间固定螺钉或牙弓夹板进行颌间固定，这种临时固定处理的目的是迅速稳定骨折，减少骨折异常活动导致的出血。

1. 颈外动脉结扎　术前必须除外颈椎骨折，手术通常在局部麻醉下完成，患者取平卧位，头后仰，偏向健侧，肩部垫高，突显胸锁乳突肌前上缘。自下颌角前下各 1 cm 的交汇处，沿胸锁乳突肌前缘做约 5 cm 长的切口，依次切开皮肤、皮下组织、颈阔肌和颈筋膜，遇面总静脉，予以切断结扎，分离二腹肌后腹及舌下神经，并将其向上牵开。在舌骨大角下方打开颈动脉鞘，事先可在鞘内注入 1%~2% 的利多卡因做封闭，以防止因剥离引起颈动脉窦反射。继而向下前钝性分离即可找到颈动脉分叉。结扎颈外动脉的部位是在甲状腺上动脉与舌动脉之间，结扎时先确认颈外动脉，然后用 7 号粗丝线穿过，提起加压，如颞浅动脉搏动消失，即可双重结扎。

2. 筛前动脉结扎　适用于严重鼻出血或者面中央部出血的患者，筛前动脉一般位于眶缘后 20~25 mm，结扎筛前动脉可以选择直视下或鼻内镜下操作。直接经鼻外眶进路结扎，可以在距离内眦 5 mm 处自上而下切开鼻旁皮肤，沿骨膜下，向眶内骨壁后上方剥离。用拉钩将眼眶内组织向外侧推压，暴露眼眶底板、泪骨在额筛缝上或其稍上方，可见筛前动脉血管神经束行走于筛前孔内，使用银夹夹闭或丝线结扎。鼻内镜下结扎较少用于急诊处理，多用于动脉栓塞后仍有出血者。其方法为鼻内镜下开放前组筛窦，暴露额隐窝，在额隐窝后方可见筛前动脉横跨筛顶。如果筛前动脉骨管缺损，即可用双极电凝直接烧灼。如果筛前动脉骨管无缺损，应先暴露血管外侧端，用剥离子紧邻血管处将纸样板骨折，然后分离去除筛前动脉周围骨片，充分暴露血管，电凝烧灼。注意勿将血管切断，以防其回缩至眶内造成眶内血肿。

3. 超选择性动脉内栓塞术　随着介入技术的发展，超选择性动脉内栓塞术逐渐成为创伤后难以控制出血的治疗首选方案，适用于穿透性损伤和钝性暴力损伤导致的颌面部难治性出血。由于栓塞术实施速度相对较快，也并不必须全身麻醉，因此对于那些全身情况不稳定的患者也可采用此方法止血。导管引导下血管造影术应首先识别出血点，然后使用球囊、支架、弹簧圈或可促进局部凝血的材料栓塞封闭出血。

(四)出血性休克的处理原则

创伤性大出血和短时间内大量失血可导致伤员休克,典型的临床表现为皮肤苍白、冰凉、湿冷(常常有花斑)、心动过速(或严重心动过缓)、呼吸急促、外周静脉不充盈、颈静脉搏动减弱、尿量减少、意识改变等。患者通常能够耐受10%以下的循环血量急性丢失,此时心动过速可能是唯一的临床表现。如果循环血量的丢失达到20%~25%,即出现失代偿,从而表现为轻中度低血压、心指数显著降低、并有明显的体位性低血压、全身血管阻力显著升高、血乳酸升高。如果循环血量减少超过40%,患者将出现明显低血压及休克的其他表现。

低血容量性休克的救治原则是完善止血,消除休克的原因,积极扩容恢复有效血容量,保证足够的血流灌注压力,合理地使用药物,保持呼吸道通畅,保证有效吸氧,防止感染。

五、威胁视力的伤害处理

眼部的创伤,无论是轻微的角膜擦伤还是严重的眼球毁损,最终都会导致失明,因此无论面部创伤是否损伤眶周组织,仔细的眼科检查是必不可少的,否则对视力的伤害很容易被忽略。有些患者在受伤后,立即出现视力障碍或失明,但也有很多报道表明创伤可以引起迟发性的视力丧失,所以颅面部创伤的患者都应该定期检查视力。眼科检查理论上需要患者配合,但对于烦躁或意识丧失的患者,通常只能依赖瞳孔的大小、对光反射以及观察眼球是否突出和触诊眼球张力来做基本判断;应该尽量完成眼底镜检查,确定是否存在眼内出血、视网膜水肿或脱离以及视盘(视神经乳头)撕脱或水肿,如确实无法完成检眼镜检查,应尝试确认是否有眼底红光反射。

(一)突眼、眶室间隙综合征和球后出血

在颅面创伤患者中,约有3%会发生创伤后眼球突出,虽然发生率低,但是一旦发生,就应积极干预,防止视力丧失。眼眶是个相对坚固的容器,只有前方的眶隔和睑板具有一定弹性,所以创伤引起的球后血肿或气肿、软组织水肿、骨折片移位、额叶下疝和颈内动脉海绵窦瘘等都会增加眶内容物间质压力,产生类似"骨筋膜隔室综合征"现象,即眶室间隙综合征(orbital compartment syndrome),压迫眼球加重突眼,并引起视神经缺血梗死,最终失明。对于眶内压力急性增高者,可以给予大剂量激素、乙酰唑胺(250~500 mg)、甘露醇(1 g/kg)或者行局部麻醉下外眦切开术减压,对于球后出血或血肿,可以在全身麻醉下经眶底放置引流。

(二)创伤性视神经病变

创伤性视神经病变(traumatic optic neuropathy,TON)在闭合性颅脑损伤中的发生率为0.5%~5.0%,但其导致失明的比例高达50%。头面部的减速性损伤和正面的钝性暴力是TON的常见原因,一般发生于机动车交通事故、坠落伤或斗殴。90%以上的视神经损伤是间接性损伤,创伤产生的牵拉、顿挫或剪切力作用于视神经管内段,引起继发性血管痉挛和血管闭塞,并伴有水肿和局灶坏死,使视神经内的压力增高,这个过程最初是可逆的,然而随着时间的推移,由于动脉的阻塞而产生不可逆的梗死导致失明;部分患者会有眶尖的骨折移位或者组织水肿直接压迫视神经及其血供,而神经鞘血肿或视神经完全横断较少见。

医师可以通过了解患者的受伤机制和伤后临床表现如视力下降或丧失、瞳孔对光反射消失以及眼底检查发现视神经撕脱、视盘水肿或中央动脉和静脉闭塞,以此来诊断TON。CT成像可以显示视神经管骨折,MRI可显示软组织肿胀和神经鞘血肿。

TON的治疗在选择药物治疗或手术减压上目前仍存在争议。药物治疗旨在缓解导致神经缺血的水肿和炎症反应,现在越来越多的医师接受运用静脉注射大剂量的皮质类固醇激素治疗TON。手术减压的效果更具争议性,无法根据目前的临床证据来判断优劣,一般可根据外科医师的个人偏好,选择经鼻内镜下、经颅或外侧开眶进行减压。

(三)开放性和闭合性眼球损伤

国际眼外伤学会对机械性眼球创伤进行了分类,该分类中将眼球壁定义为巩膜和角膜,依据眼球壁

的完整性将眼球创伤分为开放性和闭合性两大类。无眼球壁的全层裂开称为闭合性眼创伤,包括钝挫伤、板层裂伤和表浅异物;有眼球壁的全层裂开称为开放性眼创伤,钝器所致的眼球壁裂开为眼球破裂,锐器造成的统称裂伤(包括眼球穿通伤、贯通伤和眼内异物)。如果眼球损伤后,患者出现视力明显下降、相对性传入性瞳孔障碍和眼球后部受损,其预后较差。下列体征可用于判定是否存在眼球损伤或破裂:结膜下出血(可能有潜在的穿孔或破裂)、角膜挫伤、前房积血、瞳孔形状不规则、发现游离的葡萄膜组织、眼球开放伤口、破裂或变形的眼球、前房变浅或异常变深、低眼压和眼底无红光反射等。有时一些小金属或玻璃碎片导致的损伤,眼球仍然完整,微小的伤口容易被忽略,因此询问病史仍非常重要。超声扫描可用于检测眼球损伤,注意在检查过程中必须小心,不要对眼球施加压力,避免开放伤的眼内容物进一步溢出。MRI 也可用于检测眼球损伤,但检查前必须排除无金属异物。

眼球损伤的治疗首先应给予镇痛、止吐和破伤风抗毒素。眼内异物的患者应在玻璃体腔内注药预防感染。眼球损伤的修复手术应在伤后 24 h 内进行,全身麻醉时,应注意勿使用去极化类肌松药,避免引起眼外肌强直收缩,加重眼内容物溢出。修复过程中,应探查整个眼球后部,移除异物,使用不可吸收缝线缝合伤口。术后治疗旨在抑制炎症、预防感染、镇痛和控制眼压,静脉注射环丙沙星或万古霉素联合头孢他啶,可以有效减少眼内炎发生。对于闭合性眼球创伤,需要使用大剂量激素,抗生素、睫状肌麻痹剂和血管扩张剂。应严格随访患者,防治眼内炎、视网膜脱落、青光眼、白内障和黄斑前膜,改善预后。

交感性眼炎(sympathetic ophthalmia)是眼内抗原暴露并激发自身免疫应答所致,创伤后的发生率约为 0.1%,其特征是在伤后 2 周至 2 个月内对侧健康眼球发生葡萄膜炎(uveitis),导致视力丧失。受伤眼的早期修复降低了这种并发症的发生率,但早期摘除受伤眼球是否具有预防作用目前尚无定论。

六、预 防 感 染

虽然面部软组织有很好的血运,但是面部结构中存在各种窦腔和牙齿,易引起污染,所以在严重的颅颌面损伤中仍有感染的风险,一旦感染,会造成患病率、致残率及住院时间的增加。使面部骨折部位易于感染的危险因素包括局部因素和全身因素。局部因素包括:①口腔卫生差,牙龈炎和齿槽脓溢;②骨折部位的牙齿失活、骨折或存在脓肿;③骨折部位血肿;④伤口内存在异物;⑤严重软组织损伤;⑥骨膜破坏;⑦死骨;⑧延迟或不恰当的骨折固定。全身因素包括年龄、营养不良或合并其他疾病等。

医师应该通过对局部危险因素的有效处理来降低感染的发生率。对面部撕裂伤须做充分的清洗和清创,清除全部异物和明显失活的组织。早期固定面部骨折,减少骨折的不稳定性导致感染的风险。在处理骨折时要注意为骨折部分保留足够的血供,骨折部位应有血供良好和有活力的软组织覆盖,并尽可能地保持骨膜完整。

所有复合型面部骨折均有预防性应用抗生素的指征,可使用头孢菌素非胃肠道给药,自术前 1 h 给药,每 6 h 重复 1 次,持续 48 h。

七、影像学检查

(一)早期影像学检查

1. CT 检查　在最初的复苏后,进行头部 CT 扫描以确定可能的脑损伤和颌面部创伤,同时通过轴向和冠状位的薄层 CT 扫描判断是否存在颅前窝骨折,同时可进行颈椎、胸部和腹部的 CT 扫描,评估伤情确定治疗顺序。在处置早期,注意不宜花费太多时间进行检查。

2. 血管造影　血管造影适用于主要血管区域的穿透性损伤或可疑血管钝性损伤的患者。

(二)后期影像学检查

一般来说,颅颌面损伤的详细影像学检查应在完成临床检查并制订诊疗计划后才能进行。

1. 标准 X 射线片　X 射线片检查指征和影像表现见表 3-1。

表 3-1　口腔颌面 X 射线检查指征和影像表现

名称	适用范围	正常图像
华氏位	上颌骨和鼻旁窦检查	双侧上颌窦、额窦、筛窦、上颌骨、颧骨形态及骨质情况
颧骨后前位片	观察颧骨、喙突及颌间间隙	双侧颧骨、喙突及颌间间隙
颅底位片	检查颧弓、颅底、上颌后部及颞下窝病损	双侧上颌窦、鼻腔、蝶窦、翼突内外板、卵圆孔、棘孔、破裂孔,舌骨,髁状突等结构
颧弓位片	颧骨及颧弓骨折	双侧颧弓影像
下颌骨侧位片	观察下颌骨、升支及髁状突的病损	下颌骨磨牙区及下颌升支影像
下颌骨后前位片	双侧对比观察下颌升支部病变	双侧下颌升支后前位影像
下颌骨开口后前位片	观察双侧髁状突病变	双侧下颌骨开口后前位影像。髁状突位于关节结节的前下方
下颌骨升支切线位片	观察下颌升支情况	一侧下颌升支后前切线位的影像,下颌升支外侧密质骨板正常呈致密而整齐的影像
头颅侧位	观察颅面部情况	颅面骨影像及其软组织轮廓
全景 X 射线片	观察颅面部情况	显示下颌骨,颞下颌关节和牙齿

2.计算机断层扫描　轴位计算机断层扫描(CT)对于治疗重型颅脑损伤是必不可少的,也是颅颌面损伤术前计划和评估的主要形式。薄层 CT 是评估颅面骨折的最佳方法,所获取的数据可以被重新格式化为期望的平面,通过冠状平面、轴平面、矢状平面和软硬组织窗的观察,在与骨折断面成直角的扫描中可以清晰地看到骨折移位、角度及旋转情况,并精确评估骨折延伸情况及邻近组织结构。

三维计算机断层扫描重建,可用于显示骨骼、软组织或二者的三维形态。三维图像可以从任何方向观察,有利于了解面部骨折的情况。这些数据也可用于制作规划手术重建的模型和订制假体。

3.磁共振成像　磁共振成像(MRI)很少用于初步评估。具体的适应证如下:①识别脑脊液渗漏部位;②识别颅内木材或其他非金属异物穿透伤;③评估脑损伤及其预后;④评估眼部损伤。

第二节　重症面部创伤各论

一、软组织损伤的处理

处理软组织损伤时,首先要明确什么结构受损及其受损范围,其次在处理过程中要努力保存有可能恢复活力的软组织并且尽可能准确地复位受损结构。大多数软组织损伤可以在急诊室处理,但是如果有大量出血、较大的软组织缺失或者有某些特殊解剖结构(如内外眦韧带、泪道系统、面神经和腮腺导管等)损伤时,应转运至手术室进行处理。

(一)擦挫伤

擦挫伤是轻微的局部表皮破损,处理原则包括清除异物,彻底的清洁,涂抹软膏帮助保湿促进表皮生长。在多毛发的部位,毛发应被修剪(不要使用剃刀)并涂抹软膏。抗菌软膏效果并不优于普通的凡士林,但对于某些患者抗菌软膏可以使局部创面血供增加。

对于大面积的头皮擦挫伤,因为局部的渗出会和头发结痂,导致感染且不利于表皮生长,所以通常建议应该尽早剃去头发,并每日3次用肥皂和水清洁创面。

(二)撕裂伤

大多数的面部软组织撕裂伤出血会自动凝结停止,对于出血严重的患者,应该迅速采用直接压迫,通常可以获得很好的效果。但如果出血是由于面部主要动脉横断或是非常严重的头皮伤口,抑或是患者有血液病或者正在口服抗凝血药物,导致压迫止血无效或产生低血容量性休克时,应迅速结扎出血动脉,简单缝合关闭创面,进行输液复苏和纠正凝血功能后再行创面处理。

面部的损伤通常比较敏感,因此镇痛也是创面处理的重要组成。通常使用利多卡因局部浸润麻醉,对某些口内或口腔贯通伤和范围比较大的创面可以使用区域阻滞麻醉。

一般处理原则可遵循以下步骤:①镇痛麻醉;②伤口清洁(聚维酮碘溶液,Betadine);③修剪创缘;④深层缝合,可吸收缝线 3-0、4-0、5-0 或者 6-0;⑤皮肤缝合,不可吸收缝线 6-0,3~5 d 拆线,或者使用胶水;⑥表面涂抹软膏;⑦随诊消毒清洁皮肤伤口。

儿童患者的撕裂伤处理同样遵循上述方法步骤,但有两点须特别注意:镇痛麻醉和缝线材料的选择。在处理患儿创面过程中,可以在局部浸润麻醉的基础上辅以氯胺酮静脉麻醉,有助于获得良好的修复效果;对时间比较长的修复过程,建议实施全身麻醉。儿童患者深层缝合应选择吸收较慢的 5-0 或 6-0 可吸收缝线,如薇乔缝线(Vicryl,Ethicon Inc.),皮肤缝合则选择 5-0 或 6-0 快速吸收外科肠线(fast absorbing surgical gut suture,Ethicon Inc.)或者皮肤胶水,既防止伤口开裂也避免拆线时的二次伤害。

(三)咬伤

面部创伤通常会有犬类、猫类和人的咬伤,与其他伤口采用类似的方式进行治疗,但需要强调以下几点:给予恰当的抗生素、预防破伤风/狂犬病、积极清创和确定一期关闭或延迟关闭伤口。出血败血性巴斯德菌(pasteurellamultocida)、啮蚀艾肯菌(eikenellacorrodens)、葡萄球菌(staphylococcus species)和链球菌(streptococcus species)经常在咬伤中检出,因此广谱青霉素如阿莫西林克拉维酸(augmentin)是一种理想的选择,因为它的抗菌谱覆盖这些细菌。伤口应大量冲洗并积极清创,而确定伤口何时关闭,取决于失活组织需要清创的范围、伤口的污染程度、咬伤的时间。

(四)皮瓣撕脱伤

皮瓣撕脱伤是切线伤造成的一种严重的撕裂伤,软组织于帽状腱膜下或筋膜下的网状疏松结缔组织之最薄弱的平面上被撕裂。撕脱皮瓣的血供主要由其蒂部的大小、结构和皮下组织与面部血管网交通的完整性所决定。处理时可首先通过观察毛细血管再灌注征及皮肤出血来判断撕脱皮瓣的血供是否充分,一般只对明显失活的组织和皮缘进行修剪,然后缝合创缘,同时可以运用持续负压吸引引流,以尽量减少皮瓣下的无效腔(死腔)。如果皮瓣大面积完全撕脱游离,应运用显微血管吻合技术回植。

(五)组织缺失

对于面部软组织损伤的患者,医师首先应将存活的组织恢复到其原先正确的解剖位置,从而将缺损部位很好地暴露出来,以评估组织缺失程度。缺损重建的过程中,不应使邻近的解剖结构发生偏曲。如果缺损部位有足够的血供,可使用分离的皮肤进行移植以促进其快速愈合,以便将来进行最终的修复。只有在损伤部位存在暴露的骨或软骨,使该部位不适于皮肤移植,且需要血管化的软组织覆盖物来防止这些结构进一步的干燥坏死时,才必须进行一期重建。

(六)局部处理

1. 眼睑 在除外眼球损伤和评估视力以后,须明确以下 6 个结构是否损伤:①眼皮;②眼轮匝肌;③睑板;④结膜;⑤泪小管;⑥眦韧带。

一般情况下,急诊科眼睑撕裂伤的修复应限于那些可以线形闭合或可以随时转换为楔形切口并闭合的创伤。损伤修复应从结膜侧开始,自深层至浅层用快吸收 6-0 缝线缝合,并避免将线结置于角膜上。如果存在睑板损伤,那么第一步就是沿着睑缘(灰线)缝合且向上牵引,方便修剪创面边缘和缝合。当伤口与眼睑边缘垂直时,眼轮匝肌可用 5-0 可吸收缝线(Vicryl Rapide;快薇乔)缝合。平行于睑缘的切口不需要缝合肌肉。眼皮可以用 6-0 快速吸收外科肠线缝合。在缝合过程中,需要注意睑缘必须正确对齐,因为即使最微小的差异也经常可以被察觉。危重患者的结膜容易损伤和变干燥,因此必要的湿润和上下睑缘临时缝合可以防止结膜受损。泪道系统包括泪小点、泪小管、泪囊和鼻泪管,通过荧光素液检查法或者泪道探查冲洗可以明确其完整性。不完全性损伤,如果周围的软组织对位良好,是可以自愈的。泪道系统完全性损伤,则需要探针探通并置入硅胶支架,2~6 个月后取出支架,并重复荧光素液检查以确保其通畅。在内外侧眼角发生严重损伤时,内外眦韧带通常会被累及,因此需要进行内外眦修复重建固定。

2. 耳　耳损伤的处理,要注意软骨复位、预防软骨炎和镇痛。对于撕裂伤,一般只需将软骨复位并缝合皮肤即可。为了防止发生软骨炎,应该彻底清洁伤口和清创软骨缘至新鲜,然后再用 5-0 线关闭皮肤。如果软组织缺失软骨暴露,在急诊科不易闭合时,应给予湿敷或者醋酸磺胺米隆(磺胺米隆乳膏)闭合包扎,可延迟 24 h 行植皮或皮瓣覆盖。由于支配耳朵的神经较多,因此在手术过程中,应使用耳颞区域阻滞麻醉镇痛。

3. 鼻　鼻创伤须首先明确皮肤与软骨骨架损伤程度,并用鼻窥镜除外鼻中隔血肿,评估黏膜损伤。有鼻中隔血肿时,须立即在黏膜做一小切口,引流血肿,以防止软骨坏死和吸收。对于贯穿全层的鼻损伤,应首先进行黏膜层对位修复。鼻软骨撕裂时,要在直视下重新复位,并依靠黏膜和皮肤的准确修复维持其位置。最后向鼻腔填塞凡士林纱条,以保持软骨碎片的位置。

4. 唇　嘴唇裂伤是个相对直接的结构修复;但是修复必须细致,因为小的错位很容易察觉。唇的全层损伤需要 3 层闭合:黏膜、口轮匝肌和皮肤。应该用 4-0 或 5-0 可吸收缝线修复口轮匝肌,用 4-0 快速吸收外科肠线将黏膜闭合,唇缘用 6-0 聚丙烯缝线,并确保精确对准。有时为了完全避免局部麻醉药浸润注射导致解剖标记变形,可以使用眶下神经阻滞后缝合上唇。

5. 面神经　对于面部外侧区域的穿通伤,必须除外面神经损伤,应在进行局部浸润麻醉前,观察面部表情是否自然对称,并对各分支神经包括颞支、颧支、颊支、下颌缘支和颈支所支配的面部表情肌进行功能检查。如果面神经损伤位于自外眦所划垂直线的前方,无须修复,丛状分布的面神经在这一区域有多个终支,且其支配的肌肉位置相互邻近,均促进了这种损伤后功能的自然恢复。更近端的面神经损伤,以及额支和下颌缘支的损伤则必须进行正规探查和一期神经修复。

6. 腮腺和腮腺导管　面颊外侧穿通伤在检查面部伤口深度时,如果发现液体漏出,要考虑腮腺及其导管的损伤,应进一步行诊断探查术以除外腮腺导管断裂。使用一根聚乙烯导管,将其自第二上磨牙旁的腮腺导管口插入,再使其逆行通过导管,观察是否自伤口穿出。倘若无损伤相关的导管阻塞,腮腺的撕裂伤无须直接修复。当腮腺导管断裂时,需在腔内置入硅胶管的支撑下吻合数个导管断端。支撑管应该留置到损伤修复愈合。

二、颌面部骨折的分型及治疗原则

(一)颌面部骨折的分型

颌面部骨折可分为 17 种简单骨折和 5 种复杂骨折(表 3-2),其中面中部的 Le Fort 骨折多累及双侧,其中 5 类骨折包括额窦骨折、鼻骨骨折、鼻眶筛骨折、腭骨骨折和下颌骨颏正中联合骨折为中线结构骨折,不区分左右。

(二)各类骨折的诊断与治疗

颌面部骨折在诊疗时通过了解伤员的受伤原因包括创伤力的方向和作用部位以及伤后临床表现,运用手法检查伤区局部,再结合 X 射线平片与 CT 扫描结果,诊断一般不难。骨折的治疗应该遵循解剖复位原则,要兼顾形态与功能,既要恢复解剖形态,恢复其特有的高度、宽度、凸度和弧度,还要恢复伤前的咬合关系和咀嚼功能,并帮助患者进行早期功能运动。骨折固定的方法可根据条件选用,目前以手术开放复位坚强内固定为治疗的主流技术。

1. 额窦骨折和眶顶骨折(前颅底骨折)　额骨形成前突的额部、额骨横梁及眶顶部。额窦是位于额骨内的拥有上皮衬里的骨腔。额窦开口位于眉骨以及额骨上颌突的后方,最常见直接开口于鼻部或前组筛窦的额隐窝。任何额骨的骨折都可能导致额窦骨折,严重的可引起前颅底骨折。

表 3-2　颌面部简单和复杂骨折类型

简单骨折	复杂骨折
1. 额窦骨折	1. Le Fort Ⅰ型骨折
2. 眶顶骨折(前颅底骨折)	2. Le Fort Ⅱ型骨折
3. 内侧眶壁骨折	3. Le Fort Ⅲ型骨折
4. 外侧眶壁骨折	4. 鼻眶筛骨折
5. 眶底骨折	5. 颧上颌骨复合体骨折
6. 鼻骨骨折	
7. 颧弓骨折	
8. 上颌窦骨折	
9. 腭骨骨折	
10. 下颌骨颏正中联合骨折	
11. 下颌骨旁正中联合骨折	
12. 下颌骨体部骨折	
13. 下颌骨角部骨折	
14. 下颌支骨折	
15. 下颌骨冠突骨折	
16. 下颌骨髁突骨折	
17. 下颌骨髁颈骨折	

　　矢状位或者冠状位的薄层CT扫描可以明确前额部创伤所导致的额骨、额窦和眶顶骨折;但是由于筛窦气房位于额窦开口附近,即使高分辨率的CT扫描也无法明确是否存在额窦流出道阻塞。

　　手术可选择冠状切口或位于眉毛上下的切口,直视下或内镜下修复额窦壁、眶上缘和前颅底;在手术过程中应尽量保持额窦流出道的完整性,避免术后发生阻塞引起感染并发症;对于同时伴有前后壁骨折的额窦骨折,一些医师主张采用额窦消除术,去除剩余额窦黏膜,通过肌肉、筋膜或游离骨块闭塞额窦开口,再用脂肪、松质骨或是带蒂颅骨骨膜填满额窦;对于额窦后壁破损严重的或者存在脑脊液漏的患者可采用额窦颅骨化手术,使用带蒂颅骨骨膜封闭鼻额管并修补硬脑膜,额窦后壁去除后额窦窦腔成为颅腔一部分,新增的空腔会被纤维组织或是膨隆的额叶充填。

　　2. **鼻骨骨折**　鼻骨框架包括双侧鼻骨体、中线、鼻中隔软骨和犁骨、一对附着于鼻骨侧上方的软骨,以及一对侧下方的软骨,虽然上颌骨升部不是鼻骨的一部分,但其在鼻创伤中常被累及,因此应该作为鼻骨框架支架予以考虑。

　　鼻骨骨折可见鼻歪曲畸形,触诊可发现骨折部位,鼻骨X射线正侧位和CT扫描可以确定诊断。

　　大部分鼻骨骨折可通过闭合复位治疗,在局部浸润及鼻黏膜表面麻醉下,对于向外侧方移位的鼻骨骨折采用鼻外复位法,用双手拇指压迫向外突起的骨折片,使其复位;对于向内塌陷移位的鼻骨骨折,可将套有橡皮管或裹凡士林纱布的骨膜分离器或鼻骨复位钳插入鼻腔内,伸到骨折深面,将内陷的骨折片向前外方推动,同时用另一只手的拇指和示指在鼻外侧辅助复位,复位后用碘仿纱条填塞于鼻腔内骨折处,防止骨折片再移位,鼻外部加用夹板保护;严重创伤者,可以利用原有的鼻部软组织撕裂伤口、冠状切口或颊侧切口复位固定鼻骨和上颌骨升部骨折。

　　3. **眶部骨折**　眶腔形态呈圆锥形并略向外展,其底部呈方形,顶部为三角形。一般可将眶部分为3个部分:前份为眶缘,骨质较厚;中份由4个单元构成,分别是眶底、眶内侧壁、眶外侧壁和眶顶,其中眶下裂将眶底与眶侧壁分开,并与上颌后间隙相通,裂内有眶下神经、颧神经和眶下动脉通过,眼眶诸壁对眼球起支撑作用;后份为视神经孔和眶上裂,其骨质较厚,内有脑神经进入眶内,所以在眼眶重建中,眶内侧壁的后份及其延续部分是最为危险的部位,称为关键区域。

　　眶部骨折可有眶缘畸形,触诊台阶感或间隙畸形;骨折移位造成内外眦韧带损伤,双侧眼裂大小不一致；眼球内陷，复视，视力下降；眶周淤血肿胀；眶下区麻木和眶上裂综合征等。华氏位X射线和眼眶的二维或三维CT重建可清晰显示骨折的移位。

眶部骨折应及时手术治疗，手术时机以伤后1周左右为宜，过晚手术伤区可能错位愈合或形成瘢痕，难以达到满意效果。一般根据眶壁骨折情况和相关的面中部骨折情况确定手术暴露范围，理论上应充分暴露全部骨折部分。简单骨折和单一眶壁骨折通常选择眶上缘、睑中部、睑缘下或经结膜切口暴露复位固定骨折，有时需辅助外眦切开术，切断外眦韧带增加暴露范围。对于复杂的眶部骨折或者需要修复眶内侧壁后份的骨折时，可使用冠状切口辅助局部切口的手术方式。眶部修复过程中，眶缘的解剖复位优先于眶壁重建，因为复位眶缘可减少眶部缺损的范围；修复应尽量恢复原有眶腔容积，眶底修复时注意保持眶下裂宽度；在骨折复位和眶部重建前后，必须进行眼球被动牵拉测试，术中解除因骨折造成的眼外肌肉韧带和眶内脂肪粘连嵌顿。对于眶骨缺损，可以选择钛网、眶板、多孔聚乙烯内植物或可吸收材料进行修补。

4. 鼻眶筛复合体骨折 鼻眶筛复合体在面中上部，上界为前颅窝，两侧为眶内侧壁，因此鼻眶筛骨折可能涉及颅、眼眶、鼻腔和泪道。在眶内侧壁上，内眦韧带将睑板和眼轮匝肌锚定，维持睑裂结构和内眦距离。Markowitz等将鼻眶筛骨折分为3型：Ⅰ型，中央骨段整块骨折，无移位或轻度移位，内眦韧带未剥离，治疗以复位骨折为主；Ⅱ型，中央骨段部分粉碎、移位，但内眦韧带未从骨片上剥离，骨折经复位后可以用接骨板固定；Ⅲ型，中央骨段粉碎性骨折，内眦韧带剥离，中央骨段需要植骨重建，内眦韧带需要重新附着。

冠状位CT图像可以清楚地呈现前颅底、眶内侧缘和眶内侧壁骨折。三维CT图像在显示中央骨段骨折的方向和位移并设计鼻眶筛骨折手术入路方面是特别有用的。

对于Ⅰ型损伤，可以通过上睑成形术切口、下眼睑切口或结膜切口来暴露。对于Ⅱ型或Ⅲ型损伤，冠状切口提供了鼻眶筛复合体上半部分的入路，而下半部分可以通过下眼睑切口来获得。对于鼻眶筛复合体，重建顺序应从最深的、难以接触的区域到表面区域，一般先完成眶内侧壁重建，然后复位固定中央部分，最后恢复鼻骨以及鼻背的形态，并且固定内眦韧带。

5. 面中部下份骨折（Le Fort Ⅰ型骨折和腭骨骨折） Le Fort Ⅰ型骨折是面中部骨折（图3-5），又称上颌骨低位骨折，骨折线呈横向，从梨状孔水平、牙槽突上方向两侧水平延伸到上颌翼突缝。腭骨骨折常为矢状或旁矢状，沿着腭部中线附近纵向离断上颌骨，表现为牙槽突水平向旋转。

骨折的诊断需要借助影像学分析，上颌骨骨折可以通过三维CT确诊，而且重建图像可以提示面中部相对于下颌骨和眶部移位的情况。

Le Fort Ⅰ型骨折的治疗目的是将骨段准确复位，以恢复其与下颌骨、颅底以及面中部其余结构的关系。可以采用经口腔前庭沟切口，即沿着上颌牙弓，在附着龈上方5~10 mm处的游离龈做切口，在骨膜下剥离暴露出面中部的垂直向支柱；在内固定前，应将骨段充分复位，并通过颌间结扎拼对咬合关系；在支柱发生骨折时，未损坏

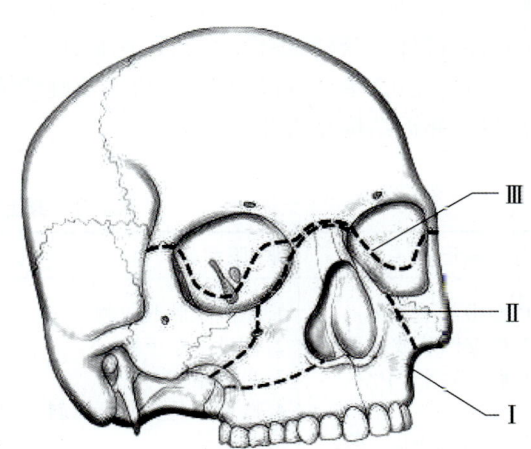

图3-5 上颌骨Le Fort骨折线示意

的支柱结构可作为确定垂直向高度和固定位置的解剖标志点。在坚强内固定中，我们可以使用1.5 mm或2.0 mm微型接骨板在鼻旁和颧颌支柱处固定。固定腭部骨折时，应注意恢复上颌骨牙弓的宽度和凸度，传统方法是在梨状孔、前鼻嵴下方和腭侧黏膜下各放置一长接骨板。

6. 面中部上份骨折（Le Fort Ⅱ型和Ⅲ型骨折） Le Fort Ⅱ型骨折又称为上颌骨中位骨折，骨折线自鼻额缝向两侧横过鼻梁、眶内侧壁、眶底和颧上颌缝，再沿上颌骨侧壁至翼突；Le Fort Ⅲ型骨折，即上颌骨高位骨折，骨折线自鼻额缝向两侧横过鼻梁、眶部，经颧额缝向后达翼突，形成颅面分离，常导致面中部拉长和凹陷（图3-5）。现在单纯的Le Fort Ⅱ型或Ⅲ型骨折较难见到，大部分面中部骨折伴发多种骨折形式，还可能同时伴发颅底、腭部和下颌骨骨折。

可依据临床表现诊断，如错𬌗、面部变形、鼻部扁平和严重的面部移位等。X射线平片作用不大，应

常规使用轴位和冠状位CT扫描,软硬组织窗位以及矢状向的重建,图像可以清晰显示骨折线的位置、骨段移位和软硬组织关系。

过去使用钢丝将上下颌结扎固定的方法虽然可以恢复咬合关系,但是却使得面中份变得可伸缩并且不稳定。因此现今普遍采用切开并用接骨板螺钉行内固定的方法治疗Le Fort Ⅱ型和Ⅲ型骨折,一般使用冠状切口或者复合切口充分暴露面中部上份和颅面连接处,为了能暴露眶底,则需行睑缘下、眶下缘或经结膜切口。单纯Le Fort Ⅱ型骨折,面上份的轮廓和颧骨为正确复位提供良好的参照,加用颌间结扎可以避免术后错𬌗畸形。在良好的复位后,可在额颌区及眶下缘用1.3 mm接骨板固定,在颧上颌支柱可选用"L"形1.5 mm或2.0 mm的微型接骨板固定。Le Fort Ⅲ型骨折首先恢复面外部轮廓,颧骨颧弓的准确复位和颧弓根的坚强内固定是恢复面部外形的重要步骤,控制颧骨位置的最佳点是蝶骨大翼与颧骨连接处。在将面部外轮廓复位后,再行其余骨折处理。

在全身麻醉手术时,气道管理可采用颏下入路插管(图3-6),这是一种重要的经口插管方法,插管从颏下穿出,依次经过下颌骨内侧、面动脉及舌神经前方。在术后,该插管方法须更换为鼻插或口插。这种方法可在术中充分暴露鼻部和口腔。

7. 颧弓骨折和颧上颌复合体骨折　颧骨是面中份上部侧方最突出的部分,其通过5个突起与周围结构相连,分别为额突、上颌骨缘、眶下缘、颞突和眶外侧突。由于颧骨的骨折并不局限于其解剖范围,而是常常累及邻近的上颌骨和眶周结构,因此称为颧上颌复合体骨折,其常伴发颧弓骨折,有时颧弓骨折也可单独存在。

在摄片前,颧上颌复合体骨折可根据特殊的临床表现诊断,颧骨受伤的种类和程度不同,可出现多种不同的临床表现和综合征(表3-3)。通过轴向、冠状位进行CT扫描并进行矢状位重建,通过软硬组织窗可以为骨折提供完整的影像学资料,包括:①完整精确的骨折数量、位置和延伸情况;②单个骨段的移位、角度及旋转情况,眼眶内软组织情况(是否存在球后血肿);③眶骨壁是否完整,邻近结构是否存在骨折。

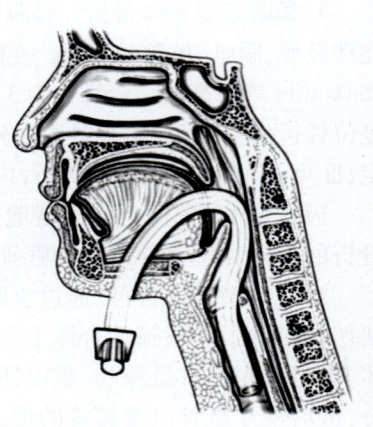

图3-6　颏下入路插管示意

表3-3　颧上颌复合体骨折的症状和体征

骨骼畸形	眶/眼症状	感觉障碍	口腔症状	鼻部症状
1. 面中部不对称 2. 颧突凹陷或扁平 3. 颧弓扁平、中空、变宽 4. 眶周可触及台阶或间隙畸形	1. 眶周水肿或血肿 2. 假性上睑下垂 3. 巩膜增加 4. 睑裂或睑盖向下倾斜 5. 外眦错位 6. 下睑外翻 7. 结膜下瘀斑 8. 结膜水肿 9. 眼球下陷 10. 眼球突出 11. 眼球内陷（颧骨向外移位） 12. 眼球突出（颧骨向内移位） 13. 眶周皮下气肿 14. 气性眼球突出 15. 复视 16. 黑矇 17. 眶上裂综合征	在下述神经分布区的感觉障碍: 1. 眶下神经 －下睑 －上唇 －鼻翼或侧壁 2. 颧面神经 －颧突 －颊部 3. 颧颞神经 －眶侧下缘 －前颧/侧颧/额	1. 上颌前庭沟龈颊瘀斑 2. 咬合紊乱 3. 颧上颌缝轮廓改变 4. 张闭口限制	1. 患侧鼻出血 2. 患侧血肿

一般需要根据骨折的情况选择手术入路,大体可分为前入路(上颌下缘入路、眶下缘入路、上外侧入路)和后方入路(冠状切口、半冠切口、耳旁切口),然后根据移位的情况选择固定。内镜有助于可视化颧弓复位,也可通过上颌窦前壁开窗,在内镜辅助下重建眶底。治疗颧上颌复合体骨折的原则是复立颧骨,从横向宽度、矢状向凸度和垂直高度恢复面部比例,并尽可能恢复眼眶的轮廓和容积。通常有5个连接点,可以在术中评估复位精确度和坚强内固定的顺序(表3-4)。简单的颧弓骨折可以采用耳屏切口或半冠切口复位内固定,对于典型的孤立颧弓"V"形骨折可以复位而无须固定。

表3-4 颧连接点的重要性及稳定性的降序排列

用以评估复位精确度的重要结构(降序)	骨折固定后的稳定性(降序)
1. 颧蝶缝 2. 颧弓 3. 颧上颌支柱 4. 眶下缘 5. 颧额缝	1. 颧上颌支柱 2. 颧额缝 3. 颧蝶缝 4. 颧弓 5. 眶下缘

8. 颏正中联合及旁正中骨折 颏正中联合通常指双侧下颌中切牙牙根之间的下颌骨,而旁正中是指下颌尖牙牙根外侧与下颌中切牙之间的区域,统称颏部。创伤时,此区域常见线性或斜形骨折,粉碎性骨折或骨缺损比较少见。

下颌骨曲面断层片或后前位片可用于诊断下颌骨骨折,而CT可以对颏部颊舌侧骨皮质清晰成像。

颏部手术常规入路时经口内前庭沟切口,位于膜龈联合下方8~10 mm处,通常切开黏膜后应先识别和暴露颏孔和颏神经,然后再将切口横向延伸,充分暴露整的颏部的唇侧骨面及下颌骨下缘,2.0 mm接骨板螺钉固定复位的骨折断端。

9. 下颌骨体部及角部骨折 下颌骨体部位于下颌尖牙的远中至下颌第三磨牙近中,下颌角包括第三磨牙区域及下颌支与体部的交界处。通常此处骨折线两侧都有咬肌和翼内肌附力时,骨折段可不发生移位;但如果骨折线位于这些肌肉附着处之前,前骨折段因降颌肌群的牵拉而向下内移位,后骨折段则因升颌肌群的牵拉而向上前移位。下颌骨前后位X射线片和下颌骨CT可以识别下颌骨骨折。

下颌骨体部和角部骨折,之前最常用的治疗方法是通过手法或使用骨折复位钳复位骨折端后,进行颌间固定。目前多采用经口内或口外手术入路坚强内固定。对于下颌角骨折,经口内入路是采用口腔前庭沟切口,向内侧颊脂垫和外侧颞肌间分离颊肌纤维,暴露骨折处;对于下颌体骨折,经口内入路也是通过前庭沟切口斜面进入,在骨膜下剥离可以暴露骨折和提供固定空间;口外入路,也就是颌下区经颈部皮肤入路,切开皮肤后,锐性分离皮下组织、颈阔肌、颈浅筋膜和骨膜,分离过程中注意保护面神经下颌缘支。一般可以用2.0 mm或2.4 mm重建接骨板双皮质固定骨折断端。

10. 髁突、下颌支及冠突骨折 髁突骨折是最常见的下颌骨骨折类型,占成年下颌骨骨折的9%~45%,儿童下颌骨骨折的50%。髁突骨折多发生在翼外肌附着下方的髁突颈部。折断的髁突由于受翼外肌的牵拉而向前、内移位,但仍可留在颞下颌关节囊内。如打击力过大,髁突可以撕破关节囊从关节窝内脱出,向内、向前、向后或向外移位,其移位的方向和程度与外力撞击的方向及大小有关。个别情况下,髁突可被击入颅中窝(图3-7)。髁颈骨折位于关节囊下方,一般位于髁突基底部或以下、下颌切迹处,被分为高位髁颈骨折和低位髁颈骨折。低于下颌切迹平面的骨折称为下颌支骨折。冠突骨折比较少见,一般不合并髁突骨折,可以孤立发生或合并颧骨或颧弓骨折。

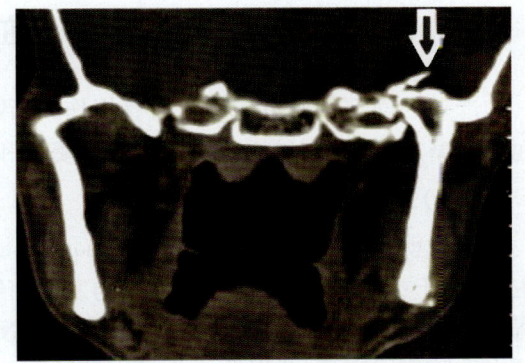

图3-7 髁突骨折,被击入颅中窝(白色箭头所示)

髁突骨折发生,由于其位置隐蔽,不像下颌骨其他部位骨折,可通过视诊或触诊直接判断。髁突骨折多数由间接创伤所致,通过观察关节或髁突动度、关节触摸、咬合关系改变的症状间接判断其是否存在骨折。CT 扫描是诊断的金标准,可以对骨折位置、骨折端移位及粉碎程度进行评价。髁突骨折常伴有关节囊和关节盘损伤,需要用磁共振成像技术来观察。

对于移位的髁突骨折,手术治疗的目的是解剖复位和恢复垂直高度,满足颞下颌关节功能,恢复咬合关系。在颞下颌关节损伤区域通常包括软组织损伤和关节囊、关节盘和韧带破裂,这些软组织一般不做手术处理,通过暴露和解剖复位骨折可以使撕裂的软组织复位。手术可选择经皮入路和口内入路,内镜辅助也是可行的,用专用小型接骨板固定髁突骨折,而且在近心端骨折段至少需要 2 枚螺钉固定限制髁突旋转。对于其他骨折水平线较低的骨折,可用通用接骨板坚强内固定,增加稳定性。

(三) 全面部骨折

全面部骨折是指同时累及面下、面中、面上部骨骼的骨折,在颌面创伤中占 4%～10%。目前全面部骨折的治疗强调面部骨折的早期重建,恢复功能及外形。由于面部及其组成部分复杂,全面部骨折创伤累及范围大,有时伴有骨缺损,因此骨折复位固定困难。一般在了解患者的骨折部位和类型之后,按照"从固定到活动、从简单到复杂"的原则进行复位固定;也有的学者提出,应自面中部由外向内复位,并强调颧弓这一重要的面中部结构,首先通过恢复颧弓以恢复面部的外部框架,然后修复颧弓上下区域,最后恢复中央区。在复位重建过程中,要利用重要解剖标志如牙弓、下颌骨、颧蝶缝、颧额缝、眶下缘、颧牙槽嵴及梨状孔、内眦区,重建面部支柱,以此来重建伤员面部的高度、宽度和突度,恢复外观和咬合功能(图 3-8)。

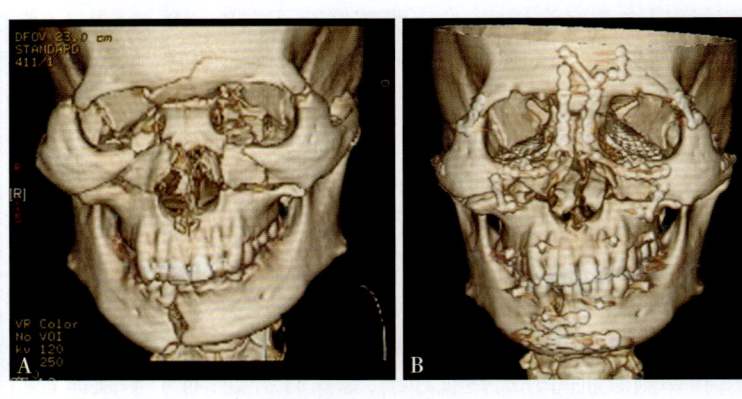

A. 术前三维 CT 图像;B. 重建术后三维 CT 图像。

图 3-8　全面部骨折术前与术后

三、血管损伤的处理

严重的面部创伤可能伴有血管损伤,导致较高的致残率和致死率,但在早期评估中往往症状不明显而被忽略,这些损伤包括颈内动脉海绵窦瘘和颈动脉或椎动脉夹层、血栓形成或动脉瘤。

(一) 颈内动脉海绵窦瘘

颈内动脉海绵窦瘘(carotid-cavernous fistula,CCF)的最常见原因是头部创伤,一般以钝性暴力伤为主,少见于穿透伤,面部骨折患者中的发生率约为 1%。正面钝性暴力产生的剪切力或颅底骨折,可导致海绵窦段颈内动脉或分支破裂,造成直接型颈内动脉海绵窦瘘;而创伤所致的静脉栓塞则会诱发间接型颈内动脉海绵窦瘘,或者称之为颅底硬脑膜动静脉瘘。直接型颈内动脉海绵窦瘘在受伤当时由于颈内动脉撕裂,会有鼻出血或眼眶部杂音。随着病程进展,直接型或间接型颈内动脉海绵窦瘘,因局部静脉高压,而出现眼球突出、结膜水肿、视力下降或丧失和脑神经麻痹引起的复视,严重者甚至会有颅内出血或脑梗。血管造影检查是颈内动脉海绵窦瘘的诊断"金标准"。目前治疗以经动脉途径血管内介入治疗为主,包括使用可脱球囊、弹簧圈、液体栓塞剂和覆膜支架。

(二)钝性创伤性脑血管损伤

钝性创伤性脑血管损伤(traumatic cerebrovascular injury,TCVI)被定义为由高能量非穿透性创伤引起的颅外或颅内脑血管损伤,大部分此类损伤只有在继发于中枢神经系统缺血的症状出现后才得以诊断,后果是神经系统病残率达80%、死亡率高达40%。本病的高危因素包括Le Fort Ⅱ型和Ⅲ型骨折、下颌骨骨折、颅底骨折和颈椎半脱位或骨折。如果创伤患者出现颈、鼻或口腔活动性动脉出血,异常颈部杂音,进展性颈部血肿,局灶性神经功能缺损和脑梗死等,或者神经系统检查结果与影像学表现不符时,必须应用CT血管造影或者诊断性脑血管造影术进行筛查。Biffl等将钝性创伤性脑血管损伤分为5级,包括:Ⅰ级,血管壁的不规则,夹层或壁内血肿导致管腔狭窄<25%;Ⅱ级,可以看见血管腔内血栓或内膜瓣升高,夹层或壁内血肿致管腔狭窄≥25%;Ⅲ级,创伤性动脉瘤;Ⅳ级,动脉闭塞;Ⅴ级,动脉横断出血。Ⅰ级和Ⅱ级损伤给予抗凝治疗,如阿司匹林或肝素;Ⅲ级损伤(创伤性动脉瘤)的患者使用抗凝治疗很少有效,必须考虑手术或血管介入治疗;对于早期出现神经功能缺失的患者,应考虑颈动脉手术或介入治疗以恢复血流;对于出现缺血性神经功能损害的儿童,应积极处理出现的颅内高压,包括切除缺血的脑组织,与成人相比可以改善预后。

第三节 重症面部创伤典型病例

【病例简介】

患者女性,40岁。患者于某年9月5日21:00左右,车祸致头面部外伤。21:40,由救护车紧急送入医院救治。入院查体:GCS 15分,血压90/60 mmHg,心率85次/min,呼吸16次/min,血氧饱和度98%,右眼视力正常,左眼无光感,右侧瞳孔直径3.0 mm,直接对光反射(++),间接对光反射(-),左侧瞳孔直径4.5 mm,直接对光反射(-),间接对光反射(+),双侧眼球活动正常,对答切题,左侧额颞面部软组织撕裂伤,伴活动性出血(图3-9),左侧颧骨可扪及台阶感,鼻腔见淡血性液体溢出,颈椎各棘突无压痛,四肢肌力Ⅴ级,感觉对称正常,双侧病理征(-)。胸腹部和颈椎CT未见明显异常。头部CT示:左侧额颞眶颧骨骨折,颅底骨折,左侧视神经管骨折,气颅,左额颞硬脑膜外血肿(图3-10)。

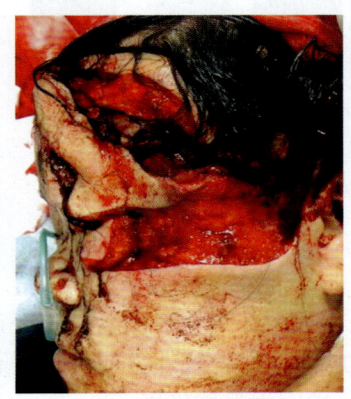

图3-9 左侧额颞面部软组织撕脱伤

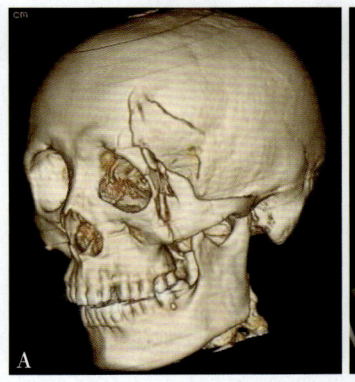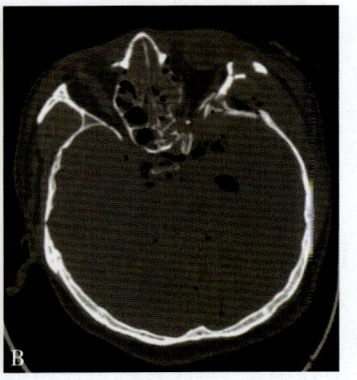

A.左侧额颞眶颧骨骨折;B.颅底骨折,左侧视神经管骨折,气颅,左颞硬膜外血肿。

图3-10 车祸致头面部外伤CT检查

【诊断】

1.车祸致头面部外伤

1.1 头部损伤

1.1.1 头皮挫裂伤
1.1.2 左侧额颞骨骨折
1.1.3 颅底骨折,脑脊液鼻漏
1.1.4 左侧视神经损伤
1.1.5 左额颞硬脑膜外血肿
1.1.6 气颅
1.2 面部创伤
1.2.1 额眶颧部软组织撕裂伤
1.2.2 眶颧骨骨折

【救治经过】

现场解救给予头面部创伤处棉垫和三角巾包扎压迫紧急止血,并于21:40护送到医院。完善术前理化检查后,23:00入手术室,行急诊清创、颅内血肿清除术、经颅左侧视神经管减压术、脑脊液漏修补术和左侧眶颧骨折切开复位内固定术。

术中探查额面部软组织无明显缺失,予以对位缝合(图3-11);左侧额颞头皮切口,经颅额下入路,清除硬脑膜外血肿后,探查左侧视神经管骨折,清除碎骨片,全长打开视神经鞘,减压视神经;颅底硬脑膜破损处予以5-0可吸收缝线缝合修补,人工硬脑膜覆盖,生物蛋白胶封闭;复位和回纳颅骨骨瓣,钛钉钛板固定;同期复位眶骨和颧骨骨折,予以钛连接片和钛钉固定(图3-12)。术后留置腰大池引流3 d,每小时引流量6~12 ml。

围术期选用头孢曲松预防感染。患者术后1周,意识清醒,体温正常,无脑脊液鼻漏,四肢活动正常,头面部创面愈合,无面瘫,左眼视力恢复光感,出院。

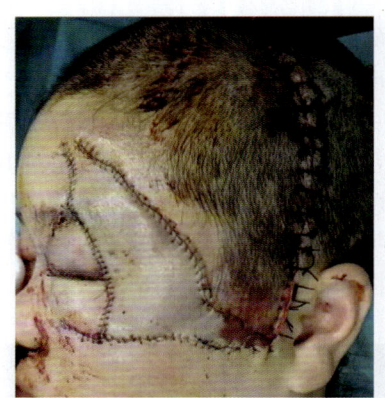

图3-11 额面部软组织对位缝合术后

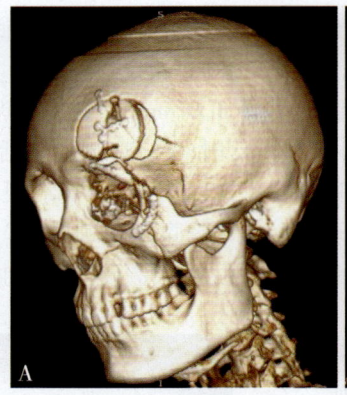 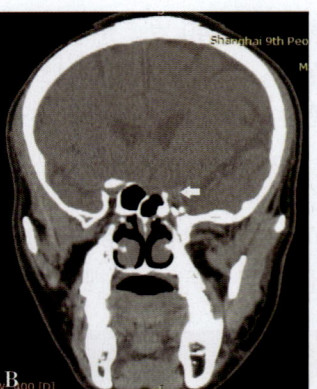

A. 左侧眶颧骨折切开复位内固定术后三维重建CT;B. 经颅左侧视神经管减压术后冠状位CT,白色箭头示减压后视神经。

图3-12 术后CT检查

【救治经验】

对于重症面部创伤的患者首先应进行伤情评估,可按脑部、颈部、眼部和面部4个解剖结构顺序诊断病情,在早期明确是否有气道梗阻问题,评估意识状态,判别眼球或视力受损情况,另外需要确定是否合并胸腹部损伤、脊柱脊髓损伤以及低血容量性休克。在多学科的参与下,确定治疗优先度。

薄层CT扫描和三维重建是评估颅面骨折的最佳方法,可以清晰地看到骨折移位、角度及旋转情况,精确评估骨折延伸情况及邻近组织结构,同时可以确定是否存在颅脑损伤,根据伤情规划手术方案。

本例重症面部创伤患者经问诊、体检和CT检查,发现存在面部软组织撕裂伤、左侧额颞眶颧骨折、颅底骨折、脑脊液鼻漏、左侧视神经损伤、气颅和左额颞硬脑膜外血肿等,同时排除气道梗阻、胸腹部和脊柱损伤。

患者早期手术修复颅面软组织撕裂伤时,须做充分的清洗和清创,清除全部异物和明显失活的组织;

但由于面部软组织通常具有很好的血运,在处理过程中也应该努力保存有可能恢复活力的软组织并且尽可能准确地复位受损结构,这有利于术后面容的恢复。同时手术早期固定面部骨折、清除颅内血肿、修补硬脑膜缺损、去除视神经管碎骨片和减压视神经等,不仅能避免二次手术损伤、减少瘢痕和降低伤后感染等并发症的发生,而且有利于恢复患者咬合关系和修复脑和脑神经的功能损伤。

(郭智霖　程志华)

参考文献

[1] 张志愿,俞光岩.口腔颌面外科学[M].7版.北京:人民卫生出版社,2012.

[2] 邱蔚六,韩德民,张志愿.口腔颌面颈部创伤[M].武汉:湖北科学技术出版社,2016.

[3] SASTRY S M,SASTRY C M,PAUL B K,et al. Leading causes of facial trauma in the major trauma outcome study[J]. Plast Reconstr Surg,1995,95(1):196-197.

[4] JEFFREY M,DETLEV E,EDUARDO R. Essentials of craniomaxillofacial trauma[M]. New York:Thieme Medical Publishers,2012.

[5] MICHAEL E,PAUL M,JOACHIM P. Principles of internal fixation of the craniomaxillofacial skeleton trauma and orthognathic surgery[M]. Switzerland:AO Foundation,2012.

[6] MICHAEL P,SIMON H. Atlas of operative maxillofacial trauma surgery[M]. London:Springer-Verlag,2014.

[7] RICHARD W. Youmans and Winn neurological surgery[M]. 7th ed. Philadelphia:Elsevier,2017.

第四章

重症颈部创伤

重症颈部创伤(neck trauma)包括颈部血管、神经、喉与气管、咽与食管、胸导管和软组织等损伤。通常根据解剖部位将颈部分为3个区域，对判断损伤脏器有指导意义。颈部创伤患者尤其应首先进行气道、呼吸和循环功能等全身评估。存在扩展性血肿或活动性出血的患者应到手术室紧急手术。对于血流动力学稳定的患者，需要进行包括颈椎、胸部的X射线片、CT、动脉造影和食管造影等放射学评估，必要时选用咽喉食管镜、气管镜、食管造影检查。任何颈部穿透伤患者早期最主要的关注点均是气道控制。颈部血管损伤应慎重选择手术入路，颈部血管、食管和气管损伤应视具体情况给予确定性处理。

颈椎(cervical vertebrae)位于头以下、胸椎以上的部位。颈椎共由7块颈椎骨组成，除第1颈椎和第2颈椎外，其他颈椎之间都夹有1个椎间盘，加上第7颈椎和第1胸椎之间的椎间盘，颈椎共有6个椎间盘。除第1、第2颈椎结构有所特殊外，其余颈椎与胸、腰段椎骨大致相似，均由椎体、椎弓、突起(包括横突、上下关节突和棘突)等基本结构组成。椎体在前，椎弓在后，两者环绕共同形成椎孔。所有的椎孔相连就构成了椎管，脊髓就容纳其中。颈椎又是脊柱椎骨中体积最小，但灵活性最大、活动频率最高、负重较大的节段。颈椎脊髓损伤(spinal cord injury,SCI)是由外界直接或间接因素导致，在损害的相应节段出现各种运动、感觉和括约肌功能障碍，肌张力异常及病理反射等的相应改变。颈椎脊髓损伤是一种非常严重的损伤，常造成患者死亡或残疾。颈上段脊髓损伤者易发生四肢瘫痪，如果膈肌和肋间肌瘫痪，可发生呼吸困难，常致患者迅速死亡。颈下段脊髓损伤者在损伤平面以下出现肢体瘫痪，上肢呈节段性感觉和运动障碍；由于胸部呼吸肌瘫痪，患者仅有腹式呼吸，同时伴有括约肌功能障碍和霍纳综合征(Horner syndrome)。脊髓完全断裂者可立即发生弛缓性完全瘫痪，损伤平面以下各种感觉和反射消失，一般不能恢复。颈椎脊髓损伤依据损害位置的不同，创伤的病程及治疗也不尽相同。

第一节 重症颈部创伤概述

一、颈部定义及解剖特点

(一)颈部定义

颈部是人体的重要部位。颈部的上界为下颌骨下缘、下颌支后缘、乳突和枕外隆突的连线，下界即胸骨上缘、锁骨、肩峰和第7颈椎棘突间的连线。该局部以斜方肌前缘为界，分为前方的固有颈部和后方的项部；固有颈部以胸锁乳突肌为界，区分为颈前区、颈外侧区及胸锁乳突肌区。颈前区亦称颈前三角，被二腹肌及肩胛舌骨肌分为颏下三角、下颌下三角、颈动脉三角、肌三角。颈外侧区亦称颈后三角,该三角被肩胛舌骨肌分为枕三角和锁骨上三角。

颈部的作用就是把头部和躯干部联系起来。而所谓砍头,就是在颈部将头部和躯干部分开。由于颈部的联系作用,脑发出的各种指令得以传输到躯干和四肢,身体感受到的各种刺激以神经冲动的方式也可以传送到脑。在颈部,神经活动的传输通道是脊髓。颈部对于消化系统、呼吸系统和循环系统也起着通道作用。其通道分别为食管、气管和血管。

(二)颈部解剖

颈部由浅入深(由前向后)层次结构十分明确,分别为皮肤、浅筋膜、深筋膜、肌肉、颈椎及脊髓。

皮肤较薄,移动性大,皮纹呈横向。浅筋膜疏松,内含皮肌、皮静脉、皮神经、淋巴结。皮肌为颈阔肌,薄且覆盖广泛。上至面部,下至第2肋平面,越过人体中最早骨化的2个骨即锁骨和下颌骨浅面的全长,颈正中线和颈前三角下部未被此肌覆盖。浅筋膜内的皮神经和皮静脉均行于肌的深面,该肌因之成为浅筋膜这一层次的重要标志。皮静脉有颈前浅静脉和颈外浅静脉,其周围有伴行的淋巴结。在颈根部2条静脉均进入颈深筋膜形成的2个间隙,即胸骨上间隙和锁骨上间隙,并有横行的吻合支。皮神经为颈丛皮支,有枕小神经、耳大神经、颈横神经、锁骨上神经。这些皮神经均由胸锁乳突肌后缘中点向四周放射走行,其中枕小神经勾绕副神经后沿胸锁乳突肌后缘上升,提起枕小神经即可钩出副神经,是寻找副神经的标志,而胸锁乳突肌后缘又是寻找枕小神经的标志。耳大神经垂直行向耳垂。颈横神经垂直横过胸锁乳突肌中部。锁骨上神经与副神经近似平行,但位于其下方。深筋膜又分为浅、中、深3层,在浅、中层与深层间形成的鞘内,容纳通过颈部的气管、食管及血管。各层间有疏松结缔组织并形成颈部间隙。颈深筋膜即颈部肌肉的肌外衣及其延续,由前向后分别为颈深筋膜浅层、颈深筋膜中层和颈深筋膜深层。颈深筋膜浅层亦称封套筋膜。围绕整个颈部形成一个封闭式的筒鞘状结构,筑成了颈部诸器官活动的基本环境,成为保护颈部诸脏器的第一道防线。该筋膜包绕胸锁乳突肌和斜方肌形成2个肌鞘,包绕腮腺和颌下腺形成2个腺体筋膜鞘,在胸骨和锁骨上分为两层,形成2个间隙。颈深筋膜中层即颈内脏筋膜,其分两部分:一部分包绕颈部大血管及神经,即形成颈动脉鞘。另一部分包绕气管、食管和甲状腺,形成一个内脏鞘总鞘即第二封套,筑成保护脏器的第二道防线,并伸入气管、食管和甲状腺间,分别形成气管、食管和甲状腺鞘。颈深筋膜深层亦称椎前筋膜,即颈部椎前肌的肌外衣,该筋膜由颅底一直达第3胸椎。颈部筋膜间隙有胸骨上间隙、锁骨上间隙、气管前间隙、食管后间隙、椎前间隙。胸骨上间隙位于胸骨柄上缘,由封套筋膜分为两层形成,内含颈前静脉弓。锁骨上间隙位于锁骨上缘,由封套筋膜分为两层形成,内含颈前浅静脉和颈外静脉。气管前间隙位于气管前筋膜与颈深筋膜浅层之间,内含甲状腺最下动脉、头臂干、左头臂静脉、甲状腺下静脉、甲状腺奇静脉丛、小儿胸腺,是颈部最危险局部区域。咽后间隙位于颊咽筋膜与椎前筋膜之间,此间隙感染可蔓延至后纵隔。椎前间隙位于椎前筋膜与颈、胸椎之间,上达颅底,下至第3胸椎,该间隙感染除局限于此范围外,还可向两侧蔓延至颈外侧区。颈白线由颈深筋膜的浅层于正中线形成,该局部层次简单,是进入颈部的最佳入路。

根据解剖部位分类将颈部分为3个区域:①Ⅰ区从锁骨、胸部出口到环状软骨,有气管、大血管、食管、胸导管、上纵隔和肺尖。②Ⅱ区从环状软骨到下颌角,包括颈动脉、椎动脉、颈静脉、食管、咽喉、气管等。③Ⅲ区从下颌角到颅底,包括颈动脉、颈静脉和椎动脉的颅外部分。这是普遍、实用的分类方法,损伤部位决定了高度怀疑损伤的结构,有助于决定诊断和治疗的策略。Ⅱ区穿透伤如果出现进行性血肿、巨大或扩展性血肿、喘鸣、现场大量失血、偏瘫或广泛皮下气肿,应立即手术探查。Ⅰ区和Ⅲ区的损伤手术处理难度大,故对生命体征稳定的患者,应争取采用辅助检查明确诊断,制订周全的治疗方案。

二、重症颈部创伤急救

颈部损伤是指机械外力或急慢性劳损等因素所引起的颈部肌肉、肌腱、筋膜、韧带软组织的损伤。以局部疼痛、肿胀、功能活动受限为主要特征。好发于胸锁乳突肌、斜角肌、斜方肌的上部纤维。该病临床可分为急性软组织损伤和慢性软组织劳损。颈部急性软组织损伤多因外力所致;慢性软组织劳损多系急性损伤治疗不彻底、慢性劳损、颈部骨关节变化所引起的肌肉、筋膜炎。前者多发于青壮年,后者常见于中老年,有职业工种偏向。该病若施治及时一般都可治愈,但也有迁延难愈者。颈部创伤处理特点:颈部有呼吸道、消化道、大血管、脊髓和重要神经通过,受伤后可发生大出血、窒息、瘫痪和昏迷,甚至迅速死亡。

重症颈部创伤的急救,首先是解除呼吸道的阻塞和制止大出血。其次是处理呼吸道或消化道的穿透伤,以减少感染和瘘的形成。

(一)解除呼吸道的阻塞

立即解除勒缢,血肿压迫气管和清除气管内血液等阻塞物,必要时可紧急行气管切开术,同时给氧。在有显著内出血时(主要表现为咯血),也可行气管切开术。

(二)控制大血管出血

紧急情况下可用拇指直接压迫血管主干。颈总动脉(common carotid artery)出血猛烈,患者迅速死亡,如果伤口小,血液不能流出,则形成大血肿,压迫气管发生窒息;以后形成假性动脉瘤;如果大静脉同时损伤,可形成动静脉瘘。紧急时用拇指将颈总动脉压向颈椎横突,然后在胸锁乳突肌内缘显露血管,进行血管修补:端端吻合或血管移植。结扎一侧颈总动脉,年轻人一般不会发生严重后果,但40岁以上的患者,约有40%患者发生偏瘫或死亡。颈外动脉、甲状腺上下动脉及椎动脉、颌外动脉均可结扎止血。如颈总动脉或其分支出血,可于伤侧胸锁乳突肌中点、环状软骨平面,用手指对着第6颈椎横突压迫颈总动脉,可减少出血,或用纱布直接填塞伤口压迫止血,然后用不环绕颈部的胶布固定。

(三)气管损伤急救

伤员表现为呼吸困难,伤口有血和气泡喷出,如果血液流入气管内,可很快引起窒息,如伤口小(如刺伤、枪弹伤),气管伤口出来的气不能外溢,可出现皮下气肿、纵隔气肿(mediastinal emphysema),必须迅速缝合气管破口,必要时做气管切开,如已发生上纵隔气肿,应立即在胸骨上缘切开颈根部加以引流,使纵隔气体外溢。

(四)食管损伤急救

伤后可自伤口流出食物和唾液,并发生颈部皮下气肿,如伤口不大,可让患者服亚甲蓝液,如从伤口流出,则可明确诊断,应立即禁饮食,并行扩创将食管伤口修齐,双层内翻缝合,术后必须做空肠或胃造瘘。

第二节 重症颈部气管损伤

一、病 理 生 理

穿透性创伤、锐器伤和钝性创伤可以造成气管支气管损伤(tracheobronchial injury)。穿透性气管损伤伤口一般在颈部,气管在胸腔内位于中央,易受枪击或因其他原因引起穿透伤。各种钝性创伤均可损伤气管。在颈部一个较有力的外界打击就足以引起气管的损伤甚至可造成严重后果。胸部闭合性创伤可引起胸内气管的损伤,一般发生率较低,90%的撕裂口在距隆突2.5 cm以内,首先破裂点在主支气管软骨和膜状部联合处,右侧多数在主支气管纵隔胸膜包被点和上叶支气管开口之间,左侧多数在主支气管主动脉弓下缘水平。典型的撕裂是环形和不完全的,罕见的撕裂是沿气管膜部与软骨环连接线垂直的撕裂。支气管完全离断常见,而气管离断极少见。Bertelsen和Howitz报道1 178例因颈胸部闭合性创伤而死亡的患者中,只有33例合并气管损伤。

颈部各种创伤损伤气管,在患者在受伤初期尚可维持通气,随着气管支气管破裂出血,不久即出现呼吸困难,支气管镜检可见到气管内充满血性分泌物。

颈胸部钝性创伤所引起的气管和支气管损伤的发病机制尚不十分清楚,机制大致有:①胸廓富有弹性,当前胸廓受到强大的外力作用时,其横径明显增加,双肺分别向两侧移动,气管因惯性作用向前运动,反弹力使气管隆突部位向外的牵拉力造成气管撕裂。②创伤时,声门紧闭、屏气,气管腔内压骤升,使气管爆裂。③创伤时在支气管的固定点出现较大。

二、临 床 表 现

颈胸部创伤后的支气管断裂在临床上主要表现为呼吸困难、颈部皮下或纵隔气肿、气胸或张力性气胸、血气胸、发绀。气胸患者在放入胸腔引流管之后,由于吸入气体直接从胸管溢出,反而使呼吸困难加重,支气管损伤均合并不同程度的出血,当患者来急诊室后,大多数患者的支气管出血已停止或未被咯出,只有当大出血时,患者才出现咯血症状,上述临床症状取决于撕裂的位置、大小、支气管血管是否有撕破和纵隔胸膜是否完整。气管和主支气管有多种类型的撕裂。有人建议根据创伤性支气管断裂的损伤部位将其分为两类,即损伤的支气管近端开放于胸膜腔内(Ⅰ型)和近端不与胸膜腔相连(Ⅱ型)。Ⅰ型支气管断裂易出现气胸、血胸等,而Ⅱ型支气管断裂则以纵隔气肿为主。支气管断裂时部分肺的通气功能丧失造成较大的血液分流,故呼吸困难和发绀在两型支气管断裂均会出现。支气管断裂又可分为部分性断裂和完全性断裂两类,断裂近端可与胸膜腔相通或不与胸膜腔相通。支气管部分性断裂气道仍有通气,但排痰受阻,容易发生感染,如果处理不及时,将发生肺脓肿或脓气胸。主支气管完全断裂,两残端分离相距数厘米,因断裂远端收缩后与外界隔绝或很快就被分泌物封闭,可不发生感染。患者早期表现为完全性一侧肺不张,而后期并发气管狭窄,很少有残肺感染的报道,可以保持数年、数十年,当晚期手术时,吸除滞留的分泌物后,肺仍能复张。

三、诊 断 评 估

严重颈胸部钝性创伤的患者来急诊时即有严重呼吸困难和发绀,查体发现纵隔气肿、下颈部气肿和张力性气胸有重要意义,即使无气胸也是提示气管破裂的最敏感的征象。最可靠的诊断气管破裂的方法是纤维支气管镜检查。所有临床上怀疑有气管损伤的患者如情况允许,均应立即行纤维支气管镜检查来确立诊断,以防延误诊断造成死亡或并发其他问题。张力性气胸和气胸安置胸腔闭式引流后,发现大量气体持续外漏,随吸气动作而加重,根据上述体征也可确诊,病情平稳后立即做X射线胸片证实诊断,对大多数无并发大咯血的病例不必急于做支气管镜检或其他检查。

(一)X射线检查

主支气管断裂早期的主要X射线改变是大量气胸、皮下和纵隔及颈深部气肿、胸上部肋骨骨折、主支气管截断或不连续、萎陷肺坠落征象与肺浮动征,即不张的肺上缘下降至肺门水平之下。在晚期,诊断主要依靠支气管分叉体层成像及支气管碘油造影检查,可以清楚显示盲袋状的支气管近端或狭窄的支气管段。文献报道,25%～68%的患者由于缺少典型的临床征象而延误诊断。原因是受累的支气管周围的组织维系支气管两断端的连接,使受累的肺仍可有通气,故在创伤早期,如遇到钝性创伤后的难治性气胸,要考虑到有支气管断裂的可能。

(二)气管CT断层检查

可发现气管断裂的直接征象,气管透亮带的变形及不连续甚至有错位的征象。

(三)纤维支气管镜检查

支气管镜检查可以明确气管支气管断裂及狭窄的部位、程度等,对于早期或晚期病例都有肯定的诊断价值,而阴性的检查结果则可以排除支气管破裂的存在。胸部损伤后严重咯血症状不可忽视,即使无气管和支气管断离的其他指征,也应立刻考虑做支气管镜检查。

四、治　疗

气管撕裂后并发大咯血是胸外科急诊最难处理的一个并发症,如发现患者大量咯血,血块引起气管梗阻或发现张力性气胸,急需采取急救措施。为清除积存在气管的血液,争取做急诊气管切开术。为缓解张力性气胸,应立刻用大号针头,从前胸第2肋间刺入胸腔排气,此后应安放胸腔闭式引流,负压吸引,以排除胸膜腔内的气体。如有大量漏气,必须使用大号胸管(1~2 cm 直径)和有效的吸引系统,使漏入胸膜腔的气体全部排出。应严密观察病情,如漏气严重,患者一般情况不断恶化,应送手术室做开胸术,进行修补裂口。对气管和支气管损伤急诊患者,一经确诊且有修补手术适应证,即送手术室。

(一)手术适应证

气管、支气管损伤所有大的、边缘不整的撕裂和支气管完全离断的病例,都应手术修补。如创伤占气管、支气管周径的1/3以下,并经胸腔闭式引流后肺能复张时,可以继续观察,否则应进行外科手术修补。早期诊断,早期修补,预后较佳。

一般1 cm 以下的气管裂伤,可经气管插管用低压气囊堵塞裂口,或将气管插管放至裂口远端旷置裂口,7~10 d 后拔管观察,多自行愈合且无狭窄并发症。气管、支气管损伤因时间稍长合并感染者,一般不主张即刻行外科修补手术。如时间已久,严重肺部感染,有肺脓肿形成者,则应行肺切除术。如远端无感染,则不论创伤后多久,应尽可能做支气管重建术。

如果因合并其他器官较严重的创伤,患者一般情况差,呼吸困难,不宜立即进行手术者,应先做气管切开,清除呼吸道内分泌物,必要时辅助呼吸。

(二)手术方法

1. 颈段气管损伤术中探查和修补方法　如患者无呼吸困难时,取平卧位,肩部垫高,头部后仰。局部麻醉下做颈部低位领状切口。自两侧胸锁乳突肌的外侧缘,分开颈前肌群、胸骨舌骨肌和胸骨甲状肌至中线,暴露气管,进行探查,注意与呼吸一致的漏气声。气管损伤的裂口常位于2个后角,即软骨环的两端与膜状部的交界处,分离应紧贴气管壁进行,尽量不损伤喉返神经和气管两侧纵行血管供应。找出气管裂伤的部位后,先将裂伤周围清创,修剪气管破口,用4-0不吸收缝线全层间断缝合破口,检查不漏气后,再用周围软组织覆盖,放置橡皮片引流,缝合切口。

2. 气管完全断裂处理　如果远端气管退缩入纵隔内,可用组织钳夹住远端气管边缘,尽快但轻轻拉出,注意避免过多损伤气管。清除远端气管内污物和血凝块,使远端气管通畅。此时,若患者一般情况不太好或预计要行较大的清创术,可在远端气管内插入消毒气管插管,进行通气,辅助呼吸,然后修整气管断端,做对端吻合,其方法是,先在远端断端距边缘1 cm 处缝2~3根牵引线,从纵隔内拉出气管远端,去除牵拉的血管钳。用3-0或4-0不吸收缝线(如 Prolene),全层间断或褥式缝合两断端,进针点一般距边缘0.3~0.5 cm,最好不将所有的缝线缝在气管的同一水平面上,以免张力过大时拉豁气管。如果可能,尽量将缝线缝在软骨环上,安置好所有的缝线,并呈放射状排开,麻醉师根据患者一般情况,插入经口气管插管至吻合口上方,将患者头颈屈曲,取出远端气管内插管,送入经口气管插管,并进行通气。逐一将吻合口缝线打结,去除牵引线,检查是否漏气,并用周围软组织覆盖包被吻合口。

3. 气管组织缺损时处理　组织缺损增加了修补和重建的难度。缺损不大者经过充分游离能无张力地进行修复。创伤累及环状软骨时,修补的难度较大。如果气管完全断裂,由于炎症的影响,急诊进行吻合容易发生管腔狭窄,可用腔内置硅胶"T"形管的方法防止术后瘢痕狭窄,其横支经吻合口以下的造瘘口引出,能达到支撑和固定的作用,但"T"形管上端不宜超过声门,以免发生误吸。

创伤性支气管断裂的死亡率与创伤所致的其他多脏器的损伤有关,单纯小的支气管撕裂造成的死亡较少,支气管重建术后的吻合口瘘的发生率极低。较大裂伤的病例,多因急性呼吸衰竭死于现场,经过多年的努力,创伤后24 h 内2/3支气管撕裂的病例可得到肯定的诊断,约90%早期接受支气管重建术的患者有较好的远期治疗效果,其并发症主要是在吻合口缝线周围形成肉芽肿,进而引起支气管狭窄。未被做出诊断的患者,后期表现为支气管狭窄或其他延误的形式。延期修补在技术上较困难,因为在破裂口周围有炎性或瘢痕组织增生。由于手术困难,某些学者对晚期气管或支气管狭窄的病例,采用扩张术后安置记忆金属支架,但对严重狭窄的病例,只要有条件,都应做缩窄段切除重新吻合。

第三节 重症颈部血管损伤

颈部锐性创伤后大血管损伤的发生率为20%,颈部血管损伤是颈部创伤最常见也是最严重的类型之一。然而,由于颈部血管解剖结构复杂且局限在相对狭小的解剖空间以及症状常被合并头部、胸腹部等创伤所掩盖,更增加了评估和处理的难度。因此,在临床工作中必须予以足够重视并且予以正确诊断和治疗。

一、流行病学

周围血管损伤占全部血管损伤的80%,伤者主要为年轻男性,致伤主要原因为高速火器伤(70%~80%)、刀刺伤(10%~15%)和钝性伤(5%~10%)。颈部血管损伤在所有血管损伤中虽仅占5%,但颈部血管供应颅脑血流,与肢体血管不同,应更予以重视。

颈部血管动脉主要包括颈动脉、椎动脉、无名动脉与锁骨下动脉等。静脉主要包括颈内静脉、颈外静脉和锁骨下静脉等。颈总动脉是最常见的损伤血管,然后是颈内动脉和颈外动脉,病死率为2%~10%。颈动脉钝性创伤的检出率呈增加趋势,钝性颈动脉破裂伤占所有颈动脉损伤的3%~10%。椎动脉损伤少见,发生率为0.2%~0.8%。单纯的椎动脉出血很少危及生命,病死率为4%。锁骨下血管的损伤极其罕见,穿刺伤是锁骨下血管损伤的主要原因,胸廓出口的锁骨下动脉损伤常常危及生命,院前病死率为50%~80%。钝性静脉损伤极少且应该考虑到带有胸骨和锁骨骨折。颈内静脉损伤发生于20%的穿刺性颈部创伤病例,而锁骨下静脉损伤这一比例高达50%。颈部血管损伤的原因主要包括穿刺伤和钝性损伤。颈部血管损伤中因穿刺引起的占95%,而钝性损伤较少见,占所有颈部血管损伤的5%~10%。在钝性脑血管损伤的患者中,脑梗死发生率为25%~58%,致死率为31%~59%。椎动脉锐性伤的发生率为1.0%~7.5%,但是钝性伤的发生率近年来有所增加。

二、临床表现

(一)概述及颈动脉损伤

虽然有学者提出不分区治疗颈部创伤的理念,但临床上仍常用"颈部三区域划分法"来指导诊断评价和治疗。Ⅰ区域是指在胸部近端可获得控制的颈部血管至环状软骨以下;Ⅱ区域是指环状软骨和下颌角之间,在颈部近远端可获得控制的血管;Ⅲ区是指下颌角以上,远端难以控制的颈部血管。Ⅱ区域是最常见的损伤区域(47%),2个区域以上的损伤亦不少见。除根据部位外,还需根据硬征象(探查指征)和软征象(密切观察)来对患者进行分类诊治。硬征象主要包括休克、难以控制的低血压、搏动性出血、杂音和扩大的血肿、搏动消失或神经功能损伤加重。软征象主要包括出血状况、血肿的稳定性、神经损伤等。另外,应该特别注意昏迷、脑梗死或证实有颈动脉血栓的患者。

(二)钝性脑血管损伤

过去几十年来,人们对钝性脑血管损伤(blunt cerebrovascular injury)的认识和治疗取得了重大进展。许多钝性脑血管损伤患者表现出明显的症状和体征,然而,许多患者开始时并无症状,而是在潜伏期出现症状,此潜伏期从1h到几周不等。颈动脉钝性创伤患者典型表现为对侧感觉和运动功能减退、精神状况差或有闭合性头部损伤不能解释的神经受损。

(三) 其他动脉损伤

单纯的椎动脉损伤很少致命,然而,椎动脉损伤通常累及其他重要颈部血管而威胁生命,需引起足够重视。由于颈部侧支循环丰富,患者通常无症状或仅有与主诉相关的神经系统损伤症状,椎动脉夹层的患者可能主诉颈部和头后部轻度疼痛。椎基底动脉供血不足可以表现为眩晕、恶心、耳鸣、共济失调、视力下降、声音嘶哑等症状,双侧椎动脉损伤可表现为更严重的昏迷、瞳孔固定和呼吸停止等。锁骨下动脉损伤极少,但其通常合并锁骨骨折、纵隔损伤和肺挫伤,合并损伤时通常需要行急诊手术治疗,长期病变会继发臂神经损伤。颈静脉损伤需要同时考虑伴有胸骨和锁骨骨折的可能。当患者为肢体末端的临床表现时,静脉损伤通常在典型手术区域发现。孤立的静脉损伤表现为血管损伤的硬性和软性体征,但患者很少发生低血压的情况。

(四) 合并损伤

颈部创伤后,除颈部血管损伤外其他的合并伤应予以重视。喉及气管的损伤发生率为9%~10%,食管和咽的损伤发生率为4%~5%,脊髓和颈丛的损伤发生率为1%~2%。这些部位的损伤症状包括吞咽困难、呕吐、呕血、皮下气肿、气短、肠内容物从伤口溢出。如患者出现声音嘶哑、喘鸣等症状,60%~80%的患者存在合并损伤。创伤和手术都有可能引起脑神经或其他重要神经的损伤,同时需积极评估是否合并神经损伤。

三、诊断评估

所有患者均应进行颈部和胸部的 X 射线检查来确定伤道和潜在的气胸或血胸,所有伴有前述血管损伤硬征象的患者均应接受手术治疗。然而,与过去证据不同,近些年来越来越多的证据不支持对无明确体征显示血管或气管支气管损伤并且血流动力学稳定的患者进行常规探查。CT 是目前用于创伤评估的常规工具,并且应作为无明显血管等损伤患者的初步诊断手段。目前的测量软件能够精确定位伤道、血管损伤、骨折等情况。CT 血管造影(CT angiography,CTA)可达到 90% 的诊断敏感性和 100% 的诊断特异性。在枪弹碎片或骨折掩盖血管系统时,数字减影血管造影(digital subtraction angiography,DSA)应该作为确诊方法。虽然超声亦应用于颈部血管损伤,但是局限于Ⅱ区域的应用,并且皮下气肿、碎片和血肿可能降低超声结果的可靠性。颈静脉损伤的诊断评估应同每个动脉区域的评估同时进行,如怀疑血管损伤应行 CTA 检查,延迟采集能够提供静脉的增强影像。而对于其他合并损伤,除根据症状、体征等临床表现诊断评估外,CT 等影像学手段不失为一项明智选择。

四、治 疗

(一) 药物治疗

钝性脑血管损伤的主要药物治疗方式是抗凝。Fabian 和 Biffl 的 2 项研究结果使得抗凝成为其一线治疗方案。由于抗凝治疗引起多项包括颅内出血在内的并发症,血小板替代治疗成为一种选择,目前尚无随机对照试验比较两种治疗方法的疗效。如果患者没有抗凝禁忌,比较慎重的治疗方案是肝素治疗过渡到华法林[目标国际标准化比值(international normalized ratio,INR)为 2.0]3 个月,同期进行抗血小板治疗。在穿刺性颈部损伤的评估中确诊为隐蔽性损伤的患者应该同上述钝性创伤一样处理,大的假性动脉瘤应该考虑早期干预,而小的假性动脉瘤应该给予抗栓治疗和早期影像随访。有症状的钝性椎动脉损伤患者应该使用肝素治疗,并做一系列的神经系统检查来进行监测。不耐受抗凝治疗的患者,阿司匹林治疗的效果和肝素接近。但是,目前尚无充分循证医学证据推荐任何一种治疗方案。

(二) 开放手术治疗

1. 颈动脉损伤手术指征　进行外科手术治疗必须严格把握手术适应证和禁忌证,同时获得对每一损伤区域的血管控制是最主要的挑战。外科开放手术成功实施的关键在于对颈部近远端血管的控制。有硬征象的Ⅰ区域损伤可以通过颈部切开途径。明显的颈部Ⅱ区域损伤,通过颈部切开能够迅速到达,并可在直视下修复损伤。在紧急的情况下,开放探查具有可行性和必要性。颈部Ⅲ区域的出血可能是灾难性的,立即实施经颈部切口的手术探查,可以用来初步控制出血和评估损伤方式。如果血管横断,可以通过在血管腔内置入Forgarty球囊达到远端控制。如果血管撕裂,可以将鞘放置于颈总动脉,并且顺行通过损伤部位放置Forgarty导管以控制出血。一旦出血停止,必须决定是继续行手术修复,还是将患者送到ICU进行复苏、脑部成像并延期修复。一旦控制住损伤,术者必须决定是结扎、修复还是临时分流血管。结扎颈内静脉和颈外动脉的并发症少见。结扎颈内动脉病死率高达45%,除了不能重建的颅底的损伤,颈内动脉都应该保留。枪伤、弹片伤、典型的散弹伤需要重建颈总动脉或颈内动脉。已经有休克和继发脑供血不足风险的患者应该进行血管分流。血管损伤修复后,所有的患者必须监测脑水肿和颅内高压的体征。如果不能施行临床神经系统检查,那么应该进行直接的颅内压监测或者连续的头部影像学检查。

2. 钝性颈部血管损伤外科手术适应证　与腔内治疗相同。患者发现有进展的夹层,抗凝治疗后持续或扩大的假性动脉瘤,或者恶化的神经系统症状,应该接受修复。当病变位于颈内动脉近端或颈总动脉,应该通过前方暴露抵达血管。血管可以首先修复,或者更为常见的是用大隐静脉或人工移植物行补片成形术。

3. 椎动脉损伤手术　颈部探查时发现有椎动脉活动性出血的患者应该进行手术处理。在右侧,应该注意保护喉返神经,左侧小心不要损伤胸导管。可以横断部分胸骨柄和锁骨来进行该位置的探查。椎动脉V2节段的控制更具挑战性,因为V2的探查有大量出血的风险。探查V2节段应该注意保护交感神经干神经节。要暴露椎动脉V3节段来结扎,切口要从耳后延伸到乳突。应该注意鉴别和保留脊髓副神经。

4. 锁骨下动脉损伤手术　紧急处理时胸廓出口的损伤的暴露是手术成功的关键,颈、胸及腹股沟在内的术野非常重要。近端控制同样非常重要,近端控制后,操作速度可以从紧急状态变为半紧急状态。术者可以从腹股沟或逆行肱动脉置入封闭球囊,可以进行腔内治疗或者颈底部的精细解剖,避免了胸骨或胸廓切开术。如果患者的损伤在远端,那么锁骨下动脉结扎很少导致上肢缺血。修补血管时,损伤处通常需要支架移植物。值得注意的是,近50%的穿透性锁骨下动脉损伤合并锁骨下静脉损伤。

5. 颈静脉损伤和其他合并损伤静脉手术方法　与前面描述的动脉手术探查相同。如果患者有血管损伤的明确体征并且表现在肢体末端,那么可以结扎颈、锁骨下静脉而且并发症较少。如果结扎颈内静脉,患者应该监测脑水肿。当结扎锁骨下静脉,上肢应该抬高屈曲,暂时性的水肿会在7～10 d消退,并且长期的静脉淤血很少。简单的静脉损伤如果累及血管壁不到50%,那么可以行静脉修补术。所有的修补都有静脉血栓的风险,应该考虑物理和化学方法预防血栓。

(三)腔内治疗

1. 颈动脉损伤腔内处理优点　腔内处理颈部创伤可以避免胸骨正中切开、高位胸部切口或颅底复杂夹层等并发症,另一好处是腔内治疗能够在局部麻醉下进行,这样可以直接评价患者的神经状况。Ⅰ区域和Ⅲ区域的损伤,除了假性动脉瘤、部分横断、动静脉瘘外,根据损伤的部位和患者的临床状态,可以灵活选择腔内治疗。Ⅱ区域损伤主流观点认为应该行手术修补。

2. 钝性脑血管损伤腔内治疗　已经常规应用于手术无法抵达的进展性夹层,抗凝治疗后持续的假性动脉瘤或者不断恶化的神经系统症状的患者。当患者进展为有症状的损伤、假性动脉瘤或慢性夹层,可以用裸支架或覆膜支架腔内治疗代替开放手术。

3. 椎动脉损伤腔内治疗　可用于手术无法控制的出血,椎动脉V3节段的血流入胸腔现象、假性动脉瘤或不能忍受抗凝治疗的有症状患者。跨过在基底动脉处融合的椎动脉的腔内技术是技术上的挑战。当其他的颅外血供不足的时候,或许可以考虑保留椎动脉。然而,目前尚没有充分循证医学证据推荐支架常规用于钝性椎动脉损伤的治疗。

4. 锁骨下动脉损伤腔内治疗　该区域的腔内治疗能够消除颈底部广泛的夹层。42%～50%的患者适合行腔内治疗,这些损伤能够通过经股动脉、经肱动脉或者联合途径处理。有灌注综合征的急性血全患者通过逆行肱动脉途径得以治疗,在血流恢复后,用覆膜支架治疗损伤位置。毫无疑问,腔内技术减少了手术探查的病死率和缺血区域的潜在的神经损伤。该方法禁忌证相对较少,患者必须血流动力学稳定。此外,理论上杂交手术可以减少紧急处置下医源性神经损伤的潜在风险。同时胸廓出口处的腔内治疗提供了快速微创治疗方案,避免臂丛神经损伤风险,有利于长远的功能恢复。

5. 颈静脉损伤和其他合并损伤血管内支架　已经用于锁骨下静脉和上腔静脉的中心静脉系统的慢性血栓治疗。腔内修复治疗静脉损伤患者的方案需要更多循证医学证据予以支持。

第四节　重症颈部食管损伤

食管损伤(esophageal injury)是一种常由器械或异物引起的以食管破裂、穿孔为主要病变的疾病,如不及时处理,几乎毫无例外地发生急性纵隔炎、食管胸膜瘘,并可能致死。由于食管特殊的解剖位置,可以被多种不同的原因造成损伤,尽管近年来胸外科取得了许多进展,采用了广谱抗生素和较好的营养支持,使这类疾病的治疗结果有了许多改善。在早期诊断的患者,当有手术适应证时,应行急诊手术,缝合修补穿孔的食管,要达到一期严密缝合,术中应进一步切开肌层,充分暴露黏膜层的损伤,彻底清除无活力的组织,在良性病变大多数病例黏膜正常,手术时应将穿孔缘修剪成新鲜创缘,大的穿孔应探查纵隔,仔细找到穿孔的边缘,间断缝合修补穿孔的食管,同时局部引流。

一、病　因

食管可以被多种不同的原因引起损伤,根据损伤的原因大体上分为机械性损伤和化学性损伤。机械性损伤中又可分为腔内损伤和腔外损伤。近年来随着在食管腔内用仪器进行诊断和治疗的病例迅速增加,医源性食管损伤在这类疾病中占的比例也不断增大,另外根据食管损伤的部位又分为颈部食管损伤、胸部食管损伤和腹部食管损伤。

肠道结构中的浆膜和黏膜下层含有抗张力的胶原和弹力纤维,由于食管没有浆膜层而不同于消化道的其他部位,使之更易于损伤。食管的颈段后壁黏膜被覆一层很薄的纤维膜,中段仅被右侧胸膜覆盖,下段被左侧胸膜覆盖,周围没有软组织支持,加上正常胸腔内压力低于大气压,这些是食管易于损伤的解剖因素。用仪器在食管腔内检查和治疗引起损伤的并发症主要是食管穿孔。易引起食管穿孔的部位第 1 个是环咽肌和咽括约肌连接处的颈部食管,约 50% 的食管穿孔发生在环咽部 Lannier 三角,这个三角由咽括约肌和在颈椎第 5、6 节段水平的环咽肌构成。当有颈骨刺和颈部过伸时,极易被损伤发生穿孔。第 2 个用仪器易引起食管损伤的部位为上段食管,这个部位相对狭窄,同肺门、主动脉弓及左主支气管固定。其他易于损伤的部位是食管的远端与胃连接处,还有梗阻病变的近段、食管癌延伸的部位以及进行检查或扩张的部位。

食管穿孔后口腔含有的大量细菌随唾液咽下,酸度很强的胃液、胃内容物在胸腔负压的作用下,较易经过穿孔的部位流入纵隔,导致纵隔的感染和消化液的腐蚀,并可穿破纵隔胸膜进入胸腔,引起胸腔内化脓性炎症。

1. 腔内损伤　采用腔内医疗器械诊断和治疗食管疾病在当今是相当安全的,但并不是完全没有危险。食管腔内损伤多发生在用这些器械在食管内或通过食管进行诊断和治疗的过程中,采用硬食管镜发生的并发症要比纤维食管镜高。在有膈上憩室、贲门失弛症、食管狭窄的患者,如果不小心操作则更易发生食管损伤。

2. 腔外损伤　腔外损伤主要由胸部或颈部挫伤或穿透性枪伤、刀伤所致,并多与胸部或颈部的其他损伤同时存在。

二、临床表现

不同原因引起食管损伤的症状和体征不同。而穿孔的部位、大小不同,穿孔后到就诊的时间不同,其临床表现也有不同。但不管哪种情况,90%~97%的患者有颈部或胸骨后剧烈疼痛,伴吞咽时加重。31%有呼吸困难、心率增快、血压下降,甚至出现休克。几乎均有纵隔或下颈部皮下气肿,后期为纵隔脓肿或脓气胸。87%~90%以上的病例有发热、白细胞计数增高。

颈部食管穿孔常发生在较薄的食管后壁,由于食管附着的椎前筋膜可以限制污染向侧方扩散。穿孔的最初几小时颈部可没有炎症表现,几小时后由于口腔或胃内的液体经过穿孔进入食管后间隙和沿着食管平面进入纵隔,引起纵隔炎症,患者诉说颈部疼痛、僵直,呕吐带血性的胃内容物和呼吸困难。体格检查发现患者呼吸微弱,伴各种不同程度的呼吸困难。通常可听到经鼻腔呼吸发出的粗糙呼吸声。颈部触诊发现颈部硬和由于皮下气肿产生的捻发音。全身感染中毒症状常在 24 h 后发生。

三、诊断评估

(一) X 射线检查

根据穿孔的部位和原因做 X 射线平片检查,颈部穿孔可以发现颈部筋膜平面含有气体,气管移位,食管后间隙增宽,正常的颈椎生理弯曲消失。在有些患者可以在食管后间隙发现有气液平,颈部或纵隔气肿以及气胸、气腹。

(二) 食管造影

许多患者就诊时并非都具有典型症状,而表现为严重的呼吸困难、低血压、败血症、休克、昏迷,或是模糊不清的急腹症或胸部急症。因此应对怀疑有食管穿孔而一般情况允许的患者用食管造影来确定诊断,对普通 X 射线提示有食管穿孔的病例也应用食管造影来明确穿孔的大小和部位。在透视下口服造影剂可以显示食管腔、食管穿孔的部位及食管远端有无狭窄。口服碘油造影剂的效果较好,刺激性小。如使用钡剂一旦漏出食管外,手术清除困难。Foley 等介绍先用水溶性造影剂,如果没有看到瘘口,再加钡剂来进一步明确诊断。应注意,尽管使用造影作为常规诊断手段,但仍有 10% 的假阴性,因此当造影阴性时也不能完全除外食管穿孔。

(三) 纤维光导食管镜检查

该检查对胸部创伤、异物引起的食管损伤有重要诊断价值,当食管造影阴性时,有时用纤维光导食管镜可直接看到食管损伤的情况,并能提供准确的定位,了解污染的情况。食管镜的结果也有助于治疗的选择。

(四) CT 检查

当今的胸腹部 CT 检查已应用得相当普遍。当临床怀疑有食管损伤而 X 射线又不能提示确切的诊断依据时,进一步的诊断还包括胸部或腹部的 CT 检查。对食管造影"正常"的患者,根据病史、体检及 CT 检查结果来诊断。当 CT 影像有以下征象时应考虑食管穿孔的诊断:①围绕食管的纵隔软组织内有气体;②在纵隔或在胸腔的脓腔紧靠食管;③充气的食管与一个邻近纵隔或纵隔旁充液的腔相通。胸腔积液特别是左侧胸腔积液则更进一步提示食管穿孔的可能。当以上任何一项存在时,应做食管造影以肯定诊断和确定穿孔的部位,这对指导手术治疗是非常重要的。另外,用 CT 对患者进行最初疗效的随诊观察,也是特别有效的方法。

(五) 其他检查

食管穿孔患者由于唾液、胃液和大量消化液进入胸腔,在做诊断性胸腔穿刺时,抽得胸腔液体的 pH 值低于 6.0,并且淀粉酶的含量升高,是一项简单而有诊断意义的方法。在怀疑有食管损伤的病例口服小量亚甲蓝后可见引流物胸腔穿刺液中有蓝色,同样有助于诊断。

四、治 疗

小的颈部食管穿孔,处理上往往仅需要在穿孔的旁边做一引流,瘘口即可自己闭合,而不必做进一步手术处理。引流的方法是沿胸锁乳突肌的前缘做纵向切口,在颈内动静脉的前方直接显露食管,放入软橡皮片引流,并从切口下方另戳孔引出,在颈椎前水平应用钝性剥离,因为在这个部位的穿孔,如果处理不当,可使穿孔向纵隔方向扩展,并使感染进入纵隔。

1. 引流　不论采用哪种治疗方法,有效的引流者是必不可少的,特别在广泛炎症和全身情况不佳时,必要时应在 CT 引导下置入引流管。这种方法对颈部穿孔和胸部穿孔的患者都有效。另外,如果对一期修补有怀疑时,或用于加固的组织不可靠时,也可在局部加用引流。有效的引流使肺早期膨胀,也使修复成功的机会加大。大的胸段食管穿孔,有人也自食管穿孔处放入一个 6~10 cm 长的"T"形引流管,围绕"T"形管闭合穿孔,使之产生一个可控的食管皮肤瘘并做持续负压吸引,3 周后形成窦道再拔出"T"形管。这种方法用于裂口行胸膜外纵隔引流。

2. 一期缝合　一期缝合不论是否用周围的组织加固均是外科手术治疗食管常用的方法。在早期诊断的患者,当有手术适应证时,应行急诊手术,缝合修补穿孔的食管,要达到一期严密缝合,术中应进一步切开肌层,充分暴露黏膜层的损伤,彻底清除无活力的组织,在良性病变大多数病例黏膜正常,手术时应将穿孔缘修剪成新鲜创缘,大的穿孔应探查纵隔,仔细找到穿孔的边缘,用 2-0 的可吸收缝线,如 Vicryl,也可以用不吸收的细线,间断缝合修补穿孔的食管,同时局部引流。

分层闭合黏膜和肌层是手术修复成功的关键。没有适当的暴露和严密的缝合是术后发生瘘的主要原因,如果损伤时间较长组织产生水肿时,可以仅闭合黏膜层,并同时彻底冲洗和清除污染的组织。用较大直径的引流管做闭式引流,7~10 d 后行食管造影,如没有造影剂外溢,则可恢复经口进食。食管穿孔时间大于 24 h 或局部污染、炎症反应严重、组织有坏死时,应只做局部引流,不修补穿孔。一期闭合最好是在健康的食管组织,当有远端梗阻时,单纯一期闭合是无效的,必须同时解决梗阻,才能达到成功的修复。

3. 加固缝合　由于一期缝合食管损伤有裂开和形成瘘的可能性,特别是当患者从穿孔到治疗时已隔了几个小时,因此有必要采用加固缝合的方法闭合食管穿孔。在胸部有许多组织可用于这种加固缝合,特别是用食管周围有炎症反应增厚的胸膜。其他可利用的组织还有网膜、肺肌瓣,不易坏死,有一定的张力,弹性较好,再生能力强。取全层 12 cm 长,5~7 cm 宽,基底位于食管处,向上翻起,用于食管下段的修复。缺损的膈肌瓣时,其基底部在内侧,椎旁沟处,并要有足够的长度,用于包绕食管的修复,不论用哪一种组织修复加固,这种组织最好是用在修复和食管壁之中,而不是简单覆盖于修复之上。

4. 同时处理食管疾病　穿孔发生在狭窄或肿瘤的上段,穿孔远端有梗阻,这种穿孔几乎不能自行愈合。在患者的情况能够接受手术、病变的食管又可以切除的情况下,最好的处理办法是手术切除病变的食管。食管切除后,采用一期还是二期消化道再建,须根据污染的情况和患者的情况决定。Matthews 等建议,一旦决定做食管切除,应做颈部吻合,因为颈部吻合易于操作。当病变或肿瘤不能切除时,在大多数病例食管穿孔将是致死的并发症。如同时存在贲门失弛症,或严重的反流性食管炎时争取尽可能同时解决。

5. 食管外置　食管外置或旷置的手术近年来已很少使用,只有在患者的营养状况极度不良时,用前述种种方法均不适合或无效的病例,才用颈部食管外置造瘘术或胃造瘘减压术。这种手术包括:缝闭贲门,胸段食管自颈部拔出外置以减少胸内污染,后期再做空肠或结肠代食管术。

食管穿孔后引起死亡的因素受穿孔的原因、部位、食管是否已存在病变以及是否得到及时治疗和治疗方法等的影响。早期及时诊断,正确治疗的大多数患者预后较好。

第五节　重症枕颈部损伤

一、枕骨髁骨折

这是一种颅骨基底部特殊类型骨折,多为垂直暴力所致,常合并寰椎骨折。由于两侧受力不均匀,以一侧枕骨髁部骨折为多见;还可能因韧带牵拉造成撕脱骨折。

(一)解剖特点

枕颈部是头颅与脊柱相互连接的重要解剖部位,也是脊柱解剖结构及生物力学功能最为复杂的区域。凸起的枕骨髁位于枕骨大孔水平之下,与凹陷的寰椎关节突形成关节。寰枕关节的屈伸活动范围为25°,侧屈及向一侧轴向旋转的范围均为5°。其稳定性由其关节囊以及枕骨大孔与寰椎之间的前、后寰枕膜共同维持,而枕骨与枢椎之间的覆膜、翼状韧带和齿状韧带等也参与维持寰枕枢椎的稳定性。这些韧带的损伤往往可导致寰枕关节、寰枢关节的不稳,但人们对枕骨髁骨折可能产生的影响却知之甚少。由于枕骨髁紧邻脑干、脑神经及椎动脉,骨折可同时造成这些结构的损伤导致严重后果,部分病例在得到救治之前即已死亡。

(二)骨折分类

根据骨折特点可将其分为2种类型(图4-1)。①Ⅰ型:由附着于枕骨髁部的翼状韧带牵拉所引起的撕脱骨折。②Ⅱ型:承受纵轴暴力所致的压缩性骨折。本损伤临床报道极少,其主要原因可能系对该部损伤认识不足,以及X射线平片多骨重叠影像容易被忽视所致。根据力学研究判断,当垂直暴力作用时,枕骨髁部是受力的主要结构之一,因此,随着研究的深入和认识水平的提高,枕骨髁部损伤的发现率将会越来越高。

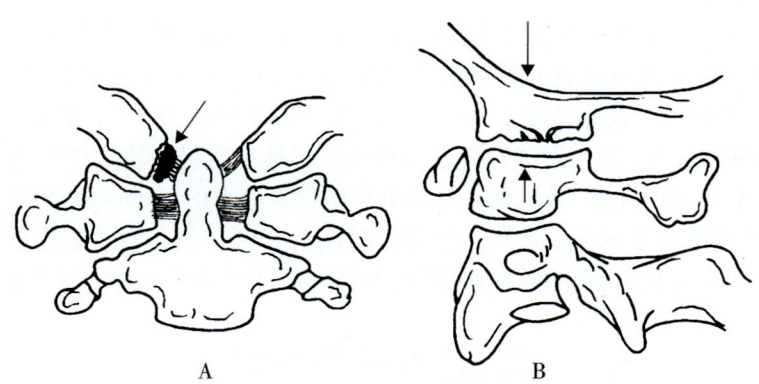

A.Ⅰ型:枕骨髁部撕脱骨折;B.Ⅱ型:枕骨髁部压缩性骨折。

图4-1　枕骨髁部骨折分类

Anderson和Montesano根据CT扫描结果将枕骨髁骨折分为以下3型(图4-2)。①Ⅰ型:Ⅰ型为轴向的垂直暴力造成的枕骨髁爆裂性骨折,致伤机制与寰椎的Jefferson骨折相似。骨折往往是粉碎性的,骨折块无移位或轻度移位,对寰枕关节的稳定性影响不大。②Ⅱ型:枕骨线形骨折延伸至髁部;是头部受到直接打击而引发的波及枕骨髁的颅底骨折,以线形骨折多见,很少为粉碎性骨折,是稳定性骨折。③Ⅲ型:侧屈和旋转暴力将翼状韧带由枕骨髁撕脱的骨折,翼状韧带功能的缺失使寰枕关节失稳,骨折块移位。

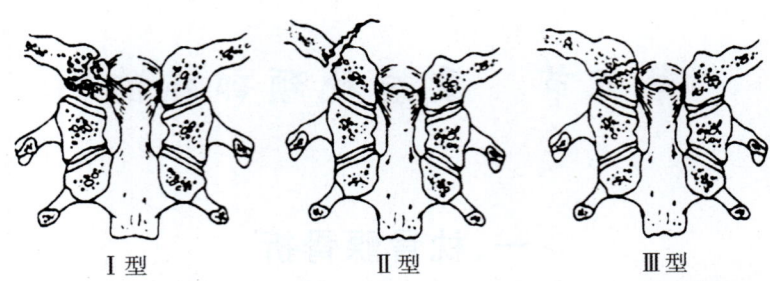

Ⅰ型：枕骨髁粉碎性骨折；Ⅱ型：枕骨线形骨折延伸至髁部；Ⅲ型：枕骨髁翼状韧带附着部撕脱骨折。

图 4-2　枕骨髁骨折的分类

（三）临床症状与诊断

对于创伤后颈部疼痛及活动受限者，应注意排除枕骨髁骨折的可能。创伤发生在舌下管和颈静脉孔水平时，可造成脑神经的牵拉、卡压及撕脱损伤（第Ⅸ、Ⅹ、Ⅺ、Ⅻ对脑神经）。由于脑干受损致昏迷，应当指出，枕骨髁骨折尤其是双侧枕骨髁骨折也可引起脊髓损伤，诊治时应注意鉴别。

由于枕骨髁骨折的临床症状缺乏特异性，其诊断主要依赖影像学检查，X 射线片上枕骨髁影像在正位及齿突开口位与下颌骨及枕骨影像重叠，而在侧位又被乳突影像掩盖，故诊断率极低。X 射线片虽未直接显示枕骨髁骨折，但一些间接征象如颈椎椎前软组织阴影增宽以及枕颈部不稳等均可作为诊断线索。CT 扫描及重建技术可清晰显示枕骨髁骨折形态及移位程度，如扫描图像质量满意，还可直接显示翼状韧带损伤，可作为诊断枕骨髁骨折可靠的影像学依据。MRI 检查有助于反映脑干、脊髓及椎动脉损伤情况，对韧带损伤显示更为理想。

（四）治疗

治疗方法的选择取决于损伤后枕寰关节稳定程度及其合并伤。对于急性损伤采用牵引复位和头颈胸石膏或支具固定常可获愈；陈旧性损伤，枕寰不稳伴局部症状严重者亦可考虑施行手术融合。

按照 Anderson 和 Montesano 分类，Ⅰ型骨折为轴向压缩载荷作用于枕骨髁所致，无移位或仅有轻度移位。Ⅱ型骨折机制与一般枕骨骨折相同，覆膜及翼状韧带仍保持完整，因此均为稳定性骨折。Ⅲ型骨折系由侧屈和（或）轴向旋转暴力造成的翼状韧带附着部撕脱骨折，由于覆膜及对侧翼状韧带也受到损伤，将导致枕颈不稳。Tuli 等又在此基础上将枕骨髁骨折分为 2 种类型：①Ⅰ型为无移位骨折，因而为稳定性骨折。②Ⅱ型为移位骨折，当 X 射线片提示无枕颈不稳征象时仍为稳定性骨折（ⅡA 型），如 X 射线片提示枕颈不稳则为不稳定性骨折（ⅡB 型），对于ⅡB 型骨折应考虑 Halo-vest 支架固定或手术治疗。一般认为，治疗方法的选择取决于损伤后寰枕关节稳定程度及其合并伤。对于急性损伤，采用牵引复位和头颈胸石膏或支具固定常可获愈；陈旧性损伤，寰枕不稳伴局部症状严重者亦可考虑施行手术融合。

二、寰枕关节脱位

创伤性寰枕关节脱位（traumatic atlanto-occipital joint dislocation）是一种相对罕见的致命性损伤，患者多死于事发现场。Alker 在 146 例上颈椎损伤病例中发现枕寰关节脱位仅 8 例，Bucholtz 报道 100 例摩托车交通事故死亡者中，24 例死于颈椎创伤，上颈椎占 20 例，其中 8 例死于寰枕关节脱位，约占死于颈椎创伤患者的 20%～35%，占交通事故死亡人数的 8%。寰枕关节脱位或不稳多发生于儿童，是成人的 2～3 倍，占颈椎创伤人数的 0.7%～1.0%。以往文献多以个案病例和伤后存活率等形式来报道。随着现场急救技术的普及和提高以及转运条件的大大改善，在美国约 80% 的寰枕关节脱位的患者能被送达医院急救中心。

（一）解剖特点与致伤机制

枕骨大孔两侧各具一枕骨髁，其表面隆凸与寰椎侧块的上关节凹面互相咬合，构成枕寰关节。它属于椭圆关节,头部可借助此关节做有限俯、仰和侧屈活动。枕寰关节借助于枕寰前、后膜及关节囊、韧带加强其稳定性。由于该部深在,又有诸多骨和肌肉保护,不易遭受创伤。

高速行进的车辆肇事和高处跌落伤是寰椎关节脱位的主要致伤原因。头面部遭到突然打击,而颈和躯干的惯性继续向前,可能在枕骨和寰椎连接处造成剪切作用,导致枕寰关节脱位。因此,枕寰关节向后脱位多见。也可因暴力骤停后肌肉猛烈收缩而复位。

分娩创伤是新生儿枕寰关节脱位的重要原因,多见于臀位产或暴力器械引产致颈椎在产程中伸、旋转等致伤。

(二)临床表现

患者绝大多数立即死亡,而幸存者也都有极为严重的高位颈髓损伤征象,四肢瘫痪和呼吸困难是主要临床表现。Bohlman 报道 2 例均因呼吸衰竭于创伤后短期内死亡。尸检发现枕骨和寰椎分离,颈脊髓完全横断。但也有轻度脊髓损伤或不伴神经根损伤者,枕颈部疼痛和头部活动受限是局部症状的主要表现形式。

(三)诊断

由于枕寰区结构复杂,骨影重叠不易做出判断。采用 Powers 比率的变化较为准确(图 4-3)。其测量方法是,设枕骨大孔的前缘为 b 点,枕骨大孔后缘为 d 点,寰椎前弓为 a 点,后弓为 c 点,测量 bc 和 ad 距离。在正常条件条件下 $bc:ad$ 比率为 0.77,通常小于 1.0;如果两者比值大于 1.15,即表示枕寰后脱位。另一种简单测量方法是,从齿突尖到枕骨大孔前缘,正常为 4~5 mm(图 4-4),成年人在颈椎伸屈时,该距离水平移位范围为 10 mm,任何超出这种范围即表示脱位或不稳定。在 CT 扫描图像上测量较普通 X 射线平片上测量更容易些。

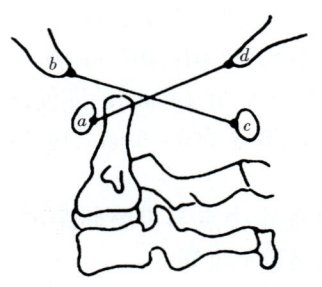

图 4-3 Powers 比率测量方法

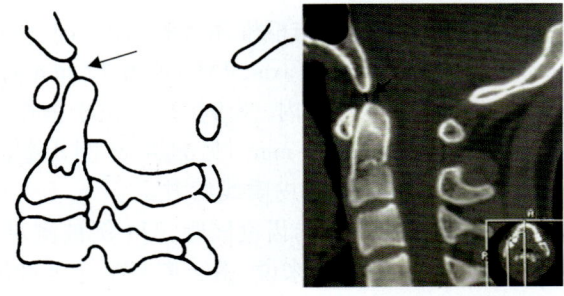

图 4-4 齿突尖至枕骨大孔前缘距离为 4~5 mm

利用颈椎侧位 X 射线相诊断还有下面一些方法(图 4-5)。

1. 正常颈椎侧位 X 射线相中立位时齿突与枕大孔前缘中点在一条垂线上,成人二者间距为 4~5 mm。屈伸活动时,最大水平位移不超 10 mm,超过此值视为寰枕关节不稳定。

2. 齿突上端中央与枕大孔前缘中点间距 正常成人齿突上端中央恰位于枕大孔前缘中点(basion)下方,二者间距约 5 mm,婴儿和幼儿可达 10 mm。此法实用价值比 Chamberlain 线和 Mc Gregors 线大。需坐位拍摄,球管与胶片距离为 1.8 m。

3. Dublin 法 下颌骨后侧皮质骨至寰椎前弓的距离 a、至齿突的距离 b,在中立侧位 X 射线片上分别是 2~5 mm 和 9~12 mm,此法的缺点是双侧下颌骨后侧皮质骨影像受头部旋转影响太大,测量结果不定。

4. 枕骨髁与寰椎上关节面距离 儿童小于 5 mm,大于此值为异常。

5. 枕大孔前缘中点与齿突间距 Khoury 测量 40 位健康大学生,枕大孔前缘中点与齿突间距平均值在颈椎屈曲时为 7.1 mm,后伸时为 8.4 mm。

6. Wackenheim 线 为颅底斜坡的延长线,正常时该线与齿突尖部相切,如果枕骨前脱位,该线与齿突相交;如果寰枕分离或枕骨向后脱位,该线与齿突尖部分开。

7. X-line 法 有 2 条线,一条是枕大孔前缘中点至枢椎棘突椎板间线,此连线恰与齿突后上方的骨皮质相切。另一条线是枢椎体后下角骨皮质至枕大孔后缘中点（opisthion）连线，此线恰与寰椎棘突椎板间线相切。

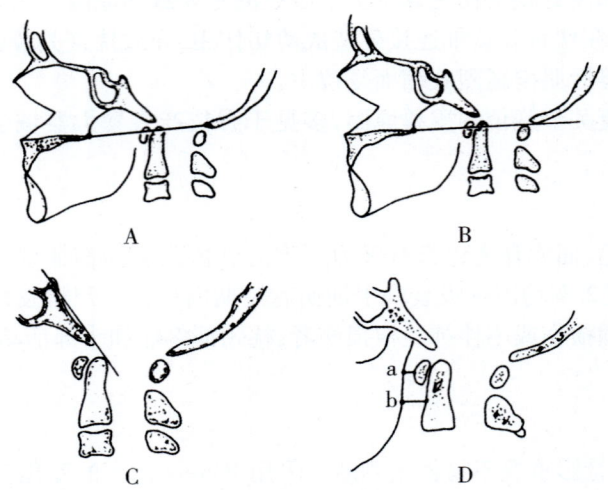

A. Wackenheim 线；B. Mc Gregors 线；C. Wackenheim 线；D. Dublin 法。
图 4-5 颈椎侧位片的各种测量方法

8. BAI-BDI 法　1994 年 Harris 采用 400 位成人仰卧侧位 X 射线相，短距离拍摄，测量 BAI（basion-axial interval），即枕骨大孔前缘中点到枢椎后侧皮质连线的距离。BDI 为枕骨大孔前缘中点到齿突尖的距离（basion-dens interval）。

BAI——枕大孔前缘中点与枢椎体后侧皮质线间距：392 例（98%）枕大孔前缘中点位于枢椎体后侧皮质线（posterior cortical line of axis，PAL）前方 12 mm 的范围内，其中 322 例（80%）在 0~6 mm 范围内；70 例（18%）在 7~12 mm 范围内。8 例（2%）位于枢椎体后侧皮质线后方 14 mm。即使在屈伸活动时，枕大孔前缘中点也不会超过 12 mm。另测量 50 例儿童，36 例（72%）BAI 为 0~6 mm，14 例（28%）为 7~12 mm，无一例位于枢椎体后侧皮质线后方。

BDI——枕大孔前缘中点与齿突间距：374 例被测量者枕大孔前缘中点与齿突间距离为 2~15 mm，95% 不超过 11.8 mm。对儿童来说，由于齿突未完全骨化，BDI 的测量不可靠。

此种方法的优点是：无须特殊拍摄体位，最适合于急诊室里需制动和仰卧位拍摄的患者；所需要的解剖标志少，容易确认，减少了因辨认过多的解剖标志带来的误差；不受颈部屈伸、旋转和侧屈体位的影响；所需的定位标志先天变异少。

Harris 总结了以往的诊断方法时，发现存在一些问题：①所需拍摄的颈椎侧位 X 射线相不适用于常规急诊仰卧位的患者；②一些方法需要较多的解剖定位标志，确认时易产生误差，也易受畸形和变异的影响。Harris 将 37 例即往诊断为创伤性寰枕关节脱位的侧位 X 射线相，用 BAI-BDI 法、Powers 指数和 X-line 法重新进行了比较分析，明显寰枕脱位者 23 例，Powers 指数的假阴性率是 31%，X-line 法的假阴性率是 77%。而 BAI-BDI 法的诊断准确率是 100%。37 例中由于有 12 例枕大孔后缘中点难以辨认，有 5 例寰椎后弓未融合，只有 20 例（54%）适合于 Powers 指数和 X-line 法进行诊断。

除了 X 射线平片诊断之外，CT 三维重建对枕骨髁的旋转脱位的诊断很有帮助，MRI 对骨性脱位等解剖结构不如 CT 清楚，但它可以清楚地判断损伤区域的韧带及软组织损伤程度，对判断脑干、延髓与脊髓的完整性及损伤程度有益。

（四）损伤分型

1986 年 Traynelis 报道 1 例创伤性寰枕关节脱位幸存者，并分析了以往文献报道的 17 例患者，依据侧位 X 射线片，提出以下分型。

1. I 型损伤前脱位　枕骨髁相对于寰椎侧块向前移位，是最多见的类型，偶见单侧脱位。
2. II 型损伤纵向脱位　枕骨髁相对于寰椎侧块垂直向上移位>2 mm，由牵拉损伤所致。由于枕骨与枢椎间的韧带受到损伤,会同时发生寰枢椎间分离。

3. Ⅲ型损伤后脱位　枕骨髁相对于寰椎侧块向后移位,此型相对少见。

1987年Jevtich报道1例枕骨髁侧方脱位患者。一位24岁男性被圆木击伤下颈部,伤后主诉枕颈部疼痛并有局部压痛,无神经损伤表现。X射线侧位相报告正常。伤后6 d,断层X射线扫描发现枕骨髁完全侧方脱位。未复位,以Halo-vest支架制动2个月,伤后3个月出院失访,4年后患者以左手无力,左颈肩痛再次就诊,查体见颈部活动受限,未发现神经损害的表现。断层X射线扫描见寰枕关节骨性融合,寰枕前膜骨化。此例侧方寰枕关节脱位是在Traynelis分型之后报道的,此后的文献中在谈及损伤分型时均采用Traynelis的分型,并未将侧方脱位包括其中。

除了上述的一些脱位类型外,还有寰枕旋转脱位以及同时伴有纵向脱位和前脱位或后脱位的报道。

(五) 损伤病理

1. 稳定结构损伤　1979年Bucholz将9例死于创伤性寰枕关节脱位者做了尸检,均为男性,5~70岁,其中18~24岁4例,儿童3例(分别5、7、10岁);所有标本寰枕间的韧带(覆膜、翼状韧带、寰枕前后膜和侧块关节囊等)均见撕裂,而翼状韧带完整者则表现为枕骨髁撕脱骨折。

2. 神经组织损伤　由于上颈椎管与脊髓截面积的比值较大,神经损伤的机会相对于下颈椎较少。一旦损伤即是致命的。1908年Blackwood首先报道创伤性寰枕关节脱位后短暂存活者,死后尸检发现颈脊髓嵌压于枕大孔后缘与齿突之间。寰枕关节脱位可引起颈延髓交界处完全横断;部分横断,脑桥、延髓和高位颈脊髓挫伤或牵拉伤等,可同时合并低位脑神经和脊神经的损伤。脑神经损伤中最常见的是展神经,致伤机制不清楚。第9~11对脑神经在寰枕关节脱位分离时受到牵拉,均有损伤的可能。双侧舌咽神经损伤使颈动脉窦失神经支配,可产生严重的高血压,脊髓完全损伤可引起低血压,延髓损伤可引起心动过缓、心律失常和呼吸骤停,其他脑干损伤的表现有眼球震颤、去大脑强直姿势等。伤后心肺功能失常表现最突出,尤其是呼吸抑制。呼吸困难或停止最早出现,其原因与呼吸中枢损伤、膈神经麻痹、低位脑神经损伤引起气道梗阻有关。四肢轻瘫或全瘫有恢复的可能,脑神经的损伤常常是持久性的,难以恢复。

3. 椎动脉损伤　1987年Georgopoulos报道的病例中,一位6岁女孩主诉恶心,喷射性呕吐,病史1个月,无神经损害表现。颈椎侧位X射线检查显示枕骨髁异常增大,寰枕关节不稳定,未做血管造影,枕颈融合术后制动8周,骨性融合,随访1年症状消失;另一例14岁男孩有8年的间歇性颈痛、眩晕史,严重时需住院牵引治疗,X射线检查显示枕大孔前缘中点前移,距齿突7 mm,过伸时复位,枕颈融合术后制动6周,随访2年症状消失。考虑上述2例患者的症状与椎基底动脉供血情况有关。1991年Lee报道3例创伤性寰枕关节脱位幸存者,无神经组织机械损伤的证据,椎动脉造影则显示椎动脉在寰枕关节水平明显狭窄。Schneider首先认为椎动脉供血不全对神经损害起重要作用,枕颈连接区的创伤,引起的神经损害多是血管源性的而非直接机械损伤,是椎基底动脉或其分支(如脊髓前动脉)供血不全所致。他的观点得到很多人的支持。1966年Gabrielsen等首先通过血管造影证实创伤性寰枕关节脱位可引起椎动脉损伤。椎动脉损伤可以是骨性直接压迫、牵拉、管壁痉挛、内膜撕裂或血栓形成。有人研究,双侧椎动脉受压时间小于15 min,上颈髓会出现可复性缺血性功能变化,超过20 min会出现永久性功能改变或形成血栓。

4. 合并损伤　最多见的是颅脑和上颈椎的损伤。颅脑损伤意识丧失的患者常常掩盖寰枕关节的脱位。上颈椎的损伤包括枢椎椎弓骨折、寰椎和齿突骨折等。寰椎横韧带损伤占36%。枕骨髁Ⅲ型骨折(翼状韧带撕脱骨折)占30%~50%。下颈椎的损伤,有报道第3~4颈椎($C_{3~4}$)后纵韧带和棘间韧带损伤致椎间不稳定。下颌骨骨折或颌下软组织挫伤,多由过伸暴力所致。

(六) 治疗原则

寰枕脱位的急救和确定性治疗需从2个方面实施:①呼吸功能衰竭和脊髓损伤的治疗;②脱位的复位和恢复稳定性的治疗。由于损伤的严重性,患者于事故现场情况危急,很容易因呼吸功能障碍猝死,现场救治时头颈部制动很重要,防止脊髓进一步损伤。首先将颈椎制动于中立位,必要时气管插管维持通气,入院后可行气管切开术。呼吸循环稳定后,尽快稳定枕颈部,尽可能复位。需要注意的是,所有寰枕脱位的患者都不能用颈托制动,因为颈托有纵向牵引的作用,可重复损伤的力学机制,加重神经损伤的危险。对牵引复位的争议也较大,此种损伤极不稳定,牵引也会增加纵向脱位。不主张手法牵引,建议密切监视下轻轻牵引复位。因此所有的寰枕脱位患者在术前头颈部制动上均建议采用 Halo-vest 支架制动。儿童采用非手术治疗,用 Halo-vest 支架制动后可发生坚强的纤维愈合。成人则不同,非手术治疗不易达到坚强稳定,需要手术行寰枕或枕枢间骨性融合。

第六节 重症上颈椎损伤

一、寰椎横韧带损伤

(一)解剖特点与致伤机制

横韧带附着寰椎两侧块前方,并与其前弓共同构成骨纤维结构,包绕并限制齿突过度活动,保持寰枢椎稳定。横韧带损伤是一种严重损伤,可在损伤时发生寰椎前移,常伴有脊髓损伤而立即致命。

致伤机制通常是头颅部遭受突然屈曲作用所致。研究表明,头部过度屈曲时,头部的动能主要集中在横韧带上,齿突恰在其中央部,形成一种"切割"外力,造成横韧带断裂。另一种致伤机制见于寰椎爆裂性骨折(Jefferson 骨折),即垂直暴力作用,使寰椎侧块和椎弓骨折段分离移位造成横韧带撕裂(图4-6)。

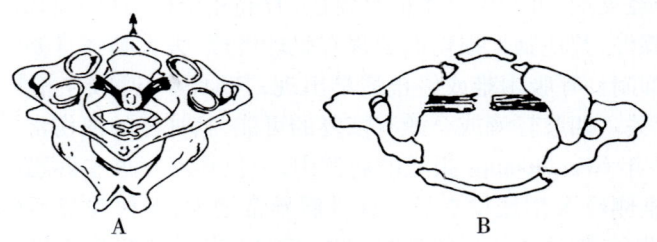

A. 头部过度屈曲,"切割"外力造成横韧带断裂;B. 垂直暴力引起的寰椎爆裂性骨折(Jefferson 骨折),骨折横向移位引起的横韧带损伤。

图 4-6 寰椎横韧带致伤机制

(二)临床表现

临床表现主要取决于横韧带损伤严重程度和寰椎前脱位程度以及是否对脊髓造成压迫(图4-7)。

局部表现主要是枕下和枕颈部疼痛,活动功能受限。如果合并脊髓损伤,有以下几种情况发生:①呼吸中枢受到波及时,于损伤现场致命;②损伤后有一过性神经损伤,表现为短暂肢体瘫痪或肢体无力,但迅速好转乃至恢复;③四肢瘫痪,大小便失禁及呼吸功能障碍,如果未获得及时有效治疗,寰椎脱位则更加严重,脊髓受压也随之加剧;④迟发性神经症状,损伤当时和早期并不发生,随着头颈活动增加而逐渐发生寰椎脱位导致脊髓压迫。

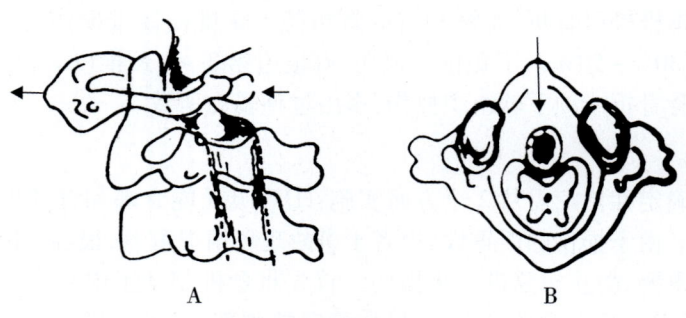

A. 矢状面;B. 横断面。

图 4-7 横韧带断裂,寰椎前脱位,脊髓受压

(三)诊断

根据损伤病史、临床表现和影像学资料进行诊断。横韧带是软组织,在普通 X 射线不能显影,其损伤情况应以间接影像加以判断。寰椎前结节后缘中点至枢椎齿突距离[寰齿间距(atlanto-dental interval, ADI;也称寰枢前间隙或寰枢间隙)或 AO 间距,即寰椎前弓结节后缘中点至枢椎齿突前缘距离]比较有用(图 4-8)。

1. 寰齿间距增大侧位片　可见寰椎前弓后缘与齿突相对应点的距离,正常成人和儿童分别为 3 mm 和 4 mm;如成人寰齿间距为 3~5 mm,常提示有横韧带撕裂;如为 5~10 mm,则提示横韧带有断裂并部分辅助韧带撕裂;如为 10~12 mm,则证明全部韧带断裂。

2. 枕颈伸屈动力性侧位片　在屈曲侧位时寰椎前弓和齿突呈"V"形间隙,提示横韧带下纤维以外的部分撕裂,使寰枢椎借助未断纤维束起支点作用,而显示寰齿间隙上部分离呈"V"形。

3. 枕颈伸屈动力性侧位片　显示寰椎前后不稳征象,确诊为韧带损伤。现在 MRI 的应用,可以直观地看到横韧带断裂的情况,为诊断治疗提供了方便。在韧带内有高强度信号、解剖形态中断和韧带附着点的积血都是韧带断裂的表现。CT 不能直接观察到韧带,但可以发现韧带在侧块内结节附着点的撕脱骨折,在这种情况下虽然韧带是完整的,但已失去了它的功能。

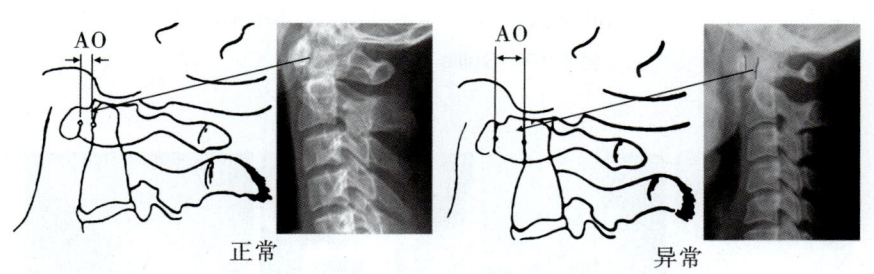

图 4-8　正常 AO 间距(3~4 mm)和异常 AO 间距

为便于治疗的选择,寰椎横韧带断裂可以分为两型。Ⅰ型为韧带本身的断裂,分为 2 个亚型,A 为韧带的断裂,B 为韧带附着部的断裂。Ⅱ型为韧带附着部骨性的断裂,亦有 2 个亚型,A 为有寰椎侧块的粉碎性骨折,B 为不伴有侧块的骨折(图 4-9)。

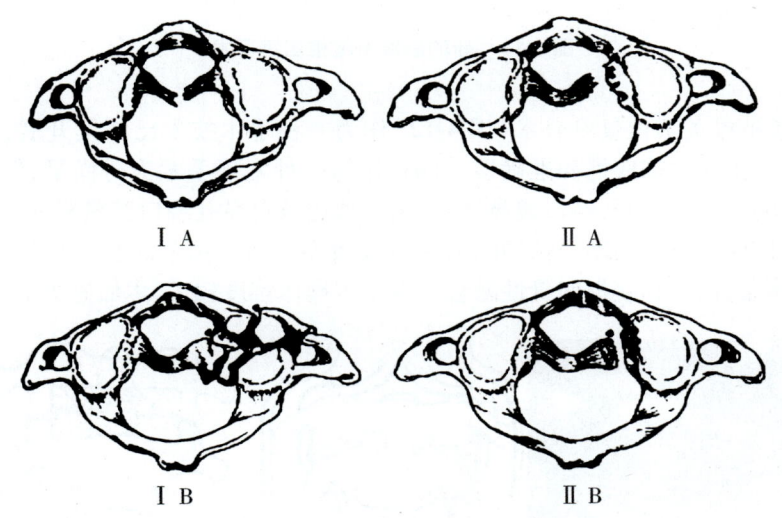

图 4-9　寰椎横韧带损伤分型

(四)治疗

治疗方法主要取决于寰横韧带是部分撕裂还是完全横断。如是部分撕裂,通常采取颅骨牵引或枕颌带牵引,重量 1～3 kg,牵引 3 周后即行头颈胸石膏固定。

诊断明确的横韧带断裂,通常认为非手术治疗不能恢复其稳定性,主张早期手术治疗。如若拖延将对复位不利。手术目的在于恢复寰齿关节解剖学的稳定性。

通常采用在颅骨牵引下施行寰枢椎固定术。经典的方法主要为 Gallie 法和 Brooks 法(图 4-10)。随着脊柱外科手术水平的提高和内固定物的发展,各种新的手术方法也在出现,如第 1～2 颈椎($C_{1～2}$)侧块螺钉、第 1～2 颈椎($C_{1～2}$)关节突螺钉、Apofix 椎板夹、Atlas 钢丝等,都有好的治疗效果(图 4-11)。

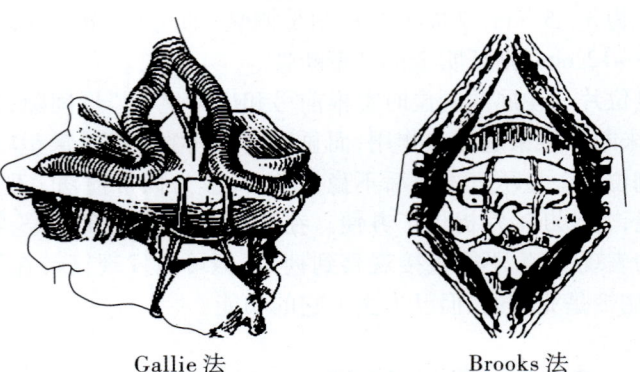

Gallie 法　　　　Brooks 法

图 4-10　Gallie 法和 Brooks 法

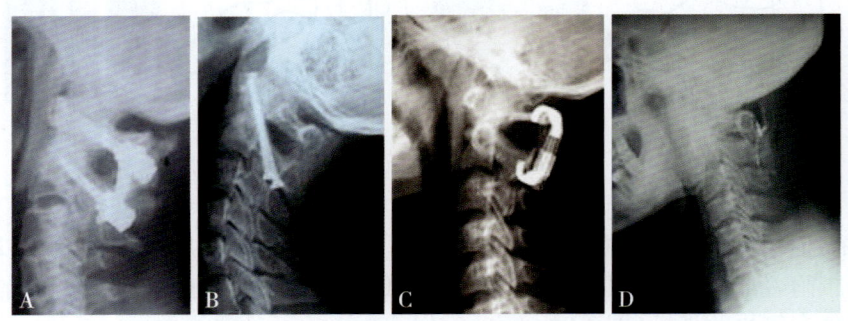

A. 钉棒系统固定(C_1 侧块、C_2 椎弓根螺钉);B. $C_{1～2}$ 关节突螺钉固定;C. Apofix 椎板夹;D. Atlas 钢丝。

图 4-11　新的后路寰枢椎固定手术

经口咽途径经寰枢椎关节植骨融合术(图 4-12)作为一种手术技术已陆续开展,鉴于手术显露局限性,术中出血影响手术操作的彻底性和准确性,目前,作为一种常规手术为时尚早,但作为直接切除致压物,应该说是有前景的。气管切开,经口或鼻切开,用一橡皮条自鼻孔绕口腔紧紧固定悬雍垂。在咽后壁做一纵向切口,达寰椎前结节并用动力钻切除前结节及齿突。两侧关节面软骨切除,在枢椎椎体前面及寰椎前弓部植入自体髂骨,以利寰枢间骨性融合。本手术操作难度较大,术后感染的预防也较困难。

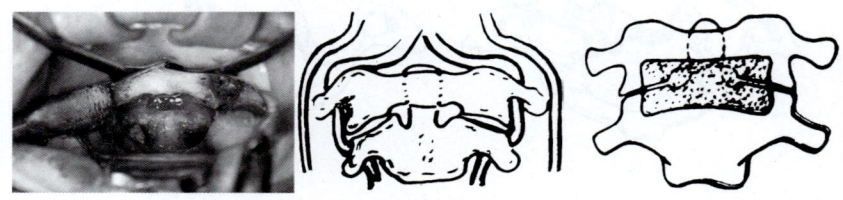

A. 术中视野,经口咽显露寰椎前结节,磨除部分前结节可见齿状突;B. 寰枢椎前面观;C. 在枢椎椎体前面及寰椎前弓部植入自体髂骨。

图 4-12　经口前路第 1～2 颈椎融合术

二、寰枢关节脱位

寰枢关节脱位是上颈椎最常见的严重损伤。若未及时治疗，其脱位程度常进行性加重，导致脊髓高位受压而危及生命。由于其潜在危险性大，应积极治疗。

(一)解剖特点与致伤机制

寰枢关节包括：①寰枢外侧关节，由左、右寰椎下关节面与枢椎的上关节面构成；②齿突前、后关节，分别位于齿突前面与寰椎前弓后方的齿凹和齿突后面与寰椎横韧带之间，形成2个滑膜腔。寰枢关节的周围韧带及覆膜有寰椎横韧带、齿突尖韧带、翼状韧带、覆膜及寰椎后弓与枢椎椎弓间的黄韧带。头部旋转运动的50%发生于此关节，它不但运动灵活，且周围有许多韧带连接枕骨、寰椎、枢椎及其他颈椎。当头颅部突然屈曲时，头部的动能大部分集中在横韧带上，齿突恰在其中央部，形成一种"切割"外力，可造成横韧带断裂。另外垂直暴力作用，使寰椎侧块和椎弓骨折段分离移位也可造成横韧带撕裂。横韧带附着于寰椎两侧块前方，并与其前弓共同构成骨纤维结构，限制齿突过度活动，保持寰枢椎稳定，当横韧带损伤或断裂时即可出现寰枢关节的脱位或半脱位。这是一种严重损伤，常伴有脊髓损伤，可立即致命。

(二)分类

1. 创伤性脱位

(1) 合并齿突骨折：即寰椎连带着齿突骨折一并移位。从枢椎椎体后上角或骨折线后缘测量到寰椎后弓的前缘，此距离为脊髓可占据的有效空间，可据此估计缓冲间隙的狭窄及脊髓受压的情况(图4-13)。

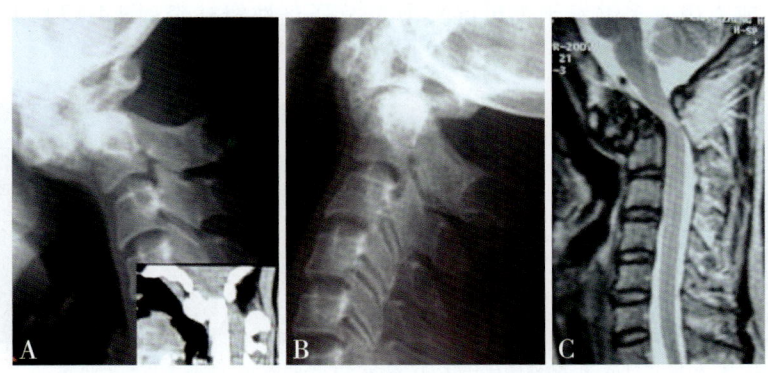

A. 颈椎过屈侧位片；B. 过伸侧位片；C. 颈椎磁共振矢状面。

图4-13 合并齿突骨折的寰枢关节脱位

(2) 单纯的寰椎前脱位：不伴有齿突骨折的寰枢关节脱位，必有寰枢之间韧带的广泛损伤尤其是横韧带损伤。由于齿突的存在，脊髓被夹在齿突和寰椎后弓之间，更易受伤。

2. 发育性畸形脱位 枕颈部有发育异常者，创伤后较正常人更易发生寰枢关节急性脱位。多数病例是在少年以后逐渐发生寰枢关节不稳定。常见的有2种：①分节障碍，表现为枕骨寰椎融合，即寰椎枕骨化或$C_{2~3}$椎体融合(图4-14)；②齿突发育畸形，导致寰枢椎不稳或寰椎脱位(图4-15、图4-16)。

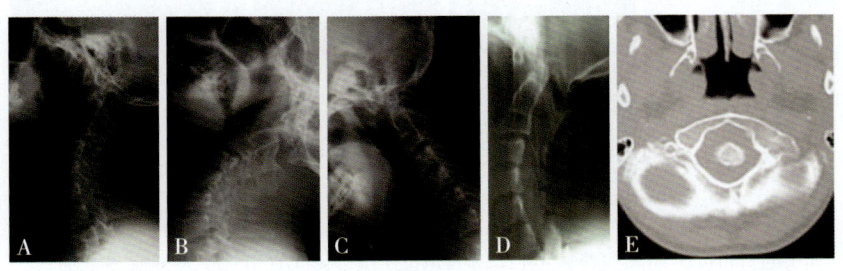

A. 颈椎侧位片；B. 颈椎过伸侧位片；C. 过屈侧位片；D. 颈椎CT三维重建矢状面；E. 颈椎CT横断面。

图4-14 寰椎枕骨化+$C_{2~3}$脊椎融合

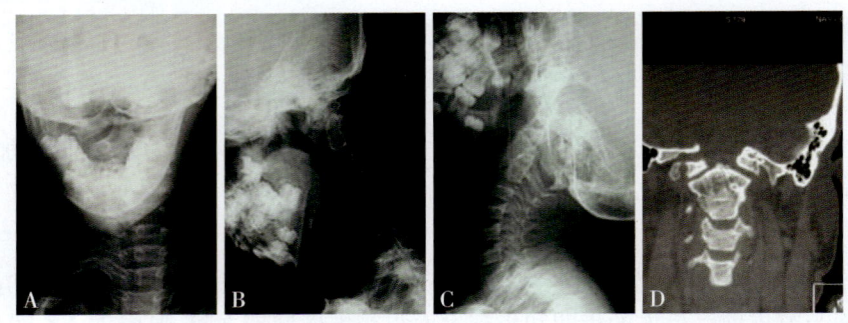

A. 颈椎开口位；B. 颈椎过屈侧位片；C. 颈椎过伸侧位片；D. 颈椎CT三维重建冠状面。

图4-15　齿突不发育畸形致寰枢关节脱位

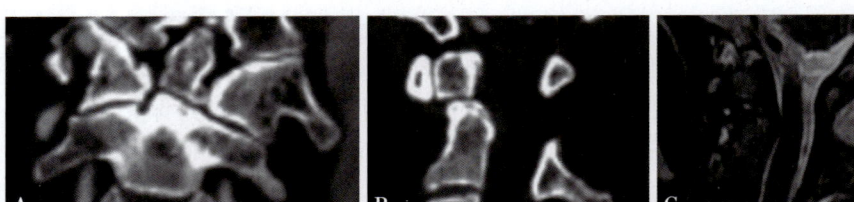

A. 颈椎CT三维重建冠状面；B. 颈椎CT三维重建矢状面；C. 颈椎磁共振矢状面。

图4-16　齿突游离小骨

3. 自发性脱位　成人患者多继发于类风湿关节炎及强直性脊柱炎（图4-17），儿童则多继发于咽部感染。

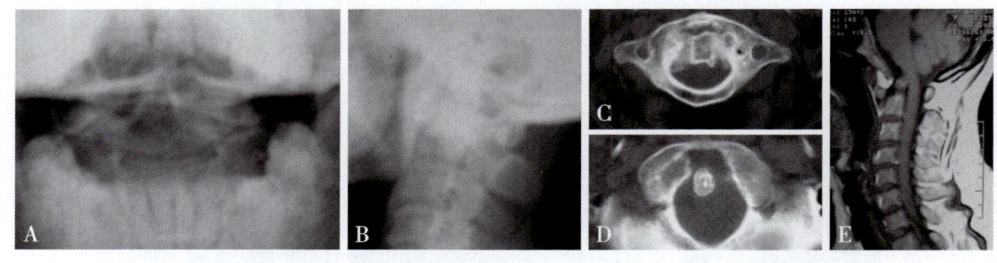

A. 颈椎开口位；B. 颈椎侧位片；C、D. 颈椎CT横断面；E. 颈椎磁共振矢状面。

图4-17　强直性脊柱炎并寰椎前脱位

寰枢椎旋转固定的实质是陈旧性脱位。Fielding把自发出现或创伤后出现的寰枢椎旋转性半脱位状态称为寰枢椎旋转固定。在以后他又称之为旋转性移位。

4. 病理性脱位　也为缓慢发生的脱位，与自发性脱位的区别在于确有寰椎和（或）枢椎的骨质破坏性病变，在我国以寰枢椎结核（图4-18）为多见，也偶见于寰枢椎肿瘤或炎症。

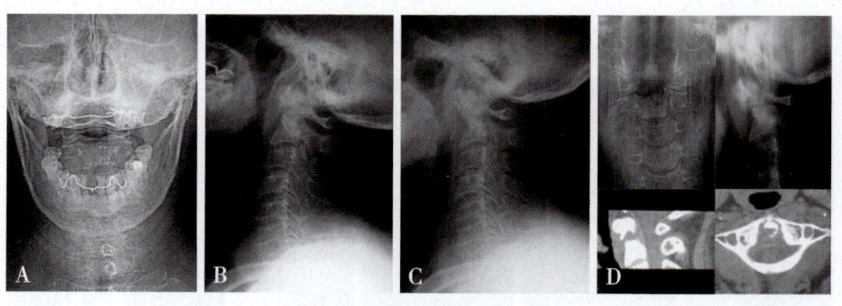

A. 颈椎开口位；B. 颈椎过伸侧位片；C. 颈椎侧位片；D. 颈椎CT（冠状面、横断面、矢状面）。

图4-18　寰枢椎结核

(三) 临床表现

临床表现主要取决于横韧带损伤的严重程度和寰椎前脱位程度以及是否对脊髓造成压迫。局部表现主要是枕下和枕颈部疼痛,运动功能受限,如果合并脊髓损伤,有4种情况发生:①呼吸中枢受到波及时,于损伤现场致命;②损伤后有一过性神经损伤,表现短暂肢体瘫痪或肢体无力,但能迅速好转乃至恢复或大部恢复;③四肢瘫痪,大小便失禁及呼吸障碍,此为最严重者,如果未获得及时有效治疗,寰椎脱位则更加严重,脊髓受压也随之加剧;④迟发性神经症状,损伤在当时和早期并不发生,但由于结构损伤而发生不稳,随着头颈活动增加而逐渐出现。寰枢椎脱位典型的临床表现为头颈部倾斜。如果单侧脱位时,头部离开患侧向健侧倾斜,颈部疼痛和僵直,枕大或耳大神经痛等。脊髓压迫症状和体征极少发生。有时微小的创伤就可造成寰枢关节旋转脱位,头在旋转位置上,取代了寰椎在枢椎上面的运动,两者仅能有少许活动。

(四) 诊断

明确的创伤史可以同炎症所致半脱位相鉴别。除外上颈其他部位损伤,必须借助X射线摄片。X射线张口位摄片主要特征表现是枢椎齿突与寰椎2枚侧块间距不对称,但张口拍片时合作不好可使投影位置偏斜,引起两者间隙异常,或不能满意显示该区解剖结构。必要时重复多次摄片,排除因投影位置不当造成误诊。侧位X射线片能清晰显示齿突和寰枢椎后弓之间的距离变化,正常情况下在3~4mm以内。应用CT扫描,与寰椎椎弓骨折及上颈椎畸形鉴别。应注意严重的陈旧性半脱位。表现为斜颈及运动受限,颈部活动时疼痛,可导致面部发育不对称。斜颈的出现可引起对侧胸锁乳突肌痉挛。横韧带是软组织,在普通X射线不能显影,其损伤情况应以间接影像加以判断。寰椎前弓结节后缘中点至齿突前缘距离(ADI)比较有用。

1. **寰齿间距增大侧位片** 可见寰椎前弓后缘与齿突相对应点的距离,正常成人和儿童分别为3mm和4mm;如成人寰齿间距为3~5mm,常提示有横韧带撕裂;如寰齿间距为5~10mm,则提示横韧带有断裂并部分辅助韧带撕裂;如为10~12mm,则证明全部韧带断裂;但必须指出,有时横韧带完全损伤而不发生间距变化,遇有此种情况不可放弃诊断,应在医师保护下做主动伸屈动态下摄片。

2. **枕颈伸屈动力性侧位片** 显示屈曲位时寰椎前弓和齿突呈"V"形间隙,提示横韧带下纤维以外的部分撕裂,使寰枢椎借助未断纤维束起支点作用,而显示寰齿间隙上部分分离呈"V"形。

(五) 治疗

治疗方法主要取决于寰椎横韧带是部分撕裂还是完全撕裂。如部分撕裂,通常采取颅骨牵引或枕颌带牵引,重量1~3kg,牵引3周后即予头颈胸石膏固定。诊断明确的横韧带断裂,多数学者认为非手术治疗不能恢复其稳定性,主张早期手术治疗。如若随意拖延,将对复位不利。

手术目的在于复位,恢复寰齿关节解剖学的稳定性。通常采用在颅骨牵引下施行寰枢椎固定术。其方法主要为Gallie法,即经后路将寰椎后弓与枢椎棘突用钢丝扎紧并植骨融合;Brooks法,经寰椎后弓两侧各绕钢丝,并经枢椎椎板下穿越,每侧各植一骨块扎紧钢丝。经口咽途径行寰枢椎关节植骨融合术。寰枢椎半脱位的治疗较容易,其方法包括牵引复位和固定,也有些病例未采取任何治疗,而数天后有可能自然复位。通常应用Glisson枕颌带,取正中位牵引,牵引重量根据年龄而定,成人用2.5~3.0kg,儿童用1.5~2.0kg即可。在牵引过程中拍片复查,并根据复位情况对牵引重量和方向做调整。一般2~3d即可复位,维持牵引2周,并用头颈胸石膏或颈部支架固定。顽固性半脱位及陈旧性半脱位,可应用颅骨牵引,复位后可考虑采用寰枢融合术。

三、寰枢椎半脱位

(一) 定义

寰枢椎半脱位定义为寰枢两侧块中有一侧发生脱位,而另一侧没有发生脱位,因此其寰齿间距一般在3~5mm,不超过5mm。寰枢椎半脱位发生率较高,多见于儿童,也可发生在成年人。创伤性寰枢椎半脱位通常由某种暴力所致，本节不包括因炎症浸润所引起的寰枢椎半脱位。

（二）致伤机制

头部遭受打击或撞击伤，体育运动伤和交通事故是常见的损伤原因。通常损伤的暴力不大，有时轻度的扭转外力即可发生半脱位。

寰枢椎间解剖功能比较复杂。小儿时期该关节的稳定几乎完全取决于该区的纤维韧带结构，该韧带具有保护并保证关节广泛活动功能，主要为旋转运动。该部韧带在伸屈及侧方仅少许存在伸缩。颈部旋转约有50%发生在寰枢节段。寰枢椎管矢状径远较其他颈椎椎管大，在旋转时或遭到某种创伤造成移位时，能够安全调节而不发生严重神经损伤。

单纯创伤性横韧带断裂及寰枢半脱位比较少见，因为同样暴力更容易造成齿突损伤，如果两者都损伤，齿突损伤容易发生在韧带损伤之前。

（三）临床表现

典型的临床表现为头颈部倾斜。如果单侧向前移位时，头部离开患侧向健侧倾斜；颈部疼痛和僵直，枕大神经痛等。脊髓压迫症状和体征都极少发生。

（四）诊断

明确的创伤史可以与炎症所致半脱位相鉴别。除外上颈椎的其他部位损伤，必须借助X射线摄片（图4-19）。

X射线开口拍片主要特征表现是枢椎齿突与寰椎两侧块间距不对称，但开口拍片时合作不好，投影位置偏斜，会引起两者间隙异常影像，或不能满意显示该区解剖结构。必要时多拍片几次，排除因投影位置不合适造成误诊。侧位X射线片能清楚显示齿突和寰枢前弓之间的距离变化。正常情况下在3 mm以内。必要时做CT扫描，与寰椎椎弓骨折及上颈椎畸形鉴别。

应注意严重的陈旧性半脱位。表现为斜颈及运动受限，颈部活动时疼痛，可导致面部发育不对称。斜颈的出现可引起对侧胸锁乳突肌痉挛。

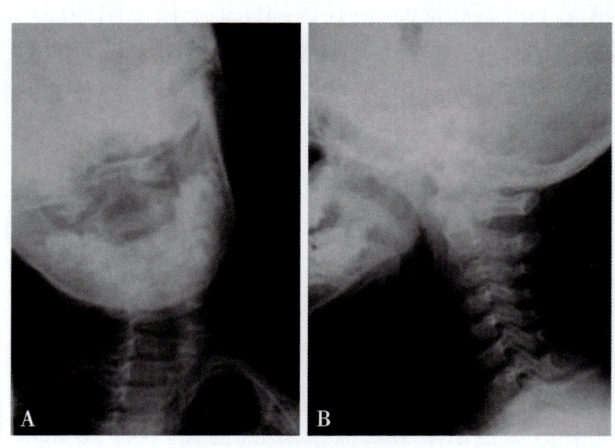

A.颈椎开口位；B.颈椎侧位片。

图4-19 寰枢椎半脱位X射线片

（五）治疗

寰枢椎半脱位的治疗比较容易。其方法包括牵引复位和固定，也有些病例未采取任何治疗在几天后有可能自然复位。

通常应用Glisson枕颌带牵引，取正中位牵引，牵引重量根据年龄而定，成人用2.5~3.0 kg，儿童用1.5~2.0 kg即可。在牵引过程中拍片复查，并根据复位情况对牵引重量和方向做调整。一般2~3 d即可复位，维持牵引2周，并用头颈胸石膏或颈部支架固定（图4-20）。

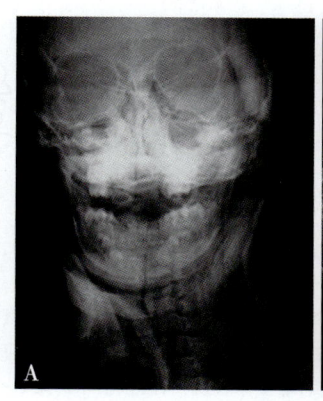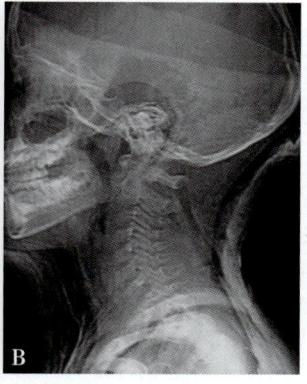

A. 颈椎开口位；B. 颈椎侧位片。

图 4-20　寰枢椎半脱位石膏固定 X 射线片

顽固性半脱位及陈旧性半脱位，由于脱位时间久，很难采用 Glisson 带牵引复位。这种情况下可应用颅骨牵引，复位后可考虑寰枢融合术或其他方法使之稳定。

四、寰枢椎旋转脱位半脱位

目前认为，寰枢椎旋转脱位半脱位是寰枢椎的陈旧性脱位。临床表现为特发性斜颈，头颈僵直与旋转受限。其是齿突与寰椎侧块相对应发生的一种病变，常由于临床上忽视而被误诊。

1968 年 Wortzman 首先报道，并将本病定名为"寰枢关节旋转脱位和固定"。

（一）致伤机制

本病发生机制有多种学说，其中以感染和创伤学说为多数学者们赞同。上呼吸道感染可发生寰枢关节充血性脱位，导致所联系的韧带自其附着处松脱，并造成脱位。从创伤角度上看，引起齿突骨折，寰枢椎关节损伤而致寰椎关节脱位已众所周知，但最多见的是轻微创伤，并不引起骨性损伤，而致寰椎横韧带、翼状韧带撕裂，形成寰枢关节不稳定。不管是创伤还是感染，关节囊有滑液渗出、肿胀和肌肉挛缩，长时间不能恢复正常解剖对位，导致韧带和关节囊在异常位置上发生挛缩就形成了旋转脱位与固定。

（二）临床表现

特发性斜颈、颈部僵硬、头痛及活动受限为其主要表现，患者头颈旋转功能受限最明显。斜颈的特征是向一侧倾斜 20°并为轻度屈曲，犹如"雄性知更鸟"姿势，长期的斜颈致头面部发育不对称。本病极少伴有脊髓和神经根压迫情况。

（三）X 射线征象与分型

X 射线平片提示齿突与寰椎侧块解剖关系破坏，寰齿距离变化。Fielding 将寰枢椎关节旋转与固定分为 4 型（图 4-21）。

1. Ⅰ型寰枢椎旋转脱位　不伴有寰椎前脱位的旋转与固定（移位距离不超过 3 mm），表示寰椎横韧带无损伤，寰枢椎旋转运动范围正常。

2. Ⅱ型寰枢椎旋转脱位　旋转固定移位在 3~5 mm，可能合并横韧带损伤。一侧的侧块有移位，而对应的侧块无变化。寰枢椎运动超出正常范畴。

3. Ⅲ型寰枢椎旋转脱位严重移位　为Ⅱ型的加重状态，寰椎双关节均向前移位，两侧侧块移位程度不同，寰齿前间隙（寰齿间距）超过 5 mm。

4. Ⅳ型寰枢椎旋转脱位　为一侧寰椎侧块向后旋转移位，通常伴有齿突骨折，临床少见。

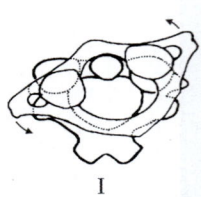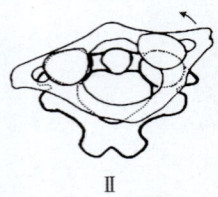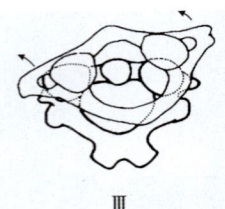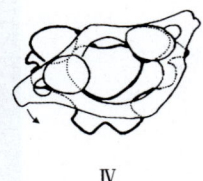

Ⅰ型寰枢椎旋转脱位：不伴有寰椎前脱位的旋转与固定（移位距离不超过 3 mm），表示寰椎横韧带无损伤，寰枢椎旋转运动范围正常。Ⅱ型寰枢椎旋转脱位：旋转固定移位在 3~5 mm，可能合并横韧带损伤。一侧的侧块有移位，而对应的侧块无变化。寰枢椎运动超出正常范畴。Ⅲ型寰枢椎旋转脱位严重移位：为Ⅱ型的加重状态，寰椎双关节均向前移位，两侧侧块移位程度不同，寰齿前间隙超过 5 mm。Ⅳ型寰枢椎旋转脱位：为一侧寰椎侧块向后旋转移位，通常伴有齿突骨折，临床少见。

图 4-21　寰枢椎关节旋转与固定的 Fielding 4 型

X 射线平片可能对其变化在识别上有困难，尤其侧位片更不易判断。开口位片能显示侧块向前旋转及靠向中线，棘突偏向一侧。开口位还可能显示小关节在无损伤侧呈"眨眼征"及 C_{1-2} 受伤关节部分重叠交错。旋转程度和方向可以从前后断层片和 CT 扫描中判断（图 4-22）。

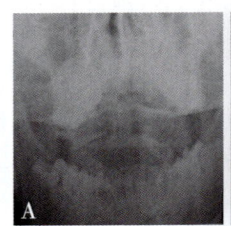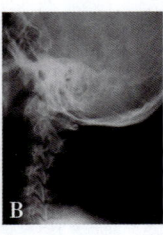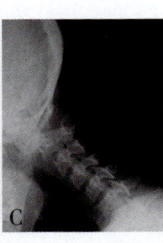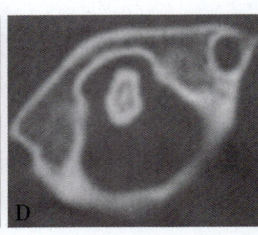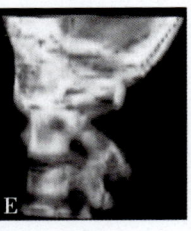

A. 颈椎开口位；B. 颈椎过伸侧位片；C. 颈椎过屈侧位片；D. 颈椎 CT 横断面；E. 颈椎 CT 三维重建。

图 4-22　CT 断面和三维重建显示寰枢旋转半脱位

（四）治疗

治疗方法的选择是依据病变情况而定。但急性期均宜采用牵引复位及石膏固定。枕颌带牵引足以能达到复位目的，只有失败者方考虑颅骨牵引。经牵引复位而又不稳定者施行寰枢椎融合术。

五、寰椎骨折

寰椎骨折占急性颈椎骨折的 7%，孤立的寰椎骨折大多是 2 处或多处前、后弓骨折；44% 的寰椎骨折合并枢椎骨折。1908 年 Quercioli 最早报道寰椎三部分和四部分骨折，但未对骨折做详尽的描述。Jefferson 报道 4 例寰椎椎弓骨折并对文献进行回顾，是人们系统研究寰椎骨折的开端。当时学者们认为这是一种致死性损伤。随着病例的积累和解剖学、生物力学的研究深入，人们对寰椎骨折的致伤机制、影像学诊断、治疗方法、预后有了全面的认识。

（一）流行病学

早年报道寰椎骨折占颈椎损伤的 2%~4%，近年发病率有所上升，有统计显示 Jefferson 骨折占颈椎骨性损伤的 4%~12%。孤立的寰椎前弓骨折较少。小儿寰椎骨折，骨折多发生在骨、软骨结合处，常规摄片不易发现，行颈椎 MRI 检查可以发现软骨连接处的周围水肿带。寰椎前结节、前弓水平骨折较为罕见。寰椎前弓水平骨折属良性损伤，易于治疗。寰椎侧块孤立性骨折临床并不少见。

（二）致伤机制

Jefferson 早年推断寰椎骨折的机制是暴力由颅骨向颈椎轴向传导，由于寰椎的独特解剖结构，寰椎作为枕颈移行部的重要结构，寰椎没有椎体及关节突，外观呈椭圆形，由两侧块及前后弓组成。两侧块外厚内薄,与前、后弓联结处相对薄弱,当轴向应力转化为离心向的水平应力,导致寰椎发生爆散性骨折(图4-23)。实际情况与他的推论基本相同,患者多由高处坠下的物品撞击头顶部,或由高处坠下头部着地所致。其特点是寰椎骨折呈现4块骨块,即2个侧块和2个前弓。当暴力方向不正时,应力可能作用于一侧,导致一侧椎弓或侧块骨折,如同时伴有两侧块外移之和大于6.9 mm,提示横韧带断裂,Jefferson骨折成为不稳定性骨折。

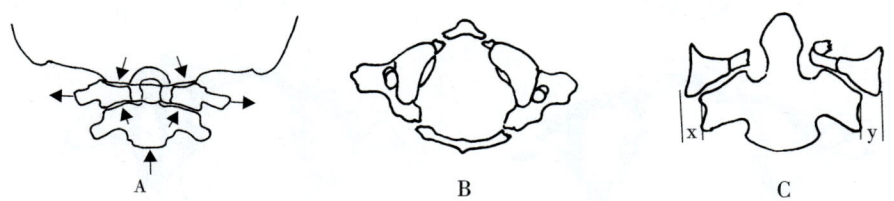

A.轴向应力作用于两侧块与前后弓联结处,转化为水平应力;B.两侧块与前后弓联结处骨质薄弱,易发生骨折;C.两侧块外移之和大于6.9 mm,提示横韧带断裂,Jefferson骨折成为不稳定性骨折。

图4-23　Jefferson骨折致伤机制

寰椎水平骨折、前结节撕脱骨折是过伸时颈长肌对抗屈肌,剧烈收缩所致。寰椎后弓骨折大多数学者认为是颈椎过伸时,寰椎后弓处于颅底与枢椎棘突之间,直接暴力所致。寰椎前弓孤立性骨折有人认为是齿突撞击寰椎前弓所致。

(三)生物力学资料与上颈椎的稳定性变化

1. **寰椎骨折的生物力学研究**　最早研究寰椎结构强度可以追溯到1871年,Stephen Smith的研究显示寰椎标本在承受140 kg水平拉伸应力时发生骨折。随着生物力学研究的深入,人们发现寰椎骨折类型不同,其致伤机制和受力情况不尽相同。最常见的损伤类型是Jefferson骨折,它的发生是由于轴向应力向寰椎前后弓与侧块结合处传导,有生物力学研究表明中立位轴向应力平均达3 050 N时导致Jefferson骨折,在过伸位时平均应力达2 100 N导致骨折。寰椎可承受的平均变形量为1.57 mm。

寰椎应力理论模型的建立对分析C_{0-3}的稳定性和随后的治疗选择有重要意义。早期学者利用CT扫描三维重建寰椎,为后期的理论研究打下基础。三维有限元技术的成熟使理论研究寰椎骨折成为可能。应用有限元模型再现寰椎后,在模拟的轴向应力下,显示了高应力集中在寰椎的前、后弓上,解剖学、生物力学及临床观察一致。

2. **寰椎骨折后上颈椎稳定性变化**　脊柱的稳定性是脊柱外科研究的重点之一。翼状韧带和横韧带为寰枢椎在力学上提供稳定性。翼状韧带限制上颈椎的旋转,而横韧带限制过度屈曲和寰椎前脱位。损伤其中的1种或2种将导致神经系统的损伤或引起疼痛。为研究这些韧带的作用,对之进行组织学和力学研究是必要的。将横韧带和翼状韧带的骨-韧带-骨的复合体进行单轴机械力学研究,结果表明:横韧带可承受应力为350 N,组织学研究显示韧带组织主要成分是胶原。临床上可见齿突骨折,而横韧带并未断裂的病例,说明横韧带足以承受生理载荷。翼状韧带由于其强度低和轴向承载,因此易于损伤,这超出我们的通常想象。

寰椎骨折后的多方向的稳定性测试显示:在矢状面上,颈椎屈伸活动范围增加44%,在冠状面上颈椎侧屈范围增加20%,在轴向旋转时活动范围无增加。总之,寰椎骨折后的上颈椎稳定性明显下降。

(四)分类

寰椎骨折分类方法较多(图4-24)。

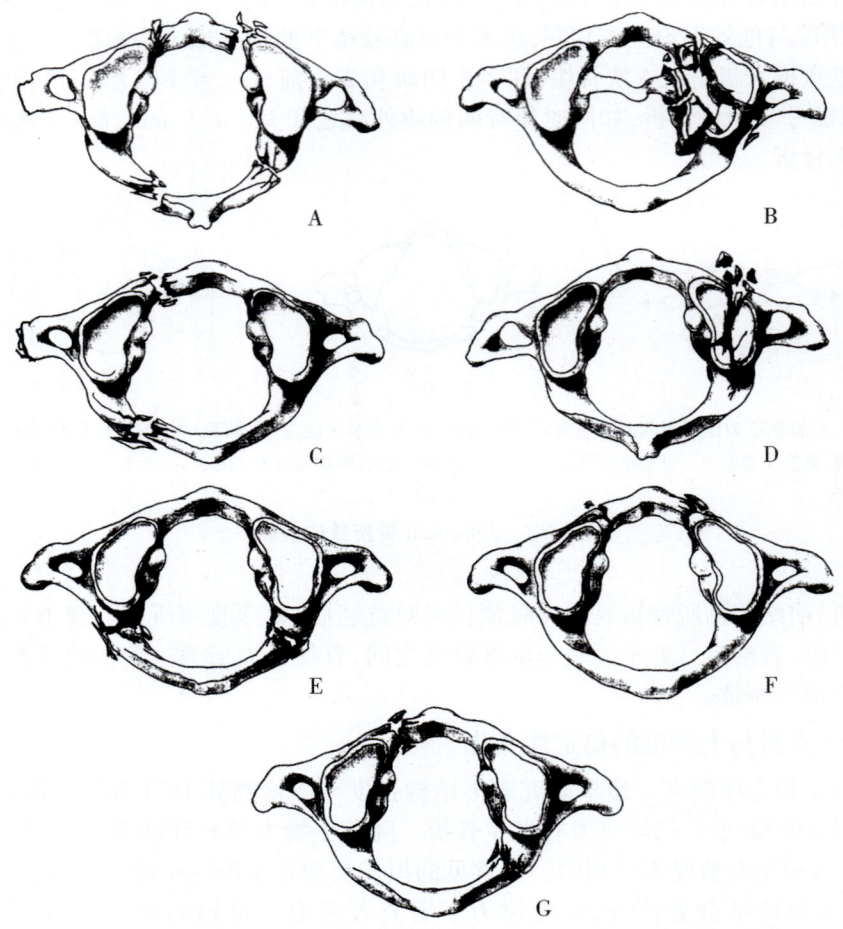

A.寰椎前后弓4处骨折即爆裂性骨折,亦称Jefferson骨折;B.侧块的粉碎性骨折,较为常见,由于横韧带附着点的脱离致横韧带失去生理作用,是一种不稳定性骨折;C.单侧半环骨折(前后弓同侧骨折);D.侧块线形骨折;E.后弓骨折;F.前弓骨折;G.前后弓不同侧骨折。C、D、E、F、G型骨折均为稳定性骨折,判断骨折稳定性的主要标准是横韧带在解剖及生理功能上是否完整。

图4-24 寰椎骨折的不同类型

1. **Landell分型** 将寰椎骨折分为3型：Ⅰ型为孤立的前弓或后弓骨折(图4-25);Ⅱ型为前、后弓双骨折,包括典型的Jefferson骨折;Ⅲ型为侧块骨折,骨折线可延及前弓或后弓,但不是同时累及。

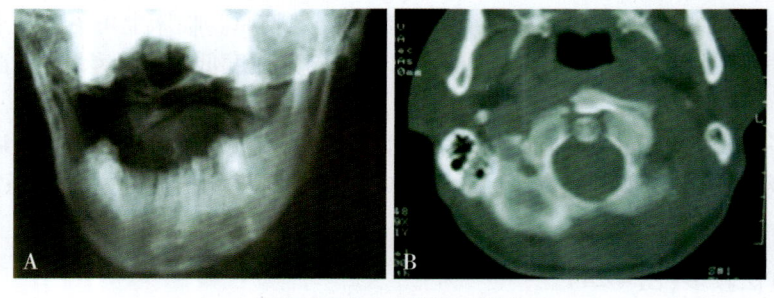

A.颈椎开口位;B.颈椎CT横断面。

图4-25 寰椎单侧前弓骨折(Landell-Ⅰ型)

2. **Levine分型** 根据骨折部位和移位情况,也将寰椎骨折分为3型。Ⅰ型:寰椎后弓骨折,是由过伸和纵轴暴力作用于枕骨髁与枢椎棘突之间,并形成相互挤压外力所致,也可与第2颈椎椎体或齿突骨折并发。Ⅱ型:寰椎侧块骨折,多发生在一侧,骨折线通过寰椎关节面前后部,有时波及椎动脉孔。Ⅲ型:寰椎前后弓双骨折,即侧块前后部都发生骨折,也称为 Jefferson 骨折,多是单纯垂直暴力作用结果。

3. Scharn 分型　把寰椎骨折分为 5 种,即孤立性前弓骨折、孤立性后弓骨折、前后弓复合骨折(典型 Jefferson 骨折)、孤立性侧块骨折和横突骨折。

上述分类并不全面,如我们在临床上碰到的单侧前后弓骨折并对侧侧块骨折(图 4-26)或单侧前弓骨折并对侧后弓骨折(图 4-27),以及单侧侧块骨折并对侧前弓或后弓单一骨折(图 4-28)等,就无法找出一个确切的分类。所以上述的分类系统仍有待于进一步完善。上海长征医院的贾连顺教授等正在进行该方面的研究工作。

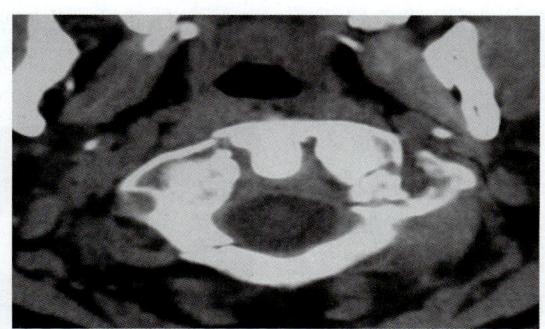
图 4-26　寰椎单侧前后弓骨折并对侧侧块骨折

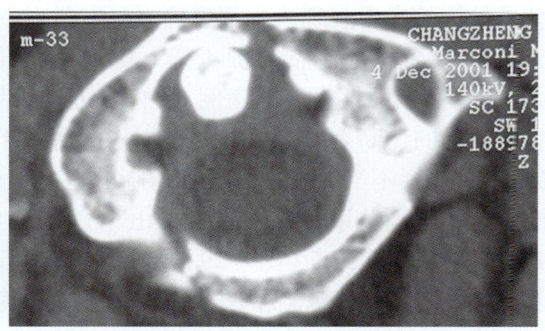
图 4-27　寰椎单侧前弓骨折并对侧后弓骨折

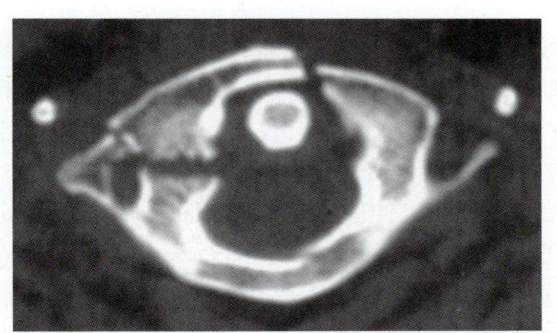
图 4-28　寰椎单侧侧块骨折并对侧前弓骨折

(五)寰椎骨折导致横韧带断裂的影像学判断

横韧带对固定齿突、稳定寰枢关节及保持寰椎两侧块间的张力有重要作用。横韧带断裂分型如下:Ⅰ型为韧带本身断裂,分为 2 个亚型,ⅠA 为韧带中部的断裂,ⅠB 为韧带附着部断裂;Ⅱ型韧带附着部的骨性断裂,ⅡA 型有侧块的粉碎性骨折,ⅡB 型不伴有侧块的粉碎性骨折,此种分型有助于治疗。

寰椎横韧带的生物力学测试是先制备新鲜青年寰枢椎标本,将枢椎齿突于基部锯断,分裂寰枢关节,在寰椎侧块处锯断前、后弓,剥离横韧带周围的软组织,保留侧块和横韧带,制备成拉伸试件,进行定速率单向拉伸至横韧带断裂。横韧带在一定的拉伸载荷下将发生形变,学者们将横韧带载荷-变形曲线分3 个区。①趾区:曲线平缓上升,此区内随拉伸力的增加,横韧带内波浪形和非平行排列的纤维被拉直,此区相当于生理载荷时的状态。②线区:曲线陡峭上升,载荷与变形基本上呈线性关系,此区内与载荷方向相同的胶原纤维完全被拉直延伸。该区提示寰椎韧带具有一定的弹性储备,它保证了寰椎横韧带在一定的载荷下不发生破坏,即保证了寰椎在横韧带的弹性储备内可前移或外移一定的距离,而不发生断裂。③损伤区:曲线变平,该区内横韧带出现了渐进性断裂。国外学者研究认为横韧带最大载荷为 330 N,变形量最大为 6.9 mm。中国人横韧带损伤后的变形量平均为 6.0 mm。

由于横韧带是软组织,在常规平片上不能显影,常常依靠间接影像来判断横韧带的断裂。横韧带拉伸试验研究是临床判断横韧带断裂的基础。诊断 X 射线检查需投照开口位 X 射线片及侧位 X 射线片,开口位片上可判断寰椎骨折及寰枢椎的稳定性,正常的寰椎侧块外缘与枢椎关节突外缘在同一直线上,寰椎骨折者双侧侧块向外移位,侧块外缘超过枢椎关节突外缘,测量侧块向外移位的距离,两侧之和超过 6.9 mm;表明寰椎横韧带断裂,寰枢不稳定。如横韧带无损,则两侧块之间的分离移位是有限的,侧块的分离移位之和应小于 6.9 mm;如横韧带断裂,则两侧块失去横韧带的控制,侧块的移位之和将大于 6.9 mm,寰椎不稳定。开口位片上寰椎两侧块与齿突间的距离相等而对称。侧位片上寰椎前弓后缘与齿突前缘即寰齿间距正常为 3~5 mm。如果寰齿间隙大于 5 mm 或更多,可能为寰椎骨折合并横韧带断裂。

(六)临床表现与诊断

寰椎骨折的患者表现为颈部疼痛、僵硬,常以双手托住头部,避免其活动。如第 2 颈神经(枕大神经)受累时,患者感觉枕部疼痛、颈肌痉挛、颈部活动受限,Jefferson 骨折还可合并第 9~12 对脑神经损伤;有 Jefferson 骨折后交叉性瘫痪的病例,当然损伤严重者可致立即死亡。

寰椎骨折的诊断有时多因对此类损伤的认识不足或摄片时投照部位、角度不佳,参数选择不当而发生困难。清晰的上颈椎前后位开口片通常可以显示寰椎骨折和解剖关系的变化,并能做出较为准确的诊断。如平片判断有困难,CT 扫描常能明确诊断(图 4-29),并能显示骨折片的分离状况,对确定稳定程度是有益的,注意寰椎侧块内缘撕脱骨折是横韧带撕裂的征象,提示骨折不稳定。MRI 对脊髓判断有无损伤有益,并可清楚显示横韧带。通过上述临床症状及影像学上的检查,可以明确诊断并判断稳定性。

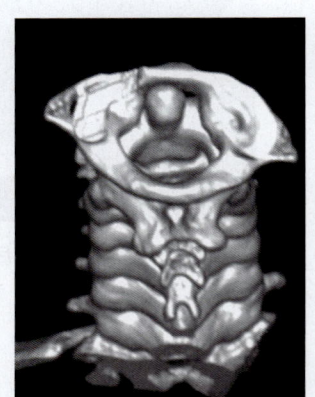

图 4-29 寰椎侧块骨折(CT 三维重建所见)

(七)治疗

Schlicke 根据本损伤的特点和其他学者的意见,提出了一套较为合理的治疗程序。骨折的 3 种情况即横韧带无损伤的寰椎骨折、合并横韧带断裂和合并齿突骨折,首选的治疗方法应是非手术治疗。仅前弓不愈合者可应用 $C_{1~2}$ 后路融合,前、后弓都不愈合者宜施行枕颈融合。

1. 非手术治疗　非手术治疗主要有过伸位颅骨牵引、Halo-vest 支架固定等方法。牵引时间为 3 周,牵引重量为 3~5 kg。复位后行头颈胸石膏外固定,也可把牵引器与石膏背心连接,固定 3~5 个月。

2. 手术方法　寰椎骨折后的手术目的有以下几点:①矫正畸形、神经结构的减压,包括脊髓和神经根的减压;②寰枢椎节段之间不稳的稳定;③控制疼痛。

手术方法分为单纯植骨外固定和植骨内固定两大类。不加内固定的手术融合技术通过植骨来完成,一般采用自体骨,根据医师的需要,植骨块可以有各种不同形状,植骨块采用松质骨、做成条状或板状的皮质—松质骨(单侧或双侧皮质)、三面皮质骨(楔形或柱状)。术后采用头颈胸石膏,Halo-vest 支架或术后继续颅骨牵引。但手术后长期外固定患者需卧床。支架的并发症(如浅表感染、颅内感染)常困扰患者。

植骨内固定手术又可以分为寰枢间融合术和枕颈融合术两类。

(1)寰枢间融合术:包括传统、改良的 Gallie、Brooks、Fielding 手术,后路寰枢椎经关节突螺钉,前路寰枢椎融合等手术方法。寰枢间融合术不能用于寰椎新鲜骨折,必须等待后弓与两侧块牢固地骨性愈合后施行。有学者认为 Halo-vest 支架固定 10 周后,待骨折愈合后再行钛缆固定。

(2)枕颈融合术:经典方法有枕骨瓣翻转及自体髂骨移植法。近年来随着内固定技术的普及,CCD、Cervifix 等系统有了广泛应用。

总之,治疗孤立的寰椎骨折应遵循 Schlicke 的原则。以往寰椎骨折通常被描述成一种无害的(良性)损伤。但临床上合并神经系统症状的病例时有出现。远期随访结果并不像以前想象的那样乐观,主诉头皮麻木、颈部疼痛、僵硬等现象较多,应引起我们足够重视。

六、齿突骨折

枢椎齿突骨折是一种累及寰枢椎区稳定性的严重损伤,由于局部解剖学上的特殊性,其不愈合率较高,日后不稳定的持续存在,可能导致急性或迟发性颈髓压迫并危及生命。

(一)解剖特点

胚胎时期的齿突为一向上直立的软骨性突起,约在第6个月出现,位于两侧的骨化中心,出生时通常已融合为一圆柱;但在尖端仍有一裂隙遗留呈凹状,至2岁又出现一骨化中心,完成骨化时间一般不超过12岁;枢椎椎体与齿突的基底部由一软骨板分开,4岁开始骨化,7岁时形成骨性连结,但大约有1/4的软骨板骨化不完全,致使齿突与椎体间有部分软骨存留。齿突血供也具特殊性,基底部骨折后极易发生骨折不愈合(图4-30)。

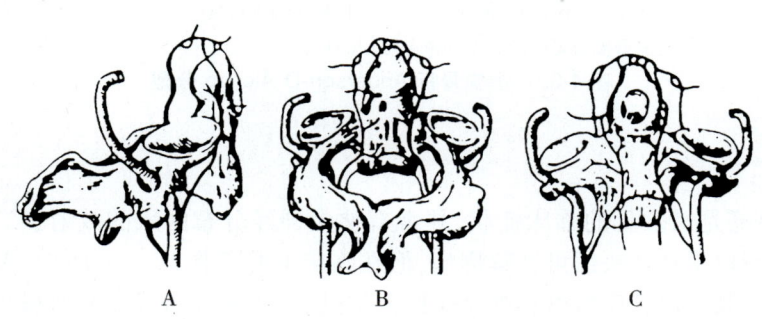

A.侧面观;B.后面观;C.前面观。

图4-30 齿突的血供

齿突是枕寰枢椎的骨性中轴,长14~16 mm,被寰椎横韧带束缚在前弓的内面并与前弓和韧带分别构成关节。其两侧和尖部分别有翼状韧带附着并止于枕骨大孔前缘和枕骨髁的内侧面。齿突对于寰枢椎稳定具有重要作用,它与横韧带以及其他韧带一起共同限制着寰枢椎的过度活动。例如,当上颈椎屈曲至一定程度时,齿突即与枕骨大孔前缘相抵触,使屈曲活动受到阻碍,从而防止因寰枢椎过度活动引起颈髓损伤。

(二)致伤机制与骨折类型

齿突骨折在成人的颈椎损伤中占10%~15%,而尽管小儿颈椎损伤并不常见,但齿突骨折所占比例却相当高。Althoff在生物力学实验中用尸体颈椎标本进行研究,分别对寰枢关节施加过屈、过伸及水平剪切等载荷,结果均未能造成齿突的骨折。因此他认为前、后水平方面的外力主要引起韧带结构的破坏或Jefferson骨折,而不引起齿突骨折。研究还表明,引起齿突骨折不同类型的载荷量由小至大依次为:水平剪切+轴向压缩、来自前侧方或后侧方与矢状面呈45°的打击,与矢状面直角的侧方打击。因此提出水平剪切与轴向压缩力的共同作用是造成齿突骨折的主要机制(图4-31)。而Mouradin在实验中加载寰枢椎侧弯造成齿突骨折,并认为寰椎侧块撞击所产生的剪切力可能起重要作用。

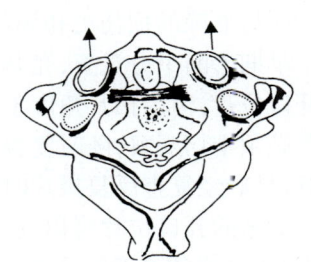

图4-31 剪切暴力致齿突骨折

骨折类型:尽管对于齿突骨折已有多种分类,目前在临床上多采用Anderson-D'Alonzo分类,即根据骨折部位分成3型(图4-32)。Ⅰ型:齿突尖端翼状韧带附着部的斜行骨折,约占4%。Ⅱ型:齿突与枢椎椎体连结处的骨折,占65%。Ⅲ型:枢椎体部骨折,这一部分相当于胚胎时间前寰椎与尾侧第2颈椎体节融合处,占31%。多数学者认为,以这种分类方法为基础,结合患者的年龄、骨折移位的方向等因素,能够判断骨折的预后并选择有效的治疗方法。而其他的分类方法尚未被广泛承认和应用。其中Ⅱ型齿突骨折又分有亚型,即ⅡA型齿突骨折:齿突基底部骨折,骨折端后下方有一较大的游离骨块,为不稳定性骨折,支具治疗容易发生骨不连。

此外,齿突骨折还有一特殊类型:骨骺分离。齿突本身在3~6岁时与枢椎椎体结合,大多数在6~7岁完成融合。故在7岁以前,齿突骨折是以骨骺分离为特征的。

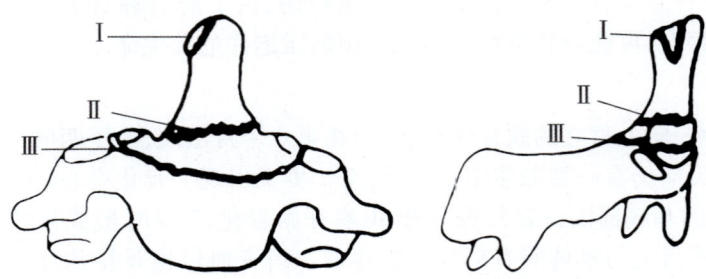

Ⅰ型:齿突尖端翼状韧带附着部的斜行骨折,约占4%。Ⅱ型:齿突与枢椎椎体连结处的骨折,占65%。Ⅲ型:枢椎体部骨折,这一部分相当于胚胎时间前寰椎与尾侧颈2体节融合处,占31%。

图4-32　齿突骨折Anderson-D'Alonzo分型

(三)临床表现

枕部和颈后部疼痛是最常见的临床症状,并常有枕大神经分布区域的放射痛。颈部僵硬呈强迫位置,典型的体征是患者以手扶持头部可缓解疼痛,但在临床上并不常见。有15%~33%的患者有神经系统的症状和异常体征,其中以轻度截瘫和神经痛最为常见,严重者还可发生呼吸骤停,多见于老年人,常常当即死亡。

X射线检查是诊断齿突骨折的主要手段和依据。上颈椎的常规检查应包括正、侧位片和开口位片,如疑有齿突骨折应进一步摄断层片或行CT扫描。齿突和脊髓各占据椎管矢状径的1/3,而其余1/3为缓冲间隙。成人寰椎前结节后缘与齿突之间的距离(寰齿间距)一般为2~3 mm,而儿童略偏大,为3~4 mm,超出这一范围即应考虑有齿突骨折和(或)韧带结构的断裂。有时引起向前水平位移的载荷首先引起骨的破坏而非韧带断裂,但Fielding研究中发现,横韧带断裂时也可无齿突骨折。在Ⅱ型齿突骨折时,骨折断端间的接触面积要小于X射线片所显示的范围。骨折段向后移位4 mm可减少接触面积50%,如同时有侧方移位则将使接触面积进一步减少。如两个方向和移位均不超过2 mm,接触面积将在64%以上。

(四)诊断

详尽准确的损伤史和局部的检查,常能使医师考虑到这种损伤存在的可能。

早期诊断十分重要,尤其无移位的齿突骨折,常常因满足于常规拍片未发现骨折而误诊;有时虽已拍摄开口位片,但因拍片角度不合适,齿突骨折处显示不清或多重骨影掩盖等因素而漏诊。对有临床上可疑者必须密切观察,随时复查,必要时多次拍开口位,做断层拍片。临床上常可遇到损伤后未能及时发现骨折,日后经复查反复摄片时确诊的病例,但已为陈旧性骨折,给治疗带来困难。

清晰的开口位片可以显示齿突骨折及其骨折的类型,侧位片能够显示寰枢椎是否脱位(图4-33、图4-34)。必须注意齿突骨折可能合并寰椎骨折。

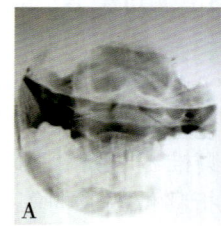 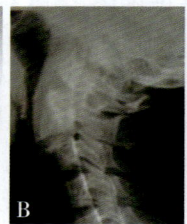 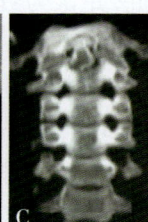 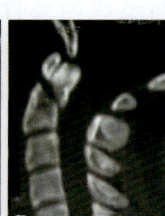 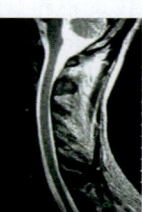 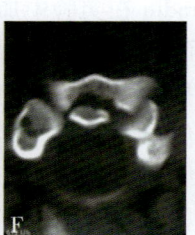

A.颈椎开口位;B.颈椎侧位片;C.颈椎CT冠状面;D.颈椎CT矢状面;E.颈椎磁共振矢状面;F.颈椎CT横断面。

图4-33　齿突骨折

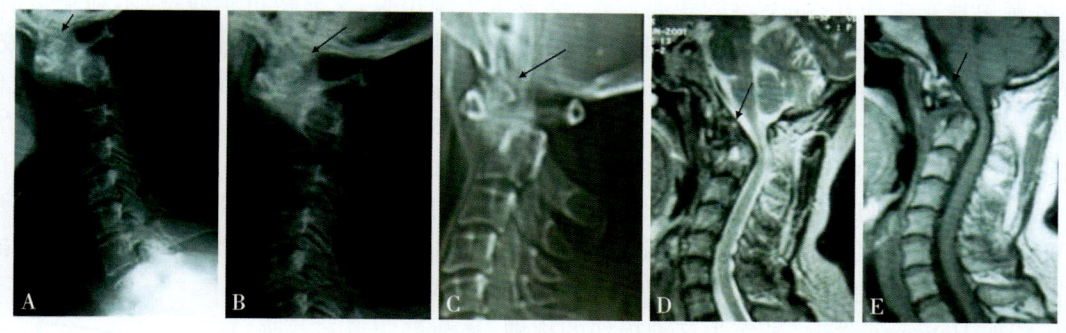

A. 颈椎过屈侧位片；B. 颈椎侧位片；C. 颈椎过伸侧位片；D. 颈椎磁共振矢状位 T_2 加权；E. 颈椎磁共振矢状位 T_1 加权；箭头所示为齿状突骨折后游离移位的骨块，并寰椎前脱位，后方脊髓受压。

图 4-34　齿突骨折并脱位

（五）治疗

根据骨折类型和移位程度及影响骨折愈合因素进行综合考虑，采取相应的治疗方法。

1. 非手术治疗　对新鲜骨折，采用牵引复位+头颈胸石膏固定。牵引重量通常为 1.5～2.0 kg，牵引方向应根据骨折移位情况而定，2～3 d 后摄片复查，尤其前后位及侧位片，了解骨折复位情况，必要时可将牵引位置做适当调整。一经获得良好复位即可取正中位，维持牵引 3～4 周，然后在维持牵引下取仰卧位施行头颈胸石膏固定，持续 3～4 个月。拆除石膏后，摄 X 射线片了解骨折复位情况，并常规采用石膏或塑料颈托保护 2～3 个月。

Ⅰ型齿突骨折较少见且稳定性较好，因而采用简单的局部制动多能达到骨性愈合而无后遗症；对于Ⅲ型骨折则几乎都用坚强的外固定如 Halo-vest 支架等；Ⅱ型骨折晚期骨不连的发生率最高，因此目前争论的焦点也多集中在这个类型的治疗。

近年来，一些学者采用 Halo-vest 支架固定治疗齿突骨折，能够保持高度的稳定作用，并也获得较好的效果，但这种装置的安装给患者带来不便，穿钉和固定的并发症并非少见，安装技术也比较复杂。头颈胸石膏虽可能日后发生少许松动而不如 Halo-vest 支架固定那样稳定，但是头颈胸石膏是以枕颌部和肩部为支点，能够保持骨折端的生理压缩性接触，对骨折愈合是有益的。

2. 手术治疗　齿突骨折及由此引起的不连接是寰枢椎不稳定的主要原因之一，尽管对于新鲜的齿突骨折特别是Ⅱ型和有移位骨折的处理意见尚未统一，但通常认为融合术的指征如下：①颈脊髓损伤；②持续的颈部症状；③骨折不愈合且移位超过 4 mm；④寰齿间距大于 5 mm。融合方法的选择也不一致。从生物力学的观点看，枕颈融合并不合理，但由于其易于操作且稳定性好而仍为不少学者所采用。

陈旧性骨折合并寰椎脱位，术前应细心地检查寰椎移位情况，并摄动态 X 射线片以了解寰椎移位是否具有可复性。颅骨牵引 1 周后摄片，在持续牵引中，一些移位严重者均可出现不同程度的复位。多数病例可得到较满意复位。因此，术前耐心的观察对选择治疗方法极为有利。一经复位便可立即应用寰枢椎融合，而避免枕颈融合。

寰枢融合的术式主要有 2 种：一种是 Gallie 首先采用的寰椎后弓与枢椎椎板间中线植骨的方法；另一种是 Brooks 和 Jenkins 于棘突两侧植楔形骨的方法，前面已做过详尽介绍。有的学者采用前路经枢椎椎体插入螺丝钉直接将齿突固定。

七、Hangman 骨折

发生在枢椎侧弓的骨折，伴或不伴枢椎前滑脱，称为 Hangman 骨折。它的名称不断变化，诸如枢椎环骨折、神经弓骨折、椎弓根骨折、枢椎创伤性滑脱等。本节对该型损伤进行讨论。

对 Hangman 骨折的认识可以追溯到 10 世纪，那时绞刑这一刑法被引入西方国家。但那时绞刑面临很多问题：绳结打在枕下，如下落的距离太短，不会发生枢椎骨折，犯人往往死于窒息，在此过程中犯人很痛苦,不可避免地发生挣扎;如下落的距离太长,会发生头颅拉脱,又显得过于残忍,不利于该刑罚的推广。为此,对绞刑经过了一系列的改进和研究。Hangman 骨折是 1866 年 Haughton 在 1 名被处绞刑的罪犯身上首先发现的。同年 Reveren 和 Haughton 在医学书刊中最早描述 Hangman 骨折发生脊髓致伤机制,并给出根据患者身高计算下落高度的方法。他们计算出 1 260 尺磅功(相当 1 867 J 的势能)可恰好造成脊柱骨折,而不会发生头颅拉脱。最终英联邦国家根据罪犯的体重除以 1 260,决定罪犯须下落的距离。1888 年 Marshell 认识到过伸所致分离是致死的原因,并指出颏下的绳结是保证过伸的重要机制。1913 年 Wood-Jones 发现在绞刑中将绳结置于颏下总是造成枢椎上下关节突之间区域的骨折脱位。Grogono 于 1954 年在交通事故中发现类似的骨性损伤。1965 年,Schneider 等人提出术语"Hangman 骨折"来作为这种损伤的称谓,逐渐被众多学者所采用。因为"Hangman"的定义是"一个吊起另一个人的人",Nijima 等建议将此种损伤更名为"Hanged-man 骨折"更为准确,但没有得到学术界的普遍认同。截至目前,关于该型损伤的称呼还是比较混乱。统计发现:Hangman 骨折占到平时颈椎骨折的 4%~7%,有报道可高达 20%(图 4-35)。

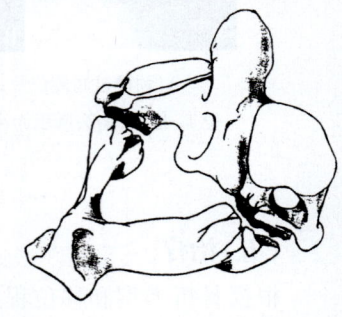

图 4-35 Hangman 骨折,枢椎双侧椎弓骨折

普遍认为 Hangman 骨折的典型骨折部位在横突孔后结节与枢椎下关节突之间。Ebraheim 指出此区域是一个力学薄弱区域,又是一个受力集中点,因而骨折概率大。横突孔区域有横突前后结节间的连接部分加强,骨折概率明显减小,如累及则属不典型 Hangman 骨折。Matsumoto 将骨折线斜行通过枢椎椎体后部的骨折划为不典型 Hangman 骨折,实际应是枢椎椎体骨折。

现在这种损伤多见于交通事故和跳水运动员中间。但致伤机制与以往实施绞刑所致的 Hangman 骨折截然不同。仅仅是在影像学上有相似之处。Garber 发明了"创伤性枢椎前滑脱"这一名词,试图取代或区别"Hangman 骨折"这一术语。但"创伤性枢椎前滑脱"这一称呼似乎也有不妥,因为不是所有的该型损伤都会表现出枢椎向前滑脱,这在后面的分型讨论中我们将会提到。

(一)解剖与生物力学

枢椎的解剖形态与典型脊椎有明显不同:①原属于寰椎椎体的齿突在发育中与寰椎分离,6 岁左右与枢椎融合。②外观仅可见下终板,上终板是完整与来自齿突的下终板融合还是部分与齿突下终板融合,两侧部分形成上关节突,肉眼难以辨认。③上关节突位于齿突两侧,成为枢椎前结构的组成部分,侧弓成为上下关节突之间的连接部分。典型椎骨的侧弓是整个椎骨最坚强的部分,被称作椎弓根,很少发生骨折。而枢椎的侧弓却是一个骨折好发部位,Hangman 骨折就发生在这一区域。④典型脊椎的前结构为椎体,是一个均匀隆向前方的骨性结构,而枢椎前结构的前下方是一个三角形的隆起,而在此三角形隆起与两侧的上关节突之间却是凹陷性区域。在肌肉组织未曾剥离的新鲜标本,这两侧的凹陷性被颈长肌等软组织附着和遮盖,看不出来。前路 $C_{2\sim3}$ 钢板固定时,很容易将螺钉打入此两侧的凹陷区域,从而影响固定效果(图 4-36、图 4-37)。

对典型脊椎来讲,其前部结构的上方是上终板,下方是下终板,上下终板之间区域为椎体,后方同侧的横突、上下关节突与椎板交汇在一处,此处之前的区域为椎弓根,上下关节突之间的狭窄区域为峡部,下关节突、椎板通过峡部与上关节突、横突及椎弓根相连接。由于上下关节突及横突均在同一个冠状面上,横突的前方或者上下关节突的前方指的是同一个部位。

而枢椎的上下关节突不在同一个冠状面上,横突孔后结节(同其他颈椎一样,前结节是肋骨退化的部分,后结节为真正的横突)和上下关节突也不在同一个冠状面上。由此枢椎各组分的解剖学命名就出现了一些争议和混淆。仅以枢椎椎弓根来讲,Borne 认为枢椎椎体主体-齿突复合物与上关节突之间的区域为椎弓根,而 Yarbrough 等将枢椎上下关节突之间的连接区域区域称作枢椎椎弓根,Ebraheim 以横突为界,将 Yarbrough 所称的椎弓根分为 2 个部分:横突前面及上关节突下后方之间的区域为椎弓根,横突后方与下关节突前方之间的区域为峡部。命名的不一致给学者们之间的正常交流带来了很大困难,如枢椎的 Mandel 命名法、Ebraheim 命名法(图 4-38、图 4-39)。

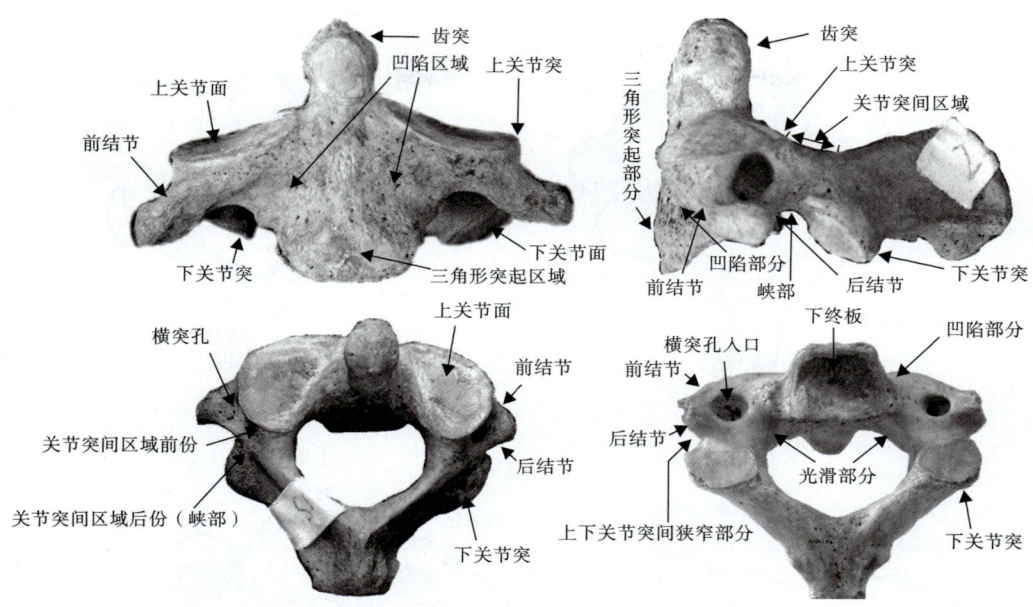

A. 前面观；B. 侧面观；C. 上面观；D. 下面观。

图 4-36　干燥枢椎的大体观察

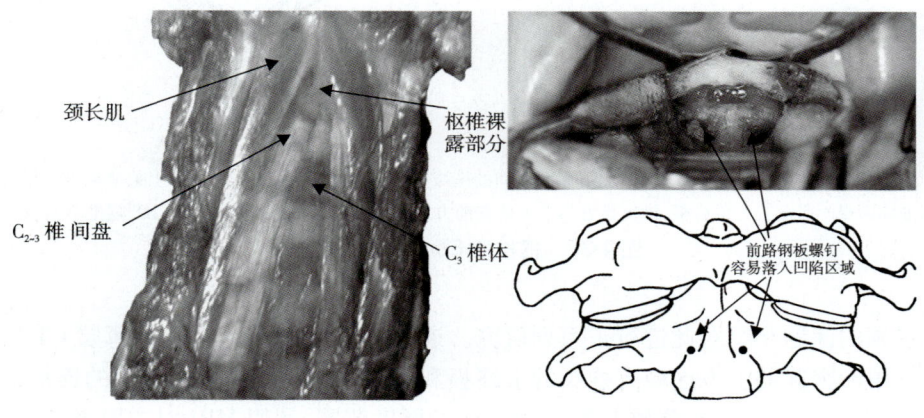

枢椎前下方的三角形隆起与两侧的上关节突之间为凹陷性区域，前路颈 2～3 钢板固定时，螺钉易误入此凹陷区域，从而影响固定效果。

图 4-37　新鲜枢椎标本颈长肌剥离前后

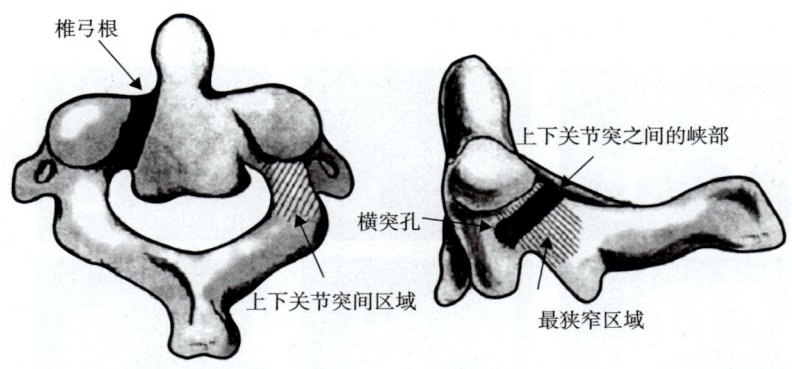

A. 枢椎上面观；B. 枢椎侧面观。枢椎上下关节突之间的连接区域称作枢椎椎弓根（阴影区域）。

图 4-38　枢椎的 Mandel 命名法

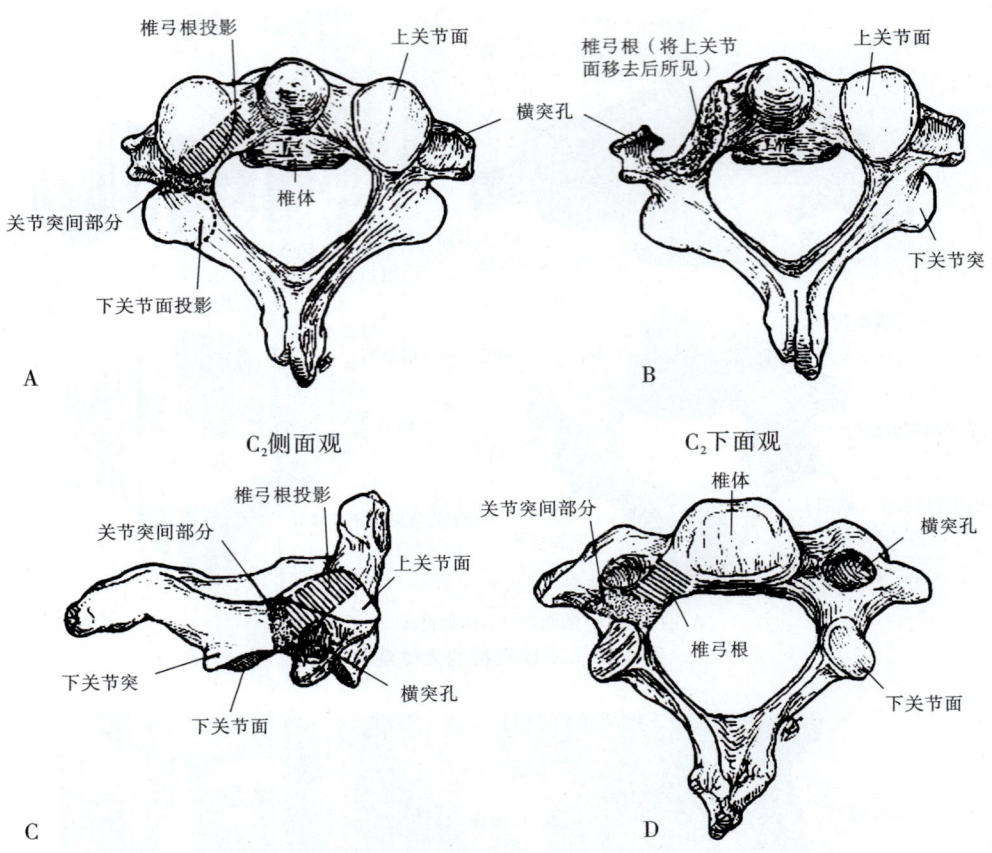

A. 枢椎上面观,横突前面及上关节突下后方之间的区域为椎弓根(阴影区域);B. 去除上关节突可见椎弓根;C. 枢椎侧面观阴影部分为椎弓根,横突后方与下关节突前方之间的区域为峡部(点状区域);D. 枢椎下面观。

图4-39 枢椎的 Ebraheim 命名法

贾连顺等带领的课题小组对此进行了系列研究。通过对新鲜枢椎标本进行薄层 CT 扫描,发现在枢椎前结构前方三角形突起的上方区域有残存的上终板和齿突下终板痕迹以及其间的连接结构,其起始部位距离三角形顶点 1.2~1.8 mm,跨越 1.8~2.4 mm 的厚度范围,利用 MRI 对志愿者进行检查也发现了同样的情况。从而得出全部 C_2 上终板通过残存的 $C_{1\sim2}$ 椎间盘同齿突发生了融合,C_2 上终板并没有延伸到枢椎双侧的上关节突区域。因此,枢椎前结构下方的三角形突起便是真正的枢椎椎体,而双侧的上关节突区域不属于枢椎椎体,并进一步得出枢椎椎体与上关节突连接之间的凹陷区域为真正的枢椎椎弓根,而侧弓是枢椎上下关节突之间的连接部分(图4-40、图4-41)。

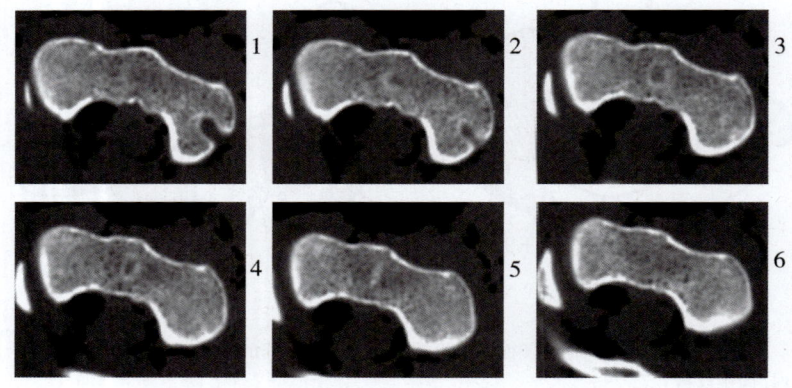

1~6:对新鲜枢椎标本进行薄层 CT 扫描,发现在枢椎前方三角形突起的上方区域有残存的上终板和齿突下终板痕迹以及其间的连接结构。

图4-40 枢椎的横断面 CT 平扫

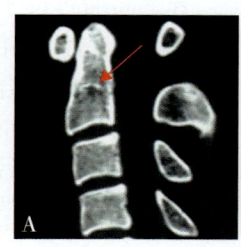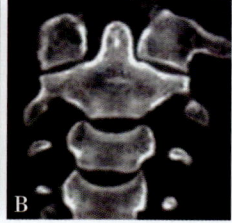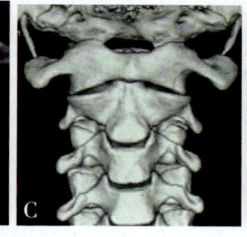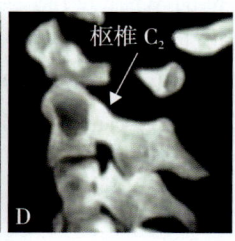

A. 矢状面；B. 冠状面；C、D. 三维重建。

图 4-41　枢椎的矢状面、冠状面重建以及三维重建图像

以横突孔后结节为界，枢椎侧弓还可以进一步分为前后两个部分：前份内倾角和上倾角大，外壁菲薄，有滋养血管穿入；后份内倾角和上倾角小，内外侧皮质骨厚度较为一致。在典型椎骨，峡部位于横突与下关节突之间，当发生峡部骨折时，横突连同上关节突、椎弓根一起向前移位，而下关节突及椎板停留在原位。据此，将枢椎横突后结节与下关节突之间的区域称作峡部。而横突后结节与上关节突之间的区域即横突孔内后界实际上是横突与上关节突之间的连接延伸出来的，贾连顺等暂称作横突孔内界（图 4-42、图 4-43）。

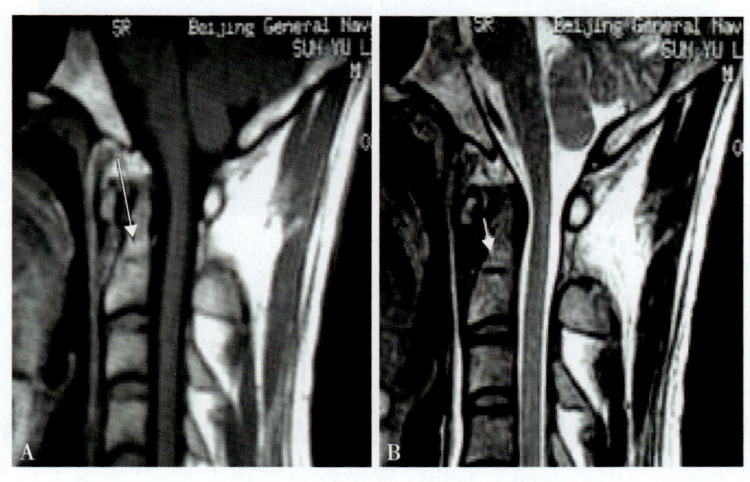

A. T_1 相；B. T_2 相：残存的齿状突融合痕迹。

图 4-42　枢椎的 MRI 平扫

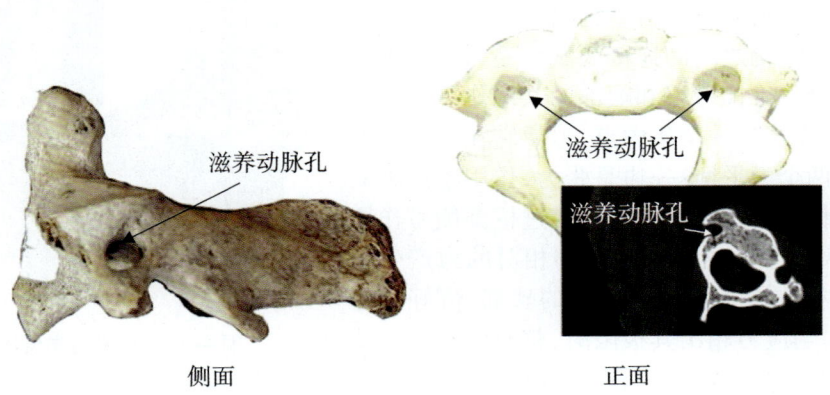

图 4-43　枢椎侧弓的滋养血管孔

枕-寰-枢复合体作为一个独特的功能单位与其解剖学特征密不可分。解剖上最大的特异性可能在于枢椎 2 个关节面的位置。枢椎的下关节突位于颈椎管的后外侧，与下颈椎关节突成线样排列；而上关

节突位于前枢椎前结构的两侧,与寰椎下关节突及枕寰关节呈线样排列,二者之间通过位于枢椎的侧弓连接起来。枢椎上关节面呈两面凹外观,并且轻度的外倾,寰枕关节仅允许做屈伸运动,然而寰枢关节允许屈伸、旋转、垂直方向上的轻微移位以及侧曲运动。当然几种运动形式可以组合形成耦合运动。寰枢关节最主要的运动方式是旋转,承受了颈椎的50%旋转功能,C_{2-3}在颈椎中运动的幅度最小。枢椎上下关节突连结处是由管状的皮质骨及其中少量的松质骨组成。在冠状面上,其横突孔内界(后路螺钉行经区域)的横径上粗下细,外壁呈凹向内侧的弧形,增加了螺钉植入的难度和风险(图4-44)。

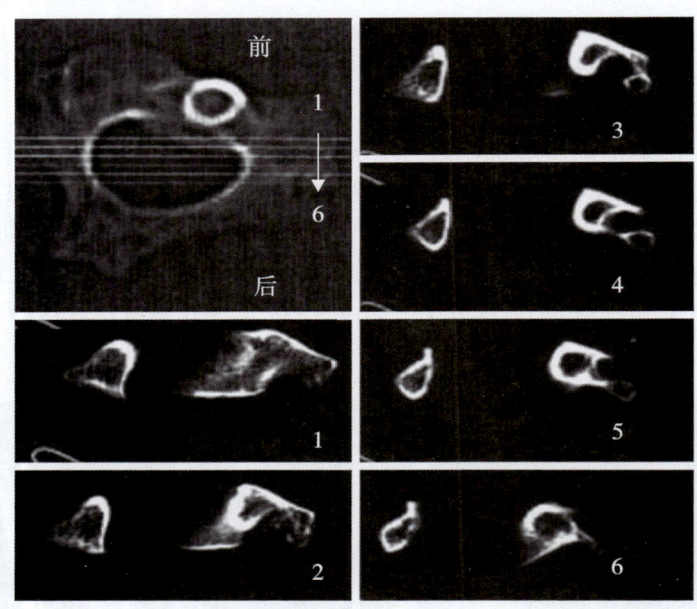

图4-44 枢椎侧弓横断面所见(垂直于横突孔内界纵轴)

枢椎作为一个特殊颈椎,其侧弓实际上是一个过渡性结构,其力学传导具有特殊性:齿状突几乎不承担纵向力,来自于上方头寰结构的重力几乎全部经寰枢关节传递下来,在枢椎上关节突处分解为前后两个分力,前方的分力通过枢椎上关节突、前结构两侧的凹陷区域,到达枢椎椎体再沿整个脊柱前结构向下传递,后方的分力沿着枢椎上下关节突之间的横突孔内后界、峡部,到达枢椎下关节突再顺脊柱后结构向下传递。相比于其他脊椎,枢椎前后结构之间的连接区域承受力的强度要大,兼起着类似典型脊椎椎弓根和峡部的共同作用。一个伸展力量作用于齿突产生一个集中点,迫使它在矢状面上旋转,这个力依靠两个力平衡:一边是张力,作用于前纵韧带、椎间盘和后纵韧带;另一边是压力,通过枢椎侧弓作用于C_{2-3}的小关节突关节。这2个相等和相对的力产生了一个平衡点,位于枢椎上下关节突之间的峡部,恰好也是解剖上的薄弱处。当应力超出其极限时,将导致骨折。此为Hangman骨折的致伤机制之一(图4-45)。

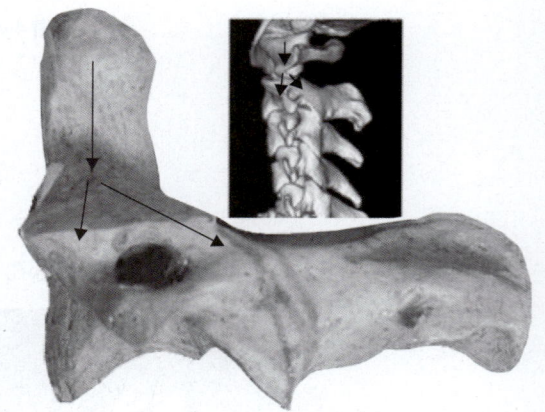

图4-45 枢椎力学传导的特殊性

(二)分类与致伤机制

多年来,人们一直致力于完成一种脊柱通用的创伤分类方法,但到目前为止尚未完成。甚至,针对颈椎创伤的分类方法也需要把上颈椎除外。由于上颈椎的独特结构,人们不得不对枢椎侧弓骨折进行单独分类。理想的分类方法需包括以下几个方面:①解剖/影像学描述;②致伤机制;③描述损伤后的稳定性。

1. Pepin-Hawkins 分类　1981 年 Pepin 和 Hawkins 提出的分型比较简单,只是根据骨折移位情况将枢椎侧弓骨折分为两型(图 4-46):Ⅰ型骨折没有移位,损伤范围只涉及枢椎后柱;Ⅱ型骨折有移位,除后结构受到损伤外,前方的韧带及 $C_{2\sim3}$ 椎间盘均受到损伤。该分类未考虑致伤机制,也没有涉及骨折的稳定性问题,被认为对临床指导意义不大。但是 Pepin 对所有的病例进行非手术治疗都取得了成功。

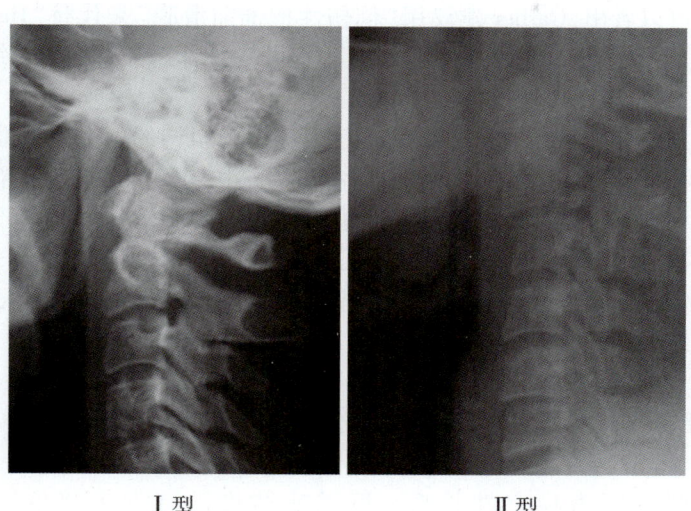

图 4-46　Pepin-Hawkins 分型

2. Francis 分类　同年,Francis 结合侧位片提供的骨折成角、移位和韧带的不稳定情况将 Hangman 骨折分为 5 个等级(图 4-47)。成角是 C_2、C_3 椎体后缘构成的角度,移位的测量是在侧位片上 C_2、C_3 椎体后缘分别画垂线,测量垂线间距离。其参照 White 和 Panjabi 对颈椎稳定性的判定标准,将移位大于 3.5 mm 或者成角大于 11°的病例认为骨折不稳定。当枢椎椎体向前移位超过 C_3 椎体矢状面宽度的 1/2 或者成角导致的 $C_{2\sim3}$ 椎间隙的前部或者后部的高度大于下一个正常间盘中心的高度时,就认为椎间盘已经破裂。出现下列情况之一就认为韧带受到了中等程度的损伤:①移位大于 3.5 mm 但是小于 1/2 C_3 椎体宽度;②受伤椎间盘高度小于邻近正常椎间盘中心高度;③C_3 椎体存在压缩性骨折。

Ⅰ级骨折是稳定的;Ⅱ~Ⅳ级骨折是不稳定的;Ⅴ级骨折意味着移位超过 C_3 椎体矢状径的 50% 或成角畸形已造成至少一侧(前或者后)$C_{2\sim3}$ 间隙大于正常颈椎间盘中央的高度。

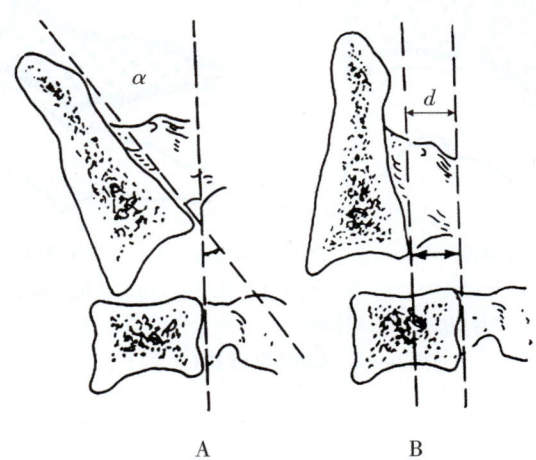

A. Hangman 骨折成角测量,C_2 椎体后缘与 C_3 椎体后缘的夹角(α);B. Hangman 骨折水平移位测量,C_2 椎体后缘与 C_3 椎体后缘垂线间的距离(d)。

图 4-47　Hangman 骨折水平移位及成角的测量

Francis 分类法的本意是建立分型与骨折不愈合率之间的关系,从而指导临床治疗。结果发现分型与骨折不愈合率之间没有明显相关性,高达 94.5% 的病例经过非手术治疗骨折都获得了愈合。其所依据的影像学资料以静态片为主,提供的信息不够全面,分类也没有考虑致伤机制。其病例经分析大多是由过伸和轴向压缩暴力引起,但是由过伸和轴向压缩暴力引起的枢椎侧弓骨折却分布在各个分型中。

从上述 2 个分型也可以看出,Garber 建议用"创伤性枢椎前滑脱"来代替"Hangman 骨折"来命名枢椎侧弓骨折,这一称呼也不完全恰当。因为不是所有的枢椎侧弓骨折都有枢椎前结构的滑脱存在。Ⅰ型骨折就没有前滑脱存在,是稳定性骨折。

3. Effendi 分类 同样是在 1981 年,Effendi 总结了 2 家医疗机构的 131 例枢椎侧弓骨折病例,提出了新的分类法。其与 Francis 分类显著不同是考虑到了枢椎后结构与 C_3 之间的位置关系有无变化;而且对所有病例分型的判定是根据屈伸动态位片进行的,而绝不仅是依赖静态的侧位片。而且结合致伤机制再分出亚型,因此分型更为准确与客观。同样值得提出的是,Effendi 发现同样的致伤机制导致的不仅仅是枢椎侧弓的骨折,而是骨折可以累及枢椎前、中、后结构的各个部分,包括椎体、上关节突、横突孔内界、峡部、下关节突、椎板等,他把这一损伤称作枢椎环骨折(axial ring fractures)(图 4-48)。为便于称呼,我们仍以枢椎侧弓骨折称之。其将枢椎侧弓骨折分为 3 型。

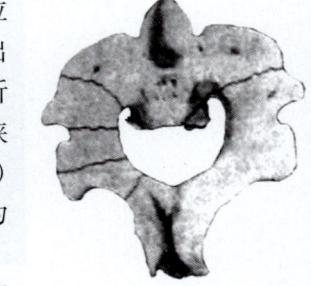

图 4-48 枢椎环骨折

(1)Ⅰ型骨折:该型骨折为稳定性骨折。枢椎前结构没有发生移位(<1 mm),$C_{2\sim3}$ 椎体间结构也正常。骨折线可以涉及椎弓的任何部位。如果骨折线位于枢椎环的中部或者后部,骨折线往往比较垂直;如果骨折线偏前,则有可能波及一侧的椎体后下缘,这种情况下骨折线往往比较倾斜。值得一提的是静态侧位片显示为Ⅰ型的 Hangman 骨折要加拍动态过伸过屈位片,以防止Ⅱ型骨折自发复位后被错误划入Ⅰ型(图 4-49、图 4-50)。

骨折线位于枢椎环的中部或后部   骨折线侵及枢椎椎体单侧后下方

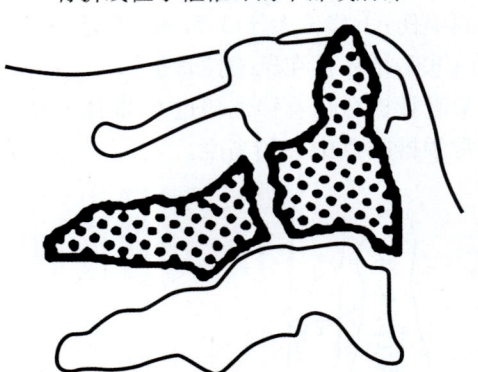 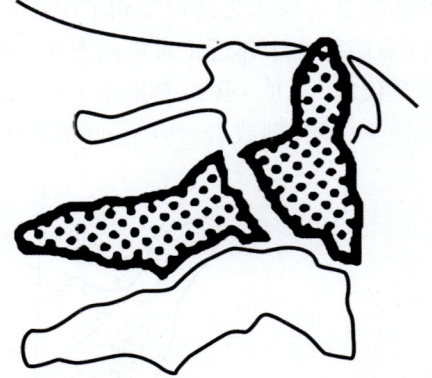

枢椎前结构没有发生移位(<1 mm),$C_{2\sim3}$ 椎体间结构也正常。骨折线可以涉及椎弓的任何部位。如果骨折线位于枢椎环的中部或者后部,骨折线往往比较垂直;如果骨折线偏前,则有可能波及一侧的椎体后下缘,这种情况下骨折线往往比较倾斜。

图 4-49 Effendi 分类(Ⅰ型)

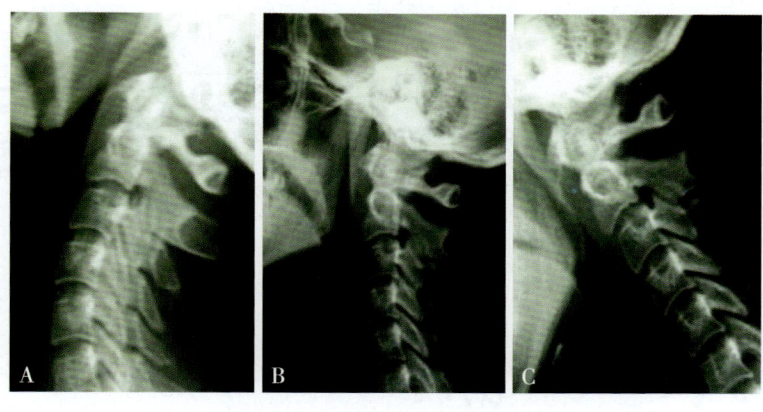

A.颈椎过伸；B.颈椎侧位；C.颈椎过屈位。

图 4-50　Effendi 分类 I 型枢椎侧弓骨折动态片

(2) Ⅱ型骨折：该型骨折枢椎前结构显示屈曲或伸展的成角或明显的向前滑脱，$C_{2\sim3}$ 椎体间结构已有损伤。根据致伤机制或者影像学表现进一步分为屈曲型、伸展型和平移型 3 个亚型，其中平移型所占比例最大，屈曲型次之，伸展型最少。多为不稳定性骨折。静态片上小的倾斜或者滑移并不能表示骨折是稳定的，应该加拍过伸过屈位片进行鉴别。动态拍片如果枢椎椎体位置或角度有了变化，说明骨折是不稳定的；拍片时应该有医师陪伴，并对头部做轻度牵引。明显的枢椎椎体位置异常除了表明骨折不稳定外，往往提示邻近的软组织受到了严重的损伤（图 4-51）。

(3) Ⅲ型骨折：移位的骨折，枢椎前结构向前移位并有屈曲，$C_{2\sim3}$ 小关节突关节发生脱位或交锁。该型病例所占比例最少，但伤情最重，9 例中 3 例死亡，其中 2 例由 C_2 节段的脊髓横断引起（图 4-52）。

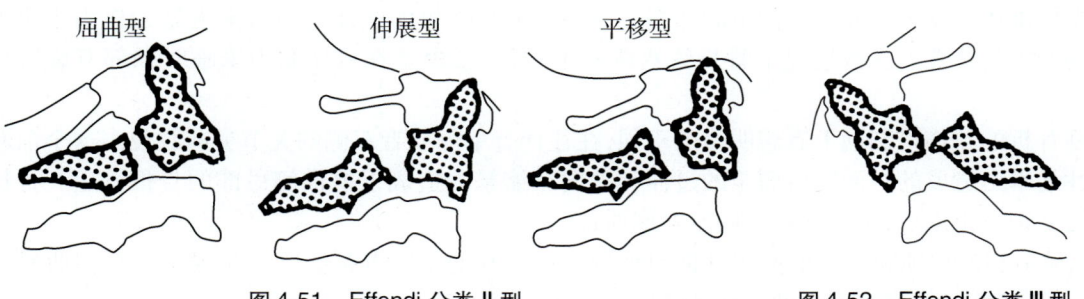

图 4-51　Effendi 分类 Ⅱ 型　　　　　　图 4-52　Effendi 分类 Ⅲ 型

(4) Effendi 分型与致伤机制的关系：Effendi 对枢椎侧弓骨折的致伤机制分析后认为来自垂直方向的载荷到达枢椎后，分为 2 个矢量，载荷的大部分通过前方的椎体向下方传递，少部分将传递到后方的关节面上。相比于作用颈部的过伸暴力，垂直方向的压缩暴力居于次要地位，其抵消了作用于颈椎前部的过伸暴力，使得枢椎前部结构不受损伤，但是分向枢椎侧方椎弓及下关节突方向的矢量得到了加强，导致在枢椎侧弓的特定部位发生了骨折（图 4-53）。

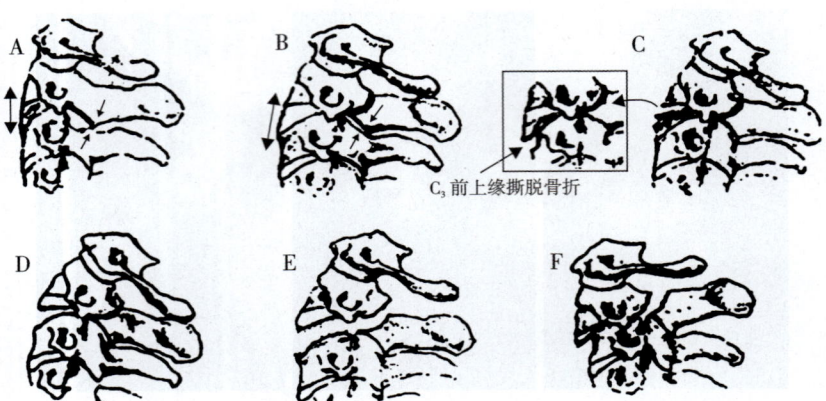

A. 椎体前方垂直暴力,传导至后方关节面,引起轴向压缩;B. 椎体前方过伸暴力,传导至后方,导致侧弓部骨折;C. 伴随前方结构的损伤,如 C_3 前上缘撕脱性骨折;D. 前纵韧带及椎间盘等结构损伤后,前方空间增大,呈过伸性改变,产生不稳定性骨折;E. 反弹的屈曲暴力引起椎体的屈曲、前滑脱;F. Ⅲ型骨折往往由屈曲暴力引起前脱位,随后反弹的过伸和轴向压缩暴力造成侧弓部骨折。

图 4-53　Effendi 枢椎侧弓骨折致伤机制分析

Ⅰ 型骨折是由分布到枢椎下关节突方向的过伸暴力和轴向压缩暴力共同作用形成的。轴向压缩应力可以来自作用于头顶的打击,也可以直接来自过伸暴力的矢量本身。

一旦枢椎侧弓部发生骨折,随之而来的就是前纵韧带和椎间盘前部的依次撕裂,导致枢椎椎体呈伸展位倾斜,$C_{2\sim3}$ 椎间盘前部空间增大,产生不稳定的 Ⅱ 型骨折。随之反弹的屈曲暴力也会造成 Ⅱ 型骨折,只不过枢椎椎体将变为屈曲或者前滑脱状态。原始放射片提供的往往是患者最近暴力作用于头颈后枢椎前结构的损伤位置。多数情况下骨折线双侧并不对称,考虑是在致伤暴力来临时颈部有旋转存在的缘故。

Ⅲ 型骨折的致伤机制同上有着明显的不同,往往伴有单侧或者双侧的关节突前脱位。这个前脱位是由屈曲性的暴力造成的。而随后而至的过伸和轴向压缩暴力造成了枢椎侧弓部的骨折发生。骨折发生在脱位及交锁发生以后,枢椎前结构固定在屈曲位。

$C_{2\sim3}$ 关节突的单纯脱位与枢椎侧弓 Ⅲ 型骨折致伤机制的不同点是前者只是受到一个屈曲暴力的作用,而后者还要有一个继之而来的过伸和轴向压缩暴力的作用。

4. Levine-Edwards 分类　Levine-Edwards 分类法是基于 Effendi 分类法建立的(图 4-54)。他们对 52 例 Hangman 骨折按照 Effendi 的分类法进行治疗,结果发现有 32 例划分为 Effendi 分类 Ⅱ 型的病例中的 3 例进行牵引治疗,移位和 $C_{2\sim3}$ 椎间隙后部空间增宽,成角反而加重。进一步分析和研究发现,这 3 例患者的致伤机制同其他 29 例患者截然不同,由此在原 Ⅱ 型的基础上分出了一个亚型,即 ⅡA 型。另外,Levine-Edwards 分类虽然是基于 Effendi 分类建立的,但二者对 Ⅱ、Ⅲ 型骨折致伤机制的理解却差别很大。Levine-Edwards 分类同时参考了 Franics 分类依据。下面分别予以叙述。

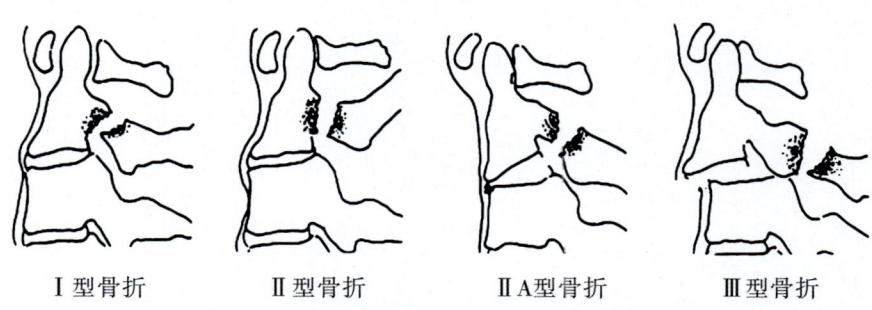

Ⅰ型骨折　　　Ⅱ型骨折　　　ⅡA型骨折　　　Ⅲ型骨折

图 4-54　枢椎侧弓骨折 Levine-Edwards 分类

(1) Ⅰ型骨折:包括所有没有移位的枢椎侧弓骨折或者虽然有移位但没有成角,且移位距离小于3 mm 的病例。对这部分病例在医师监护下进行过伸过屈位拍片,在屈曲位时没有发现移位有进一步加重,但在伸展位时骨折有不同程度的复位。属稳定性骨折,占整个骨折的28.8%。致伤机制是过伸加轴向负荷造成枢椎侧弓在伸展位上断裂。外力强度有限,没有将椎间盘破坏,也没有将前后纵韧带造成严重损伤,C_3椎体的前部结构也没有受到什么破坏。

(2) Ⅱ型骨折:骨折有超过 2 mm 的前移和不显著的成角,占55.8%。是一个复合性的致伤机制,最先受到的是一个过伸和轴向负荷,这一外力导致可以导致枢椎侧弓骨折,但没有造成前后纵韧带、椎间盘或后方关节囊的明显损伤;随之而来的向前屈曲和压缩的外力导致后纵韧带和椎间盘由后向前递次发生断裂,并常常导致C_3椎体的前上缘发生压缩骨折。当外力最后作用于前纵韧带时,已经呈强弩之末之势,但不至于使其发生完全断裂。对Ⅱ型骨折病例进行牵引治疗,牵引重量高达6.8~9.1 kg,没有发现$C_{2\sim3}$椎体间隙有异常增宽,表明前纵韧带的连续性大部是完好的。

由于Ⅰ~Ⅱ型的骨折原因主要是过伸和位于脊椎后半部的压缩暴力,因此侧弓的骨折往往都是近乎垂直,且骨折的位置要略微靠前一些。

(3) ⅡA型骨折:Ⅱ型骨折的一种变型,$C_{2\sim3}$间显示严重的成角和轻度的前移。致伤机制是属曲占主要成分并伴有牵张成分的暴力,即在C_2前结构受到屈曲暴力的同时,整个脊椎还受到一个向头端拉伸的外力。如对这部分病例按照典型Ⅱ型骨折进行牵引治疗,会发现骨折成角更为明显。这是因为C_2前结构以尚未断裂的$C_{2\sim3}$前纵韧带为铰链进一步旋开导致成角加大所致。对这部分病例逆致伤机制即在颈部轻度过伸下进行后方轻度加压发现成角减小,增宽的椎间隙后部变窄。相比于Ⅱ型骨折,ⅡA型骨折的成角更为倾斜一些,从后上到前下斜形通过枢椎侧弓,骨折的部位也更靠近枢椎下关节突,占整个Hangman 骨折的5.8%。

(4) Ⅲ型骨折:除了有侧弓骨折外,还合并单侧或双侧的小关节突脱位及交锁,占9.6%。Levine 认为Ⅲ型的骨折机制同ⅡA型类似,主要是屈曲暴力,因为2 种骨折类型的骨折部位及骨折方向都很接近。Ⅲ型骨折线一般有2 个位置:①斜行骨折线从上后方延伸向下后方,紧位于下关节突关节的后方,实际上是椎板骨折;②骨折线紧位于脱位下关节突的前方。Levine 认为在Ⅲ型骨折,骤然而至的屈曲暴力不仅导致枢椎侧弓或椎板骨折,而且破坏了$C_{2\sim3}$后结构间的软组织的联系,导致了$C_{2\sim3}$关节突间发生了脱位,C_2的后结果成了一个游离的"浮动椎板"。也有学者认为致伤机制是屈曲压缩暴力首先造成$C_{2\sim3}$关节突脱位,随之而来的过伸暴力造成上下关节突间骨折。

Effendi 和 Levine-Edwards 对致伤机制的分析各有千秋,但都有不足。Effendi 认为所有的Ⅱ型骨折$C_{2\sim3}$前纵韧带都已经断裂,但是患者进行头颅牵引后$C_{2\sim3}$椎间隙没有增宽不支持这一论断;Levine-Edwards 认为Ⅰ型骨折都是由过伸加轴向负荷造成,但该型患者在伸展位时骨折有不同程度的复位,就难以理解。应该说过伸绝不是唯一的机制。Levine-Edwards 对Ⅲ型骨折致伤机制的分析也没有 Effendi 的分析有说服力。众多的学者试图复制出枢椎侧弓骨折的致伤机制模型都没有成功。但通常认为,Levine-Edwards 分类对治疗方法的选择更有指导意义。

针对 Levine-Edwards 描述的 4 种损伤,后来有学者补充了第 5 种损伤类型ⅠA型(图4-55)。ⅠA型骨折是一种不典型的枢椎创伤性前滑脱,同Ⅰ型骨折一样,在常规颈椎侧位片上,它没有或只有轻微的移位,骨折线往往是不平行的,它在普通平片上不能识别。但此时有间接影像的改变,特征是C_2向前移位了 2~3 mm。有学者认为这是一种过伸和侧屈联合作用的结果。虽在平片上不易识别,但上颈椎CT断层扫描较易显示。骨折线常是倾斜的,一侧的骨折线累及椎动脉孔内,导致椎动脉孔变形,而对侧的骨折线靠近神经弓偏后的位置。在屈伸动力侧位片上,这种骨折是稳定的。实际上,大多的枢椎侧弓骨折两侧并不对称。

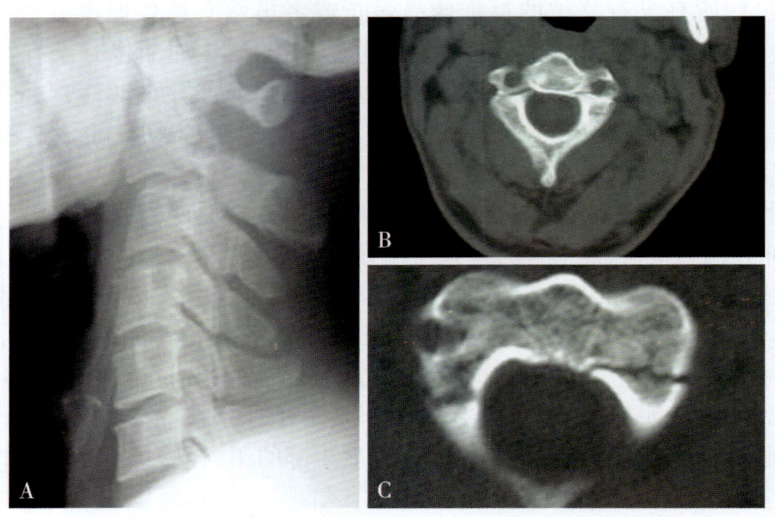

A. 颈椎侧位片，C_2 向前移位了 2～3 mm；B. 上颈椎 CT 横断面显示左侧骨折线累及椎动脉孔；C. 对侧骨折线靠近神经弓偏后位置。

图 4-55　Ⅰ A 型枢椎侧弓骨折

5. 其他分类法　Borne 将枢椎侧弓骨折分为两类：一类是单纯的枢椎峡部或椎弓根骨折，骨折线可为垂直型或为斜型，另一类是涉及枢椎椎体后下部的骨折。Borne 认为骨折移位小于 2 mm 为稳定性骨折，大于 2 mm 以上为不稳定性骨折，并且认为不稳定不是由骨折本身引起的，而是由于 $C_{2\sim3}$ 椎间盘的损伤。

目前所有的关于枢椎侧弓骨折的分类是就经受住了暴力考验并存活到医院就诊的患者进行的。对现场死亡病例尸检发现有相当数量合并枢椎侧弓骨折。Bucholz 发现 8 例枢椎侧弓骨折死者中 3 例颈髓完全损伤，仅 2 例韧带结构无明显损伤，提示不稳定枢椎侧弓骨折可能是现场死亡的一个重要原因。将死于事故现场的枢椎侧弓骨折一并统计在内，对分类及伤情严重性的论述更为客观。

6. 绞刑所致的枢椎侧弓骨折　绞刑中使用颏下绳结的机制：已有大量的研究确定这种损伤骨折发生在侧块最前面的部分，并有前纵韧带、椎间盘和后纵韧带的断裂。其致伤机制是过伸加上突然和猛烈的牵张暴力，造成颅颈分离，即枢椎椎体和颅寰颈结构作为一个整体向上分离，后方的枢椎后结构与第 3 颈椎的连结仍是完整的，常造成脊髓横断并立即死亡。执行绞刑时，经过缜密的计算，可以保证犯人由于脊髓横断而即刻死亡而头颅不被整个与躯体拉脱。

骨折可发生在任何年龄，文献报道最小的年龄为 7 周，最大为 90 岁。

到医院就诊的 Hangman 骨折患者具有三大特点：①多合并颜面部、头颅的损伤及颈椎其他部位的骨折等；②由 Hangman 骨折本身引起的神经症状很少；③经过治疗很少发生骨折不愈合。

与绞刑所致的 Hangman 骨折不同，由车祸伤等所致的 Hangman 骨折发生神经损害概率相对较低。如 Muller 报道 39 例，仅 4 例伴颈脊髓损伤。原因可能是前方骨折块向前移位产生椎弓缺损并造成实际上椎管的扩大，脊髓也随之前移，而免受了寰椎后弓的压迫。能到医院就诊的车祸伤患者多是受到轴向压缩和过伸暴力，脊髓没有受到过度拉伸，故而损伤率极低。但当骨折线涉及枢椎椎体时，枢椎椎体后下方骨质仍留在原位，则会出现脊髓受压的危险。实际上，这些病例属于枢椎椎体骨折。

Hangman 骨折最常见的临床症状是颈部疼痛和僵硬，部分病例合并枕大神经分布区疼痛。其次是四肢麻木和无力。如骨折线累及横突孔则可能出现椎动脉损伤。部分病例合并其他部位的骨折和损伤。

现在的 Hangman 骨折患者主要由交通事故或者坠落伤所致。对在交通事故现场死亡的病例进行尸检，发现有相当的病例合并上颈椎骨折，而其中 25%～71% 的病例是枢椎骨折病例。Bucholz 对 8 例有 Hangman 骨折的复合伤死者进行尸检或拍片检查，发现仅有 2 例死者的韧带结构没有明显损伤，能够防止枢椎发生明显移位，3 例颈髓有完全性损伤。这可能提示：我们得到的 Hangman 骨折患者的死亡率实际上是能到医院就诊的幸存者中的死亡率，并不能反映 Hangman 骨折的实际死亡率。有学者认为并不是 Hangman 骨折所致的神经脊髓损害概率很低，而是 Hangman 骨折导致严重脊髓损伤的患者往往在事故发生地就已经死亡,或者在运送途中发生死亡,而能到医院就诊的患者往往是那部分病情轻的患者。学者们对病例的统计主要是以来到医院就诊的患者进行统计的。也许并不能反映Hangman骨折并发神经损伤的实际情况。

(三)影像学检查

1. 普通X射线检查　包括颈椎常规片和断层片。同腰椎的峡部骨折主要依靠双斜位片不同,Hangman诊断主要依靠侧位片。侧位片一般可清楚地显示骨折线及移位和成角的情况,典型表现是双侧枢椎峡部骨折,骨折线呈垂直或斜形,枢椎椎体可有不同程度的移位和成角畸形。侧位片不清楚时可以考虑加拍斜位片或断层片辅助,但实际上一般侧位片已经足够了,极少用到断层片辅助。动力拍片可提供骨折稳定情况的信息。但是如果是骨折线通过枢椎椎体后下部,就需要断层拍片才能够避免漏诊。另需注意寰椎、下颈椎有无伴随骨折。对婴幼儿还需注意枢椎椎弓根先天性缺损或软骨连结的可能。

Cusmano回顾了32例上颈椎骨折的病例,有9例患者普通平片漏诊了骨折,其中有4例Hangman骨折,漏诊的原因有骨结构的重叠干扰、拍片质量不过关、漏诊双皮质影等,患者椎前软组织影没有肿胀也是导致漏诊的一个因素。建议除提高读片水平外,对局部症状但平片检查阴性的患者要进一步行CT检查,对昏迷的患者上颈椎CT检查应该成为常规。

2. CT检查　CT可清楚显示骨折线、移位情况及与椎管的关系,并能发现常规X射线片漏诊的病例。三维重建有助于对骨折形态的全面了解,对于可疑累及枢椎前结构的非典型Hangman骨折(枢椎椎体骨折)尤为必要。

3. MRI检查　MRI检查可了解脊髓及周围软组织的情况,对整个损伤可有全面的评估,并为手术入路的选择提供依据。Junge等认为随着MRI的应用和经验积累的增加,MRI检查可以替代动态放射片检查来明确椎间盘和韧带结构的损伤。也有认为MRI在确诊Hangman骨折时存在缺陷。Cooperman发现一例普通X射线片2次漏诊的复合型枢椎多处骨折,行MRI检查只是看出了齿状突骨折,而进一步的CT检查却发现患者同时还有双侧侧弓的骨折。

4. 血管造影　Mirvis认为在骨折线通过横突孔时应行血管造影,以便早期发现椎动脉损伤并进行治疗。但由于椎动脉损伤而引起临床症状的病例很少。

(四)诊断与影像学评估

诊断包括:①骨折的分类;②有无神经损伤;③有无伴随伤;④是否为多发伤。在整个颈椎骨折脱位中,创伤性枢椎侧弓骨折占4%~7%,如缺乏准确的创伤史或对该损伤特点认识不足,会造成漏诊。有时损伤较为复杂,伴有多发伤,尤其是存在明显的致命性非颈部伤时,常将注意力转移。对怀疑有颈椎损伤的患者,不要放过,反复检查直到肯定或排除诊断。通过详细地询问病史和体格检查,掌握暴力的作用点及方向,结合影像学检查,判断其致伤机制,可指导治疗方案的选择。

现场救治时将患者分为两组:第一组患者无神经系统症状,患者意识清醒,只有1处颈椎损伤。需要1张仰卧位颈椎正侧位片,这可以描述骨折情况。第二组是多发伤的患者,常伴有颅脑创伤,他们意识不清或反应迟钝,往往不能合作。颈椎创伤情况可以通过常规平片评估,对创伤性枢椎侧弓骨折的患者,最初的平片非常重要,在仰卧位片上,颈椎是前凸的,但这常常掩盖骨折移位的实际情况。如果患者较为肥胖,颈椎常处于过伸位,这对一些创伤性前滑脱分型较为困难。可能将Ⅱ型骨折误认为是Ⅰ型骨折。如果患者躯干相对于头颅较小或是儿童,仰卧位的平片可能是轻度屈曲位的,这就加重病情。由于创伤性前滑脱多为后结构损伤,往往没有咽前软组织阴影的加大。如咽前软组织阴影加大,就可能是损伤波及前柱。应注意的是ⅠA型骨折在侧位片上可能显示不清。

如果患者没有神经系统症状,被怀疑是Ⅰ型骨折,须行进一步的影像学检查:做动力位摄片。如果有C_3椎体前上缘的压缩性骨折,在动力位片上呈现不稳,这毫无疑问是Ⅱ型骨折。大部分Ⅰ型骨折的患者,在颈椎动力位片可出现骨折线旁少许移位。ⅠA型骨折常需CT扫描,这样容易识别C_2椎动脉孔的骨折。如果有不典型的、无法解释的神经系统症状,需行颈椎MRI检查或DSA检查以观察椎动脉血流情况。对于Ⅱ型骨折或ⅡA型骨折,侧位片可以明确诊断,但对于Ⅱ型骨折或ⅡA型骨折的患者,还需行颈椎MRI检查,以了解C_{2-3}椎间盘及前后纵韧带的完整性。

Ⅲ型骨折,由于存在关节突损伤,需行上颈椎 CT 或 MRI 检查。这可以明确 C_2 关节突骨折的情况以及是一侧还是双侧关节突骨折,骨折线是否累及椎板、关节突,常需手术治疗。在手术前行颈椎 MRI 检查,可以明确有无 $C_{2\sim3}$ 的椎间盘突出。

对伤情的判断和估计至关重要,创伤性前滑脱的患者是否还有其他部位的骨折,体检应重视有压痛的部位或有皮肤挫伤的部位。如果有疑问,相关的检查是必需的。Levine 和 Fischgrund 在一组 335 例上颈椎损伤的患者中发现相当多的合并伤。有 15.2% 的患者有 2 处或以上的上颈椎骨折,22.7% 的患者有脊柱其他部位的骨折。这一组中创伤性前滑脱有 131 例,其中 29 例伴颈椎其他部位的骨折,7 例有胸椎、腰椎骨折,当一个患者有 2 处并发骨折,则骨折的发生机制大多一致。

(五)治疗

治疗方法取决于骨折的稳定程度,分非手术治疗和手术治疗。从认识枢椎创伤性前滑脱起,对其治疗就存在争议:一方面是对手术适应证的控制,另一方面是手术入路的选择。枢椎创伤性前滑脱存活者很少合并脊髓或神经受压症状,随访发现 $C_{2\sim3}$ 椎间盘和骨折部位都有自发愈合倾向,Ⅰ型一般在伤后 8 周、Ⅱ型和Ⅲ型在伤后 3 个月都愈合牢固了。据此 20 世纪 80 年代占统治地位的治疗观点是以非手术治疗为主。

1. 非手术治疗 包括头颈胸石膏、石膏颈托、Halo-vest 支架和牵引。

(1) 稳定性骨折(Levine-Edwards 分类Ⅰ型):可直接采用石膏固定 12 周,拍片复查获得骨性愈合后改用颈托固定 6 周。采用 Halo-vest 支架可获得 99% 的愈合率,但会带来穿钉处感染、固定钉的松动等并发症。Coric 采用软式固定治疗 64 例 Hangmang 骨折均取得了成功。

用颈围固定的患者失败的主要原因是骨折间隙变大。其中部分是因为开始时是Ⅱ型骨折,被误认为Ⅰ型骨折。但临床上常发现有些Ⅰ型骨折的患者并不适合颈围固定,譬如,肥胖或颈部粗短的患者。对颈椎多发性骨折,对稳定性的评估要客观、细致,而不是简单地将伤情相加。如Ⅰ型骨折合并寰椎后弓骨折,使用颈围固定就足够了,无须将固定方式升级。因为这 2 种骨折并没有增加上颈椎的不稳定性。患者合并Ⅱ型齿突骨折和创伤性前滑脱使用 Halo-vest 支架固定就可以了。

ⅠA 型骨折屈伸位片上是稳定的,使用 Halo-vest 头环背心支架固定是可行的。

(2) 不稳定性骨折(Levine-Edwards 分类Ⅱ型):可行牵引复位。可从小重量开始牵引,起始 2 kg,逐渐加重到 4~5 kg,根据致伤机制、移位和成角情况选择牵引方向及颈部位置,密切的 X 射线复查了解牵引效果。牵引过程中在两侧放置沙袋以防发生旋转移位。复位后,改中立位牵引 2 kg 维持 3~6 周,以制动和维持复位,然后带 Halo-vest 支架下地活动。观察到骨折愈合后,改用塑料颈托维持 6 周。骨折初期,Halo-vest 支架并不能维持复位,过早带 Halo-vest 支架下地可能造成再移位。

对 Levine-Edwards 分类ⅡA 型行牵引治疗后会造成 $C_{2\sim3}$ 分离和移位加重。正确的治疗是 Halo-vest 支架制动并在影像学监测下施行轻度的加压,以取得和维持解剖复位。

也有报道高达 44.4% 行 Halo-vest 支架固定的病例需要手术治疗。

Ⅲ型如牵引能够复位,则按照Ⅱ型骨折处理,牵引复位失败则手术,使脱位并交锁的小关节突复位,对骨折本身并不做过多处理。

2. 手术治疗 传统认为 Levine-Edwards 分类Ⅲ型是唯一需要直接手术治疗的 Hangman 骨折。牵引难以复位的骨折 Levine-Edwards 分类Ⅰ~Ⅱ型骨折,也行手术。随着时间的推移,患者要求的提高和手术技术的日臻完善,手术适应证也在发生变化。如随访发现,大部分Ⅱ型及ⅡA 型的病例采取非手术治疗即可获得满意的近期疗效,但远期易发生迟发型 $C_{2\sim3}$ 鹅颈畸形,便有学者建议对不稳定的Ⅱ型及ⅡA型骨折采取早期手术治疗。也有学者认为对于Ⅱ型及ⅡA 型骨折,应该常规行颈椎 MRI 检查,如 MRI 显示 $C_{2\sim3}$ 椎间盘损伤,并向后方突出有压迫脊髓的可能时,再行前路 $C_{2\sim3}$ 椎间盘切除植骨融合术,必要时可辅以前路 $C_{2\sim3}$ 钢板内固定术。

手术治疗目的是减压、复位及提供稳定。早期的手术有:后路手术复位及"8"字形钢丝固定术、Luque 棒内固定、后路枕颈融合术等。由于枕颈融合使颈椎旋转功能丧失,现多不主张。近年来有前路 $C_{2\sim3}$ 开槽植骨融合术、经或不经口钢板内固定术、$C_{1\sim3}$ 融合术等出现。前路手术对于非手术治疗失败的

Ⅰ～ⅡA型骨折可行，但Ⅲ型骨折合并C_{2-3}关节突脱位，单纯前路手术将脱位的关节突复位有难度。

Verheggen发现后路跨枢椎上下关节突间螺钉内固定可以保留C_{1-2}间的旋转功能及C_{2-3}间盘的大部运动功能，让韧带结构自行愈合，因而优于前路钢板内固定，建议对不合并椎间盘突出的Hangman骨折进行后路椎弓根内固定。Abumi等尚认为上下关节突间螺钉内固定后路手术亦可使突出的椎间盘还纳并纠正颈椎后凸畸形。Judet等认为后路螺钉内固定能够达到复位、对骨折块加压及产生即刻稳定性，是"恢复生理状况的手术"。但由于枢椎解剖的特殊性，后路螺钉固定可能损伤椎动脉和颈髓。但随着近年解剖学研究的深入及CT等用于术中监测，成功率已明显提高。Ebraheim将进针方向及角度个体化，效果理想。Taller在CT引导下对10例患者行后路枢椎上下关节突间螺钉固定，随访33.3个月，全部成功。

（六）枢椎前后路手术的优缺点与操作可行性

由于枢椎解剖结构和力学传导的特殊性，枢椎创伤性滑脱不论是接受前路手术还是后路手术，都有各自的优缺点和操作技巧。

1. 前路手术　前路手术内固定适用于前纵韧带断裂或椎间盘突出的Ⅱ型或ⅡA型损伤。对于Ⅲ型损伤，单纯前路手术不能解决枢椎关节突脱位的问题（图4-56）。

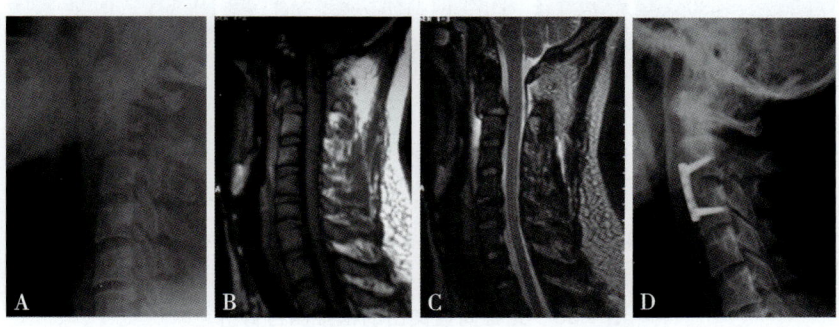

A. 颈椎侧位片；B. 颈椎磁共振矢状位T_1加权；C. 颈椎磁共振矢状位T_2加权；D. 术后颈椎侧位片。

图4-56　枢椎侧弓骨折前路手术

实际操作中前路手术面临如下问题：①经口手术创伤大，伤口遭受污染的机会增多；②不经口手术，患者需要过度后仰才能暴露清楚手术区域，对于已经有前纵韧带断裂的病例，有可能造成脊髓受损加重，尤其在使用撑开器撑开的情况下；③枢椎的解剖结构特殊，前结构前方两侧为凹陷的上关节突与椎体间区域，C_{2-3}前路钢板螺钉固定时，C_2的固定螺钉容易落入此两侧的凹陷区域，使得固定强度受到影响；④根据Levine-Edwards理论，前纵韧带是最后受到致伤暴力破坏的部位，连续性大多完好，前路手术将唯一残存完好的前纵韧带都将进行破坏；⑤不是直接针对骨折部位的手术；⑥牺牲了C_{2-3}的正常椎间活动，增加了相邻节段椎间盘的活动负担；⑦由于枢椎结构和力学传导的特殊性，生理状态下，头端来的暴力到枢椎后分为前后2个分力，前者沿着脊椎前结构（前柱）传导，后者通过枢椎侧弓传递到脊椎后结构（后柱）向下传导。前路C_{2-3}椎间固定后，原有的生理力学传导将发生变化，枢椎侧弓和后结构的力学传导作用消失，此种情况对患者会造成何种长期影响，有待于进一步深入研究。

2. 后路手术　后路手术对Ⅲ型损伤尤为合适（图4-57），因为可以将交锁和前脱位的枢椎下关节突复位。另外，对于不合并前纵韧带断裂和椎间盘突出的患者，现在流行的枢椎侧弓螺钉固定是针对侧弓骨折部位本身的固定，被有的学者称为"恢复生理状态"的手术（图4-58）。但是枢椎侧弓螺钉固定技术要求又相当高。下面仅对枢椎侧弓螺钉固定所面临着的问题进行探讨。

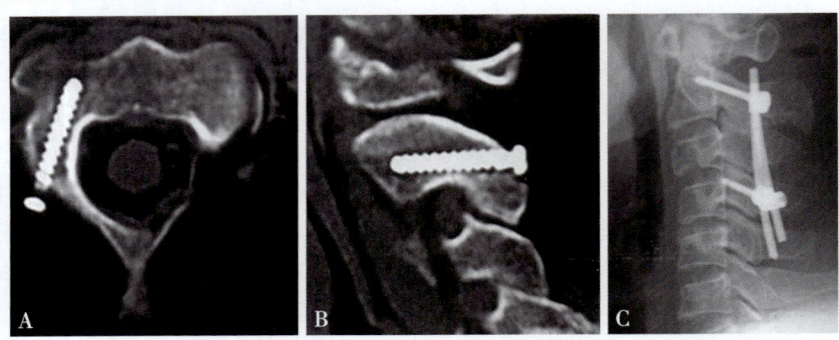

A. 颈椎 CT 横断面；B. 颈椎 CT 矢状面；C. 颈椎侧位片。

图 4-57　枢椎侧弓螺钉固定

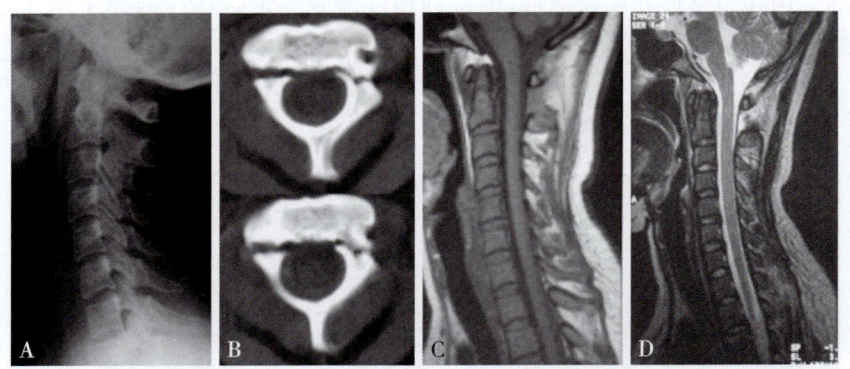

A. 颈椎侧位片；B. 颈椎 CT 横断面；C. 颈椎磁共振矢状位 T_1 加权；D. 颈椎磁共振矢状位 T_2 加权。

图 4-58　无椎间盘突出的枢椎侧弓骨折

（1）部分枢椎侧弓骨折位置靠后，甚至靠近下关节突（ⅡA 型损伤），距离进针点过近，甚至骨折线本身就在进针点上或者进针点后方，无法进行枢椎侧弓螺钉内固定。

（2）枢椎侧弓尤其在横突孔区域是上宽、下窄，左右侧的宽度、内倾角和上倾角并不一致。部分枢椎侧弓（在中国人中达将近 20%）宽度过窄，不适于枢椎侧弓螺钉内固定（图 4-59）。而正由于其宽度不够，同样的暴力情况下，反而容易发生枢椎侧弓骨折。

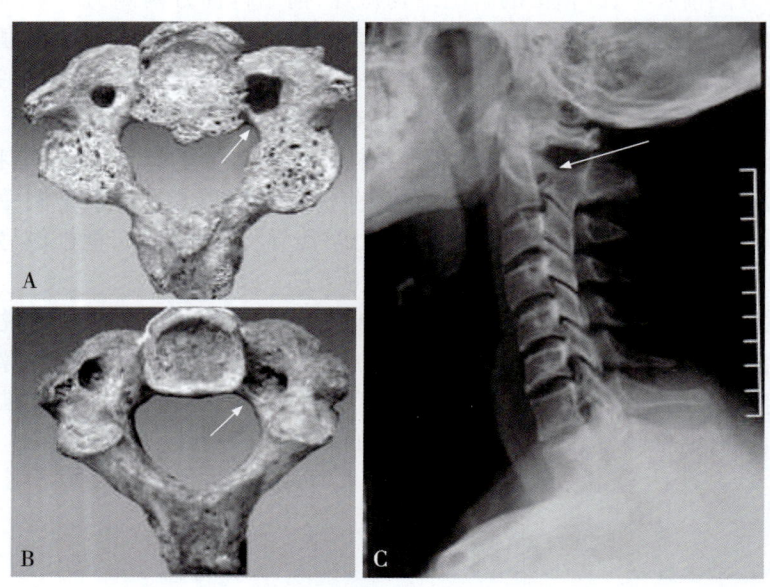

A、B. 枢椎标本大体照片；C. 右侧为颈椎侧位片。

图 4-59　枢椎侧弓过细，不适于侧弓螺钉固定

(3)枢椎侧弓的横突孔区域上宽、下窄,螺钉的安全宽度界限主要由枢椎侧弓的中下宽来决定,但手术中肉眼直视下看到的却只是宽度较大的上宽。以上宽为判定标准,来决定进针的内倾角,螺钉的方向就有可能偏外,一旦螺钉方向偏外,打入横突孔内损伤椎动脉,就可能导致严重后果(图4-60)。螺钉偏内,打入椎管内,损伤脊髓,也会造成严重后果。

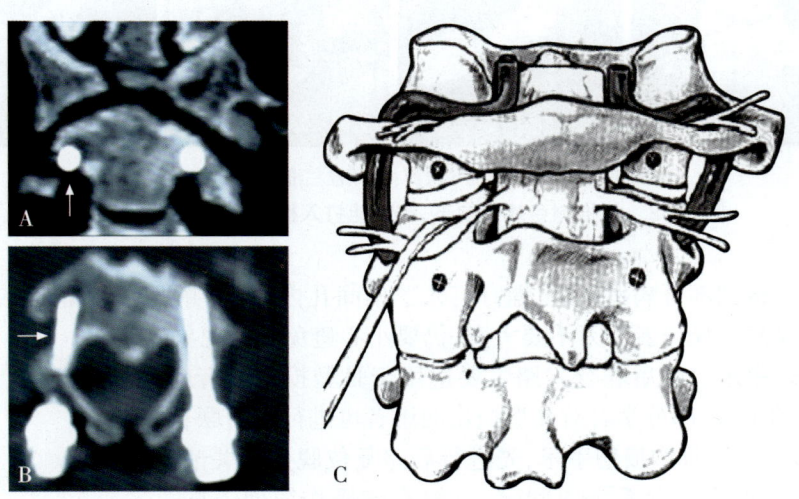

A、B. 颈椎CT冠状面及横断面;C. 寰枢椎及椎动脉解剖模式图。

图4-60　枢椎侧弓螺钉方向偏外,打入横突孔内

(4)枢椎侧弓螺钉固定时,对上倾角的要求也非常高,如果进钉方向偏上,则螺钉前端就有可能打入$C_{1\sim2}$关节突间隙,形成关节突螺钉,影响$C_{1\sim2}$间的旋转活动(图4-61);如果进钉方向偏下,螺钉同样有可能打入横突孔内,损伤椎动脉(图4-62)。

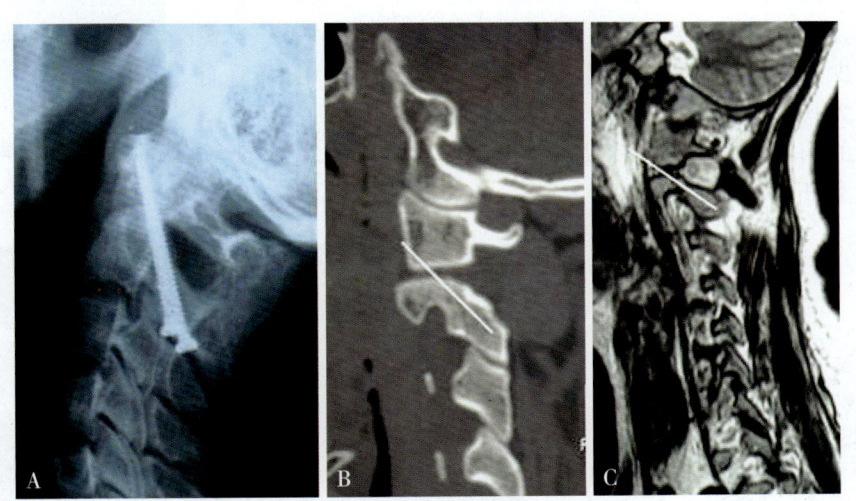

A. 颈椎侧位片;B. 颈椎CT矢状面;C. 颈椎磁共振矢状面。

图4-61　枢椎侧弓螺钉偏上,有可能形成$C_{1\sim2}$关节突间螺钉

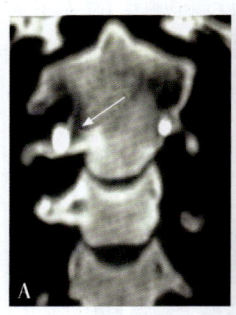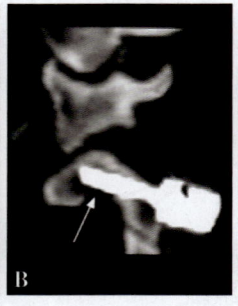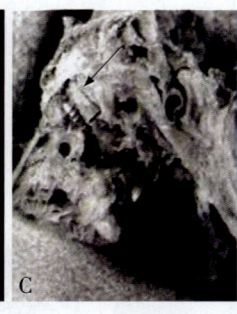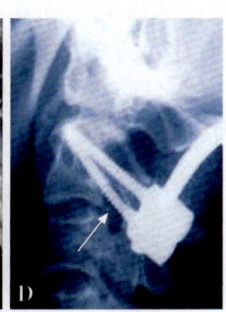

A. 颈椎CT冠状面；B. 颈椎矢状面；C. 颈椎三维重建；D. 颈椎侧位片。

图4-62 枢椎侧弓螺钉偏下，有可能打入横突孔内，损伤椎动脉

临床实践中也会碰到部分病例，侧弓螺钉打入了椎间孔内，患者并没有出现症状。我们认为这是椎动脉发生了逃逸的缘故。操作者千万不要大意，仍要小心避免此种现象的出现。

3. 前后联合入路手术　前后联合入路主要适用于Ⅲ型损伤并有前方 $C_{2\sim3}$ 椎间盘突出的患者，部分学者对Ⅱ型损伤的患者也进行前后联合入路手术（图4-63）。对于Ⅲ型损伤手术，先进行后路复位脱位的关节，然后进行 $C_{2\sim3}$ 后路钉板或钉棍系统内固定，钉棍系统操作简便一些。Ⅱ型损伤则根据病情或术者个人的习惯而定，此时行后路手术时仅行枢椎侧弓螺钉固定就可以，而不必进行钉板或钉棍系统固定。

八、枢椎侧块骨折

枢椎的侧块是齿突两侧骨膨大部，其表面为关节面并与寰椎下关节面构成寰枢关节，侧块后外下方为横间孔，有椎动脉通过（图4-64）。侧块骨折为一种较少见的损伤，损伤机制与寰椎椎弓骨折基本相似，垂直压缩和侧方屈曲为其主要暴力方式。

一些非典型的Hangman骨折，其骨折线也可累及枢椎侧块，其致伤机制同Hangman骨折一样（图4-65）。

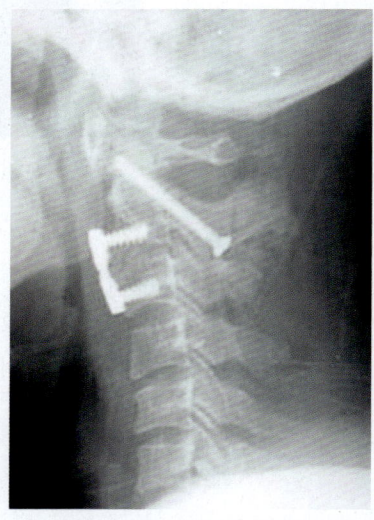

图4-63 枢椎侧弓骨折前后联合入路手术

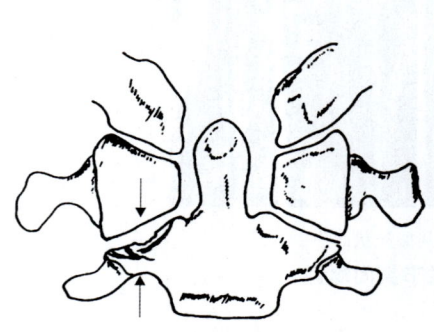

图4-64 枢椎侧块骨折

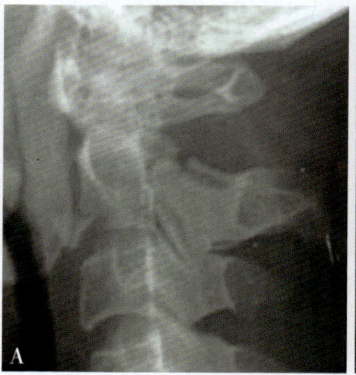

A. 颈椎侧位片；B. 颈椎CT横断面。

图4-65 非典型Hangman骨折累及枢椎侧块

颈部或枕部疼痛和头颈活动受限为主要局部临床表现。极少合并脊髓或神经根损伤，尽管合并 $C_{1\sim2}$ 其他部位损伤，较少出现神经症状。

在侧块移位较轻时，常规X射线片往往不能发现直接的骨折征象，仅能发现颈椎生理弧度减小或者变直。在这种情况下，颈椎的薄层CT扫描往往可以发现骨折线的存在。MRI在发现枢椎侧块骨折上没

有太多的帮助,不作为常规检查,但由于可以发现软组织及脊髓的变化情况,有条件时可以进行。

治疗主要依据损伤严重程度来选择合适治疗方法:①轻度压缩性骨折而无移位者,仅需要颈部固定直至骨折愈合;②侧块严重骨折者,需要牵引复位;③关节面不平的陈旧性损伤,合并退变及存在不稳定因素且有局部疼痛或功能受限者,需要寰枢椎固定融合;④非典型的Hangman骨折累及枢椎侧块,治疗方案同Hangman骨折。

九、枢椎椎体骨折

枢椎椎体骨折的报道不多,实际上这种损伤并非不常见,只是散在于Hangman骨折和齿突骨折的专题报道中。一些非典型的Hangman骨折的报道实际上是枢椎椎体骨折。Anderson-D'Alonzo分类的Ⅲ型齿突骨折从其定义上就是枢椎椎体骨折,确切地讲,而非齿突骨折(图4-66)。

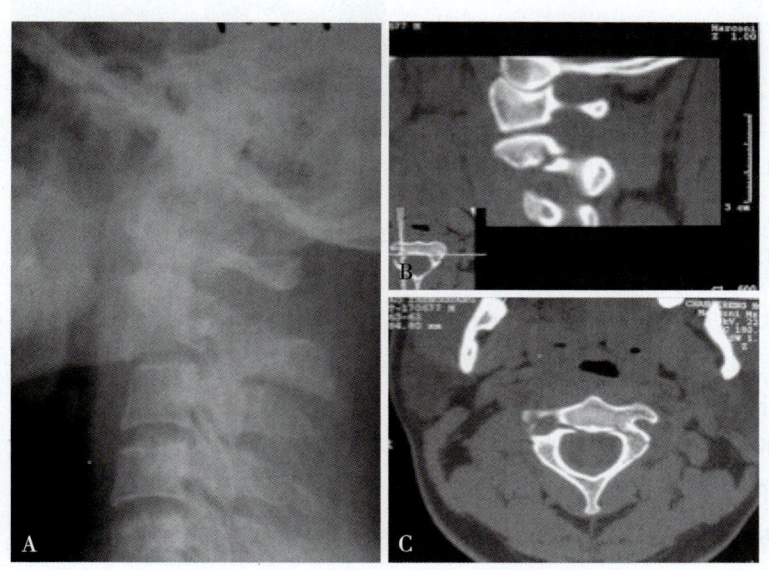

A. 颈椎侧位片;B. 颈椎CT矢状面;C. 横断面。

图4-66 涉及枢椎椎体的非典型Hangman骨折

(一)分类与致伤机制

枢椎椎体骨折的部位,位于齿突基底部和双侧椎弓根之间,按照骨折的形态,可分为3型。

1. **Ⅰ型枢椎椎体骨折** 骨折线呈冠状排列的垂直的枢椎椎体骨折,其机制包括:①较引起Hangman骨折的暴力略少伸展,并伴较小的轴向载荷的暴力作用引起枢椎椎体背侧部位的垂直骨折。②主要的轴向压缩载荷加伸展暴力作用于额顶部,从而引起椎体后背侧部位的垂直骨折加$C_{2\sim3}$椎间盘前部断裂、C_2椎体前下缘撕脱骨折,伴C_1和C_2大部分椎体的过伸(但往往不能表现出骨折)。③屈曲暴力加轴向载荷作用于枕顶部,引起C_2椎体侧垂直骨折,椎间盘断裂,C_2复合体(寰椎和枢椎大部分椎体)前移和前纵韧带撕裂。部分患者可导致枢椎前下缘骨折。④屈曲加牵张暴力可引起枢椎椎体后部骨折,椎间盘部分断裂和C_2复合体屈曲(图4-67)。⑤一个急性过伸和旋转的暴力。Schneider等曾描述了1例类似的骨折,是因绞索套的绳结放置于耳下位置而发生的。

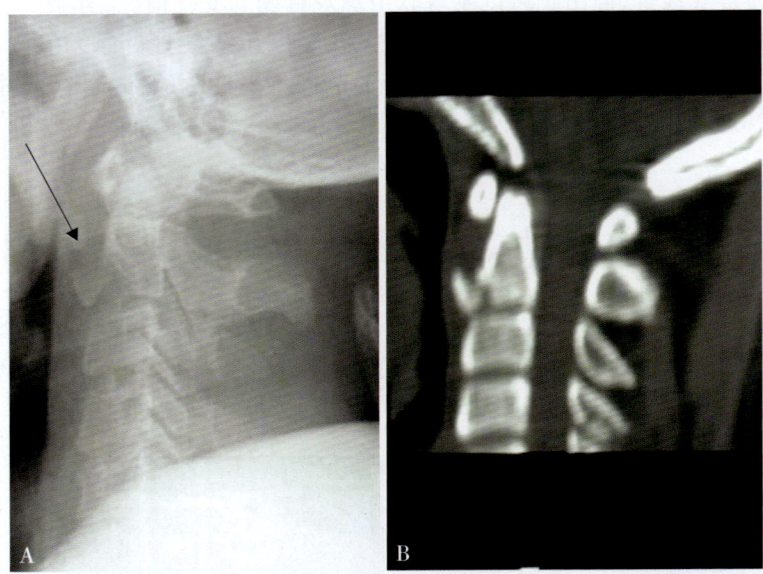

A. 颈椎侧位片，箭头所示为枢椎前下缘移位的骨折块，为屈曲暴力合并轴向载荷所致；B. 颈椎 CT 三维重建矢状面。

图 4-67　屈曲暴力+轴向载荷导致枢椎前下缘骨折并移位

2. Ⅱ型枢椎椎体骨折　骨折线呈矢状方向的垂直枢椎骨折，即枢椎侧块骨折或枢椎上关节突骨折，其致伤机制是轴向压缩和侧屈暴力通过枕骨髁传导到寰椎侧块再传递到枢椎侧块，引起压缩性骨折（实际上是枢椎侧块骨折）。

3. Ⅲ型枢椎椎体骨折　骨折线呈水平方向的椎体部骨折，即齿突Ⅲ型骨折，此处不作赘述。

（二）影像学检查

普通 X 射线检查中，颈椎侧位片和矢状面的断层片对Ⅰ型骨折的诊断非常有用。侧位片可显示骨折线通过枢椎椎体背侧，椎体的前方大部分和寰椎一道向前移位，并伴屈曲或伸展的成角畸形，而其椎体后、下部分仍在原处，位于 C₃ 椎体上方的正常位置，断层片可清楚显示骨折线及骨折块移位的情况，开口位片和冠状面的断层片对Ⅱ型骨折的诊断非常有价值，可显示枢椎侧块塌陷、寰椎侧块进入枢椎上关节面。

CT 及 CT 三维重建对了解骨折的全面信息非常重要。MRI 对软组织的良好分辨率使其在脊髓损伤中使用广泛；同样，在枢椎椎体骨折患者中，MRI 可清楚显示脊髓损伤和受压的情况。

（三）临床表现与诊断

枢椎椎体骨折的临床表现特点依骨折类型有所不同。Ⅰ型骨折患者伴随神经损害的概率较高。枢椎椎体前半部分连同寰椎移位，而枢椎椎体后侧骨折碎片仍留在原位，从而造成脊髓受压的危险，但也有神经功能完整仅有颈部剧烈疼痛为主要症状者。Ⅱ型骨折的患者一般不伴有神经损害症状，仅有局部症状，如颈部疼痛、僵硬。诊断应根据准确、详尽的病史，体格检查并结合多种影像学检查结果综合研究，确定某一患者的暴力作用点、致伤机制，了解枢椎椎体骨折及周围骨骼和软组织损伤情况的全面信息。

（四）治疗

1. 非手术治疗　枢椎椎体骨折的治疗应以非手术治疗为主，根据每个患者独特的致伤机制，采取不同的治疗。对无神经损害、无明显移位的患者行石膏固定；对有移位的患者行牵引复位，注意事项同 Hangman 骨折的治疗。对屈曲加牵张暴力所致损伤的患者，牵引可能造成移位加重或过牵，需改用 Halo-vest 支架固定，并在影像学监视下略做加压。对伴有神经损害的患者，可先行牵引复位，密切观察，同时行多种的影像学检查明确骨折移位情况和脊髓受压情况，如能复位，症状改善，可继续维持牵引。

2. 手术治疗　如症状无改善或症状改善后停滞，则根据影像学检查所显示脊髓压迫的部位选择手术的入路及术式。对Ⅱ型骨折不能复位者,为防止长期的不稳、畸形愈合和退变性寰枢关节炎,也可考虑行后路融合手术。

十、创伤性寰枢椎不稳

寰枢椎不稳可能导致颈髓压迫,甚至对患者的生命也有极大的威胁。造成该部解剖区域不稳的原因主要有4种:创伤、炎症、局部畸形(尤其是解剖的某些结构缺失)和肿瘤。创伤性寰枢椎脱位或半脱位,可引起脊髓和神经压迫症。

(一)骨性结构的不稳定

骨性结构不稳定主要指寰椎和枢椎及其椎间关节的损伤,引起相互之间正常解剖关系的破坏,导致该部支持作用和运动功能的异常,并可能合并神经组织受压。包括枢椎齿突骨折、枢椎椎弓骨折、寰椎椎弓骨折以及因此造成寰枢脱位等。

1. 枢椎齿突骨折 齿突骨折是寰枢椎不稳的主要因素。骨折和骨折不愈合即丧失了在枕寰枢具有重要解剖功能的中轴,使寰枢关节失去控制并造成不稳定。

2. 枢椎椎弓骨折(Hangman骨折)的分离移位 可引起寰枢间正常关系破坏。

3. 寰椎椎弓骨折(Jefferson骨折) 能引起枕寰枢的骨性联结的关系破坏,丧失稳定性。尤其合并横韧带撕裂或齿突骨折,不稳定明显加剧。

(二)韧带结构的不稳定

寰枢间韧带结构对维持该段的正常生理功能极为重要。寰枢椎间前稳定主要依靠横韧带来维持,而横韧带的这种特殊功能又被翼状韧带和其他辅助韧带来加强;寰枢椎间后稳定是由寰椎前弓及齿突间的相互制约关系来维持,这种骨性稳定作用也必须借助其间的韧带来完成。

有一种由翼状韧带损伤引起的旋转不稳。正常情况下两侧翼状韧带的互相制约作用能够保护旋转时的稳定作用。头部向右旋转时,左侧的翼状韧带紧张,反之亦然。一侧翼状韧带断裂时,该侧便失去应有的控制作用,使齿突发生偏心移位,异常位置限制了寰枢间运动并能加重移位(图4-68)。

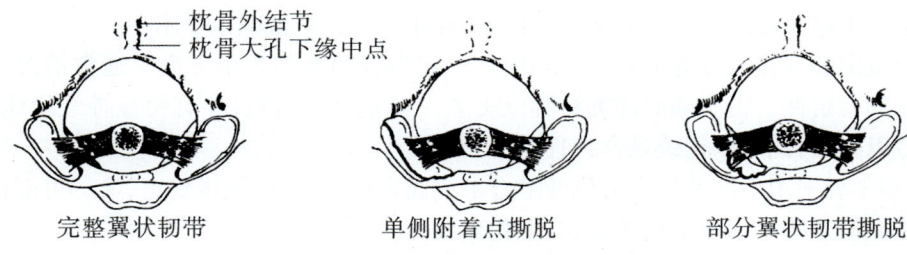

图4-68　翼状韧带损伤

(三)诊断

1. 有明确的受伤史 尤其头部撞击伤,伤后主诉颈枕部疼痛或合并神经症状。

2. 寰齿间距的变化 在临床上可以根据X射线片以及CT等检查对寰枢椎不稳做出诊断。

(1) X射线片检查:测量方法是在侧位X射线片上寰椎前弓后缘中点及其与齿突相对应点之间的距离。

颈椎伸屈侧位X射线片上,常可出现寰枢关节更明显变化。但通常寰椎向前移位,但有时也向后移位,也有少数向前向后都可移位。

测量以下3项指标。①寰齿间距(ADI):即寰椎前结节后缘中点至齿突前缘距离;②脊髓有效间隙(space available for the spinal cord,SAC);③脊髓有效间隙变化率:即不稳定指标(instability index,Ⅱ)。

$$II = \frac{(D_{max} - D_{min})}{D_{max}} \times 100\%$$

D_{max}为屈曲位枢椎椎体后缘上方至寰椎后弓前缘距离,D_{min}为伸展位枢椎椎体后缘上方至寰椎后弓前缘距离。

一般认为在枕颈过伸过屈位片上,如成人 ADI 变化大于 3 mm,在小儿大于 5 mm 即可诊断为寰枢椎不稳。也有人认为,ADI 在 3～5 mm,表示单纯寰椎横韧带断裂,ADI 在 5～10 mm,除横韧带断裂之外,可有翼状韧带断裂,脊髓可能受压;ADI 在 10～12 mm,则寰枢椎之间所有的韧带均断裂,脊髓肯定受压。

(2)CT 检查:CT 扫描能够提供普通 X 射线片不能提供的断面图像,可以从水平面观察脊椎的前后和椎管的变化。CT 在诊断上颈椎不稳中,不仅能测量 ADI,还能测量上颈椎旋转不稳的角度。Dvorak 对 9 例健康成人和 43 例怀疑上颈椎旋转不稳的患者进行了动态 CT 扫描,得出了上颈椎旋转不稳的诊断标准(表 4-1)。

表 4-1 上颈椎旋转不稳的诊断标准

平面	疑有不稳
$C_{0\sim1}$	≥6°
$C_{1\sim2}$	≥10.5°

(四)治疗

获得寰枢椎功能稳定性和解除颈髓压迫为治疗的基本目的。

1. 非手术治疗　适用于损伤早期的骨性和韧带结构损伤。牵引复位施行外固定是非手术治疗的主要治疗措施。具体方法前几节已叙述。

2. 手术治疗　手术指征:①齿突骨折或骨折后经或未经治疗发生骨折不愈合导致该区的不稳定。这种不稳定的存在就意味着潜在的危险。②寰枢椎旋转性半脱位。表示该区韧带发生损伤以后不能抗拒第 2 次损伤。ADI 大于 5 mm。③经 X 射线检查证实寰枢椎间的韧带撕裂导致不稳定。④寰枢的创伤性脱位。对脊髓有缓冲的间隙减少,很容易遭受压迫。⑤合并进行性脊髓或神经根压迫的寰枢椎不稳,必须减压使其复位并应保持其日后的稳定功能。⑥不可缓解的颈部疼痛、头痛,常可提示不稳持续存在或加重不稳。

手术方法是将不稳节段施行固定和融合,合并脊髓压迫者还应做减压手术。

固定和融合范围涉及在恢复寰枢间稳定和保存一定生理功能的 2 个方面。通常情况应做寰枢间融合就可获得相应的稳定性。由于陈旧性寰枢脱位丧失一期整复的时机,伴有明显神经组织压迫,术中必须切除寰椎后弓以减压,此时以枕颈融合为宜。

近年来,一些学者采用不涉及损伤部位的融合术或固定术,以达到颈椎稳定,又尽可能保持上颈椎的更多的运动功能。但这些手术技术要求高、难度相对较大。

第七节　重症下颈椎损伤

一、单纯椎体楔形压缩性骨折

屈曲暴力伴垂直压缩外力的协同作用,可导致受力节段的椎体相互挤压引起椎体楔形骨折。这种损伤多见于 $C_{4\sim6}$ 椎体。

(一)致伤机制与病理

当垂直外力作用时,上下颈椎的终板相互挤压,致受压缩力大的椎体前部皮质变薄,随之受累椎体的前缘松质骨也同时被压缩变窄,椎体垂直高度将减小。除椎体受压骨折外,后结构的小关节也可能发生骨折。由于脊椎后结构承受张应力,后韧带复合体也常发生撕裂(图4-69)。

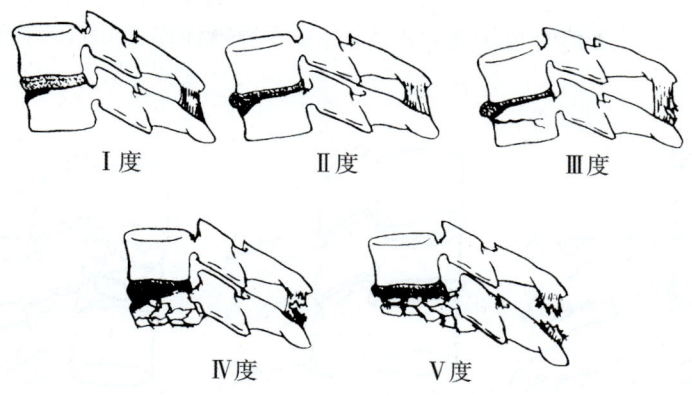

图4-69 颈椎椎体压缩骨折

如果压缩骨折的椎体仅限于椎体前部,则椎管形态不会发生改变,脊髓也极少受到损伤。若合并椎间盘损伤并向椎管突出,则导致脊髓受压。典型的表现为椎体的压缩性骨折以及棘间、棘上韧带的断裂。按照暴力大小不同,可以分为5度。Ⅰ度:椎体前上缘受压缩而变钝。Ⅱ度:椎体前上缘受压,圆钝更明显,椎间盘可以轻度向前方挤压。Ⅲ度:在Ⅱ度的基础上,椎体出现横行骨折线,棘间韧带可以有部分撕脱。Ⅳ度:在Ⅲ度的基础上,椎体呈爆裂性骨折,椎体向后移位,突入椎管内伴后纵韧带损伤,但移位小于3 mm。Ⅴ度:在Ⅳ度的基础上,椎体向后移位超过5 mm,棘间韧带完全断裂。

(二)临床表现

临床上以局部症状表现为主。疼痛使运动功能受限,有时头颈部呈前倾僵直状态。棘突和棘间隙有压痛。

合并神经压迫者,表现出相应的神经系统症状和体征。但偶尔也可能出现脊髓受压症状。

(三)影像学表现

正、侧位X射线片显示损伤的椎体前部压缩,整个椎体呈楔形改变;有时可表现为小关节突骨折。椎体密度增加应与肿瘤相鉴别。尤其在MRI上,注意与其他疾患鉴别。

(四)治疗

轻度压缩骨折,可直接用头颈胸石膏或石膏颈部固定。楔形变明显者,采用枕颌带牵引,颈椎略呈伸展位,20°~30°,减轻椎体前方压力,形成张应力,使之复位,并可使后结构复位愈合。

压缩的椎体复位是比较困难的,而后结构的修复对损伤节段的稳定,具有十分重要的意义。牵引3周后,改用头颈胸石膏固定2~3个月。即使楔形变化的椎体没有恢复,由于具有坚强稳定的后结构,颈椎的运动功能也不会受到影响。

如果发生脊髓压迫,则需要做进一步检查以确定致压原因,根据情况施行减压和稳定手术。通常采用损伤椎体切除减压及自体髂骨植入术,以恢复颈椎前柱高度和生理弯曲为目标,可同时应用内固定。

二、垂直压缩性骨折

垂直压缩性骨折指颈椎在中立位受到来自纵向的压缩性暴力作用,最为典型的是椎体的爆裂性骨折。自CT扫描技术应用以来,人们认识了椎体爆裂性骨折的横断层面的病理变化,提高了对此类损伤的认识和诊治水平。

(一)致伤机制

高处重物坠落打击或人体从高处跌落,头顶部撞击地面,是常见的致伤原因。颈椎在中立位时,突然受到来自垂直方向的暴力打击,外力通常自头顶传递到枕寰部和下颈椎,可以造成寰椎爆裂性骨折

(Jefferson骨折)。暴力自上而下,垂直通过椎间盘达椎体,也可能导致下颈椎椎体爆裂性骨折。骨折片自椎体中央向四周分离移位,前、后纵韧带同时破裂。垂直压缩性骨折根据其损伤程度可以分为3度(图4-70)。暴力强度更大时,不但骨折块突向椎管内,造成脊髓损伤,同时还可能引起后方小关节、椎板和棘突的骨折(图4-71)。

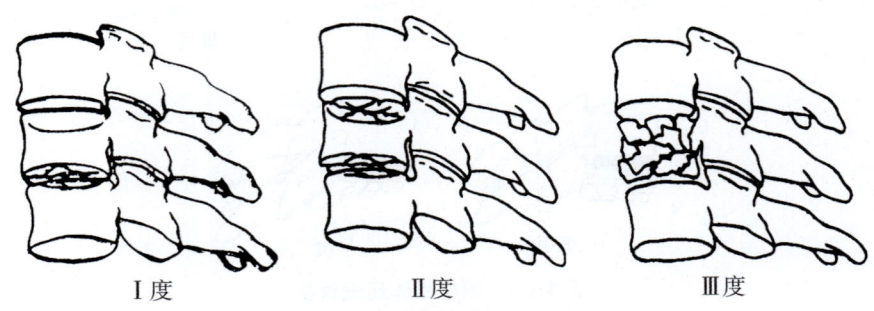

图4-70 椎体垂直压缩性骨折

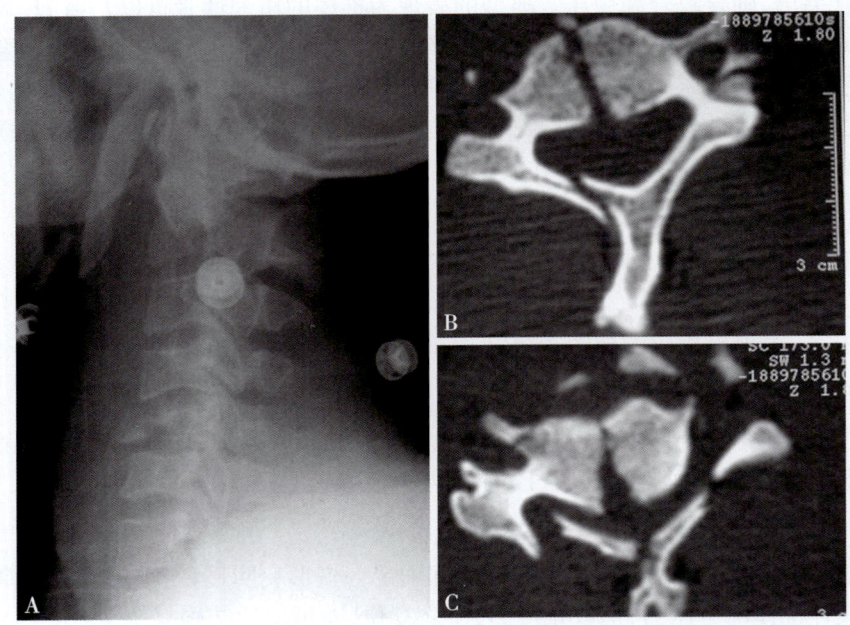

A.颈椎侧位片;B、C.颈椎CT横断面。
图4-71 颈椎椎体爆裂性骨折合并椎板骨折

(二)损伤病理

椎体爆裂性骨折实质上属于粉碎性骨折的一种类型。强大的暴力使周围韧带结构严重破坏,椎体的骨折碎片向外爆裂分离,既能突出椎体前缘,又可向椎管移位,有时骨片挤进椎间孔,并引起脊髓和神经根损伤。

(三)临床表现

1. **局部症状** 颈部疼痛和运动功能丧失,压痛广泛,以损伤椎节的棘突和棘间压痛最明显。颈椎前方也可触及压痛。

2. **脊髓损伤症状** 该损伤多比较严重,甚至造成脊髓完全性损伤。损伤平面以下感觉、运动和括约肌功能障碍。有时可引起脊髓前动脉损伤或压迫,导致脊髓前侧损害的特殊临床征象。

神经根受压,出现肩臂和手部麻木、疼痛或感觉过敏,严重者肢体瘫痪。

(四)影像学表现

X射线片的特征性表现是诊断的重要根据。侧位X射线片显示椎体粉碎性骨折,骨折片向前突出颈椎前缘弧线,向后突入椎管。颈椎生理弧度消失;正位片提示椎体压缩性骨折。

CT扫描的横断层面,可以清楚显示椎体爆裂的形态和分离移位的特点,尤其能显示骨折片在椎管内的大小和位置及其与脊髓之间的关系。

下颈椎骨折尤其是$C_{5\sim7}$的骨折,有时由于患者肩部高耸,显露不满意,容易造成漏诊或误诊,注意一定要拍颈椎全长的正侧位片或行CT、MRI检查(图4-72)。

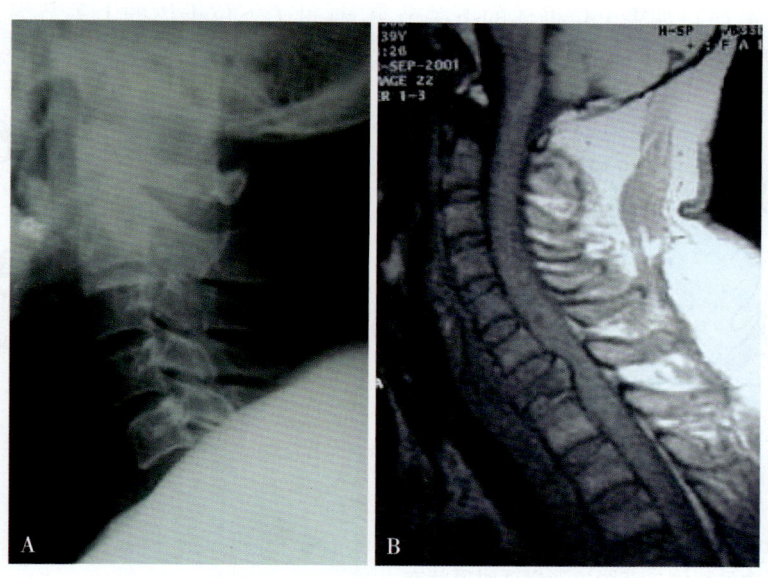

A.颈椎侧位片;B.颈椎磁共振矢状位。

图4-72 常规X射线片漏诊C_7爆裂性骨折

(五)治疗

1. **非手术治疗** 这种类型损伤多较严重,经急救和对合并伤的处理后,应施行颅骨牵引,纠正成角畸形,力图恢复颈椎的正常排列,但突入椎管的骨折片经牵引也很难复位。椎体爆裂性骨折,从其病理角度来说是一种不稳定性骨折,而且三柱均遭损伤。因此,牵引力不宜过大,以防损伤加重或损伤脊髓。任何试图应用加大重量牵引来获得复位的想法都是错误的治疗指导思想。

2. **手术治疗** 脊髓损伤多来自椎管前方骨性组织和椎间盘组织,应取颈前路减压。显露椎体前部,将粉碎的椎体骨折片,特别是突入椎管的骨碎片逐一加以清除。骨折椎体上下方椎间盘,包括软骨板在内一并挖出。取自体髂骨,其长度略长于减压范围的上下长度,将移植骨块嵌入其间隙,既有一定的支撑作用又有固定融合作用。如应用椎体牵开器,可使前柱高度和生理弧度的恢复更为理想,同时恒用带锁钢板更有利损伤节段术后的稳定。

手术后持续采用颈托固定2~3个月或颌颈石膏固定,直至骨折愈合,再采用颈托维持3个月。

损伤早期施行急诊手术,必须有充分的术前准备和具备必要的手术条件。伤员全身状况准备,包括水和电解质紊乱的纠正、保持呼吸道通畅。通常新鲜损伤,术中出血比较多,应予及时补充。

三、双侧小关节脱位

颈椎双侧关节突关节脱位是典型的屈曲性损伤,可以发生在$C_2\sim T_1$之间的任何节段,但以C_4以下节段最多见。这种损伤多较严重,极易合并脊髓不可逆损伤。

(一)致伤机制

多见于高处跌落头颈部撞击地面或重物直接打击,致枕颈部受到屈曲性暴力作用。有时也见于乘坐高速行驶的车辆骤然刹车,头颈部因惯性作用而受到猛烈屈曲。

当头颈部遭受屈曲暴力作用时,颈椎活动单位的支点位于椎间盘中央偏后部。由于颈椎的小关节突关节面平坦,且与水平面呈45°交角,骤然屈曲的外力,引起上位颈椎的下关节突将关节囊撕裂而向后上方翘起。随着外力的惯性和头颅的重力作用,已移位的下关节突继续向前滑动移位,整个上位椎体也相随前移。作用力消失后,因颈部肌肉收缩作用呈弹性固定。如果上下关节突关节相互依托,形成顶对顶,即为"栖息"状态(图4-73);如果上位椎体的下关节突,越过了下位椎体的上关节突,形成小关节突关节背靠背的形态,即为所谓"交锁"状态(图4-74)。

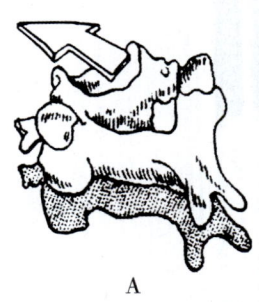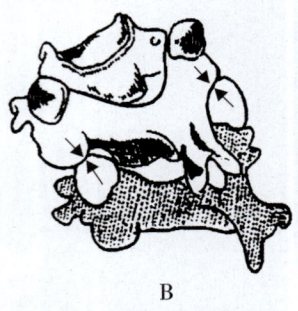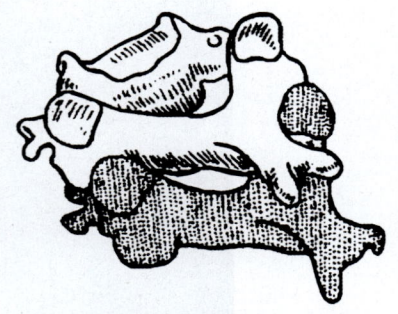

A. 当头颈部遭受屈曲暴力作用时,颈椎活动单位以椎间盘中央偏后部为支点向前翻转;B. 屈曲暴力引起上位颈椎的下关节突后上方翘起并向前滑动移位,作用力消失后,因颈部肌肉收缩作用呈弹性固定,上下关节突关节相互依托,形成顶对顶。

图4-73 屈曲暴力致双侧关节脱位形成顶对顶状态

图4-74 双侧关节突关节交锁状态

(二)损伤病理

在损伤节段水平面的两侧小关节突关节脱位是主要的病理变化。由于过度屈曲性创伤,在损伤节段运动单位的全部韧带结构,包括前、后纵韧带,棘间韧带以及黄韧带和关节囊韧带等均遭撕裂,椎间盘也不例外,受累的椎体向前下方脱位。并可伴有关节突骨折或椎体发生轻度压缩性骨折。

椎体移位即在损伤节段的椎管形态遭受到挤压或剪切等机械作用损伤,严重则可造成脊髓完全解剖横断。

(三)临床表现

1. 局部表现　①颈部疼痛,包括颈项前后部在内明显疼痛,颈部伸展、屈曲和旋转功能丧失。②头部呈强迫性固定并略有前倾畸形,颈部周围肌肉痉挛。这种特征在颈部肿胀的条件下不易被发现。③压痛广泛,但以脱位节段的棘突和棘间隙及两侧肌肉最明显,同时,颈前部也有压痛。④椎前凸凹畸形,在损伤节段水平,可在颈椎前方(颈内脏鞘之后)触及脱位的椎体突起,但在C_7和C_3以上因部位较深故不易发现。

2. 合并脊髓伤　多数合并脊髓损伤,伴有不同严重程度的瘫痪或伴有相应神经根疼痛。损伤位置在C_4以上者常合并呼吸功能障碍,呼吸表浅、缓慢或丧失正常节律。因此,损伤早期可因呼吸衰竭死亡。

(四)影像学表现

损伤节段椎体前移的距离,常为椎体前后径的2/5或1/2,上位颈椎的下关节突位于下位颈椎上关节突的顶部或前方,两棘突间距离增大(图4-75)。

前后位X射线片,因多个骨性结构重叠,小关节相互关系显示并不十分清楚,但钩椎关节关系紊乱,其相互平行和对应关系及两椎体边缘相互重叠,经仔细辨认还是能够确定的。但是下颈椎的骨折脱位,有时由于肩部影像的阻挡,会导致漏诊,尤其在合并头颅创伤等的情况下(图4-76)。

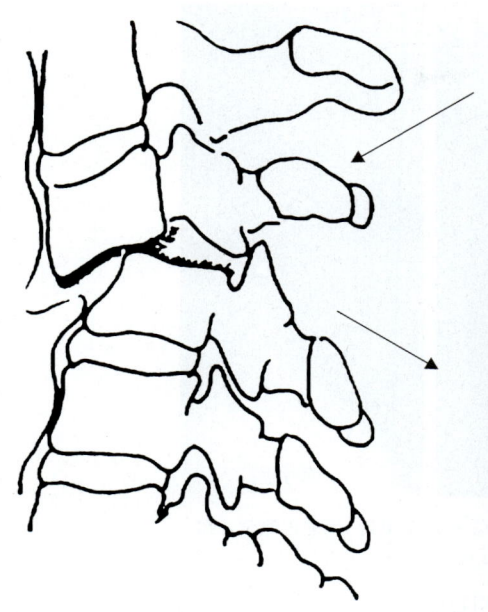

图4-75 双侧关节突关节脱位,椎体移位达1/2

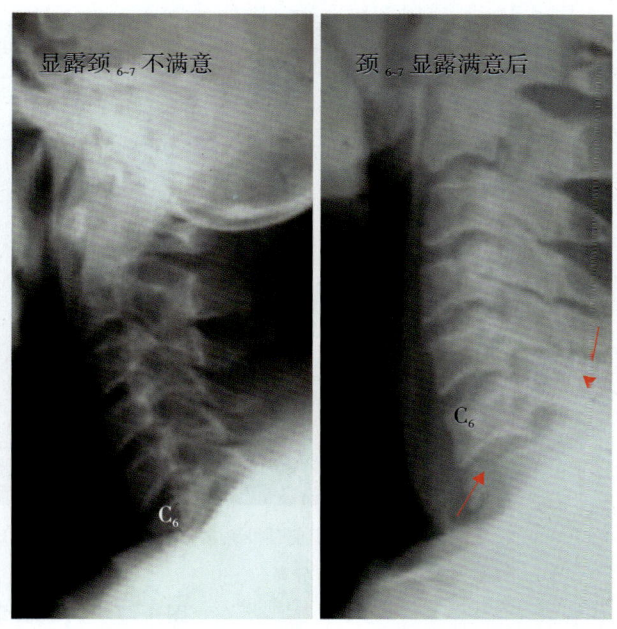

A. 肩部遮挡导致$C_{6~7}$脱位漏诊;B. $C_{6~7}$显露满意后可见明显滑脱。

图4-76 不满意的颈椎侧位片导致下颈椎脱位漏诊

(五)治疗

急救治疗并保持呼吸道通畅。如果出现呼吸功能障碍,需要紧急气管切开或插管,人工呼吸机保持呼吸道通畅、维持呼吸并合理给氧。

在全身状况允许条件下进行以下治疗。

1. 非手术治疗　颅骨牵引应是急救颈椎损伤最基本也是最重要的步骤。牵引的目的在于复位和制动,其重量从3~4 kg起,逐渐加大牵引重量。每隔30 min床旁拍摄一次颈椎侧片,观察复位情况。同时密切注视血压、脉搏的变化,保持呼吸道通畅更为重要,在不加重神经症状条件下,重量可增加至10~15 kg。

牵引的方向和颈椎置放的位置对复位十分重要。开始时,颈椎保持轻度的屈曲位(约20°),严防过伸。待脱位或交锁的关节牵开后,在肩背部垫一软枕,并将牵引方向改为略为伸展位。一经摄片证实复位,立即减轻重量至2~3 kg,取略伸展位维持牵引,3~4周后用头颈胸石膏固定3个月;或持续牵引3个月,直至骨折愈合。在整个抢救和牵引治疗过程中,时刻观察肛门反射和阴茎海绵体反射,以判断脊髓损伤程度。

在整个牵引过程中,一定要严格控制牵引重量,密切观察,防止过牵,造成医源性损伤(图4-77)。

2. 手术治疗

(1)适应证:在非手术治疗时,脊髓损伤症状逐渐加重者;骨折脱位经非手术复位失败者,陈旧性骨折脱位伴有不全瘫痪,均具有手术指征。

(2)手术方法:根据病情需要,手术方式分为后路和前路2种。

1)后路开放复位、减压和(或)融合术:在颅骨牵引下,气管插管麻醉。俯卧位,头部置于头架上略呈屈曲位。取后正中切口暴露棘突、椎板及脱位的关节突。在直接暴露下将其复位,如有困难,将脱位的关节突的上关节突做部分切除,用钝骨膜剥离器伸入下关节突的下方间隙,在牵引下缓慢撬拨使之复位。复位后,将颈椎伸展并用侧块螺钉或钢丝连环结扎固定。如果关节突关节交锁影响复位者,可将其障碍部分切除以利复位。对于合并椎板和关节突骨折并陷入椎管内,则必须将其切除减压。合并脊髓损伤,可在复位后施行损伤节段椎板切除减压,再做固定和植骨融合术。

2)前路复位、减压和融合术:取仰卧位,经胸锁乳突肌内缘和颈内脏鞘间隙进入,暴露损伤节段。准

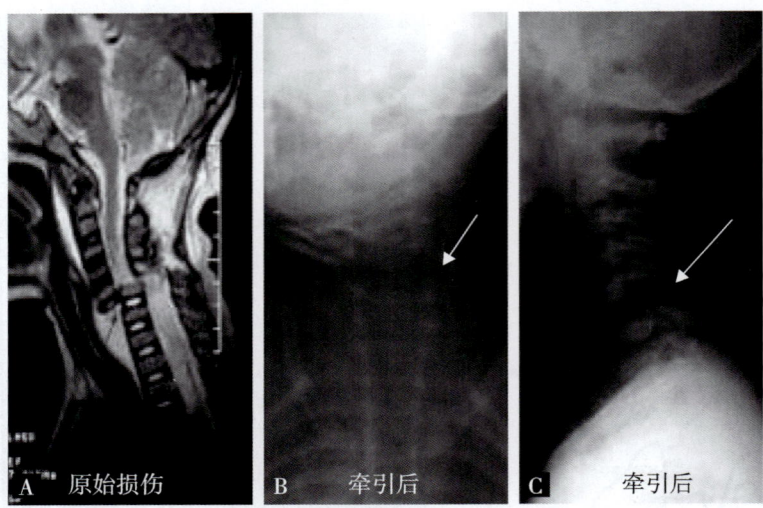

A. 牵引前颈椎磁共振显示 C_6 向前脱位；B、C. 过量牵引后，颈椎正侧位片可见 C_6 与 C_7 分离。

图 4-77　C_6 脱位牵引过牵

确定位后，将损伤的椎间盘切除。在持续颅骨牵引下，用骨膜剥离器伸入椎间隙，以下位椎体作为杠杆支点，逐渐加大撬拨力量，用手指推压脱位的椎体使之复位。复位后，如有骨折片突入椎管，则采用刮匙应细心加以刮出。取自体髂骨植入减压部的间隙固定融合。

如合并椎体和关节突关节骨折，则应用前路术式，以牵开器将脱位的上下椎体撑开，并切除损伤的椎体及上下椎间盘椎体终板，可获得复位。取自体髂骨植入，用或不用钢板内固定。必须说明双侧关节交锁非常稳定，完全采用撑开器使之复位，有一定困难。有时即使在术后透视荧光屏显示椎体位置良好，但后方的关节交锁不一定都显示出良好复位。

对小关节脱位或交锁的手法复位有一定的盲目性，操作的经验对复位十分重要。最好在 X 射线透视机的监督下进行。复位后处理同后路。

四、单侧关节突关节脱位

单侧关节突关节脱位是较为常见的颈椎损伤，通常是屈曲和旋转暴力协同作用造成某一侧关节突关节脱位或交锁。

（一）致伤机制

这种损伤与屈曲性损伤相似，只是在头顶部撞击地面或重物打击头颈部时，使颈部屈曲并伴一侧旋转。

当屈曲和旋转外力同时作用于颈椎时，损伤节段形成向前下方扭曲暴力，以椎间盘偏后中央为轴心，一侧的上位颈椎下关节突向后旋转，而另一侧下关节突向前方滑动，并可超越下位颈椎的上关节突至其前方，形成交锁现象。有时在上下关节突相互撞击时，造成关节突骨折（图 4-78）。

（二）损伤病理

即使单侧关节突关节交锁同样可造成双侧关节突的关节囊撕裂，前、后纵韧带，椎间盘及其他韧带结构破坏。脱位的关节突位于上关节突的前方，使椎间孔变形或狭窄，神经根容易遭到损伤。这种脱位被认为是颈椎损伤处于相对"稳定"状态，但非脱位侧的 2 个关节突关节面彼此分

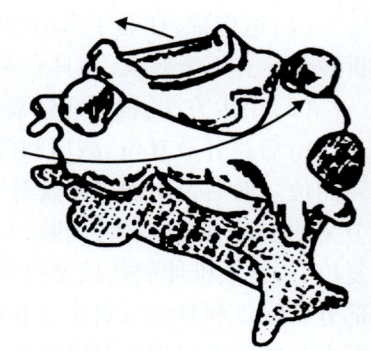

图 4-78　屈曲旋转暴力造成单侧关节交锁

离。这种不对称性脱位,使椎管在损伤平面发生变形,脊髓损伤时有发生。

(三)临床表现

1. **单纯颈椎损伤** 可只表现为颈部的局限性症状:疼痛,强迫性头颈倾斜畸形;颈椎伸屈和旋转功能受限。

2. **合并脊髓和神经根损伤** 可表现相应脊髓节段的症状:四肢瘫,下肢瘫或部分瘫痪;神经根损伤者,表现该神经根分布区域皮肤过敏,疼痛或感觉减退。

(四)影像学表现

X 射线特征性表现是诊断的关键。侧位 X 射线片典型征象为:脱位的椎体向前移位的距离为椎体前后径的 1/3,至多不超过 1/2。在脱位的椎体平面上,丧失了关节突关节的相互关系,脱位节段上方的关节突显示双重影,动力位片时脱位颈椎不能完全复位(图 4-79、图 4-80)。

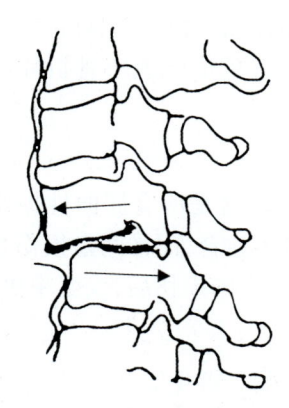

图 4-79 单侧关节突关节脱位

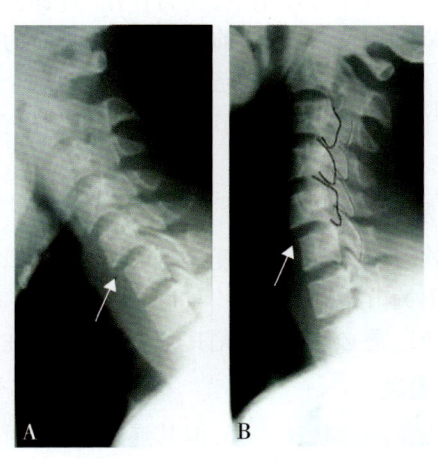

A、B. 颈椎动力位片,C_5 单侧前脱位,$C_{3\sim5}$ 可见双侧关节突关节双重影。

图 4-80 单侧关节突脱位导致脱位节段上方关节突双重影

前后位片显示脱位颈椎的棘突偏离中央,向小关节脱位的一侧偏移。斜位片可清楚地显示小关节脱位或交锁征象。有时也会发生关节突关节小的骨折片。

(五)治疗

1. **牵引复位** 颅骨牵引或枕颌带牵引是最常用的复位方法。牵引时,头颈略呈屈曲位(约20°),牵引重量为 5~6 kg,逐渐加大,但至多不超过 10 kg,以避免或加重脊髓损伤。为便于复位,有时可在脱位侧的肩背部略为垫高,使损伤节段轻度侧屈,将脱位的关节突牵开,然后调整牵引方向,使之复位。与双侧关节突脱位一样,在整个复位过程中,密切注意全身情况的变化,并每隔 30 min 床旁摄片一次,以掌握复位过程,防止增加损伤。

复位后,应用 1~2 kg 重量维持牵引 3~4 周,再以头颈胸石膏固定。如果合并脊髓损伤,不使用石膏固定,可采用持续牵引 2~3 个月,直至骨折愈合。

2. **手术复位及内固定术** 牵引复位失败者,可考虑切开复位。手术取后路切口暴露交锁的小关节突,切除嵌入的关节囊和韧带组织,用骨膜剥离器撬拨使之复位;如有困难,可将下椎体上关节突阻碍复位部分切除,调整牵引方向通常可复位。

伴有脊髓损伤者,在复位同时施行椎板切除术减压,其范围宜根据压迫情况决定。为保持损伤节段的稳定,术中应用钢丝结扎棘突并取自体髂骨移植。一些学者应用不同方法进行椎板切除减压及植骨固定术。

前路暴露,切除损伤的椎间盘和上下终板,借助椎体牵开器将其高度恢复,通常可将单侧脱位的关节突复位。然后植入自体骨，应用钢板内固定，保持复位及植骨块的位置。

五、颈椎前半脱位

颈椎前半脱位多发生在成年人，偶尔也见于小儿。这种损伤多半比较隐匿，容易被漏诊或误诊，应引起注意。实际上，这种半脱位提示维系椎节运动单元稳定结构破坏，是不稳定的表现形式。

（一）致伤机制

屈曲性损伤暴力相对较小，其作用力尚不足以引起双侧关节突关节脱位或交锁，也不能导致椎体压缩性骨折，但可以引起颈椎前半脱位。有的学者将这类损伤归结于"挥鞭"损伤，但近年研究表明，致挥鞭损伤的暴力远大于此类损伤，其后果并非造成半脱位。

当头部受到屈曲外力作用下，受力作用节段的2个椎体前方为压应力，而颈椎的后部结构为张应力。以椎间盘中央偏后为轴心，椎体前部为支点，张应力侧为关节囊、棘间韧带、黄韧带等撕裂，严重者后纵韧带也同时受损。外力持续作用导致上位颈椎的2个下关节突向前滑动并分离移位。外力中止后，因颈部肌肉收缩作用，使已半脱位的关节又缩回原位。但也有因关节囊的嵌顿或小骨折片的阻碍，而保持半脱位状态。

（二）损伤病理

后结构的软组织，即后韧带复合组织广泛撕裂、出血及血肿，这是所有屈曲性损伤共有的病理变化。关节囊撕裂致小关节松动和不稳。将近有1/3～1/2撕裂韧带不愈合，而椎间盘损伤是不能修复的，继发迟发性颈椎不稳定是必然结果，尤其是中老年人，在不易引起注意的损伤后，发生率更高。

（三）临床表现

颈椎前半脱位的症状比较轻，但其症状隐匿，时常发作，影响患者生活和工作。

主要表现在局部：如颈部疼痛、酸胀、乏力，头颈伸屈和旋转功能受限；颈部肌肉痉挛，头颈呈前倾，自身感觉僵硬；损伤节段的棘突和棘间隙肿胀并具压痛，椎前侧也可有触痛。有些患者感到颈部无所适从，任何位置上都不适，精神压力极大。

神经症状较为少见，即使发生也多不严重，有时为神经根受激压症状和体征。

由于该损伤容易造成日后不稳，致局部退变加剧，可以发生迟发性损害，其临床表现与颈椎病相近。

（四）影像学表现

X射线可能无异常征象。如果小关节仍维持在半脱位状态时，侧位片可显示关节的排列异常。应用伸、屈动力性摄片以显示损伤节段的不稳定，损伤节段的棘突间隙变大。MRI检查可以显示脱位及脊髓受压的情况（图4-81）。

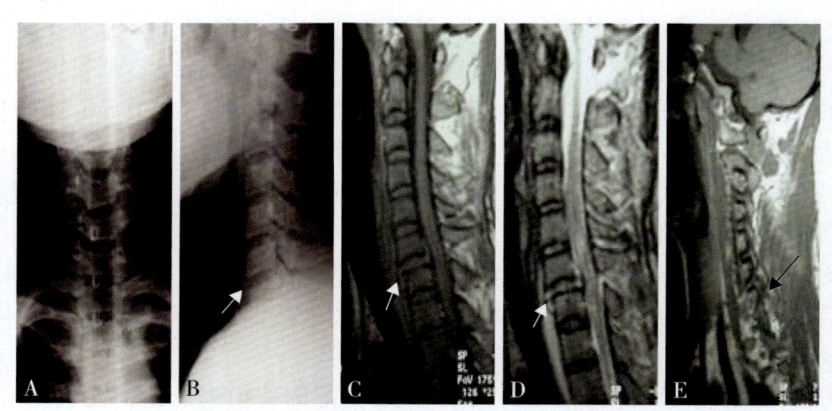

A、B. 颈椎侧位片见$C_{6\sim7}$序列异常；C～E. 颈椎磁共振明确$C_{6\sim7}$半脱位及脊髓受压，该节段棘突间隙增大。

图4-81 颈椎前半脱位

(五)治疗

1. **牵引治疗**　牵引通常可以复位,但不必使用颅骨牵引,枕颌带牵引就能够复位。牵引时,取头颅正中位,重量为 2~3 kg。拍片证实复位后,持续牵引 3 周。由于复位后存在严重不稳倾向,极易再发脱位,因此复位后应以头颈胸石膏固定,为期 2~3 个月。之后,再以颈部支具维持一段时间。有的学者主张施行手法复位,但必须谨慎轻柔手法操作,防止加重损伤。

2. **手术治疗**　对于在后期仍然存在损伤节段的不稳定,或伴有迟发性脊髓或神经根压迫症者,应采取手术治疗。取颈前路椎间盘摘除、减压及自体植骨融合;若有脊髓压迫,应施行扩大减压和植骨固定术。

六、椎 板 骨 折

颈椎椎板骨折是指构成椎板任何部位的骨折,但是多伴随椎体、关节突关节和棘突骨折,单纯椎板骨折比较少见。

(一)致伤机制

颈椎在遭受过伸暴力作用时,致上下位椎板之间相互猛烈撞击而引起骨折。骨折部分多发生在关节突后至棘突之间,骨折线呈斜形(图 4-82)。好发于颈椎退变的中老年人,但也会发生于青壮年。

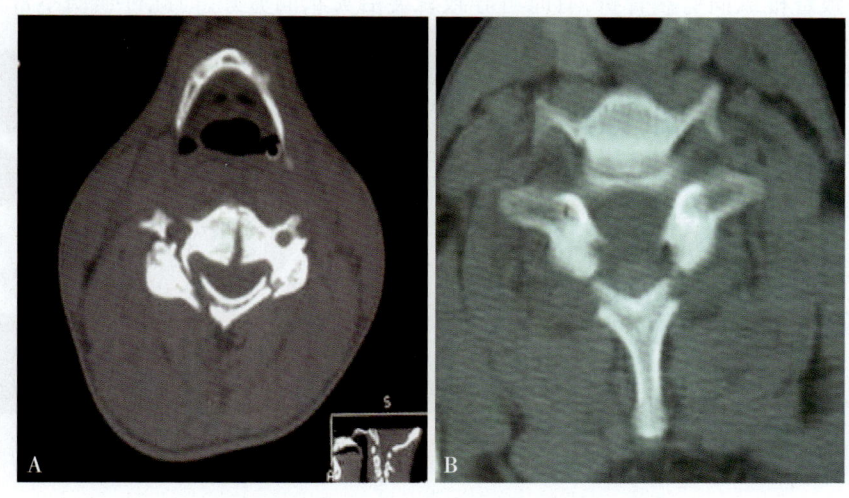

A. 椎体爆裂性骨折合并椎板骨折,累及右侧横突孔;B. 单纯椎板骨折。

图 4-82　椎板骨折

直接暴力造成的椎板骨折,多见于战时的火器性损伤,如子弹和弹片伤,这种高速投射物致伤都很严重,多合并颈椎其他结构的损伤。锐器(如刀尖或金属锐器等)直接刺入致椎板骨折,平时或战时都可见,两者同属开放性损伤。椎板骨折片陷入椎管导致脊髓损伤,但致伤物直接对脊髓损伤更多见,也更严重。但有些伸展或屈曲暴力作用造成的损伤也可发生椎板骨折。

原有明显颈椎退变和退变性颈椎管狭窄,椎板骨折片陷入椎管而造成脊髓损伤的病例也偶尔可见。

(二)临床表现

单纯椎板骨折只表现为局部疼痛和颈部功能运动受限。如合并脊髓损伤则表现出相应的临床症状和体征。

X 射线常常不能清楚地显示损伤部位,只能在清晰的侧位 X 射线片上可见椎板骨折,前后位片由于骨性组织重叠而无法辨认。CT 扫描为这类损伤的诊断提供了极为有用的根据。

(三)治疗

1. **牵引和制动**　单纯椎板骨折对颈椎的稳定性并无影响。采用牵引和制动以减轻组织损伤性疼痛,并防止骨折片移位。枕颌带牵引,取正中位,重量2~3 kg即可。2~3周后改用颈颌或头颈胸石膏固定。

对于新鲜开放性损伤,宜按其伤口情况做清创处理后,再做牵引制动。

2. 手术治疗　合并脊髓损伤者,必须准确确定损伤节段。可应用椎管造影、CT扫描或MRI检查等方法,以判断其损伤的严重程度。

减压取颈后路,暴露棘突和椎板。在切除椎板的骨折碎片时要将椎板全部切除做椎管内脊髓探查。如损伤范围较大需做内固定;如合并椎体损伤则需前入路手术切除致压物,视椎板骨折状况决定是否施行后入路手术。

七、棘 突 骨 折

单纯棘突骨折比较少见,有时合并椎体或其他附件骨折。以$C_{6\sim7}$和T_1棘突骨折多见。该骨折常见于铲土工和矿工,故亦被称为"铲土工"骨折。

(一)骨折机制

由颈椎过屈所致。当头颈部被重物打击,而致颈椎猛烈屈曲时,在力作用点之下的棘突和肌肉发生强烈的对抗性牵拉时,即可造成棘突撕脱骨折。当人处在挥动铁铲时,突然、猛烈地用力,使肩胛肌剧烈收缩并与斜方肌等形成不协调的收缩,引起棘突骨折。骨折多为1个棘突,有时为2个棘突(图4-83)。垂直压缩暴力,导致脊椎纵向劈裂骨折,有时可导致棘突沿矢状面劈开,但此种损伤不常见(图4-84)。

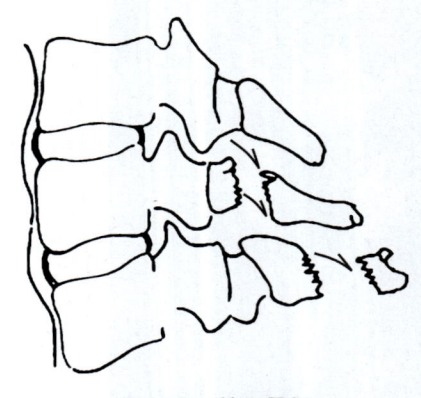

图4-83　棘突骨折

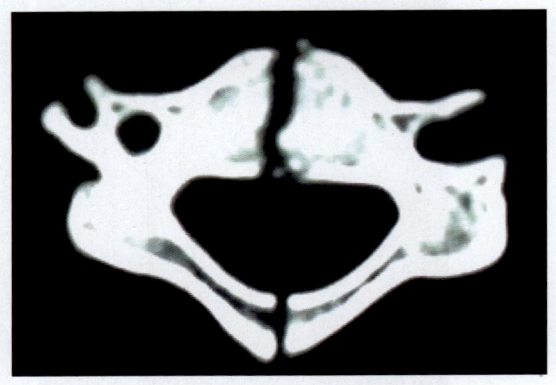

图4-84　棘突纵向劈裂骨折

(二)损伤病理

棘突骨折部位,多数发生在棘突的基底部上方,骨折伴有棘间韧带和项韧带撕裂;有时骨折在棘突末端,如果2个棘突骨折,上方一个在近端,下方一个发生在远端。

撕脱骨折与下位椎节的棘突呈正常序列排列,与上位椎体棘突分离。

该损伤不累及椎管和椎间孔,故极少伴有脊髓和神经根损伤。但必须注意致伤机制中有可能引起椎体骨折和脱位。

(三)临床表现

局部疼痛、肿胀和颈椎活动受限为主要表现。压痛局限于骨折处,有时可触有活动的棘突。肿胀较明显,范围也扩散到整个颈后部,并可见皮下淤血。

(四)影像学表现

典型X射线表现是在侧位X射线片上显示棘突骨折。骨折线自上斜向下方,骨折的棘突向下方移位并与上位棘突分离。

(五)治疗

移位者,应用枕颌带牵引,取颈椎略伸展位。牵引目的在于放松颈部肌肉,并使骨折复位。牵引重量宜在 2~3 kg。复位后用颈托固定。

无移位者,可直接应用颈颌石膏固定 2~3 个月,至骨折愈合。

因颈后肌肉丰厚,棘突骨折端接触面积又小,某些棘突尖部骨折可造成不连接,引起持久颈部不适,甚至影响工作和生活。因此,对一些症状严重者可施手术切除,同时修复棘间韧带和项韧带。

合并其他结构损伤者,根据其他结构的损伤情况综合决定治疗方案。

八、颈椎钩突骨折

颈椎钩椎关节的钩突骨折并非少见,但从前人们对该损伤的认识不足,常被忽略。

(一)致伤机制

该骨折的致伤原因是颈椎受到侧屈暴力。颈椎钩椎关节对椎体的稳定有重要作用。当颈椎遭受到侧方屈曲或垂直暴力作用时,一侧钩椎关节受到张应力而分离,而另一侧受到旋转及压应力或旋转撞击作用,可造成骨折(图 4-85)。严重者该侧椎体也可引起压缩性骨折。

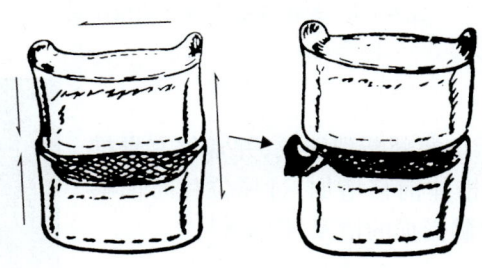

图 4-85 钩突骨折

这种不对称的脊柱骨折,常伴有数种附件骨折,如椎弓、关节突关节等,但极少有移位。骨折片如进入椎间孔则产生神经根损伤,但极少合并脊髓损伤。

(二)影像学表现

该骨折在 X 射线片上表现隐匿,普通 X 射线片前后位可显示钩突骨折片,并常伴有椎体压缩现象。断层片可较清楚显示骨折移位状况。

(三)诊断

钩突骨折并不少见,但容易被忽视。诊断应包括:①有明显屈曲、垂直和旋转暴力作用,必须加以注意。如果已发现椎体脱位或骨折脱位,应注意观察钩突影像学表现。②凡颈椎损伤后有急性神经根性疼痛或神经根支配区功能改变,都应考虑钩突骨折的可能。

(四)治疗

治疗方法的选择应视骨折的具体情况。轻度骨折可采用颈托固定;有移位骨折,应用枕颌带牵引复位,并以颈托固定。

经非手术治疗仍表现损伤节段不稳者,应做前路减压,消除血肿,切除骨折的钩椎关节,并做椎体间融合术。

九、颈椎峡部骨折

颈椎峡部骨折的病例比较少见,文献报道的不多,可合并有颈椎前脱位和椎间盘损伤。

(一)致伤机制

该骨折的致伤原因是颈椎受到过伸暴力。当颈椎遭受过伸暴力作用时,前方前纵韧带受到张应力而处于紧张状态,上一脊椎的下关节突向后下方滑移,如果关节囊强度不能阻止下关节突滑移到下一脊椎的上关节突下方,下关节突后下缘就可能以峡部为支点产生过伸运动,此时如压应力超过峡部所能承受的压力极限时,就有可能发生峡部骨折。此时如果暴力继续存在,脊椎就有可能产生向前滑移,下一脊椎椎体的后上缘从前方对颈髓造成压迫,向前滑移的峡部头侧从后方对颈髓压迫,患者就有可能出现症状(图4-86)。患者多有峡部先天性的结构脆弱,如峡部细长等。部分病例有先天性的一侧或两侧峡部不连,可同时伴有脊柱裂,要注意鉴别。

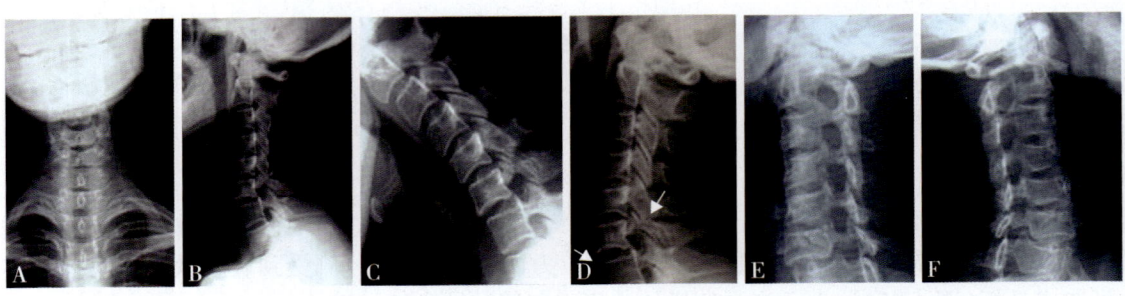

A. 颈椎正位;B. 颈椎侧位;C. 动力位;D. 双斜位片;E. C_6 峡部骨折;F. C_6 椎体向前脱位。

图4-86　颈椎峡部骨折并颈椎不稳

(二)影像学表现

该骨折在X射线侧片上显示出峡部断裂征象,并常伴有脊椎不稳。动力位片上,患者过伸时椎体前移增加,过屈位片时前移变小。MRI可以显示软组织和脊髓受损的情况(图4-87)。

(三)诊断

诊断应包括:①有明显过伸性创伤时,尤其有颜面部创伤者,必须加以注意。颈部可有明显的压痛点。颈椎正侧片可以明确诊断,必要时行CT检查明确。动力位拍片要慎重,最好有专科医师陪同。②临床查体有神经脊髓受损指征者,要进一步进行MRI检查,以明确脊髓神经受压情况。③注意同颈椎先天性峡部裂相鉴别。病史和查体有助于诊断。

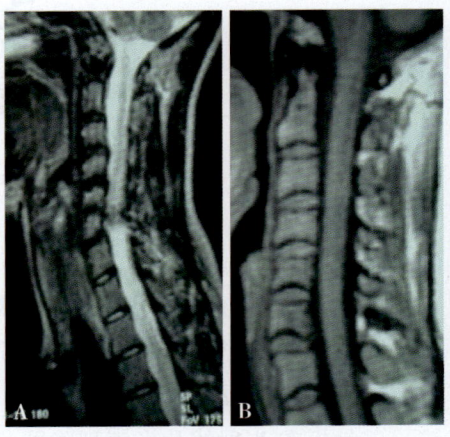

图4-87　C_5 双侧峡部裂脊髓受压(A、B)

(四)治疗

治疗方法的选择应视损伤的具体情况。轻度骨折可采用颈托固定或石膏固定;合并颈椎不稳或滑脱,MRI显示脊髓受到压迫者,可行手术治疗。手术以前路手术为佳。将不稳节段的椎间盘摘除植骨,颈椎前路钢板内固定,可以防止脊髓进一步受到损害。

第八节　颈椎过伸伤

颈椎过度伸展性暴力造成的颈脊髓损伤,通常有较轻微或隐匿的骨损伤,X射线多无异常征象,故而易被疏漏,影响治疗。这种损伤并不少见。据报道,该损伤占全颈椎各类损伤的29%~50%,并常常合并脊髓中央综合征,且多见于中老年人。

一、致伤机制

颈椎过伸伤大多见于高速行驶的车辆急刹车及撞车时。此时,由于惯性力的作用,面、颌、额部等遭受来自正前方的撞击(多为挡风玻璃或前方座椅的靠背),而使头颈向后过度仰伸。此外,来自前方的其他暴力,仰颈位自高处跌下,以及颈部被向上后方暴力牵拉等均可产生同样后果。

这种暴力视其着力点不同,除可造成前面所提及的颈椎后脱位、Hangman 骨折及齿状突骨折伴寰枢后脱位等各种损伤外,其最为严重的后果是对脊髓的损害。

在正常颈椎仰伸时,椎管内脊髓及硬膜囊呈折叠样(手风琴式)被压缩变短;但若前纵韧带断裂、椎间隙分离,则可使脊髓反被拉长。此时的硬膜囊具有一定的制约作用。在此情况下,如该伤者颈椎椎管较狭窄,则易使脊髓嵌夹于突然前凸、内陷的黄韧带与前方的骨性管壁之中;尤其是在椎管前方有髓核后突或骨刺形成的前提下,这种对冲性压力,最后易集中到脊髓中央管处,以致引起该处周围的充血、水肿或出血。如中央管周围受损程度较轻,则大部分病理过程有可能完全逆转。

二、病理变化

颈椎过度伸展常伴有脊髓损伤。许多学者认为,超伸展时,脊髓可能被推管后部皱折的黄韧带与前部椎体后缘相互挤压致伤,导致以颈脊髓中央管为中心或脊髓前部的损伤,相应的临床表现为脊髓损伤中央综合征和前脊髓综合征。Marar 为验证临床观察和致伤机制的推测,应用尸体解剖的试验报道,证实了颈椎强力后伸时,颈椎的损伤和脊髓受到前后挤压。但是,这种类型的脊髓损伤并非一定由颈椎过伸损伤所致,有时垂直压缩外力使椎体爆裂性骨折也可引起这种类型的脊髓损伤。资料表明,颈椎过伸性损伤,最多合并脊髓损伤中央综合征和前脊髓综合征。

除此之外,尚有严重的脊髓不全损伤和部分性脊髓损伤(典型 Brown-Sequard 综合征)。因此,不应把脊髓损伤中央综合征与颈椎过伸性损伤等同起来,即这种脊髓伤多可由颈椎过伸伤所致,而后者不一定都导致脊髓中央综合征。暴力的大小、颈椎原有退行性病变及椎管变化都能影响颈椎损伤程度和脊髓损伤类型。颈椎受超伸展暴力作用最容易合并脊髓中央和前部损伤,但是,还可能由于剪切暴力造成损伤节段上位椎体向后移位,引起脊髓严重的类似横切损伤,或偏于某一例的部分损伤。外力消失后,颈部肌肉收缩及弹性作用瞬间复位,故 X 射线片上极少残存脱位征象。

三、临床表现

(一)颈部症状

除颈后部疼痛外,因前纵韧带的受累,亦同时伴有颈前部的疼痛。颈部活动明显受限,尤以仰伸(切勿重复检查)。颈部周围多伴有明显的压痛。

(二)脊髓受损症状

因病理改变位于中央管周围,愈靠近中央管处病变愈严重,因此锥体束深部最先受累。临床上表现为上肢瘫痪症状重于下肢,手部功能障碍重于肩肘部。感觉功能受累主要表现为温觉与痛觉消失,而位置觉及深感觉存在,此种现象称为感觉分离。严重者可伴有大便失禁及小便潴留等。

四、影像学表现

(一)X 射线平片

创伤后早期 X 射线侧位片对临床诊断意义最大,应争取获取一张清晰的平片。典型病例在 X 射线片上主要显示:椎前阴影增宽损伤平面较高时(少见)主要表现为咽后软组织阴影增宽(正常为 4 mm 以下);而损伤平面在 C_4 椎节以下时,则喉室后软组织阴影明显增宽(正常不超过 13 mm),但椎前软组织阴影正常并不能排除颈椎过伸伤的存在,一定要结合临床查体,必要时应该进行 MRI 检查。受损椎节椎间隙前缘的高度多显示较其他椎节为宽,且上一椎节椎体的前下缘可有小骨片撕下(占 15%~20%)。大多数病例显示椎管矢状径狭窄,约半数病例可伴有椎体后缘骨刺形成(图 4-88)。

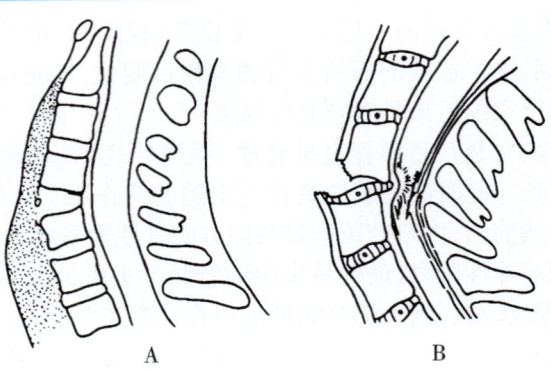

A. 椎前阴影增宽；B. 椎体前下缘小骨片撕脱。

图 4-88　颈椎过伸伤

（二）MRI 检查

MRI 检查对椎间盘突出、软组织损伤及脊髓受累程度的判定意义较大，有条件者应争取使用（图 4-89）。

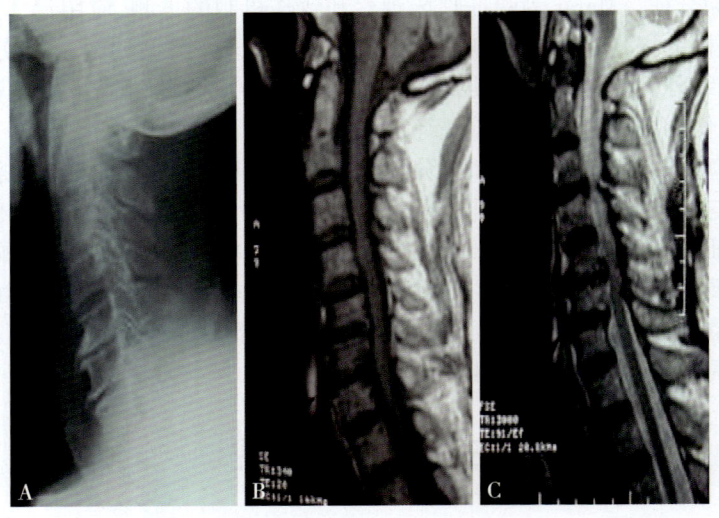

A. X 射线片示椎前软组织阴影增宽；B、C. MRI 示 $C_{5~6}$、$C_{6~7}$ 前纵韧带断裂，$C_{5~6}$ 椎间盘突出。

图 4-89　颈椎过伸伤

（三）其他

CT 扫描对骨骼损伤及髓核脱出的判断亦有一定作用，可酌情选用；注意有无罕见的椎板骨折征（图 4-90）。急性期不宜选用脊髓造影。

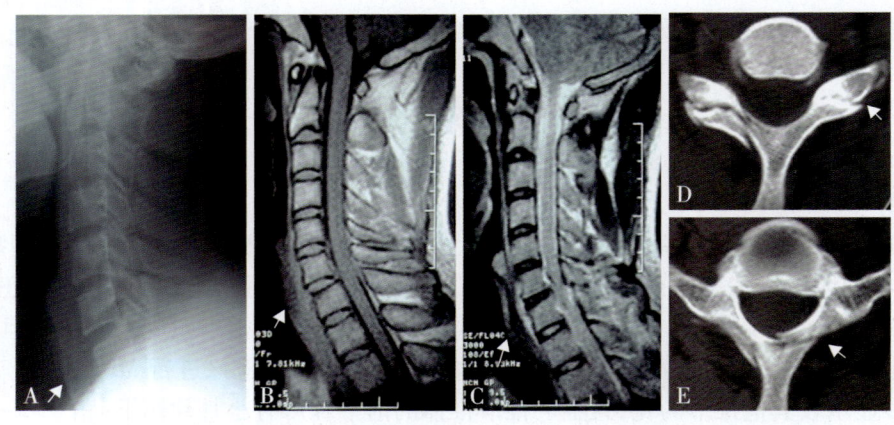

A. 颈椎侧位片示椎前软组织阴影增宽；B、C. 颈椎 MRI 矢状面示前纵韧带断裂，C_6 脱位；D、E. 横断面 CT 示双侧关节突及棘突骨折。

图 4-90　颈椎过伸伤致椎前软组织阴影增宽，CT 示关节突、棘突骨折

五、诊　断

不熟悉这种损伤而误诊者并非少见。缺乏对颈椎过伸性损伤基本病理变化和X射线表现的认识,尤其对症状轻微者或老年人更易误诊。因此诊断时应注意以下几点:①详尽病史的采集,常能提供致伤机制;颅脑伤患者,也应设法了解损伤时的姿势和暴力;②颅及面部损伤都应摄颈椎X射线片,对任何有怀疑的患者,把颈椎摄片列为常规,以避免因其他部位损伤掩盖了颈椎损伤;③侧位X射线片必须清晰显示上下颈椎结构,上颈椎损伤而神经症状表现低位时,必须注意观察低位颈椎有无变化,伸屈侧位X射线片有一定价值;④典型的脊髓损伤中央综合征,常能提示颈椎过伸性损伤,而其他类型脊髓损伤,必须结合其他各项检测再做出判断;⑤考虑其他机制引起的颈椎脊髓伤时,例如椎体垂直压缩性骨折等也可能造成脊髓中央综合征。

六、鉴别诊断

(一)脊髓前中央动脉综合征

因两者可在完全相类似的创伤情况下(例如急刹车)发生,均出现瘫痪,因而易混淆。

(二)脊髓空洞症

其病理改变、解剖部位两者相似,症状类同,故易混淆。但本病一般无严重的创伤史,且X射线平片上椎体前阴影无增宽症,而MRI检查时显示脊髓中央有空洞形成。

(三)急性椎间盘突出症

因本病发生突然,多见于创伤后,且伴有脊髓症状,故需鉴别。但髓核脱出时其创伤并不一定严重,甚至一般的咳嗽也可引起脊髓受累,以椎体束为主,少有感觉分离现象,MRI检查有确诊意义。

(四)其他

尚应注意同颈椎管狭窄症、脊髓型颈椎病及其他波及脊髓的伤患者鉴别。颈椎过伸伤及脊髓前中央动脉综合征鉴别诊断见表4-2。

表4-2　颈椎过伸伤及脊髓前中央动脉综合征鉴别诊断

项目	颈椎过伸伤	脊髓前中央动脉综合征
创伤机制	脊髓中央管周围损伤	脊髓前中央动脉受阻
瘫痪特点	上肢瘫痪重于下肢	下肢瘫痪重于上肢
感觉障碍	感觉分离	一般无感觉分离
椎前阴影	明显增宽	一般正常
骨刺形成	可有,一般较轻	均较明显

七、治　疗

颈椎过伸展伤的机制和病理变化提示了该损伤并不存在因创伤所致的持续椎管的骨性狭窄,或需要复位的明显骨折脱位。

(一)非手术治疗

一经确诊,即常规应用Glisson带牵引,其重量为1.5~2.5 kg。牵引位置宜取颈椎略屈位,持续牵引2~3周,然后采用头颈胸石膏或塑料颈托加以保护1~2个月。在牵引期间,应用呋塞米和地塞米松静脉滴注,以利脱水并提高机体应激能力。其牵引目的是使颈椎损伤节段得到制动,略屈曲位能使颈椎椎前结构(韧带等)愈合,后结构例如折皱的黄韧带舒展并恢复常态。

颈椎过伸伤引起的脊髓中央综合征,预后通常比较良好,症状越轻恢复越快且全面。通常下肢最先开始恢复,最早于伤后 3 h 即见恢复,其次是膀胱功能,上肢恢复最迟,手部功能恢复最差,常因脊髓损伤波及前角细胞,致手内在肌萎缩,而残留某种功能障碍。其他类型脊髓损伤,同样取决于损伤的严重程度。

(二)手术治疗

颈椎脊髓过伸性损伤常合并颈椎退变增生、颈椎后纵韧带骨化等,由于颈椎损伤而诱发发病,非手术治疗常收效甚微。因此,选择性手术减压为功能恢复创造了良好的条件。

适应证:①脊髓损伤后经非手术治疗无明显效果并确定有准确损伤节段;②影像学检查(X 射线、CT 或 MRI)有明显骨损伤并对脊髓有压迫者;③临床症状持续存在,在非手术治疗过程中有加重趋势;④合并颈椎病变和后纵韧带骨化,因创伤而诱发者,待病情稳定后行手术治疗。

根据脊髓致压物的部位和范围,选择适宜的入路和减压方法。以前方为主的压迫,如单个或少数节段宜施行前路减压,以后方为主的压迫或广泛的后纵韧带骨化的前方压迫,应选择后路减压。

第九节　重症颈椎椎间盘损伤

椎间盘损伤诊断困难,临床上容易被忽视。

一、椎间盘解剖

椎间盘由软骨板、纤维环和髓核 3 种组织构成。软骨板为附着终板上下面的半透明状软骨。周围由纤维环固定。软骨板内无神经组织,供血也差,损伤后多不能修复。纤维环由内、中、外 3 层组成。外中层为胶原纤维,内层由纤维软骨组成。这些纤维相互交叉成网,对维持脊柱稳定有一定作用。髓核位于椎间盘中央,不与椎体直接接触,髓核约占椎间盘截面的 50%。髓核主要成分是黏多糖蛋白复合体和硫酸软骨素并与水结合。

二、病 理 变 化

椎间盘损伤后可发生一系列病理变化。将猪椎间盘前方纤维环切除,建立损伤模型。3 个月后观察到如下病理变化:①损伤节段椎间隙狭窄,其他间隙正常;②损伤节段椎体前缘骨赘形成;③前部纤维环增宽,有毛细血管长入,损伤区由肉芽组织修复,附近正常板层结构部分受损;④髓核变小,纤维化,呈黄色。

以上结果除显示椎间盘损伤修复改变外,其余变化类似于退变的表现。损伤早期损伤区附近终板内血管增生,然后逐渐减少,向正常水平过渡,而非损伤区则无此现象。这被认为是一种试图修复损伤的机制,但结果仅见纤维环外侧 1/3 愈合,而内侧 2/3 未愈合,损伤区被髓核组织充填,整个椎间盘发生进行性退变。说明纤维环(特别是内侧部分)愈合潜力差。影像学研究发现大的髓核脱出比小的椎间盘突出吸收快,可能因为硬膜外腔的游离髓核可致白细胞聚集,而包含在纤维环中的髓核因缺乏血管无此反应。表明椎间盘的退变可影响脱出髓核的吸收。

由此可见,椎间盘损伤后期,可出现不同程度的退变和厚度变薄,以及髓核含水量减少,未脱出的髓核逐渐缩向中央部,周围的纤维环亦开始增厚,并成为椎间盘的主要成分。以蛋白黏多糖的黏液样基质及胶原纤维网和透明软骨细胞组成的髓核,由于纤维化和黏多糖基质减少,髓核弹性及膨胀效能降低;纤维环损伤后有肉芽瘢痕组织修复,并产生网状变性和玻璃样变性,失去正常状态和韧性;软骨也会变薄并产生软骨囊性变和软骨细胞坏死,并于纤维环附着处发生松弛、脱落。椎间盘的高度可随着髓核和纤维环的退化、脱水、变性而明显缩窄。正常的负荷压力和应力在椎间盘损伤退行性改变后的脊柱就可能造成不稳定。

三、生化机制

椎间盘中细胞较少,其生物力学特性主要依靠细胞外基质的组成及水的含量。椎间盘组织中2种主要的大分子物质是胶原和蛋白多糖。其余成分有其他基质蛋白、脂质和无机盐。胶原主要与椎间盘的弹性强度有关,而蛋白多糖主要影响组织中水的结合量,使组织保持高水压,这是椎间盘负重-负荷的基础。在人椎间盘内蛋白多糖分子中大部分糖胺聚糖是软骨素和硫酸角质蛋白,另外还有透明质酸,蛋白多糖由连接蛋白通过非共价连接成大的聚合物。人椎间盘中是否存在皮肤硫酸蛋白多糖成分尚有争议。蛋白多糖的水结合量主要取决于蛋白多糖的总量和硫酸软骨素与角质蛋白的比例,而蛋白多糖单体的大小及聚合程度则无多大影响。

有学者对兔椎间盘损伤后蛋白多糖变化进行连续观测,并将其分为3个阶段:早期蛋白多糖、蛋白多糖聚合物和水的含量逐渐下降;中期上述成分含量回升;后期上述成分和透明质酸的含量开始进行性下降。早、中期反应可认为是对损伤进行修复的一种反应,而后期反应则类似于退变过程。

在猪椎间盘损伤模型中,3个月后将损伤的椎间盘分区进行生化指标检测,结果显示:①全椎间盘内无机硫酸盐浓度降低,可能与椎间盘的营养运输途径部分受阻有关。②纤维环前部和髓核中 DNA 浓度升高,提示此区内细胞密度上升。有研究证明增生的细胞是纤维化细胞,说明髓核细胞可能因损伤而改变其表现型,产生异常的细胞外基质。③髓核中总的蛋白多糖浓度降低,而前部和后部纤维环中浓度保持在对照组水平。④硫酸软骨素与硫酸角质蛋白比例不受损伤影响,而髓核中糖醛酸浓度和6-硫酸软骨素与4-硫酸软骨素比例下降。⑤髓核中水的含量降低。⑥通过琼脂凝胶电泳和软骨素酶消化相结合的方法,提示受损的猪椎间盘纤维环内存在皮肤硫酸蛋白多糖,它的出现可能与创伤愈合和退变过程有关。

以上结果提示,纤维环损伤可使椎间盘,特别是髓核(虽然未直接受损)发生一系列生化改变,因此纤维环的完整性是整个椎间盘保持正常细胞功能的基础。创伤导致纤维环撕裂可直接加剧椎间盘的退变。

椎间盘内细胞合成基质的速度很慢。实验证明胶原和蛋白多糖的合成在某种程度上受椎间盘所承受的压力控制。合适的刺激可使其合成增强;而压力丧失则软骨细胞的合成减少,分解增加,软骨组织萎缩。如果压迫持续不断或持续数小时,则基质合成减少,分解增加;而压迫持续 2~10 min 则基质合成增加。这可能是因为适当的压迫刺激有利于椎间盘的营养供应和代谢产物的清除,以保持合适的 pH 值。基质的合成还受基质中水含量控制,这一过程中细胞外钠起重要作用。以上研究为椎间盘损伤后期的康复治疗提供了理论基础。

四、椎间盘损伤与脊柱骨折的关系

脊柱骨折常伴发椎间盘损伤。研究表明,在所有脊柱爆裂性骨折病例中,骨折线经过上位椎间盘的软骨板,在腰椎爆裂-劈开骨折中,骨折椎体下方椎间盘同时受损,单纯椎体上部爆裂性骨折,经椎间盘造影证明上位椎间盘已经受损,如骨折线未经过下位椎间盘,则其可免受损伤。

五、影像学表现与椎间盘内测压

除可能合并的脊柱骨折脱位的 X 射线征象外,椎间盘损伤的 X 射线主要表现是椎间盘高度的变化。初期如纤维环未破裂,髓核未脱水,具有良好的膨胀性,椎间盘就不会缩小变窄。如椎间盘已破,髓核脱出或后期髓核退化、脱水、变性,就会有明显的缩窄。CT 和 MRI 可以提供更多有关椎间盘损伤的征象。

目前，伤后椎间盘的功能状态无法通过现有的影像技术显示，而椎间盘连续测压和更精确的量化技术可有效检测椎间盘损伤。20世纪80年代，人们采用椎间盘测压、压力标准化椎间盘造影和定量椎间盘测压等技术来研究脊柱退变；后来又将椎间盘测压用于判断经皮穿刺髓核切割术和化学溶核术的预后，证明椎间盘的完整性与椎间盘内压力关系密切。

六、预防和治疗

研究证明，从事重体力劳动和体育锻炼者比很少从事体力活动者椎间盘强度大。与椎间盘含水量下降有关的下腰痛患者经过运动锻炼后身体状况可得到改善。纤维环损伤可导致椎间盘快速进行性退变，目前尚无有效方法阻止这一过程。过早负重等机械因素可加速退变，因此急性椎间盘损伤患者休息或采取支具固定适当时间是有益的。

急性期的疼痛程度可反映椎间盘损伤的程度和椎间盘的负重能力，此期内疼痛主要靠镇痛治疗解除。根据组织修复的基本原则，保持损伤组织表面相互靠近及相对静止，使新生血管在损伤间隙内搭桥，有利于组织修复。所以，设计有效的固定器材，增强纤维环对抗屈伸和撕裂应力的能力还是很有价值的。椎间盘损伤致髓核突出且仍包含于纤维环中，这种类型愈合能力差，因此，如果症状严重则需采取手术治疗，非手术治疗预后一般较差。单纯抗炎药物对坐骨神经放射痛无效，这可用"异物神经毒性理论"来解释。

对于椎间盘损伤合并脊柱骨折脱位，除对骨折脱位进行开放复位内固定及植骨术外，尚需对椎间盘损伤节段行后路植骨融合术。因此，对所有脊柱爆裂性骨折头侧椎间节段均应行植骨融合术。对爆裂-劈开骨折及完全爆裂性骨折，其尾侧半脱位的运动节段亦应同时行植骨融合术。但单纯椎体上部骨折，其尾侧椎间盘一般不受累，可不行融合术；特别是年轻患者 $L_{4\sim5}$ 节段更应注意保护，以利内固定取出后原来半脱位的关节保留部分活动，避免其他腰椎间盘过早退变，理论上可保护 $L_5\sim S_1$ 椎间盘。但若内固定取除后下腰痛顽固发作难以控制，则半脱位和疼痛的运动节段均需行融合术。

第十节 重症颈脊髓损伤

脊髓损伤是一种致残率高、后果严重的疾病，直接或间接暴力作用于脊柱和脊髓皆可造成脊髓损伤。脊髓损伤占全身损伤的0.2%～0.5%，据估计其发病率每年为20～60/100万。在房屋、矿山、公路、坑道倒塌事故中相当多见，在地震灾害中发病率高达10%，多伴发于脊柱创伤与骨折，在脊柱骨折脱位中伴发脊髓损伤的约占20%。

和平时期的脊髓损伤多见于砸伤、摔伤、跌落伤、交通事故和运动性损伤等，绝大多数为闭合性损伤。战时脊髓损伤多为枪炮弹片伤、爆炸性损伤和刀刺伤，常为开放性损伤。虽然损伤局限，因与外界交通，感染的危险较大。

颈部脊髓损伤是一种非常严重的损伤，常造成患者死亡或残疾。颈上段脊髓损伤者易发生四肢瘫痪，如果膈肌和肋间肌瘫痪，可发生呼吸困难，常致患者迅速死亡。颈下段脊髓损伤者在损伤平面以下出现肢体瘫痪，上肢呈节段性感觉和运动障碍；由于胸部呼吸肌瘫痪，患者仅有腹式呼吸，同时伴有括约肌功能障碍和霍纳（Horner）综合征。脊髓完全断裂者可立即发生弛缓性完全瘫痪，损伤平面以下各种感觉和反射消失，一般不能恢复。

对颈脊髓损伤的处治原则是尽可能恢复脊髓功能，预防各种并发症的发生，闭合复位，保持脊柱的稳定性，进行椎板切除和脊髓前路减压术，重建脊髓性瘫痪的感觉、运动功能，恢复患者的劳动力和有效地降低残疾率。

一、分　类

按照造成损伤的性质及损伤的程度,脊髓损伤的病例,可分为四大类,即脊髓撞击伤、脊髓压迫伤、脊髓缺血性损伤及脊髓横断损伤等。

(一)脊髓撞击伤

能量的大小是影响脊柱脊髓损伤的重要因素。根据临床表现及病理改变,脊髓损伤可分为 6 型,即不完全损伤、脊髓半伤、中央性脊髓损伤、前脊髓损伤、后脊髓损伤及完全性损伤。实验研究建立不同能量下损伤模型有不完全损伤和完全损伤。病理学表明,不完全损伤与完全损伤病理改变有明显的差异,前者主要为灰质点状出血,前后角少数神经元退变崩解及部分神经轴索退变,即主要为神经组织受累。完全性脊髓损伤在伤后即刻至 30 min~1 h 之内,其主要的病理形态改变,开始灰质出血即较重,神经元及神经纤维退变、崩解,且出血过程呈进行性的不断扩大;6 h 出血面积可达脊髓面积的 50%,24 h 达 60%~70%,6 h 即出现中央坏死,继续发展为 1 周时,大部分脊髓已坏死,终至不可恢复。

(二)脊髓压迫伤

导致不完全性截瘫并能完全恢复的压迫时间是很短暂的,动物实验大剂量的压迫,持续 1 min 后可以获得完全恢复,持续 5 min 时则只能部分恢复,再长时间的压迫则不能恢复。中等量的压迫,可耐受的时间再长一些,压迫 10、15、30 min 可以完全恢复,时间再长则不能完全恢复。急性马尾压迫伤可耐受的时间比脊髓长,再大剂量的压迫,可获得完全恢复的压迫时间为 5 h。慢性压迫伤,实验证明从逐渐压迫到发生完全性截瘫的时间增加到 20 h,则可以恢复所耐受的时间增至 8.4 h。慢性压迫伤同实验导致的椎管狭窄率有关,椎管越狭窄脊髓损伤越严重。

(三)脊髓缺血性损伤

其程度与缺血的时间和范围有关,大致分为 2 种类型:一类为缺血的时间较短,范围较小,一般在半小时之内,很快恢复缺血脊髓的血供,夹闭部分脊髓血管如前后动脉或根动脉者,其脊髓的实质可以发生轻微的病理变化,包括少数的神经元或神经纤维蜕变,在临床上可以不表现出脊髓功能障碍,或者有轻微的不全截瘫,而很快恢复。此类为可逆转性脊髓缺血损伤,脊髓未发生较大范围的退变坏死。另一类为脊髓缺血达半小时以上,或脊髓血管大部灼闭者,如前后动脉或前动脉与根动脉,脊髓可发生不可逆转的缺血性损害。

(四)脊髓横断伤

常见于严重的钝性打击伤、切割伤,脊髓完全损伤,不可逆转。

(五)脊柱火器伤

脊柱脊髓损伤程度与枪弹或球形弹致伤脊椎的部位、枪弹的速度有着密切的关系。椎管贯通伤,其脊髓皆横断损伤;椎管周壁伤,包括椎体贯通伤、椎间盘损伤、椎板损伤及棘突根损伤,即椎管的前、后壁损伤。椎体贯通伤,高、中、低 3 种能量其脊髓皆横断,可能是椎体损伤时,对能量的传递较大所致。椎板损伤及椎间盘损伤中,高能量的 82.3% 为完全性脊髓损伤,中、低能量的 34.4% 为完全性脊髓损伤。枪弹的速度对脊髓的损伤亦有密切关系,弹速越快,脊髓损伤越重,即脊髓损伤的程度与脊髓损伤的部位至脊髓的距离成正比关系,也与致伤能量的大小有直接关系,弹道距脊髓越近,弹速越快,能量越大,则脊髓损伤程度越重。

二、病理生理

脊髓损伤的研究一直是病理学、神经科学家们共同关心的课题,对脊髓再致伤机制的研究是其中最重要的内容之一,它的研究基本上在 3 个层次上进行,即:①始动因子(创伤因素);②细胞水平;③分子水平。围绕这 3 个层次,脊髓损伤后继发性致伤机制目前已有多种学说,包括微循环障碍学说、自由基与脂质过氧化学说、离子内环境失衡常说、神经毒性学说等。

(一) 脊髓微循环障碍学说

一些学者利用血管研究脊髓损伤后的微循环,结果显示微循环显著减少,脊髓缺乏血流灌注。Tator 等发现,缺乏血流灌注的主要部位既在损伤区域,又可在距损伤部位相当距离的邻近区域,缺血区域包括大部分灰质和周围白质,且在邻近灰质出血灶的白质区域尤为严重。由于缺血区域的解剖学分布和时间顺序不能完全用原发伤对血管的机械损害来解释,因此可以推测,存在对微循环的继发损伤、血栓形成和血管痉挛。研究人员已经使用多种不同方法测量了脊髓损伤后脊髓血流量(spinal cord blood flow, SCBF)的变化,几乎所有的结果都显示脊髓损伤后 SCBF 明显下降,在伤后最初几个小时呈进行性恶化。

(二) 自由基与脂质过氧化学说

自由基(free radical)指带有未配对电子的分子或分子片段,与脊髓损伤关系最密切的当数氧自由基(oxyradical),包括超氧阴离子(superoxide anion)、单线态氧(singlet oxygen)、过氧化氢(hydrogen peroxide)和羟自由基(hydroxyl radical)等。这些自由基一方面具有极强的氧化性能,能使脂质结构的细胞膜或细胞器膜发生过氧化,释放游离脂肪酸和多烯酸,破坏其通透性和完整性,最终引起细胞死亡。另一方面,自由基可抑制前列环素(prostacyclin, prostaglandin I_2, PGI_2),导致 PGI_2 与血栓素 A2(thromboxane A2, TXA2)失衡及血小板聚性增加,造成血管痉挛与闭塞。

脊髓组织脂类含量非常丰富,具有众多的不饱和脂肪酸,其中不稳定的弱键最易受到自由基的攻击,产生脂质过氧化。正常情况下自由基介导的脂质过氧化并不会引起组织损伤,这一方面是由于自由基产生的量很少,另一方面体内存在天然的内源性抗氧化系统和过氧化氢酶,可有效地清除自由基,防止脂质过氧化。首先脊髓损伤后由于组织缺血、缺氧,影响线粒体电子传递功能及脊髓损伤中央灰质出血提供的 Fe^{2+} 和 Cu^{2+} 的催化作用使自由基大量产生;其次抗氧化系统即自由基清除系统活性下降,使自由基无法被及时有效地清除,从而导致脂质过氧化,引起组织继发性损伤。

(三) 离子内环境失衡学说

脊髓损伤后,细胞内外离子含量很快发生改变。其一,Na^+-K^+ 泵失活,使细胞内 Na^+ 升高、K^+ 下降,其幅度与脊髓损伤程度呈正相关。细胞内 Na^+-K^+ 平衡紊乱将导致细胞水肿和功能障碍,细胞水肿又使组织内压增高,从而引起微循环障碍,组织缺血、缺氧进一步加重,最终导致胞溶。其二,脊髓损伤后 Ca^{2+} 内流导致细胞内 Ca^{2+} 超载,过量的 Ca^{2+} 进入细胞内:①将使线粒体氧化磷酸化脱偶联,进一步导致 ATP 耗竭;激活磷脂酶 A 和 C,使膜磷脂降解,释放游离脂肪酸,引起花生四烯酸级联反应,造成组织损伤。②激活蛋白酶、核酸酶等使蛋白、核酸分解,最终导致细胞死亡。其三,脊髓损伤后 Mg^{2+} 减少,Mg^{2+} 是细胞内 300 多种酶的辅酶,是维持细胞膜完整性、正常的细胞呼吸、信使核糖核酸(messenger ribonucleic acid, mRNA)的转录和蛋白合成的必需离子,Mg^{2+} 对 Na^+-K^+ 梯度的维持,以及 Ca^{2+} 的转运和累积有重要的调节功能,Mg^{2+} 还可直接影响兴奋性氨基酸受体和阿片受体。因此,Mg^{2+} 浓度的降低不仅影响膜的通透性,还进一步损害 Na^+、K^+、Ca^{2+} 浓度梯度,从而在继发性组织损害中起重要作用。离子流的改变是和脊髓损伤部位的持续细胞损害一致的。

(四) 神经毒性学说

目前为止,已经发现的神经毒素包括内源性阿片样肽、兴奋性氨基酸、一氧化氮等。

1. **内源性阿片样肽** 内源性阿片样肽是一种类神经调节物质,在体内起着神经介质或激素样作用,可分为内啡肽类、脑啡肽类、强啡肽类。

2. **兴奋性氨基酸** 兴奋性氨基酸(excitatory amino acid, EAA)主要包括谷氨酸和天冬氨酸,是中枢神经系统(central nervous system, CNS)内重要的兴奋性神经递质(neurotransmitter),正常情况下存在于神经末梢的囊泡中,当神经末梢去极化时,通过 Ca^{2+} 依赖方式释放并作用于特异性膜受体,传递信息后,即从突触迅速消除。当 EAA 水平过高时,即可引起对 EAA 受体过度的病理性刺激,最终导致神经元损伤,Olney 将 EAA 的这种神经损伤作用称为 EAA 神经毒性。

3. **一氧化氮** 一氧化氮(nitric oxide, NO)是一种具有自由基化学特性的简单气体。近年来越来越多的证据表明 NO 可能是 CNS 中一种非经典的神经递质，在人体的生理功能及病理变化方面发挥作用。它在神经传递及脑致伤机制中的重要作用提示它在脊髓损伤的病理发展过程中也具有神经毒性作用。

三、救治原则

脊柱损伤的早期救治包括现场救护、急诊室救治、早期专科治疗等。早期救治措施的正确与否直接影响患者的生命安全和脊柱和脊髓功能的恢复。

（一）现场救护

现场救护是指在发生损伤的地点对伤员施行紧急救治和处理，并为向医院或专科医院运送做好准备。现场救护正确与否直接关系到伤员的生命安全及后续治疗的效果。脊柱损伤常合并脊髓伤，表现为不同程度的瘫痪，严重者出现呼吸功能障碍而危及生命。因此凡疑及脊柱损伤，尤其是颈椎损伤者在未明确排除之前均应按有此损伤处理。

现场救护措施如下。

1. 呼吸道管理　颈椎损伤患者应注意保持呼吸道通畅，如通气功能障碍明显则现场行紧急气管切开，必要时采用器械辅助呼吸。机械通气以经鼻气管插管为佳，原因是轻巧而准确的经鼻气管插管可避免因放置口咽镜时颈椎过度活动加重颈椎脊髓损伤。近年来也有学者对大量伤员进行前瞻性和回顾性研究，指出在保持颈椎轴线制动的条件下，经口气管插管是保持呼吸道通畅的迅速有效的方法，并不加重脊柱脊髓损伤，此法优于经鼻插管，因为经鼻插管系"盲插"，往往需要多次重复操作，反而容易加重损伤。这与插管器械和技术熟练程度有关。气管切开在其他方法无法保持呼吸道通畅，而呼吸窘迫威胁伤员生命时进行。

2. 搬运　要求迅速将伤员撤离事故现场，避免重复损伤或加重损伤。脊柱制动，一般采用临时固定器材或支具。①搬动伤员时至少需要 3 人，保持脊柱轴线稳定，平抬平放，避免脊柱扭曲和转动；②使用无弹性担架或硬板，保持头略低位，避免颈椎过伸过屈；③输送途中尽可能避免颠簸，并注意观察生命体征，保持呼吸道及输液管道通畅，注意保暖，但应避免用热水敷以免烫伤，防止压力性损伤，每 1~2 h 翻身 1 次。运输伤员应根据道路和运输工具的具体条件进行选择。远距离运输以直升机最为便捷。

（二）急诊室救治

1. 全身检查　伤员到达急诊室时应迅速进行简要的全身检查，确定有无休克及其他重要脏器损伤；有无其他部位骨关节损伤。首先处理危及生命的合并伤，待全身情况稳定后方允许做脊柱物理学检查，初步确定损伤部位和损伤的严重程度以及是否合并脊髓损伤。

2. 脊柱制动　如果脊柱损伤在现场或输送途中未得到确实固定，到达急诊室后应立即采取制动措施，颈椎损伤除支具固定外，牵引也是有效的制动方法。

3. 呼吸道管理和呼吸支持　保持呼吸道通畅，必要时吸氧或行机械辅助呼吸。

4. 输液和药物治疗　建立静脉通道，根据伤情输液，必要时输血。如合并脊髓损伤，可静脉内使用激素和利尿剂脱水，以防治神经水肿。常规应用地塞米松 20~40 mg 和呋塞米 20 mg 静脉滴注。近年多主张早期大剂量甲泼尼龙冲击疗法，并认为有减轻脊髓损伤的作用。但应注意预防应激性溃疡。

5. 辅助检查　经初步处理病情稳定后可行 X 射线摄片、CT 或 MRI 等特殊检查。危重伤员必须有医护人员陪同，特殊体位摄片需有医师协助，防止发生意外。

6. 收治入院　脊柱损伤诊断明确，又无其他需要紧急处理的合并伤时，伤员可转入病房或转至专科医院进一步治疗。

（三）颈脊髓损伤的治疗原则

颈脊髓损伤多数伴发于颈椎骨折脱位或严重的椎间盘损伤突出，少数颈脊髓损伤患者就诊时影像学检查见不到骨折或脱位征象，有时可根据椎前软组织阴影或致伤机制推测脊髓受损原因。脊髓损伤的处理应遵循及时确诊、尽早治疗的原则。在脊髓发生完全坏死之前进行有效治疗才有希望使脊髓功能得到恢复。实验病理表明脊髓损伤后 24 h 内处于急性期，此期内治疗属于早期治疗。但由于脊髓损伤程度差别大,急性期时间难以严格限定。

1. 非手术治疗原则

(1) 现场和急诊室救治:处理措施与脊柱损伤相同,要求简捷、有效,并做到准确无误。

(2) 全身治疗:①始终保持呼吸道通畅,保证供氧;②维持血液循环,保持收缩压在 90 mmHg 以上,保证脊髓血供;③维持水、电解质平衡,保证充足营养;④高热患者应及时采取降温措施;⑤保持有规律的排便习惯;⑥防治并发症,如呼吸道感染、肺不张、泌尿系统感染、压力性损伤等。

(3) 药物治疗:脊髓损伤急性期可选择应用药物治疗,减轻脊髓水肿和一系列不良的生物化学反应。目前可选用的药物有以下几种。①肾上腺皮质激素:选择应用地塞米松或甲泼尼龙,在急诊室即开始使用,前者为每天 20 mg,3 d 后逐渐减量,连续使用 7~10 d,冲击疗法最好在伤后 8 h 内开始使用。②利尿剂:选择应用或交替使用呋塞米(20 mg 1~2 次/d,连用 6~10 d)、20% 甘露醇(每 6 h 1~2 g/kg,连用 7~10 d)、50% 葡萄糖注射液(每 4~6 h 60 ml 静脉注射)。③其他药物,如抗肾上腺素能化合物、纳洛酮、促肾上腺皮质激素释放激素(corticotropin releasing hormone, CRH)、二甲亚砜(dimethyl sulfoxide, DMSO)、酶疗法、巴比妥类药物均处于实验研究阶段,临床偶有少量应用报道。晚期主要有神经营养药物,如维生素 B_{12} 等。甲钴胺(methylcobalamin;CH_3-B_{12};也称弥可保)是一种辅酶型 B_{12},具有一个活性甲基结合在中心的钴原子上,容易吸收,使血清维生素 B_{12} 浓度升高,并进一步转移进入神经组织的细胞器内,其主要药理作用是:增强神经元内核酸和蛋白质的合成;促进髓鞘主要成分——卵磷脂的合成,有利于受损神经纤维的修复。用法:口服,片剂 0.5 mg,3 次/d;肌内注射或静脉注射,针剂 0.5 mg,1 次/d 或隔日 1 次。

(4) 高压氧治疗:脊髓损伤早期应用效果较好,有条件者于伤后 4~6 h 使用,以 2.5 个标准大气压的高压氧治疗,每天 1~2 次,每次 1~2 h。

2. 颈椎复位稳定

(1) 稳定型损伤:对各种类型的稳定型损伤可分别采取卧床休息、Glisson 枕颌带牵引、头颈支具、石膏固定及功能锻炼等方法治疗。如单纯椎体压缩性骨折通常取头颈中立位行枕颌带牵引,重量为 2~3 kg,维持 3 周后改头颈胸石膏或颌颈石膏固定,待 2~3 个月骨、韧带组织愈合后方可拆除。而单纯棘突或横突骨折无须牵引,可直接使用支具或石膏固定,维持其稳定。

(2) 不稳定型损伤的治疗原则:不稳定型损伤以恢复并维持颈椎稳定性为原则。治疗方法包括牵引复位、支具固定、开放复位、前后路减压、植骨融合、内固定及功能锻炼等。具体措施如下。

1) 颅骨牵引:牵引器材以 Crutchfield 钳最为常用。不同类型损伤,牵引方向及重量亦有所差别。对上颈椎损伤关键是维持头颅在颈椎上方的中立位。下颈椎骨折或骨折脱位则需根据损伤类型选择不同的牵引复位方式。牵引重量根据年龄、体型和体重酌情考虑。牵引过程中密切观察伤员全身情况及神经系统改变,一旦出现呼吸困难或神经症状、体征加重则应终止牵引复位。一经复位,牵引重量逐渐减至 3~4 kg,维持 3 周至 3 个月。牵引力的方向对复位至关重要,其轴线应与要复位的节段轴向一致。牵引下手法复位危险性大,必须慎用。

2) Halo-vest 装置:主要有 Halo-vest 头盆环牵引装置和 Halo-vest 头环背心 2 种。后者应用较多。但其应用应严格把握适应证,一般根据移位程度和成角大小而定,对于脱位超过 15%,成角大于 10°者,通过 Halo-vest 头环背心复位并维持其稳定性的可能性小,多不主张采用。

3) 石膏固定:颈椎骨折复位后为避免再脱位一般维持牵引 3~4 周,待软组织和骨性结构初步愈合后再行头颈胸石膏固定。如果合并脊髓损伤则应持续牵引制动至骨性愈合,不宜行石膏固定。

3. 手术治疗　颈椎损伤的手术治疗包括开放复位、减压、植骨融合及内固定术。目的在于恢复颈椎的解剖结构、解除脊髓和神经根压迫、维持颈椎稳定。

(1) 颈后路手术:最早用于颈椎损伤的脊髓减压,并广泛应用于颈椎骨折脱位的复位,但随着颈前路手术适应证的增宽,后路手术的特殊适应证仅限于单侧或双侧小关节脱位或骨折脱位,急性期未行复位或复位失败,以及关节突分离性骨折、颈椎严重不稳者。复位后颈椎稳定者可不施行内固定,但复位后颈椎稳定性不能维持者则需行内固定或内固定加植骨融合术。后路内固定方法包括:①棘突间钢丝内固定术,可加用两侧棘突旁、椎板和关节突上植骨术,曾有人将此改良为张力带钢丝固定。该法适用于屈曲型损伤,对伸展型损伤效果差,且不能控制旋转不稳。②侧块钢板螺丝钉固定,有 Roy-Camille 钢板、AO 钢板和 Magerl 椎板钩-钢板等,可加关节突间和棘突间植骨术,前两者对于有棘突和椎板骨折或椎板切除减压后仅需短节段固定者,明显优于钢丝固定。侧块钢板固定可使损伤的颈椎即刻获得稳定,并维持安全可靠的固定,其中 Magerl 椎板钩-钢板固定是最为牢靠的固定。此法的缺点是螺丝钉打入方向要求较高,技术难度大,稍有不慎即可引起神经、血管损伤。③寰枢椎融合内固定术,常用的有 Gallie 法和 Brooks 法及其改良技术、寰枢椎侧块螺钉内固定术等。④枕颈融合内固定术。

(2)颈前路手术:以往认为在颈椎后结构遭受严重损伤的情况下施行前路手术,将加重前结构损伤,无疑也增加了整个颈椎的不稳定程度,因此前路手术受到严格控制。随着颈椎前路钢板的应用,颈椎稳定性的维持有了保证,颈前路减压、植骨融合加内固定术广泛应用于治疗颈椎损伤。近年来多采用钛质颈前路带锁钢板。其目标在于:①切除脊髓前方致压物,达到减压目的;②纠正颈椎后凸畸形;③植骨维持前柱高度;④维持颈椎稳定性。

适应证:①主要累及椎体和椎间盘的损伤,包括压缩或楔形压缩性骨折、粉碎性骨折、泪滴状骨折、前纵韧带、前侧纤维环和椎间盘完全破裂(过伸性损伤);②后纵韧带断裂伴有椎间盘突出、椎体后缘骨赘或骨折者;③无骨折和不稳的颈椎损伤,发现有椎间盘突出伴有神经损伤者;④三柱损伤,颈椎严重不稳者;⑤其他以后结构损伤为主的颈椎损伤亦可采用前路手术,但不是绝对适应证。

前路手术中患者采取仰卧位有利于手术立即进行,特别是多发伤或颈椎严重不稳者可避免翻动体位和俯卧位带来的损害;手术入路简单,创伤小,并发症少;可在椎间隙和相邻椎体扩大减压;植骨床血供丰富,且植骨块受轴向压应力,有利于融合。采用前路钢板内固定时,螺丝钉打入椎体的位置与软骨板的距离应不小于 2 mm。

(3)椎管减压:在脊柱复位后通过脊髓造影(现在已经少用)、CT 扫描或 MRI 检查确定仍有脊髓受压,如碎骨块、椎间盘突入椎管内或异物残留,需行减压取除,以恢复椎管的正常容积。常用的减压方法如下。

1)前路减压术:适用于脊髓损伤伴有椎间盘突出或碎骨块突入椎管压迫脊髓前方导致运动功能丧失、感觉功能尚存者,多用于颈髓损伤。前路减压越早越好,应尽可能在发现压迫的 3 d 内手术,在 5~8 d 手术者因脊髓水肿,手术效果不佳。在伤后 2 周若脊髓压迫持续存在,亦可行前路减压,其恢复率为 20%。总之,前路减压术有其适应证,主要根据脊髓前方是否受压,而选择稳定措施则根据椎骨和韧带的损伤情况而定。

2)侧前方减压术:适用于胸椎或胸腰椎损伤,从椎管前方压迫脊髓者。术中应避免器械直接进入椎管内操作,以免加重脊髓损伤。

3)后路椎板切除减压术:适用于以下情况。①椎板骨折下陷或脱位前移压迫脊髓后方者;②原有颈椎病、椎管狭窄或强直性脊柱炎,脊髓受压症状迅速恶化者;③腰椎骨折脱位或疑有马尾损伤者;④有硬膜外出血,需行血肿清除者;⑤不完全性损伤在观察过程中进行性加重;⑥闭合牵引复位后症状无好转,经检查椎管内仍有来自后方的骨折片和软组织压迫;⑦在开放复位时发现椎板、棘突损伤严重,碎骨片进入椎管或有进入椎管的危险性时,应同时做椎板切除减压;⑧锐器或火器伤,疑有椎管内致压物者。椎板切除范围应以损伤节段为中心,上下不超过一个节段,减少不必要的结构丧失,以免加重脊柱不稳甚至导致畸形。

4)椎板切除操作注意事项:①椎板骨折者应先咬下位椎板,然后用神经剥离子托起骨折椎板,再用椎板咬骨钳咬除;②椎板脱位前移者应先整复脱位,在未完全复位前咬除椎板,再完全复位;③有条件时可在持续牵引下用气钻或电钻切除椎板,可避免椎板下放置任何器械。

(四)颈脊髓手术原则

1.脊髓切开术 即自脊髓背侧正中切开脊髓直达中央沟,清除聚集于脊髓内的液体和血液,有利于肿胀消退。适应证:①临床神经学表现为完全性截瘫;②X 射线表现及临床体征估计为非横断性损伤;③术中探查见硬膜囊完整,切开硬膜时见脊髓肿胀、蛛网膜下腔消失,脊髓表面血管存在,其他实质较硬,张力增高;④伤后数天或数周,脊髓内囊肿形成。

脊髓不完全损伤一般不发生中央坏死,无须行脊髓切开;脊髓横断者脊髓切开无治疗作用。在有脊髓切开适应证时,切开越早越好,即在脊髓损伤后早期肿胀时予以切开,一般认为应在损伤后出现感觉功能完全丧失后 24 h 内施行。当脊髓内囊肿形成时表明脊髓中央已坏死液化,此时切开可能为时已晚。

2. 硬脊膜及软脊膜切开术　目的是解除对脊髓肿胀的约束,减低脊髓内压,改善其血运。适应证:①脊髓损伤后腰穿奎肯施泰特试验(Queckenstedt test)提示蛛网膜下腔梗阻;②椎管探查术中发现脊髓肿胀、张力大于正常;③同脊髓切开术。

操作时应注意:①硬膜切开范围应略长于肿胀范围,两端均有脑脊液流出为宜,若切口太小有形成脊髓疝的危险,可加重脊髓损伤;②对脊髓肿胀不太严重者应保留蛛网膜,以防发生术后脊髓粘连;③在有切开适应证时,越早切开越好。

3. 脊神经后根切断术　其目的是切断引起脊髓出血坏死的反射弧,防止截瘫的继续发展。应在脊髓损伤感觉功能完全丧失后数小时内进行,一般只在胸段施行此术,否则将影响肢体功能。

(五)颈脊髓冷疗原则

颈脊髓冷疗即在脊髓损伤局部利用降温装置采用冷却液进行较长时间灌注的冷却疗法。冷却液为生理盐水、林格液、葡萄糖等。开始温度为 2~8 ℃,维持温度为 15 ℃左右,持续 7~8 d。适用于脊髓完全性非横断性损伤,严重不完全性损伤,术中见脊髓明显肿胀或术前蛛网膜下腔完全梗阻者。有冷疗适应证时越早实施冷疗效果越好。

大网膜脊髓移植、脊髓吻合、神经移植等仍处于实验研究阶段。

(六)颈脊髓火器伤治疗原则

1. 急救和搬运　同闭合性脊髓损伤。

2. 药物治疗　应用大剂量抗生素及破伤风抗毒素(tetanus antitoxin,TAT);大剂量激素治疗效果不肯定,但应用后感染率未见升高。

3. 休克的救治　及时处理休克和其他合并伤。

4. 清创术　清除伤道内积血、血块、异物、污染及失活组织,一般在伤后 8 h 内进行。硬膜破裂者原则上应一期修复,防止脑脊液漏。伤口应敞开充分引流,1~2 周后视情况延期或二期缝合。硬脊膜无破损者无须切开,减少脊髓感染机会。脊髓清创应限于去除已液化、坏死游离、脱落的脊髓组织,无须清创到正常脊髓组织。闭合性马尾断裂者应争取早期缝合或神经移植术。

5. 椎板切除、椎管探查术　凡弹道累及椎管、椎管内有碎骨块或异物者应切除椎板,探查椎管,截瘫平面进行性升高也是椎管探查的适应证。椎板切除范围一般可根据感觉障碍范围来定,若探查脊髓未发现其外观有明显异常,应扩大椎板切除范围,以便找到受伤脊髓。

6. 制动　对脊柱损伤者一般不采用内固定器,而行体位卧床治疗,卧床时间根据脊柱损伤程度而定,稳定性未遭破坏者卧床 3~4 周,有关节突、椎体骨折,稳定性受影响者卧床 4~8 周。

(七)颈脊髓锐器伤治疗原则

多为刃器所致的脊髓刺伤,以青少年居多。可分为直接损伤或对冲伤两类。前者系指锐器或碎骨片穿过硬脊膜直接刺伤脊髓或脊髓血管;后者指硬膜未破裂,脊髓挤压与对侧骨皮质相撞致伤。

治疗应遵循脊髓开放性损伤的处理原则。手术治疗包括清除软组织伤道和椎管探查。对脊髓断裂者可去除血块和游离脊髓组织,缝合硬膜。对马尾断裂者可清洁断端,一期缝合。脊柱一般无骨折脱位,无须内固定,伤口可一期缝合,但需在硬膜外放置引流管。

(八)陈旧性颈脊髓损伤的治疗原则

陈旧性颈椎脊髓损伤是指损伤超过 3 周后方做出正确诊断者。分为稳定型和不稳定型,功能障碍主要由不稳定所致。颈椎不稳的发生可以是急性、亚急性或慢性,并可引起临床症状和影像学异常进行性加重。不稳定型损伤伴有临床症状者一般需要手术治疗,其目的是:①解除疼痛症状;②改善神经功能;③维持脊柱稳定性,在可能情况下纠正畸形。

陈旧性脊柱脊髓损伤的手术治疗包括减压和稳定措施,在不加重脊髓损伤情况下争取复位。减压方式的选择根据脊髓主要致压物所处的位置决定。

脊髓部分损伤晚期手术适应证：①骨折脱位未能复位或未完全复位，仍残留骨性压迫；②经CT或MRI证实损伤节段存在椎间盘压迫；③合并神经根刺激或压迫；④早期后路曾做减压，症状减轻，但不继续好转并有确凿证据提示压迫存在者；⑤椎间盘损伤严重者或骨折脱位仍存在明显不稳者，应施行稳定手术。

颈脊髓完全性损伤是否选择手术减压主要根据损伤节段和上肢功能决定，对于支配上肢和手部功能颈髓（C_{5-7}）尚有部分功能或某些功能动作不能完善者，行颈前路神经根减压常能获得较好效果，但对已经损伤的脊髓，外科治疗是不可改善的。

四、继发性损害（并发症）

脊柱脊髓损伤后，经常发生各种并发症，有的在早期出现，有的出现较晚，常见的如排尿障碍、压力性损伤、呼吸道感染、呼吸衰竭等。在脊髓损伤后出现截瘫患者，并发症的出现和病情进展往往会危及生命。因此，预防和处理好并发症，对脊柱脊髓损伤患者显得非常重要。

（一）体温调节障碍

正常人体可通过代谢、神经和体液等来完成体温调节，并经脊髓和脑内体温调节中枢（视丘下部）加以协调控制和维持，使机体在产热和散热过程中保持平衡。

脊髓损伤，尤其是完全性颈脊髓损伤的四肢瘫痪患者，因失去交感神经支配，全身皮下血管扩张，汗腺也麻痹，不能分泌，因此体温不能散发，反而促进细胞新陈代谢，故常出现体温异常，其中多数表现为持续性高热，也有少数患者为低体温。但无论何种表现，都能导致机体生理功能紊乱，威胁患者的生命。

1. 高热

（1）高热机制及病理：体温调节中枢传导路一旦受到损害，便失去了调节功能，热量持续产生而散热受到障碍，导致体内储热过多引起高热。

当人体大部分皮肤（约90%）的汗腺失去了交感神经支配，尽管皮下血管广泛扩张，而汗腺麻痹不能继续出汗，体内温度仍得不到散热而产生高热。

自然温度的升高（夏季），对患者也可产生一定的影响。

某些并发症，如肺炎、泌尿系统感染以及巨大压力性损伤等，均可加重体温的升高。由于体温的增高，加速了新陈代谢，热量的产生也不断增加，而散热功能障碍，故引起恶性循环。

高热常引起脱水，造成水、电解质紊乱，常见于截瘫高热患者。

这种高热，出现得快，体温高，常为39~40℃，甚至41℃。通常持续5~6h，有时长达20h以上。如不采取降温措施，就会发生缺氧，并导致全身衰竭。

根据临床观察，在脊髓横断损伤后，虽运动、感觉功能难以恢复，但交感神经恢复较快。患者脐部以上，约有50%的患者恢复出汗，就可免受夏季温度波动的影响。一般在伤后1个月开始恢复，但需2年才趋于完善。

（2）高热的处理

1）物理降温法：冰袋置于大血管走行浅表处，如颈部、腹股沟、腋下、肘部等；用50%酒精擦浴。轻柔擦额头、面颊、胸背部、臀和臀股部；调节室内温度。有条件者设置空调房间，室内温度维持在20~22℃，但不宜过低。通风，电扇吹风；减少被盖，可将下肢或胸部裸露。

2）输液：补充足够的水、电解质、糖和氨基酸，以补充高热的消耗。另外，输入经过降温处理的液体（4~20℃）也有一定的降温作用。

3）药物降温：必要时用冬眠药物，可用冬眠1号，即氯丙嗪50 mg、异丙嗪50 mg、哌替啶100 mg，各2 ml，共6 ml，每4 h从静脉注射1 ml，除有降温作用外，还有镇痛及催眠作用。

注意在处理高热时，应防止降温过快、过低。因患者的应激能力低下，若造成体温过低而复升同样可引起机体衰竭。本文作者曾遇到过一种特殊的高位完全截瘫患者，伤后数小时，体温突然下降，随后迅速上升,结果出现意识不清、呼吸困难、血压降低,体温波动过大,导致机体耗氧量急剧增加,但患者肋间肌麻痹,膈肌运动受限,气体交换量不足,导致缺氧,衰竭死亡。

2. 低温

(1) 低温机制及病理:脊髓损伤后,偶尔出现体温低于正常的现象,一般在 32~36 ℃。

发生低温的原因:脊髓损伤与感觉、运动神经一样,交感神经也同时遭受损伤,皮肤内血管广泛扩张,大量辐射散热;全身肌肉瘫痪,丧失了舒缩能力,产热相对减少;全身皮肤感觉障碍,不能有效抵御外界温度变化,尤其在寒冷季节,或衣物和被盖不足,不能维持体内温度。在某种意义上讲,高位截瘫患者低温是人为作用的结果;呼吸功能障碍、缺氧和代谢失常也是产生低温的因素;不正常、过分的高热患者降温也可产生低温。

人类系恒温高级动物,因此在体温降至一定程度(30~32 ℃)就可能发生心血管、呼吸和内分泌等系统严重的生理紊乱,并严重损害肝、肾功能,基础代谢致水、电解质平衡紊乱,如最终得不到一定的复温,将会导致衰竭死亡。

(2) 低温处理:复温和人工调温是治疗的2个基本原则。物理复温,如提高室内温度,保持环境的温度。用热水袋、电热毯、液体加温后输入等,以提高患者周围温度和体内温度;纠正水、电解质紊乱,注意心血管系统变化。充分给氧,并做心电监护防止意外。

复温达 34 ℃后,即停止继续升温。可依靠被盖保持升温至 36~37 ℃。

(二) 呼吸障碍

呼吸功能障碍是脊髓损伤的早期并发症,常见于颈脊髓损伤患者,如果损伤在 C_{1-2} 节段,可在损伤当时死亡,C_{3-4} 水平损伤,也因膈肌和肋间肌全部麻痹,发生急性呼吸衰竭,也可能在早期死亡。

正常解剖生理状态下,脑干和延髓内网状结构的呼吸中枢调节呼吸节律及深度,再通过脊髓腹外侧的网状脊髓束及脊髓前角细胞支配呼吸肌并引起呼吸运动。

任何企图改善呼吸中枢和膈肌、肋间肌的功能的努力都是徒劳的。因此,以改善呼吸道的通畅、排出分泌物和防止吸入肺内为主要目标。

1. 人工呼吸和机械呼吸 在早期,经临床诊断,凡在 C_{4-5} 水平以上的损伤(早期无法判断完全或不完全瘫痪)或肺活量小于 500 ml 者,应在颅骨牵引下做气管切开。如果损伤低于 C_4 水平,应时刻警惕因损伤局部的充血、水肿而使麻痹水平上升或合并肺水肿、肺部感染而使呼吸功能恶化,应在密切观察中决定,若有呼吸微弱,肺活量小于 1 000 ml,有缺氧表现,亦应做气管切开,不宜等待。

气管切开后,经常吸引呼吸道的分泌物保持通畅,还可以间断或持续给氧;对气管切开建立人工气道后,经吸痰、给氧、抗炎等措施,血气结果和临床症状仍不能改善者应及时使用机械通气,这是防止急性呼吸衰竭和呼吸、心搏骤停的重要措施。在使用自动呼吸机时,应该保持呼吸道的湿度和温度,注意水、电解质平衡等。

2. 定时翻身 每 2~3 h 排痰 1 次。鼓励患者做深呼吸运动和咳痰动作。

3. 适当应用祛痰药物及抗感染治疗 肺部感染与呼吸功能障碍常伴发而存。

主要感染形式包括:①上呼吸道感染,体温调节功能差,抵抗能力低下,在冬季或变化多端的季节里,患者很容易发生上呼吸道感染;②吸入性肺炎,上呼吸道感染分泌物逆行而上可致阻塞支气管发生炎症。

肺部感染的治疗与肺功能障碍大致相似,清除呼吸道过多的分泌物,保持呼吸道通畅,并使用相应的抗菌药物。给药宜静脉滴注,也可以经气管直接滴入。

(三) 排尿障碍

1. 排尿障碍病理生理 脊髓损伤后排尿功能障碍可立即表现出来,是脊髓损伤后早期处理的一项重要内容。在死亡病例中,有相当一部分是因尿路感染、结石、肾盂积水引起的肾衰竭所致。因此,泌尿系统损伤的处理是直接关系到患者生命的问题。

脊髓损伤,随意排尿功能破坏,但排尿中枢骶髓并没有受到损害,膀胱本身功能也属正常,这种排尿功能障碍为上运动神经元损伤。排尿中枢(圆锥和 S_{2-4} 节神经根)损伤引起排尿障碍为下运动神经元损伤。完全性上运动神经元膀胱相当于反射性膀胱,完全或不完全下运动神经元膀胱相当于自律性膀胱。

早期,膀胱可完全丧失神经支配,引起尿液潴留;后期可能由于大量残余尿,而产生尿流不止。

病理状态膀胱功能分类方法较多,我们通常将其分为5种。

(1)随意性膀胱:即正常膀胱,有意识控制排尿功能,具有正常解剖学功能的排尿过程。

(2)无抑制性膀胱:膀胱排尿功能属于正常状态,由于脊髓、马尾神经遭受到部分损伤而造成的膀胱功能障碍。主要表现是排尿功能失去正常高级中枢或低级中枢的正常控制,可能发生不随意排尿。

(3)反射性膀胱:即通常在骶髓排尿中枢正常解剖功能条件下,骶髓以上的脊髓损伤,阻抑大脑和排尿骶髓中枢的联系。主要表现是反射性膀胱虽然可以排尿,但不能接受意识控制和调节,排尿不完全,可有残尿。当下肢受到某种刺激时,可反射引起排尿。

(4)自律性膀胱:当骶髓排尿中枢解剖功能丧失时,自主神经如副交感神经功能作用,可使膀胱在充盈条件下产生较小的收缩功能,引起排尿。主要表现是排尿不全,经常存在大量残余尿,而且极易发生反复泌尿系统感染。

(5)无张力性膀胱:膀胱功能完全丧失,多出现在脊髓损伤早期,逼尿肌麻痹,内括约肌收缩,外括约肌松弛。主要表现是尿液潴留,膀胱高度充盈而尿液不能排出。

此外,Turner-Warrick 分类方法较简单且实用,他将患者膀胱分为逼尿肌反射亢进和逼尿肌无反射两类。但近年来,有些学者根据尿流动力学测定,提出膀胱功能由3个方面决定:①膀胱逼尿肌反射性收缩功能;②尿道括约肌功能;③逼尿肌与括约肌协同功能,而两者协同作用对维持排尿功能更重要。

因此提出将膀胱功能分为3类:①逼尿肌反射亢进,括约肌协调性膀胱;②逼尿肌反射亢进,括约肌失调性膀胱;③逼尿肌无反射性膀胱。对第一类膀胱,患者有接近正常生理排尿,残余尿少。故该类膀胱泌尿系统感染发生率低,亦无肾损害,宜早期进行膀胱训练,以尽快恢复其排尿功能。对第二类膀胱病程长者可导致膀胱挛缩,泌尿系统感染发生率及肾功能损伤率明显增高。第三类膀胱多为骶髓损伤患者,极易发生尿潴留,最终发生泌尿系统感染并导致肾功能损害。

2. 排尿障碍治疗

(1)预防感染:一旦发生感染,膀胱功能恢复将受到影响。一般在持续导尿后72 h,尿内便有细菌的生长繁殖,但这并不是每例都一定可造成感染。膀胱功能的恢复与感染有密切关系。无感染的膀胱功能恢复较快,而感染者相对较慢。尿路感染极易波及整个泌尿系统,并能导致肾功能障碍,乃至死亡。

预防感染应注意下列几点:①严格无菌导尿术或更换导尿管。②导尿管的选择应是软硬合适,粗细适中的,最好内径为1.5~2.0 mm,以减少对尿道机械损伤和刺激。导尿管的更换对预防感染具有十分重要的作用,一般可应用刺激性小,外径较细的导尿管(内径为1.5~2.0 mm)。每隔1~2周更换1次。每次更换之前务必将膀胱内尿液排尽,拔出导尿管后膀胱和尿道可休息3~4 h,并观察患者试行排尿,如果能够自行排尿则不必再插导尿管。另外,在留置导尿管期间,如有尿液自尿道口溢出,则提示膀胱可能有排尿功能出现。③定期清洗尿道口、会阴和外生殖器,使之干燥无分泌物;冲洗膀胱,采用灭菌生理盐水,如果发生炎症,可以1:5 000呋喃西林溶液冲洗,每日1~2次。④鼓励多饮水,增加排尿量,因为尿液有冲洗膀胱的机械作用。⑤尿道口的清洁,由于导尿管的刺激,可在尿道口外见到分泌物或其结痂,宜以生理盐水棉签加以清洗,防止细菌繁殖,应每日进行。⑥适时拔出导尿管,一旦能自行排尿立即拔出。

(2)非手术治疗:脊髓损伤的患者,排尿功能训练是一项重要内容。如果膀胱长时间得不到良好的充盈,膀胱就会逐渐挛缩,容量缩小;但若长时间过度充盈膨胀,就会导致膀胱松弛无力。两者都有害于膀胱功能的改善和恢复。

早期,膀胱属于弛缓性。留置导尿管必须按每4~5 h开放1次,使膀胱既有充盈时间,又有排尿间隙,人为制造有规律的充盈和排空,这样有利于反射性膀胱的形成。脊髓休克期一过,如果不是骶髓损伤,反射性膀胱就会逐渐出现,简便的检查膀胱功能的方法是:①肛门收缩反应,即检查挤压龟头或阴蒂,用戴手套的手指伸入肛门,有收缩感;或牵拉有气囊的导尿管时手指能感到肛门收缩。②刺激肛门皮肤与黏膜交界处,肛门出现收缩反应。③膀胱排尿试验,即以60 ml无菌生理盐水由导尿管注入膀胱内,然后将夹住的导尿管突然放开,如果1 min内排出即表示膀胱功能开始恢复。

腰骶段以上脊髓损伤,都有条件形成反射性膀胱,不能随意放弃排尿功能恢复的时机。

某些病例需要应用一些药物治疗,如新斯的明、氨甲酸胆碱等刺激副交感神经,使逼尿肌增强、内括约肌松弛。巴氯芬(力奥来素)是近年来出现的一种对括约肌选择性较高的肌松药,通过松弛内括约肌具有较好的改善膀胱功能的药物,特别适用于括约肌失调性膀胱。一般采用的首次剂量是 5 mg,以后根据患者对药物反应的效果逐渐增加剂量。

针灸关元、气海、中脘、曲池和三阴交等穴位有助于尿潴留恢复。针灸百会、大赫、会阴、涌泉和委中等穴位有利于尿失禁的改善。

(3)手术治疗

1)膀胱造瘘术:经尿道内括约肌切开术和尿道外括约肌切开术等,手术宜严格选择。对于长期泌尿系统感染,肾功能障碍者,膀胱造瘘有利于引流,从而降低泌尿系统感染发生率。

2)人工膀胱反射弧:通过将未损伤节段的体神经反射的传出神经连接于盆腔神经,达到建立人工的膀胱反射弧的目的,以改善膀胱的储尿功能和可控制性的排尿功能。这种手术是一种理想的解决脊髓损伤后膀胱功能的治疗方案,但到目前为止,尚未找到理想的体反射弧以替代膀胱反射,因此目前尚停留于实验研究阶段。

(四)肠道功能障碍

脊髓损伤后患者的病理变化主要有与损伤节段相对应的肠管上肠壁肌层副交感神经(即肌间神经节,又称奥尔巴克神经节)数目减少,体积肿胀变性,保留的神经节细胞核深染,胞质严重皱缩。黏膜下层的神经节亦发生萎缩变性。

脊髓损伤后因支配肠道运动的 $S_{2\sim4}$ 神经的神经根受伤,发生下运动神经元损伤,出现一系列肠道麻痹症状,肛管括约肌、提睾肌及球状海绵体肌的协同消失。当支配肠壁平滑肌和肛管括约肌的副交感神经功能受伤,刺激肠道蠕动减少,肠内容物推进缓慢,水分过度吸收出现大便硬结和便秘现象。当支配肛门外括约肌的阴部神经作用丧失,则出现外括约肌舒缩紊乱,表现为做瓦尔萨尔瓦动作(Valsalva maneuver)或直肠自身内压增高时,外括约肌的松弛反应消失,导致排便障碍。同时因静息状态下肛门外括约肌紧张度下降可发生失禁。

另外,脊髓损伤患者的结肠对膨胀刺激的反应性是不正常的。研究表明,如果给脊髓损伤患者一个相等强度的肠道膨胀刺激,将发生比正常人程度更激烈的结肠收缩和括约肌痉挛,进一步加重便秘及排便困难。因此临床上不难观察到颈椎、胸椎损伤的患者其直肠大便秘结的发生率远远高于腰椎损伤的患者。说明正常情况下高级中枢可抑制肠道对膨胀刺激的敏感性,使肠道蠕动和肛管收缩同排便过程趋于协调自然。解剖学上也证实小脑和脑干发出的小脑脊髓束在 $S_{1\sim2}$ 水平有分支加入支配肠壁平滑肌的副交感神经中。

由于肠道功能障碍的病理生理机制复杂,因此,很难通过某一种处理方法取得很好的效果,一般需根据患者的临床表现采取综合治疗。

1. 饮食与药物疗法 ①饮食治疗通常指摄入的食物能使肠内容物保持一个黏的状态,或保证有高纤维的内容物,以促进肠道蠕动和液体分泌,使肠内容物增加,形成硬粪块的机会减少。食谱中多用水外,还包括蔬菜、水果等,中药车前草也有类似的功用。②药物治疗早期一般不单独使用。在电刺激或灌肠治疗时,为防止发生便秘,可使用轻泻药及大便软化剂等。若患者腹胀严重以致影响呼吸时,可考虑肌内注射新斯的明或行肛管排气。此外,镇痛药、碱性药物等因抑制胃肠蠕动而要尽量避免使用。

2. 灌肠疗法 灌肠疗法多用于儿童脊髓损伤或先天性脊髓病所致的肠道功能障碍。其原理为通过定时在结肠灌入一定量的溶液,刺激肠壁使降结肠发生有规律的收缩活动,从而改善便秘及大便失禁。目前常用的是灌肠节制导管(enema continence catheter,ECC)法,包括一根带气囊的乳胶导管和一只有动脉弹力计球囊充当的充气装置。使用前患儿禁食并清洁肠道,所用溶液为等盐液,剂量每 20 ml/kg,灌液前使 ECC 气囊充气阻塞直肠,以防止等盐液自肛门溢出。待溶液完全灌入后,再松解气囊并按结肠蠕动方向按摩腹部 15~20 min,将结肠内的等溶液挤出体外。ECC 治疗开始每天 1 次,以后依病情可改为 2 d 1 次,一般 1 个疗程为 2 周。ECC 治疗期间,患儿应多摄入高纤维食物或服用适量粪便软化剂以帮助顺利排便。若使用 ECC 治疗期间患儿发生便秘,可酌情给予轻泻药如枸橼酸酶等。另外若长期灌肠,可能会引起低钠血症等电解质紊乱,应引起注意。

近年来,还发展了一种生物反馈疗法,其原理主要是通过人为改变直肠内容物的体积(可通过灌肠实现),以形成不同强度的直肠内压刺激,使肛门外括约肌及其附近的臀部肌肉发生相应强度的收缩反馈,达到锻炼恢复肌肉功能的目的。但 William 认为单纯使用生物反馈疗法效果并不明显,而需将生物反馈疗法同行为训练相结合。他采用此法治疗 33 名脊髓损伤患者,大便失禁率下降了 50%。所谓行为训练,是指在不使用灌肠和栓剂刺激的情况下训练患者每日进食后排便以建立一定的反射。其临床应用尚有待进一步研究。

3. 刺激疗法　一般的方法是将电极插入或刺激器埋入骶部神经根(多为骶前)处,释放信号刺激神经使结肠蠕动,括约肌收缩,完成排便活动。自 1986 年应用临床以来,发现刺激器使患者肠道内容物运行时间缩短,排便次数增加,便秘症状得到有效控制。但电刺激器应用后,有些患者的直肠气囊因结直肠的过度兴奋而无法推进导致灌肠治疗失败。另一些患者的排便过程需要经常性的人工刺激才得以完成,并且在刺激时发生因肛管压力增高排便停止的现象。一般,电刺激疗法的有效率为 50%~60%。

进一步提高电刺激疗法的疗效,主要应加强对肠道平滑肌及肛门内括约肌的选择性刺激,避免阴部神经受刺激造成肛门外括约肌收缩等状况。

4. 外科治疗　外科治疗是近年来才出现的新疗法。其适应证是经上述处理后仍无效的顽固性便秘及大便失禁,同时伴有结直肠压力测定表明某段肠管已麻痹的患者。手术主要分两步。第一步是切除已完全麻痹的肠管。术中将结肠断端伸入直肠并与之套叠吻合,余段结肠垂悬于肛门外,待 2 周后吻合口愈合再将其切除。第二步在第一步完成 4~5 周之后进行,即用股薄肌环绕肛管以替代括约肌功能。将股薄肌膝部肌腱经切口牵出,再于大腿内侧开 1~2 个切口使股薄肌处末端外完全游离。然后在肛周处肛门外括约肌外圈建立一皮下隧道,将股薄肌伸入隧道并环扎肛管,游离端固定于耻骨直肠韧带上。此手术股薄肌环扎的松紧主要取决于环扎的水平上,一般认为环扎于肛提肌水平是理想的。术后 8~12 d,可开始指导患者练习正确的下肢运动以协调股薄肌发挥括约肌功能。4~5 个月后,再利用压力测定评价环扎效果。若直肠压力持续较低时,需要考虑另一侧股薄肌重新环扎。

(五)压力性损伤

压力性损伤(又称压疮)是截瘫患者最常见的并发症,在任何时期都可以发生。多在受压部位或骨突起处,如骶部、背部、足根部和大粗隆等。面积较大、坏死较深的压力性损伤,可使患者丢失大量蛋白,造成营养不良、贫血及低蛋白血症。压力性损伤在坏死的基础上继发感染,可致高热、食欲减退、毒血症,从而进一步加重上述病理生理变化。大面积、多发性压力性损伤有时是造成患者死亡的直接原因。

1. 压力性损伤发生的原因　①瘫痪部位感觉消失,缺乏对损害刺激的保护性反应;②自身重量压迫,持续挤压皮肤 4~5 h 即可发生,受压部位皮肤和皮下组织缺血坏死;③排泄物的浸渍和摩擦,如粪、尿和汗等,易使皮肤糜烂破溃;④创伤或烫伤,在麻痹的部位皮肤损伤,热水袋烫伤十分常见,组织营养差,愈合能力低下,容易向深部扩散。

2. 压力性损伤的预防和治疗

(1)压力性损伤的预防:①床上用品宜干燥、清洁、平整和柔软并需要一定的弹性。任何一个硬物、被褥的折皱都可引起压迫。②定时翻身,要求每隔 2~3 h 翻身 1 次,尤其在长途输送过程必须遵守这一原则。③身体保持干燥、清洁,经常擦洗。50% 酒精擦洗,促进血液循环,然后涂以滑石粉或六一散。同时每日宜用福尔马林溶液涂擦,以增厚皮肤角化层,提高对压迫的耐力。④使用热水袋、热水瓶保暖时,因患者瘫痪肢体温度觉丧失,对冷热刺激的耐受力较正常为低,应注意温度,防止烫伤。⑤痉挛型瘫痪患者,特别伴有髋关节屈曲内收畸形时,因肢体经常出现不规则的抽动,两膝关节内侧应垫好,防止互相摩擦。对未放置导尿管男性患者,长期使用尿壶接尿时,应防止尿壶边缘压迫会阴部或股内侧皮肤。⑥我国不少医疗单位配制各种药液,涂擦局部,预防压力性损伤,取得良好效果。复方擦背液:金银花 20 g、红花 20 g、龙脑 10 g、苏木 20 g、水 1 500 ml,水煎后取滤液。三七樟红酒:三七 15 g、樟脑 50 g、红花 15 g,浸泡在 50% 酒精 500 ml 内 3 d 备用。红花酒:5 g 红花浸泡在 50% 酒精 100 ml 内,12 h 后即可应用。

(2)压力性损伤的治疗:压力性损伤治疗的主要原则如下。①解除压迫,如翻身气垫、水浴等;②清创及清洁伤口,一般采用盐水纱布即可,必要时采取手术努力闭合切口;③促进创面愈合,如输血、调整电解质、给予抗生素及全身支持治疗等。

去除压迫因素,创面清洁,更换敷料对于Ⅰ~Ⅱ度可治愈,但较广泛的创面愈合后,日久可行成薄的瘢痕,容易摩擦损伤。对创面出血者可收敛止血、破血行瘀、消肿镇痛等,创面水肿者可用高渗盐水。

创面有腐烂、坏死组织,根据情况亦可外敷去腐生肌散1号、2号、3号或4号,以清除坏死组织,促进肉芽生长。有脓性分泌物,可用过氧化氢溶液(双氧水)冲洗,铜绿假单胞菌可用4%~5%磺胺脒隆纱条。如溃疡面表浅或创面清洁,可用生肌散或生肌橡皮膏;肉芽新鲜者,则敷糖素粉(葡萄糖粉、黄连素、维生素C三者质量比为2:1:1)。

如果压力性损伤大并为Ⅲ~Ⅳ度者,首先提高机体营养状态,补充蛋白质,纠正水、电解质平衡紊乱。

对干性坏死创面,痂面平整,低于表皮,呈黑色或暗红色,不可误认为痂皮,应分批剪去坏死组织,如此才能长出肉芽组织。对伴无效腔的压力性损伤,必须做好充分引流。对面积较小但伤口较深的压力性损伤,在感染已控制后,根据创面部位、深度和炎症情况进行创面切除,皮瓣或肌皮瓣移植,以消灭创面。

对闭合性压力性损伤,应彻底切除坏死组织,包括囊腔及其周围硬化囊壁。修平骨性突起,肌肉瓣填充无效腔,局部皮瓣转移,将伤口闭合。

(六)脊髓损伤后疼痛综合征

脊髓损伤,在损伤节段有相应的软组织(如肌肉、肌腱、韧带等)不同程度的损伤。这种损伤引起的疼痛随着复位、固定和组织修复而逐渐好转或消失。此乃不在本节介绍之列。

脊髓损伤后疼痛是指损伤平面的神经根和脊髓本身部分改变,导致临床上剧烈疼痛,其疼痛性质可为钝性痛、针刺样痛、抽搐痛、灼性痛和幻觉痛。疼痛可突然发作,阵发性加重,也有呈持续性发作。疼痛可位于脊柱损伤处,可因神经根损伤引起,也可为损伤平面以下引起。长期疼痛折磨,患者形体消瘦,食欲减退,夜不能眠,意识恍惚,甚至丧失生存信心。

1. 疼痛原因　造成脊髓损伤后疼痛的确切机制不甚清楚。至今认为大致有以下几种:①脊椎或椎间盘损伤,使邻近节段的神经根受到挤压、刺激或撕裂伤。有时骨折片或椎间盘碎片进入椎管,在颈髓及上中段胸髓常可累及1~4个神经根,但在下段胸髓及腰骶髓损伤则可同时累及很多神经根,以致患者腰部及下肢有广泛疼痛区。患者常依赖麻醉药以求缓解,甚至应用麻醉药也不能制止。②损伤的局部出血,水肿并引起相应节段的粘连性蛛网膜炎,此类疼痛可反射至所支配的皮节处,在正常感觉与麻痹的过渡区,常有一过敏带。③损伤的脊髓,形成瘢痕,造成感觉神经纤维的压迫,导致刺痛或灼性神经痛,还可伴有异常感觉。④脊椎骨关节、肌肉和韧带损伤,后期形成结构不稳定状态持续,运动时必然引起疼痛,损伤的关节可发生创伤性关节炎等也是造成疼痛的原因。对这种疼痛,一般经过脊柱融合术后多能停止。⑤在脊髓损伤平面以下,也可以出现各种疼痛,常找不出原因,多与患者情绪、天气变化、吸烟等有关,患者有时出现四肢痛或特殊感觉,这种情况可能与存留的交感神经有关。

2. 疼痛的治疗

(1) 药物治疗:轻度疼痛,服用镇痛药物对症治疗,常可收到良好效果。痫瘫宁(carbamazetine)可以减轻烧灼痛,可长时间服用。

双氯芬酸钠类药物是目前常用的消炎镇痛药物。扶他林(双氯芬酸钠)系非甾体类化合物,抑制前列腺素合成是双氯芬酸药理作用的主要机制。用法、用量:成人,作为常规,最初每日剂量为100~150 mg。对轻度患者或需长期治疗的患者,每日剂量为75~100 mg。通常将每日剂量分2~3次服用。对原发性痛经,通常每日剂量为50~150 mg,分次服用。最初剂量应是50~100 mg,必要时,可在若干个月经周期之内提高剂量达到最大剂量200 mg/d。症状一旦出现应立即开始治疗,并持续数日,治疗方案依症状而定。宜于饭前服用。儿童:对1岁或1岁以上的儿童,根据病情,每日服剂量为0.5~2 mg/kg体重,分2~3次服用。本品不得用于12岁以下的儿童。对情绪低落患者,适当应用镇静药物可明显减轻患者疼痛感。对关节突创伤性关节炎者,可进行局部皮质类固醇封闭。对疼痛难以忍耐者,可通过椎管内麻醉药硬膜外阻滞麻醉。

(2) 手术治疗:顽固性剧烈疼痛,频繁发作,影响生活,则应手术治疗。手术前应做进一步检查,如CT扫描、MRI或脊髓造影,以确定压迫部位和压迫方向。

1)减压术:对应用脊髓造影,发现神经根受到破裂的椎间盘或骨折碎片压迫。椎板切除减压或椎间盘摘除术合并融合多能解决问题,有时可同时选择性切除引起疼痛的少数神经后根。合并明显颈椎不稳或小关节突关节创伤性关节炎者应予以手术融合。

2)脊髓切断术:这种将脊髓全部切断,以中断痛觉传导纤维结构的手术,具有重大的破坏性。手术前必须认真研究,并取得患者的同意。

3)脊髓前方切断术:旨在部分切断感觉传导纤维,以减轻疼痛。

4)后根切断术:手术时必须准确确定引起疼痛的神经根,再加以切断,有时需切断数根神经根。在马尾神经根损伤,由于不少神经根尚具有部分功能,因此,在切除时应特别慎重。

5)神经根粘连松解术:尤其马尾神经根损伤后,常有局部粘连。有时马尾损伤的神经根与未损伤的神经粘连成束状,团块状交结在一起,有时合并硬膜损伤者,马尾神经根散在瘢痕之中。采用分离松解术,可能使部分病例疼痛获得缓解。

此外,尚有学者报道采用后柱刺激器埋入术,也取得了一定效果。

(七)异位骨化

脊髓损伤后,在损伤平面以下大关节周围(髋、膝、肩、肘等)骨化组织形成,这种骨化物多位于肌纤维及其他结缔组织中。在组织学上,它不同于一般软组织钙化,常表现为松质骨,也可具有骨髓和皮质骨。其发生率约占脊髓损伤患者的5%。

1. 病理过程及临床表现

(1)早期关节周围肿胀,关节活动受限,血液中的碱性磷酸酶升高。X射线片无特殊表现或少有骨化阴影。采用^{99}锝骨扫描有很大帮助。但当发展至骨成熟阶段,骨扫描呈阴性,碱性磷酸酶亦趋于正常。

(2)后期关节周围有骨性突起并可触及,关节活动障碍,受限程度与骨化物发生部位有关。X射线片清楚显示骨化部位、大小和范围。

有学者将异位骨化分为4期:第一期X射线阴性,但有肿胀,碱性磷酸酶升高;第二期X射线片可显示,亦有肿胀,碱性磷酸酶仍升高;第三期X射线片阳性,碱性磷酸酶偏高;第四期仅X射线片阳性。这种分类更有利于异位骨化的早期诊断,并在发展至骨性强直前能获得治疗。

2. 治疗 骨化的发生常给关节功能恢复和重建带来严重影响。

(1)非手术治疗:早期或骨化较轻者,被动活动肢体和关节,按摩及理疗往往可以取得满意的效果。

(2)手术治疗:严重影响关节功能,严重影响功能重建的异位骨化,应采取手术治疗。但手术可并发感染及出血,失神经支配区域伤口不易愈合。经术后长时间随访发现,已恢复的关节功能又会有部分丧失。因此,在决定采取手术治疗时需要对患者术前神经功能进行综合评估。

术后注意事项:①每天给予吲哚美辛100 mg,口服1个月;②术后96 h内髋部接受1 000 cGy剂量的射线照射;③术后尚应注意给予抗生素和抗凝治疗。

(八)创伤后脊柱畸形

脊柱创伤或手术后,往往会出现脊柱畸形,有时会出现疼痛等症状,严重影响患者生活。

1. 发生机制与临床表现 在正常生长发育成熟后,正常人的脊柱应呈"S"形弯曲,冠状面呈一直线。创伤后往往由于压缩性骨折、骨折脱位或脊柱手术后未能恢复脊柱生理弧度,有的甚至出现反曲,导致出现脊柱外观畸形,而长期卧床休息往往会导致骨质疏松,更加重畸形的发生。创伤后使得脊柱呈侧弯、旋转或鹅颈畸形等各种不同的表现,许多患者由于畸形导致局部软组织劳损、小关节创伤性关节炎等,同时伴有局部疼痛,以及严重畸形导致脊髓受压迫而出现神经功能障碍等。作为畸形本身,除外观或工作性质受到影响外,往往无太多的临床表现。但由于脊柱脊髓损伤多因遭受暴力较严重,合并某种损伤,因此切不可因畸形而忽视了其他损伤。

2. 畸形的处理 如果患者单纯表现为脊柱畸形,局部伴有疼痛,可向患者解释清楚,给予热敷、镇痛药物、局部封闭等对症处理。伴有骨质疏松患者,应注意提高骨质量,可给予抗骨质疏松药物,以免畸形加重,甚至影响椎管内容物,出现神经功能障碍。对于非四肢瘫患者,应尽早鼓励患者在支架、轮椅等帮助下进行适当活动。

对畸形不宜做特殊处理。尤其对脊柱创伤后时间较长,脊髓已经适应新的行径时,更应慎重,切记随意采用暴力矫正或手术矫形,反而造成或加重脊髓损伤。对于畸形不断加重的患者,出现脊髓或神经根压迫者,则应视情况做出支架维持,必要时行脊椎融合、内固定技术矫形等术式进行矫正。

对伴有其他损伤状况者,如单侧小关节交锁等,可在做其他损伤的治疗时,不影响脊髓神经功能状况下同时做矫形手术。

(九)自主神经过反射

自主神经过反射指交感神经过度活动所引起的综合征。在 T_6 以上的高位脊髓损伤患者中时有发生,其主要临床表现为血压升高、出汗、头痛及沉重感、面色潮红、出现皮疹等。严重时患者血压急剧升高,可达 $(188\sim225)/(112\sim135)$ mmHg,可致蛛网膜下腔出血、脑卒中而死亡。其发生的诱因主要为损伤平面以下的异常刺激,如膀胱过度充盈、腹腔内压增高、便秘、胃肠道扩张、泌尿系统感染、刺激肛门或尿道及阴道检查等。

1. 自主神经过反射的预防 自主神经过反射预防的关键是康复护理。主要应做到三点:①急性期开始管理排尿,尽早实现间歇性导尿,指导患者及家属进行膀胱功能训练,以减少自主神经过反射的诱因;②早期行胃肠道功能训练,使患者建立定期排便习惯,嘱咐患者多吃水果、粗纤维食品及易消化的食物,防止便秘发生;③耐心引导、鼓励、帮助和训练患者,使患者部分或全部自理,利于患者尽早适应新生活,利于患者出院返回社区后能及时预防和处理自主神经过反射的发生。

2. 自主神经过反射的处理 在自主神经过反射发生时,应立即采取必要的护理措施。首先改变患者体位,抬高床头,条件允许时可采取坐位,减少颅内出血,促进静脉回流。其次是去除诱因,如果存在膀胱充盈过度可施行导尿术;如因插放导尿管所引起,应注意轻柔操作,必要时可使用含黏膜麻醉剂的润滑镇痛胶;如因直肠内粪便刺激所致应注意清除粪便,必要时使用利多卡因软膏或利多卡因 2 ml 加入 20 ml 液状石蜡和生理盐水 30 ml 混合后灌肠;如因阴道、肛门检查刺激所致,应立即停止操作。可给予硝苯地平 10 mg 舌下含服,缓解外周血管痉挛,降低外周血管阻力。同时应密切监测生命体征。若含硝苯地平后仍不缓解,10 min 后可再次给药。使用硝苯地平(心痛定)时还应防止低血压的发生。值得注意的是,一旦患者出现一次自主神经过反射发作,即应考虑是否有反复发作的可能。因此,作为护理人员,应在患者床头放置资料卡,以提醒有关医务人员注意。同时注意安慰患者不要紧张并应注意保持环境安静。

(十)性功能障碍

脊髓损伤患者受伤后,由于心理作用、创伤、疼痛等都可引起性功能障碍,影响患者的生活质量。腰骶髓和马尾神经损伤对性功能有很大影响,就阴茎勃起功能而言,损伤平面越低,勃起能力越差。在脊髓圆锥和马尾神经损伤尤其严重。关于这方面研究,国外报道较多,国内近年来报道也逐年增多。

完整的解剖生理是性功能的基础条件。骶脊髓损伤后,包括全部反射在内的脊髓功能消失,阴茎就不能勃起。但如果发生在骶脊髓节段以上的脊髓,早期处于休克阶段,脊髓休克过后还有可能出现阴茎勃起。这种只失去大脑皮质中枢控制,也可能通过未遭破坏骶髓中枢出现阴茎异常勃起。近年来 Kreyter 等多位学者研究认为,脊髓损伤患者存在一定性功能,大部分患者尽管不如伤前,但 70% 患者感到性生活满意。有些患者由于骶髓损伤致性功能障碍,但大多患者则与精神状态有关。信心不足是导致阳痿、射精无能、异常勃起或性冷淡的主要原因。因此脊髓损伤患者有足够的性生活信心,是治疗的关键之一。适当应用壮肾阳药物、针灸穴位等也可增加患者性生活质量。阴茎海面体内注射前列腺素 E (prostaglandin E,PGE)治疗阴茎勃起困难,效果满意。日本 Momose 等采用 Seager 肛门电极进行电刺激治疗射精障碍成功率达到 91.5%。此外,尚有阴茎震荡刺激诱发射精等。但因为外生殖器各解剖部位的感受器所传导的冲动均告消失,不具备接触任何刺激和对刺激的传导,故对于腰骶部的损伤引起的性功能障碍则难以达到满意效果。

女性脊髓损伤对性功能也有影响。完全或不完全的脊髓损伤,损伤水平高或低,对性功能均有明显影响,但对其月经周期、妊娠和分娩影响较小,只是分娩无痛且无前兆。

五、药 物 治 疗

近年来脊髓损伤的药物治疗大大改善了预后,是脊柱脊髓损伤治疗的里程碑。

1. 利尿剂　减轻脊髓水肿,降低组织压,减少神经元的破坏。常用呋塞米(速尿)等。

2. 皮质类固醇激素　皮质类固醇激素是治疗脊髓损伤的经典药物。其主要作用机制包括:①减轻水肿;②增加脊髓血流量;③抑制氧自由基的脂质过氧化反应,稳定溶酶体膜;④减少细胞内钙积聚;⑤促进能量代谢,提高神经系统兴奋性;⑥抑制炎症反应;⑦增加心房钠尿肽分泌。最近研究表明激素的细胞保护作用与其受体无关,而是其抗脂质过氧化的结果。目前该类药已由实验研究过渡到临床应用。临床应用表明,脊髓损伤 8 h 内静脉注射大剂量甲泼尼龙 30 mg/kg 体重,再以每小时 5.4 mg/kg 维持 23 h,可明显改善脊髓损伤患者的神经功能。但超过 8 h 方始应用,作用则大大降低,甚至不如安慰剂。现甲泼尼龙被视为评价其他药物治疗脊髓损伤的参照药物。由于大剂量激素应用可引起各种并发症,增加病死率。

3. 阿片受体拮抗剂　内源性阿片样肽是造成脊髓继发性损伤的重要因素。拮抗剂纳洛酮大剂量应用,能增加脊髓血流量(spinal cord blood flow,SCBF),有助神经功能恢复。另一些结构不同的阿片肽受体拮抗剂(如夸达佐辛、纳美芬等)对实验性脊髓损伤也有保护作用。一般认为阿片肽受体拮抗剂是通过提高血压、增加脊髓血流量、维持离子平衡、改善细胞能量代谢状态、减少组织缺血坏死来实现其神经保护作用的。

4. 神经节苷脂　神经节苷脂是位于细胞膜上含糖脂的唾液酸,目前临床上使用的是从牛脑提出的单唾液酸四己糖神经节苷脂,100 mg 持续 18~32 d,1 年后随访,比对照组具有明显疗效。但也有的临床试验认为,神经节苷脂对急性脊髓损伤没有作用,其改善神经功能的作用是通过阻止神经逆行、顺行性退变来实现的。神经节苷脂保护神经功能的机制有以下几点:①保护膜结构和功能;②给神经营养因子发挥作用提供良好的环境,与神经营养因子结合或直接作用于细胞膜,使神经营养因子发挥更强的作用;③降低谷氨酸神经毒性,调节蛋白激酶活性;④抑制一氧化氮合酶,减少过量一氧化氮的生成。

5. 二甲基亚砜　兼有脂溶性和水溶性,为强极性溶液,能快速透过血脑屏障。它的强极性使其能与水、蛋白质、酶、碳水化合物、核酸等迅速结合来发挥生物学作用。现主要用于治疗脑缺血性损害。Kajihara 将其用于治疗脊髓损伤,发现能明显减轻脊髓组织的病理损害,促进神经功能恢复。

6. 钙通道阻滞剂　钙通道阻滞剂常用于治疗脑缺血、脑血管痉挛。鉴于脑、脊髓在血流自动调节、对二氧化碳的反应及血脑屏障等方面均相一致,许多学者将该类药物用于治疗脊髓损伤。该类药物在提高脊髓血流量的同时,常引起平均动脉压下降,应用时常需配合全身输血或加用血管收缩药物,维护平均动脉压在 98~120 mmHg,以保证局部灌注压。实验表明二者结合应用治疗脊髓损伤,可明显改善神经功能,减少组织损害。右旋糖苷具有增加血容量、提高动脉压、稀释血液等作用。将其与尼莫地平联合应用治疗脊髓损伤,可显著提高脊髓血流量,促进神经功能恢复。

7. 兴奋性氨基酸受体拮抗剂　脊髓损伤后,给予非竞争性兴奋性氨基酸受体拮抗剂可明显减轻组织水肿、组织损害,促进神经功能恢复。但由于不良反应太大,如抑制呼吸、升压反射等,临床应用目前较少。

8. 抗儿茶酚胺药物　有抑制去甲肾上腺素合成,耗尽其储存或阻断其受体作用。常用有利血平。

9. 血小板活化因子拮抗剂　血小板活化因子(platelet activating factor,PAF)拮抗剂在继发性脊髓损伤中明显减轻组织水肿及钠离子浓度。目前未见临床应用。

10. 一氧化氮合酶抑制剂　一氧化氮具有扩张血管,增加血流的作用,但产生过量具有细胞毒性,参与继发性脊髓损伤的过程。应用 L-精氨基甲基酶减少脊髓损伤后一氧化氮的合成,可明显减少神经元死亡的数目。选择性抑制神经元一氧化氮合酶的药物 7-硝基吲唑,目前被认为是治疗中枢神经系统损伤较理想的药物。

11. 抗氧化剂和自由基清除剂　脊髓损伤后内源性抗氧化剂,如维生素 C、维生素 E、辅酶 Q 等减少,使内源性还原能力丧失。

12. **细胞因子/生长因子** 近年来许多学者试图应用细胞因子(cytokine,CK)/生长因子(growth factor,GF)促进损伤脊髓的再生修复。用细胞因子/生长因子与甲泼尼龙联合治疗脊髓损伤,发现二者具有协同作用。目前神经营养因子给药途径还存在许多问题。若全身给药,由于其半衰期太短,在不需要的地方分解,产生不良反应。局部给药又容易引起感染。现有2种方法正在试用:①将产生神经生长因子(nerve growth factor,NGF)的细胞包进一种微小的半通透性的胶囊内。植入所需部位,生产细胞所需的营养物质可以进入,其产生的营养因子可以释放。避免了生产细胞与受植者免疫系统的接触。②将NGF与一种分子材料结合,该分子材料可以帮助NGF通过血脑屏障发挥作用。

13. **抗纤维蛋白溶解药物** 对抗纤维蛋白酶的溶解,增强凝血块的稳定性。常用的有6-氨基己酸。

14. **高压氧治疗** 可以增加血氧含量,改善组织供氧,减轻脊髓充血和水肿,同时,可以促进损伤部位成纤维细胞的胶原合成。实验表明,上述的病理生理改变与高压氧的压力-时程和起始时间有密切关系,目前多主张在损伤早期4～6 h开始以$(2.026 \sim 2.532) \times 10^5$ Pa(2.0～2.5标准大气压)的高压氧治疗,2～3次/d,每次90～120 min,连续3 d。当出现全身不适、耳鸣、恶心、头痛、嗜睡等症状时,提示可能为氧中毒,应及时中断治疗。

15. **中药治疗** 如活血化瘀、疏导督脉、温经通络、健脾温肾、强筋壮骨、填精补髓。

六、康复治疗

脊髓损伤所导致的瘫痪是一种严重的残疾,包括截瘫与四肢瘫。在第二次世界大战以前,脊髓损伤患者几乎没有接受过康复治疗,多数患者在伤后不久就死亡。美国波士顿Munro首先于1954年报道自1930年治疗的445例脊髓损伤患者的结果表明,细致的康复治疗可使脊髓损伤患者在社群中成为有作为的人。第二次世界大战后,战伤造成的脊髓损伤瘫痪患者骤增,带来严重的社会问题,从而促使一些发达国家采取积极的康复治疗,纷纷建立截瘫中心,使很多患者重新回归社会。近年来随着医学和康复学的不断提高,更多的脊髓损伤患者不仅从初次损伤中存活下来,而且生活充实并能活到老年。康复治疗已经介入脊髓损伤患者的急性期处理,并成为慢性期最主要的治疗手段。

截瘫与四肢瘫患者的康复只有靠一支经验丰富的队伍的紧密合作才能完成。这支队伍中的医疗成员必须包括矫形外科、神经外科、泌尿科、内科、神经内科、精神科和理疗科的医师。为了满足这类严重病残患者的全面康复需要,队伍成员中还必须包括康复护士、理疗师、工疗师、社会工作者、心理学者和职业顾问等人员,他们也都是十分重要的。

（一）脊髓功能损害分级

1. 脊髓功能损害的分级 过去国际上通常采用Frankel分级方法(1969年)。1992年美国脊髓损伤学会(American Spinal Injury Association,ASIA)标准发表,取代了Frankel分级,并被国际截瘫协会采纳(表4-3)。

表4-3 脊髓功能损害的分级

功能损害分级	临床表现（体征）
A. 完全性损害	在骶节段无任何感觉,运动功能保留
B. 不完全性损害	在损伤平面以下包括骶节段($S_{4\sim5}$)还存在感觉功能,但无运动功能
C. 不完全性损害	在损伤平面以下存在运动功能,并且大部分关键肌群的肌力小于3级
D. 不完全性损害	在损伤平面以下存在运动功能,并且大部分关键肌群的肌力大于或等于3级
E. 正常	感觉和运动功能正常

2. 脊髓损伤与全身功能障碍的关系 见表4-4。

表 4-4　脊髓损伤与全身功能障碍的关系

表现	全身障碍/%
1. 姿势与步态障碍	
可以站起及步行,但上楼梯、上台阶、长距离步行及坐深椅子有困难	1~9
可以站起及步行短距离(限于平地),但有一定困难	10~19
可以站起并维持站立,但没有协助不能步行	20~39
没有他人或器械、支具帮助不能站立	40~60
2. 单侧上肢障碍	
可以用受累上肢进行自我料理及日常活动,可以抓握,但手指活动灵巧性较差	1~9
可以用受累上肢进行自我料理及日常活动,可以抓握但有困难,手指活动无灵活性	10~24
可以用受累上肢,但生活自理有困难	25~39
不能用受累上肢进行生活处理及日常生活	40~60
3. 双侧上肢障碍	
可以用两上肢进行自我料理及日常活动,可以抓握,但手指活动灵巧性较差	1~19
可以用两上肢进行自我料理及日常活动,可以抓握,但有困难,手指活动无灵巧性	20~39
可以用两上肢,但生活自理有困难	40~79
不能用上肢进行生活自理及日常活动	≥80
4. 呼吸功能障碍	
可以自主呼吸,但日常活动用力时有困难	5~19
可以自主呼吸,但仅限于坐站或有限的活动	20~49
可以自主呼吸,但仅限于卧床状态	50~89
不能自主呼吸	≥90
5. 膀胱功能障碍	
可以控制膀胱,但尿急时尿失禁	1~9
膀胱反射活动良好,容量有限,间断性排尿失控	10~24
膀胱反射活动差,间有漏尿,失去自主控制	25~39
膀胱反射活动丧失,失去自主控制	40~60
6. 直肠功能障碍	
直肠有反射调节,但仅限于自主控制	1~19
直肠有反射调节,但无自主控制	20~39
直肠无反射调节,亦无自主控制	40~50
7. 性功能障碍	
有性功能,男性有射精或勃起困难,男女缺乏性知觉及性兴奋	1~9
有反射性性功能,但无性知觉	10~19
性功能及性知觉丧失	20

3. 脊髓损伤平面与功能预后的关系　脊髓损伤平面与功能预后有密切关系。理想的预后目标需适当的临床及康复。目前,国际上公认可以达到的预后目标见表 4-5。

表 4-5 脊髓损伤平面与功能预后的关系

损伤平面	最低位有功能肌群	活动能力	生活能力
$C_{1\sim 4}$	颈肌	必须依赖膈肌维持呼吸,可用声控方式操作某些活动	完全依赖
C_4	膈肌、斜方肌	需使用电动高靠北轮椅,有时需要辅助呼吸	高度依赖
C_5	三角肌、肱二头肌	可用手在平坦路面上驱动高背轮椅,需上肢辅助具及特殊推轮	大部依赖
C_6	胸大肌、桡侧腕伸肌	可用手驱动轮椅,独立穿上衣完成转移,可开特殊改装汽车	中度依赖
$C_{7\sim 8}$	肱三头肌、桡侧腕屈肌、指深屈肌、手肌	轮椅实用,可独立完成床-轮椅、厕所、浴室间转移	大部自理
$T_{1\sim 6}$	上部肋间肌、上部背肌群	轮椅独立,用连腰带的支具扶拐短距离步行转移	大部自理
T_{12}	腹肌、胸肌、背肌	用长脚支具扶拐步行,长距离行动需要轮椅	基本自理
L_4	股四头肌	带短腿支具扶杖步行,无须轮椅	基本自理

(二)物理治疗

物理治疗在脊髓损伤的康复治疗中占据极为重要的地位。物理治疗是应用自然界及人工制造的各种物理因素作用于人体以治疗疾病。包括物理因素疗法及运动疗法。物理因素疗法指采用光、电、声、磁、温度等物理因子,对躯体或局部施以作用,以改善血运、防止粘连、增强肌力等。运动疗法指运用各种器械和动力系统进行主动或被动的功能训练。

1. 物理因素疗法

(1)低频电刺激疗法:适用于松弛性瘫痪。根据已发生瘫痪的肌肉对直流电及感应电的反应情况,选用合适的电流。如果对先行的感应电流无反应,可继续直流电或指数曲线电流刺激。用点状电极或滚动电极刺激运动点,每次 10 min 左右,1 次/d,10~20 次为 1 个疗程。

(2)超短波疗法:根据瘫痪的肢体将电极分别放在脊髓损伤部位及双足或双肩臂上,无热量或微热量,每次 10~15 min,1 次/d,10~15 次为 1 个疗程。

(3)电水浴疗法:不仅有电流作用,而且有水温作用,作用面积较广,对于脊髓腰节段并发马尾损伤的瘫痪比较适用。治疗时,把 36~38 ℃ 温水注入足槽内,使水深达到小腿中部,另一 200 cm 板状电极置于腰部,接通直流电流,电极极性可相互交替,每次 15~20 mA,20~30 min,1 次/d,20~30 次为 1 个疗程。

(4)旋水浴:水温 36~39 ℃,每次 10~15 min,1 次/d。在水中通入压缩空气,使水产生漩涡和波浪,可以改善肢体功能。

(5)局部光浴疗法:将瘫痪肢体放入局部光浴器中,每次 20~30 min,1 次/d,15~20 次为 1 个疗程。

(6)功能性电刺激:用功能性电刺激(functional electrical stimulation,FES)恢复肢体功能的方法,已经使四肢瘫痪的患者能够用手抓放物体,使截瘫患者在步行器的帮助下能够行走。有利于肢体控制的 FES 系统是由 1 个多道的电刺激器组成,包括电脑控制装置(开路或闭路控制)、电极(表面或植入)和导线。有时可采用传感器。以较低的电流定量地激活运动传出和感觉传入神经纤维,直接或通过反射途径引起收缩。用于上肢控制的 FES 研究和应用非常复杂,需要仔细选择有适应证的患者,同时还需要进行手部肌肉重建术。通过对每一下肢的 2 块或 4 块肌肉进行 FES 刺激,能够使得截瘫患者站立和短距离行走,但要使这一技术成功地为临床所应用,还得满足安全、可靠、功能要求、能量消耗、使用简便、美观大方和经济方面的种种要求。

FES 具体方法多采用脉冲方波,脉宽 0.3~0.6 ms,频率 3~20~100 Hz。

1)体表刺激法:治疗时,将电极置于股四头肌或小腿腓肠肌皮肤表面的合适部位(运动点)。损伤平

面 C_7 以上的患者腹肌麻痹,躯干控制能力很微弱,手的残存功能很少或基本丧失,常在前臂尺侧腕屈肌或肱二头肌放置电极,以锻炼手臂的功能。

2)埋入式刺激法:将电极植入需要运动的主要肌群。一般采用低频恒流电脉冲,可刺激多达32块瘫痪的肌肉。

2. 运动疗法

(1)肌力训练:应根据不同损伤平面以及损伤时间确定分阶段的训练方案。肌力训练的重点是肌力要达到3级,可以逐步采用渐进抗阻练习;肌力2级时可以采用滑板运动或助力运动;肌力1级时只有采用功能性电刺激的方式进行训练。肌力训练的目标是使肌力达到3级以上,以恢复实用肌肉的功能。肌力训练的强度和着重点取决于损伤的程度(完全或不完全)、时间和平面。从总体上看,脊髓损伤者为了应用轮椅、拐杖或助行器,在卧位、坐位时均要重视锻炼肩带肌力,包括上肢支撑力训练、肱三头肌及肱二头肌训练和握力训练。对于采用低靠背轮椅者,还需要进行腰背肌的训练。为了步态训练,应该进行腹肌、髂腰肌、腰背肌、股四头肌、内收肌等训练。卧位时的训练方法包括举重、支撑,坐位时可利用倒立架的支撑架训练。

(2)肌肉牵张训练:肌肉牵张训练包括腘绳肌、内收肌牵张和跟腱的牵张。腘绳肌牵张是为了使患者直腿抬高大于90°,以实现独立坐位。内收肌牵张是为了避免患者内收肌挛缩而造成会阴部清洁困难。跟腱牵张是为了保证跟腱不发生挛缩,以进行步行训练。牵张训练是康复治疗中必须进行的项目。牵张训练还可以降低肌张力,从而对痉挛有一定的治疗作用。

(3)坐位训练:正确的坐姿是进行转移、轮椅和步行训练的基础。床上坐姿分为长坐(膝关节伸直)和短坐(膝关节屈曲)。只有长坐才能进行床上转移训练和穿裤、袜和鞋的训练,其前提是腘绳肌牵张度必须良好,髋关节活动度超过90°。轮椅上的坐位有2种基本形式,各有优缺点。

坐位训练还应包括平衡训练及躯干向前、后、左、右侧平衡训练,以及旋转活动时的平衡。

(4)转移训练:转移训练包括帮助转移和独立转移。前者是指患者在他人的帮助下转移体位,可以有2人帮助或1人帮助;后者是指患者独立完成转移动作,应尽量依靠具有部分功能的肢体和必要的工具,包括从卧位到坐位转移、床上或垫上横向和纵向转移、床至轮椅和轮椅至床的转移、轮椅到凳或凳到轮椅的转移,以及轮椅到地、地到轮椅的转移等。

(5)站立和行走训练:完全性脊髓损伤患者步行的基本条件是上肢有足够的支撑力和控制力,以及脊髓损伤平面必须在胸或胸以下。如果要具有实用的步行能力,则平面一般在腰或腰以下水平。而不完全损伤者,则要肌力情况确定步态预后。

(6)轮椅训练:选择了合适的轮椅之后,患者可以选择的姿势是腰椎后突,骨盆下旋,身体的中心落在坐骨结节上方或后方(后倾坐姿)或相反的前倾坐姿。前倾坐姿的稳定性和平衡性更好,而后倾坐姿较省力和灵活。要注意防止骨盆倾斜和脊柱侧弯。

(7)关节保护和训练:关节保护和训练十分重要,其目的主要是预防关节挛缩和关节内的粘连,为重建关节功能创造条件;增加肌力,改善肢体的血液循环和肌容量;对已经挛缩的关节或伴有畸形的关节,做被动训练可增加和恢复关节的活动范围,减少畸形的严重程度。

(8)作业治疗:脊髓损伤作业治疗主要应用于颈髓损伤者,促进上肢功能的恢复。C_5损伤者尚存在三角肌和肱二头肌功能,可以训练借助辅助具进食,即采用腕支具固定关节,利用固定在腕支具上的餐具将食物送入口中。可以使用电动轮椅,可以借助他人帮助完成转移动作和坐位时的臀部减压动作。C_6损伤者有一定的伸腕功能,屈肘功能正常,但没有独立的手指功能,可以训练利用伸腕动作脱衣,将衣扣改为尼龙搭扣,可以自己穿脱衣裤。可用手支具补偿扑捏功能进行手部活动,包括书写活动。$C_7 \sim T_2$损伤者主要训练手指功能,尽可能独立地进行抓握活动,包括穿脱衣服、家务劳动等,必要时仍需借助手支具,如采用手柄加粗的刀、砧板及锅铲等进行厨房活动。厨房设施必须降低高度,使患者可以在坐位进行操作。

第十一节　重症颈椎脊髓火器伤

一、流行病学

在历次战争中,脊柱脊髓火器伤的发生率并不很高,但差异较大。脊柱伤占1.9%~12.0%,其中50%为枪伤,完全截瘫和不完全截瘫各占一半。脊髓火器伤的发生率虽不很高,但由于伤后截瘫,常合并胸、腹脏器损伤,伤情严重,故对输送、护理及治疗要求高,任务繁重,并且死亡率较大。第一、二次世界大战及朝鲜战争的死亡率分别为71.8%、16%及3.6%。在第二次世界大战后期使用抗生素、改进抗休克、改善治疗等措施,死亡率降至15%以下。李主一等报道170例脊柱脊髓火器伤,死亡8例,占4.7%。

二、病理变化

(一)火器性脊髓损伤类型

有关火器性脊髓损伤的病理改变与类型,迄今缺少报道。胥少汀等根据脊髓枪伤的动物实验研究,把脊髓损伤的严重程度分为脊髓横断、完全性脊髓损伤或脊髓挫裂伤、不完全性脊髓损伤及轻微损伤或脊髓震荡4种。

1. **脊髓横断**　脊髓横断为火器性脊髓损伤的最严重者。系弹丸直接损伤脊髓致其断裂。自伤后17 min~2 h,灰质中神经元逐渐发生退变,细胞质淡染,细胞核渐消失。灰质中出血面积逐渐加大,白质中改变尚不明显,轴索尚无明显异常。6 h灰质进一步出血,神经元部分发生退变。12 h脊髓后半出血,有的开始坏死,神经元退变者超过一半。白质轴索尚无明显变化。24 h,两断端1 mm处脊髓碎裂坏死,灰质及白质出血,后部重于前部,已不能找见神经元,轴索退变浊肿,有的成为空泡。42 h灰白质均坏死。此组动物皆为完全截瘫。

2. **完全性脊髓损伤或脊髓挫裂伤**　弹丸并未直接损伤脊髓,而是穿过椎管附近,椎管壁遭受损伤发生骨折但多无移位或无骨折。由弹丸通过时的冲击波致伤脊髓。硬脊膜并未破裂,脊髓的连续性多较完整。神经学检查,动物为完全性截瘫。

光镜下见伤后2 h内,中心灰质及左侧灰质有多处出血灶,逐渐扩大。出血区的神经元开始退变、白质轴索则尚无明显改变。16 h,脊髓中心及其后半部开始坏死,两前角有出血处,神经元已不能找到。白质轴索已有明显退变。26 h,全脊髓出血坏死。12周后,灰质与白质的轮廓不清,灰质中无神经结构,白质中有大量神经空泡,有些退变肿胀的轴索。

从光镜下所见,完全性脊髓损伤的病理改变比横断伤者还要严重。此乃因横断伤所见并非在断端,而是断端内,并非最严重损伤处,在完全性脊髓损伤则系最严重处的病理改变。

3. **不完全性脊髓损伤**　弹丸通过椎管旁,椎管并无损伤。由弹丸冲击波致伤椎管内脊髓。硬脊膜完整无损,脊髓外观完整。此组动物表现为不完全截瘫。

光镜下可见中央管内渗出及出血,灰质中有4~5处灶性出血。有的出血区神经元开始退变,白质无出血,神经轴索无改变。右侧灰质无出血,个别神经元退变,白质轴索无改变。伤后4 h,灰质中多处灶性出血,部分神经元退变。但白质中轴突无明显改变。至8周时可见脊髓灰质与白质结构清楚,轮廓正常,灰质中神经元存在,但少数仍呈现退变。白质中有许多正常轴索,有一部分轴索退变及出现空泡,多在周围部分。

4. **轻微损伤或脊髓震荡**　弹丸通道距椎管较远,如损伤棘突尖部,其冲击波致脊髓轻微损伤。此组动物伤后多可站立,步态不稳,但很快正常行走。其脊髓外观正常。

光镜下所见:伤后灰质中有小灶性出血。神经元及白质中轴索尚无改变。个别神经元有退变。4~7 h灰质前角有7~8处小灶性出血,神经元有小部分退变,轴索仍然正常。16 h中心灰质有点灶状出血,神经元大多正常,轴索多无明显改变。12周脊髓灰质无明显改变,白质中散在少数退变轴索及空泡,大部轴索正常。

在以上4种病理改变中,轻微损伤外,其他3组动物普遍有硬膜外出血,有时出血范围长达十几个脊椎节段。但硬膜外出血的多少并不与脊髓损伤程度成正比或相一致。

(二)脊髓枪伤病理进程特点

脊髓枪伤的病理改变与病理进程有以下几个特点。

1. **光镜观察** 脊髓受枪弹损伤后,其最早期明显的病理改变是脊髓灰质出血,集中在中央灰质及前、后角部位。伤后17~30 min,即观察到点状或片状的灶性出血。在不完全性脊髓损伤,出血仅限于灰质组织,白质中基本未见出血,但此后在白质中少数轴索仍有退行性改变。轻微损伤则仅在灰质中见到小出血灶。在完全性脊髓损伤,开始为灰质出血,继续发展则白质中也发生出血。在横断损伤的断端中亦为灰质出血。由此可见,不论是弹丸直接损伤脊髓致其横断,还是其冲击波损伤脊髓,脊髓损伤均表现为灰质出血,这是脊髓损伤的一个特点。其与脊髓撞击伤的病理改变,早期为中央灰质出血是相同的。这一特点是由脊髓灰质与白质的解剖结构特点所决定的。

2. **完全性与不完全性脊髓损伤病理** 完全性脊髓损伤与不完全性脊髓损伤的病理进程不一样。在不完全性脊髓损伤(包括轻微损伤),其灰质出血、小部分神经元退变及轴索退变,在伤后数小时内即已局限,不再进行或扩大。直至伤后6~12周,动物行走恢复正常,其脊髓中损伤的神经元及轴索未见恢复。但病变范围与伤后数十小时比较,未见扩大。说明不完全性脊髓损伤的病理改变是非进行性的。完全性脊髓损伤则不同,其病理进程是进行性的,可以概括为中央灰质出血发展到白质出血,中央坏死发展为全脊髓节坏死。在伤后2 h内,早期病理改变与不完全性脊髓损伤者相似,即仅见灰质出血,大部分神经元及白质中轴索尚无任何改变,唯灰质出血较不完全损伤者多且范围较大。伤后4~6 h,出血范围遍及全部灰质,12 h内白质中发生出血,有些动物的中央灰质开始坏死,神经元不多见,神经轴索明显退变。伤后24 h皆有中央灰质坏死及部分白质坏死,神经元不复存在,轴索大部退变。至6周以上,则全脊髓无神经元及正常轴索存在,全为神经胶质所代替,在白质周边即便残存少数轴索,也已严重退变。这就是从中央灰质出血到白质出血,中心坏死到全脊髓坏死的发展过程。这一过程与脊髓撞击伤的完全性脊髓损伤的病理进程是一样的。

从临床治疗观点出发,了解脊髓损伤的病理进程是非常重要的。对于不完全性脊髓损伤,早期主要针对枪伤伤口、脊柱损伤及全身情况进行治疗。对于脊髓损伤本身,则需根据脊髓及神经根有无受压而决定其治疗。对于完全性脊髓损伤则不然,在伤后早期的12 h之内,脊髓出血未波及白质及发生中心坏死之前,如能采取有效治疗措施,中止或延缓脊髓损伤病理的进行,则可能保存周围白质中的神经纤维不发生退变、坏死,即保存了一边上下行的重要通道,这对截瘫的下肢是有可能获得一定程度的恢复。已证明有效的脊髓撞击伤的实验治疗方法,可供借鉴。

3. **病理改变部位与弹道通过脊椎及脊髓的方向有关** 当弹道通过椎板后方或棘突,即脊髓的后面时,脊髓背面损伤重于前面,灰质后角出血较重,有的动物后面白质边缘也有出血;当弹道通过椎体或椎间盘即脊髓前面时,脊髓前部损伤较重,有的白质前缘有出血。由于胥少汀等设计的脊髓枪伤的动物实验,子弹都是从动物躯干左侧进入,自右侧穿出,动物左半灰质出血较右侧为重;在轻微损伤者,可仅左侧灰质有点状出血。这表明脊髓靠近冲击波的部位损伤较重于远离冲击波的部位,符合力波传导规律。

总之,脊髓枪伤与脊髓冲击伤的病理改变基本相同。这也说明脊髓损伤后的病理改变,将取决于致伤力的类型及其与脊髓结构本身的特点。

三、分 类

(一)按照致伤机制分类

1. **子弹直接损伤** 子弹或弹片直接击中脊髓或马尾神经,脊髓组织常发生断裂。亦有部分断裂者,残留连接部分可以是解剖学及生理学的连接,或仅解剖学连接而生理学则暂时或永久中断。金属异物停留椎管内者,可对脊髓造成压迫。

2. 椎管的间接损伤　子弹击中椎管发生骨折,骨折片损伤脊髓或压迫脊髓。

3. 脊髓震荡　子弹通过脊柱附近但并未穿过椎管本身,由于子弹通过时的压力波传导损伤脊髓神经元,而发生神经功能障碍。

(二)按照伤道与椎管关系分类

吴公良、赵连壁主编的《野战外科学》中对于火器性脊柱脊髓损伤,按伤道与椎管的关系,将其分为以下几种。①椎管贯通伤:其脊髓多断离。②椎管非贯通伤:子弹停留于椎管之内,脊髓遭受挫伤或受压。③椎管切线伤:一侧椎管壁受损伤破裂,碎骨片进入椎管,脊髓遭受到不同程度的挫伤和受压。④椎体伤弹丸进入椎体,使脊髓受到震伤。

四、临床特点及诊断

(一)临床特点

1. 脊柱脊髓火器伤的发生部位　脊柱脊髓火器伤发生的部位与脊椎各段的长度有密切关系。胸椎有12节,占脊柱长度的近半,故其受火器伤的机会也最多。

2. 脊柱火器伤脊柱常是稳定性的　脊柱的稳定性依靠椎体、椎间盘、前后纵韧带、小关节及棘突、棘间韧带等的完整所保持。脊椎火器伤大多是脊椎的某一部分发生骨折,而不发生脱位。如弹丸穿过椎体,由于椎体为松质骨,可发生洞穿伤,较少发生粉碎性骨折;棘突、椎板、横突等可发生粉碎性骨折,但对脊柱稳定性影响不大。故脊髓火器伤,脊柱常是稳定的,这对于伤员搬运输送及治疗都是有利的。

3. 脊髓火器伤发生截瘫　其截瘫平面多与脊椎火器伤的平面相一致。现代高速投射武器的弹丸,冲击力很强大,所致脊髓损伤大多严重、横断伤及脊髓挫伤占大半以上。

4. 脊柱脊髓火器伤的合并伤　胸椎与腰椎处于胸腹腔的后壁包围之中,脊髓受火器伤的同时,常伤及胸腔或腹腔的内脏。常有胸部伤、血气胸、肠穿孔损伤、腹膜后血肿、肝肾损伤等,还有多发骨折、血管神经损伤。胸腰椎脊髓火器伤者,有一半以上合并胸或腹部损伤,从而加重了伤情及处理的复杂性。另外,由于脊髓损伤,截瘫平面以下失去知觉,有可能掩盖腹部损伤或下肢损伤的症状,特别是非贯通伤,更要注意检查截瘫平面以下有无合并损伤存在,以免延误治疗。

(二)脊柱脊髓火器伤的诊断

1. 脊髓损伤的平面　损伤的部位(椎管、椎板、椎体、棘突或软组织),椎管内有无骨块及异物存留,有无脊椎脱位,脊椎稳定性如何,要行清晰的脊柱正侧位 X 射线摄影及体层摄影。CT 检查对判断椎管损伤情况很有价值,但在战时前线难以做到。在急性期,由于合并脏器或其他损伤,观察脊柱稳定性的前屈后伸侧位 X 射线片,常不易拍摄。在急性期一般也不做脊髓造影检查,因脊柱脊髓损伤为开放性的。

2. 脊髓损伤的检查及诊断　①临床神经学检查,判断为完全性脊髓损伤或不完全性脊髓损伤;②分析 X 射线片上脊椎损伤的部位,以推测脊髓系直接断裂损伤、冲击波挫伤或是冲击波震伤;③脊髓的诱发电位检查。综合三方面的结果,以判断脊髓损伤的程度。

3. 并发脏器伤　紧急危及生命的内出血、心脏压塞、张力性气胸等需要紧急处理。

五、治　疗

(一)急救、搬运及输送

1. 急救　无脏器及大血管损伤的脊柱脊髓火器伤患者,一般无危及生命的急性问题存在,除包扎伤口外,无须特殊急救。高位颈椎脊髓火器伤,引起的呼吸麻痹,需要进行辅助呼吸,有脏器损伤者,根据脏器伤的需要,进行急救处理。

2. 搬运　需用担架搬运,火器性脊髓损伤发生截瘫的患者,搬运的方法同闭合性脊柱脊髓损伤的搬运。由于多数脊柱火器伤,并未发生脱位,脊柱较稳定,故搬运增加脊髓损伤的可能性较小。

3. 输送　对火器性脊髓损伤患者的输送,要求:①迅速输送到医疗单位,因为脊髓损伤的病情进展迅速,对之进行治疗的黄金时期较短;开放性损伤,需要在短时间内进行清创;并发的脏器伤也需要紧急处理。②途中应密切观察生命体征,如呼吸、心搏、意识的改变。③在患者呼吸、心搏、意识、血压均较稳定的情况下时,适当翻身。

(二) 清创术

1. 切口的选择　一般来说,脊柱脊髓火器伤都是被细菌污染的,伤道中有挫灭的坏死组织,易于感染,故均应清创。应待伤情平稳后,力争在 12 h 内清创,但脊髓位于椎管之中,椎管及椎体部位较深,伤道的方向也不相同,因此,不同的情况,对清创术的要求也不相同。

(1) 背部脊椎有入口或出口且弹道穿过脊椎或椎管的脊髓损伤患者,适于用背部切口探查脊髓损伤情况,切口可经过伤口,并做创缘切除;如伤口离正中线较远,伤口行清创时应取正中切口探查脊髓。

(2) 背部无伤口但弹道通过椎管,X 射线片上椎管内有骨折片或异物停留于椎管中者,背部切口探查椎管,伤口另行清创。

(3) 弹丸击伤椎体,背部无伤口合并脏器损伤者,行胸腔或腹腔清创及脏器处理,同时清除椎体骨折碎块及异物。

(4) 患者截瘫,从临床上伤口位置、弹道方向及 X 射线片椎管、椎板、椎体有无骨折脱位等表现来判断,仅有棘突骨折,表明弹道未直接穿过椎管,只做伤口清创,不做椎管内探查,因伤口内是污染的,而椎管内未被污染。

(5) 弹道通过胸腔,再通过椎管外以冲击波损伤脊髓,但胸腔损伤不需要清创与探查,此种情况视伤口软组织情况而定。伤口在胸壁,有组织污染及撕伤者,予以软组织清创;如伤口很小,无组织撕裂者,可不清创。

2. 清创术的操作　软组织伤口的清创,同一般清创术要求无须赘述。脊椎的清创术如下。

(1) 脊椎骨折的清创:棘突、椎板、关节突的骨折,系通过后方切口清创。对于游离的碎骨片,可予除去。对与软组织相连的大骨片,如为关节突,应予保留,如系椎板,则可以切除,因复位后如有下陷,恐压迫脊髓,如需探查脊髓,亦需做椎板切除。

椎体骨折块一般不能通过后切口去除。有游离碎骨折块者,可于胸腹腔脏器的探查手术的切口之中,取出碎骨片。如脏器或胸腔不需探查,则椎体骨折块,可任其留于原处。

(2) 是否切除椎板:探查椎管原则是凡弹道累及椎管者,椎管内有碎骨片或异物者,表明椎管内已遭受污染,就应切除椎板,探查椎管,并做椎管内清创,即除去出血块、碎骨片、异物及坏死组织。凡清创手术中见椎板、关节突、椎弓等完整无损者,则根据术前 X 射线片所见,如有椎体后线骨折,骨折块进入椎管(CT 或侧位体层发现)者,应切除椎板探查;若术前 CT 或 X 射线片无椎管内骨折可疑者,应做奎肯施泰特试验,对梗阻者应行椎管探查,无梗阻者,不切除椎管探查。不完全截瘫进行性加重或伴有神经根疼痛等受压症状者,应探查椎管。

(3) 硬膜是否切开并探查脊髓:应根据硬膜是否破裂而定。凡硬膜破裂者,应予清创,探查脊髓,然后缝合硬膜,有硬膜缺损者,取椎旁筋膜覆盖;凡硬膜未破裂者,不切开硬膜探查,以免将椎管内污染,带入蛛网膜下腔,发生脑脊膜炎,甚至脊髓炎。

(4) 脊髓的处理:硬膜内血块及出血应予除去,破碎的脊髓组织及液化的脊髓组织,应细心移除,可用镊子、小刮匙去除。不整齐的断端,可用小剪刀剪除已坏死的部分。总之,对脊髓损伤的处理,应限于除去已液化、坏死、游离、脱落的脊髓组织,不需要清创到正常的脊髓组织。

(5) 异物的处理:椎管外及椎管内异物,于清创的同时予以取出。在椎体中的异物,手术进入未通过椎管者,可留置于椎体骨内,不予取出。

(6) 脊髓锐器损伤:临床治疗之病例多系刺刀、剑、匕首等直接刺伤脊髓。锐器可通过椎板间隙,偶尔经椎体间隙,进入椎管,少有骨折。进口多在背后,脊髓损伤的程度不等,可以完全断裂,部分断裂。亦有个别病例,临床有截瘫表现,但脊髓并未见断裂损伤,则可能为该凶器的较不锐利的一面,对脊髓造成钝性损伤所致。

对脊髓锐器伤的清创,可切除伤道软组织及切除椎板探查脊髓。对脊髓完全断裂或部分断裂,可去除血块及游离的脊髓组织,缝合硬膜。对于马尾断裂,可清洁断端、初期进行缝合,如同闭合性马尾损伤之手术处理。因锐器损伤的污染程度,多较火器伤者为轻,又无弹丸损伤的弹道挫伤区组织损伤,坏死组织很少,早期(伤后 6~12 h 内)彻底清创后,感染的机会较少,故可修复马尾,缝合硬膜。

对于弹丸存留于椎管内这一特殊情况,一般主张应该取出。虽然有学者研究认为,对于颈椎及胸椎的弹丸,无论取出与否,其结果并无差别。

脊椎无骨折及脱位,无须内固定。对于脊柱不稳定者,可以采用外固定,时间一般为 6~8 周。

术毕,依次缝合各层软组织,硬膜外置负压引流。

3. 术后处理

(1) 抗生素的应用:根据伤口污染细菌,应用有效抗生素,特别是硬脊膜破裂者,需应用有效的足够量的抗生素,以预防及控制脑脊液感染。

(2) 卧床时间:因脊柱损伤情况不同而异,对于棘突骨折、关节突骨折、椎体骨折无脱位者,卧床 4~8 周,至骨折愈合。对椎体洞穿伤,椎板骨折已行椎板切除,无关节突骨折者,卧床 3 周软组织愈合即可。

(3) 伤口处理:除硬膜缝合外,伤口开放引流,视伤口干净程度,行延期缝合或二期缝合,消除伤口。

(三) 脊柱脊髓火器伤的治疗措施

1. 脊椎损伤的处理　火器性脊椎损伤,凡未发生脱位者,一般无手术内固定的指征,双侧关节突骨折但无移位者,可留置于原位,待其愈合。脊椎粉碎、脊椎失去稳定性者,一般也不使用内固定器,而用体位卧床治疗。

2. 脊髓损伤的处理　经清创手术探查证明,脊髓已完全断裂者,主要进行康复治疗。探查证明脊髓尚完整者,或椎管未损伤,临床检查及躯体感觉诱发电位(somatosensory evoked potential, SEP)检查为完全性截瘫者,应针对脊髓损伤进行治疗。选择的方法有:对无创面渗血及内出血者,可用东莨菪碱类药物注射。有条件及全身情况允许者,给予高压氧治疗及脱水治疗。局部冷疗与脊髓切开,虽是有效的治疗方法,但清创手术时,未探查椎管者,不便应用;探查椎管者,又为开放伤口,也不适于应用。伤口愈合后再次应用,时间可能已晚。故这些方法的应用,常受到条件的限制。激素的应用,需视伤口及全身情况,无感染可能者,则予以应用。

对于不完全性脊髓损伤,由于其病理改变一般均不进行性加重,而是在脊柱稳定、无继续压迫的情况下开始恢复。此类脊髓损伤,多系冲击波震伤,一般不进行探查。对较重的不完全截瘫,仍可考虑用上述完全截瘫使用的药物治疗。

(四) 治疗矛盾的处理

并发伤的处理与脊髓损伤的处理,可能发生某些矛盾,但这些矛盾,都可以用适当的方法予以解决。

1. 处理时间上的矛盾　并发伤与脊髓伤,均需要早期处理。对生命危害较大的内出血、脏器出血或破裂等,需要紧急处理,而脊髓损伤的清创,则可在病情稍平稳,无休克状态下,早期进行。

2. 体位上的矛盾　脊髓损伤截瘫需要卧床,胸部伤或封闭伤,需要半坐位,在这种情况下可以取半坐位,因脊柱损伤多系稳定性的,允许半卧位或翻身等体位改变活动。

3. 处理方法　按各脏器损伤的特点,与脊髓损伤所需处理分别进行。

六、并发症及其治疗

(一) 伤口感染

火器伤的伤口都是受到细菌污染的,发生感染的原因如下:①坏死组织残留,如挫伤区的缺血组织未能清除,伤口内残存坏死组织,为感染的基础;②引流不畅造成渗出液集聚;③错误缝合,如清创后不应缝合的伤口,给予缝合。

对感染伤口的处理为充分引流,全身应用有效抗生素。

(二)脊椎感染

如背部伤口引流充分,则棘突、椎板、关节突的感染机会并不多。引流不畅,则脊椎有感染的可能。棘突或椎板感染者,应予充分引流,形成死骨者,予以摘除。

椎体或椎间盘感染的来源,多系椎体骨折或粉碎性骨折,或异物存留于椎体或椎间盘内,由于椎体部位深,而未行清创或清创不彻底,发生感染。椎体骨髓炎或椎间盘炎表现为:脊柱疼痛剧烈,不敢翻身活动,触动患者床铺亦可激发疼痛;疼痛呈痉挛样痛,可有神经根受炎症刺激的放射痛;发炎脊椎叩击痛明显;发热高低不定;白细胞总数及中性粒细胞均增加,红细胞沉降率增快。治疗为卧位休息,如脊髓功能恢复,腰骶部下恢复知觉者,可行石膏固定。应用抗生素治疗的时间,要比椎板骨髓炎为长,一般均需持续3周以上。退热并不是表明炎症消退的可靠指标,自觉疼痛症状的消失及红细胞沉降率正常,表明炎症静止。如发生椎旁脓肿,则应引流。

(三)椎管内感染

椎管内坏死组织或异物,未清除者,有发生椎管内感染的可能。椎管内感染可成为硬膜周围炎或脓肿,损伤平面以上出现根性疼痛,则应考虑椎管内硬膜外感染的可能,充分引流及全身用有效抗生素。椎板及关节突骨髓炎亦可能特征表现为神经疼痛,在截瘫对其治疗的方法为切除椎板。

(四)硬膜内感染

对脊柱脊髓火器伤,有体温升高,麻痹平面上升,脑脊液化验有炎症改变者,应积极行椎板切除探查,引流,有效抗生素治疗。

(五)脑脊液漏

脊柱脊髓火器伤致硬膜蛛网膜破损者,可以发生脑脊液漏,常于伤后数小时或数日出现。早期流出液体常为血性,晚期则为透明清亮液体。临床上见从伤道中流出清液,即应怀疑此症。若该液中含有葡萄糖即可确诊。由于蛛网膜漏孔与体外相通,就有引起蛛网膜炎而加重截瘫的危险。脑脊液漏出,常引起头痛、恶心、呕吐、血压偏低等低颅压综合征。因此,对脑脊液漏应早期探查修补,以切断对脑脊膜及脊髓的感染途径。漏孔较小者可直接缝合破口,漏孔较大无法直接缝合者,可用附近肌膜修补。

总之,脊柱脊椎火器伤伤员,由于常合并胸腔脏器损伤或其他损伤,伤情严重,其并发症也比闭合性脊髓损伤为多而严重。因此,对伤员的治疗再次强调以下几点。

1. 早期治疗　脊柱脊髓火器伤及合并内脏伤者,均需早期治疗,应迅速后送治疗。
2. 全身支持　战伤伤员身体疲劳,伤情严重,抵抗力低下,是伤口感染的重要原因。因此抗休克、全身营养等支持治疗非常重要。
3. 早期彻底清创　这是脊柱脊髓火器伤的处理原则,是预防感染的主要措施。
4. 防治并发症　密切观察,及时发现并发症并及时处理。

做好以上各点,将进一步降低死亡率。在适当病例,闭合性脊髓损伤的治疗方法,亦可应用于脊柱脊髓火器伤。

七、死　亡　分　析

(一)死亡原因

战时火器伤病例的死亡,多发生于急性期及其以后1个月左右。死亡原因主要有:①颈脊髓完全损伤或横断,高位截瘫;②合并胸部器官损伤;③患者有多发伤合并感染。此3种情况可因休克、多器官功能衰竭而死亡。

(二)减少死亡的措施

1. 火线急救　要做到及时发现伤员,包扎伤口、止血、解除窒息。正确搬运,担架后送。
2. 高位截瘫的救治　合并脏器损伤,失血较多的伤员,应迅速后送治疗,在抗休克治疗下,最好用飞机直接送至专科医院治疗。

3. 抗休克　创伤失血休克是早期死亡的主要原因,而抗休克的主要措施是输血,因此前方早期输血,是伤员免于死亡的重要措施。

4. 及时彻底清创和修复重要脏器损伤　椎管内清创及修补破裂的硬膜,是预防脑膜感染的主要措施,脏器损伤应予修复。

5. 抗感染与有效支持疗法　在做好清创及修复脏器的情况下,应用有效抗生素及输血、营养等支持疗法,改善全身状态,以减少死亡。

第十二节　重症颈椎多发伤典型病例

【病例简介】

患者女性,18岁。患者于2019年10月14日因骑电动车与卡车相撞导致全身多处受伤。伤后患者昏迷,昏迷时间数分钟,不能回忆受伤经过,清醒后自诉头晕头痛,被急送至安徽省庐江县人民医院就诊,全腹部、胸部CT检查显示:①两肺及全腹部实质脏器未见明显挫伤征象;②盆腔少量积液。

后转院至安徽医科大学第一附属医院就诊,颈椎CT平扫结果显示:枢椎齿状突及椎体右上部骨折,伴齿状突向前脱位。头颅CT平扫提示:左侧颞枕顶部少量硬脑膜下血肿,少量外伤性蛛网膜下腔出血。两侧鼻骨及上颌骨额突、鼻中隔、右侧上颌窦各壁、左侧上颌窦前壁、双侧眼眶内侧壁及局部筛骨纸板、双侧眼眶底壁及外侧壁、双侧颧弓多发骨折,左侧颧弓局部折线通过左侧颞颌关节面;双侧翼突外侧板裂隙骨折。左侧额顶部头皮血肿,双侧眼睑及颌面部软组织肿胀伴局部血肿形成、多发积气。右侧上颌窦及双侧筛窦内积血。颈椎MRI提示:①$C_{4~5}$平面颈髓内异常信号,伴$C_{1~4}$椎前血肿形成(图4-91);②$C_{2~3}$、$C_{4~5}$、$C_{5~6}$、$C_{6~7}$椎间盘突出,相应节段椎管狭窄;③颈椎曲度变直。后转入上海长征医院进行进一步治疗。

入院当时查体:颈椎、腰椎棘突旁压痛、叩击痛,双上肢压痛、触痛明显,双上肢肌力3级,右下肢肌力2级,左下肢肌力4级,四肢肌张力升高,双侧肱二、三头肌腱反射减弱,双侧膝、跟腱反射减弱,双侧Hoffmann征阴性,Babinski征阴性,Kernig征阴性。

【诊断】

1. 车祸致多发伤(ISS 75分)

1.1 颅脑损伤

1.1.1 硬脑膜下血肿(AIS 3)

1.1.2 蛛网膜下腔出血(AIS 3)

1.1.3 左额顶头皮撕裂伤(AIS 2)

1.1.4 头皮血肿(AIS 1)

1.2 颜面部损伤

1.2.1 口唇黏膜挫裂伤(AIS 2)

1.2.2 眼眶骶壁骨折(AIS 3)

1.2.3 双侧颧弓多发骨折(AIS 3)

1.3 颈椎损伤

1.3.1 枢椎齿状突骨折伴脱位(AIS 6)

1.3.2 颈4~5脊髓损伤(AIS 3)

1.3.3 颈椎过伸伤

2. 损伤并发症　应激性胃溃疡。

[注:AIS——简明损伤定级(abbreviated injury scale,AIS),ISS——创伤严重度评分(injury severity score, ISS），当患者存在 1 处或者多处 AIS 分值 6 分时，自动确定为最高 ISS 值 75 分]

【救治经过】

患者入院后即转入急诊 ICU，报病危，并给予一系列诊疗措施：①对于患者外伤后硬脑膜下血肿、蛛网膜下腔出血等情况，给予严密监测患者生命体征及瞳孔对光反射情况。②对于颈髓损伤、枢椎齿状突骨折伴脱位，请脊柱医师先给予颅骨牵引，择期行手术治疗。另患者心率较慢，考虑颈脊髓损伤致交感抑制，给予异丙肾上腺素提高心率。③给予抗感染、保肝、化痰、脱水、营养补液支持治疗。

患者病情稍稳定后，于 2019 年 10 月 21 日行颈后路寰枢椎融合术。

术后患者生命体征平稳，第 2 天转入脊柱外科普通病房。复查颈椎正侧位片：内固定在位良好（图 4-92）。

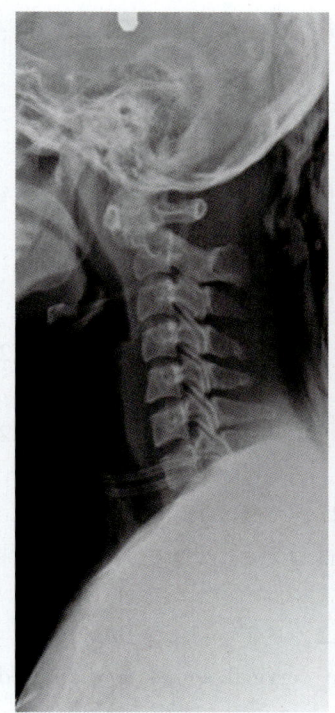

图 4-91　枢椎齿状突骨折伴脱位

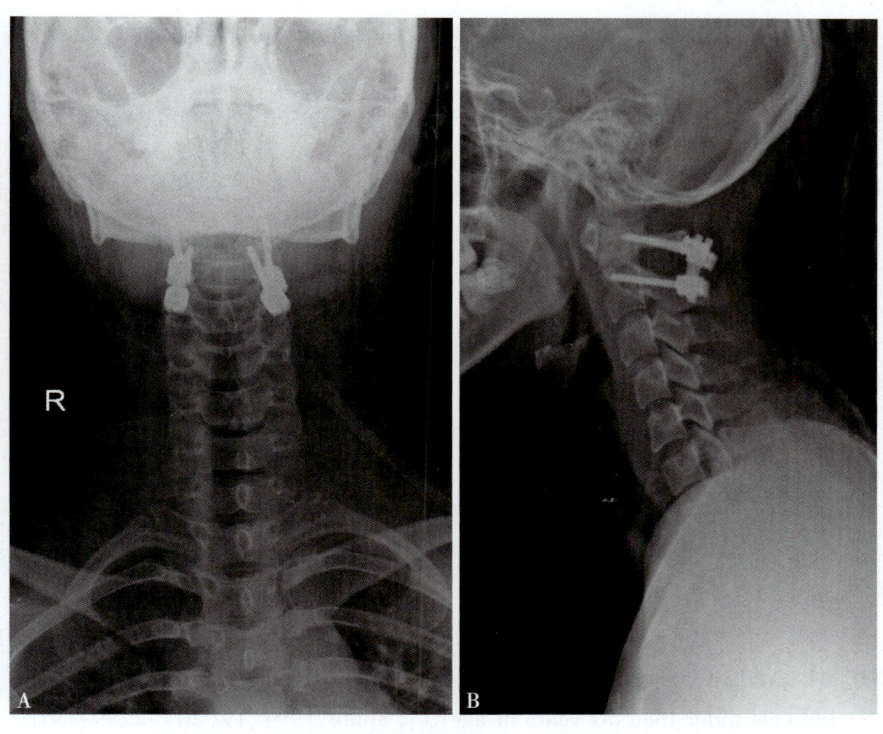

图 4-92　术后复查颈椎正（A）侧（B）位片

患者恢复良好，于 2019 年 10 月 24 日出院。

【救治经验】

患者头颅、颜面部、颈椎颈髓多处损伤，特别是枢椎齿状突骨折伴脱位，AIS 分值可判定为 5 分，随时可能出现心搏、呼吸骤停而死亡。入院后即安排患者入住重症监护室，重点监测患者的生命体征，保证生命安全。请多科室医师进行会诊，共同制订诊疗方案。

对于严重不稳定的颈椎骨折及颈髓损伤，骨科医师先行颅骨牵引，待病情稍稳定后行颈后路寰枢椎融合术。

该患者伤情重，创伤严重度评分（ISS）高，随时可能出现生命危险。该患者的成功救治，医院的脑外科、口腔科、脊柱外科、眼科、感染科等多科室共同协作、重症监护室的严密监护均发挥了关键作用。

（史建刚　王　元）

参考文献

[1] 贾连顺,李家顺.脊柱创伤外科学[M].上海:远东出版社,2000.

[2] 程显堂,王玉斌.MRI在诊断颈椎损伤中的一项不足[J].中国矫形外科杂志,2000,7(10):1016-1017.

[3] 侯黎升,贾连顺,谭军,等.AutoCAD在脊柱外科图像分析领域的应用[J].脊柱外科杂志,2004,2(3):154-157.

[4] 侯黎升,贾连顺,谭军,等.Hangman骨折[J].中国脊柱脊髓杂志,2003,13(1):49-52.

[5] 侯黎升,贾连顺,谭军,等.Hangman骨折的治疗进展[J].脊柱外科杂志,2003,1(2):115-118.

[6] 侯黎升,贾连顺,谭军,等.侧弓滋养血管孔对枢椎侧方椎弓内固定的影响[J].临床骨科杂志,2004,7(4):121-124.

[7] 侯黎升,贾连顺,谭军,等.枢椎侧方椎弓的临床解剖学测量[J].中国临床解剖学杂志,2004,22(6):578-582.

[8] 侯黎升,贾连顺,谭军,等.枢椎各结构的解剖学部位研究[J].中国临床解剖学杂志,2005,23(1):44-48.

[9] 侯黎升,贾连顺,谭军,等.枢椎前结构的临床解剖学测量[J].第四军医大学学报,2004,25(21):1921-1924.

[10] 瞿东滨,钟世镇,徐达传.枢椎椎弓根及其内固定的临床应用解剖[J].中国临床解剖学杂志,1999,17(2):153-154.

[11] 史峰军,刘长胜,冯刚,等.应用椎弓根螺钉内固定治疗Hangman骨折[J].中华骨科杂志,2002,22(11):699-670.

[12] 谭军,贾连顺,侯黎升,等.C_2椎弓根拉力螺钉选择性治疗Hangman骨折[J].中华骨科杂志,2002,22(11):653-656.

[13] 王利新,符伟国.颈部血管损伤处理原则[J].中国实用外科杂志,2007,27(7):511-514.

[14] 叶晓健,喻秀兵,贾连顺,等.应用Apofix系统治疗枢椎骨折及创伤性枢椎前滑脱[J].中国矫形外科杂志,2001,8(9):929-930.

[15] 郁正亚,谭田.颈部血管穿通伤22例的外科治疗[J].中华医学杂志,2012,92(27):1905-1908.

[16] ALANDER D H, ANDREYCHIK D A, STAUFFER E S. Early outcome in cervical spinal cord injured patients older than 50 years of age[J]. Spine,1994,19(20):2299-2301.

[17] ALANDER D H, PARKER J, STAUFFER E S. Intermediate-term outcome of cervical spinal cord-injured patients older than 50 years of age[J]. Spine,1997,22(11):1189-1192.

[18] American Spinal Injury Association. International standards for neurological classifications of spinal cord injury(revised)[S]. Chicago:American Spinal Injury Association,2000:1-23.

[19] AMLING M, POSL M, WENING V J, et al. Structural heterogeneity within the axis—the main cause in the etiology of dens fractures:a histomorphometric analysis of 37 normal and osteoporotic autopsy cases[J]. J Neurosurg,1995,83(2):330-335.

[20] ARAND M, HARTWIG E, KINZL L, et al. Spinal navigation in cervical fractures—a preliminary clinical study on Judet-osteosynthesis of the axis[J]. Comput Aided Surg,2001,6(3):170-175.

[21] BENZEL E C. Letter to the editor and response[J]. Spine,1996,21(19):2301-2302.

[22] BORNE G M, BEDOU G L, PINDAUDEAU M. Treatment of pedicular fractures of the axis. A clinical study and screw fixation technique[J]. J Neurosurgery,1984,60(1):88-93.

[23] BOTTE M J, BYRNE T P, ABRAMS R A, et al. Halo skeletal fixation:techniques of application and prevention of complications[J]. JAAOS,1996,4(1):44-53.

[24] BRAVO P W, LABARTA C, ALCAREZ M A, et al. An assessment of factors affecting neurological recovery after spinal cord injury with vertebral fracture[J]. Paraplegia,1996,34(3):164-166.

[25] BRIDWELL K H. Treatment of a markedly displaced hangman's fracture with a luque rectangle and a posterior fusion in a 71-year-old man[J]. Casereport Spine,1986,11(1):49-52.

[26] BUCHOLZ R W. Unstable hangman's fractures[J]. Clin Orthop,1981,154(1):119-124.

[27] BURGESS C A,DALE O T,ALMEYD A R,et al. An evidence based review of the assessment and management of penetrating neck trauma[J]. Clin Otolaryngol,2012,37(4):44-52.

[28] CLAES I,VAN SCHIL P,CORTHOUTS B. Posterior tracheal wall laceration after blunt neck trauma in children:a case report and review of the literature[J]. Resuscitation,2004,63(1):97-102.

[29] COYNE T J,FEHLINGS M G,WALLACE M C,et al. C_1-C_2 posterior cervical fusion:long-term evaluation of results and efficacy[J]. Neurosurgery,1995,37(4):688-693.

[30] DEVIVO M J,KARTUS P L,RUTT R D,et al. The influence of age at time of spinal cord injury on rehabilitation outcome[J]. Archives of Neurology,1990,47(6):687-691.

[31] DEVIVO M J,KRAUSE M J,LAMMERTSED P. Recent trends in mortality and causes of death among persons with spinal cord injury[J]. Archives of Physical Medicine And Rehabilitation,1999,80(11):1411-1419.

[32] DEVIVO M J,RUTT R D,BLACK K J,et al. Trends in spinal cord injury demographics and treatment outcomes between 1973 and 1986[J]. Archives of Physical Medicine and Rehabilitation,1992,73(5):424-430.

[33] DEVIVO M J. Epidemiology of traumatic spinal cord injury[M]//KIRSHBLUM S. Spinal cord medicine. Vol 1. Baltimore,Md:Lippincort Williams & Wilkins,2002:69-81.

[34] DITUNNO J F,YOUNG W,DONOVAN W H,et al. The international standards booklet for neurological and functional classification of spinal cord injury[J]. Paraplegia,1994,32(2):70-80.

[35] DUNCAN R W,ESSES S I. Dens fractures:specifications and management[J]. Semin Spine Surg,1996(8):19.

[36] EBRAHEIM N A,FOW J,XU R,et al. The location of the pedicle and pars interarticularis in the axis[J]. Spine,2001,26(4):E34-E37.

[37] EFFENDI B,ROY D,CORNISH B,et al. Fractures of the ring of the axis[J]. J Bone Joint Surg(B),1981,63(3):319-327.

[38] FRANICS W R,FIELDING J W,HAWKINS R J,et al. Spondylolisthesis of the axis[J]. J Bone Joint Surg(B),1981,63(3):313-318.

[39] FRISBIE J H,TUN C G. Drinking and spinal cord injury[J]. Journal of American Paraplegic Society,1984,7(4):71-73.

[40] GEHWEILER J A,MARTINEZ S,CLARK W M,et al. Spondylolisthesis of the axis vertebra[J]. Am J Roentgenol,1977,128(4):682-684.

[41] GLEIZES V,JACQUOT F P,SIGNORET F. et al. Combined injuries in the upper cervical spine:clinical and epidemiological data over a 14-year period[J]. Eur Spine J,2000,9(5):386-392.

[42] GO B K,DEVIVO M J,RICHARDS J S. The epidemiology of spinal cord injury[M]//STOVER S L,DELISA J A,WHITENECK G G. Spinal cord injury. Gaithersburg,Md:Aspen,1995.

[43] HOFFMAN J R,MOWER W R,WOLFSON A B. Validity of a set of clinical criteria to rule out injury to the cervical spine in patients with blunt trauma[J]. N Engl J Med,2000,343(2):94-99.

[44] HUSSEY R W,STAUFFER E S. Spinal cord injury:requirements for ambulation[J]. Archives of Physical Medicine and Rehabilitation,1973,54(12):544-547.

[45] JAMES R,NASMYTH-JONES R. The occurrence of cervical fractures in victims of judicial hanging[J]. Forensic Sci Int,1992,54(1):81-91.

[46] JUNGE A,EL-SHEIK M,CELIK I,et al. Pathomorphology,diagnosis and treatment of "hangman's fractures"[J]. Unfallchirurg,2002,105(9):775-782.

［47］KIRSHBLUM S C, O'CONNOR K C. Predicting neurological outcome in traumatic cervical spinal cord injury［J］. Archives of Physical Medicine and Rehabilitation, 1998, 79(11): 1456-1466.

［48］KIRSHBLUM S C, O'CONNOR K C. Levels of spinal cord injury and predictors of neurologic recovery［J］. Phys Med Rehabil Clin N Am, 2000, 11(1): 1-27, vii.

［49］KRAUSE J S, BRODERICK L. Outcomes after spinal cord injury: comparisons as a function of gender and race and ethnicity［J］. Archives of Physical Medicine and Rehabilitation, 2004, 85(3): 355-362.

［50］KRAUSE J S, STERNBERG M, LOTTES S, et al. Mortality after spinal cord injury: an 11-year prospective study［J］. Archives of Physical Medicine and Rehabilitation, 1997, 78(8): 815-821.

［51］KRAUSE J S. Years to employment after spinal cord injury［J］. Archives of Physical Medicine and Rehabilitation, 2003, 84(9): 1282-1289.

［52］LEFERINK V J, KEIZER H J, OOSTERHUIS J K. Functional outcome in patients with thoracolumbar burst fractures treated with dorsal instrumentation and transpedicular cancellous bone grafting［J］. Eur Spine J, 2003, 12(3): 261-267.

［53］LEVINE A M, EDWARDS C C. The management of traumatic spondylolisthesis of the axis［J］. J Bone Joint Surg, 1985, 67(2): 217-226.

［54］MANDEL I M, KAMBACH B J, PETERSILGE C A, et al. Morphologic considerations of C2 isthmus dimensions for the placement of transarticular screws［J］. Spine, 2000, 25(12): 1542-1547.

［55］MATSUMOTO M, TOYAMA Y, CHIBA K, et al. Traumatic subluxation of the axis after hyperflexion injury of the cervical spine in children［J］. J Spinal Disord, 2001, 14(2): 172-179.

［56］MATSUMOTO S, YAMAMOTO T, BAN S, et al. An unusual type of Hangman's fracture with cord compression: a case report［J］. Surg Neurol, 1994, 41(4): 322-324.

［57］MCGUIRERA J R, HARKEY H L. Modification of technique and results of atlantoaxial transfacet stabilization［J］. Orthopedics, 1995, 18(10): 1029-1032.

［58］MEGHOO C A, DENNIS J W, TUMAN C, et al. Diagnosis and management of evacuated casualties with cervicalvascular injuries resulting from combat-related explosive blasts［J］. J Vasc Surg, 2012, 55(5): 1329-1336.

［59］MONDSCHEIN J, KARASICK D. Spondylolysis of the axis vertebra: a rare anomaly simulating hangman's fracture［J］. AJR Am J Roentgenol, 1999, 172(2): 556-557.

［60］MONSON D O, SALETTA J D, FREEARK R J. Carotid vertebral trauma［J］. J Trauma, 1969, 9(12): 987-999.

［61］MOON M S, MOON J L, MOON Y W, et al. Traumatic spondylolisthesis of the axis: 42 cases［J］. Bull Hosp Jt Dis, 2001-2002, 60(2): 61-66.

［62］MULLER E J, WICK M, MUHR G. Traumatic spondylolisthesis of the axis: treatment rationale based on the stability of the different fracture types［J］. Eur Spine J, 2000, 9(2): 123-128.

［63］NESATHURAI S. Steroids and spinal cord injury: revisiting the NASCIS 2 and NASCIS 3 trials［J］. J Trauma, 1998, 45(6): 1088-1093.

［64］NIIJIMA K. Hangman's fracture vs. hanged-man's fracture［J］. J Neurosurg, 1991, 75(4): 669.

［65］OKUCHI K, FUJIOKA M, KONOBU T, et al. A case of Hangman's fracture associated with vertebral arteriovenous fistula treated with trapping［J］. No Shinkei Geka, 1994, 22(1): 55-59.

［66］PANG D, LI V. Atlantoaxial rotatory fixation: Part 1—Biomechanics of normal rotation at the atlantoaxial joint in children［J］. Neurosurgery, 2004, 55(3): 614-626.

［67］PEPIN J W, HAWKINS R J. Spondylolisthesis of the axis: Hangman's fracture［J］. Clin Orthop, 1981, 157(1): 133-138.

［68］POYNTON A R, O'FARREL D A, SHANNON F, et al. An evaluation of the factors affecting neurological recovery following spinal cord injury［J］. Injury, 1997, 28(8): 545-548.

[69] POYNTON A R,O'FARREL D A,SHANNON F,et al. Sparing of sensation to pinprick predicts recovery of a motor segment after injury to the spinal cord[J]. Journal of Bone and Joint surgery(B),1997,79(6): 952-954.

[70] ROBERTS D J,CHAUBEY V P,ZYGUN D A,et al. Diagnostic accuracy of computed tomographic angiography for blunt cerebrovascular injury detection in trauma patients:asystematic review and met-aanalysis[J]. Ann Surg,2013,257(4):621-632.

[71] ROTH E J,LOVEL L,HEINEMANN A W,et al. The older patient with spinal cord injury[J]. Paraplegia, 1992,30(7):520-526.

[72] SAMAHA C,LAZENNEC J Y,LAPORTE C,et al. Hangman's fracture:the relationship between asymmetry and instability[J]. J Bone Joint Surg Br,2000,82(7):1046-1052.

[73] SATERNUS K S,PAUL E. Hangman's fracture in ventrally flexed traction[J]. Z Rechtsmed,1984,93 (4):301-310.

[74] SCHASER K D,STOVER J F,KAEAEB M J. Mild cervical spine trauma showing symptomatic calcified cervical disc herniation in a child:a case report[J]. Spine,2003,28(5):E93-E94.

[75] SHIROFF A M,GALE S C,MARTIN N D,et al. Penetrating neck trauma:a review of management strategies and discussion of the 'NoZone' approach[J]. Am Surg,2013,79(1):23-29.

[76] STARR J K,EISMONT F J. Atypical hangman's fractures[J]. Spine,1993,18(14):1954-1957.

[77] STIELL I G,CLEMENT C M,MCKNIGHT R D. The Canadian C-spine rule versus the NEXUS low-risk criteria in patients with trauma[J]. N Engl J Med,2003,349(26):2510-2518.

[78] STIELL I G,WELLS G A,VANDEMHEENK L. The Canadian C-spine rule for radiography in alert and stable trauma patients[J]. JAMA,2001,286(15):1841-1848.

[79] TAKAHASHI T,TOMINAGA T,EZURA M,et al. Intraoperative angiography to prevent vertebral artery injury during reduction of a dislocated hangman fracture[J]. J Neurosurg,2002,97(3 Suppl):355-358.

[80] TALLER S,SUCHOMEL P,LUKAS R,et al. CT-guided internal fixation of a hangman's fracture[J]. Eur Spine J,2000,9(5):393-397.

[81] TUITE G F,PAPADOPOULOS S M,SONNTAG V K. Caspar plate fixation for the treatment of comple X-ray hangman's fractures[J]. Neurosurgery,1992,30(5):761-765.

[82] VACCARO A R,MADIGAN L,BAUERLE W B,et al. Early halo immobilization of displaced traumatic spondylolisthesis of the axis[J]. Spine,2002,27(20):2229-2233.

[83] VERHEGGEN R,JANSEN J. Hangman's fracture:arguments in favor of surgical therapy for type II and III according to Edwards and Levine[J]. Surg Neurol,1998,49(3):253-261.

[84] WATERS R L,ADKINS R,YAKURA J,et al. Prediction of ambulatory performance based on motor scores derived from standards of the american spinal injury association[J]. Archives of Physical Medicine and Rehabilitation,1994,75(7):756-760.

[85] WATERS R L,ADKINS R H,YAKURA J S,et al. Motor and sensory recovery following incomplete tetraplegia[J]. Archives of Physical Medicine and Rehabilitation,1994,75(3):306-311.

[86] WATERS R L,ADKINS R H,YAKURA J S. Definition of complete spinal cord injury[J]. Paraplegia, 1991,29(9):573-581.

[87] WHITE A A,MOSS H L. Hangman's fracture with non-union and late cord compression. A case report[J]. J Bone Joint Surg Am,1978,60(6):839-840.

[88] WILSON A J,MARSHALL R W,EWART M. Transoral fusion with internal fixation in a displaced hangman's fracture[J]. Spine,1999,24(3):295-298.

[89] WRIGHT N M,LAURYSSEN C. Vertebral artery injury in C1-2 transarticularscrew fixation:Results of a survey of the AANS/CNS section on disorders of thespine and peripheral nerves[J]. J Neurosurg,1998,88 (4):634-640.

[90] YARKONY G M, ROTH E J, HEINEMANN E W, et al. Spinal cord injury rehabilitation outcome: the impact of age[J]. Journal of Clinical Epidemiology, 1988, 41(2): 173-177.

第五章 重症胸部创伤

第一节 肋骨骨折

一、病因及致伤机制

肋骨骨折(rib fracture)是最常见的胸部创伤。胸部创伤中有40%～60%合并有肋骨骨折。肋骨共12对,平分在胸部两侧,前与胸骨、后与胸椎相连,构成一个完整的胸廓。肋骨骨折可由直接暴力或间接暴力造成(图5-1)。①直接暴力,由于力由外向内作用于胸壁,肋骨骨折发生于力作用区,骨折断端可以向内刺入胸腔,损伤肋骨附近的组织器官,如肋间血管、胸腔、肺等,造成血胸、气胸或血气胸。枪弹伤产生的骨折,常为粉碎性骨折。②间接暴力,如胸部前后挤压伤,骨折常发生于肋骨中段腋前后线间,骨折断端向外,因此由骨折断端直接造成的脏器损伤较少出现。儿童,肋骨富有弹性,不易折断,而在成人,尤其是老年人,肋骨弹性减弱,容易骨折。老年人偶尔因胸部肌肉突然剧烈收缩,如咳嗽等也会引起肋骨骨折。

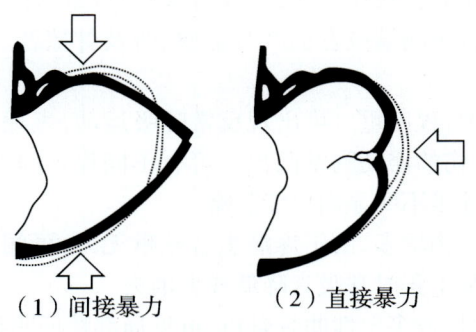

图5-1 肋骨骨折的类型

肋骨骨折常发生于第4～7肋骨。第4～7肋骨长而固定,是最常见的肋骨骨折的部位。第1～3肋骨本身短粗,上有锁骨、后有肩胛骨以及周围肌肉的保护因而不易骨折。若肋骨发生骨折,要警惕有无胸腔内重要器官的损伤,往往合并锁骨、肩胛骨骨折。第8～10肋骨虽然较长,前端连接于由肋软骨组成的肋弓,因有缓冲作用不易折断。第11～12肋为浮肋,活动度更大,不易发生骨折,若发生骨折,要警惕有无腹膜后脏器的损伤,例如肝、脾、肾破裂和腹膜后血肿。

由于致伤力的大小、方向、性质不同,可引起单根或多根肋骨骨折。每根肋骨只一处骨折称为单处骨折;有两处以上骨折称为多处骨折。1～2根单处骨折如无合并胸内脏器、血管损伤,由于肋骨上下缘有完整的肋骨和肋间肌的支撑,骨折端少有移位,除因疼痛对呼吸、咳嗽有限制外,多不严重。多根多处骨折,由于几根折断的肋骨前后端均失去了骨性连接,上下缘也失去了完整肋骨的支撑,因而形成伤处胸壁软化。在患者吸气时由于胸腔内负压致伤处胸壁向内凹陷,呼气时胸腔内的正压致伤处胸壁向外凸起,与周围相对正常的胸壁运动相反即反常呼吸,临床上称之为连枷胸(flail chest)。反常呼吸常常出现在前、侧胸壁。在伤后早期,由于剧烈疼痛,患者不敢剧烈呼吸,加上伤处肌肉痉挛,因而反常呼吸可能不太明显,数小时后,肌肉因疲劳松弛,另外由于呼吸道分泌物的逐渐蓄积,患者呼吸幅度逐渐增大,反常呼吸开始明显。由于疼痛使呼吸受限,通气量减少,咳嗽无力,排痰不利,呼吸道分泌物增多、潴留,且常伴有肺挫伤,故易导致严重低氧血症。

过去认为反常呼吸时患侧肺和健侧肺之间存在"摆动气"(pendelluft),并认为"摆动气"是造成严重的呼吸功能障碍的主要原因。经过多年实验和临床研究,人们已否定了"摆动气"假说。现在认为,严重胸部创伤,连枷胸后出现的急性呼吸窘迫综合征的主要原因是肺挫伤,并非"摆动气"。肺挫伤致使肺泡内和肺间质出血、水肿、炎症损害了肺内血气交换导致低氧血症。低氧血症的严重程度与肺挫伤程度、范围呈正相关。

二、临床表现及诊断

(一)病史

有明确创伤史,如车祸、摔伤、重物砸伤、挤压伤及枪弹伤等。老年人可能没有明确的创伤史,要仔细问诊有无剧烈咳嗽、打喷嚏。如无以上病史要仔细查体,以免漏诊恶性肿瘤转移至肋骨导致的病理性骨折。

(二)症状

肋骨骨折断端刺激肋间神经产生疼痛是最显著的症状。深呼吸、咳嗽、喷嚏、旋转体位、抬动上肢可使疼痛加剧。患者常因疼痛不敢深呼吸、咳嗽,气管内分泌物潴留而加重呼吸功能障碍。高龄患者会出现低氧血症和二氧化碳性昏迷。

连枷胸患者常有严重受伤史,胸壁上可见反常呼吸。常伴有呼吸困难、低氧血症,甚至休克。

(三)体征

骨折断端有明显压痛,用手指直接按压受伤部位(直接法)或双手前后位挤压胸廓(间接法),可以引起骨折处疼痛,有时候可以触及骨折断端或者扪及骨擦感、听及骨擦音。常伴有不同程度的组织肿胀和皮下淤血。

多发性肋骨骨折,创伤范围大,程度重。可出现反常呼吸运动,表现为吸气时胸廓扩张,但浮动胸壁向内凹陷;呼吸时胸廓缩小,但损伤的浮动胸壁凸出。可有不同程度的呼吸困难和循环功能障碍。在伤后早期或体胖的患者,当时反常呼吸不明显而可能忽略。

患者由于疼痛等,呼吸道分泌物增多,由于疼痛患者咳嗽无力,可闻及痰鸣音或干、湿啰音。分泌物积聚在气道中易导致肺部感染,肺不张时呼吸音降低或者消失。

直接暴力导致肋骨粉碎性骨折或多发性肋骨骨折,可见局部畸形明显。

(四)辅助诊断方法

1. 实验室检查 血常规检查可见白细胞增高,与创伤应激有关。血红蛋白及红细胞计数等指标对判断是否有内出血有一定意义。对于多发性肋骨骨折或伴有低氧血症者,应进行动脉血气分析,以明确低氧血症及二氧化碳潴留的严重程度,有利于临床判断和急救工作。

2. X射线检查 胸部受伤史结合临床症状和体征,多数肋骨骨折可以得到诊断。但要准确确定肋骨骨折准确部位及错位情况,需行X射线检查。X射线检查,除可了解肋骨骨折情况外,更重要的是可以了解有无合并气胸、血胸,有无胸内脏器损伤的并发症存在。X射线检查应重复进行,如条件允许,立即进行立位X射线检查,根据病情变化,过数小时后再拍胸部正侧位片,才能确定有无血胸、气胸、肺不张及肺实变等;另外可以显示因出血导致的纵隔增宽,气管或食管的损伤而导致的纵隔气肿、膈疝等。在肋骨骨折无明显移位或者骨折位于软骨交界处,X射线片上不易看出,但在伤后3～6周的胸部X射线片上,可以看见骨折端的骨痂形成的阴影,可以协助后期诊断。

3. CT检查　胸部CT检查与X射线检查相类似,但较X射线检查更加细致,更可以了解胸部脏器及腹部脏器受损的情况。对于病情较重不能立位检查的患者,CT检查具有相当重要的意义。

三、鉴别诊断

(一)胸壁软组织挫伤

胸壁软组织挫伤,可以有明显的局部疼痛和直接压痛,但没有间接压痛(胸廓挤压征阴性)。影像学检查可供鉴别。

(二)警惕并发症

肋骨骨折本身不难诊断,识别有无并发症具有更加重要的临床意义。对于较轻程度的肋骨骨折,应注意有无并发症的出现。要注重动态观察,根据情况安排患者在伤后24 h复查并做好记录。接诊肋骨骨折的患者,应全面查体,行X射线检查或CT检查,了解有无胸腔腹腔出血、积气,根据检查情况及时处理。

四、治　疗

肋骨骨折的处理原则是镇痛,清理呼吸道分泌物,固定胸廓和防治并发症。对于3根以上肋骨骨折、第1肋骨骨折、肺功能障碍的单根肋骨骨折的老年人,怀疑合并内脏损伤的患者,有条件时均应考虑收入院治疗。

(一)钝性单处肋骨骨折

骨折端无明显错位,无合并伤者,一般胸痛较轻,可无须特别处理,或口服非甾体抗炎药镇痛即可。

1. 镇痛　如果疼痛剧烈,需镇痛治疗,以恢复正常的呼吸、咳嗽、排痰,防止肺部感染。镇痛方法较多,可酌情使用肠内或肠外给药,肋间神经阻滞,或硬膜外置管镇痛。肋间神经阻滞,用利多卡因比较安全,注射于骨折部位的肋间神经处。必要时可以重复应用。近年来患者自控镇痛装置已在临床广泛应用,使镇痛治疗效果变得更加安全有效。硬膜外置管镇痛术是另一种镇痛方法,能持续有效地控制胸痛,为避免硬膜外腔的镇痛药导致呼吸抑制,一般采用半衰期较短的芬太尼类的镇痛药。

2. 固定胸廓法　目的在于限制呼吸运动,使骨折断端减少活动而达到镇痛的目的,但对患有支气管炎、哮喘、肺气肿等肺功能不全的伤者,应禁用此法,因其限制患者的呼吸运动。传统的胶布固定法,因胶布刺激皮肤引发水疱,现基本弃用。代替它的是弹性胸带固定法,具有固定时患者舒适,对胸廓运动影响较小,有利于保持正常静息通气量的优点,目前临床应用较多。

3. 改善肺通气　应鼓励患者咳嗽、咳痰,结合雾化吸入有利于排痰,改善肺通气。对咳嗽无力的患者,可进行吸痰,必要时做气管切开来进行气道管理。

(二)钝性多根多处肋骨骨折伴反常呼吸

反常性呼吸是胸外科的急症,必须进行优先紧急处理。严重的胸部创伤,往往伤情复杂,警惕漏诊,根据病情,采取综合治疗,非常关键。

1. 保持呼吸道通畅　必要时吸痰,行气管插管或气管切开术。气管切开术,可减少呼吸道无效腔,有利于呼吸道管理,可及时帮助患者排除分泌物。缺点是有创性操作,护理不到位时,更加容易导致呼吸道感染。

2. **充分镇痛** 对保持呼吸道通畅和预防肺部感染有重要作用，根据各家医院情况，采取不同的镇痛措施，原则在于，尽早使用安全有效的镇痛措施。尽早阻断疼痛导致分泌物排出不良，从而导致肺不张、低氧血症、呼吸窘迫及肺部感染等一系列并发症的恶性循环。

3. **防治休克** 由于剧烈疼痛、出血，多发性肋骨骨折患者易出现休克。在纠正休克的同时，应注意全身其他部位的合并损伤。

4. **防治肺部感染** 及时应用抗生素，并根据痰培养结果，应用敏感抗生素。注意肺部并发症的预防和处理，限制输液量。伤后初期，应减少晶体液的输入，应以输注胶体液为主。大量输入液体会加重肺部的损伤。

5. **处理连枷胸** 多根多处肋骨骨折，胸壁浮动，可选用多种方式处理，消除反常呼吸运动。

(1) 包扎固定法：在胸壁软化区加外力，或用敷料覆盖，胶布固定，这适用于现场急救或处理较小范围的胸壁软化。

(2) 牵引固定法：于浮动胸壁的中央，选择一到两根能持力的肋骨，在无菌条件局部麻醉下，在肋骨上、下缘各刺一小口，用巾钳将肋骨固定住，用牵引绳连接巾钳的尾部，通过滑车用 2~3 kg 的力量牵引，牵引时间为 2 周左右。患者需卧床，不能下地活动，且不便搬迁。

(3) 呼吸机内固定法：气管插管或气管切开后，连接呼吸机进行辅助通气，从胸内排除反常呼吸运动，可称之为呼吸内固定法。不仅可以保证通气量，克服低氧血症，还可促进肺间质水肿消退，预防肺不张的发生。近年来多篇临床报道都证实，患者呼吸困难程度，与浮动胸壁的大小无关，而与肺挫伤的严重程度成正比，大家认识到发生反常呼吸本身并不是长期应用呼吸机的指征，仅在同时伴有呼吸衰竭时才有明确的指征，$PaO_2<60$ mmHg，$PaCO_2>50$ mmHg 时，常规吸氧无效，及时应用呼吸机治疗有积极有效的作用。根据血气分析结果，调整呼吸机模式，待血气分析参数基本恢复正常后，可以试行自主呼吸，并逐步停止使用呼吸机。

在使用呼吸机之前，需排除气胸。若有气胸，应先行胸腔闭式引流术，防止出现张力性气胸。

(4) 手术固定法：用于因胸部创伤并发症需开胸探查的患者，其优点是直接探查和治疗胸内创伤，通过手术迅速、牢固恢复胸廓的完整性，患者可早期下床，减少并发症。刘瑞林回顾性分析了采用爪形肋骨接骨钛板固定法治疗 42 例连枷胸患者的临床资料，结果显示，患者术后胸痛均显著减轻，胸壁稳定，胸廓矫形满意，呼吸功能恢复。术后 3~48 个月复查胸部 X 射线，显示胸廓饱满，内固定牢固，骨折断端骨性愈合。结论认为，应用爪形肋骨接骨钛板，应用内固定法治疗连枷胸操作简便，疗效可靠，并可同时探查处理胸内合并伤，安全快捷，值得临床推广。刘福升回顾分析了 36 例多发性肋骨骨折患者的临床资料，结果显示，行电视胸腔镜探查、止血，清除胸内血凝块，修补肺损伤，定位肋骨骨折部位切开复位，并采用肋骨接骨板行肋骨内固定术，这些患者的胸壁畸形均得到矫正，其认为联合应用胸腔镜、肋骨接骨板治疗多发性肋骨骨折合并血胸，具有创伤小、操作简便、固定可靠、组织相容性好，有利于促进骨折愈合和呼吸功能改善的优点。

6. **防治并发症** 肋骨骨折发生气胸、血胸时，应给予适当处理。在临床中有些患者，伤时即刻检查气胸、血胸，可非常轻微。但应密切观察病情变化，叮嘱患者定期复查胸片，必要时给予收入院治疗。对第 1、2 肋骨骨折应注意有无血管神经的损伤，对下胸部的肋骨骨折应仔细检查，有无腹部脏器的损伤。及时诊断，根据病情及时处理。

(三) 开放性肋骨骨折

及时封闭伤口，对损伤胸壁需行彻底清创。用不锈钢丝、肋骨接骨钛板固定肋骨骨折断端。如胸膜破裂，还应放置胸腔闭式引流管，术后应用抗生素预防感染，其他处理原则，与多根、多处肋骨骨折相同。

如出现胸壁缺如时，应考虑胸壁重建。胸壁软组织重建材料主要包括自身组织、同种异体组织和人工材料。其主要作用是：①覆盖创面、充填残腔；②为邻近组织提供氧气和养分，促进愈合；③保持胸腔的密闭性，保护胸内重要器官；④覆盖假体，防止和控制感染。

目前对于大面积胸壁缺损最为理想的修复方法为 Mc Cormack 等报道的"三明治"式复合体修复法。所谓"三明治"式复合体，就是指将软组织修复材料和硬组织修复材料复合在一起构建成一个整体，他们采用 Maxlex 网+骨水泥+Marlex 网构建"三明治"式复合体,其结合了网状材料和硬质材料的优点,强度大,塑性容易,缝合方便,被认为是目前最好的胸壁缺损修复方法。但是其也存在较多缺点,比如无法诱导自身骨再生,影响内脏器官观察等缺点。

组织工程技术是近些年研究的热点之一,其被应用于多种组织的再生,包括骨、软骨、皮肤、毛发、血管等,其中组织工程化骨是目前研究较多,也是比较成熟的一项技术。这一技术为大面积胸壁修补提供了一个很好的方向和思路。

第二节　胸骨骨折

一、病因及致伤机制

胸骨骨折(sternum fracture)比较少见,约占胸部骨折的 5%。常因暴力直接作用于胸骨区或挤压所致,最常见于交通事故中由于紧急制动,驾驶员胸部撞击方向盘。骨折常发生在靠近胸骨体与胸骨柄连接的胸骨体部,为横断骨折。如有移位,下胸骨断端常向前方移位,其上端重叠在上胸骨片前端,胸骨后的骨膜常可保持完整。胸骨旁如有多根肋软骨骨折,可能发生胸骨浮动,影响呼吸功能。胸骨骨折,可合并心脏、气管、支气管损伤。

二、临床表现及诊断

(一)病史

患者有明确致伤病史,特别是外力直接作用于胸骨区或猛力挤压史,如车祸、重物砸伤等。

(二)症状与体征

胸骨骨折患者常有明显胸前区疼痛,咳嗽、深呼吸和变换体位时加重,呼吸浅快、咳嗽无力,呼吸道分泌物增多。

骨折断端有压痛,断端移位时可见局部有畸形,可扪及骨擦感。可见瘀斑、血肿。

合并数根肋软骨骨折,或数根前端肋骨骨折时,前胸壁下陷,呈不稳定状态,出现反常呼吸运动,可引起呼吸、循环功能障碍。出现此类情况,合并胸、腹腔内脏器损伤发生率极高,往往在 50% 以上,可引发相应的症状。

胸骨骨折时,暴力常致胸部多处脏器合并损伤,如心脏挫伤或心脏大血管破裂,可引发相应的临床症状。

(三)辅助诊断方法

胸骨 X 射线侧位片可以见到骨折线和错位而明确诊断,而后前位胸片常不易发现骨折线。因此在胸部检查时,不应该忽略侧位片。

胸腹部 CT,可进一步了解胸骨骨折情况,并有利于发现胸部及腹部并发症。

三、鉴别诊断

胸骨骨折根据胸前区创伤史、胸部剧痛、气促、发绀,局部有挫伤、血肿、压痛、骨摩擦感,结合胸部 X 射线检查诊断多无困难。其早期漏诊的主要原因是:纵隔与胸骨影重叠,胸部正位 X 射线片不易显示;胸部及全身的其他严重创伤如多发肋骨骨折、血气胸、肺挫伤、颅脑损伤特别是昏迷等掩盖了胸骨骨折,尤其是对无移位的胸骨骨折更易漏诊。对疑有胸骨骨折的患者,应加摄胸骨侧位或斜位 X 射线片以明确诊断。亦有报道超声检查对胸骨骨折(特别是胸骨柄骨折)的诊断更准确、快速。

四、治 疗

胸骨骨折的处理原则与肋骨骨折类似,主要是镇痛、固定骨折断端和防治并发症。由于胸骨骨折合并胸、腹腔脏器损伤可能性大,应考虑入院治疗。

(一)单纯无移位胸骨骨折治疗

主要为卧床休息和应用镇痛药。持续疼痛可导致肺不张和通气量下降,容易发生肺部感染、低氧血症、二氧化碳潴留,所以说有效镇痛是治疗的重点,除给予镇痛药物外,可采用利多卡因局部封闭,无移位的胸骨骨折,卧床休息2~3周可下床活动。

(二)有移位的胸骨骨折治疗

待全身情况稳定后,应尽早行骨折复位,常用方法如下。

1. 闭合复位法 病情稳定,且无脊柱损伤的胸骨骨折复位,可采用这个方法。操作方法:在局部麻醉下,让患者双臂上举过头,使胸椎过伸,同时挺腰,借助手法将重叠在上方的,骨折端向下加压,使其复位,手法复位,切忌用暴力,以免产生合并伤,复位后需卧床2~3周。

2. 悬吊牵引复位 适用于横断胸骨骨折,且有明显移位者,此时下部骨折片向前方移位,并重叠在胸骨上部骨折片的前端。牵引复位可于局部浸润麻醉下,患者仰卧,背部垫枕,轻度后仰,在骨折的胸骨旁做小切口,将预先用司密斯针弯成的钩子,从一肋间紧贴胸骨的后方,由对侧同一肋间穿出,注意避免损伤胸廓内动、静脉,穿过滑轮用4~5 kg重量悬吊牵引。此法效果可靠,但需卧床2~3周。

3. 手术固定法 目前多数学者主张对胸骨骨折在伤员全身情况稳定后,尽早手术复位固定,以避免假关节形成及由此引起的疼痛,且可缩短住院时间,减少费用。操作方法:气管插管静脉复合麻醉后,患者取仰卧位,肩部垫一小枕。胸骨骨折正中处做纵向切口,显露骨折部位,经胸骨后方撬起骨折端,使骨折断端对合,然后在上、下骨折片对应部各钻2~3个孔,用不锈钢丝分别穿过上、下钻孔,对合胸骨上、下骨折片,拧紧不锈钢丝。胸骨骨折复位后,亦可用Orion钢板固定。若胸骨后分离较少,可不必放置引流;若分离范围较广,则须放置纵隔引流管。手术固定者可早期下床活动。刘大伟回顾分析了22例胸骨骨折患者的临床资料,结论认为在胸骨骨折患者中用Orion钢板内固定治疗,具有创伤小、操作简单、固定可靠的特点。

第三节 创伤性气胸

一、病因及致伤机制

胸部创伤累及胸膜造成胸腔内积气,称为创伤性气胸(traumatic pneumothorax)。在胸部创伤中气胸的发生率仅次于肋骨骨折。肋骨骨折断端刺破胸膜和肺组织,致空气进入胸膜腔,子弹、刀刃刺破胸壁和胸膜时,外界空气经胸壁伤口进入胸膜腔;支气管、气管、食管破裂,空气也可进入胸膜腔;医源性损伤,如肺穿刺活检、锁骨下静脉穿刺、胸腔穿刺、针灸等均可形成气胸。根据胸膜腔是否与外界相通和胸膜腔积气的压力状况,可将气胸分为钝性伤气胸、开放性气胸和张力性气胸。

(一)钝性伤气胸

钝性伤气胸(blunt injury of pneumothorax)是气胸形成后,空气进入胸膜腔的通道随即封闭,胸膜腔不再与外界或呼吸道相通。一般来说钝性伤气胸,胸腔内聚集的气体数量不多,对胸膜腔的负压影响不大,不会导致明显的呼吸和循环功能障碍。多数由肋骨骨折端刺破肺组织引起。少数无肋骨骨折,也可发生气胸,其致伤机制为创伤时声门紧闭,肺泡内压力骤升,引起肺泡破裂,可导致气胸形成。另外,食管或支气管破裂也可引起气胸,少量气胸患者常常无明显临床症状。如大量气胸引起肺萎陷,超过健侧肺代偿功能,可出现呼吸困难。

(二)开放性气胸

开放性气胸(open pneumothorax)是刀刃锐器或弹片等造成胸壁伤口裂开或部分缺损,致胸膜腔与外界相通,以致空气可以自由进入胸膜腔而导致的气胸。进入胸腔的空气数量与胸壁伤口的面积成正比,伤口面积超过气管口径时可使伤侧胸完全萎陷而丧失换气功能。伤侧胸腔压力高于健侧,致使纵隔被推向健侧,健侧肺也部分萎陷。由于空气自由进出胸腔,呼气时纵隔向伤侧移位,吸气时纵隔向健侧移位,纵隔在每次呼吸运动中左右摆动,称为纵隔扑动。纵隔扑动妨碍静脉回流心脏,同时引起心脏、大血管移位扭曲,造成循环功能紊乱,加之对内脏神经的刺激,以上原因容易引起休克。

(三)张力性气胸

张力性气胸(tension pneumothorax)是胸膜腔内积气压力高于大气压的一种气胸。张力性气胸经常由肺裂伤、气管支气管破裂所引起。由于肺、支气管损伤后,通道组织出现活瓣作用,吸气时通道敞开,空气进入胸膜腔;呼气时活瓣口又自动闭合,胸膜腔气体不能排出。反复呼吸导致胸腔内压力逐渐上升,致使伤侧肺萎陷。伤侧胸腔内的高压气体压迫腔静脉和左右心房,使回心血量减少;同时纵隔移位,导致健侧肺受压,腔静脉扭曲,回心血量减少,引起循环衰竭。心排血量减少,会导致组织缺氧和酸中毒,另外由于健侧肺受压影响其通气功能,患者会发生严重缺氧。张力性气胸是胸外科的急症,需及时处理,如处理不及时,其预后较差,可并发多脏器功能衰竭,甚至死亡。

二、临床表现及诊断

(一)病史

患者有创伤史,如锐器伤、爆震伤、挤压伤、枪弹刀刺伤或医源性损伤等,常合并肋骨骨折。

(二)症状

患者的临床症状主要取决于肺受压萎缩的程度及伤员伤前肺功能的情况。小量气胸指肺萎陷在30%以下,患者可无明显的呼吸与循环功能障碍。中量气胸是肺萎陷在30%~50%,超过50%则为大量气胸。中到大量气胸可出现胸痛、胸闷、气急。

大量气胸表现为明显的呼吸、循环功能紊乱,患者出现呼吸困难、发绀、休克等,尤其是在张力性气胸患者。

(三)体征

少量气胸患者体检时常无阳性体征,中到大量气胸检查时气管向健侧移位,伤侧胸部叩诊呈鼓音,呼吸音明显减弱或消失。在开放性气胸和张力性气胸常可扪及皮下气肿。

胸壁有伤口随呼吸可听到空气出入伤口的"哧哧"音,伤口以主气管内径(2.7 cm)为准,超过2.7 cm,为大型缺损。胸壁出现大型缺损,常伴严重的呼吸困难。

气胸患者中半数以上可伴血胸,临床称为血气胸。积血量超过500 ml 时,下胸部体格检查叩诊呈实音。

(四)辅助诊断方法

1. 血常规检查　白细胞计数可增高,如血红蛋白或红细胞计数有下降趋势,注意可能有出血,放置胸腔闭式引流管,观察出血量及出血速度。

2. X 射线检查　X 射线检查是诊断气胸的重要手段。患者情况允许时,应做立位 X 射线胸片,它能清楚地显示患者气胸的情况。胸片可见肺边缘消失,纵隔及气管移向健侧,同侧膈肌下降,如合并血胸可见肋膈角模糊或出现液平面。局限性气胸在后前位 X 射线检查时易漏诊,侧位胸片可协助诊断,X 射线透视下转动体位也可发现。若围绕心缘旁有透光带,应考虑有纵隔气肿。

3. CT检查 对于小量气胸、局限性气胸以及肺大疱与气胸的鉴别比胸部X射线片敏感和准确。气胸的基本CT表现为胸膜腔内出现极低密度的气体影,伴有肺组织不同程度的压缩萎陷改变。

三、鉴别诊断

(一)肺大疱

肺大疱(bullae of lung,bullae)起病缓慢,病程较长;而创伤性气胸起病急,病史短。X射线检查肺大疱为圆形或椭圆形透光区,位于肺野内,其内仍有细小条状纹理;而气胸为条带状影,位于肺野外胸腔内。肺周边部位的肺大疱易误诊为气胸,胸片上肺大疱线是凹面向侧胸壁;而气胸的凸面常朝向侧胸壁,胸部CT有助于鉴别诊断。经较长时间观察,肺大疱大小很少发生变化,而气胸形态则日渐变化。

(二)急性心肌梗死

急性心肌梗死(acute myocardial infarction,AMI)有类似于气胸的临床表现,如急性胸痛、胸闷、呼吸困难、休克等临床表现,但患者常有冠心病(coronary artery heart disease,CHD)、高血压病史,心音性质及节律改变,无气胸体征,心电图或胸部X射线检查有助于鉴别。

(三)肺栓塞

肺栓塞(pulmonary embolism,PE)起病较急,患者出现胸痛、呼吸困难。但检查时无气胸体征,胸部X射线或CT检查有助于鉴别。

四、治 疗

(一)钝性伤气胸

治疗方法取决于气胸的量,肺是否继续漏气,肺受压、萎缩的情况,症状及合并损伤等。肺萎陷在20%以下,不伴有呼吸困难者,应绝对卧床休息,充分吸氧,尽量少讲话,使肺活动减少,有利于气体吸收和肺的复张。治疗同时应严密观察患者症状变化情况,复查胸部X射线检查。

如为中等量或大量钝性伤气胸,应结合患者临床表现,考虑行胸腔穿刺抽气或于伤侧胸壁锁骨中线第2肋间行胸腔闭式引流术。Kirsh等提出胸腔闭式引流的适应证:①中量到大量气胸;②无论气胸多少,只要有呼吸困难的;③非手术治疗中气胸增加者;④需用机械辅助通气者;⑤胸腔闭式引流拔出后气胸复发者;⑥需行全身麻醉者;⑦双侧气胸;⑧张力性气胸。完成胸腔闭式引流,术后应注意吸氧、化痰,适当应用抗生素治疗。

(二)开放性气胸

所有开放性气胸患者,均有可能危及生命,一经发现必须紧急处理。

1. **封闭伤口** 首先应封闭伤口,将开放性气胸变为钝性伤气胸。如用凡士林纱布填塞伤口,再用不透气的胶布固定。变为钝性伤气胸后,要防止出现张力性气胸。

2. **胸腔闭式引流** 如伤口已经封闭,应紧急行胸腔闭式引流术,如已经出现张力性气胸,且病情危重,应立即行紧急穿刺减压术。

3. **气管插管** 行胸腔闭式引流术后,立即行气管插管,进行机械呼吸,在严重损伤时,这是最好的治疗方法。在全身麻醉下仔细检查伤口,并彻底清创,如怀疑肺损伤,应行开胸探查术。如有肺破裂,给予修补缝合,原则上最大保留正常可以存活的肺组织,清创完毕后,应用大量生理盐水冲洗胸腔及伤口,仔细检查有无支气管漏气、肺漏气、食管破裂等。常规放置胸腔闭式引流管后关胸,如出现伤口严重污染应行皮肤、皮下组织延期缝合。术后常规放置胸腔闭式引流管。注意胸腔引流量,保持引流通畅,术后应用抗生素等,并注射破伤风抗毒素(tetanus antitoxin,TAT)。

(三)张力性气胸

张力性气胸是胸外科的急症,出现后应紧急处理。治疗原则是立刻减压,可先放置胸腔闭式引流管,使胸腔内大量气体得以逸出。

1. 穿刺排气减压　因病情凶险,发展迅速,如治疗不当或不及时,可因呼吸、循环衰竭而死亡。如果患者症状典型,切勿行过多体检,应在救治现场进行快速减压。可用大号针头沿患侧锁骨中线第2肋间刺入胸腔,可以紧急排气减压,并将针头固定于胸壁,以乳胶管连接于水封瓶,做胸腔闭式引流;也可于穿刺针尾连接一橡皮指套顶端,切一小口,使其成为排气活瓣。

2. 胸腔闭式引流　患者急救处理,一般状况有所改善,局部麻醉下于患侧锁骨中线第2肋间插管,行胸腔闭式引流,待漏气停止、肺充分膨胀后24～48 h拔管。

3. 剖胸探查　如插管后仍有重度漏气,呼吸困难改善不显著,肺未能复张,怀疑有严重的肺裂伤或支气管破裂时,应开胸探查,修复漏气的破裂口。

第四节　血　胸

一、病因及致伤机制

血胸(hemothorax)是指全血积存在胸腔内,又称胸膜腔积血、胸腔积血。最常见的原因是创伤或外科手术。血胸是胸部创伤严重并发症之一,胸内大出血是胸部创伤早期死亡的重要原因。血胸的临床表现因胸腔内积血的量、速度、患者的体质而有所不同,急性失血可出现面色苍白、脉搏细速、呼吸急促、血压逐步下降等低血容量性休克症状。

胸腔内积血来源:①心脏或大血管出血,包括主动脉及其分支,上下腔静脉,肺动、静脉。因出血量多,大多数患者死于院前。②胸壁血管出血,多来自肋间动静脉和胸廓内动脉,因为出血来源于体循环,血压较高,不易自然停止,往往需要剖胸手术止血。③肺组织破裂出血,肺动脉平均压力较低,肺实质多为肺段支气管远端组织,故血管较细,受压萎缩的肺血管通过的循环血量比平时明显减少。短期内出血自行停止,需行剖胸手术者较少。④开放性胸部创伤,气管或食管破裂,此类损伤造成的血胸如处理不及时,常易造成感染,而成为脓胸。⑤胸椎骨折,特别是第4～6胸椎的骨折,也可常引起血胸,但多在伤后数天才出现,易被忽视。

血胸发生后,不仅因失血而出现出血征象,并随着胸膜腔内血液的积累而压迫肺组织,并将纵隔推向健侧,同时心房受压,造成回心血量减少,因而影响呼吸和循环功能。

胸膜腔内的积血由于肺、心和膈肌运动的去纤维蛋白作用多不凝固。如出血速度很快,则在胸内凝集成块,血块机化后形成的纤维组织,限制肺和胸壁的活动幅度,机化组织压迫肺组织损害气体交换功能,这种情况称为纤维胸。由于细菌在积血中容易繁殖,因此,血胸不及时处理容易继发感染形成脓胸。

二、临床表现及诊断

(一)病史

患者有胸部创伤史。肋骨骨折的断端,容易损伤胸壁血管、肺等,其他致伤物如利刃、子弹、弹片,都可直接损伤胸部血管。

(二)症状

创伤性血胸的临床表现取决于损伤部位的出血量和速度以及并发伤的程度,患者损伤后血管出血如为持续性,伤后在几小时或几天后,可以发展成中量或者大量的血胸,所以临床处理中对少量血胸患者,甚至早期无血胸表现,但可能出现血胸的患者,应严密观察。因此,在患者伤后应复查胸片,动态观察患者的血胸情况。

1. 少量血胸　胸腔内积血少于 500 ml 为少量血胸,临床上可无明显症状。
2. 中量血胸　积血 500～1 000 ml 为中量血胸,患者有明显出血表现,面色苍白,脉搏细弱,血压下降,呼吸困难,伤侧胸部呼吸运动减弱。如上所言,少量血胸,也可变成中量,甚至大量血胸。
3. 大量血胸　积血 1 000 ml 以上为大量血胸,患者出血量大,可出现严重的呼吸和循环紊乱症状,甚至严重休克,患者表现为躁动不安、面色苍白、呼吸困难、脉搏细速、血压下降等。

临床上对血胸的分类只是相对而言,其临床表现还取决于患者受伤前的体质情况、伤势情况等。

(三)体征

少量血胸因出血量少而体征不明显。中、大量血胸患者查体时可见肋间隙饱满,气管向健侧移位,胸部叩诊呈实音,心界向健侧移位,呼吸音减弱或消失。血气胸伤员,上胸部叩诊呈鼓音,下胸叩诊呈浊音或实音,如伴肺裂伤,可引起患者咯血。

(四)辅助诊断方法

1. 血常规检查　红细胞计数和血红蛋白指标帮助较大,动态血红蛋白检查呈持续下降趋势,常提示胸腔内有活动性出血。
2. 胸部 X 射线片检查
(1)少量血胸:X 射线检查仅见肋膈角变钝。胸腔内如果积血量较少,卧位检查常导致漏诊,故怀疑血胸时,应行直立位检查。受伤时 X 射线检查示少量血胸,应该严密观察病情变化,复查 X 射线,直到确认胸腔内出血停止。
(2)中量血胸:X 射线检查可见积血平面达肺门平面(出血量约 500 ml)至肩胛下角平面(出血量约 1 000 ml)。
(3)大量血胸:X 射线检查可见胸腔积液超过肩胛下角平面,甚至全血胸,导致伤侧胸部呈现一片致密而均匀的阴影。血胸未经及时处理可形成机化性血胸或称凝固性血胸。当胸腔闭式引流量减少,影像学检查见血胸平面仍存在,考虑凝固性血胸。胸部 X 射线片除诊断血胸及其程度外,对了解其他内脏损伤及有无膈疝均有帮助。
3. B 超检查　可见积液,对积血的多少、穿刺部位的选择很有价值。B 超对少量血胸诊断比 X 射线敏感性更大。
4. CT 检查　可明确有无胸腔积液、积气,有无其他损伤,对复合性损伤尤其有帮助。尤其对不能行直立位检查的患者,有重要意义。
5. 胸腔穿刺　B 超引导下胸腔穿刺,如果抽出不凝血,可确诊。在凝固性血胸时不易抽出血液或抽出的量很少,但出血症状很明显,胸部 X 射线片可显示积液量进行性增多。

(五)进行性血胸的判断

对早期血胸诊断明确后,尚需判断胸腔内出血是否持续,如出现以下情况,应考虑出血仍在继续:①患者处于休克状态,伴明显呼吸困难、脉搏加速、血压下降,经积极输血、输液等抗休克治疗不见好转,或情况暂好转,不久后又恶化者;②血红蛋白往往低于 80 g/L,胸穿时血液从穿刺针涌出,应诊断为张力性血胸,为进行性血胸的最严重类型;③开放性血胸伴休克状态,有大量血液随呼吸从伤口涌出;④胸腔穿刺抽得的血液很快凝固,若能肯定不是刺入血管时,说明胸腔内有活动性出血;⑤重复测定周围血红蛋白、红细胞计数、血细胞比容,均呈进行性持续下降;⑥胸腔穿刺抽不出血或抽出少量血,但出血症状加重,胸部 X 射线片示胸膜腔絮状阴影持续增大,但可无液平面,此时不能除外凝固性血胸;⑦放置胸腔闭式引流管后,每小时引流量超过 200 ml,并持续 4 h 以上,或 24 h 引流血液超过 1 000 ml;⑧胸腔引流血液色鲜红,温度高,其血红蛋白水平及红细胞计数与周围血液相似。

三、鉴 别 诊 断

(一)创伤性膈疝

胸部创伤后,膈肌破裂胃肠疝入胸腔,患者可出现呼吸困难、休克等症状,胸部 X 射线片示胸腔下部气液平面,可误诊为创伤性血气胸,仔细读片可见胃、肠轮廓。放置胃管,注入造影剂,可协助鉴别。

(二)肺不张

胸部创伤后由于胸部疼痛和分泌物堵塞引起肺不张(atelectasis)时,患者可出现呼吸困难、心率增快,患侧呼吸音降低,叩诊浊音。胸片示大片致密影,可能误诊为创伤性血胸。仔细读片,肺不张患者胸片阴影呈一定形态分布。胸部 CT 可以明确诊断。

(三)其他性质的胸腔积液

病史不详的陈旧性胸腔积液患者,发生胸部创伤后胸片是胸部积液阴影,可误诊为创伤性血胸。进行胸腔穿刺,抽出胸液,可以区别。

(四)创伤性乳糜胸

创伤性血胸常发生于创伤后早期,少数迟发性创伤性血胸可发生于伤后 5～10 d。创伤性乳糜胸常发生于创伤后 5～14 d,与迟发性血胸可以相混淆,但前者引流量与饮食关系密切。胸穿采集标本的性质和乳糜试验可资鉴别。

(五)脓胸

胸腔内积血可引起中等程度的体温增高或白细胞增多,应与血胸继发感染形成的脓胸(empyema)相鉴别。血胸继发感染后的表现:①高热、寒战,外周白细胞计数明显增高,并可出现中毒颗粒;②胸穿抽得积液,涂片检查红白细胞比例可达 100∶1,即可定为感染;③将胸腔抽出,将 1 ml 放入试管内,加蒸馏水 5 ml,混合后放置 3 min,如上部溶液呈淡红色透明表示无感染,如上部溶液混浊或出现絮状物,则多已继发感染;④将胸腔积液做涂片检查和细菌培养,可以根据培养结果来进行临床治疗指导。

四、治 疗

血胸的治疗原则主要是防治休克,多数患者经保守治疗,应用止血药,穿刺抽出胸内积血或放置胸腔闭式引流管等措施后出血可自然停止。对较严重且存在持续性胸内出血的患者,则需行剖胸止血,及时清除胸腔内积血,防止感染。

(一)进行性血胸

怀疑进行性血胸时,应尽快安置胸腔闭式引流管,以方便观察及判断,同时可以防止血液在胸腔内积聚。在积极抗休克的同时,及时进行开胸探查。根据术中所见,对出血的血管给予确切的缝扎止血;对肺破裂出血,做缝合止血,肺组织损伤严重时,可行部分切除或肺叶切除术,对破裂的血管进行修复;对凝固性血胸要分区清除血凝块,以便有序寻找出血灶,确切止血,避免再次出血。

(二)非进行性血胸

行胸腔 B 超或胸片检查,估计胸腔内积血少于 200 ml 时,可考虑自行吸收,不需要穿刺抽液;积血量超过 200 ml,应早期在 B 超引导下进行胸腔穿刺,抽尽积血,促进肺复张,改善呼吸功能;对于 500 ml 以上的血胸,应在 B 超引导下直接置管引流。及时准确地处理胸腔内积血是预防积血凝固、继发胸内感染的有力措施。

(三)凝固性血胸

最好在出血停止后数日内行剖胸手术。做较小的开胸切口,清除血块及附着于肺表面的纤维蛋白膜,术后放置胸腔闭式引流管,进行呼吸功能锻炼,促使肺复张。少量凝固性血胸,可以在数月内自行吸收,无须特殊处理。也有人主张向胸腔内注入尿激酶,24 h 后行胸穿抽出积液或放置胸腔闭式引流管引流。若血块已机化形成纤维胸,应早期手术做纤维组织剥脱。

(四)感染性血胸

若继发感染,应及时放置胸腔闭式引流管,排除积脓。同时全身应用大剂量对致病菌敏感的抗生素,避免慢性脓胸的形成。同时鼓励患者咳嗽,早日下地活动,加强营养,提高免疫力。

第五节 创伤性肺损伤

肺是胸腔内最大的器官,无论是胸部钝性损伤还是开放性损伤均易引起肺的损伤。开放伤时,刀刃、枪弹等致伤物,均可穿透肺组织;闭合伤时可引起肺挫伤、肺爆震伤、肺裂伤、肺内血肿、肺气囊肿等。

一、肺 挫 伤

肺挫伤(pulmonary contusion)是最常见的肺实质损伤,是指受伤处肺组织水肿、出血、肺泡破裂但无肺组织的撕裂。通俗地讲就是肺部钝性伤下方的一块肺的乌青肿胀。大多为胸部钝性伤所致,以交通伤最为多见。爆震等外力作用于胸部,也可造成肺挫伤。肺挫伤占闭合性胸部创伤的30%~75%,病死率为14%~40%,是一种常见的胸部创伤。但常由于对其认识不足、检查技术不敏感或被其他胸部伤所掩盖而被忽视或漏诊。

肺挫伤是最常见的肺实质损伤,严重的肺挫伤可引起低氧血症、呼吸衰竭,甚至死亡,是胸部创伤引起死亡的重要原因。此外,肺挫伤常被血气胸、连枷胸、心脏压塞、其他部位或脏器损伤等掩盖而漏诊,得不到及时的诊治,使病情进行性恶化。

(一)病因及致伤机制

肺挫伤的致伤机制仍不完全清楚,多数认为与肺爆震伤类似,系强烈的高压波作用所致。当强大的暴力作用于胸壁,使胸腔容积缩小,增高的胸内压力压迫肺,引起肺实质出血及水肿;当外力消除,变形的胸廓弹回,在产生胸内负压的一瞬间又可导致原损伤区的附加损伤。不同的研究者在各自的实验中得出不同的结论,这可能是胸内脏器致伤机制与肋骨骨折不尽相同所致。

Hankins认为胸部钝挫伤所致的肺挫伤,对肺门和肺泡区域的损伤机制不同。当声门关闭时,胸部压缩可迅速导致肺血管压力升高,肺门区血管发生破裂,继胸部压缩后,胸廓弹回引起扩张可造成肺门区破裂,但有的实验提示气道关闭可减少撞击后肺损伤。Lan认为肺门区肺损伤是因为胸部压缩时肺叶与肺门在肺组织产生移位造成两者连接处损伤。对于肺泡区损伤,其机制类似于冲击伤。当撞击速度足够大时,输入能量大于输出能量就会在局部组织引起能量聚集,超过临界值即引起肺泡区冲击型损伤,其肺泡破裂是肺泡壁产生张应力作用的结果。

(二)病理生理

主要病理改变为肺泡和毛细血管损伤并有间质、肺泡内血液渗出及间质性肺水肿,使肺实质含气减少而血管外含水量增加,通气和换气功能障碍,肺动脉压和肺循环阻力增高。病理变化在伤后12~24h呈进行性发展,炎症介质释放,使毛细血管通透性增加,大量炎症细胞和单核细胞渗入挫伤肺泡及间质内,肺泡结构破坏萎缩,且因渗出液及细胞碎屑的积聚又使损伤区周围间质毛细血管受压萎缩,肺毛细血管内压力升高,血流减少,肺组织实变,失去弹性,使肺损伤区及其周围的肺组织失去气体交换功能,引起全身低氧血症和二氧化碳蓄积。肺血流减少、缺氧、酸中毒、肺泡水肿造成肺泡Ⅱ型上皮细胞损害,抑制肺泡表面活性物质的产生,形成肺泡透明膜,引起肺泡不张,左向右血液分流量增多,继发急性呼吸窘迫综合征。

肺挫伤后的一个主要生理变化是低氧血症。有学者研究证实,肺挫伤面积与低氧血症并不完全一致。Wagner试验发现肺挫伤后挫伤区域的肺血管常发生收缩,以限制挫伤部分肺实质的血流灌注,降低通气血流比例以降低肺内分流;而另外一些区域无此反应,结果肺内分流增加,出现低氧血症。因不同的肺血管收缩,导致不同的分流率,故低氧血症与挫伤面积可不完全一致。严重肺挫伤后的低氧血症,主要与以下有关。

1.肺气-血屏障改变 肺挫伤后,由于肺泡间质充血水肿,使肺泡间质变厚,肺气-血屏障(lung blood-air barrier)发生了改变,气体弥散距离增加,肺泡膜弥散功能降低,影响红细胞的氧合,导致肺静脉血氧饱和度降低及二氧化碳潴留。肺较其他脏器更具有易于渗透体液至间质的特征,若在治疗中输入大量晶体液,可引起胶体渗透压降低,加重间质性肺水肿,也就更加重了气-血屏障的病理改变。

2. 肺内分流对低氧血症会造成影响　肺挫伤时,肺泡表面活性物质合成出现障碍,含量减少,从而引起肺泡表面张力升高,肺顺应性降低,肺泡通气量减少,导致通气血流比例(ventilation perfusion ratio, V/Q)下降,造成肺内分流,而引起低氧血症。肺挫伤后,除了由于肺实质结构破坏,肺泡和间质出血水肿,以及附近肺泡充满血液,而导致肺不张。伤后血液、液体及细胞碎片的积聚、阻塞小气道及肺泡,以及气管与支气管黏膜因损伤刺激分泌物增多,胸壁软组织损伤所致疼痛使胸壁活动降低,咳嗽受抑制而影响气管内分泌物排出等因素,导致通气功能障碍加重,引起肺通气与血流灌注失调进一步增加,肺内分流增加。

严重肺挫伤时,由于以上原因,产生大量的肺内分流和低氧血症,为了维持氧的输送,机体代偿性地加快心率及增加心输出量,如低氧血症得不到纠正,患者会长期处于高心输出量,可导致心力衰竭。心脏失代偿期会进一步引起组织血流灌注不足及乳酸升高,心肺功能互为因果,形成恶性循环。

急性呼吸窘迫综合征(acute respiratory distress syndrome, ARDS)是严重创伤后常见并发症之一,肺挫伤后更易发生肺挫伤,病情重者往往发展成为 ARDS。孤立的单侧肺挫伤可影响整个肺实质,从而导致进行性呼吸功能衰竭。在创伤的基础上,机体产生一系列细胞因子和体液因子,包括 TNF-α、IL-1、IL-6、IL-8、内毒素等,引起一系列病理生理改变,成为创伤后 ARDS 发病的基本因素。

(三)临床表现及诊断

1. 病史　患者有胸部创伤史。常发生交通事故、挤压及高速钝性物击中等情况。一般致伤暴力较强大。

2. 临床表现　常受其他合并损伤的影响。另外与患者体质、肥胖程度、发生创伤前肺功能状态有密切关系,临床上大致可分为 3 级。

(1)轻度肺挫伤:临床症状轻微,常被并发的肺部其他损伤,如皮肤挫伤、皮下淤血、肋骨骨折、反常呼吸等症状所掩盖。呼吸困难也可以很轻,但有咳泡沫性血痰,患侧肺可闻及湿啰音。呼吸空气时,有轻度 PaO_2 降低(65~75 mmHg)及轻度 $PaCO_2$ 降低(25~35 mmHg)。

(2)重度肺挫伤:体格检查类似轻度肺挫伤,但肺湿啰音较多较广泛。患者不停地咳嗽,仍不能把痰排干净。伤者会出现烦躁不安、呼吸费力、鼻翼扇动、呼吸困难、呼吸浅快、呼吸次数大于 30 次/min、胸闷、心动过速、发绀等。一般在呼吸空气时,PaO_2 可进行性下降(低于 70 mmHg),$PaCO_2$ 在发病初期,因呼吸增快、过度通气而下降(25~35 mmHg),以后便逐渐升高。

(3)肺挫伤伴呼吸功能衰竭:患者躁动不安、呼吸快而费力、心率快、发绀、不停咳嗽、咳出大量泡沫血痰或咯血。听诊两肺布满湿啰音或支气管呼吸音。血气分析:PaO_2 下降(低于 50 mmHg),吸氧也不容易提高;$PaCO_2$ 升高(高于 60 mmHg)。这是十分严重的肺挫伤,具有呼吸衰竭的早期表现,如不及时处理极易发生 ARDS。

3. 辅助诊断方法

(1)胸部 X 射线片:胸部 X 射线片是诊断肺挫伤的重要手段,肺挫伤在胸片上主要有两种表现。①肺浸润性病变,呈斑片状边缘的毛玻璃大片浸润阴影,也可呈现边缘清晰的小片状密度增高影,严重时可呈现整个肺叶乃至全肺一致性高密度阴影。另外可见肿大的肺推移膈肌致患者膈肌下移。②沿支气管分布呈线状浸润影,是由小气管周围出血所引起。

另外值得注意的是肺挫伤早期胸部 X 射线片呈动态变化。胸部 X 射线片所呈现的变化在伤后 1 h即可出现,但有部分患者可延迟到 4~6 h 才出现。怀疑肺挫伤,应连续复查胸部平片,肺挫伤经治疗后 48~72 h 开始吸收,2~3 周后肺野才能完全清晰。

(2)胸部 CT:胸部 CT 是横断扫描,避免重叠,而且敏感性高,对肺挫伤的显示明显优于胸片。肺挫伤胸部 CT 主要表现为肺纹理增多增粗、斑片状阴影或边缘不清的片絮状影。对于严重的患者,可以多次复查,以了解病情进展情况,对预防、治疗继发的 ARDS 有重要的临床意义。

(3)动脉血气分析:监测肺挫伤的伤情主要依靠血气分析,定期复查血气分析十分重要。轻度肺挫

伤 PaO_2 可正常或轻度下降。重度及呼吸功能不全性肺挫伤,动脉血气分析有明显低氧血症,而 $PaCO_2$ 正常或稍低,肺内右向左分流比值(Q_s/Q_t)显著升高,可达20%或以上。由于右向左分流量增加,在吸氧甚至机械通气时,PaO_2 仍可较正常低,肺泡-动脉血氧分压差明显升高(大于 350 mmHg)。

在钝性胸部创伤患者,气管内出现泡沫样红色痰液,早期即有呼吸困难,无吸入性肺炎病史,X 射线及 CT 检查有大片实变阴影,应考虑肺挫伤。24~48 h 后,胸部阴影逐渐清晰,可诊断为肺挫伤。

(四)鉴别诊断

1. **吸入性肺炎** 吸入性肺炎(aspirated pneumonitis)是指意外吸入酸性物质(如动物脂肪、食物、胃内容物)及其他刺激性液体和挥发性的碳氢化合物后,引起的化学性肺炎。临床上最常见的是误吸入胃内容物,由胃酸刺激而引起的肺部感染。其胸部 X 射线检查显示于吸入后 1~2 h 即能见到两肺散在不规则片状边缘模糊阴影,肺内病变分布与吸收时体位有关,常见于中下肺叶,右肺为多见。如发生肺水肿,则两肺出现的片状、云絮状阴影融合成大片状,从两肺门向外扩散,以两肺中内带为明显。询问病史,患者常有误吸病史,无胸部创伤史。

2. **肺栓塞** 肺栓塞(pulmonary embolism,PE)是由于内源性或外源性的栓子堵塞肺动脉主干或分支,引起肺循环障碍的临床和病理生理综合征。包括肺血栓栓塞症、脂肪栓塞综合征、羊水栓塞、空气栓塞、肿瘤栓塞等。肺栓塞血气分析的检测指标不具有特异性,可表现为低氧血症、低碳酸血症、肺泡-动脉血氧梯度增大及呼吸性碱中毒,但多达40%的患者动脉血氧饱和度正常,20%的患者肺泡-动脉血氧梯度正常。急性血栓形成时,凝血和纤溶同时激活,可引起血浆 D-二聚体的水平升高。D-二聚体检测诊断肺栓塞时阴性预测价值很高,阳性预测价值很低。联合胸部 CT 和肺动脉造影可确诊肺栓塞。询问病史,患者有发生肺栓塞的危险因素,一般无胸部创伤史。

(五)治疗

肺挫伤的治疗原则以内科治疗为主,轻度肺挫伤给予一般对症治疗即可,无须特殊处理。但对严重肺挫伤,必须给予及时、有效的综合治疗。

1. **及时处理合并伤** 如连枷胸、内脏破裂、气胸及血胸,特别是连枷胸合并肺挫伤应同时进行处理。

2. **保持呼吸道通畅** 及时清除气管、支气管内的分泌物、渗出液,鼓励患者咳嗽、咳痰,可采取经鼻导管吸痰。若不能有效清理呼吸道,应做气管插管或气管切开。气管切开术除便于吸痰外,可减少呼吸道阻力和无效腔。对严重的肺挫伤、呼吸困难显著、有分泌物潴留的患者应及时行气管切开。

3. **镇痛、祛痰** 适当给予镇痛、祛痰药物,或行肋间神经封闭以减轻胸痛,从而改善患者咳嗽、咳痰。

4. **充分供氧** 对于轻度肺挫伤者,可给予鼻导管吸氧(5~10 L/min),而对于严重肺挫伤者,无论有无呼吸窘迫或肺不张,只要是 PaO_2 进行性下降(低于 60 mmHg),肺内分流大于 25%,$PaCO_2$ 大于 50 mmHg,应给予气管插管或气管切开机械通气。机械通气治疗可发生一些并发症,应掌握好应用指征,无明显呼吸障碍的连枷胸或肺挫伤并不是机械通气的指征。呼吸机治疗的目的是纠正低氧血症,辅助患者度过最困难的时期。过去推荐采用呼吸末正压通气(positive end expiratory pressure,PEEP)治疗严重的肺挫伤,但最近有学者的研究证实,PEEP 虽然能够降低分流,改善氧合,但却加重肺挫伤,这应引起临床医师的注意。

5. **防治感染** 肺部感染是肺挫伤常见并发症,可加重呼吸功能不全,所有肺挫伤患者应接受有效的广谱抗生素治疗。

6. **限液利尿** 肺挫伤可引起肺毛细血管的通透性增加,导致肺间质水肿,因此在肺挫伤早期要严格限制晶体液摄入,必要时应用利尿剂,保证晶体液排出量大于输入量,适当应用白蛋白、血浆等胶体药物,以提高血浆的胶体渗透压。以上措施有利于消除和减轻肺间质水肿。在肺挫伤早期,可给予糖皮质激素和前列腺素 E_1。糖皮质激素能稳定溶酶体,降低肺毛细血管通透性,抑制白细胞在肺内聚集,减少炎症因子的释放以及减轻肺纤维化。目前提倡糖皮质激素宜早期、大量、短程使用。前列腺素 E_1 也有抑制白细胞肺内聚集、抑制溶酶体释放和氧自由基的产生等作用,还可以扩张肺内血管、降低肺动脉压和血管阻力、改善肺通气血流比例。

7. **监测血气分析** 对于严重肺挫伤患者此措施非常重要,在肺挫伤初期应 4~6 h 监测 1 次动脉血气分析,根据患者血气分析的变化随时了解患者内环境的变化并可评估患者病情变化情况,可以根据情况随时调整治疗措施。

8.体外膜氧合　上述各种措施无效时,可以考虑应用体外膜氧合(extracorporeal membrane oxygenation,ECMO;又称体外膜肺)进行临时呼吸支持,能取得良好的效果。ECMO可以替代患者受损伤的肺,使受损伤的肺得到充分的休息,促进肺泡上皮细胞再生。严重的肺挫伤在呼吸机支持无效的情况下,ECMO治疗呼吸功能衰竭,在有效进行气体交换、改善严重低氧血症方面具有较好的疗效。

ECMO原理是将体内的静脉血引出体外,经过特殊材质人工心肺旁路氧合后注入患者动脉或静脉系统,起到部分心肺替代作用,维持人体脏器组织氧合血供。ECMO的基本结构:血管内插管、连接管、动力泵(人工心脏)、氧合器(人工肺)、供氧管、监测系统。临床上常将可抛弃部分组成套包,不可抛弃部分绑定存放,并设计为可移动,提高应急能力。

(七)预后

肺挫伤不伴并发症一般预后较好。病变常在1~2周吸收。需要机械辅助呼吸、需要急诊外科手术、血流动力学指标不稳定是预测肺挫伤高病死率的因素。

二、肺裂伤

暴力直接作用或冲击中的突然减速引起的肺组织、肺内小支气管或小血管的损伤,或肺泡内压力增高引起的肺泡破裂,从而引起肺漏气和肺出血,称为肺裂伤(lung laceration)。常与肺挫伤同时存在。由于肺循环压力低,故出血量较少,肺组织有良好的自我封闭及愈合能力,因此需行手术治疗的严重肺裂伤不多见,占肺裂伤总数的4.4%~6.2%。

(一)病因及致伤机制

肺裂伤既可由胸部闭合伤也可由开放伤引起,以前者常见。胸部闭合伤引起的肺裂伤机制主要有2种:①胸部创伤后肋骨骨折,尖锐的肋骨直接刺伤肺,裂口由肺膜表面向内朝肺门延伸,边缘比较整齐。损伤程度可由浅表至中等深度,多合并血气胸;②胸廓遭受外力挤压时声门突然关闭,胸廓下陷,肺内、气管及血管内压力突然增加,随后当挤压力消除的瞬间,变形胸廓弹回使胸腔内压力急剧下降,这种压力的急剧变化会产生极大的剪力而导致肺组织裂伤。这种裂伤肺的破口多不整齐,周围常有多个裂口。如果脏层胸膜未破,可形成肺内血肿,血液进入气管内可引起咯血;如果脏层胸膜破裂,可引起血气胸。

(二)临床表现及诊断

1.病史　患者有胸部穿透伤或钝性伤史。

2.胸腔闭式引流仍未缓解血胸和气胸　轻度肺裂伤由于肺循环压力低,所引起的血气胸多不严重,经过胸腔穿刺和闭式引流可以恢复。严重的肺裂伤如果损伤到大血管或气管可造成张力性血胸或张力性气胸,放置胸腔闭式引流管也不能有缓解呼吸困难、发绀等症状。引流瓶内可见大量气体或血液引出。如果已形成凝固性血胸,仅能引出少量血液,但患者可伴休克。

3.咯血　创伤后出现咯血是肺损伤的典型症状。肺周边组织裂伤可无咯血或延迟的少量咯血;中央肺实质破裂常伴咯血;严重肺裂伤多有伤后立刻咯血。

4.辅助诊断方法

(1)X射线检查:X射线检查可见血胸或气胸。经胸腔闭式引流后,胸部X射线片可见肺组织大块状阴影。

(2)CT检查:CT检查可将肺裂伤与肺挫伤进行鉴别,有时可发现肺破裂口。引起肺裂伤的暴力多较强大,CT检查除了能够明确胸部本身的损伤外,还可以检查有无其他部位的合并伤。Wagner结合手术、胸部CT检查、尸检将肺裂伤分为4种类型:Ⅰ型肺裂伤撕裂分布较散在,肺实质内有散在的不沿解剖支气管分布走行的过度充气区或小腔,小腔内有液平面腔,腔外为浸润性改变,偶有气胸;Ⅱ型肺裂伤撕裂限于椎旁实质;Ⅲ型肺裂伤撕裂发生在贴近胸壁的外周肺组织,常伴有气胸;Ⅳ型肺裂伤伤员在伤前有肺和胸膜的牢固粘连,当胸壁突然受压或肋骨骨折,牵扯粘连将肺撕裂。

Ⅰ型发生率最高，其次为Ⅲ型、Ⅱ型，最少发生是Ⅳ型。上述Ⅰ～Ⅲ型可混合存在。CT可以发现X射线不能发现的大片阴影中的含气空腔，这是肺裂伤的一种特征性表现。

(3) 纤维支气管镜检查：纤维支气管镜检查在除外颈部闭合性气管横断伤后，可以确定有无气管及大支气管断裂。另外，可以协助诊断出血部位。

(三) 鉴别诊断

1. **气管、支气管断裂**　创伤后早期咯血，患者被行胸腔闭式引流管后可见持续漏气而患者呼吸困难和低氧血症不能改善。胸部CT早期可见纵隔气肿。急诊纤维气管镜检查有助于进一步确定诊断。

2. **胸内大血管破裂**　胸腔闭式引流后引流量大，常伴有严重休克，与肺裂伤累及肺内大血管很难在临床鉴别。病情危重时二者均有紧急开胸探查指征。

3. **肿瘤**　肺撕裂伤后，肺间质和肺泡内的血液和血浆吸收后，肺血肿的阴影逐渐清楚，呈圆形或半圆形，很像肺肿瘤性病变，需鉴别。但患者有受伤病史，肺部阴影的发展经过也不同于肿瘤，不易混淆。

(四) 治疗

1. **非手术治疗**　大多数肺裂伤经保守治疗能够很快自行愈合，需行手术治疗的是少数。少量血胸、气胸已无活动性出血，漏气已基本停止者，可根据情况行胸腔穿刺，并密切观察病情变化；中量以上的血气胸，应放置胸腔闭式引流，并严密观察引流血液的量和漏气的严重程度，同时给予输液（必要时输血）、氧气吸入及应用抗生素防治感染。

2. **手术治疗**　肺裂伤患者，仅少数需行手术治疗，剖胸手术的适应证为：①由胸腔闭式引流流出血液每小时超过200 ml，有活动性出血者；②严重漏气，经胸腔闭式引流后症状改善不明显，肺未能复张者；③有危及生命的大咯血者。对大多数肺裂伤患者原则上采取保守性胸外科手术，最大限度保留正常肺组织。手术包括裂口浅表直接行肺实质缝合修补、楔形切除术等。

三、肺内血肿与肺气囊肿

肺内血肿与肺气囊肿均是特殊类型的轻度中央型肺破裂，两者均甚为少见。

(一) 病因及致伤机制

肺部穿透伤及非穿透伤均可引起肺内血肿和肺气囊肿。肺内血管破裂，血液不能很好地引流到胸膜腔或支气管内，故血液潴留于裂伤的肺组织内，肺弹性回缩，而形成圆球形，形成肺内血肿，多在伤后数小时或数天内出现。肺气囊肿，可能是肺实质或小支气管破裂，空气局限聚集于肺实质所致。

(二) 临床表现及诊断

1. **病史**　有胸部创伤史。

2. **临床表现**　可无明显症状或体征，部分患者可有咳嗽、咯血、低热等症状，但多不严重。体格检查一般无阳性发现。

3. **胸部X射线片**　肺内血肿早期可见，肺内局限性密度增高影，数日后则演变为明显的圆形病灶，直径为1～14 cm不等。肺气囊肿在胸片上可见含气空腔影，囊壁腔无上皮覆盖，囊内空气可在2周到5个月内被吸收。

肺内血肿与肺气囊肿诊断主要依靠胸部X射线片或CT扫描检查。

(三) 治疗

肺内血肿与肺气囊肿绝大多数能自然吸收消退，无须特殊治疗。吸收所需时间一般为2周到3个月。如肺气囊肿与气管相通，囊肿将持续存在，甚至扩大，并且容易导致感染，对此可采用细针在CT引导下，穿刺入囊腔，留置导管适当选用负压引流，使囊腔关闭。

对长时间不能吸收的肺内血肿及反复咯血、咳脓痰的肺气囊肿应予手术治疗。

第六节　气管、支气管损伤

气管、支气管损伤作为胸部创伤的一部分已被普遍认可,但是由于许多患者在送医之前已经死亡,至今无法获得真实的发生率。近年来,因为交通事故、厂矿施工的撞击或挤压以及各种锐器伤、火器伤等,引起的气管、支气管损伤患者逐渐增多。主要由颈、胸部钝性或穿通性伤所引起,可单独发生或合并其他脏器的损伤,患者常出现严重的呼吸、循环功能紊乱,病情笃重,死亡率可达30%,但是能够被送到医院的患者90%可以完全康复。因此,早期诊断与急救,及时正确地手术治疗常能挽救伤者的生命,避免肺功能的丧失及其他并发症的发生。晚期病例亦应争取施行气管、支气管吻合重建,不张的肺常能恢复膨胀,肺功能得到恢复。

一、气管损伤

(一)病因及致伤机制

气管损伤可分为穿透伤和钝性创伤。穿透伤可由锐器刺伤、火器伤、刀剑劈刺或切割伤等引起。钝性创伤多见于紧急刹车过程中与方向盘或仪表盘相撞而使过伸的颈部受到冲击引起。此类创伤大多同时合并颈部及纵隔内大血管和其他邻近脏器的损伤,如颈总动脉、颈内静脉、心脏、主动脉、食管、脊柱等的损伤,这些合并伤的发生是影响患者死亡率的重要因素。据统计,50%～80%的病例有严重的合并伤。胸内支气管创伤较为少见,主要机制是声门关闭,肺内巨大压力骤升导致破裂,虽然这种情况下可能出现气管完全断裂,但是主要常见的是气管膜部的纵向破裂。

(二)临床表现

最常见的症状是出现明显的纵隔及皮下气肿,并且迅速向颈、肩、胸腹壁等处扩展。患者有不同程度的呼吸困难、发绀、咳嗽、咯血等表现,吸氧后呼吸困难常无缓解。创伤严重及大出血者常有休克及昏迷表现。颈部气管穿通伤还可有吞咽疼痛、声音嘶哑、失语、呼吸窘迫等表现,检查可发现颈部伤口随呼吸运动有空气进出伤口而发出吸吮声。

胸内气管损伤多伴有主动脉及食管损伤等复合伤存在。此类患者病情常较颈部创伤更为严重,除纵隔及皮下气肿、呼吸困难及咯血外,一般均有开放性或张力性气胸以及肋骨骨折、肺破裂、血胸等,引起严重呼吸及循环障碍,如不及时抢救,病死率极高。若纵隔胸膜有破裂或伤及纵隔外支气管时则出现张力性气胸,胸腔引流可持续大量地漏气,肺膨胀不全。

(三)诊断

1. **受伤史**　患者存在创伤病史。
2. **临床表现**　颈部有可能伤及气管的穿通伤,颈部伤口有气流出入及吸吮声。胸部穿通伤后,出现明显的皮下气肿、呼吸困难、咳嗽、咯血等。伤后出现张力性或开放性气胸,胸腔引流有持续大量的漏气、肺膨胀不良者,听诊患侧呼吸音消失。
3. **影像学检查**　依据伤后胸部X射线检查或CT扫描发现张力性气胸、纵隔气肿、肺萎陷不张等征象。
4. **纤维支气管镜检查**　可以确定有无气管损伤以及损伤的部位与程度等,若病情危重,极度呼吸困难而难以进行检查时,可先行气管切开,待呼吸困难缓解后再行气管镜检查,或在手术室内进行此项检查。

伤后出现上述典型临床表现,张力性气胸经引流后不能缓解病情紧急时,可直接行开胸探查明确诊断并进行治疗。

(四)治疗

快速诊断和治疗是避免创伤引起致命性呼吸道梗阻或难以治愈的长期后遗症的关键。先行处理危及生命的症状及伴随伤,然后再进行根治性手术。急救措施包括紧急止血、保持呼吸道通畅(必要时行气管插管或气管切开)、吸氧、纠正休克等。

1. 早期气道创伤的治疗　保证气道通畅是治疗气管损伤最重要的初始步骤,出现呼吸困难的需行紧急气管插管,但是反复插管危害较大,需要避免。许多患者可以在气管镜引导下进行插管更为有利,因为这样更容易通过创伤部位,避免二次损伤。

患者存在严重呼吸困难,估计插管困难时,应紧急行气管切开,有利于清除呼吸道内的分泌物,保持呼吸道通畅。

2. 合并伤治疗　一旦患者呼吸道通畅得到保证,要及时处理患者的合并伤,如腹腔内脏器出血和心脏大血管创伤,并及时进行治疗。

3. 治疗要点

(1)颈部气管损伤:早期行手术探查,常用低位领状切口。多数气管破裂一期手术修复效果最佳。术中去除失去活力的软骨碎片或剥脱黏膜的软骨组织,尽可能多地保留可用气道组织。术中根据气管裂伤程度进行修补或对端吻合。合并咽喉部损伤者,应请耳鼻喉科医师协助处理。因为可能伴双侧声带创伤,一期修复后可气管切开气管插管。如果合并食管撕裂,一期修补破口并在修补后以周围肌肉覆盖。颈部气管横断创伤应该及早一期吻合术,通常需要气管切开。

(2)胸内气管损伤:行气管插管,一般需放置胸腔闭式引流,若经气管切开及闭式引流呼吸困难仍不能缓解,或出现胸内大量进行性出血时,应紧急剖胸手术进行处理。术中对大的气管裂伤或完全断裂均应早期行手术修补或对端吻合,若伤侧肺严重受损应行肺切除术。合并其他器官损伤时应同时予以治疗。术后加行气管切开。

(五)长期后遗症

气管损伤诊断不及时时,随着气道梗阻的进展,后期会出现声门下或气管狭窄。多数创伤患者在早期行气管切开插管,而波及喉部的气管损伤容易忽视。气管损伤后遗症的处理比较困难,需要胸外科和耳鼻喉科专家共同参与。原则上,只有当患者不再需要机械通气,所有的合并创伤已治愈,才能行一期修复手术。手术前,创伤的范围和可能受累的邻近脏器需要进行充分评估和考虑。

二、支气管损伤

(一)病因及致伤机制

车祸伤是多数支气管裂伤的主要原因,由于撞击时外力对胸部前后径挤压,例如车祸时患者被车辆碾压,或被重物压迫导致胸部两侧压扁,压力一般会转移作用于相对固定的隆突处,随着压力的增大,超过了支气管的自身弹性极限就会出现断裂。如果胸部受伤时,患者屏气,声门紧闭,膈肌固定,气管支气管内压力突然升高,当压力超过管壁的耐受能力时,则发生支气管破裂。快速减速后产生的剪切力作用于支气管的相对固定部位,也会因一种剪切力而使其折断。

(二)病理生理

1. 创伤类型　损伤部位较常见于距隆凸 2.5 cm 以内范围,叶和段支气管很少累及。垂直的裂伤多发生在支气管膜部与软骨交界部位或支气管分叉处。在大多数国内外的文献报道中,右主支气管破裂较左侧多见,可能与其短而粗有关,也可能与左主支气管有周围脏器的更多天然保护相关。

大支气管在任何时候承受的压力比小支气管要大,因此,大支气管比小支气管更容易出现破裂。创伤的类型既有小的破口也有广泛的线形撕裂,既有相对少见的部分撕裂也有更为常见的完全横断,尽管有时完全断裂,但是由于气管周围组织的作用,经常可以维持支气管的完整性和保证气体的出入。

2. 合并伤　患者能够到达医院的,约有半数以上合并其他脏器创伤。临床上以肋骨骨折最多见,高位肋骨骨折会增加支气管撕裂的可能,主要为上3根肋骨骨折,第5肋以下骨折很少见到;Burke等报道的90例中,58%有肋骨骨折,其中91%为上3根肋骨骨折。合并伤的发生与创伤的严重程度及年龄有关,肋骨骨折的发生率与患者年龄成正比,30岁以上者发生率高。30岁以下的青少年尤其是儿童胸部富有弹性,肋骨骨折发生率较少。暴力强度愈大,合并伤愈多愈严重,创伤过于强烈时,不仅肋骨骨折发生率高,还可发生心脏大血管、食管、肺、腹腔脏器以及身体其他部位的严重损伤,常可引起患者即刻或早期死亡。但是,临床上支气管破裂患者出现心脏及肺门大血管损伤较为少见,可能由于这些合并伤导致伤员早期死亡而不被发现及确诊;或者这些器官组织弹性较好,内压低不易破裂。

3. **病理演变与分期** 胸部闭合伤可造成支气管各种程度的损伤,从小裂口伤至完全断裂以及范围广泛的复杂性裂伤等。支气管断裂后仍可由疏松的周围袖式组织保持其连续性。多数患者断裂口与胸膜腔相交通,症状明显;少数患者由于裂口小,无纵隔胸膜破裂或断裂处迅速被袖式组织、血块及纤维素等封闭而与胸腔不通或仅有很小的通道,早期症状可以较轻。支气管损伤后不同时期,受伤局部及相应的肺组织将发生一系列病理变化并出现不同的表现。

(1)早期:伤后1周以内。支气管裂伤处出现不同程度的出血、水肿、组织变性坏死以及渗出,局部形成血肿、血凝块等,堵塞伤口。小的伤口可以因此而被封闭,完全断裂者,远侧肺组织可出现不张。

(2)延期:伤后1个月以内。以肉芽生长、血肿机化、支气管狭窄为主。支气管完全断裂者,远端肺不张。部分断裂者可以出现部分肺不张,继发感染。

(3)慢性期:伤后1个月以后。支气管断裂处肉芽生长转化为瘢痕形成,出现管腔的狭窄。部分患者出现远端肺的功能丧失,但绝大多数患者经手术后肺功能仍可恢复。

(三)临床表现及诊断

1. **早期症状** 支气管裂伤的部位、胸膜腔有无破裂、失血量决定患者的临床特征。较为常见的症状如下。

(1)呼吸困难及发绀:呼吸困难及发绀是支气管破裂突出的症状之一。发生的原因主要为裂伤引起的气胸、呼吸道分泌物的堵塞、肺不张及肺的裂伤。

(2)气胸:多数支气管损伤后可与胸膜腔相通,出现气胸症状并迅速发展成张力性气胸,此时应及时排气、减压。

(3)纵隔及皮下气肿:纵隔气肿经胸部X射线片可以发现,常可以很快发展到颈部皮下、全身各个部位。

(4)咯血:较多患者伤后即可出现咯少量的血,多为支气管断裂所致,个别患者咯血的时候可以持续较长。

2. **晚期表现** 支气管损伤后,若病程超过1周或1个月以上则进入晚期表现。其临床表现以呼吸困难及感染症状为主,可有活动后气短、咳嗽、发热等症状。排痰困难,容易导致肺部感染、肺化脓等。支气管完全断裂者,通气中断,形成完全肺不张,很少发生感染。

X射线检查是诊断气管、支气管损伤最常用和较有价值的检查方法。

(1)气胸征象:多数为张力性气胸,纵隔明显移位。

(2)气肿征象:表现为纵隔气肿增宽、皮下及软组织积气。

(3)肺下垂征:一侧主支气管完全断裂,由于失去支气管的支持,受到气胸的压迫,肺不张并向心膈区下坠。

3. **纤维支气管镜检查** 纤维支气管镜可确定支气管断裂的部位及狭窄程度,如检查中未发现支气管的病变,则可以排除支气管断裂的可能。可见气管镜在气管创伤诊断中的价值。但患者在休克、呼吸道大出血的情况下则尽量避免行气管镜检查。

4. **CT断层扫描** CT扫描对于支气管破裂的患者具有一定的参考价值。对患者进行薄层扫描,如发现支气管的连续性中断或狭窄的征象,说明有气管、支气管创伤的可能性。对于早期患者,有时只能发现气胸、肺不张等表现,此时应结合临床及其他检查明确诊断。

(四)治疗

1. **复苏和早期治疗** 出人意料的是支气管破裂的患者鲜有气道梗阻,大多数患者不需要气管插管,直到进行气管镜检查和手术修补。

如果确实需要气管插管,气管插管盲插极为危险,如果没有立即行气管插管检查或开胸术的准备,该操作应尽量避免。此时,尤其患者离专科治疗中心很远时,急诊气管切开要优于盲目经口气管插管。气管切开最大的优点是当患者由医院之间进行转诊途中,便于患者气道管理。气管切开还为纵隔内气体提供出口,从而降低气管内压力。开胸术后应放置双侧引流管接水封瓶引流而不用负压吸引。

2. 治疗要点

(1) 非手术治疗适应证:①伤口小于1 cm的裂伤,经闭式引流、控制感染等措施多能自行愈合;②伤情复杂,病情危重,经积极治疗后病情仍然很重,无法承受手术者,应等病情稳定后再手术。

(2) 手术适应证:支气管损伤一经确诊,除少数能保守治疗外,都应尽早手术。病情较重者,应等病情稳定后再尽早手术。由于支气管断端早期周围组织的粘连较轻,手术中较易分离,术后发生吻合口再狭窄的可能性较小。

1) 术前和术中麻醉:术前应将患者的一般状况纠正改善,对有感染可能的适当应用抗生素,有气胸的应行术前的胸腔闭式引流,以免发生术中张力性气胸。在患者病情允许的情况下,尽可能进行气管镜检查,以确定气管断裂部位。麻醉在气管手术中的重要性不言而喻,尽可能选用双腔插管,以便在术中控制对侧肺的呼吸,给术侧胸腔创造良好的术野。

2) 支气管破裂修补原则:术中需要仔细探查远端支气管、肺动脉或食管有无创伤;充分暴露创伤部位,全面评估创伤程度;切除所有丧失活力和坏死组织,大多数位于支气管边缘;用可吸收线间断端端一期吻合;带蒂网膜包裹吻合部位;手术结束时行气管镜检查。

(五) 远期后遗症

如果支气管部位断裂在创伤时或创伤后短时间内未诊断出,破裂部位逐渐形成狭窄,4~6周后形成囊状的支气管扩张和不可逆的肺创伤,这时只能行肺切除(肺叶或全肺)。

如果创伤的初始即为完全断裂,2个断端通过肉芽增生闭合,远端的肺泡将充满黏液,患者会长期无症状或由于生理性肺内分流产生动脉血分流表现。这种情况下应尽可能保留远端肺组织。无论创伤已经发生多久,都需要行支气管整形重建术。

第七节　食管破裂

食管破裂是一种突发的严重疾病,属于胸外科急症之一。食管破裂的致病原因复杂,发病率较低,创伤性食管破裂占所有患者的20%左右。由于食管组织在解剖结构上缺乏浆肌层,因此,一旦受到损伤就容易造成食管全层破裂。创伤性食管破裂主要以枪弹伤、刀刺伤为多见。此外,各种原因引起的爆震伤或强烈的胸腹部撞击伤引起的冲击波也可导致食管突发破裂。食管位于后纵隔,在心脏大血管后方,与心脏、气管等脏器相邻,受到创伤后常常合并气管、心脏和大血管的损伤,容易造成致命性的胸部创伤,患者常因来不及抢救而当场死亡。因此,临床就医者以颈部食管破裂较多。食管内含有各种细菌的食物及反流胃内消化液,一旦从破裂口溢入纵隔内会引起严重纵隔感染、胸腔感染,危及生命,早期诊断是决定预后最重要因素,如果延误治疗超过24 h,死亡率可高达50%。

一、临床表现

创伤性食管破裂的症状会随着破裂的部位、破裂原因和破裂时间长短而出现不同的表现。

(一) 颈部食管损伤临床表现

非贯通性颈部食管破裂时,开始表现为颈部钝痛,随后出现颈部疼痛、吞咽困难、血性呕吐物,查体可见胸锁乳突肌前缘明显压痛、颈部皮下气肿现象。而贯通性创伤中,除可见颈部伤道外,也可以表现为气管损伤,如呼吸窘迫和伤口空气漏出,或大血管损伤引起的颈部大出血表现。虽然食管内容物可以从食管后侧间隙进入纵隔,但由于颈后侧与脊柱前筋膜紧密黏着,感染并不易扩散。

(二)胸部食管损伤临床表现

胸部食管破裂时,患者刚开始会出现明显的胸部剧烈疼痛、呼吸困难等纵隔炎表现。破裂后常容易形成纵隔气肿,由于食管周围组织疏松无法阻止感染扩散形成弥漫性纵隔炎,一旦胸膜破裂,食管内容物进入胸膜腔后进一步加重感染,患者可出现单侧或双侧的液气胸,甚至低血容量、心动过速、脓毒血症或全身败血症等情况。

(三)腹部食管损伤临床表现

一旦出现破裂时,表现为急性腹膜炎症状:上腹痛并可放射至肩部,发热、心率加快、呼吸急促等,感染可以很快发展成为脓毒血症、休克。

二、诊　断

创伤性食管破裂有时临床表现无明显特征性,早期诊断往往较为困难。创伤性患者出现了突发性的颈部、胸部或腹部疼痛症状,同时出现发热伴有局部皮下气肿,行X射线平片检查可见颈部、纵隔气肿、气胸、胸腔积液或膈下积气情况,需要高度怀疑破裂可能。CT检查可以清楚地显示纵隔气肿和胸腔积液,食管旁脓腔及纵隔污染的范围,建议有条件情况下直接行颈部或胸部CT检查。用水溶性造影剂(泛影葡胺)行食管造影检查,可帮助明确食管破口的部位和大小,阳性率可达90%,但造影未见破口而临床表现仍然高度怀疑者,可以采用左、右和平卧位3种姿势造影,可以增加破口显示的机会。目前,许多医院急诊往往不具备此条件。若患者已经出现胸腔积液,胸膜腔穿刺简易而且必要,如抽出物为血性酸味液体,或发现食物渣滓,则可以确诊。如穿刺前口服少量亚甲蓝液更能明确显示,穿刺液淀粉酶值可以很高,其淀粉酶主要来源于唾液,这个特征几乎是食管破裂的特异性表现。食管镜检查可以清楚显示出破裂部位大小,有助于治疗方案的选择和部分病例引流管的准确放置,对于小的破口可考虑非手术疗法。但是,食管破裂的急性期应尽量避免使用内镜检查,避免使本来较小的食管破口变成大破口从而加大治疗难度。此外,内镜检查时充气会加重胸腔、纵隔污染和皮下气肿,因此,在急性期行此检查时需要慎重。

三、治　疗

食管破裂的治疗仍是比较复杂和困难的。创伤性食管破裂的部位和大小、确诊的时间长短、治疗措施和患者自身状况的不同,均会影响治疗时间和效果的差异。但是,现在大部分医师推荐早期关闭破口,即使从破裂到修补的时间超过24 h,仍然建议行手术探查并修补。同样,如果部分患者破口较小,症状轻微、无脓毒血症表现,也可以尝试非手术治疗。

因此,食管破裂患者治疗首要目标是感染部位充分引流,防止感染进一步扩散,同时恢复食管的连续性。第二个目标是在整个病程中维持足够的液体、营养以及给予患者敏感的抗生素治疗。治疗方案主要分为非手术治疗和手术治疗两类。

(一)非手术治疗

随着医疗检查和诊断技术的提升,食管破裂患者就医后往往能尽快得到确诊,结合目前广谱抗生素的应用、CT对胸腔引流管放置的准确引导、合理的肠内外营养技术的发展,使得部分患者经非手术治疗而获治愈。对于部分症状轻微、破口较小、污染局限、无严重合并伤等,可考虑非手术治疗。保守治疗包括绝对禁食8~10 d,予以胃肠减压引流,进行静脉高营养或经肠内营养支持,广谱抗生素的抗感染治疗10~14 d。对患者胸腔或纵隔感染部位充分引流是保守治疗的关键,保持破裂口周围组织清洁,控制纵隔或胸腔感染有利于破口的包裹和修复。一般可以采取B超或CT引导下进行更加精确的穿刺置管引流或冲洗,也可以进行食管镜检查,在内镜下将胃肠减压管置于破口处,用生理盐水进行冲洗,再结合营养支持治疗等获得治愈。鉴于目前材料科学的发展,可以经食管镜在破口处置入带膜的镍钛记忆合金内支架,隔绝食管内容物经破口外溢,保持破口干净,加快破口愈合后行支架取出,这也不失为一种值得进一步尝试的非手术替代疗法。但是,如果患者保守治疗效果不佳或症状加剧,需立即考虑改为手术治疗。

对大多数食管破裂患者来说,应积极手术治疗,去除感染坏死组织、安全可靠地闭合破口、保持污染区域的充分有效引流。

(二)手术治疗

1. 手术指征　①食管破裂应争取在24 h内手术;②经非手术治疗症状无好转或破口经久不愈;③估计破口较大,愈合后将产生食管狭窄者;④有异物残留不能去除而影响愈合者。

2. 手术入路　根据破口部位的不同而有所区别。

(1)颈部食管破裂:患者颈部食管破裂后,手术应沿着左侧胸锁乳突肌的前缘颈部切口进入,向侧面牵拉颈动脉鞘和胸锁乳突肌并向中间牵拉气管,如果可以明确破口位置,采用可吸收缝线进行修补;如果不能定位,可以将食管后椎前区域向下游离至后纵隔,大量冲洗并留置引流管。对于一些确诊较晚和明显有软组织坏死病例,可以行伤口包扎,保持伤口引流,直至伤口肉芽组织生长闭合伤口。在贯通伤合并气管损伤时,应该将带蒂肩胛舌骨肌瓣或条状肌肉插入两者之间修补。

(2)胸部食管破裂:胸部食管治疗延误与并发症发生率和死亡率高有关,所以一旦确诊需要优先选择行手术治疗。关闭胸部食管破口的黄金期在24 h内。胸部上2/3食管破裂最佳手术入路是右侧第4或第5肋间进胸;食管破口位于胸部下1/3可经左侧第6或第7肋间后外侧进胸。

3. 手术方式　大致分为食管一期修补术、食管旷置术、"T"形管引流术、胸段食管切除及重建术、腹部食管破裂手术及食管腔内置管术等。

(1)食管一期修补术:适用于食管破裂未超过24 h,患者能耐受手术者。有部分医师认为,即使对超过24 h才确诊的食管破裂仍然首选一期修补。禁用于食管远端有需要手术矫正的狭窄;食管壁损坏严重,纵隔有严重的感染坏死,组织水肿变脆,时间超过24 h,估计一期修补后不能愈合;术前或术中患者生命体征不稳定;食管存在严重基础病变,广泛炎症伴糜烂溃疡。

1)方法:食管破裂一期修补包括提起食管、辨认位置、纵向切开肌层暴露全部黏膜缺损、去除坏死组织、修剪边缘、双层缝合缺损。可用胃管置于破口上方,胃管注入亚甲蓝液观察破口修补情况,并行纵隔清创,留置胸管冲洗引流。对患侧胸腔行脓胸壁扩创或胸膜纤维板剥脱术。

2)修补成功的关键:①食管黏膜破口往往比肌层大,术中切开食管肌层显露黏膜破口的两端,从黏膜破口两端严密缝合。切除坏死组织,彻底清创。②食管黏膜缝合针距、边距保持在3~5 mm,线结松紧适度,黏膜对合严密。③食管修补前,手指探查远端食管预防瘢痕性狭窄。④带蒂软组织包盖食管,破口周围缝合,促进闭合。⑤胸腔清创彻底,充分胸腔冲洗,术后禁食、持续胃肠减压,鼓励患者活动,促进肺尽快复张。

(2)食管旷置术:适用于破口不能修补的病例(延误诊断、破口较大、严重胸腔感染)或不能耐受剖胸手术者,极少使用。

(3)"T"形管引流术:对食管破口较大并伴有广泛黏膜坏死和怀疑一期修复很难成功患者可行"T"形管引流术。患侧开胸,将大孔硅胶"T"形管置入破口内,沿"T"形管关闭破口;置入"T"形管远端穿过胃食管连接处;将"T"形管穿出胸壁形成一个食管皮肤瘘,可将一个胃管经"T"形管置入胃内。

(4)胸段食管切除及重建术:患者破裂食管内本身存在肿瘤性病变、食管狭窄等,可行食管切除术,重建最好推迟至患者好转后。

(5)腹部食管破裂手术:手术可以采取上腹正中切口,主要是修补与引流。穿孔修补后利用大网膜包盖,效果甚为满意。

四、预　后

食管破裂部位包裹而且破口周围污染轻微的患者预后较好,这也是医师对此类患者考虑采用非手术治疗的原因。同样,颈部食管破裂的死亡率低于胸部食管破裂(6%与30%),因为颈部食管破裂经常被早期诊断而且被包裹于颈部,反之胸部食管破裂经常继发严重的纵隔和一侧或双侧胸腔广泛感染。所有资料均提示早期诊断和治疗对患者预后有利,破裂超过24 h后才做出诊断时,并发症发生率和死亡率明显升高。缝合部位加强缝合可使死亡率下降,特别是破口位于胸腔时。

第八节　胸内大血管损伤

一、钝性伤致主动脉损伤

钝性伤为致命性的主动脉破裂,多见于交通事故。Akins报道,在44例主动脉急性损伤中,42例为交通事故造成,占95.45%。其次为挤压伤和坠落伤也可导致主动脉破裂。

(一)病因及致伤机制

1. 减速伤与挤压伤共同作用　即在调整行驶时突然减速造成的巨大压力,造成挤压伤,如方向盘压迫前胸。

2. 垂直减速　多见于从10 m以上高处坠落着地减速形成的撞伤。

3. 直接挤压伤及挫伤　重物直接挤压或暴力直接撞击胸、背部致伤。

总之,钝性主动脉破裂的发生机制是:胸部直接受暴力撞击、快速行驶中骤然减速、发外力引起脊柱屈曲产生的挤压等,均可造成对主动脉壁产生应力作用,即放射方向的剪应力,产生沿主动脉长轴的屈曲应力和与主动脉壁相切的扭转应力。由于主动脉峡部位于活动的主动脉弓与相对固定的降主动脉交接处,其接受减速作用均程度各不相同,峡部则以剪应力和屈曲应力占优势,故容易引起峡部破裂。

(二)临床表现

1. 急性出血性休克　大血管破裂以后,如果为心包外出血甚至更猛烈,早期出现休克者,绝大多数当即死亡,仅少数幸存者送至医院。此时可继续抗休克,但应小心继续出血,在快速、有效补充血容量的基础上,适当投入抗高血压药。

2. 伤后胸背部疼痛　伤后有胸背部疼痛,尤其是肩胛区疼痛,这是因为主动脉破裂后形成纵隔血肿、假性动脉瘤以致胸膜撕裂或压迫神经引起。

3. 急性主动脉缩窄综合征　由于损伤后假性动脉瘤压迫,加上主动脉内膜撕裂和中层卷缩呈"球瓣"活动,可引起部分主动脉梗死甚至锁骨下动脉管腔受压而部分狭窄,导致此征出现。具体表现为上肢血压增高,脉压增大,主动脉腔和(或)肋间动脉梗阻,严重者可致肾缺血,出现无尿,脊髓缺血以致下肢无力等。假性动脉瘤形成后可出现其他压迫症状:如桡动脉搏动减弱;压迫气管以致气管移位寻致呼吸困难;压迫食管引起吞咽困难;压迫交感神经出现霍纳(Horner)综合征等。

4. 心脏压塞、动静脉瘘或动脉心腔瘘形成　升主动脉根部破裂可致心包积血,严重心脏压塞可致命;动静脉瘘可产生连续性杂音、心脏扩大等。

(三)诊断

1. X射线检查　应争取做床边检查,如有上纵隔增宽、主动脉结和主动脉弓模糊、气管右移、左总支气管凹陷等,应考虑主动脉破裂。但纵隔本身创伤性血肿、胸椎旁骨折后血肿均可引起纵隔影增宽,应加以鉴别。CT、DSA或MRI固然可明确诊断,但多数患者的情况不允许做太繁杂的检查,除非条件许可。

2. 经食管超声心动图检查　经食管超声心动图检查(trans-esophageal echocardiography,TEE)对夹层动脉瘤、主动脉瘤的诊断与主动脉造影近似甚至更敏感。况且主动脉造影不但费时,且有危险性。Stephen等还发现,经食管超声可观察到心脏全貌,尤其对室间隔损伤诊断更具把握,比主动脉造影更优越。但其对主动脉检查有缺陷性。气管位于食管和主动脉之间,经食管超声难以探及主动脉全貌,对主动脉远段及主动脉弓部的头臂动脉难以探到,有待日后不断改进。因此,经食管超声探查心脏和大血管损伤仍不能完全代替主动脉造影。

3. 升主动脉造影　对上述临床表现及检查未能明确诊断者,只要患者血流动力学稳定,在提高血压及β受体阻滞剂治疗的同时,急诊进行主动脉造影检查,一般可从主动脉腔充盈缺损迅速明确诊断。但有可能出现以下危险:主动脉破裂已形成血胸者,主动脉造影导管有可能穿破已形成血块的破裂处或主动脉裂伤处,加重失血;有可能促进已形成的假性动脉瘤不断增大。

4. 诊断性三联征　通过以上临床表现以及各项检查,其中有半数病例可出现诊断性三联征:①上肢血压增高和脉压增大;②下肢血压降低和脉压缩小;③X射线显示上纵隔增宽。

(四)治疗

1. 急诊处理　有休克者积极抗休克,在快速有效补充血容量的同时,做好术前准备;有心脏压塞者应行心包穿刺或引流;有血胸者术前安置胸腔闭式引流,自血回输,可迅速改善呼吸、循环功能;为术前准备最主要环节。

2. 手术探查　对较简单的损伤,可用侧壁钳阻断或指压后用带垫片双头针行"U"形褥式缝合。复杂损伤者,一边压迫止血,一边迅速建立体外循环,阻断升主动脉后进行修补。如果破口过大难以修补时,应建立左心转流或体外循环下进行修补。

二、穿透伤致主动脉损伤

多见于刺伤和枪弹伤,80%~90%患者因短期内大量出血而死亡。

(一)临床表现

1. 急性出血性休克　多见于升主动脉、主动脉弓或降主动脉损伤者。患者出血量多少决定是否有休克出现。

2. 急性心脏压塞　主要见于心包内主动脉损伤患者,如果心包破口不大,血未涌出心包到胸腔或少量入胸腔,心包内积血不断增加,形成急性心脏压塞。

3. 纵隔阴影增宽或皮下气肿　多见于子弹横贯纵隔时形成纵隔血肿,以致纵隔影增宽。由于80%胸部穿通伤者合并肺裂伤,可出现皮下气肿,但非特征性。

(二)诊断

1. 胸部X射线片　患者胸部穿通伤后,如果胸部X射线片纵隔阴影增宽即是重要提示。

2. 主动脉造影　只要病情许可,应经股动脉或上肢动脉插管,行主动脉逆行造影,但此检查有促使大出血的可能。

(三)治疗

据报道,主动脉破裂后仅有12.2%能活上1 h,其中有94%在伤后8 d内死亡。然而,在欧美急诊开胸处理的存活率可达80%。可见,急诊开胸是救治主动脉破裂的主要手段,手术切口要求能充分而尽快地显露破口处,并可向任何方向延长。一般采用左胸第4肋间前外切口进胸。

三、无名动脉损伤

无名动脉创伤性破裂是一种致命损伤,据报道,死亡率高达30%。

(一)病因及致伤机制

由于无名动脉特殊的解剖位置,其根部起始自主动脉弓,当创伤致使颈椎过度后伸时,无名动脉容易自主动脉弓的根部撕裂。无名动脉损伤多见于减速伤或挤压伤,锐器直接损伤致使无名动脉破裂亦可见到。多发性肋骨骨折,尤其第1~3肋骨严重骨折时也可损伤无名动脉。

(二)诊断

患者胸部创伤后,很快进入休克或意识障碍;创伤后患者右锁骨下区出现的收缩期杂音,不但粗糙,而且向颈部传导;伤后患者右桡动脉搏动减弱或消失,右上肢血压低于左上肢;胸部 X 射线片显示右上纵隔增宽。加用深低温(15 ℃)麻醉后进行修补。患者情况尚稳定时,在严密监护条件下行主动脉逆行造影才能确诊。

(三)治疗

手术切口要能充分暴露手术野,一般采用胸骨正中切口,多数需切除右锁骨,并将切口向腋部延伸才能充分显露无名动脉。进胸后根据破裂不同部位采取不同止血措施,迅速控制无名动脉近、远端血流后,根据动脉损伤不同情况,采取单纯缝合或血管移植进行修复,后者多用于假性动脉瘤切除以后。当无名动脉和左颈总动脉同时损伤时,可使用体外循环和冠状动脉灌注办法,亦可加用深低温麻醉后进行修补。

四、左锁骨下动脉损伤

左锁骨下动脉损伤性破裂,多见于胸部穿通伤所致。

(一)病因及致伤机制

左锁骨下动脉损伤多见于胸部穿通伤,子弹、刀刃等穿透物可直接穿破该动脉。钝性胸伤或引起左锁骨和第 1 肋骨折之损伤,骨折断端刺破左锁骨下动脉。损伤类型有断离、裂伤、挫伤等。

(二)临床表现及诊断

入院患者多数都有休克,原因是大量失血。患者面色苍白,四肢冰冷。伤后体征有下颈部肿胀明显,少数因血肿压迫气管移位、呼吸困难等;左桡动脉脉搏消失;胸部 X 射线片有纵隔阴影增宽或有血胸等;如果以上症状、体征仍未能确诊者,应做主动脉逆行造影。

(三)治疗

患者入院后除了立即抗休克外,应根据受伤史、损伤类型以及症状体征尽快做出诊断,一旦确诊应立即手术探查。

1.开胸探查指征　左锁骨下区穿透伤后,出现大血肿,胸部 X 射线片发现纵隔阴影增宽,并有同侧血胸者,应立即剖胸。

2.手术方法　切口要求能充分暴露锁骨下区锁骨下动脉的胸内段,多用上端胸骨正中劈开,附加适当的肋间和颈部延伸的切口,根据怀疑损伤的部位,体检发现或动脉造影的结果,采取逐步暴露分次处理之方法。

五、腔静脉损伤

腔静脉包括上腔静脉、下腔静脉、膈下静脉及其末端。由于解剖关系,腔静脉损伤时手术难度大,救活成功率低,死亡率很高。

(一)病因及致伤机制

从解剖上看,上腔静脉位于上纵隔与心包内;下腔静脉由腹腔穿出膈肌分成膈下、膈上两部分,故胸、腹部创伤(穿透伤或钝挫伤)时,均可以伤及腔静脉。据报道,单纯腔静脉损伤罕见,多数为心房损伤的合并伤。

由于上腔静脉位于上纵隔与心包之间,故其损伤时,不但产生血胸,且可形成心脏压塞。由于上腔静脉与下腔静脉连接右心房,且多于心房损伤时合并伤及腔静脉,故多数病情危重,往往来不及手术即致死。下腔静脉位置特殊,切口不易暴露,尤其膈下腔静脉损伤,手术难度更大,紧急手术往往不易选择最佳切口,经常延误手术时间,因而手术成功率低,死亡率很高。

(二)临床表现及诊断

1.休克　大多数腔静脉损伤者都出现低血压或出血性休克。少数为纵隔出血者可自行被制止,故休克不严重。若并发于心房破裂者,因大量血胸可出现严重出血性休克;大量血胸以致纵隔移位者,可出现呼吸困难。

2. **心脏压塞** 有的腔静脉破裂患者，可有急性心脏压塞的临床症状出现，而且不易诊断，往往在手术探查时方发现为心包内腔静脉破裂。

3. **急腹症表现** 多见于胸腹联合伤或腹部创伤后膈下腔静脉损伤者。表现为膈下或腹腔出血，如合并胃肠等腹腔脏器损伤，可出现腹肌紧张、压痛、反跳痛等。

4. **诊断** 根据以上临床表现来判断，有时比较困难。可做 X 射线胸、腹部片，如果短期内大量血胸，纵隔影增宽或心脏压塞者，应考虑此病的可能。如不能确诊，只要患者情况稳定者，可做腔静脉造影，以明确诊断，但造影危险性大；应在积极做好剖胸术前准备的条件下，进行造影检查。

(三)治疗

1. **紧急处理** 监测生命体征，动态观察病情变化情况；吸氧，保持呼吸道通畅；测定中心静脉压；输血、输林格乳酸溶液，尽快维持血压，纠正低血容量；测定尿量及尿比重；监测肾功能；大量血胸者立即安置胸腔闭式引流；处理腹部损伤做腹穿、腹腔灌洗等，一旦确定腹腔脏器损伤或内出血者，立即剖腹探查。

2. **手术治疗**

(1)切口选择：上腔静脉和心包内腔静脉损伤，取胸骨正中切口，可得到良好暴露；下腔静脉损伤多采用经右胸第 5～6 肋间的胸腹联合切口。如需紧急止血，可采用心包内下腔静脉暴露的方法，即做腹部正中切口分离肝膈三角韧带，向下方拖拉圆韧带以牵开肝。切开膈肌即可直达下腔静脉。再切开心包，示指掏出下腔静脉，绕上牵引带拉紧，可立即止血。

(2)控制出血方法：包括心耳钳阻断法、腔静脉阻断法和双腔气囊套管压迫法。

第九节　心脏损伤

一、心脏穿透伤

心脏穿透伤的伤因主要为枪击和戳刺，美国等西方国家以前者为多，我国则主要为后者。心脏枪击伤因常为贯通伤和多心腔伤，死亡率甚较高；而锐器刺伤只要抢救及时，存活率一般在 90% 以上。

(一)临床分型

1. **心脏压塞型** 心包裂口较小，容易被血凝块堵塞，造成心包积血。

2. **休克型** 心包裂口较大，不易被血凝块堵塞，出血形成大量血胸而非血心包。

3. **混合型** 出血过快，同时形成大量血胸和在心包内积聚，兼有心脏压塞和休克表现。

4. **隐匿型** 心脏伤口较小或非全层裂伤，尤其在受伤早期出血量小或暂时停止，但仍有突然加重可能。

(二)诊断

注意心前区或剑突下伤口；或伤口距心脏稍远，但致伤利器较长且伤道朝向心脏。手指或软探子经伤道感知心脏搏动。部分患者有颈静脉怒张、脉弱(脉压小)、心音遥远等心脏压塞表现。有血胸伴失血性休克体征。以上表现也是紧急剖胸的指征。

心电图虽无特异性，但有时可出现异常心电图。超声心动图可发现心包积血；更多用于后期对心内结构损伤的检查。X 射线胸片发现血心包，有时可能出现气心包，均为心脏穿透伤的确凿证据，X 射线检查亦是发现和定位心脏异物的主要手段。病情稳定、诊断未明的少数患者，CT 有助诊断。病情稳定、诊断未明的少数患者，可采用电视胸腔镜检查，但某些部位显露困难。以上表现也是积极剖胸的指征。

伤道经纵隔引起的心脏穿透伤可无血胸，伤口较大时也可无心脏压塞，但有休克。

（三）治疗

1. **手术指征**　伤后早期无症状体征，未积极手术，突发延迟性血心包时，应迅速紧急剖胸。由于某些原因早期未手术，有陈旧性血心包，无论有无心脏压塞临床表现，均应手术做血心包清除。穿刺治疗的不彻底，可形成纤维性血心包和带来创伤性缩窄性心包炎的严重后果。未急诊手术或手术后，影像学发现心腔内异物或心肌壁内较大异物存留。后期有心内结构损伤（外伤性间隔缺损或瓣膜关闭不全等）的明显临床症状，并经检查明确诊断。

2. **术前准备**　低血压、心脏伤口血凝块、心脏压塞和血气胸对心脏伤口的压迫，是暂时限制出血的因素，容许程度下术前不宜打破这一平衡。按"延迟性（限制性）"复苏的原则，术前扩容应适度，勿过多提升血压。不将心包穿刺作为术前常规，因血凝块造成的假阴性使诊断价值不大，缓解心脏压塞的作用可被不强求麻醉的迅速剖胸所取代。

术前可不安放胸腔引流，全身麻醉前揭去堵住伤口的敷料，即可防止正压呼吸致张力性气胸。术前准备从简，紧急情况下术区消毒用"泼洒法"，一切服从于分秒必争地剖胸手术。如有利器存留在心脏伤口，术前不可移动，简单固定，剖胸后直视下拔出。

3. **麻醉选择**　濒死病例或已心搏骤停时，不应等待任何麻醉，紧急气管插管的同时，迅速经第4肋间开胸，控制心脏伤口和心脏按压复跳后，再完善全身麻醉，进一步手术。心脏穿透伤尤其锐器戳刺伤，通常均无须体外循环，多数情况下也来不及准备。

4. **手术入路**　常用第4肋间前外侧切口，切断上或下一肋软骨，根据胸部穿透伤口位置选择左或右侧，左侧较多。必要时（如发现右侧损伤）可横断胸骨（切断的胸廓内动脉可在心脏止血后再结扎）。已知为前后壁贯通伤时，做后外侧切口。

5. **术中要点**　充分显露并找到心包伤口，用手指堵住心肌伤口以控制喷血，再剪开心包清除积血，以防止心包骤然减压后大量涌血难以控制。心脏伤口先做一针褥式缝合控制出血。若已停搏，此时即做心脏按压，复跳后再做确定性修补。心房伤口可用心耳钳控制后修补。可用丝线或无损伤缝线对心肌伤口做间断缝合，心肌脆弱时可加垫片。打结后引起心律失常的缝线应立即调整，重新缝合。伤口紧邻冠状动脉时，经血管下方做褥式外翻缝合，以避免结扎该动脉。冠状动脉远侧干损伤可结扎。发现心脏后壁伤口时，难以手术操作，应先手压或小块纱布轻填伤口，并迅速改变患者体位为侧卧，延长切口为后外侧切口。先前在后壁的伤口，此时变为侧壁，即容易进一步控制和手术修复。如为利器存留的心脏贯通伤，开胸后在心脏的进出伤口预置缝线，逐一拔出的同时打结。术中注意动作轻柔，操作与心搏同步，勿托起心脏过久，心脏表面可点滴利多卡因以降低心肌应激性。常规膈神经后心包开窗引流，心包切口仔细止血后稀疏缝合。急诊手术通常不处理心内结构损伤，也不提倡手指伸入心腔盲目探查。心内结构损伤的治疗：术后有临床表现者，进一步检查明确诊断后，通常在受伤3个月后，择期行体外循环手术。

二、心脏钝性伤

心脏钝性伤近年来越来越多地被重视，多数文献报道，其在胸部钝性伤中的发病率可达15%～25%。尤其胸部遭受正面撞击时，例如撞车时司机方向盘损伤，应充分警惕。损伤类型可为心肌挫伤、血或气心包、冠状动脉挫伤后血栓形成、创伤性室壁瘤、心内结构损伤（外伤性间隔缺损和瓣膜关闭不全等）、心脏脱位或扭转，直至心脏破裂。由于心脏破裂多数死于现场，而发病最多的心肌挫伤又表现隐匿，常被其他胸伤掩盖，因此，实际发生率远高于获得诊断者。近年来，心脏破裂等严重损伤成功救治的报道不断增多。

（一）诊断

1. **症状**　胸部遭受暴力，尤其有双侧胸伤、胸骨骨折或前壁型连枷胸，或一侧胸与对侧上腹脏器"对角线损伤"时，应高度怀疑心脏损伤。心肌挫伤较轻时可无症状，较重则有心悸、胸骨后不适或疼痛，甚至出现心脏压塞或类似心肌梗死的症状，患者有烦躁、呼吸困难、发绀等急性心力衰竭或休克表现。

2. **体征**　体检可能发现心律失常，心肌挫伤时最常见为心动过速；或有颈静脉怒张、脉弱（脉压小）、心音遥远等心脏压塞表现;如有心内结构损伤,可闻及杂音或扪及震颤。广泛心肌挫伤或心脏脱位等则可出现严重心律失常及血压下降等心源性休克或急性心力衰竭体征。

3. 心包穿刺　在钝性伤比穿透伤时有较多指征,疑有心包积血、渗液时可谨慎施行。

4. 心电图检查　在钝性心脏损伤远比穿透伤时重要,应动态观察。常可见各种类型的心律失常以及 ST-T 改变等,但阴性结果不能排除心脏损伤。超声心动图尤其 TEE,不仅可发现心包积血、渗液,并可对心肌和心内结构损伤做出诊断。

5. 心肌酶谱　心肌酶谱中肌酸磷酸激酶同工酶和乳酸脱氢酶同工酶的增高有意义,尤其是肌钙蛋白具有特异性,在伤后同时测定,有重要诊断价值,1 周内多次复查阴性可基本排除心肌挫伤。

6. 影像学检查　有时可能发现血或气心包,透视观察左心缘搏动对心脏压塞的了解更直接。CT 可提供更精确灵敏的影像学诊断依据。

7. 心导管和其他导管检查　心导管和其他导管检查是心内结构损伤的重要确诊手段;血流导向气囊导管(Swan-Ganz 导管)测定肺动脉楔压可了解心肌挫伤时对心输出量的影响;疑有冠状动脉血栓形成或室壁瘤等类型损伤时,亦应做心血管造影。

(二)治疗

心肌挫伤时,若另有其他损伤致失血性休克,应注意液体治疗矛盾,勿过量补液,一旦休克基本纠正即应限制水和钠,并适当使用激素和利尿剂,可在伤后 3~5 d 连续使用。注意保护心肌,避免一切增加心脏负荷的因素。心律失常和心功能不全的药物治疗与心内科原则相同。有严重传导阻滞时应安置起搏器。气心包发生在气胸而有心包破裂时,只须对气胸及时引流;但应想到心肌会同时有挫伤,按上述相应措施处理。

一旦出现心包渗液缓慢增多、张力性气心包致心脏压塞等情况,应立即行心包穿刺,可置管引流;如效果不佳,改为手术引流。心脏破裂、脱位或扭转等应紧急剖胸。室壁瘤明确诊断后及时手术,以免发生致命的延迟性破裂;心内结构损伤可根据临床表现和检查结果,考虑后期手术,心功能严重失代偿被迫在急性期手术者死亡率高。严重广泛心肌挫伤常伴有多处瓣膜破坏,治疗困难、预后不佳,多数死于急性心力衰竭。

第十节　创伤性膈肌破裂

一、流行病学

临床往往习惯把创伤性膈肌破裂与创伤性膈疝同等对待,因为无论是胸腹部钝性或穿透性损伤,均可引起膈肌破裂和膈疝形成。实际上两者是有区别的,前者是形成后者的先决条件。膈肌破裂后是否形成膈疝及其临床表现的严重程度,有赖于膈肌破裂的大小以及疝入胸腔脏器的种类和程度。一般来讲,小的膈肌破裂,往往有大网膜堵塞,阻止腹腔脏器(胃、肠等)疝入胸腔,暂时可无严重的临床症状和体征。然而,膈肌一旦破裂,一般不可能自行愈合,均需手术还纳、修补。如果膈肌破口大,疝入胸腔内脏器多,一旦漏诊和误诊,形成慢性膈疝,发生嵌顿、绞窄的可能性就越大。

(一)发病年龄和性别

据报道,在一组 110 例创伤性膈疝中,男 102 例,占 92.9%;女 8 例,占 7.1%;年龄为 9~69 岁,平均 35 岁,青壮年居多。

(二)发病率及死亡率

创伤性膈肌破裂在临床上并非少见,随着交通事故增多,发病率亦明显增加。据报道,在一组 110 例创伤性膈疝中,车祸挤压伤 52 例,占 47.3%;据报道,在一组 588 例火器性胸部穿透伤中,膈肌破裂发生率高达14.6%（其中23.8%发生膈疝）。钝性损伤发生绞窄梗阻期做手术，死亡率可高达20.8%。据报道，在钝性胸伤中，发生膈肌破裂为0.8%~2.8%；也有报道为5%。Rockey报道，非穿透性腹部损伤引起膈肌破裂，占多发伤住院患者的4.5%。据报道，在一组1 639例胸部创伤中，发生膈肌损伤170例，占10.4%，另外合并胸腹联合伤55例，占3.4%，如果将2组相加，膈肌损伤率为13.8%。创伤性膈肌破裂的死亡率与致伤机制种类、严重程度以及并发症有关。据报道，在严重胸伤中，膈肌破裂占立即死亡者的4%~7%。如有合并伤，死亡率高达18%，Griswold报道，死亡率可高达34%。

（三）损伤特点

由于膈肌位于胸腔与腹腔的交界处，故大多数膈肌损伤者合并胸、腹腔脏器损伤。腹穿破左肾脏及左膈肌，前者经腹修补术治愈；后者因左肾脏严重破损无法修补，行切除。据报道，85%的左膈肌损伤伴有腹腔脏器损伤。另有报道，合并肋骨或其他骨折78%；合并脾破裂、颅脑损伤、肝破裂、大小肠破裂或胰腺损伤分别为35%、18%、9%和8%。

膈肌是不成对的阔肌，位于胸腔与腹腔之间，由起源于胸腔底部四周的几组肌肉和筋膜组成。其中3个部分肌肉起始部分别在胸骨、肋骨和腰椎部分。各部肌肉之肌纤维向中心集中并移行成中心腱。往往因中心腱发育不全，在胸、腹部创伤时，容易引起破裂。另外，膈肌有几个正常孔道，即食管裂孔、下腔静脉和主动脉裂孔，由于食管与裂孔之间的组织结构不太牢固，不利于食管的纵向收缩以及膈肌的升降运动，故此处容易发生食管裂孔疝。

（四）常见的合并伤

膈肌损伤合并伤发生率十分高，可达100%。据报道，在110例创伤性膈疝中，合并肋骨、四肢、腰椎压缩性骨折32例（29.1%），肺挫裂伤45例（40.9%），脾破裂18例（16.4%），结肠、小肠破裂6例（5.5%），肝破裂、脑挫伤各3例（2.7%），心脏、下腔静脉、肠系膜上静脉裂伤3例（2.7%）。共110例，合并伤发生率达100%。

二、病因及致伤机制

（一）致伤原因

1. 直接损伤　多见于穿透性损伤（枪、弹、爆破片、刃器、牛角、锐器戳伤等），直接损伤还见于炎症破坏，如膈下脓肿、肝脓肿穿破膈肌形成脓胸等。医源性损伤可直接损伤膈肌，例如膈下引流管磨破膈肌，胸腹部手术粗暴损伤膈肌以及对口切口过深损伤膈肌等。

2. 间接损伤　多见于平时钝性损伤，例如爆震、冲击波、挤压伤等。还有减速伤（坠落、车祸等）由于突然加大胸腹腔压力阶差引起膈肌破裂。

（二）病理生理

膈肌破裂的程度除了与直接或间接暴力的强度有关外，还与膈肌损伤的部位以及受伤者当时的姿态有关。据报道，95%创伤性膈肌破裂发生在左侧，尤以刺伤更甚，而钝挫伤所致的膈肌破裂约有88%发生在左侧。其原因是右膈面有肝和右肾，使膈肌具有缓冲暴力作用，保护了膈肌。另外，从膈肌的结构来看，左膈比右膈较薄弱，故耐受暴力的能力比右侧差。枪弹伤所致的膈肌破裂，左、右两侧大致相等。而刀刃刺伤引起的膈肌破裂左侧明显多于右侧，其原因可能是凶手多用右手持刀对面刺伤。钝性损伤引起膈肌破裂较严重，裂口长度大多超过10 cm，但其损伤机制至今尚不清楚，可能与钝挫伤时间接暴力过大，造成胸腹腔压力阶差突然加大有关。正常时的腹腔内压力为2~10 cmH$_2$O（0.2~1.0 kPa），而胸内则是负压-10~-5 cmH$_2$O（-1.0~-0.5 kPa），凭着此负压的吸吮作用，就足以使腹腔脏器疝入胸腔。可见任何能骤然增加胸腹腔之间压力差的暴力，均可加大腹腔内压力向上冲破膈肌，压力越大膈肌破口就越长。

绝大多数穿透伤引起膈肌破裂的裂口在2 cm以下，这是因为多数穿透伤都是枪弹或锐器直接损伤，由于膈肌破口小，有时可被网膜堵塞而暂时无任何症状。就是在开胸、开腹手术时也不容易发现破口，终因膈肌破口边缘难以自行愈合，以致腹腔内脏器疝入胸腔形成创伤性膈疝，随着出现一系列膈疝的症状、体征后才被确诊。疝入胸腔的脏器以胃最多见,其次为脾、结肠、小网膜、小肠及肝。随着腹腔内压力升高或因突然过度用力,膈肌破口再次撕裂,更多腹内脏器疝入胸腔,如不及时手术还纳和修补破口,可发生梗阻和绞窄,出现一系列的病理生理改变。

三、临床表现及诊断

创伤性膈肌破裂临床缺乏特异性,容易漏诊、误诊,并发症多,死亡率高。

(一)临床表现

1. 急性期 伤后不久可出现下胸或上腹部疼痛,甚至剧烈疼痛;伴胸闷、心悸、气急等。严重者可出现发绀、血压下降、休克,此时可无膈疝发生,尤其膈肌破口小时更不易发生膈疝。但随着创伤后腹部胀气,腹腔内压升高,使膈肌裂口逐渐扩大,促使更多腹内脏器疝入胸腔,即使未发生梗阻,患者可出现恶心、呕吐、脉快、烦躁等,伴剑突下疼痛并放射至肩部,尤以饱餐后更甚。检查后发现呼吸运动减弱,患侧胸部膨隆,叩诊浊音,出现舟状腹,呼吸音减弱或消失等。X射线检查可发现纵隔移位、胃肠充气影等。总之,膈肌创伤后一旦膈疝形成即可出现呼吸、循环功能紊乱。

2. 胸内胃肠梗阻或绞窄 膈肌破裂后发生膈疝,其内容物多为胃肠,当受膈肌裂口的压迫后可出现胃肠梗阻或绞窄。梗阻早期患者除出现持续性严重胸痛、腹痛伴恶心、呕吐外,还伴有胸闷、心悸、呼吸困难等。有1/3~1/2膈肌破裂发生膈疝,直到胃肠梗阻以后才被发现。如果此时仍被漏诊,患者即可出现发热、呼吸困难、发绀以致休克等胃肠绞窄之表现。由于呼吸、循环功能障碍,病情危重,死亡率高。

3. 间歇期及慢性期 膈肌破裂后,即使膈疝存在,也可能完全无任何症状,这是因为膈肌裂口不大或被大网膜堵住,腹内脏器未进入胸腔,或者即使裂口较大且部分腹内脏器已进入胸腔,但未形成梗阻更无绞窄之故。伤者当时仅表现为胸腹部不适,伴恶心、呕吐、脉快、烦躁等,往往被误认为胸腹部其他病症而漏诊。随后症状迁延,或时好时坏,以致拖至数月、数年。据报道,约有75%的患者在3年内发生梗阻。总之,膈肌破裂的临床表现,不但有胸部的症状和体征,而且可出现腹部胃肠道的症状。

(二)诊断

1. 伤后临床表现 钝性胸腹创伤后出现舟状腹,伤侧胸部膨隆,叩诊纵隔向对侧移位,伤侧叩鼓音,呼吸音消失等。凡创伤后出现脾或(和)肾损伤,应考虑到膈肌损伤的可能,即所谓"脾、肾和膈肌损伤三联征"。在经腹进行脾或肾手术时,必须认真探查膈肌,以免漏诊。凡第4前肋水平以下胸部穿透伤或上腹部的穿通伤,都有可能伤及膈肌,应进一步严密观察。如剖胸或剖腹手术时,要认真而仔细地探查膈面有无损伤。凡胸腹部创伤后,尤其是挤压伤、穿透伤后出现难以解释的胸腹部内脏受压症状,如肠梗阻而腹部平软;出现呼吸、循环障碍或休克,但体检时未查出原因等。有胸部创伤史,尤其是刺伤,如果出现小肠梗阻既不是疝引起,腹部亦无瘢痕,特别是青年人突然出现的梗阻者应格外注意膈肌损伤。

2. X射线检查 正常的膈肌形态改变,如异常的弓形、升高等;伤侧膈肌上出现异常影像,如致密气泡影或液平面等。伤侧出现盘状肺不张、液平面伴纵隔及心脏向健侧移位等。下胃管后X射线透视下见胃管停留在胸腔或吞服造影剂后证实胃在胸腔。人工气腹后,如有气体进入胸腔,说明膈肌破裂,反之亦然,但有时会有假象,其阳性率约为6.9%。右膈面模糊不清,基底部密度增强,伴肋骨骨折或肾挫伤者;或右膈面明显上升,应考虑到膈肌破裂或肝疝入胸腔的可能。

四、治 疗

(一)治疗原则

1. 手术治疗 膈肌破裂不论其严重程度,都必须手术修补,但必须掌握原则。根据膈肌破裂发生的时间,疝入胸腔的腹腔脏器多少及其受压的严重程度、有无并发症等,来决定手术的时机,做好术前准备,采取有效方法,还纳疝入脏器,修补膈肌。

2.手术时机

(1)早期紧急手术:胸腹部创伤后一旦确诊膈肌破裂,就应尽快紧急手术。以免因腹内脏器疝入胸腔越来越多,改变胸腔的生理功能。妊娠时膈肌破裂亦应立即手术。

(2)急诊手术:如疝入胸腔内的脏器发生嵌顿或绞窄,为避免坏死穿孔,应急诊手术。

(3)缓期手术:膈肌破裂虽已确诊,但因其他合并伤严重,无法立即剖胸者,应先紧急处理合并伤,待病情稳定尽早做膈肌裂口修补。

(4)择期手术:慢性期膈肌破裂患者收入院后应做各项术前准备,做好心、肺、肾功能检查,以免在术中发生意外。并按常规做好胃肠道准备,腹腔污染及安置腹腔引流以后修补膈肌。术中如果发现胃肠道受损伤应一并修补,做到有备无患。

3.并发症处理 由于膈肌破裂不少是继发于胸腹及其内脏的创伤,故往往在经胸或经腹处理内脏损伤时一起修补膈肌破裂。因此,专门剖胸或剖腹去行膈肌修补是较少的。如果合并胸腹部以外之合并伤,如颅脑损伤、四肢血管损伤、开放性骨折等引起患者昏迷、休克等时,应积极抢救休克,以维持心肺功能,待病情较稳定后再处理膈肌破裂。但值得注意的是不能只处理合并伤,而忽略膈肌破裂。

(二)手术方法

1.修补的进路 膈肌破裂修补的切口选择,不但要由发病时间是急性或慢性来决定而且要从损伤的主要部位来选择经胸还是经腹。

(1)经腹切口:一般多于膈肌破裂的急性期使用,尤其已明确主要损伤部位在腹部,并从各种检查发现腹部存在脏器损伤的表现。在胸腹联合伤员中主要出现腹部及其脏器损伤的临床表现(如腹腔出血、脏器穿孔等征象),而呼吸、循环功能障碍表现尚未突出者都应经腹部切口。在处理腹腔脏器、清除腹腔污染及安置腹腔引流以后修补膈肌。

(2)经胸切口:一般讲对创伤后时间较久,经过紧急处理和严密观察后已确定以胸部创伤及其脏器损伤为主,无腹腔脏器损伤表现者,应选择经胸切口。经胸切口的优点是显露膈肌破裂处最佳,操作较容易,缝合修补较彻底;另外处理腹部合并伤,如肝、肾、脾破裂等较容易。通过扩大膈肌破口即可较好地显露腹腔脏器损伤处。

(3)胸腹联合切口:多数学者都主张"尽量避免胸腹联合切口",因为此切口需切断肋弓。实践证明,虽然术后缝合固定,但胸廓稳定性仍受影响,加重患者呼吸功能障碍。另外切断的肋软骨不易愈合,乃因胸廓不停地活动,血运欠佳所致。为此当前多数学者都摒弃这一切口,如同时需要处理胸、腹腔脏器,主张另做胸部或腹部切口。

2.修补技术

(1)早期膈肌破裂修补技术:早期单纯膈肌破裂修补多无困难,尤其是枪弹伤和刺伤。可先将膈肌裂口边缘清创,用粗丝线间断缝合即可,无须做膈肌重叠缝合修补等。急性期钝性创伤引起的膈肌破裂并膈疝形成者,应经胸或腹将疝内容物还纳腹腔,还纳前应仔细检查疝内容物有无隐性破裂的危险,如有应做胃、肠裂口缝合修补,以防穿孔。细检查破口,修整破裂的膈肌边缘,试拉张力适度后,用粗丝线间断全层缝合膈肌。如对合张力较大,应使缝针距缺损边缘约 1 cm 并采用双层缝合法。

(2)晚期膈肌破裂修补技术:此期往往因腹内脏器有粘连,膈肌萎缩、纤维化,致使膈肌破口变大,变成膈肌缺损。此时单纯缝合很困难,需做补片修复。补片有用自体心包或附近胸壁或筋膜,自体阔筋膜甚至用胃底固定修补之。近年来多用涤纶补片修补,效果亦佳。

(3)注意事项:术前放置胃管,其目的是要充分减压,防止麻醉诱导时引起反流、误吸,以致发生吸入性肺炎。另外便于术中复位,术后持续胃肠减压,防止腹胀,利于膈肌修补处愈合。

术后安置胸腔闭式引流:无论经胸或经腹切口,术后均应安置胸腔闭式引流,并保持引流绝对通畅,以利渗液、残存气体排出,维持胸腔负压,使肺膨胀。如为穿透伤,开腹前应安置胸腔闭式引流,以防术中空气进入胸腔而改变胸腔生理功能,促使呼吸、循环功能障碍。

慢性期疝的处理:如果脾疝入胸腔,可经胸切除脾;如果发生绞窄,应将坏死的组织(大网膜、肠胃等)切除,恢复胃肠道的连续性。如果是结肠疝入并已坏死,应先切除结肠,断端结肠外置造瘘,争取二期缝合。

第十一节 胸腹联合伤

胸腹联合伤是胸部多发伤中较常见、较严重的一种损伤,此类患者不但因胸部创伤出现的呼吸、循环功能障碍,同时还因腹部脏器损伤引起大出血或弥漫性腹膜炎,致使病情严重而复杂。加上容易误诊或漏诊,往往拖延诊治时机,死亡率为25%~35%。

一、流 行 病 学

(一)定义
胸部创伤导致膈肌破裂以及腹腔脏器的损伤为胸腹联合伤。其中包括2个方面的内容:一为胸腹腔脏器同时损伤;二为胸腹腔脏器损伤的同时伴有膈肌破裂。胸腹联合伤不同于胸腹多发伤,胸腹多发伤一般没有膈肌破裂,只是胸部和腹部各自受伤,致伤机制没有内在联系。

(二)发病率
据报道,在一组1 000例胸部创伤中(其中开放性胸伤317例,占31.7%),颅脑损伤163例,占16.3%;腹部损伤62例,占6.2%;泌尿系统损伤37例,占3.7%;脊柱、四肢骨折289例,占28.9%。另有报道,在一组1 408例胸部创伤中,胸腹部合并伤70例,占5.0%。尽管后者开放性胸伤(占50.1%)比前组多,但其胸腹联合伤却比前组略少。但在胸部穿透伤病例中,胸腹联合伤发病率要高。据报道,在一组战场上火器性胸部穿透伤中,胸腹联合伤86例,占14.62%。据报道,在一组34例平时胸腹联合伤中,刀刺伤14例,占41.2%。甚至报道锐器伤引起胸腹联合伤者达到78.6%(22/28)。综合各家胸腹联合伤病例发现,腹腔脏器损伤排列顺序多数是膈肌、肝、脾、胃、结肠、小肠、肾、胰腺等,腹腔脏器损伤的数量愈多,病情愈危重,死亡率也愈高。

(三)病死率
胸腹联合伤的死亡率与致伤的因素、强度以及损伤脏器的数量有关。据报道,穿透性胸腹联合伤的死亡率在10%~27%,当1个脏器损伤时,死亡率约为10%;当2~3个脏器损伤时,死亡率为30%;当4个以上脏器损伤时,死亡率几乎高达100%。死亡率高的原因主要是胸腹联合伤后,不但可引起大出血、休克,而且常因胃肠穿孔、污染腹腔加重了病情,如不及时处理,可因感染休克致死。据报道,胸腹联合伤后的休克率高达60%。胸腹联合伤死亡率与早期诊断、及时治疗有密切关系,随着现代医学条件改善,平时创伤后又能得到及时诊治,因而死亡率大为减少。据报道,在34例胸腹联合伤中,经及时开胸处理10例,剖腹探查23例,仅1例死亡,死亡率为2.9%。据报道,在84例火器性胸腹联合穿透伤中,仅2例死亡,死亡率为2.4%。

二、病因及致伤机制

(一)钝性胸部创伤
1.病因 胸部撞击、挤压、坠落等钝性损伤均可造成胸腹联合伤。据报道,在一组34例钝性胸腹联合伤中,交通事故致伤15例(44.1%),挤压伤3例(8.8%),坠落及钝器打击伤各1例(5.9%)。据报道,在一组18例钝性膈肌破裂中,有13例合并胸腹腔脏器损伤,占72.2%。

2.致伤机制

(1)胸部创伤时在膈肌上形成剪应力:当胸部受到挤压等伤时,膈肌内径随着暴力作用的走向突然变短,与此变短内径相垂直的膈肌内径却突然拉长。膈肌内径突然一长一短瞬间的急剧变化形成剪应力,致使抗牵拉力较薄弱的膈肌中心腱破裂。膈肌破裂后失去保护性作用,腹腔脏器承受暴力作用从间接变成直接而受损害。

(2)胸腹腔压力阶差突然改变:当胸部或腹部受冲击、挤压等时,使胸、腹腔形成压力阶差,加上突然屏气,加大了压力阶差。当压力阶差超过膈肌承受力时引起膈肌破裂,致使腹腔脏器损伤或疝入胸腔形成膈疝。

(二)开放性胸部创伤

1. 病因　开放性胸伤引起胸腹联合伤多见于枪弹穿透伤、非贯通伤或爆炸物碎片等穿透胸部、膈肌以致腹腔脏器损伤,多见于战时。平时胸腹联合伤多见刀刃、锐器、牛角等穿透胸腹引起脏器损伤。

2. 致伤机制　Shefts 认为凡胸部穿透伤其出口在第 4 肋以上者外,其他胸腹部穿透伤均可能造成胸腹联合伤,这是由受伤时人体的姿势与伤道之间的特有关系决定的。据报道,用力呼气时膈肌可升高到第 4 前肋,因此,第 4 肋间隙的穿透伤也可伤及膈肌及腹腔脏器。

在多数情况下胸腹联合伤是由投射物从胸腔进入腹腔引起的。如果投射物由腹腔进入胸腔,伤情更为严重,可造成肝、脾、腔静脉、腹主动脉的损伤,往往因大出血迅速致死,投射物向上亦可穿过膈肌伤及心脏和胸内大血管引起大出血或心脏压塞等。

三、病 理 生 理

胸腹联合伤是多发伤中较严重的一种损伤,不但具有胸部和腹部原发损伤的临床表现,而且由于休克发生率高、感染严重、病情危重,极易出现多器官功能衰竭致死。

(一)原发的病理生理改变

胸部创伤发生后,由于胸廓完整性被破坏,出现反常呼吸及纵隔摆动;或因胸内重要脏器损伤大出血休克、血气胸、肺不张和心脏压塞等,致使胸腔生理功能消失,气体交换障碍、缺氧,加上回心血减少、心输出量降低,加重组织器官缺血、缺氧,出现呼吸、循环功能障碍。如不及时采取有效措施,例如抗休克、纠正缺氧、改善和维持心肺功能等,患者终因呼吸、循环衰竭致死。

腹部损伤主要引起大出血、失血性休克、脏器破裂、腹腔污染,以致形成急性弥漫性腹膜炎。若不及时行剖腹探查止血、修补损伤脏器、清除炎症病灶、有效抗休克等处理,患者可因休克和严重感染致死。据报道,胸腹联合伤的休克发生率高达60%,死亡率为25%~35%。这是因为胸腹部同时受损,加重病情之故。

(二)休克

胸腹联合伤后早期可出现严重休克,主要原因是胸腹腔损伤后大出血引起出血性休克。出现重度休克后,由于患者意识模糊,胸腹损伤情况难以确诊。如不严密观察及时采取有效抗休克措施,患者极易因不可逆性休克致死。中期休克多因心肺功能未纠正,以致组织缺血、缺氧,低氧血症所致。腹腔感染源来自胃肠、肝胆破裂后致病菌污染;胸腔感染可引起脓胸、肺脓肿等,若腹腔污染引起急性弥漫性腹膜炎,未能及时剖腹清除病灶,可因内毒素吸收引起毒血症、中毒性休克。如合并胸腔感染更加重休克,死亡率极高。

(三)多器官功能障碍综合征

多器官功能障碍综合征(MODS)是创伤及感染后最严重的并发症。据报道,严重创伤和多发伤后约有10%患者发生 MODS。MODS 是当今外科 ICU 伤员死亡的首要原因。MODS 发生原因是创伤后ARDS、多发伤、休克、严重感染、凝血及代谢障碍等。胸腹联合伤后均可出现 ARDS、休克、严重感染、多脏器损伤等,因而容易发生 MODS。

四、临床表现及诊断

(一)临床表现

胸腹联合伤患者的症状严重,多数患者同时出现胸、腹部损伤的双重症状和体征。创伤后可出现胸痛、呼吸困难、咳痰带血、反常呼吸、心率加快、皮下气肿以及胸壁有伤口等。腹部可出现腹痛、腹肌紧张、明显压痛及反跳痛等。如果腹腔脏器疝入胸腔,还可出现呼吸困难加重、胸闷及呕吐等膈疝表现。如果合并心脏压塞,可出现血压下降、静脉压升高、胸闷、脉快等症状。

(二)诊断

典型的胸腹联合伤一般诊断不难,但早期非典型损伤者一时难以诊断。据报道,胸腹联合伤漏诊率为33%。

1. 临床表现 包括损伤当时的情况、损伤部位、伤道以及致伤时的姿势等;还根据胸部和腹部损伤的特有症状及体征加以判断。据报道,凡经以上步骤,均获得91.7%的确诊。

2. 特殊体征 对严重胸廓损伤、变形波及下胸或上腹部的伤员,常合并肺挫伤或腹部脏器损伤,要进行必要的辅助检查和严密观察、追踪。对胸部穿透伤者,详细寻找弹道入口和出口位置,结合临床表现加以判断是否存在胸腹联合伤。凡胸部第4肋间以下刀刃、利器或枪弹穿通伤者,均有可能发生胸腹联合伤。但是,刃器所致的胸腹联合伤有时缺乏腹部的症状及体征,要注意追踪观察。

3. X射线检查 胸腹X射线片若发现胸腔异物伴膈下游离气体将成为胸腹联合伤有力的诊断依据。如果病情允许,通过改变患者的体位,可观察到膈下游离气体以及疝入胸腔的胃内容物改变情况加以判断。通过X射线片来观察膈肌位置的改变情况,例如左膈肌变形、连续中断,有膈面明显上升等。前者可能存在胃、肠疝入胸腔形成膈疝;而后者可能为右膈破裂肝疝入右胸所致。

4. 胸腹腔穿刺 胸腹腔穿刺有时可达到诊断目的。当左胸穿刺有突破空腔感并抽出胃肠液时,说明膈疝存在(此时亦应考虑到腹腔可能被污染的问题)。如右胸抽出血液、胆汁时可能为肝膈面破裂进入胸腔。腹腔穿刺抽出血液时,说明有腹腔脏器如肝、脾等损伤,应进一步追踪。

5. 内镜检查 胸、腹腔镜不但可作胸腹联合伤的检查诊断之用,而且可兼作治疗。根据胸腹腔检查存在的病灶,采取钳夹、止血、缝合、切割等操作,达到治疗目的。目前临床上应用已愈来愈广泛。

6. 胸腹部CT检查 这对疑难病例尤其是右膈疝的确诊有重要价值。

五、治 疗

胸腹联合伤病情严重且伤情复杂,由胸腹部损伤引起的呼吸、循环功能紊乱,胸腹部损伤大出血引起休克以及腹腔损伤引起的腹膜炎以致感染性/脓毒症休克等,病情变化快,容易漏诊和误诊。为此,在抢救中,必须及时抓住时机,先重后轻,灵活应变,方能奏效。

(一)治疗原则

积极而有效地抗休克;插胃肠减压管,以减轻胃、肠胀气;自始至终都要采取改善和维持心肺功能的措施;安置胃肠减压管以及胸腔闭式引流管;在抢救的同时做好术前准备,一旦有手术指征,应立即手术。

(二)急救

1. 积极抗休克 胸腹联合伤后,因胸腹腔大出血以致休克,加上组织缺氧更加重休克。故抢救的首要任务是有效补充血容量,在迅速建立静脉通道后,一般按2∶1补以平衡液及全血。但因胸部损伤(尤其肺挫伤)补液过量会发生肺水肿以致出现ARDS,故在补液的同时,应通过中心静脉压、血氧饱和度、血压、脉搏、呼吸的测定进行监测。随时掌握和调整输入速度及输入量。要求既能尽快补足血容量,缩短休克时间,防止不可逆性休克出现,又要防止因输液过快引起肺水肿,使病情恶化。如果需要大量输血,应适当用葡萄糖酸钙、碳酸氢钠、地塞米松等。如果输液过量,可同时使用呋塞米、甘露醇等利尿剂,以防止在纠正休克中出现并发症。

2. 纠正心肺功能紊乱

（1）维持呼吸功能：胸壁浮动者给予加压、包扎固定等；开放性气血胸者应清创缝合变钝性气胸，并安置胸腔闭式引流；极度呼吸困难者应清除呼吸道分泌物后，做气管插管或切开、机械控制呼吸，维持呼吸功能。

（2）改善循环状态：患者因休克、胸腔负压改变、缺氧等以致心跳加快、循环功能障碍。应在纠正休克的同时，注意改善缺氧状态。适当使用血管活性药增强心肌收缩力，提高心输出量，改善微循环。

（3）安置胃肠减压管：胸腹联合伤后，常出现胃扩张、肠胀气、频繁呕吐等，应及时安插胃肠减压管，以减轻胃、肠胀气，减少胃肠内容物漏进腹腔，减轻腹膜炎及做好术前准备等。

（4）动态观察病情变化：从患者的呼吸、脉搏、神态变化情况，结合各种监测系统，密切观察病情变化，及时采取抢救措施。一旦有手术指征，应立即手术探查。

（5）全身使用抗生素：以预防和控制感染。

（三）手术治疗

1. 剖胸探查　多数胸部损伤，经安置胸腔闭式引流后均可治愈，但少数（15%）仍需剖胸处理。剖胸探查指征是胸内有活动性出血、心脏压塞、可疑气管支气管损伤、严重肺损伤、食管破裂等。一般是先处理胸部损伤，后再处理腹部。开胸经止血、修补破口、肺段或肺叶切除后探查膈肌有无破口，并扩大膈肌破口，通过膈肌探查腹腔脏器损伤情况，能经膈肌切口处理腹部脏器损伤更好。如果不能则另做腹部切口完成手术，不主张做胸腹联合切口，除特殊需要外。

2. 剖腹探查　多数胸腹联合伤者需剖腹探查，探查的目的在于止血、修补穿孔、清除异物和病灶等。腹腔内常为多脏器损伤，腹腔脏器损伤，探查需细心彻底，尤其膈肌破裂，有时不易探查到。实质性脏器破裂通过结扎动脉、修补或切除即可达到完全止血的目的。空腔脏器破裂采用修补、部分切除和吻合方法等。剖腹探查的原则是手术简单、快速、准确而有效，弥漫性腹膜炎病灶要彻底清除，冲洗干净。有学者用0.25%~0.50%的硫酸卡那霉素溶液400~800 ml冲洗腹膜炎术后患者，经临床观察效果良好。术后要于上腹、下腹部安置腹腔引流管多条，对清除感染、促进炎症吸收有好处。

3. 剖胸并剖腹探查　一般经胸或经腹切口探查均不能同时解决胸部和腹部损伤时，应采取剖胸后剖腹两个途径处理胸腔和腹腔脏器损伤。只有特殊情况，如肝膈面严重损伤并下腔静脉损伤、胸腹腔同时大出血为尽快寻找出血部位、下胸部及上腹部脏器同时严重损伤等，需当机立断进行胸腹联合切口探查，由于获得充分暴露，手术操作顺利，效果满意。当双侧胸腹联合伤需双侧剖胸探查时应首先选择重患侧开胸，后处理对侧胸，腹部切口根据具体需要予以扩大或延长，术后双侧胸均应安置闭式引流。

第十二节　胸部创伤后急性呼吸窘迫综合征

在20世纪40年代，人们将严重创伤后发生急性呼吸衰竭命名为"创伤性湿肺"。到1967年，Ashbaugh等发现由于该综合征的临床表现类似于婴儿呼吸窘迫综合征而定名为成人型呼吸窘迫综合征（adult respiratory distress syndrome, ARDS）。经过进一步的研究表明它不仅发生于成人，也可发生于儿童。因此当前多数学者主张采用急性呼吸窘迫综合征（acute respiratory distress syndrome, ARDS）更为确切。ARDS是指胸部和肺遭受严重损伤后出现的一种以肺泡间质和肺泡内水肿为特征的综合病变，这种综合病变不仅在胸部创伤患者可以发生，而且在胸部外的严重创伤（例如颅脑伤、腹部伤）、低血容量性休克、脂肪栓塞、过量输血（液）、体外循环及其他疾病患者也可发生。本病起病急骤，发展迅速，经过适当治疗的严重ARDS的生存率约60%，如不及早诊治，死亡率可以高达50%以上，常死于多脏器衰竭。

ARDS常发生于多种致病因子或直接作用于肺或作用于远离肺的组织，造成肺组织的急性损伤引起相同的临床症状。直接作用于肺的致病原因，有创伤、误吸、有毒物质吸入、各种病原体引起的严重肺部感染和放射性损伤等。间接原因有败血症、休克、肺外创伤、药物中毒、输血、坏死性胰腺炎、体外循环等。

一、病理生理

尚未完全阐明,目前多数认为主要与胸部创伤触发的全身炎症反应综合征(systemic inflammatory response syndrome,SIRS)有关,其中包括补体、中性粒细胞和血小板等被激活、聚集和细胞因子的释放,激活单核巨噬细胞和释放前炎症反应细胞因子(proinflammatory cytokine,PIC),形成恶性循环和级联反应,直接或间接损伤了肺血管的内皮细胞及肺泡基质,引起肺血管通透性增加,导致肺水肿、肺泡萎陷、肺内分流增加、通气血流比例失衡。

(一)发病阶段

1. 原发性损伤阶段　原发性损伤阶段是指创伤直接打击造成的肺挫伤,称为原发性急性肺损伤,又称为原发性器官功能不全。

2. 继发性损伤阶段　即机体的应激反应,包括了一系列生理、代谢和免疫功能障碍,它们激活肺内的效应细胞引起呼吸爆发和失控性炎症介质释放,致使全身炎症反应综合征(SIRS)和代偿性抗炎症反应综合征(compensatory anti-inflammatory response syndrome,CARS)平衡失调,而引起全身一连串的病理变化,其中肺是最容易受损伤的靶器官,导致继发性急性肺损伤和ARDS。

(二)病理分期

胸部创伤后ARDS病理改变包括肺间质和肺泡水肿、出血和炎症细胞浸润;肺小血管内微血栓形成,局部出血性坏死;呼吸性细支气管和肺泡内透明膜形成;肺泡萎陷;晚期肺纤维化等。

1. 渗出期　主要变化为充血性肺泡不张伴中性粒细胞浸润,细胞可阻塞肺的毛细血管腔,肺毛细血管及肺泡上皮细胞发生肿胀变性和坏死。在细支气管、肺泡管以及肺泡上皮细胞上有含纤维蛋白丰富的水肿液形成透明膜(一般在发病72 h才出现)。

2. 增生期　一般在发病3 d后出现,7 d后肺上皮细胞和间质成纤维细胞增生或呈广泛纤维化。

二、临床表现

急性呼吸窘迫综合征一般是在创伤后12～72 h出现进行性呼吸困难、过度通气性碱中毒、进行性中央性发绀,即使吸氧治疗也无效,并逐渐加重甚至死亡。Moore将其分为4期。

(一)Ⅰ期(创伤早期)

伤后24 h内,在创伤急救复苏后,动脉血氧饱和度开始下降,血中乳酸增加,表现为自主的持续性过度换气及低氧血症。X射线胸片可正常。

(二)Ⅱ期(相对稳定期)

一般在伤后的24～48 h内(也可早在伤后6 h就出现或发生在伤后3～5 d内)。其循环稳定,心输出量可为正常的2～3倍而呼吸困难加重,突出的症状是过度换气,$PaCO_2$降低,PaO_2也下降至60～70 mmHg。在吸入纯氧20～30 min仍无明显改善,提示肺内已发生右向左分流。体征可能为阴性,X射线胸片显示肺野网状纹理增加,再晚时肺内有片状阴影出现。

(三)Ⅲ期(进行性肺功能不全期)

由于肺顺应性的降低和肺内右向左分流增加,临床上可出现高潮气量、高气道压力、低氧血症和高碳酸血症。呼吸困难和发绀加重,虽吸入纯氧亦无法改善,两肺可听到干、湿啰音。X射线胸片显示弥漫性小片状阴影,随后可融合成大片实变阴影。

(四)Ⅳ期(终末期)

此时肺泡有的有血流灌注却无通气,有的有通气却无血流灌注。持续严重低氧血症,动脉血中乳酸急剧上升,pH值下降,昏迷加深,心电图QRS波增宽,ST段下降,心动过缓,严重时出现多脏器功能不全综合征,最终可因心搏停止而死亡。

三、诊　断

根据创伤史、临床表现,结合 X 射线胸片、血气分析等辅助检查,一般典型的 ARDS 诊断并不困难,只是早期诊断在临床上尚有困难。

(一)诊断标准

包括:①急性起病;②动脉血氧分压(PaO_2)/吸入气氧浓度(fractional concentration of inspired oxygen,FiO_2)<200(不论 PEEP 值多少);③后前位 X 射线胸片显示双侧肺浸润影;④肺动脉楔压(pulmonary arterial wedge presure,PAWP;又称肺毛细血管楔压)<12 mmHg 或临床上无左心房高压证据。

(二)诊断依据

1. **受伤史**　可见于严重的胸部钝性创伤伴有休克,经过大量输血后才得以复苏或伴有继发感染者。
2. **临床表现**　起病急,有进行性呼吸困难,吸氧后也难以改善,呼吸频率>28 次/min,心动过速,唇、指端发绀,烦躁不安,肺部可听到干、湿啰音。
3. **胸部 X 射线检查**　肺部广泛浸润性阴影,先是间质性而后是肺泡性,由散在小片状阴影迅速融合成大片实变阴影。
4. **血气检查**　FiO_2>60%,PaO_2<60 mmHg,$PaCO_2$一般正常或低于正常,晚期可高于正常。肺泡-动脉血氧分压差(alveolar-artery oxygen partial pressure gradient,$P_{A-a}O_2$)明显增加,吸纯氧后大于 200 mmHg。
5. **氧合功能指标**　PaO_2/FiO_2<200,呼吸指数($RI=P_{A-a}O_2/PaO_2$)>1。
6. **血流动力学检查**　平均肺动脉压增高,但 PAWP<16 mmHg。

四、治　疗

目前对于 ARDS,尚缺乏特异的有效治疗方法,关键在于早期防治。治疗仍以对症和支持疗法为主。总的治疗原则是纠正缺氧、改善组织氧供、阻断或延缓 ARDS 的进展和促进肺功能的恢复。重点在于消除原发病因、矫正缺氧和保护生命器官以及预防感染。

(一)改善氧供、纠正低氧血症

1. **吸氧**　轻症患者早期吸入高浓度氧(50%以上),维持 PaO_2 在 60 mmHg 以上。
2. **机械通气**　当患者吸氧浓度为 50%而其 SaO_2<90%,PaO_2<60 mmHg,PaO_2/FiO_2<200 时应使用机械通气和呼吸末正压通气(PEEP)。目前多主张采用低潮气量通气加适度 PEEP,既可保证适当的通气、防止肺不张、减少机械通气所致的肺损伤,又可改善心输出量,从而增加氧供。
3. **体外膜氧合(ECMO)**　目的是利用体外呼吸法去除过高的 CO_2,纠正呼吸性酸中毒,同时减轻肺的负荷,增加氧供应以利肺损害修复。其适应证是经气管切开和采用 PEEP 及循环支持疗法仍无效,在 FiO_2>60%而 $PaCO_2$ 持续高于 50 mmHg 者。

(二)防止感染

合理使用抗生素是预防或阻止 ARDS 发生和发展的重要措施。一般主张使用有效广谱抗菌药物或 2 种以上联合静脉给药。最好依据痰、血、尿等细菌培养结果来指导抗生素选择应用。值得注意的是还应防治真菌感染。

(三)药物治疗

1. **限制液体**　在保持全身血流灌注充分、体内酸碱平衡和肾功能的前提下要对输液进行一定限制。抢救期间严格控制水的入量,以晶体液为主。每日液体控制在 2 500 ml 以内,必要时配合呋塞米,有利于肺水肿的吸收。
2. **改善微循环**　短程大剂量皮质激素具有抗炎、促进肺水肿吸收;缓解支气管痉挛;减轻脂肪栓塞和炎性吸收的肺炎反应;抑制白细胞附着于肺毛细血管床,防止溶蛋白酶释放,保护肺组织,促进肺表面活性物质释放,保持肺泡膜稳定;抑制后期纤维化。通常在 24~48 h 内。

3. 使用抗感染药物　细菌感染在 ARDS 的发生上不可忽视,又是导致 ARDS 患者死亡的主要原因之一,故控制感染及预防院内感染是重要的措施。明确感染部位,通过痰、血、尿等的细菌培养,检出致病菌,给予敏感抗生素治疗。在未明确病原菌的前提下,可根据病情经验选用抗生素,抗生素的使用主要主张是足量、联合、静脉给药,配合大剂量祛痰药物临床效果好。

4. 营养支持　ARDS 患者处于高代谢状态,应该及时补充热量和蛋白质、高脂肪营养,一般按照每日每千克 83.6~125.4 kJ(20~30 kcal;1 kcal=4.18 kJ)补充葡萄糖、氨基酸、白蛋白、脂肪乳等,可采用鼻饲或静脉方法。

第十三节　食管爆炸伤典型病例

【病例简介】

患者男性,49 岁,因"高压气体冲击后致胸痛约 13 h"入院。患者 2018 年 4 月 7 日 15 时左右在近距离维修氩气钢瓶时,气体从阀门衔接处突然冲出,阀门撞击患者胸部、颈部、下颌及面部,高压气体随即喷向患者,致患者面部着地,当时自行站立后,即感右侧胸痛,呼吸困难,鼻腔及口腔出血,面部肿胀,头痛、头晕,全身乏力,无意识障碍,无抽搐,无四肢功能活动障碍,无大小便失禁,无恶心、呕吐,由"120"救护车送至我院急救科抢救室。入抢救室时查体示面部多处软组织损伤,口腔、鼻腔反复渗血,颈部及前胸部皮下气肿。患者烦躁不安,测生命体征:脉搏 93 次/min,血压 102/70 mmHg,血氧饱和度 87%,体温 36.0 ℃,右肺呼吸音明显降低。血气分析:pH 值 7.37,PCO_2 39 mmHg,PO_2 45 mmHg,Lac 3.0 mmol/L,Hct 49%,HCO_3^- 22.5 mmol/L,BE −2.5,PO_2 79%,总血红蛋白(THbc)152 g/L。血常规示 Hb 98 g/L。予以鼻导管吸氧(8 L/min)、补液等对症处理,指脉氧饱和度逐渐上升,复查血气分析提示 PO_2 升至 185 mmHg,SPO_2 99%。

【诊断】

1. 多发伤

1.1 食管爆震伤

1.2 纵隔胸膜撕裂伤

1.3 右侧胸腔血气胸

1.4 失血性休克

1.5 失血性贫血(极重度)

1.6 肺挫伤

1.7 纵隔气肿

1.8 上颌骨骨折

1.9 舌骨骨折

1.10 甲状软骨骨折

1.11 牙龈撕裂伤

1.12 颈部皮下气肿

2. MODS(呼吸、循环、胃肠、凝血)

3. 呼吸衰竭(Ⅰ型)

4. 肺部感染

5. 肝功能损伤

6. 心肌损伤

7. 急性肾损伤

8. 水、电解质及酸碱平衡紊乱

8.1 代谢性酸中毒

8.2 呼吸性碱中毒合并代谢性碱中毒

8.3 高钠血症

8.4 高钾血症

【救治经过】

予以急查头、颈、胸、腹部 CT 提示：①颅内未见明显异常；②上颌骨骨折，左侧上颌窦积血；③颅面部软组织肿胀；④舌骨及甲状软骨骨折；⑤颈部软组织肿胀、积气；⑥右侧液气胸，双肺炎症，双侧胸背部皮下及纵隔积气，左侧胸膜增厚（图 5-2）；⑦腹腔脏器未见实质脏器损伤，腹腔无积液。

入院当天行右侧胸腔闭式引流术，1 h 内共引流血性液体 2 100 ml，患者意识逐渐转为嗜睡，肢体厥冷，血压波动在(90~100)/(40~50)mmHg，心率波动在 130~150 次/min，呼吸频率在 20~30 次/min，复查血气分析示氧分压下降至 46 mmHg，指脉氧合指数 76%，予以气管插管辅助通气、输血、升压等处理，生命体征稍平稳，意识逐渐转清醒。密切观察患者生命体征变化，发现患者意识再次逐渐转为嗜睡，血压在大剂量去甲肾上腺素维持下，波动在(60~80)/(30~40)mmHg，心率 120~130 次/min，呼吸 34 次/min，血氧饱和度 90%，瞳孔对光反射稍迟钝，胸腔闭式引流管再次引流出 400 ml 血性液体。胸外科会诊考虑胸腔持续出血，具备剖胸探查指征，拟行急诊"剖胸探查术"，转运至手术室途中，引流管短时间再次引出约 700 ml 血性液体。术中探查发现纵隔胸膜多处撕裂伴纵隔积气、积血明显，食管纵向裂开，食管黏膜下出血明显，遂行"胸腔止血+病变食管切除+残端旷置术"；患者术中生命体征不稳，血压需大剂量去甲肾上腺素维持，血压波动在(60~80)/(30~40)mmHg，术中输红细胞悬液 3 000 ml，血浆 2 400 ml，冷沉淀 40 U，术毕带气管插管入 ICU，继续予以抗休克、输血、呼吸机辅助通气等治疗。

入院第 4 天行气管切开+气管插管，呼吸机辅助通气；同日行空肠造瘘术，予以肠内营养支持治疗（图 5-3）。

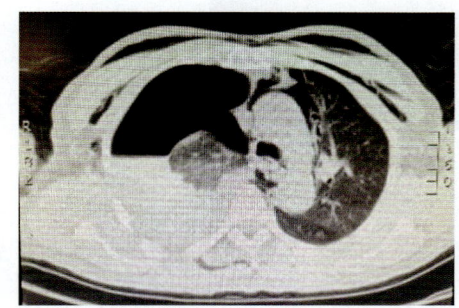

图 5-2 食管破裂液气胸、皮下气肿

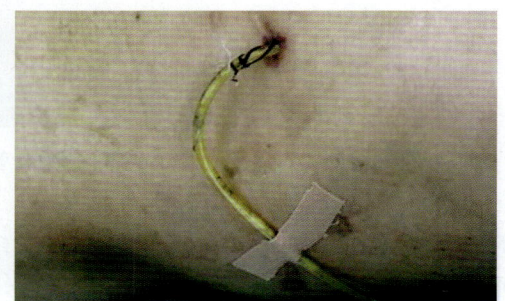

图 5-3 空肠造瘘

入院第 13 天患者持续高热，经鼻食管残端引流管注入亚甲蓝溶液，可见胸腔闭式引流管引流出蓝色液体，考虑患者颈段食管残端瘘，予以急诊行颈段食管外置术，同时经颈部留置食管引流管（图 5-4）。安返病房后继续予以抗感染、抑酸、化痰、营养支持等对症治疗，患者病情逐渐好转，2018 年 6 月 11 日顺利出院。出院时颈部食管引流管在位通畅，腹部空肠造瘘管在位通畅，出院后继续肠内营养支持治疗，择期行消化道重建手术。

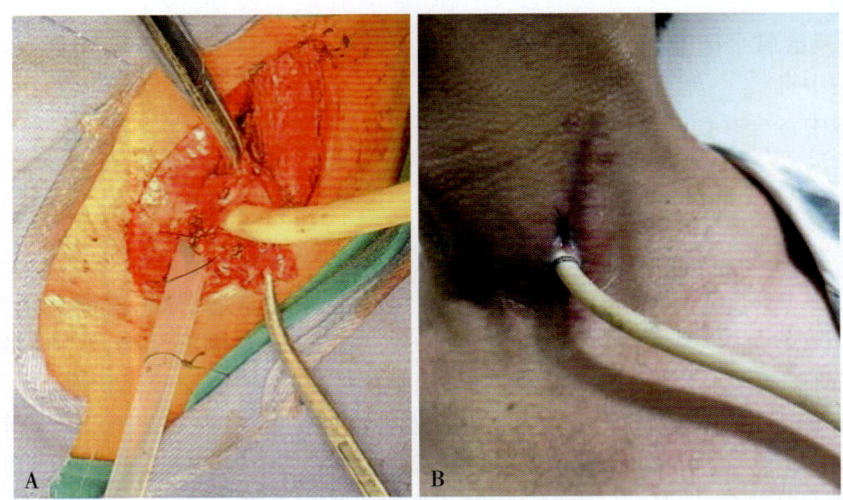

A. 术中食管置乳胶管外引流；B. 食管置管引流术后观。

图 5-4　颈部食管外置引流

2018 年 6 月 21 日行腹正中切口游离胃+胃食管左颈吻合术（胸骨后）（图 5-5），术后予以抗感染、化痰、营养支持、补液、对症支持等治疗。术后出现颈部吻合口处管状胃胃壁坏死，予以拆线开放颈部吻合口，充分引流、换药，切口逐渐愈合，患者可进食半流质，顺利出院。

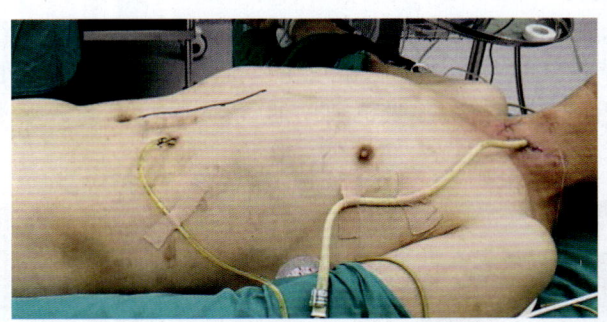

图 5-5　胃食管吻合术体位

术后患者出现进食哽噎，考虑术后胃食管吻合口狭窄，给予内镜下球囊扩张治疗，间断扩张十余次，扩张效果可，进食哽噎症状较前缓解。

【救治经验】

食管爆震伤是一种较为少见且致死率较高的外伤性疾病，发生率为 0.004%～0.010%，往往是由于高压气体的突然释放通过口腔传导至食管，而食管在高压气体及贲门这种特殊的解剖结构双重压迫下食管内压力急剧升高，发生食管全层破裂，多为纵行的单一裂口，长度为 2～20 cm 不等，但有的时候可出现两处破裂，进而导致大量血胸、气胸，这与自发性食管破裂的原理类似，但有明显区别。目前由空气爆炸及高压气体导致食管破裂的相关文献报道比较少，国内外大概总共有十几例报道。对于这种发生率较低的疾病，临床医师经验不足，无法做出及时准确的诊断，容易误诊、漏诊。因此，对于类似煤气罐等各种带气物体爆炸或者军事训练、野战、工程爆破等引起的外伤性疾病，需要留意食管破裂可能。

爆震伤引起食管破裂的早期诊断往往较为困难，其气浪、水浪对人体造成的伤害往往出现在呼吸道较为多见，消化道脏层破裂较为少见。尤其是破口较小时，或者合并肺破裂、肋骨骨折时，医师往往会将重心放在血气胸而忽略食管破裂的可能，因为胸部的损伤临床症状比较相近，容易漏诊，往往在患者进食后出现胸部剧痛才会考虑此因素；另外一点，当患者出现上腹部剧痛时应考虑食管下段破裂，避免漏诊；因此，对于这种特殊因素造成患者损伤时，可以考虑患者口服亚甲蓝溶液或行碘水胸部 CT、碘水造影检查,排除该疾病后再予以进食。而当食管破口较大时,胸腔出现大量气体及血性液体,行胸腔闭式引流术后,胸腔引流管会持续引流出暗红色血性液体,并且患者的生命体征难以维持。对于这种情况,要积极行开胸探查手术,结合本例报道,对于爆震伤后患者出现颜面部、胸部皮下气肿,胸部CT提示胸腔血气胸及纵隔气肿,且胸部持续出血,要考虑食管破裂可能,行开胸探查术时要仔细探查食管,避免遗漏,另外要注意探查食管全段,要考虑食管跳跃性损伤的可能。相关文献报道死亡率高达40%,患者食管破裂后24 h内如未明确诊断并治疗,患者的死亡率将会提高至50%。因此,早期诊断是这一重大疾病的重要预后因素。食管破裂最常见的症状是胸痛和呼吸困难,而气胸和纵隔气肿则是食管破裂的比较常见的临床征象。因此当受到高压气体或者爆震损伤的患者出现胸痛、呼吸困难、皮下气肿时,应当想到存在食管破裂的可能。

一般来说,对于食管破裂损伤24 h内明确诊断的患者,应当首先考虑外科手术干预。对于小的破口,胸腔无明显感染征象的情况下,可以考虑予以大量氯己定溶液胸腔冲洗后,用可吸收线直接缝合破口,同时破口旁留置负压球,方便术后出现瘘口时予以及时有效的冲洗。对于食管破口较大的患者,生命体征平稳且胸腔无明显感染的情况下,可以考虑行食管切除胃或者结肠代食管手术一期吻合。但是,如果患者生命体征不稳,术前及术中出血量较大时,不建议行一期吻合,建议行食管次全切除,将食管旷置在颈部,待患者病情稳定后二期行胃或结肠代食管胸骨后路径颈部食管残端吻合。本例报道较为特殊,由于患者伤后病情极为不稳,胸腔持续出血,术前、术中出血量较大,总共出血约5 000 ml,且术中生命体征极为不稳,故剖胸探查时仅行"胸腔止血+病变食管切除+残端旷置术",未行食管颈部旷置术、胃或空肠造瘘术、消化道重建术,而是待病情度过危险期后再行二期、三期、四期手术。另外强调一点的是,术后营养是患者术后恢复的极为重要的因素,对于此类患者,术中建议尽量行胃或空肠造瘘术,便于术后营养支持治疗。因为食管破裂伤后患者即使行手术修补,出现吻合口瘘等可能性仍然较大,此时胃或空肠造管的优势就突显出来。

(唐 华 丁新宇)

参考文献

[1] 李泽坚.实用临床胸外科学[M].北京:科学技术文献出版社,2007.
[2] 陈克能,许绍发.普通胸外科围术期治疗手册[M].北京:人民卫生出版社,2007.
[3] 李辉.现代胸外科急症学[M].北京:人民军医出版社,2006.
[4] 王来根,徐志飞,景在平.外科学及战创伤外科学[M].上海:第二军医大学出版社,2009.
[5] 顾恺时.顾恺时胸心外科手术学[M].上海:上海科学技术出版社,2003.

第六章

重症消化系统创伤

第一节 重症食管损伤

食管（esophagus）为一空腔器官，属于连接口腔以及胃的肌性通道，位于胸腔深部，创伤后食管损伤的发生率较低，通常由锐器伤和钝性伤导致食管破裂、穿孔，从而引起纵隔感染，常导致严重的后果。由于食管并没有独立的供血血管，相对其他脏器食管的血供较差，一旦损伤将较难愈合，给外科诊治带来了较大的挑战。近年来随着腔内介入技术以及外科微创技术的蓬勃发展，食管损伤的诊断和治疗都有了长足的进步。但是对于重症创伤合并多发伤下的食管损伤以及外科难以处理的食管损伤的治疗，还需要胸外科同道继续摸索。

一、食管的解剖

1. 食管的分部　食管为一管状肌性器官，约在第6颈椎下缘处与咽相接，约平第11胸椎处与贲门相连，全长约25 cm，是消化道中最为狭窄的一部分。通常将食管分为颈部、胸部、腹部3段。颈段指食管起始部至平胸骨颈静脉切迹的部分，长约5 cm；胸段指胸骨颈静脉切迹至食管裂孔之间的部分，是食管最长的一段，长18~20 cm；腹段指食管裂孔至贲门1~2 cm，是食管最短的部分。

2. 食管的3个狭窄部　食管在形态上有3个重要的生理性狭窄。第一狭窄为食管的入口，位于第6颈椎椎体下缘水平，距中切牙约15 cm；第二狭窄为食管与左主支气管交叉部，位于第4或第5胸椎水平，距中切牙约25 cm；第三狭窄为食管裂孔处，约位于第10胸椎水平，距中切牙约40 cm。食管的3个生理性狭窄是食管损伤的常见部位（图6-1）。

二、发生率及分级

食管损伤是指各种机械性、化学性、生物性因素所导致食管黏膜或食管结构的破坏。食管损伤在消化系统损伤中具有比较特殊的地位，相较于其他消化系统器官的创伤，食管损伤具有临床表现不典型、诊断难、病情严重的特点。食管损伤的发生率较低，但是一旦发生食管损伤，往往合并多发损伤，具有并发症多、预后欠佳、死亡率高的特点。早期明确食管损伤的存在，早期介入治疗是减少死亡率的重点，根据损伤原因临床上常常将食管损伤分为以下几种。

1. **创伤性食管损伤** 创伤性食管损伤是食管创伤中最严重的一型,约占食管损伤的 15%,往往合并多发伤,如胸部多发伤、胸腹联合伤等。症状极易被合并伤所掩盖,导致延误诊断,早期若未及时介入处理,易造成严重的胸腔感染,带来的后果往往较严重。

2. **医源性食管损伤** 在现代介入医学的大背景下,医源性食管损伤是临床上最常见的损伤因素,常导致食管黏膜破损和食管穿孔,约占食管损伤的 58%。一些常见的食管腔内及腔外的操作,例如:早期食管肿瘤内镜食管黏膜下剥离术、胃镜检查、食管支架放置、经食管心脏超声、颈部手术、胸腔镜辅助下的各种胸腔手术操作等都容易造成食管损伤。医源性损伤所造成后果相较于创伤性食管损伤轻,多数情况下能及时发现补救,一般很少导致严重后果。

3. **异物致食管损伤** 异物导致食管损伤约占食管损伤的 7%,常见异物有鱼刺、坚果硬核、细骨、纽扣、电池、锐利金属等。异物经过食管可致食管黏膜损伤、食管穿孔及卡压坏死,若异物穿破食管进入胸腔,可损伤气管、主动脉等相邻脏器,严重者可致死。

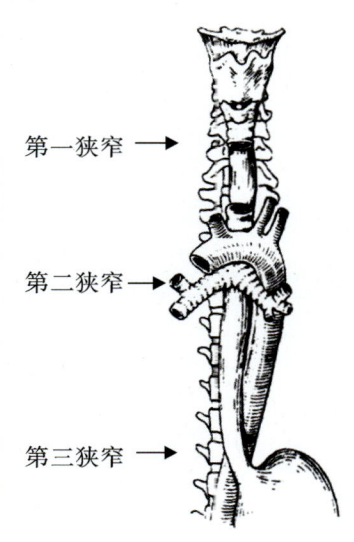

图 6-1 食管的狭窄

根据损伤的程度食管损伤又可分为黏膜伤及穿透伤,损伤程度主要依据美国创伤外科协会(American Association for Surgery of Trauma,AAST)分类进行分级(表 6-1)。一般情况下黏膜损伤所造成的后果常较穿透伤轻。食管穿透伤早期常合并胸腹联合伤,且症状不明显,易造成疏漏,往往处理也较困难,常导致重症复合损伤,如重症休克、肺炎及纵隔胸腔感染。本节重点讨论创伤性食管损伤。

表 6-1 食管损伤分级

级别	伤情
Ⅰ	挫伤/血肿,部分厚度撕裂
Ⅱ	裂伤≤50%
Ⅲ	裂伤>50%
Ⅳ	≤2 cm 的组织或脉管系统破裂
Ⅴ	>2 cm 的组织或脉管系统破裂

三、临床表现

不同部位的食管损伤,往往症状表现并不完全相同,造成的后果也不尽相同。颈部食管损伤常由刀枪穿透伤导致。损伤初期表现为剧烈疼痛,颈部活动障碍甚至颈部僵硬,无法自主活动,常伴有不同程度的呼吸困难。可有皮下气肿,有握雪感,颈部有触痛及压痛,随后患者口腔分泌物及血液、胃内容物等渗入胸腔,造成胸腔感染,可引起严重的全身性感染。胸部食管损伤往往伴随胸部严重创伤,也可能由食管异物穿孔造成。胸部食管损伤表现为胸痛、胸闷、呼吸困难。气体及消化道内容物可直接进入胸腔,造成纵隔气肿(图 6-2),引起严重的胸腔感染,短期内患者体温迅速上升,出现寒战、高热症状。若污染物破入一侧胸腔,则表现为单侧胸痛,若破入两侧胸腔,则表现为两侧胸痛。患侧呼吸音低弱甚至消失。如脓胸部位靠近膈肌,产生的刺激可引起腹痛、压痛及反跳痛,导致诊断困难。腹部食管较短,很少发生损伤,一旦发生损伤,临床表现为腹痛、压痛及反跳痛,呈腹膜炎症状,临床诊断易与胃穿孔、十二指肠穿孔混淆。

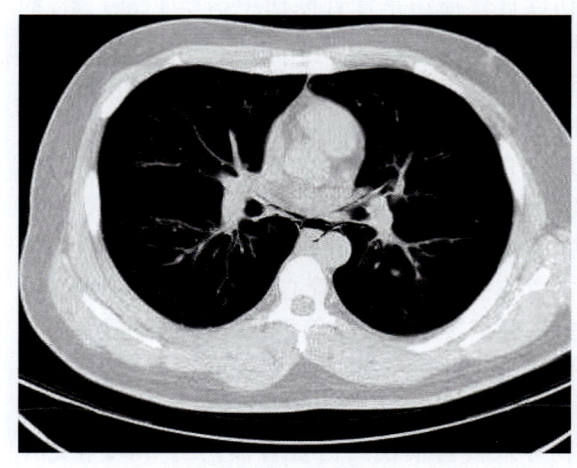

图 6-2　纵隔气肿

四、诊　断

不同部位的食管损伤常有局部疼痛,局部感染甚至全身性感染等症状,但没有特征性体征,往往初期易漏诊,若未能及时发现食管损伤,常导致严重后果。因此有受伤史、误吞异物病史者要考虑到食管损伤的可能,并及时行进一步检查,以明确诊断。

食管造影是诊断食管损伤的重要检查,口服造影剂可以明确损伤的部位及损伤情况。对于胸段食管损伤,水溶性造影剂为首选,食管造影需警惕纵隔纤维化粘连的发生,以免影响后续手术治疗。近年来螺旋CT造影已经逐步取代了荧光剂造影检查。若行胸部平片发现损伤部位有气体存在,甚至含有气液平,要考虑有食管破裂损伤。胸腹CT检查已经是常规检查,食管CT运用也越来越广泛。若CT显示食管周围有气体或积液,甚至可见明显破口,诊断考虑为食管损伤。诊断性胸腔穿刺若穿刺出的积液考虑为破入胸腔的胃内容物,也可明确诊断。食管镜检也是食管损伤的重要检查手段,配合食管造影或胸腔探查能有效地发现隐匿性的食管损伤部位,疑似食管损伤患者行内镜检查需警惕二次损伤的发生。

五、治　疗

(一)基础治疗

1. **禁食禁饮**　对于食管损伤的患者,禁食禁饮是最基本的措施,有利于减少食管周围组织的污染,降低感染风险。

2. **胃肠道减压**　尽管存在争议,但是临床常用胃肠减压,减少消化道内容物渗出。

3. **营养支持**　食管损伤患者须禁食禁饮,因此必须建立合适的营养通路,补充足够的营养,常用的有静脉营养、肠内营养、肠外营养、鼻饲、空肠造瘘术等。

4. **抗感染治疗**　食管损伤后极易导致周围炎症,不及时处理可导致颈部、胸腔感染甚至引发全身性感染,造成脓毒症休克,因此食管损伤患者必须早期、足量使用抗生素预防感染。

(二)手术治疗

手术治疗目的在于修复食管的完整性,清除食管周围坏死组织及脓液,充分引流,阻止感染进一步加重扩散。初期修补需在24 h内完成。术后常规放置引流,胃肠减压,予以静脉营养,维持机体水、电解质平衡,应用抗生素控制感染。

1. **初期手术**

(1)早期缝合修补:对于损伤范围小、感染较轻、早期发现的患者,可以采用早期缝合修补食管破裂处的方式。能否采取早期修补主要取决于感染的严重程度，而不仅仅取决于食管损伤的时长。早期修补后可再采用补片加固缝合，颈部食管修补可以使用胸锁乳突肌皮瓣修补，胸段食管修补可以使用胸膜、心包膜、肋间肌皮瓣、膈肌皮瓣等修补。

（2）食管切除术：若食管损伤无法修补，胸腔、纵隔严重感染，可以选择食管切除术。食管切除后可使用胃、结肠、空肠代食管，给予一期或二期重建（图6-3）。

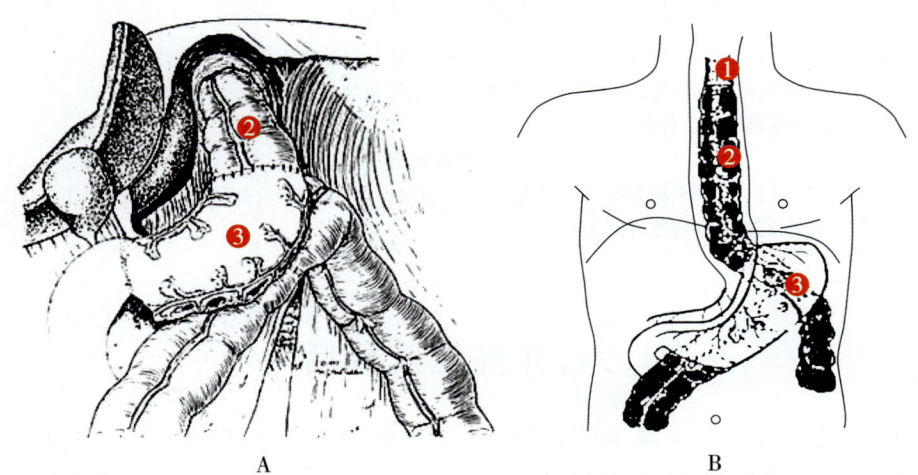

A、B. 切除损伤食管后，取带蒂横结肠代食管。1. 残段食管；2. 代食管之横结肠；3. 胃。

图6-3　结肠代食管术

2. 损害控制性手术

（1）食管旷置术：对于纵隔感染情况较重，一般情况较差的患者可采用食管旷置术。一期行空肠造瘘补充营养，封闭贲门，留置胃管引流食管内容物。食管旷置后可有效地避免纵隔、胸腔的持续污染，待感染控制，全身情况好转，再二期行消化道修补重建术。

（2）食管"T"形管造瘘术：患者一般情况差无法耐受食管切除手术或感染情况严重无法初期修补时，可以采用"T"形管置入。手术时清除胸腔感染灶，将"T"形管置入食管腔内，并在皮肤造瘘，将"T"形管引出，待瘘管（fistula）形成后拔出"T"形管，形成外引流通道。

（三）高科技杂交技术融合

学科之间的交叉融合，临床多学科团队诊疗模式，内外科技术的融合，使得高新时代医学发展走上了快速发展的道路。因此在食管损伤的治疗上，内外杂交技术融合的微创化成了主流，也达到了更好的疗效。食管造影、内窥镜检加电视胸腔镜辅助探查等技术手段为食管的早期诊断带来极大便利，明确食管损伤的患者需及时处理，可有效降低死亡率。

1. 内镜下介入治疗　针对食管损伤，近年来介入技术逐渐增多，如食管支架置入、内镜下食管修补等。食管支架包括金属支架和塑料支架，是食管穿孔或吻合口漏后早期出现纵隔或胸膜污染有限的治疗选择，配合胸腔引流能有效控制感染，降低病死率。相对于手术修补，食管支架植入需警惕其并发症的发生，如支架穿孔、术后狭窄、支架移位、食管撕裂等。

2. 腔内真空治疗　腔内真空治疗（endoluminal vacuum therapy，E-vac）技术最初应用于胃肠道损伤的治疗（图6-4），针对食管破裂及食管瘘患者，E-vac技术也有较好的疗效。腔内真空技术是将颗粒状海绵置于食管破裂处，形成负压真空区域，控制食管破裂处的渗漏污染，使食管裂口达到自然愈合。相对于手术和内镜治疗，腔内真空技术具有微创、无须放置胸管的优势。但E-vac需长期镇静、内镜检查评价伤口愈合情况，住院时间较长，操作较为烦琐。有文献报道，E-vac技术疗效优于食管支架，但是仍缺少足够多的相关临床研究和循证医学证据。

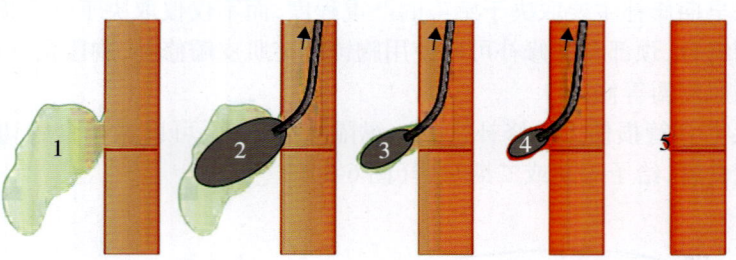

1. 经食管破裂处外渗之内容物；2. 经食管破裂处置入泡沫海绵，并连接负压；3、4. 逐渐缩小食管外脓腔及泡沫大小；5. 拔出经食管置入的泡沫海绵，食管破裂处已愈合。

图 6-4　E-vac 示意

（食管损伤破裂时，经食管腔内置入泡沫海绵于破裂处，外接负压引流，减少渗漏，促进破裂愈合）

六、并发症及预后

食管损伤并发症最常见的为纵隔、胸腔的感染。若食管损伤破裂，胃内容物及消化液漏入纵隔可致严重的纵隔感染，如果突破胸膜，则可导致胸腔感染，甚至破入对侧胸腔，引起双侧胸腔感染。若引流不畅、感染情况严重，可导致感染性/脓毒症休克，从而导致患者死亡。随着患者吞咽，食管破口处可有气体进入纵隔，偶可导致纵隔气肿，引起循环紊乱，严重者可致死。食管损伤合并食管毗邻器官的损伤，如胸腔心脏大血管损伤、气管损伤，可引起失血性休克、气管食管瘘等严重并发症。

食管破裂常常难以发现，诊断较为困难，治疗不及时死亡率常达到 60%，如延误诊断，则导致预后不良。医源性损伤常为主动操作或例行检查被动造成，往往可即时发现，多数可以及时处理，预后较乐观。创伤性食管损伤常合并多发损伤，食管损伤往往被其他系统的损伤所掩盖，诊治较困难，时间因素和损伤部位是影响预后的最主要因素。胸段食管损伤后果最为严重，死亡率最高，颈段及腹段食管损伤少见，预后较胸段食管损伤好。食管损伤在临床上发生率并不高，其严重程度与创伤的部位、诊疗是否及时有很大的相关性，对于有胸部创伤病史患者，要高度警惕食管损伤的发生，尤其是有相应体征或者影像学提示有食管损伤征象者。近年来早诊断、早治疗是食管损伤的共识，微创化以及内外科杂交技术融合是创伤治疗的新趋势。针对基础条件不同的创伤患者精确诊断，个体化治疗是获得良好预后的必要因素。高科技杂交技术的临床应用将在食管损伤治疗中发挥越来越重要的作用。

第二节　胃肠道损伤

胃肠道是人体最大的空腔脏器，内含大量的消化液和肠道细菌，一旦损伤破裂穿孔，消化液和细菌进入腹腔或腹膜后可导致严重的腹膜炎和感染，危及生命安全。胃肠道又是腹部面积最大的组织器官，腹部创伤常累及胃肠道，占腹部脏器损伤的 35%~70%。因此，腹部创伤后及时诊断和治疗胃肠道损伤对降低创伤并发症、维持营养支持和降低死亡率具有重要作用。

一、胃肠道的解剖

（一）胃的解剖

通常将胃分为 5 个部分：贲门部、胃底部、胃体部、胃窦部和幽门部（图 6-5）。胃通过腹膜所形成的众多韧带固定于邻近器官。胃小弯、十二指肠球部与肝之间有肝胃韧带及肝十二指肠带。贲门部及近贲门的胃底、胃体后壁有胃膈韧带与膈肌相连。在肝胃韧带后方胃小弯处有胃胰皱襞,其内有胃左动、静脉及迷走神经后干的腹腔支。胃大弯中下部与横结肠之间通过胃结肠韧带相连接。胃大弯上部与脾之间有脾胃韧带,其内有胃短动、静脉。胃的血液供应主要来自腹腔干的分支,其中胃左动脉供应胃小弯上部,胃右动脉供应胃小弯的远端,胃网膜右动脉供应胃大弯的下半部,胃短动脉和胃网膜左动脉供应胃底和大弯的其余部分。这些动脉的分支在胃壁内彼此间有广泛的吻合,形成动脉网。由于胃的血液供应丰富,即使切断其中 3 支动脉,仍能维持胃的血液循环。胃的静脉与同名动脉伴行,注入门静脉系统。

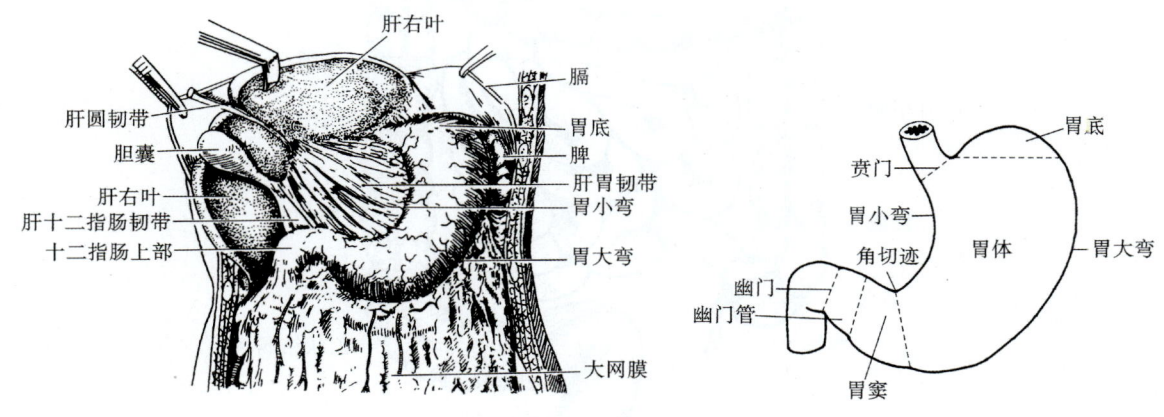

图 6-5　胃解剖示意

(二)小肠的解剖

小肠分十二指肠、空肠和回肠 3 个部分(图 6-6),正常成年人小肠全长约 5 m,其中空肠约占 2/5,回肠约占 3/5,但个体差异很大。十二指肠由幽门延伸 20~30 cm,止于屈氏韧带(ligament of Treitz;又称十二指肠悬韧带,suspensory ligament of duodenum)。十二指肠分为 4 个解剖部分:球部、降部、横部和升部。十二指肠球部后方为胆总管下端和胰腺头部,胃十二指肠动脉也位于球部的后方,此动脉损伤可引起大出血。十二指肠降部内侧与胰腺头部紧密相连,胆总管和胰管开口形成的法特壶腹(ampulla of Vater;也称肝胰壶腹,hepatopancreatic ampulla)和小乳头均在此部进入十二指肠。十二指肠横部和升部大部分在腹膜后,损伤破裂易被漏诊。十二指肠的血液供应主要来自胰十二指肠上动脉和胰十二指肠下动脉,前者来自肝总动脉分出的胃十二指肠动脉,后者来自肠系膜上动脉,2 支动脉又各分出前、后支,在胰腺前、后互相吻合成动脉环。

空肠与回肠盘曲于横结肠系膜下区的腹腔内,呈游离的肠袢,活动性甚大,仅通过小肠系膜附着于腹后壁。空肠主要位于左上腹和脐部,肠腔较宽,壁较厚,黏膜有许多高而密的环状皱襞。回肠主要位于下腹与盆腔内,黏膜皱襞低而稀疏,肠管亦变细,肠壁逐渐变薄。回肠末端通过回盲瓣在右下腹与盲肠连接。空肠和回肠的血液供应来自肠系膜上动脉,该动脉从腹主动脉分出,在胰腺颈部下缘穿出,跨过十二指肠横部,进入小肠系膜根部;分出胰十二指肠下动脉、中结肠动脉、右结肠动脉、回结肠动脉和 12~16 支空肠、回肠动脉;各支相互吻合形成动脉弓,最后分出直支到达肠壁。小肠静脉的分布与动脉大致相同,最后汇合成肠系膜上静脉,其与肠系膜上动脉并行,在胰颈的后方与脾静脉汇合成门静脉。

(三)结肠的解剖

结肠从回盲瓣延伸至直肠,呈马蹄形,于腹膜腔外围包绕着小肠,包括盲肠、升结肠、结肠右曲、横结肠、结肠左曲、降结肠、乙状结肠等解剖部分(图 6-6)。成年人结肠全长为 135~150 cm,每部分肠管的长度因人而异。盲肠为腹膜内位器官,故有一定的活动度。升结肠与横结肠交界段称为结肠右曲,横结肠与降结肠交界段称为结肠左曲,结肠右曲与结肠左曲是结肠相对固定的部位。升结肠和降结肠为腹膜间位器官,前面及两侧有腹膜覆盖,后面以疏松结缔组织与腹腔后壁相贴,故其损伤穿孔时较隐秘,易发生漏诊而引起严重的腹膜后感染。横结肠和乙状结肠为腹膜内位器官,完全为腹膜包裹,是结肠中活动度较大的部分。结肠的肠壁由外到内分为浆膜层、肌层、黏膜下层和黏膜层。结肠的供应动脉以脾曲为界，肠系膜上动脉发出的回结肠动脉、右结肠动脉、中结肠动脉供应右半结肠；肠系膜下结肠动脉发出的左结肠动脉与乙状结肠动脉供应左半结肠。静脉与动脉相似，分别经肠系膜上静脉和肠系膜下静脉汇入门静脉。

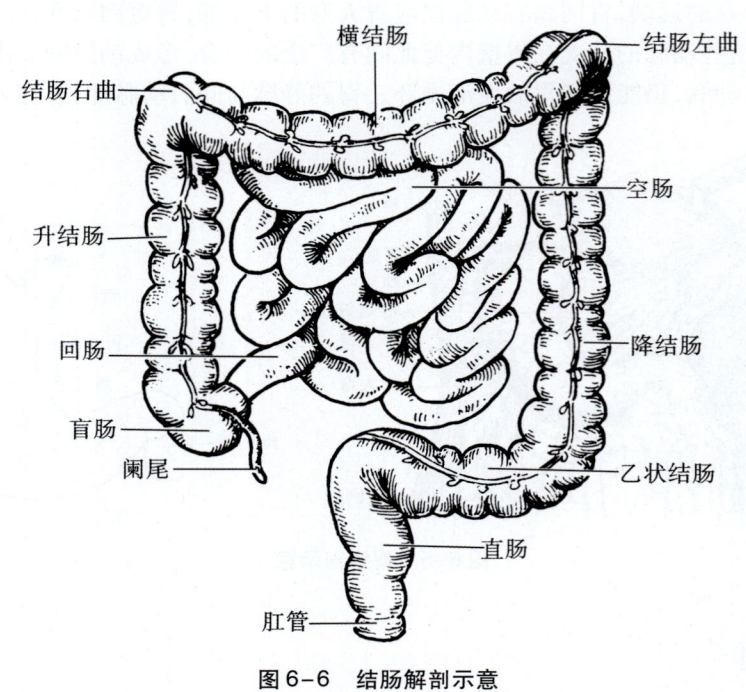

图 6-6　结肠解剖示意

二、发生率及分级

腹部由于遭受刀刺、枪弹等穿透性损伤或坠落、碰撞、冲击、挤压、拳打脚踢等钝性暴力时常累及胃肠道和系膜，引起胃肠道破裂和出血。上腹受挤压时，胃窦、十二指肠横部或胰腺可被压在脊柱上而断裂；肠道的固定部分（上段空肠、末段回肠、粘连的肠管等）比活动部分更易受损；充盈的空腔脏器（饱餐后的胃、未排空的膀胱等）比排空者更易破裂。胃由于有肋弓的保护，空腹时不易受到创伤，但胃膨胀时可在钝性打击或刀刺时受伤，战争时期多见于武器伤。和平时期胃损伤的发生率约占腹部脏器损伤的2.5%，战争时期可上升到6.6%。十二指肠损伤的发生率较低，占腹部脏器损伤的3.7%~6.5%，常见损伤部位是十二指肠降部和水平部，致伤原因多见于交通伤，上腹部受到钝性强力击打或挤压，由于其后的脊柱坚硬致使肠管受损破裂。小肠由于在腹腔内所占面积最大，腹前壁又缺乏坚固组织保护，因此小肠损伤的发病率显著高于胃和十二指肠，占腹部器官损伤的18%~50%不等，多见于腹部锐器伤和暴力击打。结肠损伤的发生率低于小肠，占腹部器官损伤的5%~7%，其中95%以上为穿透伤，钝性伤占3%~5%。

胃肠道损伤的严重度分级，主要依据美国创伤学会的脏器损伤分级，其将胃肠道损伤分为Ⅰ~Ⅴ级（个别脏器为Ⅵ级）。Ⅰ级为最轻伤，Ⅴ（或Ⅵ）级为最重伤。该损伤分级更适用于临床，对临床医师诊断的标准化、治疗方案和预后评价均有指导意义（表6-2~表6-5）。

表6-2 胃损伤分级

级别	伤情	AIS
Ⅰ	挫伤或血肿,部分撕裂	2
Ⅱ	贲门或幽门部撕裂≤2 cm	3
Ⅱ	胃近端1/3撕裂≤5 cm	3
Ⅱ	胃远端2/3撕裂≤10 cm	3
Ⅲ	贲门或幽门部撕裂>2 cm	3
Ⅲ	胃近端1/3撕裂>5 cm	3
Ⅲ	胃远端2/3撕裂>10 cm	3
Ⅳ	组织缺失或失血供≤2/3 胃	4
Ⅴ	组织缺失或失血供>2/3 胃	4

注:Ⅲ级以下多处伤分级增加1级。

表6-3 十二指肠损伤分级

级别	伤情	AIS
Ⅰ	血肿:限于一段	2
Ⅰ	撕裂:无穿孔的肠壁部分撕裂	2
Ⅱ	血肿:大于1段	2
Ⅱ	撕裂:全层,<1/2周径	4
Ⅲ	撕裂:全层,>1/2~3/4周径(第2段)	4
Ⅲ	>1/2周径(第1、3、4段)	4
Ⅳ	撕裂:第2段,>3/4周径,累及壶腹部或胆总管下段	5
Ⅴ	撕裂:十二指肠胰头毁损	5
Ⅴ	血管:十二指肠完全失血供	5

注:多处伤分级增加1级。

表6-4 小肠损伤分级

级别	伤情	AIS
Ⅰ	血肿:不影响血供的挫伤或血肿	2
Ⅰ	撕裂:肠壁部分撕裂,无穿孔	2
Ⅱ	撕裂:全层,<1/2周径	3
Ⅲ	撕裂:全层,>1/2周径,但未横断	3
Ⅳ	撕裂:横断	4
Ⅴ	撕裂:横断伴组织缺损	4
Ⅴ	血管:系膜血管损伤,肠管失血供	4

注:多处伤分级增加1级。

表 6-5　结肠损伤分级

级别	伤情	AIS
Ⅰ	血肿：不影响血供的挫伤或血肿	2
Ⅰ	撕裂：肠壁部分撕裂，无穿孔	2
Ⅱ	撕裂：全层，<1/2 周径	3
Ⅲ	撕裂：全层，>1/2 周径，但未横断	3
Ⅳ	撕裂：横断	4
Ⅴ	撕裂：横断伴组织缺损	4
Ⅴ	血管：系膜血管损伤致肠管失血供	4

注：多处伤分级增加 1 级。

三、临 床 表 现

由于伤情的不同，胃肠道损伤后的临床表现可有较大的差异，但主要病理基础是胃肠道管壁完整性受损和系膜（包括系膜血管）受损，主要表现为腹腔内出血（或血肿）、消化道出血和腹膜炎。

无论是锐器伤还是钝性伤所致胃肠道轻微损伤，如胃肠道挫伤、未累及较大血管的系膜挫裂伤等，往往没有明显的临床症状。但一旦损伤导致胃肠道破裂或系膜较大血管损伤，则可出现严重的临床表现，甚至危及生命。

消化道出血是胃肠道损伤后较常见的症状，表现为呕血和血便。十二指肠悬韧带（也称屈氏韧带）上方的胃和十二指肠损伤累及黏膜可致不同程度的出血，出血速度快或出血量大时主要表现为呕鲜血或血块；出血速度慢或出血量小时可无呕血或浅咖啡色液，但常有黑便。十二指肠悬韧带以下的小肠或结肠黏膜受损主要表现为不同程度的血便而常无呕血，血便颜色和次数与出血量和出血部位相关。一般而言，部位越低血便颜色越鲜，出血量越大血便颜色越鲜，便血次数越多。

腹腔内出血（或血肿）是胃肠道损伤后较常见且严重的并发症，胃肠道管壁损伤引起的出血往往较少，一般不会出现明显的临床症状；但胃肠道系膜血管损伤可表现为腹腔内（或腹膜后）出血，表现为腹胀、腹痛、面色苍白、脉率加快，严重时有脉搏微弱、血压不稳，甚至休克等表现。腹痛一般并不严重，腹膜刺激征也并不剧烈。B 超或 CT 等影像学检查可见腹腔内游离液体或腹膜后血肿，增强 CT 可有显影剂外泄表现，提示有活动性出血。肠系膜血管损伤破裂引起的出血有时位于系膜内或腹膜后，腹痛表现可以不明显，但出血多时可表现为腹胀明显、侧腹壁瘀斑和失血性临床症状。B 超和 CT 显示腹腔内无或少量游离液体，肠系膜内或腹膜后可见不同大小的血肿影。

胃肠道破裂的临床症状有恶心、呕吐、呕血、便血等，但最为突出的症状是弥漫性腹膜炎，可表现为腹痛、腹胀、全腹压痛、肌紧张和反跳痛等。腹膜炎程度因脏器内容物不同而异，通常胃液、胆汁、胰液对腹膜刺激最强，肠液次之，血液最轻；结肠破裂内容物引起的腹膜刺激征可以较轻，特别是升结肠和降结肠后壁破裂可无明显的腹膜刺激征，容易导致漏诊。胃肠道破裂如果没有及时治疗可致腹内或后腹膜感染，形成脓肿和全身性感染，严重时可发生感染性/脓毒症休克。腹部 X 射线立位平片或 CT 检查可见膈下游离气体是诊断胃肠道破裂的依据（图 6-7），但阴性结果不能排除胃肠道破裂。腹腔穿刺液中若有胆汁、肠液、粪便成分等，可确诊胃肠道破裂。

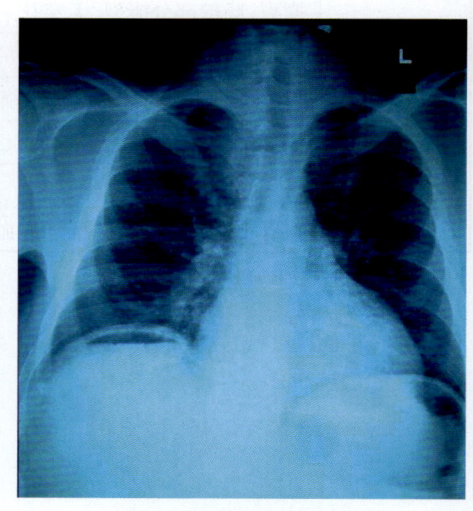

图 6-7　膈下游离气体

四、诊　断

（一）诊断依据

胃肠道损伤的诊断主要依据为存在致伤因素，呕血、便血等消化道症状，弥漫性腹膜炎体征，影像学气腹征表现，腹腔穿刺出胆汁或肠内容物等。临床表现典型者诊断一般不难，但临床表现不典型、创伤较早期或病变部位隐匿者常临床表现不典型而致漏诊和误诊，因此必须详细了解受伤史、重视全身情况的观察、翔实的腹部体格检查、必要的影像学和实验室检查等。

如发现下列情况之一者，应考虑有胃肠道损伤：①有肠内容物从腹部伤口处流出；②有持续性甚至进行性腹部剧痛伴恶心、呕吐等消化道症状者；③有呕血、便血者；④有明显腹膜刺激征者；⑤腹腔内或腹膜后有气腹表现者；⑥直肠指检发现指套染血者；⑦绝大多数胃肠道损伤破裂穿孔者需早期手术治疗，如不能及时诊断，可能贻误手术时机造成严重感染而致死。因此，对高度可疑胃肠道损伤但早期就诊而胃肠道损伤临床症状尚不明显者应进行短时间的严密观察，必要时应进行有创辅助检查以助诊断。

（二）辅助诊断方法

诊断性腹腔穿刺术和腹腔灌洗术是最常用的辅助诊断手段，有在床旁进行而不必搬动伤者的优点，阳性率可达90%以上，对于判断腹腔内脏有无损伤和哪一类脏器损伤有很大帮助，对伤情较重者尤为适用。

1. 腹腔穿刺术　让患者向穿刺侧侧卧5 min，然后在局部麻醉下，选用能穿过细塑料管而针尖角度较钝的穿刺套针。穿刺点可选在腹部任何一个象限，但应避开手术瘢痕、肿大的肝和脾、充盈的膀胱及腹直肌。有骨盆骨折者，应在脐平面以上穿刺以免刺入腹膜后血肿而误诊为腹腔内出血。穿刺点最多选于脐和髂前上棘连线的中、外1/3交界处或经脐水平线与腋前线相交处，缓缓刺向腹腔；在针尖刺穿腹膜时，推送针头的手可有落空感。拔出针芯，把有多个侧孔的细塑料管经针管送入腹腔深处，进行抽吸。如抽不到液体，可变换针头方向、塑料管深度或改变体位再抽吸。抽到液体后，应观察其性状，若发现是胃肠内容物、胆汁性液体、混浊腹腔积液等考虑胃肠道破裂穿孔；若发现是不凝血则考虑腹腔内出血，提示实质性脏器破裂或腹内血管破裂出血。肉眼观察不能肯定所得液体的性质时，还应在显微镜下进行观察，必要时可做涂片检查。抽不到液体并不完全排除内脏损伤的可能，应继续严密观察，必要时可重复穿刺。严重腹内胀气，中、晚期妊娠，因既往手术或炎症造成的腹腔内广泛粘连以及躁动不能合作者，不宜做腹腔穿刺。

2. 诊断性腹腔灌洗　主要适用于腹腔积液少的患者。腹腔穿刺置管成功后灌入500~1 000 ml生理盐水，回收后在肉眼或显微镜下检查，灌洗液含有肉眼可见的胆汁、胃肠内容物等提示胃肠道破裂；显微镜下发现白细胞计数超标或细菌者提示存在腹膜炎；灌洗液淀粉酶超过100索氏单位提示胃肠道受损或是腹膜后十二指肠破裂或胰腺受损。诊断性腹腔灌洗是一项很敏感的检查，假阴性结果少，但有10%以上的阳性者经剖腹证实并不需要手术。因此不宜把灌洗阳性作为剖腹探查的绝对指征（图6-8）。

近年来，腹腔镜技术用于腹部创伤诊断越来越得到重视，特别对于血流动力学稳定的腹部创伤患者，存在胃肠道损伤可能者可选择腹腔镜检查以明确诊断。严格遵循腹腔镜探查顺序，胃肠道损伤的漏诊率可控制在1%以下，且可避免不必要的剖腹探查，可显著降低手术并发症、缩短住院时间，具有较高的安全性和诊断敏感性。

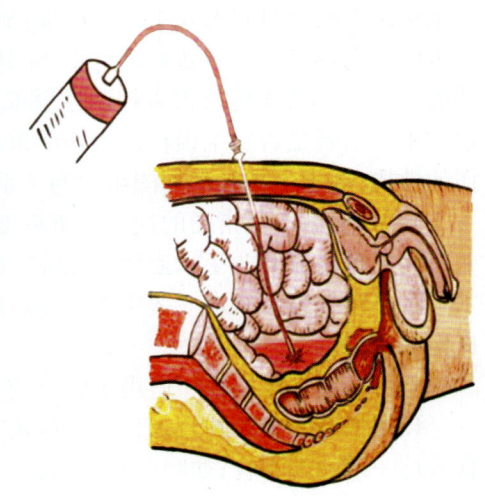

图6-8　诊断性腹腔穿刺灌洗抽液

五、治　疗

对于胃肠道损伤,开放性损伤大多需要急诊手术治疗。但是对于钝性闭合性胃肠道损伤患者,早期临床表现有时不明显,或辅助检查对其敏感性较低,使得临床医师在决定是否剖腹探查时犹豫不决,从而延误治疗,加重病情,甚至危及生命。对于这类患者,若手术治疗在伤后 6 h 内实施,患者死亡率低于 10%;伤后 6~12 h 实施手术,则为 14% 左右;伤后超过 72 h 实施手术,则死亡率增至 66%。因此,对于胃肠道损伤,早诊断与早治疗是极为重要的。鉴于胃肠道各部分具有不同的解剖特点和生理功能,其损伤后处理原则也有不同之处。

(一) 胃损伤的治疗

临床上,若胃损伤仅涉及黏膜,出血量小,可考虑非手术治疗,但必须密切观察。在腹部开放性损伤或闭合性损伤中,患者出现休克、弥漫性腹膜炎、消化道大出血、膈下游离气体、伤口溢出胃内容物或气体、胃腔直接显露等,均提示胃壁全层破裂,应立即进行急诊手术治疗。

1. 置入胃管并吸引　可迅速吸出胃内容物,减轻腹腔污染程度,并且防止腹膜炎的扩散。

2. 支持治疗　如进行输血、输液,积极抗休克;由于胃损伤多存在一定程度的腹腔感染,术前预防性应用抗生素;积极维持水、电解质的平衡。

3. 手术治疗　手术是治疗胃损伤破裂的主要手段,手术原则是处理损伤部位(如清创、缝合)、止血、冲洗腹腔和清除腹腔污染。开腹后清洗腹腔,切开胃结肠韧带,全面探查全胃,尤其不应遗漏胃后壁损伤,明确伤口的部位。对于难以发现的裂口,可以采用胃管注入亚甲蓝,观察有无亚甲蓝溢出至腹腔。大部分胃破裂,可经修剪创缘后缝合修补治愈。对于广泛损伤者,可行胃部分切除术。若探查发现浆肌层破裂,可行浆肌层修补缝合。腹腔应用等渗盐水彻底冲洗。破裂口处及盆腔处放置引流管。术后继续胃肠减压 3~5 d,加强补液、抗感染、营养支持等对症治疗。

(二) 十二指肠损伤的治疗

十二指肠损伤破裂可分为腹腔内及腹膜后 2 种。腹腔内十二指肠破裂患者可出现典型的腹膜炎体征,与胃破裂类似。然而,腹膜后十二指肠破裂缺乏典型的腹膜炎体征,诊断较困难,多数手术中探查才发现。

尽管十二指肠损伤的保守治疗,国内外均有成功的报道。但因十二指肠损伤很难确诊,损伤程度难以准确评估。一般而言,高度怀疑或诊断为十二指肠损伤患者应早期、积极地剖腹探查。具体手术方式应根据患者的全身状况及十二指肠损伤情况而定,其中控制出血、选择性清除坏死组织和引流是需要重点关注的内容。一旦患者病情危重,尤其是出现难以纠正的休克或致死性三联征(低体温、酸中毒和凝血功能障碍),应考虑施行损害控制性手术,待复苏至病情平稳后,再进行确定性手术。术中探查必须仔细评估十二指肠是否发生损伤及损伤严重程度,还要重点考虑以下方面:①损伤与 Vater 壶腹的关系;②损伤的性质;③十二指肠与周围组织的关系;④伴发胆道、胰腺或主要血管的损伤情况。

同时,根据十二指肠的损伤严重程度,选择合适的手术方法。

1. 肠壁内血肿非手术治疗　在除外肠壁破损情况下,考虑暂行保守治疗。

2. 单纯缝合修补术　适用于损伤后距手术时间短、裂口小、局部炎性水肿、污染较轻、切缘整齐、血供良好者。

3. 带蒂肠片修补术　适用于裂口较大,不能直接缝合者。

4. 损伤肠段切除吻合术　十二指肠三、四段完全断裂或严重损毁,首选的处理方法是修整和游离肠管后行一期端端吻合;如吻合有张力,行十二指肠空肠 Roux-en-Y 吻合术。

5. 十二指肠憩室化手术　适用于十二指肠第一、二段严重损伤,破口大、创缘不整齐或合并胰腺损伤者;处理方法为胃窦部切除,关闭十二指肠残端或造瘘,加上胃空肠吻合。

6. 胰十二指肠切除手术　在十二指肠降部合并胰头严重损伤,且不能修复的情况下,可考虑行该术式,但须慎重。

不论采用何种手术方式,术后十二指肠充分减压,让其"休息",可降低吻合口瘘等并发症,使用生长抑素和质子泵抑制剂等抑制消化液分泌。术后有效的十二指肠减压、通畅的腹腔引流、合理的抗感染治疗、充分的营养代谢支持,尤其是肠内营养以及机体内环境的平衡,是改善患者预后的关键。

(三)小肠损伤的治疗

小肠损伤破裂的诊断一旦确定,应立即进行手术治疗。

1. **术前处理**　禁食,留置胃管行胃肠减压;输液、输血等,积极防治休克;尽早使用广谱抗生素。

2. **手术治疗**　剖腹探查时,首先应控制肠系膜血管大出血和其他威胁生命的出血。探查发现小肠破裂时,应逐一先以肠钳将肠管夹闭,用盐水纱布包裹,再仔细行全段肠管和其他器官的有序探查,根据破裂口的多少和程度决定手术方式。对于穿透伤,尤其是枪弹伤,更应全面探查,防止因遗漏而延迟处理,导致弥漫性腹膜炎和感染性/脓毒症休克。

对于小肠损伤破裂,基本手术方式有缝合修补术和小肠部分切除术。

(1) 缝合修补术:对于小的、分散且血运良好的小肠破裂口,可用丝线行荷包缝合或横间断全层缝合,外加浆肌层缝合;对部分肠断裂者,将裂伤边缘清创修剪后行间断全层缝合,外加浆肌层缝合。

(2) 小肠部分切除术:适用于小肠短距离内多个穿孔或纵行大撕裂伤,缝合后可能发生狭窄、梗阻者;小肠系膜血肿和小肠系膜血管栓塞、断裂,影响支配区域小肠血运者;小肠某段广泛挫伤,血运不良,保留后可能发生穿孔、坏死者以及小肠完全断裂者。

手术中注意事项有:①入腹后,先将损伤肠段以纱布与其他肠管和脏器隔开,防止污染扩散。②切除损伤肠段时,预定吻合处的两端肠管必须有良好的血运。③小肠吻合一般采用对端吻合重建,连续毯边和内翻缝合,外加浆肌层间断缝合,防止吻合口瘘或狭窄。④小肠损伤一般不做肠造口和外置术。⑤手术中,可采用修补缝合与切除相结合的方法,应尽可能保留更多小肠,维持生理功能。若切除小肠的 1/2 时,日后可能发生营养不良;若切除小肠的 2/3 或小肠保留不足 100 cm,将出现腹泻、体重下降和营养缺乏。⑥应仔细缝合修补肠系膜裂孔,以防止内疝的发生。⑦手术结束时,以大量等渗盐水彻底冲洗污染的腹腔和切口,必要时放置引流管。

小肠损伤破裂术后的处理方法与胃十二指肠损伤相似,应鼓励患者早期下床活动。

(四)肠系膜损伤的治疗

肠系膜损伤可致系膜内血管破裂或肠袢缺血,应立即手术治疗。手术切口以能充分暴露术野为宜,术中先止血,再仔细探查。对于肠系膜挫伤和较小的肠系膜血肿,可不做处理;对于较大的肠系膜血肿,应切开腹膜探查。对于不影响肠管血供的血管,可以选择结扎、缝扎;而肠系膜血管主干或较大分支,应给予修复;对于不能修复者,可考虑血管移植或人工血管修补或者切除部分肠管(在不影响术后肠道功能的情况下),但切记手术应尽量简单、快速、有效。术后应防止血栓形成,严密观察肠袢的血液循环。

(五)结肠损伤的治疗

由于结肠壁薄、血液供应差、含菌量大,故结肠破裂的治疗不同于小肠破裂。结肠损伤破裂后极易发生腹腔内或腹膜后感染,这是患者术后死亡和并发症的主要原因。有学者认为,结肠损伤手术时机每延长 4 h,患者死亡率增加 15%。

结肠损伤一旦确诊,应尽快手术,结肠损伤的治疗方法大体分为以下几种:①外置造口;②修补或切除吻合,近端造口;③修补或切除后,近端不造口;④暂时性修补后,外置观察。至于手术方法选择,临床上尚存争议。大部分患者先采用肠造口术或肠外置术处理,待 3~4 个月后患者情况好转时,再行关闭瘘口。

根据临床经验,结肠损伤破裂一期手术最好具有以下条件:①伤后至就诊时间<8 h,可考虑一期修补或部分切除吻合;②破裂部位位于右半结肠;③裂伤口<50% 周径,无肠壁缺损,系膜血管无损伤;④患者全身情况良好,无严重合并伤,腹腔污染较轻;⑤非枪击伤。

至于左半结肠损伤破裂,除了行肠道准备如肠镜检查导致结肠穿孔,可行一期手术外,其他情况从安全角度出发,均建议行二期手术或暂时性修补后腹膜外置观察。

六、并 发 症

胃肠道损伤后并发症较多,早期有术后出血、腹腔间室综合征、腹腔内感染、吻合口漏、肠梗阻等,后期并发症主要包括各种消化道瘘、腹壁缺损、腹壁疝、短肠综合征、粘连性肠梗阻等。由于胃肠道损伤后并发症涉及的内容很多,本章节重点介绍肠瘘的诊治。

肠瘘(intestinal fistula):肠瘘是腹部创伤后常见而严重的并发症,常导致腹内感染、腹膜炎、肠麻痹、营养障碍等,病死率较高。导致肠瘘发生的原因很多,主要有:①创伤致胃肠道壁挫伤未行修补而继发性破裂;②胃肠道穿孔行修补术或切除吻合术后愈合不良;③胃肠道修补或吻合术后远侧肠管存在梗阻;④术中探查遗漏;⑤肠系膜血管损伤或继发性血栓形成致相应肠段缺血坏死伤。

肠瘘的诊断主要依据临床表现和影像学/实验室检查:①腹腔引流管或伤口内流出肠内容物或胆汁样液;②腹腔穿刺抽出肠液或胆汁样液;③消化道造影显示造影剂外泄;④全腹或局部腹膜炎表现;⑤全身感染性表现;⑥腹腔穿刺液淀粉酶显著升高;⑦X 射线检查显示游离气体等。部分细小的肠瘘或瘘口周围组织粘连严重者,临床表现有时比较隐匿,仅表现为发热、局部隐痛等非特异性症状,在排除其他感染性因素后,结合影像学检查提示腹内局限性积液等表现时,应高度怀疑存在肠瘘的可能。

肠瘘的治疗经历早期治疗和后期治疗,早期治疗重点在于维持水和电解质平衡、充分引流并力求局限肠内容物、保护皮肤、营养支持和防治感染等。早期治疗应以"疏导"为主,避免"堵漏"或修补。大部分肠瘘经上述治疗后在数周或数月内自行愈合,对无法自行愈合的肠瘘,在 3~6 个月局部组织炎症水肿消退后可行手术切除以恢复肠道连续性,手术可选择瘘管切除和肠管修补,也可选择部分肠段切除。复杂性肠瘘的治疗比较困难,如肠道空气瘘[enteroatmospheric fistula,EAF;也称暴露性肠瘘(exposed fistula)],往往需要多次手术,术前需要仔细评估肠瘘瘘管的解剖,可应用筋膜甚至皮肤等血供良好的软组织覆盖肠外瘘,结合引流,使其逐渐形成瘘管,将 EAF 转变为普通肠外瘘后再进行治疗。

第三节　直肠肛管损伤

一、直肠与肛管的解剖

(一) 直肠与肛管的解剖

直肠位于盆腔的后部,平第 3 骶椎处上接乙状结肠,至尾骨平面与肛管相连。直肠无明显系膜,习惯上把直肠深筋膜包绕直肠侧后的血管脂肪淋巴组织称为直肠系膜。直肠长度为 12~15 cm,以腹膜反折为界,将直肠分为上段直肠和下段直肠。上段直肠的前面和两侧有腹膜覆盖,前面的腹膜反折成直肠膀胱陷凹或直肠子宫陷凹(Douglas 窝),半卧位时为腹膜腔最低位。下段直肠全部位于腹膜外,直肠外侧有侧韧带将直肠固定于骨盆侧壁。男性直肠上部的前方隔以直肠膀胱陷凹,与膀胱底上部和精囊相邻;下段直肠的前方借直肠膀胱隔(Denonvilliers 筋膜)与膀胱底、前列腺、精囊腺、输精管壶腹及输尿管盆段相邻。女性直肠前方上部隔以直肠子宫陷凹,与宫颈、阴道穹相邻,下部借直肠阴道隔与阴道后壁相邻。直肠后方以 Wayder 筋膜与骶、尾骨和梨状肌相邻。直肠的肌层与结肠相同,有外层纵肌与内层环肌,直肠环肌在直肠下端增厚,称为肛门内括约肌(图 6-9)。

肛管是消化道的末端,上至齿状线,下至肛门缘,长 1.5~2.0 cm。也有人认为肛管上至肛管直肠环,下至肛门缘,肛管长 3~4 cm。肛管为肛门内、外括约肌所环绕,平时呈环状收缩封闭肛门。

肛门内括约肌为直肠环肌远端增厚而成,属不随意肌。肛门外括约肌是围绕肛管的椭圆形横纹肌柱,属随意肌,分为皮下部、浅部和深部。皮下部位于肛管下端的皮下,肛门内括约肌的下方;浅部位于皮下部的外侧深部,而深部又位于浅部的深面,它们之间有纤维束分隔。肛门外括约肌组成3个肌环(Shafik三环系统):深部为上环,与耻骨直肠肌合并,附着于耻骨联合,收缩时将肛管向上提举;外括约肌浅部肌环为中环,附着于尾骨,收缩时向后牵拉;皮下部为下环,与肛门前皮下相连,收缩时向前下牵拉。3个环同时收缩将肛管向不同方向牵拉,加强肛管括约肌的功能,使肛管紧闭。

肛提肌是位于直肠周围并与尾骨肌共同形成盆膈的一层宽薄的肌,左、右各一,形成一对宽阔的、对称的片块。根据肌纤维的不同排布分别称为耻尾肌、髂尾肌和耻骨直肠肌。肛提肌起自骨盆两侧壁、斜行向下止于直肠壁下部两侧,左、右联合呈向下的漏斗状,对于承托盆腔内脏、帮助排粪、括约肛管有重要作用。

肛管直肠环是围绕直肠肛门交界的一个强壮的肌肉环,由肛门内括约肌、肛门外括约肌的深部、联合纵肌纤维和耻骨直肠肌纤维共同组成的肌环,绕过肛管和直肠分界处,在直肠指检时可清楚扪及。此环是括约肛管的重要结构,它的作用是维持肛门自制,如手术时不慎完全切断,可引起大便失禁。

直肠与肛管的供应动脉以齿状线为界,其上主要是肠系膜下动脉的终末支–直肠上动脉,其次为来自髂内动脉的直肠下动脉和骶正中动脉。约22%人体存在直肠中动脉,其源于髂内动脉,经侧韧带供应直肠下部。齿状线以下的血液供应来自两侧阴部内动脉的分支——肛管动脉。齿状线上、下的动脉之间有丰富的吻合。直肠、肛管静脉的分布与动脉相似,以齿状线为界分为2个静脉丛:直肠上静脉丛和直肠下静脉丛。

直肠交感神经主要来自骶前(上腹下)神经丛,该丛在腹主动脉分叉下方分左、右2支,称为腹下神经(射精神经),分别向下在直肠侧韧带两旁与来自骶交感干的节后纤维和第2~4骶神经的副交感神经形成盆(下腹下)神经丛。直肠的副交感神经对直肠功能的调节起主要作用。直肠壁内的便意感受器在直肠下段较多,它通过副交感神经到达盆丛,直肠手术时应予以注意。此外,腹下神经支配射精功能,盆神经丛中含有支配排尿和阴茎勃起的主要神经(勃起神经),盆腔手术时,要注意避免将其损伤。

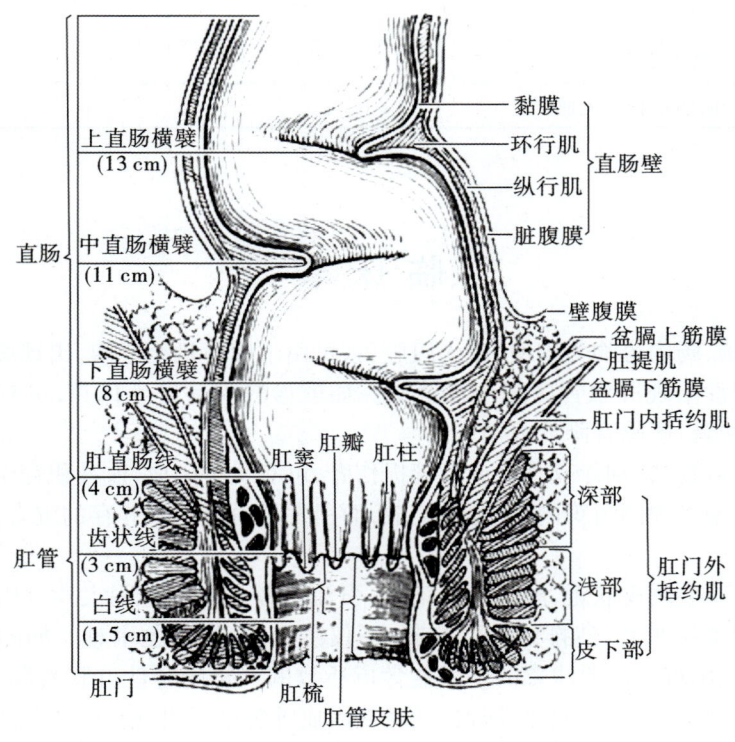

图6-9 直肠与肛管解剖示意

(二)直肠肛管周围间隙的解剖

在直肠与肛管周围有数个间隙,是感染的常见部位,具有重要的临床意义。以肛提肌为界,在肛提肌以上的间隙有：①骨盆直肠间隙，在直肠两侧，左、右各一，位于肛提肌之上，盆腔腹膜之下。②直肠后间隙，在直肠与骶骨间，与两侧骨盆直肠间隙相通。

在肛提肌以下的间隙有：①坐骨肛管间隙（亦称坐骨直肠间隙），位于肛提肌以下，坐骨肛管横膈以上，相互经肛管后相通（亦称深部肛管后间隙）。②肛门周围间隙（亦称浅部肛管后间隙），位于坐骨肛管横膈以下至皮肤之间，左、右两侧也于肛管后相通。

二、发生率及分级

直肠肛管损伤相对少见，占腹部器官损伤的 0.5%～5.5%。直肠肛管损伤多为穿刺伤，但交通事故碾压伤、直接钝性暴力伤也是常见的致伤原因。由于直肠肛管的特殊解剖结构，一旦发生直肠肛管损伤，伤情往往较为复杂。其原因：①直肠内细菌含量多，损伤后污染严重；②直肠肛管周围间隙疏松，感染易扩散；③直肠损伤常伴有骨盆骨折、泌尿系统损伤等，处理较困难；④临床医师缺乏足够的经验，易漏诊。

按改良的 Robertson 分类法，单纯性直肠损伤可分为：①腹膜返折以上的直肠损伤；②腹膜返折以下的直肠损伤；③肛提肌以下的肛门括约肌及周围皮肤损伤。如有腹腔内脏器的合并伤、直肠多处损伤、直肠广泛挫伤或难以控制的出血，则为复杂性损伤。1990 年美国创伤学会将直肠损伤分为 5 级（表 6-6）。

表 6-6 直肠损伤分级

级别	伤情	AIS
Ⅰ	血肿：不影响血供的挫伤或血肿	2
	撕裂：肠壁部分撕裂	2
Ⅱ	撕裂：全层，≤1/2 周径	3
Ⅲ	撕裂：全层，＞1/2 周径	4
Ⅳ	撕裂：全层，累及会阴	5
Ⅴ	血管：血管损伤致肠管失血供	5

注：多处伤分级增加 1 级。

三、临床表现

损伤在腹腔段直肠，肠内容物为粪便，溢入腹腔后，可由下腹蔓延至全腹，出现腹痛、腹胀、腹肌紧张，并有压痛及反跳痛，叩诊出现肝浊音区缩小或消失。如就诊较晚易发生休克，可有发热、寒战、肠胀气。查体腹部出现移动性浊音、肠鸣音降低或消失。

损伤如在中、下段直肠，特别伴有骨盆或血管损伤者，可有大量出血，血液积存于直肠周围，盆腔可胀满，肠内容物可沿直肠溢入周围组织内，使感染扩散，而引发出血与感染并存的混合性休克，病情重，病死率高。

直肠肛管部损伤，距会阴皮肤近，软组织感染重，引流也较易。如会阴大片软组织撕裂，易使大片组织坏死，特别伤及肛周括约肌后，使排便难以控制，不仅感染重，修复也困难。如同时合并尿道、阴道损伤，则处理时间更长、更困难。需要注意的是骨盆骨折所致的严重闭合性肛管直肠、膀胱及尿道的挫伤，此时虽损伤严重，但黏膜未破，可无便血、尿血，但晚期因血肿感染可出现直肠膀胱或尿道瘘。

四、诊 断

腹膜返折以上的损伤结合受伤史，典型的症状、体征，诊断较易做出。腹膜返折部以下的损伤，又伴有合并伤，其症状、体征多不典型，易于混淆，可发生漏诊或误诊。直肠肛管损伤的诊断：①充分了解受伤机制,对直肠肛管损伤的部位、程度、合并损伤有一个初步的判断。②凡是下腹部、骶尾部、会阴部损伤,出现腹痛、便血、肛门坠胀、发热等症状,应常规行直肠指检。凡是怀疑直肠肛管损伤者,生命体征平稳时,直肠镜检应视为常规检查。镜检可以清楚地了解损伤部位、伤口大小及深度。③直肠指检和直肠镜检时,若患者能配合,嘱其缩肛,了解肛门括约肌的损伤程度。④当疑有腹腔脏器损伤,但腹部体征不明是,影像学检查不确定时可以实行腹腔镜检查。

直肠指检是误诊和漏诊的重要检查,在距肛口 7 cm 以内的损伤及病变,均可触及,既能了解损伤的具体位置,也可了解损伤的程度。

五、治 疗

直肠肛管损伤的处理:早期清创,彻底止血,清除异物,修补破损,有效引流及粪便转流是直肠肛管损伤处理的基本原则。及时应用广谱抗生素,支持治疗并禁食 1 周左右,注意营养及水、电解质平衡,及时扩肛,防治肛门狭窄,给予破伤风抗毒素为常规处理。具体术式应根据损伤部位、程度、有无合并损伤选择。多发伤需遵循损害控制性手术(damage control surgery,DCS)原则。

腹膜返折以上的直肠损伤:腹膜返折以上的直肠损伤都存在不同程度的腹膜炎症状,剖腹探查不可避免。单纯的较轻的肠壁损伤或已经肠道准备的医源性损伤,可以行破损修补。在小儿直肠肛管锐性损伤的一期修复往往是安全有效的。若为钝性损伤,肠部分切除后结肠造口术为通常选择。对于锐性损伤,若界线清楚,损伤面规则,可直接修补。而钝性损伤往往范围较广且界线不清楚,局部水肿、淤血,应行损伤肠管切除,一期吻合。损伤在 6 h 以上,污染严重,或存在严重合并损伤、休克者,均应加做近端结肠造口,避免肠瘘后的严重并发症的发生。

腹膜返折以下的直肠损伤:合并其他脏器如骨盆骨折,膀胱、尿道及阴道损伤,常需经腹会阴联合切口手术,并行结肠造口。损伤距肛门 6 cm 以下者,可经肛门修补直肠裂口,直肠周围间隙充分引流。损伤距肛门 6 cm 以上者,因解剖困难,手术创伤大,不必勉强修补,但直肠周围间隙引流一定要通畅,另加近端结肠造口。合并周围脏器损伤时,应及时修补损伤脏器,并尽量修补直肠破口。

肛提肌以下的肛门括约肌及周围皮肤损伤:肛提肌以下的肛管损伤多为浅表的撕裂伤,锐器损伤,合并周围皮肤损伤。肛门括约肌损伤的有无及程度各异。对伤口小、污染轻者,清创后用可吸收线缝合,并置管引流。若损伤、污染严重,一般只做清创引流,加结肠造口,伤口愈合后,再行二期修补术。

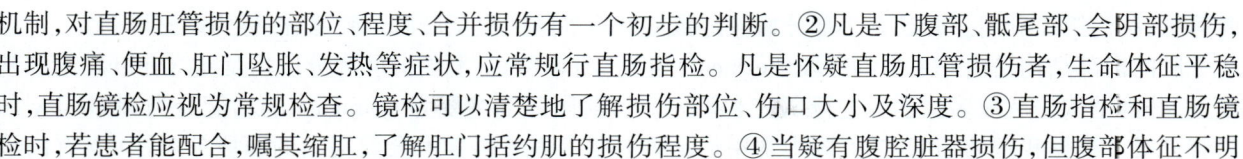

肝损伤占创伤住院患者的5%左右。钝器伤时肝是最容易受损害的腹腔脏器之一,肝体积较大,其解剖位置位于右上腹及右季肋部,容易受到外力作用而损伤。随着诊断及治疗技术的进步,肝损伤的手术治疗和非手术治疗都取得了长足的进步;但是,重症肝损伤依然是肝损伤治疗的巨大挑战,特别是肝实质组织的严重毁损、肝静脉主干和肝后下腔静脉损伤、肝主要门管结构损伤的治疗仍需进一步的探索。

一、肝 的 解 剖

对肝解剖的充分理解是确定肝损伤具体治疗方案的关键所在。对肝的韧带附着、肝内外门管结构和肝静脉的分布和走行了然于胸是制订肝损伤具体手术策略、术中精准快速止血、确定肝切除平面的必要条件。

肝的膈面和前面分别有左、右三角韧带,冠状韧带,镰状韧带,肝圆韧带,与膈肌及前腹壁固定。脏面有肝胃韧带和肝十二指肠韧带。肝十二指肠内的肝动脉、门静脉和胆管在肝面横沟各自分出分支进入肝实质内,称为第一肝门。肝静脉是肝血液的流出通道,3 条主要的肝静脉在肝后上方的肝静脉窝进入下腔静脉,称为第二肝门。肝还有小部分血液经数支肝短静脉回流至肝后下腔静脉,称为第三肝门。

肝的内部结构是由一系列的节段(segment)组成(图6-10)。肝的分叶和分段均是建立在肝解剖的基础上,肝内结构先后被多位学者进行研究和阐述。目前国际上主要为Couinaud的功能分类和Healey的门管分类。根据我国的临床实际,国内常用的是第七届中华外科学术会议提出的肝段分类法(含有门管分类和功能分类的成分)。此分类主要是将肝依Cantlie线分成左、右2个半肝,右半肝按右叶间裂分成右前叶和右后叶,右前叶和右后叶再各自分为上、下2段。左半肝按左肝裂分为左内叶和左外叶,左外叶则再分为上段和下段。尾状叶作为独立的肝段。

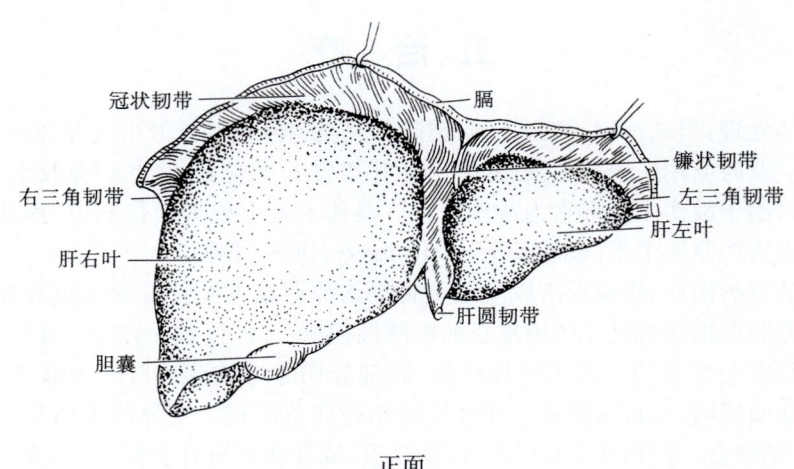

正面

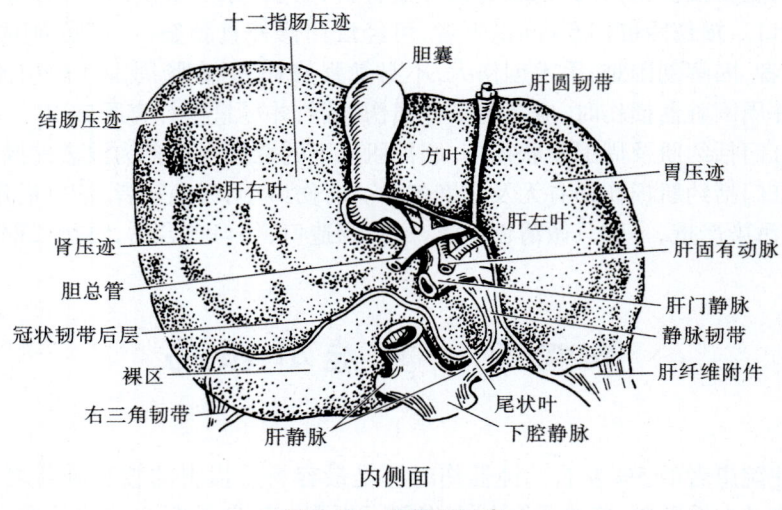

内侧面

图6-10 肝解剖示意

二、发生率及分级

肝是腹腔内最大的实质器官,所以无论在闭合性或是开放性损伤中均是最易损伤的器官之一。肝损伤在腹部损伤中占20%~30%,右肝损伤较左肝更为常见。肝损伤的主要风险是失血性休克、胆汁性腹膜炎和继发感染。肝破裂后,血液有时可经过胆道进入十二指肠而出现黑便甚至呕血;肝被膜下破裂也有转为真性破裂的可能;中央型肝破裂则后期易发展为肝脓肿。

对于肝损伤的分级方法,2018年美国创伤外科协会(American Association for the Surgery of Trauma,AAST)对肝损伤分级更新如下(表6-7)。2016年世界急诊外科学会(World Society of Emergency Surgery,WSES)发布了肝损伤的分类和管理指南,严重肝损伤的分类普遍采用AAST分级表,在确定治疗策略时,需要考虑血流动力学状态和合并伤(表6-8)。

表6-7 2018年AAST肝损伤分级

AAST分级	影像学检查
Ⅰ	包膜下血肿<10%肝表面
	肝实质裂伤深度<1 cm
Ⅱ	包膜下血肿占10%~50%肝表面
	肝实质裂伤深度1~3 cm且长度≤10 cm
	肝实质内血肿直径<10 cm
Ⅲ	包膜下血肿>50%肝表面,或者包膜下或者实质内血肿破裂
	肝实质内血肿直径>10 cm
	肝实质裂伤深度>3 cm
	肝血管损伤,或者肝实质内活动性出血
Ⅳ	活动性出血进入腹腔
	肝实质毁损累及25%~75%肝叶
Ⅴ	肝实质毁损累及>75%肝叶
	肝后下腔静脉、肝静脉主干损伤

表6-8 WSES肝损伤分级

严重程度	WSES分级	AAST分级	血流动力学
轻度	Ⅰ	Ⅰ~Ⅱ	稳定
中度	Ⅱ	Ⅲ	稳定
重度	Ⅲ	Ⅳ	稳定
	Ⅳ	Ⅴ	不稳定

三、临 床 表 现

患者一般有右下胸部或者右上腹部的受伤病史,包括钝性打击或者锐性损伤。肝损伤的临床表现主要为腹腔内出血和腹膜刺激症状。其症状和体征根据受损伤的种类和损伤严重程度而异。其中Ⅰ~Ⅱ级损伤仅有局限性右季肋区疼痛,无明显腹膜刺激征和休克现象。重症的肝损伤多有广泛的肝组织碎裂和肝内较大血管、胆管的断裂,故腹腔内出血和胆汁外漏较多,临床可相应表现为低血容量性休克和急性腹膜炎症状,腹痛往往较剧烈并有右侧肩部牵涉痛和呃逆。如果合并肝门部和下腔静脉等大血管破裂,伤后短期内会出现严重休克和意识不清,最终因失血过多、凝血功能障碍而死亡。

四、诊 断

开放性肝损伤的诊断较容易,需注意的是胸部穿透伤常能贯通膈肌引起肝损伤。闭合性肝损伤诊断有时不易,尤其是多发伤患者,腹部情况可能会被忽略。右侧躯干遭受暴力,右上腹疼痛向右胸及右肩反射,有右下肋骨骨折,右膈肌抬高,都应怀疑肝损伤可能。对怀疑肝损伤的患者,临床诊断需同时明确以下问题:①是否合并其他腹腔内脏器损伤,包括实质脏器损伤或者空腔脏器损伤;②腹腔内出血情况,是仍旧出血还是出血已经停止,血流动力学及生命体征是否稳定;③肝损伤的分级。

目前肝损伤诊断常用的辅助检查手段主要有腹部超声、CT、腹腔穿刺及腹腔灌洗等。腹腔穿刺抽出不凝血即为阳性,对闭合性肝损伤的诊断准确率为70%～90%,诊断性腹腔灌洗对腹腔内出血的诊断准确率为90%～100%,如果灌洗液中红细胞计数大于$0.1×10^{12}/L$即为阳性,有内脏出血可能。腹腔穿刺及诊断性腹腔灌洗的主要缺点是缺乏器官特异性,可以判断腹腔内有无损伤或者出血,但不能判断出血的来源。同时腹腔穿刺结果太敏感,若根据腹腔穿刺试验阳性便施行剖腹探查术,手术往往发现脏器的表浅裂伤且大部分出血已经停止,从而增加非治疗性剖腹探查率,有高达67%的患者并不需要行剖腹探查术。另外,腹腔穿刺的缺点是不能诊断腹膜后血肿。

腹部增强CT在肝钝性损伤中诊断是最有用的,能提供诸多信息,包括肝的损伤程度和性质、腹腔游离液体量、活动性出血的情况、血管的损伤(假性动脉瘤或者动静脉瘘)和其他脏器的损伤情况。腹部增强CT是判断肝损伤患者进行手术治疗、严密观察和血管造影栓塞最有价值的工具。

腹部超声是腹部钝性损伤患者判断有无腹腔内出血的有效方法,腹腔积液经常出现在肝和右肾之间,但是腹部超声并不能判断积液的来源,同时腹部超声检查阴性并不能完全排除肝损伤的诊断。但是有经验的超声专家,可通过常规超声检查提供诸多有关肝损伤的类型和严重程度的信息。超声造影检查在Ⅱ～Ⅳ级肝损伤诊断中的作用日益受到关注,其敏感性和特异性可达90%左右,也有报道显示超声造影可准确判断实质脏器的活动性出血,从而有助于治疗方案的选择。

五、治　疗

肝解剖在某种程度上与肝损伤的特点相关。由于肝门管结构的纤维结缔组织坚韧,故肝钝性损伤平面大多与肝段、叶的解剖平面吻合;但肝静脉缺乏纤维结缔组织的保护,往往在钝性打击中受到损伤。在穿透性肝损伤中,伤道中的门管结构、肝静脉则无一幸免。对肝解剖和肝损伤本质的深刻理解,有助于肝损伤治疗选择的决策。

(一)非手术治疗

1. 血流动力学稳定的钝性肝损伤　非手术治疗是目前对血流动力学稳定、无任何腹膜炎征象的钝性肝损伤患者的标准治疗选择。此类型患者非手术治疗的并发症少见,即使发生肝脓肿、胆瘘、胆道出血等并发症,也可采取经皮穿刺引流或血管介入等方法处理而不必开腹手术,从而避免了不必要或者不适当的手术干预。有研究显示非手术治疗在血流动力学稳定的钝性肝损伤患者中成功率可达89%。对于高级别的肝钝性伤,美国国家创伤数据库资料显示73%的Ⅳ级和63%的Ⅴ级肝钝性伤非手术治疗可获得成功。Shrestha的研究分析了200多例需接受输血治疗的Ⅳ级和Ⅴ级肝损伤患者,结果显示接受控制性复苏的患者其非手术治疗成功率明显提高。美国新英格兰地区的创伤资料分析了初始选择非手术治疗的Ⅳ级和Ⅴ级肝损伤患者,8.8%的患者非手术治疗失败而需进行手术处理。有证据表明:高严重损伤评分、严重的肝损伤(Ⅳ～Ⅴ级)、多次输血、肝硬化等慢性肝病会增加非手术治疗失败的风险。严重的颅脑损伤往往会引起弥散性血管内凝血,会增加非手术治疗失败率。

放射介入技术对肝损伤的治疗有着显著的贡献。对于CT检查提示有造影剂外溢的患者,动脉造影栓塞是有效的方法。Misselbeck等研究了血流动力学稳定的患者,若CT检查提示有造影剂外溢者,需要动脉造影栓塞治疗的可能性是对照组的20倍。对于行肝周填塞的患者,应积极应用造影技术评价止血效果,将患者直接由手术室转送至血管造影,实施这一积极措施后,大大降低了Ⅳ级和Ⅴ级肝损伤患者的死亡率。

2. 血流动力学稳定的肝穿透性损伤　虽然大多数穿透性肝损伤仍然采用手术治疗,然而有证据表明经选择的穿透伤,特别是局限于右上腹的穿透伤,可以安全地采用非手术治疗。1969年Nance支持对无腹膜刺激征的刀刺患者进行非手术治疗。此后,低速子弹伤的非手术治疗报道也越来越多,Demetriades甚至报道了Ⅲ级和Ⅳ级穿透性肝损伤患者采用非手术治疗成功的案例。对于肝穿透性损伤患者的非手术治疗,血流动力学稳定、无腹膜刺激征表现以及无意识障碍是必要条件,治疗过程中严密的临床观察和增强CT检查是必不可少的。目前在有能力为患者提供重症监护、血管造影检查、剖腹探查手术可随时进行、血液制品可以紧急获取使用的情况下，推荐对血流动力学稳定的肝穿透性损伤患者进行非手术治疗。

(二)手术治疗

对于血流动力学不稳定或者怀疑合并空腔脏器损伤的患者，应积极行手术治疗。肝损伤手术治疗的原则是彻底查明伤情、确切止血、防止胆瘘、清除失活的肝组织和充分引流。

1. **切口选择** 选择合理的切口，充分显露损伤部位非常重要。对术前已经明确肝损伤患者，可采用双侧肋缘下切口或者右上腹反"L"形切口，以便不开胸便可暴露和处理肝各个部位的损伤。对术前不能明确者，仍应采取正中切口，根据术中探查情况向各个方向延长切口。

2. **肝血肿** 对于血流动力学稳定，没有腹膜炎表现者，大部分肝血肿可以安全地进行非手术治疗。剖腹探查手术中发现小的肝包膜下血肿可不予处理；深部稳定的肝实质内血肿也可以考虑行非手术治疗；张力高的血肿应将包膜切开，清除血肿后进行探查，其内的裂伤应予以缝合并止血后放置引流管。

3. **肝裂伤** 缝合是治疗肝裂伤最常用的方法，大多数边缘整齐的裂伤可做间断普通缝合或者褥式缝合。深在的裂伤不能只做创缘的表浅缝合，否则肝实质内会形成一个充满血液、胆汁和坏死组织的无效腔(死腔)并形成肝脓肿导致继发出血或者胆道出血。深在的裂伤必须认真探查，清除创缘的失活组织，缝扎出血的血管和胆管，清创后的肝断面可对拢缝合，笔者则推荐敞开创面以利于充分引流。

4. **穿透性肝损伤** 对于子弹以及锐器造成的肝穿透性伤道，若伤道表浅，则可采用伤道切开止血处理；对于出血已经停止的表浅伤道，也只需在伤道入口和出口放置引流管。但是对于肝深部的穿透性伤道，其止血困难，特别是合并凝血功能障碍的患者，若切开伤道止血会导致肝实质的大出血，此种情况可采用球囊导管填塞的方法(图6-11)。采用商品化的可充气球囊，填塞后充气以堵塞整个伤道止血。手术后患者随时行血管造影检查，术后3~4d球囊可放气后观察数小时。如果没有出血，就慢慢取出球囊导管；若仍有进行性出血，则需要再次充气压迫止血。

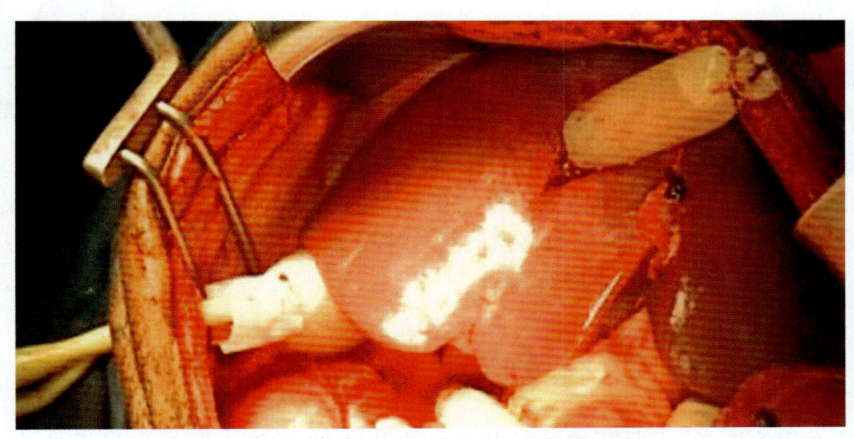

图6-11 肝穿透性伤道的球囊导管填塞治疗

5. **肝实质毁损** 对于严重钝器或者高速子弹造成的肝实质毁损伤，其处理方法主要是纱布填塞术、肝部分切除术和肝动脉结扎术。

(1)纱布填塞术：由于可引起脓毒症、胆瘘和继发性出血等并发症而一度被废弃，但近年来对纱布填塞术在肝损伤中的使用价值予以充分肯定。实施纱布填塞的指征可以归纳为以下几点。①复杂肝损伤合并不可控制的出血并伴有出血性休克者；②合并严重的多发伤，病情危重，出现"创伤性凝血病"，不能耐受复杂手术者；③肝静脉主干、肝后下腔静脉损伤难以修补，血流动力学欠稳定或合并其他损伤不能耐受肝手术；④肝清创、肝叶切除术后创面持续渗血不止者；⑤作为设备、技术条件不足的基层医院初期抢救措施，然后转上级医院进一步治疗者。例如肝周填塞暂时控制出血，将纱布垫平放于膈肌和肝之间，施加压力使出血停止，再行全肝血流阻断处理肝静脉损伤。对于第一肝门处的裂伤，由于难以暴露创面缝合止血,故可用纱布填入裂口止血。广泛性肝包膜下血肿经过肝动脉结扎无效时,亦可用纱布填塞止血。若术中出现凝血功能障碍导致创面大量渗血时,应及时填塞纱布终止手术。如已经用纱布填塞止血,建议推迟至72 h前并做好复杂手术的一切准备后再次进行剖腹探查术。作为填塞的纱布可在术后3~5 d开始分次抽出。为了避免再次手术取出填塞纱布时肝表面擦伤出血,在肝外周填塞时,放置填塞纱布之前,于肝表面覆盖可吸收网,从而避免再次手术时出血。

(2) 肝部分切除术:肝部分切除术主要适用于以下几种情况。①肝组织严重碎裂;②伤及肝内主要血管或胆管;③创伤造成大片肝组织失活;④无法控制的出血。肝损伤行肝切除的主要原则:应在充分考虑肝解剖的基础上,彻底切除失活组织,结扎损伤的血管和胆管,同时尽量保留正常的肝组织。

(3) 肝动脉结扎术:深在而复杂的肝实质毁损伤经上述方法仍不能有效控制出血时,宜行肝动脉结扎。试用Pringle方法能控制出血者,肝动脉结扎可能有效;而大块肝组织失活、肝静脉或者肝后下腔静脉损伤时,肝动脉结扎是无效的。此外,肝创面的弥漫性出血、广泛的肝包膜下血肿也是肝动脉结扎的适应证。

6. 肝静脉主干和肝后下腔静脉的损伤　此类损伤的威胁不仅来源于极难控制的大出血,而且还来自可能发生的空气栓塞和破碎肝组织栓塞,死亡率高达80%。根据肝门阻断后出血无好转和搬动肝试图显露出血部位而出血加剧,应该想到本诊断。处理上应先纱布填塞压迫以暂时止血或者减少出血。若施行进一步手术修复,则多数需行全肝血流阻断,在直视下修补肝静脉和肝后下腔静脉。目前常用的全肝血流阻断需夹闭膈下主动脉、第一肝门、肝上和肝下下腔静脉,需首先夹闭膈下主动脉以防止血容量减少引起心脏停搏。对于复杂的肝后下腔静脉损伤病例,估计修补困难,全肝血流阻断时间较长者,须考虑行门静脉-腔静脉分流(图6-12)。

7. 肝移植术　肝损伤患者的肝移植治疗需分两期手术完成。初次手术切除全肝控制止血,并行门静脉和肝后下腔静脉端一侧吻合,患者随后转送至肝移植中心进行无肝期支持治疗,直到获取供肝后进行肝移植术。此种情况只有那些用尽所有措施都不能有效控制出血或者肝已经完全丧失血供而无其他治疗选择,肝移植才是迫不得已的选择。关于肝损伤行肝移植治疗的预后,欧洲的多中心研究结果提示术后90 d患者死亡率和移植肝死亡率分别为42.5%和46.6%。另一则报道也显示术后患者死亡率为37%,术后感染是最主要死因。

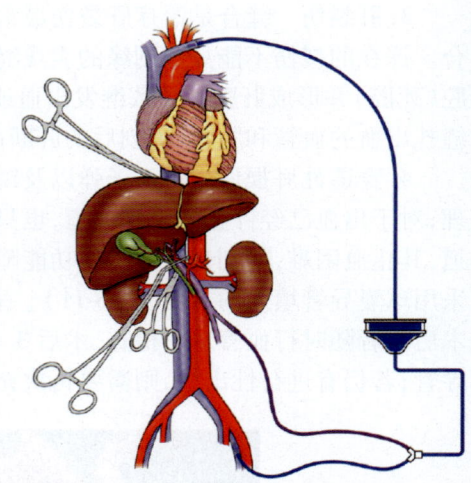

图6-12　门静脉-腔静脉分流示意

六、并　发　症

严重的肝损伤术后的患者,术后肝相关的并发症发生率约50%。肝损伤术后的并发症主要有腹腔内出血、肝坏死、脓肿、胆汁瘤、胆瘘、假性动脉瘤、动静脉瘘、胆道出血以及肝内胆管狭窄。上述并发症出现的时间从数日到数月不等。

1. 腹腔内出血　术后早期出血主要是止血不彻底或者患者凝血功能障碍所致。术后出血需尽可能纠正低体温、酸中毒和凝血功能障碍,补充凝血因子、纤维蛋白原、新鲜冰冻血浆等,部分患者可以联合血管栓塞止血。对于出血严重、血流动力学不稳定的患者,应当考虑再次手术治疗。术后数天或数周内发生的迟发性出血往往是由肝实质坏死,或者感染腐蚀血管引起。此类型患者往往需通过增强CT检查以辅助判断出血原因以及能否通过血管栓塞治疗。

2. 感染　主要有肝脓肿、膈下或者肝下脓肿、胆汁性腹膜炎。感染是最常见的并发症,约占50%。异物、失活组织和血凝块清除不彻底、创面胆管缝扎不完善、用纱布等人工材料填塞、引流不充分是发生感染的主要原因。建立通畅引流、加强抗生素治疗和全身支持治疗是基本的处理措施。

3. 胆瘘　遗漏结扎较大的胆管分支,失活的肝组织液化、感染、脱落,均可导致胆汁外溢,形成脓肿、胆汁性腹膜炎或胆瘘。治疗对策以加强引流为主,可采用 B 超或者 CT 引导下经皮穿刺置管引流,长期不愈和胆瘘可行瘘管空肠 Roux-en-Y 吻合术或者肝部分切除术。

4. 胆道出血　一般发生在术后数天至数周,出血原因多来源于动脉损伤,因局部感染、坏死而导致血管和胆管相通。临床表现为周期性上腹痛、黄疸、呕血、黑便。目前肝损伤术后胆道出血多采用选择性血管栓塞治疗。

第五节　重症肝外胆管损伤

肝外胆管损伤一般占腹部创伤的 3% ~ 5%,多数由穿透伤引起,严重肝损伤也常常累及胆管损伤。绝大多数胆管损伤伴有邻近脏器如十二指肠、胰腺和大血管的损伤。

一、胆道的解剖

胆道起自毛细胆管,汇集成小叶间胆管,肝段、肝叶胆管及肝内部分的左右肝管。左、右肝管出肝后,在肝门部汇合形成肝总管,肝总管直径为 0.4 ~ 0.6 cm,长约 3 cm,其下端与胆囊管汇合形成胆总管。肝总管和胆囊管汇合形成胆总管,胆总管长为 7 ~ 9 cm,直径为 0.4 ~ 0.8 cm,胆总管分为十二指肠上段、十二指肠后段、胰腺段和十二指肠壁内段(图 6-13)。肝外胆管的长短因人而异,胆总管长度取决于胆囊管汇入肝总管部位的高低。胆囊长为 5 ~ 8 cm,宽为 3 ~ 5 cm,容积为 40 ~ 60 ml,分为底、体、颈三部,三者之间无明显分界线。胆囊管由胆囊颈延伸而成,长为 2 ~ 3 cm,直径为 0.2 ~ 0.4 cm。胆囊管、肝总管、肝下缘构成胆囊三角,胆囊动脉、肝右动脉、副右肝管常在此区穿过。

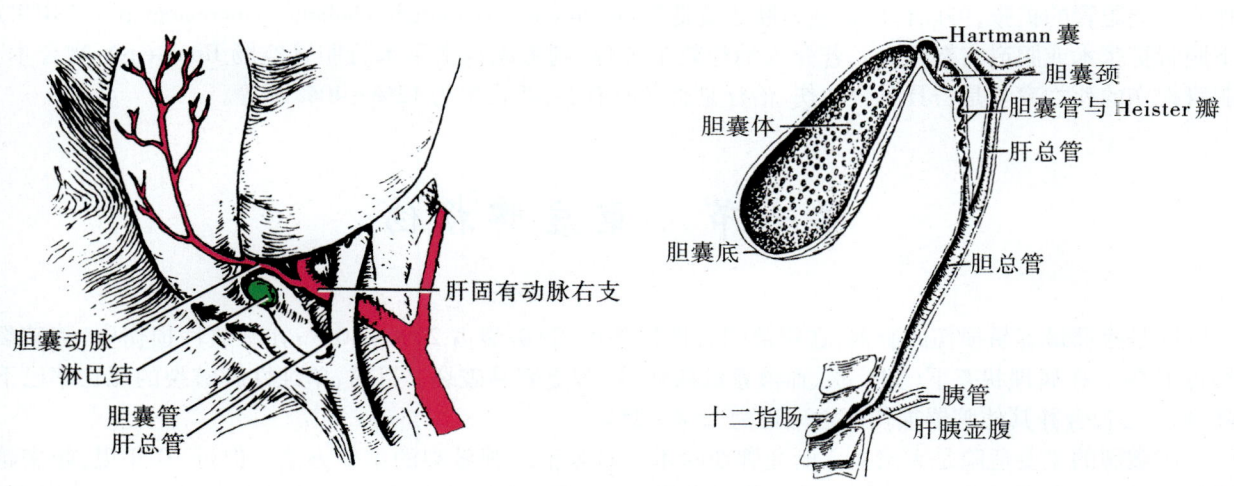

图 6-13　胆道解剖示意

二、诊　断

肝外胆管损伤手术前常难以确诊,往往在剖腹探查时见到肝下有胆汁积聚而被发现,若探查不够仔细,漏诊后果极为严重,有报道显示初次手术对胆管损伤的漏诊率为 20%。因此,在处理上腹部创伤时,必须注意探查肝外胆管情况,若发现有胆汁污染但不能发现相应损伤,则需打开十二指肠外侧腹膜仔细探查,必要时进行术中胆道造影检查,造影剂外泄可以确诊胆管损伤及其损伤部位,但有些医院缺少术中 X 射线机或者严重创伤患者不能耐受长时间的手术,术中胆管造影不能实施时,也可采用经胆囊或胆管注射亚甲蓝液来判断有无胆管损伤,该方法经济实用,尤其适合基层医院。

三、治 疗

肝外胆管损伤的处理差异较大,取决于患者一般情况、联合的损伤、胆管损伤的程度和部位、胆管直径的大小等。大多数胆囊损伤最好采用胆囊切除术,也有人推荐单纯的胆囊裂伤可采用可吸收线缝合处理。如果肝总管或胆总管损伤周径小于50%,可采用修补术,应在裂口上方或者下方另做切口置入"T"形管,将其中一臂放过裂口作为支撑进行修补,切忌利用裂口置入"T"形管,以免后期瘢痕狭窄,"T"形管应留置半年左右。胆管损伤周径超过50%应当以完全横断处理。肝总管或胆总管完全横断而无缺损时可采用端端吻合,但必须确保无张力吻合。由于创伤患者肝外胆管多属正常胆管,往往直径较细、管壁较薄,因此可以采用"T"形管作为胆道支架行端端吻合术,"T"形管常需留置9~12个月,因为单纯吻合修补有较高的狭窄率,有报道可达55%。若胆管损伤严重,无法行端端吻合,而肝门部胆管完好无损情况下,常推荐行胆管空肠Roux-en-Y吻合,但无须常规放置"T"形管。如果胆管损伤严重、患者一般情况差,难以行确定性修复,可以在胆管近端放置导管形成胆外瘘并加强局部引流,待患者病情稳定后,实施延期胆管修补损伤,多采用胆管空肠Roux-en-Y吻合术。

对于胆总管胰腺段的损伤,往往伴有十二指肠和胰头的损伤,单纯的胆管修补往往不能解决问题,需要综合考虑胰腺损伤或十二指肠损伤,严重者往往需要行胰十二指肠切除术(详见胰腺损伤章节)。

无论胆管损伤采取何种修补方式,均需要放置腹腔引流管。

四、并 发 症

肝外胆管损伤的术后并发症主要有胆管狭窄、胆瘘和感染。对于胆管修补术后引起胆管狭窄,往往伴有近端胆管的扩张,可以行内镜逆行胰胆管造影(endoscopic retrograde cholangiopancreatography,ERCP)下胆管扩张术或胆道支架置入。若介入治疗效果欠佳,则考虑再次手术行胆管空肠Roux-en-Y吻合术。胆管损伤的死亡率与是否具有合并伤、治疗是否及时有关,死亡率为13%~40%不等。

第六节 重症脾损伤

脾是腹部最容易损伤的脏器,在腹部闭合性损伤中,脾破裂占20%~40%;在开放性损伤中,脾破裂约占10%。在病理状态下(如疟疾、血液系统疾病等)脾更容易破裂。目前,单纯性脾破裂的死亡率已下降到5%,若合并其他脏器损伤死亡率可为15%~25%。

脾破裂的主要危险是大出血。既往脾切除术一直是治疗脾破裂的主要方法。但近30年里,越来越多的脾破裂患者通过非手术治疗得以痊愈。多数研究证明,合适的患者在严密观察下实施非手术治疗是安全的。但是我们要始终牢记脾破裂是会大出血而致死的。

一、脾 的 解 剖

脾位于左季肋区深面,相当于平左侧第9~11肋。脾的大小跟年龄、疾病过程等相关。正常成人脾重100~250g,上下径为10~12cm,宽6~8cm。脾按其毗邻可分为膈面和脏面;按其方位分为前缘和后缘,上极和下极。脾膈面凸起,与膈肌、肋弓相对;脏面凹陷,其前上方与胃底相接,中央与胰腺尾部相邻,后下方与左肾和左肾上腺接触,下方与远端横结肠和脾曲毗邻(图6-14)。

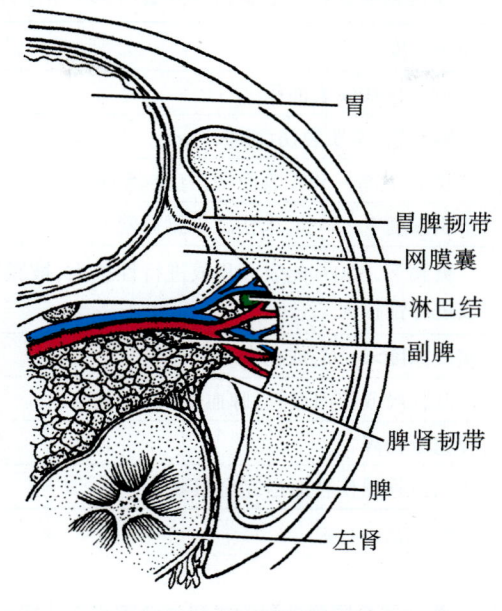

图 6-14 脾的解剖示意

脾除了脾门以外都有腹膜覆盖,这些腹膜通过与周围脏器间的折返形成脾周围的韧带,起到固定脾的作用。有脾胃韧带、脾结肠韧带、脾肾韧带和脾膈韧带。

脾动脉绝大多数起自腹腔干,极少起自腹主动脉和肠系膜上动脉。它沿胰腺背面的上缘左行。当到达脾门时,发出各级分支入脾,呈节段性分布,这为部分脾切除术或脾段切除术提供了解剖学基础。脾的其他动脉血供来源是胃短动脉,它沿着胃大弯连接了胃网膜左动脉和脾血液循环。一般有 4~6 支胃短动脉。顾名思义,这些胃大弯的分支通常相当短,在游离脾时容易损伤。脾静脉由脾门处的 2~6 条分支汇合而成,多在脾动脉的后下方和胰腺的上后方向右走行。在胰颈后方与肠系膜上静脉汇合成门静脉。

二、发生率及分级

脾破裂按病理解剖可分为包膜下破裂、中央破裂和真性破裂。包膜下破裂是指脾包膜下实质裂伤,但包膜保持完整,多于包膜下形成张力性血肿,临床可暂无明确腹腔出血表现,包膜下血肿若不断增大可致真性破裂。中央破裂是指脾实质中央区破裂,多为局限性出血,常无明确失血表现。脾中央破裂有 3 种预后可能:一是出血不止,血肿不断增大,最终造成真性破裂;二是血肿继发感染;三是血肿吸收自愈。真性破裂是指脾实质和被膜同时破裂,具有典型的腹腔内出血表现,临床上最为常见,严重者短时间内可致人死亡。

制定合理的脾损伤临床分级方法对选择正确的外科治疗方案具有重要的指导意义。目前对脾损伤的临床分级,国内外尚无统一标准。最广泛应用的脾分级系统是由美国创伤外科协会制定的(表 6-9)。结合我国情况,第六届全国脾外科学术研讨会(天津,2000 年)制定了脾损伤 4 级分级法(表 6-10)。这些分级系统是基于脾损伤的 CT 表现和脾的术中所见而制定的。值得注意的是,脾损伤的 CT 表现和术中所见可能会不完全一致。一般来说,CT 表现和相关分级与手术所见相比往往是低估了脾损伤的严重程度。

表 6-9　美国创伤外科协会脾损伤分级(1994 年修订版)

分级*	损伤种类	损伤程度
Ⅰ	血肿	被膜下,<10% 表面积
	撕裂伤	被膜撕裂,实质裂伤深度<1 cm
Ⅱ	血肿	被膜下,10%~50% 表面积,直径<5 cm
	撕裂伤	实质深度 1~3 cm,未伤及小梁血管
Ⅲ	血肿	被膜下,>50% 的表面积或进行性扩大,被膜下血肿破裂或实质血肿直径>5 cm 或进行性扩大
	撕裂伤	实质深度>3 cm,或伤及小梁血管
Ⅳ	撕裂伤	伤及脾段或脾门血管,脾血供>25% 被阻断
Ⅴ	撕裂伤	脾完全粉碎
	血管伤	脾门血管损伤且血运完全阻断

注:*合并多发性损伤的Ⅰ级或Ⅱ级脾损伤,则高定 1 级。

表 6-10　第六届全国脾外科学术研讨会脾损伤 4 级分级法

分级	损伤程度
Ⅰ	脾被膜下破裂或被膜及实质轻度损伤,手术所见脾裂伤长度≤5.0 cm,深度≤1.0 cm
Ⅱ	脾裂伤长度>5.0 cm,深度>1.0 cm,但脾门未累及或脾段血管受损
Ⅲ	脾破裂伤及脾门或脾部分离断,脾叶血管受损
Ⅳ	脾广泛破裂,或脾蒂、脾动静脉主干受损

三、临 床 表 现

脾损伤的临床表现主要是出血引起的低血容量症状,轻重不一,取决于脾破裂的程度和就诊时间的早晚。

包膜下破裂或中央破裂后可无症状或轻微左上腹痛。若血肿不断增大可致包膜破裂,表现为突然全腹痛或休克。真性破裂时,腹腔内出血可引起腹膜刺激症状(腹肌紧张、压痛和反跳痛),左侧膈肌受到血液刺激,约 1/3 患者疼痛向左肩部放射,即 Kehr 征。腹痛多呈持续性,以左上腹为主,偶可呈阵发性。腹痛剧烈时可伴有反射性呕吐。若出血量较大,患者可出现心动过速、面色苍白、心悸、呼吸急促,甚至血压下降等休克的临床表现。若合并脑损伤昏迷或脊髓、胸部损伤、骨盆骨折时,以上表现可不明显。左上腹可见开放性的伤口或损伤痕迹(肋骨骨折、皮下淤血、血肿和擦伤等),脾区叩痛明显,脾的浊音界增大,如果腹腔内积血较多,移动性浊音阳性。左下肋骨压痛很重要,尤其是后部,大约 14% 的左下肋骨有压痛的患者会有脾损伤;即使左下肋骨压痛作为腹部损伤的唯一体征,3% 的患者会有脾损伤。在儿童中,胸壁的弹性可以在没有肋骨骨折的情况下对脾造成严重的损伤,虽然这在成人中也可以发生,但不如在儿童中常见。

四、诊　断

脾破裂的诊断主要依据受伤病史、失血性表现及影像学检查。

(一)病史

多数患者有明确的上腹部或左季肋部受伤史,上腹部钝性损伤是脾破裂最常见的致伤原因,但左下胸的锐器伤或枪弹伤也是较常见的致伤原因。少数损伤较轻微而被患者忽视,尤其是儿童或原有脾病变者如脾大。在合并脑损伤并有意识改变时,也往往容易漏诊脾破裂。

(二)临床表现

脾包膜下血肿和中央血肿症状往往轻微,仅有上腹部轻微疼痛,深呼吸时症状可加重,若包膜下血肿和中央血肿进行性增大而致真性破裂,可出现上腹部突发性疼痛,并可蔓延至全腹疼痛,以左上腹为主,左侧肩部可有放射痛,出血量多者可有口干、心悸、出冷汗、头昏、烦躁或意识障碍等失血性表现。脾真性破裂者,可较早出现上述失血性表现。

患者往往呈现急性面容,面色苍白,左上腹或左下胸壁有伤口或软组织挫伤、淤血或肋骨骨折。全腹压痛和反跳痛,以左上腹最为明显,脾浊音界增大,可出现移动性浊音。在意识改变的患者中这些体征可表现不明显。

(三)辅助诊断方法

诊断性腹腔穿刺和腹腔灌洗对闭合性脾损伤有较好的诊断价值。腹腔穿刺穿出不凝血液,即可诊断腹腔内出血。多点穿刺可提高阳性率,对多次腹腔穿刺阴性而又高度怀疑脾破裂者可行腹腔灌洗。当合并膈肌损伤时,腹腔灌洗可能不会产生阳性的结果,因为灌注的液体可以保留在胸腔,如果回流液体很少或没有,则应考虑膈肌损伤。目前诊断性腹腔灌洗用得很少,它逐渐被超声和腹部CT检查所取代。

连续的血常规监测可以发现血红蛋白和血细胞比容进行性下降,白细胞有增高趋势。胸部平片可发现左侧膈肌抬高、肋骨骨折或血气胸。

腹部超声检查发现游离液体,是诊断闭合性损伤腹腔积血的重要方法。它对不稳定患者最有用,但也可以帮助确定稳定患者是否需要进一步CT检查。腹部超声对包膜下和中央血肿的诊断具有价值,特别动态评估可有助于判断有无活动性出血。与腹腔灌洗一样,腹部超声对准确判断腹腔内哪里出血的能力是有限的。如果小的脾损伤和包膜下血肿没有引起明显的腹膜积血,超声检查也可能漏诊。

腹部CT扫描是最常见的影像学检查,可以显示脾实质损伤的严重程度和腹腔内其他脏器的损伤、积血等情况(图6-15)。对于生命体征稳定的损伤患者,腹部的增强CT扫描是推荐的。根据脾破裂后CT扫描的时间不同,血肿和实质破裂可以表现为高、等或低密度区,游离液体可以在脾周围或在盆腔看到。造影剂外溢往往提示活动性出血(图6-16)。在脾破裂的保守治疗过程中,CT的动态观察具有重要意义。

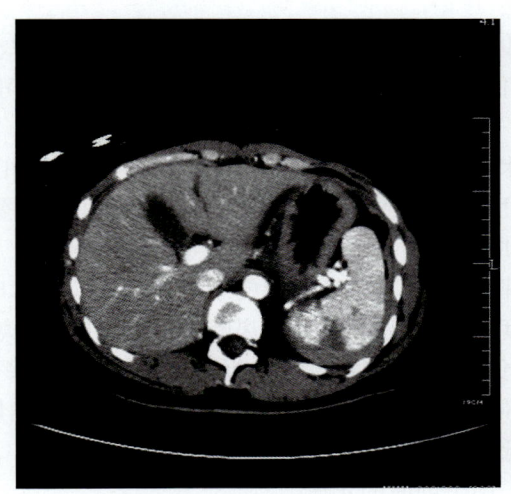

图6-15 脾损伤Ⅱ级

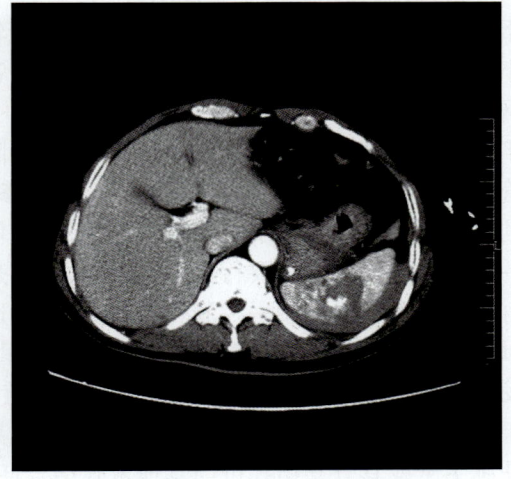

图6-16 脾损伤Ⅲ级

磁共振也被用来诊断脾损伤。损伤后引起的血肿在不同的时期有不同的信号表现,对脾损伤有重要的诊断价值。但目前在临床应用仍不广泛,因为在损伤患者中试图获得磁共振图像比较困难。

腹腔镜检查已被尝试作为诊断脾损伤的一种手段,但比较费时,临床尚未常规开展。

五、治　疗

随着对脾功能认识的深化，在彻底止血的情况下保留脾已被大部分外科医师所认可。脾具有重要的免疫功能，尤其对于儿童，脾切除术后可发生脾切除术后凶险性感染（overwhelming postsplenectomy infection，OPSI），肺炎球菌和脑膜炎球菌是最常见的病原体。脾破裂总的治疗原则是"抢救生命第一，保脾第二"。根据损伤程度，制订不同的治疗方案。

（一）非手术治疗

非手术治疗脾损伤的成功率在许多医疗机构中都很高。据报道，非手术治疗的成功率在儿童患者中为95%或更高，成年患者中为50%~60%。

选择合适的患者是非手术治疗成败的最重要因素。尽管血流动力学状态、年龄、脾损伤程度、腹部体征、腹腔积血量及合并损伤与非手术治疗的成败相关，但确定哪些患者需要紧急手术以及哪些患者可以非手术治疗有时是很困难的。非手术治疗的决策制订还必须考虑医院的条件。患者出院后的医疗条件有时也会影响治疗方案的制订。对于出院后远离医院的患者，延迟性脾破裂的后果会很严重，在这种情况下，原可以非手术治疗的患者接受手术干预可能更有利于患者。

血流动力学稳定，B超或CT证实是单纯性的脾损伤，且损伤程度比较轻，年轻的患者可以选择非手术治疗。保守治疗期间，需严密监测生命体征、腹部体征、血细胞比容和影像学变化，所在医疗机构需有充足的血制品供应，急诊手术的条件以及丰富经验的外科医师。在治疗早期，患者应一直禁食，以防紧急手术。卧床休息和维持水、电解质及酸碱平衡是主要的非手术治疗手段。放射介入手段脾动脉栓塞术可提高非手术治疗的成功率，但可增加继发性脾脓肿的发生率。

在院观察时间的长短目前没有定论，一般认为至少需观察1周。当患者经过非手术治疗而出院时，应定期接受检查，建议2~6个月内不要从事有身体接触性的运动。

（二）手术治疗

对于血流动力学不稳定的脾破裂患者，非手术治疗患者在观察期间进行性出血或发现合并其他脏器损伤，以及不符合非手术治疗条件的患者均应手术探查。手术探查需尽快明确脾损伤程度及合并伤，根据损伤具体情况，制订相应的手术方案。

对于损伤程度较轻的Ⅰ~Ⅱ级损伤，出血往往较少，吸尽脾周血液和血凝块后，充分显露脾全貌，破裂口较小者可以使用止血材料来止血，破裂口较大者可行脾修补术，为防止打结时切割脾实质，可用人工材料或网膜衬垫。

对于损伤程度较重的Ⅲ级损伤，可行部分脾切除术或脾段切除术，切除前应先阻断破损区相应的供血脾血管分支，切除面可采用褥式缝合止血，创面渗血可用电凝或氩气刀止血，也可用止血敷料覆盖。值得注意的是脾部分切除技术要求高，止血务必要确切，应尽量避免由于再出血而导致再次出血。

Ⅳ~Ⅴ级脾损伤一般需要行全脾切除术，尤其是脾蒂撕脱、粉碎性破裂的Ⅴ级脾损伤。手术时，胃结肠韧带打开后术者应迅速用手控制脾蒂，以最快的速度控制大出血，然后再离断脾周围韧带，游离脾后予以切除，最后仔细分离并可靠结扎脾蒂血管，应尽量避免大块结扎脾蒂组织，以避免损伤胰尾组织。为防止儿童发生OPSI，可行脾组织片大网膜内自体移植。对于正常功能需要移植多少脾体积并不确切，一般认为介于30%~50%。成人因为发生OPSI的概率甚低，故无此必要。

脾动脉主干或其分支结扎可与其他术式结合使用，用于创面的止血。

（三）放射介入学治疗

近年来，血管造影和脾动脉栓塞术在脾损伤的处理中有重要的治疗作用。选择性脾动脉栓塞术可达到止血保脾的目的，研究表明选择性脾动脉栓塞可显著提高非手术治疗的成功率，特别是损伤级别较高的患者。据报道在Ⅳ级和Ⅴ级脾损伤患者中，选择性脾动脉栓塞明显降低了非手术治疗的失败率。但目前针对该治疗尚缺乏统一的指南。有学者将脾动脉栓塞术的适应证分为绝对适应证和相对适应证。绝对适应证指Ⅳ级和Ⅴ级损伤伴有脾周造影剂外溢。相对适应证包括Ⅰ~Ⅲ级脾损伤患者，中央破裂伴有

CT显示造影剂浓聚,及保守期间大量腹腔积血和血红蛋白下降。需要注意的是,脾动脉栓塞术可能存在较高比例的并发症,包括大面积的脾梗死和栓塞后综合征(发热和疼痛)。

(四)腹腔镜手术的价值

腹腔镜技术已日益受到人们的重视,并应用到腹部创伤的诊治。据报道腹腔镜脾切除术治疗脾损伤是安全有效的,并具有术后恢复快的优势。为了保留脾功能,腹腔镜脾部分切除术也被认为是一种可行的方法(图6-17),但限于单纯性脾破裂、破裂部位限于脾上极或下极且生命体征平稳的患者。目前各家机构报道的腹腔镜脾切除或部分切除术病例数仍较少,仍需大规模的研究。

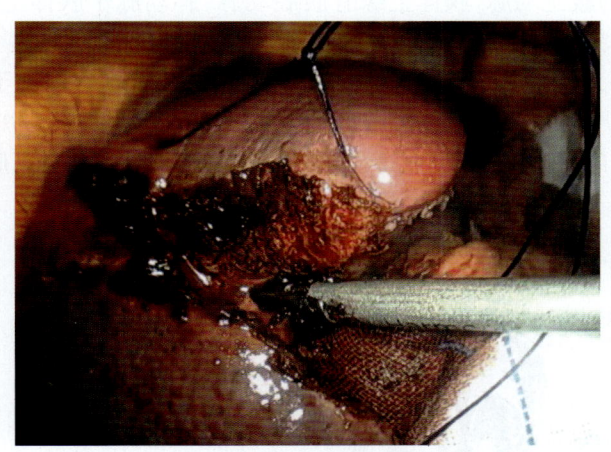

图6-17 腹腔镜脾部分切除术

六、并发症及预后

脾破裂非手术治疗最常见的并发症是持续出血。在这些情况下,在损伤后的最初24~48h,血流动力学会不稳定或血细胞比容逐渐下降。60%~70%的非手术治疗失败发生在早期,但有些是延迟发生的,大约10%发生在伤后1周以后。故如前所述,严密的监测至关重要。另一个潜在并发症是腹腔内合并损伤会被漏诊,而其中很多是需要手术干预的。最常见的是肠管和胰腺的损伤。有5%~10%的严重合并损伤在脾破裂非手术治疗的患者中被漏诊,但是随着CT的普及,这种情况逐渐减少。下肢深静脉血栓(deep venous thrombosis,DVT)也是非手术治疗后的并发症之一。应常规使用下肢连续压迫装置预防DVT。在成功的非手术治疗24~48h后,开始预防DVT的药物治疗是合理的。早期发生DVT的病例比较少见,一旦发生需根据具体情况加以处理,可放置下腔静脉滤器和抗凝治疗,但均存在风险。

脾切除术后出血是手术治疗后主要的并发症之一。常见的出血原因是膈面或后腹膜渗血,脾蒂、胰尾或胃短血管出血,若短时间内出现休克症状或引流管引出大量血性液体,再次剖腹探查非常重要。部分脾切除术后患者会出现血小板增多和血栓形成,血小板一般在2周左右达到高峰,术后应动态监测血小板的变化并给予预防措施,如抗凝治疗或服用阿司匹林。罕见并发症,如脾门处结扎血管的动静脉瘘形成,预防这种并发症的最佳方法是尽可能分别结扎脾动、静脉血管,避免大块结扎。

第七节 重度胰腺损伤的处理

胰腺损伤(pancreatic trauma)占腹部闭合性损伤的2%~5%,在穿透性腹部损伤中约占5%。尽管胰腺损伤的发病率低,但成年人胰腺损伤死亡率为5%~30%。近些年,随着经济的迅速发展,交通事故及建筑工伤频发,胰腺损伤逐渐呈上升趋势。由于胰腺位置深在而且隐蔽,损伤后缺乏特异性症状,临床表现往往被其他脏器损伤所掩盖,导致延迟诊断或误诊。及时准确的诊断与治疗,是提高胰腺损伤救治水平的关键。

一、胰腺的解剖

胰腺为腹膜后器官,位置深在,前有肋弓、胃、横结肠和腹壁,背靠脊柱,因而受伤机会较少。胰腺分为头、颈、体、尾4个部分(图6-18)。胰头(包括钩突部)是胰腺最大部分,嵌于十二指肠弯内,靠近右肾门,位于肝尾叶及门静脉下方,后方为脊柱和下腔静脉,前方为胃窦,胰头内后侧有胆总管。胰头向下向内侧延伸部即为钩突。肠系膜静脉是胰头和胰颈的分界。胰体部稍向前隆起,前面与胃后壁相邻。胰体后方在中线稍偏左有纵行的腹主动脉,胰体上缘有腹腔动脉,脾动脉于胰体上缘走行。胰尾部位于脾静脉的前方,与体部无明确分界线,其后为左肾、左肾上腺,胰尾末端达脾门。

胰腺损伤的部位,随外力的方向而异,以胰腺头、体部常见。当外力作用于右上腹或脊柱右侧方,则胰头易被挤压,同时常合并十二指肠、胆道、肝损伤;当外力直接作用于上腹中部,则损伤多为胰颈、胰体的部分或完全断裂,并合并门静脉、肠系膜血管损伤;外力作用于脊柱左侧方,胰尾常易受伤,此时多伴有脾破裂。

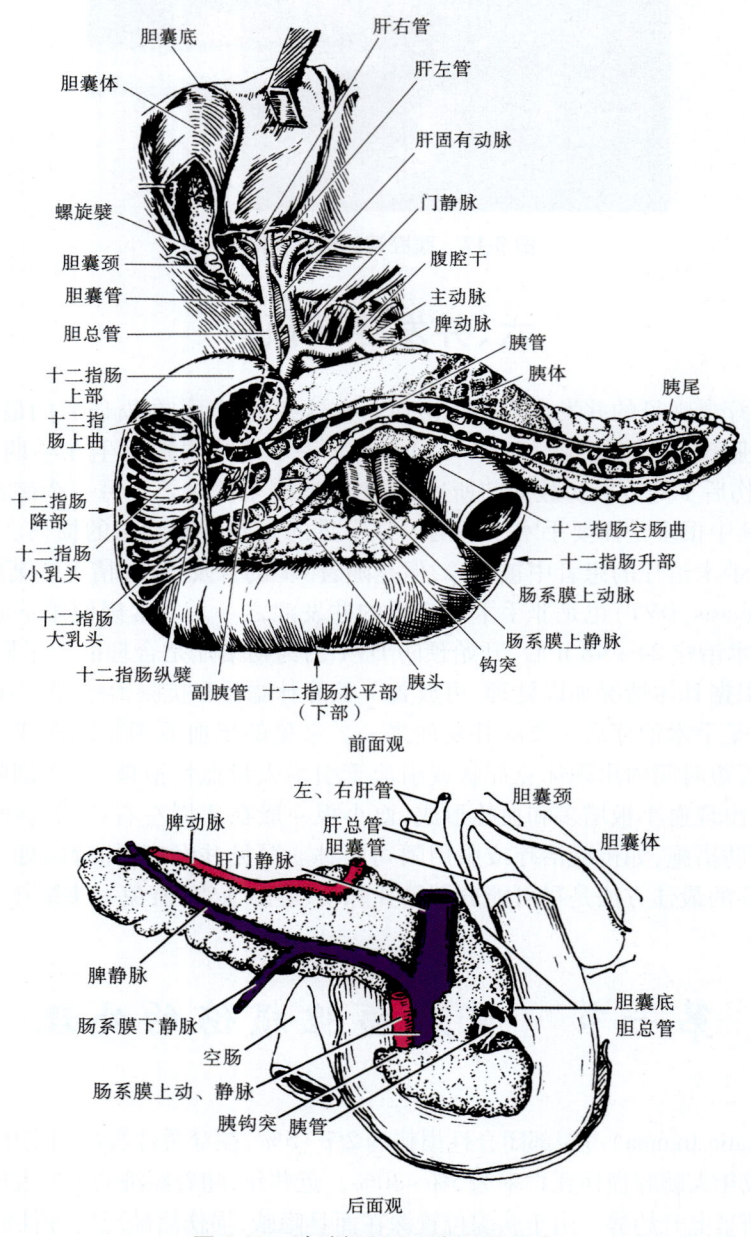

图6-18 胰腺解剖及毗邻结构示意

二、损伤分级

根据胰腺损伤的部位、程度、胰管的损伤情况,可以对胰腺损伤进行分型。目前国际上常用的分型有美国创伤外科协会(AAST)胰腺损伤分级、Lucas 分类、Takishima 分类、Frey 分类和 Wardell 分类法,其中以 AAST 胰腺损伤分级最为常用。1994 年,AAST 制定了胰腺损伤分级标准(表 6-11),其中 AAST Ⅰ、Ⅱ级是轻度损伤,Ⅲ、Ⅳ、Ⅴ级是重度损伤(图 6-19)。

表 6-11　1994 年美国创伤外科协会胰腺损伤分级

分级	损伤种类	损伤程度
Ⅰ	血肿	轻微胰实质挫伤不伴主胰管损伤
	裂伤	浅表撕裂伤不伴主胰管损伤
Ⅱ	血肿	较严重的胰实质挫伤不伴主胰管损伤
	裂伤	较严重的撕裂伤不伴主胰管损伤
Ⅲ	裂伤	远端横断伤或实质受损严重伴主胰管损伤
Ⅳ	裂伤	近端(肠系膜上静脉右侧)横断伤或严重损伤
Ⅴ	裂伤	胰头严重毁损

注:如胰腺内发现多发伤,则严重程度加 1 级。

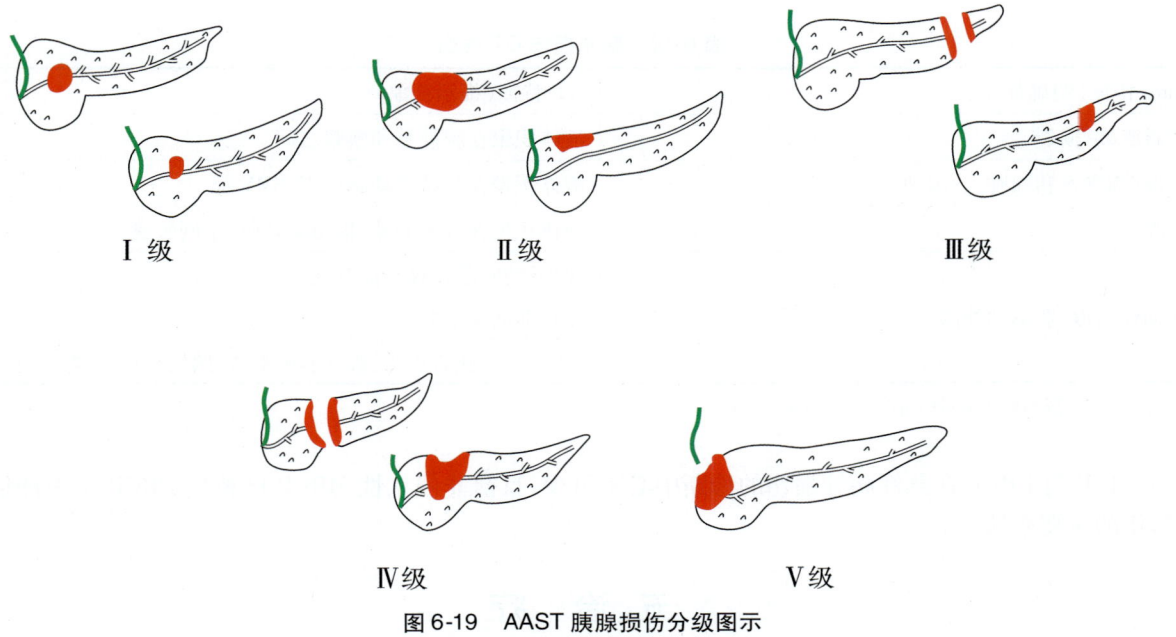

图 6-19　AAST 胰腺损伤分级图示

三、临床表现

胰腺损伤患者一般需经过 8～12 h 才出现症状,部分单纯胰腺钝挫伤患者因临床表现不明显而不被注意,直至形成假性囊肿时才就诊。重度胰腺损伤往往合并胰管损伤或血管损伤,其主要临床表现是胰液性腹膜炎及内出血。胰管损伤时胰液可积聚于网膜囊内而表现为上腹疼痛、压痛和肌紧张。若胰液经网膜孔或破裂的小网膜进入腹腔,则表现为明显的弥漫性腹膜炎。体征主要与腹膜炎相关,表现为腹部压痛、反跳痛和肌紧张等,以及肠鸣音减弱或消失。另外,患者可因内出血和体液大量丢失而出现休克。脐周皮肤变色。

四、诊　断

上腹部损伤患者应高度警惕潜在胰腺损伤的可能。密切观察临床表现、腹部体征、实验室检查和影像学检查,有助于胰腺损伤的早期诊断。腹部多发伤患者,胰腺损伤容易被其他器官损伤掩盖,因此在进行评估时,不能遗漏胰腺区域的损伤。

由于胰腺位于腹膜后,损伤后的临床表现及体征往往缺乏特异性。患者可表现出弥漫性腹部或上腹部压痛、肠鸣音消失等非特异性体征,少部分患者可能表现有 Grey Turner 征或 Cullen 征。实验室检查可有白细胞、血清淀粉酶、脂肪酶升高等表现,但血清淀粉酶水平对胰腺损伤的早期诊断意义不大。腹腔灌洗液淀粉酶可升高,但只有排除腹内其他脏器损伤时才对诊断有一定参考价值。影像学检查对胰腺损伤的诊断十分重要,尤其可以发现有无胰管损伤,从而确定Ⅲ级及以上的胰腺损伤,同时可以评估病情的变化。CT 是诊断胰腺损伤的首选方法,磁共振胰胆管造影(magnetic resonance cholangiopancreatography, MRCP)和内镜逆行胰胆管造影(endoscopic retrograde cholangiopancreatography, ERCP)可用于胰管损伤的确定性诊断。因胰腺位置深在,B 超检查对胰损伤的诊断价值有限。

增强 CT 是明确胰腺损伤常用方式,其特异性及敏感性均在 80% 以上。其影像学表现,可分为 Hard 特征和 Soft 特征(表 6-12)。Hard 特征是具体和明确的胰腺损伤证据;Soft 特征是胰腺炎相关的改变,在腹部损伤患者应高度怀疑胰腺损伤。同时我们可以根据 CT 中撕裂深度来评价是否存在胰管损伤。若撕裂厚度在 50% 以上,往往提示有胰管损伤。

表 6-12　胰腺损伤 CT 表现

Hard 特征(明确征象)	Soft 特征(提示征象)
胰腺断裂/撕裂	液体积聚在脾静脉和胰腺之间
局部/弥漫性胰腺肿大/水肿	液体积聚在肠系膜动脉周围/SMV 征
胰腺血肿	液体积聚在肾旁间隙、横结肠系膜、小网膜囊
活动性出血/造影剂外渗	胰周脂肪/肠系膜炎症改变
	左肾前筋膜增厚
	延迟征象:胰管扩张、假性囊肿形成/胰周液体积聚

注:SMV 为肠系膜上静脉(superior mesenteric vein)。

MRCP 与 ERCP 在急性胰管损伤的诊断中必不可少,目前非侵入性 MRCP 已替代 ERCP 作为评估胰管损伤的重要手段。

五、治　疗

2017 年美国东部创伤外科协会(Eastern Association for the Surgery of Trauma, EAST)发布了胰腺损伤治疗推荐建议(表 6-13),胰腺损伤分级及患者全身情况是决定治疗方式的关键,不同分级应采取不同治疗策略。

表 6-13　胰腺损伤治疗推荐建议

AAST 分级	治疗策略
Ⅰ	观察/保守治疗、简单外引流
	网膜胰腺缝合和引流
Ⅱ	观察/保守治疗、简单外引流
	网膜胰腺缝合和引流
Ⅲ	远端胰腺切除+/-脾切除术
	远端胰空肠 Roux-en-Y 吻合术
Ⅳ	损害控制性引流
	胰十二指肠切除术（Whipple 手术）
	远端胰空肠 Roux-en-Y 吻合术
	内镜支架置入术
Ⅴ	胰十二指肠切除术
	损害控制性引流

1. 对于血流动力学稳定的部分胰管损伤和孤立Ⅲ、Ⅳ级胰腺损伤　可在 ERCP 下通过胰管支架植入术或留置鼻胰管行胰液的内引流或外引流，从而降低胰管内压，促进胰管愈合，减少胰瘘发生。

2. 对于血流动力学不稳定的重度胰腺损伤　均应考虑手术探查，手术治疗的原则是彻底清创、确切止血、控制胰液外漏及充分引流。一旦决定手术，就必须进行全面探查，剖腹检查的切口要够大。提起横结肠，将小肠向下推移，触摸结肠系膜根部、胰腺下缘及邻近组织。切开胃结肠韧带，将胃向上提，结肠拉向下方。再切开十二指肠外侧的后腹膜，游离十二指肠，以探查胰头的背侧，并借此了解有无合并十二指肠损伤。并将胰腺上下缘的后腹膜切开，根据需要再行游离胰腺背面。以此确定胰腺损伤部位、程度以及有无主胰管破损或断裂，以便制订恰当的处理方案。

根据胰腺损伤部位的不同，应采取不同的手术方式。

（1）胰管损伤位于肠系膜上血管左侧（AAST Ⅲ级），最佳的处理方法是行远端胰腺切除术，不保留脾的胰腺切除术是紧急情况下最合适的手术方式。

（2）对于严重胰腺损伤（AAST Ⅳ级或Ⅴ级），传统的处理方法是修补十二指肠破损，缝合近端胰腺裂口，远端胰空肠 Roux-en-Y 吻合，甚至胰十二指肠切除术（pancreaticoduodenectomy，PD）。严重的胰头损伤尤其合并十二指肠损伤时可酌情行十二指肠憩室化手术（Cogbill 手术，图 6-20），其内容包括胃窦部切除、迷走神经切断、胃空肠端侧吻合、十二指肠残端缝合闭锁加置管造瘘、十二指肠破裂处缝合修补、胰头损伤局部清创及缝合修补、胆总管"T"形管引流和腹腔内多根引流管，有时尚需行空肠营养性造瘘。对于病情危重不能耐受长时间手术者，可采用改良的十二指肠憩室化手术，具体做法如下：切开胃窦部前壁，在胃内用可吸收线连续缝合闭锁胃幽门，再将胃窦切口与空肠吻合，这样胃内容物将通过胃空肠吻合绕过受伤的胰十二指肠区域，不切除胃窦部及迷走神经。闭锁的胃幽门将在手术后 3~4 周内随着缝线的吸收而自行开放，而在这段时间内受损部位已经愈合或已基本稳定，同时应行受损部位的充分引流。改良十二指肠憩室化避免了切除胃窦，代之以暂时的幽门阻断，缩短了手术时间。

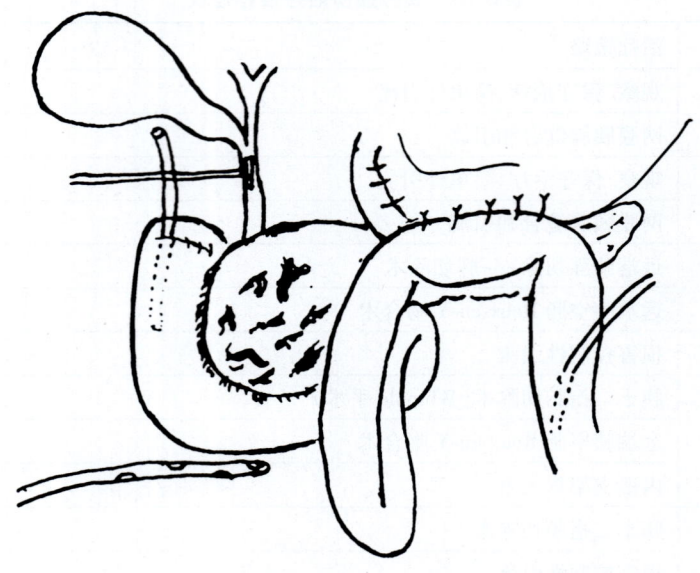

图 6-20　十二指肠憩室化手术

近些年,对于重度复杂的胰腺损伤,外科治疗模式也发生了改变。目前提倡应以抢救生命为目的的损害控制性外科理念,而不勉强行确定性手术治疗。损害控制性外科,即先控制危及生命的原发性损伤,维持机体内环境稳定,使患者安全度过创伤急性反应期,并进行适当的胰腺清创引流,保存功能,以后再行二次确定性手术治疗,可进一步提高胰腺损伤的抢救成功率,减少并发症的发生率。如对胰头部或乳头部较严重创伤并难以控制的大出血,可行胰十二指肠切除,但不同期行消化道重建,胃、胆汁、胰液进行充分外引流(图6-21),待病情稳定后二期重建消化道。

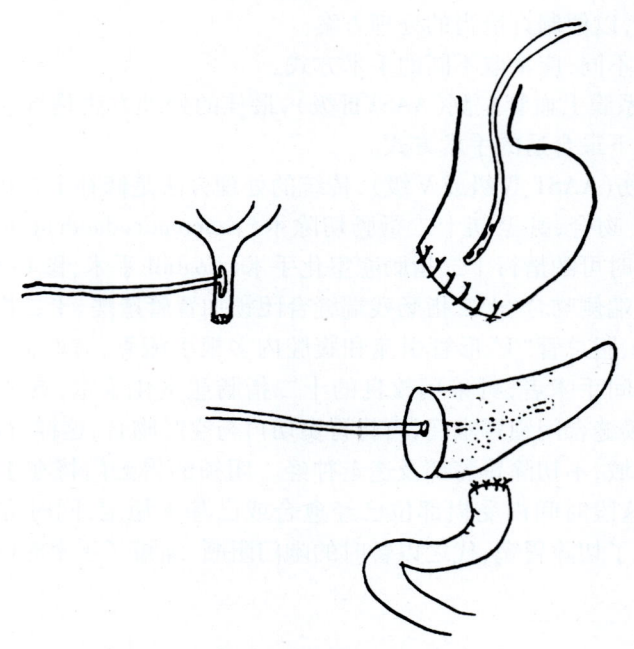

图 6-21　胰十二指肠切除后消化液外引流

六、并发症及预后

胰腺损伤常见并发症包括胰瘘、腹腔出血、胰腺假性囊肿以及创伤性胰腺炎等。其中胰瘘是最为常见的并发症,发生率为8%~35%。为了避免胰瘘的发生,各类胰腺手术后均需放腹腔引流管,必要时置多根双套管负压引流,需保持引流通畅,同时使用生长抑素等抑制胰液分泌的药物。大多数胰瘘均能自愈,仅少数需手术治疗。若术后出现胰腺假性囊肿、腹腔脓肿,可在超声引导下行穿刺引流。腹腔出血是胰腺术后严重的并发症,多与胰瘘相关。少量出血可考虑非手术治疗,较严重的出血可考虑介入栓塞治疗,但若患者生命体征不稳定或非手术治疗无效,需及时手术探查止血。

(沈 岩 胡 坚 陆远强)

参考文献

[1] 张志庸. 协和胸外科学[M]. 北京:科学出版社,2010.

[2] 郑树森,黎介寿,郭应禄. 外科学(八年制)[M]. 北京:高等教育出版社,2012.

[3] 黎介寿. 损伤控制外科理念在胰十二指肠钝性损伤处理中应用[J]. 中国实用外科杂志,2015,35(3):237-239.

[4] BIFFL W L,MOORE E E,FELICIANO D V,et al. Western trauma association critical decisions in trauma[J]. J Trauma Acute Care Surg,2015,79(6):1089-1095.

[5] LEEDS S G,BURDICK J S,FLESHMAN J W. Endoluminal vacuum therapy for esophageal and upper intestinal anastomotic leaks[J]. Jama Surg,2016,151(6):573-574.

[6] TERZI C,EGELI T,CANDA A E,et al. Management of enteroatmospheric fistulae[J]. Int Wound J,2014,11(Suppl 1):17-21.

[7] KOZAR R A,CRANDALL M,SHANMUGANATHAN K,et al. Organ injury scaling 2018 update:Spleen, liver,and kidney[J]. J Trauma Acute Care Surg,2018,85(6):1119-1122.

[8] COCCOLINI F,CATENA F,MOORE E E,et al. WSES classification and guidelines for liver trauma[J]. World J Emerg Surg,2016,11:1-8.

[9] WILDEN G M,VELMAHOS G C,EMHOFF T,et al. Successful nonoperative management of the most severe blunt liver injuries:a multicenter study of the research consortium of new England centers for trauma[J]. Arch Surg,2012,147(5):423-428.

[10] COCCOLINI F,MONTORI G,CATENA F,et al. Liver trauma:WSES position paper[J]. World J Emerg Surg,2015,10(1):1-10.

[11] BHULLAR I S,FRYKBERG E R,SIRAGUSA D. Selective angiographic embolization of blunt splenic traumatic injuries in adults decreases failure rate of nonoperative management[J]. J Trauma Acute Care Surg,2012,72(5):1127-1134.

[12] ERMOLOV A S,TLIBEKOVA M A,YARTSEV P A. Laparoscopic splenectomy in patients with spleen injuries[J]. Surg Laparosc Endosc Percutan Tech,2015,25(6):483-486.

[13] HO V P,PATEL N J,BOKHARI F,et al. Management of adult pancreatic injuries:a practice management guideline from the eastern association for the surgery of trauma[J]. J Trauma Acute Care Surg,2017,82(1):185-199.

[14] GIRARD E,ABBA J,ARVIEUX C,et al. Management of pancreatic trauma[J]. Journal of Visceral Surgery,2016,153(4):259-268.

第七章 重症泌尿及生殖系统创伤

泌尿系统器官创伤发生率较其他组织器官略少,为 2.5%~10.0%,有时伤情较为隐蔽,如果不予以足够的重视容易漏诊,因此早期诊断、正确处理、预防并发症对促进患者康复极为重要。

泌尿系统器官创伤的早期处理原则与其他任何创伤相同,尤其不能忽视的是立即处理休克和致命性出血等,与此同时还必须保持呼吸道的通畅、恰当地补液及输血。对于任何创伤患者都应了解完整的伤史及体格检查。由于泌尿生殖系统与周围器官解剖关系密切,故泌尿系统器官创伤往往伴有其他组织器官合并伤,所有这些都将影响患者的救治结果,也影响有步骤地进行临床的诊疗。例如复苏过程中需放置导尿管,但这一操作应在下泌尿道仔细检查后执行;又如下部肋骨骨折、腰椎椎体及横突骨折、骨盆骨折患者往往伴有泌尿道损伤。

对于多发性创伤的救治应按是否危及患者生命和可能出现的并发症决定外科处理的先后次序及治疗的方法。例如对后尿道伤的多发性创伤,在病情不稳定时简单的耻骨上膀胱造瘘较尿道修补更为合适,将主要精力用于危及生命安全的创伤治疗上。

在泌尿系统器官(图 7-1)创伤中,以肾、膀胱及尿道损伤较多见,而输尿管损伤较少。

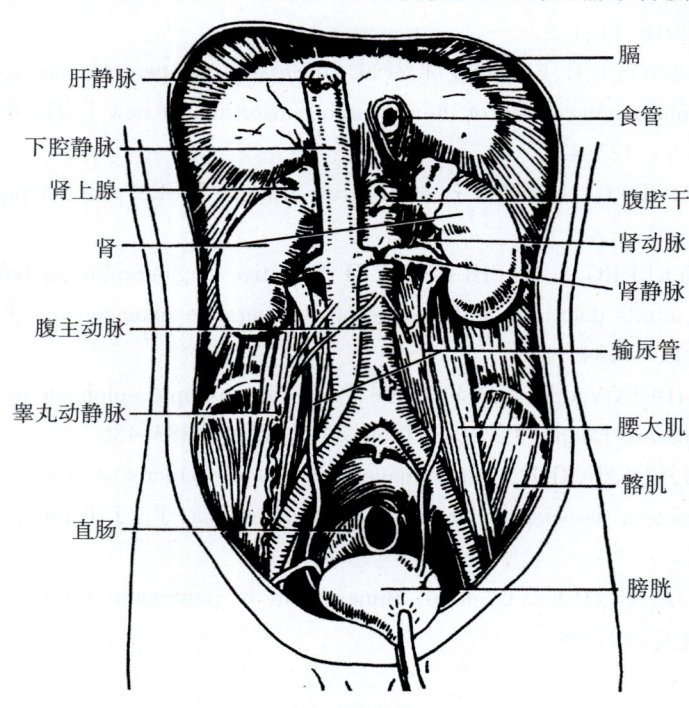

图 7-1 泌尿系统器官解剖示意

第一节 肾损伤

一、概述

肾损伤(renal injury)是指肾实质、肾血管及肾集合系统在各类外力作用下导致的损伤,占所有外伤的1%~5%,占腹部损伤的8%~10%,在泌尿系统损伤中仅次于尿道损伤。肾损伤发病率为5/100万,受到性别、年龄等因素影响,男性和青年人发病率明显高于女性及其他人群。

肾的解剖位置较深,隐蔽于腹膜后间隙,大部分包裹在脂肪囊中,后方有腰部肌肉和胸廓软组织,前方有腹膜及腹腔脏器,外侧有第10~12肋骨,受到良好保护,一般的损伤冲击不易使肾损伤,但在交通事故、运动意外以及斗殴、火器伤,均可使肾致伤。尤其在原有的肾积水或肿瘤等病变的肾,有时即使是较轻的暴力亦可产生肾破裂。除腰部或腹部直接遭受打击致伤外某些间接因素例如突然减速亦可致伤,由于运动着的身体在突然停止的瞬间肾基于惯性作用仍继续沿原方向运行,这样就可拉扯肾蒂引起血管内膜的撕裂、破裂,有的还会导致血栓形成。

肾损伤常伴有其他脏器的损伤(钝性肾损伤伴其他脏器伤者占44%;而贯通性损伤伴其他脏器伤的发生率则为77%~84%)。特别在炮弹片的贯通伤者有的伴有严重腹内(或胸内)器官的损伤。合并伤常见的器官依次为肝、小肠(包括十二指肠)、胃、结肠、脾、胰及肺。值得重视的是由于杀伤武器性能改进,高速枪弹伤由于伤道周围的冲击波损害易引起损伤性梗死,明显增加了组织损伤的严重程度在处理时宜加以重视。因此,泌尿外科医师不仅要对肾损伤的程度进行诊断处理,还要评估患者的整体情况并做出完整而准确的诊断及处理。

二、损伤分类与分级

(一)按受伤机制分类

1. 闭合性肾损伤　闭合性肾损伤(closed renal injury)指肾受到直接暴力、间接暴力后出现的肾实质、集合系统或肾血管伤,占肾损伤的80%~85%。直接暴力伤是由上腹部或肾区受到外力的直接撞击或受到挤压所致,为最常见的致伤原因,如交通事故、打击伤等。间接暴力伤是指运动中突然加速或减速、高处坠落后双足或臀部着地、爆震冲击波等致使肾受到惯性震动移位。躯体突然猛烈地移动、用力过猛、剧烈运动的肌肉强烈收缩也可导致肾受伤。肾受损的程度往往与肾受损时的减速程度有关。

2. 开放性肾损伤(穿透伤)　开放性肾损伤(open renal injury)(穿透伤)指火器或锐器直接伤及肾实质、集合系统及肾血管而导致的肾损伤,多见于刀刺伤和枪伤,战时最为常见,多合并胸腹及其他器官损伤。枪伤导致的肾损伤和武器的类型和弹道走行有关。子弹穿过物体发生的爆炸性冲击对软组织造成洞状损伤,损伤程度与子弹的速度相关,并容易出现延迟性损伤。

3. 医源性肾损伤　医源性肾损伤(iatrogenic injury of renal injury)指在疾病的诊断或治疗过程中发生的肾损伤,如开放性手术时意外撕裂、穿破肾、体外冲击波碎石及腔道镜手术,如经皮肾镜术、经皮肾穿刺活检或造口术等,使肾受到意外的创伤。体外冲击波碎石产生的脉冲性高压、震荡和高温可导致肾损伤,造成肾血管的破裂,为闭合性肾损伤。

(二)按病理改变分类

按照肾损伤后肾的大体形态可分为4类。

1. 肾挫伤　肾挫伤(renal contusion)为肾实质轻微创伤,毛细血管破裂、肾包膜完整或包膜下淤血、血肿形成,肾包膜及肾盂黏膜完整。

2. **肾部分裂伤** 部分肾实质裂伤,肾被膜及肾盂、肾盏完整,仅表现为被膜下血肿,常无须手术治疗。

3. **肾全层裂伤** 肾实质的多处裂伤、横断破裂,外达包膜,内达肾盂、肾盏黏膜。常伴发严重肾周血肿、血尿及尿液外渗,常并发休克。

4. **肾蒂伤** 肾蒂伤(renal pedicle injury)指肾蒂血管或分支穿孔或撕裂,也可因肾动脉内膜破裂,形成血栓。肾蒂伤出血迅猛、量大,可伴合并伤及休克,应迅速明确诊断,及时手术。

(三)临床分类、分级

根据伤情的轻重对肾损伤进行分类,可分为轻型肾创伤(肾挫伤及肾部分裂伤)及重型肾创伤(肾全层裂伤及肾蒂伤)(图7-2);随着增强CT的广泛应用,人们对肾损伤程度的解剖细节了解得越加精确,相应的分类也更加详细。常用的分类方法见表7-1。

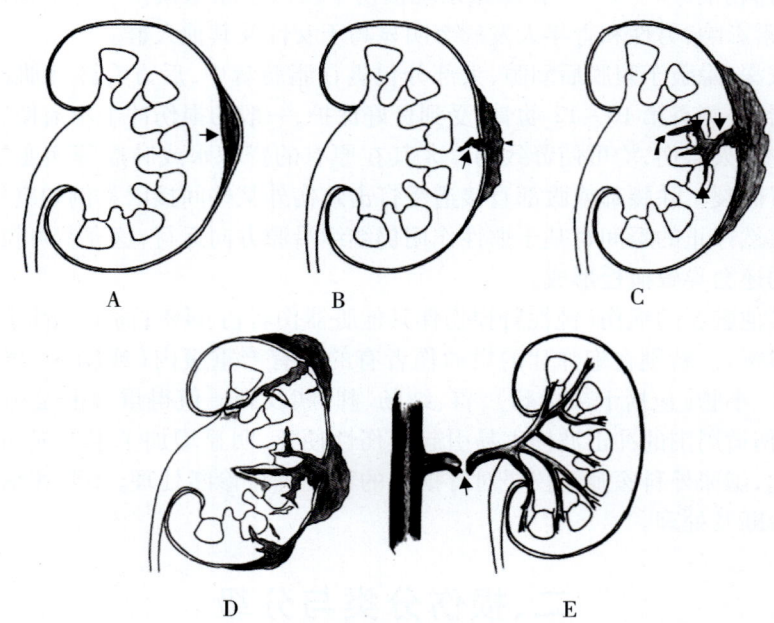

A.肾挫伤(肾包膜下血肿);B.不完全性肾挫裂伤;C.完全性肾挫裂伤;D.肾碎裂伤;E.肾蒂伤。

图7-2 肾损伤分类

表7-1 美国外科协会关于器官损伤程度的评估标准(肾)*

级别	类型	描述	图例
I	顿挫 血肿	仅有镜下或肉眼血尿,所有泌尿系统检查均正常 局限性包膜下血肿,无肾实质的撕裂	
II	血肿 撕裂	局限性肾周血肿 肾实质小于1cm深度的撕裂,无尿液外渗	

续表7-1

级别	类型	描述	图例
Ⅲ	撕裂	肾实质大于1cm的撕裂,但不累及集合系统或无尿液外渗	
Ⅳ	撕裂 血管损伤	肾实质撕裂深达髓质和集合系统 肾主干血管损伤,但出血可控	
Ⅴ	撕裂 血管损伤	肾完全性碎裂 肾蒂严重受损,肾血供消失	

注：*数据引自 MOORE E E,SHACKFORD S R,PACHTER H L,et al. Organ injury scaling:spleen,liver,and kidney[J]. J Trauma,1989,29(12):1664-1666。

如存在双侧肾损伤,则分类直接达到Ⅲ以上。

三、诊 断

肾损伤通过受伤史、临床表现、查体、尿液分析及影像学检查等常能取得诊断。通过这些手段对患者进行全面评估,明确创伤的程度、有无合并伤及其程度,以便制订治疗方案,需注意患者是否合并其他脏器损伤,以免延误病情。

(一)受伤史

肾损伤发生的过程对诊断十分重要,对于意识清楚的患者,应取得详细的受伤史,腰部受到直接冲击或急剧的减速状态可导致肾损伤。即使患者伤情严重,生命体征不稳定或处于休克状态下,在抢救的同时,也应向患者或目击者尽可能详细地收集受伤史资料。详细的受伤史包括受伤时间、创伤类型、受伤部位、伤时患者的状态、伤后排尿情况、有无血尿、有无昏迷、有无短暂意识朦胧及有无恶心和呕吐等,伤前肾的状态也应了解,已有的肾疾病可导致肾的预后不良。

(二)临床表现

1. 休克分类 可分为创伤性休克和(或)出血性休克。前者为腹腔神经丛受到强烈刺激后,血管张力下降,心输出量下降导致的暂时性血压降低,补液后很快可以恢复。后者指出血量过多,血容量降低而导致的血压下降,需补液及止血治疗。休克的发生率与肾创伤的程度、有无合并伤及失血量有关。轻度肾创伤很少发生休克,闭合性肾创伤的休克发生率约为40%,开放性肾创伤的休克发生率可达85%。若血尿症状不明显而合并有休克者,应考虑为重度肾创伤,包括肾蒂伤或并发其他器官创伤。伤后数日甚至数周后出现休克多为继发性大出血或并发严重感染所致。

2. **血尿** 为肾创伤最常见、最重要的症状。肾损伤者血尿发生率为80%~90%,如果发现血尿则提示有肾损伤的可能,然而无血尿者并不能排除肾损伤。而且,血尿的严重程度与肾损伤的严重程度无明显相关性。一般认为,伤后第1次排出尿标本血尿发生率较高,以后排出尿液则较清,因此血尿可呈一过性体征。以下情况常不出现血尿:①肾蒂损伤;②肾盂严重损伤,血及尿液渗至肾周围组织或经破裂的后腹膜流入腹腔;③输尿管被血块阻塞或伴有输尿管肾盂交界处断裂;④严重休克出现时。

3. **疼痛** 多数患者有腹部或侧腰部钝痛,可放射到同侧肩部、背部及下腹部。多为腰部软组织挫伤、肾包膜张力增强或尿液刺激腹膜后神经丛所引起。输尿管内形成血凝块时,可发生肾绞痛。尿液、血液流入腹腔或并发腹腔脏器创伤,可出现腹部胀气、疼痛及腹膜刺激症状,但出现腹膜刺激症状并非一定有腹腔脏器损伤。

4. **肿块** 肾损伤后肾周血肿或尿液外渗等形成的肿块常因肾周筋膜和肌肉的局限而难以触及。但若肾周筋膜破裂,肿块不断增大,且血红蛋白持续降低,提示有活动性出血。伤后数日或数周血栓脱落或溶解可引起出血,导致肿块增大,并出现休克。

5. **合并伤** 发生合并其他脏器损伤与损伤类型相关,多为肾周围器官,最常见合并伤为肝、脾、胃肠道、肺及横膈、腹部大血管等损伤。脏器不同而有不同临床表现,合并肝、脾及大血管损伤者,以出血为主要表现;胃肠道创伤者以腹膜炎症状为主。因此出现严重复杂的临床症状时,应考虑合并其他脏器损伤。

(三) 体格检查

患者送入急诊室,应先监测生命体征,判断是否出现休克。同时对胸腹、颅脑及骨骼系统进行全面检查评估。腰部触及肿块表明严重肾损伤及腹膜后出血。

(四) 实验室检查

血尿在诊断中有重要作用,因此应尽早行血尿检查,特别强调应收集伤后第1次尿液进行检测。肉眼观尿液为粉红色烟雾状或更浓,为肉眼血尿;正常人尿显微镜检验每高倍视野有0~3个红细胞,超过5个红细胞为镜下血尿。尿中血液颜色由浓逐渐变浅,提示出血趋向停止。部分肾损伤无血尿,如肾动脉内膜创伤,肾动脉血栓形成,应考虑其他检查来排除肾损伤。另外,监测血红蛋白有利于判断肾损伤的伤情变化。

(五) 影像学检查

所有伴有肉眼血尿的钝性伤患者或镜下血尿的休克患者,都应该接受肾的影像学检查。而锐性伤患者,只要有血尿,不论肉眼或镜下血尿,均应该接受影像学检查。

1. **CT检查** 增强CT是肾损伤最主要的检查方式,具有时间短、创伤小、伤情判断详细而精确的优点,还能同时显示肝、脾等其他易损脏器。只要条件许可,所有怀疑肾损伤的患者都应该接受增强CT检查,对损伤程度进行细致的分级。CT图像上能清楚地显示肾周围血肿位置和大小、肾实质的撕裂部位和深度、有无尿液外渗、肾主干动脉有无损伤等重要信息(图7-3)。增强CT对设备要求较高,战时难以满足,且对肾静脉损伤的诊断敏感性不高。

2. **腹部平片及静脉尿路造影** 对于肾钝性伤、贯通伤者病情复杂、难以进行较详细的术前检查者应做腹部(有时包括胸部)平片检查。这样可帮助了解伤情和判断肋骨及脊椎骨折的损伤情况,进一步分析对肾损害的程度,同时还可以排除是否有其他肾病。如合并腹腔脏器破裂,膈下可见游离气体。如为弹片或枪弹伤,可了解有无金属异物及其部位。大剂量滴注静脉尿路造影(或双倍剂量注射尿路造影),等待时间长,结果敏感性和特异性均不高,对肾损伤程度的判断不精确,故目前较少采用,基本被CT所取代。

3. **肾动脉造影或腹主动脉造影** 对医疗设备要求较高,适合肾实质无明显损伤,且高度怀疑肾血管损伤者。其能清晰显示肾实质及肾血管完整性的异常变化,如肾蒂创伤、肾内血管破裂或栓塞、肾实质裂伤、包膜下或包膜外血肿,亦可诊断出血是否活动并结合介入放射学,对某些病例可做暂时性的栓塞止血。

4. **超声检查** 超声检查对肾损伤的诊断意义较小,但对观察肾大小、尿液外渗的范围及其进展有一定的价值,可作为闭合性肾创伤的首选检查方法及保守治疗中伤情及疗效的监视。肾创伤超声显像图特

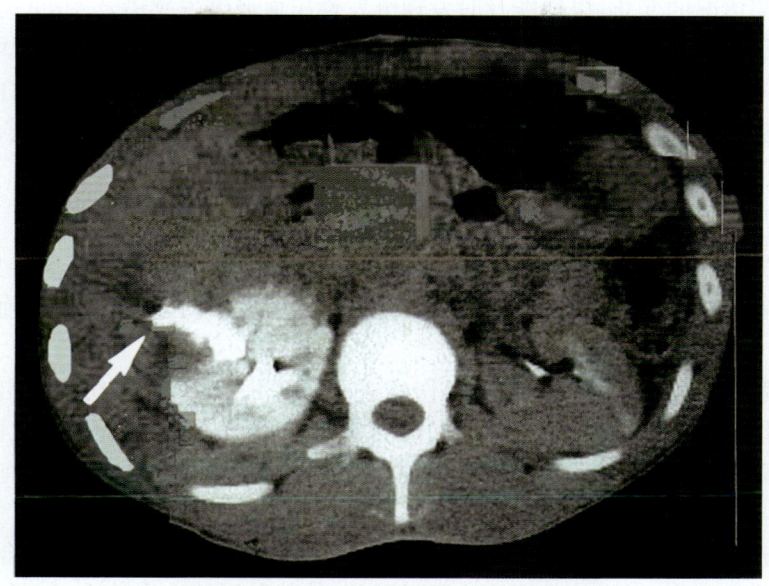

图7-3 右侧肾穿刺伤的CT检查
箭头显示广泛尿液外渗及大的腹膜后血肿。

征为:肾周出现液性无回声区;伤肾影扩大;肾实质回声不均匀;集合系统移位;肾被膜中断。

5. 放射性核素扫描 可描绘出肾血流及其功能概貌,比动脉造影显示更清晰(对碘剂过敏患者核素扫描则也可帮助诊断)。肾损伤时由于核素摄取浓度降低,有的推荐采用双倍剂量核素扫描,它具有简单、安全、非创伤性、即使胃肠内容重叠亦不影响扫描结果等优点。

6. MRI 对软组织分辨率较高,能确定肾创伤的程度及范围,明确肾周血肿大小,但准确性不如CT,不适用于急性肾损伤,但适用于肾功能不全或造影剂敏感者。

四、治 疗

肾损伤治疗的总原则是:先保命,再保肾,尽量减少并发症。同所有损伤一样,凡有休克、出血者应予积极抗休克、止血等,争取在一般情况改善后再施行CT检查以便准确判断伤情。首先治疗危及生命的伤情,如颅脑伤、肺创伤、大血管创伤及肝、脾破裂并发休克等,然后探查伤肾。如果有大量出血者经多次输血休克难以纠正时则应尽早紧急手术探查。绝大多数肾损伤的首选治疗为保守治疗,伤情是决定是否进行肾探查的主要因素。其中肾闭合损伤90%的患者可保守治疗。随着介入技术的发展,选择性肾动脉栓塞止血使得手术探查的风险低于10%。开放性肾损伤常需要手术探查。肾损伤的目的在于降低死亡率,保护肾功能。

(一)非手术治疗

对于轻型肾挫伤、肾包膜下血肿或表浅性肾皮质裂伤,且无其他脏器合并伤的患者可采用非手术治疗。90%以上的闭合性肾损伤的患者可通过保守治疗取得效果,因为肾周有相对封闭的肾筋膜包绕,在此空间内肾挫伤导致的出血可自限性停止。对于较严重的肾裂伤(laceration of kidney)、肾包膜及集合系统破裂,有活动性出血及尿液外渗,血压也有波动的患者,采用手术还是非手术治疗,有不同看法,目前以保守治疗为主,补充血容量、药物止血、抗感染、制动。

保守观察治疗期间,要求患者绝对卧床2周以上,直至尿色变清,由于损伤组织局部血肿,尿液外渗等易引起感染,伤后1~3周内活动不当可引起继发出血。同时采取心电监护、密切观察生命体征、补充血容量、纠正水和电解质紊乱、保持足够的尿量。应用抗生素预防感染,必要时可运用镇痛、镇静及止血药物。

保守治疗期间须密切观察血压、脉搏、呼吸及体温等基本生命体征的变化,注意患者腹部体征变化,监测患者尿色、尿量、血红蛋白及血细胞比容的改变。还应运用B超、CT观察肾区是否出现肿块以及肿块的大小、范围及腹部情况的变化,以便能及时发现继发性出血或继发感染。

如出现生命体征不稳,腹部体征加重,CT复查提示肾周血肿或后腹膜血肿不断增大,则可考虑手术治疗。如医疗条件许可,技术能力较强,可早期手术。在低温保护下阻断肾蒂,清除血肿,对集合系统进行修补,妥善处理肾实质撕裂口。这样继发性出血,尿液外渗感染等并发症大幅降低,达到保肾且减少并发症的目的。

(二)手术治疗

对于重型肾损伤如肾碎裂、肾蒂伤、肾实质裂伤伴肾包膜破裂以及肾实质破裂伴集合系统裂伤、肾包膜破裂、贯通性损伤者,由于伤情重,多伴合并伤,常危及患者生命,易发生迟发性出血、感染等,多主张采用手术治疗。

1. 选择性肾血管栓塞术　可用于控制肾损伤的进一步恶化,对于肾损伤合并出血但血流动力学稳定,由于合并其他损伤不适合开腹探查,或术后动静脉瘘、肾动脉分支损伤及延迟性再出血的患者,可在动脉造影的同时栓塞出血的肾动脉。选择性肾血管栓塞术侵袭性小、成功率高,可有效降低手术风险及肾手术切除率。

2. 开放手术　伤情严重出现下列情况的患者应手术探查:①开放性肾创伤;②合并腹腔其他脏器创伤;③经检查证实为肾粉碎伤;④经检查证实为肾盂破裂;⑤静脉尿路造影检查,伤肾不显像,经肾动脉造影证实为肾蒂伤;⑥经抗休克治疗后血压不能回升或升而复降,提示有大出血者;⑦非手术治疗过程中肾区肿块不断增大,肉眼血尿持续不止,短期内出现严重贫血者;⑧尿液外渗是否需手术治疗,视其程度、发展情况及创伤性质而定。严重的尿液外渗可形成尿性囊肿,若继发感染,可导致脓肿,少量的尿液外渗大部分可自然愈合。

肾探查术的原则:①了解对侧肾功能,若探查前未做影像学检查者,应在手术台上行大剂量静脉尿路造影,了解对侧肾功能,若对侧肾有病变,应尽可能保留伤肾,对侧肾功能正常者,原则上也须尽力保留,不能轻易切除伤肾;②若无其他腹腔脏器损伤,且对侧肾完好,可经腰切口,疑有其他腹部脏器创伤或需探查双肾者,则应经腹切口;③打开后腹膜清理肾周血肿前必须控制肾蒂血管,尤其是伤肾血管,以避免出现难以控制的出血并降低切肾率、死亡率;④探查时肾血管温缺血时间不应超过60 min;⑤注意整个肾包括肾实质、肾盂、肾血管及输尿管的损伤程度;⑥彻底清创,减少术后感染、出血及高血压等并发症;⑦清创区放置引流管,避免术后尿性囊肿及感染等并发症发生。

急性肾创伤的手术探查最好采取经腹途径,以便探查腹腔脏器和肠管。肾贯通伤合并周围器官、组织创伤的发生率高达94%。在探查肾之前,如有必要,应先对大血管、肝、脾、胰腺和肠管创伤进行探查及处理。肾探查术的手术径路见图7-4。在探查前应先分离出肾蒂血管,以便于打开肾周筋膜大量出血时立即阻断肾蒂,从而控制出血(Scottand Selzman,1966年)。开腹后先将横结肠向上,小肠向右侧放置,暴露后腹膜。在肠系膜下动脉的上方,腹主动脉前方切开。切口向上延至十二指肠悬韧带。暴露腹主动脉前壁和左肾静脉,左肾静脉穿过主动脉前方。因为肾动、静脉的解剖关系容许分离肾静脉,可以使用血管夹来阻断肾静脉。

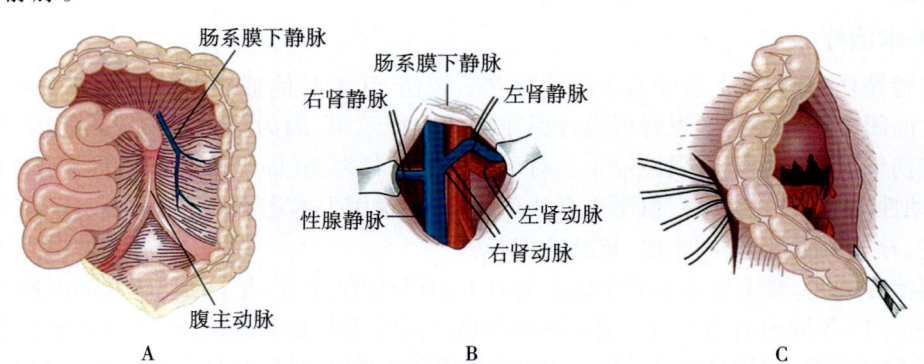

A. 肠系膜下静脉和腹主动脉中间的腹膜后切口;B. 肾血管解剖关系;C. 结肠一侧的腹膜后切口、暴露肾。

图7-4　肾和肾血管的手术入路

3. 肾重建术 肾重建术原则包括闭合肾创面、清除坏死组织、缝扎出血血管、严密闭合肾集合系统、防止尿液外渗、覆盖或压迫受损的肾实质部位。

（1）修补术：适用于肾裂伤的范围较局限，整个肾血液循环无明显障碍者。如创缘血运不良，应清除创缘已无生命力的组织。清创过程中，应注意保存对肾修复有重要意义的肾包膜，尽量保留有活跃出血的肾实质（图7-5）。合拢缝合有困难者，不可勉强，以免撕裂肾，可用肾周脂肪或肌肉瓣充填，并在其上用腹膜覆盖固定。肾盂内有血块者，应切开取出，并根据情况决定是否行暂时性造口引流。

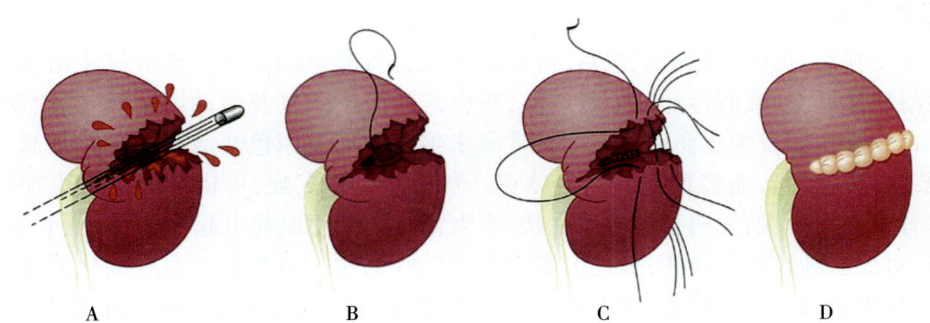

A. 肾中部典型损伤；B. 清创、止血、闭合集合系统；C. 实质损伤边缘的闭合；D. 凝胶海绵的压迫，收紧缝线。

图 7-5　肾撕裂伤修复术

（2）肾部分切除：适用于肾的极严重挫伤或一极肾组织已游离且无血运，无保留价值，而其余组织无创伤或有裂伤但可以修补者。当肾一极受损严重无法修复，必须行肾部分切除术时应清除所有坏死组织，止血及严密闭合集合系统。如有可能，可以取部分网膜做一个瓣状物覆盖在开放性肾实质创面上。利用该网膜瓣丰富的血管及淋巴供应，能够加快创伤愈合并减少再出血和尿液外渗的发生率（图7-6）。当没有可用的网膜瓣时，应用可吸收网、腹膜或腹膜后的脂肪也已有成功的报道。

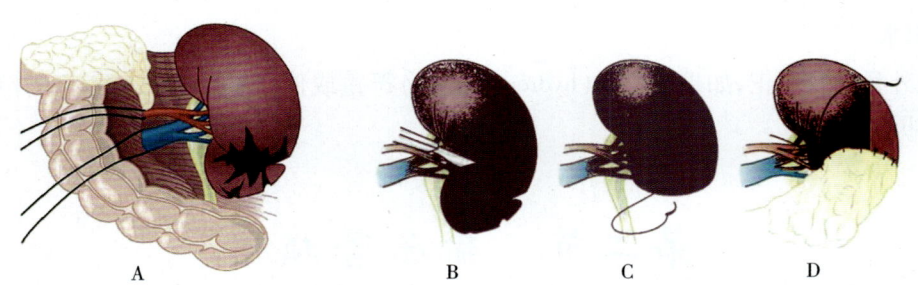

A. 暴露整个肾；B. 锐性切除坏死组织；C. 止血和闭合集合系统；D. 网膜覆盖缺损。

图 7-6　肾部分切除术

（3）肾血管修补术或肾血管重建术：肾蒂病情危急，经确认后应立即手术探查。术中根据伤情，争取吻合或修补断裂或破裂的血管，重建肾血液循环。对肾动脉内膜破裂、内膜下剥离及血栓形成者，单纯吻合、缝补或手术取出血栓常并发术后肾动脉狭窄、动脉瘤形成及再次形成血栓。必须切除内膜受伤血管段，行血管吻合术。如受伤段血管较长，切除后吻合困难，可行人造血管搭桥吻合，以恢复血运，或行自体肾移植术。此类手术应争取在伤后12 h内完成，如延迟至受伤18 h后，手术修复已无实际意义。

（4）肾切除术：肾探查术中出现下列情况可行肾切除。①肾严重碎裂伤，大量出血无法控制者；②严重肾蒂裂伤或肾血管破裂无法修补或重建者；③肾内血管栓塞时间过长功能难以恢复；④肾创伤后感染、坏死及继发性大出血者。切除肾前应了解对侧肾功能，在对侧肾功能良好的情况下，可考虑肾切除术。

五、并 发 症

肾损伤的并发症与创伤程度、类型及诊断、处理的及时合理密切相关。轻度创伤者80%~90%可经非手术治疗治愈。需行肾切除者仅占5%~10%。有些并发症多与肾损伤本身无直接关系,因伴有其他脏器严重创伤或伤后大出血所导致。

(一)迟发性出血

肾动脉分支受损后,可因周围组织包裹、血压降低及自身凝血的作用下暂时停止出血。随着周围组织的坏死及血凝块溶解,导致假性动脉瘤的产生,当血流动力学恢复及活动增加后,假性动脉瘤破裂,造成大量出血。迟发性出血发生在伤后2~3周,常因未绝对卧床至尿色变清过早活动引起。表现为血尿突然再次出现或加重,腰痛,血容量下降甚至休克。对于此类并发症,可借助影像学检查判断出血的程度。若患者以肾区疼痛为主,无明显的血尿症状,多为肾周局限性血肿引起,生命体征平稳者可行CT平扫或超声检查,对比血肿较前的改变,处理上多以保守治疗为主。若患者以血尿症状为主,伴大量血块,说明出血量大,且出血点与肾盂相通,多考虑开放手术,手术原则及方法遵循前面所述手术治疗。

(二)肾周围脓肿及腹膜后尿囊性瘤形成

肾周围脓肿(perirenal abscess)及腹膜后尿囊性瘤形成常表现有发热、腰痛,结合临床检查和超声、CT检查发现肿块,一旦明确诊断就应尽早做切开引流,同时须选用广谱抗生素预防感染,待脓液的细菌培养明确后,根据药敏试验结果适时更换有针对性的抗生素。

(三)肾性高血压

在肾实质损伤后会产生肾性高血压(renal hypertension),多数在2~6周恢复,1%~5%肾创伤者有持续高血压的发生,可用抗高血压药进行对症治疗,恶性高血压者则需行进一步治疗,在不得已的条件下包括对受伤侧的肾施行肾切除术。

(四)肾积水

通常可经外科修复纠正,如果肾积水(hydronephrosis)严重或伴严重感染,只要对侧肾功能正常就可考虑施行该肾的切除治疗。

第二节 输尿管损伤

输尿管位于腹膜后间隙,紧贴着腰大肌表面走行,受到脊柱、椎旁肌肉、腰部肌肉、腹前壁及腹腔脏器等保护,本身又是柔软的肌性管状结构,有一定的活动度,因此损伤中累及输尿管的可能性较小。在泌尿系统中,输尿管损伤(ureteral injury)的发生率最低,仅占2.5%。

但随着外科手术的发展,尤其是内窥镜手术的推广,医源性损伤越来越常见,尤其是妇科手术所造成的损伤。术中的缝扎、分离、离断血管及手术器械产生的热能都可能损伤输尿管。输尿管损伤虽然发生率低,但若未发现或处理不当,可导致严重并发症:近期可引起尿液囊肿、腹膜炎、脓毒血症、尿瘘等;晚期可产生输尿管狭窄、尿瘘、损失患侧肾甚至死亡的严重后果。

一、病因及致伤机制

(一)受伤史

外部暴力导致的输尿管损伤比较罕见,大概占贯通伤的4%以下,占钝性损伤的1%以下。大部分输尿管损伤患者为男性,约占83.4%,多为青年男性,其中上段发生率最高,为70%,其次下段为22%,中段占8%。第二次世界大战中,大概5%左右的枪伤患者存在输尿管损伤,但是这部分患者的伤情均比较严重,救治存活率不到1/3。导致输尿管损伤的暴力往往非常强大,所以经常同时合并其他脏器损伤,合并的脏器损伤多见肠道穿孔、肾损伤、肝损伤、脾损伤等。输尿管闭合性损伤罕见,可因直接暴力使肾突然向上移位及使相对固定的输尿管被强烈牵拉而过度伸展,导致输尿管从肾盂撕裂或离断,如高处坠落或机动车事故时,由于腰椎的过屈或过伸动作,造成肾盂输尿管的撕脱,闭合性输尿管损伤主要见于背后受到重击的儿童,且多位于上段输尿管。

(二)手术损伤

手术损伤多见于盆腔及下腹部手术,术中辨认不清时容易损伤,尤其是存在明显粘连或肿瘤广泛侵犯时,其中妇科手术占50%～75%,泌尿外科手术占20%～35%,普外科手术占5%～15%。据以往文献报道,最容易发生输尿管损伤的是子宫切除和结肠、直肠癌手术。因此创伤多发生于输尿管下段,此外,腹膜后肿瘤复发时的二次手术中,损伤输尿管的机会也较大。过去手术损伤多发生在开放手术中,随着腹腔镜手术的发展,现在腹腔手术或泌尿外科腹腔镜手术的输尿管损伤逐渐增加,泌尿外科腔内手术造成的输尿管损伤逐渐增加,相反妇科手术造成输尿管损伤的比例逐渐减少。输尿管损伤的种类有很多种,包括误扎、切断、分离时撕裂或过分游离输尿管造成输尿管管壁缺血坏死,有时因对输尿管周围组织进行结扎时对输尿管产生牵拉,造成输尿管的迂曲狭窄甚至梗阻。

(三)输尿管镜损伤

输尿管镜作为一种主要的诊断和治疗工具,已经被大家接受和使用。但随之而来的是操作不当所引起的各类损伤,如输尿管黏膜撕脱、输尿管穿孔、输尿管脱套等,其中最严重的是输尿管脱套。多数情况下留置输尿管内支架管就可自愈,但严重者需要立即开放手术。输尿管镜手术中导致并发症发生率较高的原因有:手术时间长,治疗肾结石、术者经验不足及过度放化疗。建议在发现输尿管损伤后,立即终止手术并留置输尿管支架,如果在输尿管损伤后,继续使用取石网篮取石将增加输尿管损伤。此外,在进行输尿管操作之前还应向输尿管中留置导丝,后沿导丝进镜,用取石网篮取石前应将结石粉碎至合适大小,降低取石中损伤输尿管的风险。

二、临床表现

创伤性输尿管损伤初期的临床症状不明显,容易被忽视,最常见的症状为血尿,占43%～70%,有时症状隐匿,出现漏尿造成腹痛或发热才被发现。因此对于怀疑输尿管损伤患者应提高警惕性,术中应注意有无异常的尿液渗出及出血,及时处理后可无临床症状,如单侧输尿管被误扎后,术后可无明显症状。术后的临床表现较为复杂,同时还需根据发病时间、有无感染、有无腹壁瘘或阴道瘘来判断。

(一)血尿

血尿为非特异性症状,43%～70%的患者会出现血尿。但在一部分患者中,不会出现血尿,甚至没有镜下血尿。没有血尿不能排除输尿管损伤,出现血尿则应考虑输尿管损伤发生的可能。

(二)尿液外渗

根据输尿管损伤的程度,尿液外渗的速度也不同,多见于术后即刻或数天内出现伤口漏尿或腹膜炎。如果是妇科手术,可出现阴道瘘。尿液进入腹腔或腹膜后可形成肿块,局部膨隆或肿胀,渗出尿液较少时,可积聚在体内形成假性囊肿或尿液囊肿,感染后形成脓肿。

(三)无尿

双侧输尿管损伤后,可导致无尿,在排除创伤性休克及急性肾衰竭后,应考虑到双侧输尿管或孤立肾输尿管损伤的可能。

(四)疼痛

输尿管损伤后,尿液进入周围组织造成炎症反应,可引起疼痛,可伴有发热。如果尿液进入腹腔或腹膜后组织间隙,可出现腹膜炎或脓肿。临床上可表现为发热、腰痛、腰部肌肉紧张、肾区叩痛。尿性腹膜炎形成后则出现腹部压痛、反跳痛及胃肠道刺激症状等。如果输尿管损伤后出现部分或完全梗阻,造成肾积水,可出现腰部胀痛或钝痛。

(五)其他

因尿液外渗局部聚集导致盆腔、腰部或腹部的肿块,同时尿液外渗造成的感染可引起发热,长期单侧输尿管梗阻可导致肾积水、继发性肾感染、肾功能损害。

三、诊 断

由于输尿管本身只是尿液排泄的通道,损伤后表现不明显,在重症患者的救治过程中,往往合并其他脏器的损伤,如小肠、结肠、肝、肾等器官,容易被忽视。除明确的受伤史之外,主要症状就是血尿。但血尿是否出现及其严重程度,都与输尿管损伤与否及损伤的程度无相关性。对于枪伤或其他器具贯通伤的患者,应注意输尿管是否在其损伤的范围内。

(一)术中辨认输尿管损伤

术中输尿管损伤分为电刀热损伤、锐性损伤和结扎,其中最难发现的是电刀热损伤。此类损伤当时无任何表现,几天后由于组织坏死而导致输尿管穿孔漏尿。最容易处理的是锐性损伤,术中即刻就出现漏尿,只需要留置输尿管内支架管后修补即可。当输尿管被结扎离断后,可发现结扎处有管状结构。有时在肿瘤粘连明显时,甚至可以发生整段输尿管被切除的病例。术中使用呋塞米(速尿)和亚甲蓝利于识别输尿管损伤。

(二)静脉肾盂造影

静脉肾盂造影是诊断输尿管损伤的重要手段。摄片提示肾积水、肾不显影、造影剂外渗均可提示损伤的可能,但需要与术前相关检查进行对比(图7-7)。此外,静脉肾盂造影检查的敏感性和特异性受肾功能、输尿管扭曲等影响较大,还需结合其他检查。

(三)逆行输尿管造影

在许多医疗中心,逆行输尿管造影是诊断输尿管损伤的主要方法,甚至在术中也能采用。当静脉肾盂造影存在疑问或显影不佳时,逆行造影可以很好地补充,尤其对于那些肾功能不全的患者。

(四)泌尿系统超声检查

超声检查广泛运用于创伤的诊断,但输尿管管径位于腹膜后,所以超声对输尿管损伤的评估不准确。但如超声检查发现肾积水、腹腔积液、输尿管喷尿消失这3个征象,基本可以确定输尿管损伤。但超声检查并非常规性检查。

(五)CT

对于病情稳定的患者,增强CT的分泌相可显示造影剂自损伤部分溢出,并且可以评估输尿管损伤的并发症,如肾积水、尿性囊肿、腹膜后脓肿以及周围脏器损伤等。

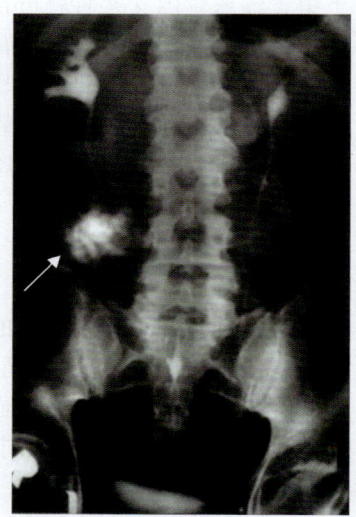

图 7-7 静脉肾盂造影

上段输尿管穿刺伤,静脉肾盂造影显示尿液外渗。损伤部位以下输尿管缺乏造影剂(箭头)说明输尿管完全离断。

四、治 疗

输尿管损伤情况复杂,根据创伤发生的原因、部分、性质、程度、发生的时间及合并其他脏器损伤来选择治疗方案,处理原则:患者全身情况危急、休克、失血严重或合并其他重要器官创伤时,应先纠正全身情况。切割伤可直接修补缝合,但钝挫伤可导致坏死缺损而难以治疗。创伤发生时间较早,往往已发生并发症,甚至可导致肾功能丧失。输尿管损伤治疗的目的是在维持生命的基础上,尽可能恢复输尿管的连续性,保持尿流通畅以保护肾功能。

(一)输尿管损伤早期处理

如果是术中被结扎、钳夹、切开,只要发现及时尽早拆除结扎缝合修补、端端无张力斜形吻合、行输尿管膀胱再吻合等处理后,甚至在输尿管内放置内支架管 5~7 d 拔出一般效果较为满意。

(二)输尿管损伤的延期处理

如果在伤后 5 d 以上才发现者,只要没有感染及其他并发症还是可以施行初期修复的。由于局部炎症反应、充血、水肿及组织的变脆等对发现较晚或有明显并发症者则显然不宜早期修复,应施行经皮肾造瘘或传统肾造瘘手术为妥。而在输尿管修复时应做到充分清创、无张力的斜形吻合、输尿管内放置支架管(为防止支架管术后移动可放置两端弯曲的双"J"形管,使愈合时既保持输尿管恒定内径又达到尿液分流防止外渗,愈合后可以经膀胱镜操作易于取出支架)及腹腔外引流等(图 7-8)。原则上应尽可能保留伤侧肾功能。

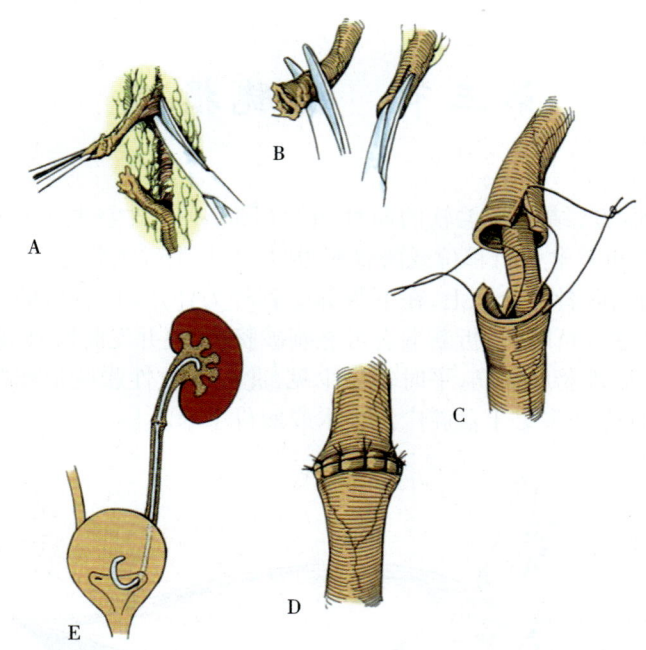

A. 确定输尿管损伤部位;B. 清创及裁剪;C. 放置支架;D. 5-0 可吸收线缝合;E. 手术结束时的示意。

图 7-8 输尿管断裂后的输尿管吻合术

(三)输尿管伤的手术方法

因其损伤位置、范围及其类型不同而不同。

1. **下段输尿管损伤** 只要长度足够可行端端吻合,位置过低者可行输尿管膀胱再植。长度不够可行近端输尿管与对侧输尿管端一侧吻合术。也可将近端输尿管做部分游离,加行膀胱-腰大肌悬吊,行输尿管膀胱吻合术,此方法可治疗输尿管下段缺损。位置低又有部分缺损时可行膀胱瓣输尿管吻合。

2. **中段输尿管损伤** 可行输尿管端端吻合或横跨与对侧输尿管端侧吻合,一侧输尿管与对侧输尿管端一侧吻合的过程是将受损输尿管牵拉过中线与对侧未创伤输尿管行端一侧吻合,它常作为次要的或晚期选择。当输尿管吻合或膀胱瓣/悬吊修复不可能时(通常因为严重膀胱瘢痕、先天性小膀胱或输尿管长段缺失),一侧输尿管与对侧输尿管端一侧吻合术对于远端或中段输尿管损伤是必要的。如果张力过大,可将输尿管两断端游离或将肾游离下移。缺损过大时,可行回肠代输尿管术。

3. **上段输尿管损伤** 输尿管从肾盂或接近肾盂处撕裂时,可行输尿管端端吻合或肾盂输尿管吻合,如果有较多缺损者可将肾充分游离下移 6~7 cm。当肾盂和肾盂输尿管连接部严重创伤时,也可行输尿管肾盏吻合术,即输尿管与肾盏端侧吻合。

4. 输尿管缺损　对缺损较多者用腹膜替代、内置支架管后再用大网膜包裹,导管留置 5~6 周后拔出,常可取得较好结果。在最艰难的条件下也可应用回肠袢替代缺损的输尿管。

5. 自体肾移植术　输尿管广泛创伤,除可行回肠代输尿管或上尿路改道术外,还可行自体肾移植术。

6. 腔道镜治疗　适用于非完全性输尿管梗阻、狭窄形成小于 3 个月、狭窄段小于 2 cm 的病例(Giberfi,1996 年)。可行输尿管扩张、输尿管内切开并置入内支架引流。

7. 肾切除术　肾切除的适应证为:心、肾功能已严重丧失或完全丧失;长期尿瘘继发肾感染已无法控制;因肿瘤、腹膜后粘连无法手术修复者。

五、预　后

输尿管损伤如果能早期诊断,经过正确的外科修复预后较为满意;如果延期诊断,出现了感染、肾积水、肾脓肿、瘘管,则预后较差。

第三节　膀胱损伤

膀胱深藏在耻骨联合后方,结构为柔软的肌性组织(图 7-9),故空虚时难以损伤。因此膀胱损伤(bladder injury)多出现于严重骨盆骨折移位或膀胱充盈时(尤其是醉酒状态)。一般情况下,膀胱不易受到损伤。当膀胱充盈时,高出耻骨联合之上,在下腹部受到外力作用时,有可能导致膀胱破裂;或当骨盆受到强大外力的作用,致骨盆骨折时,骨折断端有可能刺破膀胱,使并发膀胱破裂的可能性大大增加。战时多见于火器、利刃所致开放性膀胱损伤,平时较为少见,此类开放性膀胱损伤常合并其他器官损伤,如肠道、子宫、阴道等。医源性损伤多见于盆腔广泛手术或妇科手术。

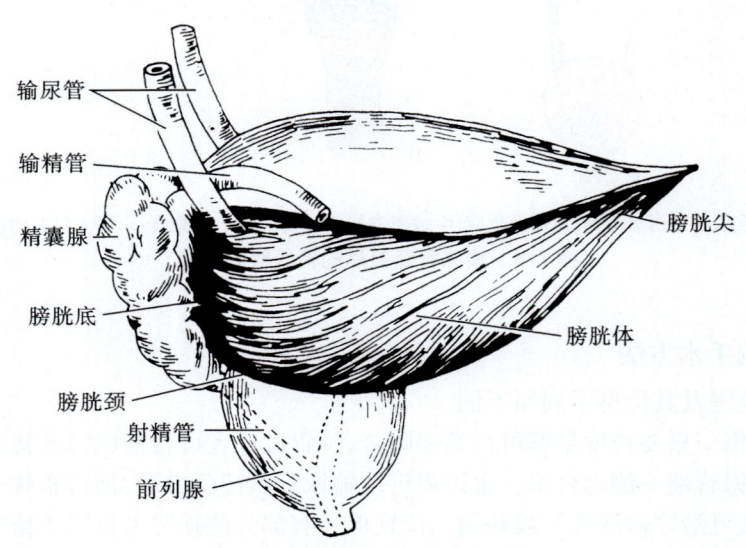

图 7-9　膀胱形态及分部

一、临床分类

膀胱属于腹膜间位器官,其顶壁与腹腔相邻,充盈时此处膀胱壁变薄易发生破损。因此膀胱损伤主要分为腹膜外型和腹膜内型 2 种。一旦邻近腹腔处的膀胱破裂(rupture of bladder),尿液将进入腹腔,易导致急性腹膜炎,后果严重,需要早期手术干预。而腹膜外膀胱破裂,尿液积聚在盆腔,对全身状况影响

四、预　后

当膀胱损伤得到及时的诊断和正确的治疗后,效果可以非常理想,死亡率很低。因漏诊或尿液外漏早期未得到及时处理,从而导致广泛的盆腔和腹腔脓肿形成。可有耻骨上造瘘管脱出,造瘘管周围及伤口漏尿、膀胱痉挛等。不典型膀胱损伤表现为酸中毒、氮质血症、发热和败血症、尿量减少、腹膜炎、肠梗阻、尿性腹水以及呼吸困难。膀胱破裂并发膀胱颈、阴道及直肠损伤时可出现尿失禁瘘管形成、尿道狭窄、重建恢复延迟。严重的骨盆骨折可导致暂时的或永久的神经损伤,排尿难以恢复。

第四节　尿道损伤

一、概　述

尿道损伤(urethral injury)是泌尿系统常见的损伤,占整个泌尿系统损伤10%～20%。由于男女尿道解剖、生理等各方面的差异,尿道损伤多见于男性青壮年。尿道外暴力闭合性损伤占其他原因引起尿道损伤的85%以上,其中最主要的是会阴部骑跨伤引起的球部尿道损伤及骨盆骨折并发的后尿道损伤。近年来,与医源性因素有关的尿道损伤呈逐年上升趋势,不规范的导尿管引流、尿道腔内暴力性的器械操作以及各种化疗药物的尿道内灼伤使尿道损伤及之后出现的尿道狭窄等并发症的处理越发棘手。因此,如何根据尿道损伤时的情况以及患者的情况选择正确的处理方法,将直接关系尿道狭窄、勃起功能障碍、尿失禁等并发症的发生率。

男性尿道损伤可根据损伤部位的不同分为前尿道(阴茎部及球部尿道)损伤和后尿道(尿道膜部及前列腺部)损伤(图7-12)。由于男性尿道解剖上的特点,使其较易遭受损伤,同时不同部位的尿道损伤其致伤原因、临床表现、治疗方法均不相同,至今临床上仍有许多处理意见不尽一致。尿道损伤后可能产生的尿液外渗、感染、狭窄、尿失禁、勃起功能障碍等并发症的发生率也会因早期处理的正确与否而有所影响。

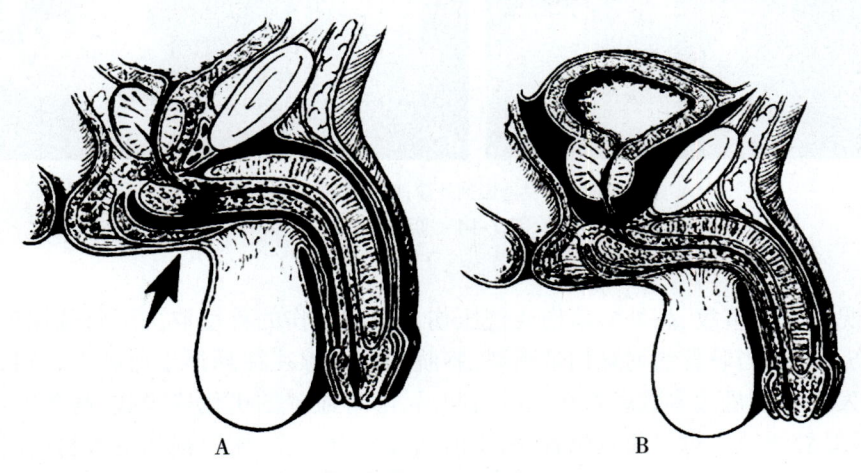

A.前尿道损伤;B.后尿道损伤。

图7-12　尿道损伤

(一)分类和病因

尿道损伤的分类,如根据受伤性质不同可分为开放性和闭合性损伤两类,而根据损伤部位的不同则可分为前尿道和后尿道损伤两类。近年来则根据致伤原因的不同分为以下4类。

1.尿道内暴力损伤　绝大多数为医源性损伤,另外较为少见的是将异物如发夹、电线等放入尿道为满足快感而损伤尿道。医源性损伤常由粗暴的尿道腔内器械操作或操作不当所致,如暴力导尿、尿道超声、尿道扩张和各种腔内镜操作比如膀胱镜、输尿管镜、经尿道膀胱肿瘤电切术(transurethral resection of bladder tumor,TURBT)、经尿道前列腺电切术(transurethral resection of the prostate,TURP)和直视下尿道内切开术(direct vision internal urethrotomy,DVIU)等,尿道内有病变(如狭窄、炎症、结石)时则更容易发生。损伤大多数为黏膜挫伤,严重时可穿破尿道,伤及海绵体,甚至进入直肠。

2.尿道外暴力闭合性损伤　主要由会阴骑跨伤和骨盆骨折所致,会阴骑跨伤是由高处摔下或滑倒时会阴部骑跨于硬物上,使球部尿道挤压于硬物与耻骨联合下方所致。损伤的程度取决于受到暴力的程度,在严重的暴力下尿道可能完全离断,但是在大多数情况下尿道只是部分离断(图7-13)。

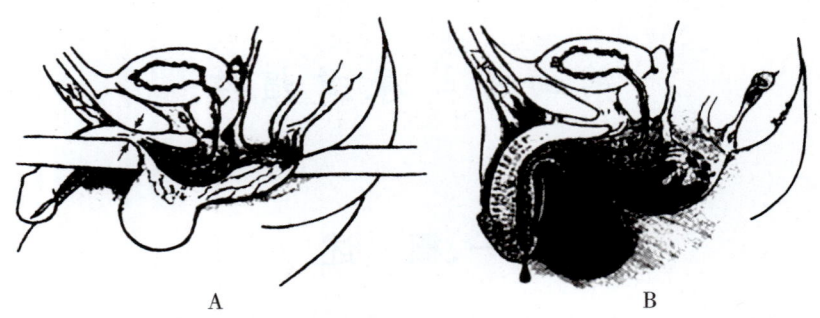

A.男性会阴骑跨伤;B.尿液外渗范围。

图7-13　会阴骑跨伤

有些性交时的阴茎海绵体折断伤也可以伴随尿道损伤,发生率约为20%,一些使用阴茎夹控制尿失禁的截瘫患者由于阴茎感觉的降低和缺失,会引起阴茎和尿道的缺血性损害(图7-14)。

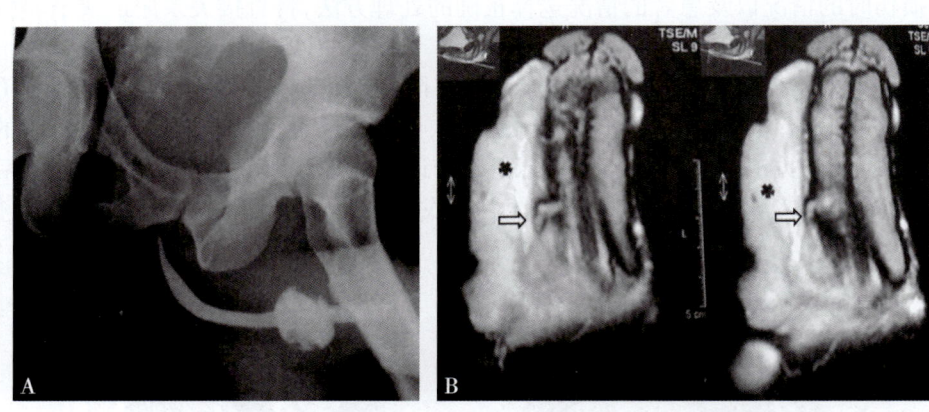

A.逆行尿道造影见造影剂外渗;B.白膜损伤的MRI表现。

图7-14　阴茎损伤

骨盆骨折常见于交通事故、高处坠落伤或挤压伤。尿道损伤的程度取决了膀胱尿道的移位,可能导致尿道挫伤、裂伤、断裂,当耻骨前列腺韧带断裂,膀胱和前列腺往往悬浮于血肿上,拉长了膜部尿道,此时尿道断裂最常发生。但是大多数患者在一段时间后,随着血肿的机化或吸收,膀胱或后尿道会逐渐下降,只发生一小段管腔闭锁。对于儿童患者,由于前列腺发育不良,尿道损伤更容易向膀胱颈延伸,因此儿童尿道损伤后尿失禁的发生率显著高于成人。严重的骨盆骨折不但发生尿道损伤,而且离断的骨折片可刺破膀胱和直肠从而并发膀胱破裂或直肠损伤。骨盆骨折不仅造成尿道损伤,同时有可能损伤周围血管神经,这也是阴茎勃起功能障碍发生的原因之一(图7-15)。

3.尿道外暴力开放性损伤　多见于枪击伤或锋利的器械伤,一般同时伤及海绵体,偶发生于牲畜咬伤、牛角顶伤等,常合并阴囊、睾丸的损伤,病情较为复杂。

4.非暴力性尿道损伤　主要包括化学药物烧伤、热灼伤、放射线损伤等。近年来较为多见的是膀胱肿瘤术后采用尿道内直接灌注化疗药物而导致的长段尿道损伤。

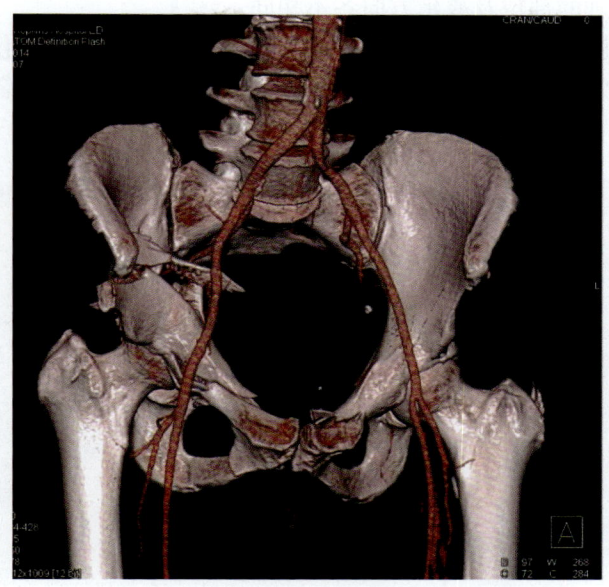

图 7-15　骨盆多处骨折 CT 三维重建图像

(二)病理变化

1. 损伤程度　根据尿道损伤程度可分为挫伤、裂伤和断裂 3 种类型。尿道挫伤损伤程度最轻,仅为尿道黏膜水肿和出血,部分伴海绵体损伤。尿道裂伤表现为部分尿道全层断裂,同时尚有部分尿道壁完整,借此保持尿道的连续性;尿道断裂为整个尿道的完全离断,尿道的连续性丧失。由于这种分类比较笼统,目前针对后尿道损伤的程度主要采用 Steven 提出的 4 型分类法:①尿道牵拉伤,逆行尿道造影无造影剂外渗;②前列腺膜部尿道部分或完全断裂,但尿生殖膈保存完好,造影剂局限于尿生殖膈上;③前列腺膜部尿道和尿生殖膈均受累,损伤可延伸到球部尿道,造影剂扩展至尿生殖膈上下;④损伤累及膀胱颈及前列腺部尿道。

2. 病理分期　将损伤后不同时期的病理变化分为 3 期:损伤期、炎症期和狭窄期。这是因为尿道从损伤至组织愈合,不同阶段的病变具有不同的特点,治疗原则也有所区别。

(1) 损伤期:闭合性尿道损伤后 72 h 内为损伤期,此期的病理生理改变主要是出血及创伤引起的创伤性休克;尿道创伤处的缺损、组织挫伤,尿道连续性中断所引起的排尿困难和尿潴留,以及膀胱充盈后不断排尿使尿液经尿道破损处外溢于组织内而发生的尿液外渗。在此期,创伤局部无明显感染,亦无明显创伤性炎症反应,因尿道血液循环丰富,故在此时期内应争取进行尿道修补、吻合或其他恢复尿道连续性的手术,效果较为满意。

(2) 炎症期:尿道闭合伤超过 72 h,或开放损伤虽然未超过 72 h 但已有感染者,均称为炎症期。此时期可出现组织水肿、细胞浸润、血管充血、尿液外渗等,由于未经引流可出现发热、白细胞增高等一系列全身症状。此期治疗应以控制感染为主,辅以尿液外渗的引流、耻骨上膀胱造口等。若能够妥善处理,炎症感染可迅速控制,然后再做进一步治疗。必须强调此期内不适宜进行任何尿道手术及机械操作,否则因创伤部位炎症水肿、组织脆弱,不仅尿道修补不能愈合,而且还将导致感染范围扩大,局部坏死,并向周围蔓延或穿破,形成窦道、瘘管;有骨盆骨折者,极易发生骨髓炎,尿道感染亦最终不可避免。部分患者甚至可发生败血症乃至死亡。

(3) 狭窄期:尿道创伤后 3 周,局部炎症逐渐消退,代之以纤维组织增生和瘢痕形成,导致尿道狭窄,故称为狭窄期。尿道狭窄的程度视尿道损伤程度以及是否合并感染而定。除尿道挫伤外,尿道破裂和断裂均可导致不同程度的尿道狭窄,临床上出现排尿困难。

3. 尿液外渗及血肿　尿道破裂或断裂后,尿液及血液经裂损处渗至周围组织内,形成尿液外渗及血肿。其蔓延的区域、方向、范围与局部解剖有密切关系。由于盆底及会阴部筋膜的限制,不同部位的尿道破裂或断裂,尿液外渗和血肿的部位及蔓延方向各不相同。

(1) 阴茎部尿道:如尿道海绵体破裂而阴茎筋膜完整时,尿液外渗及血肿仅局限于阴茎筋膜内,呈现阴茎普遍肿胀、紫褐色,极似一大圆紫色茄子(图7-16)。如阴茎筋膜同时破裂,则尿液外渗及血肿范围同球部尿道破裂。

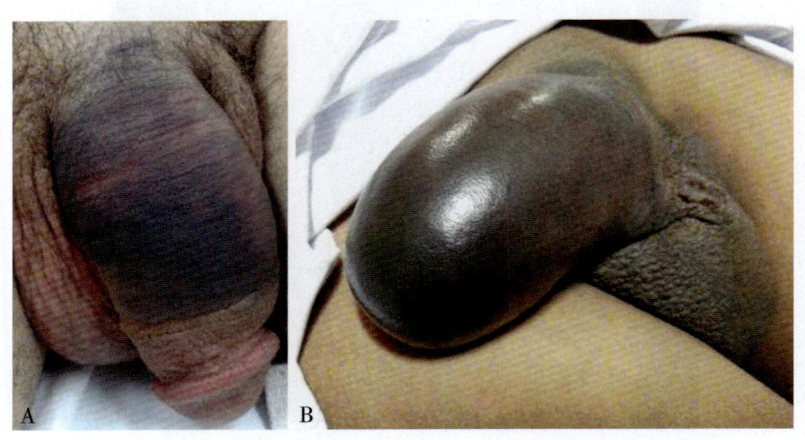

A. 阴茎肿胀、血肿和偏位;B. 阴茎明显肿胀伴阴囊血肿。

图 7-16　阴茎部尿道损伤

(2) 球部尿道:如阴茎筋膜破裂,则尿液外渗及血肿先聚集于阴囊内,使阴囊普遍肿胀。尿液外渗进一步发展,可沿会阴浅筋膜向上蔓延至腹壁浅筋膜的深面,使耻骨上区、下腹部皮下亦发生肿胀。由于尿生殖膈完整,故盆腔内无尿液外渗(图7-17)。膀胱尿道镜检查可明确球部尿道损伤的诊断(图7-18)。

(3) 膜部尿道:尿生殖膈由尿生殖三角肌和2层坚韧的筋膜组成。膜部尿道破裂所引起的尿液外渗和血肿蔓延范围因尿生殖膈的破裂程度而异。一般膜部尿道破裂多有尿生殖膈上筋膜破损,故尿液外渗与前列腺部尿道破损所致的尿液外渗相同。如尿生殖膈完全破裂,不但有膀胱周围尿液外渗,尿液亦可通过破裂的尿生殖膈进入阴囊内,同时产生与球部尿道破裂相同的尿液外渗范围。

(4) 前列腺部尿道:尿液外渗向耻骨后膀胱周围间隙内蔓延,甚至可沿腹膜后向上扩散。因尿生殖膈完整,血液及尿液不能进入会阴浅袋,故体表看不到尿液外渗和血肿。

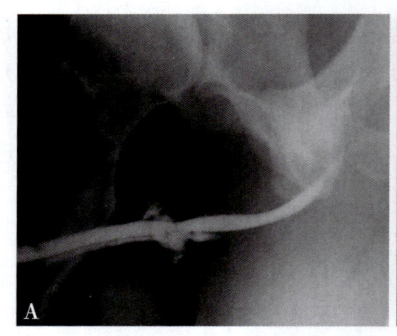
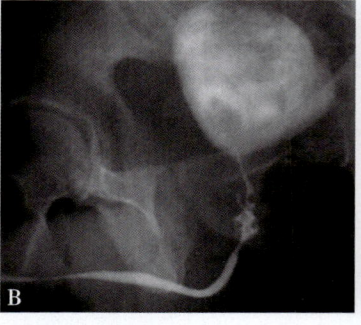
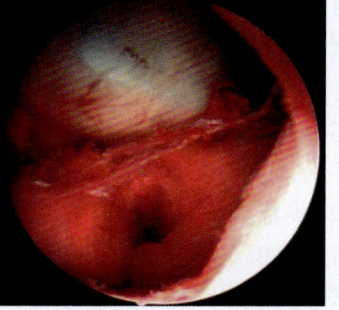

A. 前尿道损伤;B. 膜部尿道损伤。

图 7-17　尿道造影提示尿液外渗

图 7-18　尿道镜检提示球部尿道断裂损伤

二、临 床 表 现

尿道损伤的临床表现往往根据损伤部位、损伤程度以及是否合并骨盆骨折和其他损伤而定。

(一) 休克

休克并不少见,尤其是儿童患者,当同样的损伤程度作用于儿童时,发生休克的可能性大大增加。其次,在严重泌尿道损伤,特别是骨盆骨折后尿道断裂的同时合并其他内脏损伤者,常发生休克。

(二)尿道出血

为前尿道损伤的最常见症状。损伤后尿道口鲜血流出或溢出,如尿道连续性尚存在,排尿时为血尿。后尿道损伤时若无尿生殖膈破裂,可于排尿后或排尿时有鲜血滴出。尿道流血或肉眼血尿是尿道损伤的有力证据。

(三)疼痛

疼痛主要发生于损伤部位及骨盆骨折处。如血肿或尿液外渗蔓延,疼痛部位也会扩散至下腹部,并出现肌紧张。有些患者因尿潴留又无法排尿而造成腹部胀痛,以及排尿疼痛并向阴茎头和会阴部放射。

(四)排尿困难和尿潴留

排尿困难、尿潴留和尿道外口出血被称为尿道破裂三联征。尿道挫伤时即使尿道连续性存在,但因伤后疼痛导致括约肌痉挛,亦可发生排尿困难;如损伤严重导致尿道完全断裂者,伤后当即不能排尿,出现急性尿潴留。

(五)局部血肿

骑跨伤时常在会阴部、阴囊处出现血肿及皮下瘀斑、肿胀等。典型的局部血肿如"蝴蝶样"会阴血肿可能并不常见。后尿道损伤如尿生殖膈未破裂,血肿往往局限于盆腔内,如出血严重,血肿可蔓延至膀胱和腹壁。

(六)尿液外渗

尿道破裂或完全断裂后如患者用力排尿,尿液及血液可从破口或近端裂口渗入周围组织内,形成尿液外渗及血肿。其蔓延的区域、方向、范围与局部解剖有密切的关系。尿液外渗如未及时处理,会导致广泛皮肤及皮下组织坏死、感染及脓毒血症,并可形成尿瘘。

三、诊　断

在诊断尿道损伤时应注意解决:①确定尿道损伤的部位;②估计尿道损伤的程度;③有无其他脏器合并伤。

(一)病史和体检

大多数患者有明确的会阴部骑跨伤或骨盆骨折史,对于无意识及全身多发伤的患者,检查者往往容易忽视下尿路损伤的存在。这就需要进行详细的体检,如发现尿道口有滴血、患者有排尿困难或尿潴留时,首先要想到尿道损伤,如膀胱同时损伤,则尿潴留和膀胱膨胀不会出现。直肠指诊对判断后尿道损伤,尤其是并发骨盆骨折、直肠穿孔时,诊断意义较大。当后尿道断裂后,前列腺窝被柔软的血肿所替代,前列腺有浮动感、手指可将前列腺向上推动,或仅能触到上移的前列腺尖部,甚至有时前列腺可埋入血肿之中,触诊有一定困难。若前列腺位置仍较固定,说明尿道未完全断裂。

(二)诊断性导尿

仍有争议,因为对尿道损伤尤其是有撕裂伤的患者而言,盲目地试插导尿管可使部分尿道损伤变成完全性尿道损伤,并有可能加重出血或者使血肿继发感染。但多数医师仍建议使用,因为该操作可判断尿道损伤的程度,而且绝大部分患者只为尿道挫裂伤,若一次试插成功则可免于手术,因此有指征时应在严格无菌条件下轻柔地试插导尿管,若成功,则可保留导尿管作为治疗;若失败,则不可反复试插,若高度怀疑为尿道破裂或断裂者,则不宜使用。如果导尿尿量少或导出血性液体,可能是由于尿道完全断裂,导尿管进入盆腔血肿内;也可能是休克少尿或膀胱破裂导致膀胱空虚。

(三)尿道造影

所有怀疑尿道损伤的患者均有指征进行逆行尿道造影。可先拍摄前后位骨盆平片确定有无骨盆骨折、骨移位或有无异物,再置患者于25°～45°斜位,将25 ml水溶性造影剂从尿道外口注入,此时尿道逐渐呈扩张状态,斜位可显示全部的尿道和任何部位的尿液外渗,如有破口,可发现造影剂从破口处外溢。女性患者怀疑尿道损伤时,由于解剖结构的关系,则很难获得满意的尿道造影照片,因此可使用尿道镜检查代替尿道造影。

(四)尿道镜检查

尿道镜检查曾被认为是急性尿道损伤的相对禁忌证,因为盲目的器械操作和冲洗液的注入有可能使破口扩大、外渗加重和盆腔感染。但近年来对怀疑有球部尿道部分损伤的患者行微创尿道镜下尿道会师术,使诊断和治疗融为一体,在有条件的单位可考虑在开放手术前尝试进行。

四、治 疗

首先进行休克的防治,并注意有无骨盆骨折及其他脏器的合并损伤。其次处理尿道损伤。尿道损伤治疗的原则是:①尽早解除尿潴留;②彻底引流尿液外渗;③恢复尿道的连续性;④防止尿道狭窄的发生。

(一)急诊处理

新鲜的尿道创伤,应根据尿道创伤的程度、伴发损伤的情况以及当时的条件,采取适当的治疗措施,难以强求一律。治疗原则是先控制休克及出血,处理严重的、危及生命的并发损伤,后处理尿道的问题。如果伤情严重,不允许进行复杂的修复手术或需要转院时,均应采取最简单的方法解决尿潴留的问题。轻微损伤、能够通畅排尿者,无须特殊处理,较为严重的损伤可采取以下处理方法。

1. 留置导尿管 诊断时试插的导尿管如能顺利成功进入膀胱者,则应留置 2 周左右,有尿道支撑和引流尿液的作用。如试插导尿管不成功,需考虑尿道括约肌痉挛的可能,此时不可以反复试插以免加重尿道损伤。有时待麻醉后括约肌松弛再行试插,可能成功。

2. 耻骨上膀胱造瘘术 尿道创伤后如诊断性插管失败,在患者伤情较重或不便进行较复杂的尿道手术时,为避免伤口被尿液浸渍以及尿道吻合口漏尿,同时解决患者尿液引流通畅的问题,需要进行膀胱造瘘术。一旦后尿道断裂采取耻骨上膀胱造瘘,就必须接受不可避免的尿道狭窄或闭锁,待损伤后至少 3 个月进行延迟尿道修复。Morehouse 报道最初尿道修复和延迟尿道修复的结果表明,尿道狭窄的发生率分别为 14% 和 6%,尿失禁的发生率分别为 21% 和 6%,勃起功能障碍的发生率分别为 33% 和 10%,表明延迟性尿道修复使尿道狭窄、尿失禁和勃起功能障碍的发生率均降低。另外,从创伤角度看,耻骨上膀胱造瘘并不是一种姑息性的消极的治疗手段,这种处理避免了患者在严重创伤的基础上接受尿道内器械的操作。然而,对于严重的球膜部尿道错位,膀胱颈为主的撕裂伤以及伴有盆腔血管或直肠损伤的患者,仍旧建议在情况稳定时进行探查以避免因膀胱造瘘或内镜尿道恢复连续性后发生复杂性尿道狭窄和其他严重并发症。

3. 尿道镜下尿道会师术 当会阴部发生骑跨伤时,绝大多数患者尿道为部分损伤,由于球部尿道宽大且固定于尿生殖膈前方,目前较提倡采用尿道镜下尿道会师术恢复尿道连续性。此种手术属微创、操作简单、成功率高,但是由于破裂口之间并没有进行黏膜间的吻合,破口间的组织愈合仍然依靠瘢痕填充,以后拔出导尿管后发生尿道狭窄依然不可避免。当发生骨盆骨折导致的后尿道损伤时,由于患者无法摆脱截石位且损伤的后尿道在盆腔内活动空间较大,很难通过尿道镜下完成会师术,因此,原则上尿道镜下尿道会师术只适合于球部尿道部分损伤的患者。

4. 尿道修补或尿道端端吻合术 尿道镜下尿道会师术失败或球部尿道完全断裂时,如患者伤情不重,需要立即进行尿道修补术或尿道端端吻合术,清除血肿后,通过探杆找到裂口所在,修剪裂口处失去活力的组织,并进行修补。如果尿道断裂后近端尿道口无法找到,可以经过膀胱将探杆插入后尿道,显示近端黏膜,进行远、近端尿道无张力吻合。

5. 开放性尿道会师术 骨盆骨折后尿道损伤的早期治疗包括抗休克、抗感染、治疗危重脏器,基本原则是在可能的条件下争取早期恢复尿道的连续性。但是开放性尿道会师术只是通过膀胱和尿道外口插入的探杆完成尿道内导尿管的留置,此种操作会加重尿道损伤,而且并不能清除坏死组织和血肿,离断的尿道是依靠局部导尿管牵拉完成对合,并不是黏膜间的吻合,因此最后形成尿道狭窄的概率很高,难免需要进行延期尿道修复重建术。尽管尿道会师术可能无法防止尿道狭窄的发生，但是因为把前列腺和尿道拉得更近，因此可以降低开放性后尿道成形术的难度。

6. 早期后尿道端端吻合术　后尿道损伤早期是否可行尿道端端吻合术目前仍旧存在争论，从理论上来讲，一期后尿道端端吻合术能够达到满意的解剖学复位，效果最为理想。但是这些患者往往有骨盆骨折及盆腔内出血，手术术野深，难度大，创伤更大，而且骨盆骨折时根本无法摆放截石位，因此更明智的方法是根据损伤的程度和伴发周围组织损伤来决定治疗的方法和时间。

7. 复杂性尿道损伤及处理　尽管尿道损伤很难用单纯性和复杂性加以区分，但是复杂性尿道损伤的概念越来越受到重视。我们将以下一些情况下的尿道损伤定义为复杂性尿道损伤。

(1) 女性尿道损伤：对于骨盆骨折导致的尿道破裂的女性患者，大多数学者建议行及时的一期修补，或至少通过留置导尿管进行尿道复位，从而避免尿道阴道瘘和尿道闭锁的发生。同时发生的阴道撕裂也应当及时闭合，避免阴道狭窄的发生。延期重建对于女性患者而言并不合适，因为女性尿道太短，如果包埋在瘢痕内，其长度不足以进行吻合修补。对于严重骨盆骨折导致尿道破裂，甚至合并其他脏器损伤时，急诊一期修复的难度很大，可以先行膀胱造瘘，待患者稳定后行尿道重建和瘘口修补术。

(2) 儿童尿道损伤：儿童一旦发生骨盆骨折导致的尿道撕裂，绝大多数属于复杂性尿道损伤，这是因为在和成人相同的创伤外力作用下，儿童的损伤往往更加严重，甚至危及生命。儿童的骨盆环以及前列腺部尿道周围韧带未发育完全，尿道断裂部位绝大多数位于前列腺部尿道，膀胱上浮后位置极高，后期修复远较成人困难。

(3) 尿道损伤合并直肠破裂：尿道损伤的同时如果合并直肠破裂，无论是高位还是低位的直肠破口，急诊一期修复的难度都很大，比较统一的处理方法是膀胱和肠道分别造瘘，待患者稳定后行尿道重建和瘘口修补手术，3个月后患者的病情将成为复杂性后尿道狭窄。

(4) 膀胱抬高、上浮或伴随膀胱颈撕裂伤：创伤后发现伤及膀胱颈部或膀胱被血肿抬高、上浮，如不处理，远期尿道发生长段闭锁或严重尿失禁的可能性非常大，颈部如处理不及时或不准确，后期即使尿道修复成功，也很难完成正常排尿。

(二) 影响治疗因素

尿道损伤是泌尿系统损伤中对患者远期影响最大的一种损伤，尿道组织不仅是人体最娇嫩的组织，而且男性后尿道位于盆腔深部，损伤后不正确的处理会造成更严重的后尿道闭锁、尿失禁和勃起功能障碍等后遗症。因此如何正确地处理好尿道损伤，将各种潜在的后遗症降低到最低是尿道损伤急诊处理的关键。

从尿道损伤受伤的部位和受伤的程度看，我们认为各种尿道损伤的处理方法都有其利弊，很难用一种方法处理所有的尿道损伤。目前对于后尿道损伤处理中争议最多的仍是进行早期尿道会师术还是单纯膀胱造瘘。膀胱颈部损伤后单纯的膀胱造瘘很难保证以后不发生尿失禁，如果膀胱上浮严重，后尿道会师和单纯造瘘都可以选择，前者对今后尿道闭锁之间的距离产生影响，可以大大缩短闭锁长度，但过分的分离有可能加重损伤。后者引流尿液的同时需引流盆腔血肿，使上浮的膀胱能尽快下降。但后尿道一般很难降到正常位置，长段闭锁难以避免。因此，我们在选择处理方法时需同时考虑以下一些因素。

1. 年龄　儿童和青壮年患者我们不主张行尿道会师术，以免过分分离耻骨后间隙影响患儿的勃起功能，一般以耻骨上造瘘为宜；中老年者，如为全身情况良好的单纯性后尿道损伤，尿道会师术可以考虑。

2. 合并伤　有其他危及生命的脏器损伤或合并有直肠损伤时，首选耻骨上造瘘，否则可尝试尿道会师术。

3. 判断是部分还是完全损伤　如果能通过尿道造影或经皮膀胱镜观察后尿道情况，确定后尿道只是部分受损，尿道连续性仍存在，此时需考虑的是尽可能将尿道的损伤降至最低，单纯耻骨上造瘘的处理对尿道的再损伤最轻微。如果明确尿道为完全断裂，此时需考虑的是缩短前后端尿道距离，为以后重建手术提供方便，因此尿道会师术能使完全断裂的尿道相对接近。

总之，无论采用何种处理方法，不能单纯地将尿道损伤看成本科的独立的一种损伤疾病，而应将其置于患者全身损伤系统之中，根据患者的全身和局部的情况综合考虑治疗措施，因为上述任何一种处理方法都不是完美的处理方法，都需对尿道进行再次处理，急诊的处理永远只是一种遗憾的处理。

第五节　男性生殖系统创伤

一、阴茎损伤

(一)概述

阴茎损伤(penile injury)是泌尿外科急症,自1924年首例阴茎损伤报道以来,其发病率呈逐渐上升趋势,阴茎损伤修复已经成为泌尿外科医师面临的挑战。阴茎损伤分为钝性伤和锐性伤两类,由于两类创伤的机制不尽相同,临床治疗亦各有特点。

1. 病因　钝性伤所致的阴茎破裂(折断)可使用非手术疗法治愈,有人联合应用经验性抗生素、导尿、安定(降低勃起强度和频率)以及冰敷加压包扎等处理成功治愈阴茎损伤。但是近期文献推荐手术疗法,手术治疗包括早期探查和修复阴茎被膜的撕裂。

锋利物体所致的锐性阴茎损伤应当尽早手术修复。伴有血管和神经损伤的阴茎断裂以及较深的撕裂伤可用显微外科方法修复。显微外科修复与普通的修复不同,能够有效地改善畸形、纤维化、持久疼痛、皮肤坏死和感觉障碍等并发症。非显微外科方法修复阴茎损伤时,阴茎背动静脉的修复至关重要,因为其是阴茎皮肤、龟头和软组织血供的主要来源,且与勃起功能的修复密切相关。

阴茎皮肤的缺失可用附近有活力的皮肤或者中厚皮片进行移植修复。

2. 分类

(1)闭合伤

1)挫伤:单纯的挫伤通常是阴茎处于松弛状态时由外力所致,伴血肿和瘀斑。

2)破裂(折断):阴茎破裂(折断)常发生在勃起状态下。引发的原因包括勃起的阴茎被强力弯曲、与坚硬的表面发生撞击、揉搓阴茎以减轻勃起和在床上滚动等。不同地域阴茎破裂的病因亦不同,在西半球,阴茎破裂主要由性交所致,占30%～50%;中东地区主要由手淫和揉搓阴茎以减轻勃起所致。

阴茎破裂常表现为血肿形成、肿胀、变色和阴茎偏位。阴茎破裂时,右侧海绵体损伤较常见。双侧海绵体同时受损时,尿道损伤概率较高。阴茎背侧邻近耻骨的部位是损伤易发之处,但是损伤也可发生在阴茎体的任何部位,甚至是海绵体固定的位置。

3)缢勒伤:头发、环、带子及其他收缩性装置引起的阴茎缢勒伤,也属于阴茎钝性伤。缢勒伤最先引起软组织和皮肤的损伤,如不及时解除勒压,还可伤及阴茎体和尿道。

(2)开放伤:阴茎开放伤发生时常常导致阴茎断裂、撕裂和穿孔等,主要病因包括刀枪伤、工业或农业机械损伤、自残、咬伤、车祸或化学试剂引起的烧伤,以及医源性损伤等。迷幻剂和精神错乱亦是阴茎锐性损伤发生的重要病因。伴发尿道损伤的阴茎锐性伤会加重创伤程度;阴茎锐性伤如有异物残留,会导致感染和继发组织损伤。

(二)临床表现和诊断

1. 闭合伤　病史和物理检查可以诊断阴茎破裂。勃起状态阴茎损伤时,患者及患者的性伴侣可听见清脆的声响,如同折断玉米秆或玻璃棒,并伴有勃起消退、阴茎肿胀和变色(血液外渗导致)、中到重度的疼痛以及阴茎偏位,形成典型的"茄子畸形"(eggplant deformity)。损伤部位可触及柔软而有韧性的凸隆,表现为"滚动征"(rolling sign)。会阴部如出现蝴蝶形血肿,则提示存在尿道损伤(图7-19)。阴茎破裂如未及时治疗,晚期可表现为勃起功能障碍、阴茎偏位、形成Peyronie病样斑块,尿道海绵体瘘和尿道皮肤瘘,以及尿道狭窄等引起的症状。

阴茎破裂伤时也可出现阴囊、耻骨上区和会阴肿胀等不常见的症状。

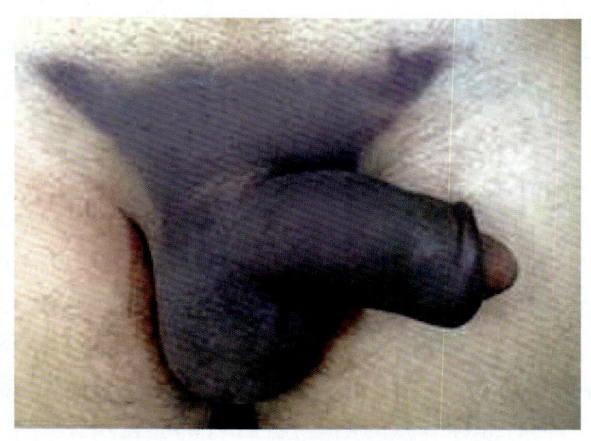

图 7-19　阴茎破裂、Buck 筋膜撕裂导致的蝴蝶形血肿

阴茎钝性伤常伴发尿道部分破裂。如尿道口有血并伴有肉眼血尿，就应高度怀疑尿道损伤，所有病例均应做尿道造影。另外，阴茎钝性伤引起的血肿和水肿会压迫尿道进而加重排尿困难。海绵体炎或海绵体纤维化亦可引起阴茎破裂，但皆缺乏相关创伤病史以及损伤时的断裂声响。

海绵体造影可以确定外渗的位置，对可疑病例的诊断有帮助。如果早期海绵体造影未能显示病灶，一定要再做延时造影（10 min 后），因为只有等造影剂充满血肿后才能显示渗漏。虽然海绵体造影有助于阴茎折断的诊断，但其假阳性率和假阴性率均较高，同时该种有创检查还可导致海绵体纤维化和造影剂反应等并发症。

超声检查虽然无创，但是诊断率有赖于检查者的技术水平，小撕裂伤和被血凝块堵塞的缺口，不容易与正常白膜区分开来（图 7-20）。

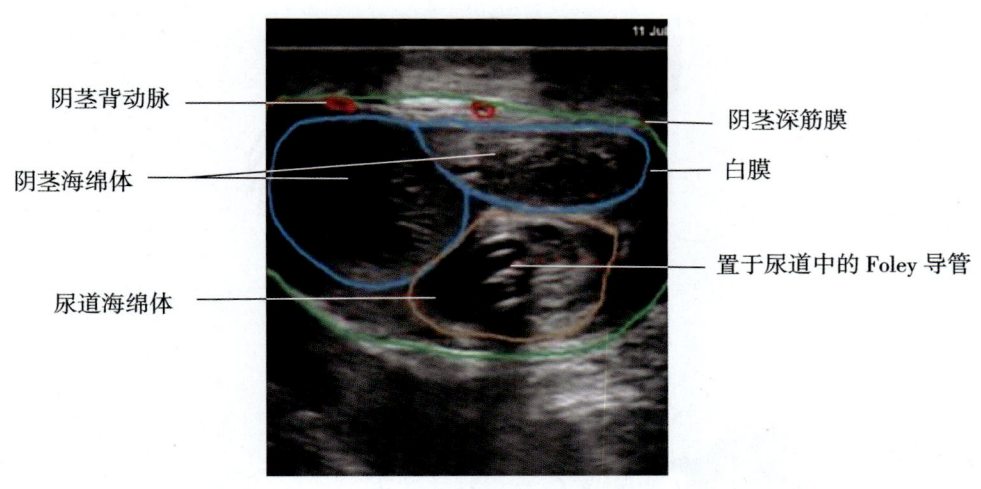

图 7-20　阴茎折断的超声学表现

MRI 可能是海绵体损伤最好的诊断方法。在 T_1 加权像上，显示高信号的血管窦状间隙，容易与血管较少显示为低信号的白膜区分开来。由于 MRI 检查费用较高，技术手段复杂，还不能作为常规的检查手段，但是对于那些需要较好的影像学质量的病例可以进行 MRI 检查。

2. 开放伤　阴茎离断时残端应低温保存并与患者一起送至急诊室。正确的保存可降低移植反应，提高成活率。

阴茎枪伤首先应确定损伤的程度。根据武器的直径和类型可估计发射物的速度。低动能弹药导致的病灶只在其运行轨迹上；高动能弹药可造成远离其运行轨迹一定距离的组织的损伤。尿道造影（逆行尿道造影）有助于诊断潜在的尿道损伤。

阴茎锐性伤入院后可记录到阴茎疼痛、肿胀和捻发音,偶尔可发现明显的皮肤坏死。较大阴茎锐性损伤伴发的皮肤缺失,在尿道和软组织修复后应立即进行重建。重建的皮肤可阻止感染向他处蔓延,还可阻止其他生殖区与筋膜面相同。

(三)治疗

1. **阴茎破裂(折断)** 保守治疗适用于白膜破口较小、海绵体损伤但白膜完整的病例。包括冰敷加压包扎、抗感染、应用纤溶剂、抗雄激素抑制勃起等内容。手术治疗是大多数阴茎破裂伤常用的处理手段,因为持续的血肿会引起感染,而二期修复引起的纤维化会引起阴茎畸形或者疼痛,从而损害勃起和性交。手术切口有环切-脱套切口、直接纵向切口、腹股沟阴囊切口、高阴囊中线切口和耻骨上切口等多种选择。

外科治疗包括清除血肿、控制出血、创伤处清创后用3-0可吸收线间断缝合创面。阴茎破裂伴尿道部分或全部横断的,应尽早手术并留置导尿管。无尿道损伤的阴茎破裂术后当晚留置导尿并轻度加压包扎。

2. **阴茎断裂和撕裂** 不管何种原因导致的阴茎锐性伤,都应先用无菌生理盐水充分冲洗,然后进行保护阴茎血供的清创,取出异物和去除无活性组织。在阴茎根部上扎止血带或者结扎血管可以减少出血。修复创伤后根据具体情况决定是否放置引流管。

对于阴茎断裂伤,如果断裂的远端保存良好,可用显微外科方法进行再植。断端应浸入冷盐水或林格液中冰上运输。一般阴茎完全离断在18~24 h以内,再植成功率较高。伤后48 h以内仍可手术治疗,但术后并发症的发生率会升高。

阴茎断裂重建时将尿道断端修整成舌状,置入硅胶导尿管,用5-0可吸收线双层吻合尿道;用3-0的可吸收线间断缝合白膜;阴茎背动脉用10-0的尼龙线吻合;9-0的尼龙线缝合背深静脉;9-0的尼龙线缝合背神经鞘。一般无须吻合阴茎海绵体中央动脉。Buck筋膜和Colles筋膜用3-0的可吸收线间断缝合,以降低吻合口张力。皮肤用4-0的可吸收线缝合(图7-21)。阴茎体部轻度加压包扎。必要时做耻骨上膀胱造瘘,留置2周行排尿期尿道造影,无外渗时拔出造瘘管。彩色超声监测术后动、静脉开放状态。

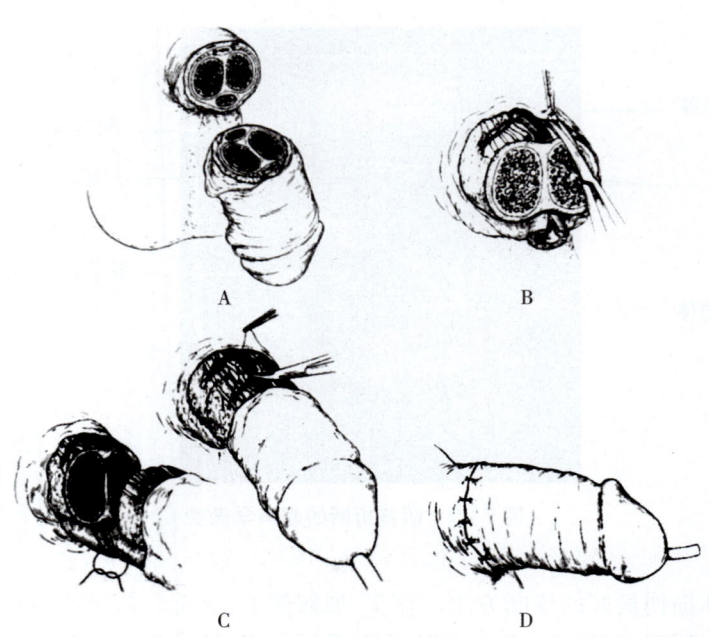

A.典型阴茎横断的表现;B.显露并小心清创尿道、阴茎海绵体和神经血管;C.将尿道断端修剪成铲状并双层缝合,显微缝合背静脉、背深动脉和神经;D.缝合皮肤。

图7-21 显微外科修复阴茎横断示意

虽然显微外科手术能减少感觉障碍、狭窄等常见的并发症,但一定程度的皮肤坏死仍会发生,此情况可用自体中厚皮片进行植皮。精神、心理原因导致的阴茎损伤,特别需要全面而细致的护理。

较深的阴茎部分撕裂伤的处理和阴茎断裂伤处理相同,只要条件具备都应用显微外科手术修复创伤。

3. **阴茎枪伤** 低速枪伤应仔细探查并修补损伤。依据出血的强度选用缝合或手工压迫止血。高速枪弹导致的损伤修复较困难。如果尿道造影显示尿液外渗,应立即设法留置尿管并修复损伤,清创进口和出口后按单纯撕裂伤缝合之。

4. **阴茎咬伤** 用生理盐水冲洗、清创后,注射破伤风抗毒素并使用广谱抗生素。通常情况下,表浅的咬伤清洗后包扎,每天换2次药。对于伤情延搁并有感染迹象的患者,应住院并静脉应用抗生素,对该类患者有时需要再次手术以减少感染扩散,一旦感染性控制、伤口清洁,即可行重建治疗。

5. **阴茎撕脱和皮肤缺损** 完全撕脱的或仅余少许残端与机体相连的阴茎撕脱伤应清洗后复位。如果皮肤不能成活,应连同肉芽组织一起切除。大多生殖区皮肤的缺损由感染所致,一旦感染发生,应湿敷创面并每日换药2次、彻底清创以及应用光谱抗生素,为日后的重建创造条件。阴茎撕脱伤导致的阴茎裸露会引起一定程度的精神情绪紧张,应注重心理方面的治疗。

年轻患者的大腿前外侧是常用的皮片供区,由于该处易于显露,且取自该区的中厚皮片愈合时收缩率较小。筛孔状中厚皮片由于能良好地引流移植片下的液体,其覆盖创面和修复外观俱佳;虽收缩率较高,但对勃起功能修复并非首要目标的患者而言,仍不失为一种最佳材料。

中厚皮片较适用于部分或全部阴茎撕脱伤(全厚皮片是另一种选择,但供区需移植才能修复),为避免术后水肿引起的狭窄,所有远端阴茎皮肤都应在冠状沟水平切断。优先缝合移植片的腹侧,以保持正中外观和避免痛性勃起。用5-0的缝线将移植片边缘分别固定于阴茎根部、冠状沟和腹侧中缝。用矿物油纱布包扎移植片,外加套管以制动,再加保护性弹性外包扎。最后,留置尿管或耻骨上膀胱造瘘管和应用抗生素。

6. **阴茎烧灼伤** Ⅲ度烧伤须立即切除损伤的皮肤并进行移植,Ⅰ度和Ⅱ度烧伤经清创和一般的包扎,通常能获得满意的恢复,不需要移植重建。高压电流在组织内传播导致电灼伤属凝固性坏死,首先应进行必要的处理,待正常组织与坏死组织界限分明后再进行清创和修复。

7. **阴茎缢勒伤** 应及时解除勒压,一般可用砂轮锯断缢勒物,否则将导致阴茎坏死。

二、睾丸损伤

(一)概述

睾丸悬垂于大腿之间并受到大腿和白膜的保护,能承受50 kg的钝性损伤而不破裂。但中度钝性损伤即可引起睾丸实质出血并伴小血肿的形成,更重的损伤会引起白膜破裂导致肉膜内血肿(图7-22)。阴囊损伤时如伴有睾丸鞘膜破裂血肿会播散至腹股沟和会阴。

睾丸锐性伤发生时常常导致睾丸撕裂或破裂、穿孔等,主要病因包括钝性伤、刀伤或枪伤、工农业机械损伤、自残等。创伤性阴囊内精索完全离断较为少见,离断后睾丸能否再植成功不仅取决于睾丸血管是否吻合通畅,也取决于睾丸缺血时间的长短,因为再植成功的标志是恢复睾丸的内分泌和生殖功能。

(二)病因

睾丸损伤包括钝性伤和锐性伤两类,钝性伤的主要病因包括:体育运动、暴力袭击、摩托车事故以及自残等。50%的严重阴囊钝性伤伴有睾丸破裂,但大多数是单侧睾丸损伤,只有1.5%的病例发生双侧睾丸损伤。睾丸钝性伤的发病机制还不清楚,可能的解释是外力将睾丸抵于骨盆或大腿导致其破裂。

锐性伤的主要病因包括暴力袭击、自残以及枪伤等。锐性伤导致双侧睾丸损伤的概率是钝性损伤的15倍。

(三)临床表现和诊断

睾丸锐性伤常伴有大腿、阴茎、会阴部和尿道的损伤。31%的双侧睾丸锐性伤由于阴囊穿通伤所致。睾丸钝性伤导致睾丸破裂往往伴有疼痛、阴囊淤血和血肿,少数睾丸钝性伤伴有血管横断,但极少数病例同时伴有附睾破裂。

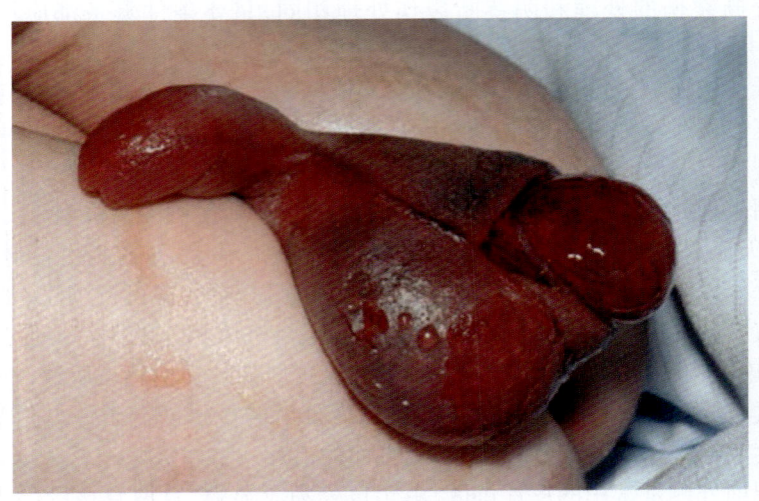

图 7-22　阴囊破裂

超声检查是除体格检查外对睾丸损伤有诊断价值的辅助检查,但其不能确定白膜破裂的具体位置且有较高的误诊率。不过,超声检查对于少数伴发睾丸扭转和肿瘤的病例诊断可以提供有价值的信息。

无受伤史的睾丸疼痛在 B 超检查之外,还可进行核素扫描等查找可能的其他病因。

(四) 治疗

1. **手术探查和修复**　所有伴有明显阴囊血肿、睾丸内血肿或睾丸白膜破裂的病例均应尽快进行手术探查和修复。拖延手术治疗只会增加睾丸切除率,既往的研究发现,睾丸损伤后 72 h 内进行手术治疗的睾丸切除率仅为 20%,但是 9 d 以后睾丸切除率则上升到 67%。近期的研究显示即刻进行手术探查者睾丸切除率为 6%,延期手术者睾丸切除率约为 21%。

双侧睾丸损伤者应尽力挽救功能性的睾丸组织并进行良好的止血和伤口清洁,以预防感染。钝性伤伴睾丸内血肿者应进行引流减压,以防止睾丸萎缩,睾丸修复手术中应清除血肿以及失活的睾丸组织。强行还纳被挤出白膜外的组织只会使睾丸内压力升高从而导致组织坏死。手术后适度加压包扎可减轻水肿,减少出血。

2. **睾丸再植**　创伤性阴囊内精索完全离断较为少见。离断后睾丸能否再植成功不仅取决于睾丸血管吻合是否通畅,也取决于睾丸缺血时间的长短,因为再植成功的标志是恢复睾丸的内分泌和生殖功能。Smith 等人根据动物实验的研究资料指出,睾丸缺血 6 h 生精细胞即消失,并伴有部分间质细胞损害。而 Giuliani 在钳夹睾丸血管 60 min 后就发现生殖上皮发生严重损伤,表面冷却和冷灌注均不能避免损伤的发生。徐月敏等报道 1 例再植睾丸的总缺血时间为 6 h,术后 15 d 睾丸活检的病理组织学检查显示除曲细精管精原细胞形态正常外,其他各层细胞均坏死。术后 120 d 再次行活检电镜检查,结果显示各层生殖细胞均恢复正常,这说明睾丸缺血 6 h 其生精功能的损伤其实仍属可逆。

手术过程介绍如下:①将离体的睾丸迅速冷藏,不要浸入生理盐水或放在冷冻室;②将睾丸放入 4 ℃灌洗液和抗生素的混合液中,轻轻挤压睾丸,尽量将睾丸内残留的血液挤出,使睾丸表面呈灰白色;③将带有精索的睾丸与近心端精索做再植,先用 3-0 丝线将离断的精索固定数针,用 11-0 尼龙线将睾丸内动脉间断缝合 4 针,9-0 尼龙线间断缝合动脉 8 针后开放血供;④血液循环良好后用 9-0 尼龙线按两层缝合法缝合输精管;⑤术后加强抗凝、抗菌治疗,预防感染。

阴茎损伤是泌尿外科急症,需要及时而有效的治疗。阴茎损伤修复的三大目标是:最大限度地恢复性功能、良好的外观和通畅地排尿。但严重阴茎损伤的修复是泌尿外科的难症,有时需要多学科的协作,并且只有专业的修复中心才能够提供有效而安全的治疗。大多数睾丸损伤的患者恢复良好,激素水平和生育水平均能得以维持,纵使是双侧睾丸破裂的患者,其精子的生成与成熟亦不受影响。精索离断后睾丸能否再植成功不仅仅取决于睾丸血管吻合是否通畅,也取决于睾丸缺血时间的长短,因为再植成功的标志是恢复睾丸的内分泌和生殖功能。

第六节　女性生殖系统创伤

女性尿道及生殖器（图7-23）创伤包括尿道、阴道、子宫及其附件和外阴部伤，可由火器伤、锐器伤直接造成，亦可由骨盆骨折引起。单一器官损伤很少见，多为尿道、膀胱、生殖器官、直肠等多发伤。

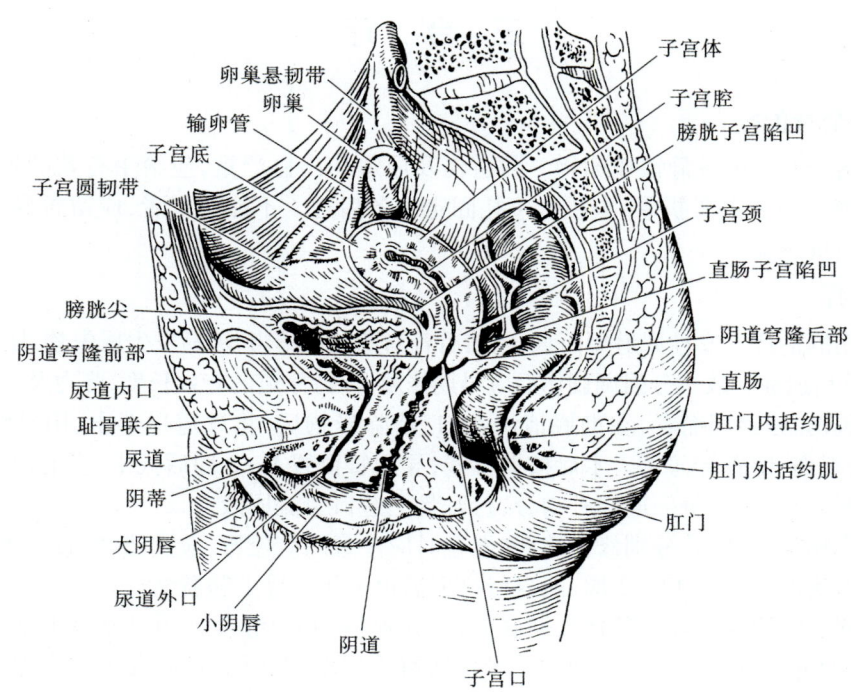

图 7-23　女性尿道及生殖器解剖示意

一、病因及致伤机制

女性尿道伤的病理类型有撕裂、破裂、断裂、撕脱、部分或完全缺损。生殖器伤则以阴道破裂、子宫破裂及外阴撕裂较常见。

女性尿道及生殖器伤，特别是多发伤，出血严重，休克发生率高，易发生严重并发症及后遗症，诸如尿道狭窄、闭锁，尿失禁，阴道狭窄或阴道闭锁，膀胱阴道瘘，直肠阴道瘘，骨盆畸形等，处理十分困难。

二、诊　断

（一）外伤史及临床表现

有下腹、会阴开放伤，骨盆骨折者，应疑及生殖器及尿道伤。尿道及阴道流血是重要临床表现，部分伤员有尿潴留或阴道漏尿。

（二）体格检查

阴道撕裂伤伤口常不规则，前壁伤易并发膀胱及尿道破裂；后壁伤常并发肛管直肠破裂，严重者可撕裂肛门括约肌或阴道直肠贯通伤；骨盆骨折刺伤阴道者，阴道内可能触到骨折断端；常规行直肠指检有助于直肠伤的诊断；子宫破裂有严重内出血，伤后阴道流血不严重，而休克重，有腹膜刺激症状及内出血表现者,应行腹腔穿刺检查以助诊断。

(三) 导尿或尿道探子检查

疑有尿道损伤者,可见导尿管或探子经尿道伤部进入阴道,或插入后行阴道前壁触诊,能触到导尿管或探子;阴道伤与膀胱相通者,导尿管放入膀胱后,注入无菌等渗盐水,可发现阴道内漏尿的部位。

(四) X 射线检查

有骨盆骨折者,应行骨盆正、侧位 X 射线摄片检查。

三、治 疗

(一) 急救及全身治疗

现场急救应给予有效的镇静镇痛药物。阴道伤及尿道伤出血严重,应给予有效的填塞或压迫止血,会阴包扎"丁"字带。有骨盆骨折者,应妥善包扎固定以备后送。不能排尿者,应留置导尿管。全身治疗应积极防治休克及抗感染。

(二) 初期治疗

1. 女性尿道伤的治疗　女性尿道短而直,创伤后若初期处理不当,极易发生尿失禁,尿道狭窄、闭锁,或尿道阴道瘘等严重后遗症。故十分强调创伤后应早期修复,保持尿道的有效长度、张力及正常解剖位置。

单纯尿道撕脱伤、尿道回缩者,在彻底清洗伤口、清除异物后,将尿道口牵出,用丝线固定缝合于原位,并缝合阴道撕裂伤,留置导尿管。术后按期拆线,导尿管留置 1~2 周后拔出,多能治愈。

尿道破裂或断裂者,应力争一期修补吻合,行耻骨上造口引流尿液。

尿道与阴道伤相贯通者,应分别修补缝合,缝合时应注意两侧位置,应交错开,置于不同高度,以减少术后发生尿道阴道瘘的可能。术后 2 周,能自行排尿后再关闭耻骨上膀胱造口。

2. 女性生殖器伤的治疗　外阴裂伤在彻底清创、止血后,对位缝合。阴道血运丰富,愈合力强,故阴道裂伤后,应尽可能进行一期缝合。清创时应尽量保留阴道壁,以避免日后发生阴道缩窄。阴道破裂伤与腹腔相通者,应行剖腹探查,然后再修补阴道裂伤。阴道后壁伤与直肠肛管贯通者,亦应分别修补,并行乙状结肠造口。子宫破裂伤应及时行剖腹探查术。无明显感染者,可用可吸收性缝线修补裂伤,保存子宫。裂伤范围广泛或已有感染者,应行子宫切除术。

(三) 后期治疗

后期治疗主要是对伤后后遗症的治疗。尿道狭窄轻者可行间断尿道扩张术;狭窄严重或尿道闭塞者,可行尿道内切开或瘢痕切除对端吻合;形成尿道阴道瘘者,择期行瘘管切除,分别修补尿道及阴道;尿道短缩而发生尿失禁者,可酌情行尿道延长及悬吊术。尿道长段缺损的治疗很困难,可利用膀胱壁肌瓣行尿道再造术;阴道缩窄者,行阴道整形术。

第七节　泌尿系统创伤典型病例

【病例简介】

患者男性,39 岁,因"高处坠落、会阴骑跨、尿道外口滴血 3 h"至急诊外科就诊。

【诊断】

球部尿道挫伤。

【救治经过】

急诊预检生命体征:体温 36.6 ℃,血压 132/88 mmHg,心率 90 次/min,心律齐。专科查体:腹软无压痛,肋脊角无叩痛,输尿管无压痛,膀胱顶位于耻骨上约3横指,会阴部皮肤未见淤血、瘀斑,会阴中心腱处可扪及质韧局限性血肿,尿道外口可见滴血(图7-24)。

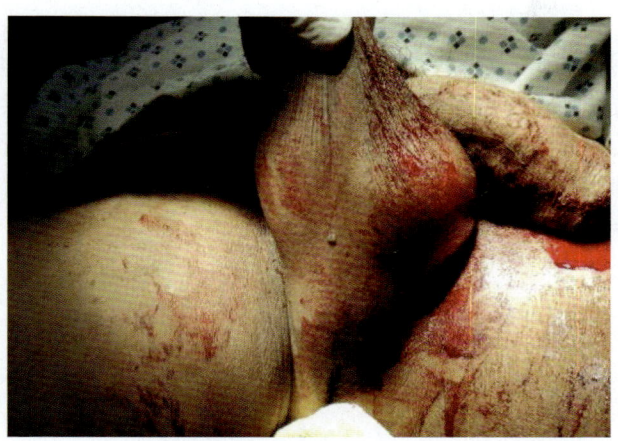

图7-24　会阴部骑跨伤就诊时,尿道外口滴血,伤后未排尿

先后以F16、F22、F8导尿管试行急诊导尿未成功,导尿管插至耻骨下弯处能感受到一定阻力,为避免进一步损伤、假道形成等,未进一步进行盲目操作,决定急诊局部麻醉下行膀胱尿道镜检查术。

膀胱尿道镜检顺利,可见尿道膜部挫裂伤,少许活动性渗血,膀胱内少量血凝块(图7-25)。行膀胱镜下膀胱内血凝块清除,留置斑马导丝后退出膀胱镜,在导丝引导下成功放置F22双气囊三腔导尿管,球囊注水50ml,接生理盐水持续膀胱冲洗,并予导尿管牵拉协助止血(图7-26)。

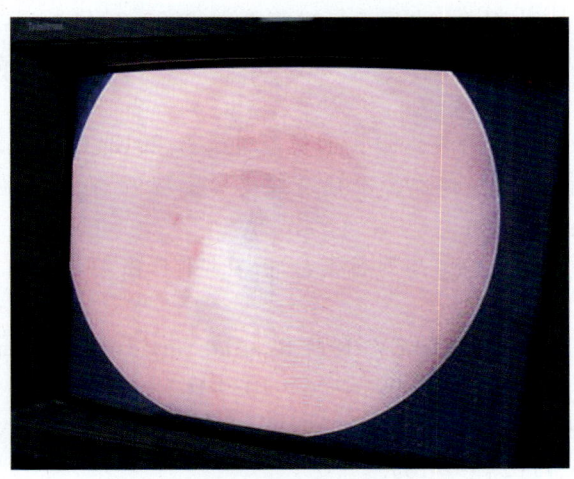

图7-25　膀胱尿道镜下所见

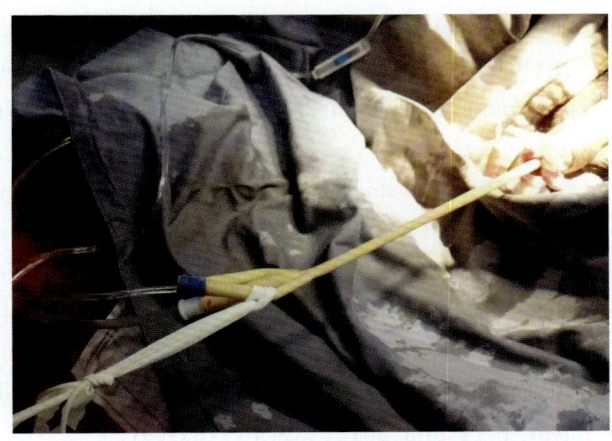

图7-26　留置F22双气囊三腔导尿管接生理盐水持续膀胱冲洗并牵拉

急诊留观 2 d 后尿色转清,停止膀胱持续冲洗,保留导尿管,予以出观,嘱患者 2 周后门诊复诊拔出导尿管。

【救治经验】

球部尿道损伤多由会阴部骑跨伤导致,按致伤原因分类属于尿道外暴力闭合性损伤,其程度轻于尿道裂伤与断裂,仅为尿道黏膜水肿和出血,部分伴海绵体损伤,此时尿道的连续性一般尚可。

对于本例患者而言,急诊来院时生命体征平稳,初步判断伤情不重,适宜行诊断性导尿操作。首次尝试导尿失败后可考虑行膀胱尿道镜检,在直视了解尿道损伤伤情的同时,还能判断膀胱等其他部位有无合并损伤,并可辅助进行导丝引导下的导尿等操作。

(王林辉　王军凯　房　晓)

参考文献

[1] 那彦群. 中国泌尿外科疾病诊断治疗指南[M]. 北京:人民卫生出版社,2013.

[2] 张元芳,孙颖浩,王忠. 实用泌尿外科学和男科学[M]. 北京:科学出版社,2013.

[3] 那彦群,郭震华. 实用泌尿外科学[M]. 北京:人民卫生出版社,2009.

[4] 吴阶平. 吴阶平泌尿外科学[M]. 济南:山东科学技术出版社,2009.

[5] 洪涛,刘立刚,李建平,等. 1057 例肾动脉造影的影像解剖学分析[J]. 中国介入心脏病学杂志,2006,14(3):155-157.

[6] 孟小茜,董伟华,董生,等. 经动脉栓塞治疗肾动静脉畸形或瘘[J]. 当代医学,2009,15(11):147-150.

[7] 王寅. 儿童肾损伤的诊断与处理[J]. 中国医师进修杂志,2007,30(1):16-17.

[8] 王增军,睦元庚,吴宏飞,等. 186 例外伤性肾损伤的诊治总结[J]. 中华泌尿外科杂志,2001,22(6):353-355.

[9] 向江侠,胡平. 273 例肾脏伤的诊治分析[J]. 创伤外科杂志,2013,15(4):315-317.

[10] 杨波,李建兴,胡卫国,等. 两步法建立标准通道经皮肾镜取石 3052 例临床报告[J]. 北京大学学报(医学版),2010,42(4):447-450.

[11] 章建全,陈佳彬,任吉忠. 肾脏动静脉瘘的超声诊断与鉴别诊断[J]. 第二军医大学学报,2007,28(8):878-883.

[12] GONZALEZ R P,FALIMIRSKI M,HOLEVAR M R,et al. Surgical management of renal trauma:is vascular control necessary?[J]. J Trauma,1999,47(6):1039-1044.

[13] GOURGIOTIS S,GERMANOS S,DIMOPOULOS N,et al. Renal injury:5-year experience and literature review[J]. Urol Int,2006,77(2):97-103.

[14] GUPTA M,BELLMAN G C,SMITH A D. Massive hemorrhage from renal vein injury during percutaneous renal surgery:endourological management[J]. J Urol,1997,157(3):795-797.

[15] LINDEKLEIV H,HARO S,NORDHUS K,et al. Renal artery pseudoaneurysm secondary to blunt trauma nine years earlier:case report and review of the literature [J]. Scand J Urol Nephrol,2008,42(5):488-491.

[16] HAMMER C C,SANTUCCI R A. Effect of an institutional policy of nonoperative treatment of grades Ⅰ to Ⅳ renal injuries[J]. J Urol,2003,169(5):1751-1753.

[17] HOTALING J M,SORENSEN M D,SMITH T G,et al. Analysis of diagnostic angiography and angioembolization in the acute management of renal trauma using a national data set[J]. J Urol,2011,185(4):1316-1320.

[18] MCGUIRE J,BULTITUDE M F,DAVIS P,et al. Predictors of outcome for blunt high grade renal injury treated with conservative intent[J]. J Urol,2011,185(1):187-191.

[19] CHARBIT J, MANZANERA J, MILLET I, et al. What are the specific computed tomography scan criteria that can predict or exclude the need for renal angioembolization after high grade renal trauma in a conservative management strategy[J]. J Trauma,2011,70(5):1219-1228.

[20] KELLY Y P, EUSTACE J A. Perinephric haematoma causing refractory hypertension in a 17-year-old male[J]. Case Rep Nephrol Urol,2012,2(2):118-121.

[21] LEE J W, YOON Y E, KIM D K, et al. Renal artery injury during robot-assisted renal surgery[J]. J Endourol,2010,24(7):1101-1104.

[22] GLASS A S, APPA A A, KENFIELD S A, et al. Selective angioembolization for traumatic renal injuries: a survey on clinician practice[J]. World J Urol,2014,32(3):821-827.

[23] ALTMAN A, HAAS C, DINCHMAN K, et al. Selective nonoperative management of blunt grade 5 renal injuries[J]. J Urol,2000,164(1):27-31.

[24] ARMENAKAS N A, DUCKETT C P, MCANINCH J W. Indications for nonoperative management of renal stab wounds[J]. J Urol,1999,161(3):768-771.

[25] ALCTOGLU M E, BOLEKEN M E, CEVIK M, et al. Blunt renal trauma in children: a retrospective analysis of 41 cases[J]. Ulus Travma Acil Cerrahi Derg,2014,20(2):132-135.

[26] BJURLIN M A, GOBLE S M, FANTUS R J, et al. Outcomes in geriatric genitourinary trauma[J]. J Am Coll Surg,2011,213(3):415-421.

[27] BREYER B N, MCANINCH J W, ELLIOTT S P, et al. Minimally invasive endovascular techniques to treat acute renal hemorrhage[J]. J Urol,2008,179(6):2248-2252.

[28] BROGHAMMER J A, FISHER M B, SANTUCCI R A. Conservative management of renal trauma: a review[J]. Urology,2007,70(4):623-629.

[29] BRUCE L M, CROCE M A, SANTANIELLO J M, et al. Blunt renal artery injury: incidence, diagnosis, and management[J]. American Surgeon,2001,67(6):555-556.

[30] BUCHBERGER W, PENZ T, WICKE K, et al. Diagnosis and staging of blunt kidney trauma. A comparison of urinalysis, i.v. urography, sonography and computed tomography[J]. Rofo,1993,158(6):507-512.

[31] DIGIACOMO J C, ROTONDO M F, KAUDER D R, et al. The role of nephrectomy in the acutely injured[J]. Arch Surg,2001,136(9):1045-1049.

[32] LEE D G, LEE S J. Delayed hemorrhage from a pseudoaneurysm after blunt renal trauma[J]. J Urol,2005, 12(10):909-911.

[33] LLOYD G L, SLACK S, MCWILLIAMS K L, et al. Renal trauma from recreational accidents manifests different injury patterns than urban renal trauma[J]. J Urol,2012,188(1):163-168.

[34] MANSUETO G, D'ONOFRIO M, MINNITI S, et al. Therapeutic embolization of idiopathic renal arteriovenous fistula using the "stop-flow" technique[J]. J Endovasc Ther,2001,8(2):210-215.

[35] MARGENTHALER J A, WEBER T R, KELLER M S. Blunt renal trauma in children: experience with conservative management at a pediatric trauma center[J]. J Trauma,2002,52(5):928-932.

[36] MARTIN X, MURAT F J, FEITOSA L C, et al. Severe bleeding after nephrolithotomy: results of hyperselective embolization[J]. Eur Urol,2000,37(2):136-139.

[37] PAPAREL P, AMINA N'DIAYE, LAUMON B, et al. The epidemiology of trauma of the genitourinary system after traffic accidents: analysis of a register of over 43,000 victim[J]. British Journal of Urology International,2010,97(2):338-341.

[38] PATRICK C, STEELE G S, WALSH P C, et al. Campbell's urology[M]. 8th ed. Philadelphia: Harcourt Asia W. B. Saunders,2002.

[39] RAZALI M R, AZIAN A A, AMRAN A R, et al. Computed tomography of blunt renal trauma[J]. Singapore Med J,2010,51(6):468-473.

[40] GARDINER R A, GWYNNE R A, ROBERTS S A. Perinephric abscess[J]. BJU International,2001,107

(3):20-23.

[41] WRIGHT J L,NATHENS A B,RIVARA F P,et al. Renal and extrarenal predict ors of nephrectomy from the national trauma data bank[J]. J Urol,2006,175(3):970-975.

[42] SIVANESAN K,SATHIYATHASAN S,GHANI R. Transobturator tension free vaginal tapes and bladder injury[J]. Arch Gynecol Obstet,2009,279(1):5-7.

[43] CORRIERE J N,SANDLER C M. Diagnosis and management of bladder injuries[J]. Ural Clin North Am,2006,33(1):67-71.

[44] AGOSTINI A,VEJUX N,COLETTE E,et al. Risk of bladder injury during vaginal hysterectomy in women with a previous cesarean section[J]. J Reprod Med,2005,50(12):940-942.

[45] GOMEZ R G,CEBALLOS L,COBURN M,et al. Consensus statement on bladder injuries[J]. BJU Int,2004,94(1):27-32.

[46] ADAMS J E,DAVIS G G,HEIDEPRIEM R W,et al. Analysis of the incidence of pelvic trauma in fatal automobile accidents[J]. Am J Forensic Med Pathol,2002,23(2):132-136.

[47] AZAM U,FRAZER M I,KOZMAN E L,et al. The tension-free vaginal tape procedure in women with previous failed stress incontinence surgery[J]. J Ural,2001,166(2):554-556.

[48] BAKA A G,DELGADO C A,SIMON H K,et al. Current use and perceived utility of ultrasound for evaluation of pedia tric compared with adult trauma patients[J]. Pediatr Emerg Care,2002,18(3):163-167.

[49] BANIEL J,SCHEIN M. The management of penetrating trauma to the urinary tract[J]. J Am Coll Surg,1994,178(4):417-425.

[50] DELORME E. Transobturator urethral suspension:mini-invasive procedure in the treatment of stress urinary incontinence in women[J]. Prog Urol,2001,11(6):1306-1313.

[51] DEMCTRIADES D,KARAISKAKIS M,TOUTOUZAS K,et al. Pelvic fractures:epidemiology and predictors of associated abdominal injuries and outcomes[J]. J Am Coll Surg,2002,195(1):1-10.

[52] DOBROWOLSKI L F,DREWNIAK T,JAKUBIK P,et al. External and iatrogenic trauma of the urinary bladder:a survey in Poland[J]. BJU Int,2002,89(7):755-756.

[53] DREITLEIN D A,SUNCR S,BASLER J. Genitourinary trauma[J]. Emerg Med Clin North Am,2001,19(3):569-590.

[54] EASTRIDGE B J,BURGESS A R. Pedest rian pelvic fractures:5-year experience of amjor urban trauma center[J]. J Trauma,1997,42(4):695-700.

[55] FAILINGER M S,MCGANITY P L. Unstable fractures of the pelvic ring[J]. J Bone Joint Surg Am,1992,74(5):781-791.

[56] GILMOUR D T,DWYER P L,CAREY M P. Lower urinary tract injury during gynecologic surgery and its detection by intraoperative cystoscopy[J]. Obstet Gynecol,1999,94(5):883-889.

[57] GOKCEN E C,BURGESS A R,SIEGEL J H,et al. Pelvic fracture mechanism of injury in vehicular trauma patients[J]. J Trauma,1994,36(6):789-796.

[58] VELMAHOS G C,DEGIANNIS E. The management of urinary tract injuries after gunshot wounds of the anterior and posterior abdomen[J]. Injury,1997,28(8):535-538.

[59] KUENSSBERG J D,STILLER G,WAGNER D. Sensitivity in detecting free intraperitoneal fluid with the pelvic views of the FAST exam[J]. Am J Emerg Med,2003,21(6):476-478.

[60] WAH T M,SPENCER J A. The role of CT in the management of adult urinary tract trauma[J]. Clin Radiol,2001,56(4):268-277.

[61] WERKMAN H A,JANSEN C,KLEIN J P,et al. Urinary tract injuries in multiply injured patients:a rational guideline for the initial assessment[J]. Injury,1991,22(6):471-474.

[62] YOSSEPOWITCH O,BANIEL J,LIVNE P M. Urological injuries during cesarean section:intraoperative

diagnosis and management[J]. J Ural,2004,172(1):196-199.

[63] HOLMES J F,BRANT W E,BOND W F,et al. Emergency department ultrasonography in the evaluation of hypotensive and normotensive children with blunt abdominal trauma[J]. J Pediatr Surg,2001,36(7):968-973.

[64] Horstman W G,McClennan B L,Heiken J P. Comparison of comput ed tomography and conventional cystography for detection of traumatic bladder rupture[J]. Urol Radiol,1990,12(1):188-193.

[65] MCGAHAN P J,RICHARDS J R,BAIR A E,et al. Ultra sound detection of blunt urological trauma:a 6-year study[J]. Injury,2005,36(6):762-770.

[66] MENDEZ L E. Iatrogenic injuries in gynecologic cancer surgery[J]. Surg Clin North Am,2001,81(4):897-923.

[67] MESCHIA M,PIFAROTTI P,BERNASCONI F,et al. Tension-free vaginal tape:analysis of outcomes and complications in 404 stress incontinent women[J]. Int Urogynecol J Pelvic Floor Dysfunct,2001,12(2):S24-S27.

[68] MINAGLIA S,ZEL B U,KLUTKE C,et al. Bladder injury during transobturator sling[J]. Urology,2004,64(2):376-377.

[69] MOREY A F,HERNANDEZ J,MCANINCH J W. Reconstructive surgery for trauma of the lower urinary tract[J]. Ural Clin North Am,1999,26(1):49-60.

[70] MOREY A F,IVERSON A J,SWAN A,et al. Bladder rupture after blunt trauma:guidelines for diagnostic imaging[J]. J Trauma,2001,51(4):683-686.

[71] CHAPPLE C,BARBAGLI G,JORDAN G,et al. Consensus statement on urethral trauma[J]. BJU Int,2004,93(9):1195-1202.

[72] GOMEZR G,CASTANHEIRA A C,MCANINCH J W. Gunshot wounds to the male external genitalia[J]. J Urol,1993,150(4):1147-1149.

[73] FRAUSCHER F,KLAUSER A,STENZL A,et al. US findings in the scrotum of extreme mountain bikers[J]. Radiology,2001,219(2):427-431.

[74] ALBERS P,FICHTNER J,BRUHL P,et al. Long-term results of internal urethrotomy[J]. J Urol,1996,156(5):1611-1614.

[75] XU Y M,SA Y L,FU Q,et al. Surgical treatment of 31 complex traumatic posterior urethral strictures associated with urethrorectal fistulas[J]. Eur Urol,2010,57(3):511-520.

[76] ZHANG J,XU Y M,QIAO Y,et al. An evaluation of surgical approaches for posterior urethral distraction defects in boys[J]. J Urol,2006,176(1):292-295.

[77] FU Q,XU Y M,ZHANG J,et al. Use of anastomotic urethroplasty with partial pubectomy for posterior urethral obliteration injuries:10 years experience[J]. World J Urol,2009,27(5):695-699.

[78] JUNGWIRTH A,GIWERCMAN A,TOURNAYE H. et al. European association of urology guidelines on male infertility:the 2012 update[J]. Eur Urol,2012,62(2):324-332.

[79] SHAEER O K,SHAEER K Z. Laparoscopy-assisted pelvi-scrotal vasovasostomy[J]. Andrologia,2004,36(5):311-314.

[80] ZHONG Z,DONG Z,LU Q,et al. Successful penile replantation with hyperbaric oxygen treatment[J]. Urology,2007,69(5):983(e3-e5).

第八章 重症骨盆创伤

骨盆创伤(pelvic trauma)是创伤救治中最为复杂的损伤之一,约占骨骼损伤的3%。骨盆骨折的患者通常较为年轻,有较高的创伤严重度评分(ISS)(ISS 25~48分)。因为大量失血及相关的损伤,骨盆骨折患者的死亡率仍然较高,尤其是在血流动力学不稳定时。对此,多学科团队处理复苏、控制出血以及尤其是受伤后1h以内的骨科处理至关重要,需要"24/7"运作模式的创伤外科医师、骨科医师、放射介入医师、麻醉医师、重症监护病房(intensivecare unit,ICU)医师、泌尿外科医师等团队通力合作。

事实上,临床实践中对于骨盆损伤(pelvic injury)的处理初始决策主要基于患者的临床表现以及相关的损伤,其次才是解决骨盆环的问题。最终,创伤的处理需要对解剖损伤及其生理效应进行评估。2017年以前,全球范围内尚无基于证据分级的骨盆骨折处理指南(专家共识除外)。2017年,世界急诊外科学会(World Society of Emergency Surgery,WSES)在其官方杂志发布了首个基于证据的骨盆创伤处理指南。

第一节 重症骨盆创伤概述

一、病因及致伤机制

骨盆环骨折主要的受伤机制是高能量撞击所致(图8-1~图8-3),包括高处坠落、运动、道路交通事故。10%~15%的骨盆骨折患者被送到急诊室时表现为休克,这部分患者死亡率高达32%,死亡原因主要是不能控制的出血以及患者生理耗竭。

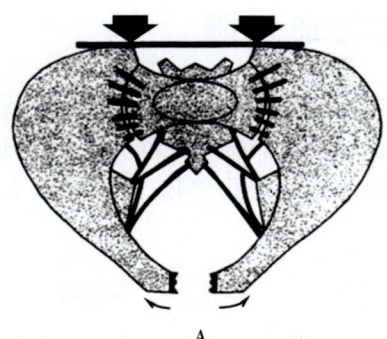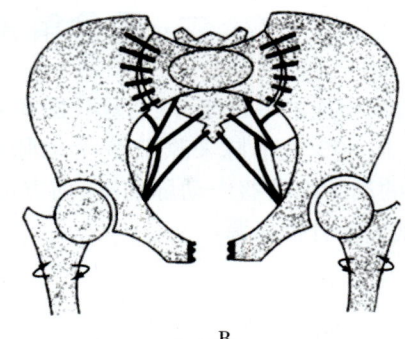

A. 暴力直接作用于髂后上棘时,耻骨联合像弹簧样张开;B. 股骨外旋或髂前上棘直接压缩性骨折时,同样可致耻骨联合断裂或耻骨支骨折。

图 8-1　外伤的作用方式

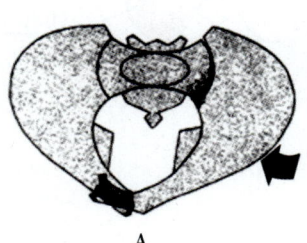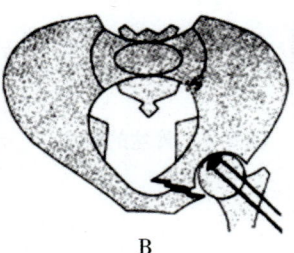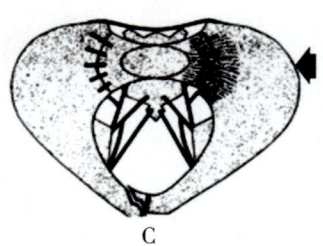

A. 侧方压缩暴力直接作用于髂嵴时,引起骨盆内旋、挤压骶骨前缘,前方耻骨支移位;B. 暴力作用于股骨大转子也可产生侧方压缩伤;C. 单纯侧方挤压,骨盆壁(包括主要韧带、骶棘韧带和骶结节韧带)保持完整,因此骨盆垂直稳定,即使后方韧带断裂,骨盆壁也可以维持其垂直方向的稳定性,在大多数骨盆侧方挤压伤中,后方韧带保持完整。

图 8-2　侧方压缩

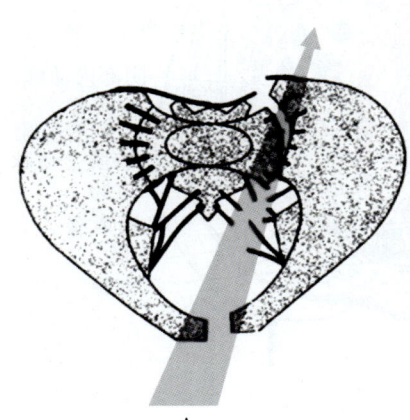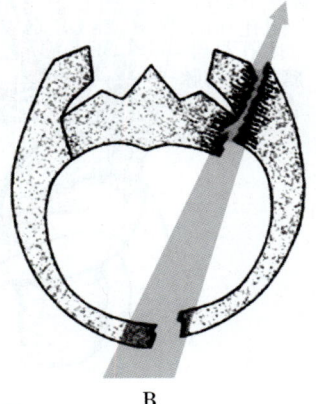

A、B. 额状面上,垂直剪应力(箭头方向)垂直穿过骨盆后复合体的主要骨小梁,导致骨盆明显移位、大量软组织断裂,严重影响骨盆的稳定性。

图 8-3　垂直剪切

二、骨盆解剖与出血来源

骨盆环是由骨所组成的一个闭环形腔隙(图8-4),内含泌尿生殖器官、直肠、血管及神经(图8-5~图8-7)。骨盆骨折出血80%为静脉来源,20%为动脉来源。主要受到损伤的静脉包括骶前静脉和前膀胱静脉,主要受到损伤的动脉则是髂内动脉前支、前方的会阴动脉及闭孔动脉、后方的臀上动脉及骶外侧动脉。其他的出血则包括骨折来源。

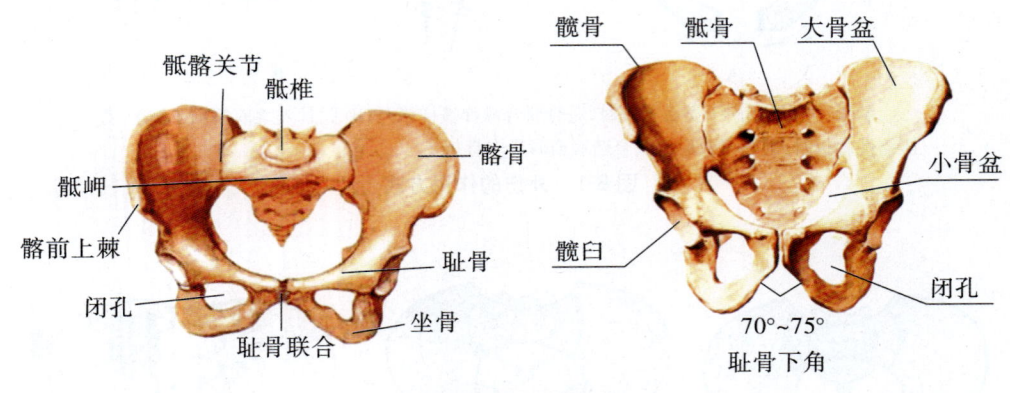

图8-4 骨盆的构成

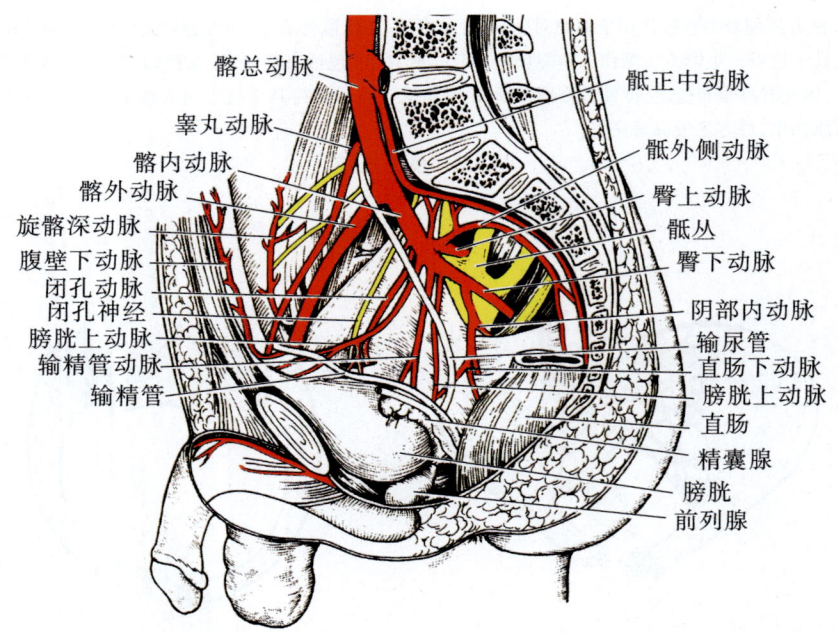

图8-5 骨盆部的动脉

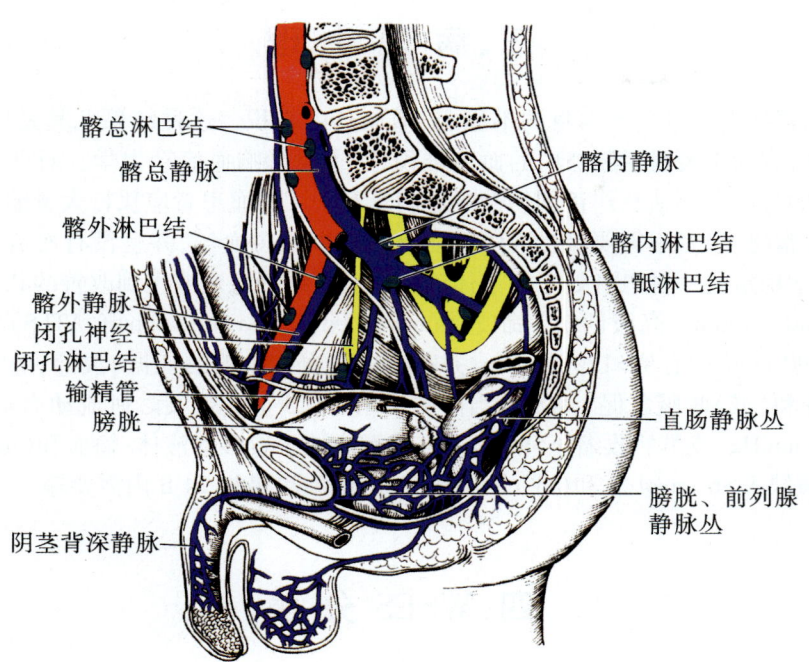

图 8-6　骨盆部的静脉与淋巴

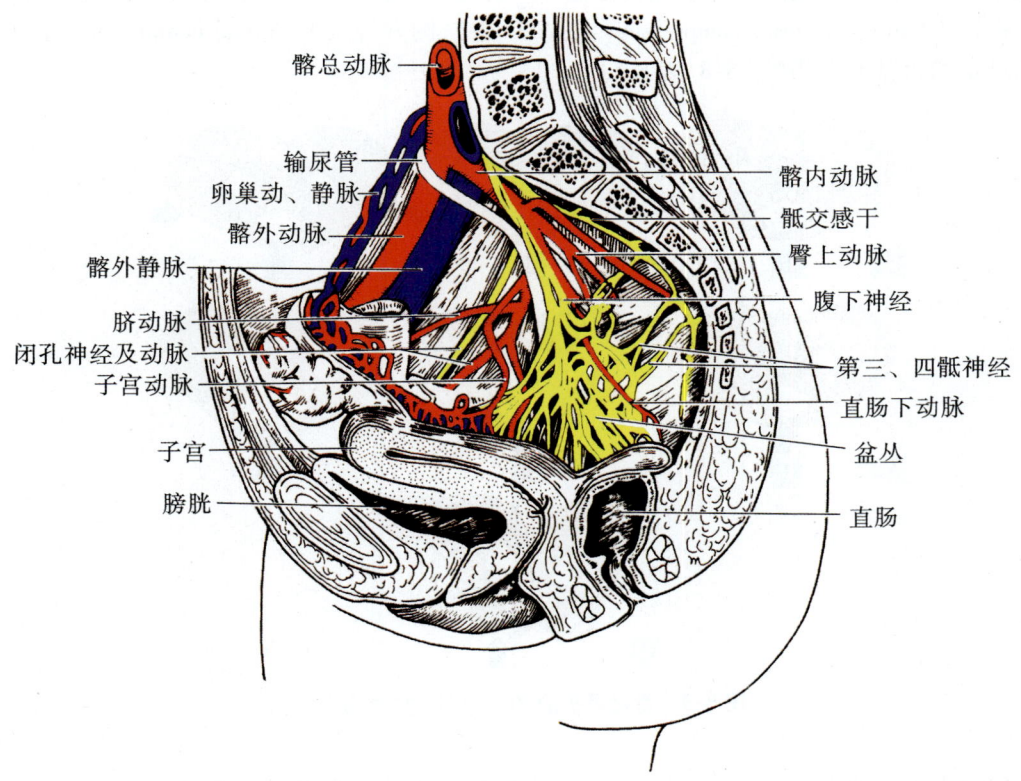

图 8-7　骨盆部的神经

三、病理生理

骨盆环平面的损伤造成骨盆环本身的不稳定,增加其内容积。这种结果尤其是"翻书样"损伤伴随软组织和血管破坏,有助于腹膜后腔隙内的血液堆积,严重时影响血流动力学。对严重创伤和出血患者的处理中,最基本的是早期评估和纠正创伤性凝血病。对于大出血患者应执行大量输血方案。一些学者认为血流动力学正常时,患者不需要接受液体或血液治疗以维持血压,并且没有血流低灌注的征象。相对来说,血流动力学稳定是一种患者处于经液体治疗后血压维持稳定或得到改善的状态。其中,收缩压>90 mmHg,心率<100 次/min。高级创伤生命支持(advanced trauma life support,ATLS)将血流动力学不稳定定义为收缩压<90 mmHg,心率>120 次/min,并存在皮肤血管收缩的证据(湿冷、毛细血管充盈减少),患者意识水平改变和(或)呼吸急促。WSES 当前则使用 ATLS 上述定义。血流动力学不稳定时,患者入院时收缩压可<90 mmHg,或虽然收缩压>90 mmHg 但需要给予较多的液体/输血和(或)血管加压药物支持和(或)入院时碱缺失>6 mmol/L 和(或)休克指数>1 和(或)最初 24 h 内需要输入至少 4~6 U 浓缩红细胞。

四、WSES 分 类

世界急诊外科学会(World Society of Emergency Surgery,WSES)根据骨盆环损伤的解剖分类与血流动力学状况,将骨盆环损伤分为 3 类。

1. 轻度(WSES Ⅰ级) 血流动力学以及骨盆环均稳定的损伤。WSES Ⅰ级对应于 Young-Burgees 分类中的前后挤压Ⅰ(anteroposterior compression Ⅰ,APC Ⅰ)、侧方挤压Ⅰ(lateral compression Ⅰ,LC Ⅰ)且血流动力学稳定的骨盆环损伤(图 8-8、表 8-1)。

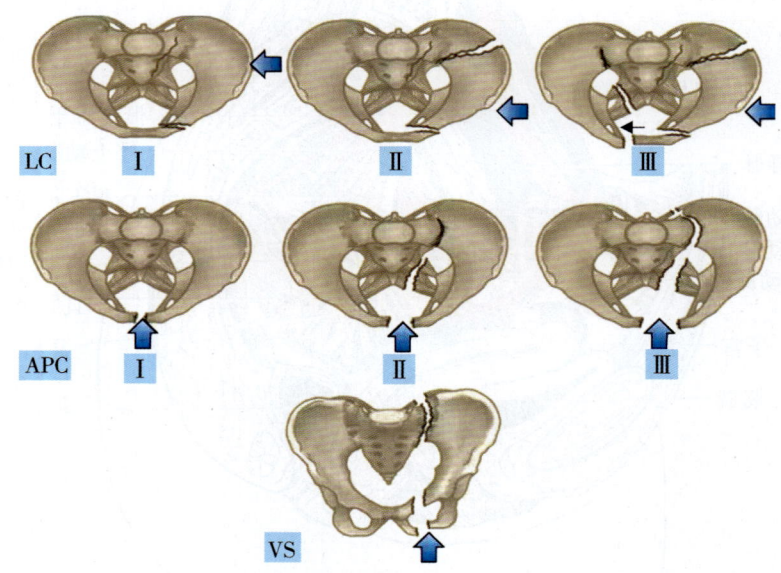

图 8-8 骨盆骨折的 Young-Burgees 分类

2. 中度(WSES Ⅱ、Ⅲ级) 血流动力学稳定但骨盆环不稳定的损伤。WSES Ⅱ级对应于 Young-Burgees 分类中的 APC Ⅱ/Ⅲ、LC Ⅱ/Ⅲ且血流动力学稳定的骨盆环损伤。WSES Ⅲ级对应于 Young-Burgees 分类中的垂直剪切(vertical shear,VS)和混合机制(combined mechanism,CM)且血流动力学稳定的骨盆环损伤。

3. 重度(WSES Ⅳ级) 血流动力学不稳定的损伤,不管骨盆环是否稳定。WSES Ⅳ级对应于 Young-Burgees 分类中的所有血流动力学不稳定的骨盆环损伤。

表 8-1　WSES 骨盆创伤分类及相应处理

项目	WSES	Young-Burgees	血流动力学	骨盆结构	CT	首先处理
轻度	WSES Ⅰ级	APC Ⅰ、LC Ⅰ	稳定	稳定	-	NOM
中度	WSES Ⅱ级	LC Ⅱ/Ⅲ、APC Ⅱ/Ⅲ	稳定	不稳定	-	骨盆带±血管栓塞 OM-前环
	WSES Ⅲ级	VS、CM	稳定	不稳定	-	骨盆带±血管栓塞 OM-C 形钳
重度	WSES Ⅳ级	任何情况	不稳定	任何情况	+	骨盆带±血管栓塞 骨盆填塞 ±骨盆固定 ±REBOA ±血管栓塞

注：患者血流动力学稳定，CT 检查示骨盆结构不稳定但没有合并其他需要进一步处理的外伤，可转运至专科行骨盆骨折治疗。NOM：非手术治疗。OM：手术治疗。REBOA：复苏性主动脉球囊阻断术。

第二节　重症骨盆创伤救治

一、诊治原则

（一）重症骨盆创伤诊断推荐意见

关于重症骨盆创伤诊断的推荐意见包括：①为改善预后，应尽量缩短血流动力学不稳定性骨盆骨折患者到达急诊室后至确切止血的时间（Grade 2A）。②血乳酸以及碱缺失可以作为评估创伤失血性休克严重程度以及监测复苏反应的敏感诊断指标（Grade 1B）。③对于血流动力学及骨盆环均不稳定的骨盆创伤，均推荐在急诊室进行骨盆平片以及扩大创伤重点超声评估法（extended focused assessment with sonography trauma，E-FAST）检查以发现需要早期骨盆固定、早期血管造影、快速复位及剖腹探查的损伤（Grade 1B）。④骨盆创伤但血流动力学稳定的患者，应该进一步行诊断性 CT 增强扫描以排除骨盆出血（Grade 1B）。⑤骨骼 CT 三维重建可减少有创操作时软组织损伤，降低外科固定后出现神经功能障碍的风险，减少手术时间以及射线暴露（Grade 1B）。⑥如果存在会阴部血肿以及骨盆平片提示骨盆毁损，推荐行逆行尿道造影和（或）逆行尿道膀胱造影（Grade 1B）。⑦如果高度怀疑直肠损伤，必须行会阴检查以及直肠指检（Grade 1B）。⑧如果直肠指检阳性，推荐行直肠镜检查（Grade 1C）。

（二）重症骨盆创伤治疗原则

骨盆创伤正确的处理原则是：①控制出血；②稳定血流动力学状态；③纠正凝血功能障碍；④恢复骨盆环的完整性与稳定性；⑤预防并发症；⑥确定性骨盆稳定治疗。

（三）重症骨盆创伤急救

血流动力学不稳定性骨盆骨折通常是指钝性外力导致的骨盆骨折合并低血压（收缩压≤90 mmHg），并伴有需要大量输血（伤后 6 h 内需要输注 4~6 U 或以上的浓缩红细胞）、明显的碱缺失（≤-6 mmol/L）或两者兼有。血流动力学不稳定性骨盆骨折是各种高能量损伤导致死亡的主要原因之一，伤后 24 h 内的主要死亡原因是急性失血。随着损伤程度的增高，病死率不断升高，可达 40%~65%。处理的关键在于迅速明确出血部位并尽快控制出血。血流动力学不稳定性骨盆骨折的急诊处理充满挑战，当前在国内也存在着较多的争议。本共识是提供共性的框架性建议，而对个体患者的具体处理还需要根据当时的病情、可用的资源综合考虑。

二、紧急救治技术

处理血流动力学不稳定性骨盆骨折需要医院建立一个多学科的团队（创伤小组），包括急诊医学科、创伤外科、骨科、普通外科、放射科/介入治疗科、麻醉科、重症医学科、输血治疗科等相关学科，通过制定并落实与医院救治能力相匹配的创伤小组启动标准和诊治流程，可以有效地提高救治效果。

创伤小组成员应该具有所在专业高年资主治医师以上的资格，并接受过美国高级创伤生命支持（ATLS）之类急救课程的培训。创伤小组需要指定明确的组长，其应该掌握扎实的创伤救治理论知识，有着丰富的严重创伤救治的临床经验，并具有较强的组织协调能力，能够有效组织指挥从急诊室—手术室/导管室—重症监护病房（intensive care unit, ICU）的整个救治过程。对于需要手术/放射介入止血的骨盆骨折患者，要尽最大努力缩短受伤与手术/放射介入治疗之间的时间。

（一）紧急伤情评估与处理

遵循高级创伤生命支持的评估和处理原则，立即进行快速评估并优先处理危及生命的问题，包括紧急的气道管理、呼吸和循环的评估与支持。对于血流动力学不稳定且怀疑有骨盆骨折的患者，不应该过多搬动，禁忌行骨盆挤压-分离试验，并尽早使用骨盆带固定。

急诊创伤复苏单元应配置床旁X射线摄片机和超声机。严重创伤患者到达后尽快拍摄前后位的骨盆片和胸片，完成针对创伤的超声重点评估（FAST），明确腹腔、胸腔和心包腔有无大量积液。如有紧急剖腹/剖胸手术指征，应立即送往手术室。

对于血流动力学不稳定的患者，诊断性腹腔穿刺（diagnostic peritoneal puncture, DPP）/诊断性腹腔灌洗（diagnostic peritoneal lavage, DPL）也是排除腹腔内出血的有效手段。DPP的穿刺点建议选择在脐以上水平，避免穿到腹膜后血肿。

CT已经成为严重创伤救治中非常重要的检查手段，尤其是增强CT检查可以很好地诊断/排除骨盆骨折伴随的大出血。医院应具备24 h开展增强CT检查的条件，建议尽可能紧邻创伤复苏单元设置CT室。如果两者相距较远，必须充分评价转送CT检查的利弊，并保证转送和检查期间能够连续获得与复苏室相当的监测与治疗强度。CT检查之前须制订预案，保证CT扫描完成即可以立即采取下一步的措施，直接送至手术室、导管室或者ICU。

骨盆骨折可合并全身其他部位的损伤，要注意充分和全面的评估。尤其需关注合并直/结肠、泌尿生殖系统的损伤，导尿和直肠指检是简单有效的手段。

（二）损害控制性复苏

损害控制性复苏（damage control resuscitation, DCR）内容如下。

骨盆骨折合并血流动力学不稳定者需尽快开始液体治疗，优选上肢的外周静脉通路2~3条，条件允许时可考虑颈内/锁骨下静脉置管。初始应用晶体液治疗，如果合并重型颅脑损伤（格拉斯哥昏迷评分≤8分），避免选用低渗溶液如乳酸林格液。如果应用人工胶体液，建议在其处方剂量范围之内，并警惕对凝血功能和肾功能的影响。及时输注红细胞悬液，维持血红蛋白为70~90 g/L。

对于需要手术或者放射介入治疗止血的患者，建议未控制出血前将收缩压控制在80~90 mmHg，直至确定性止血后进行充分的复苏。如果合并重型颅脑损伤，建议将平均动脉压维持在80 mmHg以上，并尽最快的速度完成确定性止血。对液体复苏无效的患者，使用缩血管药物来维持目标的动脉血压。对于心功能不全的患者，可使用正性肌力药物。

对于大出血患者应尽早（伤后3 h内）使用氨甲环酸针，首剂1 g经静脉微泵给药（持续大于10 min），后续1 g持续静脉输注超过8 h。建议在创伤复苏单元储备氨甲环酸针，有条件的地区可以考虑在救护车中即开始使用。

推荐早期采取综合措施减少体热丢失，对输注的液体进行加温，以维持正常的体温。

积极纠正代谢性酸中毒。动态监测血乳酸或碱缺失水平，是评估出血和休克程度的敏感指标。常规监测血浆离子钙水平，并维持在正常范围。

常规和动态监测凝血功能,建议开展血栓弹力图检查,积极防治创伤性凝血病。对于大出血的患者,推荐早期应用血浆、凝血酶原复合物、纤维蛋白原。血浆纤维蛋白原水平≤1.5~2.0 g/L或血栓弹力图提示纤维蛋白原功能低下,予以输注纤维蛋白原或冷沉淀,起始剂量纤维蛋白原为3~4 g,冷沉淀为50 mg/kg。输注血小板以维持血小板计数>50×10^9/L,对于持续出血和(或)创伤性脑损伤者,建议将血小板计数维持在100×10^9/L以上,输注的起始剂量为4~8 U血小板。对于严重大出血的患者,有较多研究建议输注红细胞:血浆:血小板的比例达到1:1:1,至少血浆:红细胞达到1:2,但对于没有大出血者使用过多血浆反而增加脏器功能不全的概率。建议医院建立大量输血治疗预案(massive transfusion protocol,MTP),确保能够及时输注血液制品。

对于已经采取标准的控制出血的努力和最佳的传统止血措施的患者,如果持续存在大出血和创伤性凝血病,可考虑使用基因重组的活化Ⅶ因子。

(三)骨盆固定

对于骨盆环不稳定的骨盆骨折,应尽快维持骨折的稳定性。稳定骨盆可以减少骨折端移位和缩小盆腔容量,有利于减少出血,降低患者后续搬动/翻身带来的风险。稳定骨盆的措施包括骨盆带和支架外固定两类。

1. 骨盆带 对于血流动力学不稳定而临床怀疑骨盆骨折的患者,可考虑在X射线摄片明确之前尽早使用骨盆带固定(图8-9),甚至在院前就开始使用。如果FAST结果阴性而患者血流动力学不稳定,X射线摄片提示骨盆后环增宽或耻骨联合分离,可先行无创性的骨盆带固定,后续根据实际条件再考虑支架外固定。需要注意的是,对于侧方挤压型损伤或耻骨支骨折,骨盆带固定有可能加重损伤。骨盆带固定可采用普通的床单紧紧包裹后以大血管钳扣住或打结,也可使用专门的骨盆带。要以大转子为中心并包裹臀部,双膝靠拢并固定。骨盆带固定后应及时复查X射线摄片,避免过度包扎导致骨折端错位。包扎的持续时间不超过24~36 h,要防止损伤部位或骨性突出处的皮肤坏死。

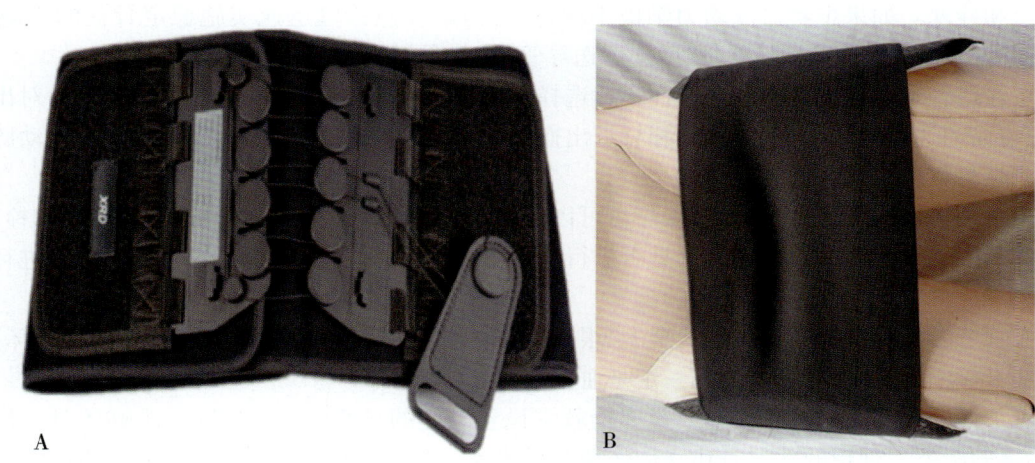

A.骨盆带;B.骨盆带佩戴正面观。

图8-9 骨盆带

2. 支架外固定 外固定支架包括前环外固定架和C形钳(C-clamp)两类。前者用于固定骨盆前环的不稳定,常见的有耻骨联合分离、耻骨支骨折;后者适用于固定骨盆后环的不稳定,常见的有骶髂关节分离、骶骨骨折等。外固定支架是一种可以快速完成的骨折外固定技术,适用于紧急情况下不稳定性骨盆骨折的临时性固定,对部分患者也可作为确定性的治疗选择。可以在急诊室或者手术室完成。

(四)腹膜外填塞/剖腹探查手术

腹膜外填塞作为血流动力学不稳定性骨盆骨折多学科处理的综合措施之一,不仅对于静脉丛及骨折断端的止血效果确切,而且对中小动脉损伤出血也有好的止血效果。即使作为挽救性止血手段也有效,可以在没有条件进行急诊血管栓塞或者血管栓塞后有继续出血时采用。

腹膜外填塞可在急诊室床旁或者手术室进行。对于剖腹探查患者,可以直接进行填塞,使填塞物压迫髂内动脉分支与骶前静脉丛。对于非剖腹手术的患者,可在耻骨联合上方做直切口,用牵开器向对侧拉开膀胱,探查骨盆缘并小心徒手分离,避免撕裂髂血管和闭孔血管之间的分支。沿骨盆边缘尽可能深地向后方依次填入 3 块大纱布:第 1 块大纱布置于最深处,骶髂关节的下方;第 2 块置于骨盆窝的中部,第 1 块纱布的前方;第 3 块置于耻骨后方、膀胱外侧的间隙。在完成一侧填塞后将膀胱拉向同侧,再同法填塞对侧。

骨盆骨折合并腹腔脏器损伤的概率为 16%~55% 不等,如明确或者高度怀疑存在腹内脏器损伤(大出血或者空腔脏器损伤),需尽快送手术室进行剖腹探查。如果剖腹探查时考虑后腹膜血肿是动脉性的大出血,应考虑打开后腹膜进行探查。对未能发现明确大出血的血管而有持续出血者,可行双侧髂内动脉结扎,这也是一种简单有效的控制出血的手段。如果髂内动脉结扎后仍未控制出血,还可行腹膜外填塞止血。

如果腹膜外填塞止血有效,建议在 48~72 h 之内去除纱布。如果纱布移除后又有持续出血,则予以重新填塞,并考虑行增强 CT 检查。

(五)血管造影/栓塞

在排除非骨盆来源的出血后,骨盆骨折患者在稳定骨盆和积极复苏后仍有血流动力学不稳定或进行性出血的征象,应考虑行骨盆血管造影/栓塞。

大于 60 岁的严重骨盆骨折("翻书样""蝴蝶样"或垂直剪切型损伤)患者,不管血流动力学状况如何,均应考虑到血管造影/栓塞的可能性,情况允许时可先行骨盆增强 CT 检查。

对于符合指征的患者,应尽快开始血管造影和栓塞治疗。对于临床怀疑动脉性出血的骨盆骨折,如果患者病情和 CT 检查的条件允许,可以先行增强 CT 检查,以帮助放射介入医师迅速找到最可能的出血部位,同时能够对其他部位的损伤进行有效评估。如果情况紧急不允许 CT 检查,也可以直接送导管室进行血管造影和栓塞。如果患者血流动力学极不稳定,应考虑在急诊室迅速实施稳定骨盆的措施和(或)腹膜外填塞和(或)主动脉球囊阻断,然后立即送导管室(详见图 8-10 的流程)。

骨盆血管造影采用非选择性—选择性—超选择性的方法,更有利于发现出血的动脉。针对出血动脉的栓塞,应遵循超选择性、跨越出血动脉和靠近出血动脉栓塞的原则,不提倡常规行双侧髂内动脉主干的栓塞。栓塞材料宜采用永久性的栓塞物。

对于病情不稳定的患者,血管栓塞治疗后可以保留动脉导管鞘 24 h,以备再次紧急造影和栓塞之需。

骨盆骨折患者接受血管造影后无论是否进行栓塞治疗,在排除非骨盆来源的出血后仍有进行性出血的征象,应考虑再次行血管造影和必要的栓塞。

骨盆血管造影与双侧栓塞似乎是安全的,很少有大的并发症。有报道发生臀部肌肉缺血坏死,长期制动和臀部直接创伤可能是原因,并不一定是血管栓塞直接所致。

建议有条件的医院考虑在急诊室或紧邻抢救室设置专门的导管室,保证 24 h 能够随时提供急诊血管造影/栓塞的服务。理想的状况是建立创伤杂交手术室,可更有效地处理血流动力学不稳定的骨盆骨折。也可在普通导管室基础上升级改造,保证满足急诊手术的需要。

对于没有条件开展急诊血管造影和栓塞治疗的医院,针对血流动力学不稳定的骨盆骨折患者,应该在急诊处理流程中包括转院治疗的内容,对转院的指征、时机、风险和保障条件做出明确的规定。

(六)主动脉球囊或钳夹阻断

如果患者经过常规手段积极复苏后血流动力学仍然极不稳定,已经发生过或者濒临心搏骤停,或者作为转送手术室/导管室/CT 室前的保障手段,可考虑采用经皮穿刺腹主动脉球囊阻断。如果已经进行开腹手术,可行腹主动脉钳夹阻断;或者紧急开胸阻断降主动脉。

主动脉球囊或钳夹阻断的时间原则上不超过 60 min,可作为临时的紧急方法,能最大限度地控制动脉性出血,为进一步的血管栓塞或手术止血、积极复苏创造机会,可以提高存活的可能。但有导致下肢缺血坏死、加重肾功能损害等严重并发症。

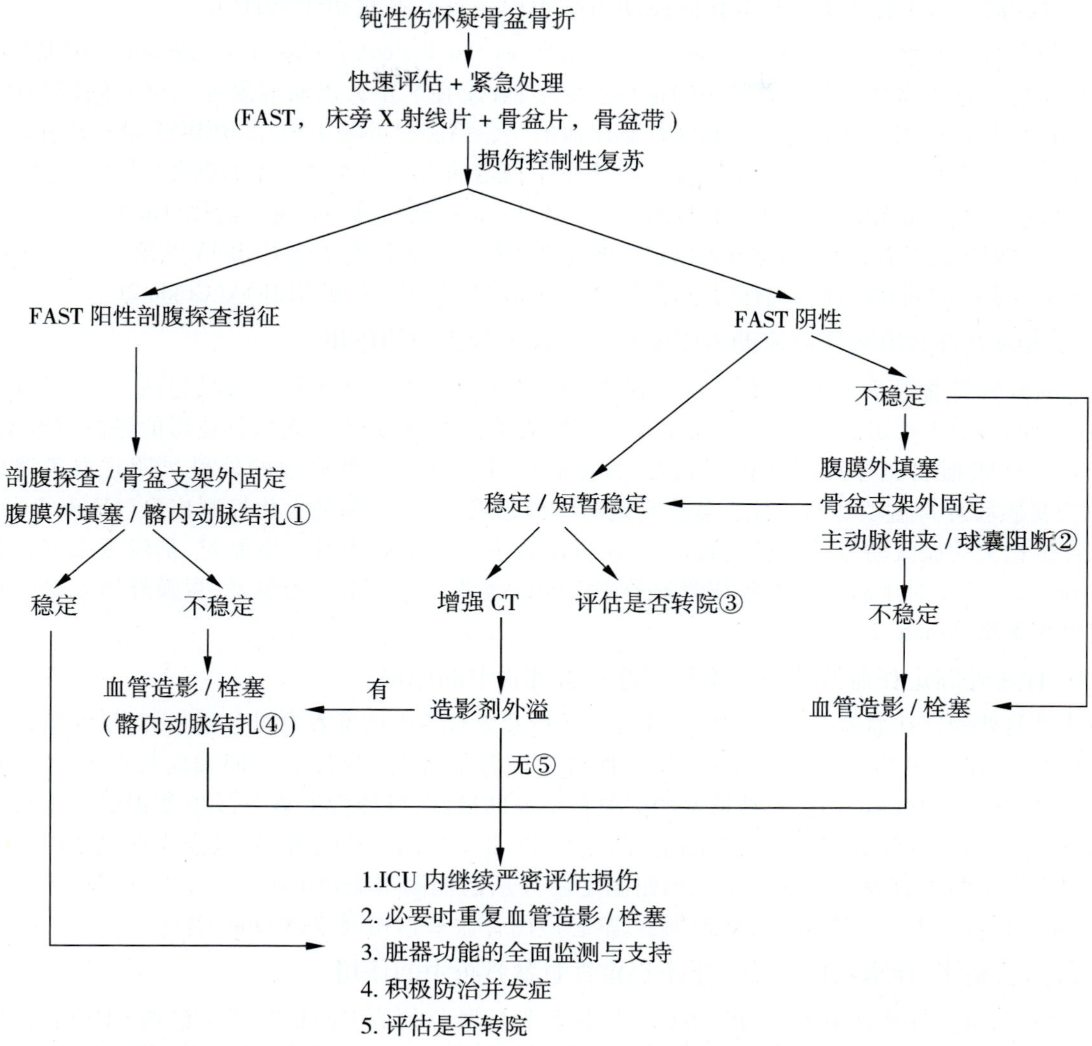

```
                        钝性伤怀疑骨盆骨折
                                │
                        快速评估 + 紧急处理
                   (FAST，床旁 X 射线片 + 骨盆片，骨盆带)
                                │
                          损伤控制性复苏
                          ┌─────┴─────┐
              FAST 阳性剖腹探查指征    FAST 阴性
                    │                   │
                    ↓               不稳定 ←──────┐
        剖腹探查 / 骨盆支架外固定   稳定 / 短暂稳定   腹膜外填塞
        腹膜外填塞 / 髂内动脉结扎①    │            骨盆支架外固定
             │                       │            主动脉钳夹 / 球囊阻断②
          ┌──┴──┐                ┌───┴───┐            │
         稳定  不稳定            增强 CT  评估是否转院③  不稳定
                │                  │                   │
           血管造影 / 栓塞  ← 有  造影剂外溢        血管造影 / 栓塞
           (髂内动脉结扎④)         │
                                   无⑤
```

1. ICU 内继续严密评估损伤
2. 必要时重复血管造影 / 栓塞
3. 脏器功能的全面监测与支持
4. 积极防治并发症
5. 评估是否转院

①髂内动脉结扎限于血流动力学不稳定且无血管造影/栓塞条件；②限于患者血流动力学极不稳定，作为血管造影/栓塞之前的临时措施；③结合转院的必要性(主要是当地无确定性止血的手段，如血管造影/栓塞)、可能性综合考虑；④未行开腹探查者，可考虑腹膜外填塞、骨盆外支架固定，髂内动脉结扎仅限于无其他资源时；⑤未行骨盆外支架固定者评估进行固定的必要性。

图 8-10 血流动力学骨盆骨折急诊处理流程

三、救治流程的落实与持续质量改进

医院制定血流动力学不稳定性骨盆骨折急诊处理的流程后，应对有关人员进行反复的培训和模拟演练，并采用核查表、临床路径、电子病历等形式，确保流程得到切实有效的落实。要对整个救治过程进行质量监控，定期评估流程的依从性和救治效果，开展持续的质量改进活动。

(一) 骨盆带在血流动力学不稳定性骨盆骨折中的作用

关于骨盆带在血流动力学不稳定性骨盆骨折紧急救治中的推荐意见包括：①在早期复苏阶段，推荐使用无创骨盆外压迫作为早期稳定骨盆及减少骨盆出血的策略(Grade 1A)；②对于控制骨盆出血，骨盆带较布单包裹更有效(Grade 1C)；③只要生理情况容许，应尽早移除无创骨盆外压迫装置，如果有指征，应该更换为骨盆支架外固定或者更彻底的骨盆内固定手术治疗(Grade 1B)；④对于孕妇以及老年人，使用骨盆带进行固定应更加谨慎(Grade 2A)；⑤使用骨盆带的患者，尽可能早地将患者移离脊柱固定板，以减少皮肤压力性损伤(Grade 1A)。

(二)复苏性主动脉球囊阻断术在血流动力学不稳定性骨盆骨折中的作用

关于复苏性主动脉球囊阻断术(resuscitative endovascular balloon occlusion of the aorta,REBOA)在血流动力学不稳定性骨盆骨折紧急救治中的推荐意见包括:①在严重大出血对复苏无反应的极端情况下,采取复苏性开胸以钳闭主动脉是一种临时控制出血的紧急措施(Grade 1A);②REBOA 是一种有效替代主动脉钳闭的革新技术(Grade 2B);③对于血流动力学不稳定而可疑为骨盆出血的患者(收缩压<90 mmHg)或者对直接输注血制品无反应,应考虑在Ⅲ区实施 REBOA,以桥接后续的确定性治疗(Grade 2B);④严重创伤可疑为骨盆创伤的患者,经股动脉导入器建立的动脉通路可作为最终实施 REBOA 的第一步(Grade 2C);⑤在考虑减少阻断时间和缺血性损伤时,可使用部分 REBOA 和(或)间断 REBOA(Grade 2C)。

(三)腹膜外骨盆填塞在血流动力学不稳定性骨盆骨折中的作用

关于腹膜外骨盆填塞在血流动力学不稳定性骨盆骨折紧急救治中的推荐意见包括:①对于骨盆骨折相关的血流动力学不稳定的患者,都应考虑进行腹膜外填塞,尤其是不具备血管造影的医院(Grade 1C);②对于骨盆环毁损出血导致的低血压患者,直接腹膜外填塞是一种有效的外科早期止血策略(Grade 1B);③应将腹膜外骨盆填塞与其他骨盆稳定策略结合起来使用,以期最大化控制出血(Grade 2A);④对于骨盆骨折相关的血流动力学不稳定的患者,在行血管造影栓塞后仍持续出血时,都应考虑进行腹膜外填塞(Grade 2A);⑤对于需要行 C 形钳骨盆外固定的血流动力学不稳定的患者,腹膜外填塞是一种有效的控制出血策略(Grade 2A)。

(四)骨盆外固定在血流动力学不稳定性骨盆骨折中的作用

关于骨盆外固定在血流动力学不稳定性骨盆骨折紧急救治中的推荐意见包括:①对于血流动力学不稳定性骨盆环毁损的患者,骨盆外固定起着临时稳固骨盆环的作用,是早期辅助控制其出血的策略(Grade 1A);②骨盆外固定是腹膜外填塞的一项必要辅助措施,以便为实现有效填塞提供一个稳定的反向压力(Grade 2A);③骨盆前环支架外固定可以为 APC Ⅱ/Ⅲ 级以及 LC Ⅱ/Ⅲ 级损伤提供临时稳定。垂直剪切损伤伴骶髂关节毁损可以通过 C 形钳固定后环从而控制出血(Grade 2A);④对于粉碎性骶骨骨折、髂骨翼骨折以及 LC 类型的骨盆环毁损者,禁忌使用骨盆 C 形钳固定(Grade 2B)。

(五)血管造影/栓塞在血流动力学不稳定性骨盆骨折中的作用

关于血管造影/栓塞在血流动力学不稳定性骨盆骨折紧急救治中的推荐意见包括:①血管栓塞对于动脉来源的腹膜后骨盆出血来说是一项有效的控制出血的策略(Grade 1A);② CT 扫描发现动脉造影剂在骨盆处出现外溢,以及出现骨盆血肿,是进行血管栓塞最重要的预测指征(Grade 1C);③在实施骨盆固定、进行了积极的止血复苏以及排除骨盆以外的出血来源后,患者仍然持续血流动力学不稳定或者存在持续出血的证据时,应该考虑进行血管造影/栓塞(Grade 2A);④无论血流动力学情况如何,如果 CT 扫描发现造影剂在骨盆处外渗,实施血管造影/栓塞可使患者获益(Grade 2A);⑤排除骨盆以外的出血来源后,骨盆骨折患者虽已行血管造影/栓塞,但是仍存在持续出血的征象,应该考虑再次行骨盆血管造影/栓塞(Grade 2B);⑥老年骨盆骨折患者,无论血流动力学状态如何均应该考虑动脉造影/栓塞(Grade 2C)。

(六)骨盆环损伤实施确定性手术固定的指征

关于骨盆环损伤实施确定性手术固定的推荐意见包括:①骨盆后环的不稳定是需要进行解剖复位和进行稳定的内固定手术的指征。典型的需要手术干预的损伤类型包括旋转不稳定(APC Ⅱ,LC Ⅱ)和(或)垂直不稳定(APC Ⅲ,LC Ⅲ,VS,CM)的骨盆环毁损(Grade 2A);②一些侧方受压型伴旋转不稳定(LC Ⅱ,LC Ⅲ)的骨折患者,可以从联合使用临时骨盆外固定和骨盆后环固定中受益(Grade 2A);③耻骨联合钢板固定是骨盆前环固定"翻书样"骨折(耻骨联合分离>2.5 cm)的代表性方法(APC Ⅱ,APC Ⅲ)(Grade 1A);④骨盆后环固定技术目前还存在争议,具体决策主要取决于主刀医师,脊柱骨盆固定可以使垂直不稳定的骶骨骨折的患者即刻获得承重(Grade 2C);⑤对于血流动力学与骨盆环均稳定、没有其他需要紧急处理的损伤以及 CT 提示阴性,则可以直接进行确定性固定手术(Grade 2B)。

(七)进行确定性骨盆内固定的最佳时间窗

关于进行确定性骨盆内固定的最佳时间窗的推荐意见包括:①血流动力学不稳定以及凝血功能障碍的

患者(在极端状态)在进行确定性骨盆骨折固定之前应复苏成功(Grade 1B);②血流动力学稳定以及"临界状态"的患者可以安全地在伤后24 h内进行早期确定性骨盆骨折固定手术(Grade 2A);③对于生理功能严重紊乱的多发伤患者,应该推迟进行确定性骨盆骨折固定手术,至少应推迟至受伤4 d以后(Grade 2A)。

(八)骨盆骨折的治疗策略:复位原则,固定顺序,内固定方式

成人的骨盆骨折一般可由低能量引起的稳定性骨折或是高能量引起的,此损伤可导致比较高的致残率死亡率,大多数低能量引起的稳定性骨盆骨折可以保守治疗,不需要手术。但是,累及关节脱位的骨盆骨折需要固定。选择前环或后环固定还是前后环同时固定是治疗的关键。对于手术治疗来说,首先是复位。移位不明显的骨折,无须复位;只要求功能复位的,不需要切开复位;而要求解剖复位的,则需要切开复位。对于内固定植入的方式有经皮内固定植入,切开内固定植入。

1. 精确的解剖复位是手术成功的关键　在骨盆髋臼骨折中手术医师过分关注如何固定,而往往忽略了复位问题,事实上,我们应该更关注如何复位。在骨盆骨折中,闭合复位也是非常必要的。然而有些骨折不需要复位,往往也不需要进行内固定。复位的标准是尽量达到解剖复位。在手术中,通常情况下复位比术前预计的要复杂得多。随时要有切开复位的准备,特别是闭合复位比较困难达不到理想的情况下,需要进行切开复位。在大多数情况下,闭合复位很难达到解剖复位。切开复位的适应证包括:患者一般情况良好,软组织条件好,有明显的骨折移位和关节脱位,开放性骨折,要求坚强的内固定。手术过程中的每一步都要放置患者于合适体位。每一步复位都要达到精确解剖复位,一开始的复位不良会导致下一步复位中产生更大的偏差。

在仅要求功能复位的情况下可以采用闭合复位。在禁忌切开复位的情况下(骨盆骨折合并多发伤,基础疾病较多,一般情况较差,软组织条件不好)也可选择闭合复位。闭合复位下固定方式可采用经皮内固定的方式。

闭合复位可采用骨盆牵引架(图8-11A、B)进行置钉,在麻醉下牵引至骨折复位后,在C形臂X射线机透视下检查骨折复位情况(图8-11C),在复位满意后插入导针,再次透视导针位置后经皮植入内固定,术后X射线片检查显示复位固定良好(图8-11D)。

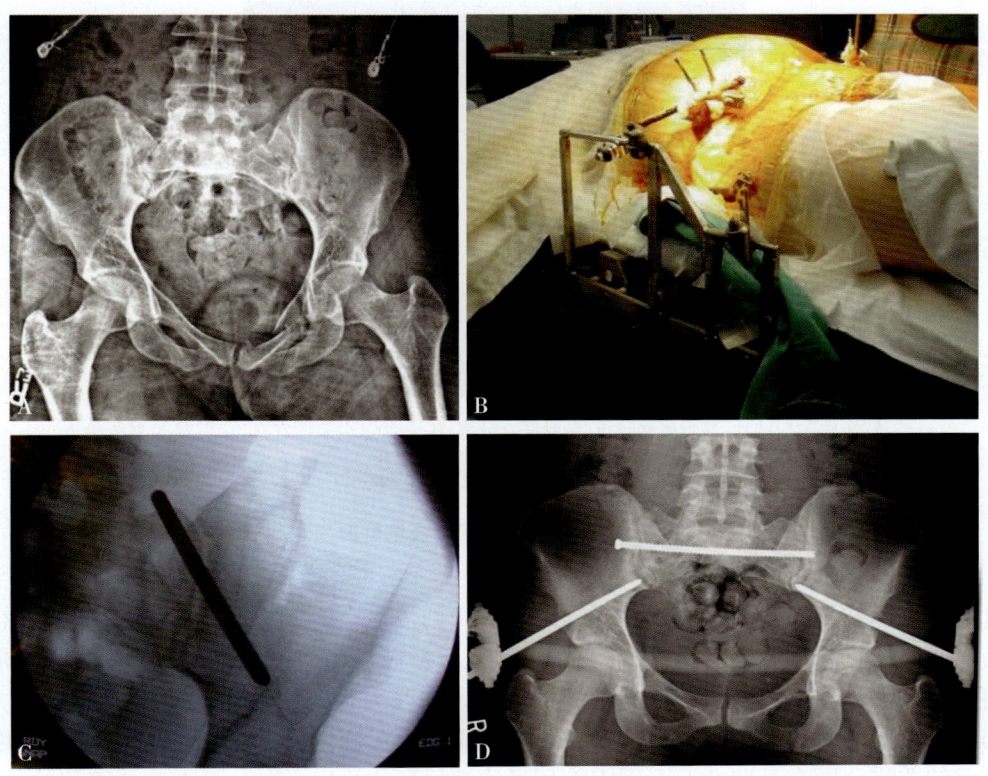

A. 伤后X射线片,显示骶骨骨折,耻骨骨折;B. 骨盆牵引架固定;C. C形臂X射线机下植入内固定;D. 术后X射线片,显示骨折复位后内固定。

图8-11　骨盆牵引架下闭合复位内固定

另一例闭合复位的病例见图 8-12。

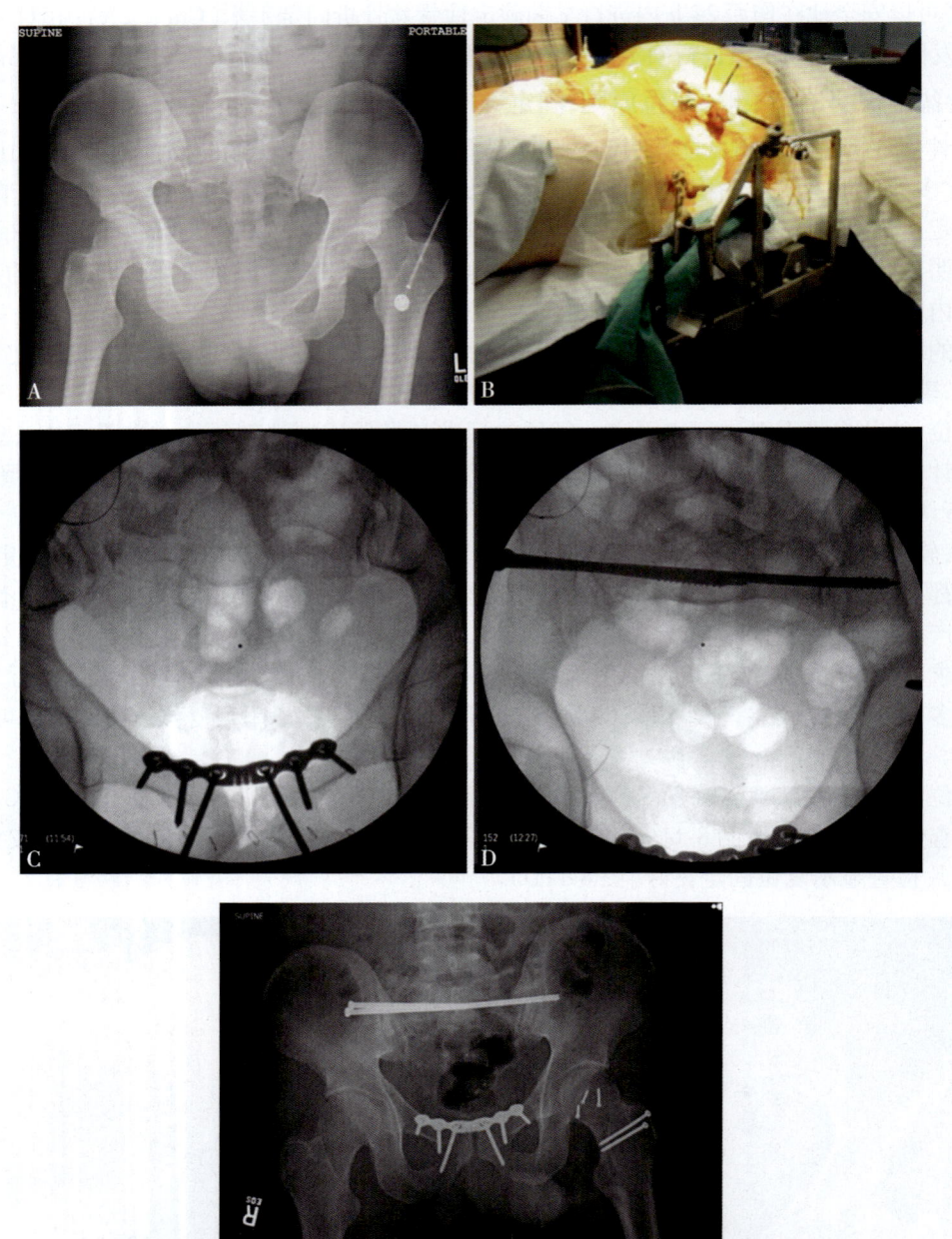

A. 伤后 X 射线片，显示骶骨骨折，耻骨联合分离；B. 骨盆牵引架固定；C. C 形臂 X 射线机下固定前环，放置耻骨联合钢板；D. C 形臂 X 射线机下固定后环，打入横贯骶髂螺钉；E. 术后 X 射线片，显示骨折复位后内固定情况。

图 8-12 骨盆牵引架下闭合复位内固定

2. 骨盆骨折的固定顺序及固定方式　骨盆后环的骨韧带复合体由骶骨和 2 个髂骨经骶髂关节连接，连接结构为骨间骶髂韧带、前后骶髂韧带、骶结节韧带、骶棘韧带和相关的髂腰韧带。这些韧带复合体为后方的骶髂复合体提供了稳定性。后方的骨韧带复合体像张力带一样为后环提供了稳定性。上述任何结构的损伤都会导致骨盆的不稳定和移位。后环复位固定后可恢复骨盆前环的结构。因此，恢复后环的稳定性是固定的关键。而在某些情况下固定前环可达到后环的稳定，例如：只有旋转移位的骨折，骨折不累及主力骨的骨折。由于复位固定前环无法恢复后环结构，骨盆骨折一般的治疗原则是先处理后环，只有压缩型 APC Ⅱ型骨折例外。

　　Tile 骨盆分型基于骨盆稳定性的概念将其分为 3 组。A：稳定型。B：旋转不稳定但垂直稳定。C：旋转垂直均不稳定。对于 B 型旋转不稳定型骨折，通过固定前环可恢复大多数患者骨盆的稳定性。后环固定可作为辅助来增加稳定性。在某些情况下只固定后环也可达到稳定效果。对于旋转垂直都不稳定的 C 型骨折，后环是需要固定的，合并有耻骨联合分离的还要固定前环。如果耻骨支骨折力线尚可的，则不需做特殊的处理。

　　一例右骶髂关节脱位，髂骨翼骨折，耻骨联合分离，左后壁骨折的病例。患者骨折旋转移位明显，先处理前环，使用了骨盆绑带来固定前环（图 8-13）。

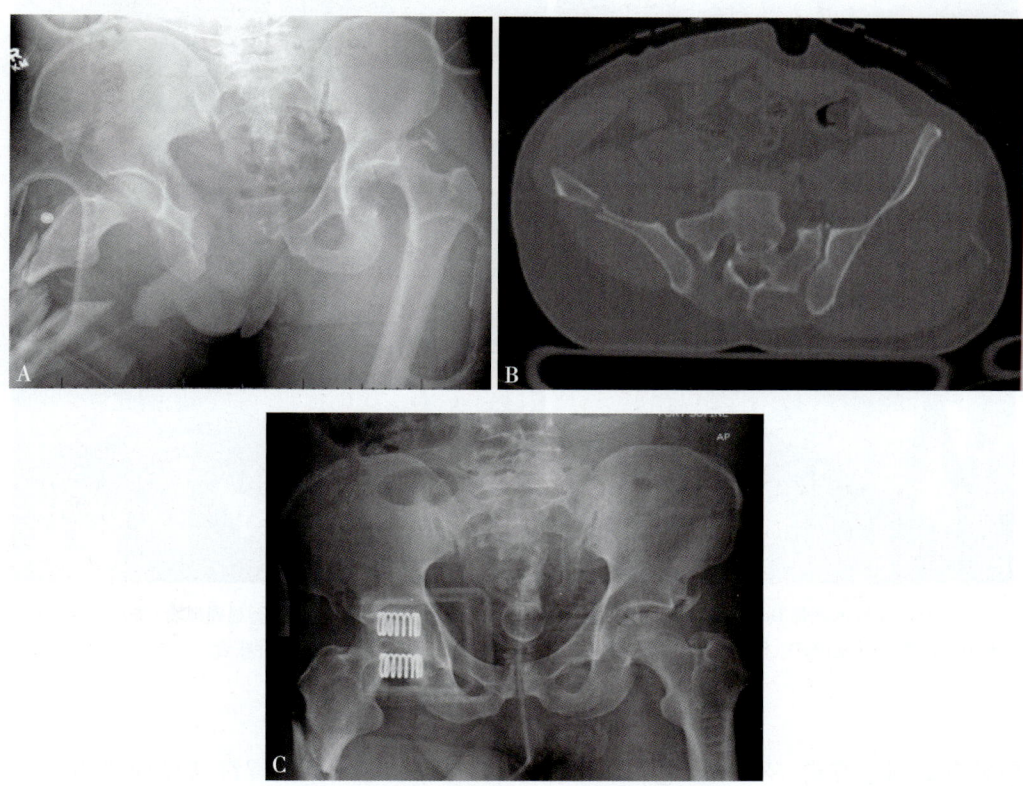

A. 术前 X 射线显示右骶髂关节脱位，右髂骨翼骨折，耻骨联合分离，左后壁骨折；B. CT 扫描；C. 术后 X 射线显示：使用了骨盆绑带固定治疗后的骨盆正位片。

图 8-13　右骶髂关节脱位，右髂骨翼骨折，用骨盆绑带固定前环

另一骨盆骨折的病例，左骶髂关节脱位+耻骨联合分离，使用了前后环同时复位和固定的方式（图 8-14）。

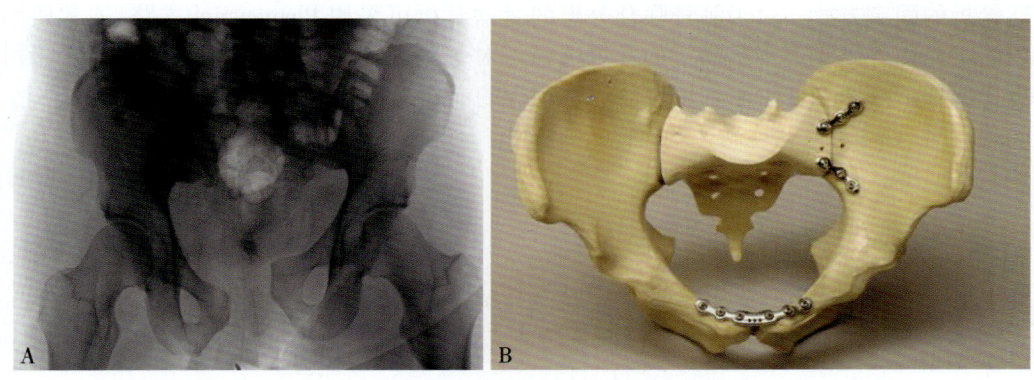

A. 左骶髂关节脱位及耻骨联合分离；B. 前后环同时固定。

图 8-14　X 射线片显示左骶髂关节脱位+耻骨联合分离及前后环同时固定的模型

一例骶骨 Dennis 2 区骨折+耻骨联合分离的患者,先进行后环的固定(图 8-15)。

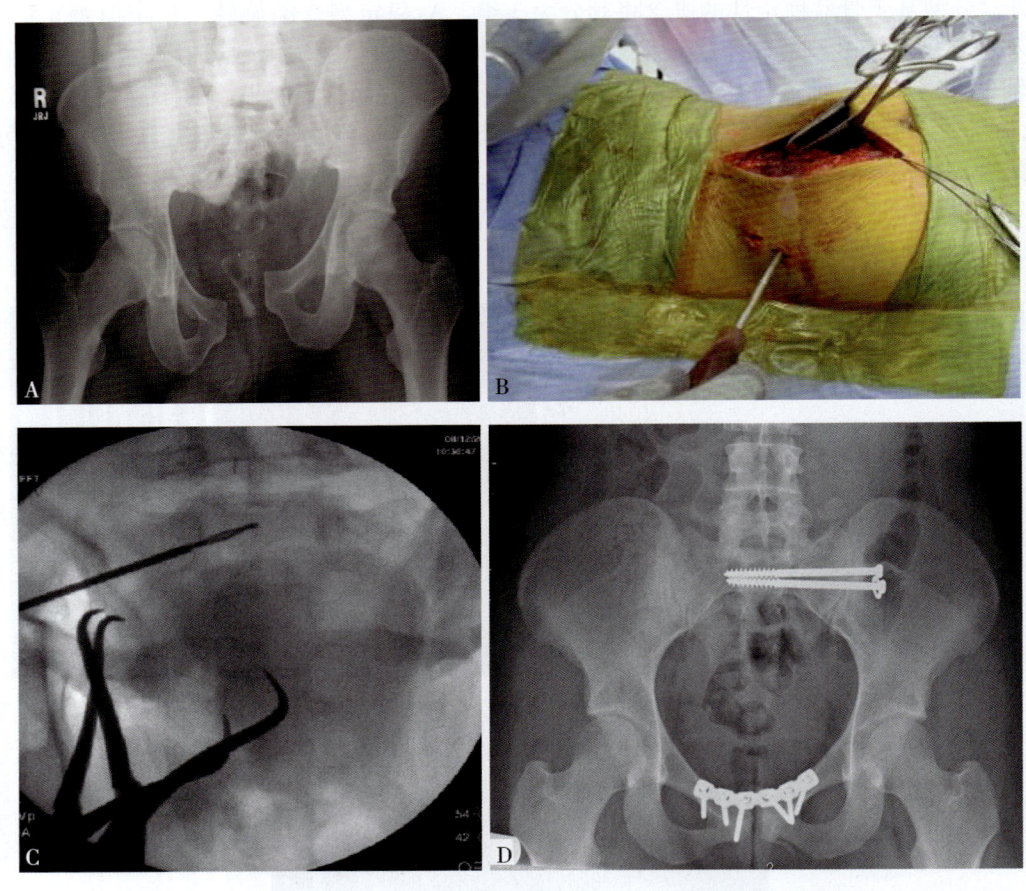

A. X 射线显示骶骨 Dennis 2 区骨折合并耻骨联合分离;B. 术中通过后入路进行显露骶骨;C. C 形臂透视下用复位钳进行复位;D. 术后 X 射线显示使用了骶髂螺钉固定骶骨,钢板固定耻骨联合。

图 8-15 骶骨 Dennis 2 区骨折+耻骨联合分离

3. 后环骨折的固定方式 对于骶骨骨折,可采用后方入路,应用骶髂螺钉、后侧弹性钢板、骶骨棒、髂腰固定等。骶髂关节脱位可采用前入路或者后入路,应用骶髂螺钉、前方钢板固定。骶髂关节骨折伴脱位采用后方入路,应用螺钉或钢板系统。对于后环的骶髂螺钉固定,切开后入路可能有较高的感染率。而 2012 年 Stover 发表的文献报道后方入路治疗 C 型骨盆骨折的感染发生率只有 3.4%,其中收集了 236 例患者的资料,共计使用了 258 个手术入路,最终得出的结论是在选择合适患者适应证和技术的情况下感染是可控的,一般情况下不需要做软组织的重建手术。

4. 前环骨折的固定方式 对于耻骨联合分离的骨盆骨折可采用 Phanenstiel 入路,通常使用 4~6 孔钢板进行内固定。而外固定架不是固定的常规选择。对于耻骨支的骨折,如后环固定稳定,骨折线对位对线好的可行保守治疗。如需手术内固定的可选用长的前环钢板、耻骨螺钉、外固定架。

(余　斌　王博炜)

参考文献

[1] 江利冰,蒋守银,赵小纲,等.世界急诊外科学会骨盆骨折分型及处理指南[J].中华急诊医学杂志,2017,26(3):268-269.

[2] BUCHOLZ R W,HECKMAN J D,BROWN C C.洛克伍德-格林成人骨折[M].6版.裴国献,译.北京:人民军医出版社,2009.

[3] BUCHOLZ R W,BROWN C,HECKMAN J D,et al.洛克伍德-格林成人骨折(上、下卷)[M].7版.裴国献,译.北京:人民军医出版社,2014.

[4] FREDERICK M A.坎贝尔骨科手术学:第4卷 脊柱外科[M].13版.王征,陆宁,朱泽章,译.北京:北京大学医学出版社,2018.

第九章

重症创伤性脊柱脊髓损伤

脊柱脊髓损伤(spine and spinal cord injury)常发生于工矿、交通事故,战时和自然灾害时可成批发生。伤情严重复杂,多发伤、复合伤较多,并发症多。脊柱脊髓损伤对患者及其家庭来说都是一个灾难,尤其是重症脊柱脊髓损伤,给患者本人带来巨大的身体和精神摧残,给家庭及社会带来巨大的经济负担。未能诊断或未能获得最佳治疗的脊柱脊髓损伤,将导致神经功能障碍,并可能永久性损害患者的功能、降低生活质量甚至危及生命。本章主要介绍创伤性脊柱脊髓损伤(traumatic spine and spinal cord injury,TSCI)。

第一节 脊柱与脊髓的解剖

一、脊 柱

脊柱(spine)位于身体正中,是人体力学功能的中轴,躯干运动的枢纽。上方支撑头颅,前悬体腔内脏器官,两侧辅助四肢活动,具有支持、保护、运动、力传导和缓冲等功能。脊柱在成人一般由26块椎骨(vertebrae),即颈椎7块、胸椎12块、腰椎5块、骶骨(骶椎)1块和尾骨(尾椎)1块,借软骨(椎间盘)、韧带和关节连结而成(图9-1)。脊柱区又称背区,是指脊柱及其后方和两侧软组织所配布的区域,由浅入深有皮肤、浅筋膜、深筋膜、肌层、血管、神经等软组织和脊柱、椎管及其内容物等结构。

成人脊柱长约70 cm,其长度可因性别、年龄及体位不同而有差异,如女性者略短;长期静卧和站立后相比,一般可差2~3 cm,这是由于站立时椎间盘被压缩所致。所有椎间盘的总厚度约占脊柱全长的1/4。到老年期因椎间盘变薄、骨质萎缩而致脊柱变短。脊柱支持身体,并参与胸腔和盆腔的构成。脊柱内有椎管,容纳脊髓。脊柱侧面的椎间孔为脊神经和血管出入椎管的通路。此外,脊柱的运动在相邻椎骨之间活动范围很小,但整个脊柱运动的范围变得很大。脊柱可做屈、伸、侧屈、旋转和环转运动。脊柱各部的运动范围亦有不同。由于胸椎与肋骨相连结,椎间盘较薄,棘突彼此重叠等,限制胸椎的运动,胸部运动范围很小。颈部和腰部的椎间盘厚,则运动较灵活,运动幅度也大,故损伤多见于颈、腰部。这与承受和传递重力有关。脊柱后面观,棘突与脊柱全长形成纵嵴。颈部和腰部棘突近于水平,胸椎棘突长而向后下方倾斜,彼此重叠。脊柱侧面观,可见颈、胸、腰、骶4个生理弯曲。其中颈曲和腰曲突向前,胸曲和骶曲突向后。脊柱的弯曲使脊柱更具有弹性,运动时可减缓震荡,从而对脑和胸、腹腔内脏器官有保护作用;脊柱弯曲还与人体重心维持有关。在胚胎时,脊柱只有一个突向后的背曲,当婴儿开始抬头时出

第九章 重症创伤性脊柱脊髓损伤

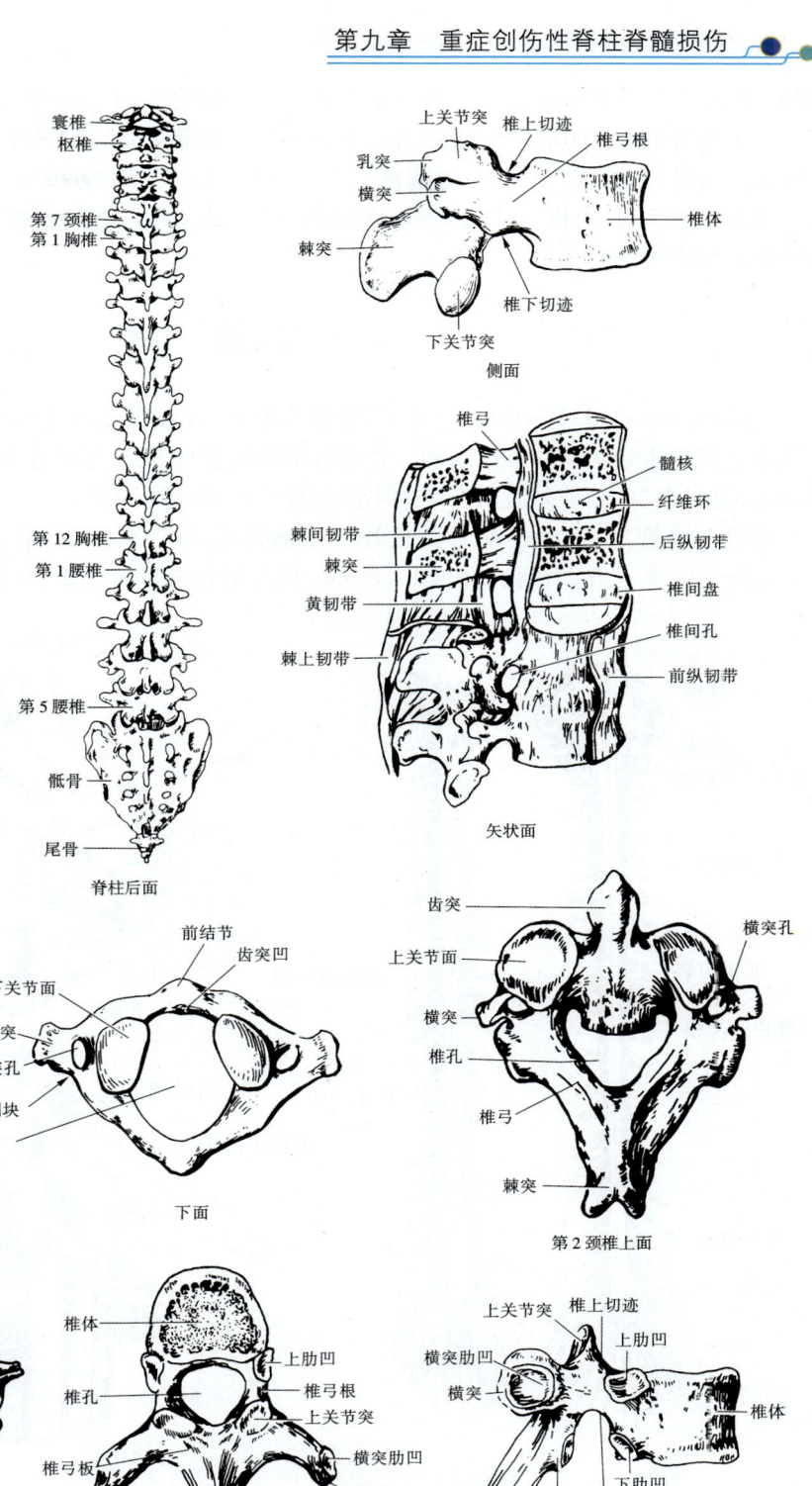

图 9-1 脊柱外形与椎骨形态结构

现颈曲,幼儿开始坐和站立时出现腰曲,保留的背曲为胸曲和骶曲。

成人椎骨由前部的椎体和后部的椎弓两部分组成。椎体呈短圆柱状,后面微凹,其内部为松质,表层为较薄的密质。椎弓是弓形的骨板,与椎体后面共同围成椎孔。各椎骨的椎孔连接起来,构成椎管,容纳脊髓。椎弓与椎体连接处缩窄的部分称为椎弓根。根的上、下缘各有一切迹,分别称为椎上切迹、椎下切迹。相邻椎骨的上、下切迹围成椎间孔,有脊神经和血管通过。两侧椎弓根向后内延续并愈合成宽阔的椎弓板。由椎弓发出7个突起:①棘突1个,在中线上,突向后方或后下方。②横突1对,分别向两侧伸出。③关节突2对,由椎弓的两侧部分别突向上、下方,即上关节突和下关节突。相邻椎骨上、下关节突的关节面构成关节突关节。

二、脊　髓

脊髓(spinal cord)属中枢神经系统,是脑与躯干、四肢感受器和效应器联系的枢纽。脊髓内上、下行纤维束是实现传导功能的重要结构。脊髓各节段均能单独或与邻近节段共同构成反射中枢。脊髓的反射功能,是对来自内、外刺激所产生的不随意性反应,如膝反射等。

脊髓在椎管内,上端于枕骨大孔处与延髓相续;成人脊髓下端约平第1腰椎的下缘,新生儿可达第3腰椎的下缘。成人脊髓全长40～45 cm,仅占椎管全长的上2/3(图9-2)。

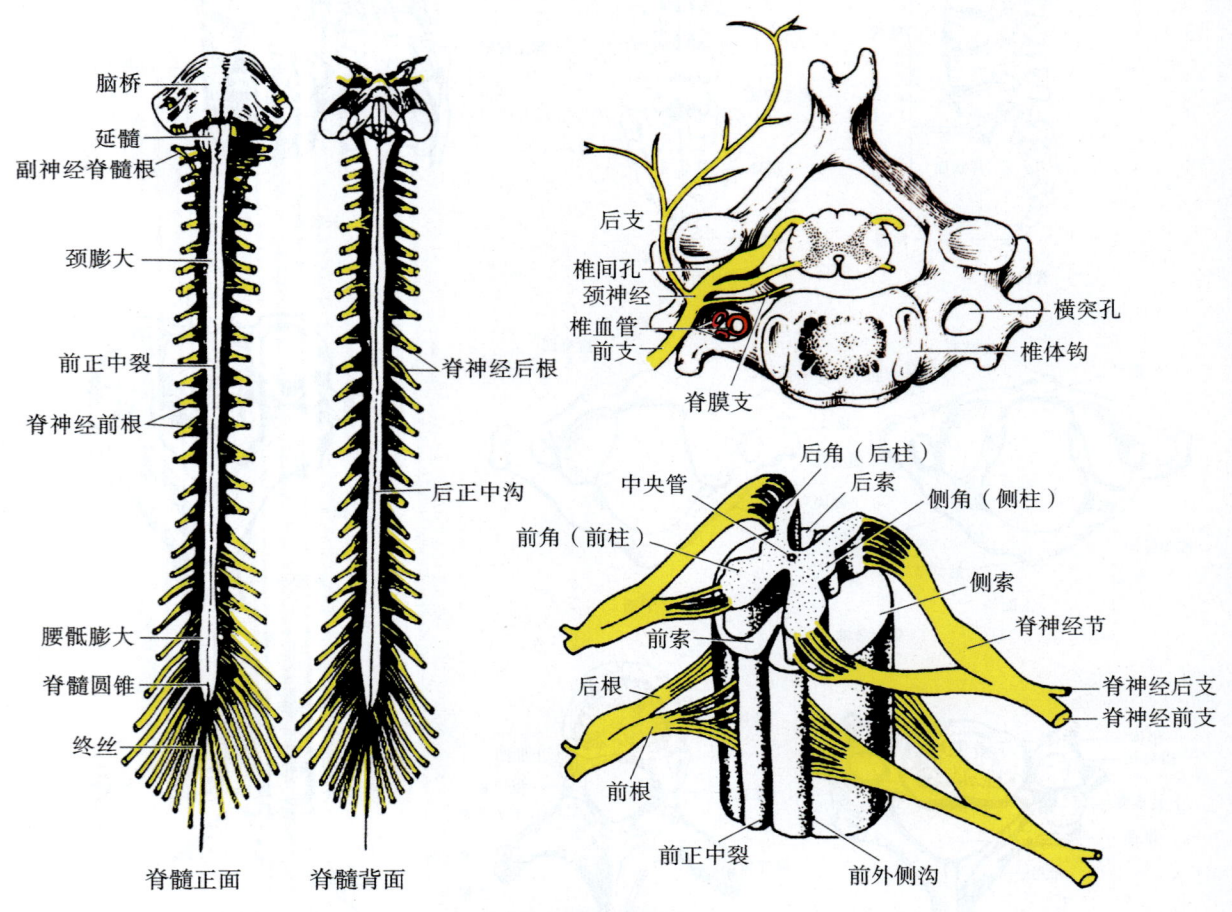

图9-2　脊髓的外形与结构

脊髓呈前后稍扁的圆柱形,全长粗细不均,自上而下有两处膨大:颈膨大平第5、6颈椎水平,为颈髓第4节至胸髓第1节,其发出神经分布至上肢;腰骶膨大平第12胸椎水平,为腰髓第2节至骶髓第3节,其发出神经分布至下肢。腰骶膨大以下逐步变细呈圆锥状,称为脊髓圆锥。其下端延续为无神经结构的细丝,称为终丝,止于尾骨背面,有固定脊髓的作用。脊髓表面有6条纵行沟裂。前面正中线上的深沟称为前正中裂;其两侧有左右2条浅沟称为前外侧沟;后面正中线上的浅沟称为后正中沟;其两侧有左右2条浅沟称为后外侧沟。前外侧沟自上而下穿出31对脊神经前根,由运动纤维组成;后外侧沟自上而下附着31对脊神经后根,由感觉纤维组成。每个脊神经后根处有一膨大,称为脊神经节,由假单极神经元的胞体聚集而成,其周围突参加脊神经,中枢突则组成后根经后外侧沟进入脊髓。每侧对应的前、后根在椎间孔处合并成脊神经,从相应的椎间孔穿出。由于脊髓比椎管短,脊神经根据各自相应的椎间孔自上而下越来越远,致使脊神经根在椎管内自上而下逐渐倾斜下行,腰、骶、尾部的神经根几乎垂直下行,在脊髓圆锥的下方,包绕终丝,形成马尾。因此,临床上常选择在第3~4或第4~5腰椎棘突之间进针行腰椎穿刺或麻醉术,以避免损伤脊髓。

脊髓表面无明显节段性,但内部结构有节段性,全身共31对脊神经,通常把每对脊神经前、后根相连的一段脊髓称一个脊髓节段,因此有31个脊髓节段,即8个颈节(C)、12个胸节(T)、5个腰节(L)、5个骶节(S)和1个尾节(C_0)。

胚胎早期,脊髓与椎管长度接近,从胚胎第4个月起,椎管的生长速度比脊髓快,因上端连接脑处位置固定,结果脊髓下端逐渐上移,出生时移至第3腰椎水平,成人则移至第1腰椎下缘水平,所以成人的脊髓节段与相应的椎骨不完全对应。了解脊髓节段与椎骨的对应关系,对确定脊髓病灶位置具有实际意义。例如根据某一脊髓节段的病变推算对应的椎骨平面,也可凭借受伤的椎骨位置来推测脊髓可能受损的节段。

脊神经的分布与功能见图9-3。

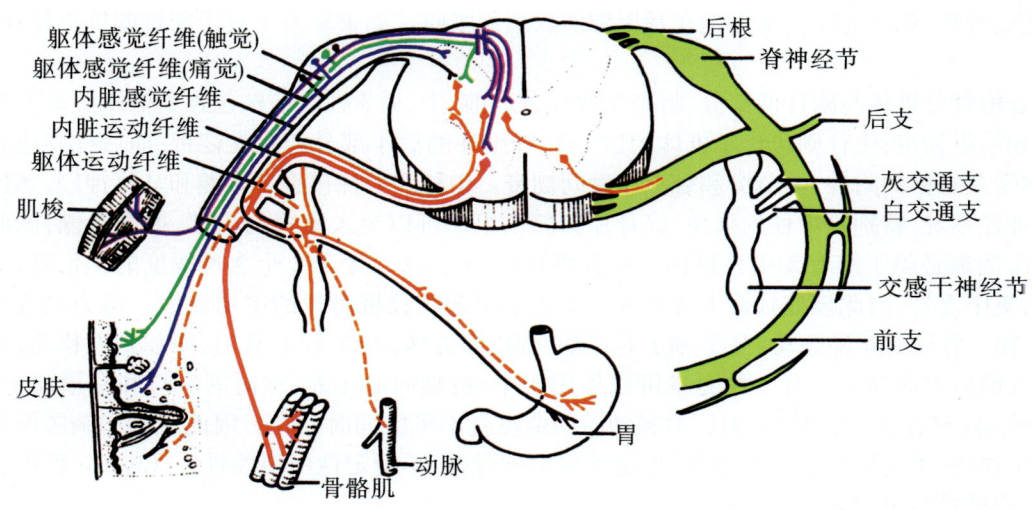

图9-3 脊神经的分布与功能

第二节 脊柱脊髓的损伤机制

一、概　述

随着世界各国经济水平的发展,脊柱脊髓损伤发生率呈现逐年增高的趋势。脊柱损伤(spine injury)在平时可经常遇到,多见于男性青壮年,多由间接外力引起,如从高处跌落时臀部或足着地、冲击性外力向上传至胸腰段发生骨折;少数由直接外力引起,如房子倒塌压伤、汽车撞伤或火器伤。病情严重者可致截瘫,甚至危及生命。75%~90%发生在胸椎(thoracic vertebra,T)和腰椎(lumbar vertebra,L)部位。一项对1 000名胸腰椎骨折伤病员救治的多中心回顾研究中发现,16%的损伤发生在$T_{1\sim10}$,52%发生在$T_{11}\sim L_1$(胸腰椎结合部),32%发生在$L_{1\sim5}$。典型脊柱三柱损伤,包括骨折-脱位,约占胸腰椎骨折总数的50%,其中75%合并有完全或部分的神经功能丧失。此外,脊柱损伤和骶骨及骨盆骨折的发生也有很高的相关性,其中26%的骶骨骨折和8%的骨盆骨折合并有脊柱骨折。

脊髓损伤(spinal cord injury,SCI)是由外界直接或间接因素导致,是脊柱损伤最严重的并发症,往往导致损伤节段以下肢体严重的功能障碍,在损害的相应节段出现各种运动、感觉和括约肌功能障碍,肌张力异常及病理反射等相应改变。脊髓损伤不仅会给患者本人带来身体和心理的严重伤害,还会给整个社会造成巨大的经济负担。由于脊髓损伤所导致的社会经济损失,针对脊髓损伤的预防、治疗和康复已成为当今医学界的一大课题。

脊柱损伤动力学复杂且难以理解。损伤机制与损伤类型之间并无直接或特定的关系。相同的损伤机制可以导致各种不同的脊柱损伤类型。除了致伤时损伤力的大小和方向之外,脊柱的瞬时方位和结构易感性也是影响损伤结果的重要因素。

决定脊柱损伤形成的因素包括脊柱的材料特性、脊柱的结构特性、载荷形式、加速度和载荷大小。材料特性主要涉及椎体、韧带、椎间盘、关节突等结构的力学性能,结构特性是指脊柱各结构的大小、形状、位置及其对脊柱稳定性的影响。而载荷从形式、加速度和大小3个方面对脊柱施加影响。

载荷的基本形式有屈曲、压缩、拉伸、扭转、剪切。脊柱损伤往往是多种载荷形式联合作用的结果。由于脊柱同其他大多数生物材料一样具有黏弹性,因此,脊柱对载荷的反应因加载速度的快慢而不同。能量在脊柱的消散有数种方式,其中一部分能量在骨的变形过程中消失。如载荷量超过局部骨质的断裂强度,将造成骨折,剩余的能量被围绕在骨周围的软组织吸收。如果暴力超过了韧带的抗拉伸强度,则韧带断裂。

每块脊椎骨分椎体与附件两部分,将整个脊柱分成前、中、后3柱。前柱包含了椎体前2/3,纤维环的前半部分和前纵韧带;中柱则包含了椎体的后1/3,纤维环的后半部分和后纵韧带;而后柱则包含了后关节囊、黄韧带及脊椎的附件、关节突和棘上及棘间韧带。中柱和后柱包裹了脊髓和马尾神经,该区的损伤可以累及神经系统,特别是中柱的损伤,碎骨片和髓核组织可以突入椎管的前部,损伤脊髓,因此对每一脊柱骨折病例都必须了解有无中柱损伤。胸腰段脊柱($T_{10} \sim L_2$)处于2个生理幅度的交汇处,活动度较大,是应力集中之处,因此该处骨折十分常见。暴力是引起胸腰椎骨折的主要原因。暴力的方向可以通过X、Y、Z轴。脊柱有6种运动:在Y轴上有压缩、牵拉和旋转;在X轴上有屈、伸和侧方移动;在Z轴上则有侧屈和前后方向移动。有3种力量可以作用于中轴:轴向的压缩、轴向的牵拉和在横面上的移动。3种病因不会同时存在,例如轴向的压缩和轴向的牵拉就不可能同时存在。因此颈椎和胸腰椎分别可以有6种类型损伤:单纯楔形压缩性骨折、稳定性爆裂性骨折、不稳定性爆裂性骨折、Chance骨折、屈曲-牵拉型损伤、脊柱骨折-脱位。

1. 单纯楔形压缩性骨折　这是脊柱前柱损伤的结果。暴力来自沿着X轴旋转的力量,使脊柱向前屈曲所致,后方的结构很少受影响,椎体通常成楔形。该型骨折不损伤中柱,脊柱仍保持其稳定性。此类骨折通常为高空坠落伤,足臀部着地,身体猛烈屈曲,产生了椎体前半部分压缩。

2. 稳定性爆裂性骨折　这是脊柱前柱和中柱损伤的结果。暴力来自Y轴的轴向压缩。通常亦为高空坠落伤,足臀部着地,脊柱保持正直,胸腰段脊柱的椎体受力最大,因挤压而破碎,由于不存在旋转力量,脊柱的后柱则不受影响,因而仍保留了脊柱的稳定性,但破碎的椎体与椎间盘可以突出于椎管前方,损伤了脊髓而产生神经症状。

3. 不稳定性爆裂性骨折　这是前、中、后3柱同时损伤的结果。暴力来自Y轴的轴向压缩以及顺时针的旋转,可能还有沿着Z轴的旋转力量参与,使后柱亦出现断裂,由于脊柱不稳定,会出现创伤后脊柱后突和进行性神经症状。

4. Chance骨折　为椎体水平撕裂性损伤。以往认为暴力来自沿着X轴旋转的力最大,使脊柱过伸而产生损伤,例如从高空仰面落下,着地时背部被物体阻挡,使脊柱过伸,前纵韧带断裂,椎体横行裂开,棘突互相挤压而断裂,可以发生上一节椎体向后移位。而目前亦有人认为是脊柱屈曲的后果,而屈曲轴则应在前纵韧带的前方,因此认为是脊柱受来自Y轴轴向牵拉的结果,同时还有沿着X轴旋转力量的参与,这种骨折也是不稳定性骨折。临床上比较少见。

5. 屈曲-牵拉型损伤　屈曲轴在前纵韧带的后方,前柱部分因压缩力量而损伤,而中、后柱则因牵拉的张力力量而损伤,而中、后柱则因牵拉的张力力量损伤,中柱部分损伤表现为脊椎关节囊破裂、关节突脱位、半脱位或骨折。这种损伤往往还有来自Y轴旋转力量的参与,因此这类损伤往往是潜在性不稳定性骨折,原因是黄韧带、棘间韧带和棘上韧带都有撕裂。

6. 脊柱骨折-脱位　又名移动性损伤。暴力来自Z轴,例如车祸时暴力直接来自背部后方的撞击,或弯腰工作时,重物高空坠落直接打击背部,在强大暴力作用下,椎管的对线对位已经完全破坏,在损伤平面,椎骨沿横面产生移位,通常3个柱均毁于剪应力,损伤平面通常通过椎间盘,同时还有旋转力量的参与,因此脱位程度重于骨折,当关节突完全脱位时,下关节突移至下一节脊椎骨上关节突的前方,互相阻挡,称为关节突交锁,这类损伤是极为严重的脊椎损伤,预后差。另外,还有一些单纯性附件骨折,如椎板骨折与横突骨折,不会造成脊椎的不稳定,称为稳定性骨折,特别是横突骨折,往往是背部受到撞击后腰部肌肉猛烈收缩而产生的撕脱性骨折。

二、颈椎损伤的机制

在头部遭受直接撞击所致的颈椎损伤中,脊柱结构的破坏必然先于任何可见的头部运动受限而发生。如果预先给定头部受力的大小、方向和作用部位,损伤水平的瞬时局部脊柱力线的变化则会导致不同的损伤类型。如损伤时脊柱处于相对屈曲位,则会并发小关节的破坏;而如损伤时脊柱处于相对中立位或背伸位,则会发生椎体的爆裂性骨折。类似的颈椎骨折和骨折脱位的损伤类型,也可见于伤员未遭受任何头部外伤时,如机动车前排乘客在汽车遭受撞击时所发生的"挥鞭样"损伤。

时间因素通过外力的作用速度也会影响损伤的严重程度和损伤类型。如加载荷速度较快时,易于发生一过性的结构部件脱位,所引起的神经空间的阻塞和脊髓压迫也更严重。在高速加载速度时,骨结构首先破坏,这可以一定程度地保护韧带和椎间盘组织;而在低加载速度以及施加旋转外力时,脊柱结构的破坏则表现在软组织的破坏上。

脊柱结构的损伤易于集中在交接区域,如颈枕交界区(枕骨至第2颈椎)、颈胸交界区(第7颈椎至第1胸椎)和胸腰交界区(第11胸椎至第2腰椎)。这些区域均表现为应力集中的部位,此处的脊柱刚性节段更具柔韧性。这些交界区同时还是脊柱节段间的主要运动模式的转换区,如从颈椎的屈伸、旋转和根据小关节方向而允许的侧屈,到胸椎的以旋转为主,再到腰椎的无旋转性运动。颈椎的旋转性小关节损伤通常伴有小关节骨折和旋转节段的双侧损伤。

1. 过度屈曲性损伤　因过度屈曲,颈椎后部韧带结构出现牵张性或拉伸应力,导致由后至前方向的韧带撕裂。当合并旋转暴力时,就可发生单侧关节突关节脱位,脱位小关节位于颈椎旋转方向的反侧,脱位的小关节常有小的骨折,其关节囊韧带和后部韧带复合体被撕裂,后纵韧带和椎间盘也可能被破坏。过度屈曲暴力也可以导致椎体的压缩性骨折,伴有或不伴有后部结构的撕裂。因头部快速减速而导致的损伤时,牵张性屈曲暴力可引起关节突脱位和前纵韧带的撕裂。

2. 压缩性损伤　压缩性损伤来自轴向压缩暴力,导致椎体或后部结构的骨折。尽管楔形压缩性骨折可由于过度屈曲暴力引起,但由于其涉及椎体,则归于此类。压缩性损伤常发生于跳高、撞车、蹦床等事故中。损伤类型与头颈部位置有关。如头颈位于屈曲位,则导致前脱位;如头颈位于中立位,则导致楔形、压缩或爆裂性骨折。出现爆裂性骨折时,压缩载荷使椎间盘内压力明显增高,上位软骨终板出现断裂,椎间盘组织移位进入椎体,致使椎体出现压缩性骨折,骨折块向四周移位,导致脊髓损伤,但纤维环少有撕裂。

3. 过伸性损伤　伸展性暴力常出现于坠落等原因引起直接撞击头面部时。因此,过伸性损伤常合并有头颅或颜面部损伤。颈椎过伸时,椎管出现一过性狭窄,即使没有明显的骨性破坏,也可能出现严重的脊髓损伤。颈椎挥鞭样运动产生的过伸性损伤是撞击事故中最常见的损伤类型,是由加速-减速所产生的惯性力所致的间接创伤。头颈部通常没受到直接暴力,导致损伤的唯一暴力是惯性力。惯性是物体抵抗任何静止或运动位置改变的特性。施加于身体上的力,即惯性力(F)的大小取决于物体的质量(m)和加速度(a),即 $F=ma$。惯性力的方向总是与加速度的方向相反,而头颈部的平移和旋转加速度大于躯干的加速度。对伸展的最初抵抗由颈前肌提供,当颈肌的抵抗被克服后,除前纵韧带和椎间盘纤维环外,没有其他结构能对抗伸展。当加速度停止后,由于座位的阻挡、汽车的减速,以及颈前肌的回弹作用,头颅又做前驱运动。颈部的加速、伸展应力可导致各种病理改变,包括肌肉的撕裂、纤维环破坏、前纵韧带断裂、食管和椎动脉的牵拉,以及颈椎不稳。

当暴力导致过伸性损伤时,可以出现颈椎后弓的撞击和关节突关节的挤压。可以导致后部结构不同类型的骨折,包括单纯椎板、棘突、关节突和椎弓根的骨折。只要没有椎体移位,一般这些骨折比较稳定。如果维持侧块前移的作用消失,则伸展力矩可以继续经椎间盘向前作用,导致椎体前脱位。尽管此时出现伸展力矩,但与双侧关节突脱位的损伤类似。如果暴力更大,则伸展性力矩可引起椎体后移进入椎管,通常称为过伸性脱位或创伤性后滑脱。脊髓受到上位向后移位椎体及下位椎板的挤压。由于前后纵韧带均有损伤,此类损伤难以复位,且复位后难以维持。

三、胸椎、腰椎和骶椎损伤的机制

与颈椎骨折相比,胸腰椎骨折较少伴有神经结构的损伤。这是由于胸椎骨折多为骨质疏松性的低能量骨折,极少会引起脊髓损伤;而脊髓的末端终于第 1 腰椎水平,这一水平的硬囊膜仅容纳细的神经根,并且较胸椎和颈椎区域大得多的脑脊液空间。通常仅有 3% 的胸椎、腰椎椎体骨折会伴有神经结构损伤。

胸腰椎损伤有轴向压缩、屈曲压缩、侧屈压缩、屈曲旋转、屈曲牵张、剪应力、伸展 7 种常见的暴力形式。

1. **轴向压缩暴力**　由于胸椎正常的后凸角度,轴向压缩载荷在此区域常分解为椎体前驱的载荷,即为屈曲暴力导致脊柱损伤。在胸腰段直立时,轴向载荷一般为椎体纯压缩载荷。此压缩载荷造成终板断裂,椎体出现压缩性骨折,暴力大时,椎体发生爆裂性骨折,椎体前柱和中柱均发生破坏,中柱骨片凸入椎管可造成神经损伤,后柱也有骨折但韧带结构保持完整。爆裂性骨折的 X 射线特点是中柱破坏,并有骨片突入椎管。

2. **屈曲压缩暴力**　屈曲压缩暴力在椎体及椎间盘前部产生压缩应力,而后部产生拉伸应力。后部韧带可没有撕裂,特别是快速加载速率时,但后部撕脱性骨折可以出现。从前屈旋转轴到棘突尖的距离是到椎体前缘距离的 3~4 倍。因此,前屈时椎体前柱承受的压缩载荷是后部韧带张力载荷的 3~4 倍,故首先造成椎体前部压缩性骨折,骨折消散了能量即消减了载荷,如果暴力不是很大,往往只造成前柱压缩性骨折,而后部韧带完整,属稳定性骨折类型。通常中柱保持正常,没有骨和椎间盘碎片的半脱位或后突出。但是,如果后部韧带和关节突关节囊撕裂,则出现脊柱不稳。由于肋骨框架的保护作用,单纯楔形压缩性骨折最常见于胸椎。暴力较大时,椎体前部压缩达到 40%~50%,应考虑有后部韧带及关节囊损伤,可出现迟发性不稳及进行性畸形。屈曲压缩损伤合并中柱破坏,X 射线侧位片显示椎体后上缘有骨片突入椎管,椎体后壁高度无减小,借此可与中柱的压缩性破坏相鉴别。此类损伤更容易引起力学不稳定、进行性后凸畸形及神经功能损害,一般必须手术固定。

3. **侧屈压缩暴力**　侧屈压缩暴力导致类似椎体前部楔形压缩性骨折的损伤,只不过暴力作用于脊柱一侧。这样,在一侧椎体和后部结构产生压缩力,而在对侧产生张力,可以导致单纯椎体骨折,或者合并后部韧带损伤。张力侧可有小关节脱位、韧带撕裂。单纯一侧椎体前柱楔形压缩性骨折时脊柱仍保持稳定,当合并后部结构损伤时,会引起慢性不稳定。

4. **屈曲旋转暴力**　屈曲旋转损伤包括屈曲和旋转 2 种暴力同时作用。单纯屈曲暴力一般导致椎体前部损伤。如合并旋转暴力,则韧带和关节囊就会撕裂,造成广泛的韧带和骨结构破坏,小关节常发生骨折脱位,可对神经组织产生进行性损害,导致"切片"样骨折。

5. **屈曲牵张暴力**　在交通事故的突然减速过程中,安全带限制下部躯干和骨盆向前弹射,从而使暴力集中在没有制约的上部躯干。这样上部躯干、上肢对下肢以离心的方式向前弹出。安全带成为支点,使屈曲旋转轴前移到前腹壁,整个脊柱位于该轴的后方而受到张应力。脊柱骨性结构、椎间盘和韧带全部撕裂或撕脱,但没有和其他大多数脊柱损伤一样形成粉碎性骨折。这种安全带型损伤常见的破坏形式有:①单纯骨性破坏,水平骨折从棘突开始,经椎板、横突、椎弓根,一直延伸到椎体,即典型的 Chance 骨折,常发生于第 1~3 腰椎,出现不稳定,但可良好愈合并提供长期稳定性。②骨和韧带结构同时破坏,一般为韧带断裂伴有一侧或双侧小关节突的脱位和(或)骨折,多发生于第 12 胸椎至第 2 腰椎,自行愈合率低,为不稳定性骨折。③单纯韧带断裂或椎间盘损伤。当屈曲牵张暴力极大时,屈曲轴极度前移,可导致前纵韧带完全撕裂,前柱失去其支点作用,纤维环发生破坏,整个椎体脱位或半脱位,通常这种情况是纯暴力所致,而非屈曲牵张性损伤。该损伤极不稳定,常有神经损伤。

6. 剪应力暴力　常与其他暴力相伴而极少单独出现。在不同方向的剪应力(shear stress,也称剪切应力)作用下,椎体可发生前后或左右移位,当位移>25%时,关节突和所有的韧带常发生断裂。创伤性椎体前滑移是最常见类型,常导致完全性脊髓损伤。偶尔可发生双侧椎弓峡部裂,形成所谓的自动椎板切开术,而不出现神经损害。此类型损伤的脊柱稳定性常被严重破坏。

7. 伸展暴力　伸展暴力出现于头和躯干上部极度后伸时,可造成与屈曲暴力相反的损伤类型。强大的前纵韧带、纤维环前部受到张力性载荷,而后柱承受压缩载荷。可导致关节突、椎板和棘突的骨折,椎体前下方的撕脱骨折,但这些并非伸展性损伤的特有病理表现。一般认为这种损伤在胸腰椎极少见。多数此类损伤脊柱常能保持稳定性,除非上位椎体有明显的后滑移或者合并剪切损伤。

第三节　重症脊柱脊髓损伤急救

对脊髓损伤患者的初步评估和处理非常复杂,首先适用的是"高级创伤生命支持"(ATLS)原则。当更多患者的资料和相关检查齐备之后,需就救治的每一步做出关键性决定和规划。根据初步评估的结果对伤者进行分类,其需要考虑到包括脊髓损伤和所有其他潜在损伤的处理。

原则上所有的创伤患者均需彻底检查以排除脊髓损伤的可能。创伤患者即使只有轻微的主诉疼痛或背部中线的压痛,也应进行全面的评估,包括影像学的检查。影像学中的非显著性表现均不应简单地排除可疑,直至有更多的证据对其做出解释为止。如果症状持续存在,则即使早期影像学检查正常,也需要进行动力位摄片以对患者做进一步的评估,动力位影像学观察包括直立位或过屈与过伸位X射线片等。对于从病史、体检和影像学检查中发现的无法解释的结果,所有医护人员均应知情并进行充分的交流。

一、现场救治

所有创伤患者均具有脊髓损伤的罹患风险。对创伤患者的现场处理,应首先考虑到不稳定性脊柱损伤存在的可能性并予积极关注,直至脊柱损伤确已被排除或进行有效处理为止。治疗的原则是首先保存生命、肢体和功能,对脊柱的保护亦应遵循以上的顺序优先原则。

在事故现场,将患者及时脱离出危险区域和进行颈椎制动,对于避免进一步的神经损伤非常关键。头和颈部需位于躯干的纵轴线上,并在此位置固定。以颈围、沙袋、带子和脊柱板共同固定要尤于单纯使用颈围来制动。如果需对损伤的患者进行转运,以整体翻身法可允许脊柱损伤的部位协同运动,而抄网式担架(scoop stretcher)也非常便于对患者进行搬动。应避免使颈椎处于伸直位,因为此时颈椎管要较屈曲位时狭窄。颈椎损伤的患者在院前转运时,头和颈部最宜处于屈伸中立位。对于头部相对较大的儿童,为了保持头和颈部的力线,转运时需在躯干部垫高或使用一种特制的儿童脊柱板,后者的枕部位置做了部分切除以与儿童的头部相适应。对于受伤的运动员、摩托车和自行车骑手,其头盔和肩包可先置于原位,直到有专业人员来进行协助拆除。

现场对神经状况的预评估有助于随后入院做出救治计划。如果观察到患者有自发的机体活动和功能表现,均应当场记录在案并向相关医护人员说明。现场患者的任何表现,对于明确神经损伤的存在与否及其大致范围,都具有重要意义。引出有反应的且能够交流的患者的主观症状,尤其是特别询问其有无颈痛、背痛、麻痹和无力等,均有助于鉴别脊柱损伤并对之进行定位。

如果怀疑合并有脊髓损伤,现场即需开始使用类固醇类药物。类固醇的使用方法和剂量,参照美国国立急性脊髓损伤研究(National Acute Spinal Cord Injury Study,NASCIS)的Ⅲ期临床结果(NASCIS Ⅰ、Ⅱ、Ⅲ)(表9-1)。

表 9-1　NASCIS Ⅰ、Ⅱ、Ⅲ概要

序号	NASCIS Ⅰ、Ⅱ、Ⅲ概要
1	甲泼尼龙冲击 30 mg/kg,继之以 5.4 mg/(kg·h)静脉滴注
2	如果首次冲击在伤后 3 h 内完成,则甲泼尼龙连续静脉滴注 24 h
3	如果首次冲击在伤后 3~8 h 内完成,则甲泼尼龙连续静脉滴注 48 h
4	伤后 8 h 之后使用甲泼尼龙无效
5	纳洛酮无效
6	替拉扎特无效

引自:BRACKEN M B,COLLINS W F,FREEMAN D F,et al. Efficacy of methylprednisolone in acute spinal cord injury[J]. JAMA,1984,251(1):45-52;BRACKEN M B,SHEPARD M J,HOLFORD T R,et al. Administration of methylprednisolone for 24 or 48 hours or tirilazad mesylate for 48 hours in the treatment of acute spinal cord injury. Results of the third national acute spinal cord injury randomized controlled trial. national acute spinal cord injury study[J]. JAMA,1997,277(20):1597-1604;BRACKEN M B,SHEPARD M J,COLLINS W F,et al. A randomized,controlled trial of methylprednisolone or naloxone in the treatment of acute spinal-cord injury. results of the second national acute spinal cord injury study[J]. N Engl J Med,1990,322(20):1405-1411.

二、药 物 干 预

脊髓损伤后病情变化的复杂性,使得我们往往难以界定保护神经功能的最佳干预点。脊髓损伤后的二次反应具有代偿意义,但同时又会造成继发性的损害。阻断相关的级联反应有望从各个方面改变生理性反应的进程。相关实验研究已就能够阻断脊髓损伤后特异性病理生理反应的药物,进行了诸多探讨。但迄今仅发现有少量药物,在从实验室向临床的转化中,具有良好的前景(表 9-2)。

表 9-2　脊髓损伤药物治疗的临床随机试验

年份	作者	患者数量	治疗分组	神经功能临床改善	功能性改善
1984	Bracken 等	306	高剂量甲泼尼龙 低剂量甲泼尼龙	无	未测得
1990	(NASCIS Ⅰ) Bracken 等	487	甲泼尼龙 纳洛酮 安慰剂	有	未测得
1991	(NASCIS Ⅱ) Yomg Wise	34	神经节苷脂 GM1 安慰剂	有	未测得
1995	Geisler 等	20	促甲状腺激素释放激素(TRH) 安慰剂	无	未测得
1997	Pitts 等	499	甲泼尼龙应用 24 h 甲泼尼龙应用 48 h	有	未测得
1998	Bracken 等 (NASCIS Ⅲ)	166	甲泼尼龙+替拉扎特 尼莫地平(钙通道阻滞剂) 甲泼尼龙	无	未测得
1998	Petitjean 等 Potter 等	26	二者联合 氨吡啶(钾通道阻滞剂) 安慰剂	有	无 (FIM:功能独立性评定)

注:NASCIS=National Acute Spinal Cord Injury Study,即美国国立急性脊髓损伤研究。

在治疗神经损伤的动物实验中,甲泼尼龙表现出一种保护性的剂量效应曲线,如需要大剂量、主要发挥效用在首8 h,以及附加效应在首24 h内。

脊髓损伤临床试验中所忽略掉的一个重要因素,是对具有临床意义的神经功能改变的监测。NASCIS 结果显示,在损伤后早期应用大剂量甲泼尼龙有助于获得充分的神经功能改善,并依此建立起对脊髓损伤患者进行急性药物干预的标准(表9-1)。尽管上述结果统计学的显著改善在运动功能上增加了3~7分,但其实际获得的临床功能改善或许并不显著。NASCIS 结果表明,大规模、高质量的随机临床试验从方法学上可行,甚至对于一些棘手问题如脊髓损伤的紧急临床救治也不例外。NASCIS 的结果是在脊髓损伤治疗研究领域内的重大成就。在其他大规模临床试验结果出现之前,NASCIS 所建立的方法应被视为脊髓损伤患者治疗的规范。

其他的一些药物治疗方法在临床试验阶段均未表现出充分的治疗前景,因而也未获认可。替拉扎特(lazaroid)也是一类候选药物,它是一种21-氨基类固醇的自由基清除剂,如21-氨基类固醇 U7-4006F,可以抑制胞膜的过氧化。另一类可用于治疗脊髓损伤的潜在药物是神经节苷脂。神经节苷脂是可在大部分细胞外表面形成的糖脂大分子。其在神经组织中大量聚集,并参与免疫学进程、结合、转运和神经元生成等。神经节苷脂对神经元具有营养作用,其可以刺激神经元的树突状外生长以及神经元的修复。神经节苷脂在脊髓损伤治疗中的应用,仍有待进一步的研究。

三、急诊室救治

严重损伤的患者需要行持续性或连续监护,以助于对在病程早期尚不明显的表现做出鉴别和诊断。对脊柱损伤的评估应与复苏措施同时进行。在患者到达急诊室的最初几分钟之内,脊柱评估的内容包括:现场人员所汇报的大致的神经功能状况,直接观察,或在早期转运过程中的初步检查,根据X射线片包括颈椎侧位片和胸片表现对严重不稳定性损伤如骨折脱位或牵张型损伤的诊断,以及对潜在的神经源性休克(neurogenic shock)血流动力学参数的评估。

一旦发生脊髓损伤,复苏便变得困难。由于失去了交感神经对周围血管结构收缩性的控制,出血往往难以控制。但仍必需认识到神经源性休克与出血性休克的不同,这对于创伤患者的早期安全复苏非常关键(表9-3)。治疗神经源性休克需行药物干预,以增加周围血管的紧张度,这可能也是有效复苏的关键所在。复苏过程中过量输液引起液体超负荷,尤其是对于出血性休克的患者,容易导致在神经源性休克的基础上又合并肺水肿。脊髓损伤本身即易引起多发伤患者的多脏器功能衰竭。在复苏早期的严重的血流动力学参数异常,往往预示着神经功能预后不佳。但反言之,血流动力学正常也并不就意味着神经功能预后良好。

表9-3 神经源性和低血容量性休克

神经源性休克*	低血容量性休克
交感活性输出降低的后果	出血的后果
低血压	低血压
心动过缓	心动过速
肢端温暖	肢端冰凉
尿排量正常	尿排量减少

注:*脊髓贯通伤极少导致神经源性休克。脊髓损伤后无法自动调整血流量。

引自:GRUNDY D,SWAIN A,RUSSELL J. ABC of spinal cord injury. Early management and complications—Ⅱ[J]. Br Med J(Clin Res Ed),1986,292(6513):123-125;PIEPMEIER J M,LEHMANN K B,LANE J G. Cardiovascular instability following acute cervical spinal cord trauma[J]. Cent Nerv Syst Trauma,1985,2(3):153-160;ZIPNICK R I,SCALEA T M,TROOSKIN S Z,et al. Hemodynamic responses to penetrating spinal cord injuries[J]. J Trauma,1993,35(4):578-582,582-583.

尽管所有的患者在复苏过程中均可观察到有自主活动,但在复苏后仍需进行全面的脊柱检查和神经学评估。对脊柱的评估应从对现场报告的了解开始。对于无应答的患者和清醒且能够合作的患者,评估和干预措施的顺序有所不同。在对清醒患者的评估中,对急性症状的判定是一项非常重要的内容。

神经学检查应与复苏和稳定血流动力学同时进行。对于每一个创伤患者来说,会阴部反射评估和直肠指检都是非常重要的检查内容(表9-4、表9-5)。

表9-4 脊髓和圆锥反射

反射	损伤定位	刺激	正常反应	异常反应
Babinski征	上运动神经元	由近端外侧向远端内侧用笔画足底	趾跖屈	趾背伸并展开
Oppenheim征	上运动神经元	由近向远端滑压胫骨嵴	趾跖屈	趾背伸并展开
提睾反射	$T_{12} \sim L_1$	由近向远用笔画大腿内侧	睾丸上提	睾丸无反应
肛门反射	$S_{2\sim4}$	针刺肛周皮肤	肛门括约肌收缩	肛门括约肌无收缩
球海绵体反射	$S_{3\sim4}$	挤压男性阴茎或女性阴蒂,或男女均可牵拉导尿管	肛门括约肌收缩	肛门括约肌无收缩

表9-5 创伤患者直肠检查内容

神经功能评估	骨盆创伤评估
触觉	大量出血
针刺觉	隐蔽性出血
静息时括约肌紧张度	高骑跨式前列腺损伤
最大自主收缩	直肠撕裂
反射性收缩	
球海绵体反射	
肛门反射	
深感觉	

对于清醒且能合作的患者也需要行全面的神经学检查,必查内容包括:对每个肢体的5块特定肌肉的强度评估,以及全身各部位共28个特定皮肤感觉定位区的针刺觉评估。在身体的每一侧,上肢的5块肌肉可以代表颈髓的相应节段,下肢的5块肌肉则可以代表腰髓相应节段,并用5级肌力分级来进行标记(表9-6)。每个患者的所有20块肌肉可以产生一个总运动评分,其最高为100分,表示肌力完全正常。对于分布于全身各部的28个皮区,其感觉功能以0~2分来标记,这样感觉正常患者的最高针刺评分为112分。对会阴部(骶段)的针刺检查可以辨别是完全性或不完全性脊髓损伤。通过肌力和针刺觉检查,可以定位每个患者的神经损伤水平,包括运动平面、感觉平面和神经平面(表9-7、表9-8)。

表 9-6　ASIA 神经评估标准

检查	方法	测试定位	分级
ASIA 神经损伤评估所要求的内容			
针刺觉（锋利/迟钝）	区别锋利和迟钝的标准安全针头	根据骨突起指定的 28 个皮区	0,1,2,NT
轻触觉	以棉拭子轻触		
肛周深感觉	直肠指检	对直肠壁施压	0,1（缺失,存在）
关键肌	患者仰卧位	10 个关键肌	0,1,2,3,4,5,5*,NT
ASIA 神经损伤评估可选内容			
关节运动评价（本体感觉）	通过握紧内外侧缘,可以支撑近端而移动远端	腕 拇指指间关节 小指近指间关节 膝 踝 踇趾趾间关节	0,1,2,NT
深感觉	以拇指或示指施压	腕桡骨茎突 拇甲床 小指甲床 内踝 踇趾甲床 小趾甲床	0,1（缺失,存在）
膈肌	X 射线下观察	运动幅度超过 2 个间隙	0,1（缺失,存在）
三角肌	肩外展	$C_{(5\sim6)\pm4}$	0,1,2,3,4,5,5*,NT
腹肌	观察脐的运动（Beevor 征：$T_{9\sim11}$ 病变时,脐上移）	$T_{6\sim12}$	0,1,2,3,4,5,5*,NT
髋外展肌	触诊长收肌	$L_{2\sim3}$	0,1,2,3,4,5,5*,NT
腘绳肌	屈膝	多节段	0,1,2,3,4,5,5*,NT

运动分级	描述	感觉分级	描述
0	无可见或可触知的收缩	0	缺失→无法辨别
1	任何可见或可触知的收缩	1	障碍→能辨别,但无法感知强度
2	非重力作用下全范围活动关节	2	正常
3	可对抗重力全范围活动关节	NT	无法检查
4	可对抗部分阻力下全范围活动关节		
5*	检查者判断能够施加充分的接近正常的抵抗力		
5	如果排除抑制因素,则可认为正常		
NT	无法检查		

注：ASIA = American Spinal Cord Injury Association,即美国脊髓损伤协会。
引自：ASIA. Standard for Neurological Classification of Spinal Injury[M]. Chicago：American Spinal Injury Association,1996.

表 9-7　ASIA 损伤分级

分级	程度	表现
A	完全性	下骶段（$S_{4~5}$）无任何运动和感觉功能
B	不完全性	神经平面以下包括 $S_{4~5}$ 存在感觉功能，无运动功能
C	不完全性	神经平面以下存在运动功能，半数以上关键肌肌力<3 级
D	不完全性	神经平面以下存在运动功能，至少半数以上关键肌的肌力≥3 级
E	正常	感觉和运动功能正常

注：ASIA=美国脊椎损伤协会。
引自：ASIA. Standard for neurological classification of spinal injury[M]. Chicago：American Spinal Injury Association，1996.

表 9-8　描述脊髓损伤术语的定义

术语	定义
损害（impairment）	运动及感觉功能丧失
残障（disability）	日常生活能力丧失
四肢瘫（tetraplegia）	颈段的运动及感觉功能丧失
截瘫（paraplegia）	胸、腰或骶段的运动及感觉功能丧失
皮区（dermatome）	每一节段神经的感觉支所支配的皮肤区域
肌节（myotome）	每一节段神经的运动支所控制的肌束
神经平面（neurologic level）	双侧感觉和运动正常的最尾端节段
感觉平面（sensory level）	双侧感觉正常的最尾端节段
运动平面（motor level）	双侧运动正常的最尾端节段
骨性平面（skeletal level）	影像学所见的脊柱结构破坏最显著的水平
感觉评分（sensory score）	感觉损害评分的总数值
运动评分（motor score）	运动损害评分的总数值
不完全性损伤（incomplete injury）	神经平面以下的感觉和（或）运动功能部分保留，骶尾段的感觉和（或）运动功能保留
完全性损伤（complete injury）	骶尾段的感觉和（或）运动功能丧失
部分保留区（zone of partial preservation，ZPP）	神经平面远端保留部分神经支配的皮区和肌节，仅用于完全性损伤

引自：ASIA. Standard for neurological classification of spinal injury[M]. Chicago：American Spinal Injury Association，1996.

对脊柱的检查包括视诊和触诊。患者翻动时必须使用整体翻身法。由 1 个助手负责托起头和颈部，其他 2~3 个人托起躯干。这样，助手们可以保持翻滚动作一致，以利于检查者发现出血、擦伤、裂伤、力线不正和触摸棘突间隙有无增宽等。患者的胸腹部亦需同时检查，这些部位的挫伤或擦伤常常可以提示创伤是由安全带或方向盘引起的。

选择 ASIA 神经评估标准中的必查项目，是由于这些项目在神经学检查中具有良好的可重复性。这些项目为所有脊柱损伤患者建立了一个最低限度的数据集。利用这些数据，医务工作者特别是临床研究学者们可以进行准确的交流。

但是脊髓损伤的临床治疗所需要的神经学评估因素，并不仅限于 ASIA 所推荐的几个必查项目。实际上，ASIA 所推荐的几个最佳检查项目，也是临床对患者的处理中通常所必须考虑的。对下肢功能和会阴部反射的评估，对于确定神经受累的严重程度非常重要。其标准中所认可的上述几个最佳项目，其不仅可满足良好可重复性的标准，而且利于对脊髓损伤患者进行分类以进行客观比较。尽管损伤严重度分类对于临床对照、指导治疗和决定预后都非常重要,但是神经功能障碍的范围太过广泛,难以有一个完善的分类系统能够把所有的神经损伤严重度尽收囊中(表9-9)。

将某一特定患者归属于某一分类系统的特定类别中,需要做出判断和决定。而这种判断的不确定性,有时会为不同的相关研究进行比较带来困难。过往的脊髓损伤相关文献中,对于许多常用术语做出了很多不同的解释。ASIA 标准则将这些术语的定义和用法进行了统一和澄清。我们希望,以后这些规范的术语和定义将促进对脊髓损伤患者的分类,以利于进行更多的经验交流和学术探讨。

表9-9 不完全性脊髓损伤类型的描述

综合征	损伤	临床表现
Bell 交叉性麻痹	脑干椎体交叉水平的长传导通路损伤	不同程度的脑神经受累,上肢无力重于下肢,近端无力重于远端
前角综合征	前部灰质、皮质脊髓束降支和脊髓丘脑束损伤,而背侧柱完整	不同程度的运动和痛、温觉丧失,本体感觉和深部感觉保留
中央综合征	不完全性颈髓白质损伤	骶髓幸免,上肢症状重于下肢
Brown-Séquard 综合征	脊髓的半侧损伤,而另外半侧正常	同侧运动和本体感觉丧失,对侧疼痛和温度觉丧失
圆锥综合征	椎管内骶髓(圆锥)和腰神经根损伤	无反射性膀胱、肠和下肢可能残存球海绵体反射和排尿反射
马尾综合征	椎管内腰骶神经根损伤	无反射性膀胱、肠和下肢
神经根损伤综合征	单根或多根(臂丛撕脱)神经根撕脱或受压	皮肤感觉丧失,肌节运动丧失,深部腱反射缺失

引自:ASIA. Standard for Neurological Classification of Spinal Injury[M]. Chicago:American Spinal Injury Association,1996.

根据 AISA 标准,神经损伤平面应该是双侧均具有正常运动和感觉功能的最尾端的脊髓节段(表9-7)。完全性损伤被定义为下骶段的运动和感觉功能丧失。骶段的感觉指的是肛门皮肤黏膜交界处的浅感觉和肛门深感觉。骶段运动功能指的是指检时肛门括约肌的自主性收缩。不完全损伤的下骶段中保留了部分感觉和运动功能。肢端的运动和骶区的功能存留是非常重要的预后因素。骶区感觉存留可以提示神经状况的恢复可能,如果骶区的针刺觉正常,则即使是早期运动功能完全丧失的患者,也有可能恢复行走的能力。

对无应答患者的神经学评估,需包括对现场和急诊转运过程中记录情况的回顾。在患者到达急诊室之后,必需对其进行系统性的重新评定,以掌握从受伤到入院这段时间内病情的改变。随后应对患者进行全面的检查。

X射线片是发现无应答患者脊柱损伤的首要方式。在对脊柱损伤进行确诊并处理或者在经过全面评估排除之前,必需始终保持警惕。如果影像学检查确定存在脊柱损伤,那么外科医师在处理时须首先对神经结构的完整性做出评价。对于无应答患者,评价的内容应包括:一系列的神经学检查,MRI 确定有无神经组织、有无结构性的破坏,以及感觉或运动诱发电位评估神经通路的功能。

"脊髓休克"指的是脊髓损伤平面以下的反射通路受到抑制,这一名词可以解释对脊髓损伤患者评估过程中的许多混淆之处。脊髓休克首先应与神经源性休克鉴别,后者指脊髓损伤时丧失对外周血管阻力的控制而导致的低血压。其次,脊髓休克的机制和重要性目前仍不清楚。围绕着这一概念的许多不解之处还包括:为什么脊髓损伤患者在伤后最初几小时内得到处理即可获得较为满意的预后,为何某一给药的时间间隔就可以获得最佳的治疗结果?脊髓休克可能还与损伤动能所引起的轴突膜迅速去极化有关。脊髓休克可以破坏损伤平面以远的包括反射在内的所有脊髓功能,其早期效应通常在伤后24 h内消退。因此在损伤早期对神经功能的预后做出判断是不可靠的。在伤后72 h至1周内的评价结果,要远比在最初 24 h 内的检查结果更能精确地提示预后。鉴于此,依据临床检查来区别完全性或是不完全性脊髓损伤并不可靠。而对脊髓损伤患者的治疗,亦不应等到脊髓休克完全消退才进行,否则会浪费掉早期防止或降低继发性损伤的宝贵机会。

四、急诊室救治的常见失误

对脊柱损伤患者急诊处理的失误,将为后续治疗带来许多严重的不利影响。忙碌的医疗机构在对患者的救治中所犯的某些特殊错误,有时也属于很常见的错误,我们在此列举如下。其中的每一项失误,如果医护人员能够增加临床知识、提高认识和更加细心的话,其实都是可以避免的。

(1)受伤现场和转运路上没有要求随行医护人员对患者的神经功能进行观察(现场的观察对于计划后续的治疗非常重要)。

(2)对脊髓损伤患者的首诊救治中没有使用类固醇药物(对于某些患者,类固醇的使用可以带来意想不到的好处,而忽略对此药物的使用可能错过获得最佳预后的机会)。

(3)对院外的评估未经仔细分析即认为其足够完整和精确(对于院外的分析如何解读及其实际意义均不明所以,这是一个危险的假设并可能误导后续的评估)。

(4)对于患者潜在脊柱损伤的考虑和关注程度,没有与该患者医疗小组的所有成员进行有效的沟通(对创伤的救治应多学科协作,这对于治疗的成功非常关键)。

(5)以质量欠佳的 X 射线片作为最后治疗决策的依据(如最早的 X 射线片 C_5 显示不清,却被认为颈椎没有问题)。

(6)早期的前后位胸片未发现胸椎的骨折脱位(在创伤患者的胸片上,注意寻找椎体间的侧方移位或椎间隙增宽,其都是非常不稳定性骨折脱位的标志)。

(7)在插管或进行麻醉之前错失了进行神经学检查的机会(早期发现神经损伤将可以改变治疗计划)。

(8)神经学检查结果记录不够详细[活动所有肢体(moving all extremities,MAE)、神经血管完整(neurovascular intact,NVI)及"活动脚趾"等描述对于创伤患者的神经功能评估而言,均不够充分]。

(9)未检查"骶髓幸免"(sacral sparing)(对"骶髓幸免"的评定对于鉴别完全性或不完全性脊髓损伤非常关键,其差异对于提示神经功能的预后非常重要)。

(10)神经功能障碍被归咎于中毒、药物效应或肢体损伤的疼痛所致(这是一个危险的假设,并可能影响对神经损伤的后续处理)。

(11)罕见的神经功能障碍被简单解释为非生理性的(不完全性脊髓损伤可伴有复杂的神经功能障碍表现,对其不予深究可能延误对脊髓损伤的正确处理)。

(12)对临床检查所发现的神经平面和 X 射线显示的损伤平面间的差异不予深究(这通常是由于还存在另一个损伤平面、出血或其他原因所导致的脊髓压迫)。

(13)将神经源性休克误诊为低血容量性休克并加以处理(可能导致液体超负荷、肺水肿或成人呼吸窘迫综合征)。

(14)对四肢瘫的患者,拖延闭合复位的时间以进行复位前的非必需性诊断试验(延误复位将可能错过创伤后早期脊髓减压的最佳时机,也失去了获得最佳预后的可能)。

(15)未请神经外科医师会诊或者未复习头颅 CT 片,即为有颅骨骨折的患者放置颅骨牵引针(将针置于骨折块上将可能加重颅脑损伤)。

(16)牵引夹、砝码或针均可影响 MRI(针和牵引弓在 MRI 过程中可以产热、移位,或影响图像质量)。

(17)对牵张性损伤进行颈椎牵引,导致过牵(over-distraction,是颈椎损伤的一种潜在的致命并发症)。对损伤类型认识不足(例如,对屈曲-牵张型损伤患者的安全带勒痕或腹部损伤未加注意;对腰椎椎体爆裂的患者忽略了其双侧跟骨骨折;或对主动脉损伤患者忽略了其胸椎骨折脱位)。

(18)在诊断一个损伤水平时忽视了其他的脊柱损伤平面(接近15%的脊柱损伤患者合并多个不连

续性损伤平面）。

（19）伤后 2 h 仍未去除靠背板（患者躺在靠背板上超过 2 h 即可形成压力性损伤）。

第四节　重症脊柱脊髓损伤诊断和治疗原则

因脊柱损伤而入院的患者，其中 5% 的神经功能会继续恶化。而这些恶化患者中的 86% 需进行处理。脊柱损伤在未排除之前，均应假设为不稳定且对患者予以保护。整体翻身法并不能使脊柱完全制动，如果条件允许，不稳定性损伤应立即进行安全有效的稳定性治疗。对于极度烦躁的闭合性颅脑损伤患者，可能需行插管全身麻醉以避免因并发颈椎骨折而引起的继发性神经损伤。如果患者的颈椎损伤不稳定，则进行插管时应考虑使用纤维支气管镜或喉罩。

一、影像学诊断

对颈椎的评估是创伤救治的高级创伤生命支持（ATLS）系统中非常重要的一节。对每一个创伤患者均需最终确定其是否伴有脊柱损伤。此评估的最基本要求，需对病史进行详细回顾并进行一个彻底的检查。通常，脊柱评估应包括一系列的临床检查和对颈椎 X 射线片的复习。

X 射线平片上的颈椎损伤发生率为 1%～5%，标准影像学资料（3 张颈椎平片，必要时辅助 CT）的诊断假阴性率为 0.1%。影像学评估结果需与临床表现综合考虑。认真决策的最终目的是将假阴性率降为零。最理想的是，没有一个接受了创伤救治的患者，会由于遗漏了脊柱损伤而导致病情恶化。为了达到这一目标，在受伤早期迅速发现潜在的颈椎损伤至关重要。患者如果被遗漏了脊柱骨折，将难以避免地发生神经功能障碍加重。

（一）平片

平片如果能提供完整的颈椎侧位观及开口位像，则对于发现颈椎骨折相当敏感，其漏诊明显骨折的概率不超过 1%。单独使用侧位片的敏感性为 83%，而特异性可达 97%。如果加上开口位片和前后位片，则诊断颈椎骨折的敏感性几乎可增至 100%。

创伤患者拍摄颈椎 X 射线片时需仰卧位，并使用靠背板来进行保护。如需拍摄不同体位，则不可搬动患者而应调整 X 射线球管和底片的位置，以获得所需要的成像。各家认为的创伤患者所需颈椎 X 射线片的最少数量为 0～7 张（前后位、侧位、开口位、斜位、动力位）。

对颈椎侧位片的准确解读非常关键，读片失误的原因通常包括：急诊室的特殊环境对医师的压力过大，以及对脊柱损伤初诊救治的经验欠缺。读片的第一步是要求片子有良好的质量，至少在关键部位能满足医师的需要。低质量的 X 射线片会显著增加错误的发生率。完整的颈椎侧位片需要清楚地显示出从枕部到第 1 节胸椎的所有影像。如果下颈椎在侧位片上难以显示，则需进行 CT 扫描以对这一区域进行直观的观察。

颈椎前后位片对于急性损伤的诊断意义不大。钩椎关节和棘突力线的改变可以提示急性损伤。开口位片对于排除寰椎的椎弓和枢椎齿突骨折非常重要。对于无应答患者，或许可以用 X 射线断层照片或 CT 扫描来代替开口位片。斜位片可以鉴别小关节、椎弓根和侧块，尤其是颈胸交界区的损伤。因此，对创伤患者加拍颈椎斜位片可以提高 X 射线片的诊断敏感性。

大多数脊柱损伤都发生在交界部位，包括枕-颈、颈-胸和胸-腰交界。这些部位通常在标准 X 射线片上都难以观察。在上述部位的损伤当中，最严重和最容易漏诊的即是枕-颈分离。Harris 所采用的基于齿突与枕骨大孔前缘中点距离（basion-dental interval, BDI）的测量方法，可能是目前最为简单和有效的鉴别枕颈分离的方法。对可疑损伤进行细致的 X 射线检查，可以将漏诊的可能性降到最低。

如果患者合并有颈部压痛而平片显示正常，则屈-伸位 X 射线片可以鉴别隐蔽性的颈韧带损伤。但在急诊情况下为患者拍摄屈-伸位片不但诊断意义不大而且可能带来危险。患者伴有急性疼痛时,由于肌肉痉挛,往往会出现活动受限并影响拍摄动力位片时的颈椎运动。对合并隐蔽性韧带损伤的患者贸然或大力屈颈,甚至可能会导致神经损伤的发生。如果必须的话,屈-伸位X射线片也应在监护设施下,让意识清醒的患者采取随意的、无须帮助的姿势来完成。

对X射线片的解读会受到多方面的限制。解剖学知识和临床经验是准确读片的重要前提。胶片上的测量标志有时很难予以界定,而系统性地读片则可以减少漏诊颈椎损伤的机会。颈椎的力线可以通过沿椎体、椎板和棘突的纵向线来进行评价。检查上颈椎的椎板力线,对于排除儿童和成人的枕-颈交界区损伤尤其重要。

椎前软组织肿胀可以提示有急性出血。C_2前方咽组织的厚度增厚和形状改变(即在C_1前弓的尾侧由凹变凸),提示存在急性的枕-颈损伤。但如果使用了经口咽插管,椎前的软组织影厚度便不再可靠了。软组织肿胀可不伴有骨性损伤,而反之亦成立,即骨性损伤也不必然伴有显著的软组织肿胀。50%的患者椎前软组织肿胀在伤后2周即可消退,而到第3周时,90%患者的椎前软组织肿胀均已消退。

(二)计算机断层扫描

计算机断层扫描(CT)和MRI的联合使用,对于确定脊柱损伤的存在与范围非常有帮助。MRI对于脊髓病理学和椎间盘突出表现得更为优越。CT对于骨性损伤的表现则优于MRI。然而如果损伤仅局限于横断面,如齿突骨折,则可能被轴向CT所漏检。对于这种类型的损伤,直接冠状CT对于上颈椎的骨性特点可以有更好的表现。

(三)磁共振成像

磁共振成像(MRI)可用于软组织和骨成像,其可以表现出急性脊髓损伤所引起的水肿和出血。脊髓信号增加和实质性出血均提示神经功能预后不良。MRI对于评价枕-颈交界区损伤尤其有效。枕颈关节囊和颈基底部韧带的水肿,或急性颈髓成角(颈髓角,cervico-medullary angle:上颈髓腹侧与延髓腹侧两直线间的夹角)均表明存在枕-颈损伤。

颈椎损伤时椎动脉经常发生破裂,而MRI则可对其血流进行无创性评估。约有24%的患者MRI造影显示异常,然而MRI的动脉表现与其功能却并不必然显著相关。

(四)排除脊柱损伤

对患者而言,一个安全的脊柱意味着经过详细、完整的检查之后,患者无须进行处理。所有创伤患者都存在脊柱损伤的风险,2.0%~4.6%的钝性伤患者会合并脊柱损伤。

为了不漏诊任何损伤,有必要对患者进行系统性的评估。医师基于损伤机制的判断以及对患者的体检,并不足以预测是否会伴有颈椎骨折。临床预测的程序,应该建立在对脊柱损伤的患者特点、致伤环境和初期评估结果的综合考虑的基础之上,同时还应该充分利用影像学分析的结果。

完整的脊柱评估必须包含如下内容:①病史,以对高危事件和因素做出评估。②体检,以期发现脊柱损伤和神经功能障碍的体征。③在初期评估基础上进行影像学检查。

对于意识清晰且情绪稳定的患者,如果仅为单纯钝性伤而体检中也未发现有颈部压痛,亦可无须拍摄X射线片。当然,这种估计存在发生假阴性的危险,即少数患者仍可能合并骨折。每个被确诊为骨折的患者,至少应具备以下4项特性中的1项:颈中线部位压痛,谵妄迹象,觉醒水平异常,或身体其他部位有多处损伤并疼痛。如无上述表现,则表明不存在脊柱骨折,但并不能完全排除损伤的存在。

要辨别一个精神状态改变的患者是否伴有脊柱损伤,存在一定的难度。对于无意识的患者,即使其并无确定的创伤病史,亦应考虑颈椎损伤的可能性。如果对颈椎损伤所引起的神经功能障碍认识不足,则脊髓损伤的临床表现有可能被误读为脑卒中。受伤现场反应迟钝及或应答的患者,其脊髓损伤可以表现为某种与急性尿潴留相关的症状,如肾积水、肾衰竭或肾盂肾炎。急诊科医师对上述症状的过于关注,可能会忽视潜在的脊髓损伤。脊髓损伤一旦发生,如果未伴有颈椎骨折脱位、高龄、少见或间变的神经功能障碍、谵妄及精神性问题,均可能为临床造成假象而导致颈椎骨折的漏诊。其他需要鉴别的疾病还包括癔症或器质性脑病等。

排除胸腰段损伤的过程与排除颈椎损伤相类似。前后位和侧位X射线片是唯一必需的放射学检查。

如果患者意识清晰、没有背痛和其他的重要损伤,则甚至无须拍摄X射线片,单纯依靠体检即可排除脊柱的问题。

任何医师在经过充分训练和具备一定经验后,都可对脊柱的损伤情况做出判断和排除。而其前提则是对患者进行有针对性的检查,以及对符合要求的X射线片认真读片,这两项缺一不可。动态的体检和影像学分析,有可能发现一些具有迷惑性和隐蔽性的损伤。

(五)影像学检查顺序

排除脊柱损伤这一过程通常需要相当的时间,有研究报道平均为15 h。而在确定脊柱没有问题之前,患者往往需要先经过急诊的救治和转运。而一些急诊操作如插管、麻醉和胸腹部的手术,在对颈椎的评估尚未完成之前,需要保持适当的警惕以保证操作的顺利完成。

平片是最重要的脊柱损伤评估手段。平片上的阳性发现可以指导下一步的检查和诊断。大约半数的患者在CT检查中又发现了更多有价值的信息。

颈椎侧位片是对创伤患者初期评估的一部分。胸正位片、骨盆正位片和颈椎侧位片是多发伤患者在首诊救治中所必须完成的,其不但不会影响对患者的急救和复苏,而且可以为有效复苏提供重要的信息和依据。拍摄上述3张X射线片应成为创伤中心的标准处理程序。只有当这3张X射线片发现问题或者早期体检发现有神经功能障碍时,才有必要进行其他体位的影像学检查。否则,过多的脊柱影像学检查会影响复苏和血流动力学的稳定。

患者一旦生命体征稳定之后,即需进行全面的颈椎X射线检查,包括开口位、前后位,以及在某些医疗中心还包括左右斜位。或者,如果一个创伤患者高度怀疑存在颈椎损伤,则可直接进行快速序列螺旋CT扫描。不完全脊髓损伤的患者可能还需要行紧急MRI检查,尤其是当X射线片和CT无法表现脊柱损伤时,以发现脊髓的原始损伤部位。

任何患者如果伴有进行性神经功能障碍,均应行紧急MRI(或CT脊髓造影)检查。一项研究对6例颈椎小关节脱位复位后神经功能恶化的病例进行了研究,发现其均为椎间盘突出被早期漏诊所致。许多外科医师喜欢引用此项研究,以作为颈椎小关节脱位合并脊髓损伤患者在复位前需行MRI检查的依据。但此项研究同时也承认,6例患者中有3例患者的神经功能恶化,或许也与其他治疗引起的并发症具有相关性。目前尚没有研究证实,何种程度的椎间盘破裂或后方突出,会明显增加闭合复位后神经受累的风险。

有研究证实,大多数颈椎骨折脱位引起的椎间盘损伤,并不会对神经功能产生显著的不利影响。对于颈椎小关节骨折脱位合并脊髓损伤的患者,在挽救生命之后最为重要的措施即是迅速解除对脊髓的机械性压迫,这大多可以通过闭合复位来有效达到目的,快速闭合复位易于成功而且安全。虽然此时MRI检查的重要性不容忽视,但不应因等待而延误早期闭合复位的最佳时机。其他的一些干预措施和诊断性检查,如果不是涉及抢救生命,则均应为首先进行闭合复位让路。复位后的MRI检查,可用于发现椎间盘突出(如发生神经功能恶化时),或对最终的手术治疗和手术入路做出计划。

对合并颈椎骨折脱位而神经功能正常的患者,则无须如脊髓损伤一般紧急。对这些患者或可等到MRI结果报告之后再行复位,而不必担心会发生不良后果。这类患者的颈椎脱位水平的椎间盘,在影像学上大多表现异常。目前对这种异常椎间盘的处理仍存争议,有学者认为应在复位之前进行前路减压、椎间盘摘除,以避免复位时椎间盘损伤脊髓;但是颈椎脱位患者在复位之前其麻醉诱导和手术体位摆放都是个问题,而且从前路进行开放复位非常困难。因此针对神经功能正常的患者,究竟是选择开放还是闭合复位,开放复位之后的稳定性、麻醉诱导的安全性和是否需要进行后路手术,均存在着争议。

患者如果伴有疼痛,虽然早期影像学表现正常,亦不应排除隐蔽性骨折的可能。患者在合并有严重脊柱退行性变、骨质疏松或碱中毒时,骨折往往难以发现。在这种情况下,进行MRI检查或锝骨扫描,往往有助于发现隐蔽性骨折的存在。

(六)无应答患者

对于高能量损伤而反应迟钝的患者,要排除其脊柱损伤非常困难。对于这些患者,脊柱评估有时不得不拖延,直至患者能够接受检查为止。但有时这一时间可以被拖延很久。同时,由于持续脊柱预警而必须对患者施以脊柱外固定支具和制动,这在一定程度上可能会产生一些相关的并发症。如果X射线片质量良好且提示完全正常,则也许无须进一步的影像学检查和体检,即可宣布患者脊柱正常。但如果X射线片显示异常,如伴有严重退行性变、骨质疏松、弥漫性特发性骨肥厚症(diffuse idiopathic skeletal hyperostosis, DISH)或强直性脊柱炎,则需行进一步的影像学检查如CT、MRI或骨扫描等,以排除颈椎的损伤。胸椎和腰椎的损伤单纯通过X射线片即可被可靠地排除。

(七)漏诊问题

在创伤中心发生漏诊或延误诊断的颈椎损伤占1.0%~4.9%。大多数被漏诊或延误诊断(71%)的患者并不会发生不良后果。但如果患者因漏诊(29%)而病情恶化,则可能发生严重的并发症,包括死亡(20%)、四肢瘫(40%)以及其他一些严重的神经功能障碍(40%)。

漏诊最常见的原因是X射线片资料不充分(44%)以及对X射线片的误读(47%)。胸腰段骨折要比颈椎损伤更难以发现,前者的漏诊率为5.5%,延误诊断率则达到了11%。尽管其中66%的患者在早期评估中即报道有背痛,但显然均被忽视了。胸腰段骨折被漏诊的患者如果未伴有背痛,则通常合并意识状态改变或其他的一些重要损伤。因此创伤患者如主诉背痛,均应对其进行严格而详细的评估,包括影像学检查。

二、治 疗 原 则

每一例脊柱损伤的治疗目标,都是最大限度地恢复患者的功能(表9-10)。这意味着在脊柱损伤被排除或确诊并治疗之前,所有患者均应受到特别的保护。对创伤患者的救治,需要尽快确诊相关的损伤并给予相应的处理。如果患者合并脊髓损伤,治疗的重心应放在保护未受损的神经组织,最大限度地恢复受损的神经功能,以及创造条件使脊柱的肌骨骼结构在最理想的位置获得愈合。

表9-10 脊柱创伤的救治目标

序号	救治目标
1	避免检查和治疗过程中的继发损伤
2	迅速辨明是否合并脊柱损伤
3	创造最佳条件以获得最大限度的神经功能恢复
4	维持或恢复脊柱力线
5	使脊柱活动度的丢失减到最少
6	获得一个痊愈的或稳定的脊柱
7	促进康复

引自:ASIA. Standard for neurological classification of spinal injury[M]. Chicago:American Spinal Injury Association,1996.

(一)治疗优先

脊柱损伤患者首诊救治中的失误,可以导致最终的灾难性的后果。要最大限度地减少这些失误,则需要高度专业化的创伤中心及经验丰富的医疗团队。脊髓损伤患者如能被早期送至配置有脊髓损伤救治团队的创伤中心,经过脊髓损伤救治专业人员的早期处理,可以大大提高患者的生存率和神经恢复的可能性。

对多发伤患者脊柱损伤的处理,需要一个团队的协调运作。这个团队应该包括富有经验的现场救护人员、急诊室医师、普外科医师、骨科医师、神经外科医师、放射科医师、麻醉师、物理治疗师以及护理人员。对创伤患者进行有效救治的最重要的原则,便是由这个团队中的人员早期介入。而最终承担创伤者的长期治疗的医师,通常是骨科医师和物理治疗师,他们在指导患者的首诊救治中尤为关键。

（二）临时固定

在脊柱损伤被最终排除或治疗之前，创伤患者需要进行脊柱保护及制动，这一规律具有某种特定的患者关爱的含义，其通常被称为"脊柱预警"(spine precaution)。所有创伤患者均应在平板床上严格卧床并保持仰卧位，并以脊柱板进行转运，而且还要经常注意预防压力性损伤的发生。此外，患者也可被置于一种旋转框中进行转运，以保持良好的肺力学和皮肤护理。

颈椎损伤如果伴有力线不正需进行颅骨牵引，但在合并韧带结构完全破裂时须慎行，这种情况通常可以由X射线片上的椎间隙分离来进行判断。牵张型损伤是最不稳定的脊柱损伤类型。对这类患者行颅骨牵引，将会导致灾难性的神经功能恶化或致命性血管损伤。牵张型损伤的患者最好在Halo-vest支架上以沙袋或带子捆绑制动。但即使在Halo-vest支架上，此类患者亦需按照绝对脊柱预警(full spine precautions)机制严格卧床，直至进行最终的稳定性手术为止。

颅骨牵引的牵引针置于两外耳道连线上，耳郭的上方1 cm处。为了便于在必要时进行MRI检查，早期即应使用碳纤维牵引弓和钛制牵引针。但是碳纤维牵引弓的挟持力度显然不如不锈钢，当牵引重量大于36 kg时，牵引针即可能从颅骨中脱出。而不锈钢牵引弓挟持的针耐受的牵引重量可达64 kg。有时如果闭合复位所需的牵引重量大于36 kg，则在增加重量前也可将碳纤维弓更换为不锈钢弓。

（三）闭合复位

颈椎损伤的闭合复位通常较安全且易于成功，但所需要的颅骨牵引重量可能要高达64 kg。对于不伴有骨质疏松的年轻患者，如果使用不锈钢牵引弓且颅骨牵引针放置正常，则达体重70%的牵引重量通常是安全的。如果牵引重量需要大于36 kg，则不应再使用MRI相容的碳纤维弓，传统的Gardner-Wells不锈钢牵引弓对于大重量牵引更为安全。须注意如果是牵张型脊柱损伤，则不可进行牵引。

如果患者能够耐受，则应尽早对脊髓进行减压。通过减压而使脊髓获得最大限度恢复的时间窗，仅仅是脊髓损伤后几小时之内。无论早期的神经表现如何，脊髓损伤患者的神经恢复能力均不容小觑。在损伤后最初几小时内进行复位，往往可产生意想不到的神经功能的改善。已有报道在伤后2 h内进行复位，甚至使四肢瘫完全恢复。

部分颈椎损伤通过闭合复位即可达到减压目的。对于脊髓损伤合并颈椎脱位的患者，如果患者的意识清醒且能够合作，则应该尝试行紧急闭合复位。此时MRI并非复位前所必需的，而且不应因此而延误复位。对于无意识而且无法检查的患者，则应首先进行MRI扫描。在这种情况下，如果合并有椎间盘突出，则可考虑复位前先行手术减压。

如果为高度不稳定性损伤，如枕颈分离或者牵张型颈椎损伤，则需行压迫复位而不是牵引。对颈椎的压迫作用可以通过Halo-vest支架来完成。

在最终的确定性治疗之前先行复位，可以改善脊柱稳定性、预防神经功能恶化，并促进神经的恢复。尽管已有个案报道描述了在复位过程中亦有可能发生神经症状加重，但更多的闭合复位临床研究却并未观察到有神经功能的恶化。而且，实际上一项研究中有1例患者的复位前MRI显示有巨大的颈椎间盘突出，但在复位之后突出的椎间盘反而回纳了。闭合复位还可以减少后期进行更复杂的手术的需要。

（四）确定性治疗

1. **保守治疗**　大多数脊柱损伤都可行保守治疗，也通常以保守治疗结果作为疗效的评价标准。临床表现以及对脊柱稳定性的生物力学分析和影像学观察，均不能决定某些特定病例究竟适合保守治疗还是手术治疗。手术治疗唯一的指征可能就是骨结构的破坏及合并神经受累。而通常认为保守治疗无效的，则如成年人的不稳定性单纯韧带结构破坏。虽然在儿童这一类损伤可以完全愈合，但成年人即使经过长期的卧床修养和外固定支具制动，其韧带愈合质量亦远不能满足脊柱稳定性的需要。不稳定性韧带损伤需行融合，而骨性损伤虽可完全愈合但需矫正其畸形。

保守治疗的方法包括卧床、Halo-vest支架、外支具或石膏等。卧床作为确定性治疗措施仅可用于少数患者，如由于严重畸形、病态肥胖、医疗并发症或某些个人原因而不能或不愿意接受支具或手术治疗者。严重不稳定性损伤患者，在佩戴支具之前的最初几个星期里，也可以先行卧床。脊柱的损伤水平可用于指导使用哪种类型的支具。市面上同一类别的大多数支具都相差不大。定制型躯干支具可以提供额外的旋转控制,石膏可用于过伸位以改善后凸。支具应持续使用至骨愈合并能正常负重为止:颈椎损伤 8 周,胸椎损伤 12 周。

2. 手术治疗　对脊髓损伤患者的手术治疗应基于以往经验和临床观察的报道,而不是设计严密的临床试验。脊柱稳定性手术可使已受损的脊髓免遭进一步的机械性损伤。去除残留的压迫物有望使神经功能获得良好的恢复。而保守治疗如果复位不成功,则可导致慢性疼痛且后期仍需手术治疗。

在脊柱损伤的治疗中,时间的重要性正逐渐被更多的人所认识,其已成为影响神经功能恢复的关键因素。脊柱损伤后干预措施的给予时间不是以伤后的天数来计算,而应以分钟和小时来计算。动物研究已经证实,损伤后的 3～6 h 是一个潜在的时间窗,在此时间内给予治疗有望获得显著的神经功能恢复。

脊柱损伤的手术治疗包括融合术,但有 2 种少见的情况除外:齿突骨折和 C_2 椎弓骨折。这 2 种类型的特殊损伤应考虑进行内固定。对脊柱骨折来说,开放复位内固定也许与融合一样疗效确切。早期手术还可以减少住院天数。

早期的研究认为,颈椎前路手术的并发症发生率很高。脊椎受损通常合并邻近的软组织损伤。前路椎间盘摘除后行椎间融合,如果单纯植骨而不辅助内固定的话,一旦合并后方结构不稳定或严重畸形,植骨块很容易脱出。前路和后路钢板均可用于颈椎损伤。前入路的优点在于,即使后方的韧带结构损伤,前路钢板也可提供即时稳定作用。椎体次全切和前方植骨几乎不会影响骨结构的强度,而前方植骨则使力线得到了恢复,辅助内固定后,恢复的力线获得了有效的维持。前路植骨融合可以使患者早期活动、缩短住院日并降低治疗费用。但前方入路也存在缺点,其可能对脊髓血运产生不利的影响。

对于胸腰段的损伤,如果 3 个柱全部受累,则除前方内固定外,还应辅以后方固定或在术后使用外支具进行制动。如果是爆裂性骨折,则无论是在何种负载条件下,前方重建及内固定要比后路固定系统更为稳定。

对胸腰段骨折手术方法选择的考虑,重点不应是内固定器材复位力量的差异。有研究表明,在初期椎管被侵犯 34%～66% 的患者中,椎管减压在损伤后 4 d 以内进行最为有效。但后路固定系统降低椎管侵犯比例的作用则较为有限。而且椎板切除应与内固定同时使用,否则会加重畸形和神经损害。如果同时还合并硬膜的撕裂,在进行前路或后路复位操作前应予先行修复。

如果目的是进行椎管减压,则最好进行前路手术。对于垂直负荷所致的屈曲压缩性损伤,同时合并在中线部位一个巨大的后突骨块并压迫神经者,推荐进行Ⅰ期前路减压融合。

经椎弓根螺钉系统可以在病椎周围形成坚强的固定。但如果损伤累及了所有的 3 个柱,则经椎弓根固定物亦难以恢复脊柱损伤前的刚度。目前已有多个关于胸腰段椎体骨折使用后方短节段固定失败的报道。有一个方法可以降低在坚强融合前内固定物发生失败的风险,即经椎弓根螺钉固定同时辅助前路椎体间植骨。而在愈合过程中以外支具保护后方内固定物,也可作为替代前路手术的一种选择。

三、脊柱损伤的临床结果

(一)疼痛和神经功能受损

神经功能的好坏决定着脊柱损伤后的最终结果。脊柱损伤后的神经功能,似乎看起来主要取决于损伤的本身,而与治疗方法、残留的脊柱运动度或 X 射线结果关系不大。对于神经功能未受损的患者,非手术治疗的结果与手术治疗相当,前方入路与后方入路的手术效果相当。如果患者的神经功能正常,其在损伤后 3～8 年即可与正常人一般。

尽管治疗脊髓损伤患者的医师都坚信,神经功能与骨结构的结果之间存在着某种关系,但是临床分析却并未发现任何的相关证据。临床结果与畸形之间通常并无相关性。超过 30°的后凸可能会导致疼痛加重,但这一阈值更多的是源于医师的印象,而非严格的临床试验。残留的椎管阻塞也并不必然会导致后期的椎管狭窄症状。

(二)神经恢复

脊髓损伤的临床结果主要取决于患者的年龄和神经损伤程度。大多数患者的死亡原因都是肾功能衰竭和呼吸系统疾病。老年四肢瘫患者的急性死亡率非常高,可达60%~100%。相比较而言,90%的中央型脊髓损伤患者在初次住院期间都可以存活。脊髓损伤后的预期寿命与神经损伤程度有关,神经损伤越重,预期寿命则明显下降(表9-11)。高龄也被认为是一个重要的相关因素,老年患者的生存率要显著低于年轻患者(表9-12)。

表9-11 脊髓损伤后的预期寿命

受伤年龄/岁	预期寿命/年				
	无损伤	不全瘫	全瘫	四肢不全瘫	四肢全瘫
20	55.4	33.2	32.1	27.4	20.1
40	36.8	18.0	17.1	13.8	9.3
60	6.5	6.5	5.9	4.2	1.9

引自:STOVER S L. Spinal cord injury:the facts and figures[M]. Birmingham:University of Alabama,1986.

表9-12 脊髓损伤的平均生存年限

受伤年龄/岁	存活年限/年
<30	43
30~50	24
>50	11

引自:WATERS R L. Functional prognosis of spinal cord injuries[J]. Spinal Cord Med,1996,19(2):89-92.

神经功能的预后由原发伤的性质和程度所决定。在X射线平片上,脊髓的损伤类型与骨结构损伤类型之间并无相关性。脊髓出血则通常预后较差。如果脊髓的损伤水平(截瘫或四肢瘫)和损伤程度已经确定,则运动功能改善与损伤(贯通伤或非贯通伤)或骨折的类型无关。完全性脊髓损伤更多见于屈曲-旋转型损伤、双侧小关节脱位和枪弹伤(子弹横穿椎管)。最初的运动指数评分与康复出院时的全部功能密切相关,但仅限于四肢瘫和完全性损伤,而非截瘫和不完全性损伤。损伤后1周可恢复部分自主活动的节段,其肌力有望达到3级。儿童的不完全脊髓损伤预后较好;74%的患儿神经功能可获得改善,59%可完全恢复正常。但如为完全性损伤,则只有10%的患儿可获得改善,神经功能完全恢复者为零。

有部分完全性损伤的患者也可表现出神经功能的改善,其损伤平面通常可以下降1~2个节段(32%可下降1个节段,18%可下降2个节段)。完全性损伤1年之后,患者的运动评分可以增加9分。完全性损伤在后期有时可以转变为不完全性损伤:4%的完全性损伤在伤后21 d转变为不完全性损伤。在6例由完全性损伤变为不完全性损伤的患者中,有3例重新获得了膀胱和直肠的支配功能,2例甚至又可重新行走。当脊髓完全性损伤水平在T_9以上时,伤后1个月截瘫患者的运动功能未见任何实质性的改善。当损伤水平在T_9以下时,38%的截瘫患者下肢可恢复部分运动功能。如果损伤水平在T_{12}或以下,20%的患者下肢可恢复足够的运动功能,并可在传统支具的帮助下行走。

不完全性损伤的预后要明显好于完全性损伤。例如,大部分Brown-Séquard型不全四肢瘫患者都可以恢复独立行走(75%),而几乎100%都可以重获膀胱和直肠的控制功能。ASIA损伤分级B级的不全瘫患者,运动功能完全丧失但双侧骶区的针刺觉保留,其在伤后1年运动评分平均可增加12分。这些患者中约有一半(46%)可以交替步态行走。

ASIA运动评分与行走能力间存在直接相关性(表9-13)。

表 9-13　根据运动评分预测行走能力

运动评分	预测行走能力
不全四肢瘫	47% 可进行日常行走（community ambulator）
不全瘫	76% 可进行日常行走
LE 运动评分>30 分	均为交替步态
LE 运动评分<30 分	能耗增加
LE 运动评分<20 分	无法进行日常行走
LE，下肢 大多数下肢运动评分>10 分者 下肢运动评分与生理性能耗和步态表现相关	伤后 1 年可借助助步器行走

引自：WATERS R L. Functional prognosis of spinal cord injuries[J]. Spinal Cord Med,1996,19(2):89-92.

（三）并发症

所有医学治疗的第一条原则就是"无伤害"（do no harm）原则。对脊柱损伤患者的伤害可以表现为多种形式，如对脊柱损伤的漏诊，胸椎骨折脱位而未能发现合并的大动脉撕裂，腰椎屈曲-牵张型损伤而忽略了腹部损伤，或原本神经功能正常的患者却出现了明显的神经损害症状。急性脊柱损伤患者入院期间并发神经损害时，并发症的发生率明显增高（表 9-14）。而即使并发症并不会危及生命，其也会延长住院时间和影响治疗结果。美国因脊柱骨折患者早期治疗期间的并发症，每年要增加医疗支出 15 亿美元。

表 9-14　脊柱损伤患者的并发症

并发症	脊髓损伤/%	无脊髓损伤/%
全部	52.9	20.6
尿路感染	24.0	8.6
呼吸系统	23.1	56.0
心血管	11.5	3.2
压力性损伤	7.7	1.0
肺炎	13.5	7.3
死亡	9.6	4.8

引自：FLETCHER D J,TADDONIO R F,BYRNE D W,et al. Incidence of acute care complications in vertebral column fracture patients with and without spinal cord injury[J]. Spine,1995,20(10):1136-1146.

四、特 殊 情 形

（一）儿童

创伤所致的脊髓损伤可以不伴有明显的骨折和韧带结构的破坏。无放射学异常的脊髓损伤通常发生于 10 岁以下的儿童。其损伤机制可能为终板肥大区的骨折引起的骨骺破坏，从而导致脊髓的牵拉和缺血性损伤。儿童脊髓损伤后神经功能的恢复能力要远大于成人，而这种恢复过程往往要持续很长的时间。

（二）老年人

脊髓损伤也可由黄韧带肥厚引起，而脊柱稳定性不受影响。这类患者的年龄多在 50 岁以上，且易漏诊。患者往往被认为是癔症性眩晕而被送回家，或者因意识不清和昏迷而无法诊断。65 岁以上年龄的颈椎损伤通常合并的创伤较轻。此时如果患者主诉有颈痛，则即使是轻微损伤也必须排除枢椎的问题，尤其是齿状突骨折。这类患者的总死亡率为 26%。而 50 岁以上完全性脊髓损伤患者的死亡率可达 60%。损伤越严重，患者的生存率越低，老年患者尤其如此。卧床、牵引和 Halo-vest 支架制动也通常难以被老年人所耐受。

（三）枪弹伤

枪弹伤极少引起脊柱不稳定。子弹的位置与神经功能的预后并无必然的相关性。如果子弹或弹片横贯椎管而未遗留于椎管内，则减压通常不起作用，而手术还可能加重神经的损伤。如果患者合并有脑脊液渗漏，则需行硬膜囊修补。如果腹部损伤行剖腹探查时可以暴露脊柱损伤区域且不会增加手术创伤，则可行清创并取出子弹。如果子弹或弹片横穿咽部或结肠，则还应静脉应用抗生素 7~14 d 以预防感染。

五、伤 害 预 防

伤害预防旨在降低损伤的医疗和社会负担的治疗措施，提供了最大的价值回归。预防或降低神经功能损害的策略包括：改变可修正性危险因素，改变损伤事件的机械性因素或初始损伤的作用机制，或打断序贯发生的有害性生物反应进程。伤害预防措施的实施，需要初期大量投入资源。但上述努力目前尚难以达到和进行评估。

（余　斌　林庆荣）

参考文献

[1] BUCHOLZ R W HECKMAN J D, BROWN C C. 洛克伍德-格林成人骨折[M]. 6 版. 裴国献,译. 北京：人民军医出版社，2009.

[2] BUCHOLZ R W BROWN C C, HECKMAN J D, et al. 洛克伍德-格林成人骨折(上、下卷)[M]. 7 版. 裴国献,译. 北京：人民军医出版社，2014.

[3] FREDERICK M A. 坎贝尔骨科手术学：第 4 卷　脊柱外科学[M]. 13 版. 王征,陆宁,朱泽章,译. 北京：北京大学医学出版社，2020.

[4] BRACKEN M B, COLLINS W F, FREEMAN D F, et al. Efficacy of methylprednisolone in acute spinal cord injury[J]. JAMA, 1984, 251(1): 45-52.

[5] BRACKEN M B, SHEPARD M J, HOLFORD T R, et al. Administration of methylprednisolone for 24 or 48 hours or tirilazad mesylate for 48 hours in the treatment of acute spinal cord injury. Results of the third national acute spinal cord injury randomized controlled trial. National acute spinal cord injury study[J]. JAMA, 1997, 277(20): 1597-1604.

[6] BRACKEN M B, SHEPARD M J, COLLINS W F, et al. A randomized, controlled trial of methylprednisolone or naloxone in the treatment of acute spinal-cord injury (results of the second national acute spinal cord injury study)[J]. N Engl J Med, 1990, 322(20): 1405-1411.

[7] GRUNDY D, SWAIN A, RUSSELL J. ABC of spinal cord injury. Early management and complications-Ⅱ[J]. Br Med J (Clin Res Ed), 1986, 292(6513): 123-125.

[8] PIEPMEIER J M, LEHMANN K B, LANE J G. Cardiovascular instability following acute cervical spinal cord trauma[J]. Cent Nerv Syst Trauma, 1985, 2(3): 153-160.

[9] ZIPNICK R I, SCALEA T M, TROOSKIN S Z, et al. Hemodynamic responses to penetrating spinal cord injuries[J]. J Trauma, 1993, 35(4): 578-583.

[10] STOVER S L. Spinal Cord Injury:The Facts and Figures[M]. Birmingham:University of Alabama,1986.
[11] FLETCHER D J,TADDONIO R F,BYRNE D W,et al. Incidence of acute care complications in vertebral column fracture patients with and without spinal cord injury[J]. Spine,1995,20(10):1136-1146.

第十章

重症四肢创伤

四肢创伤(limbs trauma)可独立存在,也可以是多发伤患者多处损伤的一部分。临床上,当患者同时存在其他致命性多发损伤时,四肢创伤常常被忽略,然而,严重四肢创伤常引起永久性损伤,特别是上肢重症创伤,常由于治疗不及时而导致上肢功能永久丧失。对于四肢重症创伤,有些学者将其命名为濒临截肢伤(on the verge of amputation),并提出严重损伤的肢体,经清创后符合以下条件之一者即为濒临截肢的严重四肢创伤:①动脉缺损 3 cm,肢体完全丧失血供;②皮肤软组织大面积缺损,有骨关节、肌腱外露;③长骨粉碎性骨折或大块骨缺损;④肢体主要运动神经或感觉神经长段缺损或撕脱性损伤;⑤多发创伤、缺损常规方法无法修复,只是应用显微外科技术,才用多种组织游离移植才能重建有活力或功能的肢体。我们将讨论四肢重症创伤大血管神经损伤、大面积软组织损伤、大段骨缺损,及其合并症或并发症如挤压综合征(crush syndrome,CS)和骨筋膜隔室综合征(osteofascial compartment syndrome,OCS)等的救治处理。

第一节 常见重症四肢创伤

一、四肢大血管损伤

(一)四肢大血管损伤的判断

四肢大血管损伤,无论是在战时或在和平时期均较为常见,如处理不当,常导致肢体致残甚至危及生命。因此,如何判断是否有大血管的损伤尤为重要。一般当患者出现以下情况时就应特别注意是否伴有大血管的损伤:①伤口大量出血,或形成较大血肿,且血肿有搏动性;②损伤部位在解剖上有大血管通过;③肢体远端动脉搏动微弱或消失,皮温明显下降伴皮肤颜色苍白、毛细血管反应消失;④肢体肿胀严重且有持续加重趋势;⑤患肢疼痛,且一般镇痛药物难以缓解疼痛,并伴有牵拉痛;⑥感觉运动功能障碍。除此之外,对于临床表现不典型的血管损伤也需谨慎。如四肢大血管不完全性损伤使损伤处持续出血压迫血管,即使肢体远端动脉搏动存在,也不能排除血管损伤;钝性伤同时无明显开放性出血的情况下也易漏诊,钝性伤常可致血管内膜损伤,导致血管内形成血栓而堵塞血管腔,致使肢体远端血供障碍,因此,血管走行处有软组织损伤且有血供不足的表现时,要考虑血管损伤的可能;同时,患者就诊时虽然体外出血不明显,但患者伴有休克、血压低或者伴有骨折脱位,其可能压迫血管,也应谨慎是否伴有血管损伤。

(二)四肢大血管损伤的处理原则

血管损伤的治疗原则是,及时止血,减少失血量;补充血容量,纠正休克;首先处理危及生命安全的并发症;彻底清创,探查血管情况;在全身情况允许的情况下,在探查血管的同时予以行血管修复手术,如断端吻合、自体静脉移植、异体血管移植及人造血管等;尽量采用显微外科技术进行血管修复;早期应用抗生素以防感染;同时妥善地处理骨关节损伤。

(三)股动脉损伤

股动脉管壁较粗,损伤后股动脉出血迅速,几乎患者均会发生休克。根据患者损伤部位局部和全身情况,诊断相对容易。股动脉损伤治疗上是在迅速纠正休克的同时尽快修复损伤,需尽快行血管移植修复,如大隐静脉移植。对于钝性伤造成的股动脉伤,处理起来要谨慎仔细,不要漏诊,对高度怀疑股动脉损伤而临床表现不典型者,应在条件允许的情况下行动脉造影(如CTA检查)以明确血管情况。

(四)腘动脉损伤

腘动脉损伤,若在损伤后8 h内修复,成功率为89%,而超过这个时间段,则截肢率为86%,这充分说明腘动脉损伤早期修复的重要性。闭合性腘动脉损伤大多数可以诊断,但在临床仍有较高的误诊、漏诊率。其误诊原因主要在于对伤肢血供的判断失误,腘动脉损伤后由于膝关节动脉网的存在,特别在血管未完全断裂的情况下,足背动脉搏动常可能仍然存在,这样通过触诊足背动脉来诊断就易造成误诊。有下列情况的患者应高度怀疑有腘动脉损伤:①足背动脉搏动较对侧明显减弱甚至消失;②趾端循环障碍,皮肤苍白、针刺无活动性出血;③伤后曾有喷射性出血或腘部有搏动性血肿;④与之伴行的神经出现损伤症状;⑤膝关节有明显移位情况。伴有骨折或关节脱位的患者,在处理骨折及脱位时不能盲目手法复位石膏外固定,以免加重血管损伤,应手术探查腘动脉同时直视下复位,解除血管压迫,同时做内固定。腘动脉损伤一经确诊,应积极手术,修复时间应控制在6~8 h,肌肉耐受缺血的安全时间为4~6 h,因为缺血12 h后血管重建的可能性下降。修复腘动脉损伤时,血管张力应适中,一般缺损超过1.5 cm应进行血管移植。缺血4 h以上者应预防性做筋膜切开减压,以防止骨筋膜隔室综合征的发生。

(五)上肢大血管损伤

上肢大血管的开放性损伤,处理方法与前述下肢类似。但上肢闭合性的大血管损伤多为复合伤,常伴有臂丛神经撕脱性损伤,因此预后常较差。对于臂丛神经撕脱性损伤,目前仍没有比较好的方法。一般原则是观察3个月,若无进展性恢复,可行臂丛神经探查术,副神经重建肩胛上神经、同侧尺神经重建正中神经及膈神经连肌皮神经以重建屈肘。根性撕脱可行顾玉东院士发明的对侧C_7修复,若伴有手臂动力肌肉的缺失,可游离带血管和闭孔神经的股薄肌予以重建。

二、四肢大面积皮肤软组织缺损

(一)四肢大面积软组织缺损的负压封闭引流技术应用

大面积皮肤软组织缺损是指皮肤软组织缺损纵向达肢体长度1/3,横向达周径2/3的缺损。随着负压封闭引流(vacuum sealing drainage,VSD)技术的出现,近年来大面积皮肤软组织缺损的治疗方法越来越多。VSD使皮肤软组织缺损的修复不仅仅依靠显微外科技术,有些缺损可以在不采用皮瓣修复的情况下借助于VSD而达到缺损修复的目的。对于大面积的软组织缺损,在条件不允许或没有条件直接进行皮瓣修复时,可借助VSD达到创面覆盖。待创面肉芽生长满意后如此时无肌腱或骨外露,可行植皮修复;若仍存在肌腱或骨外露,可结合显微外科技术行皮瓣覆盖。对于大面积的皮肤剥脱伤,可先将剥脱、挫伤的皮肤修薄后回植以覆盖创面,待患者度过危险期后,根据皮肤坏死情况行二期行游离皮瓣或局部转移皮瓣处理。

VSD技术是用VSD材料+半透膜+三通接管+负压吸引器进行负压吸引的技术(图10-1)。其适应证包括:①创伤,如大面积的撕脱伤、脱套伤及皮肤软组织大面积缺损。②烧伤,一期无法植皮的,可使用VSD。③骨髓炎,配合微创钻孔可直达病灶。④其他,如压力性损伤、伤口不愈合及糖尿病足等。

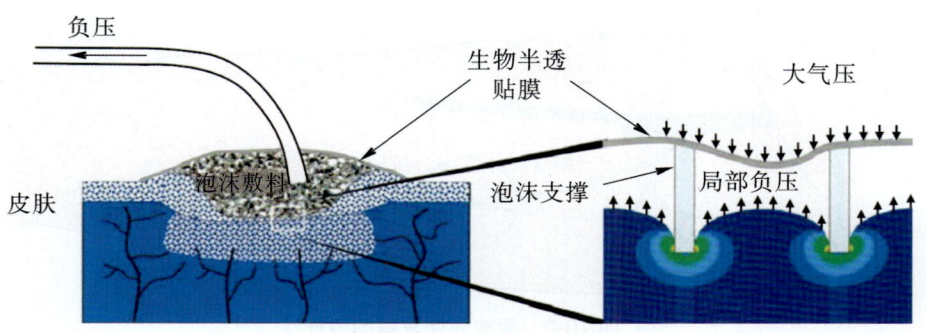

图 10-1 负压封闭引流原理示意

VSD 的作用机制包括：①及时清除渗液、脓液及细菌,消除组织降解产物和污染物,维持创面清洁;②抑制细菌的繁殖和扩散,改善创面的血供;③形成密闭湿润环境,有利于组织细胞增殖;④负压对创面吸引,产生持续、均匀的制动作用,再加上有效去除皮下血肿和积液,有利于皮片/皮瓣与创基之间建立血供,提高了移植的成功率。

早期合理应用 VSD 可起到事半功倍的疗效。但在使用过程中需注意防止发生负氮平衡,因每天吸出的渗出物中含大量蛋白,应注意监测,以及时补充营养需要。同时使用 VSD 技术的不足在于引流管常会发生堵塞或因封闭漏气导致负压丢失,此时应查明原因,可更新管道或重新封闭,以免影响治疗效果。一般应用 VSD 时,若为皮肤撕脱伤,可先行撕脱的皮肤修薄回植加 VSD 一期修复;若无法回植,也可彻底清创后 VSD 先期处理待肉芽组织生长满意后,再加延期游离或邮票植皮;若同时伴肌腱或骨外露可同时行组合皮瓣修复。

(二)腓肠神经营养皮瓣

腓肠神经营养皮瓣是目前被广泛应用于修复踝关节周围、足跟底、小腿中下 1/3 和足背近 1/3 处皮肤软组织缺损的最为常用的带血管蒂的筋膜皮瓣。1992 年,Masquelet 等首次报道了腓肠神经营养皮瓣的解剖和临床应用,后大多数报道认为,腓肠神经皮瓣最低旋转点在外踝上 5 cm 左右,以保证神经及周围血管和深部血管的交通支不受破坏。然而,随着腓肠神经营养血管皮瓣的解剖和临床应用的深入研究,人们对皮瓣的蒂部旋转点及皮瓣切取范围都有了进一步的认识,旋转点逐渐下移。最近的研究表明腓肠神经旋转点可下移至外踝上 1 cm,皮瓣切取范围越来越大,修复的部位已经可以顾及全足大部分皮肤软组织缺损。腓肠神经营养血管皮瓣具备血管蒂恒定、血供可靠、操作简单、不损伤主要血管等优点,因此得到广泛的应用。

(三)股前外皮瓣

股前外侧皮瓣是以旋股外侧动脉降支及其肌皮动脉穿支为血管蒂的皮瓣。股前外侧皮瓣血管恒定,可供切取皮瓣范围大同时切取方便,皮瓣区有股外侧皮神经通过,可做成带感觉神经的皮瓣。供区没有主要血管、神经经过,无须担心皮瓣切取过程中误伤其他重要组织,因而为显微外科常用的皮瓣之一。其应用解剖:旋股外侧动脉大多起于股深动脉,少数起于股动脉。其发出后在股直肌深面走向外侧,并分出升支、横支和降支。以降支最为粗大,在腹直肌与股中间肌之间走向外下方,沿途发出分支穿过股外侧肌或肌间隙,至股外侧皮肤,多数为肌皮动脉穿支,少数为肌间隙皮支。

与动脉伴行的有 2 条静脉,外径粗于动脉。股前外侧皮瓣的设计要点:在髂前上棘外缘设 A 点,髌骨外缘设 B 点,腹股沟韧带触及股动脉搏动的地方为 E 点,AB 连续中点为 O 点,O 点即为第 1 肌皮动脉穿支的浅出点。OE 连线相当于旋股外侧动脉降支的体表投影。皮瓣设计要以旋股外侧动脉降支的浅出点为中心,以 AB 连续为轴线设计,根据受区的需要设计并切取相应大小的皮瓣(图 10-2)。

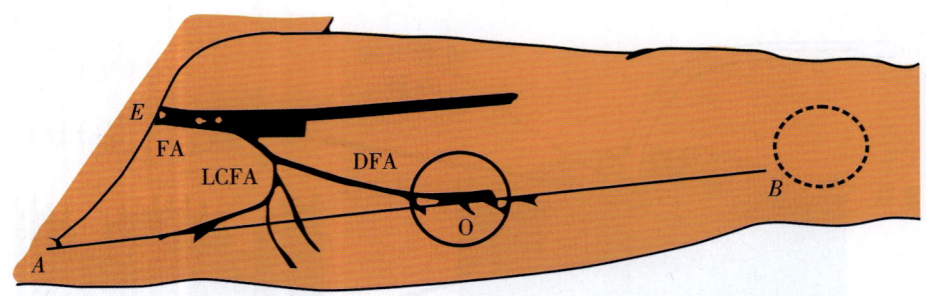

图 10-2　股前外侧皮瓣的设计

FA：femoral artery，股动脉；LCFA：lateral circumflex femoral artery，旋股外侧动脉；DFA：descending branch of lateral circumflex femoral artery，旋股外侧动脉降支。

(四) 背阔肌皮瓣

背阔肌皮瓣也是较为常用的游离皮瓣，该皮瓣具有血管蒂解剖位置恒定、蒂长、直径粗，可带有运动神经，皮瓣切取范围大，部位隐蔽，对供区影响小等优点，可用于游离移植修复足部大面积皮肤及软组织缺损。皮瓣设计要点：在腋皱下缘做一横线，该线起于腋中线，向背部横向走行达所需要长度。找到背阔肌的前缘和上缘，沿背阔肌的前缘和棘突缘向下做 2 个延伸线，到所需要的长度，后在下部两延伸线之间以横线相连。若要切取的皮瓣超过背阔肌的范围，可将设计的纵线向两侧延伸。背阔肌皮瓣血管解剖：由肩胛下动脉分出的终末支-胸背动脉所供应；除此外，还有 3 组发自肋间动脉的节段性血管供应该肌的后 1/3，但是节段性血管较短而且细，难以利用，故可将其切断，只需保留主要的胸背血管即可维持背阔肌血液供应。胸背动脉为肩胛下动脉的直接延续，该动脉向下越过大圆肌后，沿背阔肌深面靠近前缘与前锯肌之间下行，有肌支进入前锯肌和大圆肌，并有交通支与胸外侧动脉吻合。于肩胛骨下角稍上方入肌，在进入背阔肌之前分出外侧支和内侧支，此段血管长 7~8 cm，2 条伴行的胸背静脉汇入肩胛下静脉。胸背动脉入肌点的体外标志为腋皱襞下 6~7 cm 处，胸背动脉的内侧支与肌肉上缘平行向内行走，分布于背阔肌的内上部；外侧支在离肌肉前缘 2~3 cm 处向下行走，分布于肌的前下部长方形区域。

(五) 组合皮瓣

对于某些超大面积的软组织缺损或复合组织缺损，常需组合皮瓣来达到修复的目的。目前国内外有以下几种皮瓣组合用于修复严重四肢创伤：腓肠神经营养皮瓣加筋膜皮瓣组合；游离皮瓣的组合移植修复；同一血供来源的皮瓣和筋膜瓣联合修复。

三、四肢大段骨缺损

随着日常生活中各类高能量损伤的增加，大段骨缺损在临床上也越来越常见。除此之外，骨髓炎、感染性骨不连、先天性畸形及骨肿瘤切除等导致的大段骨缺损也较为常见。文献中有学者根据临床经验将缺损范围超过骨周径 50% 或长度在 2 cm 以上的骨缺损称为大段骨缺损。临床上大段骨缺损的治疗，特别是合并软组织条件差的情况下，一直是骨科医师面临的最具挑战性的难题之一。当骨缺损范围>4 cm 时，单纯自体松质骨植骨容易出现骨吸收，因此需要更加复杂的方法予以重建，如牵引成骨技术、带血运骨移植、诱导膜技术及组织工程技术等。

(一) 牵引成骨技术

1963 年 Ilizarov 首次报道了牵引成骨技术在骨形成方面的积极作用，后不断对该项技术进行研究和改进并最终成功应用于临床。目前对于大段骨缺损的治疗，骨搬运或骨延长技术应用的越来越广泛，并取得了很好的临床疗效(图 10-3)。在早期肢体延长的探索中，人们对肢体延长速度的概念比较模糊，只是追求肢体的延长量和治疗时间。但在实际工作中由于过度过快地牵拉肢体，反而导致肢体延长量有限，延长后仍然会伴有骨不连等严重并发症。1936 年 Compere 在研究因肢体延长所导致的骨不连等并发症的原因时注意到：牵伸过度、血供障碍、固定不牢固是导致肢体延长性骨不连的三大原因，其中最主要的原因是牵伸过度。1989 年 Ilizarov 通过对 480 条犬的胫骨牵引延长实验发现，以 0.125 mm/次的速率、4 次/d 的频率牵拉能够获得更好的成骨效果。Ilizarov 认为过快的节律牵引容易导致纤维性骨痂的形成及骨不连等，而牵引过慢时则易导致骨化过早，以致后期无法牵引。在延长的幅度方面，急性延长和缓慢牵引延长也有所不同。对于急性延长，Kawamuxa、Wagner 等认为骨延长应限制在原骨长度的 10%，不得超过 15%，否则将发生骨迟延连接或骨不连、血运和（或）神经并发症。而缓慢牵张延长，Ilizarov 通过动物实验和临床观察发现，对活体组织持续牵引所产生的张力能够激发和维持某些组织结构的再生及活跃生长。Ilizarov 的缓慢牵伸延长技术，已使骨的延长限度大大增加。Paley、Eldridge 等已有骨延长为 130%~140% 的报道，也有牵伸延长达 104% 的报道。关于截骨后何时开始进行延长这个问题目前报道不一。Yasui 等在动物实验中发现，截骨术虽然破坏了髓内血管，但其在等待时间内已经恢复。他认为截骨后等待延长的时间取决于患者自身因素如年龄和骨的条件，年轻患者胫骨和股骨延长术的等待时间为 7~14 d，而掌骨、跖骨等短小骨则 21 d 为宜。延迟搬运促进延长区骨愈合的机制可能是延迟搬运有利于截骨断端在此期间完成血液循环的重建，从而满足延长过程中的血供。而对于临床上进行骨搬运延长后何时拆除外固定，也是需要进一步探讨的问题。过早去除外固定，会导致骨搬运延长段压缩、成角畸形甚至是再骨折；而过晚去除外固定而产生的应力保护作用，妨碍骨搬运延长区新骨的钙化和改建，同时也可能增加针道感染的机会。目前对于牵伸延长后去除外固定的时间标准说法不一。较为常用的方法是从 X 射线上进行估计。Mezhenina 等认为应对患者进行 CT 检查，已延长平面的骨面积恢复到至少为对侧骨同一平面的 70% 时为去除外固定的最佳时机。

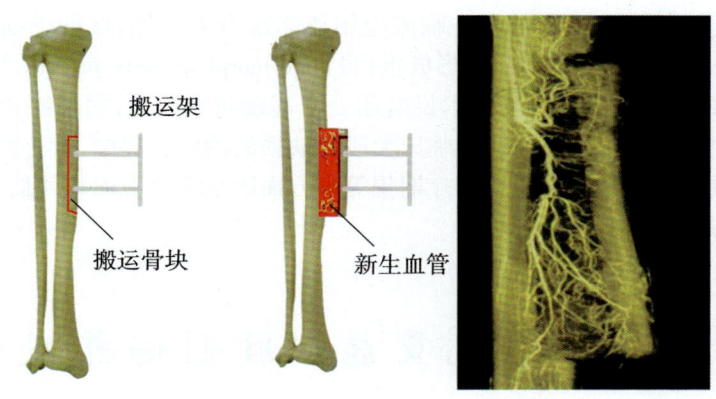

图 10-3　骨横向搬移示意及新生血管

（二）带血运骨移植

带血管蒂骨移植在临床上也较为广泛应用，带血管蒂骨移植具有良好的血运条件，不依赖受区的血供，不仅能填充骨缺损部位，同时还能提高局部抗感染能力，避免了移植物爬行替代的过程，无排斥反应。带血管蒂骨移植最大的优势在于保持了活骨的生物活性潜能。该手术较适合于伴有软组织缺损的大段骨缺损患者。切取腓骨长度时应注意，腓骨所取长度由受区需要而定，一般以术中骨断端清创后缺损长度增加 4~5 cm 为宜，同时注意保留腓骨下 1/4 长度，即踝上 8 cm 左右，防止切取过低，导致术后踝关节关节不稳；而上端切取应注意保护腓总神经，以防止术中伤及腓总神经引起术后足下垂。皮瓣大小的设计也应注意，腓动脉在下行过程中发出 5~7 支肌皮动脉穿支或直接皮动脉至小腿外侧，皮瓣切取范围可达小腿外侧 32 cm×15 cm，但也有学者认为 3 度骨折并伴有软组织广泛损伤时采用腓骨皮瓣移植，皮瓣切取范围不应大于 25 cm×10 cm。同时，腓动脉的起源也可能存在变异，研究表明腓动脉 90% 来自胫后动脉，1% 发自胫前动脉，1% 来自腘动脉，同时有 8% 可能存在胫后动脉缺如，小腿后部仅由 1 条动脉供血，遇到此种情况往往相当棘手。因此，术前应进行常规超声多普勒血流仪探查或动脉 CT 血管造影（CT angiography，CTA）以明确血管情况。虽然临床发现切断或结扎腓动脉后，足部仍可得到代偿性血供以维持足部供血，但为了谨慎起见，在腓骨移植过程中宜先暂时阻断，确保不影响足部供血以后才行移植比较妥当。

(三)诱导膜技术

1986年,Masquelet首次提出诱导膜的新理念并用以治疗大范围的长骨缺损,后在临床成功治疗35例骨缺损范围在5~25cm的大段骨缺损患者,并取得满意疗效。这种通过骨水泥填充在骨缺损部位诱导自体膜结构生成,再通过骨移植以促进骨缺损部位骨修复的技术被称为诱导膜技术。诱导膜技术包括2个时期的手术过程,一期彻底的清创,并在缺损区域填充包含或不包含抗生素的聚甲基丙烯酸甲酯(polymethyl methacrylate,PMMA),即骨水泥,通过骨水泥来诱导自体膜形成;二期也就是在术后2个月左右取出骨水泥,保护好诱导膜,并在诱导膜内植入自体松质骨。近年来研究证实骨诱导膜技术在治疗严重创伤、骨髓炎骨感染清创、骨肿瘤术及先天性畸形矫正术等引起的骨缺损方面,疗效显著。骨诱导膜技术在应用过程中应注意:首先要彻底清创,术中见到红辣椒征;放置骨水泥时应保证至少骨水泥超过骨端髓内外1cm以上,且环形覆盖骨端的外侧部分,以保证骨水泥硬化后可以牢固连接骨折端;放置骨水泥后在骨水泥硬化放热过程中使用冷生理盐水灌洗以避免局部组织热损伤;二期取骨水泥时可用骨凿将骨水泥分割成小块后再取出,同时避免损伤诱导膜,可用钻头去除骨端边缘的硬化骨,髓腔也应做相应清创以确保髓腔通畅;一期以外固定为宜,二期可根据情况行内固定或外固定治疗。但诱导膜技术也有其自身的缺点:需要行二次手术、自身松质骨来源有限以及一期外固定也可能存在针道松动及感染风险,同时若固定超过关节可能导致关节僵硬。

(四)组织工程技术

组织工程技术为大段骨缺损的治疗提供了新的研究思路和方向。组织工程技术包括4个方面,即骨髓间充质干细胞或成骨前体细胞、骨传导支架、生长因子及稳定的力学环境。后期又将促进骨缺损区血管的增生加入进来。但目前组织工程技术在临床应用还非常有限,目前仅种子细胞骨髓间充质干细胞(mesenchymal stem cell,MSC)和信号因子骨形成蛋白(bone morphogenetic protein,BMP)在临床上少量应用,并主要用于骨不连的治疗。组织工程技术目前还处于基础研究阶段,后期能否成功地应用于临床治疗大段骨缺损还需要更多更深入的研究。在临床大段骨缺损的治疗过程中,骨科医师需要根据患者骨缺损的病因、所在部位、周围血运情况及患者治疗期望等多方面因素综合考虑和评估,制订出个性化且最合适的治疗方案,以达到最佳的临床治疗效果。

第二节 常见重症四肢创伤并发症

一、骨筋膜隔室综合征

筋膜隔室为一定张力的筋膜包裹一组或多组肌肉及其附属的神经和血管所形成的一相对密闭的结构。骨筋膜隔室综合征(osteofascial compartment syndrome,OCS)是指由骨、骨间膜、肌间隔和深筋膜所构成的骨筋膜隔室内肌肉和神经因急性缺血、缺氧而产生的一系列的症状和体征;其发生是由筋膜隔室内压力的增加、空间变小或筋膜隔室内组织体积迅速增大等因素所致。骨筋膜隔室综合征在临床上属于急重症,早期准确判断与及时彻底切开减压能有效挽救肢体并尽可能降低肢体后遗症的风险。

(一)发病机制

骨筋膜隔室综合征又称急性筋膜隔室综合征、骨筋膜间隔区综合征。骨筋膜隔室综合征的发生,可由于筋膜间隔区内压力增加:如由筋膜隔室内空间变小,或间隔区内组织体积增大所致;也可由肢体外部受压(如石膏固定)等因素引起。四肢的筋膜隔室中,前臂与小腿是最易发生骨筋膜隔室综合征的部位,因其都是双骨,中间有坚强的骨间膜,导致筋膜隔室无扩张余地。肘部、上臂、膝部、大腿部位的创伤也会累及前臂和小腿的筋膜隔室,它们自身也可发生骨筋膜隔室综合征。此外,手部和足部也是骨筋膜隔室综合征的易发部位。足/手部的骨筋膜隔室小,骨折损伤处的出血导致骨筋膜隔室内的组织压增高,导致微循环破坏而影响功能。

全身存在筋膜隔室的部位均可发生骨筋膜隔室综合征，但以前臂和小腿最为常见。骨筋膜隔室内压力上升后，可压迫相应部位肌肉与神经，出现组织缺血。组织缺血后造成的损害与缺血时间密切相关，一般来说，在缺血30 min后，相应区域的神经即出现功能异常，完全缺血12~24 h后，即造成相应区域功能的永久性丧失。以肌肉组织为例，肌肉在缺血2~4 h后即出现功能改变，缺血超过4 h即出现肌红蛋白尿，完全缺血12 h足以产生挛缩。因此，早期准确判断显得尤为重要和关键。急性期时常不易发现，尤其是合并其他组织的严重损伤，如骨折等，也会产生剧痛，可能掩盖症状而不易被发现，进而延误诊断与治疗。

(二) 诊断及临床特点

骨筋膜隔室综合征发病机制是在易发生骨筋膜隔室综合征的部位如小腿或前臂，其内肌肉软组织由于缺血或挤压致使筋膜隔室内压力或外压力升高，导致组织肿胀，组织毛细血管的通透性增强：液体渗出、组织水肿、体积增大。而此时骨筋膜隔室的结构保持完整，舒展性有限，导致筋膜隔室内压力升高。其中神经对缺血最敏感，感觉纤维出现症状最早，所以早期的表现主要为麻木和疼痛，这种疼痛是与患者伤情不相符合的疼痛，牵拉患者肢体有牵拉痛。晚期时，当缺血严重、神经功能丧失后，感觉即消失，再无疼痛。如果没有早期诊断、治疗，筋膜隔室内压力持续升高将会导致筋膜隔室内神经、肌肉坏死，造成不可逆损伤。另外，坏死的肌肉释放出大量代谢产物（如肌红蛋白、钾离子、肌酸等）会造成急性肾衰竭，危及患者生命。因此对骨筋膜隔室综合征的早期诊断、早期治疗至关重要。

急性骨筋膜隔室综合征的临床诊断可以用"6P"征概括：疼痛（pain）、苍白（pallor）、感觉异常（paresthesia）、肌肉瘫痪（paralysis）、易变体温/肢体末端发凉（poikilothermia）、无脉（pulselessness）。近期一些学者开始考虑将压力（pressure）作为第7个"P"。骨筋膜隔室综合征急性期肢体肿胀较为普遍和常见，但判定具有较高的主观性。疼痛是骨筋膜隔室综合征早期最常见与最典型的症状，主要特点表现为被动牵拉痛以及与伤情程度不呈比例的疼痛，疼痛在判定筋膜隔室综合征的敏感性为19%，特异性为97%，阳性预测值为14%，阴性预测值为98%。感觉异常或感觉迟钝等往往是晚期临床表现，其敏感性仅为13%，特异性为98%，阳性预测值为15%，阴性预测值为98%；而患者一旦出现麻痹无力等临床表现，往往预示着不可逆的损伤已发生，预后不佳。

骨筋膜隔室综合征的发生并非都在创伤初期，而在创伤的中后期，也存在着潜在的发生骨筋膜隔室综合征的危险。创伤初期的骨筋膜隔室综合征相对容易判断，如患者疼痛严重，呈持续性，且肢体肿胀明显伴有被动牵拉痛，可基本予以确诊并急行手术切开减压。

在治疗早期如不注意观察，也可发生骨筋膜隔室综合征。如骨折后行手法复位石膏外固定治疗，如果固定过紧会加重本来已经肿胀的肢体，使骨筋膜隔室内压力增加。石膏固定后3 d内是骨筋膜隔室综合征的高发时间段。因此一定要告知患者注意肢端血运、感觉，如有不适，及时松解外固定或及时到医院处理。在治疗中期也同样不可忽视骨筋膜隔室综合征的发生，如患者由于某些原因导致复位丢失需要重新复位，以及轻微矫正外固定或者紧缩外固定等情况，均可能致使骨筋膜隔室内压力升高。在此期，患者可能肿胀不是很明显，但异常剧烈疼痛。如果有急性骨筋膜隔室综合征发生时，疼痛持续的时间可能比较短，因此往往可能与患者骨折后的疼痛相互混淆而忽视患者病情以致漏诊。另外，在治疗末期也同样可能发生骨筋膜隔室综合征。如患者出院时或在家没有遵医嘱而导致再发骨折或损伤等致骨筋膜隔室内压力升高，患者会出现突然的剧烈疼痛。此时，一定不能忽视发生骨筋膜隔室综合征的可能。

(三) 治疗

一旦怀疑骨筋膜隔室综合征的可能，就需要"争分夺秒"进行筋膜切开减压术。手术时机尽可能在8 h内，切开指征应放宽，采取激进的态度，即使一个筋膜间隙压力增高也需要打开全部的筋膜间隙。以小腿为例，手术目的在于彻底打开小腿筋膜隔室，进行充分减压，手术可选择外侧单一切口，也可选择内外侧双切口，推荐采用双切口，确认各隔室已完全打开并充分减压后，彻底止血，可放置负压引流（图10-4）。

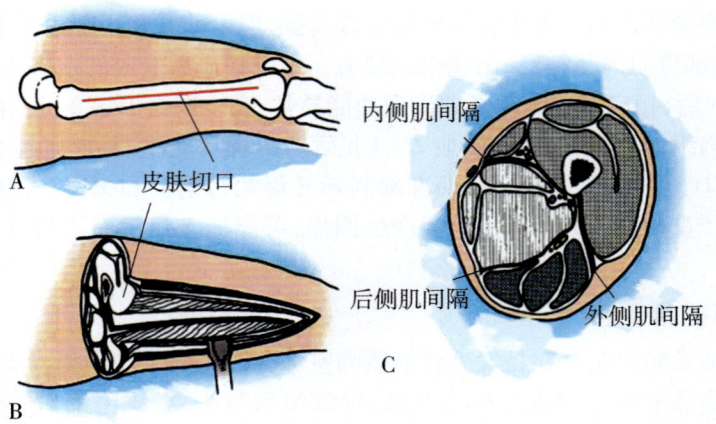

A. 切口从粗隆间连线至外上髁;B. 切开阔筋膜以打开前隔室,并向内侧拉开股外侧肌,显露外侧肌间隔,然后将它切开以减压后隔室;C. 大腿筋膜隔室及手术入路图示。

图 10-4　大腿筋膜隔室的减压

　　术后注意以下几个方面：一是缺血再灌注损伤（ischemia reperfusion injury），骨筋膜隔室综合征患者行筋膜隔室切开减压后可发生缺血再灌注，导致肢体严重肿胀等一系列反应。缺血再灌注后缺血组织的代谢产物可导致高钾血症、高磷酸盐血症、代谢性酸中毒及肌红蛋白尿，因此，注意定期监测肝、肾功能，必要时予以透析治疗。二是创面的处理，筋膜隔室切开后切口可能会出现并发症，因此，术后需要定期评估伤口情况，检查组织活力，及时发现并清除失活的肌肉组织，同时注意保持肌肉的湿润。切开术后不推荐过早关闭创面或进行植皮术，有助于定期评估组织的活力，避免感染等并发症的发生。术后切口关闭的时机根据患者的全身及局部情况而定，一般在术后 2~3 d 至几周不等，需要指出的是，尽早关闭伤口是有效降低感染等并发症发生率的关键举措。骨筋膜隔室综合征筋膜切开术后由于切口皮肤回缩，常规方法是通过植皮进行关闭，而通过肌皮瓣关闭创面适用于伴有重要血管、神经外露时，近年来，采用皮肤牵张技术缝合伤口疗效令人满意。

　　综上，骨筋膜隔室综合征是软组织损伤急重症之一，关键在于早期准确判定，急诊行筋膜隔室彻底切开充分减压术，术后密切监测患者生命体征，加强对症支持治疗，根据全身及局部情况，适时关闭伤口，尽可能保全肢体功能，改善患者预后。

二、挤压综合征

（一）发病机制

　　挤压综合征（crush syndrome，CS）是指四肢或躯干肌肉丰富的部位受外部重物长时间的挤压，或长时间固定体位的自压，在解除压迫后，患者出现以肢体肿胀、高钾血症、肌红蛋白尿及急性肾损伤为特点的临床急性肾衰竭综合征。挤压综合征的核心环节是横纹肌溶解，引发肌细胞内容物外漏至细胞外液和血液循环中，导致有效循环血量减少、电解质紊乱、急性肾衰竭及多器官功能不全等一系列并发症。其发病机制是肌肉组织遭受长时间压迫后，在不容易发生骨筋膜隔室综合征的部位如臀部、大腿和上臂等处，由于损伤、出血及渗出等原因，局部肿胀严重，导致内压升高，引起肌组织发生坏死。坏死组织释放大量代谢产物如肌红蛋白、肌酸、肌酐及钾离子等，同时肌肉缺血、缺氧也可导致细胞内钾离子外流，进入组织液及外周血液中，导致血液循环中的钾离子浓度升高。再者，肢体挤压后出现的低血容量性休克使周围血管收缩导致肾缺血，肾小管缺血坏死。肌肉组织释放的肌红蛋白从肾小管滤过时会在酸中毒的环境下沉积于肾小管，而形成肌红蛋白管型，加重肾损伤，最终导致急性肾衰竭的发生。肌肉缺血时间对整个病程发展有很大的影响。肢体持续缺血 12 h 以上神经肌肉发生不可逆损害。肌肉缺血 2~4 h，即可发生肾功能障碍。正常体温条件下,完全缺血6 h,肌细胞出现坏死。肌肉持续挤压6 h 以上,即使没有挤压伤,也可能出现再灌注损伤;肌肉缺血4~8 h,即可出现明显的肌红蛋白尿,循环恢复后3 h 达最高峰,可持续12 h。

(二)诊断

挤压综合征的诊断标准包括:长时间受重物挤压的受伤史;高钾血症、高磷血症、低钙血症、氮质血症等表现;脱水、创伤性休克、酸中毒等全身循环衰竭的临床表现;持续少尿或无尿,并且经补液治疗尿量无明显增多,或者出现红棕色、深褐色尿;尿中出现蛋白、红细胞、白细胞及管型;血清肌红蛋白、肌酸激酶、乳酸脱氢酶水平升高;伴有急性肾损伤。

(三)治疗

挤压综合征的早期现场救治非常重要,是降低早期死亡率的最关键措施,而后方医院的综合治疗是减少伤残和死亡率的关键环节。早期现场救治包括以下几个方面。

1. 补液治疗　尽早实施,如果患者不能静脉补液,应进行口服补液;只要能建立静脉通路,立即给予10~15 mg/(kg·h)生理盐水静脉输注;条件许可应补充胶体液,晶体液和胶体液的比例为1∶2,胶体液最好选用新鲜血浆,若血液供应不足时选用血浆代用品;对于合并高钠血症、高氯性代谢性酸中毒、低钙血症患者,依据实际情况补充5% 葡萄糖注射液和5% 碳酸钠,适当补充10% 葡萄糖酸钙。

2. 防治高钾血症　长时间挤压的患者可先行在受压肢体上短期使用止血带,以防止因肌肉溶解产生的钾、肌红蛋白等进入血液循环;尽快监测心电图或血清钾,明确高钾血症的诊断;给予阳离子交换树脂(降钾树脂)15 g 口服;静脉通路建立后,给予10% 葡萄糖注射液20~40 ml+10% 葡萄糖酸钙10~40 ml 静脉注射;其后给予5% 碳酸氢钠快速静脉滴注;再给予50% 葡萄糖注射液50 ml+10% 葡萄糖注射液100 ml+普通胰岛素8~10 U,维持静脉滴注;有尿的伤员,给予呋塞米注射液20~40 mg 静脉注射。

3. 预防急性肾衰竭

(1)潜伏期的处理:这个阶段肾脏病变逐渐由功能性改变向器质性改变发展,属于关键期,如处理合适患者可转危为安。①首先及时纠正休克及脱水。输液量可按下述公式:每1% 受压面积输入胶体液80~100 ml,每千克体重每受压1 h 需补液3~4 ml,同时加上24 h 的基础需要量1 500 ml,比为伤后第1 天补液量,后根据情况调整。对已出现少尿的患者应控制输液量;利尿,可使用呋塞米或20% 甘露醇。②碱化尿液:给予碳酸氢钠(第1 天总量为200~300 mmol,相当于5% 碳酸氢钠300~500 ml)静脉滴注,维持尿液 pH 值应在6.5 以上。③使用东莨菪碱等解除血管痉挛以改善末梢循环。④及早行筋膜腔切开减压,必要时截肢。⑤早期抗感染并营养支持。

(2)少尿期或无尿期的处理:限制患者体液摄入量,原则上宁少勿多,每日总量不超过800 ml;同时积极防治高钾血症;尽早透析;同时抗感染加支持治疗。

(3)多尿期的处理:患者进入多尿期,说明高钾血症的危险已经度过,但并不意味着肾功能已完全恢复。此时应注意水、电解质的平衡。尿量1 500 ml 以上,每日补充钾3 g,尿量2 000 ml 以上,每日补充钾3~6 g,同时注意补充钠盐。

4. 血液净化治疗　受到长时间挤压的伤员,出现少尿、无尿、氮质血症以及高钾血症、酸中毒等电解质和酸碱平衡紊乱,经补液治疗后无明显好转;或者如果补液3 L 以上仍无尿,合并容量超负荷的伤员,均应尽早进行血液净化治疗。对于无多脏器损伤、呼吸和循环状态稳定的伤员,可以采用血液透析或腹膜透析(应除外腹部脏器的损伤);而出现下列情况应尽早进行持续性肾脏替代治疗(continuous renal replacement therapy,CRRT)。经过一段时间治疗后,当患者病情有如下改变时可停止血液净化治疗:①病情稳定,心肺功能正常,炎症反应得以控制;②血清肌红蛋白、肌酸激酶水平基本恢复正常;③水、电解质和酸碱平衡紊乱得以纠正;④尿量>1 500 ml/d。达到①~③标准,可以停用 CRRT,改用间断性血液透析;有条件的情况下则推荐继续 CRRT 直至伤员肾功能恢复。对于达到①~④标准,但是肾功能不能恢复正常的患者,可改用血液透析或腹膜透析长期治疗。

挤压综合征的合理诊治需要一个多学科联合的专业急救团队。在和平年代,地震伤员常常为复合伤患者,涉及肢体、胸部和腹部等多脏器损伤,并导致急性肾衰竭等多脏器功能不全,需要多学科医师的联合治疗。早期多学科医师联合诊治,对于提高患者救治率十分关键。危重地震伤员的抢救过程中,病情发展快,只有多学科联合诊治,才能提高这些危重患者抢救成功率。因此,建立一支多学科联合、知识结构合理、团队优势明显的专业队伍非常必要。

(余 斌 崔 壮)

参考文献

[1] BUCHOLZ R W,HECKMAN J D,BROWN C C.洛克伍德-格林成人骨折[M].6版.裴国献,译.北京:人民军医出版社,2009.

[2] BUCHOLZ R W,BROWN C C,HECKMAN J D,et al.洛克伍德-格林成人骨折(上、下卷)[M].7版.裴国献,译.北京:人民军医出版社,2014.

[3] FREDERICK M A.坎贝尔骨科手术学:第6卷 创伤骨科[M].13版.张立海,吴克俭,张巍,译.北京:北京大学医学出版社,2020.

第十一章 重症软组织创伤

广义的人体软组织范畴主要包括皮肤、皮下组织、肌肉、肌腱、筋膜、关节囊、韧带及周围神经和血管等。软组织创伤多指不同性质外界暴力或自身因素所致不同程度的损伤;而重症软组织创伤(severe soft tissue trauma)是指外界暴力或宿主自身因素所致软组织严重损伤,对肢体存活甚至患者生命构成威胁的损伤。本章重点探讨电击伤、烧伤、气性坏疽、坏死性筋膜炎等。

第一节 电击伤

电击伤(electric shock injury),俗称触电,是指人体与电源直接接触后电流进入人体,造成机体组织损伤和功能障碍,临床上除表现在电击部位的局部损伤,尚可引起全身性损伤,主要是心血管和中枢神经系统的损伤,严重的可导致心搏、呼吸停止。不论是电流还是静电的电能量,均可引起电击伤。高压、超高压情况下,电流亦可间接(空气或其他介质)电击人体。

一、发病机制

电击伤有电源入口和出口,入口多为人体接触电源处,出口为身体着地处。电流对人体的主要作用包括:①化学作用,通过离子运动引起的肌肉收缩与神经传导异常等;②热效应,使电能转变为热能导致组织器官的烧伤。

电击伤的严重程度与多种因素密切相关,主要包括电流种类与强度、电压高低、皮肤或其他组织电阻、触电时间长短、电流在人体内的径路、个体健康状况等。

1. 电流种类与强度　交流电比直流电对人体造成的损伤更大。频率在 15~150 Hz 的交流电对人的危险性很大,其中以 50~60 Hz 对人的危险性最大。频率为 50 Hz 时,即使电压仅为 60 V,也可引起致命的心室颤动(ventricle fibrillation,VF)。但当频率高达 2 000 Hz 以上时,其对人的危险性反而降低,因高频电流有通过导体表面化的趋向。人体通过的电流强度为决定损伤轻重的重要因素。人体接触交流电频率为 50~60 Hz 时,不同的电量对人体产生不同的症状:电流强度 2 mA 有麻刺感;8~12 mA 有刺痛、肌肉收缩;20 mA 肌肉强直性收缩、呼吸困难;25 mA 以上如通过心脏,可致心室颤动或心搏停止;90 mA 以上电流通过脑部,触电者立即失去知觉。闪电击中人体后,虽可发生心室颤动,但这种高电流(5 000~200 000 A)通常使心搏停止,随之可能恢复为正常心律,而呼吸停止的时间则长而持续,因此,抢救闪电击伤时,必须进行持续人工呼吸为主的心肺复苏。

2. 电压　电压的高低决定了电流能否克服皮肤电阻及人体的通电量。按电流强度(A)=电压(V)/皮肤电阻(Ω)的公式,在同一皮肤条件下,电压越高,通过人体的电流越大,危险也越大,故高压电比低压电危险性更大。一般认为电压低于 24 V 时,对人体是安全的,超过 40 V 则可能有危险。低压一般指电压在 1 000 V 以下,它可致心室颤动、心搏骤停。1 000 V 以上为高压电,它可致呼吸肌强直性收缩,甚至呼吸停止。超高电压为雷击(闪电),电压达 1 亿~10 亿 V,具有极高的热度及爆炸力。

3. 触电部位的电阻及电流径路　按电流热效应原理,组织电阻最大的部位产热量最大。人体各种组织的电阻各不相同,神经、肌肉、皮肤、肌腱、脂肪及骨骼的电阻依次递增。骨组织电阻最大,电流通过时产生的热最高,加上深部组织散热慢,骨周围的其他深部组织可因此而增加损伤,但骨对热的耐受力却较大,受损较轻。神经及血液的电阻较小,但这些组织却更易为高热所损伤,电流通过血液可直接影响血管层,引起血液凝固、血管栓塞,血液循环的病变及严重的"内烧伤"使肌肉发生变性及渐进性坏死。身体各部皮肤的电阻因皮肤厚度不一而相异,角化层及全层皮肤最厚的手掌及足底部的电阻最大。皮肤电阻的大小随着所含的湿度、温度和电位差而变化,潮湿的皮肤比干燥的皮肤电阻降低数百倍甚至数千倍。疲劳、过热、过冷、失血、疼痛性创伤及精神创伤等因素均可提高人体对电流的敏感性。若将皮肤下各层组织视作单一导体,则经过截面较小部位的电流密度大于经过截面较大者。一定量电压的电流从一侧手至一侧颈部,则在臂部的电流密度大于躯干的电流密度,因而在臂部产生的热及内烧伤也较大。皮肤下的小接触点,截面最小,产热及内烧伤也最重。

4. 触电时间　触电时间越长机体受损越严重。低压电击时电流持续时间>4 min,呼吸停止即难以恢复。

二、临床表现

电击伤临床表现轻重不一,轻者从皮肤发麻到表皮烧伤引起组织损伤、骨折和功能障碍、急性肾衰竭,重者可发生心搏骤停和呼吸停止,甚至死亡。

1. 局部表现　轻者触电局部发麻;重者皮肤灼伤,局部渗出较一般烧伤重,包括筋膜腔内水肿。有"入口"和"出口"体征特点,入口处常呈炭化,形成洞穴,多累及肌肉、肌腱、神经、血管、骨骼,损伤范围外小内大。深部组织呈夹心坏死,坏死层面不明显。电击伤及血管时可继发出血或营养障碍,伤口久经不愈。邻近血管常受损害,出现进行性坏死,伤后坏死范围可扩大数倍。需要注意的是有时表面烧伤轻微,而深部损伤可达肌肉、神经、血管,甚至骨骼。随着病情发展,可在 1 周或数周后出现坏死、感染、出血等。有些电击伤者身体可见各种花纹,患者所戴指环、手表、项链或腰带处可以有较深的烧伤。

2. 全身情况　主要是中枢神经系统受抑制,尤其是自主神经系统。轻者出现头晕、心悸、皮肤脸色苍白、口唇发绀、惊恐和四肢无力;部分患者有抽搐、肌肉疼痛。中度者呼吸浅快、心动过速及期前收缩,短暂意识障碍;较重者出现持续抽搐、肌肉强直、尖叫、阴茎勃起、休克、昏迷,甚至心搏、呼吸停止,立刻死亡。

3. 电击伤后综合征　出现胸部不适、毛发改变、月经紊乱、性格改变。其他神经系统症状可有眩晕、神经过敏、脊髓损伤等。

4. 并发症　电击伤可引起永久性失明或耳聋;短期精神异常;周围神经病变可致肢体瘫痪;局部组织烧伤坏死继发感染;内脏破裂或穿孔;肢体剧烈的强直性肌肉收缩或电击后患者从高处坠下可致骨折;由于大量深部组织的损伤、坏死,肌间隙的大量渗出、肿胀、筋膜内压力增加可影响局部血液循环,使肢体远端缺血,造成肌肉不可逆的损伤和坏死,释出大量的肌红蛋白及血红蛋白,当经肾排出时,尿呈葡萄酒色或酱油色,可导致肾小管阻塞,引起急性肾衰竭;妊娠妇女被电击后可发生流产或死胎。

三、治　疗

(一)迅速脱离电源现场

救治应争分夺秒,首要任务是切断电源。根据触电现场的环境和条件,采取最安全而又最迅速的办法切断电源或使触电者脱离电源。常用方法有关闭电源、挑开电线、斩断电路、"拉开"触电者。

1. 关闭电源　若触电发生在家中或开关就在附近,迅速关闭电源开关、拉开电源总闸刀是最简单、安全而有效的方法。

2. 挑开电线　用干燥木棒、竹竿等将电线从患者身上挑开,并将此电线固定好,避免他人触电。

3. 斩断电路　若在野外或远离电源开关的地方,尤其是雨天,不便接近触电者以挑开电源线时,可在现场 20 m 以外用绝缘钳子或干燥木柄的铁锹、斧头、刀等将电线斩断。

4. "拉开"触电者　若触电者不幸全身趴在铁壳机器上,抢救者可在自己脚下垫一块干燥木板或塑料板,用干燥绝缘的布条、绳子或用衣服绕成绳条状套在患者身上将其拉离电源。

(二)现场心肺复苏

迅速把患者转移到安全地带,并做伤情判断,检查若有气道阻塞的患者,应立即给予清除口、咽、喉内的分泌物,并打开气道,可气管插管或气管切开以建立人工气道。对已发生或可能发生心搏或呼吸停止者,应立刻分秒必争地进行心肺复苏,可望及时挽救生命,降低或减少后遗症或并发症。

(三)对症治疗及防治并发症

对于较轻的电击伤患者,经一般对症处理即可。高压电击伤时,深部组织的损伤大、渗出多,体表烧伤面积不足以作为安排输液的根据。在进行输液治疗时,主要依据患者对输液治疗的反应,包括每小时尿量、周围循环情况及对中心静脉压进行监测。补液量根据其表面积计算应多于一般烧伤的补液,为了及时将游离的肌红蛋白及血红蛋白排出体外以减轻对肾的刺激损伤,预防急性肾衰竭,注意利尿和碱化尿液,可使用利尿剂、甘露醇、碳酸氢钠等,开始应输入较大量液体以保证患者尿量在每小时 50 ml 以上。但是,在有过心搏骤停或心电图异常的电击患者,应控制输液量,以防心脏负担加重。对于严重的电击伤患者,尤其是有合并症的患者,应尽快转入 EICU 进行监护治疗,针对不同的并发症而做出相应的处理。

(四)处理外伤

对有明显电灼伤或合并其他部位损伤的患者,应及时做出相应的处理,早期切开减张,包括筋膜切开减压。如对有较大烧伤创面患者,应保护灼伤创面,防止污染和进一步损伤。密切注意继发性出血。早期全身应用抗生素,注射破伤风抗毒素(tetanus antitoxin,TAT),注意预防厌氧菌感染。对合并四肢骨折者,在搬运过程中应注意适当固定,保护患肢。此外,腹壁电击伤致胆囊坏死、肠穿孔、肝损伤、胰腺炎等,头部电击伤致头皮损伤、颅骨外伤甚至全层颅骨坏死等,应及时给予相应的处理。

第二节　烧　伤

烧伤(burn)一般指热力,包括热液(水、汤、油等)、蒸汽、高温气体、火焰、炽热金属液体或固体等所引起的组织损害,主要指皮肤和(或)黏膜,严重者也可伤及皮下和(或)黏膜下组织,如肌肉、骨、关节甚至内脏。烫伤是由热液、蒸汽等所引起的组织损伤,是热力烧伤的一种。中国九分法:由中国人民解放军陆军军医大学提出,将成人体表面积分为 11 等份,其中头面颈部为 9%,双上肢为 2 个 9%,躯干前后(各占 13%)及会阴(占 1%)为 3 个 9%,双下肢包括臀部为 5 个 9%+1%(46%)。

一、临床表现及分类

1. Ⅰ度烧伤　Ⅰ度烧伤(first degree burn)又称红斑性烧伤,仅伤及表皮的一部分,但生发层健在,因而增殖再生能力活跃,常于 3~5 d 内愈合,不留瘢痕。

2. 浅Ⅱ度烧伤　浅Ⅱ度烧伤(superficial second degree burn)伤及整个表皮和部分乳头层。由于生发层部分受损,上皮的再生有赖于残存的生发层及皮肤附件,如汗腺及毛囊的上皮增殖。如无继发感染,一般经 1~2 周愈合,亦不留瘢痕。

3. 深Ⅱ度烧伤　深Ⅱ度烧伤(deep second degree burn)深及真皮乳头层以下,但仍残留部分真皮及皮肤附件,愈合依赖于皮肤附件上皮,特别是毛囊突出部内的表皮祖细胞的增殖。如无感染,一般需3~4周自行愈合,常留有瘢痕。临床变异较多,浅的接近浅Ⅱ度,深的则临界Ⅲ度。

4. Ⅲ度烧伤　Ⅲ度烧伤(third degree burn)又称焦痂性烧伤,一般指全程皮肤的烧伤,表皮、真皮及皮肤附件全部毁损,创面修复依赖于手术植皮或皮瓣修复。

5. Ⅳ度烧伤　Ⅳ度烧伤(fourth degree burn)深及肌肉、骨骼甚至内脏器官,创面修复依赖于手术植皮或皮瓣修复,严重者需截肢。

6. 浅度烧伤　浅度烧伤(superficial burn)是指创面在伤后21 d内自行愈合的烧伤,包括Ⅰ度烧伤和浅Ⅱ度和部分较浅的深Ⅱ度烧伤。

7. 深度烧伤　深度烧伤(deep burn)是指创面自行愈合需要21 d以上的烧伤,包括较深或伴感染的深Ⅱ度烧伤、Ⅲ度烧伤和Ⅳ度烧伤,通常需要手术治疗。深Ⅱ度烧伤表皮发白或棕黄,去除坏死皮后,创面微湿或红白相间,感觉迟钝,可见粟粒大小的红色小点,一般需3~4周愈合。Ⅲ度烧伤局部表现可为苍白、黄褐色、焦黄,严重者呈焦灼状或炭化,皮肤失去弹性,触之硬如皮革,干燥无渗液,感觉差,需要手术植皮治疗,愈合后有瘢痕。

8. 中度烧伤　中度烧伤(moderate burn)是指成人烧伤面积在11%~30%(小儿5%~15%)或Ⅲ度烧伤面积在10%以下(小儿5%以下),并且无吸入性损伤或者严重并发症的烧伤。

9. 重度烧伤　重度烧伤(major burn)是指成人烧伤面积在31%~50%(小儿16%~25%)或Ⅲ度烧伤面积在10%~20%(小儿10%以下),或成人烧伤面积不足31%(小儿不足16%),但有下列情况之一者:①全身情况严重或有休克;②复合伤(严重创伤、冲击伤、放射伤、化学中毒等);③中、重度吸入性损伤;④婴儿头面部烧伤超过5%。

二、急　救

烧伤急救原则是迅速脱离致伤源、立即冷疗、就近急救和转运。

1. 热力烧伤　包括火焰、蒸汽、高温液体、金属等,常用方法如下:①尽快脱去着火或沸液浸湿的衣服,特别是化纤衣服,以免着火或衣服上的热液继续作用,使创面加深。②用水将火浇灭,或跳入附近的水池、河沟内。③就地打滚压灭火焰,禁止站立或奔跑呼叫,防止头面部烧伤或吸入性损伤。④立即离开密闭和通风不良的现场,以免发生吸入性损伤和窒息。⑤用不易燃材料灭火。⑥冷疗。

2. 化学烧伤　烧伤严重程度与酸碱的性质、浓度及接触时间有关,因此无论何种酸碱烧伤,均因立即用大量清洁水冲洗至少30 min,一方面可冲淡和清除残留的酸碱,另一方面作为冷疗的一种方式,可减轻疼痛,注意用水量应足够大,以便迅速将残余碱从创面冲净,头面部烧伤应首先注意眼,尤其是角膜有无烧伤,并优先冲洗。

3. 电烧伤　急救时,应立即立即切断电源,不可在未切断电源时去接触患者,以免自身被电击伤,同时进行人工呼吸、心脏按压等处理,并及时转送至就近医院进一步处理。

三、治　疗

小面积烧伤伤情较轻,可不输液,除注意防治感染外,重点在于处理好创面;中度以上烧伤伤情严重,必须兼顾全身疗法和创面处理。

(一)创面处理

创面注意保护性隔离,尤其大面积烧伤时正确处理创面是烧伤治疗成败的关键,而创面焦痂的处理又是中心环节。一般原则:Ⅰ度烧伤创面保持清洁;浅Ⅱ度烧伤创面应防止感染;深Ⅱ度烧伤创面要保护残留上皮以减少瘢痕;Ⅲ度烧伤创面防止感染,有计划切痂。

1. 初期创面处理　亦称烧伤清创术,目的是尽量清除创面污染,擦洗干净健康皮肤。即用大量灭菌盐水反复冲洗创面及周围皮肤,并清除污垢或异物,水疱已破溃的则应清除疱皮,焦痂涂碘酒。外用抗菌剂对预防创面感染有效,清创后Ⅱ度创面多选涂磺胺嘧啶银或湿润烧伤膏等。

2. 包扎与暴露

(1)包扎:适用于四肢Ⅰ度、Ⅱ度烧伤者,无条件暴露者,不合作者或门诊患者。用一层油纱或几层药液纱布覆盖清创后的创面,加厚2~3 cm的吸收敷料并加压包扎。烧伤的手指分开包,关节置于功能位,肢体抬高。若无感染,则在7~14 d后更换敷料。发生感染,应及时换药。

(2)暴露:适用于Ⅲ度烧伤、特殊部位(头面部、颈部、会阴部)烧伤、特殊感染(如铜绿假单胞菌、真菌感染)的创面及大面积创面。

(3)半暴露:感染创面脓液较多者,用消毒液浸浴外,可用药液纱布1~2层覆盖其上。脓液浸透,则随时或每天更换纱布。

3. 焦痂的处理　焦痂在早期具有暂时保护创面的作用。但溶解脱落前,易发生败血症。因此,焦痂宜暴露,涂碘酒,保持干燥,不受压。一旦脱痂,需及早植皮覆盖创面。脱痂的方法如下。

(1)蚕食脱痂法:焦痂自溶分离前,有计划有步骤地对一部分焦痂进行湿敷,并逐步剪除。仅用于小面积Ⅲ度烧伤或已超过21 d的焦痂。

(2)手术脱痂:采用手术一次或分次早期脱痂,同时植皮,对消灭创面、缩短疗程、预防败血症、减少瘢痕挛缩,均可收到良好效果。但手术创伤大、失血多。

(3)削痂法:适用于深Ⅱ度烧伤,特别是关节等功能部位。肢体削痂一般深Ⅱ度至银灰色显有光泽的创面。削痂忌深,以保持创面新鲜为准。

(4)切痂法:适用于Ⅲ度烧伤。应在休克期后、焦痂溶解前,即烧伤后3~14 d内一期或分批切痂。

4. 植皮　尽早自体皮移植,不够则用异体皮覆盖创面,大面积烧伤患者可反复取用头皮,也可3周后除去异体皮,改用培养的自体表皮细胞移植。

5. 感染创面及处理　创面脓性分泌物选用湿敷、半暴露法或浸浴法去除,勿使形成脓痂,使其长成新鲜的肉芽。

(二)全身疗法

对大面积深度烧伤,应积极抗休克,控制败血症,防止并发症和加强全身支持。

烧伤后感染的治疗参照《烧伤感染的诊断标准与治疗指南(2012版)》。

第三节　气性坏疽

气性坏疽(gas gangrene)是由梭状芽孢杆菌所引起的一种严重急性特异性感染。根据病变范围的不同,芽孢杆菌感染分为芽孢菌性肌坏死和芽孢菌性蜂窝织炎两类,通常所说的气性坏疽即芽孢菌性肌坏死,主要发生在肌组织广泛损伤的患者,少数发生在腹部或会阴部手术后的伤口处。梭状芽孢杆菌为革兰氏阳性厌氧杆菌,以产气荚膜杆菌、水肿杆菌和腐败杆菌为主要,其次为产芽孢杆菌和溶组织杆菌等,临床上见到的气性坏疽,常是2种以上致病菌的混合感染。梭状芽孢杆菌广泛存在于泥土和人畜粪便中,所以易进入伤口,但并不一定致病。气性坏疽的发生,并不单纯地取决于气性坏疽杆菌的存在,而更取决于人体抵抗力和伤口的情况,即需要一个利于气性坏疽杆菌生长繁殖的缺氧环境。因此,失水、大量失血或休克,而又有伤口大片组织坏死、深层肌肉损毁,尤其是大腿和臀部损伤,弹片存留、开放性骨折或伴有主要血管损伤,使用止血带时间过长等,容易发生气性坏疽。

一、发病机制

气性坏疽的发病机制在于其致病菌在伤口内生长繁殖,很少侵入血液循环引起败血症。产气荚膜梭菌产生α毒素、胶原酶、透明质酸酶、溶纤维酶和脱氧核糖核酸酶等,红细胞破坏引起溶血、血红蛋白尿、尿少、肾组织坏死、水肿、液化,肌肉大片坏死,使病变迅速扩散、恶化。糖类分解产生大量气体,使组织膨胀;蛋白质的分解和明胶的液化,产生硫化氢,使伤口发生恶臭。由于局部缺血,血浆渗出及各种毒素的作用,使伤口内的组织和肌肉进一步坏死和腐化,更利于细菌的繁殖,使病变恶化。大量的组织坏死和外毒素的吸收,可引起严重的毒血症。某些毒素可直接侵犯心、肝和肾,造成局灶性坏死,引起这些器官的功能减退。

二、临床表现

气性坏疽潜伏期可短至6 h,但一般为1~4 d;临床表现主要包括全身症状和局部表现。

全身症状方面,早期患者表情淡漠,有头晕、头痛、恶心、呕吐、出冷汗、烦躁不安、高热、脉搏快、呼吸迫促,并有进行性贫血。晚期有严重中毒症状,血压下降,最后出现黄疸、谵妄和昏迷。而局部表现方面,患者自觉患部沉重,有包扎过紧感。以后,突然出现患部"胀裂样"剧痛,不能用一般镇痛药物缓解。患部肿胀明显,压痛剧烈。伤口周围皮肤水肿、紧张、苍白、发亮,很快变为紫红色,进而变为紫黑色,并出现大小不等的水疱。伤口内肌肉由于坏死,呈暗红色或土灰色,失去弹性,刀割时不收缩,也不出血,犹如煮熟的肉。伤口周围常扪到捻发音,表示组织间有气体存在。轻轻挤压患部,常有气泡从伤口逸出,并有稀薄、恶臭的浆液样血性分泌物流出。

三、诊 断

气性坏疽早期诊断和及时治疗是保存伤肢和挽救生命的关键,所以,要尽早做出诊断。诊断主要依据临床表现、伤口分泌物检查和X射线检查,如损伤或手术后,伤口出现不寻常的疼痛,局部肿胀迅速加剧,伤口周围皮肤有捻发音,并有严重的全身中毒症状,如脉搏加速、烦躁不安、进行性贫血,即应考虑有气性坏疽的可能;伤口内的分泌物涂片检查有大量革兰氏阳性杆菌;X射线检查伤口肌群间有气体,以上是诊断气性坏疽的3个重要依据。厌氧细菌培养和病理活检虽可肯定诊断,但需一定时间,故不能等待其结果,以免延误治疗。

四、治 疗

气性坏疽发展迅速,如不及时处理,患者常丧失肢体,甚至死亡。故一旦确诊,应立即积极治疗。

治疗原则主要包括以下几个方面:①立即积极治疗,严格隔离,加强护理,严防交叉感染。②清创引流,切口必须充分,用大量3%过氧化氢溶液冲洗,伤口彻底开放。肢体广泛坏死者应行截肢术,以挽救生命。③大量应用抗生素。④高压氧疗,可在3个大气压的纯氧下进行治疗,第1天3次,每次2~4 h,以后每天2次。⑤全身支持治疗。

术前、术中和术后肌内注射或静脉滴注大剂量抗生素(往往以青霉素G为首选),毒血症和局部情况好转后减量应用,如青霉素过敏可改用红霉素,必要时可选用头孢菌素,如头孢哌酮等。根据药敏试验结果选择抗生素。同时认真纠正水、电解质及酸碱平衡紊乱,给予大量维生素及能量合剂。每次输入新鲜血,给予高蛋白、高热量饮食,加强支援疗法。在抢救严重休克或其他严重并发症的同时,须紧急进行局部手术处理,手术前静脉滴注青霉素200万U和四环素0.5 g。一般应采用全身麻醉,不用止血带。术中应注意给氧,继续输血、输液和应用抗生素。在病变区做广泛、多处切开(包括伤口及其周围水肿或皮下气肿区),切除已无生活力的肌组织,直到具有正常颜色、弹性和能流出新鲜血的肌肉为止。敞开伤口用大量3%过氧化氢溶液或1∶4 000高锰酸钾溶液反复冲洗。术后保持伤口开放,用过氧化氢溶液湿敷,每日更换敷料数次。

合并以下情况者可考虑截肢:①伤肢各层组织均已受累且发展迅速;②肢体损伤严重,合并粉碎性开放骨折或伴大血管损伤;③经清创处理感染仍不能控制,有严重毒血症者。截肢部位应在肌肉未受累的健康组织处。截肢残端不缝合，用过氧化氢溶液湿敷，待伤口愈合后再修整。

高压氧疗法具体措施包括在3个大气压纯氧下，以物理状态溶解在血内的氧比平时增加20倍左右，可提高组织的氧含量，抑制气性坏疽杆菌的生长繁殖，并使其停止产生α毒素，一般在3 d内进行7次治疗，1次/2 h，间隔6~8 h。其中第1天做3次，第2、第3天各2次，在第1次治疗后，检查伤口，并将已坏死的组织切除，但不做广泛的清创或切除至健康组织。以后，根据病情需要，可重复进行清创。通过这种治疗方法，不少患肢的功能可得以保留。还观察到，凡能完成最初48 h内5次高压氧疗的患者，几乎都能存活，但需要有高压氧舱的设备，野战条件下难以应用。

大剂量使用青霉素（1 000万 U/d）和四环素（2 g/d），兼可控制化脓性感染，减少伤处因其他细菌繁殖消耗氧气所造成的缺氧环境。待毒血症状和局部情况好转后，即可减少剂量或停用。对青霉素过敏者，可改用红霉素，1.5~1.8 g/d，静脉滴注。同时，少量多次输血，纠正水与电解质代谢失调，给予高蛋白、高热量饮食，镇痛、镇静、退热等。

彻底清创是预防创伤后发生气性坏疽的最可靠方法。在伤后6 h内清创，几乎可完全防止气性坏疽的发生。即使受伤已超过6 h，在大量抗生素的使用下，清创术仍能起到良好的预防作用。故对一切开放性创伤，特别是有泥土污染和损伤严重、无生活力的肌肉，都应及时进行彻底的清创术。战伤伤口，在清创后，一般应敞开引流，不做缝合。

对疑有气性坏疽的伤口，可用3%过氧化氢或1∶1 000高锰酸钾等溶液冲洗、湿敷；对已缝合的伤口，应将缝线拆去，敞开伤口。青霉素和四环素族抗生素在预防气性坏疽方面有较好的作用，可根据创伤情况在清创前后应用。但不能代替清创术。应将患者隔离，患者用过的一切衣物、敷料、器材均应单独收集，进行消毒。煮沸消毒应在1 h以上，最好用高压蒸汽灭菌，换下的敷料应行销毁，以防交叉感染。

第四节　坏死性筋膜炎

坏死性筋膜炎（necrotizing fasciitis）是一种广泛而迅速的皮下组织和筋膜坏死为特征的软组织感染，常伴有全身中毒性休克。本病是多种细菌的混合感染，其中主要是化脓性链球菌和金黄葡萄球菌等需氧菌。本病感染只损害皮下组织和筋膜，不累及感染部位的肌肉组织是其重要特征。坏死性筋膜炎常为多种细菌的混合感染，包括革兰氏阳性的溶血性链球菌、金黄葡萄球菌和革兰氏阴性菌及厌氧菌。随着厌氧菌培养技术的发展，证实厌氧菌是一种重要的致病菌，坏死性筋膜炎常是需氧菌和厌氧菌协同作用的结果。坏死性筋膜炎常伴有全身和局部组织的免疫功能损害，如继发于擦伤、挫伤、昆虫叮咬等皮肤轻度损伤后，空腔脏器手术后，肛周脓肿引流、拔牙、腹腔镜操作后，甚至是注射后（多在注射毒品后）均可发生。长期使用皮质类固醇和免疫抑制剂者好发本病。

一、临床表现

坏死性筋膜炎的临床表现主要包括全身和局部症状，局部症状起病急，早期局部体征常较隐匿而不引起患者注意，24 h内可波及整个肢体。片状红肿、疼痛早期皮肤红肿，呈紫红色片状，边界不清，疼痛。此时皮下组织已经坏死，因淋巴通路已被迅速破坏，故少有淋巴管炎和淋巴结炎。感染24 h内可波及整个肢体。个别病例可起病缓慢、早期处于潜伏状态。受累皮肤发红或发白、水肿，触痛明显，病灶边界不清，呈弥漫性蜂窝织炎状。疼痛缓解，患部麻木是由于炎症物质的刺激和病菌的侵袭，早期感染局部有剧烈疼痛，当病灶部位的感觉神经被破坏后，则剧烈疼痛可被麻木或麻痹所替代，这是本病的特征之一。血性水疱由于营养血管被破坏和血管栓塞，皮肤的颜色逐渐发紫、发黑，出现含血性液体的水疱或大疱。奇臭的血性渗液皮下脂肪和筋膜水肿、渗液发黏、混浊、发黑，最终液化坏死。渗出液为血性浆液性液体，有奇臭。坏死广泛扩散，呈潜行状，有时产生皮下气体，检查可发现捻发音。而全身症状主要表现为疾病早期，局部感染症状尚轻，患者即有畏寒、高热、厌食、脱水、意识障碍、低血压、贫血、黄疸等严重的全身性中毒症状。若未及时救治,可出现弥散性血管内凝血和中毒性休克等。局部体征与全身症状的轻重不相称是本病的主要特征。

二、诊　断

(一)辅助检查

辅助检查主要包括以下几方面。

1. 血常规　因细菌溶血毒素和其他毒素对骨髓造血功能的抑制,60%~90%患者的红细胞和血红蛋白有轻度至中度的降低;白细胞计数呈类白血病反应,白细胞数升高,计数大多在(20~30)×10^9/L,有核左移,并出现中毒颗粒。

2. 血清电解质　可出现低钙血症。

3. 尿液检查　尿量、尿比重在液体供给充足时出现少尿、无尿或尿比重恒定等,有助于肾功能早期损害的判断;尿蛋白定性试验阳性提示肾小球和肾小管存在损害。

4. 血液细菌学检查　涂片镜检取病变边缘的分泌物和水疱液,做涂片检查。细菌培养取分泌物和水疱液,分别行需氧菌和厌氧菌培养,未发现梭状芽孢杆菌有助于本病的判断。血清抗体:血中有链球菌诱导产生的抗体(链球菌释放的透明质酸酶和脱氧核糖核酸酶 B 能诱导产生滴度很高的抗体),有助于诊断。血清胆红素升高提示有红细胞溶血情况。

5. 影像学检查　X 射线摄片显示皮下组织内有气体;CT 显示组织中的小气泡影。

6. 活组织检查　取筋膜组织进行冷冻切片,对诊断也有帮助。

(二)诊断标准

Fisher 提出 6 条诊断标准:①皮下浅筋膜的广泛性坏死伴广泛潜行的坑道,向周围组织内扩散。②中度至重度的全身中毒症状伴意识改变。③未累及肌肉。④伤口、血培养未发现梭状芽孢杆菌。⑤无重要血管阻塞情况。⑥清创组织病检发现有广泛白细胞浸润,筋膜和邻近组织灶性坏死和微血管栓塞。细菌学检查对诊断具有重要意义,培养取材最好采自进展性病变的边缘和水疱液,做涂片检查,并分别行需氧菌和厌氧菌培养。测定血中有无链球菌诱导产生的抗体,有助于诊断。

三、治　疗

坏死性筋膜炎是外科危重急症,其治疗原则是:早期诊断,尽早清创,应用大量有效抗生素和全身支持治疗。

(一)抗生素

坏死性筋膜炎是多种细菌的混合感染,全身中毒症状出现早、病情重,应联合应用抗生素。

(二)清创引流

病变组织及周围存在着广泛的血管血栓,药物常难以到达,故积极、大剂量抗生素治疗 1~3 d 无明显效果时,应立即手术治疗。彻底清创、充分引流是治疗成功的关键。手术应彻底清除坏死筋膜和皮下组织,直至不能用手指分开组织为止。常用方法如下:①清除坏死组织,清洗创面;行游离植皮,覆盖创面。此法可防止创面大量的血清渗出,有利于维持术后体液和电解质的平衡。②清除坏死筋膜和脂肪组织,以 3% 过氧化氢溶液、甲硝唑溶液或 0.5%~1.5% 高锰酸钾溶液等冲洗伤口,造成不利于厌氧菌生长的环境;然后用浸有抗生素药液的纱条湿敷,每 4~6 h 换药 1 次。换药时需探查有无皮肤、皮下组织与深筋膜分离情况存在,以决定是否需要进一步扩大引流。③皮肤缺损较大,难以自愈时,应待炎症消退后,择期行植皮术。手术操作中应注意健康筋膜的保护,损伤后易造成感染扩散。甲硝唑局部湿敷可延缓皮肤生长,不宜长期应用。

(三)支持治疗

积极纠正水、电解质紊乱。贫血和低蛋白血症者,可输注新鲜血、白蛋白或血浆;可采用鼻饲或静脉内高营养、要素饮食等,保证足够的热量摄入。

(四)高压氧疗

近年来外科感染中合并厌氧菌的混合性感染日益增多,而高压氧对专性厌氧菌有效。

(五)并发症的观察

在治疗全程中均应密切观察患者的血压、脉搏、尿量,做血细胞比容、电解质、凝血机制、血气分析等检查,及时治疗心、肾功能衰竭,预防弥散性血管内凝血与休克的发生。

第五节 重症软组织感染

重症软组织感染也称坏死性软组织感染,是指病变累及皮肤及深层结构,特点是皮肤、皮下组织、筋膜或骨骼肌坏死,此种感染相对少见,确诊较难,但病情发展迅速,短时间内出现多器官功能衰竭,危及生命,治疗上需反复多次清创引流,甚至截肢治疗,病死率很高,可达30%。

一、病　因

(一)宿主因素

与软组织感染发病有关的宿主因素包括宿主免疫状态、感染局部皮肤的防御情况及生活环境等。肿瘤、艾滋病、糖尿病、长期应用糖皮质激素及免疫抑制剂等免疫受损患者易并发重症软组织感染,尤其是耐甲氧西林金黄色葡萄球菌(methicillin resistant Staphylococcus aureus,MRSA)感染。居住环境温暖、潮湿及人口密集、高龄、贫穷、卫生条件较差均是重症软组织感染发病的高危因素。皮肤的正常生理屏障功能在防止软组织感染中起非常重要的作用,无论是皮肤疾病还是外伤所致的皮肤屏障功能受损,均可成为细菌侵入的门户。

(二)致病菌毒力

软组织感染的致病菌是葡萄球菌和链球菌,以葡萄球菌最多。金黄色葡萄球菌能产生α毒素、表皮溶解毒素、中毒综合征毒素Ⅰ、杀白细胞素及肠毒素等多种毒素损伤机体组织结构,如α毒素有多种促炎活性,若将α毒素注入动物皮内,能引起皮肤坏死,表皮溶解毒素可引起表皮剥脱。

二、诊　断

2009年中国医师协会皮肤科分会发表的"软组织感染诊断和治疗共识"将软组织感染按病情严重程度分为4级:1级,无发热,一般情况良好,但须除外蜂窝织炎;2级,有发热,一般情况稍差,但无不稳定并发症;3级,中毒症状重,或至少有1个并发症,或有残肢危险;4级,脓毒症或感染危及生命。

三、治　疗

(一)治疗原则

1级软组织感染患者可门诊口服加外用抗生素治疗;2级和3级软组织感染患者可结合患者病情发展演变情况,一般可采用门诊静脉输注抗生素治疗;4级软组织感染患者应住院治疗,多需要手术干预。

(二)手术治疗

对于浅表软组织感染,如蜂窝织炎、丹毒及淋巴管炎等,单纯抗生素治疗就可以起到很好的效果;继发性软组织感染多为开放性伤口,可根据情况选择手术。皮肤及软组织坏死性感染往往需及时外科手术,主要是清除所有坏死组织,尽量保留有活力的皮肤,有时需反复多次清创手术,甚至需毁损性治疗。

（余　斌　姜　楠）

参考文献

[1] 王亦璁,姜保国.骨与关节损伤[M].5版.北京:人民卫生出版社,2007.
[2] 中国医师协会烧伤医师分会《烧伤感染诊治指南》编辑委员会.烧伤感染的诊断标准与治疗指南（2012版）[J].中华烧伤杂志,2012,28(6):401-403.
[3] 王永进,王娟,何钢.皮肤及软组织感染临床诊治进展[J].临床误诊误治,2016,29(2):113-116.

第二篇

特殊创伤重症

第二篇

第十二章

重症复合伤

重症复合伤(severe combined injury)是指机体同时或先后受到2种以上(含2种)不同性质致伤因素作用而发生的严重复合性损伤。重症复合伤发生较多,伤类复杂,伤情严重,救治困难。在现代战争伤害中,"复合伤多"成为一个重要特点,平时严重灾害事故中,复合伤伤员也常成为重要的救治对象,因此研究重症复合伤符合国家、军队平战时的重大需求,有其必要性和重要性。重症复合伤研究常需要创伤医学、防原医学、放射医学和烧伤医学等多学科的交叉结合,可推动不同损伤研究的发展。研究重症复合伤严重而复杂的全身性反应,有助于严重创伤问题的解决。研究重症复合伤并阐明其复合效应的整体、组织器官、细胞和分子水平的变化规律和机制,可促进多学科多领域的发展。本章主要从重症复合伤概述、放射复合伤、烧伤复合伤、自然灾害事故及海水浸泡复合伤4个方面对重症复合伤进行阐述。

第一节 重症复合伤概述

一、重症复合伤的致伤因素

(一)电离辐射

物质的原子或分子从辐射吸收能量而导致电子轨道上的一个或几个电子被逐出的现象称为电离。不同性质的电离辐射(ionizing radiation)与物质发生相互作用的方式有别,如带电粒子(α粒子和β粒子等)电离、激发、散射、韧致辐射和吸收等方式,光子以光电效应、康普顿效应和电子对生成的方式,而中子以弹性碰撞、非弹性碰撞和中子俘获等方式与物质相互作用,但直接或间接都能引起物质电离。衡量电离辐射剂量的单位根据不同的对象有多种,从辐射生物学角度较有意义的是吸收剂量,其适用于任何类型的电离辐射,反映被照介质吸收辐射能量的程度,国际单位制(international system of unit,SI)单位是焦耳/千克(J/kg),SI单位专名是戈瑞(gray),符号Gy。暂时与SI并用的专用单位名称是拉德,符号为rad。1 Gy = 1 J/kg = 100 rad,或 1 rad = 10^{-2} J/kg = 10^{-2} Gy。

电离辐射作用于机体后,将能量传递给机体的分子、细胞、组织和器官,经过一系列复杂的物理、化学和生物学变化,引起机体组织细胞和各系统的功能、调节和代谢的改变称为电离辐射生物学效应(ionizing radiation biological effect)。产生一切辐射生物学效应的物质基础是生物分子的损伤,而辐射诱导的自由基的生成是损伤的关键。自由基可以通过与生物大分子的直接和间接作用对其造成损伤。电离辐射作用的重要靶标是遗传物质的基础DNA,其可以在DNA结构、代谢、染色质、染色体等多个层次造成损伤。此外电离辐射对生物膜、蛋白质与酶、RNA等均能够产生严重损伤效应。

电离辐射损伤的分子基础反映到细胞群体总体表现为细胞和组织的辐射敏感性与它们的增殖能力成正比,与它们的分化能力成反比(少数细胞除外,如淋巴细胞和卵原细胞都是高度分化细胞,但却有高度的辐射敏感性)。体现到组织器官,增殖旺盛、更新很快的组织就表现出较高的辐射敏感性,典型的是造血系统和胃肠道,因此造血和胃肠道的辐射损伤的防治一直是本领域研究的重要命题。电离辐射主要破坏和抑制有增殖能力的造血干细胞、祖细胞和肠道隐窝干细胞,一定剂量下使造血和胃肠道功能衰竭死亡。

(二)光辐射与热能

光辐射(light radiation)是核爆炸瞬间产生的几千万度高温的火球,向四周辐射的光和热,光辐射也称热辐射(thermal radiation)。光辐射作为核武器爆炸重要的瞬时杀伤因素对机体主要造成烧伤损伤,其本质上与热水、蒸汽、火焰和电流等高温造成的烧伤相同,都属于热能烧伤,但有其自身的特点规律。

光辐射能量释放有2个脉冲。第1脉冲为闪光阶段,持续时间极短,所释放的能量仅为光辐射总能量的1%~2%,主要是紫外线。这一阶段不会引起皮肤损伤,但有可能引起视力障碍。第2脉冲为火球阶段,持续时间可达几秒至几十秒,所释放的能量占光辐射总量的98%~99%,主要是红外线和可见光,是光辐射杀伤破坏作用的主要阶段。

光辐射可引起体表皮肤、黏膜等烧伤,称为直接烧伤或光辐射烧伤。在光辐射作用下,建筑物、工事和服装等着火引起人体烧伤,称为间接烧伤或火焰烧伤。光辐射烧伤的主要特点如下。

1.烧伤部位的朝向性　光辐射的直线传播,使烧伤常发生于朝向爆心一侧,故有侧面烧伤之称。烧伤创面界限比较清楚。

2.烧伤深度的表浅性　光辐射作用时间的短暂,决定了烧伤深度的表浅。除近距离内可发生大面积深度烧伤外,多以Ⅱ度为主。即使发生Ⅲ度烧伤,也很少累及皮下深层组织。创面深浅程度一般比较均匀。

3.特殊部位烧伤的发生率高

(1)身体暴露部位烧伤:颜面、耳、颈和手部等身体暴露部位最容易发生烧伤。

(2)呼吸道烧伤:呼吸道烧伤是一种间接烧伤,是由吸入炽热的空气、尘埃、泥沙、烟雾,甚至在燃烧环境中吸入火焰引起的。

(3)眼烧伤:光辐射可引起眼睑、角膜和眼底烧伤。眼底烧伤亦称视网膜烧伤,是光辐射引起的特殊烧伤。若人员直视火球,通过眼睛的聚焦作用,使光冲量比入射光增大10^3~10^4倍,在视网膜上形成火球影像,引起烧伤。引起视网膜烧伤的致伤边界比轻度皮肤烧伤的致伤边界大3~4倍。

4.闪光盲　核爆炸的强光刺激眼睛后,使视网膜上感光的化学物质视紫质被"漂白分解",从而造成暂时的视力障碍,称为闪光盲(flash blindness)。人员发生闪光盲后,立即出现视力下降、眼发黑、"金星"飞舞、色觉异常、胀痛等,严重者出现头痛、头晕、恶心、呕吐等自主神经功能紊乱症状,但症状持续时间短,不经治疗,在爆后几秒到3~4 h即可自行恢复,不留任何后遗症。闪光盲的发生边界远远超过眼底烧伤,对于执行指挥、飞行、驾驶和观察人员的影响较大。

(三)冲击波

普通炸弹和核武器爆炸的瞬间可释放出巨大能量,使爆心处的压力和温度急剧上升,并借助周围介质(如空气、水、土、石或钢板等)迅速向四周传播,从而形成一种高压和高速的波,这就是冲击波(shock wave)。冲击波作用于人体后因释放能量而产生的各种损伤称为冲击伤。冲击伤是核武器和常规武器战争中常见的一种损伤。平时,因各种意外事故,如军工厂、化工厂、弹药库、矿井瓦斯和锅炉等意外爆炸而发生冲击伤者也屡见不鲜。

冲击波的压力有超压、动压以及负压3种。其可以对人体造成直接冲击伤和间接冲击伤。

1.直接冲击伤

(1)超压和负压的直接作用:单纯的超压和负压作用一般不造成体表损伤,主要伤及心、肺、胃肠道、膀胱、听器等含气体或液体的脏器,以及密度不同的组织之间的连接部位。

例如：超压作用于体表后，一方面挤压腹壁，使腹压增高，横膈上顶，下腔静脉血突然涌入心、肺，心、肺血容量骤增；另一方面又压迫胸壁，使胸腔容积缩小，胸腔内压急剧上升。超压过后，紧接着负压作用，又使胸腔、腹腔扩张。这样急剧的压缩和扩张，使胸腔内发生一系列血流动力学的急剧改变，从而造成心、肺、血管的损伤。

(2) 动压抛掷的撞击作用：人体受冲击波的冲力作用后，获得加速度，发生位移或被抛掷，在移动和降落过程中，与地面或其他物体碰撞而发生各种损伤。如肝、脾破裂，软组织撕裂，颅脑损伤，骨折，脱臼，甚至肢体离散。

2. 间接冲击伤　由于冲击波的作用，使各种工事、建筑物倒塌，产生大量高速飞射物，间接地使人员产生的各种损伤。常见的有挤压伤、砸伤、飞石伤、玻片伤及泥沙堵塞上呼吸道窒息等。

3. 冲击伤的临床特点

(1) 多处受伤、多种损伤、伤情复杂：由于多种致伤因素（如超压和动压，直接作用和间接作用）几乎同时作用于机体，决定了冲击伤伤类和伤情的复杂性。中度以上冲击伤常是多处受伤、多种损伤。既有直接损伤又有间接损伤；既有外伤又有内脏损伤；既可能是单纯冲击伤，又可能有复合烧伤和放射损伤。

(2) 外轻内重、发展迅速：尤其是以超压作用为主的冲击伤，往往体表可能无伤或仅有轻微损伤，而内脏器官可能发生了严重损伤。重度以上的内脏损伤，因伤情急剧发展，代偿失调，可迅速出现休克和心、肺功能障碍，甚至导致伤员死亡。

(四) 放射性沾染

放射性沾染（radioactive contamination），或称放射性污染，其本质上属于电离辐射，但有其特殊性。分为两类：一种是核武器爆炸产生的放射性落下灰；另一种是平时核设施故障发生事故或其他原因的放射性事故产生的放射性尘埃气溶胶。放射性沾染的组成成分也因不同事故而有差异。

核爆炸时产生的大量放射性核素，在高温下气化，分散于火球内，当火球冷却成烟云时，与烟云中微尘以及由地面上升的尘土凝结成放射性微粒。受重力作用向地面沉降，称为放射性落下灰（radioactive fallout），简称落下灰。由此造成空气、地面、水源、各种物体和人体的沾染即为放射性沾染。放射性落下灰由核裂变产物、感生放射性核素和未裂变的核装料3个部分组成。落下灰主要发射β、γ射线。

放射性沾染对人员的损伤有以下3种方式。

1. 外照射损伤　人员在严重沾染区停留，受到γ射线外照射剂量>1 Gy 时，可引起外照射急性放射病，这是落下灰对人员的主要损伤。

2. 内照射损伤　落下灰通过各种途径进入体内，当体内放射性核素达到一定沉积量时，可引起内照射损伤。

3. β射线皮肤损伤　落下灰直接接触皮肤，当剂量>5 Gy 时，可引起β射线皮肤损伤。

在沾染区停留较久而又没有防护的人员，可能同时受到3种方式的复合损伤。

(五) 火器伤

火器是以火药燃烧产生的高压气体发射弹头、破片、钢珠等投射物的动能武器，如各类枪炮。火器发射的投射物击中机体所致损伤称为火器伤（firearm wound）。炮弹、炸弹、导弹、地雷等爆炸性弹药主要以爆炸破片杀伤人员，通常归为火器伤。在常规战争中，火器伤是最常见伤类，占82.9%~100.0%，几乎是战伤的同类语，平时也时有发生。

常见的火器包括以枪弹致伤的轻武器和以弹片致伤的爆炸武器。创伤弹道学的研究表明其致伤能力取决于投射物所含的动能，其传递能量的主要形式包括直接切割和挤压、瞬时空腔、冲击波和热效应，其中投射物击中组织的83%能量形成瞬时空腔（由于人体肌肉是有弹性的，在子弹通过之后肌肉就会收缩恢复，因此，子弹通过瞬间所形成的空腔被称为瞬时空腔，而子弹穿透人体后所形成的创伤空腔则被称为永久空腔）（图12-1）。瞬时空腔是投射物穿入人体后以低频高位移的压力波形式迅速释放能量，形成的比投射物直径大10~20倍以上的空腔。空腔在数毫秒内达到最大，腔内压力低于大气压，可将伤道出口处污物、细菌吸入伤道深层。

伤道根据病理形态一般可分为3个区域：①原发伤道区，为投射物直接击穿组织或脏器后残留的空腔,腔内常有坏死组织、凝血块以及吸入的污物;②挫伤区,为紧靠原发伤道的区域,为投射物动能向伤道周围侧向传递,高度挤压、牵拉肌肉组织发生挫伤的区域,大体表现为损伤肌组织颜色暗紫、致密度呈软泥样、无毛细血管出血和无收缩力,应予以切除;③挫伤区以外的区域,伤后早期与挫伤区分界不清,数天后炎症反应可分清,主要病变为血液循环障碍,应及时改善该区的血供。

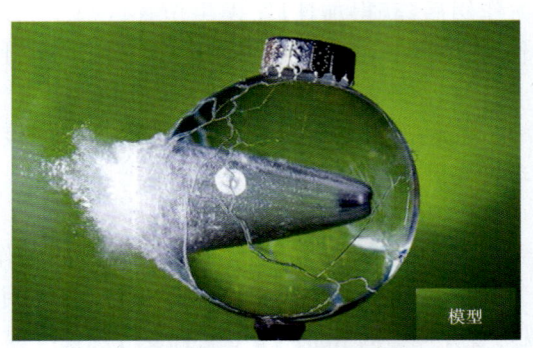
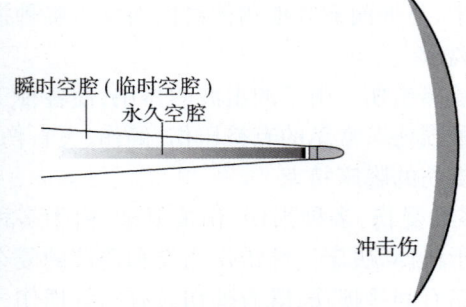

弹丸撞击瞬时显示弹丸入口处瞬时膨胀,空腔形成　　组织损伤的2个区域

图12-1　瞬时空腔和永久空腔

火器伤因其损伤部位而伤情各异,总体而言其损伤较常规机械损伤严重,常见组织大块缺损破坏,损伤范围广,筋膜间隙分离,筋膜下出血、血肿,肌束坏死等。高速火器伤的重要特点是远离伤痕的部位发生损伤,即远达效应,需引起注意。由于弹头带菌以及瞬时空腔吸入细菌污物,火器伤伤道污染严重,应当在8h内尽早清创,冲洗伤道,切除失活组织,减少伤道细菌污染数量。此外,火器伤还有伤道复杂、非贯通伤(盲管伤)多见、多处伤和多发伤增加等显著特点。

(六)机械暴力

机械性损伤是指身体任何部位受到某种力或机械能的作用,改变其静止状态或均衡运动的状态,导致组织结构或功能伤害。因损伤机械力的不同,其有切割伤、挤压伤、擦伤、贯通伤、坠落伤等多种表现形式。机械性损伤的组织效应发生与否及其程度,除组织结构功能特点外,主要取决于作用力的大小、作用速度和作用方向。从机械功能的原理出发,致伤作用的强度取决于致伤物的质量和运动速度,其速度尤为重要。

机体发生损伤,还与致伤物与机体的作用方式有关,主要影响因素包括:①致伤物与受伤机体或部位的运动方向以及相对动静状态,一般而言,致伤物垂直作用于机体发生损伤最重,成角接触损伤较轻,切线接触最轻。②致伤物与受伤部位相接触的面积,接触面积越小,切入组织的作用越强,但对未直接接触的组织损伤效应轻,接触面积越大,则切入作用越弱,但对未直接接触的组织的损伤效应越重,此即为锐器损伤和钝器损伤的主要区别。③致伤物与机体接触的时间与次数,一般致伤物与机体接触的时间越长,次数越多,输入机体组织的动能越多,破坏性越大。

机械暴力损伤因作用部位的不同而导致损伤的病理变化和严重程度各异。其损伤特征通常是创缘不整齐,常有表皮剥脱和皮下出血,创缘壁之间常有组织间桥,创底高低不一,常见毛发、异物等嵌在创面内。根据作用部位、作用力大小其具有不同的病理变化特征,主要表现为软组织损伤、皮下出血、内脏破裂、骨折和支离断碎等病理特征。

(七)特殊自然环境因素引发的复合效应

近半个世纪以来发生的局部战争,大多与高原、寒区、热区、海洋、沙漠等特殊环境有关。特殊的地理环境、气候因素会对人体的正常生理功能产生一系列的影响,同样对于多种致伤因素导致的战创伤的伤情变化、发展与转归也会产生较大的影响。

1.寒冷低温对创伤的影响　寒冷低温环境在一定条件下作用于人体,可引起局部乃至全身的冷伤。其和平时期多发生于野外作业、登山、探险、迷路、醉酒等意外或精神失常患者,尤其是在寒期长、风力大、霜冻多的国内三北(华北、东北和西北)地区的冬季。部队在冬季进行军事训练时也常有发生,而战争期间由于各种条件恶化可突发成批冷伤,在第一次世界大战、第二次世界大战、抗美援朝战争和中印边境自卫反击战期间均曾发生大批冷伤病例。而当寒冷低温环境下发生战创伤时,往往呈现寒冷低温与致伤因素间的复合效应,表现出各种形式的冷伤复合伤,严重时可威胁生命。

冷伤(cold injury)按照性质可以分为冻结性冷冻损伤(冷伤)和非冻结性冷冻损伤(冷伤)。受伤时的环境温度以及全身或局部温度在组织冰点以下时,称为冻结性冷冻损伤,主要包括冻僵、冻亡和冻伤;在组织冰点以上的,称为非冻结性冷冻损伤,这类损伤往往是由于伤员处于低温、潮湿环境时间过久,局部血管长时间处于收缩及痉挛状态下所引起的组织损害。平时常见的是冻疮(chilblair),战时可因手足长时间浸泡在潮湿环境或低温冷水中,发生战壕足(trench foot)、浸渍足(immersion foot)(手)等。

冻结性冷冻损伤多发生于手、足、颜面及耳郭等部位,战时以足部多见。机体长期处于寒冷低温环境中,受冻血管持续收缩会引起组织缺血,温度下降至生物冰点以下而随之发生组织冻结。所谓"生物冰点",是指组织产生冰冻结晶的温度,不同种属、组织的生物冰点不同,一般为 $-3.5 \sim -2.2$ ℃。临床上的冷冻损伤绝大多数属缓慢冻结。非冻结性冷冻损伤多由于长期或反复暴露于寒冷、潮湿条件下,血液循环不良、组织营养障碍导致的无组织冻结和融化过程的寒冷损伤,常见的为冻疮、浸渍足和战壕足。其中冻疮最为常见,多发生于低温和潮湿条件下,往往离开低温环境后可自愈。

机体在寒冷低温环境下遭受其他致伤因素的作用往往发生各类冷伤复合伤,研究较多的有烧冻复合伤、创冻复合伤等。以家兔为实验对象的寒区野外自然环境下的烧冻复合伤研究显示,烧伤之后继发冷伤,机体发生严重的电解质紊乱、糖代谢障碍、负氮平衡、代谢性酸中毒、呼吸性酸中毒和血液循环障碍等,同时病理学显示肺、睾丸等组织脏器病变严重。亦有以犬为实验动物进行高寒环境肢体爆炸伤的研究报道,其对伤后的病理变化、感染特征、代谢特点等基本指标均有所记录。但此类研究总体上缺乏与正常环境致伤动物的对照研究,因此其复合作用后的总体效应归纳较为困难,需要在后续实验设计中引起注意。

2. 高温高湿环境对火器伤的影响　高温高湿环境是指环境温度超过 35 ℃,或气温在 30 ℃ 以上,相对湿度超过 80%,或辐射热强度超过 $4.184\ J/(cm^2 \cdot min)$ 的地域。我国南方沿海包括港、澳、台及西沙群岛、南沙群岛在内的广阔地域都属典型的高温高湿环境。当部队在高温高湿环境中进行军事作业或作战时,不仅蒸发散热困难,反而被动接受大量外加热,使机体内热量大量蓄积,引发一系列病理生理反应,严重者可致热射病、热衰竭、热痉挛和日射病等急性过热性疾病。

在常规战争中,火器伤是最常见的伤类,占 82.9%~100.0%,几乎是战伤的同类语,主要包括颅脑火器伤和四肢火器伤。在高温高湿环境下发生火器伤,该环境因素可成为加剧伤情发展、早期危及伤病员生命的重要因素。目前研究较多的是高温高湿环境下的肢体火器伤和颅脑火器伤。

高温高湿环境下颅脑火器伤后机体自身调节功能减弱,耐受高温高湿的能力明显下降。虽然此种伤情下伤口细菌学变化不显著,但其对血气、电解质变化影响很大。环境高温高湿和颅脑损伤均可导致机体呼吸频率加快,可引起低氧、呼吸性碱中毒和低钾血症。对颅脑伤部而言,高温高湿环境能够明显加重血脑屏障(blood brain barrier,BBB)损害,并使脑水肿高峰期发生提前、面积增大。同时,高温高湿环境下颅脑火器伤还导致明显加重的外周肺部、心脏、肝、肾等组织脏器的损害。对于该类损伤的救治应强调尽早脱离高温高湿环境,快速有效降温,稳定生命体征,及时进行清创处理,并积极控制感染、抗休克,防治并发症。

3. 高原缺氧条件下的复合伤　高原一般是指发生明显生物学效应的海拔 3 000 m 以上地区。高原地理自然环境的主要特点是气压低、氧分压低、寒冷、干燥和太阳辐射强,其中氧分压低所致的缺氧是高原自然环境影响人体的主要因素。高原低氧对于急进高原者可产生各种病理性反应,表现为肺通气量增加、心率加快、心输出量增加等,严重者可出现高原肺水肿、高原脑病等。长期处于高原低氧环境可致红细胞增生、组织毛细血管增生等变化。高原地区特有的地理条件和自然环境,直接影响高原部队的军事作业与战斗能力。高原低氧作为高原环境的主要因素对机体的生理功能产生重要影响,同时也与其他致伤因素相互作用、相互影响,产生复合效应,从而影响各类复合伤的发展、转归。

由于高原特殊的自然地理环境,高原烧伤创面的局部特点表现为创面干燥,感染程度轻,创面愈合时间延长且有出血倾向。因此其局部处理宜采用包扎疗法,保护创面,营造微湿环境,必要时可以应用外源性生长因子促进创面愈合。而伤后的全身反应强烈,主要表现为心输出量和心功能指数迅速降低,提示心脏功能的缺氧性损害发生早、程度重;呼吸频率持续增快,出现明显的肺动脉高压,存在严重的呼吸性碱中毒和代谢性酸中毒;高原烧伤脑、肺组织含水量明显高于平原烧伤,提示潜在的水肿倾向。因此高原烧伤易发生低血容量性休克,出现时间早、程度重、发展快,宜及时采用氧合、高渗溶液抗休克。

高原缺氧环境下的放射损伤目前研究较少,不同的模型所产生的结果亦有差别。电离辐射损伤中存在氧效应,指生物分子或细胞的辐射效应随介质中氧浓度增高而增高的现象。而氧效应显著的氧浓度范围是从 0 增加至 0.5%~1.0%,此时辐射敏感性迅速增加;而氧浓度进一步增加至 2% 或 100% 时,氧效应并不明显。高原条件下机体总体处于缺氧状态,因此对辐射损伤具有一定的防护作用,如观察 6 Gy 受照小鼠的 20 d 存活率明显增高。然而在造血组织的研究表明,严重缺氧可加重放射对粒系造血功能的损害。但从总体上而言,平原地区放射损伤发生发展的基本规律和防治原则对高原地区都是适用的。

高原寒冷低氧的环境对化学武器损伤的作用也有影响。高原环境对人体的主要作用是缺氧,对神经系统和肺等会产生基础性影响。因此,缺氧条件下以神经系统和呼吸系统为靶器官的化学战剂的毒性明显增强,中毒者伤情变得更为复杂。高原缺氧条件下发生神经性毒剂中毒时,较平原中毒表现为毒性增加,临床症状发生早、症状重,常用药物疗效下降等。而全身性毒剂氢氰酸毒性在高原比平原增加 75%,在缺氧复合氰化物中毒的动物模型中较单纯中毒表现出心、肺功能损害出现早、症状严重、持续时间长等明显的加重效应。此外,高原寒冷环境对于化学毒剂的施放会产生影响,可影响其发挥杀伤效应。

4. 海水浸泡对战创伤的影响　既往战争资料显示,在常规武器条件下的陆地作战中,战斗减员阵亡率为 20%~30%,而海水浸泡(sea water immersion)中阵亡率高达 51.7%。海上灾害或海水浸泡中的伤员在原发伤的基础上,往往还因伤口、脏器被海水浸泡造成二次或多次创伤,使得严重创伤的病理生理改变更为复杂,救治难度加大,死、残率比未被海水浸泡伤高 5~10 倍。因此,有必要对海水浸泡战创伤的基本规律进行研究。

海水中含有大量的无机盐类,导致海水渗透压为 1 250~1 350 mmol/L,为人体血浆渗透压(280~310 mmol/L)的 4.4 倍。海水中含有大量海洋生物,其中不乏能造成伤口感染的各种病原细菌。由于海水的比热是空气的 4 倍,热传导率是空气的 25 倍,因此落水人员浸泡于低于体温的海水中所丧失的热量远比在同样温度的空气中大。落水人员浸泡于低于体温的海水中最初 3~5 min 内,皮肤温度急剧下降,外周血管收缩、寒战、心率加快、血压上升、呼吸增快、代谢率提高,处于冷应激状态,极易发生淹溺,50% 的落水人员死于这一时期。而较长时间浸泡于高渗、碱性海水中的人员,可出现高渗性脱水,血钠、血氯离子浓度升高。而当浸泡人员被打捞出水时,由于海水流体静压作用的消失,外周血管扩张,回心血流量减少,极易发生救援虚脱,可致被救助落水人员 10%~20% 死亡。

战创伤合并海水浸泡,伤员应激反应增强,伤情重,浸泡伤员死亡出现 2 个高峰。第 1 个高峰发生在浸泡中,大多数伤员难以承受海水浸泡的恶劣环境,多在浸泡后数分钟至数小时死亡,多数死于淹溺及低温、脱水。浸泡伤员死亡的第 2 个高峰发生在伤员打捞后的数小时内,主要是缺血再灌注、感染造成的脏器继发损伤所致。海水浸泡加重战创伤伤情的主要机制为:①浸泡伤员低体温可造成心、肺功能受损,心输出量和动脉血氧分压下降,组织血流灌注状况差;②感染时限提前,炎症反应加重;③高渗、碱性海水可造成浸泡战创伤组织能量代谢障碍。

战创伤合并海水浸泡的早期全身救治应强调出水后反复冲洗伤腔以除去残余海水;对低体温者应迅速复温和改善通气;对外周脉搏以及呼吸已消失伤员,均应立即实施心肺复苏术;对高渗性脱水者要及时补充水分;对所有海水浸泡的伤员均应尽早、及时全身或局部应有抗生素以防治感染。对于部位伤的处理清除坏死组织是防治感染的关键措施,对浸泡伤口(创面)应及时实施清创术,时机应为在伤员伤情稳定、体温恢复接近正常时实施。

二、复合伤的流行病学

复合伤是高科技战争的主要伤类,在平时各种自然灾害和各类事故中复合伤也多见。然而由于产生复合伤的致伤因素复杂,其在临床上多出现在烧伤、骨科、创伤、急救等具体科室,往往在医疗实践中并未单列出来;同时又由于认识上的偏差,容易与多发伤、多处伤、合并伤、联合伤等单一性质致伤因素引致的复杂伤情相混淆。所以,迄今并未见针对复合伤的大样本的流行病学调查研究工作。

虽然如此,随着对复合伤研究的重视,对复合伤认识上的普遍提高,针对不同医疗实践领域的复合伤的调查、研究越来越多,这也为我们收集资料、分析复合伤的流行病学规律一定程度上提供有利条件。而客观科学的关于复合伤的原因、发生率、死亡率等流行病学信息将为采取有效的预防措施,降低其发生率提供依据。

(一)复合伤流行病学的主要特征

复合伤流行病学致力于研究人群中复合伤的分布及其影响因素,探讨如何防治复合伤及促进健康的策略和措施,其研究对象是遭受各种性质致伤因素作用产生复合伤的群体。复合伤流行病学的基本内涵包括以下几点:①复合伤流行病学是从人群的角度研究复合伤的基本情况;②从复合伤的分布出发,揭示影响和决定复合伤频率、分布的因素以及流行的特征;③运用流行病学的原理和方法,结合实际情况,研究如何预防和控制复合伤,增进人群健康的方法及措施。

复合伤流行病学应当具有如下主要特征。

1. **群体特征**　复合伤流行病学的着眼点是一个国家或地区的人群中复合伤的状况,它所关注的是人群中的大多数,而不仅仅注意个体。

2. **以分布为起点的特征**　复合伤流行病学是以复合伤的分布为起点来认识复合伤的,即通过收集、整理并考察复合伤在时间、空间和人群中的分布特征,去揭示复合伤发生和发展的规律,为进一步研究提供线索。

3. **对比特征**　复合伤概念虽然很清楚,但由于致伤因素的复杂,会表现为多种形式,因此在复合伤流行病学研究中自始至终应贯穿对比的思想,对比是流行病学研究的核心。只有通过对比调查、对比分析,才能从中发现复合伤的发生、发展与转归情况。

4. **概率论和数理统计学特征**　在描述某个地区或某个特定人群复合伤发生的情况时,采用相对数,如使用率来反映,而不是绝对数。概率体现了复合伤发生的平均强度水平,有助于我们认识复合伤的程度。

5. **社会医学特征**　复合伤的发生受到自然环境和社会环境的影响和制约,在研究复合伤的病因和流行因素时,我们应该全面考察研究对象的生物、心理和社会生活状况。

6. **预防为主的特征**　与临床医学不同,复合伤流行病学需要面向整个人群,始终坚持预防为主的方针,制订各种干预策略,并对其作用进行客观评价,保护人群健康。

(二)复合伤的概念内涵与分类、命名

1. **复合伤的概念内涵**　复合伤是机体同时或先后受到2种以上(含2种)不同性质致伤因素作用而发生的复合性损伤。

不同性质致伤因素,是指本身就能够独立的引起特定的一类损伤的因素,如:引致放射损伤的射线(其中有不同的射线,如α射线、β射线、γ射线、X射线、中子等);引致烧伤的热能(其中有不同的热能源,如火焰、沸水、蒸汽、光辐射等);引致创伤的多种暴力、机械力(其中有冲击波、撞击力、穿透力、挤压力等);引致特殊损伤的多种致伤因素(如激光、微波、次声、粒子束)等。

关于作用于身体的时间问题,所谓同时或先后作用,很多情况下是不同因素同时作用,如核爆炸时将基本同时产生4种杀伤因素,但不少情况下是先后作用,其间隔时间不等,有的"相继",有的较久。一种伤害尚未痊愈、愈合而又复合另一种伤害者,应视为复合伤。这种间隔时间的久暂和致伤的顺序,对整体伤情有重要影响。

关于致伤因素和致病因素复合作用而发生的伤害,如有的国家在研究放射损伤复合炭疽病是否可归为复合伤,考虑致伤因素和致病因素对机体造成不同的损害(机体产生不同的反应),其间也可发生复合效应,类同于不同性质致伤因素的复合作用,因此笔者认为可归为特殊的复合伤。

然而在具体实践中,有不少损伤情况容易与复合伤混淆,常见的有以下几种损伤。

多发伤(multiple injury,polytrauma)指由单一致伤因素所致的2个以上解剖部位或脏器的严重损伤,如体表和内脏多发弹片伤等。

多处伤(polytrauma)指由单一致伤因素所致同一部位或同一脏器的多处损伤,如小肠多处穿孔、下肢多处弹片伤、体表多处撕裂伤等。

多系统伤(multiple-systemic injury)指由单一致伤因素所致多个系统损伤,如严重肺损伤合并大血管伤,四肢骨折合并周围神经损伤,颅脑伤伴有腹部脏器伤等。

合并伤(associated injury)指两处以上损伤时,较重的主要损伤以外的其他部位所合并的较轻损伤,如严重颅脑伤合并肋骨骨折,肋骨骨折即为合并伤。

联合伤(united injury)指同一致伤因素所致的2个相邻部位的连续性损伤,如胸膜联合伤、眶颅联合伤等。

混合伤(mixed injury)指同一类型多个不同致伤物所致的混合性损伤,如同是"火器",既有弹片伤又有枪弹伤。

以上这些"伤"与复合伤的根本性区别是:复合伤是由2个以上(含)不同性质的致伤因素所致的复合性损伤,而其他"伤"则都是由单一性质致伤因素所引起的。特定的致伤因素对机体引起特定的反应和伤害,单一致伤因素虽可致多处、多部位、多系统等伤害,但均属同一性质伤害的合并、叠加,都使整体伤情更加严重。而不同致伤因素可造成不同性质伤害的复合,其间发生"复合效应"(combined effect),这种效应往往不是简单的相加,而是机体多种不同反应的复杂的综合变化。在文献中常见一些所谓"复合伤"的报道,特别是临床救治报道,就其内容,并不属复合伤,而是多发伤、多部位伤或联合伤等伤类。明确复合伤的概念及其与其他相关伤的区别,在理论和实际上均有重要意义。

2. 复合伤的分类与命名　复合伤因各种单一伤在不同条件下的不同复合,伤类十分复杂,需进行分类和相应命名。其分类和命名的原则如下。

(1)按致伤因素类别分类并命名:如由核武器爆炸所引起的各种复合伤统称为"核爆炸复合伤",非武器的核爆炸引起的复合伤也归属此类;由多种化学毒剂所引起的复合伤统称为"毒剂复合伤"。

(2)按是否包括某些或某一特殊损伤分类和命名:是否包括这种特殊损伤,对整体伤情具有重要的甚至决定性的影响。如战时核爆炸与平时核事故所发生的复合伤,根据是否包括放射损伤(起重要以至决定性影响的特殊损伤)而区分和命名为"放射复合伤"和"非放射复合伤"。

(3)按所复合的主要损伤和次要损伤依次简略命名和分类:如主要损伤为烧伤(简略为"烧"),次要损伤为冲击伤(简略为"冲"),则称为"烧冲复合伤",如"冲"为主,"烧"为次,则称"冲烧复合伤"。如有3种损伤复合,可也按此命名,如"放烧冲复合伤""烧放冲复合伤"等。

有时为突出复合伤中的主要损伤,在诊治中将这类复合伤归于该主要损伤的医疗范围,如"烧伤复合伤""创伤复合伤"等。这是临床实际工作中常常采用的。对损伤与疾病的复合伤,可直接以伤和病命名,如放射损伤与炭疽复合伤、放射损伤与抑郁症复合伤等。

(三)复合伤的流行病学因素

复合伤的发生涉及2种或2种以上不同致伤因素的作用,因此复合伤流行病学关注的群体是各种类型的损伤群体。故而,相对于其他种类的流行病学因素研究,复合伤应当更加关注致伤原因与群体性的预防措施。

1. 职业因素　复合伤主要发生于战时和平时的多种情况,因此军人、煤矿工人、爆竹生产者、消防救援人员等属于复合伤的高危职业。在战场上军人的复合伤发生率很高,主要是由现代战争的武器装备特点决定的,复杂的战场环境有多种性质的致伤因素,同时或相继作用于战时发生复合伤。平时的严重事故,尤其是煤矿的瓦斯爆炸,复合伤发生率很高,另外烟花爆竹的生产、运输过程中发生爆炸等情况都会出现比例很高的复合伤。

2. 性别因素　男性发生复合伤的危险性比女性高。产生这种情况主要是因为煤矿工人、军人等高危职业是以男性为主的。如平顶山煤业(集团)公司总医院统计的52批共346例瓦斯爆炸伤中,男性341人,女性仅5人,男女比例为68.2∶1;另一组贵阳医学院的资料显示,其收治的317名煤矿爆炸伤员全部为男性。再如,西南医院统计的5 378例烧伤患者,男女比例为2.3∶1,交通伤也有类似的性别差异。因此,职业岗位的性别因素以及各类创伤中总体的性别趋势都导致男性发生复合伤的危险性比女性高。当然,如果发生恐怖炸弹袭击或核武器直接袭击后方和平居民的情况就应另当别论。

3. 年龄因素　复合伤多发于青壮年劳动力。这种特点也是由复合伤高发的特定职业人群决定的,如军人、矿工等多为青壮年男性。如贵阳医学院收治的317名煤矿爆炸伤员,年龄范围为15~64岁,平均年龄为29.4岁。

4. 致伤原因　复合伤在战时发生率和绝对发生数量都很高。日本广岛、长崎核爆炸伤亡人数分别占到了全市人口的36.8%和22.4%,推测的各种类型复合伤的发生率为65%~85%,因复合伤造成的人员伤亡数以万计。核武器威慑下的以高技术兵器为主的常规战争,复合伤的发生率也不在少数,如伊拉克和阿富汗战争中爆炸造成了约35 000名伤员中,烧冲复合伤伤员占到35%以上。因此战争、武装冲突是复合伤的最主要致伤原因。

平时复合伤虽然在烧伤、创伤患者中发生的总体比例不高,但在严重事故,尤其是爆炸性事故中发生率很高,以煤矿瓦斯爆炸事故、恐怖爆炸袭击事件、火药爆炸事故等最为突出。

5. 预防措施　复合伤往往伤情较重,死亡率高,因此应加强对复合伤发生的预防,强化对复合伤的早期救治,从而降低其发生率,提高其治愈率。

从强化预防的角度讲,针对战争、武装冲突和恐怖主义袭击,应当从政治、军事等多个角度尽量避免战争与武装冲突,打击遏制恐怖主义,从而从根源上减少各种类型损伤的发生,自然会降低复合伤的发生。针对严重的生产事故,应当加强安全监督,提高预警能力,增强高危人群的安全意识,强化危险岗位的安全措施,切实降低事故的发生率,从而预防减少复合伤的发生。

从强化早期救治的方面讲,针对部队这一特殊群体,应当增强军医对复合伤的认识,提高其诊治水平。针对严重生产事故,应当在相应行业医院或单位的指定医院的相关科室进行复合伤基本知识、救治技能的针对性培训。同时针对性地对常见多发死亡率高的复合伤进行实验研究,明确其死亡率高的原因并有的放矢地形成综合救治方案用以指导临床实践。这样以期早期诊治复合伤,提高其治愈率。

(四)复合伤的发生率

复合伤可发生于战时和平时的多种情况,并有多种因素影响复合伤发生的类型、数量和严重程度。

1. 战时复合伤的发生情况　现代战争是在核武器威胁下的以高新技术兵器为主的常规战争,其一个重要特点是现代武器破坏、杀伤作用增大,战争异常严酷。这就导致战场环境下的各种危险致伤因素交错,极易发生复合伤。在战时,复合伤主要发生于使用1种具有多种杀伤因素的武器,和同时或先后使用2种或多种具有不同性质致伤因素的武器。

(1)具有多种杀伤因素的武器所致的复合伤:核武器和一些现代武器具有多种杀伤因素,多导致复合伤,主要有以下几种。

1)核武器所致复合伤:核武器爆炸产生4种杀伤因素(早期核辐射、光辐射、冲击波和放射性沾染),复合伤是核爆炸损伤中的主要伤类,也是主要救治对象。日本广岛、长崎原子弹爆炸后20 d生存的伤员中,复合伤分别占40%和42%;如将早期死亡者包括在内,推测全部伤员中可能有60%~85%为复合伤。我国核试验动物效应结果表明,推算复合伤的发病率为50%~90%。核爆炸后复合伤的发生因不同当量、不同爆炸方式等因素而有差异。万吨以下和万吨以上(特别是十万吨级以上)核爆炸时复合伤的发生地域与类别示意见图12-2。

2)油气弹所致复合伤:油气弹,又称燃料空气炸弹(fuel air explosive,FAE)、云爆弹、窒息弹。其内装有炸药和环氧乙烷或环氧丙烷、甲烷,爆炸时形成细小悬浮微粒,与空气中的氧混合到一定程度,形成爆炸云雾,产生强烈的冲击波,从而导致冲击伤;产生几千度高温,使暴露部位发生烧伤;弹壳破片致弹片伤;同时由于爆炸消耗环境中的氧,并产生CO、CO_2等有害气体,严重时可致窒息。因此遭受油气弹袭击后多发复合伤,特别是烧冲复合伤。美国在越南战争、阿富汗反恐战争中,俄罗斯在清扫车臣反政府武装时,都使用了油气弹,效果显著,但尚无伤员伤情分析的报告。

3)贫铀武器所致复合伤:贫铀(depleted uranium)武器具有4种杀伤因素,即弹片致弹片伤;自燃高温或引燃致烧伤;放射性气溶胶进入体内致α射线内照射;铀重金属化学致毒性伤害。因此贫铀武器伤害大多为复合伤。美军曾在伊拉克战争和科索沃战争中大量使用了贫铀弹,但有关对方伤情的报道尚无发现。

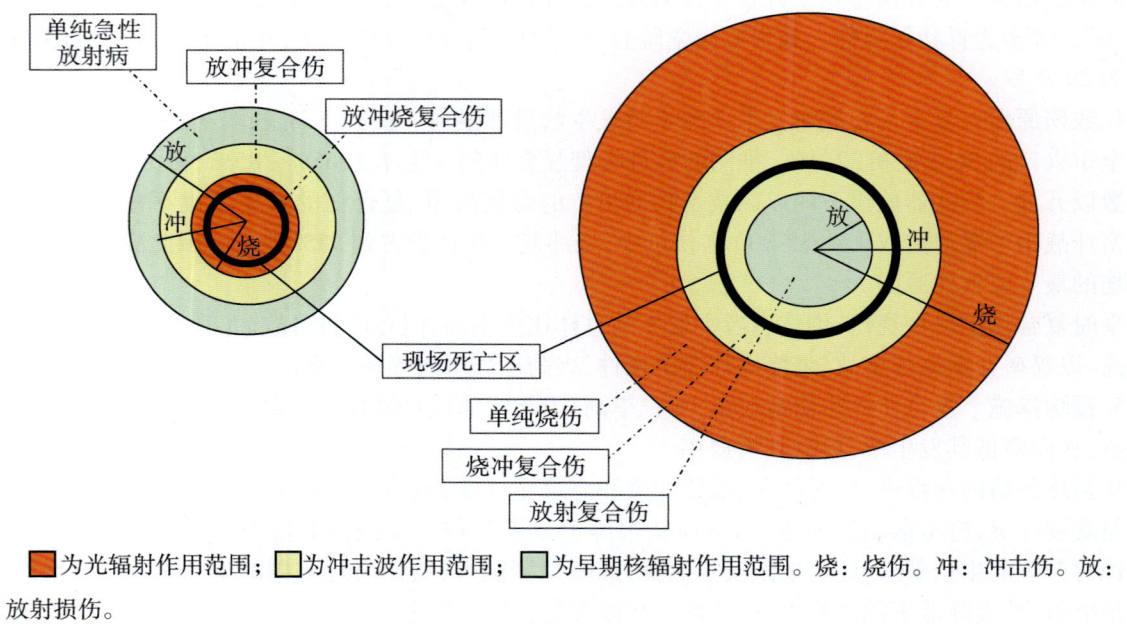

图 12-2　核爆炸时复合伤的发生地域与类别

(2)同时或先后使用不同性质杀伤因素的武器:不同武器分别具有爆炸性(爆震波、冲击波)、钻穿性(枪弹、炮弹等投射物,钻地弹更有钻穿性)、燃烧性(高热、火焰等)以及其他特殊的杀伤因素(如微波、激光、次声等)。在实际战争中,常同时或先后使用这些不同的武器,以达到最大限度的毁伤效应。人员同时或先后遭受这些不同武器的伤害,当会造成大量复合伤。

(3)武器直接伤害合并间接伤害或环境因素伤害的复合伤:受武器直接击中而致直接伤害,武器常同时击毁工事、建筑、大型兵器和有关设施,造成倒塌、压砸、着火、二次投射物、玻璃碎片飞射等情况,可导致很多间接伤(如挤压伤、压砸伤、烧伤、玻片伤等),从而发生直接伤害和间接伤害的复合伤。伤害发生于特定的环境,一些环境因素本身会造成伤害,如在高寒地区易并发冷伤,海域落水致并发海水浸泡伤等,从而造成原发伤害与环境伤害的复合伤。

(4)躯体创伤和精神创伤的复合伤:战争会导致各种躯体创伤,又由于战场环境的各种刺激因素常诱发多种精神创伤,两者并发可形成躯体创伤和精神创伤的复合伤,相互作用、相互影响,可导致整体伤情的加重和愈合痊愈的困难。

2. 平时复合伤的发生情况　平时复合伤主要发生于多类自然灾害,如地震、海啸、泥石流等;也常见于各类事故,如工矿事故、交通事故、火药爆炸事故、恐怖主义袭击和严重核事故等。

(1)自然灾害中的复合伤:严重自然灾害,特别是地震,会造成大量伤害,其中包括复合伤。地震造成房屋等建筑倒塌的同时,还可引发火灾、水灾、毒气泄漏、放射性污染等次生灾害。其中因燃具、燃料等毁散导致的火灾较常见,从而造成创伤复合烧伤等复合性伤害。如我国历史上最大的地震火灾是1739 年发生在银川的8 级大地震,据史料载"因天时寒冷,房屋中俱放烤火之具,房屋一倒,顷刻四处起火",推测应有大量复合伤伤员。我国是地震高发区,随着生产生活水平的提高,应对地震的能力比以往有很大提高,但仍有相当数量的复合伤发生率。有资料显示,2010 年"4·14"青海玉树地震中 2 265 例转运伤员中复合伤达到 271 例(12%),如果考虑到高原病的发生情况,复合伤发生率可能会更高。

(2)严重事故中的复合伤:平时事故中复合伤的发生率总体来说是较低的,如原中国人民解放军第304 医院急救部统计了 1992—1999 年收治的 719 例中度以上创伤患者,复合伤有 13 例(1.8%);在烧伤的患者中比例有所升高,重庆西南医院烧伤科前后收集了 1983—2002 年近 20 年间的 9 289 例烧伤患者,复合伤患者共有390例（4.2%）。但在多种严重事故中，不少事故中会产生2种以上致伤因素，因而会造成较多的复合伤。主要的事故举例阐述如下。

1）工矿事故：工矿事故伤害的主要致伤原因包括坍塌、坠落、冲撞、绞轧、爆炸、烧伤、电击、崩水等，常常导致复合伤的发生。目前报道较多的是煤矿的瓦斯爆炸，矿井下空气中瓦斯（以甲烷为主）浓度至5%时，遇有火星、火花或明火就易引发爆炸，形成高温（1 850～2 650 ℃）和高压（大于9个大气压）的冲击波，伴有有害气体和缺氧，常发生比例极高的复合伤。据我国鹤岗矿务局4次瓦斯爆炸资料，除现场死亡者外，伤情较重的87人中，86.2%有体表烧伤，32.0%有呼吸道烧伤，39.0%有冲击伤，89.6%有不同程度的瓦斯中毒。此87名伤员中，并发2种伤害者占67.8%，3种伤害者占21.8%，4种伤害者占10.4%。另有7个矿务局的27次瓦斯爆炸抢救的401名伤员中，烧伤发生率为50%～100%，瓦斯中毒者占22.4%～89.6%，冲击伤者占27.5%～39.0%，死亡率为4.0%～43.7%。

2）交通事故：经济发展和交通发达给人们带来的负面影响是交通事故频发。在美国，意外死亡为继心脏病、恶性肿瘤和脑血管病之后的第4位死因，而车祸伤占意外死亡的50.2%。在我国，各大城市发生的车祸数和伤亡数也在不断增加，如重庆地区1986年比1950年车祸死亡人数增加11.3倍，致伤人数增加11.5倍。车祸时主要发生因剧烈撞击而导致的挫伤、撕裂伤、压伤、挤压伤和骨折等创伤，有时因油箱起火爆炸等原因还可并发烧伤而成为复合伤。如沈大高速公路1990—1996年交通事故所致1 161例伤亡人员中，发生创伤1 100例，占94.7%；单纯烧伤49例，占4.2%；创伤合并烧伤12例，占1.03%。由于交通事故伤是急诊创伤病例中最多的一类，比例虽低，但基数很大，患者不在少数。

3）火药爆炸事故：火药在存放、运输和使用中，烟花爆竹在制作、运输和燃放过程中，均可发生意外爆炸事故，从而发生大量爆炸性损伤，其中相当一部分为复合伤。一组烟花爆竹爆炸所致烧伤的230例患者中，合并吸入性损伤者176例，占76.5%；合并各种形式创伤者87例，占37.8%。另一组83例患者中，合并吸入性损伤60例，占72.3%；合并创伤冲击伤者42例，占50.6%。

4）恐怖主义袭击事件：恐怖主义是世界各国面临的共同问题，据统计，2010年全年有1 224名巴基斯坦国民在自杀性恐怖袭击事件中死亡。以人肉炸弹、汽车炸弹等为手段的自杀性恐怖袭击常导致大量的复合伤伤员出现。新加坡总医院烧伤中心接受的2002—2005年发生在印度尼西亚的3次恐怖爆炸事件的31名烧伤伤员的统计数据显示，有35%合并耳部气压性损伤，23%合并骨折。另有数据表明，发生在以色列的自杀炸弹攻击的60名有肺部冲击伤的伤员中，合并贯穿性创伤者占36.7%，合并烧伤者占18.3%。

5）严重核事故：核设施，特别是核电站发生严重事故时，除核泄漏外，可发生火灾、爆炸，从而发生放射复合伤。如苏联切尔诺贝利核电站事故中，重度以上放射病者多复合烧伤，成为加重伤情、增加死亡的主要原因。

（五）复合伤的治愈率和死亡率

复合伤不同于单一伤的最基本特征是"复合效应"，相互加重是大部分复合伤的基本特征。复合伤的伤情，因原来单一伤的轻重、致伤的次序与间隔时间、作用的主要组织脏器不同，表现也不尽相同。因此，不同形式的复合伤其治愈率和死亡率不能一概而论，但总体而言，复合伤的死亡率偏高，治愈率较低。目前，有据可查的关于复合伤的治愈率和死亡率的报道主要集中在平时较多见的烧伤复合伤和战时核武器爆炸产生的放射复合伤，现分别详述如下。

1. 烧伤复合伤　烧伤合并其他伤情导致的烧伤复合伤患者，病情显著加重，治愈率明显降低。有研究者统计了48 798例烧伤患者，总治愈率为95.03%，而其中866例烧伤复合伤的治愈率降为81.99%；合并内脏及脑外伤者治愈率明显偏低，36例合并重型脑外伤者，治愈率仅为27.78%。究其原因，烧伤复合伤死亡率高除因伤情复杂、治疗困难外，可能还因严重烧伤掩盖或混淆了其他创伤的临床征象，未能及时诊断，贻误了治疗时机。

严重事故导致的烧伤复合伤其死亡率显著增高，治愈率明显降低。一组由爆竹厂爆炸导致烧伤的339名患者中，确认有烧冲、烧创等各类复合伤患者35人。经救治后死亡44人，死亡率为12.9%；而其中各类复合伤死亡21人，占所有复合伤病例的60%。可见严重事故导致的烧伤复合伤异常凶险，死亡率很高。

此外,交通事故伤中的复合伤发生率虽然不高,但其一旦发生死亡率很高。一组交通事故引发的烧伤病例分析显示,61 例烧伤患者死亡 14 例,占 23.0%;其中单纯烧伤 29 例,死亡 10 例,占 20.4%;而创伤合并烧伤的复合伤 12 例,死亡 4 例,占 33.3%。重庆市一组统计数据显示,1996—2005 年发生的 525 起致死性交通事故中造成 735 名死亡,所有调查事故中失火占 0.1%,但致死性事故却占 3%,提示交通事故引发烧创复合伤数量不多,但死亡率很高。

2. 放射复合伤　放射复合伤在平时非常少见,但是在核武器爆炸和严重核事故中发生比例很高,主要类型有放冲复合伤、放烧复合伤和放烧冲复合伤等几种类型。第二次世界大战末期,日本广岛和长崎遭受核袭击的统计资料表明,如果计算早期死亡的患者在内,则总的复合伤发生率占全部伤员的 60%~85%;若以 20 d 内存活的伤员计算,广岛和长崎复合伤的发生率分别占全部伤员的 40%~42%,其中放射复合伤的发生率远高于非放射复合伤(烧冲复合伤)的发生率,分别为 85.0% 与 15.0%,90.5% 与 9.5%。然而,限于战时的特殊情况以及当时对复合伤的认识水平,至今并未见到关于这 2 次核袭击后放射复合伤的死亡率与治愈率的报道,但从现有的数据来看核爆炸后死于复合伤者不在少数。

以动物实验的结果来看,放射复合伤的死亡率一般比相应的单纯放射损伤、单纯外伤或单纯烧伤的死亡率高,死亡病例存活时间也较短。实验中放射复合伤的死亡率增高的程度随实验条件的差异有所不同,但往往比几种单一伤死亡率相加的总和还高,呈现致死效应的加重。以大鼠、犬、豚鼠和兔 4 种动物进行的实验表明,放射复合伤的死亡率比单一伤死亡率的总和还高。如犬的实验表明,受 20% 全身面积的深度烧伤后犬的死亡率为 12%,单独受 100 伦琴(roentgen,R)X 射线损伤不引起死亡,2 种损伤复合后,实验犬的死亡率上升为 72%,增加了 5 倍之多。据此,我们可以推测放射复合伤的病情异常凶险,死亡率会很高。

三、复合效应

机体遭受 2 种或 2 种以上不同性质致伤因素的作用后所发生不同因素之间和致伤因素与机体之间的综合性反应,称为复合伤的"复合效应"(combined effect)。复合效应不是单一伤因素引起某一种效应之间的简单相加,不同因素之间和致伤因素与机体之间可相互影响、相互作用,很多情况下表现为"相互加重"效应(1+1>2),使原单一伤的表现不完全相同于单一伤发生的效应,整体伤情变得更为复杂,救治更加困难;但还可以表现为效应不加重,以至出现减轻效应(1<1+1<2、1+1<1 等)。复合效应是复合伤不同于单一伤的最重要的基本特点,也是复合伤研究的主要内容。

研究复合伤的复合效应,在理论上可阐明机体同时或相继受到 2 种或多种致伤因素作用后的反应特性,在实践上可指导诊断、治疗,特别是可充分吸取各单一伤的诊治经验,根据复合伤的特点(复合效应),能动地用于复合伤的救治。

复合效应反映在整体、组织器官、细胞和亚显微结构以及分子的不同层次水平上;表现在重要的病理过程中;在病理发展的不同阶段,不同脏器组织的变化,在轻重致伤因素作用先后及间隔时间不同的时候,实际发生和表现出的复合效应也不尽相同。

(一)整体效应

整体效应主要反映在死亡率、活存时间和剂量效应等方面。

1. 死亡率　死亡率是整体效应结果的直观集中表现。严重复合伤往往出现死亡率的显著增高。犬的动物实验研究表明,犬受 1.5 Gy γ 射线全身照射后死亡率为 10%,复合 20% Ⅱ 度烧伤(无死亡)后,死亡率增高至 71.4%,死亡率明显增高。与之类似,小鼠动物实验的研究表明,单纯创伤不导致死亡,单纯 9.75 Gy 的 ^{60}Co γ 射线全身性照射致 35% 小鼠死亡,而二者复合后的放创复合伤的死亡率高达 85%,显示出显著的协同加重损伤效应。

2. 活存时间　活存时间是机体受到伤害后,对其抗御、修复等一系列变化和转归的综合反应。一定的活存时间方能保证救治得以实施,活存时间既受救治的影响,又是机体对救治反应的结果。因此,活存时间能较客观地反映复合效应。放射复合伤活存时间比相应受照剂量的单纯放射损伤一般缩短。我们研究发现,轻型肠型放射损伤(12 Gy)复合15% Ⅲ度烧伤后出现2个死亡高峰,第1个死亡高峰与单纯烧伤者相似,第2个死亡高峰与单纯放射损伤者一致,由此也使平均活存时间较同剂量单纯放射损伤组明显缩短。放烧复合伤出现第一死亡高峰主要是由烧伤所致的早期休克,是放烧复合伤早期加重效应的主要特征。

3. 剂量效应　将单纯放射损伤和放射复合伤时的射线剂量效应进行比较,可见复合后达到相应死亡率所需的射线剂量,较单纯放射损伤时为低。降低越多,表明复合效应越重。如大批爆炸放烧冲复合伤犬的致伤剂量只相当于单纯放射病的63%~75%(表12-1)。这种复合其他损伤后造成等效效应的放射损伤所降低的照射剂量,即为该损伤所致的"等效剂量",其为研究复合效应的重要指标。

表12-1　单纯放射损伤和放射复合伤的射线剂量效应

伤类	致死剂量/Gy		
	LD_{25}	LD_{50}	LD_U
单纯放射损伤	1.90	2.30	3.00
放烧冲复合伤	1.20	1.60	2.55
复/放/%*	63	70	75

注:整体效应还表现在整个伤情的发生、发展,如伤病分期及各期的出现和持续时间,主要征象的发生率及程度,损伤愈合或痊愈的时间,最后的转归结局等。*指放烧冲复合伤与单纯放射损伤致死剂量之比。

(二)细胞、组织和器官效应

机体各种组织和器官的复合效应,表现不尽相同,多数表现为复合后相互加重,其损伤程度大于各单伤之和,有些则较单伤为重,但小于单伤之和。这种差异与特定致伤因素在不同组织的反应特点有关。

1. 骨髓　骨髓是电离辐射的敏感器官,放射损伤对造血功能的抑制效应明显。造血功能障碍是放射损伤的突出变化和全病程的首要问题之一,造血组织破坏和再生的情况能较好地反映放射损伤的严重程度。当放射损伤复合不同性质的损伤时,根据不同的照射剂量、损伤的严重程度,在不同的时间表现有所不同。

在放烧复合伤,放射复合中度以上烧伤常对造血表现出一定的刺激作用,对放射损伤造血抑制效应有一定程度的补偿。如我们的研究证实小鼠经5 Gy照射复合4%、12% Ⅲ度烧伤,在一定时间内放烧复合伤后造血功能的恢复较单纯放射损伤快。而当复合重度烧伤,则使骨髓造血组织严重受损,提前衰竭,完全抑制造血再生的受照剂量于放射复合伤时比单纯放射损伤时下降23%。在放创复合伤时,致伤后外周血白细胞和血小板水平降低比单纯放射损伤加重,分别降为单纯放射损伤组的57%和33%;但骨髓中Lin^-造血干细胞的DNA损伤反而减轻[γ-H2AX(是染色体组蛋白H2A家族的成员之一)形成率降低]。这些研究表明了放射损伤与烧伤、创伤等复合之后对骨髓造血会产生复杂的效应。

2. 小肠　小肠黏膜更新速度快,放射敏感性高,在放射损伤条件下隐窝上皮凋亡明显,增殖抑制显著,往往致肠上皮坏死、脱落、绒毛变短、裸露,肠道的屏障功能严重受损。核试验动物效应资料显示,复合伤发生肠型放射损伤所需的剂量比单纯肠型放射损伤要小,如犬发生肠型放射损伤的阈剂量,单纯放射损伤是8.6 Gy,放射复合伤时为6.8 Gy(下降约20%),在肠型和骨髓型交叉剂量范围内,单纯放射损伤时多数为骨髓型,而放射复合伤时则多数为肠型。

放烧复合伤的实验研究表明,小鼠12 Gy复合15% Ⅲ度烧伤,动物的存活时间明显缩短,休克发生比单一伤要明显和严重。复合伤出现2个死亡高峰,第1高峰为伤后48 h内,主要死于休克,经抗休克补液,可避免这一高峰或减少在此期的死亡数;第2高峰在伤后72~96 h内,与单纯放射损伤的死亡高峰时一致。对肠道吸收功能变化的观察,单纯放射损伤、烧伤都可致小肠对葡萄糖、蛋白质和脂肪的吸收障碍,放烧复合伤时更为明显,即受抑制的程度重、持续久。放烧复合伤3 d后小肠黏膜转化酶、二肽酶及细胞色素氧化酶活性下降也较为明显。而如度过此期进入肠上皮修复期(伤后72 h),经小肠上皮^{3}氚标记胸腺嘧啶核苷（tritiated thymidine，³H-TdR）掺入、全小肠隐窝计数、肠上皮碱性磷酸酶活性及光镜、电镜形态学等系统观察，发现动物肺超过 72 h，放烧复合伤的小肠上皮再生修复，较同时期的单纯放射损伤反而较快较好，提示烧伤后有某些因素能促进肠上皮的修复，并证实烧伤血清、腹腔灌洗液及小肠组织提取物中有促进肠上皮增殖的物质基础。这些结果表明，放烧复合伤后虽然小肠的整体结构、功能损伤更加严重，但肠上皮的再生修复能力反而增强，表现出一定程度的减轻效应。

3．心脏　单纯放射损伤，除非极大剂量，很少发生早期休克，而合并烧伤或其他损伤后，常发生早期休克。研究认为，放烧复合伤早期休克中心功能损害是一重要因素。6 Gy 照射后早期心脏收缩与舒张功能无明显变化，30% Ⅲ度烧伤后心功能有一定程度的下降，两伤复合后，其心功能明显减弱，与单纯烧伤比较，其发生时间早、病程重，表现出放射损伤与烧伤心功能抑制有加重的复合效应。目前研究认为，放烧复合伤后心功能下降与心肌对钙离子耐受性降低、自由基水平增高、能量代谢障碍和烧伤毒素的作用等多种因素相关。

4．肺　冲击波由于其内爆效应和牵拉效应可对机体尤其是肺、心血管、消化道、耳等含液含气的空腔器官造成严重损伤，因此肺是冲击波这一致伤因素的重要靶标器官。冲击波可造成肺出血、肺水肿、肺破裂和肺大疱、肺萎陷和肺气肿等突出的病理改变。肺是受烧冲复合伤损伤最严重的器官，与单纯的烧伤或单纯冲击伤比较，其主要病理生理变化特点是肺血管通透性显著增加，肺毛细血管内皮细胞受损更严重甚至有内皮细胞碎裂，炎症反应更重，凝血系统障碍严重。其结果是烧冲复合伤肺出血发生率增高，重度肺水肿所占比例增多，以心、肺功能紊乱和呼吸困难为特征的表现突出。火箭推进剂（主要为肼类化合物和氮氧化物）爆炸事故往往出现更为严重的烧冲毒复合伤和冲毒复合伤，存在火箭推进剂经呼吸道吸入肺部的中毒，表现为更加严重的肺损伤。

（三）重要病理过程的复合效应

复合效应可在休克、感染、组织修复等重要病理、生理过程方面反映出来。

1．休克　烧伤早期由于应激、烧伤毒素、促炎因子和氧自由基等因素刺激，导致血管通透性增高，血浆大量渗出到组织间隙中，有效血容量降低，容易出现休克；冲击伤早期由于冲击波的正压与负压的作用，导致肺泡破裂融合，血管内皮受损，继发肺水肿，影响肺的气体交换，导致全身脏器的缺血、缺氧，出现休克；而单纯放射损伤仅血管内皮通透性增高，早期休克很少见。然而这几种因素复合之后的复合伤，休克的发生率和严重程度均较单一致伤因素明显加重。根据日本广岛、长崎伤员的调查资料，复合伤休克发生率为 20% 左右。严重的休克常是多种复合伤早期死亡的重要原因之一。

在烧冲复合伤，致伤后血管通透性显著高于单伤，心、肝等重要脏器的含水量明显增加，血容量显著降低，不到伤前的 1/3，即使给予静脉补液后仍显著低于伤前水平。死亡率相关数据表明，犬烧冲复合伤早期（伤后 4 d）最主要的原因是休克，占死亡总数中的 74.6%。而放烧复合伤的实验结果显示，小鼠单纯 12 Gy 放射损伤早期不发生休克，单纯 15% Ⅲ度烧伤性休克发生率为 20%，而两者复合后放烧复合伤后休克的发生率达 50%，呈现出明显的加重损伤，形成放烧复合伤的第一个死亡高峰。

2．感染　放射损伤、烧伤和冲击伤的感染都是比较突出的。由于骨髓造血、免疫细胞等对电离辐射非常敏感，所以在放射复合伤时，感染发生更早、更多、更重。严重病例常在休克刚过感染接踵而来，甚至休克期和感染期重叠发生，引起早期败血症。放射复合伤常见的临床感染表现有创伤感染、局灶性感染、全身性感染和肠源性感染。

放射复合伤创伤的感染发生率增高，经过比较严重。放射损伤导致机体抗感染功能的细胞因素和体液因素明显下降，细菌可由创伤部位乘机侵入机体，引起菌血症、败血症或脓毒血症。伤后血培养表明，放射复合伤动物血培养阳性率比单一外伤或放射病均高，而且出现的时间也提前。一般在创伤感染后即可出现，随着病程延长，阳性率逐渐增高。一般在早期多以革兰氏阳性球菌为主，极期时革兰氏阴性杆菌增多。放射复合伤时血中出现的细菌大部分是由创伤处侵入血液循环。

肠道分散淋巴组织是体内最大的免疫器官，构成肠道免疫学屏障，与肠上皮机械屏障协同，在抗肠源性感染中起重要作用。放射损伤导致肠道免疫系统破坏，屏障功能丧失，同时烧伤也使肠黏膜的通透性增加，因此，放烧复合伤时发生肠道细菌移位的肠源性感染的概率大大增加。以同位素标记大肠埃希菌灌胃给 8 Gy 复合 15% Ⅲ度烧伤动物,与相应的两单伤比较,其肠道标记细菌移居到其他脏器的发生时间早,累及的器官多,程度重且恢复慢,与血清内毒素变化相一致,有明显的加重效应。

放射复合炭疽感染的复合伤研究显示,7 Gy 放射损伤后 4 d 经支气管给予炭疽芽孢,可在 36% 的复合伤动物肺、心脏血和脾等脏器检测到肠源性细菌与炭疽杆菌混合感染,而单纯照射的检出率只有 3%。同时感染缺乏致死毒素的芽孢并未检出肠源性细菌移位,表明在超过阈剂量(4 Gy)的协同加重损伤的复合效应中,炭疽杆菌的致死性毒素促进了肠源性细菌的内源性移位感染。提示针对此种复合伤的救治,应当注意复合致伤后存在肠源性细菌与炭疽杆菌混合感染的这一特点。

3. 组织修复　组织修复需在炎症反应清除坏死组织的基础上进行,并需要良好的局部和全身条件,在放射复合伤时,创面或伤口的组织修复延缓,愈合困难。在复合伤中、重度放射损伤的情况下,延缓组织修复的主要因素是局部感染和出血;大剂量射线将直接抑制组织细胞的再生能力,如抑制表皮细胞、血管内皮细胞的增生,成纤维细胞的胶原合成等。表现为表皮细胞生长停滞;横纹肌虽有再生,却少见或不见横纹形成,肌肉组织的形成变得延缓、不完全;毛细血管和成纤维细胞或生长迟缓,或显得脆弱,肉芽组织迟缓以至于难以形成。在骨折时,骨痂开始形成、骨痂连接和完全恢复的时间较单纯骨折时明显延缓,并可经久不愈或形成假关节。

关于放射损伤难愈机制与促愈措施,我们进行了较为系统的研究,取得了一些较为重要的研究结果:①提出了合并全身和局部照射不同剂量延缓皮肤软组织创伤愈合的量效时效关系;②在研究愈合诸因素变化及其机制的基础上,提出了放创复合伤的创伤难愈机制,即"以细胞损害为关键环节的愈合诸因素失调"假说;③针对难愈机制,将骨髓间充质干细胞应用于难愈创伤中,实现较好的促愈效果。

(四) 复合效应在病程不同阶段的表现

复合效应在病程不同阶段表现有所不同,即在某一或某些阶段特别明显。如放烧复合伤的烧伤创面,在早期和假愈期与单纯烧伤在宏观上无明显区别,一进入极期,创面感染、出血严重,上皮和肉芽生长缓慢,以至停止,或已形成的肉芽发生坏死溶解崩溃;当进入恢复期,创面又开始出现肉芽组织生长和上皮愈合。

复合效应在病程什么时期表现较为显著,与所复合损伤的性质及程度、效应组织器官(产生相应的效应征象)的特点等有关。注意复合效应的时相特点,有助于对复合伤规律的认识,并为选择有利的治疗时机提供依据。

(五) 轻重致伤因素的致伤顺序和时间间隔对复合效应的影响

复合效应主要取决于相继致伤因素的轻重和第二个致伤因素作用时机体所处的防御状况。

综合有关文献,其基本结果如下。

1. 轻的致伤因素先作用　如第二个致伤因素作用时,机体防御能力尚未动员起来,则有相互加重作用;如机体防御能力已被动员起来,则对第二个致伤因素起减轻作用。

2. 重的致伤因素先作用　如在抵抗力下降时给予第二个致伤因素,则有严重的相加作用,如果过了抵抗力低下的时间给予,则仅有轻的相加作用。

两致伤因素均达一定严重程度,不论谁先谁后,在机体第一次损伤后尚未恢复的时间内相继致伤,均显示或轻或重相加作用。

综上所述,复合伤的复合效应是非常复杂的,应针对具体情况具体分析。复合效应加重时可大于,也可小于单伤之和;复合效应有时相特点,有病程阶段性差异;同一机体不同器官、组织的复合效应不尽一致,多数情况有加重,但有时可减轻。

四、大批复合伤伤员的救治原则

对复合伤伤员的救治,不仅要经常收治个别的、少数的伤员,而且还要充分重视对大批复合伤伤员的一系列医学处理,后者比前者发生较少,但远为复杂和困难。

(一)救治大批复合伤伤员的特点

救治大批复合伤伤员,不同于处理个别伤员,有一定特点,概括如下。

1. **致伤原因和致伤条件特点** 造成大批复合伤伤员的原因常是突然发生,有的多次或连续发生,杀伤(及破坏)范围大,没有进行防范或难以防范,一旦发生,往往使许多处于没有准备或难以准备的人员遭受伤害。不少致伤因素除直接造成人员伤害外,还引起继发、次生的致伤因素,如强烈的爆炸冲击波造成人员直接冲击伤,同时由冲击波引起的建筑倒塌、石块及玻璃片飞射(继发"投射物")、人员躯体快速移位、撞击突然减速等,又可造成人员的挤压伤、飞石伤、玻片伤、撞击伤等多种伤害。

由于造成大批伤员的致伤因素异常剧烈,发生突然,伤害和破坏严重,救治条件困难,可使发生的伤害加重,还可诱发或衍生出其他伤害及疾病的原因和条件,如战争中的激烈战斗和突发的严重灾害或事故,常发生相当数量的精神创伤,导致麻痹、失语、失明及其他精神失常。美国因精神病而减员占伤员总数的比例,第二次世界大战中占38%,朝鲜战争中占15%,越南战争中占12%。

2. **救治对象** 救治的对象往往是突然于短时间内,以至瞬刻之间发生的大批伤员。这不同于平时医治零星、个别复合伤伤员。大批伤员中,伤类复杂,既有单一伤,又有复合伤。大批伤员还包括精神创伤,可发生于复合伤或单独发生,在战时会造成减员,在平时会带来诸多问题,必须及时进行救治。

3. **救治条件** 救治条件比平时一般临床医疗远为困难。突然、短时发生伤类复杂、伤情严重的伤员使救治十分困难。救治条件的困难还由于战争和严重灾害等情况下,当地医疗救治力量也可能遭受严重破坏。如日本广岛、长崎受核袭击后,当地市内医务人员伤亡75%,医院破坏80%,而唐山地震后市内医疗卫生机构完全丧失救治能力。

4. **救治方法** 面临大批伤员,具体的救治技术方法只有在卫生勤务的组织下才能充分发挥作用,即必须坚持技术与勤务的结合。

对伤员,在现场抢救的基础上必须实行分级救治,发挥各级机构的作用和相互间的协同,一般分为3级救治,即灾害现场的抢救(战时的一线阵地或杀伤区,平时的灾害或事故等现场)、靠近现场早期救治机构的救治以及医院(包括后方医院)的救治(一般为最终救治)。如有现代化的运输工具(如直升机),或灾害现场离医院较近,也可从现场抢救后直接送至医院治疗。

(二)对大批复合伤伤员的救治

对大批复合伤伤员的救治,必须建立在平时良好的工作基础上,预有准备,充分发挥各级医疗网、医疗机构的作用,并得到全社会的支持。

1. **平时准备** 在思想准备方面,各级领导,特别是卫生部门领导,必须根据本地区特点,充分考虑可能发生大批伤员的多种情况,思想上重视,才能使其他准备得到落实。

(1) 组织准备:应在救治组织、人员、机构、床位、动员体制等方面予以落实。一旦发生大批伤员,能立即组织力量进行救治。

(2) 技术准备:主要是使医务人员掌握救治复合伤的技术,这不限于创伤外科的专业人员,对其他人员有计划地进行救治复合伤的基本技术训练是必要的。

(3) 物资准备:包括救治、运输、通信指挥等有关设备和药材,平时有必要的储备,一旦发生大批伤员,还需应急调拨。

2. **现场抢救**

(1) 自救互救:必须通过多种途径宣传自救互救的极端重要性和自救互救的基本方法,如在受伤后立即进行自救互救,及时止血,可以通过简单的急救措施起到暂时止血从而降低伤死率的效果。因此,美军将自救互救作为一项战略性任务,平时就用法规制度确保自救互救训练的落实。

自救互救,根据不同的情况主要进行以下工作:①挖掘被掩埋伤员。②灭火和使伤员脱离火灾区。③简易止血。④简易包扎和遮盖创面、伤口。⑤简易固定骨折。⑥清除口鼻内泥沙,对昏迷伤员将舌拉出以防窒息。⑦在有害气体环境中,尽快用湿毛巾遮口鼻防止吸入性损伤,并撤离现场。⑧在有毒剂染毒情况下,尽快脱去外衣,擦去皮肤上的液滴,遮掩口鼻。⑨在有放射性沾染的情况下,做简易除沾染。

(2) 医疗抢救:医疗抢救的重点是搜集、挖掘、捞救、搬运伤员,使其尽快脱离险境,优先抢救危及生命的各种损伤伤员。医疗抢救中应注意纠正自救中的明显错误,填写伤票(及其他必要的文字记载,如抢救地点、时间,伤者特征等),为后续救治提供必要的依据。

如疑有放射损伤,给予早期抗放药物,对可能有内照射损害者,快速给予口服碘化钾,有放射性体表沾染者,做初期除沾染。

医疗抢救后必须组织快速后送,对轻伤伤员,组织他们自行撤出。现场抢救是整个救治工作的前提和基础,只有将伤员从现场抢救运出,才有可能进行后续救治。

3. 早期救治 当地医疗机构如未遭破坏,即成为早期救治机构,但在发生大批复合伤伤员的情况下多需外援医疗机构担任或加强早期救治工作。早期救治机构与现场抢救组织之间应紧密联系,协同救治,有时可由早期救治机构派出或加强现场抢救,前接伤员。早期救治机构的工作展开主要包括以下内容。

(1) 对伤员的检伤分类:检伤分类的主要任务是分清轻伤还是重伤,对一般轻伤伤员,就地补充一些简单的医疗处理后即可归队或转有关部门照料,使主要救治力量用以救治重伤员;确定优先急需救治的伤员,如需手术或其他方法止血,解除呼吸、循环障碍和抗休克;确定留治、留待断续观察还是直接后送。

(2) 对不同伤情的早期救治:对有外伤的伤员进行破伤风被动免疫;对休克伤员进行输血等抗休克治疗;对开放性创伤进行清创;对骨折进行复位固定。对清洁的烧伤创面稍做处理后再用消毒敷料包扎;对冷伤进行解冻复温(一般需快速复温);对张力性气胸做闭式引流。

对疑有内脏损伤者做紧急手术探查并做相应处理。严重颅脑伤须开颅清除血块。

(3) 几种特殊情况的处理:①精神失常、精神病患者的处理。在突然、剧烈的战斗、灾害、事故等情况下,患者可发生精神失常或精神病,有的称"应激性精神损伤",可突发失明、失语、麻痹等症状。对这类患者,原则上应在早期救治机构就地迅速治疗,如有延误,会使病情加重。可采取个别和集体的心理治疗,换下有血衣服,给予热食,使用镇静催眠药,如用水合氯醛进行强迫睡眠等。②对合并传染病的伤员的处理。在积极救治创伤的同时治疗传染病,并进行隔离,未控制前不宜后送,特别不能与其他伤员混杂集体后送,以免造成传染病蔓延。③对放射性沾染伤员,如无分设手术室的条件,可与无沾染伤员同室分台进行。用于沾染伤员的敷料等应废弃,手术金属器械经过多次冲洗后仍可用于无沾染伤员。对处于休克等危重情况下的伤员,不宜急于做全身清洗消除沾染,以免过于搬动伤员而加重病情。对创面、伤口沾染者,应尽快将清创、切除坏死组织等与除沾染结合进行,清创和切除坏死组织本身即是有效的除沾染措施。

(4) 伤员的后送:伤员如经现场抢救后直接后送到医院(包括战时的后方医院)做最终治疗,特别是使用直升机等现代运输工具,极大地缩短受伤至获得充分良好的治疗之间的时间,将显著提高治愈率,降低伤亡率和伤残率。因此,不论在平时还是战时,伤员后送仍是早期救治机构的一项重要任务。

4. 医院(后方医院)治疗 伤员由现场或早期救治机构送至医院(包括战时的后方医院)进行后续治疗,通常即完成最后(最终)治疗任务。复合伤伤员到达医院后,通常按平时的创伤治疗原则进行医治。在有大批复合伤伤员情况下,应特别注意以下问题:①积极扩大收容量;②继续做好检伤分类和诊断工作;③发挥专科作用,密切各种协同,按主要损伤部位,由主要专科施治。但严重创伤往往为多发伤,有些为复合伤,有关各科须协同救治,必要时临时组织包括各专科的医疗救治。

(三) 核爆炸复合伤伤员的分级救治

1. 分级救治的组织形式 核爆炸复合伤伤员的分级救治是未来核战争条件下作战卫勤保障的重要内容之一。敌人使用核武器的原则、目标及核弹袭击的方式、核杀伤特点与常规武器不同,其救治的组织形式也不同。战术地域遭核袭击时,通常由杀伤区内的部(分)队救治机构组织杀伤区抢救,杀伤区附近的师救护所或野战医疗所担任早期治疗,战役后方医院要承担后续治疗。当战役后方遭核袭击时,杀伤区内或距杀伤区较近的军队和地方医院,要承担杀伤区伤员抢救和早期治疗任务。距杀伤区较远的医院要实施后续治疗。如杀伤区离后方医院较近,且交通方便,伤员经杀伤区抢救后可直接送附近医院接受早期治疗和后续治疗,中间可不另设早期治疗机构。

2. 核武器杀伤区复合伤伤员的抢救 组织杀伤区伤员抢救是伤员救治工作的重要环节。要求快速、简单有效,要与灭火、修复工事、道路同时进行。

(1) 受袭击部队自身力量的抢救：核爆炸后由于杀伤区范围广、伤员多、伤情重、伤员救治要求迫切，组织伤员自救互救显得十分重要。抢救时，除组织指导部队开展自救互救外，应重点抓好对危重伤员的急救和纠正不正确的包扎、固定。要将伤员集中到伤员集中点并做好简要登记和后送准备工作。

(2) 抢救队的抢救：①抢救队进入杀伤区前的准备工作，要尽快地从各种渠道获得有关核爆炸的当量、方式、爆心位置、杀伤范围、我部队和伤员分布、爆区交通和风向等情况，并迅速估算减员数量。②伤员抢救的实施方法，抢救队在防化分队对核杀伤范围内的沾染地面实施辐射剂量侦查后进入。③沾染区伤员和抢救人员的防护。④伤员后送和抢救队撤出，伤员从负伤地点到集中点由抢救队的担架员搬运，各抢救组完成伤员抢救任务后，在统一指挥下迅速撤离杀伤区。

3. 核爆炸复合伤伤员早期治疗的组织与实施　核爆炸复合伤伤员早期治疗通常由师救护所或野战医疗所在战术区承担，也可由战役后方派来的专门核伤员救治队加强。

早期治疗机构的主要任务是：对核伤员早期分类、早期治疗、除沾染、合理后送、留治轻伤员和暂不能耐受后送的危重伤员。

4. 复合伤伤员的后续治疗　后续治疗是早期治疗的延续，因此要与早期治疗相衔接。复合伤伤员经早期治疗后，根据伤情和预后判断，可将伤员送往战役或战略后方医院进行最终治疗。

在后方医院治疗中要特别注意，核伤员中复合伤发生率高，严重损伤往往有多处、多部位、多脏器损伤，应加强对伤员的整体观察，采取综合治疗措施，并注意充分发挥专科作用，密切各科协作，妥善解决治疗中的矛盾，以提高疗效。

放射复合伤是核战争条件下所特有的伤类，在治疗上也有特别要求，伤员被后送到后方医院后，将陆续进入极期，需要进行全面的综合治疗。

第二节　放射复合伤

放射复合伤是核战争时的主要伤类，在平时核事故中也多见。核爆炸复合伤发生率高、伤类杂、伤情重、发展快、诊治难，是核战争造成减员和伤亡的重要原因，是救治的重要对象。本节主要从放射复合伤的发生特点、放射复合伤的病理变化、放射复合伤的临床表现、放射复合伤的诊断、放射复合伤的救治措施5个方面对放射复合伤进行阐述。

一、发生率、类型和分度

放射复合伤是指在遭到核武器袭击时，人员受到以早期核辐射为主，同时又有光辐射、冲击波2种或2种以上瞬时杀伤因素所致的复合性损伤，它是核武器爆炸时一种特殊的损伤。

（一）放射复合伤的发生率

放射复合伤的发生与核武器当量的大小、爆炸方式（如地爆或空爆）、距爆心的距离、所处的环境以及有无防护情况等密切有关。

其一，以放射损伤为主的放射复合伤，对处于开阔地面的暴露人员，主要发生在 10^2 kt 级以下的核爆炸，特别是千吨级当量的核武器，不论是空爆还是地爆，所致的复合伤均为放射复合伤。放烧冲复合伤的发病率，空爆为地爆的 2~3 倍，放烧复合伤仅见于低空核爆炸。

其二，当核武器当量在 10^3 kt 级以上时，除现场阵亡的伤员外，不论何种爆炸方式，复合伤以烧冲复合伤为主。

复合伤的伤类与核武器当量的大小、爆炸高低（比高）以及复合伤类型（如放烧冲、烧放冲或烧冲）有关系。

根据电子计算机运算后，绘制在双对数坐标纸上的图像，可清晰地看到放射复合伤发生范围与核武器当量、爆心距离之间的相互关系。放射复合伤主要发生在 10^2 kt 级以下,致伤半径在 4 000 m 以内的区域。当核武器当量小于 10 kt,半径小于 1 200 m 时,放烧冲复合伤明显增加,在 300 m 以内,现场阵亡。

广岛和长崎遭受核袭击后的统计资料表明,如果把早期死亡的患者计算在内,则总的复合伤发生率占全部伤员的 60%~85%,若以 20 d 内存活的伤员计算,广岛和长崎复合伤的发生率分别占全部伤员的 40% 和 42%,其中放射复合伤的发生率远高于非放射复合伤(烧冲复合伤)的发生率(表 12-2)。由表可见,广岛和长崎放烧冲、放烧和放冲 3 种复合伤发生率之和分别为 85% 与 90.5%,在放射复合伤中,以放冲复合伤发生率最高,放烧伤次之,放烧冲伤最低。

广岛和长崎遭受核袭击时,有的居民在室内,有的虽在室外但当核爆炸闪光火球出现的瞬间,受害者还处在建筑物等直射光的背侧,避免或减轻了光辐射的损伤。由于房屋的倒塌,玻璃、砖瓦、铁器等碎片的高速冲击,创伤明显增加,放冲复合伤也随之增多。

表 12-2　广岛和长崎 20 d 存活伤员中各类复合伤的比较

伤类	各类复合伤发生率/%	
	广岛	长崎
放冲	45.0	54.8
放烧	27.5	23.8
放烧冲	12.5	11.9
烧冲	15.0	9.5

总之,核爆炸所致的放射复合伤伤情,因不同的条件、地点、爆炸方式以及当量大小等而有很大差别。在核试验场的开阔地面,主要发生放烧冲、烧冲和烧放冲复合伤,在小当量(千吨级)时,主要是放烧冲复合伤。随着核武器当量的增加,烧放冲与烧冲复合伤的发生率增高。在 $5×10^2$ kt 级以上时,主要是烧冲复合伤。高空爆炸时,由于早期核辐射被空气吸收减弱到 1 Gy 以下,即使是 10^4 kt 级以上的核武器,位于爆心的投影点,也不会发生瞬时辐射引起的急性放射损伤。

(二)放射复合伤的类型

放射复合伤可分为 3 类。

1. 放烧冲复合伤　是以放射损伤为主复合烧伤与冲击伤,即由 3 种不同性质的物理因素同时引起的复合伤。

2. 放烧复合伤　以放射损伤为主复合烧伤,即由电离辐射与光辐射 2 种杀伤因素所致的复合伤。

3. 放冲复合伤　以放射损伤为主复合冲击伤,即由电离辐射与冲击波同时所致的复合伤。

(三)放射复合伤的伤情分度

复合伤根据损伤的严重程度,可分为轻度、中度、重度和极重度 4 级。

1. 轻度复合伤　各种损伤均为轻度者。
2. 中度复合伤　几种损伤中有 1 种达到中度者。
3. 重度复合伤　几种损伤中有 1 种达到重度者,或 3 种损伤均为中度,或中度放射损伤复合中度烧伤。
4. 极重度复合伤　几种损伤中有 1 种达到极重度,或几种损伤中有 2 种达到重度,或 1 种重度复合 2 种中度,或重度放射损伤复合中度烧伤。

根据上述标准,放射复合伤由轻度到极重度,其核辐射剂量分别为 1、2、3、4 Gy 及以上。

二、病　理　生　理

放射复合伤是核爆炸所引起的特殊伤类。大多数放射复合伤以放射损伤为主要损伤,其基本病理变化主要是放射损伤的病变。以下着重对放射损伤、烧伤和(或)冲击伤的病理变化特点进行一些讨论。

(一) 休克发生率高

单纯放射损伤一般很少直接引起休克,仅在很大剂量照射后可发生休克样变化。但若放射损伤复合原来不致引起休克的外伤时却可发生休克,因此,放射复合伤时较易并发休克。照射剂量越大,伤情越重,休克发生率越高,病情也更严重。

放射复合伤时的休克大多发生在伤后初期。这是在受到复合杀伤因素强烈作用后,机体神经、内分泌、循环和代谢功能发生严重障碍的综合表现,其中有效循环血量的减少常常成为休克发展中的重要环节。因此,在严重病例,伤后的初期实际上是休克期。临床上表现精神兴奋、躁动、不安,不久转向抑制,反应迟钝,表情淡漠甚至意识模糊。同时呼吸、脉搏和血压等均有相应的时相性变化,血液浓缩,血容量减少和生化代谢的变化均迅速出现。

这类休克往往具有兴奋期延长与抑制期缩短的特点,如果对此未加注意,则可能影响休克的及时确诊以致贻误治疗。当一旦进入抑制期后,抗休克措施的效果明显降低。实验研究表明,严重复合伤休克时的血压变化常见有 2 种类型,一类在兴奋期后血压下降,但以后又缓缓上升,可维持一段时期(称为代偿期)。此时,如无及时有效的治疗,则血压将再次下降(称为衰竭期)。另一类在兴奋期后无明显的代偿期即进入衰竭期,血压一直下降,不再回升。值得指出,有少数放射复合伤动物,在照射后仅受到很轻的创伤,血压即可发生陡降,即小量创伤就可引起无代偿型休克。

战时单一伤引起休克,其重要器官的功能在最初往往是正常的。但在放射复合伤初期即可能有一个以上重要器官的功能开始受损,而且随着病程的发展,损害日益明显。这样不但使休克的临床变化和类型可以出现很大的差异,而且对预后也有明显的影响,一些实验研究表明,放射复合伤休克期动物的死亡率明显增高。

复合伤的休克一部分发生在极期,其经过特点与初期休克不同,而与中毒性休克相似,临床上常见体温和血压同时明显下降,如不及时有效治疗,后果严重,死亡率很高。

放射复合伤时休克发生率高,其加重的原因尚不清楚,一些研究表明,可能与以下几方面因素有关。

1. 神经系统　神经系统在休克的发生和发展中的重要作用早为人们所重视。放射损伤时神经系统各部分受到不同程度的损害,可出现大脑皮质、皮质下层、脑干、自主神经各级组织系统等的功能紊乱,影响血压调节中枢的功能。因此,放射损伤后对创伤、损伤、出血等强烈刺激的耐受性明显下降。放射损伤后对失血的敏感性比不照射动物明显提高,血压的改变也更为显著,休克发生率增高,后果更为严重。因此,神经系统功能紊乱,从而对创伤敏感性增高,可能是放射复合伤时休克加重的原因之一。

2. 有效血容量减少　有效血容量减少是休克发展中的一个主要环节,放射复合伤时,导致循环血量减少的条件增多,可能是休克加重的又一原因。创伤、出血、烧伤区水肿、创面体液丢失等均可引起血液浓缩,血容量减少。放射损伤引起的呕吐和腹泻均会加重液体丢失、电解质紊乱和血容量减少,从而促进休克的发展。而放射损伤引起微循环的功能和结构的改变,如微血管舒张、淤血、血流减慢、细胞内和细胞间的水肿、血管内皮屏障功能破坏和血管通透性增加等,使血管渗出液增加,血管床容量增加,从而使有效循环血量进一步减少,促进休克的发生和发展。

3. 毒性物质产生增加　创伤、烧伤后由于组织破坏、蛋白质分解等产生多种毒性物质,放射损伤后血中也立即出现组胺类毒性物质。一些研究证实,放射复合伤休克时气体代谢的强度减弱比较显著,体内糖原分解加快,血内乳酸及无机磷酸盐蓄积增多等均较单一伤休克时更为明显。有人报道,复合烧伤后,血中组胺的含量明显增高。因此,毒性物质的增加也可能是放射复合伤休克加重的原因之一。

4. 对毒素敏感性增加　长期以来,在休克和放射病的发病原理上有人主张中毒学说。实验研究表明放射损伤后对细菌毒素的敏感性也显著增加,放射复合伤极期中休克加重的原因可能与细菌感染和毒素的影响有关,特别对革兰氏阴性杆菌毒素的影响不可忽视。

(二) 造血功能障碍突出

造血功能障碍是放射损伤的突出变化。造血组织破坏和再生的情况能较好地反映放射损伤的严重程度。较严重的烧伤和冲击伤往往有外周血白细胞数下降,但不很严重的损伤,通常显示白细胞数的升高反应。当放射损伤复合烧伤或冲击伤后,可使造血组织加速和加重破坏,减少和延缓再生。

骨髓造血组织的严重破坏,导致骨髓空虚,造血组织几乎全为脂肪细胞所代替。一般地说,核辐射的剂量越大,所致损伤越重,骨髓发生空虚的时间也越早。放射复合伤和相应剂量的单纯放射病相比较,骨髓发生空虚和外周血细胞开始减少的时间都提前了(图12-3)。

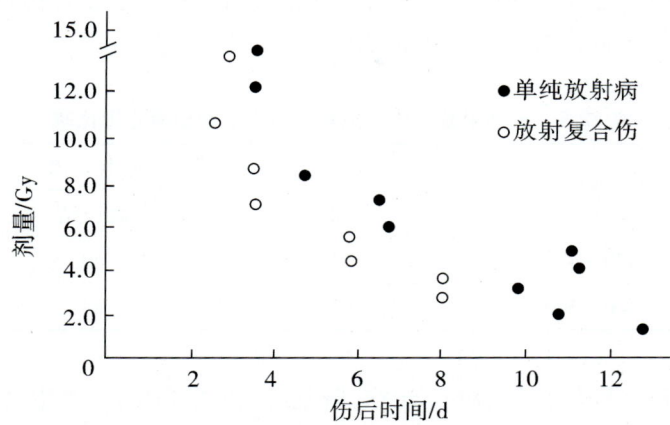

图 12-3 犬单纯放射病和放射复合伤时骨髓造血组织发生空虚时间的比较

由于骨髓和淋巴组织的破坏,反映在外周血白细胞数不断下降,而放射复合伤比单纯放射病时下降得更低、更快(表12-3)。

表 12-3 犬放烧冲复合伤和放射病时外周血白细胞的比较

伤类伤情	200~250 Gy		400~500 Gy		700~850 Gy	
	复合伤	放射病	复合伤	放射病	复合伤	放射病
白细胞最低值/L	1 718±1 392	2 596±2 794	764±967	620±448	242±220	1 118±2 353
白细胞最低值时间/d	8.4±5.4	15.9±2.5	5.7±2.6	13.0±3.4	3.4±0.9	6.5±3.3

造血组织虽发生破坏,但仍具有再生能力。一般来说,所受核辐射剂量小,造血组织再生快而多,剂量大,则再生慢而少;超过一定剂量,如不经治疗,不再发生再生,直至死亡。这种完全抑制再生的剂量,放射复合伤较单纯放射病也降低了(表12-4)。作为概数,骨髓和淋巴结大约下降25%,脾约下降20%。也就是说,复合伤时,在受到较小剂量的情况下,造血组织就不发生再生了。

表 12-4 犬放射复合伤和单纯放射病时完全抑制造血组织再生的剂量

造血组织	伤类	抑制剂量/Gy	复合伤时下降/%
骨髓	放射病	>650	23.0
	复合伤	>500	
淋巴结	放射病	>950	26.0
	复合伤	>700	
脾	放射病	>700	20.8
	复合伤	>500	

在发生再生的相应剂量范围内,放射复合伤时的造血组织再生(死亡动物尸检中发现再生的例数的百分比)比单纯放射病时也明显降低(表12-5)。据核爆炸γ射线和中子混合照射犬的资料,经骨髓组织学检查,死前不出现再生的最大剂量于放射病为6.5 Gy左右,而放射复合伤时下降为5.0 Gy左右。当

然，死前未出现再生，并不一定表明造血干细胞完全丧失殆尽，如经治疗延长存活时间，也可能出现再生。另一资料用 ^{60}Co γ 射线照射不同剂量，经观察培养集落生成单位（colony-forming unit-culture，CFU-C）等指标，认为犬骨髓自身再生的最大剂量为 7.0 Gy 左右。尽管目前尚未获得不同伤情条件下造血不能再生的剂量阈值，但复合伤时这种阈值降低，是可以肯定的。也就是说，在复合伤时，受到相对较低的剂量时就要使用骨髓移植手段，这将为治疗带来更多的困难。

表 12-5 犬放射复合伤和放射病时造血组织再生率比较

伤类	剂量范围/Gy	再生率/%		
		骨髓	淋巴结	脾
复合伤	420～470	13	60	15
放射病	400～500	62	84	82

以上都是指未经治疗的情况而言，如适当治疗，造血组织可得到保护，再生可能加速。

在轻度放射病复合轻度烧伤和冲击伤时，由于骨髓损伤不很严重，仍具有对烧伤、冲击伤刺激作用的反应能力，所以白细胞往往反而比单纯的轻度放射病时下降少，恢复快，即不显示加重作用。造血功能障碍的加重，一般要在核辐射已引起造血组织明显损伤和破坏，以及所复合的烧伤和冲击伤一定严重程度（大多为中度以上伤情）时才可能发生。

复合伤时造血功能障碍的加重作用与以下一些因素有关。

1. 感染显著加重　复合伤时感染显著加重，而严重感染对已有损伤的造血组织可加重破坏。常可见到这样的情况，白细胞数原本在下降，但一旦感染发热后，随体温上升，白细胞数急剧下降。有时造血功能本已开始逐渐恢复，外周血白细胞数逐渐回升，甚至达到数千的水平，说明骨髓已发生再生，但并发败血症后，白细胞数又急剧下降，尸检发现骨髓又呈现空虚状态，即原已有再生的骨髓又发生严重破坏。

2. 白细胞数的下降　在造血组织已不能照常产生和释放白细胞的情况下，外周血白细胞大量地消耗于烧伤创面和创伤伤口，也将加速白细胞数的下降。亦常见到这样的情况，在放射病复合烧伤的早期，于烧伤创面坏死痂皮和健存组织之间仍有大量粒细胞浸润，可形成分界性炎症带。但后来痂皮脱落，创面感染时，则极少或几乎无粒细胞浸润了。

3. 造血组织受损　复合严重烧伤、冲击伤后，由于组织坏死而产生的毒性物质可能直接抑制和损伤造血组织。

4. 血液渗出以及溶血增多　在造血功能抑制的基础上，创伤出血、血管通透性增高而使血液渗出以及溶血增多，感染细菌的卵磷脂酶、溶血素使红细胞溶解，可加速加重贫血的发生，但在早期，这种溶血和胃肠道的充血、出血均可使红细胞进一步破坏和丧失。造血组织的病变，反映在外周血液学方面也发生相应的变化。

（1）白细胞的变化：较重的放射复合伤，白细胞的变化是很典型的，且有明显的时相性改变。伤后多有一明显的上升高峰，这在相应的单一伤中也可看到。随后白细胞数即迅速下降，比单纯放射损伤提早达最低值，最低值水平低，持续久。白细胞分类方面，变化最剧烈的是中性粒细胞，其次是淋巴细胞。在不同类型复合伤时，白细胞总数和分类变化的趋势和特点有所不同，借此可作为鉴别诊断的参考。放射复合伤时白细胞数的反应受许多因素的影响。一般认为复合放射损伤剂量越大，白细胞数下降越快，水平越低，回升也越慢。复合烧伤的伤情越重，面积越大，对白细胞的破坏作用也越重。一些实验还表明，复合冲击伤时冲击波超压值的大小也对白细胞的变化有所影响（图 12-4）。

（2）红细胞的变化：放射复合伤时红细胞有关指标的变化（红细胞、血红蛋白、血细胞比容等）也是很显著的，而且也有明显的时相性。一般可见到初期升高、进行性降低和逐渐恢复3个阶段。升高反应与伤情严重程度有明显关系。红细胞数的减少和贫血的发展在休克后即迅速出现，其程度常与所受射线的剂量和烧伤伤情等成正比（图 12-5）。与单纯放射病或单纯烧伤比较，放射复合伤时下降更为迅速和严重，而且恢复也较慢。有研究表明，放烧复合伤时的贫血属于大细胞低色素性贫血。贫血在伤后早期即可发生,但可为当时的血液浓缩所掩盖。

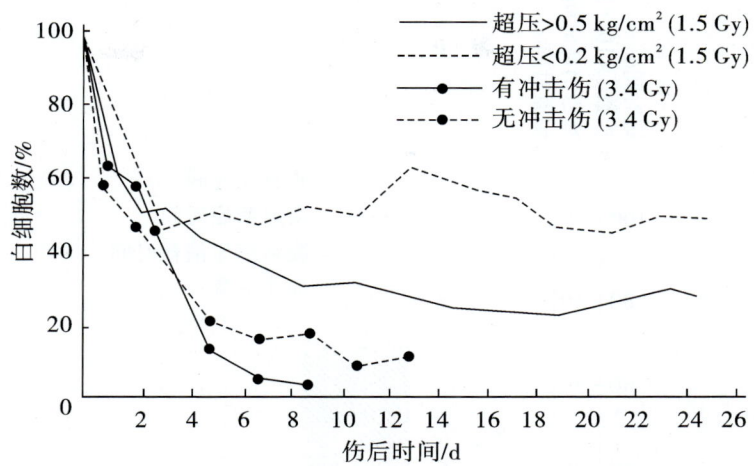

图 12-4　犬单纯放射病和放冲复合伤外周血白细胞数的变化

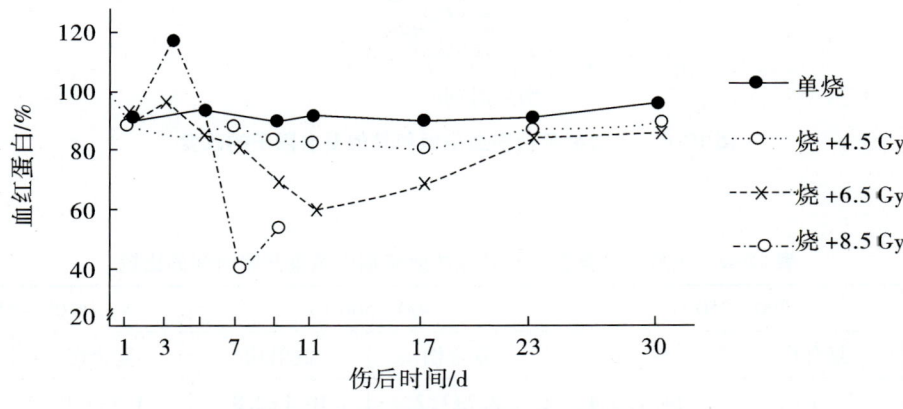

图 12-5　大鼠放射复合伤时血红蛋白的变化

(3) 血小板的变化:放射复合伤时血小板数的变化趋势大致与白细胞总数的变化相类似。伤后初期上升的情况与单纯烧伤相似,而以后下降的趋势与单纯放射病相似。但复合伤时依伤类和伤情不同,有时血小板数下降得较快和较低。在恢复回升阶段,与单纯放射病相比,有时复合伤血小板数上升幅度大,常在较高的水平波动上升。

在血小板数下降的同时,可见毛细胞血管脆性增加和凝血障碍逐渐明显,临床上也出现出血症候群。一般在临床出血停止时,这些指标才开始恢复正常。复合伤时,出血症候群一般也比单纯放射病提早出现和加重(图 12-6)。在对放射损伤复合烧伤造血功能障碍的研究中,发现在造血实质细胞损伤的同时,造血基质细胞也有明显改变。

(三) 感染并发症严重

感染在单纯放射病、烧伤和冲击伤中都是比较突出的,而放射复合伤时,感染发生更早、更多、更重。表 12-6 比较了犬极重度、重度放烧冲复合伤和单纯放射病的感染情况,前者的发热和体表感染灶出现的时间都比后者提前。对 1 周内不同时间死亡的动物进行尸检观察,发现放射复合伤时感染病变发生率明显高于单纯放射病(表 12-7)。

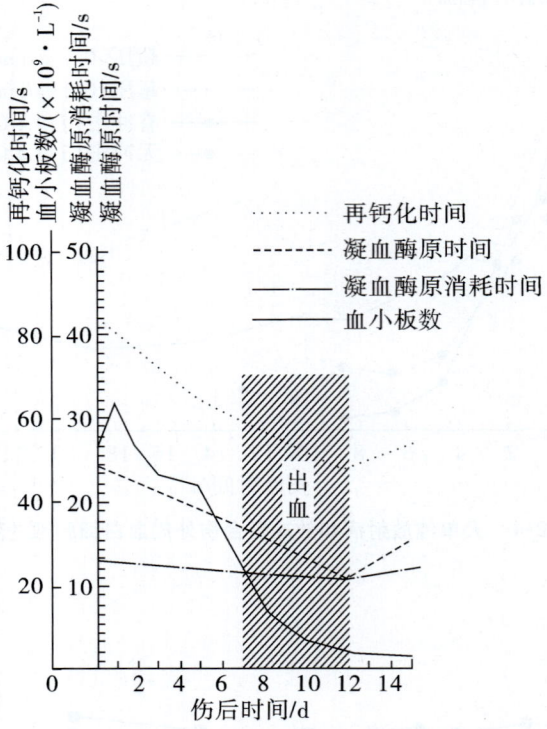

图 12-6 犬放射复合伤血小板和其他凝血因子的改变

表 12-6 犬放烧冲复合伤和单纯放射病临床感染开始时间的比较

伤情	200~250 Gy		400~500 Gy		700~850 Gy	
	复合伤	放射病	复合伤	放射病	复合伤	放射病
发热/d	3.2±3.2	14.4±3.4	2.7±1.7	10.1±2.8	1.7±1.0	5.3±1.4
感染灶/d	—	11.6±3.8	4.4±2.4	12.2±3.5	2.3±1.3	6.0±3.1

表 12-7 放射复合伤和单纯放射病 1 周内死亡犬感染病变发生率

感染病变	伤类	存活时间/d		
		0.5~2.9*	3.0~4.0	4.1~7.0
肺炎	放射病	—	9.1	29.4
	复合伤	6.5	12.2	
扁桃体炎	放射病	—	4.5	57.1
	复合伤	15.2	21.9	70.6
口腔黏膜溃疡	放射病	—	19.5	14.3
	复合伤	32.6		47.1
血源性感染灶	放射病	—	4.5	11.8
	复合伤	4.3	4.9	

注:*放射病组 0.5~2.9 d 内死亡动物。

有人对犬照射 258×10^{-4} U/kg[100 伦琴(roentgen,R)(X 射线)],不发生菌血症,20% 面积的 Ⅱ 度烧伤,只发生一过性菌血症,两者复合后则发生严重的败血症。

在极重度放射复合伤中,常见休克刚过,感染接踵而来,甚至休克期和感染期重叠起来,发生早期败血症。在伤后早期死亡(2~3 d 内)者,在心脏、血液和脾等组织内就培养出细菌,菌株和烧伤创面的细菌基本相同。

还应指出,单纯放射病时较少发生厌氧菌感染,但在放射复合伤时,这种感染的机会大大增加了,一旦发生,后果比较严重,应注意防治。

放射复合伤时感染更为突出的原因如下。

1. **放射复合伤时休克更为多见而严重**　使全身抗感染能力更为降低。临床上观察烧伤患者也常见休克严重者,败血症发生早而重。休克使抗感染能力降低,可能与以下原因有关:①休克时发生组织缺氧,一些重要的脏器组织发生变性,甚至坏死,使有关的功能发生障碍,如肝合成丙种球蛋白减少。②休克时组织淤血、缺氧,使毛细血管内皮细胞损伤,加以烧伤时高温直接作用于血管壁,损伤组织的分解产物(如组胺等)对血管壁的作用,以及放射损伤破坏了血管壁的黏多糖,这些原因都使血管壁通透性升高。由此,一方面使血管内液体成分甚至红细胞渗出血管外,另一方面也使血管外细菌易于侵入血管,导致菌血症、败血症的发生。

2. **放射复合伤时造血功能障碍更为严重**　中性粒细胞、淋巴细胞等减少更多,网状内皮系统吞噬功能抑制,特异性和非特异性免疫功能减弱,血清杀菌力下降等也更为显著,从而使机体抗感染的细胞因素和体液因素都受到更大的削弱(图 12-7)。

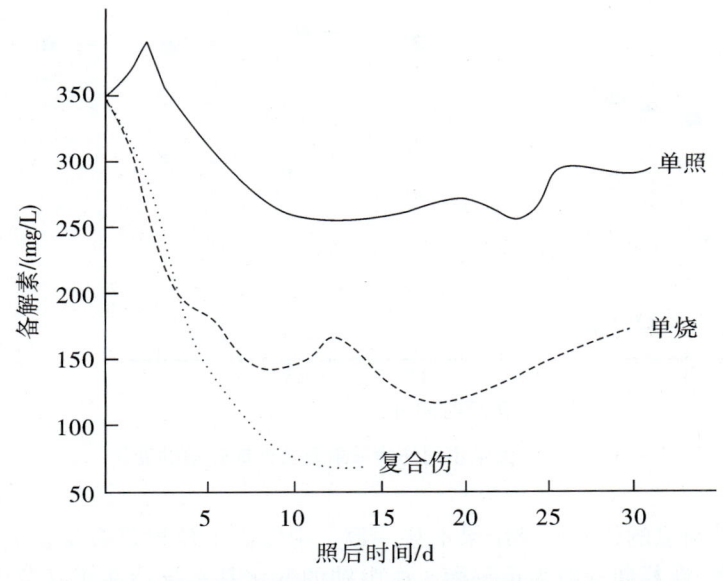

图 12-7　犬放烧复合伤和单一伤时血清备解素变化的比较

3. **感染来源增加**　放射复合伤时不仅可发生来自肠道、口腔部以及尿道等处的内源性感染,而且更可发生来自创面、伤口等处的外源性感染,从而大大增加了感染的机会。复合伤时创面细菌数量比单纯烧伤更为增多(百万至千万倍),这是由于此时白细胞显著减少、功能降低,致细菌被吞噬杀灭明显减少;细菌内毒素本身又抑制细胞的防御;细菌在坏死组织中易于滋长繁殖。细菌所产生的大量毒性物质(酶),利于细菌在创面蔓延,如卵磷脂酶破坏红细胞和其他细胞的胞膜,引起溶血和细胞坏死;透明质酸酶溶解真皮、皮下结缔组织基质;胶原酶溶解胶原纤维等。烧伤痂皮固然有保护作用(减少渗出、减少细菌直接入侵等),但其本身结构也可为细菌蔓延提供条件。皮肤烧伤后,表皮和真皮发生凝固性坏死,形成致密的痂皮,痂内附件组织也发生坏死,毛囊的毛干周围常形成空隙,凝固坏死的真皮胶原纤维,干缩后形成很多裂隙,这些毛囊内空隙和痂内裂隙都是与痂下组织通连的。在临床观察痂皮还很完整干燥的时候,痂内就存在着这些隙缝。在放射复合伤全身抗感染功能极度下降的情况下,细菌在痂皮表面容易滋长。这些细菌有些可能是伤前存在于毛囊内,在烧伤时没有烧死,而更多的是由外环境和伤员体表污染而来。可见细菌在坏死的表皮真皮间裂缝内和毛囊空隙内滋长,形成菌团,并沿着毛囊空隙和痂内裂隙向深层组织蔓延,直至痂下组织。有时还见细菌侵入神经干,沿神经干蔓延。也就是说,在痂皮尚未裂开、溶解、脱落以前,细菌就可能通过这些途径侵入深层,发生早期痂下感染。痂皮软化溶解后,更成为细菌大量滋长的适宜环境,更易发生严重感染。创面坏死组织中多充满着大量菌团,有时并发真菌感染。创面细菌还可进一步沿淋巴管、血管扩散,有时就在管腔内大量繁殖,充满腔内,形同管型,由此不仅阻塞血管(此时还促使血栓扩散),进一步引起组织坏死,而且可以导致局部淋巴结感染和全身血源性感染。

(四)物质代谢紊乱明显

放射损伤、烧伤和创伤比较严重时均可引起明显的物质代谢变化。放射复合伤后由于伤情加重,机体的代谢变化更为明显和复杂。

体重变化一般反映机体总的代谢平衡改变的结果,放射复合伤后体重下降比单一伤更为明显,而且持续时间较长,到恢复期后相当时间才开始逐渐恢复。体重下降与营养物质摄入和吸收减少、组织大量破坏、机体消耗和排除增多有关。伤后随着病情发展,食欲减退,热量摄入日渐减少,至极期前后发生拒食。此时体重下降最为显著。伤情轻重与体重下降有显著关系。图12-8表明,单纯10% Ⅱ度烧伤后体重比正常对照动物稍见降低,而复合4.5 Gy照射后体重下降即很明显,复合的放射损伤剂量越大,伤情越重,体重下降越明显。

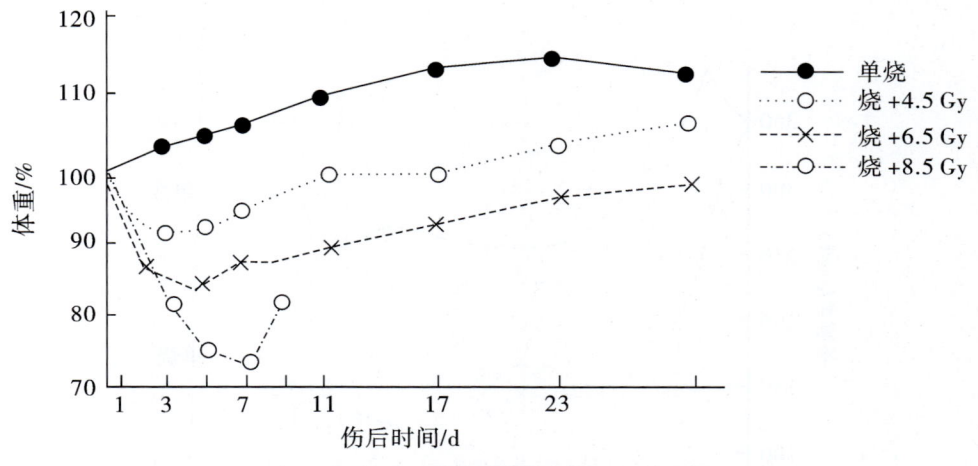

图12-8 大鼠不同伤情放射复合伤时体重的变化

对放射复合伤后钠与氯的代谢研究结果不甚一致。中度以上放射复合烧伤犬,早期多为正平衡,至极期负平衡的倾向增多,恢复期一般为正平衡。血中钠的变化基本维持在正常范围内,但波动很大。血氯在极期时多呈升高趋势,复合伤的结果与单纯放射病和烧伤动物互有参差,尚缺乏一定的规律性。

钾代谢在初期和极期多呈负平衡。负平衡的程度一般较单一伤严重。在负平衡时血清中钾的含量相应降低,有的达低血钾水平,严重者可出现一定的临床症状,须及时处理。钾代谢负平衡和血钾降低同伤后食欲减退、摄入减少、组织破坏和排出增多有关。恢复期钾平衡由负平衡转为正平衡,这是组织破坏停止、临床病情好转的指征之一。复合伤后钾/氮比例也有较明显的下降,间接说明组织破坏的程度比较严重。

酸碱平衡在伤情较轻者一般可维持在正常范围。伤情较重时,酸中毒的发生率逐渐增多,而且比单一伤多,程度也较重。二氧化碳结合力下降和酸中毒多发生在极期。休克严重者在初期也可见到。酸中毒与大量组织破坏、分解代谢加强、感染和肾功能障碍等有关。

蛋白质代谢改变比较明显,而且持续时间较长,伤后与组织破坏、体重减轻的情况相呼应,多见尿氮排出增多,血清总蛋白逐渐减低伤后氮代谢平衡一般呈负平衡。如果伤情较轻,食欲良好,可转为正平衡。在总蛋白下降中,白蛋白下降最明显,而球蛋白的比例相对提高。故 A/G 比值下降,白蛋白下降最明显。血中非蛋白氮一般在危重动物的极期多有较明显升高,伤情较轻者一般无明显改变。放射复合伤时核蛋白代谢障碍也比单一伤严重,前已指出骨髓对射线特别敏感,骨髓的核酸代谢障碍在放射复合伤时更为显著。

放射复合伤时糖和脂类的代谢也有一定改变。

综上所述,放射复合伤时物质代谢障碍涉及范围很广,变化的程度有时相当迅速和显著。因此,为了有效地进行救治,必须纠正物质代谢障碍,采取及时而有效的措施。神经内分泌系统的改变对物质代谢的改变有着重要作用。这也是认识和掌握放射复合伤的物质代谢变化特点的重要方面,都需要进行深入研究。

(五)创伤愈合延缓

在放射复合伤时,烧伤创面、创伤伤口及骨折因放射损伤的影响而延迟愈合,放射复合伤愈合延缓的原因包括以下几个方面。

1. **炎症反应削弱** 放射复合伤时常见伤口或创伤炎症反应区域较小,伤口周围炎症反应带较狭窄。如存在异物,异物反应轻,异物周围形成包裹的时间延迟,在极期常见异物所在部位局部出血,即使潜在异物排出体外时,也常遗留不易愈合的瘘管。

机体通过炎症反应以杀灭和消除细菌,吸收和清除坏死组织,从而为组织再生修复准备条件。因此,炎症是组织损伤后修复愈合的必要前提:在放射复合伤时,由于造血组织破坏,白细胞数下降,创面或伤口炎症细胞浸润减少,吞噬功能降低,以致细菌和坏死组织不易被吞噬和清除。此时由于血管通透性增高,局部常有较多的纤维蛋白渗出物,但因中性粒细胞减少,由其释出的蛋白溶解酶也减少,因此局部纤维蛋白不易被溶解,而与坏死组织凝结在一起,使坏死组织不易脱落、清除,既影响组织修复,又易招致细菌滋生,加重感染,这又进一步阻碍组织修复。

2. **局部发生感染、出血、水肿和血栓形成** 放射复合时全身和创伤局部的变化,均有利于感染的发生和发展。因此,复合伤时感染更为突出,在放射病的极期尤为严重。创伤感染后,局部出现疼痛加剧、发红、水肿、浸润硬块、渗液和流脓等征象。一些研究表明,放射复合伤时,伤口化脓性感染加重,容易扩散和发生蜂窝织炎、骨髓炎和化脓性瘘管等。创伤感染后可有全身不适、发热、食欲减退和白细胞变化等全身性反应。

放射复合伤伤员在手术后,手术伤口感染的发生率也较高,如未及时有效处理,不仅可使手术失败,而且可以引起其他并发症。植皮手术后,已经生长愈合的皮片可因感染而失败。已经愈合的部分伤口也可因发生感染而再次裂开。放射复合骨折不仅伤口感染率增高,影响骨折愈合,伤肢功能恢复较差,而且常常加重整体病情。

3. **抑制组织细胞的再生** 在核辐射作用下,创伤局部组织细胞的再生能力可受到直接抑制。这主要包括皮肤、软组织损伤时抑制上皮细胞、成纤维细胞和血管内皮细胞的再生,抑制这些细胞的分裂和胶原的合成;骨折时抑制成骨细胞的再生和骨痂的形成。

皮肤和黏膜创伤时,只有表皮细胞再生并覆盖创面,才能消灭创面,使肉芽组织停止生长,使创伤愈合。因此表皮细胞的再生及其功能,对创伤愈合极其重要。在创伤愈合过程中,表皮细胞有分裂增生和游动功能,在整个修复过程中,细胞分裂一直在进行。当表皮和结缔组织接触时,即产生基层底膜。在创伤复合放射损伤情况下,表皮细胞分裂、游动功能均可受到抑制,甚至停止,从而影响创伤愈合。

在创伤愈合过程中,创伤周围及底部的毛细血管内皮细胞发生肿胀、分裂,形成芽突,并进行游动,互相连接。这些连接的突起初为实心,以后逐渐中空,形成腔隙,再通血流。在复合放射损伤的情况下,血管内皮细胞分裂、生长缓慢,甚至停止,从而影响肉芽组织的形成。至于淋巴管的再生,较血管为慢。

成纤维细胞对创伤愈合起重要作用。成纤维细胞能肿大、伸长、伸出突起,沿直线方向移动,并可分裂增生,成熟时释放出黏多糖,形成胶原纤维。只有形成完整的胶原纤维,创伤愈合后的张力强度才能增加。在复合放射损伤的情况下,成纤维细胞的分裂和胶原合成功能都可受到抑制,从而影响肉芽组织的生长和成熟,有时虽然愈合,但张力强度很低。

4. 放射性物质沾染创面和对伤口的影响 地爆和低空爆时,爆区内的伤员,特别是下风方向近区的暴露人员,烧伤创面和开放性的创伤伤口有可能受到放射性物质的沾染,从而造成局部延缓愈合和吸收入人体内2个方面的不良影响。

放射性物质落于创面或伤口时,为局部组织所吸附,如有渗出液时,吸附更多。对局部的影响主要取决于沾染的强度、沾染物停留的时间和创伤类型等因素。放射性沾染在局部可造成上皮细胞、结缔组织细胞和肌肉细胞的变性及渐进性坏死,抑制细胞的再生,特别是表皮的生发层细胞和成纤维细胞更易受损。这样就使局部积留坏死组织,组织再生过程延缓,并易发生出血和感染(化脓性和厌氧性细菌感染)。曾有人用家兔实验,单纯的皮肤肌肉伤口化脓发生率为11.5%,沾染放射性碘和钚后,增至22.2%,如沾染后再受X射线照射者,可高达53.8%。

5. 其他因素 放射复合伤时神经内分泌调节障碍,代谢紊乱,特别是蛋白质代谢障碍,较早出现的贫血等全身性变化,也必然对局部创伤愈合产生不利影响。

放射损伤对创伤愈合的影响主要发生在极期,因此,在治疗上,在加强全身治疗的基础上,要力争在极期到来之前,尽量治愈或最大限度地缩小创面或伤口,并在极期严密防治局部感染和出血,这不仅有利于局部创伤愈合,也能对复合伤的整体治疗创造良好条件。

三、临 床 表 现

(一)以放射损伤为主的放射复合伤

以放射损伤为主的放射复合伤,主要有放烧冲复合伤、放冲复合伤和放烧复合伤等类型。具有放射病的基本特征:如初期、假愈期、极期和恢复期的病程阶段性;有造血功能障碍、感染、出血等主要病变和临床症状;病变及病程严重程度和预后结局主要取决于核辐射剂量;治疗放射损伤是救治中的主要环节。

1. 实际伤情 不同程度放烧冲复合伤的实际伤情是:极重度,通常核辐射剂量在4.0 Gy以上,复合中度以上烧伤和冲击伤;重度,通常核辐射剂量在3.0 Gy以上,复合中度以上烧伤和冲击伤;中度,通常核辐射剂量在2.0 Gy以上,复合轻度烧伤和冲击伤;轻度,通常核辐射剂量在1.0 Gy以上,复合轻度烧伤和冲击伤。

目前一般医疗水平需要与可救治的放射损伤的剂量范围为2.0~6.0 Gy,暴露人员受此剂量照射可能同时复合的烧伤和冲击伤伤情为:10 kt级以下核爆炸时将复合轻度烧伤和轻度冲击伤;10 kt级核爆炸时所复合的烧伤和冲击伤将多属中度,当量偏大时也会属重度;10^2 kt级以上,则可复合中、重度以至极重度烧伤和冲击伤,就暴露人员而言,其中很多将现场死亡;室内人员,当然也会发生间接烧伤和间接冲击伤。如遭受更大剂量的核辐射照射,会发生肠型甚至脑型放射复合伤。这些损伤主要发生于小当量核爆炸时,因此所复合的烧伤伤情一般不会很严重。需要强调指出,放射复合伤时发生肠型的剂量阈值较单纯放射损伤时有所降低。核爆炸γ射线和中子混合照射,犬发生单纯肠型放射病的阈剂量为8.5 Gy左右,而肠型放射复合伤,降为6.8 Gy左右(下降20%左右)。在肠型和极重度骨髓型的交叉剂量范围内,如系单纯放射损伤,多数属骨髓型,如为放射复合伤,则多数属肠型。

2. 基本临床表现及其病理基础 病程和临床症状:放射复合伤时假愈期缩短,极期提前而延长,使伤情较长时间处于严重阶段。各主要临床变化,复合伤比放射损伤时发生较早,程度较重,持续较久。

放射损伤的假愈期,可认为是机体代偿作用的反映,在复合伤时,由于损伤严重,抗损伤方面的代偿作用较快削弱或消失,休克、感染和其他病变提早发生,因此极期也提早来临。由于各种功能的恢复较为困难,进入恢复期的时间也相应后延。

表12-8列出几组放烧冲复合伤犬与相应剂量的单纯放射病主要临床征象的发生时间,图12-9示意重度放烧冲复合伤与单纯放射病的病程和临床变化,可资比较。

表 12-8 极重度放烧冲复合伤与单纯放射病的比较

观察项目	2.0~2.5 Gy		4.0~5.0 Gy		7.0~8.5 Gy	
	复合伤	放射病	复合伤	放射病	复合伤	放射病
动物数	20.0	14.0	26.0	14.0	31.0	12.0
死亡数	16.0	6.0	26.0	14.0	31.0	12.0
死亡率/%	80.0	42.8	100.0	100.0	100.0	100.0
存活时间/d	9.9±5.6	19.3±3.5	6.8±2.7	14.2±3.2	4.0±0.9	7.4±2.9
衰竭开始/d	8.3±6.4	16.7±3.8	5.3±3.1	13.9±3.6	3.2±0.9	7.1±4.1
拒食开始/d	8.4±7.1	15.8±3.8	4.4±2.9	12.1±3.0	2.4±0.9	4.2±2.9
腹泻开始/d	6.0±3.7	12	4.5±1.8	9.6±4.6	3.5±0.7	3.7±1.2
发热开始/d	3.2±3.2	14.4±3.4	2.7±1.7	10.1±2.8	1.7±1.0	5.3±1.4
感染灶开始/d	—	11.6±3.8	4.4±2.4	12.2±3.5	2.3±1.3	6.0±2.1
体表出血开始/d	8.9±1.7	10.2±3.4	6.0±1.5	8.0±1.4	3.4±1.3	6.6±2.1
便血开始/d	6.7±2.5	14.7±3.5	6.1±2.1	12.7±7.6	3.1±0.4	5.8±3.7
白细胞最低值/($\times 10^9$/L)	1.71±1.39	2.59±2.79	0.76±0.96	0.62±0.44	0.24±0.22	1.11±2.35
白细胞最低时间/d	8.4±5.4	15.9±2.5	5.7±2.6	13.0±3.4	3.4±0.9	6.5±3.3

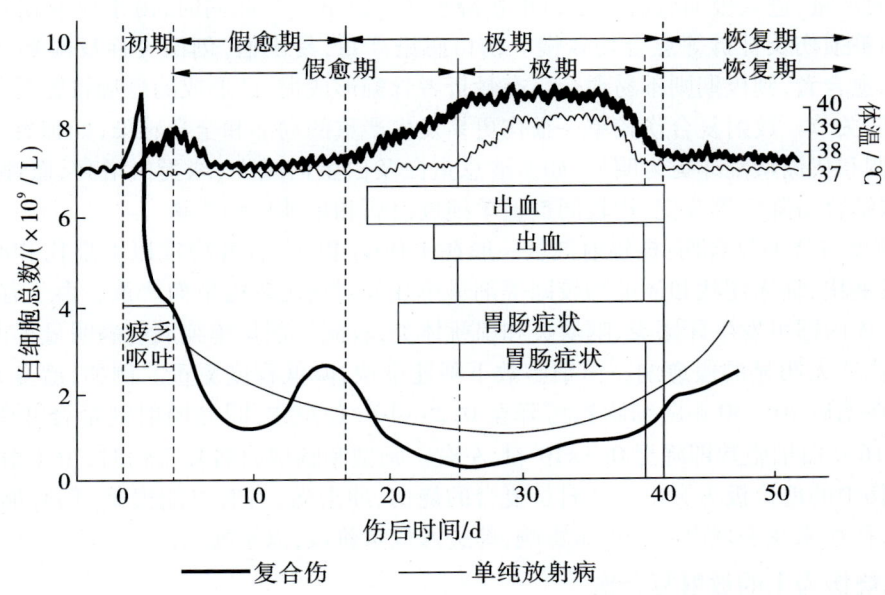

图 12-9 重度放烧冲复合伤和单纯放射病病程和临床变化的比较

3. 放烧冲复合伤的临床表现 以上阐述了放射复合伤的基本临床表现及其病理基础,在此基础上,简要叙述不同程度放烧冲复合伤的临床表现。

(1)轻度放烧冲复合伤:核辐射剂量一般在 1.0 Gy 以上,合并轻度烧伤和冲击伤。病程经过轻,伤情互相加重和病程分期均不明显,一般 2 个月内即可恢复。伤后数天内,可能出现疲乏、头昏、失眠、恶心和食欲减退等一般症状。个别人在伤后 3~4 周可见到体表出血点。烧伤创面在伤后早期即可发生感染,同时伴有一过性发热,通常在数天内体温即降至正常。

造血功能障碍轻,伤后白细胞数虽也有轻度降低,但受烧伤的影响,白细胞数波动较大,在创面发生感染期间,白细胞数可增高,待创面开始愈合,创面感染减轻,白细胞数又有轻度下降。淋巴细胞数变化与白细胞总数改变一致。血红蛋白无明显变化。

(2) 中度放烧冲复合伤:核辐射剂量一般在2.0 Gy以上,合并轻度烧伤和冲击伤。临床上呈现阶段性病程。临床经过不甚严重,伤后2~3个月可基本恢复。初期主要表现为疲乏、无力、头昏、失眠等神经系统症状和恶心、呕吐、食欲减退等消化道症状。感染发热比单纯放射病出现早,发热持续时间长者可超过1周,极期可发生呕吐、腹泻和皮肤黏膜出血。

伤后早期白细胞数可有3~5 d升高,继而减少,由于合并烧伤,白细胞下降速度比同剂量单纯放射病缓慢,而且下降程度较轻。可见中度放烧冲复合伤时,对造血功能破坏尚较轻,对烧伤感染尚能保持一定反应能力。淋巴细胞在伤第1天即有明显下降,下降程度与射线剂量一致,伤后3 d内波动在$(0.5~1.0) \times 10^9/L$。血红蛋白有轻度减少,6~7周后逐渐恢复到接近正常水平。

(3) 重度放烧冲复合伤:核辐射剂量一般在3.0 Gy以上,合并中度以上烧伤和冲击伤。与同剂量单纯放射病相比,其病程发展快,假愈期缩短,极期提早出现,但恢复期并不提前,因此极期延长。其临床改变比同剂量单纯放射病严重,伤后早期即可有一过性发热。极期感染、发热早。

根据发热情况可分3种类型:一为早期开始发热,持续至极期;二为早期发热后,降至正常或接近正常水平,数日后再次发热;三为伤后经过一段时间才开始发热。第1种发热类型者,烧伤均较重,假愈期不明显。后2种发热类型者,都可看到明显的假愈期。第2种类型的再次发热和第三种类型的开始发热,都标志着极期的开始,各种症状明显加重。一般状态恶化、厌食、皮肤和黏膜出血、便血都比同剂量单纯放射病出现得早而重。当有肺部冲击伤和鼻黏膜烧伤时,常有严重的肺出血和鼻出血。胃肠功能障碍更为严重。伤后早期白细胞下降速度与单纯放射病大致相似,但白细胞数降至最低值的时候早,数值更低。此早期白细胞数下降速度与单纯放射病大致相似,但白细胞降至最低值的时间早,数值更低。此外,贫血发生早而严重,进入极期后血红蛋白很快降至3 g以下。与此同时,由于放射损伤的影响,烧伤、软组织损伤、内脏损伤及骨折等愈合均较慢。伤口感染严重,易出血,创面炎症反应弱,肉芽组织苍白、脆弱,极期前未愈合者,到极期则不易愈合。有骨折者骨痂形成慢,已形成的骨痂较脆弱,容易骨折,易形成骨不连接和假关节。放射复合伤较单一损伤更易发生严重的局部和全身感染,如肺炎、败血症等。水、电解质平衡失调和代谢紊乱亦更为明显,如血清总蛋白及白蛋白减少、球蛋白增高、血钾降低、非蛋白氮增加、二氧化碳结合力降低等改变,均较同剂量单纯放射病和单纯外伤严重。

(4) 极重度放烧冲复合伤:核辐射剂量一般在4.0 Gy以上,合并中度以上烧伤和冲击伤。临床经过极重,病程发展快,临床症状和体征均较同等剂量单纯放射病出现得早而严重。由于有外伤,伤后早期即发热,伤后1周内即可发生牙龈炎、咽峡炎和扁桃体炎,较同等剂量单纯放射病明显提前。由于感染发热早、病情重,往往无明显的假愈期。白细胞数下降速度快,降低程度更重。例如,遭受5.0 Gy照射,单纯急性放射病在伤后20~30 d白细胞数可降至$0.25 \times 10^9/L$左右,同样照射剂量合并中度烧伤和冲击伤时,伤后6~16 d白细胞数即降至$0.3 \times 10^9/L$左右。肠型和脑型放射复合伤时,由于射线剂量极大,放射损伤在复合伤中的地位极为突出。此时虽复合的烧伤、冲击伤(有时可能很重)仍有加重伤情的作用,但由于病程短,往往未及表现出多大加重影响,即进入危重阶段,以至死亡。

(二) 以烧伤为主的放射复合伤

以烧伤为主的放射复合伤,主要有烧放冲复合伤和烧放复合伤。

这类复合伤的病程经过和预后结局主要取决于烧伤的严重程度,通常也有休克期、感染期和恢复期。核辐射剂量一般不超过2.0 Gy,即属轻度放射损伤或仅为放射反应。放射损伤可能对伤情有些加重作用,对临床过程有些影响,如可发生体表出血和白细胞,特别是淋巴细胞变化等,但对整个伤情不起决定作用,与前类以放射损伤为主的放射复合伤,有明显区别。在烧放复合伤中,冲击伤一般为轻度或中度伤情。

以下着重介绍不同伤情烧放冲复合伤的主要临床特点。

1. **轻度烧放冲复合伤** 轻度烧放冲复合伤,为轻度烧伤合并轻度冲击伤和小剂量照射,核辐射剂量一般都在 1.0 Gy 以下。伤情无明显相互加重影响,临床经过和同等程度烧伤相似。伤后部分伤员可出现精神、食欲减退,体表出血,轻度感染,数日体温即可降至正常范围。

白细胞数改变和烧伤创面感染是一致的,在感染期白细胞数明显增加。从白细胞总数变化规律来看,和轻度烧冲复合伤无明显差别,但轻度烧放冲复合伤淋巴细胞减少,下降程度和射线剂量一致,只是在感染期有轻度回升。

2. 中度烧放冲复合伤　中度烧放冲复合伤,为中度烧伤合并轻度放射损伤和轻度冲击伤,核辐射剂量一般不超过 1.5 Gy。伤后数天内,可出现疲乏、头昏、食欲减退和失眠等一般症状。感染发生早,部分伤员可见体表出血,治疗不当少数还可发生衰竭和拒食。白细胞数变化明显,伤后初期白细胞总数有一过性增高,继而降至正常水平,感染期白细胞数再次增高,至伤后 20 d 恢复正常。淋巴细胞数明显减少,减少程度和射线剂量一致。血红蛋白无明显改变。

3. 重度烧放冲复合伤　重度烧放冲复合伤烧伤严重,合并轻度放射损伤和轻度冲击伤,临床经过类似一般烧伤,有休克期、感染期和恢复期。但由于复合放射损伤和冲击伤,休克发生率较单纯烧伤高。感染严重,持续时间较长,早期发热后多持续至恢复期。伤后 2~3 周部分伤员可见到皮肤、黏膜出血点。

末梢血象改变明显,伤后早期白细胞总数有一过性增高,继而根据所受核辐射剂量的大小,白细胞数有不同程度的减少,有时可降至 $1.0×10^9/L$ 以下。中性粒细胞绝对数下降程度与白细胞总数一致,但在白细胞分类计数时中性粒细胞百分比不减少,反而比伤前增加。淋巴细胞下降的程度比同剂量单纯放射病和放烧冲复合伤更低,重度以上烧伤复合放射损伤,可使淋巴细胞下降程度加重。

4. 极重度烧放冲复合伤　极重度烧放冲复合伤,为重度或极重度烧伤合并轻度放射损伤和不同程度冲击伤,核辐射剂量一般不超过 2.0 Gy。临床经过极重,伤后不久即会出现严重的早期休克,伴有意识不清,虽然有大面积烧伤,但体温却反而降低,说明机体防御能力极度低下。伤员一直处于衰竭状态,拒食。在初期就可有柏油样便。

中度以上烧伤常对造血有刺激作用,对放射损伤造血抑制效应有一定程度的补偿;重度以下烧伤则使造血功能破坏加重,提早衰竭,完全抑制造血再生的受照剂量于放射复合伤时比单纯放射病时下降 23%(骨髓)、29%(脾)、26%(淋巴结)。放射复合伤与单纯放射病比较,伤后 1~2 d 内休克发生多、程度重,表现为加重效应;如有效地防治了休克,3 d 后进入肠上皮再生期,复合伤比放射病的肠上皮再生好,修复快。

对复合效应机制的研究发现,小鼠受 10~16 Gy 照射合并 10%~20% 面积Ⅲ度烧伤后,血清和肠黏膜匀浆上清液中存在一种物质,整体和离体肠上皮细胞株实验均证明,该物质具有促进放射损伤肠上皮再生增殖的作用,初步分析为分子量 20 000 左右的蛋白质。说明复合效应具有一定的物质基础。进一步研究发现,放射复合伤等严重创伤后糖皮质激素受体(glucocorticoid receptor,GR)功能严重抑制,核因子 κB(nuclear factor-κB,NF-κB)活性显著增强和炎症细胞因子大量释放,三者互为因果,形成"级联式放大效应",从而加重应激紊乱,在后续全身性损害的发生发展并导致死亡中起着重要作用。

(三)以冲击伤为主的放射复合伤

以冲击伤为主的放射复合伤,主要有冲放烧和冲放复合伤。其病程经过和预后结局主要取决于冲击伤。核辐射剂量一般不超过 2.0 Gy,有些可同时合并不同程度的烧伤。临床表现类似于平时或常规战争中的严重创伤、外伤。

以冲击伤为主的放射复合伤主要见于以下几种情况。

1. 低核辐射地区　在低核辐射地区(<2.0 Gy),不同程度地屏除或减轻了烧伤的严重程度,然而没有削弱冲击波作用。核爆炸时在同一距离上,烧伤往往重于冲击伤,如烧伤未能减轻,多发生烧放冲复合伤。但光辐射较冲击波易于屏蔽,如薄层屋盖(薄铁皮、塑料瓦等)即可形成一定的光辐射荫蔽区,但很容易被随后到来的冲击波所摧毁,从而使荫蔽区人员发生以冲击伤为主的放射复合伤。

2. 兵器或车内　在装甲、坦克等大型兵器或车辆内的人员,一般避免了光辐射烧伤,但强大的冲击波使车体移位、震动,足以引起乘员发生冲击伤,并因不能完全屏除核辐射作用而发生一定程度的放射损伤。在一些简易工事内的人员,如避免或减轻了烧伤,受到一定剂量的核辐射照射,主要受冲击波特别是超压的作用,也可发生以冲击伤为主的放射复合伤。

3. 建筑物内　在建筑物、工事内,因构筑倒塌或飞石、破片飞射而造成较严重的间接冲击伤,同时受到一定剂量的核辐射照射。

此外,在爆心周围一定范围内的暴露人员,由于受到极严重的冲击伤和烧伤,以及不同剂量的核辐射(照射剂量的大小很大程度上取决于比高),大多当场死亡或极短时间内死亡。造成这种当场或迅速死亡的直接原因主要是严重冲击伤,此时虽有核辐射照射,但对结局不起什么作用。这类以冲击伤为主的放射复合伤,即使发生,因多当场死亡,因此已不属于医疗救治的范围。

(四)合并其他因素的放射复合伤

1. 电离辐射与物理因素的复合作用

(1)紫外线与电离辐射:紫外线(ultraviolet ray,UV)和电离辐射(ionizing radiation)的复合作用已通过多种微生物反复进行过研究。先用不同剂量的 UV 照射细胞,然后再用 X 射线照射,可使 X 射线所得到的存活曲线最终部分的斜率变大。如改变 2 种因素作用的顺序,则此协同作用消失。表明 X 射线引起的 DNA 单链断裂的修复被预先的 UV 照射所抑制。用固定剂量 UV 照射已同步化的 S 期中国仓鼠细胞,然后再进行分次 X 射线照射或者固定 X 射线照射剂量,随后再分次的 UV 照射。结果 X 射线照射获得了等量相加曲线,UV 照射曲线高于等量相加的理论曲线,复合作用曲线的肩部宽度小于单独 UV 作用存活曲线的宽度。说明原先由 X 射线照射造成损伤只能和随后的 UV 损伤的部分相加。

也有人报道用不同光谱组成的 UV 慢性照射,并同时进行电离辐射的慢性和急性照射,却发现复合处置的动物(小鼠和豚鼠)存活时间延长,血象变化较轻的效应。

上述结果说明紫外线与电离辐射复合后,生物效应发生了明显的改变。其变化类型和程度取决于观察的指标、射线的暴露水平,复合因素作用的顺序及细胞的功能状态等。

(2)其他电磁波(electromagnetic wave)与电离辐射:许多工业、科研、军用和家用设备均可发出微波(microwave),甚至有的仪器既发出微波还放出极软的 X 射线。近年来急性实验表明,将动物先经高水平微波处理,然后进行急性照射,观察死亡率和造血功能障碍指标,得出与早期研究相反的结果,复合作用的动物显示了相加的效应。

用微波和低能 X 射线慢性照射动物,雌性小鼠隔日照射一轮,每轮包括 20 min 微波照射(功率密度值为 2.5 mW/cm^2 和 5.0 mW/cm^2)和 10 kV 的 X 射线照射(剂量为 0.15 Gy 和 0.3 Gy),总共照射 31 轮或 82 轮。观察指标包括体重、某些器官重量、产仔数、受孕率、1 月龄胎仔体重、骨髓细胞内染色体畸变细胞所占比例、血清溶菌酶含量等。结果大体上是相加作用。曾调查从事高压电子设备的装备、测试、抽真空女工的健康情况。这些女工暴露在频率不同的电磁场(电场强度为 600~2 500 V/m、磁场强度为 50~320 A/m)中,同时还受剂量率为 2.5 μGy/h 的 X 射线照射。观察的效应指标包括:神经系统功能、血压、痛经情况、红细胞沉降率、血小板数和白细胞总数等。初步认为多数症状发生的重要原因是 X 射线照射,而把发生率较高的神经系统功能紊乱归因于微波。可见,微波与电离辐射的复合,其效应似乎均属相加作用。

(3)粉尘、纤维与电离辐射:同时接受辐射作用和暴露粉尘,在许多工业环境如采矿、冶金工业、电力工厂和建筑工程等十分常见。已知多种粉尘(dust)和纤维(fibers)本身就是致癌因子(carcinogenic factor)或致病因子。不溶性粉尘颗粒的大小、分布等具有重要作用。而粉尘与电离辐射的复合效应基本上属相加类型。

将 ^{239}PuO$_2$ 和石棉纤维(asbestos fiber,纤维平均长度为 1~10 μm)复合实验的结果表明,仅接受 ^{239}PuO$_2$ 的大鼠,钚粒子在肺内分布比较均匀;而复合处置组的放射性粒子却聚集在肺支气管周围的由石棉纤维引起的瘢痕内。肺癌的发生率:单纯给予石棉纤维的大鼠为 4.5%、单独给 ^{239}PuO$_2$ 的大鼠为 21%、复合作用大鼠为 21%。可能是由于接受,剂量的上皮组织细胞数目减少,从而造成复合作用的致癌率低于给予 ^{239}PuO$_2$ 组。

2. 电离辐射与化学因素的复合作用

(1)无机化合物与电离辐射:食物中的一些天然矿物质成分能改变动物对射线的反应。给大鼠饲以钙、氟含量低(钙 50 mg/d、氟 0.2 mg/d)和高(钙 150 mg/d、氟 3 mg/d)的食物,5 周后给 ^{90}Sr 处置。结果表明,与高钙、氟组比较,低钙、氟组造血系统损伤更重,平均寿命缩短 50~70 d。

射线与各种金属化合物复合,其最终效应因化合物而不同。有人用 0.1 μg/m^2 和 1.0 μg/m^2 的 PbCl$_3$ 和射线(约 1 Gy)复合,观察到 2 种浓度的氯化铅均可引起胚胎细胞微核率增高并伴有发育障碍。而用镉和射线复合则表现为拮抗作用。

硝基化合物(nitro compound),尤其是硝基氧化物是相当常见的空气污染物。给大鼠吸入五碳酸钚胺(^{239}Pu)(69 Bq/kg 组织)后再吸入 15 min 二氧化碳(0.09 mg/L)或氯气(0.05 mg/L),肺癌发生率几乎为单纯照射组的 2 倍,肿瘤种类也增多,还可发生部分肺硬化症。

(2)有机化合物与电离辐射

1)辐射增敏性有机化合物:这类化合物很可能应用到临床治疗肿瘤。氧是第一类的增敏剂。生物系统内氧的水平高低,对产生辐射效应的大小有很大的影响。碘的化合物也如此,它可以改变辐射引起的组织内自由基浓度。最近人们又注意到用于放射诊断的碘造影剂(iodine contrast)的辐射增敏性问题。首先报道碘造影剂对射线杀死细胞的增敏效应,以后又报道 X 射线心血管造影的儿童,外周血淋巴细胞染色体畸变率增加。四氯化碳(carbon tetrachloride,CCl$_4$)是一种能引起细胞学变化的有机化合物,据报道,单独快中子照射小鼠时肝肿瘤的发生率为 19%;而给予 CCl$_4$,再快中子照射小鼠,两者复合作用时肝肿瘤的发生率则为 61%。结果表明 CCl$_4$ 可促进中子照射肝肿瘤的发生,它是一种辐射增敏性有机化合物。

2)致癌性有机化学物质:肿瘤发病机制十分复杂、多数情况下诱发作用和促进作用不易分清。但是,辐射与致癌性化合物复合,其复合效应是明显的。

X 射线照射小鼠后给予致癌化学物质甲基胆蒽或雌激素,可使白血病发生率明显增高。若再复用乌拉坦(氨基甲酸乙酯,ethyl carharnate,EC),更增加白血病的发生率,尤以幼年动物发病率最高。X 射线照射交配后 11~13 d 的小鼠胚胎(每天 1 次、1 Gy/次),至 17 d 再给孕鼠注射 0.5 μg/kg 的乙基亚硝脲,从出生后追踪到 18 个月,结果对白血病发生率有协同作用,对肺肿瘤的发生则呈拮抗作用。以上说明复合作用改变了发生肿瘤的瘤谱。

苯并芘(benzopyrene)和二甲基亚硝胺是广泛分布于环境中的污染物,在吸入 ^{239}PuO$_2$ 后 2~3 周给予这些物质。肿瘤发生率明显增多,存活时间缩短一半。

3)烟草烟雾与电离辐射:大量证据说明吸烟与肺肿瘤发生间有密切关系,并已证明烟草烟雾(tabacco smoke)的致癌作用具有两阶段特性[1,2-二甲基苯并蒽为始动剂,促发剂是烟草烟雾浓缩物(cigarette smoke concentrate,CSC)]。任何其他致癌物质,尤其是电离辐射在同 CSC 促发剂复合时可明显促进肿瘤的发生。先用 β 射线照射大鼠皮肤,继之使用 CSC,皮肤癌发生率比单用 β 射线组高 1~2 倍(单用 CSC 鼠不发生癌)。研究人员还发现,烟草的烟雾混合高浓度的氡气被人体吸入后,患肺癌的比例比非吸烟者高出 3 倍。动物实验也证明氡气和烟草烟雾同时吸入,大鼠肺癌发生率明显增高。其变化与流行病学调查的铀矿工人的结果相近似。

铀矿工人均遭受氡气及其子体的照射,他们是调查辐射和烟草烟雾复合作用的首选职业人群。Archer 等在铀矿工人发生肺癌的 207 人中,仅发现 3 人不吸烟。通过与对照组比较发现,不吸烟矿工做出肺癌诊断时年龄比吸烟者高 3 岁,比较轻吸烟者高 1.5 岁。从实验研究与流行病学调查资料来看,吸烟与辐射复合具有协同作用。

3. 生物因素与电离辐射的复合作用

(1)激素与电离辐射:已知许多实验性肿瘤和人类肿瘤对激素(hormone)有不同程度的易感性。乳腺、前列腺和甲状腺等肿瘤的发生对激素有非常明显的依赖关系。在一些生理条件下(月经初潮、妊娠、闭经及应激反应等)激素状态可发生变化;临床治疗、避孕也经常使用激素和类似激素药物(如氯化烃类化合物等);甚至化妆品也含有激素。激素在某种程度上说又是致癌物质。所以,观察与研究激素与射线复合的效应具有重要意义。大量的研究证明,辐射诱发的各种肿瘤,在其发生过程中,在不同程度上均受激素水平变化的影响。把含 5 mg 炔雌醇和 15 mg 胆固醇药丸植入 8 周龄 AxC 大鼠皮下,然后用 X 射线照射左侧乳房(右侧乳房屏蔽)。已知 AxC 大鼠基本上不发生自发性乳腺肿瘤,复合处置后,左侧乳房的乳腺瘤提早发生,发生率也高,相互作用系数为 2。其作用机制可能与促进催乳素的分泌有关。

(2)感染因素与电离辐射:病毒感染:由辐射诱发的一些实验性肿瘤,如不同品系小鼠的胸腺淋巴瘤、粒细胞系白血病、骨源性肿瘤等,在其发病过程中,病毒(virus)都起到非常重要的作用。事实上,很多情况难以将病毒作用和辐射作用截然分开。长期以来人们就认识到,辐射可增强病毒引起的离体细胞转化。给7~8周龄大鼠腹腔接种一个标准剂量的Cross小鼠白血病病毒(白血病细胞滤液0.4 ml)。15只大鼠注射后无一例发生白血病;在仅受X射线全身照射(每间隔5 d照射1次,共照射4次,每次剂量1.5 Gy)的2只大鼠中,也无一例发生肿瘤;而把2种处置复合,在20只大鼠中有50%以上发生白血病。说明辐射可能通过改变靶细胞的生理状态,使靶细胞对病毒易感或通过改变宿主的免疫反应而发生作用。

细菌感染:经常有报道环境条件可通过其对微生物的作用而使受照射动物发生特定类型的肿瘤。但由实验结果所得印象是,无论在无菌条件下,还是在常用动物中,未见淋巴细胞性白血病的发病率有差别;电镜观察也未见到检出的病毒颗粒有本质差别。结论是此类微生物在造血系统肿瘤发生中的作用极小,如果有也是通过改变免疫状态的途径而起的作用。

上面介绍了低水平辐射与物理、化学或生物学因素复合效应的观察。因为这些因素多数都与人类生产、生活活动极为密切,所以,它们之间的复合已成为具有重大潜在意义的研究领域。然而,由于它们均是环境水平,从动物实验结果所做的判断中,大多数能与辐射起协同作用的因素,在自然中或人类环境中达不到足够的剂量水平。因为该领域的研究工作只处在发展的初期阶段,故应系统、持续、深入地进行研究。

四、诊 断

复合伤是由几种单一伤复合形成,复合伤的诊断应在单一伤的基础上综合判断。由于烧伤和外伤容易察见,诊断复合伤的难点是查出是否复合放射损伤和内脏损伤。根据分级救治的原则,杀伤区的诊断要点是以查明危及生命的伤情为主,早期救治机构的诊断要点是以分出优先处理的伤员为主,对复合伤的全面检查和确定诊断一般在后方医疗机构完成。

(一)卫生减员的估计

卫勤部门应根据驻地所处战略战术地位、地形特点、居民分布、部队部署、防护条件和敌情分析,在战前设想几种可能发生的减员、伤类伤情比例以及组织急救和诊治的预案,为战前战备工作提供参考。

估计杀伤范围是为估计减员和组织杀伤区抢救提供依据。以往战争经验证明,在正确路线指引下,进行正确的指挥,可以最大限度地消灭敌人,保存自己,减少伤亡。战斗减员率的高低,还与战斗类型、任务、武器种类和工事坚固程度等有一定关系。步兵团昼夜战斗减员率在常规战争中为0.1%~12.0%。在战斗减员中,阵亡占20%~30%,伤员率占70%~80%。核武器战争中,战斗减员率还受人员分布、防护情况及自然环境等多种条件的影响,目前还缺乏足够的资料和成熟的计算方法。日本受核袭击后,广岛和长崎2个城市的伤员发生率(包括受伤和死亡)分别为53.0%和39.8%,这是当时日本毫无准备的特殊情况下的数字,仅可作参考。为了进行实际估算,一般先设想人员是在均匀分布条件下,用杀伤面积对比法见表12-9和表12-10或杀伤半径(直径)对比法估算出暴露人员减员的概数,以此作为基数,而后对不同情况作必要的增减。由于战时的情况错综复杂,估算的方法不够成熟,故只能作为组织卫勤工作时的参考。在进行准备时,要从最困难处作想,才较为有利和主动。

表12-9 瞬时杀伤因素对开阔地面暴露人员的杀伤半径/km

杀伤因素	伤情	0.1万吨		2万吨		10万吨		100万吨		500万吨	
		地爆	空爆	地爆	空爆	地爆	空爆	地爆	空爆	地爆	空爆
光辐射	极重度	0.12	0.16	0.6	0.8	1.3	1.9	3.0	5.6	7.9	11.6
	重度	0.17	0.25	0.8	1.2	1.7	2.5	4.9	7.1	9.7	14.4
	中度	0.22	0.34	1.0	1.5	2.2	3.2	6.2	8.9	12.1	17.7
	轻度	0.28	0.43	2.0	3.0	3.9	5.6	9.0	13.1	15.9	23.4

续表 12-9

杀伤因素	伤情	0.1 万吨		2 万吨		10 万吨		100 万吨		500 万吨	
		地爆	空爆	地爆	空爆	地爆	空爆	地爆	空爆	地爆	空爆
冲击波	极重度	0.21	0.18	0.6	0.6	1.2	1.2	2.9	2.9	5.1	5.3
	重度	026	0.26	0.8	0.8	1.5	1.5	3.6	3.9	6.6	7.2
	中度	0.34	0.36	1.1	1.2	2.1	2.3	5.4	5.8	10.2	11.2
	轻度	0.48	0.52	1.6	1.7	3.0	3.2	7.8	8.2	15.2	16.0
早期核辐射	极重度	0.72	0.71	1.1	1.1	1.6	1.5	2.2	1.9	2.8	2.1
	重度	0.78	0.78	1.2	1.2	1.7	1.6	2.3	2.1	2.9	2.3
	中度	0.87	0.87	1.3	1.3	1.8	1.7	2.5	2.3	3.0	2.6
	轻度	0.98	0.98	1.5	1.5	2.0	1.9	2.6	2.5	3.2	2.8
综合杀伤	极重度	0.72	0.71	1.1	1.1	1.6	1.9	3.9	5.6	8.9	11.6
	重度	0.78	0.78	1.2	1.2	1.7	2.5	4.9	7.1	9.7	14.4
	中度	0.87	0.87	1.3	1.5	2.2	3.2	6.2	8.9	12.1	17.7
	轻度	0.98	0.98	2.0	3.0	3.9	5.6	9.0	13.1	15.9	23.4

注：地爆比高 0，空爆比高 120。

表 12-10　几种防护条件下与开阔地面杀伤半径的概略比值

防护条件	堑壕	崖孔	掩盖工事	坦克
杀伤半径概略比值	1/3 ~ 1/2	1/4 ~ 1/3	1/10 ~ 1/3	1/3

注：万吨级以上核爆炸，空爆。

（二）伤类、伤情的估计

核爆炸引起的单一伤和复合伤的主要伤类和不同伤情归纳概括如下，作为估计伤类和伤情的参考。

核武器损伤中暴露人员发生复合伤的比例，空爆时占 40%~50%，地爆时占 50%~80%。小当量核武器爆炸时复合伤所占比例多于大当量核武器爆炸。单一伤在中型以上核武器爆炸时主要是单纯烧伤，小型核武器爆炸时主要是单纯急性放射病。

暴露人员发生的复合伤，小当量核武器地爆时主要是放烧冲复合伤，大当量核武器空爆时主要是烧冲复合伤。

屏蔽条件下（工事、大型兵器、建筑物等）发生的复合伤，多为间接冲击伤和火焰烧伤，有时还有放射损伤复合。

核武器损伤中不同伤情的发生比例概数：轻度损伤占 50%~65%，中度损伤占 15%~20%，重度及以上损伤占 20%~30%。如城镇受核袭击而又无准备时，重度损伤比例将大为增加。

分析伤员负伤部位的发生规律，能为组织救治，计算手术力量和收治床位等提供依据。以往战争中，常规武器伤负伤部位以下肢占多数，其次是上肢和头部。核武器伤伤员负伤部位尚无充分资料，根据日本的资料分析，头颈部、上肢和胸部伤的发生率相对增多，这是值得注意的。

（三）在杀伤区的初步诊断

在杀伤区对伤员进行抢救和后送，都需要对伤情有所掌握，鉴于当时的条件，不可能就地详细询问和检查，故应尽量从全身状态和伤处外观征象对有无创伤和烧伤及其伤情程度获得初步印象，从扼要询问中判断是否可能遭受放射性沾染和放射复合伤。根据杀伤区抢救治疗任务，最重要、最迫切的是从伤员中查明有无危及生命的伤情,判断其危急程度,找出内在原因,以便优先救治和后送。

下列几种危及生命的情况应尽速判断清楚,优先救治。

窒息和严重呼吸困难:主要原因有冲击波作用下的泥沙堵塞呼吸道(在口鼻可发现泥沙),严重呼吸道烧伤和肺心冲击伤而发生肺水肿、肺出血,水肿液和血液堵塞呼吸道(从口鼻排出泡沫性血色液体)、血气胸(应区别开放性还是张力性气胸)、急性心力衰竭。这类伤员多有发生。

休克:主要原因是严重的烧伤、骨折、挤压伤、内脏破裂、出血和相应的复合伤。

昏迷:主要原因是冲击伤所致的严重颅脑损伤,如急性硬脑膜外血肿、颅骨骨折和脑挫伤等。小型核武器爆炸时,离爆心很近处,也可能有脑型放射病和相应的复合伤。

严重上吐下泻:伤员有持续性呕吐,甚至腹泻者可能为严重放射复合伤或严重放射病。

(四)在早期救治机构的早期诊断

伤员从杀伤区抢救出来,后送到达早期救治机构,这里比杀伤区有更好的条件进行必要的询问和检查。为了适应短时间内到达大批伤员和分级救治的要求,伤员到达后应尽快做出伤情的早期诊断,以便区别伤情轻重,确定优先处理和手术的伤员,分出放射性沾染伤员进行洗消,以及安排留治或后送。

早期诊断可以从下述几个方面进行了解和分析。

1. 伤员在爆炸当时的情况 仔细了解伤员在核爆炸当时的位置;有无屏蔽和防护;是否看到爆炸景象或听到爆炸声响;曾是否被抛掷、撞击、挤压和掩埋;在杀伤区停留时间,特别是在重沾染区停留时间和活动情况;怎样离开杀伤区的。这些情况将有助于间接推测可能发生的损伤。

2. 伤员周围环境的情况 了解伤员当时所处环境遭到破坏的情况,有助于判断伤员可能发生的伤情。该处冲击波的大小,可从建筑物、工事和兵器等物体破坏程度和等级推测出来,并间接推断可能发生的冲击伤的程度。表12-11列出造成建筑物等物体不同破坏等级所需冲击波压力值和引起人员不同程度冲击伤的压力值,可供诊断参考。由于人员是否发生冲击伤及其伤情程度如何,受许多因素影响,决不能只根据一点就做出肯定的结论。

表12-11 冲击波造成物体破坏程度、冲击波与人员冲击伤伤情比较

物体破坏程度	冲击波压力值/kPa	冲击伤伤情
砖木民房严重破坏	15	轻度
工业厂房中等或严重破坏	15~25	轻度或重度
较坚固楼房中等破坏	18	轻度
较坚固楼房严重破坏	40	中度
堑壕、迫击炮轻微或中等破坏	60~90	重度或极重度
崖孔避弹所、机枪工事、轻型掩蔽部轻微破坏	60~85	重度或极重度
载重车、步枪、加榴炮轻或中等破坏	70~120	中度、重度或极重度
轻中型坦克、装甲运输车轻微破坏	40~50	中度、重度或极重度

3. 从烧伤情况推断 3种瞬时杀伤因素所造成的各种损伤的程度是互相有联系的,找出其规律性,就可以从比较容易诊断的烧伤情况,间接推断可能发生的放射损伤和内脏冲击伤。前已述及,小当量核爆炸时,3种瞬时杀伤因素的杀伤范围差别不大,随着当量增大,发生烧伤的范围越来越大于冲击伤和放射损伤。所以,对暴露人员来说,小型核武器爆炸时,当发现有某种程度的烧伤,就要考虑可能发生同等程度或更重一些的冲击伤和放射损伤,当量越小,复合的放射损伤就越重。中型核武器爆炸时,烧伤程度和冲击伤大致相近或烧伤要重一些。中度以上烧伤还可能复合放射损伤。大型核武器爆炸时烧伤程度将比冲击伤重1~2级。当然,从烧伤程度间接推断冲击伤和放射损伤,也只具有参考意义,必须结合其他方面综合判断。当伤员在防护屏蔽条件下,因所发生的烧伤大多为火焰烧伤,情况比较复杂,不能用上述办法推断其他损伤。

4. 从早期症状判断　复合伤时,复合的体表烧伤和外伤是比较容易诊断的,因此诊断的重点仍是复合的放射损伤和内脏冲击伤。对于各种复合伤的早期诊断,主要应根据伤员的早期症状和体征,并参考前述各特点进行综合判断。如果烧伤伴有耳鸣、耳痛、咳嗽和咳泡沫血性痰,可能是烧冲复合伤;如伤员有大面积烧伤而无明显放射病的早期症状,可能是以烧伤为主的复合伤;如伤后有恶心、呕吐、腹泻,同时有烧伤和冲击伤的症状,则可能是放烧冲复合伤;伤后病情严重与体表烧伤和外伤的伤情不相符合时,应考虑到复合放射损伤或内脏冲击伤,如外伤或烧伤局部出现放射复合伤的特点时,则应考虑复合中度以上放射损伤。

5. 确定诊断　后方医疗机构应在杀伤区和早期救治机构分类诊断和积极救治的基础上,对伤员进行全面检查和确定诊断。主要是从病史、症状、体征、血象、放射剂量检查等进行必要的了解,有条件时辅以X射线、心电图、超声波、放射性核素扫描和血液生化等方面的检查,将各种材料加以"去粗取精、去伪存真、由此及彼、由表及里",进行综合分析,做出伤类伤情的确定诊断,据此进行及时有效的治疗。

现就几种检查指标对复合伤诊断的意义略加讨论。

(1) 血常规:烧伤、冲击伤和放射病时血液白细胞数和分类都有不同程度的变化和特点。复合伤时因伤类和伤情不同又有所加重和改变,且各具有一定特点。掌握这些特点,对鉴别不同类型复合伤和衡量伤情有一定价值。例如,烧冲、烧放冲和放烧冲复合伤是3种常见的类型,从外伤检查,都有烧伤和冲击伤,而白细胞的变化趋势则各有不同(表12-12)。在危重的烧冲和烧放冲复合伤中,白细胞总数有降低的趋势。

表 12-12　常见复合伤白细胞变化的一般趋势

复合伤类型	白细胞总数	中性粒细胞百分比	淋巴细胞数
烧冲复合伤	增加	增加	增加或稍减
烧放冲复合伤	波动或稍减	增加或波动	减少
放烧冲复合伤	减少	减少或波动	减少

一些研究表明,放烧冲复合伤早期白细胞数的变化与伤情轻重有较密切的关系,因此,白细胞总数和淋巴细胞数下降程度可作为区分不同伤情的参考。

(2) 放射剂量检查:创伤伤员是否复合放射损伤及其严重程度,除根据前述各种方法了解和检查外,如果伤员带有个人放射剂量仪,据此,对该伤员所受核辐射剂量可有较切实的了解。同时在一定程度上可代表该距离条件内核辐射的强度,对于在相似条件下伤员的诊断也有参考价值。

对从放射性沾染区后送的伤员,各级医疗救治机构应根据配备的放射检查手段进行放射性沾染的检查和分类。为了查明创伤是否被放射性核素沾染,则应进行伤口沾染检查,了解伤口沾染的范围和程度,结合患者和创伤情况确定诊断,以便及时救治。

用 β、γ 探测仪即可对伤口及烧伤区进行简便的放射性沾染检查。探测时先用吸有 2%~3% 枸橼酸或清水的棉花、纱布将伤口周围皮肤由中心向外擦洗,注意避免放射性核素落入伤口,将擦洗过的棉花、纱布做剂量检查以确定皮肤处理是否清洁。然后对伤区进行剂量检查,为了确定创伤和烧伤分泌物的放射性,可用消毒滤纸、棉花、纱布或用吸管从伤处采样测量,此项检查宜在伤后 8 h 内进行,因时间过久,由于放射性核素的吸收和蜕变,伤口内放射性相应降低,检查结果不足以说明创伤组织最初沾染时的实际水平。

检查伤口或烧伤区的放射性沾染时,应与体内的放射性(感生的、吸入的)进行鉴别诊断。确定创伤或烧伤区受放射性核素沾染后,还需较准确地确定放射性核素吸收的程度及处理的效果。为此,应对扩创时切除的组织,用过的纱布、棉花和器械,收集的冲洗液等测量放射性并与原结果比较分析,必要时可采集血、尿、粪便标本,或在甲状腺区进行放射性测定,了解吸收程度,以便及时处理。

(3) 其他检查:诊断冲击伤、烧伤和复合伤,常需应用 X 射线、超声波、心电图等检查方法。

X 射线检查对诊断骨折、胸部冲击伤(气胸、肺出血和肺水肿等)、腹部冲击伤(气腹等)、呼吸道烧伤和异物的定位等有特殊价值。

超声检查和放射性核素扫描对诊断内脏损伤,如较严重的肺出血、肺水肿等有一定价值。

心电图对检查冲击波超压引起的心脏冲击伤有一定参考意义。

五、救治措施

复合伤的急救与一般战伤基本相同,包括止血、镇痛、包扎、骨折固定、防治窒息、治疗气胸、抗休克等。由于复合伤时休克发生率高,感染又是复合伤的重要致死原因,故应强调尽早采取抗休克和抗感染措施。如复合急性放射损伤的呕吐时,进行止吐处理。烧伤或其他外伤创面较大时,为预防感染可给长效磺胺或其他抗菌药物,而后迅速后送。但在伤情允许的情况下,皆应先洗消,再做其他处理。

(一)放射复合伤的综合治疗原则

对核爆炸复合伤伤员多需进行分级救治,一般分杀伤区抢救、早期救治和后续治疗3级。应充分吸收平时和常规战争中救治创伤、战伤的原则和经验;充分利用各单一伤的治疗原则和经验,并根据复合伤的特点进行救治。应根据不同的复合伤类型进行治疗,并重点治疗复合伤中的主要损伤,但对次要损伤也不能忽视。既要注重全身治疗,又要妥善处理局部,使两方面起相辅相成作用。应妥善处理在治疗同时存在的几种损伤中出现的矛盾。注意病程发展的阶段性,不同时期的治疗各有侧重。

(二)放射复合伤救治措施

1. 急救 放射复合伤的急救与一般战伤基本相同,包括止血、镇痛、包扎、骨折固定、防治窒息、治疗气胸和抗休克等。如在沾染区,对有放射性物质沾染的伤口,应先放纱布或棉花填塞后再予包扎,以阻止放射性物质的吸收,并迅速撤离沾染区。

由于复合伤时休克发生率高,感染又常是复合伤的重要致死原因,故应尽早采取抗休克和抗感染措施。复合急性放射损伤有呕吐者,应进行止吐处置。烧伤或其他外伤较严重时,应给抗菌药物以预防感染,并迅速后送。有放射性沾染者,在伤情允许条件下,应先清洗、消毒再做其他处置。

2. 治疗 参照 GB-8280 中急性放射病的治疗原则,积极地进行有计划的综合治疗。

(1)防治休克:原则和措施与一般战伤相同,但应更早更积极地进行。

(2)早期使用辐射防治药物:对急性放射病有效的抗放药对放射复合伤也基本有效,伤后应尽早给予。疑有放射性物质进入体内者,应尽早口服碘化钾 100 mg,必要时可采用加速排出措施。

(3)防治感染:早期、适量和交替使用抗菌药物,积极防治感染。中度以上复合伤,初期可选用磺胺,发热或白细胞数明显降低时,可换用青霉素或链霉素,极期改用广谱抗生素。除全身使用抗菌药物外,应加强对创面局部感染的控制,以防止和减少细菌入血。当存在严重感染时,可少量多次输注新鲜全血,以增强机体防御功能。应注意对厌氧菌感染的防治,如注射破伤风抗毒素,配合使用抗生素,早期扩创等。

(4)防治出血、促进造血和纠正水及电解质紊乱:辐射剂量超过 6 Gy 的极重度放射复合伤,有条件时应尽早进行骨髓移植。输血、输液时要注意总量和速度,防止加重肺水肿。

(5)手术处理:争取创伤在极期前愈合,尽量使沾染的创伤转为清洁的创伤,多处伤转为单处伤,开放伤转为闭合伤,重伤转为轻伤。

1)手术时机:一切必要的手术尽量在初期和假愈期进行;争取极期前创面、伤口愈合,可酌情做自体或异体植皮;极期时除危及生命情况外,原则上禁施手术;凡能延迟的手术,应推迟到恢复期进行。

2)麻醉选择:针刺麻醉、局部麻醉和硬膜外麻醉在疾病各期都可应用。乙醚麻醉和硫喷妥钠麻醉在初期和假愈期可以使用。有严重肺冲击伤者,禁用乙醚麻醉,防止加重肺部损害。

3)手术原则:因手术可能加重病情,故术前要周密计划、充分准备。麻醉充分、严格无菌、手术操作细致、尽量缩短麻醉和手术时间。清创要彻底,但注意保护健康组织。严密止血,伤口一般延期缝合。骨折应及早复位,骨折固定时间应根据临床及 X 射线检查结果适当延长。

本综合治疗方案适用于核爆炸复合伤的分级救治,也可供严重核事故伤害的医学应急处理参考。

第三节　烧伤复合伤

烧伤复合伤是一类以烧伤为主要损伤的复合伤。该伤战时条件下最为多见,例如国外统计战时烧伤复合伤占烧伤患者可达24%。战时烧伤复合伤与燃爆武器直接相关,同时与受伤的环境关系密切。平时条件下烧伤复合伤也较为常见,发生率为5%～7%。平时烧伤复合伤最多见于机动车辆事故,其次为建筑物火灾、爆炸、高层跌下、电烧伤等。近代交通伤当中,相当一部分伤者属于烧伤复合伤,例如有报道称汽车事故造成的烧伤当中,烧伤复合伤的比例可达到36%。

烧伤合并其他创伤者,病情显著加重,治愈率明显降低。上述统计数据中的48 798例烧伤患者,治愈率为95.03%,而合并其他创伤的866例烧伤复合伤的患者治愈率则降为81.99%。合并内脏及脑外伤者治愈率更低,36例合并重型脑外伤者,治愈率仅为27.78%。烧伤复合伤死亡率高的原因除伤情复杂、治疗困难外,可能还因严重烧伤掩盖或混淆了其他创伤的临床征象,未能及时诊断,贻误了治疗时机。因此充分认识烧伤复合伤的临床特点和处理原则对于提高烧伤复合伤的临床救治效果具有重要意义。

一、烧伤复合伤概述

烧伤复合伤的临床表现较复杂,在诸多因素中烧伤的病理变化主导着整体表现。此外烧伤复合伤除兼具烧伤和其他创伤的特点外,不同性质致伤因素之间具有复合伤的复合效应,通常使得伤情要大于两伤之和,从而增加了治疗困难。

(一)烧伤复合伤的临床特点

1. 烧伤创面复杂、污染重　通常高热引起的烧伤,创面的深度呈平面分布,比较均匀。如伴其他创伤者,大多与爆炸有关,因而使烧伤创面的深度不再呈平面进行,如严重爆炸时,受冲击波的影响,砂石、碎玻片等形成高速"飞射物"砸入创面,严重时可使创面呈蜂窝状,甚至可穿入体壁及体腔引起广泛皮下软组织和内脏损伤。因此投射物多使烧伤创面严重沾污,而砸入创面后又很难清除,可迅速并发感染,形成多个散在的小脓灶,使创面破溃,严重者可融合成片,酿成创面脓毒症。此外烧伤复合伤可因重物打击或挤压而常并发挤压伤、挫伤、撕裂伤等,若因火器投射物(子弹、弹片等)打击,则烧伤创面上可有入口或出口。所以烧伤复合伤的烧伤创面远比单纯烧伤的处理复杂得多。

2. 休克发生率高　烧伤性休克,主要为大量血浆样液体外渗所致。一般体液外渗在伤后2～3 h渗出明显,6～8 h达高峰,24 h后渗出渐缓,36 h开始回收。因此烧伤性休克后若复苏及时,可减轻其休克程度。烧伤复合伤时常合并其他创伤,例如烧伤性休克累加出血性休克时,则完全改变烧伤性休克的规律,使其发病率增高,无明显休克的中轻度烧伤[<20%体表总面积(total body surface area, TBSA)]也可并发严重休克,同时发生更急、变化更快。当合并冲击伤或挤压伤时,易并发内脏损伤,使得并发休克的发病因素更为复杂,从而增加治疗难度。

3. 易并发感染　烧伤复合伤的感染发生率明显增高,无论创面感染或全身性感染都较单纯烧伤发生早、程度重、持续时间长。易发感染的原因包括:①创面污染,常遗留异物,难以有效清创;②合并伤使得坏死组织多等;③伴开放性骨折或内脏损伤;④合并吸入性损伤后并发呼吸道感染;⑤严重休克损伤肠道屏障,增加肠道菌群移位概率;⑥伤后免疫功能明显受抑,特别烧伤复合放射损伤者,骨髓、淋巴组织均受抑,从而使机体抗感染能力下降。

一般性烧伤感染伤后3～5 d为休克期和回收阶段,伤后2～3周为溶痂阶段,伤后1～2周并发感染的机会即相对较少。烧伤复合伤则无此规律,随时都可能发生感染。此外,烧伤早期的主要致病菌多为需氧菌,厌氧菌特别是芽孢厌氧菌较少见;而烧伤复合伤则常有厌氧菌感染,如气性坏疽、破伤风等,有时甚至可并发曲霉、毛霉等真菌感染。

4. 多伴脏器损伤,易并发脏器功能衰竭,甚至多脏器功能衰竭　由于烧伤复合伤可直接伤及各脏器,各种开放性损伤、贯通伤、冲击伤等可直接损伤体内各脏器。合并挤压伤可使体内产生众多毒物损伤肾,创伤或骨折后易并发生脂肪栓塞。吸入性损伤后缺氧及其他有害物质中毒引起心肌损害,并发肺充血、水肿等。上述因素均增加了脏器衰竭的风险,同时并发严重休克和感染,也是发生内脏损伤和功能障碍的重要原因。

(二)烧伤复合伤的处理原则

考虑到目前多数医疗单位尚未设置专门的复合伤救治中心,使得烧伤复合伤的早期救治相对困难。通常针对烧伤复合伤患者可遵循以下处理原则:伴危及生命需立即手术的创伤时,如开放性颅脑伤、内脏破裂、大出血者,应转运至创伤或相关专科中心;无须立即处理的患者可转运到烧伤中心;特别强调对烧伤复合伤患者的处理都需依靠相关专家的协助,才能获得有效处理。

1. 初期急救　烧伤复合伤的初期急救时,应遵循包括气道(airway)、呼吸(breath)及循环(circulation)的 ABC 原则。

(1) 维持气道通畅:烧伤复合伤后首先威胁生命的是气道阻塞引起的窒息。若有上气道阻塞迹象、特别伴重度吸入伤者,应立即置气管插管,若已窒息,情况紧急,应不迟疑地行环甲筋膜切开。情况允许,可行纤维支气管镜检查,了解气道水肿、充血、损伤及异物情况;同时根据适应证行气管切开。

适应证有:①头面部深度烧伤,伴中重度吸入伤,预计伤后 6~24 h 内会并发气道梗阻者;②重度颅脑损伤;③严重多发伤(如多发性肋骨骨折等);④面部创伤需要固定下颌者;⑤预计需行机械通气者。由于可能伴有颈椎损伤,因此烧伤复合伤行气道检查、气管插管或切开前,均应固定颈部,急救时若不注意保护,将酿成高位截瘫甚至立即死亡的恶果。

(2) 维持呼吸功能:火焰烧伤患者,多伴不同程度的一氧化碳中毒,应立即吸纯氧 2~3 h,待血中一氧化碳浓度降低后,根据血氧饱和度、皮肤苍白或发绀、呼吸音等缺氧表现,再应用 50% 以下的氧。单纯依靠血氧饱和度并不能准确反映氧合情况,因此需进行血气分析,可同时了解二氧化碳排除情况及酸碱平衡紊乱。低氧血症难以一般吸氧纠正,或出现其他呼吸功能障碍征象时,应考虑采用机械通气。

(3) 维持良好的血流灌注:烧伤复合创伤时,应首先要控制明显外出血,及时发现并处理内出血,同时正确补液。烧伤复合伤的早期补液仍可参照烧伤补液公式,但要进行适当补充与修正。一般而言,烧伤复合伤的补液速度要快,补液量要大,同时要补充全血。严重烧伤并发多种创伤,伤后迅速严重休克者,应在血流动力学的监护下进行,伤后快速补充 2~3 L 乳酸林格液后,若休克不改善,则表明还需加大补液,或存在出血,应补充血液,同时利用胸部照片、腹腔穿刺等检查内出血,发现内出血后及时补充血小板或其他凝血因子。

2. 准确估计伤情,拟订治疗计划　经初期急救后,待患者生命征象稳定后,应仔细检查伤情,准确诊断各种创伤,注意避免漏诊,特别要注意潜在危及生命的创伤。然后根据轻重缓急,制订复合伤处理方案,进行全面有序的处理。

3. 清创　烧伤创伤表面坏死物质不多,早期染菌不多,同时创面面积大,故一般不做彻底清创,只简单清创即可。但烧伤伴开放性软组织损伤者,则应争取在伤后 6~24 h 内行彻底清创,清除坏死组织,减轻或防止以后感染。

烧伤复合伤清创时,特别要注意预防骨筋膜隔室综合征,环形Ⅲ度烧伤均应行焦痂切开减压;电烧伤或Ⅲ度烧伤下伴骨折时,肌间隙压力增高,应行筋膜切开减压;若有条件测组织间压力者,压力大于 30 mmHg,或组织灌注压(平均动脉压-筋膜腔压)低于 40 mmHg 者,则行筋膜切开或焦痂切开。

4. 抗感染　烧伤复合伤病情复杂,各种检查与治疗管道繁多,容易污染,特别是现场急救时所置管道,有报道污染率高于 15%,因此入院后外来的管道一般应在 24 h 内更换;以后每 2 d 更换管道;至于如何更换注射部位,不经过烧伤创面的穿刺部位,可在严密观察下保留较长时间,经烧伤创面的穿刺部位,一般应在 3~5 d 内更换。一旦发现红肿、溢脓等感染迹象时,立即更换管道,管尖均应行细菌培养,若同时有高热等脓毒症表现时,还应行血液培养。

烧伤复合伤防治感染关键在于清除坏死物质,在生命体征平稳时,应尽快切除Ⅲ度焦痂并植皮覆盖创面;其他开放性创伤,清创时均要彻底清除坏死组织。并发全身性感染时,要仔细检查,寻求病灶,及时清除或引流。

合理应用抗生素,也是防治感染的重要措施。但长期滥用抗生素,将产生许多不良反应,并发菌群失调,发生严重耐药菌感染和真菌感染,因此应用抗生素的原则是短期、足量、合理、有效。并发全身性感染时,应及时应用有效抗生素。严重烧伤复合伤时要注意厌氧菌感染和真菌感染。

5. 营养 在减少严重烧伤并发症和提高生存率的治疗中,肠道营养的重要性仅次于早期补液。若胃肠道无外伤,复苏期间即应开始施行肠道营养,能减轻肠道缺血、缺氧性损害,维持肠道结构与功能,防止肠道细菌移位;同时补充营养,降低高代谢。热量与氮比可为(80~100):1,补充 ω-3 脂肪酸、ω-6 脂肪酸、谷氨酰胺和膳食纤维。腹部创伤者,除非有绝对禁忌证(如肠破裂、肠吻合、肠胀气等),也可行空肠造瘘进行喂养。

严重烧伤复合伤,特别是并发脓毒症者,常并发消化功能紊乱,难以单纯依靠肠道喂养维持需要的营养,因此还要应用静脉补充,必要时行静脉高营养。有条件可检测静息能量消耗(resting energy expenditure,REE)调整营养的需要量。

6. 烧伤复合伤救治的新进展 烧伤复合伤发生后,机体受到多种应激因素的同时刺激,内稳态失去平衡,依赖某一单纯因素进行救治往往难以取得较好的疗效,因此可以通过神经性调控来恢复因烧伤复合伤而受到破坏的内稳态。交感神经阻滞(sympathetic ganglia block,SGB),特别是颈交感神经阻滞可以抑制严重创伤所致的交感神经过度兴奋,从而促进机体自主神经系统、内分泌系统及免疫系统稳态的恢复,提高对烧伤复合伤的救治效果。临床报道 SGB 可有效控制严重创伤后患者血清中的炎症因子水平,已有动物实验表明,SGB 可降低放烧复合伤的死亡率,显著减少伤后血清中 TNF-α、IL-1β、IL-6 等炎症因子水平。

二、烧伤复合软组织损伤

(一)烧伤复合软组织损伤的处理

烧伤复合软组织损伤时,应根据烧伤程度与软组织损伤程度进行综合考虑。如软组织损伤不危及生命,则一般应待休克基本控制后,再处理软组织损伤。未受到烧伤影响的部位,其软组织损伤处理同一般创伤处理,应争取早期彻底清创,并缝合伤口。如全身情况不允许,早期未施行清创者,伤口周边皮肤应予清创,伤口填塞抗菌纱布,再以无菌敷料覆盖、包扎,等待延期清创,后期清创者多有污染,一般宜行延期缝合。

软组织同时受到烧伤和损伤后,如不危及生命,一般可与其周围深度烧伤切削痂手术同时进行,清创彻底的伤口,可进行疏松的缝合,与周围切痂创面一并用自体皮或异体皮覆盖。此外覆盖软组织损伤的皮肤均应戳洞,以便引流与观察。若伤口大,软组织缺损较多时,则不宜缝合深筋膜及浅层组织,或仅进行简单定位缝合,置乳胶条引流或松松填塞碘伏、磺胺嘧啶或其他抗生素液纱布。伤口宜敞开,不立即植皮,待伤口清洁后,再延期缝合或于肉芽组织上植皮。

软组织损伤后,坏死组织容易释放大量炎症介质,同时容易滋生感染,因此软组织的清创应尽可能彻底,深部伤须切开筋膜引流并切除所有肉眼所见的坏死组织,用大量无菌水冲洗,移除可见的异物。如无广泛的软组织损伤,要避免单纯为了移除异物,盲目地切除(开)健康组织进行广泛探查,以免降低局部组织抵抗力。清创时尽可能地保留健康皮肤。烧伤复合伤软组织大血管损伤,如伤员全身情况允许,在彻底清创的基础上,应尽早地进行血管修复,防止肢体坏死。已修复的血管,必须用健康组织覆盖,以防干燥坏死及感染,但筋膜及其浅层组织不予缝合或行简单对位缝合,以减少局部水肿对侧支循环的压迫。如果同时有周边神经损伤时,清创后将两断端觅出,予以固定缝合(用黑丝线,以便再次手术修复易于识别)于附近肌肉上,并用健康组织覆盖。待烧伤创面愈合后,再争取早期做神经吻合术。

(二)烧伤复合挤压伤的处理

挤压伤时,肢体软组织中主要是肌肉会受到严重损伤。由于肌肉是缺血非常敏感,缺血 3 h 则可并发不可逆的肌肉细胞损伤,6 h则将使之完全坏死,伴肌肉损伤者还有进行性的微血管损伤、微循环障碍、血管通透性增高,使大量血浆样液渗出,进行性组织间隙水肿,间隙压增加,加重和加速局部组织损伤,严重者可使整个肢体坏死,除局部损伤外,挤压伤后,损伤组织将释放大量肌肉分解产物和炎症介质(表12-13)。烧伤复合肢体挤压伤是非常严重的损伤,挤压伤时由于受伤部位难以短期内脱离热源,从而使烧伤很深,即使致伤温度不太高,也会发生深度烧伤。

表12-13 坏死肌肉细胞释放的分解产物

酸性磷酸盐	溶酶体酶
氨基酸	肌红蛋白
SGOT、LDH、CPK	核酸盐、钾
炎症介质	蛋白水解酶
乳酸	嘌呤碱
补体	氧自由基
血小板活化因子	5-羟色胺、血栓素
白细胞介素	肿瘤坏死因子
白三烯	

SGOT:血清谷草转氨酶(serum glutamic-oxaloacetic transaminase);LDH:乳酸脱氢酶(lacate dehydrogenase);CPK:肌酸激酶(creatine kinase)。

挤压伤后,坏死组织的分解产物与炎症介质启动局部和全身炎症反应,容易导致脏器功能障碍,特别是肾功能障碍,甚至多脏器功能障碍。烧伤合并挤压伤者,由于烧伤后血管通透性增加,组织水肿,同时焦痂缩窄加重组织间隙压,加速组织坏死,更易并发脏器功能衰竭。因此烧伤复合挤压伤应作为急症处理,尽早清除坏死组织,尽量缩短组织缺血时间。处理的要点主要包括以下几点内容。

(1)紧急施行筋膜切开术,降低间隙压,宜多个切口,切口宜长,应探查肌间隙,压力增高者宜分别切开其筋膜;挤压伤伴深度烧伤者,烧伤面积大者,宜行焦痂切开;烧伤面积不大者,可将焦痂切除,覆盖异体或自体皮。

(2)待全身情况稳定后,应尽快清创,彻底清除坏死组织,坏死组织实在清除不干净时,也应切开,充分引流;肢体坏死过于广泛,特别湿性坏死者,应考虑截肢,防止并发全身脏器损害。

(3)尽快纠正休克,减轻缺血、缺氧性损害。大片肌肉缺血4 h,再灌流后即可发生危及生命的并发症。挤压伤后,持续休克也将加重局部组织缺血,所以应争取于伤后6~8 h内,纠正休克。烧伤复合挤压伤的补液量要多于同等烧伤面积的患者,要补充一定量的血浆与全血;同时要补充碱性药物碱化尿液,及早应用利尿剂,增加尿量,促使肌红蛋白或血红蛋白排出,预防并发肾功能障碍。

三、烧伤复合创伤

创伤特别是颅脑损伤本身即非常凶险,因此烧伤复合创伤时,无疑增加了整体救治难度,此时需要根据患者的实际情况进行综合判断,优先处理危及生命的症状。

(一)烧伤合并颅脑创伤

一般情况下开放性颅脑损伤较易诊断,但闭合性颅脑损伤可因严重烧伤而漏诊。原因有:①集中注意严重烧伤。②某些脑损伤症状,如肢体运动障碍、感觉障碍、深浅反射等因肢体烧伤而不易被查出;瞳孔的变化及眼底的改变等因眼睑水肿不易睁开而难予检查;意识的变化可因应用镇静剂而被掩盖,或与烧伤性休克引起的脑水肿等相混淆。因此,出现有与烧伤严重程度不符的意识、血压等变化时,要高度警惕颅脑损伤的可能性。早期诊断的要点如下。

1. **病史** 详细询问有无头部创伤史、高处坠下史、爆炸性烧伤史等,伤后有无意识丧失或昏迷史。
2. **体格检查** 全面体格检查,包括神经系统的检查;注意头部有无水肿或挫裂伤,以及烧伤肢体的感觉、运动及反射的改变。
3. **意识变化** 注意意识变化。颅脑损伤所致的意识改变多为渐进性,往往同时伴有血压上升、呼吸与脉搏转慢等改变。脑干损伤或挫裂伤者意识不清进行性加深,持续昏迷;颅内血肿,可有中间清醒期。
4. **生命体征改变** 伴脑损伤患者,血压可上升,脉压可超过 40 mmHg,心率、呼吸变慢,但因同时烧伤,心率一般不低于 80/min。
5. **辅助检查** 疑有脑损伤,应行头颅 X 射线照片、头部 CT 扫描、脑血管造影等辅助检查,明确诊断。

颅脑损伤处理的基本原则与无烧伤者相同。危及生命的开放性颅脑损伤或闭合性重症颅脑损伤需要开颅手术者,应立即处理,即使存在休克,也应于治疗休克的同时进行手术。暂不危及生命的颅脑损伤,一般应待休克控制后再处理开放性脑损伤。

烧伤复合脑损伤时,由于烧伤需要补液,而补液又容易加重脑水肿,因此早期补液要特别谨慎,应在血流动力学和脑内压监测下进行。一般要适当控制输液量,不宜追求超高血流动力学指标,输液速度不可过快,忌短期输入大量液体,特别是水分。近年有人主张补充高渗盐液给予早期复苏,能减少补液量,又具脱水作用,降低颅内压。此类患者早期复苏,应及早使用脱水利尿剂,如甘露醇、浓缩人体白蛋白等渗透性脱水利尿剂,一般每 4 h 重复 1 次;为了较持久维持脱水作用,避免一次性大剂量注射所致的回跳以及使全身脱水过多与电解质紊乱,可持续静脉滴注脱水药物。如渗透性脱水剂降低颅内压不明显,可改用呋塞米等静脉注射,可重复使用,每次增加前次剂量的一半。应用脱水利尿剂后,应对血渗透压及电解质进行监测,偏高或偏低时,应及时纠正。如疑有颅内血肿,未决定开颅探查以前,不宜采用高渗脱水剂,以免因颅压减低,引起再出血,使血肿扩大。

(二)烧伤合并骨折

骨折是烧伤最常见的复合创伤。一般诊断不困难,但由于伴严重大面积烧伤,接诊医师若不注意,也容易漏诊,特别是脊柱损伤,往往酿成严重后果,因此烧伤现场急救时,特别是有交通伤、坠下伤、挤压伤、机械事故伤等致伤史者,都要考虑到骨折,搬运患者时,要注意固定。入院后疑有骨折者,应行 X 射线摄片确诊。

烧伤合并骨关节伤的治疗较单纯骨折或烧伤复杂,其主要原因包括:①同时有两种损伤,出血和渗出严重,特别是大面积烧伤复合严重开放性骨折、股骨骨折、骨盆骨折等,休克发生早且重。②骨关节伤部位的皮肤损伤,感染机会增多,特别是开放伤。③某些骨关节伤处理措施,如切开复位、骨牵引等,多须通过烧伤创面进行,感染的威胁增加,因而受到一定限制。④骨折的固定将影响烧伤伤员的翻身、创面的暴露与处理。⑤在局部烧伤水肿及焦痂缩窄的基础上,再加上骨折局部渗出与血肿,肢体远端更易发生缺血性坏死。因此,在处理烧伤合并骨折时必须全面考虑,抓住最主要的方面,综合治疗。

烧伤复合骨关节损伤的处理,应考虑:①骨折的稳定,是否需要牵引与固定。②便于烧伤创面处理。③相邻皮肤烧伤的切痂与植皮。④有利于功能恢复,便于早期物理治疗。局部皮肤未烧伤的骨关节损伤的处理同一般骨关节损伤。但选择固定方法时,要注意不要妨碍患者翻身和创面处理。局部烧伤处骨关节损伤的处理,则甚为复杂,应根据患者烧伤与骨关节损伤的部位、程度等,分别对待,选用恰当方式。

浅Ⅱ度烧伤处的闭合性骨折,如能手法复位者,复位后,可采用石膏托包扎。1 周左右局部水肿消退,烧伤创面未感染者,可考虑石膏管型固定,局部包扎敷料宜厚,边缘应超过创面 5 cm。如无感染,包扎敷料可不交换,直至骨折基本愈合为止。如部分感染,可改用石膏托或石膏管型开窗,以便局部处理。不能手法复位者,如成人股骨骨折、双小腿骨折、前臂双骨折等,可考虑采用骨牵引固定(牵引针尽可能避免通过烧伤创面),或通过未烧伤部位在 X 射线下打入髓内针固定。例如前臂双骨折复合小面积烧伤,而肘部未烧伤者,可在 X 射线下自鹰嘴突处向尺骨内打入髓内针。

深度烧伤处的骨关节损伤的处理,原则上不宜通过深度烧伤创面置钢针,也不宜用石膏管型固定,以免加深创面,诱发感染。肢体环状深度烧伤伴骨关节损伤者,甚易并发骨筋膜隔室综合征,因此早期宜行焦痂切开或筋膜切开,有时还须切开神经管减压。

如患者情况允许,应尽早施行有骨关节损伤部位深度烧伤肢体的切削痂植皮术,同时行骨折切开复位内固定或外固定。此类手术若能于伤后 48 h 内进行最好,一般闭合性骨折或低能量的开放性骨折(表 12-14),内固定即能保持稳定,促进骨折愈合。但对一些高能量复杂的开放性骨折伴软组织损伤者,则需用外固定,清创及骨折复位后,可采用半环槽式外固定器加压固定,钢针可通过切痂植皮的创面,此固定器固定稳妥,不影响烧伤创面的处理。

表 12-14 骨折程度分类

伴软组织损伤的闭合性骨折	开放性骨折
0 度:轻微软组织伤,非直接暴力所致,简单骨裂	—
Ⅰ度:轻至中度骨折,移位	皮肤裂口≤1 cm,清洁,肌肉挫伤轻,单纯横断或短斜行骨折
Ⅱ度:骨折严重移位,皮肤肌肉挫伤,污染,可能并发骨筋膜隔室综合征	皮肤裂口长度超过 1 cm,较多缺乏软组织损伤,皮肤撕裂,轻到中度挫伤,单纯横断或短斜行骨折,少许断端裂口,伴广泛皮肤、肌肉、神经血管损伤,严重挤压伤
Ⅲ度:广泛皮肤、肌肉撕裂,严重骨折移位,伴大血管损伤,已发生骨筋膜隔室综合征	ⅢA,广泛软组织裂伤,但软组织能覆盖骨折,多处骨折,枪弹伤 ⅢB,广泛软组织损伤,骨膜撕裂,骨质暴露,污染重 ⅢC,伴大血管损伤,需要修复

严重烧伤,全身情况不允许行较大手术时,可采用骨牵引,骨牵引既可复位固定,又对创面处理无太大影响,但其牵引针有时要通过烧伤创面,引起骨感染,所以要避免穿过创面。如通过浅度烧伤创面穿针时,应重复消毒创面 1~2 次,手术后将局部暴露,使创面迅速干燥,促使痂下愈合,一般不致发生严重感染;如为深度烧伤,可将钢针出入处周围的焦痂切除一小圈(3~5 cm 直径)并植皮,可减少骨感染机会。但如发现有骨感染,应及早拔出钢针。此外,骨牵引,特别是下肢,可能影响翻身,最好用半环槽式外固定器,则较单纯骨牵引方便,多不影响翻身。

某些特殊部位如头、面、躯干的骨关节伤,对烧伤创面治疗影响较小,一般无须特殊处理。躯干、骨盆骨折应采用翻身床,有利于固定与创面处理。骨盆双处完全骨折并有移位时,如伤情允许,可进行下肢骨牵引及盆腔悬吊固定;颈椎骨折伤员,虽头皮烧伤也应采用颅骨牵引。脊椎骨折合并有脊髓损伤时,尽可能采用非手术方法治疗。如果手术减压,应特别注意感染问题,切口尽量避免通过烧伤创面。如无法避免,可将切口周围的焦痂切除,手术后,用大张自体皮或开洞异体皮覆盖,3~5 d 后再嵌植自体皮。

(三)烧伤复合胸、腹部损伤

1. 烧伤复合胸部伤 复合胸部伤的处理原则基本与不伴烧伤者相同。胸部伤常需紧急处理,因此初诊时及时发现甚为重要。胸腔置管应尽可能经过健康皮肤,以免并发脓胸。经烧伤皮肤置管者需于早期切痂术时拔出,需要时再经植皮区插管。胸腔脏器损伤需开胸探查者,切口周围焦痂应同时切除并植皮;肋软骨及肋骨烧伤坏死者应清创,胸腔切口均应封闭,局部软组织缺损时,应用背阔肌肌瓣、胸大肌肌瓣予以覆盖,缺损严重者可选用游离大网膜覆盖,存活后于其上面移植自体皮片,也可选用游离皮瓣或游离肌皮瓣。

有胸壁烧伤的单纯胸壁软组织伤,待休克平稳后,争取早期清创缝合,但皮肤不缝合,争取做延期缝合;皮下置乳胶条引流 48 h;伤口周围焦痂争取切除植皮。无胸壁烧伤的开放性气胸,应立即予以清创缝合封闭。开放性气胸伤口位于烧伤胸壁者,可先将烧伤焦痂切除,利用皮瓣、邻近软组织瓣(如肌肉)封闭创面,然后放置胸腔引流管;通过烧伤创面进行胸部手术的切口或开放伤,均应放置胸腔闭式引流,皮肤及皮下组织不予缝合。

对于少量闭合性气胸的患者,一般可不做处理,任其自行吸收。大量闭合性气胸影响呼吸时,可一次穿刺吸尽气体,以后根据病情,可再次穿刺;张力性气胸,应及早做闭式引流。

单纯单根肋骨骨折,可不做特殊处理。多根多处肋骨骨折(连枷骨浮动胸型)多因直接暴力所致,常伴严重肺挫伤,两者相互影响,极易并发肺功能衰竭;复合烧伤,特别伴吸入性损伤时,更是很快导致急性呼吸窘迫综合征。此类患者首先要保持呼吸道通畅,吸入湿化氧气,鼓励咳嗽,清除气道分泌物;单纯小范围连枷胸可用棉垫包扎固定,消除反常呼吸;严重连枷胸或伴肺挫伤或重度吸入伤者,均须行气管切开,采用机械通气,除起内固定作用外,同时改善呼吸功能,纠正低氧血症与高碳酸血症;治疗过程,要经常行气道内灌洗,防治肺部感染。

烧伤复合胸部伤早期补液,因担心补液加重肺水肿,以往常限制过量,未能及时纠正休克,反而加重肺水肿;因此此类患者复苏时,首先还是要根据抗休克的指标进行液体调整,在纠正休克的前提下尽可能减少输液量,才属合理。如果胸部创伤伴胸部深度烧伤,特别是环状烧伤时,则应尽早进行早期焦痂切开,以提高胸壁顺应性,能增加潮气量,降低气道内压力。

2. 烧伤复合腹部伤　烧伤复合开放性腹部损伤较容易诊断,而烧伤复合闭合性腹部损伤,则因腹部焦痂的掩盖以及烧伤症状的混淆,易被遗漏,除详细询问病史及细致全身检查外,疑有复合腹部损伤者,应行辅助检查,例如腹部 X 射线摄片、床旁超声检查等。对循环稳定、烧伤面积不大、可以搬动的患者,可行腹部 CT 扫描,可见到肠腔外气体和显影剂,腹腔内积血、肠壁血肿、腹腔积液、实质性脏器损伤等,但报道的准确性为 25%~74%,特别是空腔脏器损伤易漏诊。诊断性腹腔穿刺(diagnostic peritoneal puncture,DPP)仍是腹内脏器损伤的最有价值的方法,若抽出 10 ml 不凝的新鲜血液,则可确诊,需要做剖腹探查;若抽吸失败,则可注入 1 L 无菌生理盐水,借重力流出,若流出液中含有 $10^5/mm^3$ 红细胞、$7\,500/mm^3$ 白细胞,发现有细菌、胆汁、粪便时,也应考虑阳性,需要剖腹探查,但 DPP 的准确率为 75%~94%;疑有腹部损伤穿刺诊断阴性者,仍须严密观察,DPP 容易漏诊腹膜后损伤、肠系膜血肿和实质性脏器的包膜下血肿。同时要注意预行 CT 检查者,需在 DPP 以前进行,以免注入空气或液体影响 CT 检查;另外剖腹探查应行胸部 X 射线检查,了解有无胸部损伤,特别是气压伤,有助于麻醉选择、手术方法及术中监护。

剖腹探查是诊断与处理腹部创伤的重要手段,发现阳性指征后的创伤处理原则与不伴烧伤者相同,但同时必须注意到以下两点。

(1)易发感染:烧伤复合腹部创伤的手术,更容易感染,特别是切口经腹壁烧伤创面者,因此关闭腹腔前,最好用大量抗菌液冲洗,一般腹腔内置引流物,宜用双套管引流,内管连接负压瓶,以免腹腔分泌物刺激烧伤创面。引流物不宜放置过久,以减少腹腔感染机会,一般 48~72 h 可拔出。引流管出口尽可能远离烧伤创面;必须经过烧伤创面者,要注意消毒,需较长期置管者,应切除周围烧伤皮肤,并予植皮。

(2)愈合能力降低:烧伤复合腹部创伤患者,抵抗力下降,营养不良,愈合能力较差,即使切口经健康皮肤者,也易裂开。因此一般不选用易裂开的旁正中切口,经烧伤创面者,可同时切除周围焦痂,并予植皮。腹部切口均须关闭,皮肤与皮下组织一般不立即缝合,放置乳胶片引流 48~72 h,再行延期缝合。

(四)烧伤复合血管损伤

开放性血管损伤诊断容易,闭合性血管损伤复合烧伤者诊断甚为困难,许多症状与体征如远端脉搏消失或明显减弱、远端缺血征象、静脉回流障碍等征象,均可被局部和全身烧伤掩盖,因此疑似深部血管损伤时,可试行多普勒听诊或测定动脉压、Duplex 显像和测定动静脉血流、CT、MRI 等辅助检查;疑难病例的确诊须行动脉造影,有条件行动脉数字减影血管造影(intraarterial digital subtraction angiography,IA-DSA)和经静脉注射造影剂行数字减影血管造影(intra-venous digital subtraction angiography,IVDSA)。

烧伤或空腔脏器损伤都会增加血管修复或重建的感染,不论自体血管或异体血管修复,感染后并发症多、死亡率高。此类手术后均应用无菌溶液反复冲洗,已污染或有感染可能的修复血管,有学者用转移肌瓣或游离肌瓣予以覆盖,能防止感染,保证存活,取得良好效果。若烧伤(如电烧伤)局部软组织毁损严重,清创后更需用各种皮瓣或肌皮瓣覆盖创面,方能保护血管、神经损伤的修复,最大限度地保护功能。

四、体表烧伤复合吸入性损伤

在火灾及交通事故当中,伤员受到体表烧伤的同时,极容易发生吸入性损伤。大面积烧伤,特别是发生于密闭空间的烧伤,多伴有吸入性损伤,体表烧伤和吸入性损伤两者之间可发生复合效应,从而使得死亡率增加约 20%,例如严重烧伤复合重度吸入伤的死亡率为 60%~90%。这是因为吸入伤常并发肺功能不全,而不伴吸入伤的烧伤发生肺部并发症者不及10%。2010年发生的上海"11·15"火灾中,由于火灾发生于高层公寓,截至11月19日共导致58人遇难,70余人接受治疗。调查表明,多数遇难者及受伤人员均发生吸入性损伤。因此必须重视吸入性损伤带来的危害。

(一)吸入性损伤的发病原因

吸入性损伤的发病因素包括多个方面。

1. 热力所致的呼吸道烧伤　由于呼吸道有较强的水、热交换能力,使吸入的干热气体迅速冷却;黏膜含水量的蒸发,吸收大量热能,降低吸入气体的温度,故吸入干热空气很少伤及声带以下的气管。若吸入湿热空气(如水蒸气),湿热空气带热能力为干热空气的4 000倍,则可损伤全部气道。通常吸入湿热的情况较少见,偶见于锅炉爆炸。

2. 吸入烟雾　烟雾是一种大小不等的微细颗粒悬浮在气体中组成的混悬物,其成分可多达数十种。吸入的炽热碳颗粒可致气道烧伤。烟雾中的有些成分,如氯化物、氟化物、硫化物等,均可形成强酸或强碱引起气道的化学烧伤。

3. 毒性气体　吸入一氧化碳、氰化物、氮氧化物等可加重缺氧窒息,醛类可发生肺水肿等。

4. 缺氧　火焰燃烧需要耗氧,从而使得现场空气氧含量减少,因此缺氧是吸入性损伤现场死亡的重要原因。

(二)吸入性损伤的诊断

大面积火焰烧伤特别伴头面部烧伤的患者有下列情况时,应考虑有吸入性损伤:①于密闭环境发生的烧伤;②面、颈和前胸部烧伤,特别口、鼻周围深度烧伤者;③鼻毛烧焦,口唇肿胀,口腔、口咽部红肿有水疱或黏膜发白者;④刺激性咳嗽,痰中有炭屑者;⑤声音嘶哑、吞咽困难或疼痛者;⑥呼吸困难和(或)哮鸣音。但于复合创伤患者,诊断更困难。伴脑损伤或意识障碍者,常掩盖一氧化碳中毒;有胸部爆震伤者混淆吸入伤症状等。

对于此类患者应加强监测,早期行纤维支气管镜检查有助于及时明确吸入伤的诊断;确诊或疑似吸入伤者要定期行胸部X射线照片、血气分析等,密切监测肺部并发症与肺功能障碍的情况,及时进行处理。吸入性损伤可根据临床征象,分为轻度、中度及重度吸入性损伤。

1. 轻度吸入性损伤　病变限于口、鼻腔和咽部。多伴面部烧伤,临床可见含炭粒的痰液,鼻毛烧焦,口腔红肿时有水疱,口咽部发红,舌或咽部可因炭屑沉着而发黑,呼吸略快,喉部常有轻微疼痛和干燥感觉,或喉部发痒、干咳,一般没有声音嘶哑,无呼吸困难,胸部体征阴性,可见鼻腔和咽后壁黏膜充血和肿胀,有时还可见溃烂和黏膜脱落。

2. 中度吸入性损伤　病变主要侵及咽、喉和气管,除可见轻度吸入性损伤的征象外,还常有声音嘶哑、刺激性咳嗽、咳含炭粒的痰和上呼吸道梗阻症状,有的可咯出脱落的坏死黏膜。上呼吸道发红和水肿。肿胀是进行性的,渐发展成气道部分甚至完全阻塞,呼吸声音粗糙,若并发上气道梗阻时,吸气困难呈高调鸡鸣声,可闻及湍流或喘鸣声,偶可听到干啰音,但无湿啰音。胸部X射线检查多正常,纤维支气管镜检查可见咽喉声带上部及声带水肿,气管黏膜充血、水肿、出血点,甚至溃烂、脱落。^{133}Xe扫描为阴性,血气分析因气道阻塞的程度而异,轻者多无异常,梗阻严重时可出现低氧血症和高碳酸血症,但解除梗阻后,迅速恢复,接近正常。

3. 重度吸入性损伤　病变可达支气管、细支气管甚至深达肺泡,除有轻度和中度吸入性损伤的临床征象外,常有广泛支气管痉挛、小气道阻塞和肺水肿,迅速出现严重呼吸窘迫和低氧血症,常见带血丝或血性泡沫痰和脱落坏死黏膜。由于严重缺氧患者常显烦躁不安、意识障碍甚至昏迷。伤后不久即可闻及干、湿啰音,多为双侧,甚至遍及全胸部。严重者伤后1 h胸部X射线摄片即可发现肺水肿影像;纤维支气管镜检查可发现细支气管黏膜充血、水肿、出血和溃烂;^{133}Xe肺扫描阳性;血气分析很快出现低氧血症,早期多有低碳酸血症,后期可有高碳酸血症,行人工气道后,低氧血症也难以纠正。根据以上诊断标准,将其临床要点综合如表12-15。

表 12-15　吸入性损伤的诊断要点

病变范围	主要症状	主要体征	X射线	血气分析
轻度：鼻、口、咽	咽部发干、疼痛	鼻毛烧焦 鼻咽部发红	—	—
中度：喉、气管	声音嘶哑、上气道梗阻	气道梗阻 喘鸣、干啰音	气管狭窄影	—
重度：支气管、肺泡	缺氧、呼吸窘迫	干、湿啰音	肺水肿	低氧血症

此外应指出的是，在少数情况下，烟雾吸入性损伤患者不仅无面、颈烧伤，甚至无全身烧伤，而且上呼吸道尤其是咽部病变，可以很轻，不发生呼吸道梗阻症状，加之由于烟雾所含化学成分不尽相同，化学物质的性质和浓度也不同，有的局部作用较缓慢，肺部症状出现较迟，早期常易被漏诊。因此，如果在密闭或有限空间吸入烟雾时间较长，尤其是意识障碍的患者，不论有无面、颈部或全身烧伤，均应考虑有吸入性损伤的可能，予以密切观察。

（三）烧伤复合吸入性损伤的治疗

对于烧伤复合吸入性损伤的患者，除沿用一般烧伤及吸入性损伤的治疗外，还应特别注意以下治疗措施。

1. **给氧**　烧伤复合吸入性损伤、特别发生于密闭空间，伤后应立即吸100%氧2～3h，借以清除一氧化碳和氯化物，待碳氧血红蛋白下降后，改吸40%氧。重度吸入伤发生低氧血症或PaO_2/FiO_2有降低趋势，可行高频震荡通气（high frequency oscillation ventilation，HFOV），可降低吸入伤的死亡率。也可应用呼气末正压机械通气，为避免气压伤，近年来推荐应用允许性高碳酸血症的保护性通气。

2. **防治上呼吸道梗阻**　严重烧伤伴重度吸入性损伤，由于气道充血、水肿，常并发上呼吸道梗阻，高发期是伤后6～72h（组织水肿高峰期），因此应于伤后6h前建立人工气道（特别是伴头面部深度烧伤者）。

3. **早期补液**　吸入性损伤后常并发肺水肿，大面积烧伤须补充大量液体，以往主张，此类患者应限制补液量，以防补液诱发或加重肺水肿。临床资料表明，发现严重烧伤后若不及时合理补液并尽快恢复组织血流灌注，将引起包括肺在内的各脏器的缺氧性损害，加重加速重度吸入性损伤后肺水肿的发生和发展。尽早补液治疗，及时纠正休克，就能减少肺的缺氧性损害。实际上体表烧伤复合吸入伤早期的体液丧失量要高于同等面积的单纯烧伤，补液量应有所增加。因此对此类患者的补液量，既不必有意限制，也无须一定增加，以能保证组织良好的血流灌注为目的。较之单纯体表烧伤，更应严密监测其心、肺功能，除观察尿量、血压、心率、意识状态，进行血气分析，了解气体交换和酸碱代谢情况等外，必要时应测量中心静脉压指导输液。

第四节　自然灾害事故及海水浸泡复合伤

一、地震灾害伤

地震灾害是大地震动造成的突发性自然灾害，大地震往往会在瞬间造成巨大的经济和社会损失，同时给人们心理和生理带来的创伤更是长时间难以抚平的。由于我国地处欧亚板块的东南部，受西太平洋地震带和喜马拉雅-地中海地震带地震活动的影响，地震大多是大陆板块内地震，因此具有震源浅、频度高、强度大、分布广的特点。2008年汶川地震达到里氏8级，造成69 227人死亡，374 643人受伤，17 923人失踪，是中华人民共和国成立以来发生的最大地震，也是唐山大地震后伤亡最惨重的一次。

2010年玉树地震震级达到里氏7.1级,2013年芦山地震震级为里氏7.0级。我国是地震灾害多发国家之一,我们必须高度重视地震灾害,建立高效全面的地震灾害救援体系,并逐步将地震灾害救援纳入国家医疗救援体系之中。

(一)地震的分类、成灾机制和主要特点

地震是地球表层的震动。按其震动性质的不同,可分为天然地震、人工地震、脉动3类。①天然地震是指自然界发生的地震现象;②人工地震是指爆破、核试验等人为因素引起的地震现象;③脉动则是指由大气、海浪等原因引起的长周期的微动。能够构成灾害的主要是天然地震。天然地震是地球构造运动的一种表现形式。一次强烈地震的发生,通常伴随着大规模的地震断层或其他地表破坏,同时,地下岩层所积累的应变能以弹性波的形式向外传播,造成地面剧烈地震动。天然地震按其成因不同,又可分为构造地震、火山地震、塌陷地震及人工诱发地震等多种类型。

1. 地震灾难分类　按成灾机制可分为4类。

(1)原生灾难:震源处产生断裂、断层错动、地面倾斜、升降和变形等原生现象造成的灾难。

(2)直接灾难:地震产生的弹性波引起地面震动而直接造成的灾难。它包括房屋建筑、工程设施等人工建筑的破坏;山崩、滑坡、地裂、坍塌、喷砂、冒水等地表破坏;以及地震波引起的水震荡,如海啸、湖啸等。此外地震时逸出的可燃性气体可造成为人和畜的烧伤。

(3)次生灾难:由于建筑物、构筑物或其他设施遭破坏后导致的继发性灾难,如火灾、水灾、毒气污染等。

(4)诱发灾难:由地震灾难引发的各种社会性灾难,如瘟疫、饥荒、停工停产、经济失调、社会秩序混乱、计算机损毁引起的各种混乱和灾难等。

2. 地震灾难特点　地震灾难除了具有突发性、难以预知、成灾广泛、破坏严重等特点外还有如下特点。

(1)直接灾害是主要的地震灾害:据世界地震资料统计,由于房屋倒塌和地面破坏造成的损失占所有地震灾害损失的95%以上。

(2)地震火灾:是最严重的次生灾难,其损失有时超过直接灾难。这种灾难在发达国家尤为严重。随着社会经济的发展,我国的地震火灾呈上升趋势。唐山地震时,唐山市发生5起大型火灾;天津市发生36起不同程度的火灾。石油化工企业的易燃易爆物很多,地震火灾也是其主要危险。

(3)次生灾害:地震时易发生滑坡、泥石流、水灾等灾害。地震诱发社会灾害与社会经济的发展有密切关系,现代社会交通、通信发达,信息传播快,人民富裕,地震心理灾害越来越严重,谣言误传,盲目避震等灾难几乎在每一次地震后都要出现。

(二)地震灾害分类及伤亡特点

一次地震所造成的伤亡,其严重程度主要取决于地震震级的大小,距离城市或人口稠密地区的远近,以及这些地区的抗震防灾的能力。其次还与地震发生的季节、时刻、自然地理环境与天气气候等因素有关。有时还与震前发布的预报或警报是否成功有关。而震后救援工作(包括医疗救护)是否及时有效也在很大程度上决定了伤亡损失的大小。根据对我国不同地区(平原和山区)震灾的统计分析,可粗略地反映上述震灾因素与伤亡损失的关系。现按灾情大小分类如下。

1. 特大灾(强烈破坏性地震)　发生在平原的7.5级以上地震,大中城市6.5级以上地震,或发生在人口稠密山区的8级地震,其震中烈度可达11度以上,受灾范围数十个县(市),震中区房屋倒塌和严重破坏可达数百万间以上,破坏率80%以上,人口死亡数为数万至数十万人,受伤人数达数十万至近百万人。

2. 重灾(严重破坏性地震)　发生在平原的7级左右地震,或发生在人口稠密山区的7.5级左右地震,震中烈度10度左右,受灾范围10余个县市,房屋倒塌和严重破坏在数十万间,破坏率达30%~70%,人员死亡数在数千至数万人左右,受伤人数为数万至10余万人。

3. 中灾(一般破坏性地震)　发生在平原的5.5~6.5级地震,或发生在山区的7级左右地震,震中烈度为7~9度,受灾范围数个县(市),房屋倒塌和严重破坏在数千间至十数万间,破坏率为10%~30%,人员死亡在数十至数百人,受伤人数达数百至上千人。

4. 轻灾（一般性地震） 发生在平原的 4.7～5.5 级地震，或发生在山区的 6.5 级左右地震，震中烈度 6～7 度，受灾范围 1～2 个县（市），房屋损坏仅以抗震性能较差的老旧和危房为主，严重破坏数可达数百至数万间，破坏率小于 10%，人员死亡数人至数十人不等，伤员可达上百人。

地震救灾卫生保障重点是城市、人口稠密的重灾区和特大灾区，其破坏范围广，伤亡人数多，医疗救护任务艰巨而繁重。

（三）地震造成的主要伤害

地震致伤的复杂性与地震发生的环境条件，包括居住条件、季节、时刻等均有直接关系。地震对人的伤害包括直接灾难对人的伤害和继发灾难对人的伤害。

1. 直接灾难对人的伤害

（1）地震复合伤：地震复合伤即由 2 种以上不同致伤因素作用于机体造成的损伤，解剖部位可以是单一的，也可以是多部位、多脏器。复合伤病情复杂，治疗困难，死亡率较高。

1）造成地震复合伤的因素：地震时，诱发的火灾烧伤体表皮肤，或因油库爆炸等产生的冲击波造成烧冲复合伤，伤员伴有不同程度的皮肤烧伤、上呼吸道或下呼吸道烧伤、急性肺损伤等；地震对工矿区的破坏，伤员可同时遭受坍塌的石头、砖瓦、木块等建筑材料的撞击、挤压及烧伤（可为火灾、化学烧伤或电灼伤等）、化学中毒，同时有脑挫裂伤伴颅内血肿、血气胸、腹内脏器损伤、骨折等；当矿井遭受水淹时，遇难者可遭受到撞击和淹溺；核电站遭到破坏时，不仅可遭受砸伤、挤压伤，还可因放射性物质泄露而致放射性损伤等。地震发生于严寒地区（季节），常发生地震创伤与冷伤的复合伤。

2）地震复合伤的伤情特点：致伤因素多，伤情复杂。地震复合伤损伤脏器多，范围广，病理生理紊乱严重而复杂，全身和局部反应较强烈、持久，休克发生率高。伤后早期死亡的主要原因是窒息、严重脑干伤和大出血休克等，后期死亡的主要原因多是严重感染、急性呼吸窘迫综合征及多脏器功能失常综合征等。伤势重，并发症多，伤死率较高。严重的地震复合伤常死于致伤现场，即使部分伤员能渡过早期休克等难关，也往往会死于后期严重并发症。容易造成漏诊、误诊。由于对复合伤认识的不够，特别是对损伤部位的闭合伤缺乏认识，而往往闭合伤多为致命伤，极易被忽视，是此类伤员的最终死因。治疗困难和矛盾，复合伤治疗中最大的难题是难以处理好不同致伤因素带来的治疗困难和矛盾。

（2）地震多发伤：凡机体在单一机械致伤因素作用下，同时或相继遭受 2 个解剖部位的创伤称为多发伤。一般而言，地震初期人员的伤亡，98% 以上是房屋破坏倒塌直接造成的。地震时不同类型的倒塌破坏物，统称为倒塌（破坏）体。不同类型的倒塌（破坏）体，对人的伤害效应不同。通常地震伤害统计只重视伤害最重的部位，而忽略了次要部位。且多发伤的临床表现相互掩盖，检伤时易被忽视。事实上在地震伤中约有 40% 甚至更多的是多发伤，而在有多种灾难相继发生的现场，居民可能遭受伤害的情况还要复杂得多。

1）造成地震多发伤的因素：据我国现行城镇和农村房屋的实际震害状况，倒塌（破坏）体分类及致伤效应大致有如下几种。①瓦砾堆。处在这类破坏体中的人员往往受到塌落构件的猛烈砸击、压埋。人员遭受砸、压，死亡率可高达 80%。瓦砾堆中的残垣断壁和大块构件的存在，往往可构成空隙，受伤者如处在这些地方可能得以幸存，处在地下室或半地下室的人员幸存机会也较多。②叠层式倒塌体。多层砖混房屋或混凝土楼房的屋盖和楼板整体塌落时，屋盖和楼板重叠在一起。这类倒塌形式的伤亡率极高，施救困难。③边沿瓦砾堆。它是房屋破坏时飞到瓦砾堆或破坏体外的瓦砾块，形成分布不均、大小不一的瓦砾堆。主要由毁坏了的建筑构件和破碎的家具构成。边沿瓦砾堆一般均不高，它主要对由屋内外逃人员或行人以砸击式的伤害，有时也将受伤者压埋，但一般较浅，易施救。④我国农村的特殊型瓦砾堆。在我国广大农村，由于不同结构类型房屋的倒塌，形成许多瓦砾堆的特殊形式，主要有土砾堆、毛石堆、黄土堆等。

2）地震多发伤的伤情特点：①全身反应重，早期死亡率高。由于创伤后，急性血容量降低，组织血流低灌注状态和缺氧等一系列危及组织生存及器官功能的病理生理变化，很难在短期内得以改善。②伤情复杂，漏诊率高。多发伤极易发生漏诊，文献报道早期漏诊率为 11.2%～50.0%，其中以胸腹部创伤漏诊最为常见。③严重多发伤早期低氧血症发生率很高，可达 90%。尤其是颅脑伤、胸部伤伴休克及昏迷时

PaO_2 常低至 30~38 mmHg 危及生命的水平。④临床处理的程序易发生矛盾。多发伤往往需要紧急手术处理,但孰重孰轻难以把握。严重胸腹伤早期死亡以呼吸障碍、快速大出血及周围循环衰竭和心泵机械效率低下为主要原因。

因多发伤涉及多部位多脏器伤,损伤范围广,伤情重,创伤反应强烈、持久。加上失血多,体液丢失多,休克发生率高,进而导致生理紊乱加重,甚至很快出现多器官功能障碍综合征(murtiple organ dysfunction syndrome,MODS)或衰竭,给救治带来困难,因此早期死亡率明显增加。

(3)地震部位伤:据统计,由倒塌破坏建筑物、室内设备、家具等直接撞击、压迫及掩埋等对人体的机械性力学损伤,占地震伤的95%~98%。伤害的严重程度取决于其所受到的载荷大小、速度、受力部位等因素。人体各部位伤的发生率见表12-16。

表 12-16 人体各部位伤的发生率

受伤部位	震灾现场/%	住院患者/%
头面部	10.0~15.0	8.05
胸背部	11.0~16.2	12.13
腹部	3.6~4.0	1.62
骨盆	4.9~13.5	14.70
上肢	21.4~37.1	16.90
下肢	21.4~37.1	23.40
脊柱	10.2~14.8	15.30
多发伤	—	7.90

颅脑伤是地震伤中死亡率最高的,早期死亡率可达30%,伤员往往在到达医院前死去;颌面、五官伤常造成严重功能障碍,可因血块和异物堵塞呼吸道导致窒息;四肢伤的发生率几乎接近人体各部位伤总发生数的50%,且常伴有周围神经损伤和血管损伤;胸部和骨盆伤夜间发生率较白天高,且骨盆伤往往伴有膀胱和性器官损伤;腹部伤的发生率较低,但往往可因内脏大出血而早期死亡。历次地震资料显示,骨折发生率最高,占伤员总数的55%~64%,排第1位;软组织损伤,包括周围神经损伤排第2位;挤压综合征排第3位。各类骨折发生率见表12-17。

表 12-17 地震中各类骨折发生率

骨折部位	发生率/%
颅骨	1.07
肋骨	10.13
脊柱	
颈椎	1.06
胸椎	8.79
腰椎	15.16
骨盆	22.29
上肢	
肱骨	7.05
桡骨	13.77
下肢	
股骨	9.89
胫腓骨	10.16

脊柱骨折(包括颈椎、胸椎、腰椎骨折)占骨折的1/4以上,其中30%~40%可并发截瘫。值得注意的是,有相当一部分脊柱伤在搬运过程中方法不当而造成截瘫或加重截瘫。骨盆骨折发生率约1/5,但与平时情况截然相反的是,女性骨盆骨折的发生率是男性的2倍或更高。在骨折中闭合性骨折与开放性骨折比例为(7.5~9.0):(1.0~2.5)。统计资料表明,四肢骨折中闭合性骨折占90%以上,开放性骨折约10%。胸部伤中较常见的有肋骨骨折、气胸、血胸、大血管损伤等,其死亡率较高,胸部伤占死亡总数的25%。

(4)地震造成的其他伤害与并发症

1)挤压伤和挤压综合征:挤压伤是较常见的地震伤,特别是在城市地震伤员当中更占有相当大的比率。肌肉发达的肢体被重压1~6 h或6 h以上时,受挤压的肌肉因缺血坏死,并逐渐为瘢痕组织代替,挛缩而丧失功能,谓之挤压伤。当受挤压的坏死组织释放大量有害物质进入体内,并发休克和急性肾衰竭,称为挤压综合征。值得警惕的是,挤压综合征患者中,有部分伤员可因血清钾突然急剧升高,导致心搏骤停而猝死。

2)完全性饥饿:长时间被困于地震废墟中的人员,食物来源完全断绝,仅能依靠自身储蓄的营养物质维持生命。正常人不进食,如能获得饮水,仅能维持14~18 d。但在震灾时,这个生命极限一般将缩短。长时间的消耗,体内储存物质将枯竭,成为完全性饥饿状态,以致身体极度虚弱,血压下降,终将全身衰竭而死亡。

3)休克:是地震复合伤早期死亡的最主要原因。严重创伤、大出血、烧伤、饥饿、脱水以及挤压综合征的低容量状态等均可导致休克。对休克患者要及时采取有效救治措施,否则将造成全身各系统的功能障碍。

4)严重感染:震灾现场卫生状况恶劣,救治伤员设施差,伤员伤口极易遭到各种细菌的侵入感染,尤其是破伤风杆菌和气性坏疽杆菌对伤口的威胁最大,应特别予以重视。早期救治要认真做好预防注射和清创术。对气性坏疽,一经发现应立即就地施治,并采取严格隔离措施。

需要注意的是,受地震发生区域的影响,不同地震中并发症的比例会有较大变化。石小军等人对比了汶川地震与芦山地震中肢体严重并发症的发生率,见表12-18。

表12-18 汶川地震与芦山地震中肢体严重并发症比较

严重并发症	汶川地震(n=1 410)		芦山地震(n=199)	
	病例数	百分比/%	病例数	百分比/%
挤压综合征	66	4.7	1	0.5*
骨筋膜隔室综合征	0	0	4	2.0*
气性坏疽	25	1.8	0	0*

注:*与汶川地震比较 P<0.05。

2.继发灾难对人的伤害 地震造成建筑物、工程设施、设备的破坏倒塌,继而可发生一系列继发性灾害,如易燃、易爆、有毒物质的泄漏引发爆炸、火灾、毒气和放射性物质的污染,危及人身安全。同时地震对自然环境的破坏,形成一系列继发性自然灾害,如山崩、滑坡、泥石流、水灾等也对人的生存造成危害。因而,地震继发灾害对人的伤害是多种多样的:火灾的烧伤;毒品泄逸的中毒;放射性物质泄漏的辐射伤害;水灾的淹溺;山崩、泥石流、滑坡的滚石砸击和掩埋窒息;在寒冷地区的严冬季节的午夜,如抢救不及时,即使未受到其他伤害,也极易造成冷伤。

地震破坏间接造成的伤害,还有因地震引起恐慌的盲目跳楼或外逃时造成的摔伤,或被坠落物砸伤。这种情况往往在中强地震波及的城市表现得十分突出。另外,大地突然剧烈震撼和房倒屋塌的恐怖景象,还常使某些心理和生理承受能力脆弱的人群发生意外疾患或者死亡,如心血管病、高血压患者的突然死亡或心脏病患者的猝死,有的突患精神病或出现严重心理障碍等。

(四)地震灾害的现场抢救与处理

1. **抢救工作的组织与展开** 震后最迫切的任务是对大量被埋压人员实施紧急挖掘,就地救治,争取尽快使他们脱险。因此,在抢救工作初期,必须迅速建立起现场组织指挥,各级政府、组织的领导成员,迅速掌握灾情和人员的伤亡分布情况,依靠当地驻军和群众,实施以抢救伤员为重点的紧急保障。

2. **自救互救** 地震发生后最先的反应者是相对没有受伤的幸存者,即受难者的亲属、邻居和朋友,这些人会主动承担起自救互救的责任,挽救伤员生命,阻止伤情恶化。震后的自救与互救是灾区群众性自发和自觉的救助行动,据大震救灾的统计,自救互救率达40%~80%,它的成效在于能赢得抢救伤员的有利时机。

自救互救的培训内容除止血、包扎、固定、搬运、心肺复苏外,还可针对地震灾害的特点,培训如何准备救援备用品、如何接受受难人员、如何确定被困受难者所处位置等。因此,群众性自救互救应注意方法,避免盲目图快而增加不应有的伤亡。

3. **专业队伍的抢救** 震后救人最关键的是寻找伤员,对被埋压人员进行快速搜寻定位。寻找和抢救工作的成功包括以下几方面:确定出受害者所在的方位,接近受害者,把受害者从困陷中解救出来。由于建筑物倒塌受害者多被困数小时至数天,所以复苏和安慰工作十分重要。在城市地震中,抢救工作常常受时间的限制,一般认为,在地震发生后24 h内抢救,存活率较高。迄今所收集的资料表明,85%~95%的救活者是在地震后24 h内救出的,超过24 h抢救出的存活率就大大下降。因此,寻找、抢救与有效的急救工作的结合是整个抢救工作能否成功的两大支柱。

钢筋混凝土建筑物的倒塌是另一个值得注意的问题。大多数救援队伍都缺乏倒塌房屋救援的经验,受难者定位困难,缺乏重型起吊车和快速混凝土的切割工具。因此,应重视现代建筑物倒塌后受难者的定位和解救问题。怎样采用最有效的方法确定被困者的位置,接近或解救他们,可以利用具有侦查能力的搜寻犬、红外线探测装置、声敏仪器、遥控纤导摄像等。

(五)地震伤员的急救处理

1. **现场急救** 在现场医疗急救中,由具有丰富创伤急救技能的主治医师以上人员负责检伤分类,依据受伤者的伤情,按轻、中、重、死亡分类,分别以红、黄、蓝、黑的伤病卡做出标志,置于伤员的左胸部。在现场对抢救出来的重症伤员,必须立即施以急救,并为危重伤员的转送进行必要的医疗准备。现场条件差,困难多,应针对实际情况,灵活机动地相应处置。

(1)窒息和呼吸道梗阻的急救处理:地震时的多种伤害均可造成此类急症。由于被埋压于瓦砾之中,可造成砂土等异物直接堵塞呼吸道而窒息;或埋困时间长而发生缺氧性窒息。

(2)颌面部创伤引起呼吸不畅;肋骨骨折、气胸、血胸、纵隔气肿等可严重影响肺呼吸功能而发生窒息;颅脑严重损伤昏迷,舌根后坠而致呼吸道梗阻;高位脊柱截瘫呼吸肌麻痹而发生窒息;不同毒物或毒气中毒引起不同性质的窒息;电击伤可造成呼吸麻痹、衰竭或室颤和呼吸停止;溺水可导致呼吸道梗阻造成窒息等,病情危急,必须予以及时抢救。抢救前应迅速了解伤情。进行系统检查时,对头面部、颈部、胸部、脊柱做重点检查;了解脉搏、心率、呼吸等体征。针对不同的病因快速采取措施解除呼吸道梗阻,并维持呼吸道通畅。

(3)创伤性休克的急救处理:严重创伤造成组织广泛破坏、大血管损伤、断肢、骨折、胸腹部内脏损伤引起大出血均可导致创伤性休克。部分伤员耐受能力差,饥饿、脱水、疲劳和精神创伤等也可造成休克。以往地震现场约有4%的伤员发生休克。地震创伤性休克同其他类型创伤性休克一样,均是由于机体对有效血容量锐减所产生的一种反应。但现场缺乏输血、输液条件,对创伤性休克的处理必须注意冬天保暖,夏天通风以防中暑;伤员取平卧位,对清醒伤员给予适量饮水;松解伤员衣领、腰带,清除呼吸道异物,改善呼吸、循环;及时予以包扎止血和固定伤部可减轻休克;可用药物镇静,但颅脑、脊柱损伤、腹部内脏伤者禁用镇痛药物,应优先转送。

(4)完全性饥饿的急救处理:伤病员长期被困,身体极度虚弱,血压下降,应及时抢救和转送。针对病情进行静脉输液,注射兴奋剂,给氧,保温,可给予热饮料,运送途中随时注意观察病情变化。

(5)止血、包扎、固定的基本要求:现场止血多采用指压止血法,但不能持久,通常仅作为急救用。常用的还有加压止血法和止血带止血法。前者是用消毒纱布或干净毛巾、布料等折叠成比伤口稍大的垫，放在伤口上，用绷带或三角巾加压包扎，以能止血且不妨碍血液循环为宜。如加压止血不见效，可用止血带止血，止血带以橡皮止血带为好，上止血带处需垫以布料，并在伤员身上缀以明显标记，记录上止血带时间，速送医疗站。解开止血带时切不可突然松开。

2. 地震多发伤的正确检诊与准确判断　及早准确的判定伤情，对于提高地震多发伤的救治存活率是至关重要的。为此，应注意以下几点。

（1）抓主要矛盾：详细而系统的询问病史和体格检查应放缓，但须简明扼要地询问病史和重点查体。

（2）系统查体：创伤急救医师应牢记"CRASHPLAN"的检诊程序。

C（circulation）——心脏及循环系统：评价循环状况，有无休克及组织血流低灌注。

R（respiration）——胸部及呼吸系统：有无呼吸困难；气管有无偏移；胸部有无伤口、畸形、反常呼吸、皮下气肿及压痛；叩诊音是否异常；呼吸音是否减弱。常规的物理检查、胸腔穿刺、X射线平片及心脏超声检查可确诊绝大部分胸部包括心脏损伤，小部分可行CT检查确诊。

A（abdomen）——腹部：有无伤痕、瘀斑；腹腔是否膨隆，有无腹膜刺激征；肝浊音区是否缩小；肝、脾、肾区有无叩击痛；肠鸣音情况。意识不清者行常规DPP或诊断性腹腔灌洗（diagnostic peritoneal lavage，DPL）。辅助检查有B超、CT可选。腹部X射线检查并非急需。

S（spine）——脊柱脊髓：脊柱有无畸形、压痛及叩击痛；运动有无障碍；四肢感觉、运动有无异常。辅助检查有脊柱各部位X射线片、CT、MRI。

H（head）——头部：检查意识状况，有无伤口、血肿及凹陷；12对脑神经检查有无异常；肢体肌力、肌张力是否正常；生理反射和病理反射的情况；GCS记分；辅助检查有头颅CT，价值最大。

P（pelvis）——骨盆：骨盆挤压试验和X射线片常可明确诊断。

L（limb）——四肢：通过视、触、动、量及X射线片检查多能明确诊断。

A（arteries）——动脉：明确各部动脉有无损伤，必要时做超声多普勒检查明确诊断。

N（nerves）——神经：检查感觉、运动，明确各重要部位神经有无损伤及定位体征。通过多年对多发伤的临床救治，总结出简单、快速、有效的检诊方法"一看、二摸、三穿刺"。一看：看面部及结膜颜色、瞳孔大小、呼吸情况、伤部情况。二摸：摸皮肤、脉搏、气管、压痛及反跳痛、异常活动。三穿刺：对可疑有胸腹部脏器损伤或昏迷伤员，进行胸腹腔多部位的穿刺。

经过上述内容的检诊与判断，加上边查边治的原则，再追补病史和较详细的体格检查。有条件时可行腹腔灌洗（腹腔灌洗诊断腹腔有无出血，其准确率可高达95%）、X射线片、CT扫描以及B超检查（具备条件，但必须是伤情允许如血流动力学稳定的前提下）。

在进行重点或特殊检查时应注意以下几个问题：①颅脑和颌面损伤常与颈椎骨折或脱位同时存在，X射线摄片或CT检查时应注意有无骨折和脱位，昏迷或截瘫时应注意检查腹内有无损伤。②胸部外伤尤其是左侧多发性肋骨骨折、血气胸，除常规进行胸部X射线检查外，要常规进行心电监测，注意有无心肌挫伤、外伤性心肌梗死及心包压塞征等。③严重腹部挤压伤尤其应注意检查膈肌有无损伤。④骨盆骨折要常规查尿，以排除泌尿系统损伤，行腹腔穿刺排除腹腔内脏器伤。⑤对一时难以确诊的损伤，可密切观察伤情变化，以免漏诊。

3. 地震多发伤的救治原则　多发伤的抢救措施必须快速、准确、有效。只有医疗单位制订出适合伤情的救治预案，并在抢救中严格实践，才能提高救治成功率。

（1）保持呼吸道通畅：使机体尽早获得良好的氧供，以减少长期缺氧或低氧所引起的机体和器官的损害，这是现场急救的首要任务。可用手指将口腔和咽喉部血细胞凝集、痰液、异物、呕吐物及泥土等抠出；当下颌骨骨折时，用手将下颌托起，即可解除窒息；发现胸部穿透伤时，应立即用大块敷料包扎胸部伤口；张力性气胸时，应立即用粗针头穿刺排气，并及时行胸腔闭式引流。

（2）及时止血、防止休克发生或加重：肢体出血时，止血方法较多，当送到救护所时应在充分准备的情况下，解除止血带，施行更安全、有效的止血措施，为防止休克加重，在止血的同时给予镇痛药物，注意保温和准备输血、输液的设备。

（3）防止附加损伤：尽可能固定骨折的伤肢，以防止加重骨折部位软组织的损伤和出血。如发现有脊柱、脊髓损伤,在搬运时应特别小心,以免引起脊髓继发性损伤。

(4)优先后送的原则:多数伤员伤情严重,在保持呼吸道通畅、妥善止血,并初步抗休克治疗后,应不失时机地优先后送。后送前,及时给予抗生素,以预防和延缓感染的发生,同时准确、简明扼要地填写伤票,包括损伤类型、部位、伤情和已给予的处理措施、伤员对治疗的反应等。

(5)抢救程序:1985年West提出了多发伤的VIP救治程序,在救治严重伤员的过程中,发挥了重要作用,使救治成功率提高到97%以上;后来又有人强调在抢救时控制出血和在急诊科手术的重要性,故认为采用VIPCO程序更为全面。简述如下。

V(ventilation)——通气:首先保证伤员有通畅的气道和正常的通气和给氧。迅速清除口咽腔凝血块、呕吐物及分泌物。鼻导管给氧,放置口咽通气管、气管切开和辅助呼吸。昏迷伤员应及早气管插管,颌面及喉部严重损伤宜行气管切开术。有胸腔创伤发生通气障碍,应行气管切开、胸腔闭式引流。开放性气胸宜用凡士林纱布填塞胸部伤口,予以包扎,预防纵隔摆动。张力性气胸应行胸腔闭式引流。

I(infusion)——灌注:在纠正缺氧时快速建立多条液体通道,迅速输血、输液补充血容量,以防止休克发生和恶化,一般选择上肢、颈静脉,在有腹部伤时忌用下肢静脉通道。第1个小时内输平衡液及血液2 000~2 500 ml(其中血及血浆代用品不少于400 ml);如休克仍不见好转,在排除心源性休克后,可使用抗休克裤。对严重休克伤员,应适当补充碳酸氢钠,以纠正酸中毒。7.5%高渗盐水的输注有改善血流动力学、提高生存率和升压效果,其输入量为失血量的10%~20%,10~15 min内可输入200~400 ml,但对出血未能控制者可加重出血,要慎用。

P(pulsation)——搏动:监护心脏搏动,维护心脏功能。及早发现和处置心包压塞征,否则再通气或扩容都是无效的;张力性气胸应立即行胸腔闭式引流,对心肌挫伤可选用多巴胺治疗。

C(control bleeding)——控制出血:通过敷料加压包扎有效地控制外出血是多发伤抢救中最有效的方法之一;对大血管伤经压迫止血后应迅速手术进行确定性止血(结扎和吻合);一旦经胸腹腔穿刺或腹腔灌洗术明确了腹腔内出血应立即剖腹探查止血。

O(operation)——手术:对严重多发伤抢救,必须争分夺秒。时间和伤情不允许做过多的检查,将伤员后送可能会延误抢救的时机,应抢在伤后的黄金时间(伤后1 h内)内处理;应创造条件在就近医院实施手术。

(6)多发伤的手术治疗:手术的优先处理顺序合理与否是抢救成功的关键,必须根据具体伤情做出决定。

颅脑伤伴有其他脏器损伤的手术处理顺序:①双重型。颅脑伤多为广泛的脑挫裂伤、颅内血肿等,其他伤如胸、腹腔内有大出血。此时两者均需紧急手术,可以分组同时进行,以免延误抢救时机。②颅脑伤重、合并伤轻。这类伤员手术重点应放在颅脑伤,轻伤可行简单处理,后期再做进一步治疗。③合并伤重、颅脑伤轻。颅脑伤可暂且保守治疗,无须手术,而合并伤如胸、腹腔内大出血,应积极行剖腹探查止血。

胸部外伤并其他脏器损伤的处理顺序。胸部外伤应优先处理的情况。胸壁有较大的外伤性缺损或由此引起的开放性气胸,急性心肌损伤、心包压塞、胸腔的大血管伤、大气管或支气管破裂,胸腹联合伤时的膈疝压迫肺造成呼吸困难或疝有绞窄等;胸腹联合伤、胸部伤伴腹腔内出血者,最好同时进行手术开胸(进行性血胸)和开腹探查,如腹部伤情允许,可先开胸以解除呼吸循环障碍,稍后再行腹部手术;如腹腔出血量多,则先行闭式引流后腹部紧急手术。须指出的是在平时胸部伤中,90%的胸部外伤,均可以通过保守治疗达到良好的治疗效果,而不须进行手术。

腹部伤伴其他脏器伤的处理顺序。①腹腔内实质性脏器及大血管伤。须优先抗休克同时进行剖腹手术;空腔脏器损伤者则可先处理危及生命的损伤或先行抗休克治疗,然后再做相应处理。②伴有躯干其他部位损伤。只要这些伤不危及生命,则可先处理腹部伤;待全身情况稳定后再行伴发伤的进一步处理。

头、胸、腹内脏损伤伴四肢骨折的处理顺序在对头、胸、腹危及生命的损伤优先处理的原则下,当前认为越是严重的复合伤与多发伤,越应争取时间尽早施行骨折复位及内固定术。国外一组资料显示,50%的复合伤与多发伤伤员在受伤当天行内固定,均取得良好效果。其优点是术后易于变动体位,肢体可早期进行功能锻炼,能显著降低肺部并发症、急性呼吸窘迫综合征和脂肪栓塞。

(7) 复合伤与多发伤伤员的监护：严重多发伤经抢救和手术处理后，并不表明治疗已经结束，而是全身治疗的开始。因为创伤、休克、重要脏器功能紊乱和多部位手术，再加上缺血、缺氧等一系列打击，使机体抵抗力严重下降，如手术后不及时监测与纠正，可能会使伤情再度恶化，甚至造成死亡。因此，应对伤员的呼吸、循环、肝、肾功能等进行全面系统的监测，根据监测结果及时修正治疗方案。监护过程中应特别重视防止感染、急性呼吸窘迫综合征、多器官功能不全等并发症发生。

4. 常见地震灾害损伤的急救处理原则

(1) 颅脑伤的急救处理：头部开放伤应立即用急救包或干净的衣物将伤口加压包扎。如有脑组织膨出，在膨出组织周围用纱布围好或用搪瓷碗盖固定包扎。将伤员置侧卧位或俯卧位。用衣物将局部固定，在搬运中避免震荡，对舌后坠伤员，在口腔内置咽导管，或用安全别针穿入舌中线（距舌2 cm处），将舌拉出固定在颈、胸部衣服上。扼要记录伤员的意识状况、瞳孔大小、每分钟呼吸次数，供后续治疗参考。

(2) 颌面、颈部伤的急救处理：先将移位组织复位，加压包扎固定。口中如有凝血块、碎骨等异物应及时取出。鼻咽部伤后水肿者可用导咽管、鼻咽插管。窒息严重者可做环甲膜穿刺术。颈部大血管出血，伤口内填止血粉，以对侧上肢作支架加压包扎。上颌或下颌伤用纱布填塞止血、包扎。颌面部伤昏迷者取侧卧位转送，以防窒息。

(3) 胸部伤的急救处理：开放性气胸，立即用厚棉垫、纱布、洗净毛巾、衣服等严密封闭伤口，再用敷料加压包扎。敷料外最好加盖塑料。有多处肋骨骨折或反常呼吸时，除用敷料外，应以厚棉垫等垫在伤处，再用三角巾或绷带包扎固定。对张力性气胸，且呼吸困难、循环障碍病情危急的伤员，立即在伤侧第2肋间锁骨中线处，用粗针头穿刺排气，并在针头尾端套上一带孔的指套，作为排气的活瓣。取半坐位后送。

(4) 腹部伤的急救处理：腹部开放伤应立即包扎伤口。如有脏器脱出，不宜送回，可用纱布将脏器周围围好或用搪瓷碗盖上包扎，取半卧位，膝下垫高使地震灾害造成的腹壁松弛。腹部伤多为闭合伤，若不排除有腹内脏器损伤，应争取尽快或在伤后6～12 h内行剖腹探查。

(5) 四肢挤压伤的急救处理：急救措施应从解除压力时开始。用夹板固定肢体后再搬运，但包扎不宜过紧，伤肢应暴露在凉爽空气中，以降低组织代谢。有条件时给予烧伤饮料或碳酸氢钠水，注意记录尿量。禁止按摩肢体和不必要的活动。

二、工矿事故伤

矿山灾难中的煤矿工伤事故在工业事故中占首位。全世界每年至少有3万人在煤矿事故中丧生。据统计，我国煤矿伤亡人数占工业建筑业的60%。特别是在一些设备和技术简陋的中小矿井，问题更为严重。除此以外，还常出现矿井透水、火灾、冒顶等灾难，这些灾难之间互有联系。下面将几种常见的矿山灾难中的主要人员伤害因素做一介绍。

(一) 瓦斯事故

瓦斯是井下采矿过程中产生的各种有害气体的总称，包括甲烷(CH_4)、一氧化碳(CO)、硫化氢(HS)、二氧化氮(NO_2)等。瓦斯对矿山安全生产威胁很大，如通风不良和防范不周，则可能发生瓦斯爆炸。

1. 瓦斯爆炸的发生及危害　所谓瓦斯爆炸，通常是指井下通风不良时，蓄积甲烷骤燃的结果。矿井中甲烷是成煤过程中的一种伴生气体，当在煤层中进行采掘工作时，煤的完整性受到破坏，透气性增加，甲烷就能够长时间、均匀地从煤体中释放出来。当矿井中甲烷的浓度达到5%～14%时，在有氧情况下，遇着火花就可能发生爆炸，爆炸后产生高温、高压、一氧化碳等，造成人员伤亡。瓦斯爆炸造成复合伤的主要致伤因素是：①产生高温。在井下巷道中发生甲烷爆炸的瞬间，温度可高达1 650～1 850 ℃，对人的危害极大。②产生高压。爆炸后空气的压力平均为爆炸前的9倍，爆炸后产生的压力冲击波使井下巷道大量冒顶，伤及人员。③产生剧毒的一氧化碳气体。甲烷爆炸后产生大量的一氧化碳气体，是造成爆炸后大量人员伤亡的主要原因。据统计，我国矿井发生甲烷爆炸事故后，80%～90%的遇难人员是由于一氧化碳中毒伤亡。甲烷爆炸源附近的人员,主要是由于爆炸后的高温和冲击波受伤。在远离爆炸源地点的人员,主要是一氧化碳中毒和缺氧窒息而受害。

2. 抢救措施 ①灾区遇险人员应正确而迅速地进行自救和互救,按规定的避灾路线迅速撤离灾区。②矿山负责人要立即赶赴事故现场,维持秩序,成立事故伤员抢救指挥部。③组织救护队员全力抢救遇难人员,对灾区进行侦查,发现火源要立即扑灭,并切断通往灾区的一切电源,防止发生二次爆炸。积极处理冒顶区,清除堵塞物,尽快恢复和加强通风,迅速排除有害气体。④将救出的受伤人员迅速运送到新鲜空气流通处。对于烧伤人员,要首先灭火,使其尽快脱离热源。搬运时要注意保护创面,防止加重污染和损伤。对创伤者,要进行止血和包扎,如发生骨折,应进行临时固定。对中毒窒息者,应保持呼吸道畅通,迅速采取人工呼吸,必要时行气管插管或气管切开。

(二) 一氧化碳中毒

1. 一氧化碳的产生及危害 矿井空气在正常情况下很少含有一氧化碳,但在井下发生甲烷煤尘爆炸、煤炭自燃或火灾时,将产生大量一氧化碳,据取样分析结果,甲烷爆炸时矿井空气中的一氧化碳浓度可达2%;在发生甲烷、煤尘同时爆炸时可达3%~4%;在发生矿井火灾时更高。在场人员若不采取防护措施,即可能吸入大量一氧化碳,发生急性中毒,甚至死亡。据统计,我国矿井发生甲烷、煤尘爆炸或火灾事故后,80%~90%的遇难者不是直接伤亡于爆炸冲击和燃烧,而是间接地因一氧化碳中毒造成伤亡。

2. 毒理作用 一氧化碳与人体血液中的血红蛋白(Hb)的亲和力比氧(O_2)与血红蛋白的亲和力高200~300倍。当人吸入含有超量一氧化碳的空气时,血红蛋白立即与一氧化碳结合,形成碳氧血红蛋白。空气中一氧化碳的浓度越高,接触时间越长,血液中碳氧血红蛋白越多。碳氧血红蛋白不能携带氧,不易解离,并使氧合血红蛋白的氧解离曲线左移,严重阻碍氧的传递和利用。人体组织和细胞缺氧,出现严重的低氧血症,甚至死亡。一氧化碳可与肌球蛋白结合,影响细胞内氧弥散,而损害线粒体功能。一氧化碳与线粒体中细胞色素结合,延缓辅酶Ⅰ的氧化,抑制组织呼吸。中枢神经系统对缺氧最为敏感,一氧化碳中毒后脑血管麻痹扩张,脑容积增加。脑神经元ATP耗尽,钠泵不能运转,Na^+积累过多,终将发生细胞内水肿。血管内皮细胞肿胀,进一步加剧脑组织缺血、缺氧。由于酸性代谢产物增多及血脑屏障通透性增高,发生细胞间质水肿。缺氧和脑水肿后的脑血液循环障碍、血栓形成,脑缺血软化和广泛神经元的脱髓鞘变性,是急性中毒后遗症的主要病理基础。

3. 中毒后的症状 一氧化碳中毒的严重程度与一氧化碳浓度和接触时间等因素密切相关。

(1) 轻度中毒:按体积计算,空气中的一氧化碳浓度达0.048%时,1 h内可使人轻度中毒。轻度中毒的症状为头痛、无力、眩晕。血液中碳氧血红蛋白饱和浓度可达10%~30%。吸入新鲜空气后症状迅速消失。

(2) 中度中毒:空气中的一氧化碳浓度达0.128%时,30 min~1 h可使人中度中毒,发生恶心、呕吐、视力模糊、活动时气急,甚至短时间昏厥。血液中碳氧血红蛋白饱和浓度达30%~40%。若及时吸入新鲜空气或氧气,则能较快清醒,数天后恢复正常,一般无后遗症。

(3) 重度中毒:空气中的一氧化碳浓度超过0.4%时,短时间内(20 min内)即可使人严重中毒或死亡。主要症状为意识模糊、步态不稳、活动时晕倒以致昏迷。此时皮肤黏膜呈樱桃红色,呼吸、心率加快,四肢张力增强及阵发性惊厥,昏迷可持续数天至几周,最终因呼吸循环衰竭而死亡。少数重症者经抢救苏醒后2~4周,可出现再度昏迷。部分患者后遗症可为呆木僵型精神病、帕金森综合征、感觉运动障碍或周围神经疾病。严重中毒时,血液中碳氧血红蛋白饱和浓度超过40%。

4. 抢救措施

(1) 保持气道通畅:尽快将中毒者移至新鲜空气流通处,保持呼吸道畅通,注意保暖。

(2) 防治呼吸衰竭:对出现呼吸衰竭者,立即施行人工呼吸或使用自动呼吸机,直至中毒者恢复呼吸功能为止。同时,应尽快送医院抢救。

(3) 纠正缺氧:抢救重症者,要积极纠正缺氧。主要措施是吸入高浓度氧,促使碳氧血红蛋白解离。有条件者应采用高压氧舱治疗。

(4) 防治神经损伤:要注意防治脑水肿、纠正酸中毒。一氧化碳急性中毒后2~4 h可出现脑水肿,

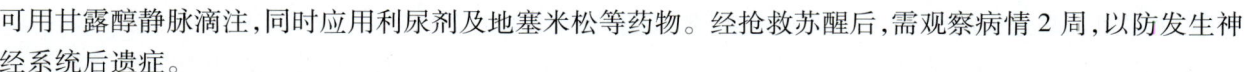

可用甘露醇静脉滴注,同时应用利尿剂及地塞米松等药物。经抢救苏醒后,需观察病情2周,以防发生神经系统后遗症。

(三)硫化氢中毒

硫化氢(H_2S)为无色、具有臭蛋味的气体,相对密度约1.19,易溶于水,常积存在老矿区积水之中。矿井内硫化氢的主要来源是:有机物(如坑木等)的腐烂、硫化矿物的水解、不完全爆破与导火线燃烧、硫化矿物与含硫煤层的自燃与矿尘爆炸、矿井内旧巷涌水、地下矿泉水及岩石裂缝与空洞中放出等。我国个别矿井的煤、岩层中含有硫化氢,在采掘过程中大量涌出,严重危害着矿井的安全生产。

1. **毒理作用** 硫化氢主要与细胞色素氧化酶中二硫键(—S—S—)起作用,影响细胞氧化过程,造成组织缺氧,严重时导致死亡。此外,硫化氢与谷胱甘肽结合,使脑和肝细胞中ATP酶活性明显降低。硫化氢遇黏膜上的水分很快溶解,并与Na^+结合成硫化钠,对眼和呼吸道黏膜产生强烈刺激作用。

2. **中毒症状** 当空气中硫化氢浓度为0.01%~0.05%时,受害者表现为畏光、流泪、眼刺痛和咽喉灼热感,同时有刺激性咳嗽及前胸闷痛。浓度达0.05%时,受害者在数秒或数分钟内发生头昏、呕吐、共济失调及烦躁不安,进而昏迷。昏迷及惊厥可持续数小时,同时伴有细支气管肺炎或肺水肿,常因呼吸麻痹死亡。当浓度达0.08%时,受害者大量吸入硫化氢后,可出现猝死,称"电击样"中毒。急性中毒恢复后可留有后遗症,较常见的有神经衰弱、前庭器官功能障碍等。

3. **抢救措施**

(1)通气保暖:尽快将中毒者移至新鲜空气流通处,并注意保暖。

(2)保持呼吸:及时进行人工呼吸或使用自动呼吸器,直至中毒者恢复呼吸功能。并尽快送医院抢救。

(3)促进毒物排出:如有条件输氧,可在纯氧中加入5%的二氧化碳,以刺激呼吸中枢,增强肺部呼吸能力,促使毒物尽快排出体外。

(4)对症治疗:硫化氢中毒尚无特殊解毒疗法,以对症治疗为主。

(四)二氧化氮中毒

1. **二氧化氮的发生及危害** 二氧化氮(NO_2)是一种红褐色、具有特殊气味的气体,相对密度为1.57,常积存在矿井巷道的底部,易溶于水。井下火药爆炸时,通常产生一氧化氮,一氧化氮极不稳定,遇空气中氧即生成二氧化氮。采用爆破作业的矿井,如通风不良或防护不周,井下人员可能发生二氧化氮急性中毒。

2. **毒理作用** 二氧化氮是一种剧毒气体,遇水即生成硝酸。一旦吸入人体,可产生强烈刺激作用及引起急性支气管炎。进入呼吸道深部,可引起肺炎或肺水肿。

3. **中毒症状** 当空气中二氧化氮浓度为0.004%时,2~4 h后有咳嗽症状;浓度为0.006%时,将出现呼吸道刺激症状,如咳嗽、胸痛等;当浓度达0.01%时,短时间内即出现剧烈咳嗽、支气管痉挛、恶心、呕吐、腹痛、腹泻、神经麻木等;当浓度达0.025%以上时,短时间内即可中毒死亡。

4. **抢救措施** 尽快将中毒者移至新鲜空气流通处,注意保暖。尽快吸氧,以减轻症状和加速残余毒气排出,可用5%碳酸氢钠雾化吸入。如刺激症状明显,咳嗽频繁,有气急、胸闷等症状时,可用异丙肾上腺素1 mg及地塞米松2~5 mg雾化吸入。必要时应用抗生素以防治感染。如已进展到中毒性肺水肿时,应积极纠正缺氧,必要时应用呼吸机加压辅助呼吸,注射肾上腺皮质激素。

(五)矿井火灾

1. **矿井火灾的发生** 矿井火灾是矿山主要灾难之一。通常分为内因火灾和外因火灾。

内因火灾是当矿井内堆积的、采空区剩余的以及巷道顶部、两帮松散的煤与空气接触氧化变质时,着火点降低。当氧化过程中产生的热量不能及时散发时,温度达到着火点,积煤便会自燃起来,发生火灾。

外因火灾常见于外因火源,如电缆着火、皮带机摩擦起火、电器开关接触不良发热起火、电动机着火、放炮和瓦斯爆炸起火等引起的火灾。外因火灾的特点是突然发生,火势迅猛,往往出人意料,使人们惊慌失措,酿成恶果。矿井火灾与地面火灾发生的环境条件不同。由于井下空间小,供风量有限,一旦发生火灾,便迅速蔓延,烟雾很快弥漫整个巷道。一氧化碳、二氧化碳大量增加,造成人员伤亡。由于井下条件所限,人员难以靠近火源灭火,所以矿井火灾的灭火救灾工作难度较大。

2. 矿井火灾的危害及抢救措施　井下发生火灾时,产生大量一氧化碳、二氧化氮、硫化氢等有毒有害气体。这些气体随风流飘移,可使大批人员中毒身亡。特别当火灾发生在总进风道时,有毒有害气体将危及整个矿井,危害相当严重。

发生火灾后,由于火区温度升高及井下空气成分发生变化,往往形成与自然风压相伤的火风压,这种火风压的出现可使矿井通风系统遭到破坏,致使井下风量增加或减少,使整个井下充满危机。

发生火灾后还可引起煤尘和瓦斯爆炸,造成更大范围内的灾害。因此,矿井火灾对人的伤害主要是中毒、窒息、烧伤和烧坏的支护引起冒顶砸伤。

(1) 一氧化碳中毒:中毒人员呼吸表浅而急促,失去知觉,面颊及身上有红斑,嘴唇呈樱桃红色。如中毒后没有停止呼吸或已停止呼吸但心脏仍在跳动者,要立即给伤员闻氨水解毒,并立即进行人工呼吸或输氧。如心搏骤停,应进行胸外心脏按压(也称闭胸心脏按压)。

(2) 二氧化碳或甲烷窒息:对二氧化碳或甲烷中毒窒息者,除进行人工呼吸和输氧外,必要时使用自动呼吸器,直至中毒者恢复呼吸功能,并尽快送医院抢救。

(3) 烧伤:头发、颜面及身体等部位有烧焦痕迹。如心脏还跳动,应立即送井上抢救。

(4) 冒顶砸伤和埋人:如人员有外伤,应立即止血、包扎处理;如有骨折,做临时固定,然后转送医院治疗。

(六) 矿井水灾

矿井水灾是矿山开采中的多发灾难。一次死亡10人以上的矿山水灾发生次数和死亡人数仅次于瓦斯事故,占第2位。矿井一旦发生水灾,不仅造成矿山设备和财产损失,而且还可导致人员伤亡,严重时,将整个矿井淹没。危害十分严重。

1. 矿井水灾的发生　发生矿井水灾的前提是存在着灾难性水源。矿井中充水,分为自然形成和人为形成两类。自然因素形成的水源是指由于大气降水,矿井开采所处的周围地形低洼,以及矿井岩层含水等因素形成的充水水源。矿井的人为充水因素是指由于人类的生产实践活动所造成的充水水源,一般指采空区,老窑和已报废的井巷积水、勘探钻孔、采空区(回采后不再维护的空间)塌陷等因素。其中,地质构造和老窑积水,对矿山开采安全的威胁最大。因此,发生矿井水灾必须具备2个基本条件,即存在着灾难性水源和造成涌水的通道。

2. 矿井水灾的特点　矿井水灾可分为3类,即地面洪水、含水层水和井下老窑水(包括旧巷积水)。水灾的程度主要取决于水量的大小、水压的高低及采矿井巷的布置。但3种水灾各有其特点。

(1) 地面洪水:来源于雨季暴雨,降水量超过地面疏水能力,洪水泛滥,冲坏构筑物,有时流进井口或者从塌陷区及地表裂缝透入井下,造成危害。

(2) 含水层水:由地面雨雪降水透过透水层和岩层补给矿岩、砾岩、石灰岩和冲积层,成为地下径流,水源充分,水量丰富,矿井开采时遇到这种含水层,就可能发生透水淹井事故。

(3) 井下老窑水:是井巷和采空区的积水,其水色混浊有臭味,涌出后常伴有硫化氢、二氧化碳、甲烷、二氧化氮等有毒有害气体,对人员生命安全威胁很大。

同其他灾难一样,多数矿井水灾都具有突发性,遭灾区域内的人员,来不及撤离被透水冲倒、淹没。矿井水灾救灾难度大,主要表现在:一是矿井水文地质条件复杂或缺少水文地质资料;二是现场难以及时确定透水地点、透水性质以及地表、地下和老窑积水之间的水力联系;三是不容易确定幸存者所在地点;四是透水发生后,井巷受到破坏,存在着冒顶、塌陷和二次透水伤人的潜在危险。

3. 矿井水灾的危害　矿井一旦发生水灾,对人员的直接伤害主要是淹溺、瓦斯中毒、窒息死亡。同时被水围困的幸存者存在着缺氧、饥饿等威胁。

溺水者表现有窒息、意识不清、呼吸停止、心跳微弱甚至停搏。四肢冰冷、皮肤发绀、口旁及鼻腔内充满泡沫状液体。胃部明显鼓胀。

矿井水灾的瓦斯中毒主要是硫化氢中毒,其特征是眼、鼻、喉黏膜受强烈刺激后,表现流涎、呼吸困难、头痛、呕吐、四肢无力等。随中毒时间的延长,可出现痉挛、丧失知觉甚至死亡。

矿井涌水的瓦斯中毒还有二氧化硫、二氧化氮、二氧化碳等有害气体对人体的毒害。

4.抢救措施 溺水者被营救出矿井后,立即清除口鼻内污泥及呕吐物。当遇难者尚有呼吸、心跳,但有明显呼吸道阻塞时,可将溺水者腹部置于抢救者屈膝大腿上,使头部下垂,然后按压背部,使口咽及气管内积水迅速排出。但不要因倒水而影响其他抢救措施。

若呼吸已停止,在保持气道通畅前提下,立刻进行口对口人工呼吸。由于淹溺后肺泡张力减低,气体进入肺内阻力较大,所以吹气量要大,以便克服肺内阻力。吹气频率为14~16次/min。在行人工呼吸的同时,可配合胸部按压,提高换气效果。如出现心脏停搏,则应在人工呼吸的同时进行胸外心脏按压(闭胸心脏按压)。直至溺水者在心跳、呼吸恢复后,应送往医院继续进行救治。

(七)矿山冒顶事故

1.冒顶事故的发生 冒顶是在采矿生产过程中,由于矿井岩石稳定性差,当强大地质应力传递到顶板或两帮时,使岩石和支护遭到破坏而引起的煤矿顶板垮落。冒顶是矿山死亡人数最多的一种事故,占矿山事故死亡总数的40%。实施矿井下爆破还可触发地震,引起大面积崩塌,堵死出口。这种事故在各种地下矿井中都可能发生,对井下作业矿工是一种经常的威胁。

2.冒顶事故的危害 矿山冒顶事故的主要伤害为创伤和窒息两大类。

(1)创伤:冒顶可能引起挫伤、肢体骨折和多发伤。①挫伤:主要是矿井局部冒顶或滑帮掉下的石头或煤块砸、撞击人体所致。常见皮肤擦伤,皮下渗、出血,还可能伴有广泛皮下和深部组织的损伤,如肌肉、血管、神经伤,甚至内脏器官损伤等。②骨折:四肢、脊椎和骨盆等常因砸压发生骨折。如果断裂部位发生在关节部位,则称为关节切断伤。③多发伤:肢体的多处骨折、广泛软组织损伤,并伴有脏器损伤,颅脑伤和脊柱伤等较常见。

(2)窒息:矿井顶板垮落,人体受埋压,口鼻通道可能阻塞,呼吸困难,发生窒息。窒息者毛细血管扩张,皮肤肿胀、淤血、发绀。最容易受缺氧影响的是神经组织,即便是轻度缺氧也能发生功能障碍。如果冒顶后突然使人失去氧气供给,将很快出现意识丧失。

3.抢救措施

(1)支护条件下救援:认真查看出事点的情况,如果出事地点仍有冒落危险时,先要采取支护措施,然后把被埋压的人救出来。注意绝对不能用镐刨或铁锤砸打等方法救人。

(2)现场急救:被救出者有外伤时,应使其脱离险境后先止血,后清洗,再包扎伤口。

(3)骨折固定后救治:被救出者有骨折或伤势较重时,应先对骨折做临时固定后,及时送往医院救治。

(4)保持通气:如果被救出者已失去知觉或停止呼吸。立即使其平卧,解开衣带,清除口鼻内的矿屑,保持呼吸道通畅,进行人工呼吸,并及时送往医院救治。

三、锅炉爆炸复合伤

锅炉是工业生产、生活供水和供暖中的高温承压设备,由于质量问题、管理不善和部件老化,常引发爆炸事故。我国锅炉压力的重大事故发生率为1.2‰~2.0‰。锅炉爆炸所造成的损伤多为复合伤,致伤因素包括烧伤、蒸汽吸入性损伤和爆震伤。其特点:①发生快,受伤人数多;②受伤的部位多;③伤情重,多危及生命,需要现场急救;④伤情复杂,合并外伤、大面积烧伤、蒸汽吸入性损伤和爆震伤;⑤蒸汽的吸入性损伤常致呼吸梗阻。

(一)锅炉爆炸伤

锅炉的分类一般按压力容器的压力高低分类。低压容器:0.1 MPa≤压力<1.6 MPa。中压容器:1.6 MPa≤压力<10 MPa。高压容器:10 MPa≤压力<100 MPa。超高压容器:压力≥100 MPa。锅炉爆炸的常见原因有3个:①超压爆炸。工作压力超过了锅炉的额定压力,如无承压能力的生活锅炉改作承压锅炉使用。②缺陷导致爆炸。锅炉承受的压力未超过锅炉的额定压力,但因锅炉主要部件出现丧失承压能力,突然大面积破裂爆炸。③严重缺水导致爆炸。锅炉缺水,导致承压部件得不到冷却,钢材强度降

低,在蒸汽压力下爆炸,或严重缺水锅炉上水引起爆炸。锅炉爆炸的破坏力与容器大小和压力成正比,水蒸气介质在爆炸时所释放的能量,称为爆炸能量,具有巨大的破坏力。例如:对于一个 10 m³ 的锅筒,其工作压力(绝对压力)为 0.88 MPa,其爆炸能量为 $2.8×10^5$,相当于 338 kg 三硝基甲苯(trinitrotoluene, TNT)炸药的能量,锅筒容纳的饱和水越多、压力越高,所具的爆炸能量越大,锅炉爆炸时形成的破坏和伤害越严重。

(二)锅炉爆炸的现场救治

1. **爆炸伤的急救措施** 立即组织幸存者自救互救,并向"120""110""119"报警台呼救。

爆炸事故要求刑事侦查、医疗急救、消防等部门的协同救援。在这些人员到来之前保护现场,维持秩序,初步急救。

2. **按意外灾害事故伤害的步骤处理**

(1)救命优先:检查伤员受伤情况,先救命,后治伤。

(2)防止窒息:迅速设法清除气管内的尘土、沙石,防止发生窒息。意识不清者头侧卧,保持呼吸道通畅。呼吸停止时,立即口对口进行人工呼吸和心脏按压。已发生心脏和肺的损伤时,慎重应用心脏按压技术。

(3)现场救治:就地取材,进行止血、包扎、固定,搬运时注意保持脊柱损伤患者的水平位置,以防止移位而发生截瘫。

(4)保持通气:意识不清、严重头面部烧伤和吸入性损伤者,有气道梗阻的可能,尽早气管切开。

(5)就近治疗:就近组织多专业的医疗急救专家组。

(6)分类救治:伤员应分类救治。

(三)蒸汽烫伤和吸入性损伤

锅炉爆炸所产生的湿热空气一般具有热容量高、传热快、散热慢、穿透力强的特点。蒸汽的热容量比干热空气约大 2 000 倍,能力约大 4 000 倍(表 12-19)。因此锅炉蒸汽可以酿成大面积深度烧伤和严重的吸入性损伤。

表 12-19 不同环境温度的水汽化时的吸热量

环境温度/℃	每克水汽化时吸热量/kJ(kcal)
0	2 599(597)
20	2 470(590)
50	2 444(584)
80	2 306(551)
100	2 256(539)
150	2 118(506)
200	1 959(468)
250	1 708(408)
300	1 381(330)
374	0(0)

1. **蒸汽烫伤**

(1)锅炉爆炸烫伤特点:①烫伤面积大。不仅与湿热空气接触的暴露部位有烫伤,而且着衣部位也因蒸汽凝结释放大量的热量而致伤,蒸汽也可随冲击波从袖口、领口等衣服的开放处,进入衣服与皮肤间造成烫伤。②离锅炉越近烫伤越重。③爆炸时锅炉内水量越大和压力越高,烫伤越重。爆炸时锅炉内水量越大形成的蒸汽量越多,致伤的范围越大。伤员离锅炉同一距离时,锅炉内水量越大造成伤员所接触的蒸汽量越大、伤情越重;压力越高产生的水蒸气温度越高,冷凝时每克水所释放的热量越大、所致伤情越重。④面向锅炉的身体部位损伤重。虽然爆炸后整个人体都暴露在湿热空气中,但蒸汽自锅炉方向而来,面向锅炉的身体部位首先接触到高温蒸汽,加上爆炸正面的冲击波的压力作用,产生瞬时的热压损伤作用,导致面向锅炉的身体部位烫伤重。⑤一般不导致肌肉和骨骼损伤。一方面人体皮肤是很好的保护层,蒸汽不能与皮下组织直接作用,另一方面蒸汽对皮肤的作用时间短,热力不能传导至肌肉和骨骼。⑥Ⅲ度烫伤时皮肤无水疱,易被误诊为正常皮肤。Ⅲ度烫伤皮肤表面晦暗、无红润和充血,易脱落,表皮下为蜡白色创基,不如火焰烧伤的焦痂创面易诊断。

(2)伤情判断:烧伤严重程度的判断,主要依据烧伤的面积、深度、部位、年龄、有无合并伤、伤前的体质强弱、有无内脏器质性疾患等因素综合判断。

1)面积估计:以烧伤区占全身体表面积的百分率来计算。中国人体表面积的计算常用中国九分法和手掌法,既简单实用,又便于记忆,两者常结合应用。

ⅰ.中国九分法:即将全身体表面积划分为若干9%的倍数来计算。

成人:头颈9%;双上肢各占9%;躯干前后(各占13%)及会阴部(1%)占3×9%;臀部及双下肢占5×9%+1%(图12-10)。

小儿:小儿的躯干和上肢所占体表面积的百分率与成人相同,头大下肢小,并随着年龄增大而改变,可按下列简化公式计算:

$$头面、颈部面积\% = [9+(12-年龄)]\%$$

$$臀部及双下肢面积\% = [46-(12-年龄)]\%$$

ⅱ.手掌法:五指并拢,手掌面积即占全身体表面积的1%,此法不论年龄大小与性别,均以伤员自己手掌面积的大小来估计(图12-11)。对小面积的烧伤直接以手掌法来计算,大面积烧伤则以手掌法估量未烧伤的面积,使用更为方便。

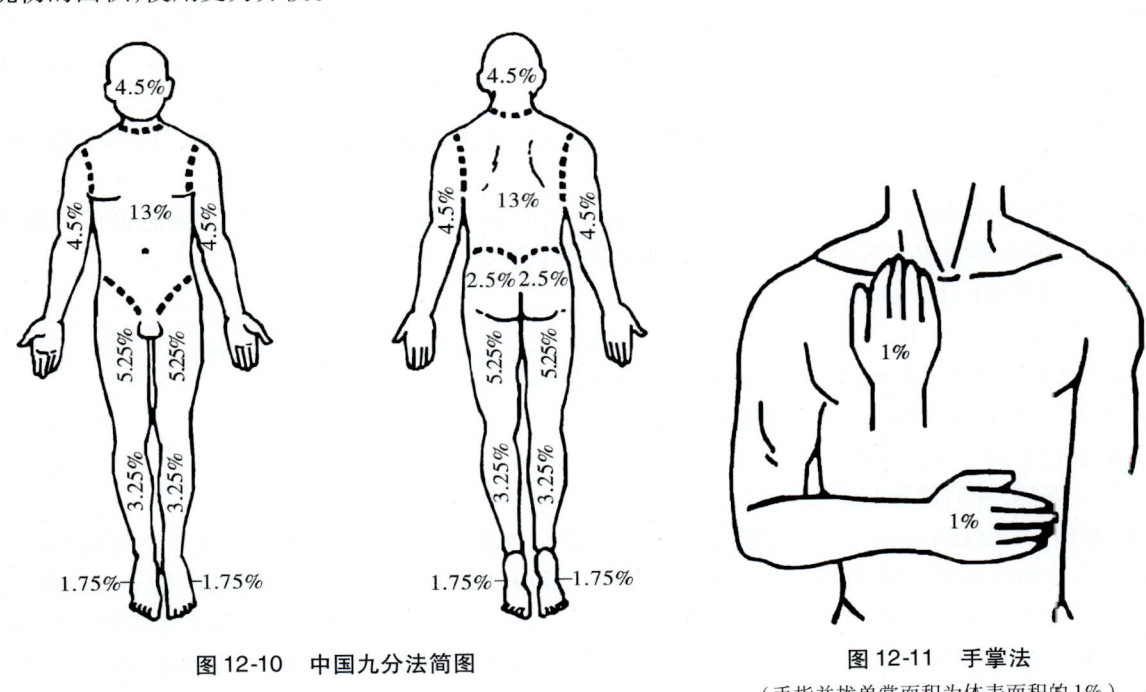

图12-10 中国九分法简图　　　　　图12-11 手掌法
（手指并拢单掌面积为体表面积的1%）

2)烧伤深度的识别:我国采用三度四分法,即根据皮肤烧伤的深浅分为Ⅰ度、浅Ⅱ度、深Ⅱ度、Ⅲ度。深达肌肉、骨质者仍按Ⅲ度计算。临床上为表达方便,将Ⅰ度和浅Ⅱ度称为浅烧伤,将深Ⅱ度和Ⅲ度称为深烧伤。

ⅰ. Ⅰ度烧伤:称红斑性烧伤,仅伤及表皮浅层-角质层、透明层、颗粒层或棘状层,但生发层健在。局部发红、微肿、灼痛、无水疱。3~5 d 内痊愈,脱细屑,不留瘢痕。

ⅱ. Ⅱ度烧伤:又称水疱性烧伤。

浅Ⅱ度:毁及部分生发层或真皮乳头层。伤区红、肿、剧痛,出现水疱或表皮与真皮分离,内含血浆样黄色液体,水疱皮去除后创面鲜红、湿润,疼痛更剧,渗出多。

深Ⅱ度:除表皮、全部真皮乳头层烧毁外,真皮网状层部分受累,位于真皮深层的毛囊及汗腺尚有活力。水疱皮破裂或去除腐皮后,创面呈白中透红、红白相间或可见细小栓塞的血管网,创面渗出,水肿明显,痛觉迟钝,拔毛试验微痛。

ⅲ. Ⅲ度烧伤:皮肤无水疱,易被误诊为正常皮肤。Ⅲ度烫伤皮肤表面晦暗,无红润和充血,易脱落,表皮下为蜡白色创基,创面痛觉消失,拔毛试验易拔出而不感疼痛。去表皮干燥 2~3 d 后,可见坚硬的焦痂呈皮革样,焦痂上可见到已栓塞的皮下静脉网呈树枝状,在伤后 2~4 周焦痂溶解脱落,形成肉芽创面,需植皮方可愈合。

(3)输液治疗:主要目的是补充血容量不足和纠正水及电解质紊乱,维持机体的代偿能力使之战胜休克。在实施输液治疗时,输液不能过多,也不能过少。过多则造成组织肿胀,增加机体负担,增加以后感染机会,甚至造成肺水肿、脑水肿。过少则达不到抗休克目的,甚至出现急性肾衰竭。因此需要正确掌握输液治疗,力求平稳渡过休克,同时扶持机体抵抗力,为伤员以后的治疗打下良好的基础。

输液量计算法:按 1970 年全国烧伤会议推荐的公式,烧伤后第 1 个 24 h 输液量,为每 1% 烧伤面积(Ⅱ、Ⅲ度)每千克体重给予胶体和电解质溶液 1.5 ml,另加水分 2 000 ml。胶体和电解质溶液的比例一般为 0.5∶1.0(1∶2),伤情严重者为 0.75∶0.75(1∶1)。

输液速度:输液量的 1/2 在伤后 6~8 h 内输入,另 1/2 在后 16 h 均匀输入。

烧伤后第 2 个 24 h,电解质溶液和胶体液为第 1 个 24 h 的一半,水分仍为 2 000 ml。

胶体液系指血浆、全血、右旋糖酐、聚明胶肽(血定安)等,后两者的用量不超过 1 500 ml。电解质溶液包括平衡盐溶液、等渗盐水、等渗碱性溶液(1.25% 碳酸氢钠液,1.86% 乳酸钠溶液),如有严重血红蛋白尿或酸中毒时,增加碱性溶液输入量,其比例可达 1∶1。水分系指 5% 或 10% 葡萄糖注射液。一般每日为 2 000 ml。如因暴露疗法、室内温度高或炎热季节,则需增加水分输入量,以维持每小时尿量 50~60 ml,补充经皮肤、肺的不显性失水。

成批收容或在战时,如不能获得胶体液,可完全输注电解质溶液,伤后第 1 个 24 h,每 1% 烧伤面积每千克体重补 4 ml。

调节输液的临床指标:按输液公式计算的液体量与成分,仅提供一个近似值,供实施输液时有所遵循,但实际执行中必须依据下列临床监测指标做适当的调整。

A:尿量保持 50~60 ml/h。

B:脉搏 120/min 以下。

C:血压,收缩压在 90 mmHg 以上,脉压在 20 mmHg 以上。

D:红细胞 $5×10^{12}$/L 以下,血细胞比容 0.50 以下。

E:血清钠不高于 150 mmol/L。

F:伤员安静,外周静脉充盈良好,毛细血管充盈反应良好,四肢温暖。

(4)其他治疗:①抗感染治疗。早期足量高效广谱抗生素,肌内注射破伤风抗毒素预防破伤风的发生。②酌情给镇痛药物。休克严重伤员镇痛药物应自静脉注射。③留置导尿管:记录每小时尿量,必要时测尿相对密度。④气管切开及给氧。中重度呼吸道烧伤,或面颈部深度烧伤后喉头水肿呼吸困难,应做气管切开及给氧。⑤病情稳定或休克好转后,尽早施行肢体环状焦痂切开减压,取暴露或包扎疗法。

2. 吸入性损伤

(1)锅炉爆炸蒸汽吸入伤特点:致伤因素单一。锅炉爆炸蒸汽吸入伤较烟雾吸入伤致伤因素单一,为湿热空气进入呼吸道的单纯热力损伤,而没有烟雾引起的中毒和有毒害物质所致的化学性的损害。

易导致呼吸道的梗阻。湿热空气引起的咽部的声带烫伤,在伤后数小时内可因咽后壁或声带水肿导致呼吸道的梗阻;伤后 1~2 周气道黏膜充血、水肿、坏死、黏膜剥脱、溃疡和假膜形成,随之气道内渗出物、黏液增多,形成黏液栓、脱落的坏死黏膜等,可部分甚至完全阻塞小气道。

可伤及下呼吸道引起肺实质损害。在我们所做的吸入 100 ℃蒸汽 3 s 的动物实验中,动物均发生了严重的下呼吸道损伤和肺水肿。锅炉爆炸时爆心处的高压和高温,迅速向四周传播,从而形成冲击波,冲击波的动压(高速气流冲击力)促使高温蒸汽进入下呼吸道引起重度吸入性损伤。

气管及各级支气管黏膜充血、水肿和大头针帽大小的出血点,多发性小溃疡,黏膜的广泛坏死脱落,各级支气管及其伴行动脉支以及肺小叶间隔静脉周围常见"袖套"状水肿套、出血套、水肿出血套和水肿炎症细胞套;肺实质内可见肺间质和肺泡内水肿、肺出血和支气管肺炎等改变。

肺萎陷(肺不张)发生率甚高,肺不张多由支气管假膜性物质或黏液、脓性黏液栓堵塞所致。肺泡表面活性物质减少造成肺泡稳定性下降,也是肺不张的原因之一。研究表明,吸入伤后肺泡表面活性物质活性的改变是因为以下原因:①由于肺泡上皮细胞的损伤,有活性的肺泡表面活性物质产生和释放减少;②渗出血浆蛋白的对肺泡表面活性物质的拮抗作用;③磷脂和肺泡表面活性物质相关蛋白形成透明膜;④受炎症介质(蛋白酶、氧自由基、非表面活性脂质等)的损害或抑制作用。

(2)吸入性损伤的诊断:吸入性损伤的诊断主要根据病因、临床表现、血气分析、支气管镜检查和胸部 X 射线片,分为轻、中和重度(表 12-20)。

表 12-20　吸入性损伤的分度

吸入性损伤	病变范围	临床表现	支气管镜检	X 射线	血气分析
轻度	会厌以上的病变	口腔红肿、时有水疱,咽红肿,喉部常有轻微疼痛、发痒、干咳	—	—	—
中度	主气管和隆突的病变	声音嘶哑,刺激性咳嗽和上呼吸道梗阻症状,吸气困难并呈高调鸡鸣声,可闻及湍流或喘鸣声,偶可听到干啰音	咽喉及声带水肿,气管黏膜充血、水肿、出血点甚至溃烂、脱落	—	梗阻严重时可出现低氧血症和高碳酸血症
重度	隆突以下支气管的病变和炭粒	呼吸窘迫和低氧血症,常见带血丝或血性泡沫痰和脱落坏死黏膜,干、湿啰音	细支气管黏膜充血、水肿、出血和溃烂	肺水肿影像	低氧血症、低碳酸血症

(3)吸入性损伤的治疗

1)氧气治疗:吸氧是治疗吸入性损伤缺氧的基本手段,能促进病情的改善,减少缺氧相关并发症(如多脏器功能损害和缺血再灌流损伤)的发生等方式进行。吸氧可通过鼻管、鼻塞、鼻前庭导管、鼻咽导管、面罩、气管切开、气管插管和氧帐等方式进行;但因患者多伴有面和鼻咽的损伤,不适合选用鼻咽导管和面罩吸氧法。

2)解除气道梗阻、保持气道通畅:严重吸入性损伤,可于伤后很快发生呼吸道充血、水肿,数小时即可并发上呼吸道梗阻,引起严重低氧血症、高碳酸血症,甚至窒息、死亡。故对疑有吸入性损伤的烧伤患者,伤后应严密观察呼吸道梗阻征象,进行性声音嘶哑加重、吸气时出现鸡鸣声及呼吸困难时,应立即行气管内插管,建立通畅的气道。上呼吸道梗阻严重,引起窒息,危及生命时,应行紧急环甲膜切开术。由于上呼吸道梗阻发展迅速,可危及生命,因此有主张对合并面颈部深度烧伤者,行预防性气管切开或插管。吸入性损伤行气管插管或切开的适应证如下:①有气道梗阻可能者;②低流量鼻导管吸氧(小于 4 L/min)时 PaO_2 低于 70 mmHg,$PaCO_2$ 低于 25 mmHg 或高于 45 mmHg;③连续监测血氧饱和度低于 90%。

3)机械通气:重度吸入性损伤患者,常较早出现进行性低氧血症、肺水肿或支气管肺炎,迅速并发呼吸功能衰竭,往往需要使用呼吸机治疗。应用机械通气,不但有助于治疗呼吸衰竭,而且此类患者因胸部烧伤焦痂缩窄、气管痉挛和气道阻塞而有急性通气功能障碍,呼吸做功和代谢率明显增高;应用机械通气,也可使其降低。机械通气的适应证:①吸高浓度氧,PaO_2 仍低于 70 mmHg;②呼吸频率持续超过 40 次/min;③$PaCO_2$ 低于 25 mmHg 或高于 45 mmHg;④PaO_2/FiO_2 低于 300 或呈进行性下降。在通气模式的选择上,以呼气末正压通气为宜。

4)气道湿化和灌洗:气道湿化和气道灌洗能维持气道湿润,清除气道分泌物,防止气道假膜或支气管树的形成,未建立人工气道的吸入性损伤患者的气道湿化主要通过雾化吸入;建立有人工气道的吸入性损伤患者的气道湿化则通过雾化吸入和持续的气道内滴注,对有机械通气的患者,应选用有湿化装置的呼吸机加雾化吸入;雾化吸入常规 4~6 次/d,气道灌洗 1~2 次/h。气道灌洗时先将吸痰管缓慢放入左或右支气管内,然后从吸痰管注入 5~10 ml 等渗盐水,数秒后,当患者开始呛咳时,立即吸引,吸时将吸痰管左右转动或上下轻微移动,并缓慢向外拔出,左、右支气管可轮流灌洗,每次灌洗可重复以上操作 2~4 次。灌洗的频度视气道分泌物多少而定,一般需每 1~2 h 一次,根据患者耐受能力和气道内清理情况,可逐渐增加灌洗的液体总量至 30~50 ml。

5)补液治疗:重度吸入性损伤患者常伴大面积体表烧伤,往往需补充大量电解质和胶体以纠正休克,而重度吸入性损伤又常存在肺水肿,在早期治疗上形成了补液抗休克和防治肺水肿的矛盾。中国人民解放军陆军军医大学西南医院经过长期临床实践和动物实验研究,发现严重烧伤后若不及时合理补液,尽快恢复组织血流灌注,不但无助于防止或减轻肺水肿,而且由于限制补液使休克渡过不平稳,可致包括肺在内的各脏器缺氧性损害加重,反可促使肺水肿的发生与发展。为了更好地进行早期抗休克,减轻肺损害,烧伤合并吸入性损伤患者的早期补液量,不但不应限制,而且应较单纯体表烧伤患者的计算量有所增加,以能保证组织良好的血液灌流为目的。

6)防治感染:由于引起肺部感染的因素或途径较多,因此患者入院后即应注意预防。一切接触气道的操作与器械均需严格遵守无菌技术与原则。呼吸机的管道要经常清洗消毒,面颈部创面的处理应加强,使之尽快愈合。常规对气道分泌物、灌洗液、痰液及面、颈部创面进行细菌培养,以了解细菌动态。

7)外源性肺表面活性物质治疗:外源性表面活性物质可从气道内滴入、雾化吸入和支气管镜支气管内注入,用药剂量为 44~100 mg/(kg·d)。改善肺的通换气功能,提高 PaO_2 和降低 $P_{A-a}O_2$。

8)其他治疗:少量、短期的糖皮质激素治疗能稳定溶酶体,减少氧自由基和多种蛋白的释放减轻肺组织的损伤,能防止支气管的痉挛。常用地塞米松 20~40 mg/d 静脉滴注,3~5 d。维生素 C 及维生素 E 治疗,清除氧自由基,亦可同时补充其他抗氧化剂如辅酶 Q、半胱氨酸等。

(四)爆震伤

爆震伤是指冲击波击中生物体时释放出的能量而造成的各种损伤,冲击波作用于腹部引起腹部爆震伤是闭合性腹部外伤原因之一。距爆炸中心 0.5~1.0 m 以外受伤,是爆炸伤害中最为严重的一种损伤。爆震伤与一般创伤相似,但又有其特殊性,其特点是外轻内重(体表损伤轻而内脏损伤重),发展迅速(中度以上的冲击伤病情发展快),常发生多部位或多脏器伤。因此检查必须全面仔细,以免漏诊。爆震伤的常见伤型如下。①听器冲击伤:发生率为 3.1%~55.0%;②肺冲击伤:发生率为 8.2%~47.0%;③腹部冲击伤;④颅脑冲击伤。

1. 识别爆震伤 ①耳鸣、耳聋、耳痛、头痛、眩晕。②伤后出现胸闷、胸痛、咯血、呼吸困难、窒息。③伤后表现腹痛、恶心、呕吐、肝脾破裂大出血导致休克。④伤后意识不清或嗜睡、失眠、记忆力下降,伴有剧烈头痛、呕吐、呼吸不规则。

2. 肺爆震伤 诊断根据爆炸伤史、临床表现和 X 射线检查。肺爆震伤的临床表现因伤情轻重不同而有所差异。轻者仅有短暂的胸痛、胸闷或憋气感。稍重者伤后 1~3 d 内出现咳嗽、咯血或血丝痰,少数有呼吸困难,听诊可闻及变化不定的散在性湿啰音或捻发音。严重者可出现明显的呼吸困难、发绀、血性泡沫痰等,常伴休克。查体除肺内啰音外可有肺实变体征和血气胸体征。此外,常伴有其他脏器损伤的表现。X 射线检查肺内可见肺纹理增粗、斑片状阴影、透光度减低,以至大片状密影,亦可有肺不张和血气胸的表现。

3. 腹部爆震伤 冲击波可引起腹腔实质性脏器(如肝、脾)破裂,腹腔脏器出血,严重者可造成肠管(主要是小肠下段和结肠)穿孔与膀胱破裂。发生腹腔脏器挫伤或破裂的伤员,可出现不同程度的腹痛、恶心、呕吐、压痛、反跳痛和腹肌紧张等腹膜刺激征象;因腹腔内大出血或弥漫性腹膜炎可产生休克;肾脏和膀胱损伤时可发生血尿;肠黏膜损伤或肠穿孔时可出现血便;肠穿孔时在 X 射线腹部透视中还可查出膈下游离气体；肝破裂时血清谷丙氨基转移酶活性增高，在伤后 12 h 达到伤前 4～5 倍；盆腔脏器损伤时可刺激直肠而有频繁的便意。根据受伤史和症状一般均可做出诊断。必要时进行腹腔穿刺、X 射线检查和化验检查以确定诊断。如不能确诊而又有怀疑时，应严密观察。

4. 急救和处理　急救、止血、伤口包扎、抗休克等处理原则与一般战伤相同，但根据爆震伤的特点，应特别注意：迅速将伤员从倒塌工事和房屋内抢救出来。仔细检查外伤及内脏损伤程度，迅速分类，严格执行先重后轻的救治原则。对昏迷且呼吸困难的伤员，注意检查口鼻有无泥沙等异物，并及时清除。对昏迷伤员应将舌牵出、头侧位，保持呼吸道通畅。对口鼻流血性液体且呼吸极度困难者，应做气管插管或切开，吸出液体，保持呼吸道通畅，有条件者给氧。治疗方法与一般创伤相同，但在手术时要做系统的检查，特别要注意胃、十二指肠后壁和腹膜后结肠，以免遗漏。

四、海水浸泡复合伤

（一）海水浸泡复合伤的发生情况

现代战争中，由于武器的发展及作战环境改变，复合伤发生比例增高，海战与登陆作战是维护国家海洋权益的主要作战形式。由于舰、船、艇及两栖车辆等海上运乘装备被击沉时，大批量伤员落水将面临海水浸泡（sea water immersion）的危险，复合致伤因素呈现多元化特点。第二次世界大战时，美国海军伤员 18% 为复合伤，其中 11% 为弹片（破片）复合烧伤。1987 年，美国海军 Stark 护卫舰被伊拉克飞鱼导弹击中时，81% 的伤员死于冲击伤与烧伤及其复合伤。预计随着精确制导高爆武器的使用与舱室内作战人员增加，未来海水浸泡与登陆作战中，复合伤将成为主要的战伤类型。以往国内对复合伤的研究主要侧重于了解放射复合伤、创伤复合伤、化学复合伤的病理特点与病理生理进程，探讨机械、化学、放射、温度的复合效应和救治原则。研究提示复合伤非单一伤的相加或相减，它具有独立的伤害特点，表现在整体、组织、细胞、亚细胞结构及分子、基因等不同层次水平，不同致伤因素作用先后及间隔时间不同，其复合效应也有所不同。近年来研究开始关注海水浸泡对复合伤病程和转归的影响。海水浸泡条件下代表性复合伤类型主要有以下几种。

1. 核潜艇复合伤　随着我国新时期军事战略重点的转移和从保护国家利益的角度出发，我国迫切需要加强海上卫勤保障能力。核潜艇以核反应堆为动力来源，具有强大的续航性，是现代军事战争最大的制胜武器之一，也是军事强国重点发展的武器装备。同时，作为战略打击力量，核潜艇还可以装备带核弹头的弹道导弹或巡航导弹。现代海水浸泡中，随着导弹、火箭、精确制导鱼雷的使用，核潜艇成为打击的重要目标，由于武器的精确制导及自动跟踪，击中率极高。

核潜艇动力系统（反应堆）或携带的核武器及其转运载体等在受到袭击或发生事故时，一方面由于辐射源失控或放射性物质泄露，人员可受到较大剂量的外照射和内照射；另一方面由于核动力潜艇用核反应堆作能源，核反应堆放出的热能把水加热成高压蒸汽，通过蒸汽推动汽轮机把热能转变成动能，保证潜艇的正常运行。当核潜艇动力系统发生事故或受袭击时，可释放出大量的高压蒸汽，造成人员的烫伤。此外，由于核潜艇的结构是由诸多的密闭舱室构成，当潜艇受损时，这些密闭舱室本身容易造成放射性物质更严重的污染。而且由于爆炸和燃烧，可以释放出大量的有害气体，在闭舱空间内更容易使人发生中毒。

核潜艇受到袭击或发生事故时，人员主要发生放射性沾染所致放射损伤复合高压蒸汽烫伤和有害气体中毒的复合损伤，与单纯放射损伤、烫伤和有害气体中毒等损伤相比，此类放射复合伤的致伤机制更为复杂，对机体的打击更为严重，救治更加困难，其高发的伤死率和伤残率会给军队和社会带来严重危害。在战斗造成的潜艇破坏或因意外事件导致的核事故情况下，如何在核潜艇这样一个特殊密闭环境中进行相关的应急处置，成为我军现今需要研究的一个重要问题。目前，对核潜艇放射复合伤的研究在我军属空白，尚无有效的防护药物装备部队。因此，为了加强我军海上卫勤保障能力，亟须在核潜艇医学保障系统中开展放射复合伤防治的相关研究，特别是建立放射性沾染复合高压蒸汽烫伤和有害气体作用的动物模型，研发对核潜艇放射复合伤的防治药物。

2. 核爆炸复合伤 海水浸泡时，发生核爆炸复合伤多见于以下 2 种情况：一种是遭受核武器袭击，另一种情况多见于核潜艇内核反应堆、核动力设施发生意外事故或受常规武器袭击时发生爆炸。核武器袭击时，复合伤的发生率很高，如日本遭原子弹袭击后，广岛和长崎 20 d 生存的伤员中，复合伤约占 40%。如将早期死亡者包括在内，估计全部伤员中可有 60%~85% 为复合伤。我国核试验现场动物实验结果表明，复合伤的发生率为 50%~85%。核潜艇内核反应堆、核动力设施发生意外事故或受常规武器袭击时，多为放射损伤与烧伤、弹片伤或冲击伤等的复合伤。在 1986 年苏联切尔诺贝利核电站事故中放射复合伤的发生率也较高，应引起足够重视。除了核爆炸外，使用贫铀弹和"脏弹"也可以造成合并放射损伤的复合伤。贫铀是铀经过浓缩提取了 ^{235}U 以后剩下的副产品，因其 ^{235}U 浓度低于天然铀，故名贫铀，其密度大、硬度高、韧性强，军事上主要用于加固装甲和制造贫铀弹。美军于 1911 年海湾战争首次大量使用贫铀弹，随后在多次战争，如巴尔干战争、科索沃战争、伊拉克战争中使用。有 20 多个国家和地区宣布拥有贫铀弹，贫铀弹使用可产生多种杀伤因素，包括弹片伤、放射损伤、烧伤和重金属化学毒性等。"脏弹"是一种"放射散布装置"（radiation dispersal device，RDD），利用常规炸药爆炸或通过特殊装置将放射性物质以液态或固态微粒的形式散布到环境中。"脏弹"爆炸具有弹片杀伤和辐射杀伤等多种致伤因素，可导致放射复合伤。

3. 海水浸泡复合伤 海水浸泡与登陆作战情况下，由于战斗人员大多在舰船、两栖装甲车辆等具有一定防护功效的舱室内，当炮弹、鱼雷等高爆武器击中舱室时，爆炸冲击波、弹片、舱体碎片、舱室易燃物着火常造成舱室人员复合性损伤，如弹片伤复合烧伤（弹烧复合伤）、冲击伤复合烧伤（冲烧复合伤）。被击中的舰船、两栖装甲车辆沉没时，伤者可能受到不同程度的海水浸泡，发生海水浸泡复合伤，已知海水浸泡对人体的致伤因素包括海水的低温、高渗（为血浆渗透压 5~6 倍）、碱性（pH 值 7.8~8.1）、存在 20 余种人体致病菌，国外已开展了海水浸泡对体表创伤感染病原的作用，海水低温对浸泡人体的影响和复温措施等方面的研究，尚没有见海水浸泡对复合战伤影响的报道。"九五"期间，我军开展了火器伤、爆炸伤、烧伤等单一伤合并海水浸泡后的伤情特点研究及机制的研究，获得了新的进展。"十五"期间，除开展多发伤合并海水浸泡及东南沿海海水致病菌谱调查外，针对海水浸泡与登陆作战中弹烧、冲烧等复合战伤发生率高的特点，系统开展火器伤、烧伤合并海水浸泡的伤情特点及救治研究，在此基础上，我军还开展了弹（冲）烧复合伤合并海水浸泡的损伤特点与救治措施的研究，并取得了重要进展。

（二）海水浸泡复合伤的复合效应及机制

复合伤的基本特点是"一伤为主""复合效应"。"一伤为主"是指复合伤的主要致伤因素在疾病的发生、发展中起主导作用；"复合效应"是指机体遭受两种或两种以上致伤因素作用后，所发生的损伤效应，不是单一伤的简单相加。单一伤之间可相互影响，表现不完全相同于单独发生的损伤，整体伤情也变得更为复杂。

复合伤与单一伤较大的区别就在于发生了复合效应，在理论上可阐明机体同时或相继受到 2 种或多种致伤因素作用后的反应特性，在实践上可指导诊断、治疗，特别是可充分吸取各单一伤的诊治经验，根据复合伤的特点（复合效应），能动地应用于复合伤。复合效应反映在整体、组织器官、细胞和超微结构以至分子的不同层次水平上，表现在重要的病理过程中，在病理发展的不同阶段，在各个脏器组织的变化，在轻重致伤因素作用先后及间隔时间不同的时候，实际发生和表现的复合效应也不尽相同。

1. 基本病程和整体的复合效应 在整体复合效应上，主要反映在伤死率、平均存活时间和射线剂量效应等方面。放射复合伤伤员较单纯放射损伤和单纯烧伤或创伤的伤死率高，假愈期比受同等剂量照射的单纯放射损伤缩短，极期提早出现，而恢复期并不提前。因此，病程中的极期延长。放射损伤的各种主要症状，如出血、发热等，在放射复合伤时比单纯放射损伤时发生早且较严重，持续时间也较长，将单纯放射损伤和放射复合伤时的射线剂量效应进行比较，可见复合后达到相应伤死率所需的射线剂量，较单纯放射损伤时为低。降低越多，表明复合效应越严重。复合效应在病程不同阶段表现有所不同，即在某一或某些阶段特别明显。如放烧复合伤的烧伤创面，在早期和假愈期与单纯烧伤在宏观上无明显区别，一旦进入极期，创面感染，出血严重，上皮和肉芽生长缓慢，以至停止，或形成的肉芽发生坏死溶解崩溃；当进入恢复期，创面又开始出现肉芽生长和上皮愈合。复合效应在病程什么时期表现较为显著，与所复合的损伤性质及程度、效应组织器官(产生相应的效应征象)、病程不同阶段等密切相关。要辩证地理解复合伤的复合效应,既要考虑到加重效应,又不能忽视等效效应和减轻效应,比如在一定程度上的烧伤或创伤可以调动机体的应激和保护能力,对减轻放射损伤的致伤效应有一定帮助,但复合伤后的主要效应还是加重效应,这也是在实际治疗中需要重点考虑的方面。

以3%凝固汽油造成10%犬背部体表面积Ⅱ度烧伤,合并弹珠所致软组织切线伤(弹烧复合伤)或合并爆炸所致冲击伤(冲烧复合伤)后浸泡于海水中,建立弹烧、冲烧复合伤合并海水浸泡实验动物模型,发现海水浸泡可导致死亡率增加,死亡呈现双峰时相,弹烧复合伤合并海水浸泡4 h实验犬出水后24 h(伤后28 h)的死亡率为未浸泡实验犬的1.81倍;冲烧复合伤合并海水浸泡4 h,实验犬出水后24 h(伤后28 h)的死亡率为未浸泡犬的1.95倍。合并海水浸泡实验犬死亡呈现两个时相峰值:弹烧伤复合伤犬出水后6 h(伤后10 h)内死亡数占出水后死亡总数的30%。出水后12 h(伤后16 h)至出水后16 h(伤后20 h)死亡数占出水后死亡总数的70%;冲烧伤合并海水浸泡实验犬死亡集中在出水后6 h(伤后10 h)和出水后16 h(伤后20 h)前后,各占浸泡犬死亡数的50.00%。复合伤合并海水浸泡伤后动物死亡率明显增加(表12-21)。

表12-21 复合伤合并海水浸泡后伤死率

伤情	死亡率
复合伤	
弹烧伤	30.77%(4/13)
冲烧伤	15.38%(2/13)
复合伤合并海水浸泡	
弹烧伤	55.56%(10/18)
冲烧伤	30.00%(6/20)

2. 主要病理环节的复合效应　除整体复合效应外,复合效应还突出地表现在休克、感染和出血等几个主要病理环节的变化。

(1)休克的发生率增加:单纯放射损伤时,早期休克比较少见,而放射复合伤休克发生率增加,程度加重。严重休克常是放射复合伤早期死亡的主要原因。放射损伤复合烧伤时,由于烧伤性休克多发生于伤后早期,因休克而明显加重损伤效应,甚至致死,因而出现早期的死亡高峰。放射复合伤的休克大多发生在伤后初期,部分发生在极期,或度过初期休克,经假愈期后再度进入极期休克,出现第2个死亡高峰。放射复合伤时容易发生休克的可能因素有以下几个方面。

1)神经系统损害:放射损伤时神经系统受到不同程度的损害致功能障碍,影响血压调节中枢的功能。放射损伤后对创伤、损伤、出血等强烈刺激的耐受性明显下降,对失血的敏感性提高,血压改变更为显著,休克发生率增高,后果更为严重。因此,神经系统功能紊乱,从而对创伤敏感性增高,可能是放射复合伤休克发生率增加、经过危重的原因之一。

2)血容量减少:有效血容量减少是休克发展中的一个主要环节。放射复合伤时,导致循环血量减少的条件增多,创伤、出血、烧伤区水肿、创面体液丢失、呕吐、腹泻等可引起或加重体液丢失,如微血管舒张、血流缓慢、细胞内和细胞间的水肿、血管内皮屏障功能破坏和血管通透性增加等,使血液漏出、渗出增加,血管床容量增加,从而使有效循环血量进一步减少,促进休克的发生发展。

3)心输出量和心脏搏动显著降低:血管总外周阻力升高在休克的发生发展中起重要作用。放烧复合伤时,心肌肌球蛋白ATP酶活性显著降低,伤后心肌细胞总ATP酶、Mg^{2+}-ATP酶、Na^+、K^+-ATP酶活性,心肌细胞膜β肾上腺素受体的最大结合容量等均非常显著地低于正常。研究证明,放烧复合伤血清(主要是血清低分子和血清脂质)对培养的心肌细胞L型离子通道有激活作用,不仅使通道开放增加,也能改变膜的物理特性,从而改变了心肌细胞的钙水平,还能使冠状动脉平滑肌钾离子通道开放活动加强,这些都是心血管系统功能紊乱的重要原因,这些改变与休克的变化互为因果,相互加重。

4)有毒物质释放:创伤、烧伤后由于组织破坏,蛋白质分解等产生多种毒性物质,放射损伤后血中也立即出现胺类等毒性物质。一些研究证实,放射复合伤休克时机体代谢的强度减弱比较显著,体内糖原分解加快,血内乳酸及无机磷酸盐蓄积增多等均较单一伤休克时更为显著。因此,毒性物质的增加也可能是放射复合伤休克加重的原因之一。

长期以来,在休克和放射损伤的发病原理中,有人主张中毒学说。实验研究表明,放射损伤后对细菌毒素的敏感性也显著增加,放射复合伤极期中休克加重的原因可能与细菌感染和毒素的影响有关,特别对革兰氏阴性杆菌毒素的影响不可忽视。

(2)感染发生更早、更多、更重:放射损伤、烧伤和冲击伤的感染都是比较突出的,在放射复合伤时,感染发生更早、更多、更重,严重病例常在休克刚过感染接踵而来,甚至休克期和感染期重叠发生,引起早期败血症。放射复合伤常见的临床感染表现有创伤感染、局灶性感染、全身性感染和肠源性感染。

放射复合伤的创伤(创面/伤口)的感染发生率增高。经过比较发现,其感染的细菌种类虽然与一般战伤感染时相似,但常常有革兰氏阳性球菌相对减少(尤其是葡萄球菌减少较为明显),革兰氏阴性杆菌相对增多的趋势,细菌定量检查可见单一和复合伤创面细菌数量在伤后初期虽然相近,但随着病程发展,复合伤创面内的细菌数量比单一伤明显增多,这就为创伤感染的扩散和侵入血液循环增加了机会。

放射复合伤的局灶性感染多发生在正常时就有机会致病菌寄居的部位,如体表、口腔、咽喉、肺部、肠道等。发生感染时引起相应的皮肤、黏膜糜烂、溃疡、牙龈炎、扁桃体炎和咽峡炎等。创伤感染和局灶性感染发生时,正值机体内具有抗感染能力的细胞因素和体液因素明显下降,细菌可由创伤部位趁机侵入机体,引起菌血症、败血症或脓毒血症。创伤后血培养表明,放射复合伤动物血培养阳性率比单一外伤或放射损伤均高,而且出现的时间也提前,一般在创伤感染后即可出现,随着病程延长,阳性率逐渐增高。血培养中常见的细菌为白色和金黄色葡萄球菌、链球菌、大肠埃希菌、变形杆菌和铜绿假单胞菌等。一般在早期多以革兰氏阳性球菌为主,极期时革兰氏阴性杆菌增多。放射复合伤时血中出现的细菌大部分是由创面侵入血液循环。

复合伤时感染更为突出的原因有:从全身情况看,机体代谢紊乱、休克等更为多见而严重,全身抵抗力更为降低,单核吞噬细胞系统吞噬功能抑制,白细胞数量减少和功能降低,血清杀菌力下降,特异性和非特异性免疫功能减弱等更加明显,从而使机体抗感染的细胞因素和体液因素受到更大的削弱,这些都构成了感染发生的重要基础。从局部情况看,复合伤时不仅可发生来自肠道、口腔等处的内源性感染,而且还可发生来自烧伤和创伤伤口等处的外源性感染,从而大大增加了感染的机会。烧伤创面、创伤伤口破坏了机体局部的屏障作用,坏死组织也成为利于细菌滋长繁殖时场所。烧伤后焦痂看来很完整(没有软化、龟裂、溶解或脱落)的时候,细菌就有可能通过焦痂内毛囊腔隙和微隙裂隙进入痂下,发生早期焦痂下感染,而焦痂软化溶解后,则更利于细菌的滋长和直接蔓延。肠道是一个有菌的环境,生理条件下并不发生肠道细菌移位,主要与肠道的机械屏障、黏膜免疫屏障和生态屏障有关,肠上皮细胞和肠道淋巴细胞对辐射损伤高度敏感,放射损伤条件下极易造成肠道细菌移位,引发肠源性感染。

(3)出血明显:放射复合伤时,造血组织损伤更为明显,红细胞、白细胞和血小板数量下降比单纯放射损伤更快,也更低。在血小板数下降的同时,可见毛细血管脆性增加,凝血障碍逐渐明显。临床出血症候群一般也比单纯放射损伤提早出现,且更为严重,复合伤的出血,早期主要是创伤、烧伤所致的血管通透性增高引起的创伤性出血;极期则主要是放射损伤所致的血小板显著减少时引起广泛性出血,出血后不仅使全身丧失血量,而且使创伤、烧伤局部血液供应减少甚至断绝,使组织离散,组织中的凝血还可为细菌滋生提供条件。

(三)海水浸泡复合伤的临床特点

海水浸泡(sea water immersion)指除头部在水面以上外,人体全身各部位不同程度与海水接触,暴露于海水中。平时海上作业事故及飞机、舰船失事,战时由于舰船、飞机被敌方武器击中时,均有可能发生大批量人员落水,如1982年英国和阿根廷之间发生的马岛战争中,阿根廷的贝尔格拉诺将军号巡洋舰被英军鱼雷击中,在40 min内舰体沉没,300余人落水。如果落水人员已存在战创伤,当浸泡于低温、碱性、高渗、含有多种致病微生物的海水中,浸泡人员全身及战创伤局部会产生一系列特殊的病理生理变化。此外,海洋生物对落水人员造成的损伤也可加重现有的创伤程度。

1. 海水浸泡的病理特点　海水的比热(使 1 g 海水温度每升 1 ℃所需的热量)是空气的 4 倍,热传导率是空气的 25 倍,因此,落水人员浸泡于低于体温的海水中,在水中丧失的热量远比在同样温度的空气中大。当落水人员浸泡在低于体温的海水中最初 3~5 min,皮肤温度急剧下降,外周血管收缩,出现寒战、心率加快、血压上升、呼吸增快、代谢率提高。这一冷应激(cold shock)现象在浸泡低于 20 ℃水温的海水中尤为明显。浸泡人员每次呼吸持续时间不足 10 s,呼吸频率较平时增快 6~10 倍,因而在落水最初几分钟内,极易发生淹溺,50%的落水人员死亡于这一时期。落水人员心率和血压升高加重心脏负担,某些较敏感或原有心、肺疾病患者易发生心脏停搏。当落水人员中心体温降至 35 ℃时为低体温症,大多数人肌肉强直,动作笨拙,无法完成救生动作,常溺水身亡。中心体温继续下降,落水人员意识逐渐模糊,甚至完全丧失,可出现心室颤动、急性肝肾衰竭、代谢性酸中毒、脑水肿、肺水肿,直至死亡。在不同温度水中人体耐受限度见表 12-22。

表 12-22　人在水中最长存活时间与水温之间的关系

水温/℃	最长存活时间/h	水温/℃	最长存活时间/h
0.0	0.2	15.0	6.3
2.5	0.4	20.0	16.3
5.0	0.9	25.0	<72.0
10.0	2.7		

较长时间浸泡于高渗、碱性海水中的人员,可出现高渗性脱水、血钠及血氯离子浓度升高。落水人员存在体表开放性损伤时,机体高渗伴脱水与高钠、高氯血症出现时间早,升高幅度大。高渗性脱水时细胞外液呈高渗状态,细胞内水转移至细胞外,导致细胞内脱水,轻度脱水(缺水量占体重的 2%)表现为口渴、软弱无力;严重时失水量占体重 10%,常伴有脑细胞功能障碍,出现幻觉、谵妄、狂躁等精神症状,在血浆渗透压高于 330 mmol/L 时,伤死率约为 50%,高于 350 mmol/L 时,伤死率接近 100%。损伤局部被海水浸泡后出现细胞脱水、动脉供血不足、静脉回流受阻、组织变性坏死加重。此外,高渗海水可刺激血管内皮细胞释放肿瘤坏死因子(TNF)、白细胞介素-1(IL-1)、白细胞介素-8(IL-8)等炎症介质,加重浸泡部位的炎症反应。浸泡人员被打捞出水时,由于海水的流体静压作用消失,外周血管扩张,回心血流量减少,极易发生救援虚脱(rescue collapse),据统计,由此可造成被援助的落水人员 10%~20%死亡。因此在打捞浸泡伤员时要缓慢平稳,落水人员应水平位脱离水面。

部分被救助脱离浸泡的人员,最初尚清醒,能自主呼吸,但在数分钟或数小时后呼吸困难,进行性缺氧,这主要见于近淹溺(near drowning)人员。由于吸入海水洗脱肺泡表面活性物质,造成肺血管内皮和肺泡上皮损伤,富含蛋白渗出液进入肺泡和肺间质,出现肺水肿,肺泡顺应性下降。大量肺泡无通气而有血流灌注,发生功能性分流,此时动脉血氧分压(PaO_2)明显下降,肺泡-动脉血氧分压差($P_{A-a}O_2$)加大。吸入呼吸道的海水由于高渗,可引起大量水分从血管渗出至肺泡,造成肺水肿,这一现象称为继发淹溺。浸泡者脱离水面时尚无症状,但出水后 3~6 h 出现严重的呼吸困难,如不及时治疗可迅速导致死亡。

海上作业或战斗人员下肢较长时间浸泡于 10 ℃左右的海水中,可出现浸渍足,为非冻结性冷伤,其病程缓慢,可分为缺血期、充血期、充血后期和后遗症期。缺血期主要表现为足背发凉、肿胀、足背动脉很弱以至消失。充血期表现为红、肿、热、痛等炎症反应,此时血管扩张,患部有时出现水疱,患肢出现功能障碍症状,严重者可有肌无力和肌收缩,充血后期患肢肿胀和炎症反应症状逐渐减轻,但皮肤温度下降,严重者可发生组织坏死和脱落。后遗症期患部对寒冷敏感,疼痛和多汗,可维持数月甚至数年。

2. 海水浸泡对战创伤的影响

(1)战创伤合并海水浸泡的病理进程:战创伤伤员合并海水浸泡时,伤员应激反应增强,伤情加重。浸泡伤员死亡出现 2 个高峰。第 1 个高峰发生在浸泡中,大多数落水伤员都难以承受海水浸泡的恶劣环境,多在浸泡后数分钟至数小时死亡,第二次世界大战时美国海军 2/3 落水人员死亡。爆炸冲击波造成的闭合性胸部创伤的伤员常存在心、肺挫伤,在落水的冷应激阶段有可能发生死亡。多数落水人员死于淹溺及低温、脱水。浸泡伤员死亡的第 2 个高峰发生在伤员打捞出水后数小时内,除由于救援虚脱、接近和继发淹溺外,主要是缺血再灌注、感染造成的脏器继发损伤所致。

昏迷的战创伤伤员落水极易误吸海水发生淹溺,即使是清醒的轻至中度的创伤失血性休克伤员,虽然落水后数分钟内动脉血压有短暂升高,但随后动脉血压持续下降,血流动力学状况恶化,伤员常意识不清,易溺水死亡。单纯软组织损伤伤员存活率为 90% 以上,软组织伤的伤员落水后发生淹溺,主要是由于疼痛、肢体活动受限,难以完成漂浮和自我保护动作。

由于战创伤伤员的体表伤口(创面)直接与海水接触,或海水经胸腹伤口进入胸、腹腔,因而浸泡伤员中心体温下降快,浸泡伤员低体温是除淹溺以外的主要死亡原因,低体温可以影响心脏电生理特征,抑制心肌收缩,外周血管阻力增加,心肌细胞内钙超载,氧和自由基生成增加,ATP 生成减少,心肌细胞变性,心肌收缩力下降和心脏节律紊乱,出现心房颤动、心室颤动。浸泡伤员低体温时呼吸抑制,出现低氧和高碳酸血症,当体温降至 22~20 ℃ 时呼吸停止,低体温可导致肺血管床极度扩张,出现肺水肿及肺泡出血,加重已有的肺损伤,动物实验发现,冲击伤复合烧伤实验犬合并海水(20 ℃)浸泡 4 h,创伤所致的肺出血有加重的趋势。

高渗脱水是战创伤伤员合并海水浸泡时较明显的全身效应。高渗海水可造成与海水直接接触的损伤组织脱水,进入胸、腹腔的高渗海水可通过胸膜、腹膜的透析作用,造成机体体液代谢紊乱,导致血液浓缩和循环血量急剧减少,出现高钠、高氯、血症,如重伤后的血流动力学与电解质紊乱。

浸泡伤员出水后数小时出现死亡的第 2 个高峰。弹片伤复合烧伤(弹烧复合伤)或烧伤复合冲击伤(烧冲复合伤)的实验犬浸泡海水中 4 h,出水后 20 h 内伤死率分别为 54.9% 和 30%。不合并海水浸泡的实验犬伤死率分别为 28.5% 和 14.2%。浸泡犬心肌脂肪变性、空泡,肺的肺泡隔内毛细血管充血,肝窦扩张、充血与血栓形成,肾的肾小球及间质炎症细胞浸润。未浸泡复合伤犬的脏器病理损伤程度较浸泡犬轻。

海水浸泡加重浸泡后战创伤伤情的主要机制有以下几个方面:①浸泡伤员低体温可造成心肺功能受损,心输出量和动脉血氧分压(PaO_2)下降,组织血流灌注状况。②浸泡组织渗透压发生改变,细胞内脱水,组织间水肿,浸泡组织微循环障碍,能量生成减少。③出水后由于采取了复温与液体复苏措施,外周与脏器血流灌注改善,缺血再灌注效应生成的氧自由基增加,引起细胞氧化损伤增强,氧自由基与细胞及亚细胞器质膜不饱和脂肪酸的过氧化反应导致蛋白水解酶漏出,呼吸链受损,ATP 生成减少,从而启动组织继发损伤。④高渗、碱性海水可造成浸泡的战创伤组织 Na^+,K^+-ATP 酶活性下降,除组织血流灌注障碍造成 ATP 生成减少外,海水中铜离子等金属离子以及高于血浆的 pH 值对酶活性直接抑制作用。⑤Na^+,K^+-ATP 酶活性抑制可导致细胞及线粒体、溶酶体等炎症细胞器膜内外离子梯度改变,膜内 Na^+ 浓度增加,并进一步激活 Na^+-Ca^{2+} 交换系统,导致钙超载,从而加重战创伤组织继发损伤。

(2)感染时限提前、炎症反应加重:海水浸泡严重抑制机体免疫功能,加重创面细菌感染,全身感染时限较未浸泡者提前 6~16 h。海水浸泡时机体强烈应激反应造成肠黏膜机械性屏障损害,肠黏膜缺血、缺氧进一步加重肠黏膜的通透性,加之机体免疫功能严重受损,肠道细菌侵入血液循环。烧冲复合伤与弹烧复合伤实验犬合并海水(20 ℃)浸泡 4 h,出水后即刻血中分别检测到包括大肠埃希菌、阴沟肠杆菌、产碱假单胞菌在内的肠道菌,其中烧冲复合伤犬检出率为 40%,弹烧复合伤为 37.8%。对弹烧复合伤合并海水浸泡后血培养发现,37.5% 的弹烧复合伤犬出水后即刻(伤后 4 h)可见细菌,在浸泡犬死亡的第 2 个高峰,即出水后 16 h(伤后 20 h)100% 浸泡犬静脉血培养阳性;而未浸泡的弹烧复合伤犬伤后 28 h 仅有 28.57% 的血培养阳性,浸泡犬血中除检出海水特有的菌种外,出水后即刻(伤后 4 h)血中可检出皮肤、肠道菌属。弹烧复合伤合并海水浸泡后,伤道肌组织的细菌数达到感染阈值的时间前移。弹烧复合伤合并海水浸泡 4 h 出水后即刻(伤后 4 h),1/4 的浸泡犬伤道肌组织细菌数超过感染阈值 10^5 g 肌组织,而未浸泡实验犬伤道细菌数均低于 10^5 g 肌组织。上述研究证实了复合伤合并海水浸泡后,细菌感染发生时限提前,肠道细菌移位早,感染菌群复杂,并发现海水浸泡导致全身感染的细菌包括皮肤常驻菌、肠道菌等机会致病菌。

在所有海水浸泡造成的细菌感染中,创伤弧菌感染的死亡率最高(50%)。体表创面如感染创伤弧菌,感染局部可形成水肿、红斑和剧烈疼痛,早期全身出现寒战、发热、腹痛等症状。胸、腹腔若感染创伤弧菌,全身症状出现较体表感染更早。创伤弧菌感染常迅速发展为脓毒血症,最终伤员多因感染性/脓毒症休克而死亡。创伤弧菌主要致病毒素为溶细菌毒素,该毒素具有强烈的细胞毒作用,可增加血管内皮细胞通透性,降低血压,促使中性粒细胞在肺聚集,是感染伤员并发多器官功能衰竭的重要致病因子。进入血液循环的细菌及其产物(内毒素等)进一步激活免疫细胞与血管内皮细胞释放肿瘤坏死因子(TNF)、白细胞介素-1(IL-1)、白细胞介素-6(IL-6)、干扰素(IFN)等炎症介质,加重脏器继发损伤,此外,海水可刺激血管内皮细胞释放肿瘤坏死因子(TNF)、白细胞介素-8(IL-8),增强炎症反应。浸泡伤口局部应用抑制炎症反应的非甾体抗炎药吲哚美辛,可抑制炎症反应,减少继发损伤。

(3)浸泡对血管内皮细胞损伤严重进一步加重病理进程:火器性血管损伤合并海水浸泡后,血管内皮细胞脱落,肿胀明显,微血栓附壁,均较未浸泡明显。从形态学角度证实,海水独特的理化特性可直接造成血管内皮细胞损伤,弹烧、冲烧复合伤实验犬合并海水浸泡,脱离浸泡后的实验观察期间(出水后24 h)循环内皮细胞数(number of circulating endothelial cell, CEC)以及内皮细胞损伤标志物血管性假血友病因子(von Willebrand factor, vWF)均较未浸泡犬明显增高,表明血管内皮细胞损伤加重尤为突出。浸泡后CEC、vWF峰值出现时间与复合伤类型有关,如弹烧复合伤CEC峰值出现在出水后24 h,冲烧复合伤CEC峰值出现在出水后3 h。冲烧复合伤CEC峰值出现在脱离浸泡环境后早期,这可能与冲击波已造成靶器官肺血管内皮细胞损伤,浸泡加剧原有损伤有关,稍后的感染、缺血是造成血管内皮细胞后继损伤的主要因素。

血管内皮细胞损伤造成内皮细胞分泌的血管活性物质代谢紊乱。弹烧、冲烧复合伤合并海水浸泡,出水后血浆血栓素B2/前列环素($TXB2/PGF_{1\alpha}$)比值均升高,弹烧复合伤浸泡犬出水后6 h(伤后10 h)比值达最高,浸泡组为2.53±0.10,未浸泡组为0.83±0.21,出水后24 h(伤后28 h),浸泡组仍为未浸泡组的2.71倍。血管活性物质紊乱加重了血流灌注障碍,体内脂质过氧化反应增强。如冲烧复合伤合并浸泡,实验犬出水后24 h内,血浆脂质过氧化产物丙二醛(malondialdehyde, MDA)始终保持在高于未浸泡犬水平,峰值出现在出水后16 h(伤后24 h),为未浸泡组1.36倍,浸泡组为(5.98±0.37)nmol/ml,未浸泡组为(4.58±0.48)nmol/ml,浸泡犬血浆MDA的升高与浸泡后下降的心排血指数呈负相关($r=-0.92$)。

(4)凝血-纤溶系统严重失衡是加重机体病理损伤的重要环节:与未浸泡复合伤犬相比,弹烧冲复合伤实验犬海水浸泡后,血浆血栓素/前列环素比值升高,血管内皮细胞生成的纤溶酶原激活剂抑制物-1(plasminogen activator inhibitor, PAI-1)活性明显增高,组织型纤溶酶原激活物(tissue-type plasminogen activator, tPA)活性下降,凝血-纤溶系统严重失衡。弹烧复合伤合并海水浸泡tPA下降最低值及PAI-1升高峰值均出现在出水后24 h(伤后28 h),结合弹烧复合伤合并海水浸泡后实验犬全血黏度、红细胞聚集指数均较未浸泡犬升高,提示复合伤合并海水浸泡,出水后随时间推移,机体形成血栓及弥散性血管内凝血(DIC)发生危险明显增大。显微病理观察见,出水后24 h(伤后28 h)活杀复合伤实验犬可见肺血管微血栓形成。

综上所述,复合伤合并海水浸泡后,早期死亡主要与低体温和内环境的高渗状况有关;海水浸泡导致继发感染时限提前,肠道的细菌移位,血管内皮细胞损伤加重,凝血-纤溶系统严重失衡,全身状况进一步恶化,出现浸泡后二次死亡高峰,海水浸泡导致的全身感染仍主要以皮肤常驻菌、肠道菌等机会致病菌为主。

3. 海水浸泡对战创伤局部的影响

(1)颅脑伤:海水进入开放性颅脑伤组织,高渗、碱性的海水可直接损伤脑神经元,造成脑组织离子浓度失衡,脑血管内皮细胞通透性增加,脑水肿程度加重。病理改变可见海水浸泡脑组织含水量增加、小血管扩张充血,细胞和血管间隙明显增宽,部分神经元出现核膜破裂、核消失;中性粒细胞及小胶质细胞浸润,单纯颅脑开放伤脑组织病理损伤改变与海水浸泡相似,但损伤程度轻。由于海水中的油污、异物、微生物直接进入颅内,颅内感染常较严重。颅脑开放伤伤员多有昏迷,海水误吸入呼吸道可造成肺部感染,肺部气体交换障碍,伤员可很快出现急性呼吸窘迫综合征。合并海水浸泡的颅脑伤伤员的存活时间不及单纯颅脑伤伤员的1/2。

(2)胸部伤：海水由胸壁伤口灌入胸腔，一方面可造成伤侧胸膜腔内压升高压迫，使健侧肺呼吸运动受到限制，心脏及大血管受到压迫，静脉回流受阻，心输出量及血氧饱和度下降，出现低氧血症和高碳酸血症；另一方面高渗海水进入胸腔后，胸膜两侧产生差异较大的离子浓度梯度，可造成组织间液大量水分渗出，血浆浓缩，出现高渗性脱水和高钠、高氯血症。由于胸部伤合并海水浸泡，心、肺功能障碍，肺血管内皮细胞损伤重，炎症细胞激活释放多种细胞因子和炎症介质，加重脏器损伤。胸部开放伤实验犬浸泡于海水中，平均存活时间45 min，多器官功能衰竭发生率为70%，未浸泡胸部开放伤实验犬存活时间4 h以上，多器官功能衰竭发生率为20%。

(3)腹部伤：腹部开放伤合并海水浸泡时，伤亡率较未浸泡腹部开放伤大幅度增加。腹部开放伤实验犬海水浸泡4 h后全部死亡，未浸泡的腹部开放伤伤后4 h无1例死亡。浸泡伤员由于高渗海水进入腹腔，细胞间液大量丢失，体温下降剧烈，有效循环血量减少，体内电解质代谢紊乱，酸碱平衡失调，动脉血压，心输出量持续下降，血流动力学变化显著。由于海水对内脏的刺激作用，造成迷走神经张力增加，呼吸频率减缓，心肌功能抑制，海水浸泡时大量细菌及毒素可经腹膜进入血液循环，上述因素加重了战创伤所致的休克和脏器损伤的程度，浸泡后伤员多器官功能衰竭发生率高，存活伤员由于海水的刺激作用，腹腔内脏器粘连严重。

(4)肢体伤：肢体火器伤合并海水浸泡3~4 h，脱离海水后可见伤道周围组织明显水肿，颜色暗紫，伤肢周径增粗，病理观察可见，浸泡出水后早期(出水后1 h)距面发伤道壁0.5 cm处的挫伤区肌纤维呈脱水样改变，肌间隙增宽，炎症细胞少见；随着出水后时间延长，挫伤区肌纤维逐渐呈肿胀改变，炎症细胞渗出增多，肌纤维坏死程度也逐渐加重，出水后12 h挫伤区肌组织肌纤维几乎全部坏死、溶解，结构完全丧失，距伤道1 cm以外的震荡区肌组织呈大片状坏死。单纯火器伤伤后12 h挫伤区仍可见肿胀变性，肌纤维间有形态正常的肌纤维，震荡区变性坏死组织呈灶性分布。由此可见，肢体火器伤合并海水浸泡时，伤道及组织变性、坏死出现早，范围宽，程度重。利用计算机图像分析技术，观察损伤组织显微病理改变与判定火器伤失活组织的外科判定标准"4C"(颜色"color"，致密度"consistency"，收缩性"contractibility"，毛细血管出血"circulation bleeding")之间的关系。研究结果示，组织颜色改变与组织损伤程度不一致，颜色鲜红视为正常的肌组织中，镜下观察50%肌纤维为重度损伤；相反，颜色暗红肌纤维组织中，轻度损伤肌纤维占64.71%。X射线检查示，肌组织收缩性、出血、致密度(3C)与组织损伤程度关系密切，肌组织颜色与组织损伤程度无关。由此对海水浸泡后的肌组织清创，浸泡组织颜色改变不应作为判定肌组织活力的标准。

(四)海水浸泡复合伤的治疗原则

1.战创伤合并海水浸泡的早期救治原则

(1)全身救治：战创伤合并海水浸泡后机体面临原发伤、低温、高渗、碱性与有菌的海水浸泡等多重打击，伤情显著加重1~2个等级，即轻度伤情转为中重度，因此，战创伤合并海水浸泡4 h以上均应优先治疗。

为了防止高渗海水进入战创伤伤员伤腔和污染伤口(创面)，有条件时应采取防水敷料包扎所有可能受到海水浸泡的伤处，普通敷料包扎后可用防水材料(塑料布，急救包外包装橡皮膜)包裹。出水后要反复冲洗伤腔以去除残余海水。

对打捞出水伤员应更换包扎敷料，对有明显出血部位应采取止血措施，固定骨折断端，保持呼吸道通畅，监测动脉血压、体温、心率。对低体温者，应迅速复温和改善通气，可将落水伤员移至温暖的房间里，保暖或用电热毯、热水浴迅速复温。静脉输注(40±2)℃生理盐水或5%葡萄糖注射液，或采用温热生理盐水灌肠，均可达到升温的目的。对外周脉搏以及呼吸已消失的伤员，不论能否记录到心电图，均应立即实施心肺复苏术。托西溴苄铵为治疗低体温心室颤动的首选药物，可按3~5 mg/kg体重剂量给予。应急性低体温者一般都存在血氧过低，应鼓励意识清楚的急性低体温落水人员咳嗽和深呼吸，面罩给氧可迅速缓解低氧症状。纠正代谢性酸中毒，应根据动脉血气测定值，及时调整碳酸氢钠输入量。

对高渗性脱水的主要治疗措施是及时补充水分。对脱水症状明显的伤员，静脉补充水量可根据Na^+浓度或血浆渗透压升高值计算所需水量。补充液体(5%葡萄糖注射液)时要及时测定血清Na^+浓度，调整输液量和类型。针对大批量海水浸泡伤员需要早期复苏的现实,有研究采用弹烧复合伤合并海水浸泡试验模型,探讨了在早期容量复苏中应用骨内输液技术的可能,证实其复苏效果与股静脉输液无明显差异。通过心导管输入加温至40 ℃的乳酸林格液(输液量按 Parkland 公式计算),可迅速升温浸泡犬中心体温,纠正浸泡后的血浆高钠、高渗透压,改善出水后6 h(伤后10 h)内血流动力学、血气等各项参数,但这种改善作用不稳定,表现在复苏早期(3 h内)中心静脉压呈一过性增高,尿量偏多,在出水后16 h(伤后20 h)代谢性酸中毒加剧,血流动力学指标再次下降,且应用该公式难以纠正全血高切黏度,提示该公式应用于海水战伤弹烧复合伤救治尚有局限性,需要进一步研究。

对所有海水浸泡的伤员均应尽早、及时全身或局部应用抗生素以防治感染。在没有获得伤口(创面)细菌培养及药敏试验结果前,可采用四环素、喹诺酮类、磺胺类抗菌药物,而后依据药敏试验结果制订用药方案。动物实验证实,在伤后2 h内全身应用抗生素可预防90%伤口发生感染。肢体软组织薄片伤合并海水浸泡后伤道内放置盛装抗菌药物环丙沙星和抗炎药吲哚美辛的磷酸三钙陶瓷缓释体,伤后6~36 h伤道组织细菌数低于感染阈值,仅为未放缓释体的对照组损伤组织细菌数的1/1 000~1/100,伤道组织ATP为对照损伤组织的1.41~2.53倍,表明局部抗菌药物合并非甾体抗炎药应用,可防治感染。抑制浸泡造成的过度炎症反应,减轻继发损伤。高效液相检测表明,放置于肌组织内的磷酸三钙陶瓷缓释体在36 h内可缓慢释放有效抑菌抗炎浓度的抗菌、抗炎药物,所释放的吲哚美辛在组织中可达2.47~10.70 mg/g湿组织,但血中浓度无法检出,避免了非甾体抗炎药的全身性不良反应。对弹烧复合伤实验犬血培养细菌进行了抗菌药敏试验,环丙沙星总体有效率为85%,其次为庆大霉素(80%)、阿米卡星(丁胺卡那霉素)(75%)、头孢哌酮(70%),为临床浸泡伤员救治应用抗菌药物提供了依据。

(2)部位伤合并海水浸泡处理原则:清除坏死组织是防治感染的关键措施,对浸泡伤口(创面)应及时实施清创术。清创术应在伤员伤情稳定、体温恢复接近正常时实施。清创前和清创后应反复冲洗伤口(创面),去除残存的海水与污染物,超声波及高压脉冲水流冲洗除菌效果较好。

肢体软组织弹片伤合并海水浸泡的试验研究表明,打捞出水后采用低频高能超声波加载的射流冲洗伤道,细菌去除率可达97%以上,倒水法仅达20%,超声射流去除细菌数高出倒水法1~2个数量级。局部应用抗菌、抗炎药。兔肢体软组织炸伤合并海水浸泡1 h后,损伤肌组织内放置盛装吲哚美辛的磷酸三钙陶瓷缓释体,在浸泡后24 h内有效抑制伤道局部强烈的炎症反应,减少肿瘤坏死因子(TNF)、一氧化氮(NO)生成,增加ATP含量以及提高Na^+、K^+-ATP酶活性,改善组织血流灌注。

对颅脑伤合并海水浸泡的伤员早期救治原则包括采取通气措施,纠正低氧血症;清除颅内失活组织后,应采用生理盐水反复冲洗伤腔,去除海水污染,全身应用抗生素,尽早采用减轻脑水肿、保护神经元、防治继发损伤的综合措施,如使用甘露醇及利尿药减轻脑水肿,应用糖皮质激素、钙通道阻滞药保护神经元等。

对胸部开放伤合并海水浸泡伤员应尽快封闭伤口,如胸部伤口的包扎敷料已被海水浸湿,应及时更换;放置胸腔引流管,及时排除海水;建立有效通气,早期全身或合并胸膜腔内应用抗生素,预防感染,及时纠正酸碱代谢紊乱。

对腹部开放性创伤合并海水浸泡的伤员,应及时开展容量复苏,纠正酸碱代谢紊乱,尽快进行剖腹探查,冲洗腹腔,手术修补损伤脏器。有报道,术中应用右旋糖酐40与聚维酮碘冲洗腹腔可减轻海水浸泡伤术后肠粘连发生。

对肢体伤合并海水浸泡的伤员应及时复温,在伤后3~4 h口服或注射广谱抗菌药物。对浸泡后的损伤肌组织清创时,判定组织活力应依据"3Cs",肌组织颜色不能作为失活组织的判定标准。

2. 海水浸泡复合伤的现场救治

(1)自救互救:必须通过多种途径宣传自救互救的极端重要性和自救互救的基本方法。朝鲜战争期间,自救互救人数占伤员总数的57.7%,大部分伤员在负伤后10~15 min都得到包扎,为进一步实施救治创造了条件。美军在越南战争中,根据500例先后伤亡的伤员尸体解剖结果,认为因出血而死亡的伤员,如在受伤后立即进行自救互救,及时止血,可以通过简单的急救措施起到暂时止血从而降低伤死率的效果。因此,美军将自救互救作为一项战略性任务,平时就用法规制度确保自救互救训练的落实。

自救互救的最基本的要求是最大限度地尽快脱离致伤因素的继续作用,根据不同的情况主要进行以下工作:①灭火和使伤员脱离火灾区;②简易止血;③简易包扎和遮盖创面、伤口;④简易固定骨折;⑤清除口鼻内泥沙,对昏迷伤员将舌拉出以防窒息;⑥在有害气体环境中,尽快用湿毛巾遮口鼻防止吸入性损伤,并撤离现场;⑦在有毒剂染毒情况下,尽快脱去外衣,擦去皮肤上的液滴,遮掩口鼻;⑧在有放射性沾染的情况下,做简易除沾染。

(2) 医疗抢救:进入现场的医疗抢救队通常分成若干抢救组,每组担任一定地段、区域的抢救任务,必要时组织部队参加。医疗抢救的重点是搜集、捞救、搬运伤员,使其尽快脱离险境,优先抢救危及生命的各种损伤伤员。鉴于当时当地的条件限制,不可能就地进行详尽检查,必须抓住各种危重损伤最主要的外部表现或直观征象,进行相应处理,医疗抢救中应注意纠正自救中的明显错误,填写伤票(及其他必要的文字记载,如抢救地点、时间、伤者特征等),为后续救治提供必要的依据,如疑有放射损伤,应给予早期抗放药物,对可能有内照射损害者,尽早给予口服碘化钾,有放射性体表沾染者,做初期除沾染。医疗抢救后必须组织快速后送。现场抢救是整个救治工作的前提和基础,只有将伤员从现场抢救运出,才有可能进行后续救治。

(3) 后送转运:伤员如经现场抢救后直接后送到医院船做进一步治疗,特别是使用直升机等现代运输工具,极大地缩短受伤至获得充分良好治疗之间的时间,将显著提高治愈率,减少伤亡率和伤残率。组织后送时应注意以下问题。

根据当时当地情况,采用多种方式后送,可边分类边处理边后送,也可集中送至某地或某医院再行分院或分科治疗等。充分利用多种交通工具,周密估算运输力量,查明后送路线,防止途中梗阻,并尽量按不同伤情用相应的交通工具和器材后送。

后送前办理必要手续,核对填写医疗文件,文件既要简明,又要利于后续治疗,并便于总结经验,向随同后送人员交代医护注意事项,携带必要药材供途中救治使用。

严格掌握后送指征的禁忌证。危重伤员经早期救治已脱险或基本脱险后方能后送。疑有严重伤情而未确诊、后送可能加重伤情者,暂留观察,不宜立即后送,对大出血止血不彻底、休克未纠正、四肢骨折未妥善固定或固定肢体末梢血液循环较差、颅脑伤呈现深昏迷或颅内压仍增高显著、呼吸道梗阻未完全解除、全身麻醉未完全清醒、有厌氧菌感染而未妥善处理、较复杂手术未经必要的观察期等,均不宜后送,此外,有精神失常者宜留治,对易造成流行的传染病者须先期隔离,对有放射性沾染者的沾染衣物不能随同后送。

(4) 医院船治疗:发生大批复合伤伤员的早期救治主要在医院船上进行。医院船设置应尽量便于伤员的接、送和救治工作的展开,应尽量前伸,或直接设置在发生伤害的现场区域内,使伤员尽快得到救治。根据发生伤员的实际情况,可分设早期分类组、手术组、抗休克组及其他医疗组、医疗保障组、后送组等。早期救治机构对伤员的检伤分类如下。

1) 伤员首先到达处是分类组。检伤分类的主要任务是:①分清轻伤还是重伤,对一般轻伤伤员,就地补充一些简单的医疗处理后即可归队或转有关部门照料,使主要救治力量用以救治重伤员;②确定优先急需救治的伤员,如手术或其他方法止血,解除呼吸、循环障碍和抗休克;③确定留治、留待后续观察还是直接后送。

2) 检伤分类必须采取机动灵活的方法。可根据不同情况分别采取:①集中分类,组成若干小组划分(不同集中点)突击分类,到后送途中的车(船、飞机等)上去前接分类;②巡回分类,随时发现重伤员等。要力求简化手续,有时可边检伤边分类,边登记填写伤票或其他书面记录,边抢救重伤员;有时先抢救,后补伤票或记录。尽量缩短在分类处停留时间,迅速转至有关抢救组进行救治。

(5) 几种特殊情况的处理:①精神失常、精神病患者的处理。在突然、剧烈的战斗、灾害、事故等情况下,可发生精神失常或精神病,有的称为"应激性精神损伤",可突发失明、失语、麻痹等症状。对这类患者,原则上应在早期救治机构就地迅速治疗,如有延误,会使病情加重。可采取个别和集体的心理治疗,使用镇静药、催眠药进行强迫睡眠等。②对合并有传染病伤员的处理。在积极救治创伤的同时治疗传染病,并进行隔离,未控制前不宜后送,特别不能与其他伤员混杂集体后送,以免造成传染病蔓延。③有放射性沾染的复合伤伤员的处理。在核爆炸和核事故中,一部分创伤伤员可能同时遭受放射性沾染,这种沾染可能造成皮肤放射损伤,沾染于创面及伤口,可吸收进入体内引起内照射损害,还使伤口恶化,愈合延缓。对沾染伤员,如无分设手术室的条件,可与无沾染伤员同室分台进行。用于沾染伤员的敷料等应集中处理,对处于休克等危重情况下的伤员,不宜急于做全身清洗消除沾染,以免过于搬动伤员而加重病情,对创面、伤口沾染者,应尽快将清创、切除坏死组织等与除沾染结合进行,清创和切除坏死组织本身即是有效的除沾染措施。

(6)后方医院治疗:后续治疗是早期治疗的延续,因此要与早期治疗相衔接,复合伤伤员经早期治疗后,根据伤情和预后判断,可将伤员送往后方医院进行最终治疗。

在后方医院治疗中要特别注意,核伤员中复合伤发生率高,严重损伤往往有多处,多部位、多脏器损伤,应加强对伤员的整体观察,采取综合治疗措施,并注意充分发挥专科作用,密切各科协作,妥善解决治疗中的矛盾,以提高疗效。

放射复合伤是核战争条件下所特有的伤类,在治疗上也有特别要求,伤员被后送到后方医院后,将陆续进入极期,需要进行全面的综合治疗。

1)防治休克:原则和措施与一般战伤相同,但应更早更积极地进行。

2)早期使用辐射防治药物:对急性放射损伤有效的抗放药对放射复合伤也基本有效,伤后应尽早给予。疑有放射性物质进入体内者,应尽早口服碘化钾100 mg,必要时可采用加速排出措施。

3)防治感染:早期、适量和交替使用抗菌药物,积极防治感染。中度以上复合伤,初期可选用磺胺类药,发热或白细胞数明显减少时,可换用青霉素或链霉素,极期改用广谱抗生素。除全身使用抗菌药物外,应加强对创面局部感染的控制,以防止和减少细菌入血。当存在严重感染时,可少量多次输注新鲜全血,以增强机体防御功能。应注意对厌氧菌感染的防治,如注射破伤风抗毒素、配合使用抗生素、早期扩创等。

4)防治出血、促进造血和纠正水、电解质平衡紊乱:辐射剂量超过6 Gy的极重度放射复合伤,有条件时应尽早进行骨髓移植。输血、输液时要注意总量和速度,防止加重肺水肿。

5)手术处理:争取创伤在极期前愈合,尽量使沾染的创伤转为清洁的创伤,多处伤转为单处伤,开放伤转为闭合伤,重伤转为轻伤。①手术时机。一切必要的手术应及早在初期和假愈期内进行,争取极期前创面、伤口愈合,极期时,除紧急情况(如血管结扎术和穿孔修补术等)外,原则上禁止施行手术,凡能延缓的手术,应推迟到恢复期进行。②麻醉选择。针刺麻醉、局部麻醉和硬膜外麻醉在复合伤病程的各期都可应用。乙醚麻醉和硫喷妥钠麻醉在初期和假愈期可以使用,有严重肺冲击伤者不用乙醚麻醉,防止加重肺部症状。③手术原则。因手术可能加重病情,故术前要周密计划、充分准备。麻醉充分、严格无菌、手术操作熟练、尽量缩短麻醉和手术时间。清创应彻底,但注意保护健康组织。严密止血,伤口一般延期缝合。

第五节 雷管爆炸致严重复合伤典型病例

【病例简介】

患者男性,48岁,因"爆炸致全身多处疼痛、流血23 h"入院。患者于9月27日在煤矿井下调试雷管时突发爆炸,致双上肢离断伴全身多处流血,被工友发现时呼之能应,余情况不详。

当即送往当地县中医院就诊,因患者生命体征不稳定,未行全身CT等相关检查,急送往手术室复苏,并急诊在全身麻醉下行"剖腹探查、双侧胸腔闭式引流、会阴部及双上肢残端清创术",术中发现5处肠管破口及2处断裂,且横结肠、乙状结肠广泛挫裂伤,左侧睾丸未扪及,双侧大腿广泛冲击挫裂伤,行"肠修补、肠切除、肠吻合"等处理。患者左上肢自前臂中段缺如,右手掌指关节离断,因生命体征不稳定,双上肢残端未修整,仅清创、止血后加压包扎。术后给予呼吸机支持、输血、止血、抗休克、维持内环境稳定等对症支持治疗,术后患者烦躁明显,立即给予充分镇静、镇痛处理。

患者为严重多发伤、复合伤,病情危重,为求进一步治疗,9月28日由"120"救护车送来我院,急诊以"爆炸致严重多发伤"收入创伤科。伤后患者意识模糊,未进食,留置导尿,全天尿量不详,大便未解。

入院查体：患者平车推入，意识呈药物镇静状态。查体：体温 37.5 ℃，脉搏 99 次/min，血压 138/88 mmHg[以去甲肾上腺素 0.5 μg/(kg·min)持续泵入维持]，呼吸机辅助呼吸，纯氧吸入，血氧饱和度为 100%，入科后急查动脉血气提示：pH 值 7.33，PCO_2 34 mmHg，PO_2 35 mmHg，Lac 2.1 mmol/L。

头面部广泛皮肤裂伤及烧伤，双眼肿胀，右侧瞳孔 2 mm，对光反射消失，左侧瞳孔 2 mm，对光反射消失。2 个门齿断裂，胸前广泛皮肤裂伤及烧伤，最长 4 cm 已经缝合，双侧胸腔腋中线第 5 肋间分别放置。右侧内有大量气体溢出，左侧水柱波动良好，未见气体、液体溢出。双侧肋骨未扪及骨擦感，未闻及骨擦音，双侧胸廓叩诊过清音，呼吸动度一致，未闻及干、湿啰音。腹部正中有一 18 cm×12 cm 的创面，表面有 3 L 袋薄膜覆盖，肠管外露，周围皮肤广泛裂伤，腹壁正中创面边缘皮肤部分坏死，腹直肌部分坏死。双侧大腿前方广泛皮肤裂伤及烧伤，左侧前臂中段离断伤，右手拇指掌指关节处离断，示指近节指骨残留，中指、环指、小指背侧皮肤广泛裂伤、部分皮肤缺失。阴茎部分表皮缺失，左侧睾丸缺失，部分裂伤，已缝合（图 12-12）。

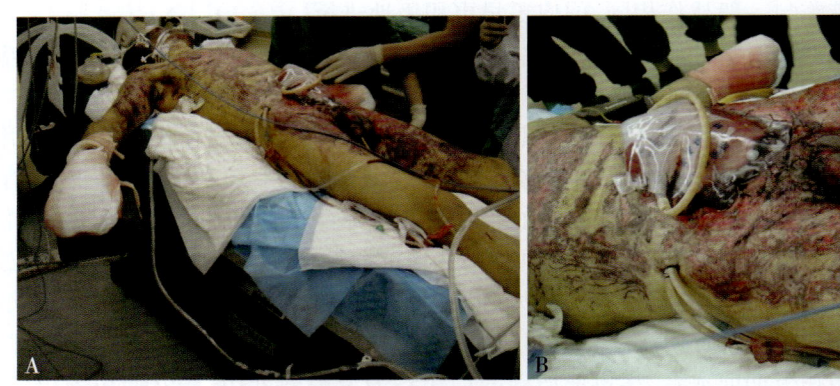

图 12-12　入院时体表烧伤（A）和腹部术后（B）情况

入院时全身 CT 检查提示：①右侧眼球内积血，右侧眼眶及眼球内异物，右眶周软组织肿胀，双侧筛窦慢性炎症。②双肺上叶及左肺下叶肺大疱；左肺下叶及右肺中叶挫裂伤。③双侧胸腔液气胸，纵隔内少许积气。④双侧脑部软组织、腹壁软组织、左侧腹股沟区及左侧大腿软组织内积气，部分可见异物。⑤腹壁疝；腹腔积血；气腹；脾挫伤，肝包膜钙化。⑥双侧阴囊及阴茎挫伤并积血。⑦全脊柱退行性变；C_9 椎体轻度压缩性改变；$L_{4~5}$、$L_5~S_1$ 椎间盘突出。

【诊断】

1. 爆炸致多发伤、复合伤（ISS 34）

1.1 头部损伤

1.1.1 颅脑损伤（AIS 1）

1.2 面部损伤

1.2.1 面部皮肤软组织挫伤及烧伤（AIS 1）

1.2.2 右眼球破裂伤（AIS 2）

1.2.3 右眼球内异物（AIS 1）

1.2.4 左眼顿挫伤（AIS 1）

1.3 胸部损伤

1.3.1 双肺冲击伤、挫裂伤（AIS 3）

1.3.2 双肺血气胸（AIS 3）

1.3.3 双肺吸入性损伤（AIS 2）

1.3.4 胸部皮肤挫裂伤及烧伤（AIS 1）

1.3.5 双侧胸腔闭式引流术后（AIS 1）

1.3.6 纵隔气肿（AIS 1）

1.3.7 胸部皮下气肿（AIS 1）

1.3.8 胸部异物残留（AIS 1）

1.4 腹部损伤

1.4.1 结肠多处破裂、修补、外置术后（AIS 3）

1.4.2 小肠断裂及多处穿孔部分切除、吻合术后（AIS 3）

1.4.3 腹壁大面积皮肤及软组织烧伤伴缺损（AIS 3）

1.4.4 阴囊及睾丸清创术后，左侧睾丸缺失（AIS 2）

1.4.5 脾挫伤（AIS 1）

1.5 四肢及骨盆损伤

1.5.1 左前臂中段离断伤（AIS 3）

1.5.2 右手拇指远节、示指、中指毁损伤（AIS 3）

1.5.3 右手环指近节指骨骨折伴背侧软组织缺损（AIS 1）

1.5.4 右手第 5 掌骨远端骨折（AIS 1）

1.5.5 右手小指背侧软组织缺损（AIS 1）

1.5.6 C_8、C_9 椎体压缩性改变（AIS 1）

1.6 双侧大腿、阴囊皮肤烧伤

2. 损伤并发症

2.1 失血性休克（重度）

2.2 气管插管术后

2.3 酸中毒

2.4 凝血功能障碍

［注：AIS——简明损伤定级（abbreviated injury scale，AIS），ISS——创伤严重度评分（injury severity score，ISS）］

【救治经过】

9月28日，入院后绿色通道急诊行"剖腹探查、腹壁清创、乙状结肠破裂修补、外置，腹腔冲洗、腹壁负压封闭引流、右手清创缝合、左前臂清创、残端修整、负压封闭引流术"。术后 ICU 积极液体复苏、呼吸机支持、纠正凝血功能障碍等抢救支持治疗。

9月29日，行气管切开术。

10月4日，行"腹部探查、外置肠管还纳、腹壁清创，负压封闭引流，左大腿伤口清创、左前臂残端清创缝合术"（图12-13）。

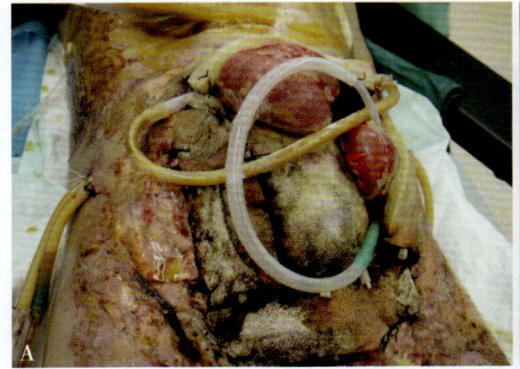 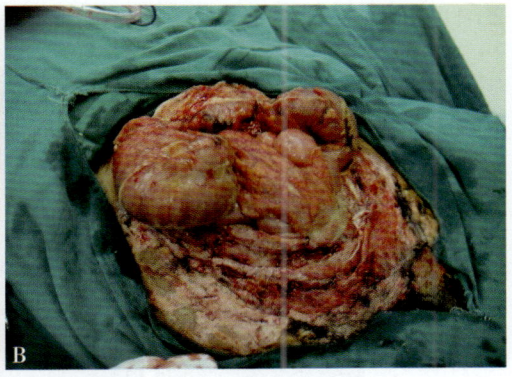

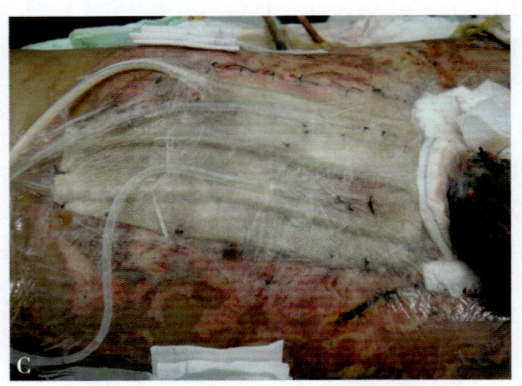

A、B. 腹壁清创；C. 负压封闭引流术时腹部情况。

图12-13　第2次手术腹壁清创、负压封闭引流术时腹部情况

10月10日,行"腹壁清创、负压封闭引流术"。

10月17日,行"腹壁清创、负压封闭引流术"(图12-14)。

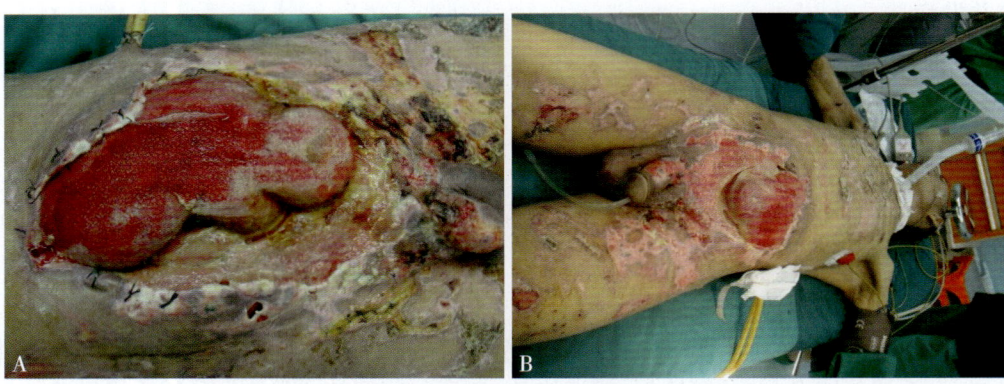

图12-14　第4次手术时腹部(A)和大腿部创面情况(B)

10月26日,行"腹壁清创、取大腿植皮、负压封闭引流术"。

10月31日,行"右手清创、右小腿取皮、植皮、右手中指指间关节融合术"。

11月9日,一般情况好转稳定,从ICU转至创伤外科。

11月23日,下床活动(图12-15)。

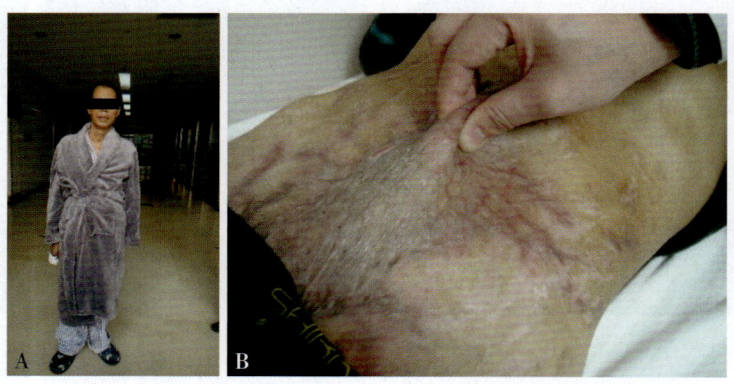

图12-15　伤后50 d下床活动(A)及腹部伤口情况(B)

11月29日,转入眼科。

12月2日,行"右眼球内异物取出+巩膜清创缝合+玻璃体切割术+硅油填充术"。

12月6日,转回创伤外科,于2012年1月4日出院。

【救治经验】

爆炸伤伤情特点:伤型伤类复杂,复合伤发生率高;多发伤和多部位伤发生率高;伤情重,死亡率高。本例成功救治,基于分级救治和损害控制原则。

生命征稳定时,应进行精确的影像学评估。再次腹部手术探查要仔细、全面,防止遗漏,手术方式视伤情、技术条件和工作环境而定,力求做到简单和安全;对特别危重的腹内损伤,也可视情况做损害控制性手术,积极改善心肺功能和全身内环境后再做确定性处理;掌握负压封闭引流辅助的暂时性腹腔关闭(temporary abdominal closure,TAC)技术;术后应密切观察1周左右,注意有无迟发性破裂或穿孔的征象;损伤脏器的处理与一般创伤时相同;术后持续胃肠减压,给予抗生素防治腹腔感染。

爆炸伤致腹壁缺损的特点:因腹部组织缺损范围大、腹腔污染重、脏器水肿等因素往往无法关闭腹腔;以往术后多采用硅胶膜、3L袋、尼龙布等材料覆盖缺损部位,但此类材料需与腹壁组织缝合固定,加重腹壁组织损伤,无法充分引流腹腔渗液,敷料渗透易导致腹腔感染等,所以治疗效果差,需改进。

理想的暂时性腹腔关闭需达到以下效果:①充分地容纳腹腔内脏,提供一个稳定的生理环境;②防止内脏机械性损伤;③避免肠道干燥;④组织相容性好;⑤防止内脏同覆盖材料及腹壁组织粘连;⑥减少腹壁组织损伤;⑦避免腹腔污染;⑧控制腹腔渗液;⑨降低腹腔内压;⑩减少腹壁组织回缩。

因此一般情况稳定后,患者大面积腹壁缺损成为主要问题,本例负压封闭引流技术成功用于腹壁缺损,采用数次清创植皮治疗。眼科及骨科情况待全身情况较稳定后采取对应处理。

ICU复苏支持治疗至关重要,防治休克、感染、致死性三联征、多器官功能障碍综合征、电解质紊乱等并发症。

(刘登群 王 涛 王 崧 郭庆山 史春梦)

参考文献

[1] 国际放射防护委员会.放射应急中保护公众的干预原则[M].陈惠莉,张延生,译.北京:原子能出版社,1997.

[2] 黄跃生,黎鳌.烧伤复合伤[M]//黎鳌.烧伤治疗学.2版.北京:人民卫生出版社,1995.

[3] 罗成基,粟永萍.复合伤[M].北京:军事医学科学出版社,2006.

[4] 张鸿祺,周国泰,张愈.灾难医学[M].北京:中国协和医科大学、北京医科大学联合出版社,1993.

[5] 张社,张棣良,张益泉.大众安全与事故预防急救宝典[M].南京:东南大学出版社,2002.

[6] 陈国元,刘卫东.我国煤矿企业工伤事故现状及对策[J].实用预防医学,1999,6(3):240-245.

[7] 雷晋,郭志权,段鹏.救治成批瓦斯爆炸烧冲复合伤的经验与教训[J].中华烧伤杂志,2012,28(6):439.

[8] 李雪贞,王海鹏,顾洪坤,等.福岛核事故期间北京市辐射环境应急监测与评价[J].核电子学与探测技术,2013,33(2):194-197.

[9] 陆建华,粟永萍,程天民,等.颈交感神经阻滞对放烧复合伤小鼠的治疗作用[J].第三军医大学学报,2005,27(12):1253-1255.

[10] 冉新泽,程天民.放烧复合伤的发病机制与救治研究[J].中华放射医学与防护杂志,2009,29(3):335-337.

[11] 石小军,王光林,裴福兴,等.芦山地震与汶川地震骨科伤员伤情比较分析[J].北京大学学报医学版,2013,45(5):688-691.

[12] 王建民,王正国,朱佩芳,等.爆炸性冲击波在生物体内的传播规律[J].医用生物力学,2001,16(4):

215-218.

[13] 王丽.核安全文化冲突及其对策研究:福岛核事故的启示[J].北京航空航天大学学报(社会科学版),2013,26(1):24-29.

[14] 朱佩芳,王正国.烧冲复合伤[J].中华烧伤杂志,2008,24(5):384-386.

[15] CARTER S R,ZAHS A,PALMER J L,et al. Intestinal barrier disruption as a cause of mortality in combined radiation and burn injury[J]. Shock,2013,40(4):281-289.

[16] CHERRY J D,WILLIAMS J P,O'BANION M K,et al. Thermal injury lowers the threshold for radiation-induced neuroinflammation and cognitive dysfunction[J]. Radiat Res,2013,80(4):398-406.

[17] KIANG J G,GARRISON B R,BURNS T M,et al. Wound trauma alters ionizing radiation dose assessment[J]. Cell Biosci,2012,2(1):20.

[18] KIANG J G,JIAO W,CARY L H,et al. Wound trauma increases radiation-induced mortality by activation of iNOS pathway and elevation of cytokine concentrations and bacterial infection[J]. Radiat Res,2010,173(3):319-332.

[19] LIU M H,TIAN J,SU Y P,et al. Cervical sympathetic block regulates early systemic inflammatory response in severe trauma patients[J]. Med Sci Monit,2013,15(19):194-201.

[20] SHI C,SU Y,CHENG T. Recent Advances on the pathological basis and experimental management of impaired-healing wounds by total body irradiation[J]. Medical Science Monitor,2006,12(1):RA1-4.

[21] YANG C,YAN J,WANG H Y,et al. Effects of bilateral adrenalectomy on the innate immune responses following trauma in rats[J]. Injury,2011,42(9):905-912.

第十三章

重症冲击伤

第一节 冲击伤概述

冲击伤(blast injury/explosive injury)是在冲击波(shock wave)作用下,机体所发生的各种损伤。战争冲突、意外伤害是冲击伤发生的主要原因。进入21世纪以来,中国社会进步和经济发展为世界瞩目。然而,在社会安全领域,特别是在全球区域性矛盾和局部冲突加剧的背景下,爆炸事故渐增且呈多样化趋势,并在伤情和转归方面表现出与战时冲击伤不尽相同的新特点。为此,深入了解人类对爆炸冲击伤认识的历史变迁,洞悉其精准诊治原则,对于突破冲击伤研究的理论和技术瓶颈,切实提升我国冲击伤的预防、诊断和治疗水平,具有重要的临床价值和深远的社会意义。

冲击伤又称爆震伤(blast injury),为炸弹、气浪弹、鱼雷、核武器等超高能武器产生的冲击波所致。冲击波具有高压和高速,从爆炸中心向四周空间扩展。人体受其高压作用,听器、肺、脑、胃肠等可发生损伤,体表一般无伤口。此外,人体被推动或物体被抛掷,可造成其他组织的机械性创伤。

冲击伤是冲击波作用于生物体后释放能量而产生的损伤,冲击波的可能致伤机制主要包括冲击波引起机体含气结构的内爆效应、碎裂效应、血液流变学效应和血流动力学变化,惯性效应、压力差效应、负压与肺泡扩张效应,以及生物力学效应。冲击波致伤参数主要包括冲击波的压力峰值(超压、负压或动压)、正压作用时间和压力上升时间,或者与它们相关的正向冲量。

冲击伤为常规武器和核武器战争中常见的一种损伤。1945年日本受原子弹袭击的伤员中,70%有冲击伤,越南战争中一组101例气浪弹致伤的伤员中,冲击伤的发生率为50.4%。现代战争中,由于使用高爆炸力炸弹、气浪弹和燃烧空气弹等武器,因而冲击伤的发生率有所增高。在未来高科技局部战争中,预计冲击伤伤员更常见。因而研究冲击伤伤情特点及救治有重要的意义。

一、冲击伤致伤因素与特点

冲击伤是由爆炸产生的高温、高压气体压缩空气形成的冲击波作用于人体造成的损伤。冲击波可直接作用于人体造成冲击波直接损伤;也可造成冲击波间接损伤,包括冲击波使爆炸物碎片或其他物体加速抛掷撞击人体形成抛射伤;或使整个人体发生位移撞击物体形成抛坠伤,或以烟尘暴吹和热作用造成损伤。

在冲击波的作用下还可能将炽热的尘埃压进呼吸道,引起呼吸道黏膜烧伤和管腔堵塞等损伤。冲击波的致伤范围较大,远离爆炸中心的人体可受伤,衣物常被撕裂呈碎片、条索状,并沿冲击波方向外翻,甚至剥离。在朝向爆炸中心侧人体皮肤上可造成大面积片状或波纹状擦伤、皮内皮下出血、挫裂创及皮肤撕脱伤等,撕脱较多时,似衣襟状,常见于腋窝及胸腹部。严重冲击波伤可有多器官损伤,如心肺震荡、肺挫伤、肺破裂、肝脾破裂、颅骨骨折、脑挫伤、颅内出血、鼓膜破裂穿孔、鼓室出血及眼球破裂等。

临床特点:①多处受伤、多种损伤、伤情复杂,由于多种致伤因素(如超压和动压,直接作用和间接作用)几乎同时作用于机体,决定了冲击伤伤类和伤情复杂性。中度以上冲击伤常是多处受伤、多种损伤。既有直接损伤又有间接损伤;既有外伤又有内脏损伤;既可能是单纯冲击伤,又可能是复合烧伤和放射损伤。②外轻内重、发展迅速,尤其是以超压作用为主的冲击伤,往往体表可能无伤或仅有轻微损伤,而内脏器官可能发生了严重损伤。重度以上的内脏损伤,因伤情急剧发展,代偿失调,可迅速出现休克和心肺功能障碍,甚至导致伤员死亡。

二、冲击伤的程度判定

按照冲击伤的严重程度可分为轻度、中度、重度和极重度。
1. 轻度　体表擦伤、器官和(或)轻度挫伤等。
2. 中度　软组织挫伤范围大、内脏较大范围挫伤(片状出血或血肿)、关节单纯脱位、个别明显移位的肋骨骨折、脑震荡等。
3. 重度　内脏破裂、多处骨折(股骨、脊柱、颅底和多发性肋骨骨折)、较严重的肺水肿、肺出血等。
4. 极重度　极严重和致命性损伤(严重内脏损伤、大血管破裂、肢体离断等)。

第二节　常见冲击伤

一、常见冲击伤种类及临床表现

(一)颅脑冲击伤

1. 病理改变　冲击波可经颅骨传入颅内,引起颅内压改变;还可以使躯干血液从颈静脉、椎静脉涌向脑部。主要病理改变是脑和软脑膜的充血、点状出血和水肿。合并肺冲击伤时,能发生脑血管气栓。合并机械性损伤时,可能有颅骨骨折、颅内血肿、脑挫伤等。

2. 临床表现和诊断　常发生意识丧失,持续时间数分钟至数日。清醒后还可出现表情淡漠、抑郁、激怒、失眠、记忆力减退等。严重时发生颅内压增高症、局灶性症状等。脑电图可呈现异常波形。需要时可做脑脊液检查。

(二)肺部冲击伤

爆炸时胸廓和肺泡在超压下受压;爆炸后空间的一时性负压使胸廓扩张,而肺泡内压缩气体急速膨胀。所以肺的血液动力发生急剧变化,肺泡壁发生破裂。此外,爆炸时的动力压也可使胸壁、肺、心等受损。

1. 病理改变　肺的病理改变有肺泡和肺实质的出血、肺泡内积血或间质水肿、胸膜下气肿、肺破裂等,可导致气胸、血胸和肺不张。心的病理改变有心内膜下或肌层出血、心肌纤维断裂等。

2. 临床表现和诊断　伤后有胸痛、胸闷、咳嗽、咯血等,严重者有明显呼吸困难、发绀、咯血性泡沫痰等,还可有烦躁不安、肌抽搐等。胸部听诊可发现呼吸音减弱、湿啰音、捻发音等。X射线胸部摄片可有肺纹增强、点状或片状阴影等。超声波检查可帮助诊断胸腔积液。此外用心电图观察心脏的改变。还可用肺动脉导管和血气分析监测气体交换障碍、肺内动静脉分流增加等。

(三) 心脏冲击伤

因冲击波直接作用而引起的心脏损伤,其发生率较低,程度多较轻。

1. **病理改变**　主要病变为心壁出血、心肌纤维断裂或坏死。出血多发生在心内膜下,重者可累及肌层和外膜下;坏死多见于右心室;心肌纤维断裂多见于早期死亡的人员,此时常同时可见冠状动脉气栓。

2. **症状和体征**　轻伤常无明显的症状和体征。有冠状动脉供血不足时可有心前区剧痛、胸闷、憋气感和出冷汗等冠状血管功能不全的症状。严重者可出现急性左心衰竭。有冠状动脉气栓者可出现急性心肌梗死征象。

3. **诊断**　除受伤史和临床征象外,心电图及谷草转氨酶(glutamic-oxaloacetic transaminase,GOT)等检查有助于判定心肌供血不足和损伤。

(四) 腹部冲击伤

1. **病理改变**　冲击波的超压用于腹部时,肠胃或膀胱可发生破裂。巨大的超压和动压还可使肝、脾等实质脏器或肠系膜血管发生破裂出血。

2. **临床表现**　腹部爆炸冲击伤主要引起腹腔内出血和腹膜炎。出血以实质脏器,如肝、脾破裂和血管伤为突出;腹膜炎是由空腔脏器破裂,胃肠内容物溢入腹膜腔所致。因损伤部位及伤情的不同有以下不同表现。

(1) 腹痛:最常见的症状,开始多在损伤部位,继而弥漫至全腹。胃、上段肠管和胆囊等穿孔时易引起弥漫性剧痛;结肠穿孔时疼痛较轻且较局限,但易引起感染性/脓毒症休克。

(2) 恶心、呕吐:近半数腹部爆炸冲击伤患者伤后有短暂或持续不等的恶心、呕吐症状。

(3) 休克:因腹腔内大量出血或严重的弥漫性腹膜炎可产生休克。

(4) 腹膜刺激征:内脏破裂的患者可出现压痛、反跳痛、腹肌紧张等腹膜刺激征。

(5) 其他表现:肾和膀胱损伤时可发生血尿。肠黏膜损伤或肠穿孔时可出现暗紫色或黑色血便;肛门有鲜血流出表明结肠或直肠损伤。胃、肠穿孔时可出现膈下积气、气腹和肝浊音界消失,同时可有肠鸣音消失、发热、脉速。盆腔脏器损伤时可刺激直肠而有频繁便意。水下爆炸所致的腹部爆炸冲击伤患者,有不少并发暂时性下肢轻瘫,可能因脊髓内小血管损伤所致。值得注意的是,如果在后送过程中使用过镇痛药物,则症状和体征可能表现不明显。另外还需注意多处创伤,时常因其他部位损伤的症状明显掩盖了腹部伤的症状,如因颅脑损伤昏迷的患者,则不能提供腹部的自觉症状;胸腹部联合伤可因胸部伤口和呼吸困难症状,而将注意力集中于胸部而忽视腹部的检查;四肢长骨损伤骨折也常掩盖腹部伤。

3. **诊断**

(1) X射线片、CT检查:腹部X射线片检查可确定有无消化道穿孔,但应用相对有限;怀疑有肾及输尿管损伤时,可采用静脉肾盂造影。目前认为,多排螺旋CT检查对多数腹部损伤方面诊断的准确率高于腹部X射线片,其在腹部爆炸冲击伤诊断方面的应用也日益受到重视。

(2) 诊断性腹腔穿刺术:怀疑有闭合性腹腔脏器损伤时可做此项检查,如抽出血性液体即为阳性。此法简便迅捷,对闭合性创伤而言,其阳性率可达83.0%~97.7%。

(3) 诊断性腹腔灌洗术:当腹腔内积血或渗液较少时,腹腔穿刺常为阴性,此时可采用灌洗术。若灌洗液呈淡红色或镜下红细胞计数>$0.1×10^{12}$/L,或白细胞计数>$0.5×10^{9}$/L,或灌洗液中有细菌、胆汁、蔬菜纤维或粪渣,则为阳性。此法准确率可达97.0%。

(4) 超声检查:本法简便、迅速、非侵入性,可在床边进行,亦可反复动态观察,对肝、脾、肾、胰等实质性器官损伤和腹膜后血肿、腹内液体的存在均有较大诊断价值。

(5) 腹腔镜检查:腹腔镜检查既是一项检查技术,同时也可以做一些治疗性的手术,但应用相对有限。由于缺少触觉,在充分探查腹腔脏器方面存在不足。

(6) 导尿检查:如导出的尿液澄清无血,表明膀胱无损伤;如有大量血尿,提示膀胱、输尿管或肾有损伤;如无尿导出或仅有少量血尿,可从导尿管内注入50~100 ml无菌等渗液,数分钟后再吸出,如吸出量明显少于注入量或带有血液,则证明有膀胱破裂。

(7) 实验室检查：血常规、肝功能、肾功能、动脉血气分析、尿液、胃液的检查对患者局部和全身功能判断具有重要意义。

(五) 听器冲击伤

听器冲击伤主要由航弹和炮弹爆炸所致，其他如地雷、鱼雷、手榴弹和反坦克弹等爆炸，或炮手开炮时未进行有效防护，也可引起听器冲击伤。核爆炸时，听器冲击伤更为常见。平时爆炸事故中，也可发生相当数量的听器冲击伤。

1. 病理改变　外耳可发生出血、流液和耳郭机械性损伤。中耳可出现鼓膜充血、内陷、出血和破裂，后者的发生率为30%~70%，好发部位在紧张部的前下象限或中央部。严重损伤时可发生听小骨脱位和骨折，脱位多见于锤砧关节，骨折多发生在锤骨柄。内耳可发生耳蜗出血和毛细胞损害，少数情况下可发生前庭损伤。

2. 症状与体征　主要表现为耳聋、耳鸣、眩晕、耳痛、头痛和流液等征象。耳聋可分为传音性、感觉性和混合性3种。传音性耳聋多见于中耳损伤，此时气导多有严重障碍，而骨导影响较小，听力曲线上的典型表现是左低右高，说明低频部听力减退更为显著。感觉性耳聋见于内耳损伤，此时骨导障碍较气导更为显著，听力曲线上显示左高右低，说明高频部听力减退最严重。混合性耳聋见于中、内耳复合损伤，气导和骨导均有障碍，听力曲线上呈普遍降低或呈"∧"形降低。通常，混合性耳聋主要表现为传导性耳聋。在强冲击波作用下，如近距离炸弹或炸药爆炸时，多发生传导性或混合性耳聋；在弱冲击波作用下，如火炮冲击波致伤时，多发生感觉性耳聋。耳鸣常是持续最久的症状，其严重程度和持续时间与耳聋不完全一致。眩晕在中耳损伤时较常见，持续数分钟至数小时不等。耳痛在伤后立即发生，常与鼓膜穿孔同时出现。如有继发感染则易加重或复发。头痛多限于额部或枕部，持续数小时或2~3d。鼓膜穿孔的伤员早期多有流液，以单侧为主，晚期可因继发感染而加重。

3. 诊断　主要依靠受冲击波致伤的病史和相应的症状和体征，耳镜检查及听力测定更有利于确诊。

(六) 眼部冲击伤

冲击波可直接作用于眼部而造成眼挫伤，但爆炸时扬起的泥土、砂石和爆炸物颗粒等作用于眼球而造成的间接损伤则更为多见。

1. 病理改变　眼睑常见有水肿和瘀斑；角膜混浊、溃疡以至穿孔；球结膜可出现出血、水肿或破裂；角膜穿孔时常伴有眼球内出血。如穿入眼前房的异物很小，角膜表面可无明显损伤，但后表面上可看到环状混浊，伤后48h左右消退，但此时有可能出现继发感染，部分伤员可发生视神经萎缩。眼底镜检查有时可见视网膜血管内有气栓。

2. 临床症状和体征　轻者仅有烧灼感、畏光、视力模糊，稍重者可发生暂时失明。有的早期失明在伤后20d左右才能判明预后。反之，早期视力较好，也不能排除数月后发生继发性视网膜剥离和迟发性创伤性脉络膜炎。严重者，可造成永久性失明。

3. 诊断　主要依据受伤史和症状体征。

(1) 眼挫伤：眼睑损伤时，局部有水肿和皮下淤血。如瘀斑是在头部挫伤后1~2d才逐渐显示出来，则应考虑是由颅底骨折引起。结膜挫伤后，立即发生出血，继而出现水肿。出血随结膜移动，否则，可能是由眶壁和颅底骨折引起。眼球内出血时，角膜后呈一片鲜红色，一般可在数日内吸收。如反复发生出血，机化后可出现永久性视力障碍。结膜及角膜异物：伤后有异物感。角膜伤后有畏光、流泪和疼痛。角膜异物多位于睑裂暴露部分，结合膜异物多附着于睑板下沟处。

(2) 眼球穿孔伤：如伤口较小，常无明显自觉症状，且不易查出。如伤口较大，可发生疼痛、畏光、眼睑痉挛及视力减退。检查时可见角膜或球结膜上有伤口，重者可见晶状体或玻璃体等嵌在裂口处。

(七) 脊柱和四肢冲击伤

常因继发投射物打击和位移时碰撞坚硬物体而再次发生损伤。治疗方法与一般四肢、脊柱伤相同。

二、常见冲击伤的临床救治

(一)颅脑冲击伤的临床救治

卧床休息,适当给予镇静药。意识丧失时,须加强呼吸道护理。如果有颅内压增高症,应用脱水疗法;需要时可做颅骨钻孔探查,清除血肿、止血等。

(二)肺部冲击伤的临床救治

早期症状不严重时,因体表无损伤容易被忽视。但伤员需要卧床休息,以免运动加重病情,应用担架护送。症状明显时应做如下处理。

1. **半坐位** 呼吸困难时,可做颈迷走交感神经封闭或用抗胆碱能药。保持呼吸道通畅,及时吸出上呼吸道分泌物;需要时做气管切开术。
2. **给予氧治疗** 常用面罩法(50%氧,每分钟 5~8 L);需要时用呼吸机行间歇的或持续的正压呼吸,以增高动脉血氧分压。
3. **防止肺水肿** 可用酒精雾化吸入或咳喘素雾化喷射;准确掌握输液量,必要时以 20% 甘露醇、呋塞米等行脱水疗法。需要时用毛花苷 C(西地兰)、毒毛花苷 K 等以改善心功能。
4. **抗感染** 应用抗生素预防肺部感染。
5. **处理合并的机械性损伤** 如镇痛、用止血药、胸腔闭式引流、固定肋骨骨折等。

(三)心脏冲击伤的临床救治

心脏有损伤时,肺常有更为严重的损伤,因此治疗时应着重保护心肺功能,如给予强心药物、利尿剂、脱水剂等。

(四)腹部冲击伤的临床救治

首先应处理对生命威胁最大的损伤,如保持呼吸道通畅、控制明显出血等。不是所有的腹部爆炸冲击伤患者均需要手术治疗,对于采取非手术治疗的患者,应继续观察 1~2 周,注意消化道迟发性穿孔的危险。

对尚未确诊或处于观察期而不能确定是否手术的患者,需要禁食、水,同时不能给予镇痛治疗。而对于已经确诊需要等待手术的患者,为缓解患者的疼痛,可以给予镇痛。手术时机的选择需根据患者的伤情(特别是合并其他脏器损伤)决定分期手术还是同期手术。

腹部探查宜取经腹直肌切口或正中切口,需充分探查,避免漏诊。特别是对于一些胃肠道肌层血肿、系膜缘的穿孔,需反复、仔细检查。对于弹道伤,不能只满足于找到某一处伤口。手术宜迅速、安全、准确、不遗漏内脏伤,术后需充分引流。

(五)听器冲击伤的临床救治

中耳冲击伤治疗的关键在于防止感染和促进鼓膜愈合。禁止向中耳滴注油液和冲洗,防止水灌入耳内,切勿用力擤鼻。鼓膜破裂者需清理外耳道碎片污物,并用消毒液轻轻灌洗。破裂的鼓膜约 80% 可自愈。伤后 60 d,破裂鼓膜不能自愈者可做修补术。全身治疗包括大量使用神经营养剂、扩张和改善微循环药物或措施,如吸高浓度氧或高压氧,给予腺苷三磷酸(ATP),静脉注射甲泼尼龙、右旋糖酐 40 等。此外,应尽早全身应用抗生素。

(六)眼部冲击伤的临床救治

眼挫伤如肿胀严重,可在伤后 24 h 内多次冷敷,24 h 后改用热敷。如附近有伤口则禁用,以免发生感染。有眼球内出血者应卧床休息,口服维生素 K、维生素 C 等。结膜异物可用生理盐水冲洗,或用棉签轻轻擦去,然后给予抗菌滴眼液或眼膏。眼球穿孔时,局部用 1%~2% 阿托品滴眼液或眼膏扩瞳,再给予包扎。前房积脓时,用 0.025% 庆大霉素冲洗,异物不便立即取出时可在后期进行。

(七)脊柱和四肢冲击伤的临床救治

心脏有损伤时,肺常有更为严重的损伤,因此治疗时应着重保护心、肺功能,如给予强心药物、利尿剂、脱水剂等。

第三节 冲击伤的防护策略

近年临床爆炸冲击伤诊治经验表明,非战争性爆炸伤员伤情往往千差万别,由于掺杂复合因素(合并破片、烧伤和异物碰撞、压砸等),伤情复杂,救治难度较大,愈复周期长。其根源在于冲击伤暴露时,在无法控制爆炸物当量时,机体缺乏有效的综合性防护措施,少数有防护措施的伤员在爆炸后,对伤情诊治由于缺乏对冲击波暴露时的量化评估参数(爆炸冲击波超压值、压力作用时间、爆炸频次等),对伤员伤情难以做出量化评估。因此,如何做到主动有效防护冲击伤,并获得爆炸冲击伤暴露时个体化参数,是防护非战争性爆炸的重大科学问题。

一、爆炸冲击伤防护现状

机体在冲击伤暴露时,以空腔脏器最易受损,听器和眼部由于与空气接触也是易于受损的靶器官。由于和平时期爆炸冲击伤往往复合其他致伤因素,因此实体脏器损伤并不鲜见。同时,大量研究证实颅脑由于复杂的解剖结构,是原发性和继发性冲击伤毁损的重要靶器官。因此,对于冲击波暴露机体,防护的核心部位集中在颅脑、胸部和腹部,对于听器、眼部和肢体其他部位的防护,采用基于有效材料的协同防护措施往往可以取得满意效果。

早期材料研究表明,以石膏、塑料等材料对空气冲击伤有一定防护效果。随后,以人造革、泡沫塑料、发泡镍和聚氨酯等材料作为对抗冲击波,都有一定的抗冲击减压效能,并可降低动物伤死率而选择复合材料(如发泡镍、LC4 铝合金和海绵组合)逐渐成为近年冲击伤防护的研究主流。以上研究均提示,爆炸冲击伤防护的核心是对冲击波的有效吸收、耗散和导引,减轻机体接受冲击波作用的冲量值,包括减低超压峰值和压力作用时间、延长压力上升时间等。从临床诊治角度分析,针对冲击波靶器官的防护还须考虑防护装备的可穿戴性、柔韧性、智能性以及阻燃性等诸多环节,以实现爆炸冲击波防护基础上临床诊治的精准度和前瞻性。

二、爆炸冲击伤防护缺口

现今颅脑冲击伤致伤机制尚未完全阐明,在冲击波暴露时,是否有胸腹部冲击波应力通过特定途径(循环系统、体腔)对颅脑产生应力损伤,尚有待深入探究。但从冲击伤诊治角度分析,至少胸腹部应该作为一个整体予以防护,单一部位防护装备很可能造成顾此失彼,降低冲击波防护效能。同时,为满足临床诊治需求,鉴于部分冲击波暴露伤员发生意识障碍,难于准确或丧失提供急救必需的基本生命体征信息(如血型、体质量、年龄、过敏史等)等实际情况,防护装置在智能化方面,除过克服现有冲击波压力和时间监测的静态设置环境限制,提升爆炸冲击波在特定颅脑区域数据响应的精确性和灵敏度之外,须配置存储芯片以固化伤员的上述基本信息资料,以确保伤员在急救第一时间获知必需诊断信息,赢得宝贵救命时机。

三、爆炸冲击伤防护展望

爆炸冲击致伤与防护作为"矛"和"盾",随着科技的迅速发展可能出现新的对立形式,面对未来出现的新型爆炸物,只能与时俱进,趋利避害,动态平衡,适度调整。伤情诊治的初衷在于救治原发损伤,防治并发症,恢复伤员身心完整性。而防护策略则是临床诊治的前伸与拓展,是争取主动诊治的"哨卡"。依照防护参数的预警、防护脏器的类别、防护效果的评估,积极吸纳世界先进新型多尺度生物和化工材料(纳米、石墨烯),是防护装备研发、升级的必需。我们相信,在抓好源头监控基础上,研发新型装备、及时反馈升级,以应对非战争性安全生产事故、恐怖袭击、煤矿爆炸威胁,将有望实现防护和诊治良性互动,防诊共进,在理论和技术方面切实提升我国冲击伤防护水平,有效加强爆炸冲击伤的综合诊治体系建设。

(侯立军 金海)

参考文献

[1] 程红梁,王海坤,刘建湖,等.水面舰艇冲击对人体作用安全限值研究综述[C].第十届全国冲击动力学学术会议论文集,2011.

[2] 黄建松,汪玉,杜俭业,等.水下爆炸引致舰员冲击损伤的生物力学研究方法进展[J].北京生物医学工程,2012,31(3):320-324.

[3] 黄健松,谌勇,许述财,等.基于假人响应评估抗冲地砖防护性能试验研究[J].振动与冲击,2015,34(6):41-45.

[4] 李海涛,朱锡,段存成,等.船舶工程领域内水下爆炸气泡的相关研究[J].船舶工程,2008,30(4):72-76.

[5] 李健,荣吉利,林贤坤,等.水下爆炸两气泡相互作用的数值计算研究[J].兵工学报,2014,35(4):16-19.

[6] 李丽娟,刁天喜.美军联合战场创伤系统的发展及应用[J].军事医学,2012,36(9):710-712.

[7] 任会兰,宁建国.冲击固体力学[M].北京:国防工业出版社,2013.

[8] 王正国.冲击伤[M].北京:人民军医出版社,1983.

[9] 张玮.水面舰艇舰员水下爆炸冲击防护研究[J].医用生物力学,2011,26(1):39-50.

[10] 侯立军,张光霁.犬颅脑爆炸伤模型的建立[J].中华创伤杂志,2001,17(12):725.

[11] 黄建松.水下冲击伤的特点及研究进展[J].海军医学杂志,2004,25(2):168-170.

[12] 杨策,蒋建新,杜娟,等.基于冲击伤诊治思考[J].中华诊断电子杂志,2016,4(1):10-12.

[13] 赵松,刘晓波,童卫东,等.腹部爆炸冲击伤临床诊疗规范(建议)[J].中华创伤杂志,2014,30(10):971-973.

[14] AKIN F W,MURNANE O D,HALL C D,et al. Vestibular consequences of mild traumatic brain injury and blast exposure:a review[J]. Brain Inj,2017,31(9):1188-1194.

[15] BALLIVET DE RÉGLOIX S,CRAMBERT A,MANRIN O,et al. Blast injury of the ear by massive explosion:a review of 41 cases[J]. J R Army Med Corps,2017,163(5):333-338.

[16] BOUTILLIER J,DECK C,MAGNAN P,et al. A critical literature review on primary blast thorax injury and their outcomes[J]. J Trauma Acute Care Surg,2016,81(2):371-379.

[17] CANNON J W,HOFMANN L J,GLASGOW S C,et al. Dismounted complex blast injuries:a comprehensive review of the modern combat experience[J]. J Am Coll Surg,2016,223(4):652-664,e8.

[18] COLE R H. Underwater explosion[M]. Princeton:Princeton University Press,1948.

[19] COMBES R D. A critical review of anaesthetised animal models and alternatives for military research, testing and training,with a focus on blast damage,haemorrhage and resuscitation[J]. Altern Lab Anim, 2013,41(5):385-415.

[20] DEWALT G J,ELDRED W D. Visual system pathology in humans and animal models of blast injury[J]. J Comp Neurol,2017,525(13):2955-2967.

[21] DUSSAULT M C,SMITH M,OSSELTON D. Blast injury and the human skeleton:an important emerging aspect of conflict-related trauma[J]. J Forensic Sci,2014,59(3):606-612.

[22] FAIN W B,PHELPS S,MEDDA A. Lessons learned from the analysis of soldier collected blast data[J]. Mil Med,2015,180(3 Suppl):201-206.

[23] FIKRI M. Underwater explosion lung injury[J]. Journal trauma,2001,50(1):169.

[24] FISCHER B L, PARSONS M, DURGERIAN S, et al. Neural activation during response inhibition differentiates blast from mechanical causes of mild to moderate traumatic brain injury[J]. J Neurotrauma, 2014, 31(2):169-179.

[25] GUERMAZI A, HAYASHI D, SMITH S E, et al. Imaging of blast injuries to the lower extremities sustained in the Boston marathon bombing[J]. Arthritis Care Res(Hoboken), 2013, 65(12):1893-1898.

[26] HAERKENS M H, TAN E C, BLEEKER C, et al. How to deal with blast injuries. 15 tips for healthcare providers[J]. Ned Tijdschr Geneeskd, 2016(160):D379.

[27] JIN H, HOU L J, FU X B. Medical rescue of naval combat: challenges and future[J]. Military Medical Research, 2015, 2(1):21-24.

[28] LESPERANCE R N, NUNEZ T C. Blast injury: impact on brain and internal organs[J]. Crit Care Nurs Clin North Am, 2015, 27(2):277-287.

[29] LI Y, ZHANG L Y, KALLAKURI S, et al. Injury predictors for traumatic axonal injury in a rodent head impact acceleration model[J]. Stapp Car Crash Journal, 2011, 55:25-47.

[30] MAHONE R M. Man's response to ship shock motions[S]. AD 628891, 1966.

[31] MATHEWS Z R, KOYFMAN A. Blast injuries[J]. J Emerg Med, 2015, 49(4):573-587.

[32] MOYE L S, PRADHAN A A. From blast to bench: a translational mini-review of posttraumatic headache[J]. J Neurosci Res, 2017, 95(6):1347-1354.

[33] OWERS C, GARNER J. Intra-abdominal injury from extra-peritoneal ballistic trauma[J]. Injury, 2014, 45(4):655-658.

[34] PROCTOR J L, FOURNEY W L, LEISTE U H, et al. Rat Model of brain injury caused by under-vehicle blast-induced hyperacceleration[J]. J Trauma Acute Care Surg, 2014, 77(3):83-87.

[35] RAMASAMY A, NEWELL N, MASOUROS S. From the battlefield to the laboratory: the use of clinical data analysis in developing models of lower limb blast injury[J]. J R Army Med Corps, 2014, 160(2):117-120.

[36] SAYER N A. Traumatic brain injury and its neuropsychiatric sequelae in war veterans[J]. Annu Rev Med, 2012, 63:405-419.

[37] SCOTT T, HULSE E, HAQUE M, et al. Modelling primary blast lung injury: current capability and future direction[J]. J R Army Med Corps, 2017, 163(2):84-88.

[38] YAMAMOTO S, DEWITT D S, PROUGH D S. Impact & blast traumatic brain injury: implications for therapy[J]. Molecules, 2018, 23(2):E245.

[39] ZHANG W. Research on the shock protection of surface ship crew subjected to underwaterexplosion[J]. Journal of Medical Biomechanics, 2011, 26(1):39-51.

[40] ZONG Z. Dynamic plastic response of a submarine oil pipeline to an underwater explosion bubble[J]. Acta Mechanica, 2003(179):179-194.

第十四章

重症火器伤

第一节 火器伤致伤机制

火器伤(firearm wound)是指以燃烧弹药作为动力,发射出的投射物(子弹及其爆炸后所产生的弹丸、弹片、弹珠等组成部分)所造成的损伤。在战争期间,各种火器伤皆可遇到。在和平时期,由弹头或爆炸物所致损伤,常见于他杀、自杀和意外事件。由于投射物与机体相互作用所产生的损伤结果涉及物理、病理、病理生理、生物化学等复杂变化过程,因而至今对火器伤的致伤机制尚无完善的解释。但随着创伤弹道学研究的不断深入,以及科技进步所带来的观察手段、研究方法、实验技术等的发展提高,使得人们对火器伤致伤机制的认识逐步加深。目前火器伤致伤机制的理论假说和学说包括以下几种。

一、直接损伤作用

投射物(missile projectile)的直接损伤(direct damage)是指投射物在侵入机体过程中,克服组织阻力沿弹道直接挤压撕裂和穿透组织的机械破坏作用。投射物穿入组织时有2种作用力。一种是沿弹轴方向前进的前冲力,可直接穿透、离断和撕裂组织,形成原发伤道或永久伤道,如投射物的动能较大,可造成贯通伤,若动能较小,投射物则存留于体内形成非贯通伤(盲管伤);若投射物沿切线方向擦过体表,则形成切线伤。低速投射物的致伤效应通常是前冲力直接作用的结果。另一种是与弹轴方向垂直、向伤道四周扩散的侧冲力,可致伤道周围的组织迅速压缩和位移,从而造成组织损伤。高速投射物除通过前冲力致伤外,其强大的侧冲力也是重要致伤因素之一。

二、压力波学说

投射物高速穿入机体时,一部分能量以压力波(pressure wave)的形式传递给周围的组织和器官。压力波遇到不同介质的交界面时,一部分继续传播,另一部分则发生折射。压力波传播和折射的比例,取决于2种介质材料的声阻抗(介质密度和普速的乘积)之比,当比值为1时,交界面处不出现波的折射。当高速投射物侵入人体时,产生的压力波对组织的作用可分为3个阶段。一是当投射物撞击人体表面时,可产生一个非常大的压力脉冲,这种压力波虽然压力峰值很高,但持续时间很短,为1~20 μs。有学者认为,这种持续时间较短的压力波只是引起组织的轻度位移,对组织的损伤作用轻微。二是在高速投射物侵入机体过程中,其前端可形成一个高达数百个大气压的高压区,随着投射物的高速推进,压力波向侧方传播,其作用时间可达数十微秒或更长,因而可造成伤道以外的组织器官损伤,实验中经常见到的间接性骨折就是这种压力波作用的结果。三是投射物侵入组织后,1 ms 之内可发生压力震荡并随之出现瞬时空腔内压力变化,这些压力变化可造成组织的进一步损伤。压力波对组织的破坏作用主要与其超压峰值、动压幅度和作用时间有关,超压峰值和动压幅度越大,作用时间越长,其破坏作用就越强,除纯物理因素外,压力波的破坏作用还和组织器官本身的结构特性有关。

(一)压力波对肺等含气组织的损伤作用

压力作用于肺时,肺泡首先被压缩,其内的气体压力急剧增加,压力流通过后,肺泡内的气体又迅速膨胀,从而造成肺泡破裂,气体溢出积聚于肺表层,将其表面的膜顶起,形成大泡,严重者可发生破裂。除此而外,压力波也可使肺微小血管破裂,引起肺出血,但由于含气组织的密度较小,瞬时空腔的形成及其损伤作用也就较小。

(二)压力波对胃、肠、膀胱等含液器官的作用

由于液体的可压缩性小,与气体相比,压力波的传播速度快,衰减慢,因此当压力源作用时,其内的压力急剧上升,同时压力波撞击组织界面时会发生反射与叠加,由此进一步增加了压力波的峰值,从而导致组织发生更为严重和广泛的损伤。

(三)压力波对肝、脾、肾等实质脏器的致伤作用

实质脏器的密度高,当压力强度超过组织的抗拉强度时,组织纤维被拉断,从而产生不同程度的破裂。

(四)压力波对皮肤、肌肉、动脉、脂肪等弹性组织的致伤作用

机体内的弹性组织都具有滑动、蠕动各向异性及非线性的应变能力,压力波作用时,可使组织质点产生位移,强度大的压力波可造成组织撕裂、错位等永久性损伤。强度小的压力只使组织质点产生瞬时位移,强度大的压力可使组织长时间剧烈移位。

(五)压力波对骨骼的致伤作用

骨组织主要由骨细胞和细胞间质组成。细胞间质中含有丰富的胶原纤维和类似羟基磷灰石的无机成分,这种有机和无机成分构成的复合材料具有良好的力学性能。它既能避免硬质材料的脆性破坏,又能避免软质材料的过早屈折。压力波作用于骨骼时,骨骼质点被加速,发生弹性变形。如果压力波较强,使骨骼变形应力超过其断裂极限,就会造成骨折。

三、瞬时空腔理论

早在1898年,Woodruff就提出了高速投射物穿过组织后可能形成空腔的预见,但直到1941年,Black等才第1次用高速摄影方法证实了瞬时空腔(temporary cavity)的存在,并于1944年用百万分之一秒的高强度脉冲 X 射线机获得了第1张瞬时空腔照片。此后,各国学者对瞬时空腔进行了大量研究,从而形成了高速投射物致伤的瞬时空腔理论。该理论认为,高速投射物穿入组织时,以很大的压力压缩弹道周围的组织,使其迅速位移,从而形成比原发伤道或投射物直径大几倍,甚至几十倍的空腔。就活体组织而言,由于周围介质的强度阻止了空腔的继续膨胀,继之在组织弹性作用下空腔收缩。空腔收缩后腔内的压力又增大,使之再次膨胀。膨胀与收缩在数十毫秒内重复7~8次,如此不仅迫使伤道周围的组织受到牵拉、撕裂与震荡,从而造成广泛的组织损伤,也大大增加了空腔初始膨胀的致伤效应(图14-1)。

瞬时空腔的大小以及波及范围,首先取决于投射物传递给组织的能量。一般来说,投射物的速度越快,穿透的介质越厚,在组织内的稳定性越差,其传递给组织的能量就越多,瞬时空腔的容积就越大,持续的时间就越长,脉动的次数就越多。其次取决于组织本身的结构和生物力学特性,肌肉组织的密度较大,并且均匀富有弹性,所以容易吸收能量形成较大的瞬时空腔。脑组织有颅骨的封闭,限制了瞬时空腔的充分膨胀,但当压力足够大时可使颅骨破裂。肺组织内的瞬时空腔不明显,即使有其边缘也不清晰。原

因之一是肺含有大量的气体,平均密度很低,吸收的能量少。另一原因是气体可阻止压力波在含气的多孔介质中传播。高速投射物穿过腹部时,可产生很大的压力,并伴有明显的瞬时空腔,可造成胃、肠等空腔器官的破裂,以及肝、肾、脾等实质脏器的撕裂。应当指出,由于肝的弹性小,强度低,因此当投射物击中肝时,即使整个肝破碎解体,也不会发生大的瞬时空腔。骨组织较硬,黏弹性差,不容易出现瞬时空腔,即使出现,也是在瞬时空腔形成前就已发生骨折。

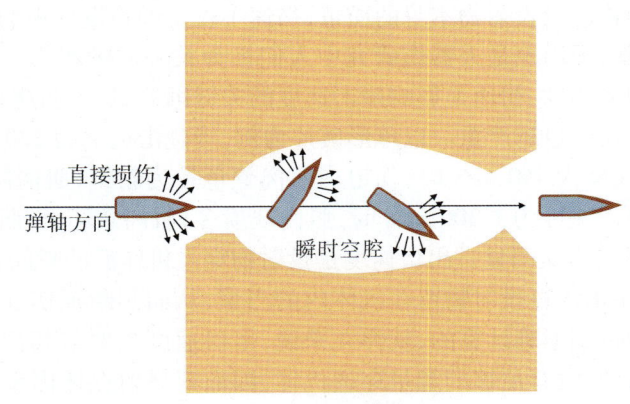

图 14-1 瞬时空腔

四、水粒子加速学说

1848年,法国学者 Huguier 第1次用流体动力学理论解释了高速投射物的致伤机制,从而提出了水粒子加速学说。该学说认为,弹头对组织的"爆炸"效应是由水粒子的扩散作用造成的,即投射物将动能传递给伤道周围组织的液体微粒,使其加速,像继发性投射物一样迅速离开伤道,向周围扩散,从而造成伤道周围组织的广泛损伤。1874年,Kocher 用弹头射击装有麻布的铁盒时发现,装干麻布的铁盒只有简单的穿孔,而装有湿麻布者则被炸裂了。说明铁盒的炸裂与水有关。1894年,Horsley 和 Kramer 用生面团进行了类似试验,结果发现弹头对面团的破坏程度与其含水量成正比。该试验进一步证实了水粒子加速学说。动物实验证明,如射击去除脑组织后的颅骨,则颅骨上只出现边缘整齐的弹孔,如射击含有脑组织的头颅,则整个颅骨被崩碎。说明投射物对组织的损伤程度确实与含水量有关。

第二节 影响和决定伤情的因素

除衣服、防弹衣、头盔等防护因素外,影响和决定伤情的首要因素为投射物的致伤能力,取决于以下3个方面:投射物的动能、稳定性和结构特性。其次为致伤组织器官的结构特性。

一、投射物的致伤机制

(一)投射物的动能

投射物本身的动能是决定机体遭受破坏的先决条件,计算投射动能的公式($E=1/2\ mv^2$)中,E代表动能,单位为焦耳(J);m代表质量,单位为千克(kg);v为速度,单位为米/秒(m/s)。从中可以看出,投射物的动能主要取决于速度和质量。动能和投射物速度的平方成正比。因此,速度是决定投射物动能大小的关键因素。按照目前的分类,速度分为3个档次,分别为低速(<400 m/s)、中速(400~700 m/s)和高速(>700 m/s)。一般认为,杀伤人体的最低速度为100 m/s,低于50 m/s 的投射物通常只是造成皮肤的挫伤,而不会穿透皮肤。当投射物的速度超过 200 m/s 时,则可造成各种类型的损伤。投射物的速度可进一步分为初始速度、入口速度(碰击速度)和出口速度(剩余速度)。初始速度,习惯简称为初速,是指弹头(炮弹、枪弹)离开枪(炮)口瞬间的速度,就破片而言初速则是炮弹(包括手榴弹、地雷、航弹等爆炸性武器)爆炸后,爆炸能量赋予破片的最大速度,实际上,枪弹和炮弹的真正初速是很难测量的,一般将离枪(炮)口几米处的速度称为初速,这种速度与真正的初速相差并不大。影响初速大小的主要因素是火药或炸药的性能、装药结构以及投射物本身的质量,初速不仅是弹药设计中的重要参数,由于其是决定投射物致伤能力的关键因素,因而也是火器伤研究中人们极为关心的参数之一。入口速度,又称碰击速度,是投射物碰击目标瞬间的速度,初速是影响碰击速度的关键因素之一,初速高,碰击速度就高,碰击动能随之就大,那么所造成的伤情也越严重。以球形破片为例,当碰击速度为 220 m/s 时,一般不产生瞬时空腔,伤情也比较轻;碰击速度为 450 m/s 时,伤道内肌肉颜色较为新鲜,肌肉碎裂少,损伤区范围小,肌膜下和肌肉出血现象轻;碰击速度为 1 300 m/s 时,肌肉缺损多,肌肉破坏大,肌内呈暗紫色,挫伤区范围大(可达 15 mm),肌膜和肌肉出血明显。出口速度是投射物穿过机体后的瞬间速度,也叫剩余速度,出口速度在火器伤研究中主要用来计算投射物留在机体内的当量,从而判断损伤程度,当知道投射物的入口速度和出口速度后,这个当量是不难计算的,就弹丸来说,出口速度当然与其初速有关,当投射物的初始速度低时,其本身的动能较低,没有足够的能量穿透机体,因而容易留在体内形成非贯通伤,这样的非贯通伤一般伤情较轻,弹丸本身的结构也和留在体内的当量多少有关(图 14-2)。破片的出口速度和初始速度,也与其形状有关。例如,多角形破片有时初速高,但侵入机体时,由于组织的密度高、阻力大,破片的速度衰减很快,因此在侵入一段距离后就没有足够的能量穿出体外,从而形成非贯通伤,但由于其速度较高,动能也就比较大,因此虽然是非贯通伤,可损伤却比较严重。投射物的动能与其质量成正比,投射物的速度相同时,质量越大,动能就越大,在介质中克服阻力和贯穿组织的能力也越强,因此造成的损伤也越严重。反之,质量小的投射物速度衰减快,贯穿能力弱,侵入组织深度浅,故提高小质量投射物的能量,就必须提高其速度。当高速小质量投射物穿入人体时,在稠密的组织介质内急剧减速,能量在瞬间骤然传递给周围组织,从而造成严重损伤。因此,当投射物的能量相同时,质量小的投射物对组织的损伤更为严重。这也正是现代常规武器向着高速、小质量发展的原因之一。

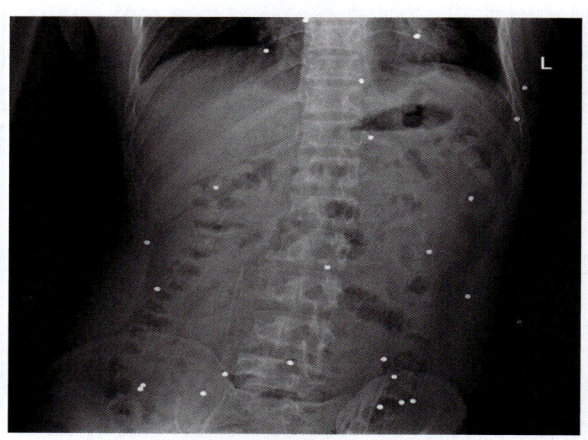

图 14-2 猎枪射击后枪弹破裂后所形成的碎片

应该指出,能量固然是决定损伤程度的重要因素,但更为关键的还是投射物传递给组织能量(能量传递)的多少,以及单位时间内传递给了组织多少能量(能量传递率),试验表明,用 1.03 g 钢珠射击猪的后肢时,速度由 407 m/s 提高到 1 512 m/s,速度增加到原来的 3.7 倍时,能量传递增大到 9.2 倍,而能量传递效率却增大到 37.6 倍。高速小质量投射物之所以致伤严重,道理就在于此。

(二)投射物的稳定性

投射物在飞行中的稳定性和它穿入机体时的状态,是影响武器致伤能力的又一个重要因素。目前已知的影响投射物稳定性的因素包括偏航(枪弹偏移飞行直线纵轴的运动)、翻滚(围绕枪弹中心旋转,转动中弹头倒转)、进动(围绕枪弹中心做螺旋性偏航运动)、章动(是玫瑰花结形小转圈的向前方向旋转运动)和投射物的结构。弹头在空气中的稳定飞行是通过其自身的高速旋转来实现的。而膛线(来复线)又决定着自旋的速度。56 式 7.62 mm 枪弹的自旋速度可高达 3 024 r/s,只有这样弹头才能稳定地向前飞行,但即使如此,自旋也很难保持弹头在密度大于空气 800 倍左右的稠密介质(组织、水、肥皂等)中的稳定性,当弹头击中介质后,章动角(弹头与弹道切线的夹角)增大,章动角的增大一方面使弹头翻转(大于 90°),另一方面使飞行阻力增大,速度迅速降低,弹头的翻转增强了其对组织的切割破坏能力,弹头骤然减速会在短时间内将大量能量传递给组织,从而增强了其对组织的破坏能力。用 7.62 mm 弹头,以 7 225 m/s 的速度射击犬大腿,伤道出、入口面积之比为 1.41,坏死组织清除量为 48.5 g。如在犬后肢前面放置 186 mm 厚的肥皂块,以同样弹头和基本相同的速度射击,当弹头穿过肥皂后,碰击犬后肢的速度只有 570 m/s,而出、入口面积之比和坏死组织清除量却分别增大了 10 倍和 3 倍。这种扩大了的效应,显然使弹头侵入肥皂后,速度降低,章动角增大,从而使弹头飞行不稳定。以更大的章动角射入犬后,造成严重的组织损伤。由此可见,章动角的增大导致了弹头的翻转。实验表明,弹头的翻转和不翻转与损伤程度有明显的关系。以 5.56 mm 枪弹为例,当弹头在组织中不发生翻转时,其能量传导为 25.4 kg·m,出、入口面积之比为 22.4,伤腔容积为 11 cm³。而当弹头发生翻转时,能量传递,出、入口面积之比和伤腔容积分别为 64.2 kg·m、66.4 cm³ 和 41.6 cm³(表 14-1)。

表 14-1　弹头翻转不翻转对于损伤程度的影响

组别	弹头姿态	能量传递/(kg·m)	出、入口面积之比	伤腔容积/cm³
7.62 mm	翻转	25.0	5.1	15.0
	不翻转	18.9	1.6	11.3
5.56 mm	翻转	64.2	66.4	41.6
	不翻转	25.4	22.4	11.0

(三)投射物的结构特性

1. 投射物的结构特性　目前常用的枪弹从外形上主要分为 2 种。一种是尖形弹,其弹道系数较大(即克服阻力的能力),飞行阻力较小,速度衰减慢,因而射程远,穿透能力强,但飞行中传递给组织的能量却较少,这种枪弹通常用于步枪和机枪。另一种是钝形弹,多用于手枪,其弹道系数较小,飞行阻力大,速度衰减快,因而射程近,穿透能力差,但传递给组织的能量却较多。其他的弹种还有非对称弹、空心弹和箭形弹等。非对称弹的弹头,不对称尖端略微偏向一侧,造成质量偏心,当其碰击目标时,容易失稳和翻滚,从而增强杀伤效果。空心弹的弹头内部有一中心孔,目的是减少弹头在飞行中的空气阻力,但当击中目标时,容易变形和破裂,故破坏组织的能力比较强。箭形弹以体积细长、重量轻、直径小等为特征,当穿入机体时,箭体会立即弯曲成钩状,并以不规则的方向翻转和运动,造成出口成爆炸形的严重创伤。

破片从其形成方式也可分为 2 种,一种是自然破片,即炮弹、炸弹、地雷、手榴弹等爆炸性武器在爆炸时所自然形成的破片。一般情况下,这样形成的破片大小不甚一致,形状也不完全相同,自然破片的边缘多比较锋利,飞行中的阻力较大。另一种是预制破片,即通过在弹体上刻槽,或将一定形状和大小的破片(例如钢珠)预先嵌入弹体,以期爆炸时获得大小和形状比较均匀的破片。常见破片以三角形、方形、圆柱和球形者为多,破片的形状不同,其阻力系数、速度衰减、能量释放、能量传递等也不相同,那么造成的组织损伤程度就不一样。三角形和方形破片速度衰减快,但能量传递率高,因此当穿入肌肉时,常形成入口大、出口小的伤道,或没有出口的非贯通伤,这类破片的入口呈不规则破裂状,弹道呈倒喇叭状;球形破片的表面光滑,承受的阻力较小,因此速度衰减慢,侵入组织深,但能量传递率比较低,其入口一般为边缘整齐的孔状,直径略大于球径,如果速度较高时(>1 000 m/s),入口的直径也可以比较大,可为出口的十多倍,应该指出,由于球形破片的表面光滑,在体内遇到不同密度的组织时,容易改变弹道方向,形成迂回曲折的复杂伤道,造成多个器官损伤;圆柱形破片能量传递率和所形成的伤道介于三角形和球形之间。

弹片的形状不同,形成的伤道容积亦不相同,以质量类似的球形、圆柱形、方形和三角形破片为例,当用1 200 m/s的速度打击124 mm厚的肥皂时,伤道容积分别为140 cm³、114 cm³ 和156 cm³。

2. 弹头的内部结构　　从内部结构来看,常用的弹头主要为铅心弹和钢心弹,也有钢铅复合心弹。铅心弹比较软,强度较低,低速情况下(用于手枪)击穿较薄的软组织时一般不容易变形和破裂,但碰击骨头时也可破碎;高速情况下(用于步枪),铅心弹在侵入机体过程中极易变形和破裂,把绝大部分能量传递给组织,从而造成严重伤。美制5.56 mm M193弹头就是典型的铅心弹,当用其射击犬后肢(平均厚度13 cm)时,约有50%的弹头在组织内破碎;钢心弹的强度比较高,在侵入机体过程中不易变形和破裂,飞行稳定性也好,因此传递给组织的能量比较少,所造成的损伤也就相对较轻,56式7.62 mm弹头属于典型的钢心弹,用其射击犬后肢时,不发生变形和破裂。北约装备的5.56 mm SS109枪弹为钢铅复合心结构,在击中组织是不像铅心弹那样容易变形和破碎,但综合了钢心和铅心弹的优点,在1 300 m的射程上的杀伤威力比单纯的钢心弹大得多。

二、组织器官的结构特性

组织器官的结构特性和火器伤伤情也有着密切关系,其中影响最大的是组织密度(即比重),其次是组织的含水量和弹性,按投射物的致伤效应随着组织密度的增加,组织的含水量越多,黏滞性越大,就越容易传递动能,因而损伤范围也就越大;弹性大的组织对能量具有缓冲作用,若不是直接击中的话,在一定范围内不会造成明显的结构破坏。

骨组织的密度最大,弹性又小,因而损伤最重。长骨皮质密度在所有骨组织中密度最高,当被投射物撞击后,形成粉碎性骨折,但骨碎片不一定飞溅,多集聚在原处,这是由于部分为松质骨,其损伤特点是形成孔洞并放射到骨膜和肌肉限制的结果,长骨骨端的松质骨多,密质骨少,击中时可形成孔洞。

皮肤的密度仅次于骨,但由于皮肤具有丰富的弹性和韧性,消耗弹头的能量较多,弹头穿透皮肤受到的阻力比穿透同样厚度的肌肉受到的阻力大40%左右,弹头穿透皮肤时,速度越高,皮肤吸收的能量越低,如果速度在500 m/s时,皮肤吸收的能量约为18%,而当速度增至1 400 m/s时,皮肤吸收的能量仅为3%。肌肉组织的密度大且均匀,含水量多,血管丰富,适于吸收和传递能量,因此当投射物击中后容易造成广泛严重的损伤。

肌肉的功能状态和损伤范围也有一定的关系,收缩状态受伤时损伤范围较大,而松弛状态受伤时常形成伤道,这与肌肉的坚实度改变有关。肝、肾组织的密度和肌肉相似,但质地较脆,弹性较小,受伤后出现放射状碎口,与肌肉相比,高速投射物击中肝、肾时所形成的瞬时空间较小,永久性伤道却较大。

血管的弹性较大,不易离断,但当受到投射物的直接撞击,或未击中,但受瞬时的牵拉以致超过其弹性限度时,也可发生断裂,并使一定距离内的血管受到不同程度损伤。有时肉眼观察尚属正常,实际上已有血栓形成。另需指出,血管受创后,局部的高压可将脂肪、组织碎屑、碎骨片、小弹片甚至弹头直接压入大动脉和静脉,从而造成血管栓塞。

脑组织被包围在坚硬的颅骨内,其含水量多,黏滞性大,易于传导动能。所以,当投射物击中颅脑时,脑组织常有广泛的挫伤,并有颅骨粉碎性骨折。脑组织的损伤也和颅骨碎片的作用有关,颅骨碎片可以形成二次投射物,沿弹头飞行的方向呈扇形方向向脑组织深部扩散,其碎片的多少与弹头击中颅骨表面的角度有关,颅内伤道的形成主要取决于颅骨碎片,不取决于弹头。脊髓位于椎管内,其含水量和黏滞性与脑组织基本相同,受到投射物攻击后也可造成较大范围的损伤,此外,间接损伤后可将压力向脑传递,严重者可威胁伤者的生命,因此脊髓受伤后的死亡率和受伤平面有很大关系,受伤平面越靠上,死亡率越高。另外,压缩性骨折时,脊髓直接损伤的程度虽然不重,但因缺血等原因可造成严重的继发性损伤。周围神经的弹性较大,在未直接击中的情况下,通常不会断裂和发生明显的损伤,但压力波较强时,神经可受到严重的牵拉和位移,肉眼观察可见鞘膜下广泛出血,镜检则发现神经束膜内出血、轴索断裂及变性等,从而严重影响神经的传导功能。

肺是密度小、弹性大、含气量多的器官。除动能很大的投射物击中时可发生碎裂外,一般不容易发生大面积损伤,这是因为肺的上述特性限制了能量传递的缘故。

胃、肠、膀胱等空腔脏器含有液体和气体,可将能量向远处传播,加之气体在瞬时空腔作用下膨胀,从而造成远隔部位的破裂和黏膜损伤。当空腔脏器充满内容物而发生贯通伤时,入口通常不大,但出口可形成巨大的缺损,并能造成远隔部位发生多处破裂。

除上述组织器官的结构特性外,组织厚度与损伤程度也有着密切关系。如击中大腿和其他肌肉较丰满的部位,弹头在组织内穿行的距离较长,容易失稳和消耗能量,因此造成的伤道复杂,损伤也严重。若射击手掌或脚掌,其组织较薄,伤道很短,投射物一穿而过,仅显示为简单的出口和入口,损伤就比较轻。

第三节 火器伤的病理特点

一、火器伤局部特点

(一) 伤道类型

1. 贯通伤 既有入口又有出口的伤道称为贯通伤(penetrating wound)(图 14-3),有以下 3 种情况。

(1) 入口大、出口小:近距离射击时,由于弹头离开不远,飞行仍不稳定,章动角比较大,加之速度快、冲力大,容易造成入口处的皮肤撕裂,从而形成较大的入口,同时在伤口周围的皮肤上还可以观察到火药粉末和烧伤现象。另外,很多高速小质量碎片也可造成入口大、出口小的伤道,而且速度越高,入口越大,这在三角形和方形破片中体现得更为明显。

(2) 入口等于出口:常见于枪弹正位击穿机体较薄的部位。但要特别注意,当组织较厚,伤道较长,弹头的能量大部分消耗在伤道内时,虽然出口都小,而深部组织的破坏却很严重,此时即使无骨折,局部肿胀也很明显,常见伤口有鲜血流出,通常这种情况时应提高警惕,仔细检查。

(3) 出口大、入口小:当伤道较长时,弹头通过的动力较大,容易失稳,甚至发生翻滚和破碎,从而增加了投射物与组织的接触面积,致使更多的能量传递给出口处的组织,造成更广泛的破坏。当弹头击中骨组织时,骨碎片可成为继发性投射物,导致组织更为严重的损伤,继而形成更大的出口。

2. 非贯通伤 非贯通伤(non-penetrating wound)也称盲管伤(blind tract wound;blind tract gunshot wound)(图 14-3),即有入口无出口的伤道。这种情况多见于小破片伤和距离较远的枪弹伤,组织损伤程度取决于组织吸收能量的多少,如具有很大能量的投射物突然停留在体内,能量在组织内全部消耗,这样破坏作用就非常大。所以在同一条件下,非贯通伤伤情比贯通伤的伤情还严重。

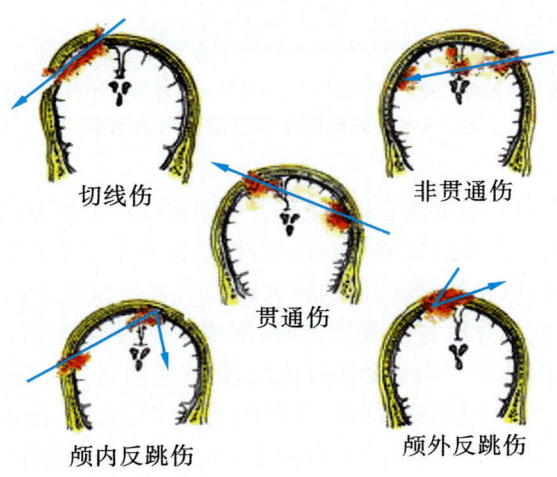

图 14-3 伤道类型

3. 切线伤 投射物沿体表切线方向穿过,形成弹道伤道称为切线伤(tangential wound)(图14-3),切线伤的伤情取决于侧冲力的大小,即能量传递给组织的多少,通常是能量较小,损伤不重,但在近距离致伤时,投射物传递给体内的能量更多,可造成深部组织和器官的严重损伤,如背部软组织切线伤时,可导致数根肋骨骨折,且合并肺出血和血气胸,以切线方向射击脊柱时,脊髓损伤相当严重,脑切线伤时,可见硬脑膜破裂、浅层脑实质挫伤、脑水肿等改变,也可见远隔部位形成硬脑膜下血肿、脑室和蛛网膜下腔出血等。因此,虽然切线伤的伤道并不复杂,但救治时需特别注意检查重要脏器和组织的损伤情况。

4. 反跳伤 入口和出口集中于一点的浅表伤口称为反跳伤(rebound wound)(图14-3)。多是动能较小的投射物击中人体被弹回所致。一般情况下,反跳伤仅表现为被击中部位轻微出血和组织撕裂,但当动能较大的投射物击中目标后,局部组织也可发生出血和挫伤。

(二)伤道形态

1. 伤道的剖面 纵断面上,典型枪弹伤的伤道可分为入口部、中间部和出口部3段。入口部又称颈部,较细长,直径略大于弹头直径。中间部也称扩大部,直径为颈部的数倍至10余倍。出口部较颈部稍粗稍短,但伤道的长度在20 cm以内时,不一定出现典型的出口部,或者说中间扩大部就是出口部。伤道的上述断面形态在黏塑性较大的肥皂中表现得尤为明显(图14-4)。由于塌陷的原因,在机体中不易观察到上述典型的伤道,高速小弹片致伤时,由于能量释放率高,易形成浅而宽的伤口,伤道也无上述典型的3段。

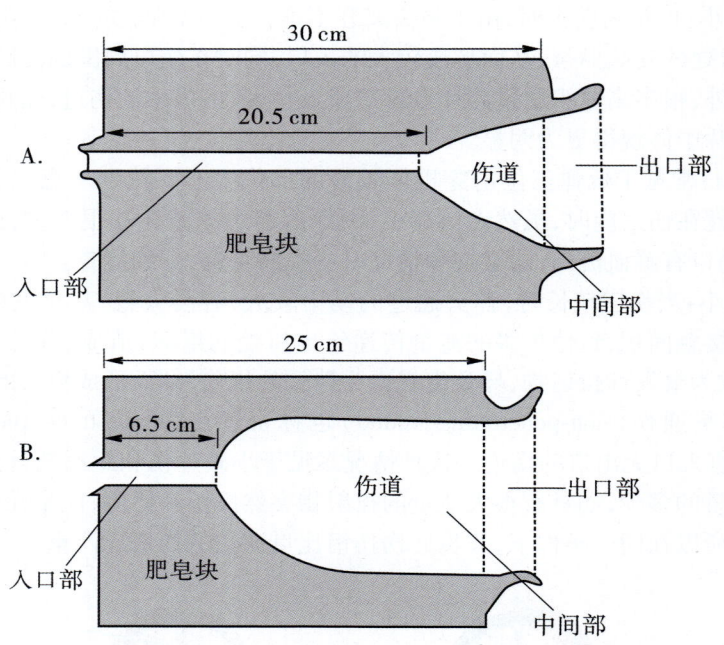

A. 7.62 mm 枪弹所致伤道断面形态;B. 5.56 mm 枪弹所致伤道断面形态。

图14-4 肥皂靶中伤道断面形态示意

2. 伤道的方向 伤道的方向并非都是直线型的,下列因素和伤道的方向有关:一是撞击动能,投射物的撞击动能大,伤道较短,前进中又未遇到坚硬的组织,伤道也就不容易发生偏斜;否则,易发生弯曲。二是投射物的种类,表面光滑的投射物如钢珠,遇到较大阻力后容易改变方向,从而形成复杂伤道,造成多处伤。三是受伤部位,钢珠穿入颅骨后容易改变方向,形成"之"字形伤道,击入胸部后,如能量较小,可沿胸部做环形运动,形成所谓胸廓伤。四是受伤时体位,跪或屈曲时发生的股部或小腿伤,或关节屈曲时所发生的上肢损伤,或弯腰时所产生的胸腹部伤,在肢体或躯体伸直后,伤道必然发生偏斜。

3. 伤道内容物 除常见的组织渣、血块及砂石泥土、衣服碎片等异物以外,伤道内也常发生出血,血液和异物相混而凝结,出血有时可持续数小时,严重的火器伤,即使体表未见明显的肿胀,伤道内仍可能有活动性出血。

(三) 伤道的病理分区

与其他创伤不同，火器伤有独特的病理分区，即原发伤道区、挫伤区和震荡区。

1. 原发伤道区 投射物直接损伤组织而形成的持续存在的空腔，称为原发伤道，又称永久性伤道，其中常见上述异物。由于受投射物和组织特性的影响，原发伤道各部位的直径不一致，枪弹伤一般是入口部最小，中间部最大，出口部次之。但大的破片所致的非贯通伤和速度较高的小质量钢珠所致的损伤，入口依然较小，而其皮下易见较大的伤腔。如原发伤道的入口和出口都比较大，可以发生大量坏死性病变，同时伴有干性或湿性坏疽的特征。光镜下可见原发伤道区的内表面参差不齐，组织的正常结构完全消失，大量红细胞和白细胞密布于坏死组织之中或其表面。伤后12～24 h可见表面有散在性或团块状分布的细菌。伤后立即取材行扫描电镜观察可见以下形态特征。

(1) 细颗粒样结构：伤道的内表面凸凹不平，凸部呈细颗粒状，系肌纤维断端，凹部为肌肉结缔组织，这种情况以肌纤维和伤道纵轴垂直时多见。

(2) 不整形结构：肌纤维走向与投射物径路平行，或虽然垂直但紧靠其径路时易出现这种结构。表现为肌纤维屈曲、不规则、部分肌纤维断裂、肌间隙增宽、肌深层有空隙等。

(3) 阶梯样结构：投射物径路和肌纤维走向呈斜位时多见，此时肌纤维的断面为斜行的粗糙面，排列呈阶梯状。在肌纤维断端和肌间区有大量红细胞。伤后6 h，可见损伤的肌纤维发生变性坏死。在细粒结构区内，肌纤维断端呈不规则突出，凸出区和凹陷区之间有一光滑斜面，肌肉组织内有大量红细胞。伤后24 h，伤道内表面趋于平滑，肌纤维和肌肉结缔组织间的界限模糊不清，损伤肌纤维的轮廓已完全消失，并出现进行性坏死和液化，坏死组织脱落的部位可显露出正常的肌组织。

2. 挫伤区 是投射物能量侧向传导和瞬时空腔的挤压、牵拉而形成的组织失活区，位于原发伤道的外侧，伤后数小时以内难以判定，以后随着损伤细胞释放出各种水解酶，使组织发生变性和溶解，此时病变才会逐渐明显地表现出来，其肉眼观察的形态特点可归纳为"4C"，即肌组织颜色（color）暗红，肌组织致密度（consistency）呈软泥样，收缩性（contractility）之肌肉夹之不收缩，毛细血管出血（capillary bleeding），肌肉切之不出血。挫伤区中的坏死组织，经一定时间后可发生脱落而使原发伤道扩大，扩大后的伤道称为继发伤道。

挫伤区的宽度与组织的黏滞性和弹性有关，脑等黏滞性大和骨等弹性较小的组织器官其挫伤区比较宽，而弹性大的器官如肺和皮肤的挫伤区较窄。肌纤维处于收缩状态时受伤，挫伤区多较宽，挫伤区的实质往往已完全破坏，但组织间质却仍然保存。挫伤区的范围还因投射物的种类和伤道部位的不同而存在差异，在同一伤道的垂直断面上，挫伤区的宽度也不尽相同。用M193的5.56 mm和56式7.62 mm两种弹头，以不同速度射击犬的双后肢发现，M193的5.56 mm弹头所致伤区的宽度比56式7.62 mm弹头宽，伤道各部位比较，中间部比入口部和出口部都宽（表14-2）。

表14-2 2种弹头伤道各段挫伤区的平均宽度/cm

枪弹	入口部	中间部	出口部
56式 7.62 mm	0.22	0.27	0.24
M193 5.56 mm	0.50	0.54	0.33

挫伤区的组织病理改变随伤后的时间不同而有所差异，伤后6 h，光镜下可见挫伤区内层为一些无结构的坏死物质和大量破碎的中性粒细胞，稍外层的肌纤维发生变性和坏死，表现为蜡状浅染色、细胞核和横纹不清或消失，肌质部分消失而出现空泡或筛孔状，重者肌纤维断裂，甚至崩解为碎片，有些肌纤维碎片边缘呈蚕食状，周围有大量细胞浸润，在伤区的最外层，于变性坏死的肌纤维间可见少数纹理相当清楚的肌纤维。间质有充血、水肿和白细胞浸润，扩张的毛细血管内有呈串珠状排列的红细胞，在墨汁灌注的标本中，挫伤区内毛细血管无墨汁充盈，血管造影也显示伤道周围有一不显影的所谓"无血管区"。

电镜下可见肌组织失去正常的超微结构，一些肌原纤维破碎，肌节消失，Z线排列紊乱，呈锯齿状或阶梯状，I带消失，M线模糊不清，线粒体可表现为肿胀、破裂、空泡化、形成致密体等。有些坏死的肌原纤维形成团块状的无结构样物质,电子密度较高,坏死组织周围常有大量渗液,并有较多的红细胞和白细胞混杂其中。毛细血管内部肿胀,吞饮小泡增多,表明吞噬现象增加,但细胞连接部无明显裂缝。另外,在肌原纤维间和肌细胞核旁,有时可见大量的空泡,可能为瞬时空腔形成过程中一些气体被压到此所致。

伤后12~24 h的光镜病理改变与伤后6 h的基本相同,但变性和坏死的改变更为明显,受伤区表层为坏死组织和大量白细胞,内有大量细菌,向外为大量腊肠样均质浅染的肌纤维,有的断裂成浓度不均的碎片或蚕食状,有密集的中性粒细胞浸润,在坏死的肌纤维碎片中,部分坏死的肌纤维旁已有不少细菌繁殖。另有部分变性肌纤维水肿明显,肌质内浓淡不均,弓形、"V"形或阶段性消失,间质充血,细静脉扩张,管腔内有大量中性粒细胞贴壁,说明该区仍有一定血液循环,此时挫伤区和震荡区的区别已变得比较明显。电镜下肌原纤维的坏死更为彻底,变性的线粒体多已成为实性致密体,有时可见中性粒细胞吞噬的变性破碎的细胞器。

伤后72 h的炎症进一步发展,并进入化脓阶段,原发伤道和伤区内均可见脓液,有时还可见菌落,挫伤区内层破坏的肌纤维仅残存轮廓,多已无法辨认。挫伤区外层,肌纤维的变性坏死也较伤后24 h明显,但未见坏死范围扩大,与此同时,有较多的单核巨噬细胞、成纤维细胞和中性粒细胞,并可见新生毛细血管,表明去除坏死物质和修复组织挫伤的现象已变得比较明显。

3. 震荡区　挫伤区以外的区域为震荡区(concussion zone),震荡区的宽窄不一,和投射物传递给组织的能量多少有关,有的累及伤道周围的组织,有的仅数毫米宽,有的可达数厘米。在弹片伤中,离入口较近的组织,其震荡区较出口和非贯通伤末端的组织为宽,有时,非贯通伤末端的组织可以完全没有震荡区,这是由于弹片的动能在穿过组织过程中逐渐降低的缘故。

震荡区的主要病理改变为肌纤维变性和血液循环下降,表现为充血、水肿、血栓形成和出血等,水肿可压迫周围组织,造成局部组织缺氧和坏死。血栓形成也可造成同样的后果,出血沿肌束膜或肌外膜扩展,甚至可达10 cm以外,震荡区的血液循环障碍可为战伤感染提供有利条件。

震荡区的病理变化也随伤后时间的不同而不同。伤后6 h,光镜可见该区的肌纤维出现不同程度的变性,表现为肌纤维颜色不一,伴水肿,细胞核分布不均或移位,于震荡区中央的肌纤维内层可见细的肌纤维坏死灶,在墨汁灌注的标本中,小血管和毛细血管内有大量墨汁颗粒沉积。

电镜下见震荡区内有少数肌原纤维断裂,离散或溶解,线粒体肿胀、断裂,肌膜下、毛细血管内皮等处常可见有髓样体形成,形态不一,有的仅有单层质膜,有的已形成多层的环形体,部分肌纤维移位,形成特征性的阶梯状结构。肌原纤维间有大量空泡形成,可能是扩张的肌肉组织间隙。上述病理变化由震荡区的内层向外逐渐变轻,距伤道4 cm时,除可见肿胀的肌纤维外,超微结构已基本正常。

伤后12~24 h,肌纤维的变性和伤后相仿,但表现略轻,间质中沿肌膜可见一些中性粒细胞浸润,伤后72 h的病理改变进一步变轻,范围也局限,一般在3~4 cm以内。

应当指出,上述伤道的3个病理分区并无明显的界限,特别是挫伤区和震荡区的病理变化,常是交错存在,参差不齐。这种现象在高速高能投射物致伤时更为明显,病变的范围也因致伤武器的弹道学特性、伤后时间和处理方法的不同而有差异。

二、火器伤远隔脏器损伤

现代火器伤的重要特点之一是除造成伤部的严重损伤外,也可导致伤道以外的器官组织损伤,这种伤道外损伤分为以下3种情况。①伤道周围的组织损伤:指近伤道或与原发伤道有直接联系的组织损伤,它主要是由于空腔脉动对于组织的牵拉、微波和震荡所造成的。损伤的特点是肌纤维出血,断裂筋膜下血肿等。②邻近脏器损伤:指与伤道邻近的脏器或组织的损伤,这种损伤的原因多是压力的直接作用所致,表现为脏器表层破裂出血或血肿。③远隔脏器损伤:指与伤道没有直接解剖学关系的远隔部位的脏器损伤,称之为远达效应(remote effect)。肉眼观察,远达效应的主要病变为心、肺、脑等器官表面的点状出血,并可见这些器官发生不同程度的结构改变:心脏镜下的主要改变是,毛细血管内皮细胞水肿,内皮细胞膜向管腔抬起或撕脱,内皮细胞间间隙增宽。除心肌细胞本身的水肿外,还可见线粒体断裂、溶解,心肌闰盘分离和肌丝混乱等。肺的镜下表现为间质出血、水肿,内皮细胞肿胀变性,内皮间连接变松,毛细血管内血小板聚集。脑的镜下改变为组织水肿,神经纤维和神经元变性,表现为组织和血管间隙增宽,微管数量减少,神经元染色、线粒体致密化等改变。远达效应的发生机制有冲击波作用、冲击震动、神经体液和血流扰动等几种学说。血流扰动学说认为,受伤瞬间的冲击波压力使血流产生扰动,这种扰动波沿循环系统向远方传播,从而造成远离伤道的组织器官损伤。

血流扰动学说的主要实验依据是:①选择材料特性和血管相似的硅胶管制成不同直径的血管,然后将其连于体外循环系统,并将其埋置于水或明胶块中,当射击水或明胶块时,用 2 900～4 000 次/s 的高速摄影机连续拍摄发现,模拟血管直径向外扩张,继之轴向延长,在如此复杂的变化中,管壁不仅发生明显变形,扩张部位也逐渐前移,说明管内液体发生了扰动。②将培养的血管内皮细胞置于模拟循环管路系统内,循环 10 min,不致伤时,内皮细胞的结构和功能正常;致伤时,可见内皮细胞呈剥脱性损伤,并有细胞膜破裂、水肿等病理改变,内皮细胞的抗凝血功能也同时降低,说明压力波对内皮细胞有直接的损伤作用。③用 5.56 mm 弹头致伤犬后肢和下腹,同时对主动脉、颈总动脉、颈静脉的血流扰动强度进行测试时发现,动静脉的压力值分别较伤前高 10 倍和 2 030 倍,瞬时血流量也比伤前增加了 8 倍,解剖可见心、肺、脑出现广泛的点、片状出血,镜检见这些器官出现前述病理改变。④射击犬的后肢和头部,采用暂时结扎股动脉或颈总动脉的方法进行实验对比,发现结扎组动物血管内的压力值无明显升高,同时心肺也未出现病理改变,而未结扎动物血管内的压力值不但明显升高,同时出现心、肺的病理改变(表 14-3)。远达效应的发生率和发生条件与投射物的伤道特性及受伤部位有关,实验证明以 1.03 g 铜珠、7.62 mm 和 5.56 mm 弹头,分别射击犬的双后肢、下腹部和头颅 3 个部位,武器所致远达效应发生率的高低顺序为:5.56 mm 弹头>7.52 mm 弹头>铜珠;致伤部位远达效应的发生率为头颅>肺部>四肢(表 14-4)。实际测量得出,心肺远达效应发生的能量边界值为 367.6 J,相当于 1 000 m/s 速度的 1.03 g 钢珠对犬双后肢致伤,速度低于 500 m/s 时,则无远达效应发生。

表 14-3 结扎和不结扎犬股动脉和颈总动脉的实验对比

组别	血管种类	例数/只	压力/kPa	出血/例数 心	出血/例数 肺
不结扎	颈总动脉	10	65.4	9	8
	股动脉	35	110.6	30	28
结扎	颈总动脉	5	17.7	0	1
	股动脉	5	9.0	0	0

表 14-4 3 种投射物不同部位致伤远达效应发生率

致伤部位	动物数	投射物种类	撞击速度/(m/s)	能量吸收/J	发生率/%
双后肢	146	1.03 g 钢珠	1 379.0	613.5	46.5
	20	7.62 mm 弹头	705.8	277.0	54.6
	17	5.56 mm 弹头	942.6	824.2	64.5
腹部	9	1.03 g 钢珠	1 425.2	624.8	56.3
	11	7.62 mm 弹头	668.7	466.4	58.0
	13	5.56 mm 弹头	915.4	1 227.1	72.6
头颅	10	7.62 mm 弹头	686.7	1 674.0	80.0

第四节 火器伤的救治原则

一、火器伤初期外科处理原则

清创术是火器伤初期外科治疗中的重要环节,为其他任何方法所不可代替。清创术的目的是在细菌感染形成和侵袭人体组织以前,充分清除坏死失活的组织,以及血块与异物等,以控制伤口出血,变污染伤口为清洁伤口,为争取伤口早期愈合创造良好的局部条件。火器伤伤口的清创术应遵循以下原则。

(一)全面了解伤情,分清轻重缓急

全面了解伤情的基础上,应重点监护伤员的生命体征,对影响呼吸、循环功能、出血不止或上止血带的伤员,优先处理;休克伤员须在伤情稳定后清创。现代火器伤常合并多种脏器伤和一种脏器的多处伤,故需进行细致的全身检查,以防漏诊,尤其是高速小质量钢球致伤,由于球面光滑,在体内遇到不同密度的组织时,容易改变弹道方向,不仅形成迂回曲折的复杂伤道,也可造成多个脏器损伤。因此更应注意仔细检查,全面了解伤情。其目的是区分轻重缓急,危及患者生命情况应优先处理,以免顾此失彼,耽误治疗时机。

(二)止血

战伤止血有多种方法可采用。

1. 指压法　将中等或较大的动脉压住。例如,将颈总动脉压向第5颈椎横突,将肱动脉压在肱骨干上。此法仅能用于短时间控制动脉血流,应随即采用其他止血法。

2. 压迫包扎法　常用于一般的伤口出血,应将敷料的无菌面贴向伤口,包扎要松紧适度。

3. 填塞法　先用1~2层大的无菌纱布铺盖伤口,以纱布条、绷带充填其中,外面加压包扎。

4. 止血带法　能有效地制止四肢出血,但可能引起或加重肢端坏死、急性肾功能不全等并发症,此办法主要用于暂不能用其他方法控制的出血。

(三)尽早清创

现代火器毁损广泛,污染严重,应立即实施清创术,以免感染形成。一般来说,从受伤至处理伤道的时间越短,则效果越好,常在受伤后6~8h内进行,但时间并不是绝对的,因为伤口污染、局部血液循环、患者全身情况、抗生素的及时应用等很多因素可影响感染形成。因此,清创时机还需根据患者的局部和全身情况以及现场的具体条件而定。

(四)一般不做初期缝合

由于现代火器伤的伤道复杂,挫伤区和震荡区交错,伤道外累及受损的组织器官也很广泛,清创时一是不容易彻底,二是容易遗漏,清创后若立即实施初期缝合,势必增加感染的机会,也会使伤腔内的压力增加,加重组织水肿、缺氧和坏死。因此,火器伤必须坚持清创术后进行开放引流,待3~5d后,视伤口情况缝合,或在伤后2周左右行二期缝合。缝合仅限于以下几种情况:①颜面或眼伤;②头颅伤;③胸部穿透伤伴开放性气胸者,封闭胸膜,但胸壁肌肉和皮肤仅做间断缝合;④有肌肉或神经暴露的手部伤,需用皮肤覆盖并尽量缝合,如张力过大,可用游离植皮术封闭伤口;⑤关节滑膜囊和关节囊必须缝合,但应留置塑料管以便术后灌注抗生素,皮肤不予缝合;⑥腹部伤时,腹膜及腹壁各层肌肉需缝合,皮肤和筋膜不缝合;⑦外阴部伤;⑧需做血管吻合者应予软组织覆盖,仅行皮肤缝合。

(五)充分显露伤道

只有充分显露伤道,才有利于探查深部组织和远离伤道组织的损伤情况。由于伤时瞬时空腔的强烈震动,可使伤道周围的血管损伤,其远端可发生隐蔽性损伤,特别是高速小质量投射物所致的复杂伤。不

仅切口要大,而且要切开深筋膜,并注意检查各筋膜间隔区是否减压充分,以解除深部组织的张力,改善局部血液循环,避免发生骨筋膜隔室综合征。

(六)搬运

根据以往战场抢救经验,搬运伤员可用背、夹、拖、抬、架等方法。一是背,背伤员匍匐前进,或者用背带加短木,使伤员骑坐其上,然后背走;二是夹,夹住伤员,侧身前进;三是拖,用大衣、雨衣、布单等包裹伤员,拴绳索或皮带于其腋下,然后拖拉运走;四是抬,双人徒手抬送伤员;五是架,就地取材制成临时担架,搬运伤员。

(七)下列脏器伤可不必初期外科处理

①入、出口不大,没有组织肿胀、血肿和较大血管损伤的简单贯通伤。②没有胸壁血肿、骨折、开放性气胸和大的胸内出血的胸背部弹头伤或破片伤。③表浅多发的低速小破片伤。若对此类患者强行进行清创,不仅无益,反会加重病情。④处于休克和濒死状态的患者,禁忌进行初期外科处理。

二、火器伤各类组织损伤处理原则

(一)皮肤

清创时,一般切除皮缘的 2~3 mm 即可,禁止切除过多。头部、面部、颈部、手和会阴部可不切除有创的皮肤。

(二)皮下组织和筋膜

所有失活的皮下组织和筋膜都应切除,由于皮下脂肪容易阻塞引流,因此在清理皮下脂肪时,切面最好与皮肤表面垂直。松散和破碎的筋膜都应切除,横过腔隙的条状或片状筋膜应在切断其两端后切除,深筋膜要做"十"或"工"字形切开。

(三)肌肉

所有失活的肌肉都应切除,判断肌肉失活的方法按"4C"法进行,当遇有色泽改变、失去张力、刺激不收缩或切之不出血的肌肉时,应予切除。

(四)肌腱

肌腱离断后不做初期缝合或移植,清创时只需修剪损伤肌腱的不整齐部分即可。肌腱的血液循环差,容易发生感染和坏死,清创后应用附近的软组织将其包埋,以利于后期有选择地进行重建。

(五)神经

清创时如看不到损伤的神经,可不必寻找;如发现了损伤的神经,应记录其位置,以便日后手术时参考;如神经离断,不必做固定或其他缝合标志,只需用正常肌肉组织将其覆盖起来即可;除手与面部的神经争取做初期吻合外,其他部位的离断神经不做初期吻合。

(六)血管

对影响肢体存活的肱动脉、桡动脉、股动脉等重要动脉的损伤,清创后应行血管吻合术,其他的动脉可予结扎。主要动脉如缺损过多,可用健侧的自体静脉进行移植修复,修复血管前,血管断端需切除一小段,直至肉眼可见正常的内膜为止,与重要动脉伴行的静脉如发生损伤,也应做修复手术,以免同名静脉淤血和威胁肢体的存活,血管修复后,应用附近的正常肌肉或其他软组织予以覆盖。

(七)骨

清创时应将游离的小骨片取出,较大的游离骨片应放置原处,以防止骨缺损,并可对骨再生起支架作用。一切与软组织或骨膜相连的骨片,都应尽量保留。对于骨折的处理,复位后应进行外固定,战时一般不做内固定术。

三、火器伤感染伤口的清创原则

对于没有得到及时处理,发生感染的火器伤伤口,不再做彻底清创术,手术时只能对皮肤和深筋膜做有限的切开,以适度扩大伤口,清除显而易见的异物、血块和坏死组织等,同时也可解除深部组织的张力,此时不再做组织切除,但应保障充分的引流。如对感染伤口进行过多的操作,会破坏人体的天然屏障,而导致感染扩散。

四、火器伤金属异物的处理原则

火器伤时金属异物存留在体内的情况多见,及时清除这些异物,对预防感染和促进伤口愈合都有积极作用。但是,仅异物本身不应作为手术的适应证,更不应为强求取出异物而影响其他紧急情况的处理。金属异物的取出根据异物的大小、位置、对功能影响的程度和具体技术条件等因素而定,一般遇有下列情况时应将金属异物取出:①部位较浅可以触及的异物;②异物直径大于1 cm;③因异物存留引起化脓性感染而使伤口不愈合者;④异物位于关节腔内引起功能障碍者;⑤异物位于大血管附近、神经干附近、重要脏器内(深部组织除外)或其附近,估计会引起继发性损伤或不良后果者;⑥异物引起明显症状,如局部疼痛和肢体功能障碍者。

第五节　各部位火器伤的救治

战争状态下,患者常常大量出现,加之战况变化迅速、战场情况复杂、运送条件困难等原因,患者难以得到迅速的确定性治疗。因此,对火器伤患者不得不进行阶梯救治。和平环境下,上述限制患者治疗的客观情况并不多见,特别是随着运输工具和运输条件的改善,患者容易在伤后短时内得到确定性治疗,故对火器伤患者不必采用战时那种不得已的阶梯救治,而应就近送往有条件的医院,尽早进行确定性的全面治疗。经过多年的研究,我国野战外科领域已形成了一整套较为有效的火器伤救治原则和方法,如积极复苏,尽早彻底清创,去除坏死组织,尽量摘除金属异物,完善止血,术后防治并发症,抗感染等。

和平环境下火器伤患者的救治可分为院前急救和院内救治2个阶段。院前急救的主要任务是对患者进行现场紧急处理和安全而迅速地送往医院,以抢救患者的生命,并使患者尽早在有条件的医院得到正规救治。院内救治包括急诊室和专科病房的紧急处理,其主要任务是对患者进行迅速而系统的全面检查、准确判断伤情、积极复苏和救治、早期外科处理、加强监护治疗与护理,这不仅对救治患者的生命至关重要,也决定着伤程的长短和患者预后的好坏。

一、颅脑火器伤的救治

(一)院前急救

1. 脱离危险环境　伤者需要以最快速度离开致伤的危险环境,为救治提供最大的便利。
2. 解除呼吸道梗阻　面对昏迷患者,应解开衣领,采用半卧位或侧卧位,迅速清除口咽部呕吐物和血块等,如有舌后坠或呼吸不畅,应将口咽通气管插入咽腔,如呼吸道已完全梗阻,应紧急行气管切开术或环甲膜切开术。
3. 妥善包扎伤口　用加压包扎法包扎,以控制头皮软组织伤口出血,有脑膨出者,可用纱布围在突出部四周,然后包扎固定,同时注意有无胸腹脏器和大血管的合并伤。
4. 早期抗感染　尽早口服或注射抗生素,如碳青霉烯、多西环素和氯霉素等,并给予注射破伤风抗毒素血清。

5. **评估伤情、尽早后送**　伤员应迅速分类、填写伤票、记录伤情,按不同伤情逐级后送。后送的原则须根据伤情和战况而定。伤员就伤情而言可分为3级:一级,清醒没有严重的神经功能障碍。二级,昏睡、严重的神经功能障碍。三级,濒死或深昏迷,双侧瞳孔散大、眼球固定,呼吸困难、慢且不规则。对前两级伤员,应及时后送。对第三级伤员,应积极就地抢救,待伤情稳定时再行后送。在后送时机上应在进行初步处理后尽早后送。但对伤情危重,生命体征不平稳,有颅内压增高的症状,随时可能出现生命危险者,应使伤情稳定后再后送。除对一些濒危而不适于后送的伤员就地急救外,颅脑火器伤患者均应用枕头或软垫垫好头部,并将其偏向一侧,尽早后送。后送过程中应注意:充分估计伤员的伤情,对后送的每一位伤员的伤情、后送过程中可能出现的问题或意外要做到心中有数,同时做好处理意外的准备;后送前应检查生命体征,尤其呼吸、血压,了解伤部情况、局部张力等,并根据情况行脱水治疗;后送人员分工明确,途中密切观察,及时处理各种情况;完善伤员的战伤病历资料,做好与后方医院的对接工作。

(二)院内救治

1. **纠正休克**　单纯颅脑穿透伤一般不伴有休克,如有严重休克,多为胸腹内大出血和实质脏器损伤所致,应迅速查明,并在积极抗休克治疗的同时,行手术处理,以控制出血。纠正休克时,不宜大量补充液体,以防加重脑水肿。美国创伤学会对该类损伤的研究表明,在重型颅脑损伤的急救过程中,低血压和低氧血症的发生率约为1:3,即使短暂的二次脑损伤也会使伤者的死亡率和致残率明显增加。因此,要积极预防休克,纠正低血压和低氧血症等二次脑损伤因素。

2. **降低颅内压**　因血肿引起颅内压增高者,清除伤道部的凝血块即可。对于严重的脑水肿患者,可静脉内快速给予20%甘露醇250 ml。对已有脑疝症状者,应从静脉内注射20%甘露醇250 ml,同时应用呋塞米40~80 mg,以迅速降低颅内压。

3. **简明扼要的神经系统和全身检查**　对所有颅脑伤患者均进行该项检查,包括意识状态(清醒、模糊、昏迷、深昏迷)、生命体征(呼吸、血压、脉搏、体温)、双侧瞳孔(瞳孔大小、对光反应)、眼球(位置、活动)、肢体活动(四肢肌力、肌张力)。

4. **局部检查**　清洁并剃光伤员头发,检查和清洁局部伤口,并根据检查情况进行分类处理:①单纯头皮软组织伤的伤员可在急诊室观察治疗;②合并胸腹穿通伤者,做相应的紧急处理;③对颅内血肿而脑受压征明显且危及生命者,立即钻孔探查或扩大钻孔清除血肿;④对合并休克或呼吸、循环功能衰竭的患者,应进行心血管和呼吸功能监护,并进行紧急处理。

5. **脑清创术**　在患者全身情况允许手术的情况下,伤后8 h内应进行一次彻底清创术,最好不要超过24 h,以减少颅内感染,使患者得到较好恢复。但如果抗生素应用得力,伤口局部污染和感染不太明显,患者全身情况又比较好,即使伤后48~72 h内,仍可进行彻底清创术,伤口也可考虑做一期缝合。当创道较短且限于一侧半球内,可以通过射入口的进路,于创道清创的同时摘除金属异物。若非贯通伤较深,创道已达对侧或对侧皮质时,脑组织损伤严重常伴有脑内血肿,这种情况下应该先经射入口进路做同侧创道清创,再经对侧金属异物所在处做清创摘除异物、清除血肿。当出现贯通伤后,具体手术方案应视伤情、射入口和射出口部位及有无继发血肿而定。其一,射入口和射出口较远的贯通伤,两侧伤口应同时分别处理。其二,射入口和射出口相近并位于同侧或双额贯通伤,应连同出入口同时处理。其三,射入口和射出口各在一侧半球,射入口和射出口两端应分组处理。

6. **延期处理**　延期处理是在伤后3~6 d进行的外科处理,如伤口无明显感染,仍可在应用大量抗生素的基础上,考虑行清创术,清创后是否对伤口进行一期缝合要慎重考虑,清创不彻底或不能进行清创,则不能缝合伤口,仅在伤口两端做部分缝合。如伤口已有明显感染,可延长切开头皮伤口,用咬骨钳将颅骨入口扩大,以利于引流,此时禁止再做颅内清创术,以免使感染向颅内扩散,待感染控制后,再于适当时机进行晚期清创。

7. **晚期处理**　晚期处理是在受伤7 d以后进行的清创处理,此时感染多比较严重,应主要以抗菌药物控制感染为主,不再进行脑清创术,但可将颅骨入口孔径扩大,清除伤道浅部局部有阻塞作用的碎骨片和异物,以利引流通畅。待感染局限后2~3个月,再进行伤道和局部瘢痕完整切除术,以防止向颅内发展。

二、颌面部火器伤的救治

(一)院前急救

1. 保持呼吸道通畅 对咽喉气管损伤及口底有损伤者,要防止误吸或急性呼吸道梗阻,紧急时行环甲膜穿刺或气管切开术。
2. 上颌骨骨折及软腭下坠 遇有这种情况时,可就地取材,用牙垫通过磨牙横行托起。
3. 紧急止血 面部的出血可用无菌纱布加压包扎止血。
4. 安全后送 后送时要密切注意保持呼吸道通畅,清醒患者可用坐位,头向前,昏迷患者应半卧位或侧卧位,以使其口内分泌物外流。做舌牵引的患者要将舌固定在口周皮肤上,防止舌后坠。对已做气管切开的患者,应备吸引管及大注射器,以便随时吸出分泌物。

(二)院内救治

1. 气管切开术 对呼吸道以及喉、气管、食管损伤的患者均应行气管切开术。
2. 止血和处理血管伤 对颌面部出血进行手术处理,更换 24 h 以上的伤道填塞物。颈总动脉和颈内动脉损伤要争取手术修复,其他损伤血管难以修复时可结扎。
3. 纠正休克 快速输液、输血,以纠正休克。
4. 软组织伤的处理 主要是进行清创缝合,以预防感染,促进愈合。清创时要彻底洗净伤口,并尽量保留软组织,对颌面部软组织伤的患者,可不受伤后至清创时所延迟时间的严格限制,只要伤口无明显变化,伤口周围无明显的浸润性硬结,而且对异物和坏死组织清除比较彻底者,都可进行缝合。
5. 舌损伤的处理 舌体由大量肌组织构成,伤口水肿非常明显,采用一般整形缝合法,容易撕脱创缘,因此,缝合舌体损伤要用大针、粗线,离伤口 0.5 cm 处进针,要多带一些肌组织做间断缝合,此外,要辅助 2~3 针褥式缝合,以防伤口裂开。缝合活组织时要尽量保持舌的长度,决不能做折叠式缝合,以免日后影响功能,离断的舌组织应在清洗后及时对位缝合,多可获得满意的结果。
6. 面神经损伤的处理 创面中发现离断的面神经干时,尽量将两断端分离,并做神经对端缝合,如神经离断在末端,因细小而不便缝合时,应将近心端的神经断端缝合在其原来解剖走行部位的软组织中,以帮助其自行恢复。
7. 颌面部骨折伤的处理

(1)上颌骨损伤:对于粉碎性上颌骨骨折,应行彻底清创术,可直接清除伤口游离的骨片及异物,保留与骨膜相连的骨折片,入口的组织清创后可做严密缝合,并妥善引流。

(2)下颌骨损伤:清创时尽量保留与软组织相连的碎骨片,游离碎骨片很大时,充分冲洗后可放回到原来的解剖位置,以争取愈合,减少骨的缺损,不影响下颌骨连续性的游离碎骨,或骨缺损过大,估计以后需做植骨者,所有的游离骨片均可去除,以防创伤感染发生。

三、胸部火器伤的救治

(一)院前急救

1. 封闭伤口 开放性气胸应立即用大型急救包和纱布将伤口封闭,如无急救包,也可用布类包扎以维持正常呼吸,包扎后切勿再取下敷料,敷料被血液浸透封闭作用好,若有漏气等情况,只需再用敷料包扎固定。
2. 固定胸壁多根肋骨骨折 有明显的反常呼吸运动,先用厚敷料或急救包压在伤部,外加胶布,绷带包扎固定,以使浮动的肋骨得以固定。
3. 维持呼吸 对有严重呼吸困难和发绀的患者,应立即判明原因,首先检查伤口及咽喉内有无异物、血块和呕吐物等堵塞。如呼吸道梗阻解除后患者仍有呼吸困难,应检查有无气管偏移,当发现气管偏向一侧,要想到对侧有张力性气胸,立即在伤侧锁骨中线第 2 肋交界处穿刺排气。为安全后送,可将排气针固定于胸壁上，并在针头上套扎一个胶管，在其尖端剪一小口，以做成单活瓣排气针，使胸内气体排出，而外界的气体不能进入，达到持续排气的目的。

4. 气管切开　对仍有呼吸道堵塞而且缺氧的患者，应果断地进行气管切开。气管切开可减少呼吸道无效腔和呼吸阻力，并且可以通过内套管，有效地清除气管内的分泌物。

5. 预防感染　尽早给予有效抗菌药物。

6. 尽快后送　后送时应将患者的上半身垫高约30°，后送途中应特别注意呼吸道的通畅和排气是否有效。

（二）院内救治

1. 补充失血量纠正休克　失血量大时可用2条静脉通道输液、输血，必要时置管以监测中心静脉压（central venous pressure，CVP），以便正确掌握输入速度和输入量。

2. 胸腔引流　对有血气胸的患者，应尽早做胸腔闭式引流术，引流的位置为中线第4或第6肋间。早期进行胸腔闭式引流术有以下优点：①迅速缓解血气胸对肺和心脏的压迫，恢复胸腔内负压，使肺尽早复张，改善呼吸和循环状态；②尽早使胸腔内血液和气体排空，更有效地预防肺不张；③引流出来的血液如有适应证，可行自体回输血。引流管放置的时间视具体情况而定，如有严重肺实质损伤，需要多放置一段时间（一般为1周），或及早手术处理肺损伤。

3. 解除心包压迫　对有心包压迫症状的患者，首先做心包穿刺术，抽血减压。即使只抽出30~50 ml的心包积血，也有可能抢救患者的生命。如心包穿刺效果不好，可经剑突下心包开窗术，并置管引出积血。

4. 胸壁清创　对开放性气胸者需行胸壁清创，缝合胸壁和肌肉组织，关闭胸腔，皮肤和皮下组织可做延期缝合，如胸壁缺损过大时，可行带蒂肌瓣修复。

5. 开胸止血和清除血块　进行性出血、原伤口无法进行止血者，应及时开胸，清除血块和异物，修补或缝扎血管，术后做胸腔闭式引流。

6. 胸骨上窝切开排气　对引起呼吸困难和发绀的纵隔气胸，应立即经胸骨上窝切开排气。

7. 肋骨骨折的牵引固定　多根多处肋骨骨折引起浮动胸壁者，应在胸壁浮动区中央部，用无菌巾钳夹住游离段肋骨1~2根，连以牵引，做重力牵引1~2周，重量以抑制反常呼吸和患者自觉合适为度，一般2~3 kg。如果牵引仍然不能有效地抑制患者的反常呼吸，可做切开复位内固定术。因肋骨骨折所致胸壁疼痛而影响呼吸者，可行肋间神经封闭，但尽可能不用吗啡类药物。

8. 胸腹联合伤的处理　胸腹联合伤原则上都应该争取早期手术，进行闭式引流。处理程序可根据伤情而定，以胸部为主者，经胸部进行探查；以腹部为主者，经腹部进行探查；如胸腹需要同时探查，则分别做胸腹部切口，分两组同时手术。

9. 胸腔内异物的处理　对于胸腔内或肺表面的异物，实施单纯异物摘除术。对位置较深的异物，可在定位后切开肺组织去除异物。对异物存留导致肺不张、支气管扩张、慢性肺脓肿或异物嵌入支气管内者，需手术切除病变肺段，然后补充注射破伤风抗毒素。

四、腹部火器伤的救治

（一）院前急救

1. 迅速包扎　迅速包扎伤口，对于脱出的器官，一般不予还纳，可用无菌敷料覆盖后用饭碗等盖好保护，然后再包扎固定，这样可保护腹腔脏器避免受压。如腹壁缺损过大，脏器大量脱出，为避免其暴露时间过久及出现绞窄性坏死，应将器官还纳入腹腔。此时污染已成为次要问题，如肠管有穿透伤时，则穿破部位不应还纳。

2. 镇痛　对于开放性损伤者或已确诊腹腔脏器损伤的患者，可用吗啡等药物镇痛。

3. 紧急后送　后送中切实嘱患者不要用力咳嗽和翻身。

(二)院内救治

1. **积极抗休克** 腹部火器伤的休克发生率极高,是早期死亡的主要原因之一。对于休克患者,必须积极进行输血、输液等抗休克治疗,可选用粗针建立2个静脉通道,以保证快速补液,腹部火器伤的患者,不宜选择下肢静脉作为输液通道。

2. **手术止血** 有实质性脏器或大血管损伤而引起的急性大出血患者应立即手术止血,同时进行积极的抗休克治疗,如出血暂时控制而患者有休克表现,应先积极抗休克,将一般状况改善后再进行手术治疗。

3. **修补腹壁** 有内脏脱出者,应尽快手术,修补腹壁缺损,以防止休克加重和腹腔感染。

4. **剖腹探查** 腹部穿透性火器伤原则上均应行剖腹探查术,有时尽管患者无明显的内脏伤征象,也应进行剖腹探查,以便进一步明确诊断,采取相应措施。探查时,严禁采用扩大原伤口的方法探查,因为火器伤伤口有大量变异,术后可导致切口裂开、内脏脱出等并发症。探查术后,将腹膜、腹壁肌肉缝合,皮肤和皮下组织可敞开,如无感染,一般7 d后延期缝合。

(1)剖腹探查顺序:剖腹探查时要根据伤道的位置方向,进行系统全面检查,避免漏伤。如贯通伤,应根据伤道走行对沿途器官进行重点检查,应该注意,弹道一般是直线型的,小质量表面光滑的投射物遇到阻力后易改变方向,探查时应注意。探查时也可根据术中所见进行重点检查,如切开腹膜时,有血液溢出者,明确有实质器官或大血管损伤;如有气泡溢出,提示胃肠道穿孔;如果见到食物,表明有上消化道损伤;如有大便外溢,则表示肠道破裂;胆汁表示十二指肠破裂。

(2)非穿透性火器伤的处理:腹部非穿透性火器伤是否行剖腹探查术应根据具体情况而定,如确保无内脏损伤,按清创术原则处理。如有脏器损伤,立即行剖腹探查术。

(3)抗生素应用:腹部火器伤原则上常规应用抗生素,抗菌谱要广,量要足,必要时可用两联抗生素。

(4)胃肠减压:胃肠火器伤不仅因内容物的外溢可造成污染现象,术后出现短暂性肠麻痹的程度也往往较重,持续的时间又较长,因此,术前术后均应进行胃肠减压术,这样可以减轻腹胀,减少胃肠道内容物对腹腔的继续污染等。

(5)维持营养和水、电解质平衡在胃肠功能恢复期,应给予胃肠外营养。等到胃肠道功能恢复时,则应从胃肠供给营养,同时应注意保持水、电解质平衡。

五、骨盆部火器伤的救治

(一)院前急救

1. **包扎止血** 迅速加压包扎,对稳定性骨盆骨折可用三角巾或多头带做环形加压包扎、止血、固定;对不稳定性骨盆骨折可使用骨外固定架稳定骨盆,用三角巾或多头带做环形加压包扎,同时采用能够控制出血,又具备骨盆固定的装置非常有必要,采用充气夹板控制骨盆出血的方法也可采用。

2. **导尿** 膀胱、尿道损伤时,可行导尿术,以解除患者排尿困难,缓解尿液外渗。留置导尿管随患者后送,途中不要轻易拔掉导尿管,导尿困难时切不可勉强用力或反复进行,应改做耻骨上膀胱穿刺或膀胱穿刺造口术排尿。

3. **预防感染** 现场急救时可口服或肌内注射抗生素,其剂量要大,抗菌谱要广。

4. **迅速后送** 后送时取仰卧位,膝部垫高,两下肢略外展。

(二)院内救治

1. **积极抗休克** 骨盆火器伤常因骨折出血或大血管伤的剧烈出血而引起失血性休克,因此要及时扩充血容量,以提升血压,改善微循环。

2. **结扎止血** 骨盆部的出血难以进行止血,遇有出血不止者,应立即下腹部剖腹探查出血来源,对出血的动静脉伤应果断地结扎止血。盆腔或者腹壁组织出血不止时,可行髂内动脉结扎术,如仍不能止血,可采用大纱布填塞止血,待出血停止1~3 d后,逐次解除填塞物,髂总动脉和髂外动脉损伤不可结扎,应修补缝合或进行血管移植,以防止下肢缺血性坏死。

3. **剖腹探查** 疑有腹腔内盆腔器官损伤时,要尽早进行探查。各种火器伤的损伤分别做以下处理。

(1)膀胱:修整伤口后,用肠线全层缝合,术后行耻骨上造口,伤口清创后充分引流。对输尿管小伤口应修补缝合,腹膜后放置引流;严重的输尿管损伤,可做输尿管部分切除和吻合术,吻合有困难者,也可将输尿管种植在膀胱里。

(2)直肠:腹膜反折以上的直肠损伤,做双层横向缝合,并行结肠造瘘术;腹膜反折以下的直肠损伤,除结肠造口外,还需对周围软组织和直肠周围进行清创,并做周围间隙引流,特别是坐骨直肠窝的充分引流。

(3)子宫:子宫体部的小裂伤可修补缝合,子宫颈部或子宫动脉的损伤,做子宫全切除或次全切除,术后经阴道后穹隆冲洗加伤口引流。

(4)附件:输卵管切除断端,合并结扎,卵巢经充分止血后,早期可能修补,仅在必要时切除。

4. **盆腔外损伤的处理** 各受伤部位的处理方法如下。

(1)肛管损伤:早期处理与一般的软组织伤处理原则相同,但应尽可能保留肛门周围组织,以免术后发生畸形。清创时不可切除括约肌,不缝合伤口,保持引流通畅。肛门、肛管损伤严重,原则上行乙状结肠造口术,以帮助其愈合。

(2)尿道损伤:完全断裂的开放伤,原则上应积极行尿道吻合术。如无条件,可采用尿道"会师"术,在导尿管支架上做定位缝合,加膀胱造口术。部分断裂时做耻骨上皮肤造口术,视情况是否留置腹部导尿管。

(3)阴茎、睾丸、阴囊损伤:都要在清创后尽可能修补缝合。

5. **骨盆和关节损伤的处理** ①无脏器损伤的闭合性骨折,积极输血,纠正酸碱平衡紊乱,不要轻易进行手术探查。②骨盆骨开放伤,必要时充分引流,以防发生骨髓炎,骨折断端出血不容易控制时,可用止血粉或纱布填塞,必要时结扎髂内动脉。③髋臼、股骨头和股骨颈骨折,必须清除游离碎片,将关节囊内清洗干净,缝合关节囊,并留置小塑料管,向关节囊内注射入抗生素,以防感染。术后用单侧"人"字形石膏固定,开窗,以便于更换伤口敷料。④闭合性骶骨伤后常可造成巨大的腹膜后血肿,应予观察,以保守治疗为主,如血肿增大,怀疑血管伤而条件又许可时,可通过腹腔进行腹膜后探查术。

六、脊柱脊髓火器伤的救治

(一)院前急救

1. **包扎止血** 对软组织损伤导致的出血可加压包扎止血,有脑脊液漏者要加厚包扎,同时去掉患者身上装具和衣带中的硬物,以免引起压力性损伤。

2. **注意多发伤** 迅速检查患者有无胸、腹和盆腔脏器的多发伤,并给予优先处理,对有呼吸困难者和昏迷者,要注意保持呼吸道通畅,必要时行气管切开术。

3. **注意体位** 患者平卧,避免脊柱弯曲和旋转。对腰部脊柱伤的患者,腰下垫以软垫,以保持腰部平直。颈部有伤的患者,在颈后垫小布卷或薄枕头,头两侧放置衣物,以防止颈部转动。

4. **搬运患者** 移动和搬动患者时,必须使头和躯干保持平直,在受伤地点救护患者时,可将患者轻轻平滚到担架上,也可将患者平直放在担架上,搬动患者一般应有2~3人协同动作,一人托头和双肩,一人托胸腰部,另一人托下肢,受伤患者还需另由一人牵引头部,绝对禁止一人搬动等错误的搬动方法,最好使用平板担架或门板,如用帆布担架,可使患者侧卧,但颈部伤和有呼吸困难者,不可俯卧。

(二)院内救治

1. **纠正休克** 对休克患者应立即进行输液、输血,但应避免输入大量等渗盐水,以防加重脊髓水肿。

2. **气管切开** 颈椎损伤患者伴明显呼吸困难者,可行气管切开术,必要时行人工辅助呼吸。

3. **导尿** 对排尿功能障碍和尿潴留者,应留置导尿管,导管的外端用无菌纱布包好夹住,每4~6 h放尿1次,并口服尿路消毒药。

4. **抗感染** 有开放性损伤者,应给予足量的广谱抗生素,必要时注射破伤风抗毒素。

5. **明确损伤类型** 根据神经系统检查,将脊髓火器伤分类,对患者进行全面的系统检查,包括运动、感觉、反射和括约肌功能等,以确定损伤程度和平面。根据枪伤动物的实验结果,脊髓火器伤的病理改变为横断伤(致伤物贯通椎管,击断脊髓,或贯穿椎体后,能量传递到脊髓,使之断裂。缺损 1.0~1.5 cm,断端不整,硬膜多有破损。断端 1~2 cm 范围内灰质中心出血,逐渐向周围扩展,24 h 后整个断面坏死)、完全性挫裂伤(子弹穿过椎管壁或相邻部位,冲击波挫伤脊髓,但其外观尚完整,硬膜多无破损,常伴有骨折。病理改变类似上述横断伤,但较之更为严重,进展更快)、不完全挫裂伤(弹丸通过椎旁、椎间盘,冲击波作用于脊髓,其外观正常,镜下见灰质中央多处出血灶,白质改变不明显,或仅有少许退变)和轻度挫伤(弹道距椎管稍远,如穿过棘突,肉眼见脊髓大体无改变,但镜下见灰质中央管点状出血)。

6. 初期处理 初期外科处理要尽早进行清创,清除异物、骨折片、血肿和切除坏死组织,从而解除脊髓压迫,为脊髓功能恢复创造条件。对开放性脊髓轴索损伤的患者,可在清创时,一并进行椎管探查,如硬脊膜完整,无血肿压迫,可不必切开硬脊膜。如硬脊膜已经破损,可在异物、血块清除后,缝合硬脊膜,并用脊柱旁肌群加以保护。

7. 椎板切除减压术 对闭合性脊柱损伤患者,原则上进行椎板切除减压术,特别是患者有脊髓损伤症状,骨片突入椎管或异物压迫脊髓时,更应进行脊髓减压术。减压术进行得越早,对脊髓功能的恢复越有利。手术目的是椎管内清创,去除椎管内异物、骨片、血块,如硬膜未破损,一般不应切开,以免污染脊髓组织;已破损者,应扩大切开,探查脊髓,清除异物,碎烂的脊髓可轻轻吸除。清除后,缝合修补硬膜。椎板切除术的适应证包括:①椎管内异物、骨片压迫脊髓或存在易引起感染因子(如子弹进入椎管前先穿透肠管);②椎管内有血肿压迫脊髓;③脑脊液漏严重;④不完全损伤者在观察过程中症状恶化,奎肯施泰特试验提示椎管内有梗阻,一般应另做切口。

8. 牵引固定 对颈椎骨折需要做颅骨牵引内固定术。

9. 术后治疗和护理 保持呼吸道通畅,积极预防四肢关节和肌肉的萎缩。

10. 高压氧治疗 有条件的医院可进行高压氧治疗,高压氧治疗有助于改善脊髓的缺血、缺氧状况,从而保护脊髓神经元,避免进一步变性坏死。

七、四肢和关节火器伤的救治

(一)院前急救

1. 迅速止血 一般应用加压包扎法止血,对较大的动脉出血(股动脉等)用加压包扎法止血无效时,可使用止血带止血,紧急后送,上止血带必须要有明显的标志,并注明上止血带的日期和时间。

2. 临时固定 对有骨折的患者要临时固定,恰当地固定肢体可有效减轻疼痛、保持骨折位置和防止骨折端损伤血管等重要组织。

3. 检查多发伤 迅速检查有无头胸、盆腔和腹腔脏器伤,这些部位的损伤往往比四肢、关节伤更为严重,现场急救时,除四肢血管止血外,对上述部位的损伤应给予优先处理。

4. 早期抗感染 四肢、关节火器伤的感染率比较高,除有效清创外,应尽早给予抗生素也是控制感染的有效方法之一,例如长效庆大霉素、青霉素等。实践证明,抗生素给予的时间越早越好。

(二)院内救治

1. 继续抗感染 继续使用抗生素,根据细菌培养和药敏试验的结果调整抗生素的种类,补充注射破伤风抗毒素。

2. 手术止血 去除止血带,紧急手术止血和修复受损血管,能结扎的血管伤予以结扎止血,不能结扎者,行血管吻合或血管移植术。

3. 深筋膜切开 严重的软组织伤使用止血带不当,可造成静脉回流受阻而引起组织间隙水肿,肌肉也因伤缺血肿胀,如不及时切开无弹性的深筋膜来解除肌肉所受到的压力,肌肉可在数小时内坏死,应根据严重疼痛、肌内有发硬感、肢体苍白程度、肢体终末动脉搏动消失等临床现象,及时做深筋膜切开。

4. 清创术 清创既是预防感染的重要措施,也是挽救肢体和恢复肢体功能的基本方法。因此,对四肢、关节火器伤的患者一定要进行清创。清创时对骨折不做内固定或植骨要求,尺桡骨同时骨折时,手术中要将骨间膜缝合,以免发生交叉愈合,如有2个伤口,应分别引流。术后加做石膏固定,在石膏干后全层破开分为前后2片,再松松扎起,以免肢体肿胀后影响循环,但须起固定作用。清创后不做初期缝合。

5. 关节伤的处理　彻底清创后,用肠线间断缝合关节囊,当缺口过大不能缝合时,可用近处肌肉做成片状膜修补,避免关节直接暴露,关节腔内留置细塑料管,以便抽液和注射抗生素。关节面损坏严重的,可做部分或全部关节切除术,术后用石膏固定于功能位,除小的指关节外,不缝合皮肤和皮下组织。

6. 手部伤的处理　清创时切除已失活的组织,要适当保留皮肤和软骨组织,对骨折要进行复位,必要时用克氏针、钢丝或者螺丝进行固定。转移皮瓣或游离皮瓣以覆盖外露肌腱、神经、血管及关节,如无特殊情况,伤口尽可能一期闭合,术后引流48 h,伤口用凡士林纱布覆盖,指间分开,用石膏固定(干后全部剖开)于功能位,但不包住健指,经常活动未被固定的关节和手指。

7. 软组织严重损伤的处理　对软组织严重损伤者,可在彻底清创后5 d,创面清洁,肉芽新鲜,创周无红肿和压痛等情况下,用带血管蒂的肌肉皮瓣移植修复。这样不仅有利于矫正肢体畸形,也可为日后重建肢体功能创造条件,同时具有预防功能障碍的作用。

8. 血管、神经合并伤的检查与处理　注意观察伤肢远端的皮肤颜色、温度、动脉搏动和肢体的活动和感觉。如颜色呈蜡白色、冰冷、无搏动,则证明有血管伤;如肌肉没有活动力,感觉丧失,则证明神经受伤。应特别注意锁骨骨折与锁骨下动脉损伤、肱骨中1/3骨折与桡神经损伤、肱骨头粉碎性骨折与腋动脉损伤等合并伤。对血管和神经的合并伤的检查与处理参见下述"周围血管火器伤的救治"和"周围神经火器伤的救治"的有关内容。

八、周围血管火器伤的救治

(一) 院前急救

1. 紧急止血　首先包扎止血,即用敷料覆盖伤口,然后加压包裹。对位置较深的血管出血,可用填塞加压包扎法止血,方法是用无菌纱布填塞受伤创腔,不再出血后用大量敷料覆盖,再加压包扎。如出血仍不能控制,立即改用止血带止血,止血带应在伤处附近上端,下面环形给予缠绕敷料、布类或毛巾,止血带的松紧以恰能止血为度,过紧会造成不良后果。上止血带的患者应有醒目的标记,时间不能过长,安全时限一般为1.5~2.0 h。对于暴露而明显的血管断端出血,也可用止血钳止血,但应避免伤及附近的血管神经。

2. 镇痛　可用吗啡类制剂镇痛。

3. 骨折固定　对于合并骨折者,可用超过上下2个关节的夹板进行固定。良好的制动有缓解疼痛、避免进一步损伤、出血和预防感染的作用。

4. 迅速后送　除非做好充分的止血准备,后送途中在安全时限内一般不得松开止血带,以免出血不易控制而危及生命。

(二) 院内救治

1. 纠正休克　四肢血管伤常伴有大量出血造成失血性休克。因此,对休克者应立即建立静脉通道,快速输血、输液,最好是输入全血或血液代用品,以有效补充血容量。

2. 血管伤的处理　由于火器性血管伤的损伤范围大,血管常有断裂,一般不宜做部分缝合,应切除伤段。肉眼观正常的血管也应切除0.5~1.0 cm,损伤血管部分的内膜必须彻底切除,否则术后易发生血栓形成。血管清创彻底后做断端吻合,要求吻合处没有张力。如缺损较大,应采用自体静脉移植术,然后用肌肉覆盖,不缝合皮肤,充分引流,包扎固定,选用有效抗生素。

3. 早期截肢　使用止血带超过5 h的患者或肢体毁损严重者,再保留肢体危及生命者应进行开放性截肢术。手术时可在原止血带的上端另上一条新的止血带,去除原止血带,皮肤消毒后,在原止血带的上方进行开放性截肢,术后进行充分引流,不缝合伤口,牵引皮肤时应尽量考虑残端功能,为了日后安装义肢,也要尽量保持残端的长度。

4. **合并骨、关节伤和神经伤的处理** 伴有骨折和关节伤时不做内固定,应在血管修复后用石膏做外固定,待石膏干后分为两半,以免肢体肿胀时压迫肌肉引起血液循环障碍。股骨骨折需要牵引,保持复位,但不得因此而使血管吻合处有张力,神经伤的处理按"周围神经火器伤的救治"的有关内容进行。

5. **截肢后的二期修整** 对于早期截肢的患者,如截面合适,符合安装义肢的要求,可不做二期修整术;对不符合装配义肢要求的断端,如截面已经愈合或接近愈合,只要感染已被控制,创面清洁,水肿消退,就可进行二期修整或截肢术,以做成一个适于安装义肢和具有一定功能的残端。

九、周围神经火器伤的救治

(一)院前急救

1. **包扎止血** 单纯的周围神经火器伤只需包扎,以防伤口再受污染;但周围神经火器伤常合并血管伤,因此,包扎止血通常是现场急救的重要工作。

2. **肢体固定** 伴有骨折者应对肢体于功能位上进行临时固定,纠正肢体的畸形,同时也具有防止再损伤、缓解疼痛、预防感染的作用。周围神经单纯损伤者一般不对肢体进行外固定,但有腕下垂、足下垂时,应将腕部和足部保持在功能位(30°腕背伸位和足背伸位)后送。以防止术后足下垂和避免畸形挛缩。

3. **早期抗感染** 周围神经火器伤常合并严重的软组织伤,为控制或推迟伤口感染,应尽早给予广谱抗生素。

(二)院内救治

1. **止血、抗休克** 对合并血管伤者,根据具体情况予以修复或结扎。有休克表现者,要积极抗休克。

2. **继续抗感染** 继续院前的抗感染治疗,但应根据入院后的有关检查(细菌培养、药敏试验等)调整抗生素的种类和给药途径。补充注射破伤风抗毒素血清。

3. **清创术** 由于周围神经火器伤的损伤非常广泛,早期难以准确判定损伤范围,如切除不够,修复后常有神经内瘢痕形成,周围也多为瘢痕所包埋,需再次修复,加之火器伤伤口污染非常严重,感染率高,早期缝合往往造成神经吻合失败。因此,对离断的神经干不做一期修复。清创时如发现离断的神经干,只对其断端外观、位置及其与周围组织的关系进行记录以做二期修复时的参考,但不要缝合固定神经干或用银夹标记,以免加重神经损伤,如没有发现神经干断端,不可向深部组织或健康组织内去探寻,以免加重感染,清创完毕后,应用健康的肌肉组织覆盖神经干,同时避免与邻近的血管吻合部直接接触,以免粘连。

4. **神经系统检查** 对肢体进行运动、感觉和交感神经方面的检查,必要时进行肌电图诱发电位和神经电生理检查,以确定神经损伤程度和对损伤神经进行全面评价,同时也为制订二期神经修复方案提供客观依据。

5. **神经损伤的二期处理** 开放性损伤在伤口愈合后1~3个月内,闭合性损伤在损伤后3周左右,即可进行二期处理。二期处理时要根据神经损伤的具体情况分别进行处理。和周围组织粘连的神经干,可行神经外松解术和内松解术,以将神经干从瘢痕和粘连中游离出来;离断的神经干,应予无张力缝合,缝合时注意神经的精确对位;如神经缺损过多,应行神经移植;切除外伤性神经瘤,切除时从瘤部向正常部分进行,每隔1~2 mm切一刀,直到显露出正常的神经为止,以利于近端的轴突顺利长入远端的神经膜管,切除应用锋利的刀片,勿用剪刀或钝刀,以免发生压榨伤或挫伤。

6. **术后处理** 术后恰当固定肢体,并使用促神经生长和功能恢复的药物,同时进行理疗和体疗等功能锻炼,以使肢体功能早日恢复。

第六节　火器伤典型病例

【病例简介】

患者男性,24 岁。患者于 2015 年 12 月 15 日 18:00,不慎被距离 15 m 左右猎枪金属霰弹击中,致头部、胸部、腹部多处中弹,胸腹壁弹口少量出血。由"120"救护车紧急送入当地人民医院救治。入院时查体:意识清醒。血压 120/70 mmHg,心率 78 次/min,无明显头痛、头晕、恶心、呕吐,无大小便失禁,无四肢肌力减低,无抽搐,无言语不清。头、胸、腹部电子计算机断层扫描(CT)与腹部 X 射线片示头皮、大脑鞍上池、心包、胃壁、肠壁等多处可见金属影(图 14-5)。胸腹部皮肤可见多处弹丸入口(图 14-6)。

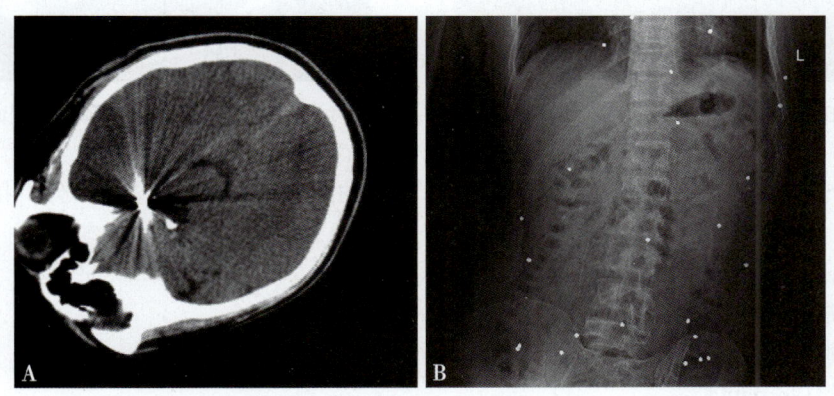

图 14-5　头颅及胸腹部被猎枪击中后复查头颅 CT(A)与腹部 X 射线片(B)

【诊断】

1. 枪击伤

1.1 头部损伤

1.1.1 颅脑穿透伤(大脑鞍上池)

1.2 胸部损伤

1.2.1 胸部穿透伤(胸骨后、心包)

1.2.2 左侧少量液气胸

1.3 腹部损伤

1.3.1 腹部穿透伤(腹壁、胃窦、结肠肝区、降结肠、腹股沟区)

2. 损伤并发症

2.1 右侧大脑中动脉闭塞

2.2 右侧额颞顶大面积脑梗死

2.3 肺炎

3. 右额颞顶去骨瓣减压术后

【救治经过】

"120"救护车出诊医师现场予以手法压迫紧急止血并绷带包扎后,于 20:00 护送患者到当地医院重症监护病房(ICU),弹丸入口消毒清创,给予心电监护、静脉输液、镇痛等支持对症治疗,并密切观察患者生命体征、瞳孔及意识变化。

2015 年 12 月 16 日 14:00,患者出现言语不清,左侧面瘫,左上肢及左下肢肌力减弱,无抽搐。查体:格拉斯哥昏迷量表(GCS)评分 12 分(E3V3M6),双侧瞳孔等大等圆,直径约 3 mm,瞳孔直接与间接对光反射存在。心、肺体检正常。腹部平软,无肌紧张,无压痛、反跳痛,移动性浊音阴性,肠鸣音正常。左侧上肢肌力 2 级,左侧下肢肌力 3 级,右侧上、下肢肌力正常,四肢肌张力正常,左侧肱二、三头肌腱反射减弱,左侧膝、跟腱反射减弱,双侧 Babinski 征阴性,双侧 Hoffmann 征阴性,Kernig 征阴性。急诊行头颅 CT 检查示右侧颞顶叶大面积脑梗死(图 14-7),给予补液、甘露醇脱水、营养神经等治疗。

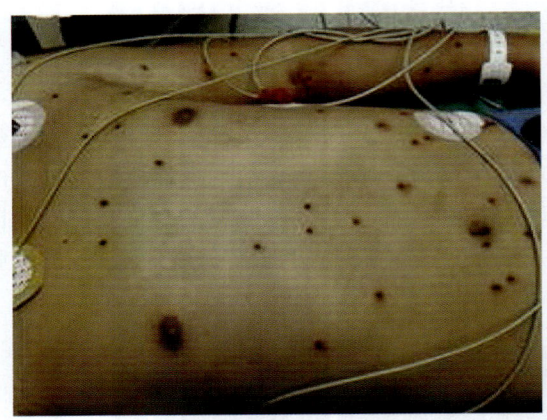

图 14-6　患者胸腹部弹丸入口情况

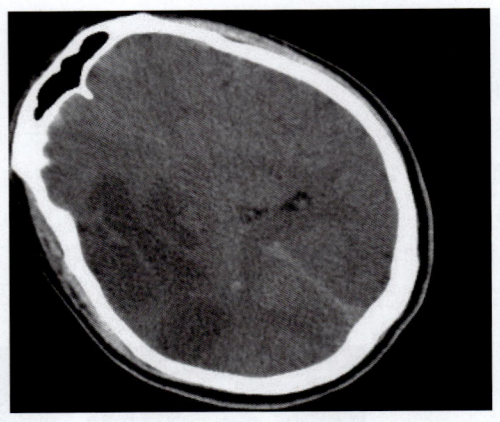

图 14-7　头颅 CT 示右侧颞顶叶大面积脑梗死

注:格拉斯哥昏迷量表的评估有 3 个方面,3 个方面的分数相加即为昏迷评分。记述分为 E、V、M 3 个方面。

睁眼反应(E,eye opening)

4 分:自动睁眼(spontaneous)。

3 分:呼唤睁眼(to speech)。

2 分:刺痛睁眼(to pain)。

1 分:无反应

C:睁不开[如因眼肿、骨折等不能睁眼,应以"C"(close)表示]。

说话反应(V,verbal response)

5 分:正确应答(oriented)。

4 分:回答错乱(confused)。

3 分:词句不清(inappropriate words)。

2 分:刺痛只能发音(unintelligible sounds)。

1 分:无任何反应(none)。

T:因气管插管或气管切开无法正常发声,以"T"(tube)表示。

D:平常有言语障碍史,以"D"(dysphasic)表示。

A:失语症(aphasia)。

运动反应(M,motor response)

6 分:按吩咐动作(obey commands)。

5 分:刺激时,可定位疼痛位置(localize)。

4 分:刺痛时肢体回缩(withdrawal)。

3 分:刺痛时,呈去大脑皮质状态(decorticate state;也称去皮质强直)。

2 分:刺痛时,呈去大脑强直(decerebrate rigidity)状态。

1 分:无任何反应(no response)。

昏迷程度以 E、V、M 三者分数相加来评估,正常人的昏迷指数是满分 15 分,昏迷程度越重者的昏迷指数越低。

轻度昏迷:13~14 分。

中度昏迷:9~12 分。

重度昏迷:3~8 分。

12月17日18:30患者病情未缓解,转入中国人民解放军海军军医大学附属长征医院急救科ICU。继续给予对症支持治疗。12月18日14:30,患者意识障碍进一步加重,左侧肢体肌力进一步下降。查体:GCS 10分(E2V3M5),双侧瞳孔等大等圆,直径约3mm,瞳孔直接与间接对光反射存在。心、肺体检正常。腹部平软,无肌紧张,无压痛、反跳痛,移动性浊音阴性,肠鸣音正常。左侧上肢肌力0级,左侧下肢肌力1级,右侧上、下肢肌力正常,四肢肌张力正常,左侧肱二、三头肌腱反射减弱,左侧膝、跟腱反射减弱,双侧Babinski征阴性,双侧Hoffmann征阴性,Kernig征阴性。神经外科会诊后,行全脑血管造影术,术中见右侧大脑中动脉起始部高密度影,大脑中动脉主干及其远端未见显影。为进一步行手术治疗,转神经外科ICU。17:00,患者入手术室,行右额颞顶去骨瓣减压,术中剪开硬脑膜并翻转硬脑膜覆盖大脑表面(图14-8)。术后给予止血、补液、脱水降颅压、抗炎、营养等对症支持治疗。

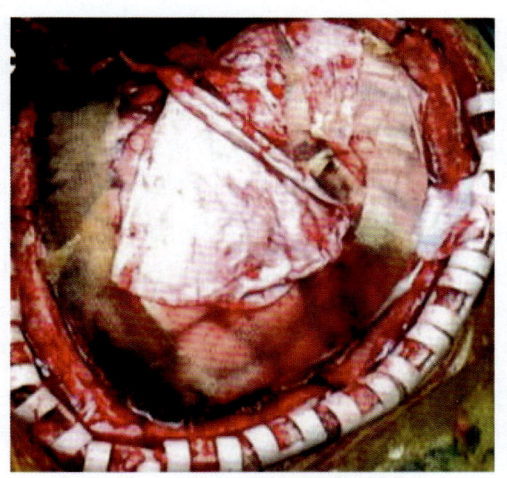

图14-8 右额颞顶去骨瓣减压伴硬脑膜翻转

12月24日,患者意识清醒。查体:GCS 15分(E4V5M6),双侧瞳孔等大等圆,直径约3mm,瞳孔直接与间接对光反射存在。心、肺体检正常。腹部平软,无肌紧张,无压痛、反跳痛,移动性浊音阴性,肠鸣音正常。左侧上肢肌力1级,左侧下肢肌力2级,右侧上、下肢肌力正常,四肢肌张力正常。

2016年1月8日,患者意识清醒。查体:GCS 15分(E4V5M6),双侧瞳孔等大等圆,直径约3mm,瞳孔直接与间接对光反射存在。心、肺体检正常。腹部平软,无肌紧张,无压痛、反跳痛,移动性浊音阴性,肠鸣音正常。左侧上肢肌力3级,左侧下肢肌力5级,右侧上下肢肌力正常,四肢肌张力正常。术后患者虽间断发热,经抗感染治疗,血常规、C反应蛋白及降钙素原等感染指标恢复正常。请普外科、骨科及心内科会诊,考虑生命体征平稳,暂不行弹丸取出。

1月9日,患者转康复医院康复治疗,共住院23d(图14-9)。

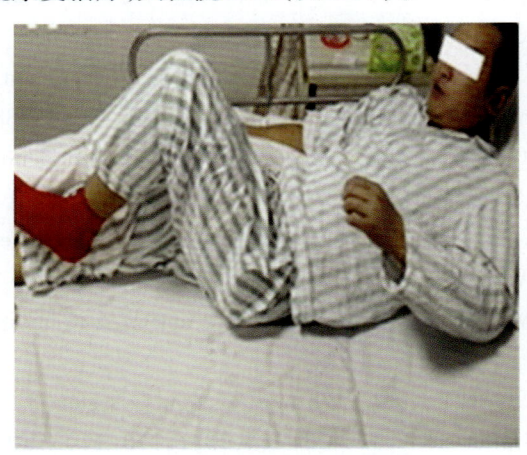

图14-9 出院前患者偏瘫肢体恢复情况

【救治经验】

颅脑穿透性枪击伤具有严重的致伤力。弹丸将动能传递到头骨,使骨骼碎裂,作为二次致伤物可撕裂脑实质,并产生进一步破坏脑部结构的次级损伤。急性脑梗死是非常常见的次级损伤,往往为颅内动脉血管损伤后血栓形成所致,可能致命并导致大脑某些区域功能丧失,如果不能及时治疗,可能造成严重后果或终身残疾。早期准确的检查和诊断对于及时处理、降低死亡率和残疾率非常重要。

外科处置:该患者枪击伤后伴胸腹部伤口出血,初期处理把握损害控制性原则,控制出血,有效止血是关键。采用了手法压迫止血及纱布棉垫加压包扎,弹丸入口消毒清创。

随着患者病情稳定,转入ICU并密切观察患者生命体征、瞳孔及意识变化。出现意识及肢体肌力变化后及时复查头颅CT,采取脱水降颅压等对症处理措施。

为进一步治疗,转入上级医院后,行脑血管造影,明确了脑梗死的原因,并根据病情给予积极的去骨瓣减压及硬脑膜翻转新技术手术治疗,避免了脑梗死进一步加重导致的脑功能丧失、肢体功能障碍,甚至死亡。去骨瓣减压改善了颅高压状态并有利于脑侧支循环功能的建立,硬脑膜翻转新技术有利于颅内外侧支循环的建立、改善脑功能,因而术后患者意识恢复,肢体功能改善,手术效果显著。弹丸是否取出,需要充分权衡弹丸本身造成的损伤与取出弹丸可能引起的后果,该患者颅内与胸腹腔内弹丸深在,若强行取出,可能造成严重后果,故在相关脏器功能稳定的情况下,予以保守治疗。

火器伤不同于平时伤,往往伤情重、并发症多、变化快。该患者伤后早期意识清醒、生命体征平稳,由于医师高度重视,密切观察病情变化,病情变化后及时处理,取得了较好的效果。该患者枪击伤未造成直接的严重致命伤,但继发伤引起的并发症使病情急剧恶化。出现意识障碍伴肢体运动功能障碍后,医师能及时复查头颅CT明确脑梗死诊断,经脱水降颅压等治疗后,患者病情一度稳定;病情恶化后及时转专科处理,行全脑血管造影等检查,明确脑梗死的原因,采取积极的手术治疗措施,对挽救患者生命、促进功能恢复发挥了关键作用。

(于明琨　王蕴坤　蒋　英)

参考文献

[1] 刘荫秋,李曙光,王建民.现代火器伤远达效应发生机制[J].解放军医学杂志,1995,20(4):305-307.

[2] 刘荫秋,王正国,马玉媛.创伤弹道学[M].北京:人民军医出版社,1991.

[3] 李主一.火器伤外科学[M].北京:人民军医出版社,1994.

[4] ANDREWS C,SINGH N,STEWART R. Bullet aspiration and spontaneous expectoration after gunshot wound to trachea[J]. Mil Med,2010,175(1):72-73.

[5] BARANSEL A,DULGER H,BAYAZIT Y. Loss of facial identification of the survivor after firearm injury to the head[J]. Mil Med,2004,169(3):227-229.

[6] CARR D,FEATHERSTONE M,MALBON C,et al. Preliminary development of a bleeding layer to assess the effect of a ballistic impact on textile damage[J]. Forensic Sci Int,2018,288(4):169-172.

[7] CARR D,KIESER J,MABBOTT A,et al. Damage to apparel layers and underlying tissue due to hand-gun bullets[J]. Int J Legal Med,2014,128(1):83-93.

[8] DOUGHERTY P,EIDT H. Wound ballistics:Minié ball vs. full metal jacketed bullets—a comparison of Civil War and Spanish-American War firearms[J]. Mil Med,2009,174(4):403-407.

[9] DOUGHERTY P,MATTHEWS B. Comparison of M-16A2 and M-4 wounding potential[J]. Mil Med,2007,172(8):871-874.

[10] FOLIO L,FISCHER T,SHOGAN P,et al. Cartesian positioning system for localization of blast and ballistic fragments:a phantom-based pilot study[J]. Mil Med,2011,176(11):1300-1305.

[11] GALER M,MAGID D,FOLIO L. Radiologycorner. Answer to last month's radiology case and image:gun

shot wound to the chest of a military working dog[J]. Mil Med,2009,174(6):ix-x.

[12] HAAG L. Base deformation of full metal-jacketed rifle bullets as a measure of impact velocity and range of fire[J]. Am J Forensic Med Pathol,2015,36(1):16-22.

[13] HAAG L. Wound production by ricocheted and destabilized bullets[J]. Am J Forensic Med Pathol,2007,28(1):4-12.

[14] KARACOZOFF A,PEKMEZCI M,SHELLOCK F. Armor-piercing bullet:3-T MRI findings and identification by a ferromagnetic detection system[J]. Mil Med,2013,178(3):e380-e385.

[15] KORAĆ Z,KELENC D,MIKULIĆ D,et al. Terminal ballistics of the Russian AK 74 assault rifle:two wounded patients and experimental findings[J]. Mil Med,2001,166(12):1065-1068.

[16] PADRTA J J,BARONE J,REED D,et al. Expanding handgun bullets[J]. J Trauma,1997,43(3):516-520.

[17] RONSIVALLE J,STATLER J,VENBRUX A,et al. Intravascular bullet migration:a report of two cases[J]. Mil Med,2005,170(12):1044-1047.

[18] TREIB J,HAASS A,GRAUER M. High-velocity bullet causing indirect trauma to the brain and symptomatic epilepsy[J]. Mil Med,1996,161(1):61-64.

[19] UZAR A,DAKAK M,SAĞLAM M,et al. The magazine:a major cause of bullet fragmentation[J]. Mil Med,2003,168(12):969-974.

[20] SEE C,STUEHMER A,GELLRICH N,et al. Wound ballistics of injuries caused by handguns with different types of projectiles[J]. Mil Med,2009,174(7):757-761.

[21] WANG J,LI B,CHEN L,et al. Cell death-inducing DFF45-like effector may take part in neuronal apoptosis of the lumbar spinal cord after sciatic nerve injury caused by a firearm[J]. Mil Med,2006,171(8):793-799.

[22] WUNNAPUK K,MINAMI T,DURONGKADECH P,et al. Discrimination of bullet types using analysis of lead isotopes deposited in gunshot entry wounds[J]. Biol Trace Elem Res,2009,129(1/3):278-289.

[23] YETISER S,KAHRAMANYOL M. High-velocity gunshot wounds to the head and neck:a review of wound ballistics[J]. Mil Med,1998,163(5):346-351.

[24] YOON B,GRASSO S,HOFMANN L. Management of bullet emboli to the heart and great vessels[J]. Mil Med,2018,183(9/10):e307-e313.

第十五章

重症挤压伤

挤压伤(crush injury,CI)主要是外部重物对四肢、躯干等肌肉丰富的部位长时间(1 h 或 2 h 以上)或昏迷、吸毒自体挤压作用所导致肢体直接和局部的损伤。挤压伤通常发生于四肢，伴发或不伴发四肢骨折。躯干部位较少见。有报道称四肢与躯干部挤压伤的发生率为 4∶1。原因是躯干部位长时间挤压伤，因得不到及时救治造成呼吸衰竭而死亡。目前通常所说的挤压伤是指四肢的挤压伤。挤压伤的并发症是挤压综合征(crush syndrome,CS)和筋膜间隔综合征(fascial compartment syndrome)或骨筋膜隔室综合征。但是，近年来随着自然灾害(如地震、飓风、山体滑坡等)和人为灾害(如战争、矿难、恐怖袭击等)的增加，不仅挤压伤多见，而且常伴有低氧、缺食、缺水，或合并其他损伤(如骨折失血、心理应激等)，同时由于搜救困难，部分伤员在掩埋一段时间后方能获救，此类挤压伤称为复合性挤压伤(compound crush injury)。其不仅伤势严重，而且远隔器官的损伤也不同于单纯性挤压伤，其死亡率高。因此，挤压伤目前已成为各种灾难中重要的致死、致残因素。

第一节 重症挤压伤概述

一、定 义

挤压伤通常涉及多种组织及器官，损伤从皮肤和皮下到肌肉和肌腱，再到骨骼和关节。挤压伤的常见原因包括创伤性因素、吸毒等非创伤因素及医源性因素等。通常发生在自然灾害或人为事故，其特点之一是伤势危重、变化快且凶险、死亡率较高，发生挤压综合征的伤员死亡率则为 15.2%~70.0% 不等。

由于解剖的原因，四肢或躯干肌肉丰富部位遭受重物长时间挤压，筋膜隔室内的肌肉因缺血发生变性坏死，同时组织间隙出血、水肿，筋膜隔室内压力会急剧升高造成急性骨筋膜隔室综合征，是挤压伤的局部损伤。常见于年轻患者，多合并四肢长骨骨折，因为其筋膜强壮、肌肉发达而空间受限。骨骼肌可以承受长达 2 h 的缺血，而不造成永久性损伤。但当受压 4~6 h 后则出现组织坏死。挤压综合征(crush syndrome,CS)，国外一些文献也称其为"创伤性横纹肌溶解综合征"，是去除挤压后出现的以肢体肿胀、运动障碍、肌红蛋白尿、高钾血症和氮质血症等以急性肾衰竭(acute renal failure,ARF；也称急性肾功能不全,acute renal insufficiency,ARI)为特点的临床症候群。病情危重，常常需行血液净化治疗。挤压伤和挤压综合征是一个疾病的 2 个不同发展阶段。轻者伤肢残疾，重则危及生命。挤压伤其他的并发症包括非急性肾损伤相关高钾血症、急性呼吸窘迫综合征和脓毒症，都可能致命。

挤压伤/挤压综合征首先由 Bywaters 完整描述。Bywaters 报道了 1909 年 Messina 地震中的创伤性肌肉损伤。Frankenthal 于 1916 年描述了第一次世界大战中被埋幸存者遭受的机械性挤压伤,同时合并急性肾衰竭。1941 年 Bywaters 第 1 次在英文文献中对伦敦空袭中发生的挤压伤进行描述。肢体挤压伤对机体产生广泛而复杂的影响。此种损伤是以双下肢及臀部损伤为主,局部损伤貌似轻微,全身继发性的病理改变隐匿,但后果异常严重,常导致远隔器官包括肾、心、肺、肝等继发损害,直至发生多器官功能障碍综合征(multiple organ dysfunction syndrome,MODS)。在唐山大地震中,2%～5%伤员发生了挤压综合征。在日本神户地震中,13.8%住院伤者发生了挤压综合征,其中约 50%的伤员发生急性肾衰竭。挤压伤综合征在青壮年中发生率偏高,这可能与其肌肉丰富并且在地震中青壮年幸存的机会较大相关。据统计,在灾难中 80%的挤压伤患者死于重型颅脑损伤或窒息,剩余 20%的伤员得到医治后,其中 10%能够顺利恢复,另外 10%则发生挤压综合征。所以,我们必须努力打断这 10%代谢紊乱的恶性循环。

根据致伤原因和受伤类型,挤压伤可分为单纯性挤压伤和伴有低氧、缺食、缺水、合并其他损伤的复合性挤压伤,或分为开放性挤压伤和闭合性挤压伤。开放性挤压伤时,肢体的高能量损伤不仅会撕裂、破坏并导致组织丧失,而且常常会在深处隐匿着被压碎坏死的肌肉组织块。在这种开放性挤压伤中,很难确定活肌和死肌之间的边界。另一类肢体挤压伤是闭合性挤压伤,通常是在砖石、交通工具或受害者昏迷不醒地躺下几个小时而皮肤表面完整可,存在明显的压痕。目前关于挤压伤的研究大多集中在"单纯性"挤压数小时状态下,解除挤压后不同时间的病理生理学特点、损伤机制与救治。而复合性挤压伤的研究相对较少,此损伤具有如下特点:①广泛性,受累及的远隔器官广泛,心、肾、肝、脾、脑、肺、胃、肠等器官组织均可发生损伤病变。②进行性,所有受累及器官组织的损伤程度和病变范围均随存活时间的延长而进行性加重、扩大,由初期可逆性病变(各类细胞变性)向不可逆性病变(细胞坏死、凋亡)迅速发展,直至机体死亡。③差异性,即不同远隔器官、实质细胞成分与间质细胞成分的损伤和病变程度具有差异性,心、肾、肝、脾、脑的损伤程度重于肺、胃、肠,实质细胞成分的损伤程度重于间质细胞成分,提示损伤程度在诱发的挤压综合征和 MODS 的发生、发展过程及机体死亡中起的作用不尽相同。因此,进一步开展复合性挤压伤的研究,对目前提高现场救治水平,减少死亡及伤残率具有重大意义。

二、病理生理

肢体挤压伤,即使不涉及内脏,也可能危及生命。挤压伤所致的病理生理变化包括受挤压局部和继发全身性损伤 2 个方面。

(一)局部损伤

四肢由于存在长骨、骨间膜、肌间隔等构成的筋膜隔室(间隔)的解剖特点决定其易发生挤压伤。挤压局部损伤的结果是急性骨筋膜隔室综合征,是影响发病率和死亡率的重要局部原因。挤压伤造成的筋膜隔室高压和其他损伤造成的筋膜间隔综合征机制不同。主要区别是:挤压伤是外部重物对肌肉直接和局部的损伤,造成肌肉细胞的坏死,然后坏死的肌肉细胞的肿胀引起水肿,增加筋膜隔室中的压力最终形成筋膜隔室高压。水肿是细胞死亡的结果,而不是原因。而其他损伤造成的筋膜间隔综合征是损伤引起组织水肿,筋膜隔室内压力升高形成筋膜隔室高压,组织细胞缺血/缺氧恶性循环,出现肌肉细胞的坏死。有时须急诊切开减压,但可能随之而来的是脓毒症和在开放性损伤中易被忽略的气性坏疽。

闭合性挤压伤肌肉在缺血环境中可以存活 4 h,但高能量挤压伤会立即破坏肌肉,即使损伤不足以破坏肌肉组织,机械力和缺血的共同作用也会使肌肉在 1 h 内死亡。任何持续高于肌肉内舒张压的压力都会导致这种作用造成急性横纹肌坏死。所以,缺血时间和筋膜隔室内压是影响病情进展的主要因素。如果骨骼肌局部缺血≤2 h,难以造成永久性的损伤,而受压时间达到 2～4 h 时,细胞会产生一些可逆性的损伤,如果肌肉持续缺血达到 6～12 h,将导致不可逆性损伤。

挤压伤的损伤和细胞死亡原因主要来自于肌肉纤维的受压。除了挤压造成的直接损伤外,组织中的血供也会减少或停止,发生缺血,这 2 种机制都会导致肌肉细胞溶解,导致严重的代谢失衡,最终导致器官衰竭。细胞损伤和死亡的时间随所涉及的挤压力而变化。在细胞水平,挤压伤使肌肉细胞膜中的钙通道激活,并破坏钠钾转运蛋白,使钙自由进入细胞。细胞内钙的增加刺激细胞内蛋白酶的活性,最终导致细胞的分解。血供恢复后受损区域会发生缺血再灌注损伤(ischemia reperfusion injury),坏死组织成分从回流的血液中重新吸收,随着肌红蛋白、乳酸、肌酐的释放,引起进一步肿胀。此外,大量的氧自由基(oxyradical)形成,进一步损害细胞膜。这有助于促进血小板聚集、微血栓形成、缺氧,并持续整个损伤时间。缺血后组织具有很强的中性粒细胞趋化吸引作用,导致中性粒细胞活化,释放蛋白水解酶,并且大量自由基作用,继发多器官功能障碍综合征和全身炎症反应综合征。

(二)继发重要脏器损伤病理生理学特点

广泛的挤压伤常常是致命的。挤压伤对全身的影响一方面可因为血管内成分渗出和创伤性失血导致低血容量状态;另一方面是局部挤压,肌肉破坏释放或刺激产生大量细胞内成分或血管活性物质、细胞因子,造成多种器官功能障碍甚至死亡。挤压伤引起的继发全身改变在去除挤压2h即可发生。

1. 肾　挤压去除后,大量物质入血,可出现以急性肾衰竭为主的症候群。病变累及肾小球、肾小管,致使肾小球滤过面积减小,肾小球滤过率下降,构成肾功能下降的病理学基础。损伤后机体的休克和肾血管的收缩,导致肾灌注压进一步下降,加之尿液的酸化,肌红蛋白在酸性的环境下快速形成结晶和管型,堵塞肾小管,加重了肾的损害,最终导致急性肾衰竭。正常的肾血流量为600～800 ml/min,急性肾衰竭时减少到400 ml/min,其中外髓层血流减少最明显。由于肾小管上皮细胞是肾内氧耗量最大的部位,故肾小管对缺血、低氧更加敏感。研究发现,肾小球充血肿胀、细胞数量增多、包曼囊腔缩窄甚至消失,间质毛细血管扩张充血,挤压后24 h、48 h和72 h肾小管上皮细胞肿胀、坏死、脱落,并且坏死改变以髓袢升段远曲小管及集合管为最明显。大部分远曲小管中出现管型,包括均质性物质、细胞成分。免疫组化进一步证实部分肾小管中有均质棕褐色的肌红蛋白管型,主要存在于远曲小管,并在某些肾小球囊腔中亦有阳性着色。挤压伤合并以肾损伤为主的MODS,病死率明显增高。

2. 心脏　在挤压伤中,部分患者肾损伤并不严重,但其心力衰竭症状却十分突出。心脏功能障碍与循环衰竭亦是挤压伤后导致伤者死亡的另一主要原因。挤压伤损伤心脏的可能原因:①交感肾上腺素系统兴奋可导致冠状动脉痉挛及心肌缺血。②受挤压部位缺血再灌注可导致代谢毒性物质进入血液循环损伤心肌。③儿茶酚胺类物质、血浆心钠素及内皮素-1的浓度在短时间内发生大幅变化可直接导致心肌舒缩性能严重障碍。④氧自由基增加致使细胞膜通透性增强,可加速创伤组织崩解物进入血液循环而损伤心肌。⑤受挤压部位的横纹肌溶解产生高钾血症,亦可直接损伤心肌及传导系统。这些都可能是严重挤压伤后导致心脏间接受损的原因。挤压伤后心肌正性变力及变时效应减低,以致心肌纤维收缩性能及节段旋转功能明显降低。超声检查示解压后48 h内左心室收缩功能与舒张功能显著下降,12～24 h达到峰值,持续至挤压72 h后逐渐缓解,但仍未完全恢复。肌酸激酶、肌酸激酶同工酶、乳酸脱氢酶逐渐升高,24 h达最高值,此后随时间延长逐渐下降。血清肌钙蛋白I伤后6～12 h达高峰,72 h恢复至挤压前水平。光镜下可观察到心肌细胞水肿,炎症细胞浸润增多,间质毛细血管扩张充血,心肌细胞线粒体明显肿胀和空化。

3. 肝　肝作为代谢产物解毒及激素灭活的重要脏器,肝在挤压伤中负荷进一步加重,应激状态下的反射性血管痉挛,缺血导致细胞膜通透性升高,均使肝功能受损。肝功能指标的血清谷草转氨酶和谷丙转氨酶明显增高;肝小叶、肝索和肝窦结构虽尚清楚,而肝细胞体积增大,胞质明显疏松、满布微细颗粒,核大而圆,肝窦内可见白细胞浸润。肝功能和结构于挤压伤后3～28 d逐渐自行恢复,初期病变累及全肝,功能与结构恢复不同步。

4. 肺　肺也是挤压伤中易受损的器官。在自然或人为灾难中,休克或炎症介质诱发以肺毛细血管弥漫性损伤、通透性增强为基础,以肺水肿、透明膜形成和肺不张为主要病理变化,以严重急性呼吸衰竭为临床表现的急性呼吸窘迫综合征(acute respiratory distress syndrome,ARDS)。同时,四肢远端挤压也存在因为损伤部位的脂肪栓子或血栓脱落造成急性肺栓塞带来灾难性后果的可能。

5. 胃肠道　挤压伤对胃肠道的影响,表现为出现应激性胃黏膜损伤或胃肠出血的胃肠道功能衰竭。内镜下胃黏膜浅表甚至较深层溃疡或出血,可突然呕吐、溃疡出血,通常会在24 h内需输血1 000 ml以上来维持循环功能;小肠黏膜上皮细胞肿胀、坏死,黏膜下有炎症细胞浸润。

第二节 重症挤压伤救治

一、临床表现

在灾害现场诊断肢体肌肉挤压伤主要依靠临床表现。根据其致伤特点注意局部和全身临床表现。患者会因为长时间的受压不确定自己是否会幸存下来而特别激动和害怕。在被救之后,由于受伤的四肢麻木或感觉障碍,通常感觉不到疼痛。如果是闭合性损伤则四肢损伤可没有任何外伤的迹象,皮肤还是完整的,有时皮肤表面可以看到最大压力位置的压痕或擦伤。肢体远端皮肤发白,皮温低,一般在伤处的远端可触到脉搏(与血压相关)。但应记住,无法触及脉搏不是挤压伤的必要组成部分。如果没有触及脉搏,还必须排除存在休克或血管损伤。患肢瘫痪,可合并感觉减退。可能因为之前紧张的精神压力得到缓解,患者并不提及肢体瘫痪。患者会出现脉搏快,血压低并且呼吸急促等低血容量表现。尿液颜色较深,可以从粉红色到深棕色不同,这取决于尿液的酸碱度。在救出后最初几个小时内病情会发生显著变化。局部出现急性骨筋膜隔室综合征。患肢逐渐肿胀,皮肤变得紧绷有光泽。骨筋膜隔室压力增高,可能无法触及脉搏,常需要多普勒来检测。典型的表现出现5P征:疼痛(pain)或由疼痛转为无痛(painlessness),同时伴有患肢苍白(pallor)、无脉(pulselessness)、感觉异常(paresthesia)和运动障碍(paralysis)。但单独以临床症状诊断急性骨筋膜隔室综合征阴性预测值97%~98%,但阳性预测值仅为11%~15%。若开放性损伤,可见开放性伤口、肌肉疼痛、肿胀、局部压痛,挤压坏死的肌肉大量出血,液体进入肌肉间隔脱水造成严重的低血容量性休克。还可有发热、恶心、呕吐、茶色尿、少尿、无尿、腰部胀痛或叩击痛或神经系统症状等。此外,死亡肌肉细胞释放的细胞内钾离子、各种炎症介质和血管活性物质在缺血再灌注阶段进入血液循环,会出现相应部位损害,如肾、心、肝等器官衰竭表现。几天后他们可能死于急性肾衰竭、非急性肾损伤相关的高钾血症、急性呼吸窘迫综合征(炎症介质所致)和败血症等。

二、诊　断

目前挤压伤的临床诊断主要依靠临床症状和相关的实验室检查。如果知道病史并仔细检查肢体,诊断通常相对明确。需特别注意局部症状和体征,因为在合并多发伤和群体伤事件中,容易忽略肢体挤压伤,特别是在闭合性挤压伤中皮肤虽有擦伤和压痕,但可能仍然完整。如果患者没有休克,周围脉搏几乎是普遍存在的。疼痛进行性加重可能变得非常痛苦。如果出现5P征,急性骨筋膜隔室综合征常需紧急处理。如果患者已昏迷无法提供病史,有些患者可能被误诊为血栓性静脉炎或截瘫。如果患肢短时间内进行性肿胀则可以通过测量筋膜隔室的压力来监测是否发生急性筋膜隔室高压。筋膜隔室内压将显著影响组织血供,筋膜隔室内压导致前臂组织血流灌注停止的临界值是63.8 mmHg,而小腿后侧组织血流灌注停止的筋膜隔室内压的临界值为35.3 mmHg。另外,当筋膜隔室内压与舒张压相差约20.3 mmHg时,组织的血流就会中断。

MRI对软组织显示效果较好,挤压伤肢体皮下脂肪及筋膜肿胀、肌束紊乱、肌间隙模糊,较严重病例还可见到局限性积液,多序列扫查诊断价值更高。CT及三维重建可较为精确分辨不同组织结构,主要表现为:肌肉肿胀,密度减低或增高(合并出血),可见合并骨折及积液。CT灌注成像还能对形态及功能进行综合评价,自动计算灌注参数来评估局部组织的血流灌注。对早期诊断,指导治疗,以及疗效观察有重要价值。增强CT和MRI可以更准确地提供局部损伤的信息。然而,由于碘造影剂引起肾毒性造成增强CT的应用受限。同时由于急救环境和患者无法搬动,这也限制了它们的价值。超声检查便携方便,超声表现也较明显,病变肢体皮下组织肿胀、受累肌肉增厚,肌肉组织也有明显差异性表现,如结构模糊,回声增强,可呈云雾状或毛玻璃样改变,边界模糊不清,内部回声不均匀,肌间可有积液。多普勒超声可显示血管血流,有助于进行伤情分类和治疗方案确定。同时超声造影已用于全身多种组织器官的微循环血流灌注显像,可探测骨骼肌损伤,具有良好的诊断价值。此外,造影剂也无肾毒性。所以,超声检查在各种灾害所致挤压伤的现场及院前诊断中发挥着越来越重要的作用。

肌酸激酶水平是反映肌肉损害程度和范围最敏感的指标,超过正常值5倍以上即提示有横纹肌溶解。肌酸肌酶及乳酸脱氢酶在肌肉解压后都会异常升高,在第24小时达高峰,之后降低,第7~14天时2个参数逐渐恢复到正常水平。当肌酸激酶达6 000~10 000 U/L时易并发急性肾衰竭,其峰值与急性肾衰竭的发生率和严重程度呈正相关。尿液早期检查为肌红蛋白尿和酸性尿,如发生CS则少尿或无尿表现。实验室血液检测还包括血常规、尿常规、电解质、酸碱状态、乳酸、肌酸激酶、谷丙转氨酶、谷草转氨酶、血尿素、肌酐及血肌红蛋白、尿肌红蛋白等来判定挤压伤远隔脏器的损伤及程度。

三、治 疗

因为在挤压伤患者中合并急性骨筋膜隔室综合征的死亡率高达47%,所以挤压伤的治疗目的就是局部处理骨筋膜隔室综合征、全身避免发展成挤压综合征和其他严重并发症。

(一)院前处理

挤压伤现场的积极治疗包括:排除危及生命的伤害,进行创伤生命支持;根据伤害史怀疑挤压伤;在患者记录中记录下受伤时间、肢体数量和怀疑挤压伤诊断,并在可能的情况下通知医院;即使受害者仍然被困,也应大量静脉补液;使用碳酸氢钠;解压前考虑应用肢体止血带;可能需要肢体截肢才能解救;肢体适当固定;迅速组织并转运到合适的医院。在患者获救后,均应进行优先评估和治疗危及生命的情况。这通常不包括挤压伤。在处理了危及生命的损伤后,必须带有怀疑患者存在挤压伤的意识对患者再次评估并进行积极治疗。因此,为了避免出现挤压综合征,在解救之前,就应在现场开始静脉滴注晶体液。事故现场救助的医务人员,都需掌握受害者被困的时间和数量,此信息应纪录到患者的医疗信息中。伤者肢体和(或)身体某部位被埋压迫时间是判断挤压伤后病情严重程度以及预后的主要因素之一。患者伤后受挤压时间至获救时间越长,发生挤压综合征的概率越高,程度也越严重。一般持续受挤压超过3 h即可发生挤压综合征。受挤压肢体数量也是评判和预测挤压伤及挤压综合征的一个重要因素。只通过受挤压肢体数量,即可在救援现场快速评判和预测挤压伤发生的挤压综合征的严重程度和概率。

当患者被转运到医院时,该机构可能已经接收了大量危重患者。仍然不要忽视任何细微的损伤体征,因为可能通过其及时做出正确诊断。事故现场人员也应通知医院可能诊断为挤压伤患者的信息,只有这样,才能提高患者抵达医院后即得到正确、必要的治疗机会,包括去重症监护室救治的可能。

(二)院内处理

当患者到达医院时,他们可能已经接受了大量的静脉输液,在这种情况下,他们的症状可能已经发生改变。患肢可能存在严重水肿、皮肤光亮或存在水疱、筋膜隔室张力高;肢体会因麻痹瘫痪或感觉障碍。但血管超声多数可探测到肢体脉搏。发病率和死亡率高的主要原因就是急性骨筋膜隔室综合征并发严重脓毒症,所以,要兼顾损伤的局部和全身的处理。

1. 局部处理

(1)开放性挤压伤:治疗与任何严重的开放性伤口相同。彻底清创,必要时重复(尽可能在全身麻醉下进行);经常需要打开筋膜和扩大伤口,光从肌肉外观无法正确判断其活性和健康程度易被误导,术中通过电刺激的反应协助判断,以便清除所有坏死组织并能充分引流。立即预防性静脉应用抗生素。必须经常注意脓毒症的征兆(发热、意识模糊、心动过速、血红蛋白骤降、溶血性黄疸和呼吸急促)。定期检查伤口是否有肿胀、皮下丘疹和恶臭的"烂苹果"味。此时应反复咽拭子进行直接镜检和细菌培养,尽早确定感染源及种类。

高压氧在气性坏疽中是作为彻底切除死肌、应用抗生素、输血和重症监护支持以外的重要辅助治疗。如果脓毒症对以上治疗无效,在坏死组织难以清除或坏死边界不明确时则必须近端截肢以挽救生命。

(2)闭合性挤压伤:急性骨筋膜隔室综合征的经典治疗是立即行筋膜隔室切开术以实现减压,从而改善局部和远端的血液供应。筋膜切开术的目的是防止缺血性肌肉坏死。但在闭合性挤压伤中这种经典的治疗方法是有争议的。支持者认为应积极地减压以改善循环和减少或扭转肌肉坏死。反对者则主要是因为感染和出血等风险,同时该手术是脓毒症的一个显著危险因素,也是一个死亡的显著危险因子。实际上,绝大多数挤压伤死于败血症。因为在闭合性挤压伤中,至少部分骨筋膜隔室中肌肉细胞已经死亡,通过将闭合伤变为开放性伤口,可能发生大量出血,加重创伤性凝血病和使急性肾衰竭透析复杂化并且还可能并发危及生命的败血症。术中外观看起来正常,已坏死的肌肉会大量出血,只能通过缺乏电刺激的收缩性来与健康肌肉区分。所以,不可能将坏死肌肉一次全部切除,必须在全身麻醉下反复多次清创。因为这种筋膜隔室高压的发病机制不同于其他原因引起的筋膜隔室高压,其肌肉已经坏死,在这种情况下,筋膜切开术的危害远大于理论上的益处。在土耳其马尔马拉地震期间发现筋膜切开术与脓毒症和脓毒症死亡率相关。2003 年土耳其宾戈尔发生的另一场地震之后,将近 70% 的急性骨筋膜隔室综合征患者进行了筋膜切开术,其中 81% 随后发生了伤口脓毒症。另一研究发现在挤压伤中没有证据表明筋膜切开术可以改善晚期预后。在随后多个研究中采用保守治疗闭合性挤压伤没有发生危及生命的脓毒症,也不需要紧急截肢。目前越来越多的证据倾向筋膜切开术在闭合性挤压伤急性骨筋膜隔室综合征中并不适用。它不能改善肢体的结局,也不能改善肾功能的结局。在这种情况下,筋膜切开术还可能危及生命和肢体。筋膜切开术的唯一指征是远端脉搏消失、即将发生坏疽,需要彻底清创坏死肌肉,并且排除直接局部大动脉损伤和休克低血压。特别是在 6 h 内筋膜隔室内压>30~40 mmHg 且没有下降或室间压和舒张压之间的差异<30 mmHg 则需行筋膜切开术。

尽管在急性肾衰竭存在时甘露醇的应用有严格限制,但是通过静脉滴注高渗甘露醇可以明显降低筋膜隔室内压力而不会有感染风险,效果比较明确。但甘露醇不能在低血压、低血容量的患者中应用。

另一种形式的保守治疗是高压氧治疗。高压氧可以作为治疗挤压伤的重要辅助手段,作用于受损的细胞,而无须额外消耗能量。在一系列研究和指南中推荐应用高压氧治疗,不加重水肿,也不需要筋膜切开术。外科医师应该熟悉并积极应用这种治疗方式。

大量研究表明低浓度的一氧化碳(carbon monoxide,CO)对心、脑、肺、肝等多种脏器的再灌注损伤有确切的防治作用。CO 可以抑制炎症因子及黏附分子 ICAM-1 的表达,减少多形中性粒细胞的聚集,减轻对血管和组织的损伤,同时还能清除自由基,从而减轻局部及远隔各脏器的炎症反应和组织水肿;CO 还可以舒张血管,减少血小板的聚集,改善微循环,既能缓解低血容量性休克的症状,也能增加肾的血流灌注,减轻肾损害,明显提高伤后生存率。目前尚需进一步临床试验证明。

(3)截肢及其他:挤压伤患者的肢体截肢也存在争议。因为坏死组织可以释放大量的肌红蛋白、钾和多种组织因子,可能因为不能挽救的肢体的保留而危及生命,所以有时需截肢保命。但早期截肢的反对者指出,该手术与死亡相关。没有证据支持预防性截肢以防止挤压综合征,甚至严重挤压的肢体也有恢复的可能。截肢仅限于:挤压伤占伤肢 40% 以上,时间 4 h 以上,或伴有粉碎性骨折,估计无法保留者;肢体只有少量组织相连,无血运或严重血运障碍,肢体广泛坏死,估计难以存活;由于肢体被困,患者的生命处于危险之中需截肢保命;伤口感染不能控制,或合并特异性感染(气性坏疽),引发脓毒症或感染性/脓毒症休克;合并多发伤/复合伤;部分高龄和慢性病患者。实际上,截肢的正确方法可能取决于特定伤害类型、手术能力、可利用资源、监测的能力和局部环境等。

骨科治疗应相对保守。关节功能位置固定,在疼痛允许范围内进行主动和被动运动。最后,通过后期重建手术来矫正缺血肌肉挛缩和肌肉破坏引起的瘫痪甚至晚期截肢,以改善功能。

2. 全身处理 因为挤压伤的治疗目的就是避免发生挤压综合征,为了对抗高钾血症和低钙血症,防止急性肾衰竭,解除挤压后,按以下原则处理:继续交替大量输注生理盐水和 5% 葡萄糖注射液,直至尿量大于 300 ml/h;抗休克治疗;输注碳酸氢钠,纠正酸中毒、高钾血症和低钙血症,以保持尿 pH 值>6.5;若存在尿量或尿量恢复,给予 20% 甘露醇溶液,不能超过 200 g/d,无尿、少尿、高脂血症、高血压和心力衰竭者禁用;适当液体正平衡,如果无法进行密切监测,液体应限制在 3~6 L/d;高钾、水中毒、严重酸中毒及急性肾衰竭可能需要透析或床旁血滤;如果应用碳酸氢盐产生代谢性碱中毒则加用乙酰唑胺;这种治疗疗程通常需要 3 d,直到肌红蛋白从尿中消失。

挤压伤可能合并多发伤,注意按照创伤评估,多次评估以免遗漏或延误脏器损伤造成不良后果。尽量收住重症监护病房,充分多模态监测同时能够给予床旁 B 超反复评估心脏及胸腹腔。此外,肌肉挤压伤还可导致多器官衰竭、急性呼吸窘迫综合征、弥散性血管内凝血和严重心律失常等,需要及时并反复的化验检查、连续性肾脏替代治疗、呼吸机辅助呼吸、对症处理及加强营养支持,减少并发症的发生,降低死亡率和致残率。

总之,挤压伤及其相关并发症是灾难事故后最常见的致残和死亡原因,提高警惕,理解疾病的病理生理,充分及时的评估和治疗是减少并发症及降低死亡率的唯一途径。

(桑锡光 苏雨汗 程 林)

参考文献

[1] 王正国.实用创伤外科学[M].福州:福建科学技术出版社,2009.

[2] 郭进春,赖小今,廖明松,等.家兔严重挤压伤后心肌组织继发损伤的实验研究[J].解放军医学杂志,2011,36(11):1233-1236.

[3] 赖小今,郭进春,梁燕,等.家兔挤压伤后应变率成像与心肌病理变化对照的实验研究[J].临床超声医学杂志,2011,13(10):656-659.

[4] 唐湘君,王德文,左红艳.挤压伤病理生理学研究进展[J].军事医学,2013,37(6):465-468.

[5] 张春东,唐杰.超声造影在骨骼肌病变中的应用[J].中华超声影像学杂志,2014,23(8):86-88.

[6] GENTHON A, WILCOX S R. Crush syndrome: a case report and review of the literature[J]. J Emerg Med, 2014, 46(2): 313-319.

[7] GIBNEY R T, SEVER M S, VANHOLDER R C. Disaster nephrology: crush injury and beyond[J]. Kidney International, 2014, 85(5): 1049-1057.

[8] HE Q, WANG F, LI G, et al. Crush syndrome and acute kidney injury in the Wenchuan earthquake[J]. Trauma, 2011, 70(5): 1213-1217.

[9] LEE N, PEYSHA J, FERRADA P. Crush injury and extremity compartment syndromes[J]. Current Trauma Reports, 2018, 4(4): 284-288.

[10] SAFARI S, YOUSEFIFARD M, HASHEMI B, et al. The value of serum creatine kinase in predicting the risk of rhabdomyolysis-induced acute kidney injury: a systematic review and meta-analysis[J]. Clinical and Experimental Nephrology, 2016, 20(2): 153-161.

[11] SAHJIAN M, FRAKES M. Crush injuries: pathophysiology and current treatment[J]. Nurse Pract, 2007, 32(9): 13-18.

[12] SCHMIDT A H. Acute compartment syndrome[J]. Orthopedic Clin, 2016, 47(3): 517-525.

[13] SEVER M S, VANHOLDER R. Management of crush victims in mass disasters: highlights from recently published recommendations[J]. Clin J Am Soc Nephrol, 2013, 8(2): 328-335.

[14] STRAUSS M B. The effect of hyperbaric oxygen in crush injuries and skeletal muscle-compartment syndromes[J]. Undersea Hyperb Med, 2012, 39(4): 847-855.

[15] WOLFSON N, LERNER A, ROSHAL L. Orthopedic injuries in natural disasters and mass casualty events[M]. Berlin, Heidelberg: Springer, 2016.

[16] ZHANG C D, LV F Q, LI Q Y, et al. Application of contrast-enhanced ultrasonography in the diagnosis of skeletal muscle crush injury in rabbits[J]. Br J Radiol, 2014, 87(1041): 1-6.

第十六章

挤压综合征

第一节 挤压综合征概述

肢体受压后所引发的一系列临床表现从百余年前就开始受到重视。1869 年,德国外科医师 Volkmann 首次报道肌肉受压后缺血可导致瘢痕挛缩,继而引起功能障碍,此后,将肌肉缺血所引发的肌肉挛缩命名为 Volkmann 挛缩(Volkmann contracture)。1941 年,Bywaters 和 Beall 报道第二次世界大战期间,详细描述伦敦空袭后被倒塌建筑物压埋的伤员的体征:受伤的肢体麻痹,无痛觉;伤肢肿胀,受力最大的部位可有压迹;神经学检查可见患肢散在感觉低下并伴淤血、水肿、发绀的紫斑和皮肤麻木区域,而不能用脊髓神经根或周围神经受损来解释。他们对此类伤员的临床症状进行了系统总结,提出其典型的临床征象为伤肢肿胀、循环障碍、酱油色尿和急性肾衰竭(acute renal failure,ARF;也称急性肾功能不全,acute renal insufficiency,ARI),并证实尿内色素为肌红蛋白(myoglobin,Mb),并将此正式命名为挤压综合征,又称 Bywaters 综合征(Bywaters syndrome)。

凡肢体受到重物长时间挤压导致肌肉发生缺血改变,继而引起以肌红蛋白血症、肌红蛋白尿、高钾血症和急性肾衰竭为特点的全身性改变,均称为挤压综合征(crush syndrome,CS)。经常发生在重大自然或人为灾害中,如地震或战争轰炸使大面积建筑物倒塌,众多伤员被压埋于重物之下。短时间内不可能全部救出,部分伤员常拖延数小时,甚至数日始被解救。此时,肌肉多已发生缺血坏死,一旦压力被解除,即可发生挤压综合征的典型表现。

近些年,我国地震频频发生,唐山地震、汶川及玉树地震、台湾地震等高量级地震导致数以百万的伤亡,除地震导致躯干或头部外伤或窒息死亡外,地震的巨大破坏性导致患者成批出现,尤其是发生在人口密集居住区的地震。挤压伤/挤压综合征形成了震后的另一死亡高峰。

有时,由于昏迷或醉酒沉睡时长时间地压迫自身肢体,亦可引起挤压综合征,如头部或躯干压迫上肢等。

一、发病机制

(一)受压局部病理

肢体受到重物挤压时,不仅肌肉内的血液循环受阻或完全断绝,而且受压的血管和神经亦受到不同程度的损伤。实质上,受压组织遭受双重破坏:一为挤压所造成的直接损伤,一为局部缺血所造成的继发损伤。当外源性压力解除后,肌肉发生缺血再灌注损伤:血液重新流入伤肢,但由于肌肉组织、局部小血管及毛细血管破裂,微血管通透性增加,以及静脉回流系统受阻等因素的综合作用,致使血液或血浆漏出,渗入肌组织及间隙,导致肌肉及周围软组织发生肿胀,局部压力进一步升高,使血液循环障碍进一步加剧,导致更严重的缺血,加重了肌肉的坏死程度,形成恶性循环。严重者常被迫截肢,或危及生命。

在正常情况下,血管与其所供应的组织之间保持一种动态平衡,液体由动脉进入组织的终端支,即毛细血管网的动脉部分渗出而注入组织间隙,供应组织营养;代谢后再回流到小静脉,注入静脉系统。当受到挤压后,可发生3个方面的变化:①毛细血管受到机械性压迫使管内压升高,从而使液体由血管内渗出增加;②毛细血管壁受到损伤和组织释放的一些活性物质(组胺、色胺类及肽类等)及毒性产物(酸根及氢离子等)的作用,使管壁通透性增加,大量蛋白漏入组织间隙,从而提高了组织间液的胶体渗透压,更多的液体进入组织间隙,使组织压升高;③创伤后,人体可发生应激反应,诸如儿茶酚胺、肾素等神经递质分泌增加,使毛细血管收缩,进一步使管内压增高,更多液体由血管渗入组织内。以上3个方面变化的共同结果使组织压不断升高。

组织压升高首先直接压迫小静脉、毛细血管和淋巴管,甚至使其塌陷闭合。而小动脉不易压闭,但可发生自动闭合,或称主动闭合,主要受小动脉内压力的影响。据测定,小动脉内压力降至20 mmHg时,即可发生主动闭合,使血液不能进入组织内,此时的压力值称为临界闭合压。有人报道,组织内压较动脉舒张压低10~30 mmHg时,即已达到临界闭合压。如在低血压情况下,小动脉内压亦相应降低,因而较低的组织压即可引起小动脉主动闭合,使组织内血流不足,甚至停止。另据一些学者测定,当组织压升至30 mmHg时,即可造成小动脉主动闭合,使组织供血不足或完全停止,因此,临床上常以组织压升高到30 mmHg作为切开减压的重要指征。

缺血时间越长,后果越严重。不同组织对缺血的耐受性各异,神经组织缺血30 min,即可出现功能异常,缺血12~24 h,即可发生永久性功能丧失;肌肉组织在缺血2~4 h后可出现功能异常,缺血4~12 h后,可导致永久性功能丧失、肌肉坏死、瘢痕形成及挛缩。

(二)挤压综合征全身病理

肌肉坏死后释放出大量分解产物,其中主要为肌红蛋白、钾、肌酸及肌酐等,一旦减压后,这些分解产物通过循环再建或侧支循环而进入体循环,引发一系列全身反应,其中突出的表现为肾损伤,严重者可导致急性肾衰竭。

导致肾衰竭的主要机制如下。

其一,当伤员发生低血容量性休克时,肾血管的收缩和机体的休克,致使肾灌注压进一步降低,导致肾血流量不足,继而使肾小管缺血、缺氧,引起上皮细胞变性或坏死。与此同时,机体释放大量诸如肾上腺素、去甲肾上腺素等血管活性物质,使肾内小血管发生痉挛性收缩,亦导致肾内血流量降低。

其二,肌红蛋白的作用:肌红蛋白的分子量为17 500,而血红蛋白的分子量则为68 000,前者仅为后者的25%。因此,大量肌红蛋白由肾小球滤出后,流经肾小管时,在酸性尿液中形成不溶性的酸性正铁血红蛋白管型,沉积在肾小管中发生阻塞;同时还可使肾小管上皮变性,以致坏死,造成肾衰竭。

二、病 理 变 化

横纹肌溶解(rhabdomyolysis)是挤压综合征病理生理发展的关键步骤,主要包括3个方面:①挤压所致的细胞内钙离子超载通过一系列途径介导细胞损伤;②压迫所致的组织缺血使细胞膜钠-钾泵失衡,破坏细胞膜稳定性;③解压后的缺血再灌注损伤产生大量氧自由基以及炎症介质,通过脂质过氧化、活化中性粒细胞等直接产生细胞毒性。受挤压后,各种组织均可发生病理改变。肌肉最早发生,其次为神经,严重者则可伤及肾与心等其他器官。

(一)肌肉组织

当肌肉受压缺血2~4 h后,即可发生急性炎症反应。表现为水肿、肌纤维分离及早期退行性病变;小血管及毛细血管充血;肌纤维间隙有中性粒细胞浸润。肉眼可见缺血的肌肉失去正常的光泽,由鲜红色向苍白色转变。

损伤继续加重,则可发生肌肉变性坏死,与未坏死肌肉界限分明。坏死肌肉中散在出血灶、炎症浸润和水肿,肌纤维肿胀,横纹模糊或消失,严重者则肌纤维断裂,横纹和胞核消失,坏死周围呈现不同程度的间质水肿和炎症浸润。肉眼可见肌肉呈灰褐色或酱红色,弹性消失,易脆烂,切割时不出血,且无收缩,有时可液化。

在后期,当坏死病变静止后,即陆续出现吸收和修复过程。在坏死区出现大量巨噬细胞,吞噬和清除坏死纤维及其他坏死组织,由残存的肌细胞增生并转化为再生的肌纤维;同时,成纤维细胞活跃增生,形成交错的胶原纤维网,最终成为间质纤维结缔组织。根据纤维结缔组织在肌纤维中所占比例的多少,可呈现不同程度的肌肉弹性降低,严重者可导致完全的瘢痕挛缩。

(二) 神经组织

神经受压所发生的损伤,一部分原因是直接外力,但更主要的是由于滋养血管受压而造成的血供障碍。受压神经功能和结构的改变,取决于局部组织压升高的程度和持续时间。据测试,组织压在 20 mmHg 以下时,神经传导正常;上升到 40 mmHg 时,传导速度减慢;上升到 50~120 mmHg 时,传导阻滞,神经功能丧失。

在神经纤维结构中,髓鞘(施万细胞)对缺血较为敏感,故当受压缺血后,首先发生节段性或整段脱髓鞘病变,变性溃散,脱离轴索而溶解,或被吞噬;严重者轴索也可发生断裂。一般约 2 周后,脱离的髓鞘和轴索碎片逐渐溶解或被巨噬细胞所吞噬,而进入神经纤维的再生和修复阶段。

(三) 肾

肾主要病变发生在肾小管,可见肾小管上皮细胞水肿和变性,有些细胞发生坏死,胞核消失、胞质崩解和管腔不规则,内有肌红蛋白管型。管型呈红褐色颗粒状,粗细不等,常凝集成块,与脱落的上皮细胞混在一起,形成细胞色素管型。总之,肌红蛋白管型聚集在肾小管内是挤压综合征所特有的病理改变。此外,肾表现为肿大,皮质呈苍白色,间质有水肿及灶性出血,髓质有明显充血,呈暗红色。皮质和髓质内均有淋巴细胞为主的炎症细胞浸润。

(四) 心脏

心脏病变主要是高血钾所引起,一方面由于肌肉受压后释放出大量钾离子;另一方面,由于肾功能不全,失去排钾的正常调节作用,因而形成高钾血症。严重者可导致心律失常或心搏骤停,成为死亡的主要原因。

近些年来有学者利用动物模型实验来研究挤压综合征对肝、肺、脑以及胃肠道等远隔器官组织的影响,但其具体发病机制及病理生理变化还有待进一步研究确认。

三、缺血再灌注损伤与氧自由基

(一) 缺血再灌注损伤

当受压肢体解压后,血液循环重新注入受压组织,称为缺血再灌注(ischemia reperfusion)。再灌注可能产生两种不同的结局:如挤压时间较短,直接损伤轻微,则可恢复正常的循环和代谢;如挤压时间较长而严重,再灌注可造成相反的不利结果,由于肢体失去正常的循环控制功能,而导致局部血管扩张,肢体反应性充血,此时血流增加所引起的不利作用是多方面的,如脂溶性细胞内代谢产物,包括腺嘌呤核苷酸(adenine nucleotide)代谢的前身,在能利用以前即被清除。另外,内皮和肌细胞膜继续受损伤,导致不全氧化代谢而产生氧自由基,其效应可影响心、肺、肝、肾和脑等重要器官,甚至危及生命,称为缺血再灌注损伤(ischemia reperfusion injury)。在骨科范畴内,常见于挤压综合征、骨筋膜隔室综合征、血管损伤、止血带使用过久、断肢再植术后及严重的骨与软组织损伤。

(二) 病理及氧自由基学说

如上述,挤压可引起组织缺血,当重新恢复血供时,有可能形成再灌注损伤,其中氧自由基(oxyradical)

起着重要作用。1979年,Fridovich提出缺血再灌注损伤与氧自由基有关的学说,近年来的研究亦证实了这点。自由基在人体内不断地生成,又不断地被清除,维持一种动态平衡,这种动态平衡维持着机体的正常代谢。创伤后缺血再灌注可使这种平衡失调,氧自由基形成增加,清除减少,浓度升高到一定程度即可导致机体组织细胞损伤。

氧有4种活性状态:分子氧、臭氧、过氧化物和氧自由基。所谓自由基,是指最外层轨道上含有未配对电子的原子、原子团和分子。其特点为化学性质很高,且具磁矩。它是正常化学过程中的中间产物,但为量甚少,只是在病理过程中才大量产生。在体内,98%的吸入氧通过细胞色素的作用而成为水,其余2%的氧则通过单价电子还原而成为氧自由基,包括超氧阴离子、羟自由基和单线态氧3种形态。此3种氧自由基加上过氧化氢称为活性氧。自由基寿命很短,仅为0.003 s,但常呈连锁反应,一经启动,所产生的自由基将破坏组织,产生更多的自由基,形成恶性循环。

在正常情况下,由2%吸入氧所产生的氧自由基为维持生命所必需,许多物质的代谢都需它的参与,如细胞的分裂,腺苷三磷酸的合成与分解,前列腺素、凝血酶原及胶原蛋白合成,以及吞噬细胞杀灭细菌、病毒、寄生虫和肿瘤细胞等。但这些氧自由基将被代谢中所产生的一些酶清除,不致积累而造成恶果,如超氧化物歧化酶(superoxide dismutase,SOD)可清除超氧阴离子(superoxide anion),过氧化氢酶(catalase,CAT)和谷胱甘肽过氧化物酶(glutathione peroxidase,GSH-Px)可清除过氧化氢等。

在病理状态下,自由基的产生与清除失去了平衡,在缺血再灌注过程中产生大量氧自由基,这些氧自由基有极高的破坏性,所有的细胞成分都是被攻击和破坏的对象,特别是组成生物膜的多不饱和脂肪酸最容易遭到氧自由基的攻击,发生脂类过氧化作用;另外,对核酸、蛋白质、碳水化合物均有破坏作用。

对肢体而言,生物膜主要包括肌细胞膜、毛细血管内皮细胞膜、白细胞膜、基膜和线粒体。细胞膜的脂类过氧化结果首先是膜的功能改变,控制细胞内、外离子交换功能遭到破坏,致使水与钠离子、氯离子、钙离子进入细胞,而钾离子流出细胞,从而使细胞受损,甚至死亡。线粒体的能量代谢功能将进一步失调,溶酶体膜将失去控制释放酶的功能,导致细胞自溶和死亡。由于这些作用,可引起肌细胞的迅速肿胀和坏死,间质充血、水肿和炎症浸润;微血管内皮细胞肿胀,使微循环受阻;白细胞和粒细胞肿胀、聚集、与毛细血管内皮黏合,造成微循环栓塞;由于微循环内皮细胞的损害,基膜和基质的降解,破坏了微血管屏障的完整性,渗透性大增。如无有效措施,将使局部组织受到严重损害,继而影响全身。

第二节 挤压综合征临床表现与救治

一、临床表现及诊断

挤压伤和挤压综合征是同一疾病的不同发展阶段,临床诊疗中侧重点有所差别。前者重点是受伤肢体局部表现,辅助检查主要有监测血谷草转氨酶、乳酸脱氢酶、肌酸磷酸激酶,测定尿肌红蛋白,进行动脉搏动描记或血管造影、超声监测肌肉厚度及血流等。在此基础上及时采取措施,防止挤压综合征的发生。进入挤压综合征阶段后,全身状况即成为观察重点,如根据心电图推测血钾情况,监测尿量及尿液性状、水及电解质平衡、氮质血症等,以及由这些问题所导致的心血管、消化道、神经精神症状等。对肢体受压的伤员应十分警惕发生挤压综合征的可能,尽早做出诊断,才能降低死亡率。

(一)局部表现

当压力解除后,往往可见局部有软组织压痕或挫伤,周围皮肤可出现水疱及软组织肿胀。应特别注意,有的病例伤肢外观可无明显变化,甚至仍可触及远端动脉搏动,毛细血管充盈试验正常,依据这些情况不能排除挤压综合征的可能。应结合受压时间及其严重程度,仔细检查肢体的温度、硬度、肌肉与神经的功能、主动与被动活动等进行综合判断。

凡肢体肿胀、皮温降低、触之硬韧、缺乏弹性、压痛、皮肤感觉障碍、肌肉主动活动及被动牵拉活动引起疼痛者，均为诊断的重要体征。

(二) 全身表现

根据受压部位的范围、时间和严重程度等不同条件，可以引发一系列全身反应。

1. **休克**　有些伤员在早期可不出现休克，或休克短暂而未被发现。但大部分伤员则因挤压伤强烈的神经刺激、广泛的组织破坏，或血容量丢失，可以迅速发生休克，并不断加剧。

2. **急性肾衰竭**　随着肌肉的缺血坏死，肌红蛋白、钾、磷、镁离子及酸性代谢产物等有害物质大量释放。当伤肢解除压力后，随着血液再灌注而进入体循环，加重创伤后机体的全身反应，造成肾损害。另一重要因素为肾缺血，实验证明，如果没有肾缺血这一因素存在，尽管发生肌红蛋白血症，也不一定会导致肾功能衰竭。造成肾缺血的因素是多方面的，在发病机制及病理变化中已经论及。

由挤压综合征所引起的急性肾衰竭区别于单纯创伤后急性肾衰竭的主要特征是肌红蛋白血症和肌红蛋白尿。当压力解除后，在 24 h 内出现茶褐色尿或伤员自诉尿血时，即应考虑为肌红蛋白尿。其浓度在伤后 3~12 h 内达到高峰，以后逐渐下降，1~2 d 后自行转清。

3. **高钾血症**　一方面，由于肌肉缺血坏死，大量的细胞内钾释放至细胞外，进入血液循环；另一方面，由于肾功能障碍而排钾减少，结果导致血钾升高。在少尿期，血钾可每日上升 2 mmol/L，甚至在 24 h 内上升到致命的水平。伤员可死于高钾血症所致的严重心肌中毒。如同时有低钠、钙及酸中毒，则对心肌损害更为严重。因此，应检查血钾、钠和氯化物等，并连续监测，同时应密切观察有无心肌损害及其严重程度。

4. **酸中毒及氮质血症**　肌肉缺血坏死后，释放出大量酸性代谢物质，如磷酸根及硫酸根等，使体液 pH 值降低，发生代谢性酸中毒；同时，由于严重创伤后组织分解代谢旺盛，大量中间代谢产物积聚，非蛋白氮及尿素氮迅速升高，临床表现为酸中毒及尿毒症。

5. **其他脏器损伤**　缺血再灌注所引起的损伤是全身性的，临床表现错综复杂。除以上的主要表现外，大量氧自由基通过血液循环可作用于心脏，发生心力衰竭；作用于肺，发生急性呼吸窘迫综合征；作用于肝或脑，发生相应的功能障碍。

二、救治措施

(一) 现场及早期处理

挤压综合征如能早期发现，给予适当的防治措施，能在很大程度上降低死亡率。因此，应十分强调早期处理，在致伤现场即应开始采取措施。

1. **及时补液**　早期大量补液至关重要，是挤压综合征所有治疗的基础，尽量在解除压迫之前进行。它能使患者血流动力学稳定；补偿淤积在肌肉组织第三间隙的液体；维持肾灌注阻止肾功能持续恶化；补充人体正常液体的需求。

2. **伤员的解脱**　急救人员到达现场后，应在早期补液前提下，尽快解脱伤员。解脱时，注意保护伤员勿再损伤。当地震或战时发生群体压埋伤时，单靠医务人员难以解脱伤员，须有行政当局、军队、消防、工程技术部门及未受伤的居民等协同抢救，尽早地解脱伤员。

3. **伤肢制动**　伤员解脱后，应立即平卧位休息，并将伤肢加以制动，以减少组织分解毒素的大量吸收，镇痛和防止继发损伤。伤肢应裸露或用凉水降低伤肢的温度，勿加覆盖物。

禁止抬高伤肢，因为抬高会使肢体内动脉压下降，在组织压增高的情况下，动脉压下降会促使小动脉关闭，加重肢体的缺血；此外，在组织压高于静脉压的情况下，即使抬高患肢，也达不到促进静脉回流和改善循环的作用。

禁止对伤肢进行按摩或热敷，以免加重伤肢的缺氧。有开放伤口出血者，应及时止血，但不应该加压包扎或使用止血带。

4. **饮用碱性饮料**　为防止及纠正酸中毒，可饮用一些碱性饮料。用碳酸氢钠 8 g 溶于 1 000~

2 000 ml 水中,加入适量的糖及食盐即可。或用 5% 碳酸氢钠 150 ml 静脉滴注。

(二)入院后处理

1. 伤肢处理 最关键的处理原则是早期切开减压。对有明确挤压伤史的伤员,凡出现尿肌红蛋白试验阳性或肉眼茶褐色尿,局部肿胀明显,质硬,或伴有感觉运动异常者,即应行切开减压,彻底切开深筋膜,解除对肌肉的压迫;立即使组织压下降,静脉回流改善,有利于动脉血运的恢复,消除局部组织缺氧状态。早期切开可有效地防止或减轻肌肉的坏死改变,从而防止或减轻挤压综合征的发生或进一步恶化。即使肌肉已经坏死,通过减张引流也可减少有害物质侵入血流,减轻机体的中毒反应。同时,可清除失活组织,减少深部感染的机会。

2. 全身处理

(1)使用氧自由基清除剂和抗氧化剂:清除大量氧自由基,以减轻对组织的损害,越早使用效果越佳。常用的氧自由基清除剂有 SOD、CAT、GSH-Px 射线甘露醇、别嘌呤醇、二甲亚砜等。抗氧化剂有维生素 C、B 族维生素、维生素 E、谷胱甘肽、胱氨酸及辅酶 Q 等。

(2)急性肾衰竭及高钾血症的处理:应及时纠正休克及脱水,可输入新鲜血液、血浆和晶体液。注意观察尿量,因为挤压综合征伤员可以没有休克阶段而直接进入少尿期,与单纯失血性休克所致的急性肾衰竭有明显区别。输液量不宜过多,基本保持出入平衡,或宁少勿多。当休克纠正后,每日总量维持在 1 000 ml 左右,缓慢输入。

尽早使用碱性药物及利尿剂,碱性药物中以碳酸氢钠为首选。利尿措施多采用甘露醇或呋塞米,可用 20% 甘露醇 125~250 ml 静脉滴注,日总量不超过 500 ml;或呋塞米 40~100 mg 静脉滴注,日总量不超过 500 mg。亦可应用利尿合剂,其成分为普鲁卡因 0.5~1.5 g、维生素 C 1~3 g、安钠咖 0.25~0.75 g、氨茶碱 0.125~0.250 g,加入 10% 葡萄糖注射液 500 ml(或 20% 甘露醇 250 ml)中静脉滴注。

注意防治高钾血症,除早期切开减压外,应严格控制含钾量高的食物及药物。不宜输入长期库存的血液。伴有代谢性酸中毒者可用碳酸氢钠液纠正。

一旦急性肾衰竭诊断成立,早期使用透析疗法可降低死亡率。如有条件可行血液透析疗法;否则可行腹膜透析,但效果不如血液透析疗法。

应注意维持营养,食用高糖类、高脂肪、低蛋白饮食。给予抗生素预防和控制感染。

(3)高压氧治疗:挤压伤患者中肢体因外界压力、周围组织水肿、低血容量等处于缺氧代酸状态,高压氧可有效缓解此种情况。高压氧治疗也可促进组织愈合,减少被挤压组织的手术可能性,对即将发生或已经发生挤压综合征的治疗很有帮助。特别对 40 岁以上的患者主张早期使用。可用 100% 氧气,2.5 大气压,每次 90 min,每天 2 次,共 6 d。

(4)生物治疗

1)骨髓间充质干细胞(bone marrow mesenchymal stem cell,BMMSC;bone marrow stem cell,BMSC)拥有广泛分化的潜能,易分离,倍增时间短,是挤压伤/挤压综合征的一种新型治疗模式。研究发现骨髓间充质干细胞通过旁分泌或自分泌的形式分泌一些生长因子(growth factor,GF),促进肌肉生长分化,并能使慢肌纤维向快肌纤维转变从而促进肌肉功能恢复。

2)细胞因子(cytokine,CK):近些年来,有学者开始研究分子与细胞治疗,如成纤维细胞生长因子(fibroblast growth factor,FGF)、褪黑素、凋亡蛋白的抑制剂等,进一步丰富了挤压伤的治疗领域。

第三节 挤压综合征典型病例

【病例简介】

患者男性,32 岁,于某年 7 月 4 日 15:30 驾驶汽车途中发生车祸,左下肢及上肢受压约 40 min,当时患者意识模糊,呼之能应,无呕吐,无呕血,被紧急送入当地人民医院救治。

【诊断】

1. 车祸外伤致多发伤(ISS 33)

1.1 头颈部损伤

1.1.1 头皮挫伤(AIS 2)

1.2 腹部损伤

1.2.1 阴囊、会阴部挫伤(AIS 2)

1.3 左下肢挤压伤

1.3.1 左下肢截肢术后(AIS 5)

2. 损伤并发症

2.1 失血性休克

2.2 挤压综合征

2.3 急性肾功能障碍

2.4 凝血功能障碍

2.5 代谢性酸中毒

2.6 脑卒中

[注:AIS——简明损伤评分(abbreviated injury scale,AIS),ISS——创伤严重度评分(injury severity score,ISS)]

【救治经过】

入院后立即建立静脉通路,给予积极扩容补液、止血、输血等对症治疗,头胸腹CT示头胸腹无明显异常。X射线示左肱骨、左股骨粉碎性骨折。行左上臂石膏固定,左下肢持续牵引,因左大腿肿胀严重,皮肤张力高,于7月4日22:00行左大腿减压术,术后患者血性液体不断渗出,共输入红细胞悬液16 U,血浆1 750 ml。患者因持续低血压,少尿,肌酐升高,给予多巴胺、去甲肾上腺素升压。病情危重,为进一步治疗于7月5日13:28转院至ICU治疗。查体:体温37.2 ℃,脉搏162 次/min,呼吸35 次/min,血压77/42 mmHg,SpO$_2$ 89%~93%,昏迷,双侧瞳孔等大等圆,直径约4 mm,对光反射消失,结膜苍白,皮肤黏膜色泽苍白,身体多处擦伤,左上臂及左侧腰背部皮肤见大面积淤青,左下肢可见多处减压孔道,血性液体渗出,胸腹部查体不配合,会阴及阴囊淤血,左上臂皮肤张力略高,末梢血运可,左下肢肢体严重肿胀,左大腿小腿大量减张切口,渗血,减张切口内可见深黑色血性渗液,肌肉组织发黑,皮肤张力不高,左下肢足背动脉搏动微弱,左足苍白,末梢血运较差,四肢肌张力低,刺激可见肢体回缩,生理反射消失,病理反射未引出。pH值7.2,血钾6.8 mmol/L,碱剩余 -18 mmol/L,乳酸16.19 mmol/L,血肌酐352 μmol/L。

ICU抢救治疗措施:给予中心静脉穿刺、气管插管呼吸机辅助通气、持续性血液透析滤过治疗(脱钾、脱肌酐、脱酸、不脱水)、积极补液扩容,输血(输红细胞悬液、血浆、冷沉淀、纤维蛋白原、血小板)、纠正酸中毒。请骨科医师会诊,考虑患者左小腿张力明显升高,给予左小腿切开减压术,左下肢骨牵引术。7月6日再次请骨科医师会诊,行左大腿前内侧深筋膜切开,切开后见部分肌肉无收缩,色暗红,并建议若生命体征平稳,可考虑行左下肢截肢。7月9日意识转为昏睡,对疼痛刺激敏感,时有躁动,各项升高指标经治疗后均稍有好转。

7月12日,在全身麻醉下行左髋关节离断术,术中见内收肌,股外侧肌大部分失活,颜色灰暗,刺激肌肉无明显反应,渗血少。术后继续呼吸机辅助通气、血液透析滤过治疗、抗感染、血管活性药物维持血压、护肝、输血、输液等治疗。

7月22日,行气管切开。

8月2日,患者尿量逐渐增多,暂停血液透析滤过治疗,后患者肌酐仍高,间断血液透析滤过治疗。

8月22日,复查CT提示左侧基底节区脑实质低密度影,考虑脑梗死,患者右侧肢体瘫痪,右侧肢体肌力0~1级,切口敷料渗湿,少量脓苔。康复科会诊,肢体运动治疗,促进脑循环。

8月27日,拔出气管导管,促进气管切口愈合。

9月4日,行左肱骨干骨折切开复位内固定术+左大腿残端清创+负压封闭引流术,术中所见:肱骨中段骨折呈粉碎性,断端移位明显,内侧可见1碎骨块,骨折断端可见大量骨痂形成,可见大量软组织嵌入,左大腿前侧可见大小约10 cm×15 cm肉芽创面,创面深部可见空腔,内见大量坏死组织及脓液,后侧可见大小约8 cm×8 cm伤口,内可见大量坏死黑色组织,恶臭味。术后继续抗感染,改善脑循环,加强营养,康复治疗,维持内环境稳定。

9月13日,转骨科普通病房。

9月15日、9月25日,行左大腿残端清创+负压封闭引流术。

11月21日,出院,语言功能较差,思维能力可,视力欠佳,左上肢及大腿伤口愈合,右侧肌力2~3级,左上肢肌力正常。

【救治经验】

患者左下肢及上肢受压时间长,左大腿肿胀严重,当地医院急诊行左大腿切开减压术,术后创面渗血严重,肌肉等组织坏死毒素吸收,出现失血性休克、感染性/脓毒症休克、急性肾功能障碍、凝血功能障碍,给予输血、补液、血管活性药维持血压等对症支持治疗。

外科处置:当地医院初期给予切开减压术,转入我院ICU治疗后生命体征稍平稳后及时行左髋关节离断术,后期再逐步多次清创,切除坏死组织,减少毒素吸收,行早期肠内营养支持治疗。

ICU积极复苏,呼吸机辅助通气,血液滤过治疗,纠正酸中毒,维持内环境稳定,输血,补充凝血因子、抗感染,在患者的救治中发挥重要作用。

(曾元临 陈海鸣)

参考文献

[1] 吴孟超,吴在德. 黄家驷外科学[M]. 7版. 北京:人民卫生出版社,2008.

[2] 挤压综合征急性肾损伤诊治协助组. 挤压综合征急性肾损伤诊治的专家共识[J]. 中华医学杂志,2013,93(17):1297-1300.

[3] BYWATERS E G L, BEALL D. Crush injuries with impairment of renal function[J]. Br Med J,1941,1(4185):427.

[4] BYWATERS E G L. Ischemic muscle necrosis[J]. JAMA,1944,124(16):1103-1109.

[5] BETTER O S. History of the crush syndrome:from the earthquakes of Messina,Sicily 1909 to Spitak,Armenia 1988[J]. Am J Nephrol,1997,17(3/4):392-394.

[6] STRATOS I,MADRY H,ROTTER R,et al. Fibroblast growth factor-2-overexpressingmyoblasts encapsulated in alginate spheres increase proliferation, reduce apoptosis, induce adipogenesis, and enhance regeneration following skeletal muscle injury in rats[J]. Tissue Eng Part A,2011,17(21/22):2867-2877.

[7] SEVER M S,VANHOLDER R. Recommendation for the management of crush victims in mass disasters[J]. Nephrol Dial Transplant,2012,27(S1):1-67.

[8] SEVER M S,VANHOLDER R,LAMEIRE N. Management of crush related injuries after disasters[J]. N Engl J Med,2006,354 (10):1052-1063.

[9] SONG X B,ZHOU X L,NI S Z,et al. Early fluid resuscitation with hypertonic solution in a rat crush injury model[J]. Shock,2013,39(5):453-459.

[10] TAKIKAWA M,NAKAMURA S,ISHIHARA M,et al. Improved angiogenesis and healing in crush syndrome by fibroblast growth factor-2-containing low-molecular-weight heparin (Fragmin)/protamine nanoparticles[J]. J Surg Res,2015,196(2):247-257.

第十七章

湿热环境下重症创伤

第一节 湿热环境下创伤的基本特点

一、湿热环境下创伤的病理学特点

动物实验表明,湿热环境下创伤的病理变化具有一定特征性改变,即其病理变化在同一时间点较常温常湿组明显且严重,并随时间的延长呈进行性加重,大部分变性坏死组织为不可逆性损伤。其机制在于:湿热环境更适宜于细菌的生长繁殖,可较早地出现感染,大量的细菌可能侵蚀周围纽织,导致更为严重的病理变化;能量代谢部分显示高温高湿较常温常湿在创伤区域更多地充斥了失活的组织,这些失活组织呈不可逆性损伤,进一步缺血变性坏死,导致局部血流的减少,直接影响周围组织,从而使变性坏死范围更加扩大;组织感染、坏死引起组织间隙水肿,而组织肿胀又压迫毛细血管网,使周围组织缺血更加严重,如此造成组织损伤的恶性循环;有学者报道,在热环境下,内脏器官(如肠道、肝等)均出现损伤,除与全身血流的重新分布有关外,热暴露本身可能对脏器有直接损伤的作用。既然湿热环境下创伤的病理改变与常温常湿环境有很大区别,因此,其处理原则也应与常温下有所不同。除遵照常温环境下的处理原则外,更加强调尽可能早地进行清创;切实可靠地进行切开引流,必要时可变非贯通伤(盲管伤)为贯通伤,以确保有效引流;尽早应用有效的广谱抗生素。

二、湿热环境下创伤的组织能量代谢特点

在湿热环境下,组织代谢旺盛,分解代谢增强,消耗能量物质甚于常温常湿环境。湿热环境下机体的基础代谢增加,尤其是伤后肌组织糖原、蛋白质及肌酸磷酸大量消耗以适应基础代谢增加的需要。细胞内高能磷酸盐的合成所需的能量主要靠葡萄糖的氧化,湿热环境下组织变性坏死程度更为严重,能量物质的合成代谢严重受阻。创伤后交感神经兴奋,儿茶酚胺、胰高血糖素、皮质醇分泌增多,使机体激素环境改变。近年发现创伤局部巨噬细胞与单核细胞产生的许多炎症因子[如肿瘤坏死因子(TNF)、白细胞介素-1(IL-1)等]对物质代谢有调控作用。综上所述,湿热环境下创伤组织损伤程度也是逐渐加重的,提示临床外科处理时,更需尽可能早地进行清创、引流和使用有效的抗生素。不能因为挫伤区残存极少部分可能恢复的组织而姑息,仅仅依靠减压和引流是不够的。

三、湿热环境下创伤的细菌学特点

湿热环境下细菌繁殖快、数量多、感染提前。细菌及真菌的繁殖需要3个基本要素：营养、适宜的湿度及温度。环境温度和水分等条件与微生物的生长繁殖有密切关系。水分是微生物生命活动所必需的物质，是组成机体的基本成分，水产品中的水分越多，细菌越容易繁殖。一般认为，水分在50%以上，细菌才能生长繁殖；水分在30%以下，细菌繁殖开始受抑制；水分在12%以下时，细菌繁殖就困难。温度是微生物生长繁殖的重要条件，各种微生物的适宜生长温度不同，超过其最适生长温度范围，就会使之停止生长或死亡。酶的作用与温度也有密切关系。在37 ℃左右，酶的分解能力最强，化学反应速度最快。随着温度升高，酶的分解能力增强，当温度超过一定范围时，酶开始被破坏。而湿热环境正是细菌和真菌生长的适宜环境，是湿热环境下细菌感染提前的主要机制。

免疫系统与神经内分泌系统一样，同是维持机体内环境平衡与稳定的重要调控系统，从创伤开始直到愈合，整个病程的发生发展都与免疫系统功能状态密切相关。创伤可使免疫抑制，关于创伤免疫的研究已有很多报道。多数研究结果显示严重的创伤对免疫系统有抑制作用。主要反映在中性粒细胞趋化性和吞噬能力降低，血浆纤维连接蛋白（fibronectin，FN；也称纤连蛋白）减少，补体激活并消耗，单核巨噬细胞系统和自然杀伤细胞（natural killer cell，NK cell）活性降低，T淋巴细胞总数减少且对有丝分裂原如植物血凝素（phytohemagglutinin，PHA）和刀豆素（concanavalin A，ConA）反应性降低，抑制性T细胞（suppressor T cell，Ts cell）与辅助性T细胞（helper T cell，Th cell）比例失调，B淋巴细胞功能轻度抑制或正常，血清IgG浓度降低，IgM一般无明显改变。高温可使免疫功能受抑制，有学者发现过热可使免疫功能减退，免疫细胞在40 ℃即受抑制，43 ℃则可发生不可逆性损伤。

由于受到创伤和高温的双重作用，机体的免疫功能显著下降，促使细菌繁殖。

湿热环境下肌组织的损伤比常温环境下严重，且由于热环境更利于细菌的繁殖，而感染是影响创伤修复的重要因素，是现代创伤救治中迫切需要解决的重大问题之一。所以，我们认为尽管挫伤区可能有部分组织尚存活，但已严重损伤，且在湿热环境下有逐渐加重的趋势，严重的组织感染比之清创时切除挫伤区这些有可能部分尚存活的组织所带来的损失要大得多。在湿热环境下创伤初期，外科处理的重点应该主要放在尽早清创和防止感染上，不能消极地等待，应当积极主动进行清创，尽可能清除失活组织，尽可能早地大量、有效地应用广谱抗生素。

四、湿热环境下创伤的免疫学特点

CD11a、CD11b的表达可作为考察湿热环境免疫学变化的一个主要指标。此外，CD4/CD8（Th/Ts近似反应）作为衡量机体免疫功能的一个重要指标，研究它在湿热环境下的变化规律，对估计机体所处的免疫状态以及指导临床工作有重要的意义，是另外一个重要指标。中性粒细胞CD11a、CD11b表达在高温高湿创伤病理变化的过程中可能起着2个方面的作用：一方面是机体中性粒细胞激活的标志，加强了机体的免疫功能；另一方面又因为失调节性过高表达造成了炎症细胞在肺、肾等血管内皮的积聚，最终导致机体的损伤，深层的机制尚有待于进一步研究。$CD4^+$细胞亚群主要是辅助T细胞亚群组成，$CD8^+$细胞亚群主要是抑制性T细胞亚群构成，有研究表明$CD4^+/CD8^+$比值在高温高湿组中的变化反映了机体的免疫状态是有短暂升高（1 h前）后抑制（8 h后）的过程。

五、湿热环境下创伤的生理学特点

湿热环境会加剧机体的应激反应、增加能耗、利于细菌增殖以及引起严重的电解质和酸碱紊乱，故湿热环境下的病理生理学改变应有不同的特点。高温高湿下局部病理学变化较常温常湿组进展快。血液流变学变化较常温常湿条件下显著：伤后一系列激素释放造成的心功能增强以及血液的稀释反应；能量缺乏会造成红细胞膜钠钾泵功能障碍，引起Ca^{2+}内聚，膜流动性以及变形能力减弱；红细胞处于聚集状态的血液显示红细胞聚集作用增强;温度和血细胞比容不是引起血液黏滞度增加的主要原因,因为高温往往使血液黏度降低,而凝血时间在整个病程中升高不明显;血液 pH 值降低以及酸碱代谢失衡也会影响血浆的黏滞度。

第二节　湿热环境下创伤性休克的特点及治疗

一、湿热环境下创伤性休克的特点与临床类型

1. 特点　休克是由于各种严重致病因素如严重战创伤(包括战伤)、失血、感染、心脏功能障碍及过敏等所致的机体有效循环血量不足,组织血流灌注减少,而出现的器官功能障碍的一种综合征。亚热带地区由于气温高、湿度大,军事作业特别是战斗应激排汗量会大大增加,导致血液浓缩、黏度增高,同时由于心率加快,心脏负荷会大大增加。因此亚热带创伤性休克同等量失血程度会较重,且由于高温高湿环境,细菌易于繁殖,亚热带地区的创伤性休克伤员更易伴发感染,诱发感染性/脓毒症休克。因此在救治上特别是在液体复苏和预防细菌感染上要充分考虑这一环境因素。

2. 类型　低血容量性休克为创伤性休克临床最常见类型。发病原因为大量出血和失液。大量失血常见于内脏破裂、大血管损伤、骨盆骨折等;大量失液常见于大面积烧伤血浆渗出及严重的软组织损伤等。感染性/脓毒症休克一般出现在创伤后中、晚期,与创伤后机体防御功能降低和入侵细菌及释放的内毒素或外毒素有关。心源性休克指创伤造成心脏收缩、舒张受限,心输出量骤减而发生休克。主要见于胸部创伤时,发生血胸、气胸或反常呼吸致胸膜腔内压(intrapleural pressure)增高、心脏压塞或心肌挫伤。神经性休克发生于几种情况:①剧烈疼痛、过度恐惧引发休克;②头部创伤或创伤后脑栓塞直接累及血管运动中枢而造成休克;③脊髓创伤后,肌肉瘫痪促使静脉容积扩大和血流缓慢,回心血量减少导致休克。

二、湿热环境下失血性休克的诊治

(一)诊断

1. 临床表现　休克早期主要表现为烦躁不安、诉口渴、头晕、畏寒、皮肤苍白、出冷汗、呼吸浅而快等,血压可降至 80 mmHg。随着失血增多休克加重,收缩压降至 50 mmHg 以下时,精神状态由兴奋、烦躁不安转为淡漠、抑郁、反应迟钝、意识模糊以至昏迷。皮肤颜色和肢体末梢温度的变化可反映外周微循环的血流灌注状态,为休克诊断的主要依据之一,常用的观察部位为面颊、口唇、甲床等。若这些部位由红润转为苍白则为休克的重要体征。收缩压正常,但脉压变小,心率增快时,即应考虑早期休克,有可能迅速恶化,应予积极防治。而脉搏出现细而慢则是心力衰竭的表现,为心脏停搏的前奏,应及时急救处理。休克指数(脉搏/收缩压)有助于判断休克的严重程度,正常时为 0.5、1.0 或 1.5 以上时为休克,2.0 以上为重度休克。尿量的变化可直接反映肾的血液灌流情况。因此对休克伤员应及时留置导尿管,记录每小时尿量,并测定其比重、pH 值及有无蛋白及管型等。每小时尿量达到 40 ml 或以上时表明肾有较充分的血流灌注,同时也有利于判断其他脏器的血流灌注和循环血量的变化。如动脉收缩压已正常而尿量仍少,尿比重下降,应警惕急性肾衰竭的发生,并应控制输液量。

2. 诊断　创伤性休克的诊断依据包括创伤病史、休克的临床表现、血流动力学参数和实验室检查。一般分为 3 度:轻度休克、中度休克及重度休克。

(二)预防与治疗

1. 预防

(1)及早补充体液,防止中暑,脱水。伤后无昏迷,也无消化道损伤时,应适当给予含盐的饮料(如糖

盐水),但不宜口服过多,更不宜单纯大量口服开水。

(2)及时止血、包扎、固定,以减少出血量,减少疼痛刺激,防止污染,减少感染的发生。

(3)保持呼吸道通畅,注意有无内脏器官损伤。有颅脑、胸、腹部穿透伤者应注意保持呼吸道通畅。对有呼吸功能障碍的伤员应及时寻找原因予以排除,必要时应及时行快速环甲膜切开置管或行气管切开,有条件时给予吸氧。开放性气胸应密封包扎伤口。有颅脑、胸、腹部穿透伤时应严密观察有无脏器活动性出血。颅脑伤后要严密观察意识、瞳孔大小,肢体活动;胸部伤后要严密观察有无心包或胸腔内积血,从而导致血压明显下降、心动过速、胸腔积血等情况;腹部穿透伤后要特别注意有无腹部移动性浊音。有条件时可行胸或腹腔穿刺以明确诊断及伤情严重程度;四肢伤有肉眼可见的活动性出血应及时止血或上止血带,有明显四肢骨折者应及时行夹板固定。使用充气夹板不仅对骨折有良好的固定作用,而且有止血及后送途中防止因颠簸而加剧疼痛的作用。

(4)对伤员有明显疼痛或烦躁不安者可适当应用镇静、镇痛药物,使伤员安静休息、避免躁动,从而防止伤部继续出血。

(5)保暖、防暑,以免促使和加重休克的发生。

(6)注意伤员的体位,对有效血容量不足的伤员可采用平卧,下肢抬高15°～20°。以促进静脉回流。

(7)预防感染,除及时包扎伤口外,应及时后送迅速处理,与此同时有条件时应及时给予抗感染药物预防感染的发生。

2. 治疗

(1)容量复苏

1)建立静脉输液通道和配血:休克伤员到达后应立即建立静脉输液通道。

2)控制性和非控制性出血休克液体复苏原则:对出血控制的伤员,无休克表现者,建立静脉通道,伤情稳定(桡动脉脉搏强)者,可不予输液,但密切观察,同时提倡口服补液。对有休克表现的(桡动脉脉搏微弱或缺失),可用乳酸林格液或6%的羟乙基淀粉维持平均动脉压在9.33 kPa(70 mmHg)以上。对未控制出血性休克:彻底止血前给予小剂量(限制性)补液,可选晶体液,也可选胶体液,最好是晶:胶为2∶1比例混合液。

3)复苏液体选择:选用何种液体复苏休克,以往争论较多,目前比较一致的看法是晶体液与胶体液两者兼补为宜。常用的晶体液有平衡盐溶液、高渗氯化钠,胶体液有右旋糖酐和羟乙基淀粉。

(2)抗休克药物

1)缩血管药物:大多数休克患者用药后血压有所增高,临床症状有所改善。但组织血流灌注明显减少,动脉血压的升高是以减少组织血流灌注为代价换来的,仅为权宜之计。在灾害事故现场急救时只能用于血压急剧下降危及生命时先使用缩血管药物为赢得时间输血、输液。必须应用时,宜用小剂量、低浓度。尽快进行止血、输血、输液以恢复有效血容量。

2)舒血管药物:使用血管扩张药的目的是在充分输液、输血扩容的基础上适当扩张毛细血管前括约肌以增加微循环血量,使外周组织得到充分的灌流。应用血管扩张药的适应证包括:①静脉输液后,中心静脉压已上升至正常范围以上,但休克的临床症状并无好转。②患者存在交感神经活动亢进的临床征象(皮肤苍白、肢体厥冷、脉压较小、毛细血管充盈不足等)。③心输出量难以满足正常或已增加的外周阻力的需要。④晚期低血容量性休克导致心力衰竭。心输出量降低,总外周阻力及中心静脉压升高。⑤休克患者存在肺动脉高压及左侧心力衰竭的表现。

(3)改善心功能的药物

1)异丙肾上腺素:临床可用于治疗失血性休克及感染性/脓毒症休克,剂量为1～5 μg/min,总量1 mg加至500 ml葡萄糖盐水中。

2)多巴胺:小剂量多巴胺减少外周阻力和降低血压的作用一般不显著,但对血容量不足患者可出现明显血压下降,所以多巴胺也要在补液基础上使用。可用多巴胺20 mg加入5%葡萄糖注射液250 ml中静脉滴注,15 滴/min,如效果不明显,可逐渐加大剂量。

3)多巴酚丁胺:0.5 μg/(kg·min)即有效,常用剂量为2.5～10.0 μg/(kg·min)。

4)洋地黄制剂:具有正性肌力作用,治疗休克并发充血性心力衰竭时效果好,可增加衰竭心脏排出量,减慢心率,减少心室舒张末期容量,节约心脏氧耗量。常用毛花苷 C 0.2～0.4 mg 加入 50% 葡萄糖注射液 20 ml 内静脉缓慢注射。由于休克时心脏总有一定程度的缺氧,故对这类药物特别敏感,用药后易发生心律失常,这类药物应缓慢谨慎使用,剂量应较通常为小,并应做心电图监测。

5) 胰高血糖素:可中等度提高心肌收缩力,对外周阻力无明显影响,也不易引起心律失常,剂量 1～3 mg,或每小时 3～4 mg 静脉滴注。改善微循环药物。

6) 适当应用血管扩张药。

7) 低分子右旋糖酐:可稀释血液,抗红细胞凝集及抗凝血作用,与血管扩张药同时使用效果较好。

8) 肝素:有 DIC 倾向者,应及早启用肝素 0.5～1.0 mg/kg,加于 250 ml 葡萄糖溶液中静脉滴注,1 次/6 h,使凝血时间延长 1 倍,过量应用有出血倾向时,可用鱼精蛋白中和。

(4) 代谢治疗药物

1) ATP-MgC12:ATP 在 ATP 酶及其辅助因子 Mg^{2+} 的参与下,分解为 ATP 和磷酸,并释放能量,供细胞生理活动的需要。外源性 ATP 供给能量有限, Mg^{2+} 除参与 ATP 酶的辅助因子外,还可催化腺苷酸环化酶,使 ATP 生成 cAMP,增强心肌收缩力,扩张血管,促进糖原和脂肪分解,以提供更多能量。

2) GIK:GIK 即葡萄糖胰岛素钾盐溶液(glucose-insulin-potassium salt solution)联合疗法。休克早期,因交感肾上腺髓质系统兴奋,糖原分解,血糖升高,但休克晚期可使糖原耗竭而出现低血糖。GIK 联合治疗,可改善代谢,GIK 临床试用,治疗感染性/脓毒症休克患者,取得良好效果。

3) 果糖-1,6-二磷酸(fructose-1,6-diphosphate,FDP):FDP 是葡萄糖代谢中间产物,在无氧酵解时可比葡萄糖多产生 2 分子 ATP。

4) 纠酸药物:休克时组织血流灌注不足,无氧代谢增强,产生乳酸增多,且细胞内失钾,常出现酸中毒和高血钾。可选用碳酸氢钠纠正乳酸蓄积过多的代谢性酸中毒。高血钾也要积极纠正,除可采用碳酸氢钠滴注外,还可采用葡萄糖酸钙静脉滴注,以钙离子拮抗钾离子对心脏的毒性作用。此外,尚可通过葡萄糖、胰岛素和碳酸氢钠联合静脉滴注,使血中 K^+ 进入细胞内以降低血钾。

(5) 试用中的新药

1) 纳洛酮(naloxone):为特异性阿片受体拮抗药,能与阿片受体特异性结合,阻断阿片类物质的作用。成年人及婴幼儿常用初次剂量为 10 μg/kg,必要时每隔 2～3 min 重复 1 次,亦可在首次剂量后用其稀释液持续静脉滴注。

2) 促甲状腺激素释放激素(thyrotropin-releasing hormone,TRH):TRH 为下丘脑分泌的一种三肽物质。研究表明它对多种循环性休克均有良好的治疗作用,它可以有效地改善休克动物血流动力学指标,改善微循环,改善血气及一些生化指标,提高休克动物的存活时间及存活率。它在容量复苏不足条件下仍有较好的抗休克效果,且在下调 δ-阿片受体的同时不影响 μ 阿片受体对休克动物的痛阈没有影响,因此此药很适于创伤性休克的救治使用。

3) 磷酸二酯酶抑制药:氨力农为双吡啶类衍生物,以前临床用于强心苷治疗无效的充血性心力衰竭的患者。近年来有用其治疗休克的报道。其主要作用是抑制磷酸二酯酶,升高组织的环腺苷酸(cyclic adenylic acid,cAMP)水平,起强心和扩血管作用。

(6) 其他药物

1) 皮质类固醇:应用皮质类固醇,能增强心肌收缩力,保护肝肾功能。较大剂量应用可阻断 α 受体,使血管扩张,降低外周阻力,改善微循环。皮质类固醇可增加细胞内溶酶体膜的稳定性,防止蛋白水解酶的释放,减少心肌抑制因子产生。还可降低细胞膜的通透性,减少毒素进入细胞,并有中和毒素的作用。感染脓毒症休克时主张大剂量早期使用,休克严重者行静脉注射给药。氢化可的松剂量一般为 20～25 mg/kg,地塞米松一般为 0.5～1.5 mg/kg。值得注意的是,应用皮质类固醇激素超过 24 h,尚有免疫抑制作用,使感染易于扩散,产生应激性溃疡等不良反应。因此皮质类固醇激素一般只用于在补足血容量,纠正酸中毒后伤员情况仍不见明显改善,或感染脓毒症休克血压急剧下降者。如见到皮肤转红,脉搏由细弱转为洪大,血压上升后即可停止。

2) 抗生素的应用:休克伤员有感染及广泛组织损伤者应静脉给予大剂量抗生素。原则是早期足量有效地迅速杀灭细菌控制感染,有脓肿应及时引流。对已知菌种或估计较正确的菌种,可根据病情、机体状态及药物敏感度选用。对暂不能估计菌种者,可根据病情、临床情况,选择广谱抗生素或联合用药。对未发生感染的严重战创伤及休克患者,也可应用广谱抗生素做非特异性预防。

三、湿热环境下感染性/脓毒症休克的诊治

(一)诊断

1. 临床特征

(1)血流动力学改变:高动力状态是感染性/脓毒症休克的典型特征,且多见于因含荚膜的革兰氏阴性菌感染患者,并通常伴有心动过速、心输出量增加以及全身血管阻力下降。而以低心输出量为特征的低动力状态通常与低血容量性休克及心力衰竭有关。低动力状态亦可见于休克早期(如输液前),或出现了致死性严重心力衰竭的患者。顽固性低血压为早期死亡的主要原因,而后期则为多器官功能衰竭。

(2)心肌抑制:心脏耗氧量高,冠状血管灌流量对心肌功能影响甚大。动脉压显著降低、舒张压降至 40 mmHg 以下时,冠状动脉血流灌注量大为减少。心肌缺血、缺氧,亚细胞结构发生明显改变,肌浆网摄钙能力减弱,肌膜上 Na^+、K^+-ATP 酶和腺苷酸环化酶活性降低,代谢紊乱、酸中毒、高钾血症等均可影响心肌功能。心肌抑制因子以及来自脑垂体的 β-内啡肽等对心血管系有抑制作用。心肌缺血再灌注时产生的氧自由基亦可引起心肌抑制与损伤。尽管休克时心搏出量可以正常,但心室功能失常反映在心脏是射血分数降低、心室扩张。心肌纤维可有变性、坏死和破裂、间质水肿。并发 DIC 时,心肌血管内有微血栓形成。

(3)器官血流灌注改变:大多数严重的患者皮肤血流灌注不足,出现皮肤苍白。但对于高动力状态的患者,皮肤血流灌注可能仍保持在正常范围内。尿量减少是常见的一种早期表现,肾血流灌注减少以尿钠的减少和尿渗透压升高为特征。感染性/脓毒症休克时亦可出现精神障碍,并以反应迟钝、不能辨别方向及烦躁为多见。约有 70% 的患者可出现精神障碍。

(4)细胞能量代谢障碍:由于微循环动脉血的血流灌注量减少,引起组织严重缺氧,丙酮酸和游离脂肪不能进入三羧酸循环进行有氧的氧化,这就使 ATP 的生成减少。

(5)氧利用障碍。

(6)器官功能不全/衰竭:如果休克持续较长时间,便可出现器官功能不全,最终出现多器官功能衰竭(multiple organ failure,MOF),后者引发极高的死亡率(80%~90%)。

2. 诊断 感染性/脓毒症休克的发展过程可分为 2 个阶段,第一阶段为脓毒血症阶段,第二阶段为脓毒症休克阶段。有以下临床表现。

(1)发热(体温>38 ℃),偶见低体温(体温<36 ℃)。

(2)心动过速(>100 次/min)。

(3)呼吸性碱中毒($PaCO_2$>35 mmHg),呼吸急促(>20 次/min)。

(4)体循环血管阻力下降,心输出量增加。

(5)白细胞数增多($>12 \times 10^9/L$),有时可见白细胞数减少($<4 \times 10^9/L$)。

(6)血小板减少或 DIC。

(7)氧耗增加,细胞代谢增强。

(8)胰岛素利用增加。

(9)沉降系数增加,C 反应蛋白增高,纤维蛋白原水平增高。

(10)细胞因子水平增高,包括 TNF-α、IL-1、IL-6、IL-8 等。

(二)防治

1. 抗菌药物的应用 抗生素是治疗细菌感染的有效手段,但如应用不当,也会带来不少不良反应:如过敏反应、毒性反应、肠道正常菌群失调、抑制机体正常防御功能等。因此,用药必须合理。合理用药的前提就是所选的药物必须能针对致病菌。由于临床致病菌日趋复杂,所以必须勤做细菌学检查与药敏试验。但在未获得细菌培养结果以前,可根据以下情况对菌种做出初步判断。①结合创伤部位进行菌种分

析。创伤感染的来源,既有外源,也有内源,但创伤感染的致病菌常与邻近部位的常驻菌一致。因此,临床医师熟悉不同部位的常驻菌很重要。皮肤、口腔鼻腔周围的创伤,多以革兰氏阳性球菌为主,如链球菌、葡萄球菌。肌肉广泛损伤者,除革兰氏阳性球菌外,还应注意厌氧菌感染。内源性感染一般为肠道菌群。主要有肠道厌氧菌、革兰氏阴性杆菌和粪链球菌。②结合病情进行致病菌分析。如发病迅速,较快出现低温、低白细胞、低血压者以革兰氏阴性杆菌、厌氧菌感染多见。若病情相对较缓,以高热为主者,以革兰氏阳性球菌常见;病情迁延,持续发热,对一般抗生素治疗反应差者,应考虑真菌感染,特别是念珠菌感染。③针对病原菌选用抗生素,如肠道革兰氏阴性杆菌可选用庆大霉素、阿米卡星、多黏菌素B等。溶血性链球菌可首选青霉素,对耐青霉素葡萄球菌可选用头孢菌素、林可霉素等。对多耐药性金黄色葡萄球菌可选用万古霉素。在早期尚未确认菌种的情况下,有人建议将亚胺培南/西拉司丁(泰能,Tienam)作为首选抗感染药物,因为泰能的杀菌谱较其他任何一种抗生素广泛,抗感染效果明显,它不但有很强的杀菌作用,而且还能减少内毒素的产生,因而是目前最受推崇的广谱抗生素之一。此外,应坚持尽早用药的原则,但感染一经控制,则应及时停止用药。

2. 尽量避免和减少肠源性感染的发生

(1)尽力预防感染的发生。

(2)在静脉或口服营养液中添加黏膜上皮细胞所特需的营养物质,如谷氨酰胺,有利于肠黏膜的修复。

(3)维持肠道菌群的微生态平衡,避免菌群紊乱和某些致病菌的优势生长,因此,要慎用口服或主要经肠道排泄的广谱或有抗厌氧菌活性的抗生素。

(4)尽早让患者半卧位或早期离床活动,以促进胃肠功能恢复。

(5)选择性消化道去污术,即采用口服非肠道吸收抗生素清洁肠道,防止细菌及其产物进入体内,预防肠源性感染发生。

3. 拮抗内毒素

(1)内毒素单克隆抗体:目前主要有E5和HA-IA两种。它们是具有交叉保护作用的内毒素核心单克隆抗体,可特异地与脂质A结合。大量实验已证实,抗内毒素的单克隆抗体E5(E5鼠IgM单抗)和HA-IA(人抗类脂A-IgM单抗)可与多种革兰氏阴性杆菌的内毒素相结合,对内毒素休克动物具有明显的防治作用。

(2)抗生素:口服新霉素可杀灭肠道细菌,抑制肠道内毒素的产生和吸收。多黏菌素类抗生素能杀灭多种革兰氏阴性杆菌,中和内毒素。

(3)血浆置换法:可选择性地清除血中内毒素,减少内毒素诱导的炎症介质释放。

(4)抑制肠道内毒素的产生与吸收:适当使用乳酶生、乳果糖、导泻药等可有一定作用。

(5)血清脂蛋白:血清脂蛋白具有结合和中和内毒素的能力,因而具有抗炎症作用。另外,血清脂蛋白促进机体通过肝胆排出而清除循环内毒素。

4. 抗氧自由基治疗 针对氧自由基引起的脂质过氧化损伤研究发现了许多抗氧自由基的制剂和药物,有3个方面的药物。

(1)减少氧自由基生成的药物:以别嘌醇为代表,系黄嘌呤氧化酶的竞争性抑制药。可有效地抑制次黄嘌呤氧化而产生自由基。

(2)清除氧自由基的药物:以超氧化物歧化酶(SOD)为代表,可有效地清除休克时组织细胞所产生的氧自由基,减轻氧自由基所致脂质过氧化损伤,实验表明它对肠系膜夹闭性休克、失血性休克、感染性/脓毒症休克有较好的治疗作用。

(3)减轻氧自由基脂质过氧化损伤的药物:如辅酶Q、糖皮质激素等,辅酶Q是一种强有力的抗氧化药,能有效地抑制由磷脂酶所引起的生物膜破坏,增强心肌抗缺氧能力,减轻乳酸堆积和代谢性酸中毒,可明显改善心、肺功能。

5. 阻断LBP和CD14介导的细胞激活途径 细胞结合以及可溶性糖蛋白CD14和血清糖蛋白脂多糖结合蛋白(lipopolysaccharide bindling protein,LBP)是哺乳类动物细胞识别内毒素从而导致跨膜信号传递和激活的主要因子,故而革兰氏阴性菌脓毒症的治疗可设计以中和此2种蛋白为目标的方法。

第三节　湿热环境下创伤的并发症

一、创伤后急性呼吸窘迫综合征

急性呼吸窘迫综合征(acute respiratory distress syndrome,ARDS)是严重战创伤后急性并发症之一,病死率较高,各种创伤都可能诱发,如直接胸部损伤,腹部损伤并发脓毒血症等。其发病机制涉及全身炎症反应、炎症细胞和炎症介质、凝血功能异常、内皮细胞和上皮细胞损伤等因素。ARDS 的基本病理生理改变是肺内气体弥散障碍,肺顺应性降低,通气血流比例失调,导致肺功能衰竭而严重缺氧。其病理生理改变包括渗透性肺水肿形成、呼吸功能改变、肺循环改变。

(一)诊断标准

诊断标准:①有发病的危险因素如战创伤等。②急性起病,呼吸频数(常超过 30 次/min)并呼吸窘迫。③低氧血症,急性肺损伤(acute lung injury,ALI)时氧合指数(PaO_2/FiO_2)≤300;ARDS 时≤200 mmHg。④X 射线检查示两肺浸润阴影,重者呈磨玻璃样。⑤肺毛细血管楔压(pulmonary capillary wedge pressure,PCWP)≤18 mmHg 或临床上能除外心源性肺水肿。符合以上 5 项可诊断为 ALI 或 ARDS,其中动脉血氧分压<60 mmHg、氧合指数≤200 mmHg 是主要客观指标。凡存在诱发 ALI/ARDS 高危因素的创伤患者,一旦出现过度炎症反应表现,PaO_2 及氧合指数进行性下降,都应警惕 ALI/ARDS 的发生,不应消极等待病情完全符合诊断标准才予以治疗,否则将贻误时机,难以逆转病情。

(二)治疗

1. 机械通气　呼吸支持是 ARDS 的基本治疗手段,可迅速纠正缺氧状态,并通过呼吸机模式设置,减少肺间质渗出并加强氧合。与其他疾病呼吸机治疗相比,ARDS 的治疗必须贯彻肺保护策略的概念,以减少机械通气加重肺损伤。

2. 其他治疗　改善血液循环、皮质激素、一氧化氮(NO)吸入治疗、体位变动、肺表面活性物质、感染监控、营养支持、抗炎解毒治疗。

二、创伤后急性心功能不全

创伤后急性心功能不全或肺水肿,乃至心力衰竭的发病率不低,尤其在创伤性休克情况下,既有缺血、缺氧打击,也有大量补液导致容量负荷过重,心、肺功能难以承受问题。严格意义讲,后者并非心脏原发损伤,但在创伤条件下,两者的表现和处置一样。近年在抗休克的研究中,对早期休克复苏的液体补充策略已有变化,过量补液等问题将会大大减少。

(一)诊断标准

诊断标准:①有创伤性休克、严重胸部损伤等病史,或有大量输血输液、长时间心动过速、恶性心律失常病史,已有急性呼吸窘迫综合征、大手术后或使用呼吸机者,均需加强警惕。②以心悸、胸闷为主要症状,心动过速,出现异常心音,尤其是咳粉红色泡沫样痰等典型症状体征者。③CVP>16 cmH_2O,PCWP>18 cmH_2O,有肺淤血、肺水肿的 X 射线征象;或有心脏进行性增大者。心肌酶常升高,如肌酸激酶(creatine kinase,CK)及其 MB 同工酶明显升高数倍以上。

(二)治疗

治疗原则是尽快降低心脏负荷,加强心肌收缩力,有效控制原发损伤和去除诱因。

1. 患者的体位　坐位或卧位,双腿下垂。可有效减少回心血量,从而减轻左心前负荷,缓解肺淤血。

对血压低、心源性休克者应采取平卧,头和下肢均抬高15°~30°。

2. 吸氧　以保持动脉血氧分压(PaO_2)>80 mmHg,如效果不佳,可考虑机械通气治疗。

3. 快速减轻心脏负荷　镇静、快速利尿、血管扩张药。

4. 增强心肌收缩力　洋地黄类、拟交感胺类。

5. 机械通气　机械通气适用于在上述药物及氧疗条件下,病情未能控制,出现呼吸衰竭时主要作用是通过正压通气,加大功能残气量、促进氧的弥散,抑制液体渗出,从而缓解肺水肿。

6. 其他措施　肾上腺皮质激素、控制液体量、解除心脏压迫、改善心肌缺血及补充能量、控制感染和脓毒血症,亚热带及热带创伤后感染的发生率较高,应加强伤后感染的预防和治疗,早期清创,避免细菌毒素对心肌造成损伤。

三、创伤后急性肾衰竭

创伤后肾功能障碍是指患者遭受严重创伤后发生的急性肾功能障碍,是严重创伤的常见并发症,若处理不当会进一步发展为急性肾衰竭(acute renal failure,ARF),是平战时创伤重症威胁生命的主要并发症之一,属临床危重病症。此类患者易合并心、肺等多器官功能障碍综合征,病死率很高。创伤后肾功能障碍的病因包括肾前性、肾性和肾后因素。主要原因为容量不足造成肾血流低灌注、横纹肌裂解等引起急性肾小管坏死(acute tubular necrosis,ATN)以及肾毒性药物(如某些抗生素、非甾体抗炎药、麻醉药等)。

(一)诊断标准

诊断标准:目前临床缺乏被广泛认同的 ARF 诊断标准,以下标准可做参考。①有急性肾缺血、肾损伤诱因;②血肌酐(serum creatinine,Scr)较前增加44.2 μmol/L 以上,或增加50%;③肌酐清除率(creatinine clearance rate,Ccr)下降50%;④肾功能下降需血液透析治疗。注意创伤严重程度,低血容量和容量不足持续的时间和严重程度,以及创伤到复苏时间,有无引起肾损害的因素,既往尿液和肾功能检查资料等。目前还没有一项肾功能检查做到十分精确、敏感和特异,临床常用诊断指标为 Scr 和血尿素氮(blood urea nitrogen,BUN)浓度。急性肾衰竭可以不伴有尿量减少,但尿量是肾血流量和滤过率的直接反映,少尿是急性肾功能不全最明显的临床表现。BUN 受血容量等多种因素影响,Scr 则相对恒定,但其反映肾小球滤过率(glomerular filtration rate,GRF)并不敏感,只有当 GRF 下降到正常50%或以上时,Scr 才升高。判断健存肾单位最好的指标为 GRF,而反映 GRF 的指标为肌酐清除率(Ccr),肌酐清除率是指单位时间内(1 min)肾将多少毫升血浆中的肌酐完全清除。判断 GRF 下降敏感性和特异性均较肌酐高,但在判断早期肾功能障碍可能会高估 GRF 值。Ccr 可由以下公式计算:Ccr={[(140−年龄)×体重]÷[血浆肌酐×72]}×(0.85,女性)。

本公式中单位年龄为岁,体重为 kg、血清肌酐为 mg/ml。正常值,女性为(95±20)ml/min,男性为(120±25)ml/min。

(二)治疗

对于已存在急性肾小管坏死(ATN)患者,目前缺乏被证明能够改善肾功能和(或)缩短 ARF 病程的治疗手段。因而治疗 ARF 重在预防,包括维持有效循环血量,避免低血压、酸中毒,减少肾毒性药物的使用,极抗感染以及早期干预。

1. 病因治疗　继发于有效循环血量减少的肾血流灌注降低,是创伤患者发生 ARF 的主要原因。因此在抢救中要注意尽早补液,保证足够血容量(中心静脉压>60 mmHg),以维持适宜的肾血流灌注,避免平均动脉压(mean arterial pressure,MAP)降至60 mmHg 或以下,以保证肾的血流量。及早控制感染和处理原发的,对一般状况差的患者避免使用肾毒性药物等都是防止 ARF 的有效措施;尿道梗阻者,为避免梗阻进行性加重,需要放置尿管。

2. 利尿　呋塞米和丁脲胺是常用袢利尿药,呋塞米每次为20~40 mg 静脉滴注或缓慢注射,如有利尿作用则2~4 h 重复,每天总量不超过600 mg。

3. 其他　正确使用血管活性药,改善肾灌流。维持水、电解质及酸碱平衡。

4. 肾替代治疗 一般开始透析指征：①血尿素氮>21.43 mmol/L；或肌酐>442 μmol/L。②血钾>6.0 mmol/L。③严重代谢性酸中毒，pH 值在 7.1 以下。④少尿性肾衰竭出现球结膜水肿、奔马律、中心静脉压显著增高等任何一种情况。出现急性左心衰竭、肺水肿，或血钾>6.5 mmol/L 需急诊血透。

四、创伤后血管内凝血

创伤伤员凝血系统紊乱现象非常普遍，其中严重伤后弥散性血管内凝血（disseminated intravascular coagulation，DIC）发生率为 50%～70%。由于亚热带地区独特的气候环境，以及创伤时早期进行手术控制损伤不及时，伤后感染、休克等并发症发生早且严重，极易导致或诱发凝血功能障碍直至 DIC。

(一) 诊断标准

其一，严重创伤后和（或）合并感染（脓毒血症）、休克、酸中毒以及缺氧等。

其二，有下列 2 项以上临床表现：①严重或多发性出血倾向。②不能用创伤及其并发症解释的微循环障碍或休克。③广泛性皮肤、黏膜栓塞，灶性缺血性坏死、脱落及溃疡形成，或不明原因的脏器功能衰竭。④抗凝治疗有效。

其三，实验室检查符合下列条件（同时有 3 项以上实验异常）：①血小板（platelet，PLT）计数<100×10^9/L 并呈进行性下降。②血浆纤维蛋白原（fibrinogen，Fg）<1.5 g/L 或>4.0 g/L，或呈进行性下降。③ 3P 试验阳性，或血浆纤维蛋白降解产物（fibrin degradation product，FDP）>20 mg/L 或 D-二聚体水平增高（阳性）。④凝血酶原时间（prothrombin time，PT）延长或缩短 3 s 以上，活化部分凝血活酶时间（activated partial thromboplastin time，APTT）延长 10 s 以上。⑤疑难或其他特殊患者，可考虑行抗凝血酶Ⅲ（antithrombin Ⅲ，AT Ⅲ）、Ⅷ因子（Ⅷ factor，FⅧ）以及凝血、纤溶、血小板活化分子标记物测定。

(二) 治疗

1. 治疗的关键 治疗的关键是对战创伤及其并发症的早期控制。

(1) 亚热带条件下，严重创伤、多发伤、复合伤发生率很高，伤后常遗留大量创面、组织缺损，伤口内细菌易很快入血，故伤后应尽早清创，最好的手术时机在 4～6 h，以减少感染机会。

(2) 现场急救应开通气道，有效包扎、止血，积极抗休克，开放伤口需尽早应用广谱抗生素，提高伤员后送速度，为后续治疗创造条件。

(3) 到达医院后继续加强抗感染、抗休克治疗，积极纠正酸中毒，改善缺血、缺氧，改善微循环，保护重要脏器功能。

2. 抗凝治疗 抗凝治疗可遏制伤后凝血功能的恶性循环，恢复凝血机制的稳态。

(1) 普通肝素治疗首剂 50～100 U/kg（多选择 80 U/kg）静脉滴注，每 6～8 h 半量重复，皮下注射或每日 10～15 U/(kg·h) 持续静脉滴注。治疗 6 h 后监测 APTT，调整用量，若 46～70 s，治疗不变；若<46 s，增加剂量 20 U/kg（皮下）或 2 U/(kg·h)（静脉滴注）；若>90 s，减少皮下剂量 20 U/kg、静脉剂量 2 U/(kg·h)，疗程为 7～10 d。预防用药：每日总量 50 U/kg，分 2～3 次皮下注射，连续 5～8 d。

1) 肝素治疗有效的指标：出血停止，休克改善，脏器功能改善，PT 较治疗前缩短 5 s 以上，纤维蛋白原和血小板数不再继续下降，其他凝血检查逐步改善。

2) 肝素治疗的禁忌：①严重战创伤大面积伤口、内脏出血未经良好止血者；②手术后 24 h 以内；③合并严重肝病及凝血机制障碍者；④近期有咯血、呕血、黑粪的活动性肺结核或活动性溃疡病者。

(2) 低分子肝素：低分子肝素（low molecular weight heparin，LMWH）具有明显而持久的抗血栓作用，其抗血栓作用强于抗凝血作用，致出血的危险性较小。其机制在于通过与抗凝血酶Ⅲ（AT Ⅲ）及其复合物结合，加强对 Xa 因子和凝血酶的抑制作用。故 LMWH 抗 DIC 的疗效优于普通肝素。用法如下。

1) 治疗：每天 200 U/kg，分 2 次皮下注射，疗程 7～10 d。

2) 预防：每天 50～100 U/kg，分 2 次皮下注射，疗程 7～10 d。可用 APTT 监测，标准同普通肝素。

(3) 其他抗凝剂：包括抗凝血酶（AT）、蛋白 C 与活化蛋白 C 以及丹参、复方丹参、水蛭素等。

(4) 抗血小板治疗：抗血小板药物包括右旋糖酐 40、双嘧达莫（潘生丁）、阿司匹林、磺吡酮（保泰松衍生物)、ADP受体拮抗药及依前列醇(前列环素)等,多与肝素配合作为辅助用药。但DIC后期由于大量血小板消耗,此时不宜再使用抗血小板功能药物,以免加重出血。

3. 其他治疗 抗纤溶治疗、肾脏替代治疗。

五、创伤后多器官功能障碍综合征

多器官功能障碍综合征(multiple organ dysfunction syndrome,MODS)是指机体在遭受严重战创伤,尤其是合并感染等,24 h后,同时或序贯发生2个或2个以上器官或系统功能不全或衰竭的临床综合征。20余年来,经历了抗感染、脏器功能支持、单克隆抗体调理等诸多措施,目前该综合征在创伤外科领域仍是继急性颅脑损伤和难以控制的大出血之后,创伤死亡的第三大因素,病死率高达50%以上。但其发病机制已趋向于比较一致的看法,即全身炎症反应和免疫功能紊乱在MODS发生、发展中起主导作用,脓毒症是MODS发病的主要诱因。

(一)诊断标准

1. 诊断依据 诱发因素+全身炎症反应失常+多器官功能障碍综合征。即①存在严重创伤、休克、感染、延迟复苏及大量坏死组织存留或凝血功能障碍等诱发因素或病史;②存在全身失控炎症反应、脓毒症的临床征象;③先后或同时存在2个以上系统或器官功能障碍。

2. SIRS及失控全身炎症反应的诊断标准

(1) SIRS的意义:据美国胸科医师学会与重症医学会(American College of Chest Physicians, ACCP/Society of Critical Care Medicine, SCCM)1991年芝加哥会议标准,符合该全身炎症反应综合征(systemic inflammatory response syndrome, SIRS)诊断的几乎涵盖了大部分急危重患者,尤其是在急性期,虽然并不意味着患者都将发MODS,但符合诊断标准越多,持续存在SIRS者,是我们早期预防、早期监测治疗的重点对象。

(2) 全身炎症反应失控的临床征象

1) 高动力循环:在病程的早中期,患者心输出量(cardiac output, CO)可达10 L/min,外周阻力多下降,尤其是脓毒症(sepsis)者。同时伴有心脏每搏功下降,心肌酶升高等心肌受损机制,对于原有心肺疾病及老年患者,可因心力衰竭而转化为低动力循环。

2) 高代谢:创伤者代谢率增高,尤其是发生全身炎症反应失控、严重脓毒血症(pyemia)时,代谢率达正常1.5倍以上,但糖和脂肪的利用受到限制,而依靠机体大量分解蛋白来获取能量,出现严重而持续的低蛋白血症及高糖血症,从而加重脓毒血症,致MODS恶性发展。

3) 细胞缺氧:高代谢和循环功能紊乱造成氧供与氧需不匹配,组织细胞缺氧,临床表现为"氧供依赖"和高乳酸性酸中毒。即使氧供充足,也可因氧的弥散和利用障碍而导致组织细胞缺氧。

3. 多器官功能障碍综合征的诊断 多器官功能障碍综合征包括功能代偿到失代偿的过程,十几年来,有关多器官功能障碍综合征的评分及诊断标准有多个,但都不够完善。理想的评分或诊断标准,应该能反映脏器功能从"不全"到"衰竭"的动态过程,同时评分标准应简单、可靠,临床操作性强。目前国际国内较通用的是2001年华盛顿会议推荐的Marshall器官评分系统。

(二)多器官功能障碍综合征的防治

1. 积极控制原发损伤,减少应激刺激 严重创伤是危及生命的严重损伤,伤情重、休克率高、病情变化快全身应激反应强烈、病理生理紊乱严重,救治者应以损害控制性医疗为指导,积极阻断原发及继发损伤。现场经开通气道、止血包扎固定后,应尽快后送并立即予以抗休克、氧疗等初期循环与呼吸功能支持;同时,应争取时间以保存患者生命、减少病理生理紊乱为前提,及时实施损伤外科控制手术,如去污减压、止血、引流等,以去除病原,减少应激刺激。手术要根据伤情和患者的承受能力来确定,以清除病灶和彻底止血为度;确定性手术,宜分期实施,重伤者应收治能提供有效生命支持的ICU病房。

2. 努力控制感染 亚热带环境艰苦且致病微生物极易生长繁殖,感染概率高,必须充分认识早期预防、阻断感染源的极其重要性。伤后除积极抗休克、全身支持外,还需酌情采取以下措施。

(1) 对外源性感染的开放性伤口,必须尽早(<6 h)清创和防治感染;疑有腹腔感染及有腹部伤口者,

应尽早剖腹探查,已形成的水肿或感染严重的组织要充分有效引流,避免引发全身脓毒症。

(2) 预防内源性感染,如尽早经胃肠道营养,并口服复方谷氨酰胺肠溶胶囊(谷参肠安)、十六角蒙脱石(思密达)等胃肠黏膜保护药,鼓励早期下床活动,以促进肠蠕动;积极预防医源性感染,防止呼吸机相关性肺炎,早期 ARDS/AIL 患者,先选择无创性呼吸通道实施呼吸机支持治疗,如必须气管插管,应加强气道温化及湿化、翻身叩背、吸痰等护理措施,争取尽早脱机、拔管。

(3) 早期合理使用抗生素,开放伤者可先给予广谱抗生素,并尽快留取标本行涂片及培养。抗菌药物使用要适度,不宜过久,以防止真菌感染和菌群失调。一旦培养有结果,应根据药敏试验结果选择窄谱抗生素。

3. 早期脏器功能支持

(1) 早期呼吸支持:首先对休克、严重创伤或感染患者,均建立通畅的气道,保证充分供氧,确保 $PaO_2 > 60$ mmHg,$SaO_2/SPO_2 > 90\%$。

(2) 早期循环支持:循环支持的目的是保障组织器官足够的血流灌注和有效的氧输送。

4. 代谢支持 高代谢不仅是 MODS 的表现,而且有重要的发病学意义。高代谢导致氧供需失衡,细胞氧利用障碍,能量物质分解代谢亢进,旁路代谢激活亢进,引发加重 MODS 时严重的代谢紊乱和炎症介质失控,是 MOF 来势迅猛、难以遏制的病理生理基础之一。根据创伤及失控炎症反应高代谢特点,代谢支持的着眼点在于保持正氮平衡,重点在支持器官的结构和功能,推进各种代谢运转,减少葡萄糖负荷,增加脂肪和氨基酸供应。

5. 炎症介质阻断治疗

(1) 清除炎症介质释放的诱因:包括有效而及时的清创、引流和必要的外科手术,合理使用抗生素,预防各种院内感染。

(2) 抑制炎症介质的释放:如大剂量乌斯他丁(50~100 U/d)、环氧化酶抑制药(吲哚美辛、布洛芬)、中等剂量糖皮质激素(如地塞米松 10~20 mg/d)等。

(3) 拮抗或阻断炎症介质的作用:如重组人 TNF 抗体、PAF 拮抗药、IL 受体拮抗药、抗内毒素抗体、内啡肽拮抗药等。

(4) 抗氧化药及氧自由基清除药:甘露醇、谷胱甘肽、胡萝卜素,大剂量维生素 C(2~5 g/d)、维生素 E,别嘌醇和过氧化物歧化酶(SOD)等。

(5) 清除炎症介质和循环中的内毒素:通过床旁连续性血液净化技术来清除炎症介质和内毒素,以减轻炎症反应,阻断 SIRS 发展成 MODS,并纠正内环境紊乱。

6. 基因治疗 研究发现,机体损伤后炎症表达的控制基因具有多态性,临床上也发现同样病情和治疗,但不同个体的预后可能迥然不同,存在"个体差异"。研究认为患者在遗传和基因表达上的特征是"个体差异"的重要原因,目前临床主要通过检测和抑制细胞内控制基因转录的关键物质核因子 κB(nuclear factor-κB,NF-κB)的活性,来抑制细胞炎症介质的转录和表达,方法主要是应用抗氧化剂和糖皮质激素两类药,此外有关 NF-κB 的诱导激酶及相关抑制性 NF-κB 的抑制药也正在研究中。

7. 中医中药治疗 中医药学具有整体调理,阴阳平衡的优势,在 MODS 的防治中具有重要临床意义。中医认为 MODS 的防治,应从机体受到损伤之初即开始,依据病机和辨证要点,分别实施清热解毒、活血化瘀、扶正固本法。我国已有一些中药如血必净、热毒清、大承气汤等用于不同病情的辨证施治,但针对创伤的完整方案还缺乏报道。

第四节 湿热环境下多发伤的特点和救治

多发伤的定义尚有争议,一般认为多发伤指在同一机械因素作用下,人体同时或相继遭受 2 处以上解剖部位的损伤,至少有 1 处损伤可危及生命或肢体。多发伤伤情复杂,救治难度大,亚热带地区多为山地丛林,使伤后早期急救、搬运及后送等环节,难度增大且亚热带地区气候温暖潮湿,有利于细菌生长繁殖,伤后感染及相关并发症的发生概率大大增加。因此,在提高早期急救、搬运及后送的效率,缩短院前时间,加强伤后早期各项救治措施,有效减少及防治并发症等方面提出了更高的要求。

一、临床特点

(一) 生理紊乱严重

多发伤常累及脑、心、肺、肝、肾、胃、肠、血管等重要脏器,可直接造成组织器官结构及功能损害;同时由于急性血容量减少,组织低灌流状态与缺氧等病理生理变化,多伴随强烈的全身炎症反应和应激反应,以及脓毒症等可引起组织器官的继发性损害。如果这些病理改变不能得到有效控制,可导致 MODS。

(二) 伤死率高

死亡分为 3 个高峰。①第一高峰出现在伤后数分钟内,死亡原因主要为脑、脑干、高位颈髓的严重创伤或心脏、大动脉撕裂伤等。②第二死亡高峰出现在伤后 6~8 h,原因为脑内、硬脑膜下及硬脑膜外血肿,血气胸,肝、脾破裂,骨盆骨折致大出血,如抢救及时,大部分可免于死亡。③第三死亡高峰出现在伤后数天或数周内,主要原因为创伤后引起严重感染和器官功能衰竭。

(三) 休克发生率高

严重多发伤因损伤广泛而严重,失血量大,休克发生率高,休克的发生原因主要为失血性休克,也可因胸部创伤、心脏压塞、心肌损伤引起心源性休克。

(四) 严重低氧血症

严重多发伤早期低氧血症发生率可高达 90%。严重创伤常合并休克,另一方面内源性扩血管物质明显增加,如前列环素(prostacyclin, prostaglandin I_2, PGI_2)、腺苷、组胺、缓激肽、一氧化氮(NO)等,NO 为作用最强的扩血管物质。机体在释放扩血管物质的同时也释放大量的缩血管物质,如血栓素 A2(thromboxane A2,TXA2)、血管紧张素、5-羟色胺、内皮素-1 等,以内皮素-1 缩血管作用最强烈。从而产生血管舒缩功能障碍。一方面是短路血管大量开放并产生低阻,另一方面是微循环闭塞而导致细胞营养障碍。同时血管通透性增强,血管通透性增强将导致组织和器官水肿、单位体积血管床数量减少、氧弥散增加,从而导致或加重细胞缺氧。

(五) 容易漏诊及误诊

由于严重多发伤受损伤部位多,加上开放性创伤与闭合性创伤同时存在,明显创伤与隐匿创伤共存,且大多数伤员伤势危重不能自诉伤情,容易发生漏诊与误诊,漏诊率一般为 12%~15%。造成漏诊的主要原因如下:①伤员伴意识障碍,对受伤史了解不清。②诊断时满足于一个部位的创伤而忽视了其他部位的创伤。③对一些表面或易于察觉的伤情易于诊断,而忽略了隐蔽和潜在的甚至更严重的创伤。④仅注意到局部创伤,而对局部创伤可能引发的全身应激反应及并发症重视不够。⑤临床医师的专业局限,仅注意本专业创伤,而忽视了对其他部位创伤的检查。⑥未行必要的辅助检查。易发生漏诊的创伤常为颅脑外伤漏诊胸部损伤;胸部创伤忽视腹部体征而漏诊肝、脾损伤;腹部空腔脏器损伤因腹膜刺激征明显,可漏诊胸部伤。

(六) 处理矛盾多

严重多发性创伤常需要手术治疗,由于创伤的严重程度、部位和累及脏器或深部组织不同,故对危及生命的创伤处理重点和先后次序不一样,有时几个部位的创伤都很严重,处理顺序上就可能发生矛盾。如大的创面和活动性出血,常容易引起重视并做早期处理,而忽略了腹内实质脏器损伤的处理。腹部创伤大出血合并休克,既要迅速扩容,恢复有效血容量及组织血流灌注,又要立即手术止血,严重伤员既要处理原发损伤,又要兼顾全身情况,减轻继发性病理损害。

(七) 并发症多

严重多发伤并发症发生率高,不少伤员常因严重并发症而死亡。常见严重并发症为休克、急性呼吸窘迫综合征、多器官功能衰竭等。同时因伤情重,机体防御功能下降和广泛软组织损伤、坏死、严重污染、内脏破裂等均可引起严重感染,甚至脓毒症。

(八)伤情评估

创伤评分可客观评估损伤严重程度,对指导治疗、判断预后等具有较重要意义。多发伤评分主要采用简明损伤定级(abbreviated injury scale,AIS)与创伤严重度评分(injury severity score,ISS),简称 AIS-ISS 评分。AIS-ISS 评分是早期由美国医学会、汽车安全委员会制定的简明损伤定级,它是纯解剖评分,但它将各种损伤予以数字化,每一损伤严重程度分为 6 级。简明损伤定级标准:1 分为轻度,2 分为中度,3 分为较重,4 分为严重,5 分为危重,6 分为最危重存活可能性极小。如在胸部创伤,疼痛或胸壁僵硬为 1 分;单纯的胸骨或肋骨骨折为 2 分;多发性肋骨骨折不伴呼吸障碍为 3 分;胸壁软化为 4 分;主动脉裂伤为 5 分等。

对单发伤采用 AIS,多发伤采用 ISS。ISS 是根据 AIS 为基础,ISS 将人体分为 6 个损伤区域:①头、颈部(包括脑或颈椎损伤、颅骨或颈椎骨折);②面部(包括口、耳、眼、鼻和颌面骨髓);③胸部(包括胸腔所有脏器以及膈肌、肋骨架和胸椎损伤);④腹部、盆腔(包括腹腔、盆腔所有脏器及腰椎损伤);⑤四肢、骨盆(包括扭伤、骨折、脱位和断肢);⑥体表(包括体表任何部位的裂伤、挫伤、擦伤和烧伤)。在计算时只将全身 6 个分区中损伤最严重的 3 个分区中各取一最高 AIS 值求各自平方之和即为 ISS 值。

ISS 的分值范围为 1~75 分,75 分只可见于 2 种情况,即有 3 个同部位 AIS=5 的损伤或有一处 AIS=6 的损伤(AIS=6 的 ISS 值就可定为 75 分)。对资料不详 AIS 的损伤不能计算入 ISS。对单一部位伤员可用 AIS 说明其损伤严重程度,而多部位、多发伤者必须用 ISS;AIS-ISS 评分确能反映伤员伤情,是一个较好的院内评分方案,有实用价值,目前已广泛应用于创伤临床和研究工作。许多学者常以 ISS<16 分者为轻伤,≥16 分者为重伤,≥25 分者为严重伤。

二、诊 断

(一)详尽地了解受伤史

详细询问病史,分析受伤机制,了解伤后病情演变过程及伤后现场处理的方法等,对诊断具有重要指导意义。部分伤员因伤情严重或伴意识障碍不能自诉病史,医师可向亲属、同事或受伤现场知情人员了解病史。因严重多发伤伤情重,常需迅速进行抢救,故应当是急救措施、了解病史及诊断检查同时进行。

(二)体格检查

1. **检诊原则** 多发伤早期检查的重点是了解有无致命伤,尤其是呼吸道是否通畅,判断出血及休克程度。为了不遗漏重要伤情,经过抢救,待伤员伤情稍稳定后再进行重点特殊检查。

2. **检诊程序** 全身情况:观察血压、脉搏、呼吸、意识、面容及体位姿势等,注意有无窒息、休克等危及生命的情况。注意各部位损伤的专有体征。开放性伤应仔细检查伤口或创面的形状、出血、污染、渗出物、伤道的位置及走行方向。

(三)辅助检查

根据伤情需要,选择适当的辅助检查,对帮助诊断有重要意义。经过紧急处理,伤情允许时可做如下检查。

1. **试验穿刺** 主要为了观察体腔内改变,如血胸、气胸、血腹、腹膜炎等,判断内脏器官有无损伤。

2. **导管术检查** 插入导尿管,可以帮助诊断尿道、膀胱等的损伤。腹腔内留置导管,可以动态地观察腹内出血、脏器破裂等。某些气胸或血胸可用胸腔闭式引流,兼有诊断和治疗的意义。

3. **实验室检查** 血常规和血细胞比容,可提示贫血、血浓缩或感染等。尿常规可提示泌尿系统损伤、糖尿等。血电解质和血气分析可提示体液紊乱。血尿素氮、肌酐即可提示氮质血症。血清胆红素、转氨酶等可提示肝功能降低等。

4. **X 射线透视或拍摄平片** 对各部位的骨折、胸部伤、腹部伤或异物存留诊断具有重要意义。

5. 超声检查　超声检查对胸腹腔积血、积液敏感性高,是诊断血胸及腹腔实质性脏器如肝、脾损伤的重要依据;胃肠穿孔可发现膈下、腹壁后方气体回声。动态床旁 B 超检查可及时检出隐匿性损伤或延迟性肝、脾破裂等,具有重要诊断价值。

6. CT检查　CT 检查适用于颅脑伤,能显示颅内血肿的部位,为治疗提供参考。也可用以观察肝、脾、胰等实质器官损伤和腹腔积液,可在试验穿刺等较简便的检查发生疑问时应用。CT 检查对损伤脏器的定位诊断正确率较高,螺旋 CT 对胸腹腔或腹膜后血管损伤等诊断正确率较高,必要时可注射血管造影剂增强扫描帮助诊断血管损伤。

7. 血管照影　用于确定血管损伤或外伤性动脉瘤、动静脉瘘。现血管造影术的选择性和准确性均较高。

三、治　疗

(一)院前急救

多发伤早期对机体的主要危害是呼吸障碍和因脏器或血管损伤造成大出血,可很快危及生命,因此"黄金时间"(golden time)的救治特别重要。"黄金时间"指从入院至诊断、复苏和确定治疗方案的时间。应尽量缩短院前时间,快速完成检诊、伤情评估、诊断及手术前准备等工作。

(二)救治的组织实施

严重多发伤救治的特点为病情发展快,常严重危及伤员的生命,需要进行紧急处理;常涉及多个重要脏器,需要具有较高临床水平的各相关专业人员参与救治;需要迅速制订严密的救治计划并实施,各相关专业人员在救治工作中做到密切合作、有条不紊。因此,高水平的严重多发伤救治需要一个高素质的团队才能完成。在救治中强化整体综合救治意识,既要解决局部伤情,更要注重解决全身性病理损害。针对严重多发伤救治中的突出矛盾,制订出有效的抢救预案。在迅速诊断及伤情评估的基础上,根据优先解决主要矛盾的原则,迅速制订出救治方案,保证各部位伤的快速有序处理,院前急救及院内早期救治、外科手术及 ICU 几个环节紧密衔接。

(三)救治程序

West(1985 年)提出多发伤的救治 VIP(程序),在抢救严重创伤伤员过程中发挥了显著作用,提高了救治成功率。

1. V——ventilation(通气)　即保证伤员气道通畅及保持正常的通气。迅速清除口咽腔凝血块、呕吐物及分泌物。鼻管给氧,放置口咽通气管、气管切开和辅助呼吸。昏迷伤员应及早气管插管,颌面及喉部严重损伤宜行气管切开术。有胸腔创伤发生通气障碍,应行气管切开、胸腔闭式引流。开放性气胸宜用凡士林纱布填塞胸部伤口,予以包扎,预防纵隔摆动。张力性气胸应行胸腔闭式引流。多根多处的肋骨骨折可引起反常呼吸运动,不但减少通气和换气,而且引起纵隔左右摆动,造成明显的呼吸、循环障碍。现场急救时先用加垫包扎法限制部分胸壁的浮动;继而用肋骨外固定或者内固定(用机械性正压呼吸),以保障呼吸和骨折愈合。

2. I——infusion(输注)　即迅速输液、输血扩充血容量,以防止休克发生或恶化。扩充血容量一般宜先输入等渗盐水或平衡液,继以浓缩红细胞或全血,因此在纠正缺氧的同时应尽快输液、输血。先输入晶体液,对微循环可能比首先输入全血有利,因为创伤、休克时微循环流态改变,有红细胞聚集和血流滞缓。如失血超过 1 000 ml,可同时从 2 条静脉通路分别输入晶体液和全血。监测中心静脉压和尿量等,以估计血容量多少,并可供估计心功能的参考。高渗盐水对失血性休克可改善血流动力学,提高生存率。临床一般在 10~15 min 内输注 7.5% 氯化钠液 200~400 ml 时,随后输入平衡盐溶液或全血。对严重休克伤员,应适当补充碳酸氢钠,以纠正酸中毒。大血管或心脏创伤及脏器破裂大出血等非控制出血休克患者大量快速液体复苏可增加血液丢失,引起稀释性凝血功能障碍和减少组织氧供导致代谢性酸中毒。因此对这些患者现主张早期限制性容量复苏或延迟容量复苏,即少量输液将血压维持在低于正常但能保证脏器及组织血流灌注的水平或不输液,在紧急手术控制出血的基础上,加强容量复苏。

3. P——pulsation(搏动)　监测心脏搏动,维护心泵功能。在保持正常通气,迅速扩容的情况下,如伤员血压不断下降,脉搏弱而不规则,颈静脉怒张,中心静脉压逐渐上升,心音遥远或消失,应考虑是心脏压塞,立即行心包穿刺,必要时紧急手术,切开心包,以手指堵住心肌伤口,缝合伤口或接上体外循环机后修补伤口。对心肌挫伤可选用多巴胺等药物。心搏骤停者立即行胸外心脏按压。但在常温下胸外心脏按压效果有限,因能推动的血虽至多30%,且此时多有心室颤动。应在心电图监测下行电除颤;同时气管导管辅助呼吸,根据心室颤动波形选用肾上腺素、利多卡因等(静脉或心腔内)。有开胸指征者可行直接的心脏按压。

(四)优先处理危及生命的损伤

1. 颅脑损伤伤员　　CT检查颅内血肿较大(幕上者>40 ml,幕下者>10 ml);血肿不大但中线结构移位>1 cm、脑室脑池受压明显;意识障碍逐渐加深;颅内压进行性升高等情况下,应行颅内血肿清除术,术前已有明显头痛或CT检查中线结构明显移位者,应将硬脑膜敞开并去骨瓣减压。

2. 紧急剖胸手术治疗心脏及肺损伤　　凡在心脏损伤危险区的胸部开放伤如同时伴有大出血、休克或疑有心脏压塞者,应立即送手术室或于急诊室行开胸术。

3. 胸腹联合伤的治疗　　该部位损伤往往累及胸腔和腹腔多个脏器,在诊断和治疗上比较复杂,因膈肌破裂,膈肌的运动功能丧失,腹腔脏器如胃、脾结肠等进入胸腔造成肺受压萎陷和纵隔移位,可引起严重呼吸和循环功能障碍。因此,胸腹腔联合伤一旦确诊或高度怀疑时应积极行抢救手术。

4. 连枷胸的治疗　　连枷胸引起反常呼吸运动,导致呼吸功能障碍和严重低氧血症,必须及早治疗。

5. 腹腔实质脏器损伤及血管损伤的处理　　腹腔脏器如肝、脾等损伤及血管损伤而伴大量出血必须及时处理。

6. 腹膜后血管损伤的处理　　迄今腹膜后血管损伤的诊断及治疗仍存在一定困难,而腹膜后较大血管损伤常迅速而严重危及伤员的生命。

(五)损害控制性手术在多发伤的应用

损害控制性手术一般由3个阶段组成,第一阶段的主要任务是用最简捷的方法进行剖腹探查,控制实质脏器破裂出血和空腔脏器破裂造成的污染,快速关闭腹腔而不进行确定性的重建手术;第二阶段的主要任务是在ICU内对患者继续进行休克复苏,最大限度地维持循环功能的稳定,恢复正常体温,纠正酸中毒和凝血功能障碍,进行机械通气支持,对患者进行再次评估以防遗漏次要或隐蔽部位的损伤;第三阶段的主要任务是在患者的生理紊乱得到纠正,生命体征恢复正常后进行再次手术,取出腹腔内的填塞物,对损伤的脏器进行确定性修复手术。

(六)重要脏器功能损害的防治

多发伤员由于创伤后应激、休克及感染等易导致多器官功能障碍综合征,而一旦发生将直接威胁伤员的生命,因此重点在于早期防治。MODS的救治原则为去除病因,控制感染,控制触发因子,有效地抗休克,改善微循环,重视营养支持,维持机体内环境稳定,增强机体免疫力,防治并发症,实行严密监测,注意脏器和机体整体的概念,实行综合防治。

1. 病因治疗　　对于创伤患者,要及时彻底进行清创,手术修补破损的空腔器官。对于严重感染、大面积组织坏死患者,应及时清除病灶,脓肿要早期引流。四肢骨筋膜隔室综合征采用筋膜切开给予减压,腹腔间室综合征采用腹腔减压。对开放性损伤和骨折进行清创,切除无活性的组织,用真空辅助关闭疗法暂时封闭创面再二次干预。及时选用高效、足量、针对性强的广谱抗生素。此外,对感染引起者除应用抗生素外,应同时抗内毒素的治疗,如多黏菌素B及其衍生物可中和和降解内毒素。免疫球蛋白可增强血清杀菌活性,降低感染发生率,采用重组人活性蛋白C治疗的严重感染患者可明显降低病死率。

2. 积极治疗休克,减轻缺血、缺氧性损害　　复苏是治疗休克的主要手段。成功的复苏应能保证足够的氧供,使外周能有效地利用氧。

3. 加强呼吸支持呼吸监测　　监测血气分析、肺顺应性、PaO_2/FiO_2、肺泡动脉血氧分压差等。ARDS的治疗应尽快纠正低氧血症,及时采用正确的呼吸机通气以改善通气和换气功能,建立和维持血流动力学的稳定性,既要及时补充血容量,保证维持重要器官和组织的正常血流灌注,又要适当控制输液量,减轻肺损伤。

4. 肾功能障碍的防治　　观察尿量及每小时尿量、尿比重等变化,在补足血容量的情况下适当利尿以维持足够的尿量,防止肾功能损害。保证和改善肾血流灌注,如多巴胺和酚妥拉明等扩肾血管药物具有保护肾,阻止血尿素氮和肌酐上升的作用。血液透析和持续动静脉超滤及血浆置换对防治肾功能障碍具有较好的效果。

5. 改善心脏功能　加强血液循环监测:中心静脉压、Swan-Ganz 导管和血流动力学监测右心房压、右心室压、肺动脉收缩压及舒张压、肺毛细血管楔压、肺动脉楔压(pulmonary artery wedge pressure,PAWP)、心输出量、心脏指数(cardiac index,CI)、动脉血乳酸浓度。

6. 消化道出血和肝功能障碍的防治　肠道不仅是创伤和休克时最易受损的靶器官,也是创伤和休克后体内最重要的内源性感染源,对肝、肺及全身脏器功能产生重要影响。注意保护胃肠黏膜屏障功能,尽早行胃肠营养,可在肠营养液中加入谷氨酰胺,以利肠黏膜修复,防止肠源性感染。中药大黄,经临床和基础研究证明具有活血止血、保护肠黏膜屏障、清除氧自由基和炎症介质、抑制细菌生长、促进胃肠蠕动、排出肠道毒素等作用。注意血清胆红素、肝酶谱等变化,避免使用对肝功能有损害的药物,适当补充白蛋白、维生素等,提高氨基酸用量,提高支链氨基酸和减少芳香族氨基酸的含量。

7. DIC 的防治,加强出凝血机制监测　出血时间(BT)、活化部分凝血活酶时间(APTT)及凝血酶原时间(PT)、血小板计数、纤维蛋白原和纤维蛋白降解产物(FDP)。DIC 一旦发生,宜早期使用肝素治疗,并补充凝血因子,多选用新鲜全血或血浆治疗,有条件者最好行成分输血或用血小板浓缩剂。第 1 个 24 h 输浓缩红细胞、新鲜冰冻血浆及血小板各 10 U,要求达到指标:凝血酶原时间<15 s,血小板>100×10^9/L,纤维蛋白原< 1 g/L 时输冷沉淀,要求达到> 1 g/L。中后期可用抗纤溶药物治疗,此时不宜使用肝素。

8. 中枢神经系统功能障碍的防治　保持呼吸道通畅,充分供氧;维持有效血液循环,纠正心律失常;纠正水、电解质紊乱和酸碱失衡;有效地控制感染;脑部损伤患者保持有效的组织血流灌注及供氧,及时给予脱水,防治脑水肿,降低颅内压;6 h 内开始应用甲泼尼龙 10~30 mg/(kg·d)静脉注射,亚低温(32~34 ℃)及冬眠疗法以降低脑代谢,预防或减轻继发性脑损害。适当使用脑细胞活化药及苏醒药。

9. 血液净化治疗　对严重感染及脓毒症患者,除加强抗感染措施外,采用血浆滤过,以去除血中细菌毒素和某些有害物质。

10. 加强营养支持　伤后早期采用全肠外营养,维持水、电解质、酸碱平衡及营养支持。不宜使用标准的高营养液,应降低非蛋白热量,每天不超过 146.4~167.7 J/kg(35~40 cal/kg),其中糖输入不宜超过 5 mg/(kg·min)。提高氨基酸用量,使热量/氮比值在 100 以下,每天给予 2~3 g/kg 的氨基酸,应提高支链氨基酸和减少芳香族氨基酸的含量。给予脂肪制剂可减少非蛋白热量中糖的用量,以中长链脂肪乳为主,补充必需脂肪酸和减少 CO_2 的产生,后者对呼吸功能不全患者有益,但每天用量宜少于 3 g/kg。在代谢支持期间,需经常对患者的血糖、CO_2、血氨等进行测试和计算,以便准确掌握机体代谢情况,作为代谢支持的依据。应尽早恢复肠道营养,在肠营养液中加入谷氨酰胺,减少细菌及内毒素移位,防止肠源性感染。

(余　斌　张　晟)

参考文献

[1] 曾东,陈天鹏,余文林,等.高温高湿环境下战创伤创面模型的建立[J].华南国防医学杂志,2010,24(2):137-140.

[2] 江利冰,蒋守银,赵小纲,等.世界急诊外科学会骨盆骨折分型及处理指南[J].中华急诊医学杂志,2017,26(3):268-269.

[3] 时利民,李彦,李乃义.高温高湿环境下野战医院感染防控[J].解放军医院管理杂志,2017,24(6):550-552.

[4] 王运斗,裴国献,张敬良,等.高温高湿环境下肢体火器伤的早期救治[J].创伤外科杂志,2005,7(4):319-321.

[5] 王运斗,裴国献.高温高湿环境下战创伤阶梯救治体系研究[J].军事医学科学院院刊,2005,29(1):69-71.

第十八章 海战伤与海水浸泡伤

我国海域辽阔，领海线长，维护国家的海上主权是目前我军主要战略方向。现代海战环境复杂，形式多元，科技含量高，对新时代海战研究提出了新要求。海战伤（combat wounds at sea）主要是指在水面或水下打击、渡海登陆和抢占滩头等作战形式或演习训练中出现的人员负伤，虽符合一般战伤规律，但远离岸基、复杂的海战环境和海水特殊的理化特性等条件决定了海战独特的损伤特点。

第一节 海战伤特点

海战作战环境特殊，舰船舱室容积小、战位人员密集，一旦被高爆性的炮弹、水雷、鱼雷、导弹等武器击中后会在短时间内集中出现大批量落水伤员。海战伤员的伤类、伤情、损伤部位等均与陆战显著不同。

一、海战伤伤类复杂

（一）海战伤致伤因素复杂

海上战创伤根据致伤武器和致伤因素对伤类进行区分。按致伤武器主要分为常规武器伤、生化武器伤、核武器伤以及激光武器伤、微波武器伤、次声武器伤等现代新概念武器伤。第二次世界大战时美国海军对 6 012 067 例海战伤进行统计，显示常规武器（如炮弹、导弹）爆炸产生的炮弹和舱室残片穿透伤发生率占伤员总数的 39.09%，居各伤类之首。由于海战中高爆性武器的使用以及舰船舱室空间狭小、易燃易爆物品繁杂等因素制约，海战烧伤发生率显著高于陆战，如苏联卫国战争期间，海战烧伤比例较陆战高 2~3 倍。1982 年"英阿马岛海战"（英国与阿根廷在马尔维纳斯群岛发生的战争）中烧伤发生率为 34%，其中英国军队（简称英军）"加拉哈德爵士号"后勤登陆舰被阿根廷军队（简称阿军）导弹击中时，179 名伤员中有 83 名为烧伤，占伤员总数的 46%。此外，由于舰船自身结构设计的局限性、消防设施及耐火绝热材料应用不足，舰船在受敌导弹武器攻击或发生舰船火灾事故时造成大批量人员烧伤与吸入性损伤。自 19 世纪 50 年代以来，美国共发生 18 次航母火灾，376 名官兵在火灾中丧生，其中 1967 年美国福莱斯特号航空母舰火灾事故造成 134 人死亡，62 人受伤，直接影响海军战略部署。

舰船上弹药爆炸及舱室起火燃烧时会产生 NO、NO_2、CO、HCl、甲醛、氰化氢等有毒气体，而舰船水密性特点导致有毒气体在船舱内迅速蔓延，导致舰员吸入性损伤和窒息。爆炸产生的冲击波及高热残片使船舱内易燃易爆物质燃烧，舰员吸入此类高热有毒气体可引起呼吸道灼伤，进而损害整个呼吸系统，造成窒息。1987 年美国佩里级"斯塔克"号护卫舰在波斯湾被伊拉克 2 枚飞鱼反舰导弹击中，在阵亡的 37 人中 19 人死于烧伤和吸入性损伤,占死亡总数的 51%。1982 年"英阿马岛海战"初期英军"谢菲尔德"号驱逐舰被阿军导弹击中,爆炸和浓烟造成 20 人死亡,26 人受伤。

既往海战资料显示,海战伤与陆战伤有明显不同,海战伤主要是爆炸后大量高速抛射的碎片造成的尖锐划伤。高速碎片对身体组织的损伤程度较普通子弹伤更为严重。爆炸时碎片或破片造成的损伤不管是在骨骼或是软组织都是一种特别的爆震伤,损伤出口大于入口,伤道深,愈合困难。

舰船中弹瞬间产生的强闪光可造成舰员闪光盲、角膜烧伤、视网膜炎、电光眼炎等。美国海军 Stark 护卫舰被导弹击中时,17 名伤员中有 3 名为闪光盲。

若在海战中使用核武器,除即时产生大批量伤亡外,幸存人员往往合并多系统多脏器损伤。此外,核武器使用造成的巨大战场威慑力会对伤员的心理和精神造成毁灭性打击。核武器爆炸可通过冲击波、光辐射、早期核辐射、放射性沾染和电磁脉冲这 5 种毁伤方式对人员和物体造成杀伤破坏作用。在舰艇位于爆炸中心的安全距离时,不同部位的弹片伤、局部烧伤,特别是二次弹片伤的特点和结构较前相似。

对水面舰艇进行核武器攻击时,在加重战创伤、放射性损伤和严重烧伤的情况下产生新的致伤特点。预计未来核武器爆炸后存在 3 种机械式损伤:①第一种是爆炸冲击波对器官的损伤,包含直接损伤和人体撞击船体后间接造成颅脑、胸腹和四肢合并伤;②爆炸碎裂的高速弹片引起二次损伤(舱室设备碎片、玻璃及顶灯碎片、塑料或金属残片等);③舱顶坠落物造成的损伤为第三次损伤。鲁萨茨基等认为,在空旷露天战位遭到爆炸冲击波直接或间接打击的机械性损伤是海战核武器的主要致伤因素,而露天战位的冲击加压区主要导致伤员颅脑损伤。在小型巡洋舰或护卫舰上,在距离原子弹爆炸中心 1 200 m 左右,爆炸当量为 2 万吨 TNT 炸药时,伤员致伤情况可能如上所述。

核武器水下爆炸时会产生强烈的冲击震动,这与舰艇遭遇水雷爆炸或遭到鱼雷攻击时的情况类似。震动的后果是造成颅脑、胸腹等脏器损伤和多发骨折。在实验中冲击加速度超过 100 g 时,会造成肢体多处粉碎性骨折、多脏器损伤以及闭合性颅脑损伤。通过模拟动物实验可以看到,损伤主要为腰骶区大面积出血、肺组织挫伤和破裂,肝、心、肾等器官明显充血,而被减震材料包裹的动物未见此类损伤。

海战落水舰员或伤员还将遭受海水带来的淹溺、低温、脱水和海水浸泡等多种可能致死因素,导致批量落水伤员死亡。第二次世界大战时美国海军中有 2/3 的落水伤员最终死亡。英阿马岛海战中阿根廷"贝尔格拉诺将军号"巡洋舰被击中后 300 余名落水舰员死亡。重伤员落水后基本无生还可能,轻至中度伤员也容易因低温、脱水、失血等多种因素影响淹溺死亡。低温海水可造成体温过低甚至不同程度的冷伤,造成不可逆的器官损伤和呼吸抑制。海水的高渗作用将导致失血伤员进一步脱水,加速形成失血性休克淹溺死亡。海水浸泡伤口还会引起凝血异常、内环境紊乱、微循环障碍,诱发多器官功能障碍综合征(MODS)和弥散性血管内凝血(DIC)。落水伤员的死亡规律多以 3 个高峰的形式呈现,第 1 个高峰发生在落水后数分钟至数小时内,主要致死因素为淹溺、低温、脱水和失血;第 2 个高峰出现在海水浸泡的数小时内,主要因微循环障碍和多器官衰竭致死;第 3 个高峰出现在救援后的数小时内,由于海水流体静压作用消失,易发生低血容量性休克致死。

(二)海战伤复合伤多见

海上战创伤按致伤因素分类主要分为单一因素伤和复合伤等。复合伤(combined injury)是指 2 种或 2 种以上不同性质的致伤因素同时或相继作用于机体导致的损伤。复合伤发生率高、伤类杂、伤情重、诊治难,是造成战斗减员的主要原因。第二次世界大战中美国海军伤员总数的 18% 诊断为复合伤,其中主要包括烧伤复合贯通伤以及骨折,震荡伤复合骨折、贯通伤、烧伤和挫伤等。发生复合伤时,不同致伤因素可以同时或先后作用,如核爆炸时基本同时产生 4 种杀伤因素(烧伤、冲击伤、光辐射、放射伤)。但也有不少情况是先后作用,如舰艇爆炸后舱顶坠落物造成的烧冲伤复合骨折,其间隔时间稍有不同。间隔时间的长短和致伤的顺序对伤情的整体评估至关重要。

复合伤与多发伤的根本区别在于复合伤是指 2 种或 2 种以上不同性质的致伤因素作用而发生的机体损伤,而多发伤虽可致多处、多部位、多系统伤害,但均属同一性质伤害的合并、叠加,使整体伤情更为严重。复合伤的复合效应不是简单的叠加,而是存在彼此协同转化、拮抗掩盖等病理反应的综合变化,其病理生理机制更加复杂。1987 年美国海军 Stark 护卫舰被伊拉克飞鱼导弹击中时,81% 的伤员死于烧冲复合伤及二次机械伤。预计随着精确制导高爆性武器的使用与舱室内作战人员数量增加,未来的海战及登陆作战中,复合伤将成为主要的战伤类型。

二、海战伤伤情严重

海战的爆炸伤具有封闭或半封闭爆炸伤的特点,复合伤为主且彼此形成联合叠加作用,杀伤力进一步放大,高温气体烧伤伴冲击伤、破片伤及二次机械伤,多伴有大面积的组织剥离,伤道形态各异,死亡率高。现代海战武器种类繁多,航空炸弹、反舰导弹、舰炮、鱼雷、水雷等高爆性武器往往同时应用。爆炸的钢铁破片伤具有受伤面积大,伤口深且损伤范围广的特点,多造成复合伤。

水面舰艇或扫雷艇时常遭遇水雷爆炸,资料显示扫雷艇上的爆炸破片的二次损伤占损伤总体的44%。此类损伤特点多为颅脑和四肢伤,胸腹伤较少。在不同类型扫雷艇上的战伤所占百分比为软组织损伤50%、骨伤13%、挫裂伤5%、烧伤2%、其他伤5%。

舰艇被击毁时舰员弃船落水,战伤合并低温、淹溺和海水浸泡常造成大批量落水舰员死亡。第二次世界大战时美国海军落水舰员中有2/3死亡;1982年英阿马岛海战中,阿根廷"贝尔格拉诺将军号"巡洋舰被击中,千余名船员落入水温2 ℃、浪高9 m的海中,造成300多名舰员死亡。昏迷伤员落水极易误吸淹溺,即使是清醒的轻至中度失血性休克伤员,在落水后数分钟内因应激反应血压短暂升高,但随后发生血流动力学改变,血压持续下降,最后因意识不清溺水死亡。落水人员死亡呈现2个高峰。第1个高峰发生在落水后数分钟至数小时,主要死于淹溺以及低温、休克。第2个高峰发生在救援后数小时内,伤员被救援出水后由于海水的流体静压作用消失,外周血管扩张、回心血量减少,常引起低血容量性休克,造成10%~20%被救伤员死亡。此外,淹溺型肺水肿、肺栓塞、缺血再灌注、海洋菌群感染造成的脏器衰竭也是死亡的主要原因。

总体来说,海战武器的毁伤效应十分严重。而我军既往海战均为小规模近海作战,参战舰艇吨位小,缺乏海空联合作战体系,舰载武器多为小口径炮弹甚至机枪弹,致伤程度有限,因此我军目前海战统计多以轻伤为主,占伤员总数的70%。

现代海战条件具有高科技、高强度、信息化的特点,由于缺乏远海作战经验,我军官兵在战争环境中易产生心理及应激障碍而影响战斗力。美国统计由战争导致的精神疾病发病率为10%~20%。在第二次世界大战中,精神创伤造成23%的非战斗减员。海战相关心理创伤总体可分为两大类:一类是战争应激强度导致的心理疾病,战争持续时间越久、强度越大则心理疾病发生率越高,据统计战争超过30 d后,心理创伤的发生率可超过战斗伤亡。另一类是军事活动诱发的精神疾病,指原有潜在精神缺陷,受战时群体恐惧心理的连锁反应影响而诱发出的症状,占战斗应激减员的30%~50%。

三、海战伤致伤部位多

(一)四肢伤

四肢伤是海战伤的最主要部分。根据历次海战统计,四肢伤发生率居各致伤部位之首。第二次世界大战中苏联海军四肢伤发生率为61.5%(上肢22.9%,下肢38.6%),美国海军四肢伤发生率为42.0%。马岛海战中英国海军伤员致伤部位以四肢为首(40%)、头颈部14%。海湾战争伤员四肢伤发生率为56%。由于近代海战中高爆性武器的应用,四肢伤的主要伤类为爆炸高速弹片伤和烧伤。如第二次世界大战中高爆性武器弹片和舱室残片导致的四肢伤占美国海军四肢伤的43.85%。由于现代武器爆炸后高速弹片和舱室残片质量大,造成严重组织损伤和开放性骨折比例高。马岛海战中四肢伤的50%带有不同程度组织损伤,30%~40%有长骨骨折。此外,高爆性武器攻击水面舰艇后产生的瞬时冲击加速度可造成不同战位人员脊椎、足骨、胫骨闭合性骨折或下肢关节断裂,如第二次世界大战中苏联海军舰艇遭水雷爆炸后25%伤员有闭合性骨折。

(二)颅脑伤

颅脑伤在海战中发生率仅次于四肢伤,且随着高爆性武器的广泛应用,其发生率不断增高。第二次世界大战中美军颅脑伤比例约为10%,而到海湾战争时颅脑伤比例高达20%,西沙海战中我军颅脑伤比例也高达19.3%。海战颅脑伤的致伤因素主要为冲击波和弹片的直接或间接致伤,冲击波主要引起闭合性颅脑伤如脑震荡、脑干损伤、颅内出血等;弹片伤主要引起开放性颅脑损伤、颅骨骨折等。冲击波可直接致伤或使伤员头部撞击硬物后二次损伤,高速爆炸弹片或舱室残片也可击中伤员头部造成颅脑伤。既往对冲击波的研究主要集中在胸腹部空腔脏器,缺乏对颅脑和脊髓的研究。随着战场防护装备不断革新,海战颅脑伤将从穿透性损伤向闭合性损伤过渡,可引起硬脑膜外血肿、硬脑膜下血肿、颅内出血、脑水肿等,严重时也可伴有脑干损伤,威胁伤员生命。

(三)胸部伤

胸部伤发生率一般低于四肢伤和颅脑伤,但因胸部涵盖心肺等重要的脏器和血管,致伤后易发生严重呼吸循环障碍,救治难度大,死亡率高。西沙海战中我军胸背部伤占5.9%,英阿马岛海战中英军胸部伤占4%,战后统计胸外伤严重程度明显高于其他外伤,是仅次于颅脑损伤的减员因素。而在近代海战中,水下高爆性武器致冲击伤是胸部伤的主要致伤因素。水下武器爆炸时产生的冲击波会对不同战位人员造成直接损伤,其中肺是主要靶器官,可造成肺泡破裂、出血、肺水肿等常见并发症。而冲击波在水中比空气中传播速度快、峰值压力高、冲量大,落水人员伤情更重。根据胸部伤后胸腔的完整性,可将胸部伤分为闭合性和开放性两类。在海战时,高爆性武器爆炸致胸部冲击伤比例高,且多合并有开放性胸部伤,如发生伤员落水浸泡伤情况,海水的低温、高渗作用和致病菌群可进一步加重伤情,加速呼吸循环衰竭,使胸部伤的救治更加复杂。

(四)腹部伤

海战腹部伤的发生率与胸部伤接近。第二次世界大战中美国海军腹部伤发生率为3%,我军1965年"八六海战"腹部伤发生率为4%,1974年西沙海战腹部伤发生率为3%。腹部器官多、分布复杂、血管密集,实质脏器或大血管损伤大出血、空腔脏器破裂穿孔感染甚至败血症都是威胁伤员生命的主要原因。海战中腹部伤的严重度主要取决于损伤脏器的数量、失血量和脏器内容物渗漏情况。据资料统计,腹部战伤中仅有2%为单一脏器损伤,绝大部分为2个或2个以上脏器联合伤。近代海战中水下冲击伤是腹部伤的主要致伤因素,今后海战腹部伤将从以开放伤为主逐渐向闭合伤过渡。

(五)脊柱伤

脊柱脊髓伤发生率高、致残率高,因常伴多部位伤易被忽略。在现代海战中脊柱脊髓伤主要由爆炸伤、冲击伤及舱室残片砸伤、坠落伤等二次损伤导致。冲击伤、重物砸伤及高处坠落伤均以闭合伤为主,使椎体碎裂性骨折和脱位,进而造成椎管狭窄、脊髓受压,形成不可逆的脊髓损伤。然而,在致伤节段较低时伤员尚无明显截瘫表现,早期易被忽略。脊柱脊髓伤损伤部位最多在胸椎,其次为腰椎、颈椎,这与椎体的长度和战时暴露范围相关。单发脊柱脊髓伤少见,多合并胸腹脏器伤,如颈椎伤常伴有颅脑及胸部伤、颈动脉、椎动脉、气管及食管损伤等;胸椎伤常伴有肋骨骨折、血气胸、肺出血等;腰椎伤常伴有腹部脏器伤、骨盆骨折、关节损伤等。若合并海水浸泡伤会加速脊髓神经元凋亡,进一步加重脊髓损害。

(六)颌面部伤

颌面部伤是现代战争中的常见伤,具有发生率高、致死率高、难以防护的特点。第二次世界大战时颌面伤发生率为4%,而在伊战中美军颌面伤则达到10.1%,其中爆炸伤居首,多为致命伤。颌面部的解剖特点决定了其伤情的严重性,颌面部与呼吸、消化道起始部关系紧密,爆炸时瞬间高温和高速弹片会导致呼吸、消化道烧伤或机械性损伤,进而引起窒息或消化道穿孔;此外,颌面部血供丰富,多与颅内相通,颌面伤可导致失血性休克和严重颅内感染。颌面部骨皮质较薄,有筛窦、蝶窦等多个含气空腔,高爆武器的冲击波会在空腔内产生内爆效应,造成面部骨组织粉碎性骨折,严重时应力向颅内传播可造成颅底骨折、脑挫裂伤和颅内出血等。颌面伤愈合后多遗留有严重颌面部畸形,不仅给伤员造成极大心理障碍,还会导致言语、咀嚼、吞咽等重要生理功能缺失,而面部容貌特点及重要神经血管分布功能的保留也制约着修复和重建手术的开展,影响伤员的生存质量。

第二节　海战伤合并海水浸泡伤

一、海水的理化特性及致伤特点

海水具有极其复杂的理化特性,目前国内对海上战创伤的研究主要集中于东南沿海地区,由于海战伤所处的特殊环境,其海水低温、高导热性、高渗、偏碱性和菌群丰富等特点导致伤员落水后合并海水浸泡伤的伤情复杂,给海战伤的救治提出了新的要求。

(一)低温及高导热性

海水表面温度受季节、纬度的影响较大,沿海地区还受海流和海水深度影响。我国东南沿海海水表层平均温度为 18.8~21.3 ℃,春季平均为 20.4 ℃(4 月份),夏季平均为 26 ℃(7 月份),秋季平均为 16.0 ℃(11 月份),冬季平均为 14.6 ℃(1 月份)。我国渤海及以北海域全年中有 9 个月海水表面温度低于 15 ℃,冬季(12 月份至次年 3 月份)平均水温 4.4 ℃,沿岸低温区最低可达 0 ℃。此外,海水具有高导热性,其热传导系数为空气的 25 倍,比热是空气的 4 倍,同样温度下人体在海水中丧失热量远大于空气,因此海战中伤员落水后普遍存在体温过低现象。在伤员落水的最初 3~5 min 内,伤员体表温度急剧下降,出现冷应激,多系统先亢进后抑制,主要表现为外周血管急骤收缩,血压升高,心率增快,肺过度换气,随后出现肺泡氧合效应下降、酸中毒、呼吸抑制、心肌缺氧、心室颤动等。在海水表面温度低于 20 ℃ 时表现更加明显。落水伤员的呼吸频率较正常状态下增快 6~10 倍,中枢神经系统抑制,持续寒战、肌肉僵直,因此在落水最初的几分钟内极易发生淹溺,50% 的落水伤员死亡于这一时期。落水伤员体温降至 30 ℃ 以下时可出现意识模糊、多器官功能衰竭、室颤等表现,直至昏迷甚至死亡。

(二)高渗透压及偏碱性

海水具有极其特殊的理化特性,含有大量化学元素和高浓度无机盐类。海水高钠,钠离子和氯离子浓度相当于人体(以生理盐水计)的 4~5 倍;海水高渗,其渗透压为 1 250~1 350 mmol/L,为人体血浆渗透压(280~310 mmol/L)的 4~5 倍。海水偏碱,其 pH 值为 8.0~8.4,高于人体血浆 pH 值 7.35~7.45。海水高盐、高渗和碱性特性可以加重落水伤员体液(包括细胞内液和细胞外液)创伤组织离子代谢紊乱,诱发多组织器官功能障碍。海水浸泡伤员常出现高钠血症、高氯血症和高渗性脱水,引起组织缺血、缺氧和微循环障碍,进而导致严重血流动力学紊乱、重要组织器官衰竭。轻至中度脱水时可表现为唇干舌燥、肢体乏力,重度脱水时常出现幻觉、谵妄、狂躁等精神症状和昏迷、麻痹等神经功能障碍。当海水浸泡伤员存在开放性伤口时,脏器损害更为迅速。当血浆渗透压升高,伤员的病死率也相应增加。当血浆渗透压高于 330 mmol/L 时,伤死率为 50%,高于 350 mmol/L 时,伤死率约 100%。

(三)菌群丰富

海洋菌群以革兰氏阴性菌为主,具有嗜盐性,多为厌氧菌,分解蛋白能力强,能在低温低营养条件下生长繁殖。弧菌是我国海域发现数量最多的细菌,主要分布于东海和黄海海域,包括有溶藻弧菌、副溶血性弧菌、创伤弧菌等。弧菌感染后破坏血管内皮结构、引起组织细胞水肿产生的蛋白水解酶和溶细胞素破坏细胞结构,最终转归为脓毒症和败血症,造成多组织器官衰竭。肠杆菌(革兰氏阴性杆菌)中主要为大肠埃希菌 16.2%,感染后肠屏障功能受损,肠道菌群和内毒素移位,由肠源性启动全身感染。受海洋地理环境和生态环境的影响,不同海域分布的菌群也有区别。我国各海域内致病菌均以弧菌为主,但在南海海域分布最多的是肠杆菌,黄海海域分布最多的是非发酵菌。由于海洋菌群构成与陆地显著不同,落水伤员经海水浸泡后机体免疫系统受损,可能遭受海洋致病菌群的双重感染,厌氧菌感染率和菌群入血比例均明显高于陆地战创伤,使海战伤救治更加复杂。

二、各部位伤合并海水浸泡伤

(一)颅脑损伤合并海水浸泡伤

关于海战中颅脑损伤合并海水浸泡伤的相关研究报道较少,重型颅脑损伤的伤员落水后几乎无生还可能。对开放型颅脑损伤而言,海水由颅骨破损处进入颅内,可直接损伤脑神经元和血管内皮细胞,破坏血脑屏障(blood brain barrier,BBB),引起脑组织水肿。镜下见海水浸泡脑胶质细胞肿胀、脑血管内皮细胞通透性增加,炎症反应增强,水通道蛋白活性均较单纯颅脑损伤组上升幅度明显,促进神经元凋亡。由于海水中致病微生物(弧菌及肠杆菌等)透过血脑屏障直接进入颅内,颅内感染更为严重。颅脑损伤伤员多伴意识障碍,海水误吸入呼吸道可造成肺部感染,肺泡通透性降低,伤员可很快出现急性呼吸窘迫综合征。

海水浸泡可加重创伤性脑水肿。刘锐、虞积耀等利用自由落体打击兔模型模拟创伤性脑水肿和脑的海水浸泡伤,结果显示脑组织含水量增高,血脑屏障通透性增加,细胞内外离子失衡是脑水肿加重的主要因素。动物实验表明海水浸泡延迟创伤性脑水肿的高峰期出现。但能加重脑水肿程度,加重脑神经元损伤。实验结果表明,伤后 6 h 创伤加海水浸泡组血脑屏障通透性较单纯创伤组增高,说明局部海水浸泡可加强创伤后血脑屏障通透性。在形态学上,高倍镜下创伤组伤后脑毛细血管内皮细胞管控面微绒毛和囊性小泡明显增多,胞饮活动增强,紧密连接蛋白表达降低,创伤加海水浸泡组更加明显。颅脑创伤后局部海水浸泡加重了血脑屏障的破坏,使血中蛋白通透性增高,内皮细胞间连接不完整,组织渗透压升高,脑组织水含量增加。血脑屏障的破坏增加是海水浸泡加重创伤后脑水肿的一个重要原因。

海水浸泡通过损害细胞膜上的离子泵造成细胞内外离子平衡紊乱,导致细胞毒性脑水肿。脑损伤后 Na^+、K^+-ATP 酶活性下降,ATP 消耗显著增加,维持细胞代谢的多种酶活性降低,细胞中还原产物增加,诱发过氧化损伤反应;离子泵破坏导致神经元内外离子紊乱,神经元内钙离子和钠离子潴留,诱发细胞毒性脑水肿。Raul 用鼠脑液压撞击伤模型证实了脑损伤后 10 min 细胞外 5-羟色胺(5-hydroxytryptamine,5-HT)释放增加。柯以铨用高效液相色谱-电化学检测器发现鼠脑落体撞击伤后脑微血管中 5-HT、多巴胺(dopamine,DA)含量明显增加。而去甲肾上腺素(noradrenaline/norepinephrine,NA)、5-HT、DA 等神经递质合成增加并大量释放进入脑微血管壁中,产生强烈的收缩作用,加剧缺血、缺氧和酸中毒。严重酸中毒使脑血管自动调节功能丧失,进一步加重血脑屏障损害。另有学者认为脑损伤后脑水肿的形成与氧自由基有关。颅脑损伤后氧自由基过度激活细胞膜氧化损伤、结构破坏,对 Na^+、K^+、Ca^{2+} 的屏障作用消失,离子内流引起细胞水肿。应用氧自由基清除剂可改善这一病理过程。

近年来发现脑损伤后兴奋性毒性作用是继发性脑损伤的重要因素,是引起神经元水肿和死亡的重要原因。谷氨酸是脑组织中含量最丰富的兴奋性氨基酸,脑损伤时大量释放,通过与谷氨酸受体结合使神经元兴奋,Na^+ 内流,通过 N-甲基-D-天冬氨酸受体(N-methyl-D-aspartate receptor,NMDAR)使 Ca^{2+} 通道开放,引起细胞内 Ca^{2+} 超载,细胞产生毒性水肿。海水浸泡可以激发下丘脑星形胶质细胞合成和释放兴奋性氨基酸。由此可见在脑损伤合并海水浸泡时,各种因素导致细胞膜通透性改变,离子泵紊乱,氧自由基和兴奋性氨基酸是引起继发脑损伤的重要成因。

(二)胸部损伤合并海水浸泡伤

胸部开放伤的伤员落水后,海水进入胸腔,伤侧压力增高压迫健侧肺组织,对肺部造成机械压迫和化学刺激,同时压迫心脏及大血管,心脏收缩力及血氧饱和度下降,出现呼吸循环衰竭;此外,在高盐高渗的海水进入胸腔后,在胸膜两侧产生了差异极大的化学浓度梯度和渗透压梯度,海水中 Na^+、K^+、Ca^{2+} 等离子向细胞外液移动,细胞外液水分大量排出,造成高钠血症、高渗性脱水和酸中毒,伴随细胞内脱水可损害脏器生理功能,如肾功能障碍、神经功能障碍等。胸部战创伤合并海水浸泡伤时除肺损伤加重外,心、肝、肾功能损害常早期伴随出现,多脏器功能衰竭是海水浸泡后死亡率升高的主要原因。

胸部开放伤合并海水浸泡的病理生理学改变与单纯胸外伤截然不同。单纯胸外伤时健侧肺的呼吸运动可代偿性增强,保证全身氧供的最基本需求。伤侧肺的萎陷致使呼吸频率增快,潮气量增大,血氧分压无明显改善,低氧血症仍存在。而海水浸泡后海水灌入胸腔,伤侧的胸腔压力明显增高,压迫健侧,使健侧肺的呼吸运动和节律受到明显抑制,机体自身代偿能力几乎丧失,产生严重低氧血症和酸中毒。同时心脏及大血管受到压迫后静脉回流受阻,心输出量下降,加之严重缺氧可导致心室颤动或心脏停搏,因此开放性胸部损伤合并海水浸泡伤患者多因呼吸循环衰竭致死。

肺泡-动脉血氧分压差(alveolar-artery oxygen partial pressure gradient,$P_{A-a}O_2$)可以较早地反映肺部氧摄取状况,较动脉血氧分压(arterial partial pressure of oxygen,PaO_2)更为敏感。引起$P_{A-a}O_2$升高的原因包括肺泡弥散功能障碍和病理性肺内分流等。实验中海水浸泡组和对照组伤后$P_{A-a}O_2$均较伤前明显升高,两组的PaO_2下降程度相似,而海水浸泡组的PaO_2降低的程度更为明显,说明海水浸泡组的肺通气及弥散功能均存在严重障碍。动脉血二氧化碳分压(arterial partial pressure of carbon dioxide,$PaCO_2$)是判断伤后肺通气量的重要指标。实验中海水浸泡组的$PaCO_2$在伤后显著升高,而对照组无显著变化,提示海水浸泡组的肺泡通气量受到严重影响,这与PaO_2所得结论相符,进而造成低氧血症和酸中毒。因此在胸部开放伤合并海水浸泡的早期救治中,应以尽早改善肺泡通气量为主,这对提高抢救成功率十分重要。氧合指数(PaO_2/FiO_2)是反映肺泡换气功能的重要指标,本实验中海水浸泡组和对照组的氧合指数在伤后均显著下降,说明存在严重换气功能障碍。对照组伤后氧合指数小于300,提示发生急性肺损伤(ALI),而海水浸泡组的氧合指数在受伤后45 min已小于200,说明发展至急性呼吸窘迫综合征(ARDS)。在胸部开放伤合并海水浸泡中,一侧肺被灌入的海水压缩成肺不张,通气基本停止,而肺泡血流尚未完全受阻,产生病理性肺内分流。此外,海水浸泡造成伤侧肺泡、肺间质水肿,肺泡氧弥散障碍,这是引起海水浸泡组严重低氧血症和酸中毒的重要原因之一。开放性胸外伤海水浸泡后的损伤程度较单纯胸部开放伤严重,其特点为:①胸部开放伤患者的呼吸障碍以低氧血症为主(Ⅰ型呼吸衰竭),而海水浸泡组同时存在严重的低氧血症和高碳酸血症(Ⅱ型呼吸衰竭)。②海水浸泡组由于海水对肺和心脏大血管的压迫,呼吸衰竭出现时间早,程度重。③海水浸泡造成低氧血症和高碳酸血症的主要原因是以严重肺通气不足为主的通气功能障碍和以肺泡弥散功能障碍为主的换气功能障碍,不具有可逆性和代偿性,而对照组主要是以换气功能障碍为主,初期往往可以代偿。

海水浸泡后肺部出现典型病理改变。浸泡组大体标本可见肺体积缩小、呈暗红色,肺表面可见片状出血灶、界限不清。苏木精-伊红染色(hematoxylin-eosin staining,HE染色)光镜下见肺泡和肺间质水肿,肺泡结构破坏、含气量减少,部分区域肺泡萎陷。电镜下可见肺泡线粒体变性,内质网扩张,巨噬细胞肿胀,细胞内溶酶体增多。对照组肺充气良好,颜色粉红。部分肺泡过度充气,肺泡隔毛细血管及小血管轻度扩张出血。

(三)腹部损伤合并海水浸泡伤

腹部战创伤合并海水浸泡是海战常见战伤,据统计我军海战中腹部伤的发生率为3%~4%。腹腔脏器遭受海水浸泡后,可产生一系列与陆战伤不同的病理变化,加重原发损伤、感染时限提前、死亡率明显增高。即使伤员最终存活,海水浸泡也会导致严重腹腔粘连,并发肠梗阻或肠系膜动脉栓塞。落水伤员获救时,迅速解除的海水压力使静脉回心血量减少,诱发低血压和休克。因此,腹部损伤合并海水浸泡伤的伤情较普通腹部损伤更加复杂、凶险,早期救治方案也应侧重于海水浸泡造成的机体紊乱。高钠、高渗海水进入腹腔后,机体存在腹部开放伤和海水浸泡的双重应激。腹膜是天然生物半透膜,可产生透析效应,导致高渗性脱水、有效循环血量减少、血液浓缩。随着浸泡时间延长,有效循环血量减少使组织细胞血流灌注不足、酸性代谢产物增多,诱发代谢性酸中毒。血流灌注不足及血液浓缩加重微循环障碍,导致多发性微血栓形成、氧化应激增强、氧自由基损伤、炎症因子大量浸润,诱发MODS。海水中多种致病菌经伤口感染腹腔,破坏肠道微血管内皮细胞使菌群大量入血,引发脓毒症。此外,海水浸泡后肠黏膜上皮细胞水肿、通透性增加,肠屏障功能损害,内源性肠道菌群和内毒素入血造成肠源性内毒素血症。因此海水浸泡后损伤和感染程度加重,死亡率高。血流动力学研究发现,海水浸泡后实验动物血中钠、氯、钾等离子浓度不断增高和有效循环血量下降导致代谢性酸中毒,抑制心脏收缩力和泵血功能,诱发心力衰竭。海水进入腹腔后腹压增高、下腔静脉受压、腹式呼吸抑制,进一步减少回心血量,导致心输出量较少,血流动力下降,加剧器官、组织血流灌注不足。海水低温特性使基础代谢率下降,心脏收缩力和心肌兴奋性受抑制,射血分数下降。此外,海水浸泡后由于血管内皮损伤和有效血流灌注不足,体内血小板和凝血因子被激活,形成多发微血栓。随着浸泡时间增加,凝血和纤溶系统逐渐失衡,诱发高凝状态后继发纤溶亢进,导致 DIC。

在海水浸泡腹部开放伤实验犬模型中,腹腔主要脏器均出现不同程度病理改变,如小肠绒毛上皮细胞顶端水肿、毛细血管及淋巴管扩张,细胞核固缩、胞质嗜酸性变,黏膜下层与肌层可见中性粒细胞和淋巴细胞浸润。肝细胞体积缩小、胞质水分脱失、近肝被膜肝细胞嗜酸性变性,部分肝细胞坏死、库普弗细胞(Kupffer cell)增生。镜下可见肾小球肿胀、远曲小管上皮消失、肾间质血管充血等。对于海水浸泡后多器官损害的病理学基础仍有待进一步研究,目前认为肠源性毒素损害和炎症反应失控在其中发挥重要作用。

(四)四肢损伤合并海水浸泡伤

1. **海水浸泡导致局部组织变性坏死加重** 四肢开放伤合并海水浸泡时,伤道组织坏死出现早,范围广,程度加剧。海水浸泡可加重创伤局部炎症反应,使纤维增生、修复延迟。

(1)皮肤伤口经海水浸泡后,创面真皮胶原及毛囊变性、坏死,毛细血管管壁破坏,小静脉淤血、肿胀及充血严重。皮肤组织损伤与时间呈相关性,病变出现早、消退慢,且随浸泡时间延长损伤加重。海水高渗和低温作用可引起血小板功能不全、凝血酶原时间延长等改变,使皮肤伤口局部出现微循环障碍和凝血功能异常。

(2)软组织海水浸泡合并软组织伤较单纯软组织伤伤情更为复杂,主要以肌肉损伤为主,其中代表为横纹肌溶解。海水浸泡早期伤道横纹肌呈明显脱水改变,肌肉组织染色加深,肌肉细胞膜表面 Na^+、K^+-ATP 酶活性下降,细胞通透性增加、肌间隙增宽,引起细胞肿胀溶解。随着伤后时间延长,肌纤维肿胀加重,嗜酸性粒细胞渗出明显增多,血浆肿瘤坏死因子(TNF)和白细胞介素-8(IL-8)明显增高,肌纤维坏死程度也逐渐加重。

(3)血管海水浸泡导致血管通透性增强,小血管中微血栓形成并可同时伴有出血。随浸泡时间延长,血液凝血功能障碍,有效循环血量减少,出现低血压和器官血流灌注不足。海水的低温作用降低全身血管弹性和心脏收缩力,导致血流动力学指标紊乱。镜下可见动脉壁肿胀明显,中外膜为甚,血管平滑肌内核固缩、细胞器消失、肌丝排列紊乱。

(4)骨折:四肢开放性骨折经高钠、高渗海水浸泡后成骨细胞发生变性凋亡,Na^+、K^+-ATP 酶活性抑制,细胞内钙超载继而加重创伤损害,骨折端肿胀及微循环障碍,使骨折延迟愈合。海水浸泡影响局部凝血机制,破坏细胞因子和骨生长因子的修复作用。此外,海水浸泡后局部感染时限提前,全身炎症反应加重延长骨痂形成时间,使骨折愈合不良。

2. **海水浸泡导致局部伤口感染** 影响局部伤口愈合的因素很多,其中最常见也最难处理的就是感染,而海水中致病菌群种类繁多,加之特殊的海洋环境导致海水浸泡伤口感染率远高于干燥伤口。感染伤口渗出较多微生物和细胞碎片,增加伤口的局部张力,影响瘢痕形成,另外化脓菌产生的一些毒性代谢产物和蛋白酶类可引起细胞坏死和胶原溶解,影响愈合。

四肢伤口经海水浸泡后可出现局部红肿、疼痛、蜂窝织炎及肌筋膜炎,随机体免疫系统破坏,伤员逐渐出现发热、寒战等全身症状,严重可进展为败血症。既往研究认为溶细胞素和金属蛋白酶是创伤弧菌的主要致病因素,而一组家兔动物实验表明,细菌内毒素可激活炎症反应和氧化应激水平,释放血管活性物质,导致感染加重和休克。海洋细菌对我海军部队训练、未来海战伤救治等方面有重要研究意义,抗生素早期干预显得尤为必要。

3. **海水浸泡后软组织伤情判断** 火器伤后失活软组织的伤情判定标准常用"4C"来代表,即组织颜色(color)、致密度(consistency)、收缩性(contractility)和毛细血管出血(capillary hemorrhage)。而赖西南等针对海水浸泡后火器伤软组织的研究发现,在"4C"中与失活组织伤情判断的相关程度依次为收缩性、毛细血管出血和组织致密度,组织颜色的变化与肌肉组织的损伤程度无关。其原因可能为高钠、高渗的海水沿火器伤道进入组织间隙时,局部渗透压增高导致间隙水肿。同时海水损伤血管内皮细胞、血管通透性增加,使血管内液体大量向肌间隙渗出,导致肌纤维肿胀的改变与损伤程度不一致。因此,在判断软组织火器伤合并海水浸泡伤的失活区时,应以"3C"(收缩性、毛细血管出血和组织致密度)为标准。

(五)烧伤合并海水浸泡伤

烧伤伤员皮肤的调节和保护功能被破坏,易造成机体内环境紊乱和创面局部乃至全身感染。当烧伤合并海水浸泡时,海水特殊的理化特性会对创面皮肤的物理保护、体温调节和免疫屏障功能损伤造成进一步打击,明显加重了烧伤导致的内环境紊乱和微循环障碍,感染时限提前、易导致细菌入血,休克进展更为迅速。

烧伤合并海水浸泡后休克发生更早、死亡率更高。海水浸泡时,海水的高钠、高渗加深烧伤后体液丢失。兔30%深Ⅱ度烧伤实验模型中烧伤对照组的休克失代偿期可延续至伤后8 h,而合并海水浸泡伤组则在伤后4 h即出现休克失代偿状态,主要表现为平均动脉压下降、体温降低,死亡率是对照组的数倍。海水浸泡还可引起伤员机体凝血功能障碍,加重创伤局部失血和体内微循环障碍,诱发DIC,加重休克。此外,海水的低温和高盐高渗作用也会进一步加重休克进展,给伤员早期救治带来困难。

烧伤合并海水浸泡后全身炎症反应加重。烧伤后休克、感染和创面坏死是诱发全身炎症反应的关键因素。烧伤创面是烧伤后炎症介质的主要来源。创面产生以脂蛋白复合物为主的多聚烧伤毒素可以诱导血管内皮细胞、巨噬细胞和淋巴细胞释放炎症因子,诱发全身炎症反应。烧伤合并海水浸泡后早期血清中TNF-α和IL-6等介质含量增加明显,峰值时间提前,持续时间延长,对创面局部和全身均产生影响。海水中病原微生物富集,烧伤创面经海水浸泡后感染概率增加,感染时限提前,病原菌分泌内、外毒素和蛋白水解酶,引起细胞水肿、坏死,脓性分泌物增多,又进一步加重感染和休克。

烧伤合并海水浸泡后加重酸中毒。烧伤后体液丢失、水及电解质平衡失调常导致高钠血症,而合并海水浸泡后血中钠离子、氯离子浓度迅速上升,血糖增高,可高于单纯烧伤的1.5倍。海水浸泡烧伤的实验动物在伤后2 h内pH值可低于7.10,发生严重酸中毒,也是伤后致死的重要原因。

第三节 海战伤救治与后送

一、海战伤救治特点

(一)伤员批量化、伤类复杂,需加强救护意识

现代海战在武器使用与战场环境上均与传统陆战有较大区别,破坏性空前增大,常产生批量伤员。首先,海上舰艇空间有限,人员集中、战位密集,在广阔海域中缺乏隐蔽条件,高爆性、精准武器使用可导致海战中瞬时产生批量落水伤员。如1982年英阿马岛海战中,阿根廷巡洋舰"贝尔格拉诺将军号"被击中后40 min沉没,1 084名伤员落水,伤亡300多人。而远海作战缺乏医疗条件和食物补给,易出现营养不良、皮肤疾病、疫情传染病等非战斗减员情况;此外,远海作战身处特殊军事环境,战斗行动中舰员精神高度紧张,易出现恐惧、抑郁等心理疾病,加之晕船和大量体力消耗,严重影响战斗力;而伤员落水后还面临低温、海水浸泡和海洋生物危害等复杂因素影响,直接制约海上伤员救治水平。我军尚缺乏远海作战经验,舰艇卫勤力量配比仍需加强,除强化舰艇军医的培训外,还应重点提高舰员的自救与互救能力。舰艇救护是海上卫勤的基础,武器爆炸后伤员的紧急处置和早期救治的成败直接决定舰员的伤亡率。没有医疗设备和救治技术的加强,在现有的配置下,舰艇编制军医难以完成远海作战下的救治任务。因此,海上卫勤救护是我国海军当前亟待解决的难题。

(二)海战卫勤组织和器材需求高

海战中舰船被炮弹击中后,灭火与损管堵漏是挽救舰船的首要措施,舰船军医难以及时展开有效救治,而敌军的空中和海上火力封锁也会给伤员的打捞后送带来巨大困难。战区的海水温度、风力、洋流、能见度等情况也会影响伤员的救治时效性和预后,即使在良好的水文气象条件下,舰船落水伤员的获救

时间也要在 2~3 h。由于我国海洋战略不断前伸,未来海战将属于陆海空联合的立体作战体系。以抢滩登岛作战为例,海军舰艇、航空兵和陆战队为主,同时需要地面陆军、火箭军的配合和空军的火力掩护,兵种多元,涉及参战人员分布广,对卫勤保障的范围和计划实施都提出了极高的要求。除加强军医配置和医疗设备外,组建统筹战场全局的立体化卫勤指挥机构,用以协调各兵种的卫勤力量配置和卫勤保障计划十分必要。如我军在一江山岛抢滩登岛作战中,军委成立的联合卫勤指挥机构进行了针对性明确的卫勤分工,海军卫勤负责舰艇伤员的救护和打捞后送,陆军卫勤负责救治抢滩登陆作战的伤员。

现代海军立体化作战体系中,海战环境由近海岸基、水面、水下和海空等不同空间维度构成,这些维度对卫勤保障的装备器材和人员配置提出了更高的要求。当水面舰艇伤员或飞行员落水后,受低温、海水浸泡、洋流等理化因素的影响,救援难度加大,救援时机与伤员预后直接相关。伤员和搜救人员应该配备水中定位装置和现代搜救设备,如直升机、救护艇等。落水伤员应配有防水敷料以便于自救和互救,同时应尽量保持通信联络设备的畅通。负责后送的医疗船、直升机等应列装至海军一线部队。总之在未来海战卫勤保障中,统筹全局的卫勤组织和现代化的卫勤装备缺一不可。

二、海战伤员救治机构与救治范围

远海作战环境复杂,舰艇作战半径大,常远离岸基作战。水面舰艇上伤员救治条件有限,对伤情严重的伤员必须尽快后送至更高级的救治机构进行抢救和治疗,因此,条理有序、衔接紧密的海上伤员救援后送体系必须设置。后送体系是由战场前方向后方逐级设置的救治机构,通过海上卫生运输装备串联起来的医疗后送链,各级单位分工明确,分别完成从初级到高级的救治任务和生命支持。海上卫勤救治机构的设置主要取决于舰船类别、作战性质、活动范围和参战人数等。常规的救治机构主要包括舰船救治所、医院船、岸基救护所、基地医院和联勤部医院等。

(一)海战医疗救治机构设置

一线救治机构主要指的是海军部队本身配置的卫勤力量,如海上舰艇、潜艇救护所,也可涵盖用于紧急救治并运输的海上救护艇。一线主要进行战位急救,采取紧急救护措施,如止血、包扎、防窒息及简单的抗休克治疗,属于挽救伤员生命和防止伤情恶化的临时措施。二线救治机构主要指跟随参战舰艇编队的医院船或卫生运输船等,可以进行更全面的治疗和后送。二线主要对伤员行早期诊断并治疗,通过医院船上的设备明确诊断,并对危重伤员行损害控制性手术,以挽救性命为主,如气管切开、气胸闭式引流、开颅减压等,变开放为闭合。普通伤员可实施彻底清创手术,并早期开展系统治疗。而三级救治机构主要指岸基上的海军基地医院或联勤部所属三甲医院,收治范围更广泛。在同一战区内的联勤部医院将不分兵种和建制进行辖区内统一后送治疗,予以精确性专科手术、更高级的生命支持或康复治疗,并尽可能修建直升机停机坪用以转运危重伤员。海上后送的医院船和救护艇应保持其机动性,而战区联勤部医院应优化诊治流程,争取时间改善伤员预后。在基地医院和联勤部医院之间可设置针对战伤部位的专科医院用于过渡和分诊。

伤员的后送也应根据作战任务和伤员人数的不同合理分配调整。近海作战时战线较短,应以救护艇和岸基救护所为主,用以快速上岸后稳定治疗;远海作战时应以医院船和救护直升机为主,进行快速转运至岸基救护所或基地医院。当条件允许,运力充足时伤员可根据伤情越级后送,减少海上换乘次数,减少后送时间的同时也增加伤员安全性,使其更早接受系统治疗。

(二)各级救治机构的救治范围

救治范围是指各级卫勤救治机构对伤员救治措施、所属区域进行的明确划分,用以使各级救治机构各司其职,按部就班、条理有序地将海战救治任务衔接好,提高后送效率。根据海战伤员救治医疗后送要求,我国海军规定卫勤机构的救治范围如下。

舰艇救护所军医可完成战位抢救和紧急处理,实施止血、包扎、固定、防窒息等临时处置,进行简单基础的生命支持手段,将伤员搬运至安全区域等待下一步后送。医疗救护艇主要进行舰艇与医院船或岸基医院之间的快速转运,同时进行所属范围内落水伤员的打捞与救治,包括低温、酸碱失衡的简单处理,海水浸泡伤的早期处理和对舰艇军医措施的进一步处理,如补液、适当使用抗生素、吸氧和保持呼吸畅通等。医院船应具备海战外科的明确诊断能力和急诊手术水平,在将伤员从远海转运至岸基途中完成内外科早期干预,开展损害控制性手术,战伤清创,全身抗休克治疗和部分患者的重症监护等。对落水伤员和海战伤合并海水浸泡伤的伤员采取针对性治疗干预,避免病情恶化。基地医院多靠近码头岸基,主要执行伤员的遴选分类,收治无须后送或不宜后送的伤员,对已行手术伤情稳定的伤员行术后康复治疗,对病情较重不宜后送的伤员行重症监护或对症处理。基地医院应具备不亚于医院船的手术能力,对于有手术适应证的伤员行较完善的手术治疗,提高收治的针对性,对于亚专业要求较高、追求功能康复的伤员向联勤部医院转运。联勤部医院为最终的战役后方医院,可开展区分细致的亚专业手术,减少术后并发症,促进伤员的功能恢复,继续抗感染及抗休克治疗,对伤员全身情况进行明确和细致护理,早期行康复治疗和功能锻炼。

总而言之,海战伤救护是一项特殊的医疗救护任务,既受到战时指挥部卫勤组织的主观影响,也需要考虑复杂海洋战场环境的客观制约,须各兵种、各部门通力协作。首先,制订卫勤计划时应充分考虑海军作战任务和作战半径,预先设定切实可行的救治和后送计划,合理部署和分配海上卫勤装备和器材,完善救治体系;此外,还应根据瞬息万变的海洋战场环境及时向指挥部门汇报情况,以便及时调整卫勤部署和卫勤力量的配置,指挥机动性强的救护艇和救护直升机等。高效、有效才是最终目的。

三、海战伤员的后送

(一)后送方式

后送主要分为直接和间接2种。直接后送是指初级救治机构通过转运工具将伤员后送至高级救治机构。由于各初级救治机构在战场中按战斗阵型分布,各自掌握实时战场情况,可根据伤亡情况和战场环境调整后送方式和效率,但也容易造成紧急条件下缺乏彼此支撑,难以在相应的救治机构和转运工具上发挥治疗效果。直接后送多用于远海作战、机动性较强的海军部队,当出现大批量伤员时难以有效负荷和分配后送运输资源。在战场封锁严重、上级救治机构满负荷时可根据卫勤指挥部调配施行跨级后送。条件适合的情况下也可将伤员向地方救治机构转运。

间接后送是指高级救治机构通过转运工具接回暂时处于初级救治机构的伤员。当战场情况较为稳定,海空控制权在我军时,伤员分布较为集中的情况下可提高后送效率和救治效果。但此种后送方式受初级救治机构战场机动性影响较大,若战场环境骤变而不易与上级卫勤救治机构和舰船联系,上级卫勤救治机构也可根据战场实际情况越级前接伤员。

海军部队机动性较高、远离岸基、受战场环境影响因素多,因此海军战伤救治和后送方式应根据战场实际做出实时调整,在我军仍以水上转运为主的有限条件下做出优化选择,由卫勤指挥中心统一调度和负责。

(二)后送的组织实施

海上伤员后送受战场环境和战况影响,上级卫勤指挥中心应视具体情况灵活调整,合理安排,充分发挥各级运输工具的优势,提高后送效率,保证伤员转运安全。各级舰艇上应有指定军医或卫勤人员执行后送组织工作,负责伤员的临时处置和与卫勤运输载体间的联系,同时把握后送指征,决定是否采用直升机越级后送。条件允许时,应提前与当地政府和渔政部门联系,充分利用地方运输优势后送伤员。

伤员后送要考虑转运安全情况,防止发生换乘意外。海面风平浪静时可采取两船间靠舷换乘,风浪较大时可采用担架索道传递。使用运输直升机时对舰船起降条件和战场情况要求较高,换乘时需由专人指挥,避免增加转运损伤。昏迷、休克等有生命危险的伤员不宜立即后送,应充分把握后送指征,优先后送病情稍轻、亟须急诊处置的伤员,根据后送距离和运输工具配置合适的药物和护理器材,充分保证安全。

(三)海上后送工具

救护艇是具有紧急救治条件的轻型卫生艇,主要用于近海与岸基间的转运后送,速度快,船舷低,续航时间不长。艇上配置有一般的救生装备和打捞器材,用于落水伤员的捞救和运输工具间的转运。救护艇上配备少量医护人员和救援人员,设置床位20张左右,主要执行快速短途后送任务。

医院船在海战中既可作为海上医院展开救治,也可作为后送工具转运伤员,可供救护和运输直升机起降,用途广泛,目前我军仅有一艘。我军和平方舟医院船展开床位约300张,具有较为完备的医疗设施和专业医护人员,整体配置与国内三甲医院水平相当,称为"海上流动医院"。

救护直升机主要用于大区域海上搜救和长距离快速转运,具有机动性强、垂直起降等特点,是海上伤员救护的重要工具。由于我军目前直升机救援能力较美军仍有较大差距,救护直升机无法完全适应战场需求,仅可进行少量紧急伤员的搜救和后送。

第四节　落水伤员救治

一、海水淹溺救治

淹溺(drowning)是指海水进入呼吸道和肺泡引起喉头、气管痉挛或肺水肿,造成低氧血症、电解质失衡,严重者可因窒息或心力衰竭死亡。海水淹溺是海战常见急症,也是海难和渔业事故中死亡的主要原因,是海战落水人员死亡的第二位死因。海水淹溺导致死亡的主要原因是海水刺激肺泡后引起的急性肺损伤(seawater drowning induced acute lung injury,SWD-ALI)及由此导致海水刺激肺泡后引起的急性呼吸窘迫综合征(seawater drowning induced respiratory distress syndrome,SWD-RDS)。

(一)海水淹溺分型

根据海水是否进入淹溺者肺内,一般将海水淹溺分为3种类型。

1. 干性淹溺　干性淹溺是指海水强烈刺激,反射性地引起喉头水肿、支气管痉挛而窒息。解除气道痉挛、开放气道为抢救干性淹溺伤员的有效措施。

2. 湿性淹溺　湿性淹溺是指海水入肺发生原发性肺泡水肿和毛细血管损伤,造成ARDS和心力衰竭。湿性淹溺占海水淹溺患者的80%。

3. 混合性淹溺　混合性淹溺指瞬间落水后海水进入呼吸道和肺泡引起的上述2种淹溺。

(二)海水淹溺急救

淹溺伤员救援出水后,首先确保呼吸道畅通,头后仰下颌抬高,清除口鼻异物,防止舌后坠和呼吸道梗阻。当缺乏医疗器材时可通过变换伤员体位,调整成俯卧位,轻拍背部促进呼吸道内海水排出,若呼吸道梗阻造成严重低氧血症应立即行环甲膜穿刺或气管切开术。对淹溺后心搏、呼吸骤停的伤员立即行心肺复苏成功率较高,在建立人工通气的同时行胸外心脏按压,按压与呼吸的次数比为30:2。抢救药物中静脉注射肾上腺素、异丙肾上腺素、阿托品等有助于自主心跳的恢复。若在医院船上应立即行气管插管并使用呼吸机辅助呼吸,6~8 ml/kg的小潮气量通气可改善肺损伤的氧合状况,保持气道峰压平缓、避免呼吸机相关肺损伤。呼气末正压设置有助于使塌陷的肺泡复张,改善肺泡功能,减少SWD-ALI向SWD-RDS转化。

从循环和内环境角度,条件允许时可予以新鲜血浆或新鲜冰冻血浆输注,同时补充晶体和胶体溶液,积极对抗休克和酸中毒。行血气分析后根据体内pH值适当静脉补充碳酸氢钠溶液调节酸碱平衡。对支气管痉挛者可雾化吸入异丙肾上腺素或沙丁胺醇。早期使用抗生素有助于控制肺部感染,预防感染性/脓毒症休克。淹溺型肺水肿的伤员应严格限制静脉入量,补液量控制在2 000 ml以内,适当补充胶体溶液;强心药、血管活性药和糖皮质激素的使用可促进肺水肿消退,反之心力衰竭发生。使用利尿剂脱水时应注意监测每日液体出入量和电解质情况,警惕低血压和休克及电解质紊乱等。根据内环境情况可予以输注血浆白蛋白增加胶体渗透压,有利于肺间质水肿消退,但补液仍需以晶体溶液为主,胶体溶液不可过量,以免加重心脏负荷诱发心力衰竭。

二、海水浸泡低体温症救治

(一)急救

低温伤员救援出水后,应立即安置于干燥保暖处,减少活动消耗热量,可给予伤员含糖热饮或热茶,避免再次受凉。对中心体温在 32~35 ℃ 的轻度低温伤员,复温可采用电热毯、热水浴等方法,以保温为主;对 30~32 ℃ 的中度低温伤员,复温可用热水浴、热氧气吸入、静脉滴注(40±2)℃ 的生理盐水或生理盐水灌肠;对低于 30 ℃ 的重度低温伤员,应尽快采用体外循环或腹膜透析进行复温。低温伤员大多存在不同程度的低氧血症和酸中毒,救援后予以热吸氧同时行动脉血气分析,明确缺氧及酸碱失衡情况,若复温干预后仍存在酸中毒情况,可予以碳酸氢钠纠酸。此外,还应关注复温后肝、肾功能及心、肺功能和精神症状等。

(二)防护措施

当舰员负伤落水或弃船逃生时,可采取一些预防措施防止体热丢失过快,争取更多救援时间。常见的防护措施如下。

1. **穿抗浸服**　抗浸服的主要作用是防止海水浸入和保暖,延长伤员在冰冷海水中的存活时间。抗浸服由抗浸外层和保暖内层组成,面料兼具防水和透气性能,气温干燥时孔隙有助于汗液挥发,遇水时纤维孔隙收缩可起到隔水保暖的作用。身着抗浸服至少能在 2 h 内不会出现重度低温损伤,可为救援争取更多时间。

2. **落水防护**　伤员落水后可采取合适体位减少体热散失,如双臂胸前交叉、双腿膝部弯曲向腹部靠拢,整体采取蜷缩姿势。如批量伤员落水,可将身体互相依靠保持体温。落水后不要脱去头盔和衣服,浸湿的衣物仍有一定的保温作用,裸露的皮肤浸入水中会使体温下降速率增快 70%。

3. **保持镇定**　伤员在海水中保持安静状态对减少散热有一定作用,试图加强水中活动提高身体产热并不可取。虽然水中运动如游泳等可增加身体产热,增强冷水中的耐受力,但海水温度较低,比热大、热传导快,因此机体消耗体能产生的热量很快会被海水吸收,使低温损伤提前。落水伤员在水中应尽可能寻找一切漂浮物安静地漂浮等待救援,避免用力挣扎,只有离岸基或救援船只距离较近时才可考虑游泳。

4. **加强训练**　海军官兵应在平时加强水中遇险逃生训练,降低对冷水的恐惧心理,在落水后能够保持镇定,安全待援。

第五节　海战伤合并海水浸泡伤处理原则

为尽量避免伤员落水后伤口创面受海水浸泡加重伤情,弃舰落水前可采用防水敷料将伤口妥善包扎,普通敷料包扎后也可在外层采用防水材料(如三角巾包装、塑料膜)等覆盖。

一、海战伤合并海水浸泡伤救治原则

落水伤员获救后应先处理活动性出血并立即用心电监护仪监测生命体征,予以机体复温、保持呼吸畅通,必要时予以开放气道、人工辅助呼吸。伤员稍稳定后检查全身浸泡伤口,更换干燥清洁敷料,评估伤情。根据血检验及血气分析结果补液调整伤员内环境平衡和适当补充能量。海水浸泡伤口出现坏死组织时应行彻底清创并反复冲洗伤口,去除残存海水和异物。早期针对海洋菌群全身应用抗生素是防治感染的关键,根据伤员伤情决定是否补注破伤风抗毒素。

二、海水浸泡各部位伤早期救治原则

(一)颅脑损伤早期救治原则

海战中颅脑和脊髓损伤常见,随着高爆性武器使用,复合颅脑脊髓伤的伤员数量将增加15%~20%。颅脑伤多以颅脑穿通伤为主,伴随硬膜下和颅内出血,若伤及脑干及脑深部结构常瞬间导致生命体征改变。颅脑损伤的诊断和治疗均对医疗设备有一定需求,因此早期后送至医院船或后方专科医院是降低此类伤员死亡率和改善预后的关键。颅脑损伤的伤员伤情重、病情变化极快,如条件允许应选择快速救护艇或直升机迅速将伤员转运至医院船或基地医院进行治疗。转运途中应保持生命体征平稳,注意关注伤员的呼吸节律、血压等,积极抗休克治疗同时予以甘露醇和呋塞米等加强脱水、减轻脑水肿、预防颅内高压。

舰船外科紧急手术主要目的是缓解颅内高压。颅内高压的伤员多因脑水肿和颅内出血所致,可有心率缓慢、血压增高、呼吸频率改变、双侧瞳孔不等大和颅高压定位症状。颅内血肿出现在瞳孔扩大的一侧概率较大,此类伤员应及时行钻孔减压手术,必要时去骨瓣减压。对意识不清、呼吸频率改变的伤员应预防性行气管插管,吸除呼吸道异物和分泌物。加压包扎未能控制的头皮裂伤出血应立即清创缝合,避免出现失血性休克。若伤员出现深昏迷、双瞳散大对光反射消失、叹气样呼吸等濒死状态,则需立即行损害控制性手术或视战场情况予以姑息处理。

开放性颅脑损伤术前可用无菌敷料覆盖伤口,保护膨出的脑组织。头皮清创时仔细检查头部避免遗漏,脑脊液漏若无及时处理则极大增加颅内感染机会。休克和严重低温损伤的伤员先予以复温和抗休克治疗。经头颅CT明确诊断后如出现意识评分下降、瞳孔改变等有早期脑疝表现时则立即行紧急开颅手术。术中清除污染异物和失活脑组织后应再反复冲洗颅腔,尽可能降低海水污染影响。明确颅骨缺损范围后尽量从缺损处清除血肿和骨折片,减少颅骨缺损。术后一期严密缝合硬脑膜,留置引流管。在颅脑穿透伤后出现脑膜炎或颅内感染时,应保证脓液和污染脑脊液从伤道中流出。在医院内早期给予全身抗菌治疗和神经营养药物,保护脑神经元。

(二)胸部损伤早期救治原则

胸部损伤威胁心肺和大血管,需根据伤员症状表现和体格检查迅速判断伤情并妥善处理。①对于并无呼吸影响的胸部外伤,多以战场自救和互救为主,如胸壁挫伤、肋骨骨折和闭合性气胸等。此类伤员生命体征平稳、心率正常,无呼吸困难、伤侧肺可闻及呼吸音,可采取简单清创后用敷料覆盖包扎,并监测生命体征,有条件时行胸片或胸部CT检查。②对于伤情严重的胸部伤,如引起呼吸循环障碍威胁生命、大出血、休克等,病情变化快,死亡率高。舰艇军医应利用现有条件迅速判断伤情,对于生命体征尚维持平稳的伤员迅速联系后方转运,并按危重伤员抢救原则进行抢救。③对胸部伤合并海水浸泡伤,伤员经救援出水后可尽量清除胸腔内海水,用防水敷料封闭伤口,嘱伤员用力咳嗽;同时清除口鼻内海水及分泌物,吸氧复温;如有张力性气胸、心包积血等立即放置闭式引流并向后方医院转运。

对于胸部损伤合并海水浸泡的伤员应采用防水敷料尽快封闭伤口,变开放为闭合,如敷料已被海水浸湿,则立即清创并更换干燥清洁敷料。如张力性气胸或胸腔内海水压迫肺部影响呼吸,立即行胸腔闭式引流术,以排气为主时穿刺位点在锁骨中线第2肋间,以排液为主时穿刺位点在腋中线第6肋间。胸壁外伤、肋骨骨折等影响伤员呼吸功能,可予以肌内注射吗啡镇痛。简单开放气道、去除口鼻异物,纠正低氧血症,如意识昏迷或呼吸道梗阻伤员迅速行环甲膜穿刺或气管插管等保持呼吸道通畅。早期建立静脉通道,适当补液维持血压平稳,纠正体内酸中毒,此外早期全身应用抗生素预防感染。

在胸部损伤救治中医院船承担紧急救治和前接后送的重要任务,是分级救治体系中非常重要的一环。医院船主要处理胸部伤的急症救治,在维持生命体征平稳,积极抗休克有效的基础上对于胸部开放性损伤、胸腔内出血、心包损伤等紧急开胸手术治疗,当伤员稳定后及时后送至基地医院。开胸后注意胸膜腔的修补和抗菌治疗,术后放置有效的胸腔闭式引流。对于胸腔内脏器损伤但未危及生命的伤员,在维持生命体征同时严密观察病情进展,积极抗休克及抗感染治疗,维持内环境稳定,保持敷料干燥清洁、胸腔闭式引流在位通畅,及时转基地医院或后方专科医院救治。

(三) 腹部损伤早期救治原则

海战腹部损伤多合并胸部损伤,在抢救时应判断最危急的伤情变化,解除窒息、心肺复苏是首要环节,其次是迅速控制明显外出血、抗休克治疗和进展的颅脑外伤。腹部脏器复杂、血管繁多,除上述危急情况外,应把处理腹部损伤放在优先位置,避免出现腹腔大出血或消化道穿孔等严重并发症。

落水腹部损伤伤员首先应尽快脱离海水环境。海水浸泡会使机体大量热量从腹部丧失,造成低温损伤、血流动力学紊乱、腹腔脏器损害、休克等。伤员救援出水时要缓慢平稳,避免骤然脱离海水压力造成低血压。伤员在救护艇上先予以仰卧位复温,控制外出血,补液纠正脱水和电解质紊乱,监测伤员意识和生命体征变化,需要时予以呼吸支持。随后仔细检查腹部及全身伤情,对闭合性腹部伤止血清创后使用防水敷料包扎;开放性腹部伤若无腹腔脏器脱出,可在排空腹腔内海水后再行防水敷料包扎,若有脏器脱出,不应将脏器还纳,避免加重腹腔感染,可使用生理盐水敷料保护后用军用盖碗扣住,表层再行敷料包扎。如遇胃肠穿孔或腹腔血管出血等情况,可用手术钳暂时夹闭血管或脏器破口,再进行上述步骤。若有肉眼可见的嵌入性异物,不可拔出异物,避免增加损伤或出血,应尽量减少搬动,尽快行开腹探查取出异物。术中使用温热生理盐水及抗菌溶液冲洗腹腔,有报道显示右旋糖酐与聚维酮碘冲洗可减轻海水浸泡后腹腔粘连。术后放置引流管。

腹部损伤伤员需后送时,在后送途中尽量保持体位和情绪平稳,疼痛剧烈者可使用吗啡肌内注射予以镇痛,避免憋气、咳嗽等增加腹腔内压的行为。避免经口进食,防止途中颠簸发生误吸,为急诊手术做好准备。对可疑腹部脏器损伤的伤员预先置入胃管减压,观察胃内容物有无出血,根据尿量指导补液。海水浸泡腹腔后可造成肠黏膜屏障受损、细菌经肠道入血导致全身感染,因此对开放性腹部损伤合并海水浸泡的伤员早期静脉使用广谱抗生素预防腹腔感染及败血症。早期诊断及手术治疗是改善腹部损伤伤员预后的关键,尽早剖腹探查可极大减少伤员死亡和并发症。

(四) 肢体损伤早期救治原则

海战中四肢损伤主要以自救和互救为主,现场处理的原则是快速止血、包扎、固定和后送。

1. 止血　止血是急救的首要任务,根据出血点的状态和颜色来区分动脉血或静脉血,毛细血管出血多呈烟雾状,无明显出血点。夜间海水中可根据患者的意识、脉搏及出血的波动性判断。四肢止血主要以止血带和敷料加压包扎为主,但需注意止血带连续使用时间不超过 2 h。

2. 包扎　包扎既是止血的措施之一,也可保护伤口避免感染。目前我军多以防水敷料替代旧式三角巾,若手中暂无制式敷料时可用衣服、被单等替代。遇到肢体离断情况可先肌内注射吗啡镇痛再行止血和加压包扎。

3. 固定　固定主要针对骨折伤员及关节或血管、神经损伤的伤员,起到避免骨折加重和减轻疼痛的效果。固定器材优先使用制式夹板、绷带、固定器等,若无条件则视情况就地取材。固定顺序应位于止血和包扎之后,固定长度超过骨折的上下关节,夹板与肌肉间用敷料隔开。固定后常规检查肢体远端脉搏,若出现"5P"(即无脉、疼痛、麻木、苍白、活动障碍),说明出现缺血情况,应立即松解避免肢体坏死。颈椎骨折时采用颈托固定,脊柱骨折时用硬板或担架固定。

4. 后送　伤员打捞和搬运时尽量动作轻柔,避免加重骨折损伤,后送途中复温、补液、急救等措施基本同前。途中应检查止血带固定时间,避免出现肢体坏死。救护船只上可进行简单清创止血,若伤口感染可先清除坏死组织,切开筋膜引流,二期行清创修复。伤后早期使用抗生素,无感染伤道则直接包扎。

四肢大血管(如肱动脉、股动脉、腘动脉等)损伤,应尽可能快速后送至基地或专科医院行血管吻合术。海水浸泡时间较短的血管损伤,可用温热生理盐水反复冲洗后修复,缺损长度无法吻合时可取自体静脉移植,不要损伤主要的回流静脉。血管吻合处先用肌肉和脂肪覆盖,再行功能位固定。神经损伤者可留待二期手术修复。

三、海战伤合并海水浸泡伤抗生素应用原则

海水中致病菌群丰富,可通过海水浸泡进入伤口或血液感染全身,因此海战伤合并海水浸泡伤伤员救

援上岸后早期使用广谱抗菌药物预防感染。药物可首选喹诺酮类,如左氧氟沙星;氨基糖苷类对海洋优势弧菌也有较强的抑制作用,常用的有阿米卡星。当微生物培养及药敏试验结果明确后再调整用药方案。

(侯立军　李一明　陈荣彬)

参考文献

[1] 付小兵,高钰琪,殷作明.中华战创伤学,第9卷,特殊军事作业环境战创伤[M].郑州:郑州大学出版社,2016.
[2] 黎鳌,盛志勇,王正国.现代战伤外科学[M].北京:人民军医出版社,1998.
[3] 应可满,魏培德,陈立富.海上伤员救治[M].上海:第二军医大学出版社,2011.
[4] 虞积耀,王正国.海战外科学[M].北京:人民军医出版社,2013.
[5] 中国人民解放军总后勤部卫生部.军队卫生勤务学[M].北京:人民军医出版社,2007.
[6] 曹建雄,谢培增,王克刚,等.海水浸泡胸部开放伤的临床治疗研究[J].海军医学杂志,2010,31(4):296-299.
[7] 岑坚,杨平地,沈建良,等.腹部开放伤合并海水浸泡时出凝血的变化[J].中国危重病急救医学,2008,20(5):291-293.
[8] 陈伯华,龚国川.美国海军海战伤研究动态[J].人民军医,2007,50(5):263-264.
[9] 陈强,赖西南,葛衡江,等.海水浸泡烧伤复合破片伤伤道病理学与细菌学的变化[J].创伤外科杂志,2004,6(5):356-359.
[10] 段蕴铀,胡晓红.战伤后海水浸泡致伤情危重综合机制及整体救治的研究现状[J].中华航海医学与高气压医学杂志,2010,17(2):65-67.
[11] 韩善桥,马聪,虞积耀,等.东南沿海海域细菌谱调研[J].海军总医院学报,2002,15(4):196-199.
[12] 李辉,鹿尔驯,虞积耀,等.胸部开放伤后海水浸泡致多器官功能障碍综合征[J].海军总医院学报,2001,14(3):129-132.
[13] 李乙尼,汪先兵,谢培增,等.医院船上开展海战伤救治的实验研究[J].海军医学杂志,2010,31(3):197-200.
[14] 刘剑,谢培增,汪先兵,等.海上环境下海水浸泡复合型颅脑火器伤治疗的实验研究[J].中华神经医学杂志,2011,10(3):223-227.
[15] 马骢,郝秀红,王芳,等.沿海海区副溶血弧菌致病能力的研究[J].中华医院感染学杂志,2006,16(9):986-989.
[16] 齐向前,于明琨,卢亦成,等.创伤性脑水肿合并海水淹溺大鼠IL-1β和TNF-α表达的变化[J].第二军医大学学报,2008,29(8):990-993.
[17] 沈宏亮,王强.海水浸泡创伤病理生理变化和救治措施的研究进展[J].第二军医大学学报,2003,24(12):1365-1367.
[18] 王世锋,李娅娜,吕传禄,等.海上落水人员体温过低症干预与救治技术研究进展[J].中华航海医学与高气压医学杂志,2017,24(6):493-496.
[19] 吴敏靓,王宇珊,薛春雨,等.皮肤软组织损伤合并海水浸泡的救治现状及进展[J].中国美容整形外科杂志,2018,29(10):639-640.
[20] 谢培增,梁鹿章,何强华,等.海水浸泡开放性颅脑伤的治疗[J].海军医学杂志,2002,23(3):212-214.
[21] 谢培增,汪先兵,白晓,等.大批海上灾害伤病员的医疗救护[J].中华急诊医学杂志,2010,19(11):1140-1142.
[22] 薛朝堂,衣利中,李会清,等.海上伤员换乘部署的组织与实施[J].海军医学杂志,2006,27(3):193-195.

[23] 闫红,赖西南,葛衡江,等.烧冲复合伤合并海水浸泡对犬血管内皮细胞的影响[J].创伤外科杂志,2003,5(5):357-359.

[24] 杨伟志,阮狄克,林建宁,等.海水浸泡股骨开放性骨折的早期救治[J].中华创伤骨科杂志,2005,7(3):250-253.

[25] 虞积耀,赖西南.海战伤合并海水浸泡伤的伤情特点及救治技术研究进展[J].解放军医学杂志,2004,29(12):1017-1019.

[26] 张灏,魏梁锋,王守森,等.海上创伤性脑损伤研究概况[J].中华神经医学杂志,2018,17(6):588-592.

[27] 张剑宁,程岗.我国海上颅脑战创伤研究现状[J].中华神经外科杂志,2012,28(2):211-213.

[28] 张贞良,贺顺龙,谢培增,等.抗生素在海上环境下海战伤中的应用[J].华南国防医学杂志,2011,25(6):500-502.

[29] 张贞良,谢培增,贺顺龙,等.我国南沙海域海水细菌学调查及药敏检测[J].解放军预防医学杂志,2013,31(2):100-102.

[30] 周继红,王正国,朱佩芳,等.烧冲复合伤诊疗规范[J].中华创伤杂志,2013,29(9):809-812.

[31] 朱方强,黄宏,王正国,等.兔肢体火器伤海水浸泡后伤道周围骨骼肌组织能量代谢变化特点[J].第三军医大学学报,2005,27(6):477-479.

[32] 朱佩芳,王正国.烧冲复合伤[J].中华烧伤杂志,2008,24(5):384-386.

[33] BROWN D J,BRUGGER H,BOYD J,et al. Accidental hypothermia[J]. N Engl J Med,2012,367(20):1930-1938.

[34] GALAMEAU M R,WOODRUFF S I,DYE J L,et al. Traumatic brain injury during operation iraqi freedom:findings from the united states navy-marine corps combat trauma registry[J]. J Neurosurgery,2008,108(5):950-957.

[35] PENN-BARWELL J,FRIES C A,BENNETT P M,et al. Mortality,survival and residual injury burden of royal navy and royal marine combatcasualties sustained in 11-years of operations in Iraq and Afghanistan[J]. J R Nav Med Serv,2014,100(2):161-165.

[36] PLURAD D S. Blast injury[J]. Mil Med,2011,176(3):276-282.

第十九章

高原重症创伤

第一节 高原及高原环境

一、高原概念与环境特点

(一) 高原定义

海拔在 500 m 以上,地势平缓而山势起伏较小,顶面又比较辽阔的高地(平坝),地理学称为高原。经医学研究确认,海拔 3 000 m 以上的高原,可对人体引发明显的生物学效应,是高原病的多发地区,是高原医学研究的重点。我国 3 000 m 以上的高原地区有 2 000 000 km^2 以上(包括西藏、青海、新疆、四川、甘肃等部分地区),约占全国国土面积的 1/5、约占世界医学高原面积的 74.07%;居住人口数约 1 000 万,占全世界生活在海拔 3 000 m 以人口的 1/2,是世界上高原面积最大、高原地区居住人口最多的国家。高原医学分别用高海拔(1 500~3 500 m)、非常高海拔(3 500~5 500 m)和特高海拔(>5 500 m)3 个高度范围来定义高原海拔。

(二) 高原自然环境特点

1. 气压低、氧分压低　地球表面被一层厚约 200 km 的空气包绕,在地球引力作用下,大气对地面物体产生压力。气压是大气压强的简称,即单位地球表面积所承受的大气柱的重量。国际上把在海平面,温度为 0 ℃时,水银气压计内的水银柱高度为 760 mm 的大气压定为一个标准大气压(760 mmHg 或 101.3 kPa)。由于大气的密度和质量愈接近地面愈高,愈远离地面愈稀薄,因此海拔越高,大气压越低。大气是数种气体的混合,其中氧占 20.95%,氮占 78.09%,二氧化碳占 0.027%,通常情况下,无论海拔高低,各气体所占的比例基本不变。由于氧分压=大气压×氧含量,因此当海拔增高时氧分压就随大气压的降低呈规律性的降低,一般来说,海拔每升高 100 m,大气压下降 5 mmHg(0.67 kPa)。随着海拔的升高和氧分压的下降,肺泡气氧分压降低,经肺泡弥散入血的氧减少,动脉血氧分压和血氧饱和度亦降低,引起低氧血症。高原缺氧属于低压性缺氧。另一方面,由于大气压低,水的沸点也降低,海拔每升高 100 m,水的沸点降低 0.33 ℃。在海拔 5 000 m,水的沸点下降到 85 ℃。因此,在高原做饭易"夹生",进食后不易消化,产生腹胀和胃不适等消化道症状。

2. 太阳辐射强、电离辐射大　太阳辐射强,日照时间长是高原气候的另一特点。在高原地区,太阳辐射明显增强。高原空气密度小,稀薄,空气中尘埃少,太阳辐射的吸收和漫射减弱,加之日照时间长,所受到的辐射量明显多于平原。另外,高原地区积雪能反射日光,也是增加人体太阳辐射能的重要因素。在无积雪地带则低于25%,而在有积雪地带则为75%~90%。紫外线是太阳光辐射的一个组成部分,紫外线光波谱为200~400 nm。一般来讲,高原地区的海拔每升高100 m,辐射强度约增加1%,紫外线的辐射量增加3%~4%,特别是波长为285~315 nm 的紫外线增加更多。在海拔3 600 m 高度,宇宙电辐射、紫外线强度对皮肤的穿透力是海平面的3倍;海拔5 000 m 处,紫外线辐射为平原地区的300%~400%。此外,高原夏季臭氧低谷进一步增加了紫外线的辐射强度。在缺少防护的情况下,紫外线照射过久,可引起皮肤灼伤和日光皮炎,产生脱皮、水疱等症状。在高原由于大气层对宇宙射线的吸收减少,造成高原电离辐射增强,宇宙射线可直接或间接作用于生物机体,产生生物学效应。

3. 寒冷、风大、干燥　我国大部分高原地区因不受海洋表面蒸发湿气流的影响,降水量一般低于平原,且分布的地区差异较大,自东南向西北雨量逐渐减少。另外,随着海拔高度增加,空气中水汽含量减少,即空气中水蒸气的分压降低。如以海平面大气中水蒸气绝对含量作为100%,在海拔3 000 m,空气中的水蒸气绝对含量还不及海平面的1/3,而达海拔6 000 m 时,只有海平面的5%。海拔越高,大气中水蒸气绝对含量越低,空气越干燥,使体表散失的水分明显高于平原,同时由于高原缺氧及寒冷等利尿因素,机体水分进一步丢失,高原上所有体液排出总和在不包括出汗的前提下,达到同一纬度平原地区人体的1倍。致使呼吸道黏膜和全身皮肤异常干燥,防御能力降低,容易发生咽炎、干咳、干性萎缩性支气管炎、鼻出血和手足皲裂。高原地区地势高,气温相对降低,气温随海拔高度增加而降低,海拔每升高100 m,气温下降0.56 ℃,地面植被稀疏,多沙砾和裸露岩石,因此地面白天迅速增温;夜晚因大气透明,散热快,地面气温又迅速降低。昼夜温差较大,一般超过15 ℃,再加上风大,这也是呼吸道疾病多发的主要原因。

二、高原环境对人体器官功能的影响

平原人进入海拔3 000 m 以上高原后,机体为适应高原低氧,全身各系统从器官水平到组织、细胞、分子水平均发生一系列的代偿性改变,如呼吸加深、加快;肺通气量增加;心输出量增加;内脏血流重新分布,心脑血流增加;肺血管收缩,维持适当的通气血流比例(ventilation perfusion ratio,V/Q)和较高的动脉血氧分压;毛细血管增生,增加对细胞的供氧;红细胞增多,增加血液中的氧含量;氧合血红蛋白曲线右移,结合的氧易于解离供给组织;无氧糖酵解增强,弥补腺苷三磷酸(adenosine triphosphate,ATP)的不足;一些酶如线粒体呼吸链中的酶活性增加,细胞内呼吸增强,充分利用氧等。对大多数人来讲,机体通过上述代偿性变化能够取得对高原环境良好的习服。但是,有一部分人,进入高原后由于代偿不足或过于强烈,而发生习服不良,进而发生高原特发病(high altitude disease)。最常见的高原特发病有急性轻型高原病(急性高原反应,acute high altitude response)、高原肺水肿(high-altitude pulmonary edema,HAPE)、高原脑水肿(high altitude cerebral edema,HACE)和慢性高原病(chronic high altitude sickness)[包括高原衰退症(high altitude deterioration,HADT)、高原红细胞增多症(high altitude polycythemia,HAPC)、高原性心脏病(high altitude heart disease)和慢性高山病(chronic mountain sickness)等]。

(一)呼吸系统

肺是呼吸系统组成的一部分,人体呼吸功能包括外呼吸、气体运输和内呼吸3个部分。外呼吸由通气功能和换气功能2个部分组成,以保证大气与血液中气体进行交换;气体运输是将氧气和二氧化碳气体由肺运到组织,或由组织运到肺;内呼吸是指组织和血液间的气体交换,也称组织弥散。在高原,随海拔高度的增加,大气压逐渐降低,气体的氧分压也相对下降。高原低氧必将导致大气与组织细胞间氧分压差的减少,从而引发机体一系列代偿性反应,以达到提高机体呼吸功能、提高机体对低氧的适应、保证机体对氧的基本需求。

1. 肺通气　肺通气(pulmonary ventilation)是指肺泡与外界环境之间的气体交换。这一过程的实现,完全依赖于肺泡内周期压力的变化与外界环境之间形成的气压差。肺本身不具备主动舒缩功能,所以呼吸周期中肺泡内压的变化,完全取决于呼吸肌的舒缩引起的胸腔扩大或缩小,以带动肺体积的变化。

(1)低氧通气反应:低氧通气反应(hypoxic ventilation reaction,HVR)是指因低氧使肺通气量增加的一种现象。大量的实验证明,急性低氧通气反应是通过外周化学感受器实现的。在外周化学感受器中,颈动脉体化学感受器的作用尤为重要。低氧通气反应存在个体差异性,高原世居者对低氧的通气反应性低于平原人,说明其外周化学感受器对敏感性比平原人低。有研究发现缺乏正常的低氧通气驱动的世居者颈动脉体增大,其组织学超微结构的变化可能与该低氧通气反应钝化有关。也有学者报道青海世居藏族人对高 CO_2 通气反应比平原人迟钝,反映出高原人呼吸中枢感受器的通气敏感性也低下。

缺氧介导的通气反应的变化有以下几个阶段。

第1阶段:在严重缺氧时,数秒到 10 min 内,通气量增加。

第2阶段:缺氧十几分钟后发生通气下降,但仍高于平原水平,称为低氧通气抑制,下降幅度取决于缺氧程度。动脉血氧分压(arterial partial pressure of oxygen,PaO_2)降低刺激外周化学感受器,使得通气增加,但动脉血二氧化碳分压下降和脑内 CO_2 的排出,使得 CO_2 对中枢化学感受器的刺激下降,引起通气量的降低。缺氧通气量降低的相关机制有待进一步研究。

第3阶段:在 30 min 到数天内,通气反应进一步增加,这是由于急性暴露时低氧刺激外周化学感受器,使得通气迅速增加,而通气增加所引起动脉血二氧化碳分压下降和碱血症的发生轻度限制了初时的通气增强反应。随后肾代偿性 HCO_3^- 排出增多,碱中毒得到纠正,通气反应进一步增强。

第4阶段:数月或数年后,通气量再次下降,但稳定在略高于平原的水平。

(2)平原移居者进入高原后的低氧通气反应:平原人进驻高原后,肺通气量立即增加,主要表现为潮气量增加。如果低氧时间延长或增加低氧的严重程度,呼吸频率也将加快。呼吸频率与呼吸深度的增加,更加有效地促进肺泡气体交换,防止肺泡气氧分压的过度下降。低氧通气反应可以改善动脉血氧分压,随着习服时间的延长,血红蛋白浓度和量的增加也有利于低氧血症的改善。低氧早期出现的通气钝化现象,随着低氧时间的延长和低氧程度的增加逐渐消失。这种低氧通气敏感性的恢复是高原习服的重要特征之一。高原习服者的静息通气量高于初入高原者,当给予高原习服者常压氧或高氧时,肺静息通气量有所减少,但也不能返回到平原值,即仍高于平原对照值。这一现象也称为通气习服。一般认为,高原习服者的这种通气习服现象与中枢化学感受器联系密切。平原人进驻高原早期,由于低氧刺激外周化学感受器使肺通气增加。长时间过度通气致动脉血和脑脊液的二氧化碳浓度下降和呼吸性碱血症。从而减弱了化学感受器对肺通气的驱动作用,形成了低氧早期的通气钝化。几天内,由于肾的代偿作用排出较多的重碳酸盐,脑脊液 HCO_3^- 代偿性下降,脑脊液 pH 值又恢复到常压水平。于是,抑制性作用解除,肺通气又开始增加。早期低海拔居民迁移至高原数年后低氧通气反应似乎并未改变。然而,在另一份研究中发现数十年的移居者低氧通气反应钝化仍缓慢存在。平原人进入高原后开始时通气量增加很快,右很短的时间里就可达到最大值。接之通气量慢慢减少,这个慢慢减少的过程可延续几年,甚至经过几十年时间才减少到一个相对低的水平。但是不论移居多少年,其通气量总是高于同一海拔高原上世居者的通气量。

(3)高原世居者的低氧通气反应:一般来讲,高原世居者的静息通气反应量较初进高原几周的平原人要低。而有关高原世居者与高原习服者对低氧的反应性有不同的观察结果。一般认为,这种观察结果的差异性与受试者的年龄和居住高原地点不同有关。Lahiri 等发现安地斯印第安人的儿童仍存在低氧通气反应,而童年期后出现低氧通气反应钝化。钝化的速度与居住的海拔高度正相关。Wel 等发现北美莱德维尔,科罗拉多的居民仅仅在数十年后才出现钝化反应。Tatsumi 等发现在海拔 5 500 m 地域 3~5 周后出现低氧通气钝化反应,在其中颈动脉窦神经传递速度钝化。高原通气习服反应表现为从高通气向低通气转化的一个过程,而高原世居者与其他不同地区居民对低氧通气反应的不同与种族遗传因素、低氧程度、高原逗留时间,以及到达高原的年龄等因素相关。

(4)高原运动与通气:急性低氧时,运动使通气增加的效果要比常氧运动明显,对于急性暴露于高原环境的平原人,在运动中具有高通气反应是耐受大运动量所必需。在中等运动强度时,高原的每分通气量高于平原。当海拔高度增加时运动通气进一步增加。在较大的运动强度时,高原与平原间的运动通气的差别更为明显。随着高原习服,运动通气进一步增加。高原世居者在低负荷运动时每分通气量与习服高原的运动员和非运动员相似,静息时通气当量也相同,然而运动时,其通气值明显低于平原移居者。这说明高原世居者在运动中呈现出低通气和高效率的特征。

2. 肺的气体交换 肺泡-毛细血管间的气体交换必须容许氧从空中弥散到红细胞内的血红蛋白。其交换效率取决于气体弥散能力、肺通气血流比例以及气体在细胞内的化学结合作用。

(1)弥散效率：弥散效率是指单位时间内气体弥散的容量，它反映气体弥散能力。弥散效率受气体的分压、分子量、在液体中的溶解度、弥散面积与距离及液体的温度等多种因素影响。弥散效率与气体分压差和弥散面积成正比，与弥散距离成反比。气体分压差愈大，弥散效率越高。负荷加重，通气增大，肺毛细血管开放数量增多时，弥散面积可随之增加。肺泡壁破坏，肺毛细血管关闭以及呼吸道阻塞，均可使弥散面积减小。当肺泡细胞增生、纤维组织增生、毛细血管壁增厚、肺间质水肿、肺泡内有水肿或渗出液时，弥散距离可增大，影响气体交换。急性暴露于高原时，一方面由于吸入气氧分压过低，肺泡内气体氧分压过低，使得跨肺泡-肺毛细血管壁之间的氧分压梯度减少。另一方面，由于肺间质液体增加，弥散效率进一步降低。由于弥散效率的降低，肺动脉血达到平衡的能力相对下降。然而由于达到平衡所需的时间虽然在低氧条件下稍长，但仍比总肺通过时间要少，所以在正常情况下，平原人进驻高原后血液达到平衡的能力一般不会受到影响。在高原习服后，肺的弥散功能是增强的。高原世居者肺弥散能力大于平原人，静息时肺弥散能力比平原人高20%~30%。

(2)肺通气血流比例：对高原环境的习服，既有通气量的增加，也有肺血流量的增加。正常人在静息状态下，肺通气血流比例(V/Q)在0.83左右。肺各部位的通气血流比例不均匀。由于重力作用，肺尖的血流量仅为肺底的1/8，通气量为肺底的1/3.5。因此肺尖部存在明显的通气血流比例失调，造成部分生理无效腔，使气体交换面积缩小。而缺氧引起的肺动脉收缩，增加肺动脉压能对抗部分重力作用。尽管机体通过一系列的代偿反应增强气体的交换能力，但其增强的幅度有限。

(3)肺泡与动脉血氧分压差：它是血氧氧合过程中肺效应的一个评价指标。实验证明，在模拟海拔5 000 m停留3 h期间，肺泡-动脉血氧分压差(alveolar-artery oxygen partial pressure gradient, $P_{A-a}O_2$)进行性增大。平原人进驻海拔3 800 m高原停留72 h, $P_{A-a}O_2$从平原时的8 mmHg增大到12 mmHg，在高原进行体力负荷运动时，$P_{A-a}O_2$增大更为明显。肺弥散能力降低在$P_{A-a}O_2$增大中具有重要作用。但也有资料表明，不论是动物或人，由平原进入高原后吸入低氧混合气体，$P_{A-a}O_2$与常氧时对照值相比是减小的。高原世居者在静息和体力负荷情况下，$P_{A-a}O_2$小于平原人同等情况下的$P_{A-a}O_2$。

(4)氧的运输与组织弥散

1)氧与血红蛋白的亲和：正常情况下，血液中会溶解一定量的氧气，虽然不到总血氧量的1%，但对于血液携氧来说很重要。在温度恒定的情况下，溶解于血液中的气体量与该气体的分压力及血液对该气体的溶解能力相关。高原低氧时，肺泡气氧分压降低，则溶解在血液中的氧则相应地减少。血红蛋白结合氧占总血氧的百分比称为血氧饱和度。血氧分压与血氧饱和度之间的关系并不呈直线正比关系，而是呈"S"形曲线关系，称之为氧解离曲线。急性低氧暴露下，可使氧解离曲线右移，而且移位的程度与低氧的水平成正比。由于低氧时肺通气量增大，产生呼吸性碱中毒，血红蛋白与氧的亲和力增加，使得曲线左移；然而低氧无氧代谢增强，红细胞2,3-二磷酸甘油酸含量增加，降低血红蛋白与氧的亲和力，使血红蛋白与氧气的亲和力下降，曲线右移。综合的结果，氧解离曲线主要表现为右移。有研究资料表明，平原人进驻高原后氧解离曲线右移，有利于释放更多的氧气。也有文献报道平原人进驻极高高原后，氧解离曲线左移。总之，平原人进驻高原后，氧解离曲线的改变与海拔高度、停留时间和身体状态等都有密切关系。其左移和右移都对人体均有益。氧解离曲线左移，血红蛋白与氧的亲和力增强，有利于肺毛细血管内携带更多的氧；曲线右移，有利于在组织毛细血管中释放氧气。在海拔3 500 m以下，缺氧情况下，主要是由于促进血氧向组织的释放，所以右移对其有代偿作用。在海拔3 500 m以下，缺氧情况下，主要矛盾是机体提高自外界获得氧的能力，曲线左移对其有适应效应。

2)氧在血液中的运输：氧的输送与心输出量有密切关系。进入高原初期，即使在平静时，心输出量也有所增加。增加的主要原因是心率加快。随着停留时间的延长，心率逐渐减慢，但返回平原60 d，心率尚未恢复到进入高原前的水平。低氧时的心率加快，使得每分钟心输出量增大，利于血液中氧的运输，有利于组织氧的供应。

3)氧的组织弥散：影响氧自血液向组织弥散的因素主要是氧分压差、毛细血管密度和组织中肌红蛋白含量。在平原毛细血管静脉段血液氧分压为40 mmHg，细胞内线粒体附近的氧分压约为10 mmHg，两者间的氧分压差大约是 30 mmHg。实验证明,在海平面区,为了保障组织氧代谢的正常进行,血浆与细胞质中氧分压需 10 mmHg,而细胞质与线粒体之间的氧分压梯度仅需 1~3 mmHg。显然只有在极高的高原,在剧烈运动的情况下,才有可能发生线粒体氧利用的障碍。机体在高原习服后,毛细血管密度增加使氧从毛细血管到细胞的弥散距离缩短,且毛细血管与组织细胞接触的面积增大,这是机体在组织上对高原低氧习服(acclimatization to hypoxia)的一种代偿机制。另外,组织中肌红蛋白的增加,可提高氧的弥散效率。肌红蛋白在组织氧分压很低的情况下也能与氧结合,具有存储氧的功能,肌肉活动时,又将氧释放出来。在高原环境中,人类与动物组织中肌红蛋白含量明显增加。

(二) 循环系统

心脏和血管组成机体的血液循环系统,血液在血管中不断地循环流动,结合、运输并提供氧气,也不断提供营养物质及代谢产物,因而使得新陈代谢不断进行,维持机体生命活动。进入高原后,心血管系统特别是心脏本身的新陈代谢和功能因缺氧而受到影响,同时为满足机体对氧气和营养物质的需求,又发生一系列代偿性的改变。

1. 高原低氧对心脏结构、功能的影响

(1) 高原对每搏输出量、心率、心输出量的影响:心脏在循环系统中所起的作用就是泵出血液以适应机体新陈代谢的需要,因此心输出量是衡量心脏功能的基本指标。一次心搏一侧心室射出的血液量,称每搏输出量(stroke volume,简称搏出量)。每分钟射出的血液量,称每分输出量,简称心输出量(cardiac output,CO),心输出量=心率×搏出量。总体来说,高原低氧损害心脏功能,但对于各指标的影响不尽一致,这与受试者的年龄、处于高原低氧环境的时间长短、所处高度等因素有关。急速进入高原,较易发生舒缩功能障碍。

移居高原后,每搏输出量不变和减少均有报道,且与高原停留时间和海拔高度有关。多数急速进入高原的人,在前几天心脏的搏出量降低,1 周左右降至最低值,以后搏出量可有所回升,但可仍低于平原对照值。高原低氧使每搏输出量下降的机制可能包括多个方面。每搏输出量不仅取决于心肌收缩性,同时也取决于前负荷和后负荷的大小。Alexender 等认为从平原进入高原后,冠状血流量减少,心肌缺血、缺氧引起心肌收缩性降低。因此认为,高原低氧引起心肌收缩性降低可能是每搏输出量减少的直接原因。有研究报道,平原人进入高原后心搏量减少,但射血分数和左心室平均周径缩短率正常,此时测定左心室基础状态下心肌收缩性指标是正常的,故认为每搏输出量减少不是心肌收缩性下降的结果。Suares 等人观察到每搏输出量下降的同时左心室舒张末期容积减少。表明心搏量下降与前负荷降低有关,是心室充盈减少的结果。

多数资料显示,从平原移居高原后心率明显增加,并随高原高度增加而增加。随着移居高原时间延长,心率又有所减慢。在高原停留数月后,其安静时心率可与平原人大致相同,但有明显个体差异性,习服不良者则心率长期不能恢复。有研究发现急进高原第 3、7、14 天后,其心率、左心射血分数、左心室短轴缩短率、心输出量均高于进入高原前。进入高原 30、60 d 后心率、左心室射血分数、左心室短轴缩短率、心输出量均低于进入高原 3 d 但仍高于进入高原前。而居住高原较长时间的移居者和世居者可出现心动过缓。在海拔 4 500~4 700 m 牧区,当地藏族牧民心率低于 60 次/min 者占 50.9%,多表现为窦性心动过缓和(或)窦性心律失常,但无相应症状。久居高原心率减慢的发生机制可能与迷走神经紧张或窦房结缺氧、功能降低有关。

高原低氧对心输出量的影响基本与搏出量的改变相同。当机体急性暴露于缺氧环境下,为了适应低氧带来的应激,心脏代偿性地增加排出量以便运输更多的氧。有研究报道,在急性暴露于 3 700 m 时,左心室舒张末期内径相比平原有所下降,射血分数、每搏输出量、心输出量显著上升,心肌收缩力显著增强从而发挥代偿作用。但经过 7 d 的高原习服后再进入 4 400 m 更高海拔地区时,射血分数相比 3 700 m 基本不变,依然维持在较高水平,而每搏输出量却明显下降,这可能是因为左心室容积和充盈压的下降以及心房钠尿肽(atrial natriuretic peptide,ANP)释放增多和醛固酮合成减少所致的血浆容量下降并引起每搏输出量的下降。移居 3 700 m 在 1 年以上和移居后再暴露于更高海拔 4 400 m 在 50 d 的人群与平原对照组相比,射血分数和心输出量仍然处于高水平。长期居住于高原上的平原移居者,心脏功能对低氧环境产生一定的适应性变化,高原移居者和世居者心搏量与平原人无明显差异,多数学者认为世居者的心指数与平原人大致相同。

(2) 高原对心室肌收缩与舒张功能的影响:心肌收缩性是指心肌本身的收缩特性,不依赖于心脏前负荷与后负荷变化。心肌收缩性取决于心肌细胞兴奋收缩偶联以及生物化学和能量释放转变过程的强度和效率。心肌的结构或代谢性损伤均可引起心肌的收缩性降低。目前通常用射血分数、心室周径平均缩短速率,心室内压最大上升速率,无负荷时心肌最大收缩速度等指标来评价心肌的收缩功能。同样,心肌的舒张功能也非常重要,研究表明左心室心肌顺应性降低,也可引起充盈压提高。而舒张期心室充盈量(前负荷)决定了心肌纤维长度,从而决定了心搏量。高原低氧对心室肌的收缩与舒张功能均有影响。

李春伶等对急速进入 3 720 m 高原新兵心脏功能测定发现,进藏第 1 周左心室收缩功能指标,如短轴缩短率、每搏输出量等均降低;第 12 周各项指标虽有恢复,但仍未恢复到平原对照值水平。陈海威等发现急进高原第 3、7、14 天心率、左心室射血分数、左心室短轴缩短率、心输出量均高于进入高原前,左心室舒张末期容积指数低于进入高原前。而进入高原 30、60 d 后心率、左心室射血分数、左心室短轴缩短率、心输出量均低于进入高原 3 d 但仍高于进入高原前,左心室舒张末期容积指数却高于进入高原 3 d。平原人进入高原 10 d 内即可出现左心室舒张功能障碍。长期移居高原者左心室舒张功能和顺应性降低。

有研究指出,汉族人从内地平原移居至西藏高原多年后,右心房、右心室和左心房内径,肺动脉收缩压、肺动脉内径、右肺动脉内径,均显著大于平原对照组,而且移居高原组肺动脉收缩压与右心房、右心室内径存在正相关关系。移居高原组左心室射血分数显著高于平原对照组,而心脏指数明显低于平原对照组,每搏输出量和心输出量值无明显差异。移居高原组二尖瓣舒张期血流 E 峰(舒张早期最大峰值速度,代表心房舒张)、二尖瓣舒张期血流 A 峰(舒张晚期最大峰值速度,代表心房收缩)、三尖瓣舒张期血流 E 峰、A 峰均明显高于平原对照组。汉族人群移居高原多年后其心脏结构、心功能、肺动脉压、瓣口血流速度等指标均发生了显著的高原适应性变化,移居高原者心脏增大与肺动脉收缩压升高之间存在相关性。

(3) 高原对心室压力的影响:有关缺氧对人左心室压力影响的研究报道甚少,主要来自动物实验。猪吸入 10% 低氧气体后,左心室收缩压升高;吸入 5% 低氧气体,左心室收缩压先增高后降低,慢性缺氧动物左心室收缩压无明显改变。无论是急性缺氧还是慢性缺氧均可以引起右心室收缩压升高,主要是由缺氧引起的肺动脉增压,右心室负荷增加所引起。另外,慢性缺氧时红细胞增多,血液黏滞性增加也是增加右心室收缩压的因素。心室舒张末期压取决于心室充盈程度和心室顺应性。在心脏舒张期,三尖瓣开放,右房和右心室相通,右房压可间接反映右心室舒张末期压。不同海拔的世居者或移居者的右房压正常。而利用测定肺动脉楔压间接反映左房压或左心室舒张末期压,发现急性缺氧或慢性缺氧对左心室舒张末期压无明显影响。

(4) 高原对心动周期的影响:心脏的一次收缩和舒张构成了心动周期,包括收缩期和舒张期。心室收缩期包括等容收缩期以及快速和减慢射血期;心室舒张期包括等容舒张期和心室充盈期。进入高原后,心室射血和充盈过程均可受到影响。进入高原早期,左心室等容收缩期延长,射血期缩短。而右心室收缩期的变化与左心室相似,等容收缩期延长,且随海拔高度的增高和在高原停留时间的延长而更加明显。另一方面由于急性缺氧时心率加快,心室舒张期缩短,主要是减慢充盈期缩短,以保证心室的快速充盈。移居高原较长时间后,左心室舒张期延长明显,且与年龄及移居高原的海拔高度有关。

(5) 高原对心脏形态、结构的影响:高原低氧可以引起肺动脉高压,继而引起右心室肥大,室间隔增厚,严重时还可产生左心室肥厚。初入高原,心脏扩大者较少,多数人心脏大小无明显变化,部分人仅表现为轻度肺动脉圆锥突出而无心室扩大,也无心功能不全的表现,随着在高原停留时间的延长或返回平原后,这些改变也可以逐渐恢复正常。慢性缺氧对移居者和世居者的心脏大小均有一定的影响。用 X 射线测量心脏大小,高原居民的心脏面积大于平原居民。世居者的心脏重量也较平原人重。一些资料表明,在西藏地区死于非高原疾病的移居青年人,生前无高原病临床症状,缺乏心功能不全表现,死后仍有右心室肥大。心脏形态的改建与高原停留时间,不同海拔高度,不同种族人群及不同生理状况相关。

2. 高原低氧对冠状动脉循环的影响　成人的心脏质量约为 300 g,安静时冠状动脉血流量为 600～800 ml/(kg·min),占心输出量的 5% 左右,而流经心肌的血液中的氧 75%～80% 被细胞摄取,因此心脏耗氧量占全身耗氧量的 12% 左右,心脏是一个低灌流、高耗氧的器官。动物实验表明,急性缺氧时在主动脉和左心室功能无明显变化的情况下冠状血流量增加，管状阻力降低。并且在一定范围内，缺氧越严重，冠状血流量增加越明显。而也有报道指出平原人急性进入高原后冠状血流量降低。长期缺氧时的左心室心肌血流量变化的研究较少，一些研究提示慢性缺氧时左心室心肌血流量无显著改变，保持一定的冠状动脉储备。但也有报道高原世居者冠状动脉血流量降低，阻力增加，意义尚不明确。

3. 高原低氧对肺循环的影响　急性缺氧引起肺动脉尤其是肺小动脉收缩，肺循环阻力增加即缺氧性肺血管收缩反应(hypoxic pulmonary vasoconstriction, HPV)，低氧肺血管收缩反应对于早期高原低氧环境下肺通气血流比例的改善具有十分重要的意义。对于大多数哺乳类，包括人类，进入高原后肺动脉压力增加是一个早期的习服事件。静息平均肺动脉压可从 2 000 m 的 5 mmHg 增加到 4 500 m 的 30 mmHg。而脱离低氧环境后肺动脉压力也明显降低。除肺泡气 PO_2 分压降低是 HPV 的主要刺激因素外，混合静脉和支气管动脉中 PO_2 降低也可以促进 HPV。急性缺氧引起的肺血管收缩贯穿整个肺血管床，包括非肌性动脉，毛细血管和静脉，但 HPV 的收缩在缺氧后的肺组织中并不均一，在肺小动脉中最为明显。

持久的慢性缺氧除肺血管收缩外，还可引起肺血管改建，从而形成持续的缺氧性肺动脉高压(hypoxic pulmonary hypertension, HPH)，再加上慢性缺氧引起的红细胞增多，血液黏稠性增加，导致右心室的负荷增加和右心室肥大，严重者进一步发展为右心衰竭。肺血管细胞增殖/凋亡失衡，细胞外基质沉积增多，血管活性因子分泌失衡，间质样细胞和循环祖细胞的迁移分化和炎症细胞浸润是肺血管结构改建的重要机制。缺氧性肺动脉高压具有种属和个体差异性，高原世居者和长期生活在高原的动物如高原牦牛和高原鼠、兔，其缺氧性肺动脉增压反应钝化。性别和年龄也对缺氧性肺动脉增压反应有明显影响，一般来说，雄性比雌性更强烈。老年人对缺氧性肺动脉增压反应弱，而新生儿和新生动物反应明显。种属和个体差异性的原因可能与肺动脉离子通道及肺动脉平滑肌含量差异相关。

(三) 血液系统

1. 血浆量的变化快　如进入高原早期，机体血容量下降而红细胞总量无明显变化，因此血细胞比容增加。血浆量减少的原因包括寒冷引起的利尿，气候干燥使皮肤呼吸道黏膜的不感蒸发增加以及食欲降低引起的饮水量减少等。

2. 红细胞和血红蛋白数量和浓度的改变　从平原进入高原后，红细胞数量和血红蛋白浓度明显增加，其变化程度受以下因素影响。

(1) 海拔高度：高原世居者和高原移居者的红细胞数量和血红蛋白浓度随着海拔高度的增加、缺氧程度的加重而增加。也有人认为，红细胞、血红蛋白的数量与海拔高度不相关。

(2) 高原停留时间：进入高原数小时后即可见血红蛋白浓度增加，这是血液浓缩和脾释放红细胞增加的结果。此后，由于红细胞生成增加，血红蛋白浓度逐渐增加，然后稳定至某一水平，但其时间不同学者报道不一。

(3) 个体和种族差异性：红细胞和血红蛋白浓度增加有明显的个体差异性，有调查资料表明少数人进入高原后无明显增加，而某些人则进行性增加，并最终发展为高原红细胞增多症。而在大致相同的海拔高度，我国西藏人的血红蛋白低于南美安第斯山人。

(4) 性别：高原男性的红细胞数量、血红蛋白浓度均高于女性，女性几乎不患高原红细胞增多症。

(5) 年龄：在平原时，成年以前，血红蛋白浓度随年龄增大而增加，而成年后降低。一些资料表明高原世居人的血细胞比容随年龄增大而增加。

(6) 寒冷和运动：寒冷可引起红细胞数和血红蛋白浓度增加。但寒冷复合缺氧的血红蛋白比单纯缺氧的血红蛋白少。高原运动可增加红细胞和血红蛋白。

(7) 吸烟：不少研究资料提示高原吸烟促进红细胞增生。

3. 红细胞、血红蛋白结构和功能的改变　平原人初进高原时，红细胞形态变得不规则，皱缩红细胞增加，随着停留时间延长，异常形状的红细胞减少。同时，红细胞的刚性指数和变形指数增加，红细胞膜流动性降低。血红蛋白占红细胞总量90%。组成血红蛋白的肽链有 α、β、γ、δ 四种。不同血红蛋白分子的珠蛋白的多肽链的组成不同。有调查发现，高原人无论是成人还是婴儿，胎儿血红蛋白($\alpha_2\gamma_2$, HbF)的含量均高于相应的平原对照，而 HbF 与氧的亲和力高于成人血红蛋白。另外，在一些高原居住动物，如斑头雁通过血红蛋白氨基酸突变引起氧亲和力增高,获取更多的氧。关于高原低氧环境对血红蛋白亲和力的影响,迄今尚未取得一致意见。血红蛋白与氧的亲和力增强,有利于肺毛细血管内携带更多的氧;而亲和力减弱,有利于在组织毛细血管中释放氧气。

4. 促红细胞生成素　促红细胞生成素(erythropoietin,EPO)是红细胞生成的主要因子,EPO 在成人中主要由肾分泌,在胎儿主要由胎肝分泌来促进红细胞生成。低氧可通过低氧诱导因子促进 EPO 的生成。高原低氧环境暴露下,机体红细胞和血红蛋白含量的增加有利于增强血液携氧能力,改善组织低氧状态,但过度的红细胞增生会引起血液黏滞度的显著增高,此时,血流循环阻力进一步增加,从而形成循环障碍,进一步加剧低氧血症和组织缺氧,缺氧状态进一步刺激红细胞的增生,形成恶性循环,发展成高原红细胞增多症。Richalet 观察到在海拔 6 542 m 的高原,人血清 EPO 在高原缺氧早期急剧升高,而在第 2 周和第 3 周相对回落,但仍明显高于对照组。有研究报道,在高海拔或低氧诱导的增加的 EPO 浓度降低至接近水平时,红细胞仍可继续增加。说明缺氧后期可能有其他的因素参与了红细胞的增多。

5. 白细胞和免疫功能　国内多数研究表明高原缺氧对白细胞总数及分类无明显影响。多数研究者认为从平原进入高原后,血中免疫球蛋白倾向于升高。苏联学者观察到健康人从海拔 760 m 上升到 3 200 m 和 3 800 m 最初 6 d,免疫球蛋白 IgA、IgM 和 IgG 下降,此后除 IgG 外均明显增加,因此认为高原早期免疫功能受抑制。Meeham 总结文献后认为移居高原的人或动物的主动免疫和 B 细胞功能正常,而 T 细胞功能受损。这种变化可能与缺氧引起肾上腺糖皮质激素增加,激活胞质糖皮质激素受体,抑制细胞因子产生有关。而 T 细胞对糖皮质激素比 B 细胞更敏感。也有学者认为缺氧程度对免疫功能有重大影响,短暂中度缺氧引起免疫功能增强,长期持续缺氧则使免疫功能受抑制。缺氧时间也很重要,在初入海拔 3 200～3 800 m 高原 1 周内,特异和非特异免疫功能降低,大多数人在 1 个月内恢复正常。

(四)神经系统

在机体的所有器官中,中枢神经系统对低氧最敏感,氧耗也最高。脑组织代谢率可变动范围很窄,组织葡萄糖分解速度大致稳定在 1.5 μmol/(min·g 组织),主要以高耗氧的有氧代谢为主。根据 Sokoloff 的资料,虽然整个大脑重量约占全身重量的 2%,耗氧量却占到 20%,大约 50 ml/min,约合 3.5 ml/g 脑组织。所以大脑皮质或一些局部敏感脑区即使在正常状况下,也可能处于缺氧的临界状态。此外,脑细胞对低氧尤其敏感,停止对大脑供血 6～8 s 即可导致意识丧失。阻断呼吸中枢、血管运动中枢脑区血供 30 min 以上出现不可逆损害;阻断小脑血流 5 min 后出现不可逆的器质性损伤;而海马血流阻断 3 min 后正常的锥体细胞生理功能即不能再恢复。人到高原后,大气压降低,大气氧分压、肺泡气氧分压和动脉血氧饱和度均随之下降,脑组织供氧减少,因此常常出现神经精神方面的变化。当动脉血氧饱和度降低至 75%～85% 时,即产生判断错误与意识障碍等症状;降低至 51%～65% 时,可引起昏迷。如果严重缺氧或缺氧持续时间过长,可能导致脑功能障碍和脑组织不可逆损伤,甚至危及生命。

1. 脑组织缺氧后的病理变化　轻、中度缺氧以及有一定程度的供氧后常常见到大量的凋亡细胞以及细胞遭受氧化应激损伤后的退行性改变。而严重缺氧的大脑皮质常出现脑水肿以及广泛的坏死灶。形态学观察可见大脑和脊髓有散在坏死,毛细血管出血,神经元胞体发生水肿或大量神经元消失。急性脑水肿发生时往往有血脑屏障以及血管内皮的损伤,毛细血管星形胶质细胞超微结构的变化比胶质细胞明显。在星形胶质细胞内出现糖原颗粒的积聚和大量的溶酶体、脂滴、线粒体肿胀等。胶质细胞的损伤对神经元的代谢也具有不良影响,在神经元的修复过程中,这种影响更为明显。而在脑慢性低氧时,毛细管的超微结构变化较小,主要为星形胶质细胞增生、肿胀。

2. 脑组织缺氧后的影像学改变　Anooshiravani 等通过 MRI 检查未发现 6 000 m 时 8 名登山者功能或结构性的改变。然而,Paola 等最近发现登山者进入极高海拔后左侧运动皮质脑白质密度和体积降低。Garrido 等报道登上 7 000 m 后 9 名登山者中的 5 名在室周、后顶叶以及枕叶皮质信号增强。另外在有长期登山史的运动者中发现脑血管周围间歇扩大,这提示长期缺氧引起了脑萎缩。PET 研究提示安第斯山脉的高原世居者同低海拔人相比葡萄糖代谢更低,主要位于皮质区如额叶皮质。可能提示了慢性缺氧后脑组织的一种保护机制。同样的也有证据表明缺氧适应的高原动物也改变了脑组织的氧耗状态。

3. 高原低氧对脑循环的影响

(1) 脑血流量改变：脑血流调节可受血管本身分泌的舒缩因子和酸碱平衡代谢所影响。急性缺氧后脑血流量增加，而随着习服的时间和血红蛋白浓度的增加，后两者均能增加习服时期的动脉血氧浓度，脑血流逐渐降低至平原水平。上述调控保证了进入高原后的脑氧气供给。脑血流的增加可能主要是通过缺氧引起的脑血管扩张，同时低氧过度的通气反应伴随着低碳酸血症，从而引起脑血管收缩。因此呼吸性碱中毒的代谢调整的程度，可能限制脑血氧的增加。有研究指出，到达3 810 m后6~12 h脑血流量增加了24%，3~5 d后增加了13%，降低至接近平原的水平。Jensen等发现进入3 475 m后的脑血流增加了24%，而由3 200 m进入4 785~5 430 m后引起脑血流的进一步增加至超过平原的53%。但也有结果发现进入高原早期的脑血流速度并未发生改变，Baumgarther等发现模拟降压至相当于4 559 m高度后3 h与6 h脑血流速度未发现明显改变，而在颈动脉和椎动脉血流速度检测中也得到同样的结果，但该研究中存在较大的个体差异。有部分研究发现到达3 475~4 559 m的12~24 h后大脑中动脉流速增加了20%~27%。随着缺氧时间延长，大脑中动脉流速增加可能解释了急性高原病（acute high altitude sickness），也称急性高山病（acute mountain sickness，AMS）和高原脑水肿（high altitude cerebral edema，HACE）的发展。

(2) 脑血管反应性：脑血流在一定血压范围内，脑血流量保持相对恒定。脑血管反应性（cerebrovascular reactivity，CVR）又称脑灌注储备、脑循环储备等，是脑血管在受到刺激后产生舒张反应从而改善脑血流量的能力，是反映脑血管调节能力的重要指标，可有效地反映脑血管储备力。有研究指出健康成年人急进高原后，CVR和大脑中动脉平均脑血流速度都明显升高，以适应急进高海拔地区后的脑缺氧情况。Van Osta等发现进入4 559 m后的35名志愿者大脑中动脉流速并未发生改变，而脑血流动态自动调节指数增加，同急性高原病评分的神经症状相关。脑血流动态自动调节指数增加可能引起了脑的过度灌注，形成脑水肿。

4. 高原低氧对脑功能的影响　由于人的神经组织对内外环境变化最为敏感，因此在低氧条件下，脑功能损害发生得最早，损害程度也比较严重，且暴露时间越长，损害越严重，特别是对感觉、记忆、思维和注意力等认知功能的影响显著而持久。另外，在神经心理学的上则表现为易受疲乏和焦虑的影响，而由窒息或其他原因引起的周期性的呼吸与唤醒引起的高原睡眠障碍较为普遍，可能也进一步影响神经心理学检测。

(1) 知觉：知觉是指对机体或机体特征的感知和反应。感知和反应能力的变化对于任务操作尤其是完成复杂任务的速度和准确性均有显著影响。在海拔2 500 m以上时，人对文字理解所需的时间就明显延长。而对多种刺激进行辨别和区分，然后做出适当反应所需的时间即选择反应时间在海拔高于4 000 m时便会明显增加。另外急性高原暴露后，神经元处理时间延长，表现为反应时间延长，听觉诱发电位P300潜伏期、瞳孔收缩延长等。

(2) 记忆力减退：记忆对缺氧极为敏感，在海拔1 800~2 400 m时记忆力便会受到影响，5 000 m左右出现记忆薄弱，以后随着海拔的升高和缺氧程度的加重，记忆损害程度随之加深，直到完全丧失记忆能力。在4 500 m暴露后短时记忆下降，在6 000 m以上时下降更为明显。然而，长时记忆似乎得到保留。有研究发现，在海拔3 800 m和5 000 m时的空间记忆能力受损。动物实验研究表明，间歇性低氧暴露也可以损害动物的空间记忆能力，同时急性高原低氧环境下海马、皮质和纹状体神经元的凋亡可能导致动物空间记忆能力的下降，但低氧暴露21 d后，下降的空间记忆能力有所恢复。在急性低压低氧条件下大鼠空间学习记忆能力随训练次数的增加而增加，急性中度和重度低压低氧条件下大鼠每天和平均的潜伏期均较对照组显著延长，而且随着低压低氧天数的增加，其延长更为显著。

(3) 思维活动：急性高原缺氧可影响人的思维能力。一般认为，在海拔1 500 m时，人的思维能力开始受到损害，表现为新近学会的复杂智力活动能力受到影响；在3 000 m时，各方面的思维能力全面下降，其中最明显的是判断力下降；在4 000 m时，语言书写功能损害较为严重；超过7 000 m时，有相当一部分人可在无明显症状的情况下突然出现意识丧失。缺氧对思维能力影响的危险性在于主观感觉与客观损害相矛盾。如缺氧已导致个体思维能力显著损害，但自己却往往意识不到，做错了事也不会察觉，还自以为思维和工作能力"正常"。此外，急性高原缺氧还会使人的注意力明显减退，在海拔5 000 m以上时，注意力难以集中。而且，随着海拔的升高、缺氧程度的加重，注意的范围会变得越来越窄。

(4)情绪:在进入高原后,初发性的焦虑障碍较为普遍且往往存在于过分关注健康的人群中。焦虑在一定程度上抵消了反应时间和心理运动能力的部分降低。作为大脑边缘系统构成组织之一,海马与情绪和认知的关系非常密切。高原低氧可以引起海马神经元损伤。Lemos 等通过低压氧舱模拟 4 500 m 高原环境,观察年龄 20～30 岁的 10 名男青年在低氧下暴露 24 h 后的睡眠、情绪及认知功能的变化,研究结果显示:睡眠时间缩短、睡眠质量下降,出现慢波睡眠和快速眼动,同时伴随情感压抑、易怒和疲劳等表现,以及活动力、注意力、视力、工作记忆力、执行能力、自控能力和反应速度等下降。

(5)睡眠障碍:高原睡眠障碍大多是指在高原环境中睡眠不足,具体表现为入睡困难或无法维持睡眠状态;频繁觉醒或过早觉醒;醒来后身体疲惫情况未有明显缓解。高原睡眠障碍作为急、慢性高原病的重要表现,是初进高原者最常见的高原不适反应之一。高原低氧是导致睡眠障碍最重要、最直接的原因之一。低氧血症导致了中枢的不稳定性,产生呼吸波动,导致周期性呼吸的发生,从而使机体由于呼吸不畅出现频繁觉醒,进而出现睡眠障碍。以往有研究表明,在高海拔地区(>4 000 m),海拔高度的增加会导致中枢性呼吸暂停发生率增加从而引起睡眠障碍。近年来研究发现在中等海拔地区,缺氧及呼吸紊乱也会导致慢波睡眠减少,从而引起睡眠障碍。进一步研究表明,这种高原环境导致的周期性呼吸的发生具有性别差异,其中男性比女性更容易发生夜间的周期性呼吸,且在同海拔区域,女性呼吸周期要长于男性。此外,中枢神经递质的改变也是导致高原睡眠障碍的原因之一。高原环境下,睡眠障碍者脑内谷氨酸(glutamic acid,Glu)、5-羟色胺(5-hydroxytryptamine,5-HT)、γ-氨基丁酸(γ-aminobutyric acid,GABA)、多巴胺(dopamine,DA)等多种神经递质功能均显著降低,也较非高原环境下的睡眠障碍者有所降低,这种变化与睡眠质量下降和海拔高度变化存在交互协同效应。

(五)泌尿系统

肾功能包括排泄功能、调节功能(水、电解质和酸碱平衡)和内分泌功能[产生肾素、促红细胞生成素、1,25-$(OH)_2$-D_3 和前列腺素,灭活甲状旁腺素和胃泌素等]等。有研究表明高原低氧环境对肾的损害是随着海拔高度的增强而增强,随着居住时间的延长而减弱。

1. 肾缺氧的主要病理表现　动物实验已经证实,大气氧浓度大幅度降低可引起肾小球和肾小管应激性损害,并且随着海拔升高,大气氧浓度降低,肾损害不断加重。缺氧后,肾小球内毛细血管内皮细胞肿胀,肾小管上皮细胞混浊肿胀及水样变性,间质内血管数目增多、扩张充血,血管壁明显增厚等。这些病理改变导致肾小球滤过率下降以及尿生化异常改变。

2. 急性缺氧介导的利尿利钠效应　尿量改变是高原低氧环境对机体泌尿功能影响的主要表现之一。以往的实验研究中,有关高原低氧引起尿量变化的报道不尽一致,可能与缺氧的程度、肾血流动力学的不同改变以及神经体液对尿量调节的改变等有关。多数动物实验与高原现场观察表明,高原低氧环境引起的尿量变化与缺氧程度有关,轻度低氧可引起多尿,严重低氧可引起少尿。机体对缺氧的耐受性好,可出现持续性数天多尿;反之,少尿常容易发生急性高原病。在急性低氧中,肾钠排泄率和尿量往往增加,但此后稳定于不变或低于常氧的水平。缺氧利尿反应似乎是高原习服的早期阶段。缺氧和呼吸性的碱中毒可促进尿钠和尿排泄增多和体内液体向血管内转移。缺氧介导的利尿反应在缺氧后数小时内出现,而长时间的缺氧引起肾利尿利钠的反应不高于平原水平。早期的缺氧利尿反应并未出现尿钠排泄增多,可能是尿浓缩(集中)能力降低所致。缺氧利尿利钠反应是各种应答包括去甲肾上腺素、抗利尿激素(antidiuretic hormone,ADH)、肾素和醛固酮等激素以及缺氧介导的化学感受器刺激等协同性作用的结果。动脉血中的心房钠尿肽(atrial natriuretic peptide,ANP)分泌增加而 ADH 分泌减少,可引起肾钠重吸收减少和促钠排泄性的多尿。另外缺氧也可直接作用于肾,从而促进其局部的内皮素和肾上腺髓质素生成,从而抑制血液中的 ADH,增加肾素和醛固酮的分泌。在一项高山研究中,研究者对 28 名登山者到达一定海拔高度 36 h 后采集样本,分析发现 24 h 尿量增加,肾小球滤过率在 3 440 m 时降低,而在 5 050 m 未进一步降低。男性 ADH 和血浆肾素活性在海拔 3 440 m 和 5 050 m 明显降低,而女性进入 5 050 m 后才降低。3 440 m 和 5 050 m 处与进入高山前相比醛固酮降低,但无显著差异。而 ANP 在男性中显著增加。

3. 肾小球滤过率　在某些报道中,高海拔并不改变有效的肾血流量和肾小球滤过率(glomerular filtration rate,GFR),而有的研究却发现显著的改变。Pichler 等对健康登山者 GFR 与海拔高度的相关研究发现,随着海拔上升,GFR 呈线性下降,高度每升高 1 000 m,GFR 大约减少 3.1 ml/(min·1.73 m²)且同路易斯急性高原病评分呈负相关。Bernd Haditsch 等对 28 名登山者到达高海拔高度 36 h 后采集样本,分析发现 24 h 尿量增加,GFR 在 3 440 m 时降低,在 5 050 m 时并未进一步下降。也有报道指出高原居住者虽然肾血浆流量减少,但 GFR 并没有下降,这是由增加的滤过分数和肾小球肥大引起。滤过分数的增加可能有以下原因:低氧激活交感-肾上腺髓质系统,从而使肾小动脉收缩,血管阻力增加;血细胞比容增加,黏滞度增大,进一步增加了出球小动脉的阻力。

4. 低氧对水、电解质代谢的影响　进入高原地区后,动脉血氧分压下降,引起呼吸加深加快。人在呼吸时必然会经呼吸道丧失一定量的水分。正常人每日由呼吸丧失的水分为 200~400 ml。当人体进入高原后,肺通气量大增,通过呼吸丢失的水分也相应增加。另外,进入高原地区后头痛、厌食、饮水减少、呕吐等症状也可引起水代谢改变。在高原地区,钠的丢失增多,血钠浓度降低,这一现象可能是高原缺氧引起醛固酮(aldosterone,ALD)分泌减少和 ANP 增多有关。醛固酮分泌减少,肾小管的保钾排钠的作用减弱,肾小管重吸收减少。而 ANP 增多,可促使肾排钠,引起机体缺钠。也有资料表明,进入高原后,钠代谢呈正平衡,出现全身性水肿,可能与对低氧习服程度有关。对高原低氧敏感者,交感兴奋性明显增强,醛固酮分泌不钝化,导致钠水潴留、钠增加。在高原地区,钾代谢也会发生相应改变。一般认为,机体钾的水平大多保持正常,但一部分血钾水平可略低于平原正常范围。其可能与高原消化道症状,醛固酮分泌钝化和低氧通气反应增强引起的呼吸性碱中毒有关。也有研究指出进入高原后,血钾水平增加。另外,一般认为进入高原地区后,血氯含量增加,血钙含量降低,血磷在正常范围。

高原地区低氧环境可通过呼吸因素和代谢因素影响人体的酸碱平衡和血气内稳态。高原健康居民动脉血 pH 值略呈碱性。急速进入高原后,由于动脉血二氧化碳分压(arterial partial pressure of carbon dioxide,$PaCO_2$)的下降,多余的 HCO_3^- 未及时排出,pH 值偏高,引起呼吸性碱中毒。大多数学者认为,在严重缺氧时,血液偏碱对机体有益,此时血红蛋白对氧的亲和力增强,有利于血液在肺部的氧合,血氧饱和度增高,有利于对低氧的习服。此外随着海拔高度增加,大气压和大气氧分压下降,PaO_2 逐渐降低。$PaCO_2$ 和血浆二氧化碳总量(total plasma carbon dioxide content,TCO_2)降低,其与低氧通气反应增强和高原大气压下降有关。有研究指出,在移居高原的早期阶段(1~2 个月),$PaCO_2$ 有一个动态变化过程,先是降低后逐渐恢复至当地久居人群的稳定状态。高原地区标准碳酸氢盐(standard bicarbonate,SB)则在正常范围,实际碳酸氢盐(actual bicarbonate,AB)低于平原正常值,说明高原地区居民多数存在呼吸性碱中毒,而没有发生代谢性酸碱平衡紊乱。碱剩余(base excess,BE)趋向于负值,这是缓冲碱减少所致,与 SB 和 AB 的测定结果相一致。

(六)消化系统

急进高原的人常发生"胃肠型"急性高原反应,主要表现为食欲减退、恶心、呕吐、腹胀、腹泻等。Wiseman 等人对(4 571 m)登山者进行调查问卷,发现腹胀、乏力、食欲减退、恶心、呕吐等为消化系统主要表现。我国学者李红等人对 20 例急进高原(拉萨,3 658 m)个体进行观察后发现,其主要的消化系统症状为腹胀、食欲减退、恶心、呕吐、腹痛、便秘、黑便等,其中腹胀最常见,食欲减退、恶心、呕吐等次之。

1. 胃肠道运动功能　消化道平滑肌的蠕动特性与心脏节律类似,具有自发性、节律性的特点,它由慢波即基本电节律控制。急进高原胃肠动力紊乱是最常见的急性高原反应之一,一般经 7~10 d 的高原适应期后可逐渐缓解或消失,主要表现为胃排空时间延迟、肠活动受限制、张力减弱、蠕动速度和幅度减小。在到达高原初期,胃的食物排空速度可减少 50%~60%。在海拔 5 000 m,对高原人钡餐检查表明,胃蠕动波浅而慢,钡剂达回盲部的时间为 6~8 h,结肠排空时间为 40~50 h。通过动物实验发现,急进高原后作为胃肠电起始者及传播者的免疫活性细胞(immunocompetent cell,ICC)发生损伤性改变,同时信号传播通道缝隙连接蛋白也发生功能变化。

2. 胃肠道吸收功能　高原环境暴露下,胃肠黏膜损伤,可影响胃肠对营养物质的吸收。张久聪等人对不同海拔高原地区 519 位官兵行胃镜检查,发现所有人镜下表现均为胃黏膜呈现黏膜点状出血、糜烂,其次为胃蠕动缓慢、胆汁反流等。胃镜检查进一步证实,有腹胀、食欲减退、恶心、呕吐等消化系统临床表现的个体,内镜下确实存在急性胃黏膜损伤的表现。

3. 消化系统分泌功能　进入高原后,由于自主神经调节紊乱,副交感神经兴奋性下降,可出现腺体分泌抑制现象。登上 4 200 m 高原后,胃分泌和蠕动都明显下降,胃液 pH 值升高,总酸度降低。第 12 天,仍然未恢复到上山前的水平。而急性缺氧对胰液的影响报道不尽一致。高原低氧时胰腺对食物的特异选择性分泌减弱,胆汁分泌减少,胆汁黏度、胆酸及胆红素均增加。

4. 肝　长期处于高原低氧环境中,加之在慢性缺氧基础上伴有不同的饮酒习惯,加重了脂肪肝的形成,故高原低氧环境地区脂肪肝的发生率高于平原。多种致病因子长期作用均可致肝纤维化,高原低氧是最常见的致病和伴随因素之一。缺氧后,人肝指标的变化较少。暴露于 3 400 m 和 5 000 m 后人肝血流增加,但并不会引起肝损伤指标如谷丙转氨酶、谷草转氨酶和碱性磷酸酶的改变或细胞色素 P450 功能的显著改变。动物研究发现急性高原(4 300 m)暴露后大鼠肝病理切片显示小叶间质显著增生,肝细胞索结构模糊,部分肝细胞溶解液化消失,只留下透亮的网状结构,炎症细胞浸润,说明缺氧对肝的影响极大,而药物代谢的主要场所是肝,肝的损伤是高原药物代谢发生变化的主要原因。

5. 胃肠黏膜　肠黏膜屏障由机械屏障、化学屏障、免疫屏障以及生物屏障组成,共同防止肠内有害物质(如细菌和毒素)穿过肠黏膜进入人体,维持内环境稳定。研究发现高原低氧致急性胃黏膜损伤的发生与性别、年龄无关,多数起病隐匿。除缺氧直接引起肠黏膜损伤外,高原环境下胃肠道微生态环境、神经-体液、饮食结构改变等因素进一步加重肠黏膜屏障损害。对急进高原的人群进行内镜检查,发现其主要表现为胃蠕动减慢、胆汁反流及黏膜出血、充血、淤血、糜烂、溃疡等。

6. 胃肠道激素　Anand 等在安第斯山脉对短期旅游人群调查发现,有 81.4% 急进高原的人会出现恶心、呕吐症状,几乎所有人会出现食欲减退,而这与瘦素和胆囊收缩素分泌升高有关。杨梅等检测模拟高原低氧环境大鼠血液中胃动素和胃泌素变化水平发现,大鼠血液中胃泌素及胃动素分泌水平下降,胃肠运动减缓。李红等对 20 例急进高原的人调查发现,急进高原的个体血液中胃动素显著降低,血管活性肽、胰高血糖素及胃泌素显著升高。

7. 物质代谢特点　中等海拔时高原居民的基础代谢率与平原居民相似。随着海拔高度的进一步升高,基础代谢率明显增加。基础代谢率可以反映人体对高原的习服适应能力。无论是葡萄糖分解产生丙酮酸,还是脂肪酸 β 氧化产生的乙酰辅酶 A 和蛋白质分解产生的 α 酮戊二酸,均需要在线粒体内进行氧化磷酸化,释放能量。营养物质氧化分解释放的能量,有相当大一部分直接以热能的形式散发出来,另一部分则以化学能的形式储存于某些特殊类型的有机磷酸酯类化合物,主要是 ATP 中。急性缺氧可导致线粒体发生病理损伤,且可对线粒体产生较快而显著的抑制作用,ATP 合成能力降低。而慢性缺氧时,线粒体功能有一定程度的恢复。

(1) 糖代谢:在低氧环境时,糖的无氧代谢增强,血中乳酸/丙酮酸比值增大。而葡萄糖的利用率和摄取增强。对高原缺氧习服程度不同的人群,缺氧对糖酵解的影响不同。一般来说,糖酵解随做功增加而增强。高原习服者糖酵解增强的程度较未习服者低。而在急性缺氧时,糖异生关键酶表达减少,活性下调,糖异生过程受到抑制。同时,糖异生的程度依缺氧习服程度和组织器官不同而不同。当机体习服或适应于高原低氧环境时,由于营养摄入充分,组织的氧供也充足时,糖异生也增强。

(2) 蛋白质代谢:动物和人体在急性低氧时,食欲减退,能量和蛋白质摄取不足,同时面对高原环境低氧、寒冷、干燥、紫外线强等因素,其蛋白质分解加速,往往出现负氮平衡。蛋白质分解代谢增强的一个重要原因可能与低氧时糖皮质激素分泌增加有关。而在慢性低氧时,由于食欲恢复和习服机制的建立,在供给充裕时,可转为正氮平衡。

(3) 脂代谢:脂类分为脂肪和类脂,脂肪一般指甘油三酯。类脂主要包括胆固醇、胆固醇脂、磷脂及糖脂。在动物和人体中,急性低氧暴露后,血浆中游离脂肪酸、甘油三酯、胆固醇、磷脂增高,脂肪合成酶活力减弱,脂肪分解酶活力增强,脂肪储存量减少,血浆脂肪成分增强。低氧时,体内儿茶酚胺分泌量增加,游离脂肪酸可在体内氧化产生能量,但氧化不全时,酮体在体内增高,出现酮尿或酮血症。

(4) 其他物质代谢:低氧组织中核酸含量减少,减少量与低氧习服程度有关,故常用之作为低氧习服适应的评价指标。缺氧时维生素出现变化,其构成的辅酶也发生相应的改变。同时,暴露于低氧环境后,微量元素包括铁、锌、铜、碘代谢也发生改变。

(七)生殖系统

1. 低氧对下丘脑-垂体-性腺轴激素分泌的影响　下丘脑接收各种信息整合后,通过释放促性腺激素释放激素(gonadotropin releasing hormone,GnRH)调节垂体促性腺激素卵泡刺激素(follicle-stimulating hormone,FSH)和黄体生成素(luteinizing hormone,LH)的释放,FSH促进卵泡的生长发育,并与少量的LH联合促进卵泡成熟和排卵,并可促进睾丸精曲小管的增生和精子的成熟。在促性腺激素的作用下,性腺调节性激素的分泌和生殖功能,性激素在人体的生长发育、成熟及衰老过程中也有着极为重要的作用。另外,心脏也是性激素作用的重要靶器官。

高原低氧环境暴露对性激素的影响报道不一,大都认为进驻高原一段时间后性激素水平出现明显变化,且随着暴露时间的增加发生改变。在高原低氧条件下,人的雌、雄激素增加,尤以睾酮(testosterone,T)增加显著。雄激素增加有助于男性心功能的代偿和恢复,并促进红细胞生成。雄激素对EPO的刺激作用在缺氧时尤为明显。高原上虽有雌激素的增加,对红细胞的生成有抑制作用,但高原人以雄激素增加为主。而高原世居藏族青年较汉族移居青年睾酮高出近50%,雌二醇(estradiol,E_2)高出25%。另有研究表明进入高原后性激素受到抑制,Guilland等发现5名登山运动员在海拔4 800 m高原和6 000 m以上高山地区与1 037 m相比,血中雄激素水平明显降低,而肾上腺皮质和髓质功能增强。崔建华等人对不同海拔高度居住不同时间的健康青年血清性激素的变化情况进行研究,发现进驻高原低氧环境后,T、E_2均较平原对照组低,且随海拔高度的升高而降低幅度增大,但随居住的时间延长而有所回升,返回平原1个月后,T仍低于平原对照组,E_2则恢复到平原对照组水平。也有文献报道急性高原环境暴露后性激素水平未发生明显改变。

2. 对精液及顶体反应的影响　高原低氧对人和动物精子的数量和质量均有显著影响。睾丸是男性特有的生精器官,在大气含氧量较低的环境下,睾丸面临缺血、缺氧的状况。氧化应激、辐射增强、营养缺乏均能进一步损害睾丸功能。低氧对睾丸有直接损伤作用,且损伤的程度与低氧的程度和低氧的时间有关。主要表现为精子发生受损,生精上皮破坏,睾丸萎缩。有研究报道,驻留高原地区的健康男性青年的精子密度、精子曲线运动速度、直线运动速度、平均路径速度和直线性均明显降低。另外,也有文献指出暴露于高原环境一定时间后精浆生化出现异常,抗精子抗体浓度增加,但返回平原后基本恢复至上山前水平。顶体(acrosome)是指覆盖于精子头部细胞核前方、介于核与质膜间的囊状细胞器,其本质是来源于高尔基体的特化的溶酶体,内含糖蛋白和多种水解酶,是顶体反应相关酶的储存场所。顶体反应(acrosomal reaction)是指精子获能后,在输卵管壶腹部与卵相遇后,精子释放顶体酶,溶蚀放射冠和透明带从而实现受精。有文献指出进入5 100 m以上高原后6个月,精子顶体酶活性较上山前显著降低。上山1年后,精子顶体酶仍维持于较低水平,返回平原后精子顶体酶则大幅上升。

虽然长期高原暴露对人体精液质量存在影响,但是这种环境因素最终对男性生育能力的影响程度尚需进行长期严格和大样本的临床流行病学调查及深入的基础研究,而脱离高原环境后在一定时间内精子功能可基本恢复。

(八)内分泌系统

1. 垂体-甲状腺　甲状腺是人体最大的内分泌腺,甲状腺激素总的表现是增强机体新陈代谢,引起耗氧量及产热量的增加,并促进生长和发育。甲状腺功能主要受下丘脑与垂体的调节。其中腺垂体分泌的促甲状腺激素(thyroid stimulating hormone,TSH)是调节甲状腺功能的主要激素,腺垂体可促进甲状腺激素的合成与释放,同时腺垂体TSH的分泌受下丘脑分泌的促甲状腺激素释放激素(thyrotropin-releasing hormone,TRH)影响。甲状腺激素包括四碘甲腺原氨酸(tetraiodothyronine,T_4)即甲状腺素(thyroxine,Thx,T_4)和三碘甲腺原氨酸(triiodothyronine,T_3)。由于甲状腺素是影响机体耗氧量和基础代谢率的重要物质,因此甲状腺功能变化对机体习服高原可能具有积极意义。

(1)急性高原暴露:急性低氧对下丘脑-垂体-甲状腺轴(hypothalamic-pituitary-thyroid axis,HPT)功能作用影响结论不一致,可发生增强、减弱甚至不变。有研究表明急性低氧可导致HPT轴功能增加,甲状腺对放射性碘的摄取和血清T_3、T_4增加,可能与平原人初到高原时的能量代谢增加有关。也有报道指出急性缺氧暴露后HPT轴受到抑制,动物实验发现模拟5 000 m海拔低氧暴露1 d对HPT轴影响不明显,暴露 2~5 d 后低氧显著抑制 HPT 轴,血清 T_3、T_4 及调节激素 TSH、TRH 水平降低。

(2)慢性持续低氧:慢性高原低氧环境暴露甲状腺功能减退,下丘脑-垂体-甲状腺轴受到抑制。Richalet J 等观察到大鼠在模拟 6 900 m 高原低氧舱暴露 5 周,血浆 T_3、T_4 显著降低,TSH 显著升高。Gradwell 等发现高原习服大鼠的甲状腺组织滤泡上皮细胞减少而胶体增多。宋敏涛等发现模拟高原低氧暴露 10 d 和 20 d 可显著抑制 HPT 轴功能,血清 T_3、T_4、TSH 水平下降。低氧条件下,TSH 水平降低可能是低氧直接抑制垂体功能的结果,HPT 轴调节机制受损。另外,HPT 轴的抑制可能同下丘脑-垂体-肾上腺轴(hypothalamic-pituitary-adrenal axis,HPA)激活有关。平原人进入 2 000 m 以上高原地区,肾上腺皮质功能增强,于高原习服 2 周后恢复至平原水平。宋敏涛等发现模拟高原暴露后第 2、5、10、20 天促皮质激素释放激素(CRH)血清激素水平均显著高于对照组水平,与之相反的是,各时间点血清 T_3、T_4、TSH 水平均低于对照组,暗示 HPA 轴的激活可能抑制 HPT 轴功能。甲状腺功能减退,使机体维持在较低的代谢率,使心肌的糖原储存增加,有利于机体的低氧耐受,可能是高原居民对低氧环境的慢性适应机制之一。

2. 肾上腺　肾上腺由周边的皮质和中央的髓质 2 个部分组成,二者在发生、结构和功能上均不相同。肾上腺皮质主要分泌醛固酮、糖皮质激素、雄激素和雌激素。肾上腺髓质主要分泌肾上腺素和去甲肾上腺素。肾上腺的分泌功能同时受下丘脑和垂体分泌的激素及交感神经调控。

(1)下丘脑-垂体-肾上腺皮质轴:下丘脑分泌促肾上腺皮质激素释放激素(corticotropin releasing hormone,CRH),刺激垂体前叶合成和释放促肾上腺皮质激素(adrenocorticotropic hormone,ACTH),进而促使肾上腺皮质释放糖皮质激素和盐皮质激素,因而称为下丘脑-垂体-肾上腺皮质系统。

1)急性低氧暴露:人和动物急性低氧暴露时,血中 ATCH 立即增加,糖皮质激素相应增多。大鼠肾上腺皮质对低氧的最强反应发生在 24~48 h,此时 ATCH 分泌可增加 30 倍。有研究探讨了 534 名急进高原人群肾上腺皮质激素与急性高原病的关系。血浆皮质醇、血管紧张素Ⅱ含量随海拔增高而增高,皮质醇含量增高最显著,肾素活性下降,而醛固酮及睾酮变化不明显;进入高原后,随着时间延长,血浆皮质醇、血管紧张素Ⅱ和睾酮含量明显下降。急性高原病组血浆皮质醇含量明显低于未病组人群的血浆皮质醇含量,给低皮质醇水平人群服适量糖皮质激素可以预防急性高原病的发生。急进高原人群肾上腺皮质功能状态直接影响人体对高原低氧环境的适应能力,肾上腺皮质功能状态的改善,不仅可以防止急性高原病,也可提高急进高原人群对高原低氧环境的适应能力。肾上腺皮质激素以糖皮质激素为代表,在高原低氧环境下,糖皮质激素可以促使糖原异生,以维持血糖浓度,并在肾素-血管紧张素-醛固酮系统(renin-angiotensin-aldosterone system,RAAS)调节与协助下,维持有效血容量及血压,保证脑、心等重要器官的供血。当肾上腺皮质功能减退,特别是在高原低氧环境下,由于应激反应,外周及肾上腺供血不足,使血浆皮质醇降低,从而引起应激失调或急慢性高原病。

2)慢性高原缺氧暴露:慢性缺氧或世居高原者,肾上腺皮质功能与平原人相似或低于平原人。长期居住在高海拔低氧环境下。肾上腺皮质功能减退,血浆皮质醇分泌减少。这种改变可使蛋白质和脂肪代谢处于低消耗状态,起到保护性适应。但肾上腺皮质功能过度降低,则会使机体抗缺氧耐力下降,导致高原病的发生。

(2)交感-肾上腺髓质:当机体处于低氧环境中时,交感神经兴奋,儿茶酚胺增多,通过介导一系列代谢和心血管代偿机制,调节机体对低氧做出反应。另外,低温和运动也可促使交感-肾上腺髓质活性增强。交感-肾上腺髓质系统的反应强度与机体对高原适应的能力关系密切。但经过一定时间的高原习服后,体内的某种保护作用增强,如心肌对儿茶酚胺的反应减弱。一般认为,平原人到达海拔 3 000 m 以上的高原最初几天,交感-肾上腺髓质系统活性明显增强。随着进入高原时间的延长,交感-肾上腺髓质活性出现分离现象,交感神经活性增强持续时间较长,而肾上腺活性增强则持续较短时间。

(九)感觉器官

高原低氧对人体感觉功能的影响出现较早,其中视觉对缺氧最为敏感。在海拔 4 300 m 以上高度时,夜间视力明显受损,并且这种损害不会因机体的代偿反应或降低海拔高度而有所改善。人体的听觉功能也会随着海拔的增加而受到影响,大约在海拔 5 000 m,人的高频范围听力下降,海拔 5 000~6 000 m 时,人的中频和低频范围听力显著减退,而且听觉的定向力也受到了明显的影响。也有报道指出听觉刺激阈未发生改变,在缺氧暴露后暗适应的患者中视觉刺激阈值提高。而在色觉上的改变报道不一,但即使有色觉的改变,也没有临床意义。此外,人体的触觉和痛觉等也会在严重缺氧时逐渐变得迟钝,在极端高度时还可能出现错觉和幻觉。幻听和幻觉在极高海拔的登山者中较为常见。

(十)高原衰退症

高原衰退症(high altitude deterioration,HADT)是因长期暴露于高原缺氧环境下,机体多器官功能逐渐减退而出现的一系列综合征,属于慢性高原病的一种。此症多发生于久居海拔 3 000 m 以上的移居者或长期逗留海拔 5 000 m 上的登山人员等,其患病率随海拔高度的升高呈增加趋势。长期处于高原低氧环境是本病发生的主要原因,劳累、感染、心理素质差和其他慢性疾病是其重要诱因。对其临床表现和对机体的影响,除了以往总结的临床表现外,近年来主要集中在以下几个方面。

1. 脑力劳动能力降低

(1)大脑高级神经活动能力下降:长期在高原居住,记忆力、注意力、思维能力、判断能力和大脑协调能力都逐渐下降,其中对短时记忆和瞬时记忆的影响最为明显。

(2)睡眠障碍:主要表现为入睡时间延长、夜梦多、易惊醒、憋醒甚至坐位呼吸、慢波睡眠和快动眼睡眠减少等。

(3)脑电图:异常改变发生率增高,α 波频率慢,弥散性慢波增多。

2. 体力劳动能力降低　人体在高原的体力劳动能力大大减低,劳动效率下降,且海拔越高体力下降越明显。其发生可能与高原上心脏储备能力降低、低氧通气反应减弱、无氧代谢增强等因素有关。

3. 内分泌功能失调　血浆皮质醇分泌减少,肾上腺皮质功能减退,甲状腺激素(T_3、T_4)分泌水平也明显低于平原人。

4. 微循环障碍　由于外周血红细胞增多,全血黏度增加,加之缺氧造成毛细血管内皮损伤,易形成微血栓,会对微循环产生一定影响。

5. 免疫功能低下　长期高原缺氧环境下的居民存在免疫功能失调,主要表现为细胞免疫水平下降,T 细胞数量减少,功能减退,但主动免疫和 B 细胞功能基本正常。值得一提的是,上述变化和研究结果并非来自临床确诊的高原衰退症患者,而是来自长期慢性高原缺氧暴露的人群,是慢性缺氧所引起的普遍现象。

(十一)脱离高原环境后对人体各器官功能的影响

高原世居者与已习服于高原环境的移居者到达平原后,也会出现一系列功能和代谢的改变,即所谓的"脱适应"。包括高原移居者返回平原后的脱习服,也包括高原世居者到达平原后所发生的一系列功能、代谢和结构的改变。平原人进入高原后,在习服高原低氧环境中,发生一系列的改变,这些改变是可逆的。当返回平原后,由于低氧刺激消失,这些功能、代谢和形态方面的改变又要重新调整。高原移居者返回平原后可出现一系列脱适应的临床症状,主要包括嗜睡、反应力和记忆力降低、脉搏减弱、食欲增加、乏力、头昏,其他还有心悸、胸闷、心前区隐痛、心律失常、双小腿及面部水肿等。脱适应症状的持续时间长短不一,脉搏减弱、面部及下肢水肿等持续时间较短,一般在 1 个月之内消失。食欲增加、嗜睡、乏力、头昏、失眠等症状持续半年左右逐渐消失,出现间断性脉搏不齐、心悸、心前区隐痛、咳嗽、哮喘等。绝大部分症状可在 3 年内逐渐消失,有极少数症状持续时间较长或反复出现,如反应力、记忆力降低、心律失常等。人脱适应症状出现频率与移居高原时间的长短无明显关系,与返回平原住地的海拔有关,返回住地的海拔较高,脱适应症状发生率较低。

(十二)高原环境对高原战创伤的影响

高原环境对人体最直接的影响因素是低氧、寒冷和干燥,这些因素使人体从器官到细胞发生一系列的反应。高原战时环境下在伤前就存在明显的应激反应,在此基础上合并战创伤,其应激反应强度大大增加,而且持续时间长。严重战创伤应激的伤员易并发感染,甚至多器官功能衰竭。

1. 心、肺等内脏器官储备功能降低　缺氧可刺激抗利尿激素分泌,引起水钠潴留,肺、心、脑水分增加,缺氧可引起肺动脉高压和毛细血管通透性增加,导致肺循环功能障碍,由于机体长期处于缺氧环境中,外周和中枢化学感受器对低氧和二氧化碳的敏感性减低,导致肺泡通气功能不足,引起动脉血氧饱和度下降。因此低氧可使心、肺等内脏器官储备功能下降,一方面,部队在进入高原地区时极易发生急性高原适应不全症,甚至发生高原肺水肿、脑水肿,而在此基础上合并战创伤失血更易引起战创伤失血性休克。另一方面,高原暴露下,机体对液体的承受能力较平原差,尤其是必须要补充液体的机体对补液的承受能力更差。如失血性休克在低海拔地区需快速大量补入失血量3~4倍的液体,而在高原环境中由于肺动脉高压、氧自由基和神经递质增加等因素,致使在补液过程中尚未达到平原地区补液量,血容量尚未补足,就出现肺水肿、脑水肿或发生急性右心衰竭。目前认为高原伤员补液量是失血量1.5~2.0倍较为适宜。具体来讲,在高原低氧等特殊环境下,不同人群包括世居高原藏族、移居高原人群和急进高原人群的创伤性休克伤员复苏方案存在差异。高原环境下机体对致伤因素打击的耐受性减弱,尤其是急进高原人员对创伤的耐受性更差,应加强对心、脑、肺、肾功能的检测。

2. 寒冷、干燥　寒冷与低温是严重威胁人体健康的环境因素之一。寒冷可导致机体冷伤,高原地区作战冷伤发生率高,尤其在暴风雪、雪灾发生后,冷伤极为普遍。而干燥环境容易导致机体水和电解质平衡的紊乱,脱水、低血容量性休克较平原地区容易发生。轻度的脱水容易导致黏膜干燥。

3. 高原现场救治环境复杂　高原战时伤员大都处于高山陡坡,伤员搜寻发现困难,极易出现战创伤加重的情况。高原环境条件下,传统的分级救治伤员时间延长,感染率高。

4. 高原环境对高原战创伤感染的影响　由于高原地区空气稀薄、氧分压低、紫外线强、空气干燥、气象多变、昼夜温差大等自然特点,机体的防御能力明显低于平原。加之缺氧、血流缓慢、黏度高等因素导致创伤局部微循环障碍,降低局部组织的抗感染能力,增加了感染的发生率。研究发现,很多战创伤后并发感染的伤员并无明确的感染灶。有研究认为,肠道是应激反应的中心器官。而缺氧可损伤肠黏膜屏障,在此基础上合并战创伤,肠道缺血及其后的缺血再灌注损伤更易引起黏膜通透性增加和细菌移位。

5. 高原环境对高原战创伤愈合的影响　高原缺氧、环境温度低、局部微循环障碍可导致伤道局部组织含氧量低,不利于伤口愈合。因此,高原战时火器伤软组织愈合与修复较平原地区慢,骨折愈合慢且骨折不愈合和延迟愈合发生率高,血管吻合成功率较平原地区低,周围神经损伤再生速度慢,恢复效果差,而世居藏族人伤口愈合较移居汉族人好,可能与世居藏族人耐缺氧有关。

6. 高原环境对高原战创伤物质代谢的影响　高原低氧对能量代谢影响大,一般而言,初入高原者的基础代谢增强,能量消耗增加,糖、蛋白质、脂类的分解代谢均增强,蛋白质合成减弱,机体对维生素的利用也增加,尿量增多。在此基础上,合并战创伤,其应激反应较平原地区强烈而持久,使得皮质激素、儿茶酚胺、胰高血糖素、肿瘤坏死因子(tumor necrosis factor,TNF)、白细胞介素(interleukin,IL)-1、IL-6及脂类介质分泌增加,引起能量消耗增加、代谢率升高、蛋白质消耗、脂肪分解,持续时间较平原地区长。另外高原缺氧和寒冷对水分的需求量大,热量、维生素需要均高于平原人。因此可以高糖、高蛋白质、低脂肪食物为主,加上新鲜蔬菜;摄入易消化的食物;刺激食欲;补充足够的水分。

第二节　高原创伤与炎症的病理生理

一、平原环境下的创伤与炎症免疫反应的病理生理特征

在致伤因子的刺激下,伤后数小时内就会出现炎症反应,如有细菌污染、异物存留或有较多坏死的组织,则炎症反应更为严重,其病理变化与一般急性炎症反应基本相同。严重创伤和感染时机体往往会释放很多的促炎因子,并且创伤后许多并发症的发生都与炎症细胞因子如肿瘤坏死因子-α(tumor necrosis factor-α,TNF-α)、IL-1β等的增加有关。创伤性炎症对组织修复有积极作用,如中性粒细胞在补体和免疫球蛋白的调理下能吞噬和杀灭细菌;巨噬细胞可清除局部的组织碎片、死菌和异物;渗出的血浆纤维蛋白原转变为纤维蛋白后,能在组织间隙内起支架作用;局部血流量增加,为增生细胞提供充分的营养成分。但是,过度的炎症反应可因大量血浆渗出而使血容量减少,组织内压过高,局部血液循环受阻,组织破坏产物和细胞碎片入血后可损害其他器官。创伤引起全身反应,包括急性的、非特异性的、免疫反应,矛盾

的是,对感染的抵抗力降低。结果是由于身体已经变得易感,随后的败血症加剧的最初的炎症级联引起的对多个器官的损害。

伤后局部小血管先有短时间的收缩,很快转入扩张,毛细血管壁的通透性增高,血浆和血细胞渗至间质内。起初,游走出的白细胞以中性粒细胞为主,继而以单核细胞为主,后者在血管外成为巨噬细胞。临床上,创伤性炎症表现为局部红、肿、热、痛。红、肿、热主要是因为肥大细胞释放组胺,使微血管扩张和通透性增高,形成充血和渗出所致;疼痛是因组织内压增高,缓激肽等引起。炎症反应与免疫反应两者关系很密切。许多免疫因子可激发、诱导和调控炎症反应;炎症细胞,如中性粒细胞和单核细胞也具有重要免疫功能。以往认为,严重创伤后,免疫功能常发生不同程度的抑制,如中性粒细胞和单核巨噬细胞的趋化性、吞噬能力和杀菌作用降低。现已认识到,严重创伤后机体免疫功能发生紊乱或失调,既可能低下,也可能亢进。创伤相关的组织损伤引发炎症反应并激活凝血级联。免疫系统的激活和随后的炎症反应对于治愈和防御病原体是绝对必要的;然而,与全身炎症反应综合征(systemic inflammatory response syndrome,SIRS)相比,更大幅度和更长的持续时间与更差的结果相关。不平衡的全身炎症是炎症并发症的原因。因此,调节促炎和抗炎过程尤为重要,并且对凝血和复苏以及潜在的未来疗法具有重要意义。

严重创伤后早期,各种免疫细胞和多种液体介质也参与了早期的炎症反应。补体系统,如C3a、C3b、C5a、C5b等活化,对中性粒细胞、单核巨噬细胞等的功能起调理作用。此时免疫细胞处于一种激发状态(pre-primed),如病情平稳,则炎症反应逐渐消退,损伤组织得以修复。机体在释放致炎因子的同时也会释放少量的抗炎因子(如IL-4、IL-10等)以保持致炎与抗炎的平衡。当致炎因子大量释放,机体无法阻止对抗时即有可能形成SIRS,出现SIRS的临床表现,如体温上升(与IL-1和IL-6有关)、心率增快(与IL-1和TNF-α有关)、呼吸加快及白细胞的变化(与粒细胞单核细胞集落刺激因子及IL-6有关)等。当机体抗炎因子过度释放时,血中大量的抗炎因子持续存在,可导致免疫抑制,此时机体对感染的敏感性增加,Bone称此期为代偿性抗炎症反应综合征(compensatory anti-inflammatory response syndrome,CARS)。从细胞因子的角度讲,炎症因子和抑炎因子的平衡对于炎症的发生和转归非常重要。在临床许多疾病中,患者病情好转或恶化与炎症介质和抗炎症介质之间的平衡状态有关。

二、炎症免疫反应在高原特发性疾病中的病理生理机制

(一) 高原病炎症控制理论

目前高原病炎症控制理论的主要观点包括:①高原低氧激活炎症反应;②血管通透性增加、血管收缩舒张失衡等炎症血管反应是急性高原病的重要发生机制;③高原低氧时,炎症细胞、炎症因子直接介导了血管重塑、心肌重塑和血液重塑等组织重塑过程,过度的组织重塑是高原肺动脉高压、高原心脏病和高原红细胞增多症等慢性高原病的重要发生机制;④炎症是影响高原病发生、发展的关键环节,调控炎症反应是防治高原病的重要途径。

(二) 炎症免疫反应在高原特发性疾病中的病理生理机制

研究发现,炎症因素参与了高原脑水肿、高原肺水肿的发病过程,如参与破坏血脑屏障的通透性,促进肺毛细血管漏出与肺损伤等。肺气-血屏障(lung blood-air barrier),也称肺泡-毛细血管屏障(alveolar-capillary barrier)。肺气-血屏障由肺泡表面液体层、Ⅰ型肺泡细胞与基膜、薄层结缔组织、毛细血管基膜与内皮等组成,是使肺泡与肺毛细血管紧密相连的组织结构,以保证机体气体进行正常的交换。而低氧及低氧所致的炎症是导致2种细胞的结构与功能异常的重要原因,并可引起肺气血屏障功能异常,进而使肺血管通透性增加,在非心源性肺水肿(如高原性肺水肿、急性肺损伤等)的病理生理中发挥着重要作用。气血屏障完整性对于肺气体交换,防止血液中物质反流入间质和肺泡腔等至关重要。然而,低氧及其产生的炎症能够损伤肺气-血屏障的结构与功能,肺气-血屏障完整性破坏可导致高通透性肺水肿。肺毛细血管内皮细胞和肺泡上皮细胞是组成肺气-血屏障的两种重要细胞,这2种细胞的结构与功能异常是肺气-血屏障功能异常的主要病理生理机制。炎症损伤的主要特征有组织代谢障碍、对氧利用度减低和屏障功能减退。炎症细胞因子可增加内皮细胞之间缝隙的应力纤维,也能增加肌动蛋白细胞骨架之

间的应力纤维，因此可增加微血管的通透性，影响肺气-血屏障功能，进而导致肺水肿形成和微血管管腔中的白细胞渗出。肺泡腔通透性增加可能是由肺泡毛细血管静水压升高而引起，但是在低氧环境中，即使维持肺泡毛细血管静水压不变，也会引起肺泡腔水肿，这表明肺泡腔通透性增加可能是由低氧这一单一因素引起。低氧使肺泡血管内皮细胞紧密连接松开，从而使含蛋白较高的液体渗入肺泡腔而引起水肿。硝苯地平可以用来治疗高原肺水肿（high-altitude pulmonary edema，HAPE），就是因其可通过抗炎效应而维持肺气-血屏障的完整性。水肿的最初阶段，乳酸脱氢酶（LDH）并无明显升高，但长期处于低氧环境中，LDH可明显升高，提示细胞损伤并不能解释低氧性水肿。因此，初始阶段的血管渗漏可能是由低氧导致的炎症反应引起的，而随后炎症导致的细胞损伤又进一步加剧血管渗漏，两者形成恶性循环。

（三）炎症血管反应是急性高原病的重要机制

血管通透性增加、血管收缩舒张失衡是急性高原病（acute high altitude sickness）的重要机制。而炎症介质是血管通透性增加、血管收缩舒张失衡的重要调节因素。高钰琪等为进一步从基因表达水平全面了解高原暴露后炎症介质的变化，对平原人急进5 300 m高原前后全血转录组学进行了研究，结果显示快速进入高原后，参与炎症免疫过程的相关基因转录本发生显著性变化，与未发病者相比，急性高原病患者中参与抗炎反应过程的IL-10在转录和翻译水平显著下调。同时，分子互作网络模型分析结果显示，*IL-10*以及*CCR7、CCL8*和*IL-17F*等基因在急性高原病患者和未发病人群中表现出了显著差异的调控模式。同时，从血浆代谢组的角度进行了研究，结果显示平原人急进高原后，亚油酸代谢、花生四烯酸代谢和尿酸代谢等涉及炎症免疫反应的通路发生显著的变化，其中急性高原病患者与未发病者之间表现出显著不同的变化模式。这些多组学分析结果提示炎症反应在高原低氧损伤过程中扮演了重要的角色。

高钰琪等研究发现，耗竭肺泡巨噬细胞可显著降低急性高原暴露诱导的大鼠肺血管通透性和肺含水量增加。地塞米松可显著降低急性高原暴露大鼠肺含水量，并显著降低大鼠血浆和肺组织中IL-6等炎症因子的表达；模拟急性高原暴露（5 000 m），大鼠脑组织脑含水量及脑血管通透性显著增高，脑组织中TNF-α、NO、氧自由基等炎症介质随着海拔高度的增加而增加。上述结果提示，炎症反应在高原病的发生、发展中发挥了重要作用。研究显示，高原肺水肿（HAPE）患者支气管肺泡灌洗液中IL-1、IL-6、TNF-α、CRP、单核细胞趋化蛋白（monocyte chemoattractant protein，MCP）-1、CCR5等炎症标志物显著增多。Basnyat等认为，如继发感染炎症反应也可促进HAPE。我们利用表达谱芯片分析发现，高原肺水肿模型大鼠表达差异基因主要具有炎症免疫反应、氧化还原反应、趋化作用等生物学功能，参与细胞因子及其受体的相互作用、造血细胞系、细胞黏附分子等信号通路。

Klokker等报道，模拟急性高原暴露可引起健康志愿者外周血白细胞升高，并使CD16$^+$ NK细胞处于活化状态并增强其功能。李鹏等研究发现无论在平原还是高原时，发生急性高原病患者的血浆TGF-β1浓度均明显低于无反应健康人群。分析其原因，一方面可能与TGF-β1能够抑制炎症细胞浸润、保护血脑屏障和神经元免受炎症因子破坏有关，另一方面还与TGF-β1能促进多种神经营养因子作用、抑制过氧化损伤、扩张脑血管和增加脑血流量等因素有关。一般认为TGF-β1对机体的炎症反应具有负性调节作用，可表现为抑制T淋巴细胞、B淋巴细胞、巨噬细胞、粒细胞等炎症细胞的增殖、激活及迁移，减少白细胞介素（interleukin，IL）-2、TNF-α等促炎因子的分泌并抑制其生物活性等。除调节炎症反应外，TGF-β1还具有广泛的生物学功能，如影响细胞的增殖与分化、血管生成、内皮损伤与修复等。并且，TGF-β1作为急性高原病的保护因素，可能与上述机制密切相关。此外，也不排除TGF-β1对高原低氧环境下心血管和肺通气功能的改善作用。

（四）炎症增生是慢性高原病的重要机制

缺氧性肺动脉高压（hypoxic pulmonary hypertension，HPH）包括具有慢性缺氧诱导的肺血管重塑的共同特征的异质性疾病组。该疾病通常以轻度至中度肺血管重塑为特征，其主要被认为是可逆的。然而，在这些患者中，HPH的存在显著恶化了发病率和死亡率。此外，一小部分缺氧性HPH患者出现"不呈比例"的严重肺动脉高压，其特征为肺血管重塑，这是不可逆转的。在所有与缺氧相关的血管重塑和HPH的病例中，炎症，特别是持续性炎症被认为起作用。缺氧对肺血管细胞的影响以及与血管炎症的发生和持续有关的信号通路，特别是当它们与血管重塑和向慢性不可逆HPH过渡有关。缺氧和局部组织因子/细胞因子的组合拮抗间充质细胞[成纤维细胞和(或)平滑肌细胞]与巨噬细胞之间的组织稳态细胞相互作用，并在表观遗传锁定和永久激活的 pro remodeling(促重塑)中阻止这些细胞和促炎症表型。间充质细胞和巨噬细胞之间的这种异常细胞串扰促进了向慢性非解决性炎症和血管重塑的转变，使 HPH 持续存在。更好地了解这些信号传导途径可能会导致特定治疗靶点的发展，因为目前没有一种可用于 WHO Ⅲ 组疾病。

缺氧性肺动脉高压小鼠肺血管周围有大量炎症细胞浸润，肺组织中炎症因子(IL-1β、IL-6、MCP-1等)表达显著增高。另外，肺血管组织中细胞间黏附分子-1(intercelluar adhesion molecule-1，ICAM-1)、血管细胞黏附分子-1(vascular cell adhesion molecule-1，VCAM-1)和 E 选择素(E-selectin)等细胞黏附分子表达也显著增多。我们前期在体外肺微血管内皮细胞单层-白细胞共培养模型中研究发现，缺氧显著增加白细胞与肺血管内皮细胞单层的黏附，缺氧诱导的内皮细胞 ICAM-1、整合素家族等细胞黏附分子(cell adhesion molecule，CAM)表达上调是黏附增多的重要机制，这种黏附在低氧引起的血小板活化因子、一氧化氮等介质的产生及内皮单层通透性增高中发挥作用。用显微镜活体观察发现，急性高原缺氧大鼠肠系膜微循环中白细胞沿壁滚动数、黏附数和与内皮细胞接触时间显著高于平原对照组。进一步在体外试验证实，低氧(1% O_2)可直接上调内皮细胞中 CAM 的转录和表达，并增强炎症细胞与内皮细胞的黏附。说明低氧可诱导内皮细胞中 CAM 基因的转录激活，增强血管内皮细胞和循环炎症细胞的相互作用。为深入探讨低氧激活 CAM 转录的机制，我们研究发现，转录辅因子巨核细胞白血病因子 1(megakaryocytic leukemia 1，MKL1)可介导血管内皮细胞中 CAM 的转录活化，过表达或干扰 MKL1 表达可显著增强或抑制低氧诱导的 CAM 转录激活。在低氧条件下，MKL1 与 NF-κB 形成复合物结合到 CAM 启动子上，共同调节 CAM 的转录。MKL1 敲除小鼠在暴露于低氧环境后 CAM 表达显著降低。同时，我们研究还发现表观遗传修饰在 CAM 的转录调控及 HPH 的发生发展中发挥重要作用。首先，低氧可诱导激活内皮细胞中染色质重构蛋白 Brg1 和 Brm 的表达，而且在缺氧性肺动脉高压模型动物的肺动脉中 Brg1 和 Brm 的表达也是增加的。过表达 Brg1 和 Brm 可以增强细胞黏附分子的转录，增加白细胞的黏附，而干扰降低 Brg1 和 Brm 可以明显减弱 CAM 的转录和白细胞的黏附；ChIP 和 re-ChIP 结果提示，低氧可上调 Brg1 和 Brm 在 CAM 启动子上的结合，通过改变 CAM 启动子周围的染色质结构而活化 CAM 的转录。上述研究表明，MKL1、Brg1/Brm 介导的表观遗传调控是控制低氧诱导的内皮功能障碍乃至肺血管炎症反应的关键环节，在低氧诱导的肺血管炎症反应及肺血管重构过程中发挥重要作用。

MKL1 敲除降低小鼠低氧诱导的 CAM 表达后，缺氧性肺动脉高压的发生、发展显著受到抑制。我们采用慢病毒特异沉默内皮细胞中 Brg1 和 Brm，可降低肺组织中黏附分子及炎症介质的表达，并显著降低小鼠右心室压力，逆转缺氧小鼠的肺血管重构。另外，在发现 H3K4 甲基转移酶复合物 COMPASS 也参与调控低氧诱导的内皮细胞黏附分子转录和表达的基础之上，采用慢病毒特异的沉默内皮细胞中 COMPAS 复合物的 2 个关键亚基 ASH2 和 WDR5，显著减轻低氧肺血管炎症反应，低氧引起的小鼠肺动脉高压也显著减轻。低压低氧引起大量炎症细胞浸润在肺血管的外膜层，其中含有大量具有单核巨噬细胞表型的纤维细胞。耗竭外周血单核巨噬细胞后，显著减轻低压低氧时肺血管周围的炎症细胞浸润，而且几乎完全消除低压、低氧引起的肺血管结构改建。于前进等应用低密度蛋白质芯片检测 8 名高原红细胞增多症(HAPC)患者及 9 名高原正常人的血清标本中 40 种炎症细胞因子的表达，并利用 SRING9.1 数据库做蛋白质相互作用分析。结果显示，与高原正常人相比，HAPC 患者血清 IL-1β、IL-2、IL-3、IL-15、IL-16、MCP-1、TNF-α 表达水平均显著增高，其余 33 种炎症细胞因子变化不明显。这提示 IL-1β、IL-2、IL-3、IL-15、IL-16、MCP-1、TNF-α 可能均参与了 HAPC 的发病过程，即炎症可能与 HAPC 的发生有关。我们的研究发现，高原低氧可通过上调 IL-3、IL-6 促进造血干细胞选择性向红系分化，进而诱导非 EPO 依赖性红细胞增生，提示高原低氧引起的骨髓微环境炎症改变可能是红细胞增多的重要非 EPO 机制。

高原肺心病(high pneumocardial disease)急性加重期血清 IL-4、IL-8 浓度显著高于缓解期，缓解期显著高于当地健康组，其测定值显著高于平原慢性阻塞性肺疾病(chronic obstructive pulmonary disease, COPD)。IL-4 是 $CD8^+$ T 细胞表达的，具有促进血管内皮细胞黏附分子表达细胞因子，增加嗜酸性粒细胞等与内皮细胞结合而引起免疫细胞对局部组织的浸润，并对肺泡巨噬细胞有趋化作用，使其产生花生四烯酸介质和超氧阴离子的能力而加重炎症反应。IL-8 是选择性中性粒细胞趋化因子，可活化上皮细胞，起炎症促进作用,并释放蛋白酶。在 COPD 急性加重期,由于肺部感染导致炎症细胞释放细胞因子如 IL-1、TNF 等,在细胞因子的刺激诱导下,单核细胞、中性粒细胞等多种细胞产生 IL-8,IL-8 与上述细胞表面 IL-8 受体结合,趋化上述细胞到达炎症部位引起炎症反应。高原肺心病无论在急性加重期,还是在缓解期,其血清 IL-4、IL-8 浓度均显著高于平原 COPD 患者。其原因可能是正常人长期居住在高原低氧环境下就存在抗氧化能力下降,如血浆中抗氧化物质超氧化物歧化酶含量显著降低,氧化产物丙二醛含量显著升高。高原肺心病缺氧较平原 COPD 更严重,从而使氧化应激反应增强。氧化应激可促进多种炎症介质(包括 IL-4、IL-8)合成与释放,加重气道炎症反应及上皮细胞的损害。

三、高原环境下的创伤与炎症免疫反应的特征

当机体在高原环境中遭受到创伤时,由于高原地区大气压和氧分压低,加之高原地区气候干燥、寒冷、昼夜温差大、紫外线辐射明显较平原地区强等特殊环境因素,人体会发生一系列病理生理改变。机体在高原缺氧环境中对创伤的应答不完全等同于低海拔地区,而有其自身特点。高原创伤时休克发生率高,伤情重,死亡率高,易发生内脏并发症,如肺水肿、脑水肿和心功能不全等。因此,在救治高原创伤时,既要看到高原与平原或低海拔地区的共性,又要看到其不同的特点。目前对于低海拔地区严重创伤后机体炎症反应研究国内外都有报道,但关于高原高寒地区平战时环境下创伤后机体炎症反应的研究目前尚缺乏统一的观点。

在炎症和低氧诱导的肺损伤中,血管舒张剂刺激磷蛋白(vasodilatorstimulated phosphoprotein,VASP)表达被明显抑制。通过细胞骨架重组,肌动蛋白细胞骨架与 VASP 结合,从而保护生理性肺气血屏障功能。VASP 对细胞 F-肌动蛋白含量和内皮细胞的结构完整性具有重要作用。抑制 VASP 可导致肌动球蛋白收缩力下降和剪切应力的异常反应。而这种异常可以导致组织的水肿与出血。肌动蛋白的动力学对急性炎症期减少应力纤维的形成以及肺气-血屏障功能和细胞间通透性的调控具有至关重要作用。因此 VASP 可以通过介导内皮细胞和上皮细胞内的肌动蛋白动力学而维持屏障的正常功能。在急性炎症生理病理过程中,NF-κB 可通过调控其下游炎症因子而抑制 VASP 的表达。在动物模型中,肺气-血屏障功能降低都伴随着 VASP 水平下降。低氧相关的炎症反应可以导致炎症细胞的聚集,从而加剧 VASP 的抑制效应,以及与其相关的肺气-血屏障功能的破坏。低氧可引起机体系统性炎症反应,也可引起局部炎症变化,在肺部可表现为肺气-血屏障的低氧性炎症性损伤。低氧及低氧所致炎症与肺气血屏障损伤密切相关。

细菌性毒素能够引起人类全身炎症反应综合征(SIRS),且常可导致休克死亡。殷作明等动态观察动物伤前伤后静脉血内毒素水平发现,在伤后 2 d 时平原枪弹伤动物有 4 例检出内毒素,高原战时枪弹伤有 3 例检出内毒素,而高原平时枪弹伤动物到 3 d 才检出 3 例。总体上看,血中内毒素出现时间与局部感染严重的时间不完全一致,说明在血浆内毒素不完全是由伤道入血的。尽管高原战时枪弹伤伤道局部的炎症反应轻于平原地区,但由于高原战时机体应激反应强烈,抵抗力降低导致全身性炎症反应重于平原地区,肠黏膜通透性增加,屏障功能下降,可导致肠内细菌和内毒素移位。由于致炎因子的持续存在导致抗炎因子尝试增加而形成抗炎反应综合征,机体的免疫受到抑制,机体对感染的敏感性增加,易发生脓毒血症。高原战时枪弹伤后 5 d 时血浆中内毒素检出率显著高于其他 2 组,说明高原战时枪弹伤动物全身发生毒血症可能性较其他 2 组大。

殷作明等研究发现动物在 3 种不同环境(平原平时、高原平时和高原战时)中遭受枪弹伤后血浆中致炎因子 TNF-α、IL-1β、NO 以及抗炎因子 IL-4、IL-10 含量变化存在差异,如在平原平时枪弹伤可以刺激机体 TNF-α、IL-1β 含量升高、NO 在伤后 6~12 h 降低,可见血浆中致炎因子的变化规律与局部伤道组织不一致,可能因为全身还受应激、肠道细菌和毒素移位等多种因素的影响。同时血浆中抗炎因子 IL-4 和 IL-10 的升高,IL-4 和 IL-10 在血中增加的时间较 TNF-α、IL-1β 升高的时间要晚一些;在高原平时枪弹伤后致炎因子和抗炎因子的变化规律与平原平时枪弹伤大体相似,但又有其自身的规律,其升高或者降低的幅度较平原平时的枪弹伤要大,恢复到正常水平的时间较平原枪弹伤稍延长,这主要是高原环境因素造成的;在高原战时枪弹伤动物在伤前就经受战时因素(含急进高原)的重大打击,伤前血浆中就出现致炎因子,说明伤前机体就存在一定程度的炎症反应,伤后其升高的幅度较平原枪弹伤和高原平时枪弹伤

大,达到高峰的时间较高原平原枪弹伤提前,在高水平持续的时间较其他组长,说明战时环境和高原环境的双重打击对机体影响很大,引起机体的炎症反应重而持续时间长,导致机体的抵抗力下降,对感染的敏感性增加。分析其原因,IL-1β是一种能激活多种免疫细胞的促炎症细胞因子,在启动和维持炎症反应中具有重要作用,可通过自分泌或旁分泌方式刺激其他多种细胞炎症递质的生成与释放,从而引起一系列炎症反应和组织破坏。并且 NO 是一种新的免疫分子和炎症介质,介导内毒素、TNF-α、IL-1β、IL-6 等细胞因子的病理作用,参与炎症和组织损伤,是近年来生命学科研究领域中最热点课题之一,与免疫系统、创伤、感染等功能调控有密切关系。此外 Satoshi 研究表明,在 SIRS 患者发生弥散性血管为凝血(disseminated intravascular coagulation,DIC)进而发展为多器官功能障碍综合征(MODS)过程中,TNF-α、IL-1β 起了很大作用。TNF-α 是刺激免疫细胞增殖活化的重要因子,作为前炎症介质(inflammation mediator)和调节因子参与炎症免疫反应。在大鼠急性氯化镍中毒模型中发现,TNF-α 升高的同时过氧化脂质(lipid peroxidase,LPO)的代谢产物丙二醛(malondialdehyde,MDA)以及血清中丙氨酸氨基转移酶(alanine aminotransferase,ALT;也称谷丙转氨酶)、天冬氨酸氨基转移酶(aspartate aminotransferase,AST;也称谷草转氨酶)均相应增高,予以抗氧化剂维生素 C 治疗后,TNF-α、LPO、MDA、ALT、AST 均显著降低,故推断 LPO、TNF-α 的升高是由氧自由基所诱导。有学者在脑部毛细血管内皮细胞中发现,TNF-α 可以引起超氧化物的产生,也提示 TNF-α 和氧自由基的相关性。

田玉科等报道多发创伤后炎症细胞因子的升高与严重感染密切相关,可能是机体发生一系列病理生理反应和组织损伤的重要介质,血清 TNF-α 水平的升高与严重感染的发生率呈正相关。TNF-α 通过活化磷脂酶 A_2 迅速增加,引起细胞的脂质过氧化作用,导致组织细胞炎症损伤。TNF-α 能引起血管内皮细胞损伤,广泛的凝血使生命器官坏死,毛细血管渗漏综合征使全身脱水和肺衰竭,导致全身性炎症综合征,而抗 TNF-α 抗体减轻这种炎症反应。TNF-α 在免疫网络中起着较为重要的作用,TNF-α 在炎症反应较早出现并迅速达到高峰,尽管半衰期很短,但却是激活细胞因子级联反应的主要介质之一,战创伤后体内生成增加,可与广泛存在于组织细胞内的 TNF-α 受体以特异的高亲和力结合,诱发一系列的病理生理反应。因此测定血浆中致炎因子和抗炎因子浓度可以反映机体的炎症反应情况。平原人进入高原后,血浆中 IL-1β、IL-6、反应蛋白等炎症因子具有一致性显著增高,这是由于人体进入高原缺氧环境,免疫细胞与内皮细胞等在缺氧、自由基等作用下被活化,释放促炎因子水平升高。

第三节　高原创伤性休克

休克(shock)是指有效循环容量不足,组织器官微循环血流灌注急剧减少,细胞代谢紊乱、器官功能障碍的临床病理生理过程。组织血流低灌注是休克的血流动力学特征,休克的本质是组织缺氧。因此,纠正组织细胞缺氧、保证正常的细胞功能,防止 MODS 的发生是治疗休克的关键环节。发生在高原地区的创伤性休克(traumatic shock),既有严重创伤、感染应激等因素,更有低氧/缺氧因素始终贯穿在休克的整个病理生理过程中。从休克的本质是缺氧和从急性重症高原病(acute severe high altitude disease,ASHAD;serious acute mountain sickness,SAMS)的缺氧特征来看,尽管两者发病原因不尽一致,但到疾病发展到一定阶段,两者不论从血流动力学包括从氧的输送、氧耗、氧的摄取、病理性氧供依赖看,还是从各个器官功能损害或细胞发生代谢、功能、形态结构异常改变等方面或病理生理表现方面看,其本质可能是一致的,因此,其重症支持目标(均为纠正组织缺氧)和手段也是完全一致的。

一、定　义

至今,高原创伤性休克没有一个完善的定义。顾名思义,高原创伤性休克是指发生在高原,机体经过严重创伤打击后,以创伤作为应激原引起外周和中枢神经系统、内分泌器官及体液系统的共同联动而发生的一系列生理、病理反应,机体出现显性或隐匿性休克。从血流动力学分类,高原创伤性休克主要为低血容量性休克,但因应激程度、创伤部位、感染与否,可伴有分布性休克(感染性/脓毒症休克)、心源性休克、梗阻性休克,严重时会发展至多器官功能衰竭。

二、发病机制

严重创伤后会出现多个脏器的功能改变,激活了机体一系列全身反应,包括凝血、炎症、内分泌和神经系统。各系统间相互作用,进一步加重缺血再灌注损伤(ischemia reperfusion injury)。失血及组织损伤部位都可以迅速激活炎症反应,组织可释放损伤相关分子模式(damage-associated molecular patterns, DAMP),见图19-1。创伤失血性休克是创伤患者早期死亡的主要病因,出血控制后,住院患者死亡的主要原因是多器官功能衰竭。急性出血导致循环血量下降,血液向心、脑等重要脏器重新分布及组织器官的缺氧、血流低灌注,这些改变以及创伤的组织损伤将加剧免疫和凝血系统的炎症反应,进而导致微循环障碍的发生,而微循环障碍则被认为是器官功能衰竭的重要原因。以创伤作为致病因素作用于机体后,机体就已经具备了发生休克的潜在危险,或者说休克的病理生理过程已经开始。高原创伤性休克,低氧可为发病的始动环节,在高原,机体还未经历严重创伤打击,低氧就会对机体先造成第一次打击,尤其对急进高原及海拔>3 000 m的患者,如果此时合并呼吸道感染、高原肺水肿、脑水肿、消化道出血,机体在遭受严重创伤、大量失血等时,休克的发生、发展较平原明显加重加快,治疗难度极大。这里不仅是指急进高原的患者,也包括世居高原患者,尤其有慢性高原病患者,包括慢性肺动脉高压、高原性心脏病、高原红细胞增多症患者等。急性重症高原病(ASHA或SAMS)是由急性缺氧为始动因素所导致的出现多个器官的损害,缺氧可以作为一个独立的危险因素,缺氧既为休克发病的始动因素,也可作为疾病发生、发展的继发因素。高原缺氧和低张性缺氧所导致的急性重症高原病与由创伤、感染、休克、缺氧等作为第一次打击因素导致全身炎症反应综合征(SIRS),有着相同或相似的病理生理变化。缺氧和其他一些导致休克的因素共同加重了休克的发生和发展。同时,高原缺氧使得休克的治疗更加复杂和困难。

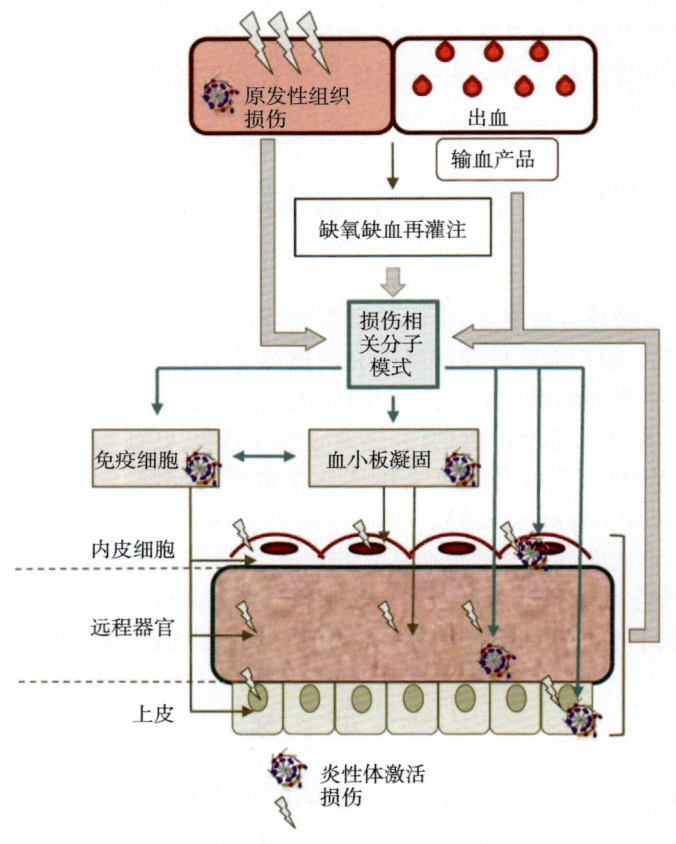

图19-1 损伤相关分子模式

初始损伤导致大量相关分子模式不同损伤释放。DAMP可以激活不同的细胞类型,如造血细胞(血小板、中性粒细胞、单核细胞和巨噬细胞)、上皮细胞或内皮细胞。这一戏剧性的炎症激活导致增加新DAMP的释放,维持一个恶性循环,导致加重器官损伤和传播的炎症反应。

三、创伤后脏器功能改变

严重创伤后,由于创伤的打击,应激反应、全身炎症反应、凝血启动、细菌及毒素移位、继发感染等,会出现多个系统、多个器官的损害,见图19-2。

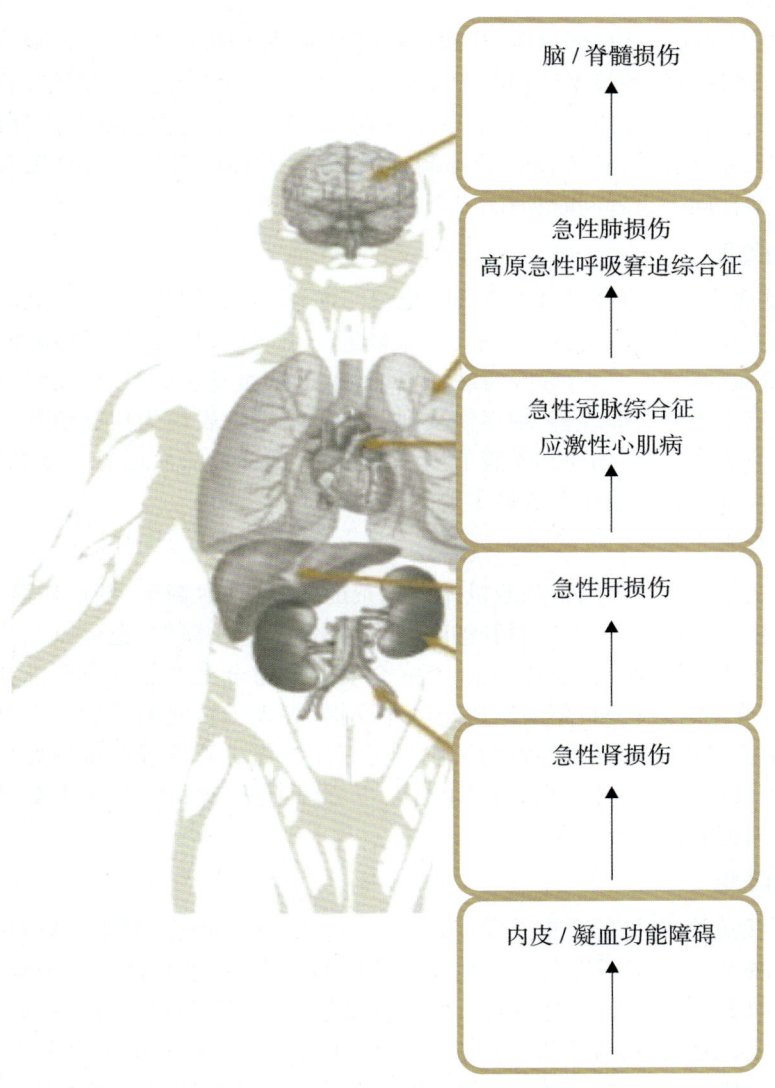

图19-2　创伤后各器官功能的改变

(一)循环系统的改变

创伤后常伴有失血、失液,可导致血容量不足,发生休克。早期主要为低血容量性休克,也可伴有直接的心脏损伤(包括心肌挫伤、瓣膜损伤和心脏压塞)、颅脑损伤和高位脊髓损伤所致的中枢性及周围性循环功能障碍。后期则主要为心脏损伤所致的泵功能衰竭、心律失常、感染性/脓毒症休克等。为维持血流动力学的稳定,保证重要脏器的血流灌注,机体可通过增加儿茶酚胺分泌,减少皮肤肌肉、消化道等器官血流量,通过神经-体液调节,减少水分的排出,促进细胞外液经进入血液循环等变化维持循不的稳定。

这些生理性调节也会带来一些不良影响,微循环障碍不能快速纠正,则组织缺氧不能改善,肾缺血加重肺循环血流减少,机体代谢性酸中毒进一步加重,外周血管强烈收缩。心血管反应过于激烈,心肌纤维出现病理形态改变,心肌细胞功能损伤或凋亡、坏死,最终影响心脏功能,造成应激性心肌病。

心肌细胞上存在大量的 β_1 肾上腺素受体(β_1-AR),在交感神经活跃的状态下产生明显的功能。慢性缺氧与交感神经张力的增高有着密切的关系,由于交感神经兴奋直接作用于心肌 β_1-AR,从而使得心率加快,心肌收缩力和心输出量增加。急性缺氧时,左、右心室心肌血流量增加,ET-1/NO、血栓素 A2(thromboxane A2,TXA2)/前列环素(prostacyclin/prostaglandin I_2,PGI_2)参与了急性缺氧时心肌血流量的调节,以 NO 的扩血管作用为主。

(二)呼吸系统的改变

创伤后早期因为失血休克感染等原因,常出现呼吸增强,如损伤和疼痛等原因影响通气和换气时,可发生呼吸功能障碍。创伤引发呼吸系统损害主要包括 3 个方面:①中枢神经系统受损导致中枢性呼吸驱动下降,并影响气道的通畅,导致通气不足;②躯干损伤,如连枷胸、气胸、血胸等,导致胸廓完整性破坏,肺部受压,呼吸努力无效,创伤所致疼痛也会抑制呼吸深度;③创伤对肺部的直接或间接损伤导致肺损伤,很多时候上述因素在同一患者同时存在。

(三)胃肠道的改变

在创伤导致的低血压与低血容量减少胃肠道血流与灌注,且创伤应激状态下,交感-肾上腺髓质系统强烈兴奋,全身血流重新分布,胃、肠血管收缩,血流量进一步减少,加之肠道微循环结构的特殊性,使胃肠黏膜最容易遭受缺血的影响。当存在全身缺血时,胃肠道缺血发生最早,程度最为严重。随着低血压的纠正,胃肠黏膜血流也不能立即改善,缺血恢复时间长。临床上表现为胃肠道蠕动和吸收功能受到抑制,可出现肠黏膜绒毛上皮缺血、坏死和黏膜上皮片状脱落,进行性缺血还可导致黏膜坏死出血,称之为急性胃肠黏膜病变,是创伤患者消化系统最主要的并发症。

(四)肝功能的改变

早期,由于休克及创伤应激等因素刺激机体内儿茶酚胺、胰高血糖素、糖皮质激素等增加,导致肝糖异生增强,出现高血糖,严重创伤可直接对肝细胞、胆道和血管造成损伤,也可以因为创伤使机体处于严重应激状态,机体的内环境受到严重破坏,大量炎症介质释放与全身炎症反应肝细胞在此过程中受到损伤,导致低血糖发生,肝的合成代谢、免疫等功能可能受损,表现为转氨酶及胆红素升高。同时创伤中所引起的全身及肝局部血流灌注不足所导致的缺血与再灌注损伤也是导致肝细胞损伤的重要因素。创伤中后期并发的感染不仅可以引起肝细胞的直接损伤,也可因为感染性/脓毒症休克、ARDS 等系统或器官功能的改变,导致肝细胞的损伤。

(五)肾功能的改变

急性肾功能不全是创伤常见的严重并发症之一。创伤后由于血容量降低,体内抗利尿激素和醛固酮过度分泌,尿量明显减少,交感神经系统兴奋使血儿茶酚胺升高,肾素和血管紧张素水平增高,肾小球前动脉收缩,肾血流量减少,肾小球滤过率降低。肾小管及集合小管的管腔被坏死细胞等堵塞,肾小管坏死后,小管壁出现缺损区,小管管腔与肾间质直接相通,致使原尿液反流扩散至肾间质,引起肾间质水肿,进一步影响肾循环功能,加重肾缺血,导致急性肾衰竭。严重创伤所致的组织破坏引起的以高钾血症、肌红蛋白血症及肾功能损伤为特点的"挤压综合征"则是创伤患者急性肾衰竭的另一主要原因。

(六)血液系统的改变

严重者常伴有凝血障碍,凝血因子和凝血酶原减少,同时由于输液进一步稀释正常凝血因子,大失血后血小板和凝血因子补充不足,创伤和休克造成组织破坏和细胞缺氧,使原来位于细胞内膜的具有强烈促凝活性的物质暴露和释放,均造成凝血功能减退。高原创伤后凝血改变有其特殊性,详见下后文。

(七)中枢系统的改变

创伤后所致的低血容量性休克导致脑血流降低,脑血流灌注减少或氧供不足可引起定向力障碍、幻觉、烦躁或昏迷,休克纠正后通常较少遗留神经功能缺损。而暴力直接作用于头颅所致的创伤性脑损伤则仍然是创伤致死致残的最主要的原因之一。由于头颅的骨性结构导致的不可伸展性,创伤所致的脑组织挫裂伤出血、血肿以及继发的脑水肿等原因导致颅内压(intracranial pressure,ICP)明显升高,脑血流灌注减少,加之脑损伤本身导致的脑功能损害,都可能导致中枢神经系统功能严重受损。由于车祸等外伤使颅脑产生旋转加速度和(或)角加速度,使脑组织内部发生剪切力(shear force)作用,导致神经轴索和小血管损伤,形成弥漫性轴索损伤。创伤后大约10%的患者可产生创伤后应激障碍(post-traumatic stress disorder,PTSD)。

四、创伤后全身炎症反应综合征

创伤激活了机体一系列全身反应,包括凝血、炎症、内分泌和神经系统,各系统间相互作用,进一步加重缺血再灌注所致的损伤。失血及组织损伤都可以迅速激活炎症反应,组织损伤可释放DAMP或警报素。DAMP可以通过细胞表面受体直接激活中性粒细胞和单核细胞等免疫细胞,也能激活补体系统,活化的炎症细胞及补体可以刺激包括白介素等在内的炎症介质释放,最终引发全身炎症反应综合征(systemic inflammatory response syndrome,SIRS)。SIRS引发白细胞介素-10、转化生长因子-β等抗炎介质的释放,促炎与抗炎因素之间的失衡,最终导致持续性炎症免疫抑制和代谢综合征(persistent inflammation immunosuppression and catabolism syndrome,PICS),使发生MODS和脓毒症的风险增加。SIRS增强的非特异免疫反应伴随机体防御入侵病原体能力下降,增加了感染和脓毒症的易感性,入侵病原体进一步刺激免疫细胞,最终形成恶性循环,SIRS引发炎症及免疫麻痹,免疫麻痹反过来又导致脓毒症和多器官功能衰竭。创伤所致的凝血反应中血小板激活导致释放促炎介质刺激免疫系统,而活化的免疫系统又增加血小板活性。炎症介质募集中性粒细胞并游出受损的内皮细胞,中性粒细胞内的蛋白酶、氧自由基等进入健康组织,导致炎症加剧和局部器官损伤,且中性粒细胞的杀菌功能明显受损。创伤导致的皮质醇释放也导致炎症反应更加复杂化,皮质醇抑制先天免疫与获得免疫的活化,诱导淋巴细胞凋亡,诱导中性粒细胞从骨髓和边缘池进入组织。

损伤相关模式分子介导炎症激活的分子机制:炎性体的活化需要2个信号。第一信号最终导致NF-κB转录因子κ易位的推动和pro-IL-1β-pro-IL-18的表达。第二信号由核苷酸寡聚化结构域(nucleotide oligomerization domain,NOD)样受体介导(NLRP3,目标,或NLRP1)。激活后,核苷酸结合寡聚化结构域样受体(nucleotide-binding oligomerization domain-like receptor,NLR)激活caspase-1或无接头蛋白凋亡相关斑点样蛋白(apoptosis-associated speck-like protein containing CARD,ASC)招募。激活caspase-1导致炎性小体形成和分泌成熟IL-18和IL-1β形式和高速泳动族蛋白B1(high mobility group protein box1,HMGB1)的释放。此外,炎症促进一个特定的促炎症细胞死亡,称为细胞焦亡(pyrcptosis)有助于在各种细胞类型的组织损伤。

高原创伤后低氧导致的SIRS参与或加重了高原脑水肿、高原肺水肿及其他器官的损害及发病过程,如参与破坏血脑屏障的通透性,促进肺毛细血管漏出与肺损伤等。

五、高原创伤后休克病理生理

首先是微循环功能障碍。在细胞水平上,创伤失血性休克可以导致需氧代谢与氧输送之间的不匹配。氧债的增加使得乳酸、无机磷酸盐和氧自由基等无氧代谢产物大量积聚,并产生DAMP。DAMP可以触发免疫应答及失控性炎症反应,引起血管内皮损伤、毛细血管渗漏、循环容量减少,最终导致组织血流灌注不足、细胞缺氧。内皮细胞损伤可以激活凝血系统,形成微血栓并阻塞毛细血管,引起血管舒缩功能障碍,加重微循环障碍。神经内分泌功能紊乱亦会导致血管舒缩功能障碍,加剧微循环功能障碍。

其次,在组织水平上,低血容量以及后续的血管收缩均导致组织血流低灌注,从而引起终末器官损伤。创伤失血性休克常常与SIRS相关,从而进一步造成多器官功能障碍综合征。

(一)创伤失血性休克的微循环改变

1.急性出血后的微循环改变特点　急性出血导致循环血量下降、血液向心脑等重要脏器的重新分布及组织器官的缺氧、血流低灌注,这些改变以及创伤的组织损伤将加剧免疫和凝血系统的炎症反应,进而导致微循环障碍的发生,而微循环障碍则被认为是器官衰竭的重要原因。关于休克的微循环障碍,一直以来对感染性/脓毒症休克的研究较多。2014 年 Tachon 等人首次对创伤失血性休克患者的舌下微循环情况做了评估。研究发现失血性休克的微循环并没有随着大循环的改善而改善,在出血控制、大循环改善后,舌下微循环紊乱仍持续 72 h 以上。功能性毛细血管密度(functional capillary density,FCD)、灌注血管比例(proportion of perfused vessels,PPV)、微血管流动指数(microvascular flow index,MFI)在 D1、D2、D3、D4 的测量值均低于对照组(创伤非失血性休克患者)。

此外,Wu 等人的一项动物研究也观察到失血性休克小鼠肾和小肠(尤其是肠黏膜)微循环血流密度明显降低,而且内脏组织氧饱和度低于股薄肌的血氧饱和度。经过液体复苏后,平均动脉压恢复正常,但肠道微循环血流和内脏组织血氧饱和度仍未能恢复。

Tachon 等人的研究还发现,如果将序贯性器官功能障碍评分(sequential organ filure assessment,SOFA)>26 分或<6 分为界值,D4 时高 SOFA 患者在 D1 时的 FCD 显著降低,且 D1、D2 的 MFI 异质性增加。D1 时的 PPV 是患者 D4 时 SOFA 是否为 36 分的最有效预测指标,其次为乳酸、MFI、血红蛋白,提示创伤失血性休克液体复苏后的初始舌下微循环状态可能作为短期预后指标。

2. **损伤后引发休克时机体的改变** 循环系统的较早变化是由于心输出量的减少或外周血管阻力指数(systemic vascular resistance index,SVRI)的下降而出现的血压下降。但在一般情况下,这种血压下降可能不出现或是非常短暂的,通常不易引起临床上的注意。这是由于这种早期改变的本身马上启动机体的代偿系统,引起机体出现多种的自身反应。这些反应中包括了大量的血管收缩因素。交感-肾上腺髓质系统强烈兴奋,使儿茶酚胺大量释放,引起小血管收缩或痉挛;肾素-血管紧张素-醛固酮系统的活动增强,导致血管收缩和水钠潴留;左心房容量感受器对下丘脑合成和释放加压素的反射性抑制作用减弱,神经垂体加压素的分泌释放增加,导致外周及内脏血管收缩;血小板产生的血栓素 A2(thromboxane A2,TXA2)生成也增多。这些因素共同作用的结果导致了血管的收缩性反应。在微循环中,微动脉和毛细血管前括约肌比微静脉对儿茶酚胺更为敏感,所以,微动脉和毛细血管前括约肌的收缩比微静脉的收缩更为强烈,从而,微循环的改变主要是毛细血管前的阻力增加,微循环动脉的血流灌注更为减少,开放的真毛细血管数目急剧减少。同时,微循环中的动静脉短路开放,导致组织缺氧更为严重。各个器官对血管收缩物质的反应有所不同,内脏血管和皮肤小血管可强烈收缩,但脑血管和冠状动脉的收缩并不明显,可基本保持原有血流量。从整体上讲,可维持血压的正常,维持组织血流灌注的正常,至少是要维持所谓"重要器官"的组织血流灌注在正常范围。这时的血流动力学改变,在临床上要仔细观察才可能发现。如血压可以很快恢复正常或略有下降,心率轻度增加,有早期周围血管收缩的表现。如果能开始针对休克进行治疗,多能收到良好的效果。

3. **休克持续性加重后机体的改变** 如果休克的过程继续发展,组织器官的血流灌注将不能维持,细胞的缺血、缺氧则持续加重。组织中酸性代谢产物大量堆积。在微循环中,微动脉和毛细血管前括约肌对酸的耐受性较差,而逐渐对血液中儿茶酚胺收缩血管的反应性降低。而微静脉和小静脉对酸的耐受性较强,持续保持收缩状态。由此,毛细血管网处于流入多而流出少的状态,毛细血管大量开放,血管内容量明显增加,毛细血管网内出现大量的血液淤积。终于,毛细血管内压力升高,同时由于酸性代谢产物、毒素及细胞因子的作用,血管的通透性增加,而使液体从血管中大量进入组织间隙,毛细血管渗漏,组织出现明显水肿,导致循环容量的进一步下降。这些改变导致器官功能的受损,可出现诸如意识障碍、尿量减少、心肌缺血等一系列表现。此时的临床表现可谓是休克典型的表现,出现血压下降、心率加快、呼吸急促、皮肤黏膜湿冷、苍白、发绀、周身皮肤花斑等。这时的临床处理应是紧急的循环功能支持,迅速恢复组织血流灌注和维持器官功能。如果治疗及时有效,患者有恢复的可能。

4. **机体在微循环功能没有得到改善导致病情恶化的改变** 淤滞在微循环中的血液浓缩,血液流动更加缓慢,血小板和红细胞聚积,出现 DIC。血管内皮损伤,组织细胞的损伤进一步加重,释放出大量的细胞因子。组织器官不仅功能性损伤加剧,而且出现组织结构性改变。细胞膜功能改变,组织细胞发生变性坏死。临床上表现为 MODS,导致更为严重的代谢紊乱及血流动力学的异常。这种紊乱和异常又导致组织器官功能及结构的损害进一步加剧。由此形成休克的恶性循环,使休克走向不可逆。

(二)高原创伤性休克的特点

1. **高原失血性休克的心血管及耗氧量改变**　在平原发生失血性休克,由于急性失血,循环血量急剧减少,回心血量减少,从而使心输出量下降,血压降低,左心室做功指数(left ventricular stroke work index, LVWI)也随之降低。罗德成等观察了在模拟4 000 m高原条件下失血性休克犬的心血管功能和氧的运送,研究证明高原中度失血性休克组和重度失血性休克组2组动物在模拟4 000 m高原低压舱内,均呈低氧血症和低碳酸血症。高原中度失血性休克组在整个实验期间的心血管功能和血流动力学参数的变化与平原重度失血性休克组是一致的,说明模拟4 000 m高原对中度失血性休克犬的心血管功能的影响与平原类似,而高原失血性休克对氧的需求大,其中中度失血性休克组的耗氧量改变类似于平原重度失血性休克组,而其全身代谢障碍与平原重度休克相当。

2. **高原失血性休克对液体耐受力降低**　在高原低氧环境下,失血性休克犬对快速大量补液的耐受力较平原低。朱素琼等在海拔3 658 m的拉萨行高原失血性休克犬实验,结果发现低海拔失血性休克以失血量3~4倍的平衡盐溶液扩充血容量不宜套用到高原,否则易发生液体超负荷性并发症肺水肿。朱素琼认为机制可能为:①肺动脉高压,缺氧可促使肺动脉收缩致平均肺动脉压(mean pulmonary pressure, MPAP)升高,失血性休克时组织缺氧更加剧;②快速大量补液后血液稀释,致血浆胶体渗透压下降;③快速大量补液后,肺毛细血管和肺泡上皮受到了损伤,此乃是液体向组织外渗的病理基础。

3. **高原失血性休克血浆血管活性肽的动态变化**　血管紧张素Ⅱ(angiotensinⅡ,ATⅡ)、心房钠尿肽(atrial natriuretic peptide, ANP)和内源性洋地黄因子(endogenous digitalis-like factor, EDLF)是具有多功能的血管活性肽,它们对心血管系统的稳定起重要的调节作用。其中内源性洋地黄因子具有收缩血管、强心、利尿作用,ANP具有强大的舒血管作用,而血管紧张素Ⅱ同样是强有力的缩血管物质。在高原失血性休克的过程中,这些活性肽的分泌发生显著变化,提示它们参与了高原失血性休克的发生过程。王培勇等通过对模拟4 000 m高原条件下山羊失血性休克模型的实验研究观察到,山羊血浆中的EDLF水平于失血1 h末显著减少,可能是对其他缩血管活性物质增多的一种代偿反应。回输血后0.5~2.0 h,血浆中的ANP含量显著增加,这是对血容量增加的反应。该实验的结果显示,失血1 h末以及回输血早期,动物血浆中的ATⅡ一直处于高水平,其变化与血压的变化呈高度负相关。这显然是对血流动力学改变的代偿反应。研究表明,血管紧张素和ANP起相互拮抗作用。王培勇还发现,血浆中ATⅡ含量与EDLF含量呈负相关,与ANP含量呈正相关。这说明高原失血性休克时,血浆中的血管活性肽的分泌存在相互制约的反馈调节。

总之,在高海拔低氧环境下发生失血性休克,有着与平原不同的病理生理学特点,即伤员对液体总入量和电解质的承受能力小,氧需求量大,输液稍多易发肺水肿、脑水肿及ARDS。

(三)高原失血性休克对血流动力学、心泵功能和氧运送的影响

1. **高原中度失血性休克的特殊性**　实验在高原环境下证实,中度失血性休克动物的心血管功能与平原中度休克近似,但氧运送量、氧耗量(VO_2)明显降低,降低程度相当于平原重度失血性休克,而且动物的耐受性明显降低,失代偿出现早,死亡率增高,输血也不能逆转,说明高原的中度失血性休克的氧代谢障碍相当于平原重度休克。

2. **高原失血性休克对血管内皮细胞与白细胞的形态和黏附性的影响**　"液体复苏"实验以在体与离体相结合的方法,用缺氧复合失血性休克动物的血浆,分别观察了对离体培养的牛肺动脉血管内皮细胞的形态、细胞活力,以及血管内皮细胞与多形核白细胞黏附力的影响,探讨血管内皮细胞与白细胞的激活及黏附在高原失血性休克发生机制中的作用。结果表明,在高浓度休克血浆作用下,肺动脉血管内皮细胞收缩变圆、脱落,大部分细胞死亡,细胞活力明显降低,并具有明显的浓度依赖关系。经加热失活或经鱼精蛋白沉淀的休克血浆,其毒性明显减弱。肺动脉血管内皮细胞在含50%休克血浆培养液中培养1~3 h,细胞活力明显升高,3 h达高峰,3 h后明显降低,6 h后降到最低值,12 h后逐渐回升,说明缺氧复合失血性休克动物血浆中含有对血管内皮细胞激活和损伤作用的成分,这种成分其作用具有浓度依赖和时间依赖关系。用25%的休克血浆培养液来孵育肺动脉血管内皮细胞10 min后,与中性粒细胞的黏附率增加46%,与对照组的5%相比相差显著。孵育12 h后肺动脉内皮细胞与中性粒细胞的黏附力明显比孵

育 3 h 者增高。而血小板活化因子拮抗剂 BN52021 和膜稳定剂利多卡因对血管内皮细胞-中性粒细胞的初期(10～30 min)黏附有一定抑制作用,但对中晚期(1～12 h)的黏附无明显抑制作用;中性粒细胞在含休克血浆的培养液中孵育 1 h,细胞活力也明显升高,升高的程度依赖于休克血浆的浓度。实验表明,休克血浆可激活血管内皮细胞和中性粒细胞,增加血管内皮细胞和中性粒细胞的黏附性。这种激活及两者的黏附又可加速高原失血性休克的发展进程,促进休克的恶化。

3. 高原失血性休克对血液流变性和红细胞免疫功能的影响　在模拟 4 000 m 高原低氧环境下,观察高原失血性休克状态下血液流变性和红细胞免疫功能各项指标(全血黏度、血浆黏度、相对黏度、血细胞比容、红细胞电泳率、血小板聚集率、红细胞聚集指数、红细胞 C3b 受体花环率、红细胞免疫复合物花环率等)的变化。结果发现低氧失血性休克后 1 h 血液流变性各指标均显著增高,其中以高切变率下的全血黏度、红细胞聚集指数和血小板聚集率增高最为显著。而红细胞电泳率和红细胞变形指数均显著下降。高原失血性休克后 1 h,红细胞 C3b 受体花环率明显降低,红细胞免疫复合物花环率显著增高;而红细胞聚集性加强,变形性降低,表明低氧状态下失血性休克后红细胞免疫功能的早期改变影响红细胞的流变性,增加了血流灌注阻力,是高原失血性休克微循环血流灌注减少的一个重要原因。

4. 血管活性肽等体液因子和氧自由基在高原失血性休克中的作用　在模拟 4 000 m 高原观察失血性休克大鼠左心室泵功能、存活时间与血浆 β-内啡肽(β-endorphin,β-EP)含量的关系,以及 β-EP 抗血清和纳洛酮(naloxone)分别对心泵功能和存活时间的影响,探讨了 β-EP 在高原失血性休克发病中的作用。进而在低压舱内观察了模拟高原失血性休克山羊和家兔血浆中多种体液因子的变化,探讨了血管活性肽在高原失血性休克中的作用。实验表明 β-EP 参与了高原失血性休克的发病过程,其对心肌收缩功能的抑制作用可能是影响休克发生发展的原因之一,纳洛酮和 β-EP 抗血清具有一定的抗高原失血性休克的作用,能使各项指标得到一定程度的恢复,并能使存活时间延长,存活率显著提高。实验证实高原环境下失血 1 h 后,血浆中 EDLF 明显减少(减少 44.7%),回输血 0.5 h 后含量有所回升。ANP 于失血 1 h 后开始升高,回输血后 2 h 仍处于高水平,4 h 后降至基础水平。除上述 3 种体液因子有改变外,高原失血性休克后血浆中 6-酮-前列腺素 $F_{1\alpha}$(6-keto-prostaglandin $F_{1\alpha}$,6-K-$PGF_{1\alpha}$)、血栓素 B2(thromboxane B2,TXB2)、肾素(renin,REN)、血管紧张素 Ⅱ(Angiotensin Ⅱ,A Ⅱ)、醛固酮(aldosterone,ALD)、促甲状腺激素(thyroid-stimulating hormone,TSH)、生长激素(growth hormone,GH)等激素水平也明显增高,提示血管活性肽在高原失血性休克的发生发展中具有重要作用,而纠正这种体液失调,可提高休克动物的存活时间和存活率。表明低氧复合失血性休克能加剧内分泌的反应性,这种反应性变化在一定程度上能起到保护性作用,但过度反应能加速休克恶化,使休克难治。进一步研究发现,高原失血性休克后血压、CO、pH 值降低,谷胱甘肽过氧化物酶(glutathione peroxidase,GSH-Px)活力增高。注射生理盐水不能提高休克动物的血压和 CO,输血也不能明显延长存活时间。但注射维生素 C 可使休克动物血压、CO 及 pH 值明显增加,超氧化物歧化酶(superoxide dismutase,SOD)和 GSH-Px 活力降低,谷胱甘肽(glutathione,GSH)活力增加,存活时间显著延长,说明氧自由基在高原失血性休克发病中起一定作用。

5. 高原失血性休克对线粒体、溶酶体功能和酸碱平衡的影响　实验在模拟 4 000 m 高原环境下分别观察了高原失血性休克大鼠和山羊的肝线粒体呼吸功能、ATP 酶活力和脂质过氧化物水平,血浆溶酶体酸性磷酸酶和 β-葡萄糖醛酸苷酶活性变化,探讨了高原失血性休克时线粒体和溶酶体损伤在高原失血性休克发生发展中的作用,结果发现高原失血性休克后线粒体呼吸控制率(respiratory control rate,RCR)及氧化磷酸化效率(oxidative phosphorylation efficiency,ADP/O)显著降低,线粒体丙二醛(malondialdehyde,MDA)水平显著增高,线粒体 ATP 酶活性显著低于单纯缺氧及平原休克组。高原环境和失血性休克对机体的危害主要在于缺氧和(或)缺血引起的细胞损伤及线粒体功能障碍。本实验表明失血性休克对线粒体的损伤大于单纯缺氧,在缺氧基础上复合失血性休克时线粒体的损伤较单纯缺氧或单纯失血时加重,提示缺氧与失血性休克对线粒体的损伤有叠加作用。实验同时证实,高原失血性休克组动物存活时间显著缩短,存活率显著降低,与休克后血浆酸性磷酸酶和 β-葡萄糖醛酸苷酶活性显著升高有关。模拟实验还证实,高原失血性休克不仅致休克的失血量明显减少(仅为平原组的 68%),而且血 pH 值、AB 和 BE 显著降低,表明存在严重的代谢性酸中毒。以上结果表明缺氧复合组织缺血所致的细胞溶酶体膜破裂和水解酶的释放是导致高原失血性休克向不可逆方向转化的重要因素,也是高原失血性休克难以用单纯扩容方法纠正的主要原因。

6. 血栓素和前列环素平衡失调对高原休克肺、肾功能和微循环血流灌注的影响　在模拟 4 000 m 高原环境下实验观察了休克血浆中 TXB2 和 6-K-PGF$_{1α}$ 含量与肺肾损伤程度和血流灌注的关系。结果发现缺氧复合失血性休克后血浆中 TXB2 和 6-K-PGF$_{1α}$ 水平都有增高，但 TXB2 的增高更为显著，TXB2 与 6-K-PGF$_{1α}$ 的比值明显增大，肺肾血流灌注明显减少，肺肾损伤加重，说明两者的平衡失调直接影响肺肾血流灌注，结果导致肺肾结构损伤和肺肾功能障碍。而纠正 TXB2/6-K-PGF$_{1α}$ 的平衡失调，可降低损伤程度，增加血流灌注，改善肺肾功能，起到明显的保护作用，说明血栓素与前列环素平衡失调直接参与了"休克肺"和"休克肾"的发病。实验还探讨了休克状态下脾免疫功能和结构损伤在休克后多脏器功能衰竭中的作用，以期为"休克脾"概念提出理论依据。发现失血性休克后脾内巨噬细胞、淋巴细胞和浆细胞肿大，胞质空泡化，内质网扩张，细胞间质呈空网状，部分细胞有坏死和凋亡发生。脾组织中免疫球蛋白 IgM、IgG、IgA 和多种白细胞因子（IL-1、IL-2、IL-6、IL-8、TNF）水平显著降低。表明失血性休克可导致脾免疫功能和结构损伤，这可能是造成脾屏障功能减弱，使肠内毒素和细菌入血引发全身炎症反应和多器官损伤的重要病理基础。

总之，高原失血性休克不同于平原失血性休克，其发病有其特殊性和复杂性，自始至终存在着严重的微循环障碍和氧代谢障碍，因此比平原失血性休克病情重、发展快、死亡率高，而且难以救治，用一般补液方法难以奏效，必须具有恢复血容量快、能改善心泵功能和氧运送能力、提高组织微循环血流灌注和氧供的复苏液，才能有效地复苏高原失血性休克。

高原休克的病理生理特点是组织缺氧、酸中毒严重，各组织器官功能障碍出现早、重，病情发展快，病死率高。稍多的输液易致肺水肿、脑水肿和右心衰竭，救治较为困难。积极寻找有效的早期治疗措施，对高原休克的救治有重要意义。低海拔或平原地区创伤失血性休克给予 3～4 倍失血量的平衡盐溶液，不会引起肺水肿和肺功能不全。但在高原条件下发生创伤失血休克，由于高原空气稀薄，氧分压低，机体缺氧、酸中毒严重，毛细血管通透性升高，同时伴有肺动脉高压，机体对输液的耐受力降低，若按平原方法和量输液易致肺水肿和心力衰竭。若能根据高原创伤失血休克的病理生理特点，找出既可达到较好的复苏效果，又不致引起心力衰竭和肺水肿的复苏量，对高原创伤失血性休克的救治将会有很好的指导作用。实验结果表明，高原休克动物对液体复苏的耐受力较平原差，高原休克液体复苏量以 1.0～1.5 倍失血量为宜，不应超过 2 倍，但这一结果仅为动物实验，尚需临床验证。有临床资料表明，限制或小量液体复苏对潜在出血的创伤患者可能更为有利。有限制的液体复苏可避免早期大量液体复苏的有害作用，而维持一定的组织灌注压，对缩短恢复正常生理功能时间是有益的，这仍需要有大的临床随机试验来证实这一点。未来研究是集中在发掘能切实限制液体复苏的同时又能增加组织血流灌注的新液体复苏方法上。

高原创伤后有其自身的发病特点和病理生理变化，除上述变化外，高原创伤性休克还有其特殊性：①缺氧可刺激抗利尿激素分泌，引起水钠潴留，肺、心、脑水分增加，缺氧可引起肺动脉高压和毛细血管通透性增加，导致肺循环功能障碍，由于机体长期处于缺氧环境中，呼吸中枢对二氧化碳的敏感性降低，周边化学感受器对低氧敏感性也减退，导致肺泡通气功能不足，血液在肺部气体交换进一步发生障碍，从而引起动脉血氧饱和度下降，以上影响使高原休克的救治与平原有着不同的特点。②失血耐受力差，易发生休克，临床上有时也遇到失血量为 300～500 ml 的创伤患者即可发生休克。③多器官功能衰竭发生早而且高，在低海拔地区一般在伤后 1 周发生，最快一般也在伤后 36 h，而高原地区可在伤后 24 h 发生，肺水肿常诱发呼吸衰竭，脑水肿常诱发脑衰竭，多器官衰竭以循环衰竭-肺衰竭和循环衰竭-肺衰竭-脑衰竭更为多见。④死亡率高。

六、高原创伤血流动力学监测

血流动力学（hemodynamics）是血液在循环系统中运动的物理学，通过对作用力、流量和容积 3 个方面因素的分析，观察并研究血液在循环系统中的运动情况。血流动力学监测（hemodynamics monitoring）是指依据物理学的定律，结合生理与病理生理学概念，对循环系统中血液运动的规律性进行定量的、动态的、连续的测量与分析，并将这些数据反馈性用于对病情发展的了解和对临床治疗的指导。

血流动力学监测常分为两大类:无创伤性和有创伤性。无创伤性血流动力学监测是指应用对机体没有机械损害的方法而获得的各种心血管功能的指数,使用安全方便、患者易于接受;目前已涌现出一些新的监测技术,例如超声心输出量监测仪(ultrasonic cardiac output monitor,USCOM)、连续多普勒无创血流动力学监测仪、经外周动脉连续心输出量监测技术。创伤性血流动力学监测是指经体表插入各种导管或探头到心脏或血管腔内,而直接测定心血管功能参数的监测方法,该方法能够获得较为全面的血流动力学参数,有利于深入和全面地了解病情,尤其适用于重症患者的诊治。

(一)压力参数

1. 中心静脉压　中心静脉压(central venous pressure,CVP)指腔静脉与右房交界处的压力,是反映右心前负荷的指标。CVP 由 4 个部分组成:右心室充盈压;静脉内壁压,即静脉内容量产生的压力;静脉外壁压,即静脉收缩压和张力;静脉毛细血管压。因此,CVP 的大小与血容量、静脉压力和右心功能有关。临床实践中,通常进行连续测定,动态观察其变化趋势。CVP 的正常值为 5~10 mmHg,<5 mmHg 表示血容量不足,>15~20 mmHg 提示输液过多或心功能不全。

2. 血压　血压(blood pressure,BP)监测是重症患者最常用的一项压力监测技术,包括无创血压监测和有创血压监测。

(1)无创血压监测:ICU 内最常用的是自动监测技术,连接于监护仪的袖带充气至压力超过前一次收缩压 40 mmHg(初始测量压约为 170 mmHg),然后逐渐放气并感知袖带内的压力震荡。感知最大震荡时的最低压力记为平均动脉压(mean arterial pressure,MAP),收缩压和舒张压可通过计算得出。

自动测压的局限性包括:①袖带尺寸应覆盖上臂或大腿的 2/3,袖带过窄可使血压测得的值偏高;过宽测得的值偏低;②节律影响,如心房颤动可使测得的值难以分析;③活动影响,测压时患者活动会影响血压测得的值;④血压过高或过低时可能与动脉压测压结果不一致;⑤肢体严重水肿或休克时测量结果非常不准确。

(2)有创血压监测:是 ICU 内最常用直接测压方法,常选择桡动脉测量。最常见的适应证为血压过高或过低重症患者,或无创方法难以测得的,尤其桡动脉不易触及者。临床上重症患者常有的这一现象应当引起重视,患者桡动脉不能触及,但股动脉等能触及,无创血压能够测得,但数值较低,这时的血压临床医师认为是低血压,多采取补液或使用血管活性药来维持血压,但放置有创血压后血压明显增高,这类患者应当早期放置有创压力监测。

3. 肺动脉压及肺动脉楔压　肺动脉压(pulmonary artery pressure,PAP)及肺动脉楔压(pulmonary artery wedge pressure,PAWP)的测量临床上通常通过放置 Swan-Ganz 导管而获得。平原地区平均肺动脉压(mean pulmonary artery pressure,mPAP)正常值为 11~16 mmHg;PAWP 为 6~12 mmHg。PAWP 是 Swan-Ganz 导管可测量的特征性参数,具有特殊的意义。在高原地区,不同海拔高度其 PAWP 变化是不一样的,应注意这一特殊性。

不同海拔高度健康成人 PAP 变化是不一样的。Reeves、杨之、杨建生、Ponaloza 分别报道了美国丹佛(1 600 m)、中国西宁和青藏高原(2 260 m、4 280 m)和秘鲁(4 500 m)地区健康成人 PAP 的变化(表 19-1)。

表 19-1　不同海拔高度健康成人肺动脉压力变化

海拔/m	mPAP/mmHg	发生率/%	作者
1 600	≥2.4(18)	45	Reeves(美国丹佛)
2 260	>2.4(18)	58	杨之(西宁)
4 280	3.12±0.4(23.4)	58	杨建生(青海)
4 500	3.73±1.4(28.0)	58	Ponaloza(秘鲁)

临床上常应用压力指标来反映容量负荷。这时,应注意心室顺应性的影响。要进行动态的变化观察,要全面地分析趋势变化并与临床病情密切结合。

以临床中最为常用的血流动力学指标 CVP 为例，目前医学界判断心脏前负荷的指标主要有 CVP 和 PAWP，前负荷的量化值是左心室舒张末期容积（left ventricular end diastolic volume，LVEDV），是容量值而非压力值。CVP 和 PAWP 反映前负荷是基于"压力=容量"的假设，但有些情况下这种假设并非完全正确。Osman 等的研究认为 CVP 不能准确预测前负荷状况。研究中每个患者先测量 CVP，然后再给予 500 ml 液体，用漂浮导管测量心脏指数（cardiac index，CI）的增加百分比，CI 增加 15% 以上归为反应组（R 组），CI 增加 15% 以下的归为无反应组（NR 组），把这 2 组患者输液前的 CVP 进行对比，发现从大样本来看，R 组的平均 CVP 比 NR 组 CVP 值低，但从个体来看，2 组 CVP 值并没有明显差异。也就是说同样 2 个输液前 CVP 为 5 mmHg 的患者，可能一个是容量不够的，而另一个是容量充足的，所以 CVP 无法正确反映个体前负荷情况。同样的原理，PAWP 也无法正确反映患者前负荷状况。

那么既然 CVP 不能准确反映前负荷，为什么它在临床中仍然是最常用的监测指标之一呢？可以通过实现最佳 CVP 使患者达到最佳的容量状态。要动态观察 CVP，通过在治疗措施后观察治疗反应来找到最佳 CVP。血容量是构成 CVP 的重要因素，但不是唯一因素。除容量外，心脏畸形、肺动脉压力、心血管顺应性、胸腔压力及心肌收缩力等对 CVP 均有影响。这些因素足以影响 CVP，从而导致对容量的错误判断。况且每个患者和疾病的每个阶段 CVP 都可能不一样，所以动态监测 CVP 才能指导临床。

采用基于容量-压力关系特性的容量负荷试验，可作为对 CVP 较高但仍有心输出量不足临床表现的患者的治疗参考。如果在 20 min 内快速输入 500 ml 液体（或等量的胶体），每 10 min 监测 CVP 或 PAWP，并根据 2~5 原则或 3~7 原则多容量状态进行评估（表 19-2）。但是，临床医师往往是根据容量负荷试验中患者心率及血压的变化趋势判断容量状态，如经过补液试验血压有所上升、心率（heart rate，HR）下降，即表明患者有绝对或相对的容量不足，并且心脏有继续接受大量输液的潜力；反之，输液必须慎重。但这种临床通过补液试验进行容量的判断可能适合液体明显缺乏的患者或心脏功能无明显的受损的患者，在临床上有一部分患者，容量是不足的，但在做负荷试验时血压无明显变化，但 HR 是增快的，这对容量的判断是有迷惑性的。因此，需要一个准确的血流动力学监测。

表 19-2 容量负荷试验的评估原则

ΔCVP/mmHg	ΔPAWP/mmHg	说明
≤2	≤3	继续快速补液
2~5	3~7	暂停快速补液，等待 10 min 后再次评估
≥5	≥7	停止快速补液

众多的血流动力学指标中，不只是 CVP 需要进行动态观察，可以说所有的监测指标都需要进行动态观察。只有对每一个指标进行动态的观察，并互相结合，才能解读出其中所具有的临床意义，从而正确地指导治疗。

某一个监测指标和某一次数据的判断往往不能真实反映病情。研究早已表明，发生失血时，外周血管阻力（systemic vascular resistance，SVR；peripheral vascular resistance，PVR）相应增加，即使心输出量已经显著下降，MAP 仍可维持正常，直到失血量达到总血容量的 18%。在某些情况下，单纯依靠血压监测可能导致死亡率上升。50% 以上从休克中复苏回来的患者，即使生命体征正常，仍然存在血流低灌注现象（乳酸升高，中心静脉血氧饱和度低）。而如果能够早期正确应用血流动力学监测手段，就可以在患者出现症状表现之前，在进入失代偿期之前及早发现病情变化，从而进行早期治疗干预。

（二）流量参数

心输出量（CO）为每分钟心脏泵出的总血量，成人 CO 的正常值为 4~6 L/min。通常通过 Swan-Ganz 导管、脉搏指示连续心输出量（pulse indicator continuous cardiac output，PiCCO）监测、经食管超声多普勒法、胸阻抗法、部分 CO_2 重复吸入法测得。

CO 的监测可以准确了解心功能的情况，对于循环管理非常重要，特别是指导重症患者如何进行合理补液治疗，以及正性肌力药物或血管活性药物的使用有指导价值。

(三) 容积参数

与压力负荷指标比较,容积指标能够更直接和准确地反映前负荷。在压力变化过程中保持相对独立,不会受到胸膜腔内压或腹腔内压变化的影响。目前,心脏前负荷容积监测在临床上应用更为广泛。常包括右心室舒张末期容积指数(right ventricular end-diastolic volume index,RVEDVI)、胸腔内血容量指数(intrathoracic blood volume index,ITBVI)和全心舒张末期容积指数(global end-diastolic volume index,GEDVI)。这些参数的获得需要放置 Swan-Ganz 导管或者 PiCCO 导管。

1. **右心室舒张末期容积指数** 通过容积测量肺动脉导管,在测量 CO 的同时,计算机测定出注射后的热稀释曲线,并根据心内电极测定的心率按每次心搏计算曲线的对数衰减部分。通过计算心搏间的残余温度变化,计算机测出右心室射血分数(right ventricular ejection fraction,RVEF),RVEDVI = CI/(HR×RVEF)。近年来新的监测仪和连续 CO 热稀释导管,能够实现持续右心室舒张末期容积指数(continuous right ventricular end-diastolic volume index,CEDVI)的监测。RVEDVI 为右心室前负荷容积指标。

2. **胸腔内血容量指数和全心舒张末期容积指数** 经温度-燃料稀释心输出量(cardiac output obtained by thermodilution,COTD)或单一温度稀释心输出量(single temperature diluted cardiac output,COST)法的胸腔内血容量指数(ITBVI),已被证明是一项比 PAWP 和 CVP 更好的心脏前负荷指标。目前临床上常用 PiCCO 的经肺热稀释技术测量得到 ITBVI 和 GEDVI。研究证实,胸腔内血容量(intrathoracic blood volume,ITBV)和全心舒张末期容积(global end-diastolic volume,GEDV)之间有较好的相关性,通过回归分析总结出单指示剂法(冷指示剂)ITBV 和 GEDV 之间的经验公式:ITBV = 1.25×GEDV−28.4(ml)。

(四) 氧输送及代谢相关指数

1. **氧输送** 氧输送(oxygen delivery,DO_2)指单位时间内由左心室运送往全身组织氧的总量,也就是单位时间内动脉系统输送氧的总量。DO_2 及其相关计算公式为:

$DO_2 = CI \times CaO_2$;$CI = CO/BSA$;$CaO_2 = 1.34 \times Hb \times SaO_2 + 0.003 \times PaO_2$。

其中 CaO_2 为动脉血氧含量。正常人在静息状态下的 DO_2 为 500~700 ml/(min·m^2)。

2. **氧消耗** 氧消耗(oxygen consumption,VO_2)在微循环水平,血液携带的一部分氧被组织细胞摄取,动脉血氧含量逐渐减少。在此过程中,组织细胞实际消耗氧的总量称为氧消耗,表达为:$VO_2 = CI \times (CaO_2 - CvO_2)$ ml/(min·m^2),式中 $CvO_2 = 1.34 \times Hb \times SvO_2 + 0.003 \times PvO_2$,为混合静脉血氧含量。

VO_2 也可用作代谢监测仪测定,其公式为 $VO_2 = Vte \times (FiO_2 - FeO_2)$ ml/(min·m^2),式中 Vte 为呼出潮气量(expiratory tidal volume),FiO_2 为吸入气氧浓度(fractional concentration of inspired oxygen),FeO_2 呼出气氧浓度(fractional concentration of expired oxygen)。

3. **氧摄取率** 氧摄取率(oxygen extraction ratio,O_2ER)主要为组织氧的摄取能力,VO_2 主要受 O_2ER 的影响。$O_2ER = VO_2/DO_2 = (CaO_2 - CvO_2)/CaO_2 \times 100\%$,可简化为 $O_2ER = (1 - SvO_2/SaO_2) \times 100\%$。正常人在静息状态下 VO_2 为 120~160 ml/(min·m^2),相应的 O_2ER 为 22%~30%。

4. **氧摄取量** 氧摄取量(oxygen uptake)即动脉-静脉血氧含量差(arterio-venous oxygen content difference,$Ca-vO_2$),为组织从每分升流入的血液中摄取的氧量,表示为:$Ca-vO_2 = (CaO_2 - CvO_2) = 1.36 \times Hb \times (SaO_2 - SvO_2)$ ml/dl,正常值为 4.0~5.5 ml/dl。

5. **混合静脉血氧饱和度** 混合静脉血氧饱和度(oxygen saturation in mixed venous blood,SvO_2)是上腔静脉血和下腔静脉血混合后由肺动脉导管获得的静脉血的氧饱和度,反映整个机体的氧平衡状态,包括腹部及下肢的氧供需状况。$SvO_2 = (DO_2 - VO_2)/DO_2 \times 100\%$。正常值为 65%~75%,如果 SvO_2 大于 75%,说明氧供多于氧需或者氧摄取减少;SvO_2 处于正常范围说明心、肺功能正常,氧储备适当;SvO_2 介于 50%~65% 之间为氧储备有限,说明氧供减少/氧需增加或者代偿性氧摄取;SvO_2 介于 30%~50% 之间为氧储备不足,说明氧供少于氧需或氧摄取耗尽或乳酸性酸中毒的起始;SvO_2 介于 25%~30% 之间说明为严重酸中毒;SvO_2<25% 则表示细胞死亡。

6. **中心静脉血氧饱和度** 中心静脉血氧饱和度(central venous oxygen saturation,$ScvO_2$)由中心静脉导管获得,但它是上半身静脉血的混合,仅能反映机体的部分(包括脑循环)氧代谢状况。由于氧需不同,腹部及下肢的氧饱和往往高于上腔静脉,因此一般情况下,SvO_2 的绝对值高于 $ScvO_2$。SvO_2 和 $ScvO_2$

之间虽然相差5%~15%,但存在一定的相关性($r=0.86~0.97$)。在一般情况下,可用$ScvO_2$替代SvO_2以评估全身氧代谢状况。

7. 乳酸和乳酸清除率　乳酸(lactate)是无氧糖酵解的终产物,是通过乳酸脱氢酶的作用使丙酮酸还原而生成的。正常值为1~2 mmol/L。一般认为,当血乳酸浓度>2 mmol/L即为异常水平,>4 mmol/L则提示组织血流低灌注。许多临床试验已经证实了血乳酸的预后价值。2008年和2012年的严重全身性感染和感染性/脓毒症休克治疗指南[拯救脓毒症运动(surviving sepsis campaign,SCC)指南]中均以血乳酸>4 mmol/L作为液体复苏的指征。

乳酸清除率可以对患者进行危险分层并且决定了患者对治疗的反应性。有研究证实,6 h内血乳酸水平下降>10%的患者死亡率可下降近3倍,并且对血管活性药物的需要量更少。

从传统的血流动力学监测到氧动力学监测,从静态指标到动态指标,要全面地分析趋势变化,动态观察并与临床病情和治疗紧密结合。只有正确的监测和治疗才能改变患者的预后,真正体现出血流动力学的临床价值,做到早发现、早诊断、早治疗。不论是急性重症高原病、休克或其他重症患者,在临床治疗中对液体的判断是非常困难的,尤其在疾病危重阶段。我们需要通过血流动力学监测来对每个患者进行液体优化管理,使患者处于最佳的容量状态。

任何一种监测技术都不是完美的,任何一种监测方法所得到的数值都不是绝对的。各种血沉动力学指标经常受到许多因素的影响,因此单一指标的数值有时并不能正确反映血流动力学状态,应该结合患者症状、体征综合判断,分析监测参数的连续性变化,并采用多项指标数值综合评估某一种功能状态。在血流动力学的应用中,临床医师自身的影响因素十分关键。医师不应盲目将自己对心脏功能的判断,作为治疗决策的依据。如果临床医师不能正确运用并解读各种监测指标数值,那么势必会影响患者从血流动力学监测中获益。动态血流动力学监测的应用任重而道远,需要我们付出更多的努力,不断总结应用经验,进行更深一步的研究讨论。

七、创伤性休克诊断标准

根据休克的病理生理,临床上诊断休克应包括4个方面的内容,即导致休克的病因、一定程度的血压下降、组织血流灌注不足及组织缺氧的表现、器官功能的改变。诊断休克的重要性是确定休克的过程是否已经开始,同时还应该了解休克已经发展到这个过程的哪个阶段及休克的血流动力学改变属于什么类型。临床治疗首先应当强调"早"。不仅发现要早,干预也要早。其次,要注重干预的整体性和连续性。目前的一些临床和基础研究工作,已经发现一些生物学指标可能在较早的阶段提示组织血流灌注不足的存在。① SvO_2或$ScvO_2$:在DO_2恒定的情况下可以反映组织对氧的摄取量。Rivers等人在对一组严重感染和感染性/脓毒症休克患者的治疗中,在满足容量和灌注压力的条件之后,以$ScvO_2$作为治疗目标,可以明显降低死亡率。在严重感染和感染性/脓毒症休克患者,$SvO_2<65\%$提示病死率明显增加。$ScvO_2$与SvO_2有一定的相关性,在临床上更具可操作性,而且它们所代表的趋势是相同的,可以反映组织血液灌注状态。②血乳酸:血乳酸作为全身血液灌注与氧代谢的重要指标,它的升高反映了血流低灌注情况下无氧代谢的增加,血乳酸水平升高在预测败血症(sepsis)与感染性/脓毒症休克患者的预后方面很有价值。研究表明乳酸持续升高与急性生理和慢性健康状况Ⅱ评分(acute physiology and chronic health evaluation-Ⅱ score,APACHE-Ⅱ score)密切相关,感染性/脓毒症休克血乳酸>4 mmol/L,病死率达80%,因此乳酸可作为评价疾病严重程度及预后的指标之一。进一步研究显示,感染性/脓毒症休克患者复苏6 h内乳酸清除率≥10%者,血管活性药用量明显低于清除率低的患者,且病死率也明显降低。临床上应动态监测血乳酸浓度的改变,计算血乳酸的清除率,而且现在的血气机常规带有乳酸的检测功能,临床医师应常规开展。③黏膜pH值(pHi)或胃黏膜二氧化碳分压(gastric mucosal carbon dioxide partial pressure,$PgCO_2$)可以直接反映组织本身的代谢情况。尤其是选择微循环易损的区域(如消化道黏膜等)进行监测对临床治疗的目标有更强的指导意义。这些部位通常被认为在休克发生时较早受到损伤,而在休克被纠正后血流灌注较晚得到恢复。④其他指标:碱缺失不但可反映全身组织的酸中毒情况,还能准确反映休克的严重程度和复苏的程度。碱缺失不仅与休克时血流动力学和组织血流灌注的变化密切相关,还可反映创伤后休克时出血量的多少。碱缺失与出血量呈正相关,碱缺失值增大说明出血量增多,休克的严重程度重,是一种简单而敏感的测定方法。复苏后碱缺失>6 mmol/L 的患者,ARDS、MODS 的发生率和死亡率均显著增加。

从而可以看出,将组织血流灌注改变作为休克的诊断内容已经成为目前临床可行的方法。休克的诊断应包括:对诱发因素的判断、临床表现的观察、生物学指标的评价和血流动力学的监测。

1. 诱发因素　可从病史和伴随表现中获得。

2. 临床表现　包括肢体皮肤的温度和湿度,甲床再充盈速度,意识、尿量的变化。其他基本生命体征和可能与病因相关的症状和体征。

3. 生物学指标　主要包括 SvO_2 或 $ScvO_2$、血乳酸清除率、组织 pHi 或 $PgCO_2$、血碱剩余及与血流灌注相关的动脉血 pH 值的改变等。

4. 血流动力学指标　作为对休克监测的综合方法,其中血流动力学监测可以定量地指导治疗如何进行,而对组织血流灌注的评价则提示临床治疗应该何时开始或是否需要。随着科学技术的发展,一些新监测手段的临床应用也在一定程度上促进了对休克的早期认识。ICU 中的监测性和治疗性的仪器在休克的早期诊断和早期治疗中起到了重要的作用。从另一个角度上看,这个对病情判断的过程体现了监测与诊断的不同。在危重患者的治疗中,临床医师要适应这种从诊断向监测的转变。

休克可以是危重病的起始原因,也可以发生在危重病的过程当中,是导致危重病恶化的重要因素。任何程度及原因的组织血流灌注不足、组织缺氧都是多器官功能障碍综合征(MODS)重要启动因素。如果休克的临床过程一直进行性发展,患者将逐步出现多个器官或系统功能的改变,直至发展成为多器官功能衰竭(multiple organ failure,MOF)。这是在休克的诊断和监测过程中必须要注意的。

八、高原创伤性休克治疗

(一)救治原则与目标

应遵循"抢救生命第一,保护功能第二,先重后轻,先急后缓"的原则。对于创伤失血性休克应尽快控制致命性大出血。有研究发现,高达 25% 的出血死亡是可以通过积极有效的止血来挽救的。其他的救治原则包括保持呼吸道通畅、液体复苏、镇痛以及其他对症治疗,同时应重视救治过程中的损害控制性复苏策略。最终的治疗目标则是有效控制出血、改善微循环及氧代谢障碍,恢复内环境稳定。

(二)气道与呼吸管理

有效的气道管理是创伤失血性休克患者救治成功的前提和基础,应在第一时间进行评估和干预。一旦患者出现呼吸不畅或不能有效通气,应紧急建立人工气道。快速诱导麻醉插管是保证气道安全的确切方法。基本的气道辅助通气手法和(或)通过声门上装置来维持有效通气的手段应作为快速诱导麻醉插管操作失败的补充。

(三)液体复苏

1. 高原创伤后血管通透性增高　血管通透性增高是休克患者并发肺水肿的重要原因,高原缺氧本身就会加重血管通透性,加重肺水肿。因此,在液体复苏过程中要特别注意监测和观察各项指标。

休克引起微血管壁通透性增高的原因很多:①大多与炎症有关,如感染、创伤、烧伤等。缺氧和酸中毒也是导致休克微血管壁通透性增高的原因;②休克时心血管功能受抑制,可能存在心脏收缩功能和舒张功能异常;③休克早期液体复苏可使心脏前负荷加重,心室舒张末期容积增加、压力增高,心房压及毛细血管流体静水压也相应随之升高,导致肺水肿加重;④血浆胶体渗透压降低也参与休克患者肺水肿的发生。

2. 液体复苏循环治疗是创伤患者的基本治疗　只有维持足够的循环容量,才能保证足够的氧输送,所以,保持患者的循环容量是支持生命的基本保证。

(1)液体复苏循环治疗:首先以满足恰当的容量负荷为前提,强心及血管活性药物只应该在确保恰当的容量负荷的前提下使用。组织血流灌注不足和细胞缺氧是休克的核心问题。循环通路的建立对于创伤失血性休克的患者是至关重要的,因其通常出血量较大,应及早进行快速输血维持血容量,改善微循环血流灌注,保证主要脏器的氧供。首选外周静脉通路,有条件的情况下应尽早建立中心静脉通路,骨髓腔内血管通路是上述通路不能建立后的重要选项。液体治疗的最终目标是避免输液不足引起的急匿性低血容量和组织血流低灌注,以及输液过多引起的心功能不全和外周组织水肿。

（2）维生素C和氧合高渗高胶液:氧自由基在高原失血性休克的发生中起重要作用,为探讨自由基清除剂的抗休克效果,我们观察了维生素C对高原失血性休克的治疗作用,同时还观察其对心泵功能、氧运送量、氧耗量、脂质过氧化物含量以及动物的存活时间和存活率的影响。实验发现高原失血性休克输生理盐水后休克进一步加重,而静脉滴注维生素C后,心指数、左心室收缩压、左心室压力最大上升速率(maximal left ventricular pressure rising rate,dp/dtmax)、氧运送量、氧耗量和pH值明显增高,而脂质过氧化物(lipid peroxide,LPO)明显降低,存活时间明显延长(21.68 h),提示维生素C有明显的抗休克作用。为寻找其他方法,也探讨了维拉帕米(异搏定)对高原失血性休克的治疗作用,发现维拉帕米对休克动物心功能没有明显作用,但可提高全身和心肌耗氧量,改善细胞代谢和减轻酸中毒,其作用可能与维拉帕米能减轻细胞内Ca^{2+}负荷过度有关。高渗盐液对高原失血性休克的治疗作用是肯定的,不仅能增加休克动物的平均动脉压和左心室收缩压,明显提高dp/dtmax,延长存活时间和提高存活率,对肺、肾具有保护作用,并且能改善肾微循环血流灌注。但高渗高胶液的作用似乎更优于单纯高渗盐液。以上复苏方法虽都有一定作用,仍不能解决休克后严重的低氧血症,为此我们研制了氧合高渗高胶液,并在高原现场实地观察了对高原失血性休克复苏作用,证实氧合高渗高胶液能明显升高高原失血性休克动物的平均动脉压和心室内压,改善心泵功能和肺、肾功能,提高休克动物的存活时间和存活率,而无其他任何不良反应,其作用明显优于高渗盐液、维生素C和纳洛酮的治疗作用。氧合高渗高胶液还能明显降低休克动物血浆内皮素(endothelin,ET)水平,维持ET与NO的平衡,说明氧合高渗高胶液输入后能不同程度地保护血管内皮细胞,影响它对ET和NO的释放。氧合液治疗还能明显纠正体内脂质过氧化损伤,恢复体内的抗氧化能力,促进休克复苏。因此氧合液具有多重保护作用。

（3）对于存在严重创伤失血的患者应及早启动大出血抢救预案:对于成人患者进行输血治疗时,血浆与红细胞的比例为1∶1。对于儿童患者,血浆与红细胞的比例仍为1∶1,但是要基于儿童的全身血容量进行计算。院外环境无法获得成分血的情况下,建议使用等渗晶体液进行扩容。

（4）限制性的容量复苏策略:对存在活动性出血的患者,限制性的容量复苏策略对临床有很好的指导作用,动物实验和临床研究均提示限制性液体复苏可以避免大量输液带来的危害,改善组织血流灌注和氧供,为手术止血提供安全保障,提高生存率。《创伤失血性休克诊治中国急诊专家共识》中建议:对于无脑损伤的患者,在大出血控制之前实施可允许性低血压,应将收缩压维持在80~90 mmHg;对于合并严重颅脑损伤(GCS≤8分)的患者,应维持平均动脉压在80 mmHg以上。

（5）限制性的容量复苏时间:限制性的容量复苏时间最好不超过120 min,若允许性低压复苏时间过长,可利用低温技术降低机体代谢,保护重要器官功能。有胸部爆震伤或肺挫裂伤的患者,应适当减慢输液速度,减少液体总量。

（四）高原输血

高原低氧环境会导致血液系统的改变,机体对低氧刺激的最简单的方式就是增加循环内的红细胞数目,以增加携氧能力,弥补大气中的供氧不足。因居住高原的久暂、耗氧量的多少、个体的缺氧程度的差异,血液系统发生了一系列相应的变化,这不仅表现在末梢血管的数目改变,同时受到低氧刺激的造血组织的骨髓也发生相应的改变。所以各检测项目应有所不同。高原一切以低氧病理生理为中心;高原输血启动标准必须高于平原;所有老年患者均应视为心肺疾病患者处理;输血及治疗应安全、有效、个体化、多项协同。

1.高原低血容量性休克的血液流变学变化

（1）血细胞比容:正常平原血细胞比容(hematocrit,Hct/Ht)为40%~50%。Hct低于40%时对血液黏度影响不大;Hct>50%时,若切变率低,即血流缓慢时,血液黏度明显增加;Hct达80%时血流几乎停滞。高原血液流变学的主要特点是"浓、黏、聚、凝"。但不同年龄组、不同性别、移居与世居又有其特殊性。休克时Hct变化取决于毛细血管静水压和通透性。失血性休克早期,毛细血管静水压降低,组织间液被吸收入血管内,造成血液稀释,黏度降低,血管阻力减小,血流加快。反之,在淤血期则血液浓缩。在感染性/脓毒症休克和烧伤性休克时,因毛细血管通透性增加,血液发生浓缩,Hct升高,血液黏度升高。

(2)血小板变化:久居高原的移居居民,是高原慢性低氧习服的主要群体,有人对不同海拔健康体检中的移居汉族居民做了测定分析,在血液学习服中,存在着血小板(platelet,PLT)人群均值的减少与低血小板个体的增多,海拔是决定因素,男性较女性更为突出。男、女性血小板均值分别为$(158.55±52.04)×10^9$/L和$(173.46±57.46)×10^9$/L,$t=-14.32$,$P=0.000$,男性显著低于女性(表19-3)。

表19-3 不同海拔的PLT均值比较($\bar{x}±s$)

海拔/m	n	PLT/($×10^9$/L)	F值	P值
2 800	11 322	167.01±55.29**	9.78	0
3 650	88	138.45±44.32*		
4 250	91	121.24±57.37		

注:*与4 250 m比较,$P<0.05$;**与3 650 m、4 250 m比较,$P<0.001$。

(3)红细胞变形性:正常红细胞通过毛细血管时均需变形。红细胞的可塑性与下述因素有关:①红细胞有双凹圆盘状的构形特点,这样表面积大,容积小,易于变形,如为圆球状则不易变形。②红细胞膜的结构与红细胞内能量代谢有关。红细胞膜可以收缩变形,变形时需要ATP的存在。③红细胞内部黏度的改变,pH值变化影响红细胞内部黏度,pH值降低可降低红细胞的变形能力。血浆黏度与红细胞内部黏度比,血浆黏度增加,红细胞变形性增加。④由于淤血性缺氧,ATP产生减少,影响红细胞膜的正常功能和结构。晚期有血液浓缩,Hct升高,黏度增加,因而游离脂肪酸增多,降低红细胞变形能力。⑤由于高原血液的"黏、浓、聚"等特性,导致血液流速缓慢,尤其在微循环中更加显著,易导致"塞流",减低了血液流动,毛细血管脆性增加,对组织细胞的血流灌注、气体及物质的交换产生了明显影响。

(4)红细胞聚集性:红细胞聚集性是血液的一种正常属性。血液中红细胞的聚集或分散对血液流动有严重影响,血中红细胞聚集增多,血黏度会随之增高。红细胞聚集性受机体内的一些促聚集因素(主要是一些大分子蛋白质)和一些抑制聚集因素(切应力和负电荷)的影响。另外,血细胞比容对红细胞的聚集性也有一定影响。如前所述,休克时由于失血、失液、液体外渗、血液浓缩、血流缓慢、红细胞切应力减小、血细胞比容增加,从而使红细胞聚集性升高。为了观察高原地区低氧环境下血小板膜糖蛋白(CD62P,CD63)表达,有人对海拔300 m、海拔2 260 m、海拔4 500 m健康人群进行血小板膜糖蛋白(CD62P,CD63)和凝血各项指标的测定(血小板、凝血酶原时间、活化部分凝血活酶时间、出血时间、纤维蛋白测定),对评价高原地区人群出血疾病和血栓性疾病提供有效的科学依据。

(5)白细胞黏附和扣押:①在生理情况下,白细胞数量很少,其容积仅占红细胞的0.9%,对血液黏度和血液流变影响很小。但由于白细胞的体积大于红细胞,且不易变形,白细胞不易通过毛细血管,常引起血流减慢和暂停。由于白细胞数量极少,血流间歇也只发生在少部分毛细血管内,有人认为这可能是毛细血管分批开放或关闭的一个调节因素。休克时由于缺血、缺氧,会导致大量酸性产物聚集,毛细血管扩张,通透性升高,液体外渗,血流减慢,使得白细胞趋边、贴壁、黏附增多,严重时导致毛细血管嵌塞,影响微循环灌流。微循环灌流障碍又可反过来影响白细胞流态,加重白细胞贴壁、黏附、嵌塞,引发恶性循环。近期研究表明,休克时发生的白细胞黏附、贴壁除与血液本身流态及微循环因素有关外,黏附分子在其中起了非常重要的作用。②高原血液流变学的主要特点是"浓、黏、聚、凝"。但不同年龄组、不同性别、移居与世居又有其特殊性,因此,必须实施个体化。所以,国家卫健委制定相关标准时也要充分考虑高原地区的实际情况,制定出符合当地实际的指导标准。③高原地区输血也要遵循少输血、不输血和减少不必要输血的合理输血原则,但必须在节约用血和保障患者生命安全、稳定血流动力学之间寻找平衡点。学者们在高原(青海省格尔木市,海拔2 700 m)工作中发现,很多内科疾病患者的血红蛋白(hemoglobin,Hb)水平在100 g/L时就可能有明显的心率增快、乏力、头晕等贫血的临床症状,推测在高原基础性缺氧的环境下,患者对贫血的耐受性较平原地区下降,更容易发生低氧血症,为此应该适当调整内科患者的临床输血指征。高原内科患者红细胞的输注不能仅仅按照现有输血指南的规定执行,还要根据患者的临床贫血症状来掌握。

2. 出血是否会导致休克　取决于出血量和出血速度,当然与患者的心血管代偿功能状态也有关系。一般可根据临床症状分析所丧失的血容量和急救时所需要补充的容量。

Ⅰ级出血,患者轻度出血,丧失10%~15%的血容量(750 ml),有心动过速,而不改变血压和呼吸。快速输入2 L平衡溶液能有效地恢复循环血量和心输出量。肾血流灌注正常,末梢血管阻力和肾血管阻力接近正常。

Ⅱ级出血,丧失20%~25%血容量(1 000~1 250 ml),伴有心动过速、收缩压降低、脉压减少、肾血管阻力增加,伴有滤过率和尿量的降低。肾血流量减少时,自身调节使肾小球前、后血管都收缩,因此肾小球滤过率减少不明显。早期复苏时快速输入3~4 L平衡溶液,可扩充血浆容量额补充间质容量的缺乏,只要没有进一步的出血,患者尿量可恢复正常,24 h内肾血流灌注和肾小球滤过均可恢复正常。

Ⅲ级出血,严重出血将快速丧失30%~35%的血容量。除心动过速外,会发生末梢血流灌注减少和酸中毒,呼吸急促,脉压减少,低血压和尿少,全身和肾血管阻力明显增加,肾血流明显减少,肾小球滤过率降低。需快速输入4~6 L平衡溶液,并准备输血。虽肾小球滤过和尿电解质排出常在24 h内恢复,但肾血管阻力增加将持续48~96 h。

Ⅳ级出血,致命性急性失血达到40%~45%(2~3 L),不急救心搏会立即停止。末梢血管阻力会明显增加,表现为冷而湿的皮肤和无尿。说明肾缺乏血流灌注和无滤过。在急诊科就需要快速补液和急送手术室,肾小球滤过率需48~72 h才恢复,肾血管阻力增加要持续4~7 d。

人体对失血有一定代偿能力,当红细胞下降到一定程度时才需给予补充。临床研究证实,一般手术患者在Hb 100 g或Hct >30%时可安全耐受麻醉手术。麻醉手术期间的重症患者[心肌缺血、肺气肿等美国麻醉医师协会(American Society of Anesthesiologists,ASA)Ⅲ~Ⅳ级],应维持Hb 100~120 g/L。

3. 输血的方法　主要采用自体输血。

(1)储存式自身输血:是指提前数天或数十天开始分段采集患者自身的血液或血液成分进行保存,当患者实施择期手术、术后或需要输血时,再回输这些已保存的自身血液或血液成分。条件是术前健康,Hb 130 g/L,Hct>40%,同意并签订协议即可,但每次抽血不超过500 ml。研究证明,自体输血改善了手术预后情况,包括术后感染率、死亡率和住院时间。

(2)等容量血液稀释:血液回收是指用血液回收装置,将患者体腔积血、手术中失血及术后引流血液进行回收、抗凝、滤过、洗涤等处理,然后回输给患者。自体血回输的主要优点:保护了人体最为宝贵的血液资源,避免血液浪费,有利于缓解目前血液短缺的困难。做到不输或少输异体血,避免或减少异体输血反应及血液传染疾病的传播。避免了大量输用异体血液破坏自身的凝血系统导致术后渗血。红细胞活力比库血好,携氧能力强。解决特殊血型Rh阴性病例的供血问题。无须检查血型和交叉配血,节省时间,提高大失血时紧急抢救成功率。适合不接受异体输血的宗教信仰者应用。操作简便,及时快捷,有利于突发大出血又未备血者的抢救并无量的限制。节省开支,产生有效的经济和社会效益。有利于战伤、地震等突发事件使用。

4. 高原红细胞增多症的治疗　高原红细胞增多症(high altitude polycythemia,HAPC)的一般治疗包括减小劳动强度、呼吸功能锻炼,必要时予以吸氧,有条件重症患者可行高压氧舱治疗。如果病情迁延,应在情况稳定时转至海拔较低处治疗。

HAPC患者血液呈高凝状态,极易发生血栓,可考虑使用抗凝药物,如肝素、低分子肝素、阿司匹林、利多格雷等。抗凝治疗不仅减少深静脉血栓和心脑血管意外的发生,还能改善各组织器官的血流灌注,减轻组织缺氧的症状。有学者认为血液稀释疗法是降低红细胞数量、控制血液黏滞度的有效手段,通常一次性静脉放血200~300 ml,同时酌情补充稀释液。既往研究发现血液稀释疗法能够改善血氧饱和度、肺部通气血流比例。

肾素-血管紧张素-醛固酮系统(RAAS)阻断剂通过改善肾髓质血流,以及直接阻断血管紧张素Ⅱ介导的红细胞生成等机制抑制HAPC。由于RAAS阻断剂在扩张血管、降低血压的同时,减轻肾小球毛细血管袢腔内压,尤其适合HAPC伴有蛋白尿的患者。1项随访2年的随机对照研究发现,RAAS阻断剂依那普利能够明显降低慢性高山病患者平均血细胞比容和尿蛋白量。

当HAPC患者由于急性需要进行输血治疗时,需要充分考虑到患者基础Hb,对输血指征和目标Hb值个体化的调整,以免贻误病机。输血应坚持成分输血的原则,如对于血小板或凝血因子缺乏的HAPC患者,应该有针对性地输入血小板或相应的凝血因子,避免输入全血而增加血液黏稠度。

(五)药物治疗

在临床血流动力学不稳定,虽经液体复苏等积极治疗,但仍处于低血压休克状态的患者,血管活性药物和正性肌力药物起着举足轻重的作用。使用得当可以迅速提升血压、改善心脏和脑血流灌注,增加肾和肠道等内脏器官血流灌注,纠正组织缺氧,防止和逆转MODS的发生或发展;但使用不当也可增加心肌氧耗,引起局部血管收缩,增加微循环血流障碍。因此,如何正确合理使用血管活性药物和正性肌力药物是临床医师特别是重症医学医师必须掌握的技能之一。

1. 血管活性药物与正性肌力药物的应用

(1)血管加压药物:肾上腺素、去甲肾上腺素、多巴胺、血管加压素(也称升压素)、去氧肾上腺素、麻黄碱等。

1)肾上腺素:肾上腺素是心搏骤停的首选药物。除过敏性休克外,一般肾上腺素不作为休克或治疗低心输出量综合征的首选药物,仅在应用了多巴胺和多巴酚丁胺而升血压效果仍不好的顽固性严重低血压时才考虑使用。低剂量可用于支气管痉挛。

肾上腺素虽然可增加心输出量(CO)和氧输送(DO_2),但它同时损害内脏循环,增加肠道和全身的氧耗,使血乳酸水平增高,因此在《拯救脓毒症运动:2012严重脓毒症和脓毒症休克管理指南》中,肾上腺素仅作为脓毒症休克去甲肾上腺素反应不佳时的首选替代药物,而不能作为一线药物。

肾上腺素的用法:体重(kg)×0.03等于肾上腺素总量的毫克数,稀释为50 ml后用微量注射泵进行推注,每小时输注1 ml则肾上腺素的用量为0.01 μg/(kg·min)。有时根据患者对肾上腺素的需要量,可以体重(kg)×0.3,则每小时输注1 ml时肾上腺素的用量为0.1 μg/(kg·min)。使用从小剂量开始,一般先从0.01 μg/(kg·min)开始输注,可逐渐增加至0.2~0.5 μg/(kg·min)。

2)去甲肾上腺素:近年来,对休克理解程度及对药物作用有了进一步的认识,且随着监测技术的进步,可以监测休克时循环系统的变化规律,明了去甲肾上腺素对循环的作用效果,使去甲肾上腺素可以较准确地用于改善休克时某些血流动力学指标。在分布性休克时,如果休克的主要原因是循环阻力降低,为了增加外周阻力,便有很强的应用去甲肾上腺素的指征。但如果休克是因为心输出量的减少,外周阻力已明显升高,则不应使用去甲肾上腺素。还有一些报道提出,在感染性/脓毒症休克时,去甲肾上腺素在增加灌注压及内脏器官氧输送的同时,并不引起氧耗量的增加,可明显改善组织血流灌注,增加尿量。因此,在《拯救脓毒症运动:2012严重脓毒症和脓毒症休克管理指南》中,去甲肾上腺素已成为脓毒症休克时的首选血管加压药物。

去甲肾上腺素的用法:去甲肾上腺素的配制同肾上腺素。一般0.01~0.20 μg/(kg·min)的去甲肾上腺素可以用于改善感染性/脓毒症休克患者的血流动力学指标。

3)多巴胺:小剂量多巴胺对内脏血管的扩张作用多年来一直受到临床医师的重视。这种作用在休克的治疗中非常重要,尤其是在分布性休克的治疗中,在应用血管收缩性药物(如去甲肾上腺素)的同时,应用小剂量多巴胺可拮抗肾血管的收缩作用。小剂量多巴胺也常用于创伤、休克等出现少尿时,对增加尿量有明显作用。但小剂量多巴胺的肾保护作用还未被证实,常规使用小剂量多巴胺并不能防止急性肾衰竭或改变其病程。相反,小剂量多巴胺可使内脏循环血流再分布,从而引起内脏器官血流灌注不足,可能不利于氧供需平衡,值得注意。多巴胺的配制和应用方法:患者体重(kg)×3为多巴胺的总剂量,稀释至50 ml用微量注射泵给药,每小时注射的毫升数即为患者应用多巴胺的量化数[μg/(kg·min)]。例如患者体重50 kg,乘以3等于150(即用多巴胺量为150 mg),用50 ml注射器将150 mg多巴胺用生理盐水或5%葡萄糖注射液稀释至50 ml,设定输注的速率,如微量注射泵每小时注射1 ml,则患者此时的多巴胺用量为1 μg/(kg·min);每小时注射10 ml,则多巴胺的用量为10 μg/(kg·min)。若以体重(kg)×6为多巴胺的总剂量,稀释至50 ml,则1 ml/h=2 μg/(kg·min)。此法配制的多巴胺溶液浓度较高,必须在有微量注射泵的情况下,最好由中心静脉给药。注意多巴胺会被碱性溶液灭活。

4)血管加压素:《拯救脓毒症运动:2012 严重脓毒症和脓毒症休克管理指南》建议血管加压素不作为脓毒症休克的初期升压药,但给予去甲肾上腺素后联合 0.031 U/min 血管加压素可升高平均动脉压使其尽快达标,还可降低肾上腺素的用量。

5)去氧肾上腺素:去氧肾上腺素又名苯肾上腺素,是人工合成的主要兴奋 α 受体的肾上腺素受体激动剂。在《拯救脓毒症运动:2012 严重脓毒症和脓毒症休克管理指南》中,不推荐在脓毒症休克中应用去氧肾上腺素,但以下情况除外:与去甲肾上腺素相关的严重心律失常;心输出量偏高,但血压持续偏低;联合应用正性肌力药/血管加压素仍不能达到目标平均动脉压时的补救治疗。

6)麻黄碱:麻黄碱对心血管的作用和肾上腺素相似,但效能只有后者的 1/250,而作用持续时间近 10 倍。当交感神经阻滞(椎管内麻醉),或吸入及静脉麻醉药物造成血压下降时,麻黄碱是最常用的拟交感药。但重复使用麻黄碱后,其作用减弱,产生快速抗药性。在《拯救脓毒症运动:2012 严重脓毒症和脓毒症休克管理指南》中,该药物无推荐建议。

(2)血管扩张药物:硝酸甘油、硝普钠、酚妥拉明等。

1)硝酸甘油:硝酸酯类药物。可以直接扩张静脉和动脉,以扩张静脉为主。临床应用方法:体重(kg)×0.3 所得总量(mg)加生理盐水或 5% 葡萄糖注射液稀释至 50 ml,则每小时 1 ml,硝酸甘油用量为 $0.1\ \mu g/(kg\cdot min)$。用量大时,按体重(kg)×1.5 稀释至 50 ml,则每小时 1 ml,硝酸甘油用量为 $0.5\ pg/(kg\cdot min)$。常用剂量为 $0.1\sim10\ \mu g/(kg\cdot min)$,由小剂量开始给药,注意开始用药时患者的心率和血压变化。应用微量注射泵给药,可以保证精确的给药量而不容易发生意外情况。

2)硝普钠:硝酸酯类血管扩张药,能直接松弛小动脉和小静脉的平滑肌,降低体动脉和肺动脉以及心脏前后负荷。临床应用方法:体重(kg)×3 所得总量(mg)的 1/3 或 1/4,加生理盐水或 5% 葡萄糖注射液稀释至 50 ml,则每小时注射 1 ml,硝普钠用量为 $0.33\ \mu g/(kg\cdot min)$ 或 $0.25\ \mu g/(kg\cdot min)$。硝普钠常用剂量为 $0.1\sim5.0\ \mu g/(kg\cdot min)$,避光静脉泵入。硝普钠配制后的应用时间不应超过 8 h,以防发生氰化物中毒。

3)酚妥拉明:酚妥拉明是一种 α 受体拮抗剂,可同时拮抗 $α_1$、$α_2$ 受体。受体拮抗效应主要引起小动脉扩张;$α_2$ 受体拮抗效应可产生正性变力作用。临床应用方法:体重(kg)×0.3 所得总量(mg)加生理盐水或 5% 葡萄糖注射液稀释至 50 ml,则每小时输注 1 ml,酚妥拉明用量为 $0.1\ \mu g/(kg\cdot min)$。用量大时,按体重(kg)×3 稀释至 50 ml,则每小时 1 ml,酚妥拉明用量为 $1\ \mu g/(kg\cdot min)$。常用剂量为 $0.1\sim10.0\ \mu g/(kg\cdot min)$,由于存在明显的个体差异,故应用时应根据患者的血压情况进行精确调节,由小剂量开始。此药也可单次静脉注射,每次 2~5 mg。视需要间隔 20~40 min 可重复注射,要注意稀释后缓慢静脉注射,快速注射可致血压骤降等情况发生。

(3)正性肌力药物:多巴酚丁胺、米力农、毛花苷 C 等。

1)多巴酚丁胺:多巴酚丁胺是人工合成的儿茶酚胺类药。主要兴奋心脏的 $β_1$ 受体,对 $β_2$ 受体激动作用稍弱,对 α 受体仅有微弱兴奋作用。多巴酚丁胺适用于心输出量减少而导致的休克和低心输出量综合征。对于伴有肺动脉高压或以右心功能不全为主的低心输出量综合征的患者更为适用。多巴酚丁胺使心肌收缩力和心输出量增加的同时,外周阻力有所下降,而更有利于心肌氧供需平衡的维持和心脏功能的恢复。这种作用效果与多巴胺增加心输出量的同时增加外周循环阻力的作用有所不同。由于心输出量的增加,心室充盈压力下降,心室壁张力减低,从而增加了冠状动脉的血流灌注梯度及冠状动脉的血流量。有报道在心肌梗死引起心源性休克的治疗中,多巴酚丁胺增加心室做功的同时并不导致缺血范围的扩大,甚至可以改善心肌局部的血液供应。在大剂量时,多巴酚丁胺可引起心率的加快,甚至出现心律失常,心肌的氧耗量也相应增大。一般不主张将多巴酚丁胺应用于不合并心输出量下降的休克的治疗。

多巴酚丁胺的配制和应用方法与多巴胺基本相同。常用剂量在 $2\sim10\ \mu g/(kg\cdot min)$,应用时从小剂量开始,根据病情变化和作用效果逐渐增加剂量,当达到预期效果后应稳定剂量。一般剂量不超过 $20\ \mu g/(kg\cdot min)$。当病情好转后应稳定、逐渐地减量。

2)米力农:米力农是一种非洋地黄类、非儿茶酚胺类的正性肌力药物。兼有正性变力作用和血管扩张作用,有良好的增加心肌收缩力的效应,明显减少外周血管的阻力,不产生房室传导阻滞,有时轻度增加或不增加心率,常用于治疗收缩功能障碍或肺动脉高压引起的低心输出量状态。特别是双室功能衰竭的患者。

用法:首次静脉注射,其用量为 0.25 μg/kg 用 10~20 ml 的生理盐水配制后缓慢注射(不得<5 min),米力农有较强的扩血管作用,注射过快可引起患者的血压下降;可能出现室性心律失常。用 0.25~0.75 μg/(kg·min)的速率静脉滴注维持,根据病情调整至合适的剂量。合理用药后,患者的血流动力学平稳、CO 增加、尿量亦明显增加。较长时间应用米力农后,患者心功能好转,减药时必须缓慢减量,突然停药可出现"反跳"现象而使病情骤然恶化,甚至出现猝死。临床应用时要特别注意。

3)洋地黄类:洋地黄类药物与心肌细胞膜上 Na^+,K^+-ATP 酶结合,从而抑制钠泵,使 Na^+-K^+ 交换减少,而 Na^+-Ca^{2+} 交换增加,使细胞内 Ca^{2+} 浓度增加,后者可进一步促进肌浆网内 Ca^{2+} 的释放,细胞内 Ca^{2+} 增加通过心肌兴奋收缩偶联使心肌收缩力增强,起到正性肌力作用;另外,洋地黄通过减慢房室结传导速度,延长有效不应期,增强迷走神经张力,使心室率减慢,降低了心脏的耗氧量。

根据作用强度快慢和维持时间长短可分为 3 类:①慢效类,如洋地黄、洋地黄毒苷等;②中效类,如地高辛、甲基地高辛等;③速效类,如毛花苷 C、毒毛花苷 K 等。重症患者常选用速效类强心苷,最常用者为毛花苷 C。

4)左西孟旦:左西孟旦是一种新型的正性肌力药物,增加心肌收缩力,而不需要提高细胞内的 Ca^{2+} 浓度,且不影响心率,心肌耗氧量也未见明显增加。

左西孟旦半衰期长达 80 h,因此作用可持续 24 h,主要适用于收缩功能不全所致的低 CO 但不伴低血压的患者,用药后可有 CO 和每搏输出量(stroke volume)上升,外周血管阻力下降,使心力衰竭症状好转。急性心力衰竭指南中将其定位为 Ⅱa 类适应证。

一项对有心肌抑制脓毒症患者的研究发现,与多巴酚丁胺比较,左西孟旦可降低 PAWP,增加 CI,降低 LEDV,增加左心室 EF,增加胃黏膜血流,增加尿量和降低血乳酸浓度,能更好地增强心肌收缩力和改善组织血流灌注。为临床脓毒症心肌抑制和正性肌力药物的使用提供了新的思路。

2. 给药途径和给药方法　因为血管活性药物和正性肌力药物均有作用效果快、代谢快、不易控制,且对外周血管刺激性大等特点,因此建议所有血管活性药物和绝大部分正性肌力药物均应经中心静脉微量注射泵入作为给药途径。仅洋地黄制剂可以静脉注射或口服作为给药途径,并建议使用血管活性药物患者均应进行有创动脉压监测。

血管活性药物的给药方法,目前推荐的是"滴定式"量化给药方法。它是在连续的、动态的、定量的血流动力学监测基础上,制定一个比较固定的模式和精确、恒定的用药量,最终达到治疗指标,这样可大大提高治疗的准确性。

要达到"滴定式"量化治疗的目的,应注意:要达到这样的精确量,需要微量注射泵进行药物的输注,微量注射系的精确度一般是 0.1~99.9 m/h,所用注射器一般选用 50 ml。

(六)其他方面

早期识别创伤性凝血病非常重要,因其常与不良预后有关,需尽快予以纠正。推荐使用标准的实验室凝血指标和(或)血栓弹力图制定目标化策略指导复苏。创伤失血性休克患者常伴有低体温表现,应尽量保温,减少热量的丢失。常规进行疼痛评估,对于存在严重疼痛的患者,建议给予镇痛药物。阻断炎症反应需贯穿整个治疗过程,从而保护内皮细胞,降低血管通透性,改善微循环。

第四节　高原创伤与急性呼吸窘迫综合征

急性呼吸窘迫综合征(acute respiratory distress syndrome,ARDS)是各种肺内或肺外原因(如严重感染、创伤、休克及烧伤等)导致肺毛细血管内皮细胞和肺泡上皮细胞损伤引起弥漫性肺间质及肺泡水肿,以进行性低氧血症、呼吸窘迫为特征的临床综合征,X 射线胸片呈现斑片状阴影为其影像学特征;肺容积减少、肺顺应性下降和严重的通气血流比例失调为病理生理特征。虽然近年来对ARDS认识不断深入，诊断治疗手段明显进步，病死率仍居高不下，重度ARDS患者病死率高达40%。高原低氧作为发病原因或诱因，发生在高原地区的ARDS呼吸窘迫的严重程度、肺水的渗出、低氧血症均较平原地区明显严重，这与慢性低氧或急性缺氧导致的病理生理有关。

一、高原创伤后急性呼吸窘迫综合征定义与诊断

（一）高原急性呼吸窘迫综合征定义

ARDS是发生于严重感染、休克、严重创伤及胰腺炎等疾病过程，由于毛细血管内皮细胞和肺泡上皮细胞损伤引起弥漫性肺间质及肺泡水肿，以进行性低氧血症、呼吸窘迫为特征的临床综合征。高原肺水肿（high-altitude pulmonary edema，HAPE）是人体急剧进入海拔≥3 000 m以上地区，以低氧血症为主线，临床上以咳嗽、咳痰、呼吸困难、心悸、胸闷、肺水肿、低氧血症为主要表现的呼吸衰竭，严重时会出现急性呼吸窘迫综合征。从病因来看，HAPE与ARDS是2种不同疾病，HAPE是高原特发病，主要由严重缺氧所致，是肺型的急性重症高原病（ASHAD或SAMS），ARDS是由严重的创伤、感染、休克、中毒等多种病因使肺成为受损的靶器官而继发的一种呼吸衰竭综合征。但是，许多观察注意到HAPE非常相似于发生于高原地区的ARDS，而这种临床征象的相似性必然存着相近的病理生理基础。可以说，HAPE与ARDS是高原急性危重病中最引人注目的一对疾病，因此，在高原ARDS诊断中，应当将高原低氧添加为ARDS的发病原因及诱因。

（二）高原急性呼吸窘迫综合征诊断标准

自1967年首次描述ARDS以来，ARDS的定义及诊断标准几经变迁，但没有统一的诊断标准，导致发病率及病死率可比性较差。1992年美国胸科学会和欧洲危重病学会召开联席会议（American-European Consensus Conference Committee，AECC），提出急性肺损伤（acute lung injury，ALI）和ARDS诊断标准。ALI的诊断标准为：①急性起病；②动脉PaO_2/FiO_2≤300（不论是否使用呼气末正压通气）；③X射线胸片示双肺浸润影；④肺动脉楔压（PAWP）≤18 mmHg或无左心房高压的临床证据。ARDS的诊断标准除PaO_2/FiO_2≤200外，其余与ALI相同，简单明了，临床上广泛应用。

随着对ARDS认识的不断进步，AECC的标准暴露出ARDS诊断标准的重要缺陷，如诊断缺乏对急性起病时间的界定，没有考虑呼气末正压（positive end-expiratory pressure，PEEP）对氧合的影响等。为此，欧洲重症医学会2012年提出ARDS的柏林标准，对ARDS诊断标准进行了修订，并对ARDS的严重程度进行轻、中、重度分级（表19-4），提出了分层诊断的概念，不再使用ALI的诊断。

表19-4　ARDS柏林诊断标准

柏林标准	ARDS		
	轻度	中度	重度
起病时间	1周之内急性起病的已知损伤或者新发的呼吸系统症状		
低氧血症	PaO_2/FiO_2：201～300 并且 PEEP≥5 cmH₂O	PaO_2/FiO_2≤200 并且 PEEP≥5 cmH₂O	PaO_2/FiO_2≤100 并且 PEEP≥10 cmH₂O
肺水肿来源	不能被心功能不全或液体过负荷解释的呼吸衰竭**		
X射线胸片	双侧浸润影*	双侧浸润影*	至少累积3个象限的浸润影*
其他生理学紊乱	无	无	Vet_{Corr}>10 L/min 或 C_{RS}<40 ml/cmH₂O

注：*通过专业影像学培训，不能被胸腔积液、结节、肿块、肺叶塌陷所完全解释。

**如果没有危险因素，需要客观指标的评估。

Vet_{Corr}为$Vet×PaCO_2/40$。Vet为呼出潮气量，C_{RS}为呼吸系统顺应性。

柏林标准将 ARDS 依据氧合指数分为轻、中及重度,并且去除了急性肺损伤的诊断标准,研究显示临床分级和血管外肺水、肺血管通透性有很好的相关性,反映 ARDS 严重程度、影像学特征在 ARDS 诊断中起着举足轻重的作用,但是 X 射线胸片的异常会受患者体位及读片者影像学知识和经验等影响。一项临床研究组织了 21 名重症专家,判断 ARDS 患者 X 射线胸片是否符合欧美 ARDS 联席会议制定的 ARDS 诊断标准。结果显示专家们诊断的准确率为 36%~71%,他们诊断结论的一致率仅为 55%。因此,在未来的 ARDS 标准中,对于胸部影像学的定义应该尽量详尽。另外,应用肺部 CT 可能较传统 X 射线胸片获得更多的病变信息,更有利于准确地判断肺部损害。将胸部 CT 用于 ARDS 病理生理改变的评估,有可能成为新标准中不可或缺的一项。随着 ARDS 基因诊断的飞速发展,以及对疾病分子生物学机制的逐步认识,未来 ARDS 诊断必将引入生物标记物。合适的生物标记物对于 ARDS 早期识别、诊断、严重程度的分类都将起到关键作用。现有研究表明,肺泡灌洗液中 IL-8、血清脂多糖结合蛋白都能作为判断 ARDS 的指标。除此之外,Determann 等研究发现 ARDS 患者血浆中克拉拉细胞蛋白(16 kDa Clara cell protein, CC16)水平显著高于无 ARDS 患者,进一步分析发现,如果将血浆 CC16≥18 ng/ml 作为诊断 ARDS 的标准,其敏感度为 80%,特异度为 92%。所以,生物标记物的引入在未来 ARDS 诊断标准中,必将占据重要地位。

病理诊断可有效评估诊断标准的准确性,是诊断的金标准。Esteban 以弥漫性肺泡损伤作为 ARDS 的病理标准,对 382 例死亡的重症患者进行研究,根据 ARDS 联席会议的诊断标准,33% 的患者符合 ARDS,进一步扩大样本的研究显示,ARDS 联席会议诊断标准的敏感度为 83%,特异性为 51%,柏林标准的敏感度为 89%,特异性为 63%。

高海拔环境因素包括低氧、高寒、高辐射、高蒸发等,可直接或间接影响全身各系统、器官和细胞分子水平的改变,成为高海拔地区 ARDS 病理生理变化的一个继发因素,脱离环境因素去评估诊断 ARDS 是不全面的。高原医学的焦点和研究主题是低氧分子生理学和低氧分子生物学,高原创伤患者在创伤及低氧低气压双重因素作用下,能更加特异地导致肺通透性增加,从而使临床症状出现更早,临床表现更重。有研究发现,在 1 500 m 以上高海拔地区,有部分人群 PaO_2 已处在氧解离曲线"S"形的陡峭部位,一旦遇到任何打击都可能使血气指标、临床症状剧烈变化,如果把这种波动性变化作为诊断 ARDS 的依据,会把一部分非 ARDS 诊断为 ARDS,扩大了诊断范围,显然,目前广泛应用的 Berlin 标准不适合高原地区。高原医学专家们通过不断的研究,目前对高原急性呼吸窘迫综合征(H-ARDS)的诊断基本达成共识,张世范等于 1999 年提出高海拔地区 ARDS 诊断标准(试行草案):①有诱发 ALI/ARDS 的病因;②急性起病可排除心源性、高原性肺水肿;③呼吸次数>30 次/min(ALI),>40 次/min(ARDS),发病迅猛、呼吸困难和窘迫、发绀显著;④胸部可听到干、湿啰音或哮鸣音(ALI)或咳大量泡沫状黏痰、粉红色液态痰(ARDS);⑤胸片示肺纹理模糊(ALI),一侧或两侧肺野片状或融合状阴影(ARDS);⑥血气指标见表 19-5。

表 19-5 不同海拔 ALI 或 ARDS 4 项血气标准参数

海拔高度/m	PaO_2		PaO_2/FiO_2		$P_{A-a}O_2/kPa$		$SaO_2/\%$	
	ALI	ARDS	ALI	ARDS	ALI	ARDS	ALI	ARDS
≥1 500,<2 260	≤6.67	≤6.00	≤33.33	≤24.00	≤0.850	≤0.800	≤0.850	≤0.800
≥2 260,<3 200	≤6.00	≤5.33	≤26.67	≤20.00	≤0.800	≤0.700	≤0.800	≤0.700
≥3 200,<4 100	≤5.33	≤4.67	≤20.00	≤13.33	≤0.700	≤0.600	≤0.700	≤0.600

注:PaO_2 为氧浓度 0.21 时的值,$P_{A-a}O_2$ 为氧浓度 1.00 时的值,1 kPa≈7.5 mmHg。

鉴于高原地区特殊的地理气候环境,吴天一等学者对高原肺水肿(high-altitude pulmonary edema, HAPE)继发 ARDS 做了系统研究,提出了高海拔地区 HAPE 并发 ARDS 的诊断标准。在海拔 4 000 m, HAPE 并发 ARDS 的诊断判定标准如下:①ARDS 通常发生在 HAPE 急性发病后 24~48 h;②胸部 X 射线出现两肺双侧浸润性阴影;③无左房压增高的征象,肺动脉楔压≤18 mmHg(1 mmHg≈0.133 kPa);④PaO_2<60 mmHg,$PaCO_2$<50 mmHg,提示低氧性呼吸衰竭已发生;⑤动脉血氧分压与吸入气氧浓度比值(PaO_2/FiO_2)为 100~150。

这一标准已在美国科学杂志临床诊断与实验学发表[(J Med Lab Diag,2012(7):18-23)],获得国际认可。

高海拔地区ARDS诊断标准的推出,对于高海拔地区ARDS的及时诊断及精准治疗起到了极大的推进作用,具有重要的学术价值。

高原与平原ARDS在诊断方面最大的差异在氧合指数,平原ARDS的氧合指数显然不适合不同海拔的氧合指数,为了便于与平原氧合指数的对比分析,高原ARDS氧合指数与平原氧合指数在诊断方面形成均质性,血气分析测定高原氧和指数必须根据不同海平面及大气压进行校正。不同海拔平面氧合指数的校正公式如下:在标准大气条件下海平面的气压为101.325 kPa(1 kPa≈7.5 mmHg),1标准大气压等于760 mmHg,每升高12 m,大气压下降1 mmHg。校正氧合指数=760/不同海拔气压×实际测得的氧合指数(PaO_2/FiO_2)。这就便于对不同海拔地区氧合指数的计算。

举例说明:格尔木海拔高度为2 780 m,故大气压应为760-(2 780/12)=528 mmHg。

患者(格尔木)校正氧合指数=760/528×实际测得的氧合指数(PaO_2/FiO_2)=1.44×PaO_2/FiO_2。

(三)高原急性呼吸窘迫综合征发病率及病死率

目前没有文献报道高原ARDS发病率和病死率,由于低氧原发及继发打击,ARDS发病率肯定较平原地区为高。目前仍缺乏中国ARDS的流行病学资料,近10年来欧洲ARDS的发病率基本维持在(5.0~7.2)/10万之间,低于美国ARDS的发病率(33.8/10万)。早年ARDS病死率从70%逐渐下降到40%,近10年来即使ARDS治疗取得较大进展,病死率仍然维持在40%左右。

ARDS病因不同,发病率也明显不同。导致ARDS的危险因素可以分为直接肺损伤(肺源性)因素和间接肺损伤(肺外源性)因素。直接肺损伤中肺部感染是最常见的ARDS危险因素,误吸、肺外伤次之;间接肺损伤中非肺源性的全身性感染最多见;严重感染时ARDS发生率为25%~50%,大量输血可达40%,多发性创伤时为11%~25%,严重误吸的ARDS患病率也可达9%~26%。若同时具有2种或3种危险因素,ARDS发病率显著升高。危险因素暴露时间越长,ARDS发生率就越高,危险因素持续24 h、48 h及72 h,ARDS患病率分别为76%、85%和93%。

二、高原创伤后急性呼吸窘迫综合征发病机制

高原严重创伤后因严重休克、大出血、呼吸功能严重障碍而死亡。即使是早期处理及时得当,在后来亦可发生严重并发症,尤其严重的是并发ARDS及多脏器功能障碍综合征(MODS)。在高原地区,多发伤导致的ARDS及MODS有与平原地区不同的发病率、发病过程及发病机制。创伤后炎症细胞的激活是ARDS的启动因素,炎症细胞可聚集黏附在肺血管内皮细胞表面,通过炎症介质损伤内皮细胞,从而引起肺泡-毛细血管膜损伤,机体的这种生理反应过程是错综复杂的。

1.炎症细胞的聚集、活化 多形核白细胞(polymorphonuclear leukocyte,PMN)介导的肺损伤在ARDS发生发展中起着极为重要的作用。机体创伤后,肺泡巨噬细胞可产生肿瘤坏死因子(TNF)、白细胞介素(IL)-1等细胞因子,同时在肺泡局部释放大量氧自由基、蛋白溶解酶,强烈趋化PMN在肺内聚集活化,通过释放蛋白酶、氧自由基、花生四烯酸代谢产物等损伤肺泡毛细血管膜,PMN还可通过释放上述炎症介质激活补体、凝血和纤溶系统,诱发其他炎症介质的释放,产生瀑布级联反应,形成恶性循环,进一步促进和加重肺损伤。在ARDS发生和发展的过程中,PMN发挥着中心的作用。

2.炎症介质合成与释放

(1)肿瘤坏死因子:肿瘤坏死因子-α(tumor necrosis factor-α,TNF-α)是ARDS的启动因子之一,主要由单核巨噬细胞(mononuclear phagocyte)产生。TNF-α可使PMN在肺内聚集、黏附、损伤肺毛细血管内皮细胞膜,并激活PMN释放多种炎症介质,TNF-α还能抑制肺毛细血管内皮细胞膜增生,增加血管的渗透性。

(2)白细胞介素:白细胞介素(interleukin,IL)-1主要由单核巨噬细胞产生,是炎症反应的主要调节物,IL-1、IL-2和γ干扰素同时存在可显著增强PMN趋化性,IL-1还诱导单核巨噬细胞产生IL-6、IL-8等,

IL-8 是 PMN 的激活和趋化因子,是肺部 PMN 定向游走的主要化学趋化因子,可在病灶内积蓄,导致持续炎症反应效应,同时 IL-8 尚有抑制 PMN 凋亡、延长 PMN 寿命的作用,检测 IL-8 水平能够反映肺组织损伤及病变的严重程度;IL-6 可破坏毛细血管壁,使肺部炎性物渗出,因此,ARDS 患者肺部和血液中 IL-6 的含量均较高,IL-6 能够客观地反映肺组织局部的损伤程度,临床可检测外周血 IL-6 水平预测 ARDS 的严重度。

(3)氧自由基:氧自由基(oxyradical)是诱导 ARDS 的重要介质,PMN、肺泡巨噬细胞等被激活后产生呼吸暴发,释放大量氧自由基,对机体的损伤是广泛的,并可诱导粒细胞在肺内聚集,使炎症损伤扩大,加重肺组织的损伤。

(4)血小板活化因子:血小板活化因子(platelet activating factor,PAF)主要来自血小板、白细胞和血管内皮细胞,血小板受到血液循环中的致病因子刺激,在肺内滞留、聚集,并释放 TXA2、PAF 等介质,PAF 引起肺-毛细血管膜渗透性增加的机制为:PAF 可促使 PMN 在肺内聚集,释放炎症介质;PAF 作用于肺毛细血管内皮细胞受体,可使内皮细胞连接部位出现裂隙,通透性增加。

(5)花生四烯酸代谢产物:花生四烯酸(arachidonic acid,AA)代谢产物是导致 ARDS 的重要介质,经脂氧酶催化花生四烯酸转化为白三烯(leukotriene,LT)A4、B4、C4、D4 等物质,白三烯 B4 具有强大的化学驱动作用,白三烯 C4 和 D4 具有支气管平滑肌和毛细血管收缩作用,白三烯可代谢为前列环素和 TXA2,它们是引起肺损伤的重要因素。

三、高原急性呼吸窘迫综合征发病的独特性

ARDS 是多种原因导致机体炎症反应失控的结果,外源性损伤或毒素对炎症细胞的激活是 ARDS 的启动因素,炎症细胞在内皮细胞表面黏附及诱导内皮细胞损伤是导致 ARDS 的根本原因,创伤导致 ARDS 多器官功能损害的发展过程表现为 2 种极端:一种是大量炎症介质释放入血液循环,刺激炎症介质发生瀑布样级联反应,内源性抗炎介质不足以消除抵抗,结果导致 SIRS;另一种是内源性抗炎介质释放过多,对机体造成损害,机体内这种炎症反应和抗炎反应失衡的后果是炎症反应扩散和失控,使其由保护性作用转变为破坏性作用,不但损伤相邻的局部组织器官,同时对远端组织器官有打击作用,导致发生多器官功能损害及 ARDS,创伤对肺的直接打击和间接损伤均可通过炎症介质造成肺组织损伤,损伤肺泡-毛细血管膜发生 ARDS,ARDS 是 SIRS 在器官水平的表象。

高原低氧环境会加重全身炎症反应,发生在高原的 ARDS 可能有其独特的病理生理表现。从高原肺水肿基础研究来看,炎症血管反应是肺水肿、ARDS 的重要机制,血管通透性增加、血管收缩舒张失衡是 ARDS 的重要机制。而炎症介质是血管通透性增加、血管收缩舒张失衡的重要调节因素。发生在高原的 ARDS 症状较平原地区严重,可能与高原急慢性缺氧导致的肺微血管增生、肺动脉高压及炎症反应等有明确的关系。新近研究发现,缺氧性肺动脉高压小鼠肺血周围有大量炎症细胞浸润,肺组织中炎症因子(IL-1β、IL-6、MCP-1 等)表达显著增高。另外,肺血管组织中 ICAM-1、VCAM-1 和 E 选择素等细胞黏附分子表达也显著增多。我们之前在体外肺微血管内皮细胞单层-白细胞共培养模型中研究发现,缺氧显著增加白细胞与肺血管内皮细胞单层的黏附,缺氧诱导的内皮细胞 ICAM-1、整合素家族(integrin family)等细胞黏附分子(cell adhesion molecule,CAM)表达上调是黏附增多的重要机制,这种黏附在低氧引起的血小板活化因子、一氧化氮等介质的产生及内皮单层通透性增高中发挥作用。用显微镜活体观察发现,急性高原缺氧大鼠肠系膜微循环中白细胞沿壁滚动数、黏附数和与内皮细胞接触时间显著高于平原对照组。进一步在体外实验证实,低氧(1% O_2)可直接上调内皮细胞中 CAM 的转录和表达,并增强炎症细胞与内皮细胞的黏附。说明低氧可诱导内皮细胞中 CAM 基因的转录激活,增强血管内皮细胞和循环炎症细胞的相互作用。高原低氧与其他因素构成的对机体的双向打击(二次打击)以及低氧造成的生理学改变等因素的影响下,发生在高原 ARDS 症状等较平原明显加重,这可能与肺解剖学、缺氧导致的凝血功能障碍、肺血管内皮特殊功能及在严重危险因素打击下通透性增高有明确关系。

(一)肺的解剖学特点

肺既是与外界直接开放的最大空气通道,又是接受中转全身静脉血输向左心室的最大血流通道,内、

外界的有害物质和代谢产物由肺运转、处理、代谢、过滤;肺泡展开面积和肺血管内皮细胞(pulmonary vascular endothelial cell,PVEC)展开面积最大,功能最多,体内的大部病理性、病理生理性应激反应多能从 PVEC 反映出来,参与细胞间信息传递、免疫应答、炎症反应、PVEC-PMN 黏附、血管舒缩、通透性增加等多功能调节。尤其在调节凝血/纤溶系统生理平衡与病理紊乱上起关键作用,可能是引起 H-ARDS、MODS"核裂变"效应的"靶器官";缺氧-EPO 红细胞增多机制及免疫功能下降、抗原抗体复合物沉积促进了 PVEC 损失和血栓形成;缺氧 Ca^{2+}、一氧化氮合酶(nitric oxide synthase,NOS)、蛋白激酶 C(protein kinase C,PKC)等信号对肺动脉高压(pulmonary arterial hypertension,PAH)的重点研究及其对 PVEC 的损失已受到广泛关注;PVEC 对缺氧最敏感,在各脏器中损伤最早、最多、最重,缺氧激活凝血通路,抑制纤溶酶原活性是高原环境人群血液循环处于高凝状态的共同病理生理基础。

(二)缺氧可能抑制纤溶系统活性

在缺氧应激反应的过程中,除引起 PVEC 连接间隙扩展,血管通透性增加外,纤溶系统活性可能受到抑制。素有"肝素涂层"功能的血管内皮细胞(vascular endothelial cell,VEC)衬里的糖萼层由正常抗凝排斥作用转向促凝状态,由 VEC/PVEC 表达的促凝因子如组织因子(tissue factor,TF;又称凝血因子Ⅲ,factor Ⅲ)、血小板活化因子(platelet activating factor,PAF)、vWF 因子、纤溶酶原激活物抑制物-1(plasminogen activator inhibitor-1,PAI-1)的等明显上调,而尿激酶型纤溶酶原激活物(urokinase-type plasminogen activator,uPA)和组织型纤溶酶原激活物(tissue-type plasminogen activator,tPA)的 mRNA 和蛋白活性水平明显降低。存在于 VEC 的血栓调节蛋白(thrombomodulin,TM)在蛋白 C(protein C,PC)激活中起关键作用,激活的 PC 可灭活凝血因子 Ⅴa 和 Ⅷa 发挥较强的抗凝作用,缺氧条件下可引导 TM 表达抑制,也进一步增强了高凝状态。

(三)创伤、感染与缺血、缺氧对 PVEC 血栓形成和损伤有着共同的病理生理基础

大量资料表明 PVEC 损伤明显早于、重于、多于其他脏器。在高原现场综合暴露因素影响下,这种变化尤为突出,有以下佐证:张世范等在 3 480 m 高原进行了Ⅲ度烧伤 MODS 现场模型的实验观察。在随机抽样病理检查的多脏器标本中,建模后 3 h 心、肺、肾、肠、肝组织中的小血管 VEC 即显示细胞形态、质膜、附壁血栓等不同程度改变,PVEC-VEC 在各脏器损伤最早、最重、最广泛;在低氧环境下(PO_2 相当于 46 mmHg),离体培养的 PVEC、tPA 和 PAI-1 活性与正常对照组相比差异非常显著;在海拔 2 260~3 471 m高原对死于间质性肺炎的 76 例尸检资料进行了分析,发现并发肺水肿、肺出血的病例为 30 例(39.5%),与平原同类的病理变化差异显著,提示 PVEC 出现严重损伤;HAPE 合并 ARDS 的尸检资料突出表现为肺微循环广泛性血栓、纤维蛋白沉积。

(四)H-ARDS/MODS 凸显了 Mψ-PMN-PVEC 级联反应的发病机制

平原地区 ARDS/MODS 的发病机制见于脂多糖(lipopolysaccharide LPS)-巨噬细胞(macrophages,Mφ)-肿瘤坏死因子(TNF)机制,缺氧 Mψ-PMN-PVEC-TF 凝血/纤溶损伤机制在 H-ARDS/MODS 发挥重要作用。如上所述,缺氧诱导凝血活性增强的核心机制是组织因子(TF)表达增强,而单一的缺氧环境也可证实体外巨噬细胞的 TFmRNA 转录增强,还有实验证实,血中的 TF 除主要来自 Mψ 外,也可来源于 PMN 和 PVEC。PMN-PVEC 黏附损伤机制也与 Mψ 密切相关,是引起这些变化的主细胞,也是释放 TNF-α 最早出现的炎症因子,故可认为这类原发介质也可由严重缺氧诱发。研究还表明,多种炎症介质如 TNF、IL 以及 ICAM-1 等存在 NF-κB 的结合位点。以缺氧或活性氧为原发应激原可直接损伤细胞的大分子包括 DNA、蛋白、脂肪、调节细胞内信号转导,如 NF-κB 传导途径的基因表达,无论有无 LPS 的参与都可引起 PMN、NF-κB 表达的升高。因此,高原缺氧可以作为一个特殊因素,激活 PMN-PVEC 黏附。

严重缺氧不仅导致高原肺水肿以及 ARDS,HAPE、ARDS 可能是严重缺氧后最早表现出来的受损器官,众所周知,缺氧的损害是多系统、多器官的。如急性胃黏膜损害(acute gastro-mucosu lessions,AGML)和急性胃肠道出血症(gastrointestinal tract bleeding,GB)是另一种常见的临床表现;高原红细胞增多症(high altitude polycythemia,HAPC),虽然系慢性高原病范畴,但其对微循环组织血流灌注、血液流变学、凝血机制等都产生主要影响;对缺氧性胃肠道黏膜屏障性损害、胃肠道溃疡、出血等尤为重要。缺氧致凝血系统紊乱、血小板减少、DIC 与感染性/脓毒症休克所致的凝血紊乱一样,都是 MODS 中一个最重的系统

损害,引起人们的普遍重视。

值得指出的是,严重缺血、缺氧或活性氧打击模式作为非感染性非 LPS 机制也可直接刺激粒细胞使之处于预激状态。Ricardo 通过出血性休克大鼠 ALI 模型观察了细胞间黏附分子-1(intercellular adhesion molecule-1,ICAM-1)与 PMN 黏附的关系,认为组织低灌注后血流中的许多毒性物质激活 PMN-PVEC 介导性损伤。Yasushi 等通过 PMN 细胞培养流式细胞仪技术首次建立了量化白细胞核内 NF-κB 表达活性模型,并量化观察了 LPS-PMN、NF-κB 活性和氧化 PMN-NF-κB 活性,结果提示在 SIRS 的例案中无论有无 LPS 的因素的参与,均可使 NF-κB 表达量增高。进一步的研究证实,PMN-PVEC 在缺氧下诱导血栓激活凝血通路,抑制纤溶酶原活性的复杂分子机制,而所有这些不仅突出表现在高原肺损伤模型研究和临床研究上,也表现在 HAPE 的多种出凝血紊乱上,反映出急性高原病与 SIRS 某些相似的病理生理机制。

从上述发病机制来看,单一缺氧打击就可发生高原 ARDS,如果再经历创伤、感染、休克等叠加氧因素的打击,病理生理改变显得尤为复杂,临床症状较单一因素打击更为严重,治疗更复杂,形成缺氧致 ARDS,创伤等会加重或再次打击机体,ARDS 更加严重,又会加重低氧血症、全身感染。形成以低氧为核心的恶性循环,加重机体器官功能损害,出现 MODS。

四、高原急性呼吸窘迫综合征的病理生理

ARDS 肺组织形态学呈现非均一性的特征,且与疾病的严重程度和预后相关。靠近重力依赖区肺泡的塌陷和不张是 ARDS 重要的病理改变,也是导致顽固性低氧血症的主要原因。肺泡大量塌陷是 ARDS 病理生理改变的基础。在病理生理学表现为肺容积减少、肺顺应性降低和肺通气血流比例失调。

(一)肺容积减少

ARDS 患者早期就有肺容积减少,表现为肺总量、肺活量、潮气量和功能残气量(functional residual capacity,FRC)明显低于正常,其中以 FRC 减少最为明显。严重 ARDS 患者实际参与通气的肺泡可能仅占正常肺泡的 1/3。因此,ARDS 的肺也称为小肺(small lung)或婴儿肺(baby lung)。

(二)肺顺应性降低

肺顺应性降低是 ARDS 的特征之一。主要与肺泡表面活性物质减少引起的表面张力增高和肺不张、肺水肿导致的肺容积减少有关。表现为肺泡压力-容积曲线(pressure-volume curve of lung,P-V)呈现"S"形改变,即机械通气时需要较高的气道压力,才能达到所需要的压力潮气量。

(三)通气血流比例失调

通气血流比例(ventilation perfusion ratio,V/Q)失调是导致 ARDS 氧合下降和 $PaCO_2$ 异常的主要原因。其主要机制包括通气血流比例降低、真性分流和通气血流比例升高。间质肺水肿压迫小气道、小气道痉挛收缩和表面活性物质减少均导致肺泡部分萎陷,使相应肺单位通气不足,引起局部肺单位只有血流而无通气,即真性分流或解剖样分流。V/Q>0.8 的无效腔(死腔)样通气同样存在,无效腔增加与 ARDS 病死率呈正相关。ARDS 患者肺微血管痉挛或狭窄、广泛肺栓塞、血栓形成等引起部分肺单位周围的毛细血管血流量明显减少甚至中断,过大的气道压导致原正常通气区出现部分肺泡过度膨胀,均可引起无效腔样通气,导致 V/Q 失调。无效腔分数与患者病情严重程度和预后相关,重度 ARDS 患者无效腔分数可高达 60%。

(四)肺循环改变

1. 肺毛细血管通透性明显增加　由于大量炎症介质释放及肺泡内皮细胞、上皮细胞受损,肺毛细血管通透性明显增加。通透性增高性肺水肿是 ARDS 主要的肺循环改变,也是 ARDS 病理生理改变的特征。

2. 肺动脉高压　ARDS 患者常合并肺动脉高压。低氧血症是导致 ARDS 早期肺动脉高压的主要原因,同时肺泡塌陷、肺容积减少或局部肺过度膨胀可导致肺泡外血管压迫或肺泡血管压迫,使总的肺血管阻力(pulmonary vascular resistance,PVR)增加,以及缩血管物质(TXA2、TNF-α 等)引起肺动脉痉挛以及

一氧化氮生成减少均是肺动脉高压原因。高原低氧本身导致的生理性肺动脉高压在高原 ARDS 发病中可能扮演着非常重要的作用。

(1) 缺氧性肺动脉高压：急性缺氧可致肺动脉压 (pulmonary artery pressure, PAP) 升高，缺氧解除后 PAP 迅速恢复正常。1964 年 Von Euler 和 Liljestrand 于猫首先观察到急性缺氧引起的 PAP 升高现象。慢性缺氧 (持续性缺氧或间断性缺氧) 可致 PAP 长期维持于高水平，称之为缺氧性肺动脉高压 (hypoxic pulmonary hypertension, HPH)。

(2) 缺氧性肺动脉高压对机体的影响：缺氧可引起肺血管收缩，血流阻力增大，从而引起 PAP 升高。不论是肺泡气氧分压降低，还是肺动脉或肺静脉血氧分压降低，均可引起肺血管收缩，而以肺泡气氧分压降低引起的肺血管收缩效果最有效。肺血管收缩的部位主要发生在肺毛细血管之前，即发生在肺动脉，尤其是中小动脉。长时间持续缺氧或间断缺氧，均可使肺动脉压长期维持于较高水平。较为持久的肺动脉高压还伴有肺血管壁的结构改建 (remodeling)。肺血管壁发生结构改建时，血管壁增厚，管腔狭窄，导致 PAP 进一步升高。在 HPH 形成的早期阶段，肺血管收缩是主要因素，其后来，肺血管壁结构改建也参与其中。肺动脉高压除上述原因外，还与肺小动脉平滑肌增生和非肌性动脉演变为肌性动脉等结果性改变有关。

缺氧除可导致肺血管收缩外，还可引起循环系统和血液系统的功能改变，如心率加快、搏出量和 CO 改变。慢性缺氧还可引起红细胞增多等。这些因素都可对 PAP 产生一定影响，但并非缺氧性 PAP 升高的主要原因。

(3) 高原 ARDS 时对机体左右心的影响：ARDS 时缺氧性肺血管收缩、血管收缩因子释放、间质水肿压迫血管、血管重塑及血栓栓塞等病理生理机制，可导致肺血管阻力升高，肺动脉高压会增加右心后负荷，进一步损伤右心功能，最终导致右心衰竭。ARDS 的多项研究显示，20%～25% 的 ARDS 患者合并急性肺心病 (acute cor pulmonale, ACP)。高原生理性肺动脉高压叠加病理性肺动脉高压，可能使右心功能损害较平原更加严重。急性右心功能损害一方面使左心室前负荷减少，另一方面右心室的容积或压力升高均通过室间隔传递给左心室，从而影响左心室的射血，出现左心功能障碍，进一步发展可导致全心功能的损害。这些病理生理的特殊改变，直接影响高原 ARDS 的治疗策略。

五、高原急性呼吸窘迫综合征监测

(一) 血流动力学监测

1. **肺动脉漂浮导管** 肺动脉漂浮导管 (Swan-Ganz) 用于对血流动力学的监测，可获得 3 个方面的参数：压力参数 (肺动脉压、右房压、肺动脉楔压)、流量参数 (心输出量)、氧代谢参数。ARDS 患者肺循环的特点是肺动脉高压伴肺动脉楔压正常，ARDS 时肺泡大量塌陷导致功能残气量明显降低及肺循环阻力增加，参与肺动脉高压的发生，肺泡塌陷导致局部单位处于低氧状态，诱发低氧性缩血管反应而加重肺动脉高压，大量缩血管炎症介质可能是导致肺动脉高压的主要原因。肺动脉楔压是评估肺毛细血管静水压和左心室前负荷的一项重要指标，肺毛细血管压反映肺毛细血管的静水压力，能够更好地指导肺水肿的管理，通过 Swan-Ganz 可以间接测得肺毛细血管压，有研究通过对 ARDS 肺毛细血管压测量显示，ARDS 时肺动脉和肺静脉的阻力可能都明显升高。对高海拔地区 ARDS 患者应用 Swan-Ganz 监测发现，治疗前肺动脉压及肺动脉楔压均有升高，随着病情的改善肺动脉压及肺动脉楔压明显降低。

2. **脉搏指示连续心输出量监测** 脉搏指示连续心输出量 (pulse indicator continuous cardiac output, PiCCO) 监测是临床应用的一种微创血流动力学监测方法，其容量性指标相对于传统压力性指标，能更准确地反映心脏前负荷和肺水，更有效地指导液体管理，心血管顺应性、胸腔内压、瓣膜反流对其无明显影响，通过 PiCCO 动态监测，以其反馈的信息为基础对患者加强液体管理，可有效改善氧合。血管外肺水 (extravascular lung water, EVLW) 由细胞内液、肺泡内液和肺间质液组成，目前临床上采用 PiCCO 技术监测血管外肺水的变化，EVLW 中细胞内液变化较少，而肺泡内液和肺间质液会随着肺水肿的发展发生明显的变化，因此，ARDS 患者监测 EVLW 具有重要的临床意义，EVLW 能较好地反映肺水肿的严重程度和预后,优于传统的PAWP,是评价危重患者病死率的独立而可靠的因素。对高海拔地区ARDS进行PiCCO监测显示,治疗前EVLW明显增加,随着病情改善EVLW明显降低($P<0.01$)。

(二)氧代谢监测

氧在机体内的运输和代谢改变在极大程度上反映了疾病的发生发展过程,随着血流动力学的发展,血氧也逐渐成为重要的监测指标。组织器官功能的维持需要不断地供氧,这些氧来自于氧输送(oxygen delivery,DO_2),机体组织细胞摄取利用的氧是耗氧量(oxygen uptake,VO_2),机体的DO_2与VO_2的相互关系为双向性,可应用这种关系指导治疗。当氧耗量呈氧输送依赖性时,组织缺氧存在,如需纠正缺氧,就要提高氧输送,保持氧输送在临界值水平以上,但正常状态与疾病时的临界值是有差异的,所以Shoemaker提出应将氧输送提高到高于正常水平。静脉血氧饱和度作为氧代谢过程中的下游指标,监测其变化可以较早发现血流动力学的改变,如组织代谢不变,呼吸功能稳定,静脉血氧饱和度下降提示心输出量减少,如循环功能稳定,静脉血氧饱和度下降提示呼吸功能改变,临床上有很好的指导意义。胃肠道黏膜pH值监测可反映局部组织代谢,如与血流动力学监测联合应用,可以明确地起到监测互补的作用,不仅可以部分避免氧输送和氧耗相关性在临床应用中的局限性,而且更明确地将组织缺氧具体应用于临床。

越来越多的研究表明,氧代谢参数是预测患者预后较为可靠的指标,但是目前临床上尚缺乏实用的直接评价组织氧合方法,目前的一些参数间接监测危重患者的氧代谢情况,预测疾病的严重度,评估预后,指导治疗,随着监测技术的不断完善和应用,氧代谢有望能更好地在临床应用于危重患者。

(三)ARDS呼吸力学监测

1. 气道压力的监测　容积伤和压力伤是导致ARDS出现呼吸机相关肺损伤的主要病理生理机制,因此在小潮气量通气的基础上,要尽可能地控制肺泡压,气道压力的监测就十分重要。一般将气道平台压控制在30 cmH_2O以内,有利于防止呼吸机相关性肺炎(ventilatory induced lung injury,VILI)的发生。

结合平台压设置ARDS患者潮气量更为合理。气道平台压能客观地反映肺泡内压,控制平台压有可能更好地控制肺泡过度膨胀,防止VILI的发生。目前认为即便是已经使用6 ml/kg的小潮气量,若平台压仍在28~30 cmH_2O及以上,则需要考虑进一步降低潮气量。Terragni等研究将部分重症ARDS患者的潮气量进一步降低至4 ml/kg左右、平台压控制在25~28 cmH_2O时,肺部炎症反应进一步减轻,肺损伤均明显减轻。可见,结合平台压设置潮气量可能更为客观,重症ARDS患者可能需要更小的潮气量。不可否认,潮气量进一步降低后,高碳酸血症常常是临床医师面临的难题,床边合体外膜氧合(extracorporeal membrane oxygenation,ECMO)支持疗法和小型ECMO(mini-ECMO)能有效清除二氧化碳,使高碳酸血症不再成为限制小潮气量实施的障碍。

2. 顺应性监测　ARDS机械通气时,监测顺应性对于明确病因和指导机械通气有重要意义。

(1)容量控制通气时顺应性监测:利用呼吸机的吸气屏气功能,在屏气时气道内没有气体流动,不产生阻力,平台压完全用于克服肺的弹性阻力,顺应性可用以下公式计算:

$$总静态顺应性 = 潮气量/(平台压 - PEEP - 内源性PEEP)$$

$$总动态顺应性 = 潮气量/(气道峰压 - PEEP - 内源性PEEP)$$

肺泡压力-容积曲线(pressure-volume curve of lung,P-V)的斜率也可监测ARDS顺应性、静态P-V吸气末对应的压力为平台压、动态P-V吸气末对应的压力为气道峰压。P-V斜率减小提示顺应性降低,斜率增大提示顺应性增加(图19-3、图19-4)。

容量控制通气时,监测呼吸波形可以反映ARDS顺应性的变化。图19-5中,从A到C顺应性逐渐降低,流速-时间波形表现为呼气支的坡度变陡直,压力-时间波形显示平台压增高,而容积-时间波形无明显变化。

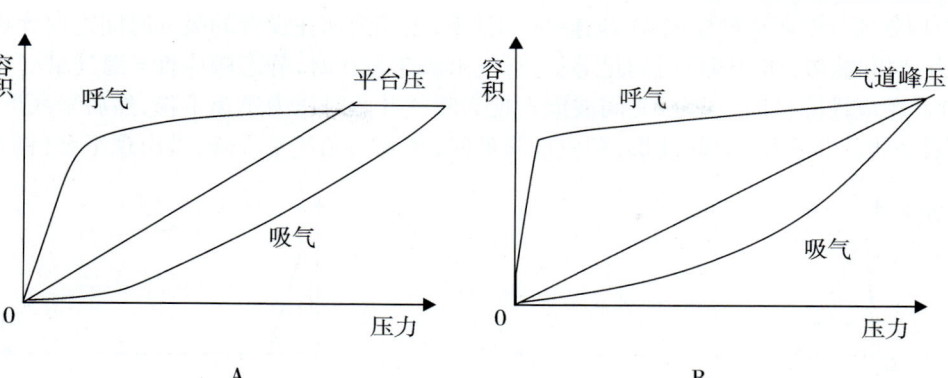

A. 静态 P-V；B. 动态 P-V。

图 19-3　容量控制通气时 P-V(1)

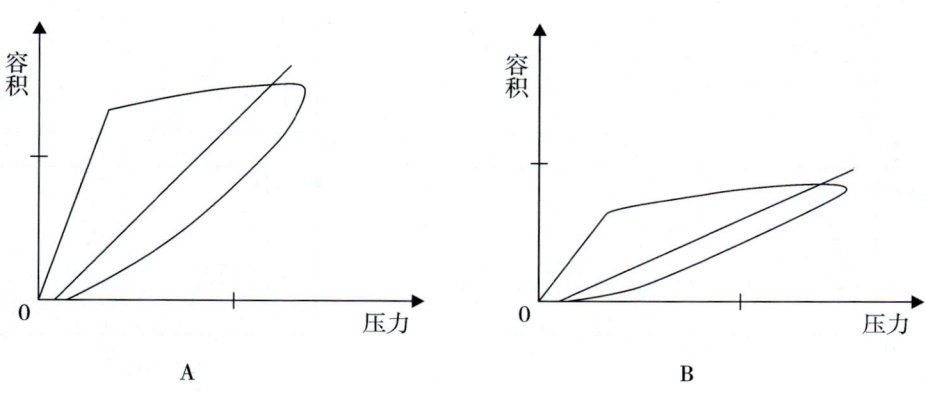

A. 顺应性正常；B. 顺应性降低。

图 19-4　容量控制通气时 P-V(2)

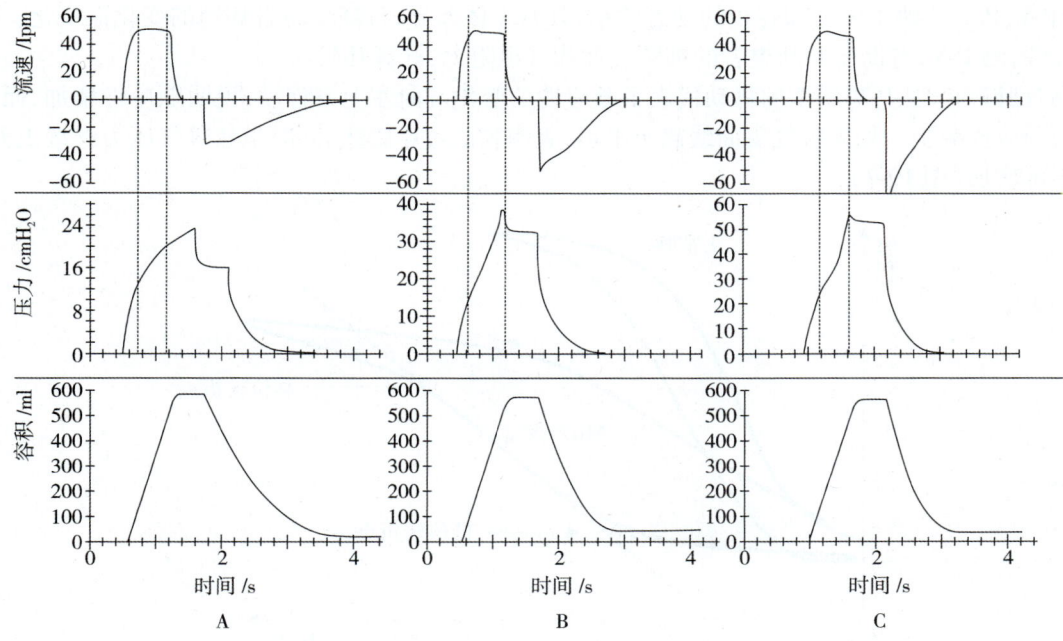

A. 顺应性正常；B 和 C. 顺应性降低。

图 19-5　容量控制通气顺应性改变时的呼吸波形变化

（2）压力控制通气时顺应性监测：①流速-时间波形，吸气流速在设置的吸气时间之前到 0，提示顺应性降低。②压力-时间波形，如果吸气时间足够长，吸气末流速为 0 时，静态顺应性=潮气量/(呼吸机设置的压力-PEEP)。顺应性降低时，压力-时间波形表现为呼气开始时压力迅速下降，然后呈线形回到基线，而不是逐渐回到基线。③容积-时间波形，顺应性降低时，表现为潮气量下降，可出现平台(图 19-6)。

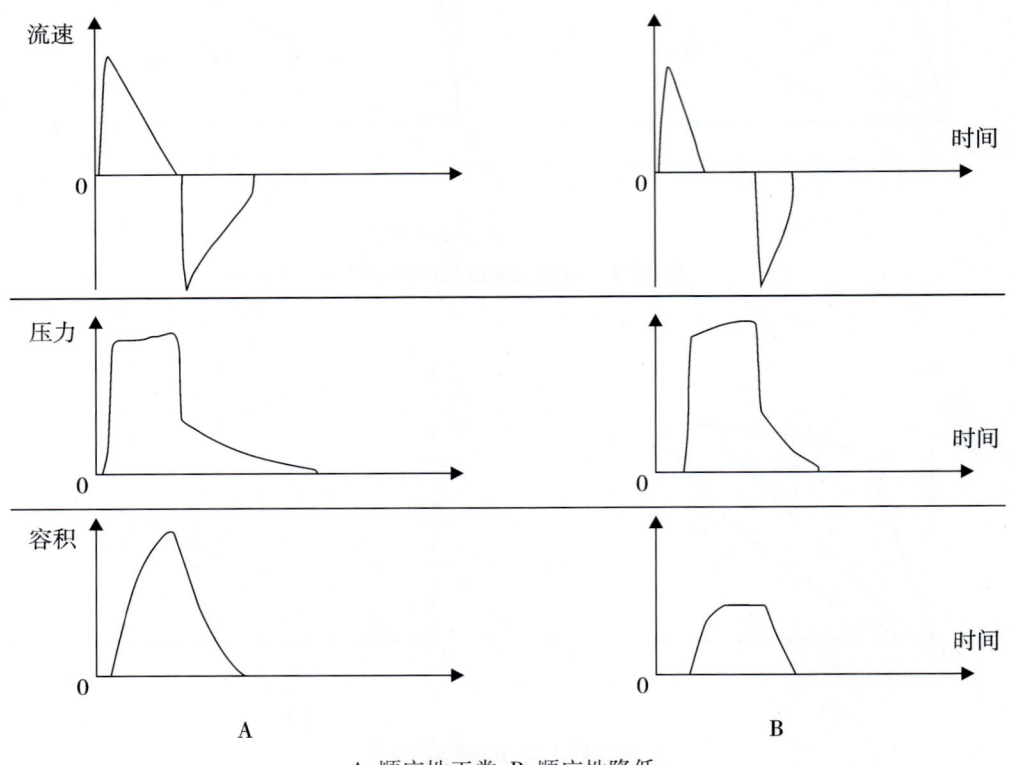

A.顺应性正常；B.顺应性降低。

图 19-6　压力控制通气顺应性改变时的呼吸波形变化

（3）P-V：P-V 反映了压力和容积的动态关系，具有个体差异，且随着患者病情的变化而变化。机械通气时，动态监测 P-V，有助于判断患者的肺顺应性和气道阻力，计算呼吸功。

1）估计肺顺应性：P-V 斜率的移动代表了顺应性的变化。向左上方移动，说明顺应性增加，而向右下移动则为顺应性减少。如果吸气支曲线趋于平坦，表明肺已过度膨胀，此时虽然吸气压力继续上升，但潮气量并不再增加(图 19-7)。

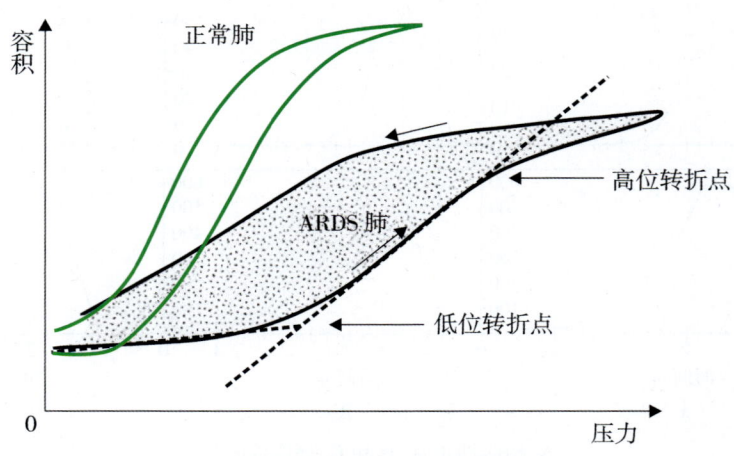

图 19-7　正常肺与 ARDS 肺的顺应性

2）判断呼吸阻力：静态 P-V 可反映弹性阻力，动态 P-V 可反映非弹性阻力。如果曲线的呼气支呈球形，且其斜率向右下移动，说明呼吸道阻力增加（图19-8）。

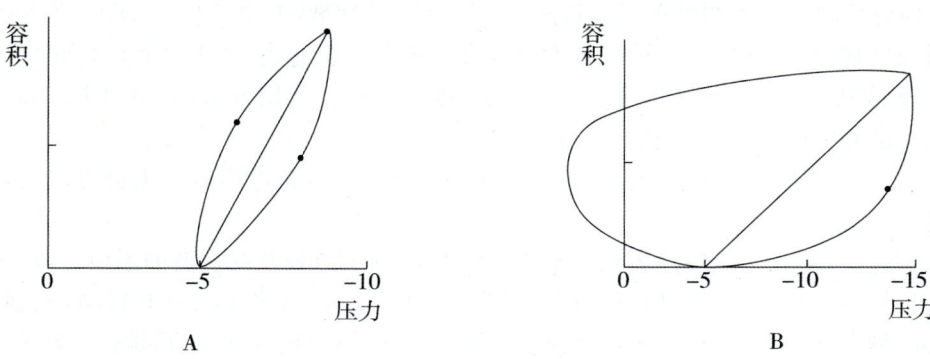

A. 正常 P-V；B. 阻力增加顺应性下降的 P-V。

图 19-8　P-V 判断呼吸阻力

3）低位和高位转折点：P-V 的吸气支呈"S"形，在低肺容积和高肺容积处分别有一转折点，称为低位转折点和高位转折点，是顺应性的变化点，图19-9。低位转折点表示大部分肺泡开放时对应的压力和容积，高位转折点的出现提示肺泡有过度扩张可能。

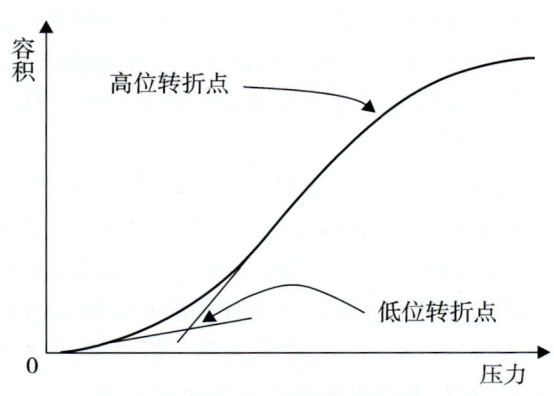

图 19-9　P-V 的低位和高位转折点

低位和高位转折点的判断有助于 ARDS 机械通气时的参数设置，主要有以下几种判断方法：①目测法。目测低位和高位转折点及其对应的压力和容积。该方法科学性较差，但非常实用，简便易行。②双向直线回归法。将 P-V 吸气支的数据转换到 Excel 软件，向前和向后做双向直线回归，相关系数乘积最大的一组数据即为低位转折点。该方法较科学，但不如目测法简单易行。③顺应性比值法。以 P-V 20%容积的顺应性与前80%容积的顺应性比值，判断高位转折点是否存在。比值小于0.8认为存在高位转折点。

（4）监测顺应性的意义：①监测病情变化；②判断肺疾患的严重性；③观察治疗效果；④判断是否可以停用呼吸机，顺应性<25 ml/cmH$_2$O 时，不能撤机。

3. 血管外肺水监测

（1）单指示剂热稀释法（有创法）：主要由 PiCCO 技术测得。计算单一冷指示剂 EVLW 的函数公式为：

$$EVLW = ITTV - ITBV$$

其中，ITTV（intrathoracic thermal volume，ITTV）为胸内热容量，ITBV（intrathoracic blood volume，ITBV）

为胸腔内血容量。

EVLWI>7 ml/kg 明确诊断存在肺水肿(pulmonary edema,PE)。

EVLW 能较好反映肺水肿的严重程度和预后,优于传统的 PAWP 和 CVP。Sakka 等对 373 例危重病患者回顾性研究发现,高 EVLW 患者的病死率显著高于低 EVLW 患者,当 EVLW>15 ml/kg 时,65% 患者死亡。EVLW 较低的患者,存活率相对较高。同急性生理与慢性健康评分(APACHE)一样,EVLW 是评价重症患者病死的独立而可靠的因素。

(2) 无创法:除常用的 X 射线胸片法外,近年来,CT、阻抗法、超声检查等无创方法逐渐应用于临床 EVLW 的监测。

1) X 射线胸片法:胸片是比较经典和最常用、最方便的判断 PE 及其演变的手段。PE 典型的 X 射线表现是肺血管扩张、淤血、肺纹理增加;在间质性 PE 可形成 Kerley A 和 Kerley B 线,肺泡型 PE 则表现为以肺门为中心的蝴蝶状阴影。但是,胸片受很多因素的影响,如胸腔内渗处的影响,床旁拍摄 X 射线片技术方面的限制,只能定性判断;而且只有血管外肺水达到一定程度才能发现,相对滞后于临床,在 PE 早期,胸部 X 射线可以无明显异常。另外,胸片判断与临床医师的经验等有关,主观差异非常大。

2) X 射线计算机体层摄影(X-ray computed tomography,CT):CT 具有敏感、无创伤等优点,CT 成像彻底消除了常规 X 射线技术不分层、影像重叠的固有缺点,它显示的是人体横断面解剖学的分布图像,因而有助于三维图像分析,提高诊断效能。各种不同密度组织(如空气、水)的 X 射线衰减系数(CT 值)不一样,CT 能检测出肺密度变化。根据每单位容积里的 CT 值可以定量估价肺组织中的水分含量。研究显示,肺内水容量与 CT 值具有良好的相关性。CT 可以鉴别不同类型的 PE,高静水压型 PE 肺门部密度增高,而高通透性 PE 则表现为小叶外周部密度增加。胸部 CT 已成为临床最主要的判断肺水的方法,因有较好的高分辨能力,易辨别胸腔积液等病变。缺点是床旁检查不方便。目前,床旁移动 CT 的技术推广能较好地解决这一困难,具有很好的应用前景。

3) 电生物阻抗法:电生物阻抗法是无创测量 EVLW 的新技术。利用体内各组织导电性能的不同,探测体内各成分的阻抗,再将所得资料输入微电脑运算,交叉比对即可换算出受测者的脂肪、水等成分含量。测定方法是分别将电极放置于前额、左膝下、两侧颈根部、胸部剑突水平、左右腋中线。测出颈围(颈根部放置电极的周径)、胸围(胸部放置电极的周径)、胸长(颈部电极至胸部电极的垂直距离),将以上的数据和血细胞比容、体重、身高、心率、收缩压以及舒张压输入监测仪,所有电极连于生物阻抗计算机上,给予 2.5 mA 电流,频率为 70 kHz,通过电阻率测定获得相应的结果。

4) 超声检查:近期研究表明,胸部超声检查可以用于监测肺间质水肿的情况。正常超声图像是由大致水平的平行线组成,当超声遇到声阻抗较大的物体时,就会发生反射现象,产生回声。而肺水声阻抗较大,使得肺间质水肿的超声图像大致为垂直的平行线组成。方法是将探头定位于胸部,在 PE 的患者可以发现"彗尾"图像,这个图像是从水肿肺的叶间裂呈放射状展开的多个"彗尾"所形成的回声图像,为监测 EVLW 提供了有用的信息。超声有助于 ARDS 的诊断和鉴别诊断,国际肺超声推荐意见推荐下述征象提示 ARDS 的诊断,有助于鉴别心源性肺水肿和 ARDS:前壁的胸膜下实变;肺滑动征减弱或消失;存在正常的肺实质;胸膜线异常征象;非均齐的 B 线分布。还有助于评估 ARDS 肺复张效果,指导呼气末正压的选择,除能对肺部病变做出诊断外,还能评价心脏及膈肌的功能,有助于 ARDS 治疗过程中相应部位的功能评估和保护,指导脱机。

六、高原急性呼吸窘迫综合征治疗

ARDS 是一种严重的呼吸窘迫综合征,它是由多种病因导致的,是机体过度炎症反应的结果,主要表现为严重的呼吸困难,低氧血症,严重时会发展为 MODS,因此,去除病因是根本治疗。高原 ARDS 因其炎症反应较重、毛细血管渗漏明显,控制肺部乃至全身炎症反应,减轻毛细血管渗漏就显得越为重要。其主要病因有严重感染、创伤、休克等,在高原,缺氧既是 ARDS 的病因也是其诱因。因此,ARDS 的治疗应当包括抗感染等病因治疗、减轻炎症反应、呼吸支持等综合治疗。

（一）病因治疗

ARDS 病因有两类：直接或原发性肺损伤；间接或继发性肺外损伤。

1. 直接原因　①细菌或病毒性肺炎；②肺组织损伤；③误吸（胃内容物），烟雾吸入；④淹溺；⑤过度的机械通气，呼吸机相关性肺损伤。

2. 间接原因　①脓毒血症；②输血；③严重创伤；④低血容量性休克；⑤缺血再灌注损伤；⑥急性胰腺炎；⑦药物中毒。

早期诊断原发病并进行有效的干预可能对 ARDS 治疗与康复有较大改善作用。

（二）控制全身炎症反应

1. 糖皮质激素　炎症反应是 ARDS 发生和发展的重要机制，研究显示，血浆和肺泡灌洗液中的炎症因子浓度升高与 ARDS 病死率呈正相关。长期以来大量的研究试图用糖皮质激素（glucocorticoid，GC）控制炎症反应，预防和治疗 ARDS，早期的 3 项多中心随机对照试验研究观察了大量糖皮质激素对 ARDS 的预防和早期治疗作用，结果糖皮质激素既不能预防 ARDS 的发生，也没有明显的治疗作用。持续的过度炎症反应和肺纤维化是导致 ARDS 晚期病情恶化和治疗困难的重要原因，糖皮质激素能抑制 ARDS 晚期持续存在的炎症反应，并能防治过度的胶原沉积，从而有可能对晚期 ARDS 有保护作用。小样本随机对照试验显示，对于治疗 1 周后未好转的 ARDS 患者，糖皮质激素治疗组病死率明显低于对照组，感染发生率与对照组无差异，高血糖发生率低于对照组，然而，有研究显示糖皮质激素治疗并不降低 60 d 病死率，但可明显改善低氧血症和肺顺应性，缩短患者的休克持续时间和机械通气时间。另有研究显示，ARDS 发病 14 d 后应用糖皮质激素会明显增加病死率。由此可见，对于晚期 ARDS 患者常规应用糖皮质激素需引起注意。高原肺水肿临床从预防及治疗提示，糖皮质激素可能要早期使用，以利于减轻肺及全身炎症反应。

2. 细胞因子单克隆抗体　TNF、IL-1、IL-8 等细胞因子单克隆抗体或受体拮抗剂（IL-1ra）可直接中和炎症介质，在动物实验中均能防止肺损伤发生，降低动物病死率。但针对细胞因子的免疫治疗措施在 ARDS 患者的临床试验均未能观察到肯定治疗效果。

3. 前列腺素 E_1　前列腺素 E_1（prostaglandin E_1，PGE_1）具有扩张血管，抑制血小板聚集和调节炎症反应，降低肺动脉和体循环压力，提高心输出量、氧合指数和组织供氧量的作用，但有关前列腺素 E_1 对 ARDS 的治疗作用尚不肯定，需进一步研究明确其作用。

4. 一氧化氮治疗　一氧化氮（nitric oxide，NO）可选择性扩张肺血管，而且 NO 分布于肺内通气良好的区域，可扩张该区域的肺血管，显著降低肺动脉压，减少肺内分流，改善通气血流比例失调，并且可减少肺水肿形成。可选用雾化吸入方法，药物雾化治疗是一种将药物直接输送至肺的有效方法。其优点为直接将药物输送和作用于病变部位，并且可以在局部形成高浓度药物环境。最常使用的雾化药物是支气管扩张剂及糖皮质激素，$β_2$ 受体激动剂及 M 胆碱受体阻滞剂是两类常用的支气管扩张剂，黏液溶解药已是常用的雾化药物。

（三）呼吸支持治疗

1. 氧疗　呼吸支持治疗主要是纠正低氧血症，提高全身氧输送防治组织缺氧，早期积极的呼吸支持治疗，是纠正或改善顽固性低氧血症的关键手段，避免患者因严重的低氧血症病故，为治疗赢得时间。早期有力的呼吸功能支持，是治疗 ARDS 的首要任务，而且早期有力的呼吸功能支持是 ARDS 治疗的主要手段，其根本目的是保证全身氧输送，改善组织细胞缺氧，一旦出现低氧血症首先可采用无创通气治疗，如效果不佳，应立即实施有创机械通气治疗。

2. 无创机械通气　无创机械通气（non-invasive mechanical ventilation，NIV）可以避免气管插管和气管切开引起的并发症，近年来得到广泛的推广应用，但尚无足够的资料显示 NIV 可作为 ARDS 的常规治疗方法。有研究显示 NIV 应用于早期 ARDS 治疗 70% 患者治疗无效，逐步回归分析显示，休克、严重低氧血症和代谢性酸中毒是 ARDS 患者 NIV 治疗失败的预测指标。一项随机对照试验显示，与标准氧疗比较，NIV 虽然在应用第 1 小时明显改善 ARDS 患者氧合，但不能降低气管插管率，也不能改善患者预后。由此可见，ARDS 患者应慎用 NIV。

当 ARDS 患者意识清醒、血流动力学稳定,并能够得到严密监测和随时可行气管插管时,可以尝试 NIV 治疗,尤其对于预估病情能在 24～72 h 内缓解的患者。因此,预计病情能够短期缓解的 ARDS 患者可考虑应用无创机械通气。

应用 NIV 可使部分合并免疫抑制的 ARDS 患者避免有创机械通气,从而避免呼吸机相关性肺炎的发生,并可能改善预后。应用无创机械通气治疗 ARDS 时应严密监测患者的生命征及治疗反应,一般认为 ARDS 患者在以下情况是不适宜应用 NIV:意识不清;血流动力学不稳定;气道分泌物明显增加而且气道自洁能力不足;因面部畸形、创伤或手术等不能佩戴鼻面罩;上消化道出血、剧烈呕吐、肠梗阻和近期食管及上腹部手术;危及生命的低氧血症。应用 NIV 治疗 ARDS 时应严密监测患者的生命征及治疗反应。如 NIV 治疗 1～2 h 后,低氧血症和全身情况得到改善,可继续应用 NIV;若低氧血症不能改善或全身情况恶化,提示 NIV 治疗失败,应及时改为有创机械通气。

3. 有创机械通气 ARDS 患者经高浓度吸氧仍不能改善低氧血症时,应气管插管进行有创机械通气(invasive mechanical ventilation;也称人工气道机械通气,mechanical ventilation via artifical airway),ARDS 患者呼吸功明显增加,表现为严重的呼吸困难,早期气管插管机械通气可降低呼吸功,改善呼吸困难,虽然目前缺乏随机对照试验(randomized controlled trial, RCT)研究评估早期气管插管对 ARDS 的治疗意义,但一般认为,气管插管和有创机械通气能更有效地改善低氧血症,降低呼吸功耗,缓解呼吸窘迫,并能够更有效地改善全身缺氧,防止肺外器官功能损害。

(1)肺保护性通气:由于 ARDS 患者大量肺泡塌陷,肺容积明显减少,常规或大潮气量通气易导致肺泡过度膨胀和气道平台压过高,加重肺及肺外器官的损害。ARDSnet 的研究结果显示,小潮气量保护性通气能够改善 ARDS 患者。机械通气的设置,模式采用容量辅助/控制通气,潮气容积 6 ml/kg(理想体重),并保持气道平台压<30 cmH$_2$O,潮气容积 6 ml/kg 时气道平台压>30 cmH$_2$O,为防止肺损伤,减少潮气容积至 4 ml/kg(理想体重),维持动脉血氧饱和度或经皮血氧饱和度在 88%～99%。PEEP 的选择以 ARDSnet 推荐的 PEEP/FiO$_2$ 较为实用(表 19-6)。

表 19-6 ARDSnet 推荐的 PEEP/FiO$_2$

项目	数值													
FiO$_2$	0.3	0.4	0.4	0.5	0.5	0.6	0.7	0.7	0.7	0.9	0.9	0.9	0.9	1.0
PEEP	5	5	8	8	10	10	10	12	14	14	14	16	18	20～24

理想体重的计算公式:男性=50+0.91[身高(cm)-152.4];女性=45.5+0.91[身高(cm)-152.4]。

有学者进行 RCT 比较了常规潮气量与小潮气量通气对 ARDS 病死率的影响,结果显示小潮气量通气组 ARDS 患者病死率显著降低。气道平台压能够客观反映肺泡内压,其过度升高可导致呼吸机相关性肺损伤,有研究显示,在实施肺保护性通气策略时,限制气道平台压比限制潮气量更为重要,对 ARDS 患者实施机械通气时应采用肺保护性通气策略,气道平台压不应超过 30 cmH$_2$O。

由于 ARDS 肺容积明显减少,为限制气道平台压,有时不得不将潮气量降低,允许动脉血二氧化碳分压高于正常,即所谓的允许性高碳酸血症。允许性高碳酸血症是肺保护性通气策略的结果,并非 ARDS 的治疗目标,急性二氧化碳升高导致酸血症可产生一系列病理生理学改变,包括脑及外周血管扩张、心率加快、血压升高和心输出量增加等。但研究证实,实施肺保护性通气策略时一定程度的高碳酸血症是安全的,当然,颅内压增高是应用允许性高碳酸血症的禁忌证,酸血症往往限制了允许性高碳酸血症的应用,目前尚无明确的二氧化碳分压上限值,一般主张保持 pH 值>7.2,否则可考虑静脉滴注碳酸氢钠。

(2)肺复张:首先应判断 ARDS 患者肺复张的可复张性,才能进行肺复张并使用高 PEEP 水平维持肺复张。判断复张的可复张性,可以使用 CT、张力指数(stress index)等方法,值得注意的是 P-V 形态特征的研究。Ranieri 发现 ARDS 患者吸气相 P-V 有 2 种不同的形态特征:一组曲线顺应性随着吸气压的升高而逐渐升高为向上弯曲的形态;而另一组曲线顺应性随着吸气压升高反而下降,表现为向下弯曲的形态。使用高水平 PEEP 后,可明显增加向上弯曲组患者相同吸气压下的容积,即具备肺复张的可复张性;而在向下弯曲组中肺容积的增加不明显。在研究呼气相曲线的时候,研究者发现吸气相曲线和呼气相曲线并不重叠,呼气相曲线偏左而吸气相曲线靠右,即2条曲线间存在所谓的滞后现象(hysteresis)。这种滞后现象主要受到表面活性物质减少,而导致表面张力增加、肺泡塌陷的影响。Koefoed-Nielsen发现计算吸气相曲线和呼气相曲线之间的最大滞后容积与肺容积的比值,可预测肺复张的可复张性。

Gattinoni通过CT检查发现,ARDS患者对肺复张和高PEEP的反应是不一样的,若患者存在大量可复张塌陷肺泡,则通过积极的肺复张和适当水平PEEP,可出现氧合改善、顺应性增加。反之,对于可复张区域比较小的患者,反复肺复张和过高水平PEEP可能会导致气压伤。Gattinoni等认为气道压力由5 cmH_2O 升至45 cmH_2O 时,CT检测复张的肺组织超过全肺组织重量9%的ARDS患者的肺具有高可复张性,此类患者应采取积极的肺复张手法,并应用较高水平的PEEP(>15 cmH_2O)维持肺泡开放。反之,对于低可复张的ARDS患者(可复张肺组织<9%),高水平PEEP可能无益。

充分复张ARDS塌陷肺泡是纠正低氧血症和保证PEEP效应的重要手段,为限制气道平台压而被迫采取的小潮气量通气往往不利于ARDS塌陷肺泡的复张,而PEEP维持复张的效应依赖于吸气期肺泡的膨胀度。目前临床常用的肺复张手法包括控制性肺膨胀、PEEP递增法及压力控制法(图19-10)。

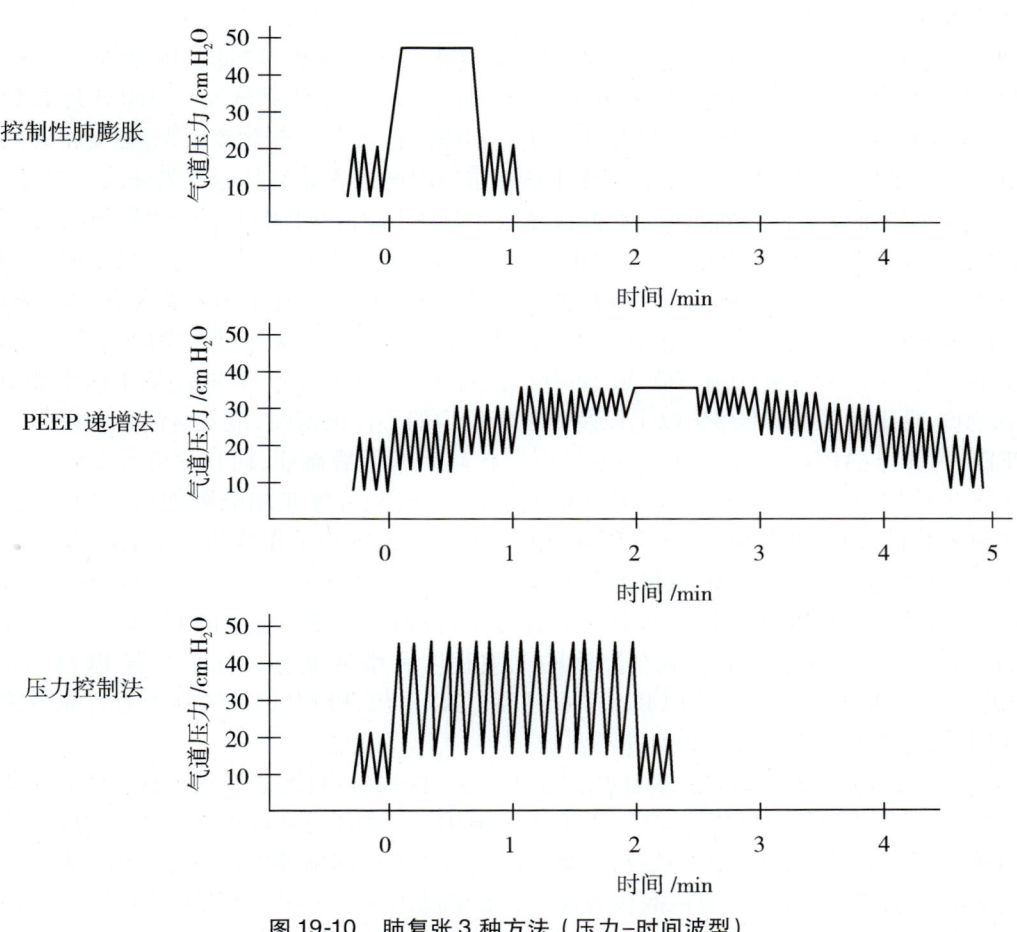

图19-10　肺复张3种方法(压力-时间波型)

1)控制性肺膨胀:控制性肺膨胀(sustained inflation,SI)的实施是在机械通气时采用持续气道正压通气(continuous positive airway pressure,CPAP)的方式,设置正压水平30~40 cmH_2O,持续30~40 s,然后调整到常规通气模式。

2)PEEP递增法:呼气末正压递增法(positive end-expiratory pressure,PEEP incremental,IP)的实施是将呼吸机调整到压力模式,首先设定气道压上限,一般为35~40 cmH_2O,然后将PEEP每30 s递增5 cmH_2O,气道高压也随之上升5 cmH_2O,为保证气道压不大于35 cmH_2O,高压上升到35 cmH_2O 时,可只每30 s递增PEEP 5 cmH_2O。直至PEEP为35 cmH_2O,维持30 s。随后每30 s递减PEEP和气道高压

各 5 cmH$_2$O,直到实施肺复张前水平。

3)压力控制法:压力控制法(pressure control ventilation,PCV)的实施是将呼吸机调整到压力模式(PCV),同时提高吸气压力和 PEEP 水平,一般吸气压(pressure above PEEP)为 15~20 cmH$_2$O,PEEP 为 20~25 cmH$_2$O 维持 1~2 min,然后调整到常规通气模式。

需要注意的是,不同的肺复张手段对血流动力学的影响不同,压力控制法是最为有效的肺复张手段,而且血流动力学影响最小,控制性肺膨胀法血流动力学干扰最大。实施肺复张过程中,由于采用了较高的复张压力,在短时间内可能产生以下病理生理学影响:部分肺泡过度膨胀导致局部肺血管阻力增加,产生无效腔样通气,同时血液流入充气不良或塌陷的肺泡区域,又导致肺内分流增加;胸腔内压增加压迫心脏,导致右房压升高,回心血量减少,心输出量随之下降;膈肌下移,腹腔内压增加,阻碍肝血液回流。虽然肺复张在实施过程中可能产生一些不利的病理生理学改变,但由于肺复张实施时间较短,实施肺复张后上述病理生理学改变很快消失,所以并不能产生不良后果。实施肺复张需注意的并发症主要有血流动力学波动及气压伤等,因此对于基础血流动力学不稳定的患者实施肺复张时应格外慎重,必须首先保证充足容量状态,复张压力过高可能会导致气压伤,临床上应注意避免复张压力过高,当然,肺复张导致的气压伤临床上并不常见。

临床研究证实肺复张手法能有效地促进塌陷肺泡复张并改善氧合,降低肺内分流。一项 RCT 研究显示,与常规潮气量通气比较,采用肺复张手法合并小潮气量通气,可明显改善 ARDS 患者的预后。然而,ARDSnet 对肺复张手法的研究显示,肺复张手法并不能改善氧合。有学者认为,肺复张无效可能与复张的压力和时间不够有关,因此,可采用肺复张手法促进 ARDS 患者塌陷肺泡复张并改善氧合。

肺复张手法的效果受多种因素影响,实施肺复张手法的压力和时间设定对肺复张的效果有明显影响,不同肺复张手法效果也不尽相同。另外 ARDS 病因不同,对肺复张手法的反应也不同,一般认为,肺外源性的 ARDS 对肺复张手法的反应优于肺内源性的 ARDS,ARDS 病程也影响肺复张手法的效果,早期 ARDS 肺复张效果好。需要注意,肺复张时可能影响患者的循环状态,实施过程中应该严密监测,如动脉收缩压降低到 90 mmHg 或比复张前下降 30 mmHg,心率增加到 140 次/min 或比复张前增加 20 次/min,SpO$_2$ 降低到 90% 或比复张前降低 5% 以上以及出现新发生的心律失常时,应及时终止肺复张。

(3)PEEP 的选择:ARDS 广泛肺泡塌陷不但可导致顽固的低氧血症,而且部分可复张的肺泡周期性塌陷开放而产生剪切力,会导致或加重呼吸机相关性肺损伤,充分复张塌陷肺泡后应用适当水平 PEEP 防止呼气末肺泡塌陷,改善低氧血症,并避免剪切力。因此,ARDS 应采用能防止肺泡塌陷的最低 PEEP。

FiO$_2$-PEEP 递增法:该方法设定机械通气的氧合目标,一般为 PaO$_2$ 55~88 mmHg 或 SaO$_2$ 88%~95%,然后交替提高 PEEP 和 FiO$_2$ 水平,以达到氧合目标的 PEEP 水平为适当的 PEEP。该方法简单方便,在临床上最为常用,但是该方法依赖氧合障碍的严重程度和维持氧合目标来设置 PEEP,以维持一定 SaO$_2$,当患者所需 FiO$_2$ 越高,设置的 PEEP 水平也越高,可以看出,PEEP 的设置基于患者氧合障碍的严重程度,但 PEEP 维持肺泡复张的效应如何并不明确。

低位转折点法:该方法首先以低流速法描记压力-容积曲线,以目测法或双向直线回归法测定低位转折点压力(Pinf),以作为设置 PEEP 的依据(Pinf+2 cmH$_2$O)。该方法是根据肺的弹性力学特征,特别是根据塌陷肺泡复张的特征,指导 PEEP 选择,显然比较符合 ARDS 的病理生理改变。但是部分 ARDS 患者静态 P-V 无低位转折点,而且 Pinf 对应的压力仅代表萎陷肺泡开始复张,随着气道压力的升高,萎陷肺泡的复张仍在继续,因此不少学者认为 Pinf+2 cmH$_2$O 选择 PEEP,并不能实现塌陷肺泡的充分复张。

采用何种方法选择 PEEP 能够明显改善 ARDS 患者的预后尚有争议,但从对 ARDS 患者预后的影响角度来看,肺静态 P-V 低位转折点压力选择 PEEP 是值得推荐的,有学者研究显示,在保护性通气的前提下,比较了低位转折点法与 FiO$_2$-PEEP 递增法选择 PEEP 对预后的影响,结果显示常规 FiO$_2$-PEEP 递增法组住院病死率为 55.5%,低位转折点法组的病死率明显降低到 34%($P=0.041$)。可见,以低位转折点法选择 PEEP 可能是最为恰当的,因此,若有条件,可根据静态 P-V 低位转折点压力+2 cmH$_2$O 来确定 PEEP。

(4)俯卧位通气:ARDS 病变不均一,重力依赖区易发生肺泡萎陷和不张,俯卧位通气(prone positioning,PP)降低胸膜腔压力梯度,减少心脏的压迫效应,促进重力依赖区肺泡复张,有利于通气血流比例(ventilation perfusion ratio,V/Q)失调和氧合的改善,同时还有助于肺内分泌物的引流,以利于肺部感染的控制,随机试验的安全数据显示存在一些局部并发症(例如面部水肿、结膜出血、压力性损伤)和一些由于翻身导致的管路脱出(如导管、气管插管和胸腔引流管脱出)。在4个随机临床试验的数百名患者中,虽然未能证明俯卧位通气使生存率得到下降,但在2个患者每天20 h俯卧位试验中,死亡率有下降的趋势。初次试验时,俯卧位治疗组显示出ICU死亡率下降的趋势(43%与58%,$P=0.12$)和显著的氧合及平台气道压力改善。随后的试验比较俯卧位结合肺保护性通气策略与单独的标准流程肺保护性通气策略,两组的死亡率均处于较低水平(31%与32.8%,$P=0.72$)。在严重低氧血症患者中,俯卧位治疗组显示出28 d死亡率减少的趋势(37.8%与46.1%,$P=0.31$)。

临床实施时可以考虑对有生命危险的低氧血症和(或)高平台气道压力的严重ARDS患者进行俯卧位通气。制订操作流程,以防止并发症。每天总和至少20 h俯卧位的患者似乎受益更多,但一些护理和操作需要患者处于仰卧位。如果在一天结束时氧含量没有改善,那就应该及时停止并转向其他治疗。

(5)体外膜氧合:体外膜氧合(extracorporeal membrane oxygenation,ECMO)部分代替心、肺功能,模式氧合器能提供有效的血液氧合和二氧化碳排出,可驱动血液到达全身组织器官,使心、肺得到充分的休息,ECMO的治疗是一种暂时性的替代治疗,主要是为治疗赢得时间,可分为V-A ECMO同时支持呼吸和循环和V-V ECMO适用于呼吸功能支持。V-V ECMO支持优越性是将静脉血氧合成动脉血,有效地改善低氧血症;避免长期吸入高浓度氧所致氧中毒;避免呼吸机参数设置过高导致呼吸机相关肺损伤。ECMO对于改善重症ARDS氧合具有良好的效果。

(6)镇静、镇痛治疗:首先,机械通气患者应考虑使用镇静、镇痛药物,以缓解焦虑、疼痛。ARDS患者呼吸窘迫可使呼吸肌肉的氧耗量从平静呼吸的全身总氧耗的3%~5%增加到50%以上,加重机体的缺血、缺氧,镇静、镇痛能降低呼吸机氧耗;其次,必须实施镇静、镇痛才能实现保护性肺通气;同时能够改善ARDS患者人机同步性,减少人机对抗,减少主动吸气导致的胸腔压明显下降,降低跨肺压,实现肺保护,从而改善患者预后。

(7)ARDS机械通气"六步法":对于严重ARDS患者,应首先进行评估和判断,及时识别。如ALI评分≥3分,伴有危及生命的低氧血症、呼吸性酸中毒,或持续气道压力升高,应开始启动抢救性的治疗措施。按选择的先后,可以分为6个步骤。充分理解并按此"六步法"循序治疗,可以最大可能地对患者进行抢救,同时尽量避免治疗的不良反应发生,挽救患者的生命。这种以抢救为目的,充分考虑作用与风险,经过仔细评价研究证实,措施明确,便于操作的治疗策略,值得临床推广。具体抢救危及生命的低氧血症的"六步法"治疗策略见表19-7。

表19-7 抢救危及生命的低氧血症的"六步法"治疗策略

步骤	方法
步骤1	测量气道平台压力,如果<30 cmH_2O,进入步骤2a;如果>30 cmH_2O,进入步骤2b
步骤2a	实施肺复张和(或)单独使用高PEEP
步骤2b	实施俯卧位通气
步骤3	评价氧合改善效果、静态顺应性和无效腔通气,如果改善明显则继续治疗;如果改善不明显,则进入下一步
步骤4	给予吸入NO治疗;如果几小时内没有反应,则进入下一步
步骤5	给予糖皮质激素治疗;个体化评价患者的风险与收益
步骤6	考虑实施体外生命支持,入选者高压通气时间须小于7 d

注:每一步骤实施后,都应仔细评价氧合改善效果、静态顺应性和无效腔通气,如果改善明显则继续治疗,如果改善不明显,则进入下一步。

(四)机械通气时的右心防护

ARDS时,缺氧性肺血管收缩、血管收缩因子释放、间质水肿压迫血管、血管重塑及血栓栓塞等病理生理机制,可导致肺血管阻力升高,肺动脉压力升高,右心后负荷增加,最终导致右心衰竭。研究显示,20%~25%的 ARDS 患者合并急性肺心病。ARDS 应用机械通气时,跨肺压即肺的膨胀压增加,可对肺泡毛细血管产生挤压,导致肺血管阻力增加,进而增加右心后负荷,甚至可出现急性肺动脉高压及右心室功能障碍,因此,ARDS 行机械通气时,不能只关注氧合的改善,还需采取右心保护策略。该策略主要包括3个要素:通过限制平台压和驱动压降低肺应力,改善氧合以逆转缺氧性肺血管收缩,减轻高碳酸血症、俯卧位通气。

1. 降低肺应力　机械通气导致的肺应力(stress),取决于 PEEP、潮气量以及肺的顺应性,任何通气模式对肺血管阻力的影响都可能与 PEEP 和平台压相关,应调整潮气量及 PEEP 以保持平台压<27 cmH$_2$O 以及驱动压<15 cmH$_2$O,食管超声发现正压通气对右心室功能的影响与潮气量直接相关,降低潮气量可以降低肺应力,所以小潮气量通气,尤其以跨肺压导向的小潮气量设置可能更为合理,PEEP 在吸气和呼气时均能增加右心室负荷,引起 ARDS 患者右心室流出道阻力增加。Suter 等从最佳顺应性等角度考虑,认为能使氧合指数最佳而不降低呼吸系统顺应性或能改善顺应性的 PEEP,可能为最佳 PEEP,其直接近于 7~8 cmH$_2$O,此时 PEEP 可在肺复张和过度膨胀之间取得较好的平衡,改善肺复张,且不损害右心室功能,Jardin 等研究也显示,当 PEEP 增加至 10 cmH$_2$O 以上时,则会出现与右心室收缩期超负荷相关的进行性心输出量下降、平均动脉压降低以及左心室扩张度减少,PEEP 值越高,右心室后负荷增加越明显,右心室射血就越少,应用 PEEP 不仅增加呼气末跨肺压,潮气量调节不当也会增加吸气末跨肺压,从而严重影响肺循环,如果 PEEP 主要引起的是塌陷肺组织复张,使肺顺应性得到了改善,则跨肺压的增加就不明显,对右心室的影响也就小,但是如果 PEEP 主要引起肺过度充气,则跨肺压的增加幅度较大,对右心室的影响也将很明显。

2. 改善缺氧性肺血管收缩　低氧可引起肺血管收缩,导致肺血管重塑,即非肌化肺小动脉及远端动脉发生肌化,引起肺动脉压高压及右心室功能障碍。研究显示,当健康志愿者在缺氧时(PO$_2$<50 mmHg),肺血管收缩可导致肺血管阻力增加至基础的 100%~150%。Marshall 等研究显示,吸入氧气浓度为 100% 时,ARDS 的缺氧性肺血管收缩迅速缓解,肺动脉压力可自峰值下降 10%~15%,因此纠正低氧血症、改善缺氧性肺血管收缩是 ARDS 治疗不可或缺的部分。

3. 减轻高碳酸血症　在 ARDS 患者,高碳酸血症通过诱导肺循环血管收缩可引起右心室功能障碍,ARDS 治疗过程中应保持 PaCO$_2$<48 mmHg,即允许性高碳酸血症,而呼吸频率过快,则可能诱导内源性 PEEP 和动态的过度膨胀,从而不利于 CO$_2$ 的清除并损害右心室功能,所以,机械通气时应抑制患者强烈的自主呼吸,避免人机对抗对肺循环及右心室功能所导致的损害,并注意监测 PEEP。对有些患者,高碳酸血症难以通过传统的方法改善,可尝试体外 CO$_2$ 清除。Morimont 等研究显示静脉-静脉清除治疗可通过降低肺动脉压及改善右心功能使 PaCO$_2$ 降至正常。

4. 俯卧位通气　肺不张、肺泡过度膨胀都可导致肺血管阻力升高。但 ARDS 时肺的通气并不均一,塌陷区和通气正常区域共同存在。高 PEEP 可使塌陷区域复张,但同时可导致正常通气区域过度膨胀,从而影响右心室功能。

俯卧位通气可诱导肺泡复张而不至于过度膨胀,从而同时保护肺和右心室。其机制如下:第一,俯卧位可减轻肺部炎症,甚至全身炎症反应,从而改善心功能损害。第二,俯卧位可降低右心室后负荷,纠正右心衰竭。这可能与俯卧位通气改善氧合且不需要明显增加 PEEP 有关,通过使通气更加均一以降低 PaCO$_2$,通过重力依赖区的背区肺复张以降低驱动压。因此,对于极为严重 ARDS 患者,在机械通气 24~48 h 后氧合指数仍低于 100 mmHg 合并严重 ACP 患者,"机械通气时的右心防护"必须考虑联合俯卧位通气,以增加肺顺应性、降低平台压和 PaCO$_2$ 水平,促进氧合改善,从而有利于保护右心室功能。

俯卧位通气在高原 ARDS 治疗中可能有举足轻重的作用。因为,高原 ARDS 时,肺血管渗漏、血管外肺水增加明显,低氧血症表现更为突出,此时肺动脉压力也较高,右心损害较重,如果此时为了纠正严重的低氧血症,机械通气设置条件就要增加,过高的潮气量及压力势必会更进一步加重肺动脉压力,增加肺血管阻力,右心负荷进一步增大,导致右心衰竭,乃至全心衰竭。早期的俯卧位通气通过体位改变改善肺组织压力梯度,明显减少背侧肺泡的过度膨胀和肺泡反复塌陷-复张,改善局部肺顺应性和肺均一性,改善氧合并可减少肺复张的压力,降低应力和应变,避免和减轻呼吸机相关性肺损伤(VILI)。高原俯卧位通气的实施可能要早,而且应用时间要长。

(五)液体管理

高通透性肺水肿是 ARDS 的病理生理特征,肺水肿的程度与 ARDS 的预后呈正相关。ARDS 的肺水肿主要与肺泡毛细血管通透性增加导致血管内液体漏出有关,其次毛细血管静水压升高可加重肺水肿的形成,因此,通过积极的液体管理,改善 ARDS 患者的肺水肿具有重要的临床意义。

应用利尿剂减轻肺水肿可能改善肺部病理情况,缩短机械通气时间,进而减少呼吸机相关性肺炎等并发症的发生,但是利尿减轻肺水肿的过程可能会导致心输出量下降,器官血流灌注不足,因此,ARDS 患者的液体管理必须考虑到二者的平衡,必须在保证脏器血流灌注的前提下进行。ARDSnet 完成的不同 ARDS 液体管理策略的研究显示,通过限制输液和利尿而保持较低 PAWP 的 ARDS 患者,有可能改善肺功能和转归,尽管限制性液体管理与非限制性液体管理组病死率无明显差异,但与非限制性液体管理相比,限制性液体管理组患者第一周的液体平衡为负平衡(−136 比+6 992 ml),氧合指数明显改善,肺损伤评分明显降低,而且 ICU 住院时间明显缩短,可见,在维持循环稳定、保证器官血流灌注的前提下,限制性液体管理策略,保持较低前负荷,使 PAWP 不超过 12 mmHg 是必要的,对 ARDS 患者可能有利。

ARDS 患者采用晶体液还是胶体液进行液体复苏一直存在争论,有学者认为,用胶体液进行复苏可提高血浆胶体渗透压,缓解肺血管渗漏和肺水肿,可能对 ARDS 患者有益,但大规模 RCT 研究显示,应用白蛋白进行液体复苏在改善生存率、脏器功能、机械通气时间及住院时间等方面与生理盐水无明显差异,因此,目前尚无证据支持在 ARDS 患者液体复苏时采用胶体液优于晶体液,一般主张在 ARDS 早期,肺毛细血管通透性明显增加的情况下,输注晶体液,当血清蛋白浓度降低时,可输注胶体液如血浆和代血浆制品,必要时应用白蛋白。

近年来,有学者研究发现连续性肾脏替代治疗(continuous renal replacement therapy, CRRT)对 ARDS 有改善作用,CRRT 通过清除炎症介质,减少炎症介质对肺血管的损伤,使肺毛细血管液体渗漏减少。血管外肺水(EVLW)增多是 ARDS 的重要病理生理特点之一,是导致 ARDS 患者顽固性低氧血症的重要原因,在 ARDS 的进展过程中,随着血管外肺水的增加,肺的氧合指数和静态顺应性下降。EVLW 是唯一能定量监测肺毛细血管损害程度及通透性的床边参数,在 ARDS 的液体管理中具有重要的指导意义,通过 CRRT 可加强对患者的液体管理,纠正肺间质和肺泡水肿,达到改善氧合的目的。

(六)呼吸机的撤离和拔管

呼吸机的撤离简称撤机,是指由完全支持通气转向自主呼吸的全过程。当导致呼吸衰竭的病因好转后,应尽快开始撤机。临床上常有部分室性心动过速(ventricular tachycardia)患者首次撤机失败。延迟撤机将增加医疗费用和机械通气的并发症;过早撤机又可导致撤机失败,增加再插管率,延长带机时间、住院时间,增加病死率。

根据现有的查体和实验室检查结果如何选择恰当的脱机时机成功脱机是当前面临的一大挑战,撤机条件:需要机械通气的原发疾病好转或控制,血流动力学稳定,酸碱失衡和电解质紊乱得到纠正,容量过负荷得到纠正,精神状态稳定,呼吸肌功能恢复。

评估患者能否撤机的传统指标包括潮气量(tidal volume, VT)、每分通气量(minute ventilation, MV)、每分最大通气量(maximal voluntary ventilation, MVV)、呼吸频率、最大吸气压、氧合指数、气道闭合压(P 0.1)、浅快呼吸指数(呼吸频率/潮气量,RR/VT)等。但是这些参数对预测成功停机的敏感性和特异性都较差,目前仍没有一个理想的参数可以成功预测停机。一般来讲,对于带机时间小于 72 h 的患者,这些常规的停机参数及有经验的医师的床旁评估还是有较高的预测价值,但对于那些长期通气的患者,则需要更加细致的评估。

现在通行的做法是:实施机械通气的原因被去除后应开始进行撤机筛查试验。筛查试验包括 4 项内容:①导致机械通气的病因好转或被去除。②氧合指标:$PaO_2/FiO_2 \geq 150$;$PEEP \leq 5 \sim 8\ cmH_2O$;$FiO_2 \leq 40\%$;pH 值$\geq 7.25$;对于慢性阻塞性肺疾病(COPD)患者,pH 值$>7.30$,$FiO_2 < 35\%$,$PaO_2 > 50\ mmHg$。③血流动力学稳定,无心肌缺血动态变化。④患者呼吸中枢能维持自主呼吸节律。

通过筛查试验后,由于符合筛查标准的患者并不一定能够成功撤机,因此,需要对患者的自主呼吸能力做出进一步评估。目前较准确的预测撤机方法是 3 min 自主呼吸试验（trials of spontaneous breathing, SBT），包括 3 min T 管试验和 CPAP 5 cmH$_2$O/试验前访视（pre-study visits, PSV）试验。

T 管试验是指将 T 管与气管插管或气管切开导管直接相连，利用加温湿化装置加温加湿吸入气体，保持 FiO$_2$ 不变，患者完全处于自主呼吸状态。

低水平持续气道正压通气（CPAP）是指将通气模式改为 CPAP，保持气道内正压为 5 cmH$_2$O，FiO$_2$ 维持不变。

低水平 PSV 是指将通气模式改为 PSV，压力支持水平保持在 5~7 cmH$_2$O，FiO$_2$ 维持不变。

实施 3 min SBT 期间，医师应在床旁密切观察患者的生命体征，当患者出现下列指标时应中止 SBT，转为 VT：浅快呼吸指数（RVR）>105；呼吸频率<28 次/min 或>35 次/min；心率（HR）>140 次/min 或变化>20%，出现新发的心律失常；自主呼吸时 VT<24 ml/kg；SaO$_2$<90%。3 min 自主呼吸通过后，继续自主呼吸 30~120 min，如患者能够耐受则可以预测撤机成功。

SBT 成功的客观标准为：SpO$_2$≥85%~90%，PaO$_2$≥50~60 mmHg，pH 值>7.32，PaCO$_2$ 增加<10 mmHg，HR<120~140 次/min 或改变<20 次/min，90 mmHg<SBP<180~200 mmHg 或变化<20%，RR<35 次/min 或改变<50%。主观标准为：无明显呼吸困难，无辅助呼吸肌参与呼吸。如 SBT 失败，则恢复患者机械通气，并维持原参数，第 2 天再进行筛查和 SBT 直至成功。研究已证实每日 2 次 SBT 并不优于一次 SBT，因为 SBT 失败后呼吸机要恢复到试验前水平至少需要 24 h。

SBT 失败后，除了恢复患者 VT 外，应该寻找撤机失败的原因，撤机失败通常意味着引发 VT 需求的病因尚未完全解除。撤机失败最为常见原因是通气需求与自主呼吸能力间的失衡，而且以呼吸衰竭为主，心功能不全也是另一重要原因。

心功能不全可以增加呼吸符合和降低神经肌肉能力，从而导致撤机失败。有研究证实，部分或全部因为 CHF 导致撤机失败占所有撤机失败人数的 14%~33%，VT 期间，灌注血管比例（PPV）可降低左右心室的前负荷及左心室的后负荷，如果肺容积增加过大，也可能增加右心室后负荷。而在恢复其自主呼吸时，PPV 时的胸内正压转变为负压，这种转变会导致回心血量及左心室后负荷急性增加，那些阻塞性及限制性疾病患者此时需要更大的胸内负压，这种表现更为突出。

心脏负荷增加还会加重冠心病患者的心肌缺血。基于上述原因及患者撤机后氧耗量增加、心率增快等共同作用，使撤机患者易发充血性心力衰竭。已有研究证实，慢性阻塞性肺疾病不伴冠心病的患者在 SBT 期间其左心室射血分数（ejection fraction, EF）下降。

脱机相关的肺水肿是脱机失败的主要心源性因素，因此，在 SBT 时，应该进行血流动力学监测，以明确 SBT 对心血管系统的影响从而选择适当的治疗方案。如考虑前负荷的过度增加为脱机失败的原因时，应该进行利尿治疗；如果后负荷的增加为脱机失败的主要原因时，应该首选血管扩张药物而不是利尿剂。一般来说，SBT 的过程中动脉收缩压力显著增加是应用血管扩张药物的一个指征。血管扩张药应首选硝酸酯类药物，在降低左心室后负荷的同时还可以减少心脏前负荷，同时，其还具有扩张冠状动脉的效果，对因心肌缺血而造成脱机失败的患者也有一定的帮助。

由于气管导管具有提供 VT 的连接途径和清除气道分泌物两大功能，拔出气管导管前，还需要评估成功拔管的可能性。首先应该评估拔管后是否会出现上气道阻塞，包括最初因为上气道梗阻等原因插管的患者以及创伤及反复损伤性插管者。气道通畅程度可以通过气囊漏气试验评价。拔管后由于上气道水肿出现喘鸣的患者常见，此时可以通过雾化吸入糖皮质激素等，对于那些不需要立即再插管的患者，也可以试用吸入氦氧混合气体或面罩吸入 CPAP 治疗。现有研究证明无创机械通气并不能降低再插管率及病死率。气道保护能力的评价：包括患者精神状态，气道保护性反射，咳嗽能力，分泌物的多少。有研究指出咳嗽峰流速<60 L/min 的患者拔管失败的可能性是超过 60 L/min 者的 5 倍，如果其气管内吸引的频率超过每 2 h 一次则增加其拔管失败的风险，在神经肌肉病变和脊髓损伤的患者中有较好的咳嗽能力预示可以拔管。总的来说，当患者肺内分泌物过多且黏稠又难以自己廓清时，即使通过了 SBT，可能也不适合拔管。

（七）高原 ARDS 撤机的特殊

久居高原的人群，在低氧通气反应、通气血流比例等已建立了相对的平衡状态，在形态、结构、功能水平已出现了相应的改变,在器官水平、细胞水平、分子水平已有较好的低氧适应,如果在机械通气过程或撤机过程中,一味追求较高的血氧饱和度,不但不利于脱机,高氧血症可能还会对机体造成明显的损害。

1. **低氧通气反应**　低氧通气反应(hypoxic ventilation reaction,HVR)是指因低氧使肺通气量增加的一种现象。HVR 是人类生来具有的特性,它有助于人类在危险环境中生存。适当的通气水平对保证充足的 P_AO_2 和 PaO_2 是必要的。维持正常的通气对于健康的平原人来说是容易的。然而,在某些疾病状态下,气体交换功能和氧合作用受到削弱,HVR 便显得格外重要。在氧分压低下的高原地区,HVR 在生存中起着重要作用。肺通气量增加的生理意义在于:①呼吸加深、加快,可把原来未参与换气的肺泡调动起来,增大呼吸面积,提高氧的弥散,使 SaO_2 增加;呼吸加深、加快,使更多的空气进入肺泡,置换肺泡内原有的气体,从而提高 PaO_2,降低 $PaCO_2$。②呼吸加深、加快时胸廓活动度增大,胸腔负压增加,回心血量增多,促使肺血流量及 CO 增加,有利于气体在肺内的交换和氧在血液内的运输。肺通气量增加是 PaO_2 降低,刺激颈动脉体和主动脉体的化学感受器,反射性兴奋呼吸中枢所致。随着海拔升高,空气密度降低,气道阻力减小,也是肺通气功能增强的主要原因之一。但是,过于深快的呼吸也排出较多的 CO_2,使血中 CO_2 减少,pH 值增高,严重时可引起呼吸性碱中毒。此时,一方面可使氧解离曲线左移(即氧与血红蛋白不易解离),另一方面使血管收缩,特别是脑血管收缩,引起脑缺血,这对机体适应高原低氧环境是不利的。③吸入低氧浓度的气体可以刺激呼吸,随着 PaO_2 的下降,通气量逐渐增加。久居高原的人群,已形成了良好的低氧通气反应,甚至可能出现低氧通气的钝化,如果在治疗中,尤其在机械通气撤离中,维持较高的血氧水平,就会破坏低氧通气反应,造成脱机困难。

2. **呼吸中枢的驱动**　呼吸中枢驱动越强,膈肌电活动强度越大,呼吸潮气量就越大,对膈肌电活动的监测,将有助于评价呼吸中枢驱动和膈肌功能。PaO_2 的升高,使机体缺氧性呼吸驱动机制降低或消失,膈肌电活动强度减弱,可引起严重的肺通气不足。有研究对青海沱沱河地区(海拔 4 700 m)世居藏族和移居汉族男性居民对低氧的通气反应和对高 CO_2 通气反应进行研究,结果发现世居藏族组和移居汉族组随着吸入气 FiO_2 的降低 MV 均有增加。高氧血症会影响呼吸中枢,导致膈肌活动减弱,不利于脱机(图 19-11)。

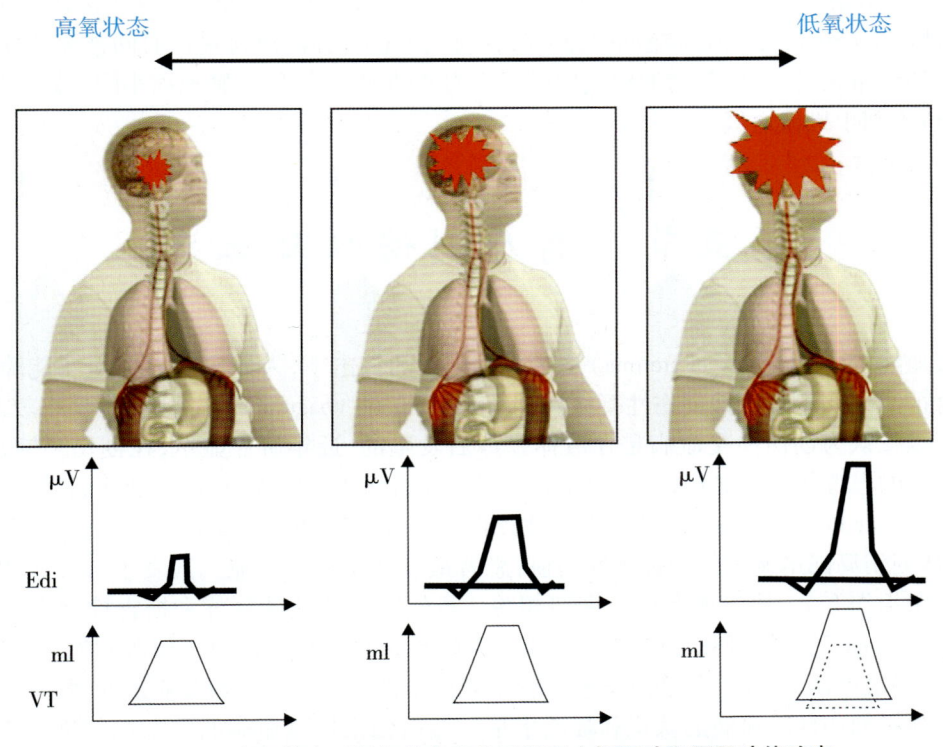

图 19-11　高氧状态到低氧状态变化时呼吸中枢驱动和膈肌功能改变

3. **通气血流比例**　通气血流比例(ventilation perfusion ratio,V/Q)是每分钟肺泡通气量与每分钟肺泡血流量的比值。正常成人安静状态 V/Q 为 0.84,无论比例增大还是减小,都妨碍了有效的气体交换,可导致血液缺氧和CO_2潴留,但主要是缺氧。

(1)通气血流比例降低及分流:间质肺水肿压迫小气道,小气道痉挛收缩和表面活性物质减少均导致肺泡部分萎陷,使相应肺单位通气减少,通气血流比例小于0.8,产生功能性分流。广泛肺泡不张和肺泡水肿引起局部肺单位只有血流而没有通气,导致真性分流,是导致顽固性低氧血症的重要原因。

(2)通气血流比例升高及无效腔通气:肺血管痉挛或狭窄,广泛肺栓塞和血栓形成使部分肺单位周围的毛细血管血流量明显减少或中断,可出现无效腔通气。通气血流比例大于0.8。

4. 氧中毒

(1)氧中毒的自由基理论:自由基(free radical)指氧分子的活性代谢产物,是具有不配对电子的分子、离子或基团。细胞水平可产生氧自由基(oxyradical),包括过氧化氢、超氧阴离子、羟自由基和单线态氧。高氧血症使机体内氧自由基抑制糖酵解,干扰表面活性物质产生和转运,损伤核酸DNA。DNA分子水平、细胞和细胞器膜瓦解、酶抑制作用线粒体以及DNA,甚至造成细胞死亡。

参与或影响细胞内的信号转导,基因表达。超氧阴离子(superoxide anion)可通过多条途径导致炎症损伤。氧自由基与干细胞损伤、肾损伤、内皮损伤与诱导细胞凋亡密切关系。氧自由基数量取决于PaO_2,PaO_2越高,氧自由基数量多。

(2)吸入FiO_2>90%可能引起急性肺损伤:损伤的严重程度与吸氧时间、FiO_2和机械通气等因素有关。患有慢性阻塞性肺疾病急性加重(acute exacerbation of chronic obstructive pulmonary disease,AECOPD),对比高流量吸氧(8~10 L/min)的患者,将SaO_2滴定至88%~92%的氧疗方式能够降低患者死于呼吸衰竭的风险(最高达78%)。一项发表于 JAMA 上的研究发现,因心肺复苏后收入ICU的患者中,第1个24 h内存在高氧血症(PaO_2>300 mmHg)的患者,其住院病死率明显高于低氧血症及常氧组。高浓度吸氧还可增加急性心肌梗死的心肌梗死面积并可能增加其病死率。

(3)高FiO_2可能改变气道菌群:增加继发性肺部感染,还可能干扰缺氧诱导并由腺苷A2A受体介导的抗炎通路,从而加重急性肺损伤。

(4)吸收性肺不张:空气中的氮气不参与气体交换,但占肺泡气体的80%左右,其对维持肺泡稳定性至关重要,高浓度氧(50%)会冲走肺泡里的氮气,在通气不良的肺泡里每单位时间被灌注血因气体交换带走的氧多于通气带来的氧,引起肺泡内气体量下降而使肺泡体积减小,肺泡缩小到一定程度,塌陷和肺不张发生,这也不利于机械通气。

第五节 高原创伤性凝血病

创伤性凝血病(coagulopathy of trauma)是在严重创伤的打击下,人体出现以凝血功能障碍为主要表现的临床综合征。创伤患者急性创伤性凝血病(acute traumatic coagulopathy,ATC)发病率较高,并且与预后密切相关。以往认为创伤性凝血病是在液体复苏后发生的,近年研究显示,在创伤早期,液体复苏之前,有1/4~1/3的患者伴有凝血病,其病死率是未发生凝血病患者的4~6倍。低体温、酸中毒和凝血功能障碍(凝血病,coagulopathy)是严重创伤患者致死性三联征。表现为凝血功能异常引起的难控性、病理性出血,出血从创伤局部迅速进展为弥漫性出血,患者最终死于大量失血。其发生与失血性组织血流低灌注和严重组织损伤有关,并与患者愈后密切相关。虽然限制性液体复苏和损害控制理论已经广泛应用,但难治性出血仍是创伤患者死亡的主要原因。目前,欧洲严重创伤出血及凝血病处理指南自2007年发布后,已连续多次更新,且我国创伤急救领域专家就创伤性凝血病的诊断及应急处理已达成共识,提高了创伤外科医师对创伤性凝血病的认识和救治水平。然而创伤性凝血病的发病机制仍不清楚。严重创伤后可能发生血小板功能异常、内皮细胞激活、内源性抗凝、纤维蛋白原重塑和纤溶亢进。

组织损伤本身的严重程度与创伤性凝血病病情密切相关,随着ISS的升高,创伤性休克的发病率逐渐升高,创伤性凝血病的发生率越高。休克所导致的组织血流低灌注被视作急性创伤性凝血病的原发驱动因素。创伤救治中输液所致的血液稀释已是引发创伤性凝血病的关键因素之一,大量输注的晶体或胶体液不仅可导致血液稀释,影响血凝块形成的时间与强度,还因胶体液补充过多可能直接影响凝血块的形成和稳定性。大量输入浓缩红细胞虽可提高血红蛋白浓度,但也同样导致凝血因子的稀释,降低凝血功能。创伤患者由于环境暴露、骨骼肌产热减少和输注低温液体会导致低体温,体温在34 ℃时就可以产生具有临床意义的凝血酶活性降低和血小板功能抑制,当核心体温低于32 ℃时,死亡率则明显增加。酸中毒直接损害凝血酶的活性,而炎症反应通过凝血系统与免疫系统之间的"交互作用"对凝血系统产生影响,不同程度促进了创伤性凝血病的发生。

高原地区由于高海拔,长期缺氧,患者高原红细胞增多症高发,血红蛋白增高常见。据国内研究报道,高原红细胞增多症可导致凝血、纤溶、血小板数量与质量的改变。

一、创伤性凝血病的病理生理

目前认为,创伤性凝血病是涉及多个系统的病理生理过程。在凝血病动物模型及创伤患者中,失血性组织血流低灌注和严重组织损伤被认为是发病的关键因素。创伤性凝血病早在20世纪50年代朝鲜战争时已被报道,研究发现严重创伤患者凝血酶原时间(prothrombin,PT)和活化的部分凝血酶原时间(activated partial thromboplastin times,APTT)延长,且凝血障碍程度与输血量呈正相关。这一现象被解释为创伤后凝血因子和血小板消耗,而液体复苏和输血的稀释作用导致凝血障碍进一步恶化。创伤性凝血病被Brohi等定义为严重创伤患者送达急诊室时PT、APTT较正常升高1.5倍。

高原地区随海拔梯度性升高,凝血-纤溶机制发生一系列变化。急性重症高原病(acute severe high altitude disease,ASHAD)以及并发MODS时都有不同程度的凝血-纤溶机制紊乱,严重时发生消耗性凝血病等。凝血紊乱可能是导致急性重症高原病的发病机制之一,急性重症高原病时又加重凝血功能障碍,两者互为因果。临床上最常见的高原红细胞增多症就直接地反映凝血-纤溶系统的功能变化。凝血与纤溶功能随着海拔的升高会出现不同程度的紊乱。李文倩等在青藏铁路修建期间对由平原(北京,海拔50 m)急进至高原(沱沱河,海拔4 700 m)的健康人进行了凝血-纤溶指标观察,表明在缺氧状态下内源和外源性途径以及共同途径均激活,机体出现高凝和纤溶亢进,其变化与海拔高度、缺氧状态、机体损伤程度等有关。

随着基础研究的进展,创伤性凝血病机制的核心已由最初的大量出血及液体复苏引起的血浆稀释模型转变为涉及内皮损伤、蛋白质C系统(protein C system)、血小板微泡及纤溶系统的细胞分子模型。内皮细胞损伤、血小板功能紊乱及内源性小分子(如蛋白质C、多配体聚糖-1、纤溶酶原激活物抑制物-1、纤维蛋白溶解抑制物等)共同参与了凝血病的发生与发展。

创伤导致的失血性休克和组织损伤及缺血、缺氧可共同激活神经-体液轴,同时诱发蛋白质C系统激活,致内源性抗凝,纤溶亢进,血小板功能紊乱和纤维蛋白损耗。休克后液体复苏可能引起血液稀释、低体温及酸中毒。这些病理生理过程共同诱发创伤性凝血病。高原缺氧可能是加剧病理生理改变的主要诱因及病因。

目前认为,6个关键发病环节在创伤性凝血病发生、发展过程中起重要作用,具体内容如下。

(一)血管内皮损伤

血管内皮不仅是血流屏障,更是一个具有代谢、分泌及免疫功能的散布的动力学器官,完整的血管内皮抑制血小板沉积,分泌多种血管活性物质,参与血管舒缩、血液凝固及纤溶、炎症反应。机体遭受严重创伤时,产生应激性"格斗或逃跑反应",神经-体液轴被激活导致儿茶酚胺大量释放,同时炎症系统也被激活。这2种通路均可激活内皮细胞,导致多糖蛋白质复合物降解,使抗凝及促纤溶的蛋白质表达增加。血管内皮细胞膜上的多糖蛋白质复合物在微脉管完整性及与血流相互作用中起着重要作用。多糖蛋白质复合物脱落可诱导凝血酶产生,蛋白质C活化和纤溶亢进,具有内源性肝素化的潜在抗凝效应。多配体聚糖-1(syndecan-1,Syn-1)是内皮细胞多糖蛋白复合物降解脱落的可溶性产物,被认为是内皮细胞糖衣完整性的标记物。最近研究发现,创伤患者入院时血浆Syn-1维持在较高水平,并且与交感肾上腺系统亢进、炎症反应、蛋白质C水平低、纤溶亢进和APTT延长有关,说明创伤患者存在血管内皮损伤,而损伤释放的 Syn-1 可能与炎症、凝血功能改变有关。基于目前研究,有学者提出创伤后"血管内皮细胞病"假说,但需进一步研究体内微血管系统的变化。尽管如此,在失血性休克及创伤性凝血病动物模型中,已发现儿茶酚胺剩余与内皮多糖蛋白质复合物脱落降解有关,且 Syn-1 与凝血病发生有关。因此,保护内皮细胞完整性已被认为可能是未来治疗的潜在靶点。

(二) 蛋白质 C 系统

蛋白质 C(protein C,PC)是一种维生素 K 依赖的糖蛋白,当凝血酶与其受体结合,PC 可被激活,PC 可进一步与跨膜糖蛋白结合形成凝血酶-血栓调节蛋白复合物(thrombin-thrombomodulin,T-TM),该复合物可正反馈促进 PC 活化。现多认为,凝血酶-血栓调节蛋白-蛋白质 C 抗凝系统是最基本的抗凝机制。Brohi 等发现创伤患者血中血栓调节蛋白升高与血浆 PC 水平降低有关,认为 PC 降低的原因是凝血酶结合血栓调节蛋白后使 PC 成为活化态。后续研究证实活化蛋白质 C(activated protein C,APC)浓度在严重创伤患者中确有升高。APC 可致 APTT/PT 延长,降低血凝块硬度。Floccard 等发现,多糖蛋白质复合物的降解及组织血流低灌注也可引起 PC 的早期消耗、血栓调节蛋白的升高及 V 因子减少。内皮缺血、缺氧损伤的同时,多糖蛋白质复合物降解及 PC 途径被激活。APC 可通过以下机制导致创伤性凝血病的发生:①APC 通过其蛋白酶活性水解结合再激活态凝血因子 V 及 Ⅷ 上的短肽,从而使 Va 及 Ⅷa 失活,抑制外源性凝血途径;②APC 可抑制纤溶酶原激活物抑制物-1(plasminogen activator inhibitor-1,PAI-1),对纤溶系统脱抑制,促进纤维蛋白溶解。总之,低 PC 和高血栓调节蛋白复合物水平与重症创伤患者愈后密切相关。重度创伤更易发生组织血流低灌注,同时低 PC 与 PT、APTT 延长及纤溶亢进有关。因此,蛋白质 C 假说似乎是创伤性凝血病的一种潜在的机制,也符合目前的新观点,认为 APTT 和 INR 升高与液体复苏所致血液稀释关系不大,即使未接受液体复苏的创伤患者仍可发生创伤性凝血病。

(三) 纤维蛋白原和纤溶亢进

纤维蛋白原作为凝血酶的底物,由 2 组多肽链通过二硫键连接组成。凝血酶可分别切断纤维蛋白原 α 链与 β 链氨基末端的血纤维蛋白肽 A 和 B(fibrinopeptide A,B),生成纤维蛋白单体。在活化的凝血因子 Ⅷ 辅助下,纤维蛋白单体间以共价键相连,形成稳定牢固的不溶性纤维蛋白,完成凝血过程。研究表明纤维蛋白原水平降低与创伤性凝血病患者及动物模型高死亡率和愈后有密切关系。创伤严重度评分(ISS)>15 分的严重创伤患者中纤溶亢进的发生率>80%,而急性创伤性凝血病(acute traumatic coagulopathy,ATC)患者补充纤维蛋白原可改善愈后。创伤患者死亡的一个重要原因是纤溶亢进。凝血酶可激活凝血酶激活的纤溶抑制物(thrombin-activatable fibrinolysis inhibitor,TAFI)和 PAI-1,从而会抑制纤溶酶激活。当出现内皮细胞损伤时,凝血酶可结合跨膜糖蛋白血栓调节蛋白,后者可激活蛋白质 C,APC 将会消耗 PAI-1,产生对纤溶活性的脱抑制(de-repression)效应。有研究表明,纤溶亢进在严重创伤患者中发病率约 8.25%,并且这些患者都表现出恶性纤溶亢进、100% 病死率及无法测得纤维蛋白原浓度。在严重创伤患者中,纤溶亢进多发生在伤后 1 h,可能发生凝血病及失血性休克相关性死亡。近年来,TAFI 的意义被逐渐重视,当纤维蛋白的赖氨酸残基羧基末端被凝血酶移除,同时抑制纤维蛋白溶解,凝血酶激活的纤溶抑制物将会被激活。Lustenberger 等最近发现创伤性凝血病患者入院时血中 TAFI 活性明显低于非创伤性凝血病患者,且这种情况持续约 8 d。此外,患者入院时 TAFI 活性与 24 h 输血量呈负相关,说明创伤后急性期 TAFI 含量及活性与伤后凝血功能异常密切相关。

(四) 血小板功能紊乱

血小板是止血系统细胞模型的核心。Kutcher 等发现,在 101 名创伤患者中,即使有内源性血小板激动剂[如腺苷二磷酸(adenosine diphosphate,ADP)]的刺激,其中约有 45.5% 的患者也会出现血小板聚集障碍。而血小板功能障碍在系统性纤溶亢进病理生理过程中起着重要作用,比如严重外伤患者出现 ADP 通路受损时,机体对组织型纤溶酶原激活物(tPA)的敏感性会上调。近年研究发现,在血小板静息及激活态均可形成释放大量的血小板微泡(platelet-derived microparticle,PMP),并且血小板微泡可能在机体止血及血栓形成过程中发挥着重要的作用。Ponomareva 等通过透射电镜观察到,PMP 可能通过血小板质膜内陷出芽及开放的微管系统释放到细胞外。PMP 表面存在大量促凝的磷脂酰丝氨酸(phosphatidylserine,PS),后者可结合凝血因子形成高度活化的凝血复合物,PS(+)PMP 刺激凝血酶生成的效力比活化的血小板强 50~100 倍。临床研究发现,PMP 在机体含量丰富且有较强的促凝活性,创伤患者入院时其含量降低可致血凝块强度降低,并且其含量与创伤患者入院后输血量及病死率有关。因此,PMP 水平降低可能是血小板功能紊乱的一个独立危险因素。有报道,PMP 可能参与促炎反应,诱发多器官功能衰竭和急性呼吸窘迫综合征。由此可见,PMP 可能是凝血和炎症的中间调节点,低 PMP 水平与创伤患者入院时血凝块形成受损有关,参与了早期急性创伤性凝血病的发生、发展。然而,目前基于 PMP 在创伤性凝血病中作用的研究较少,有学者推测,输入富 PS(+) PMP 血浆可能在创伤救治中发挥积极作用。

(五) 恶性循环

低体温、酸中毒及凝血功能障碍是经典的致死性三联征。研究表明,中度创伤患者凝血异常发生率仅为 1%,而重度创伤(ISS >25 分)患者合并组织血流低灌注时,凝血异常的发病率可升至 39%。当患者 ISS>25 分且合并酸中毒(pH 值<7.1)、低灌注(收缩压<70 mmHg)、低体温(T<34 ℃)时,发病率甚至可达到 58%~98%。低体温及酸中毒均可降低血浆凝血因子的反应速率,体温下降 1 ℃反应速率将下降 5% 左右,从而导致凝血异常。低体温还可抑制凝血酶产生及纤维蛋白原合成,但不会影响纤维蛋白原的降解。而酸中毒对凝血因子复合物影响显著,当 pH 值为 6.8 时凝血因子复合物的活力可低至 20%。此外,酸中毒可干扰活化的血小板表面带负电荷的磷脂对凝血因子活化的促进作用,并影响凝血因子间的相互作用。

(六) 高原红细胞增多症

人类居住在海拔 3 000 m 以上高原,长期处于低氧环境,诱发部分人群产生高原红细胞增多症(high altitude polycythemia,HAPC)。主要症状有头痛、头晕、乏力、睡眠失调、发绀、眼结合膜充血、皮肤紫红等。血象检查:红细胞≥6.5 ×10^{12}/L,血红蛋白≥200 g/L,血细胞比容≥65%。血气分析:氧分压下降,二氧化碳分压升高。X 射线可有肺动脉段突凸和右心室肥大,肺泡通气量和弥散力降低等。HAPC 患者血黏度明显增高,呈高凝状态,极易发生血栓。其原因可能有:①纤溶酶原激活物抑制物(PAI、FDP)活性增高,使血凝倾向成为主要改变;②血浆抗凝血酶Ⅲ(AT-Ⅲ)含量显著减少;③缺氧时组织因子(tissue factor,TF)表达和活性升高。TF 又称组织凝血活素/激酶,为凝血第Ⅲ因子,是一种与血凝通路激活相关的细胞源性因子,来源于血管内、外,在介导纤维蛋白性血栓形成中起重要作用。TF 来源有争论,多数人认为单核细胞为血中 TF 的主要来源,多形核细胞和内皮细胞在特定条件中亦可产生 TF。血栓素 A2(TXA2)是体内形成血栓的重要因素,在缺氧条件下,进行肺动脉内皮细胞、巨噬细胞和人脐静脉内皮细胞株(EC-304)培养中,使 TXA2 合成酶活性表达与 TXA2 含量明显升高,是 HAPC 患者易形成血栓的另一重要因素。

二、高原缺氧引起凝血-纤溶系统紊乱的独特性

近年来的研究发现缺氧对 TF 表达升高,活性增强。Nakanishi 等对模拟海拔 5 500 m 高原低氧环境生存 4 周的 56 只 Wistar 大鼠进行了观察,其中有半数发生了血栓性心内膜炎,并发现 TF 蛋白和 TF mRNA 水平明显增高。

除上述凝血机制的变异外,抗凝因子也随高原缺氧发生变化。血栓调节素(thrombomodulin,TM)存在于血管内皮细胞表面,能与凝血酶结合形成复合物不仅使其失去活性,还可使 PC 活化而发生抗凝作用。然而在缺氧条件下 TM 和 PC 含量均下降,从而增加了凝血概率。刘怀琼等研究显示,高原居民中血浆 tPA 水平低,而 PAI 活性增高,因而使凝血机制上调。

血小板活化、凝血激活、纤溶亢进是凝血-纤溶紊乱的核心内容,动物实验提示 E-颗粒蛋白(Gmp-140)、PLT 膜糖蛋白 Wailla、CⅡb/Ⅰα、D-二聚体等指标在凝血-纤溶重度紊乱时明显升高。Gmp-140 是反映 PLT 活化的特异性探针,属于 P 选择素黏附家族。当其活化时,才有出一颗粒膜与脂膜的融合,CPⅡb/MⅠa更可直接反映活化状态的血栓前标志物;D-二聚体是继发纤溶亢进的标志物,二者呈正相关,与 SaO_2 呈负相关。还有人对急进、移居、世居高原的健康青年进行了系统的血小板功能参数、平均血

小板体积(mean platelet volume,MPV)、血小板分布宽度(platelet distribution width,PDW)进行了检测,发现急进 3 d 的人群 PLT 等参数变化不太显著,但超过 2 周者即明显减少,而在 PLT 减少的同时,MPV 和 PDW 增大。这从一个侧面反映血液黏度增高、血小板消耗加重、与凝血因子消耗等因素相关。高原移居汉族与世居藏族相比,ICAM-1 表达明显增强,反映了对缺氧的习服,两者是有显著差异的。高原缺氧引起凝血-纤溶紊乱使血液高凝,纤溶活性降低,血小板在肺微循环中广泛聚集黏附,形成肺血栓,引发肺毛细血管静水压升高,溶质滤过系数增高,致高原肺水肿(HAPE)。HAPE 合并 ARDS 的尸检资料突出表现为肺微循环广泛性血栓、纤维蛋白沉积。综上所述,高原缺氧可以作为一个独立危险(特殊)因素,引起肺血管内皮细胞损害,继发出现凝血-纤溶系统紊乱,中性粒细胞黏附于肺血管内皮细胞损害,释放炎症细胞因子,出现炎症反应,可能是导致 MODS 的一个凸显发病机制。

近几年,血液稀释也被加入危险因素之中,成为"死亡四部曲",它是指在失血性休克治疗过程中,无指征地过度进行液体复苏,导致凝血因子被进一步稀释。血液稀释的原因主要有 2 个方面,即生理性和医源性。组织间隙液进入血管导致凝血因子稀释。同时盲目的临床补液可使血液稀释进一步恶化。在体内外研究中证实,这种稀释性凝血异常与补液量呈正相关。

三、创伤性凝血病的诊断

目前的研究认为,创伤状态下凝血系统、炎症系统及细胞系统(血小板及内皮细胞)功能紊乱,相互作用,诱发创伤性凝血病。创伤引起的组织损伤、组织因子暴露、炎症因子瀑布式释放,最终将导致休克、低氧血症及创伤性凝血病。因此,需要快速诊断并及早干预。目前诊断创伤性凝血病主要有两种方式:凝血功能检查和血栓弹力图。

(一)凝血功能检查

包括 PT、APTT 和 INR 和凝血因子。目前创伤性凝血病的实验室诊断标准(满足其中一项):①凝血酶原时间(prothrombin time,PT)>18 s;②活化部分凝血活酶时间(activated partial thromboplastin time,APTT)>60 s;③凝血酶时间(thrombin time,TT)>15 s;④凝血酶原时间比值(prothrombin time ratio,PTr)>1.6;⑤有活动性出血或潜在出血,需要血液制品或者替代治疗。凝血功能检测简便,但不能反映血小板功能、凝血酶及整个凝血系统的功能。

(二)血栓弹力图

血栓弹力图(thromboelastography,TEG)自 1948 年发明后应用于临床,可检测凝血全过程。其不仅用于严重创伤患者的凝血功能检测,而且可在严重失血的急性期及后期为凝血病的目标治疗提供帮助。与传统凝血功能检测相比,TEG 的优点如下:①可反映从凝块形成到纤维溶解全过程;②可反映凝血因子与血小板之间的相互作用,全面反映整体凝血状况;③结果产生速度快,可床边反映患者当时凝血功能状态,更好地指导临床及早制订治疗方案。

TEG 缺点:①TEG 为体外检测项目,不能模拟血管内皮细胞等相关因素对凝血过程影响;②检测结果受到低体温影响,而急性创伤患者已被证实存在包括低体温在内的致死性三联征,当其用于需要行手术治疗且行麻醉后处于低体温状态创伤患者术中检测时,TEG 对于凝血功能的检测将打折扣;③目前尚缺 TEG 标准化操作与评估指南,有待进一步完善。

血栓弹力图在急性创伤性凝血病中的应用如下。

1. **早期预测输血、指导大量输血方案的实施** 尽管重症创伤患者多伴大量失血,严重致失血性休克,但并非都有输血必要。国内外很多学者对于输血时机的把握做了相关研究。TEG 在预测输血方面的优势因其在临床中越来越广泛地应用而愈加突出,并有可能替代传统凝血功能试验(conventional coagulation tests,CCT)。一项包括 1 245 例前瞻性多中心严重创伤输血观察性研究提出,INR 是预测性最强的单因素。但因其往往检验时间过长,故不能准确反映患者当时的凝血情况。Holcomb 等对 1 974 例严重创伤患者进行回顾性研究,检测指标包括 TEG、CCT 中若干指标,并指出 TEG 指标中激活全血凝固时间、α 角、MA 值对需要输血制品治疗相关性较 CCT 值更强,因此推断 TEG 可以提早为临床医师提供是否需要输成分血的指征。另外,TEG 的应用可实现成分输血,可避免大量输血相关并发症。Gorlinger K 等多中心研究表明,使用即时检测指导的早期精确目标靶向输血治疗可以减少 90% 新鲜冰冻血浆(fresh frozen plasma,FFP)、8.4%~62.0% 红细胞(red blood cell,RBC)及 21%~72% 血小板输注率。《欧洲创伤性严重出血和凝血病管理指南》建议目标血红蛋白维持在 70~90 g/L。在以血浆为基础的凝血功能维护治疗中,宜维持 PT 和 APTT<1.5 倍正常对照值,且避免在出血量不大时输血浆治疗。相关文献对 FFP 与 RBC 比例多少最为适宜做了相关研究,结果显示适宜比例维持在(1∶2)~(1∶1)。该指南建议对持续出血和脑创伤的患者维持血小板 >100×10^9/L。宜通过输入血小板维持血小板数量 >50×10^9/L;目标纤维蛋白水平至少 1.5 g/L。

2. **评估预后**　TEG 还可预测与评估创伤患者预后。Kunio 等对脑外伤的创伤患者前瞻性研究发现,低凝状态(R 值>9 min)患者的死亡率显著增高且有更高的神经外科手术干预比例。Windelov 等将 TEG 用于评估神经外科重症监护患者的预后,研究发现 CCT 指标与患者预后没有相关性,而 TEG 中 R 值、α 角、MA 值等变化与患者死亡率(30 d)及格拉斯哥昏迷量表的评分均显著相关。

3. **指导抗纤溶药物的使用**　创伤性休克早期存在一过性的高凝状态,随后转变为低凝状态,复苏期仍处于低凝状态。高纤溶状态与损伤严重程度密切相关。TEG 在严重创伤患者中可提供快速且准确的高纤溶检测依据。在一项双盲、随机、多中心、跨国的 CRASH-2 试验中,10 060 例严重失血患者在 10 min 内接受 1 g 氨甲环酸(tranexamic acid,TxA)且每 8 h 增加 1 g,10 067 例对照组患者接受 0.9% 氯化钠注射液。结果显示 TxA 组由出血导致的死亡明显减少,且与对照组相比,血管闭塞事件没有明显增加。TxA 可快速且价廉地阻止高纤溶状态。

4. **诊断血小板功能障碍**　TEG 联合血小板图可发现隐匿的抗血小板和血小板功能低下所致创伤性凝血病。TEG 中血小板的凝集、活化主要是凝血酶这一强诱聚物启动的,因此血小板无力症、应用 GPⅡb/Ⅲa 受体拮抗药物所致血小板最终聚集路径障碍,才可能造成异常的 TEG 参数,其他单一路径所致血小板功能障碍如 TXA2 拮抗药、PDE3 抑制药物、P2Y12 受体拮抗药物等不会造成 TEG 参数显著异常。如口服阿司匹林创伤患者,血小板数目虽正常,但无功能。行 TEG 检查示正常,但行血小板图检测,示血小板抑制率高。

5. **区别机械性出血**　在严重创伤患者管理中,即刻识别创伤后外科机械性出血与创伤性凝血病导致的出血是至关重要的。患者多次行 TEG 示正常,但仍持续出血对于诊断创伤导致机械性出血价值较高。如患者创伤前口服华法林,软组织损伤后持续出血,行 3 次 TEG 均未见异常。用 FFP 纠正 INR 后仍出血,手术中发现持续动静脉出血,处理后出血停止。

6. **管理重组活性凝血因子Ⅶ在创伤患者中的应用**　重组活性凝血因子Ⅶ(recombinant factor Ⅶa,rFⅦa)按《欧洲创伤性严重出血和凝血病管理指南》建议在已经给予其他所有常规控制出血措施和常规止血措施仍有持续大量出血和高度怀疑创伤性凝血病情况下使用。如 1 例多发伤患者,在给予损害控制性液体、大量输血复苏、损害控制性手术后,仍持续出血,行 TEG 示 R 值 8.3 s、K 值 7.2 min、α 角 37.6、MA 值 30.4 mm 时,给予 90 mg/kg rFⅦa,出血停止。后复查 TEG 示 R 值、K 值、α 角均正常,MA 值 38.3 mm。TEG 可指导死亡率达 85% 及创伤严重度评分达 57 分的患者在围手术期间血制品及 rFⅦa 合理使用。

7. **预防深静脉血栓**　临床中发现,多发伤患者并发深静脉血栓风险显著增高,因此需要给予精确的抗血小板或抗凝治疗进而预防该事件发生,但目前尚缺乏最佳方案。一项回顾性研究发现,MA 值≥72 mm 是外伤后住院患者形成静脉血栓的独立危险因素。Cotton BA 等回顾性分析 2 070 例严重创伤患者后发现 MA 值是肺栓塞的独立危险因素。因此,在重症创伤患者深静脉血栓预防方案中,TEG 应该有其应用价值。

四、创伤性凝血病的治疗

随着对创伤性凝血病机制的深入研究,其治疗观念也在不断地更新。近年来,提出了损害控制性复苏的概念。损害控制性复苏(damage control resuscitation,DCR)主要包括 3 个部分:允许性低血压复苏、止血复苏、损害控制性外科。损害控制性复苏的具体措施如下。

(一)注意体温监测,防治低体温

在现场急救时就应重视,其中控制和减少出血是关键。去除患者身上潮湿的衣物,减少损伤部位的暴露,使用毛毯、加热毯保持患者干燥,在急诊室、手术室以及重症监护病房应该注意给患者保温。液体以及血制品使用前应预热。持续的动静脉复温能快速加温。这种技术可以降低严重创伤患者早期病死率和复苏需求。

(二)合理选择液体用于复苏

为避免高氯性酸中毒,宜使用氯离子浓度接近生理水平的乳酸林格液,避免使用高氯的生理盐水。胶体如羟乙基淀粉和右旋糖酐也与凝血病的发展有关。其可能机制包括vWF减少,血小板功能异常,FⅧ减少,干扰纤维蛋白原作用。高渗盐水复苏可以快速扩增血管内容积,有利于复苏。但Wilder等研究提示,使用高渗盐水可以抑制凝血功能,加剧出血。随着近年来对创伤救治的认识加深损害控制进一步完善,提出了损害控制性复苏(DCR)的概念,是针对伴有活动性出血的严重创伤患者的一种复苏策略,主要内容包括允许性低血压、止血复苏以及创伤控制手术。DCR最大的特点是其主要目标在于早期的创伤性凝血病治疗——止血复苏。止血复苏是指尽可能早地使用血液及血液制品作为主要复苏液体,治疗已有的创伤性凝血病,减少晶体液使用,防止继发的稀释性凝血病发生。DCR的理论在很大程度上是基于近年对创伤性凝血病发生机制认识的不断深化而形成并不断完善的,DCR原则的主要内容如下:①快速识别创伤性凝血病的高危因素(预测大量输血);②允许性低血压;③外科快速明确止血措施;④早期输血,RBC∶FP∶PLT比例为1∶1∶1;⑤使用解冻血浆和新鲜全血;⑥恰当使用凝血因子产品(rFⅦa)和含纤维蛋白原的产品(纤维蛋白原浓缩物、冷沉淀);⑦使用新鲜的RBC(储藏期小于14 d);⑧使用血栓弹力图指导血液制品和止血辅助药(抗纤溶药和凝血因子)的使用;⑨尽量少用晶体液,避免血液稀释;⑩预防/治疗低体温、酸中毒、低钙血症。

(三)处理酸中毒

纠正酸中毒要求维持组织的血流灌注,但液体复苏可能需要延迟直至出血被控制。临床上常用碳酸氢钠来纠正酸中毒,但给予碳酸氢钠后可以生产出二氧化碳,增加了呼吸负荷。此外,碳酸氢钠可以降低钙离子的浓度,不利于凝血以及心脏、血管的收缩。三羟甲基氨基甲烷是一种生物性的无活性的氨基乙醇,它能够结合氢离子。Martini等在猪的酸中毒模型中研究发现三羟甲基氨基甲烷纠正酸中毒但不能逆转凝血异常。

(四)允许性低血压复苏

传统观点认为积极恢复血容量,维持正常循环功能是防止失血性休克最重要的措施。但目前发现以传统复苏标准为目标的液体复苏可能干扰凝血机制,加剧出血。允许性低血压是一种延迟的或限制性的液体复苏,应持续到出血控制,并在这一时期内保证终末器官血流灌注。允许性低血压复苏在入院前即开始,静脉补液的容量限制在足以维持桡动脉搏动为宜。动物模型研究证明,低血压复苏比传统复苏方法增加了组织血流灌注,减少了出血,提高了生存率。另外,允许性低血压复苏需特别注意权衡继续出血的风险和维持足够的器官血流灌注的风险。当处理合并脑部外伤的多发性损伤时需特别注意,此时维持脑灌注压意义更重要。中华医学会重症医学分会《低血容量性休克复苏指南(2007)》中推荐意见,对出血未控制的失血性休克患者,早期采用控制性复苏,收缩压维持在80~90 mmHg,以保证重要脏器的基本血流灌注,并尽快止血;出血控制后再进行积极容量复苏(D级)。对合并颅脑损伤的多发伤患者、老年患者及高血压患者应避免控制性复苏(E级)。

(五)早期积极补充凝血因子

恰当使用止血药物一项回顾性研究表明,对那些需大量输血的患者而言,新鲜冰冻血浆与浓缩红细胞按1∶1输注与传统的按1∶8相比,前者病死率降低46%。提高血小板与红细胞的比例,达到1∶1时有利于提高患者生存率。Holcomb等回顾了16家一级创伤中心收治的467例接受大量输血患者的资料,血浆、血小板、红细胞按1∶1∶1的比例输注对预后有利,并建议修改当前指南所推荐的比例。纤维蛋白原比其他凝血因子在更早期就已经缺少,血浆纤维蛋白原水平降低到1.0 g/L时可以给予冷沉淀或浓缩纤维蛋白原进行治疗。另外，在军队里已经证明给予患者输入新鲜全血是有利的。在止血药方面，基因重组的FⅦ（rFⅦa）是一个很有前景的药物，Boffard等研究结果表明，重组FⅦa明显降低了钝性创伤患者的输血量。但FⅦa目前是否用于创伤性凝血病仍存在争议。

（六）损害控制性外科的实施

早期严重创伤的患者难以耐受长时间复杂的手术，在此基础上提出了创伤控制外科，其目的是用最简单的方法来快速止血和减少污染。尽快确定出血部位，对外出血可由暂时性的钳夹、填塞、结扎等来止血，内脏的破裂、穿孔可以行修补术，造瘘等手术。在患者生理恢复正常后再行解剖上的修复和确定性的手术。损害控制性外科有可能增加患者病死率，必须谨慎使用。

（七）适当补充钙剂

低钙血症在重症患者中很常见，并且增加了病死率。钙是很多凝血因子的辅助因子。很多血制品利用枸橼酸盐抗凝，枸橼酸盐螯合钙离子，进一步恶化了低钙血症。钙低于0.7 mmol/L可以导致凝血功能障碍，因此建议至少维持在0.9 mmol/L。

（八）警惕后期的血液高凝状态和血栓形成，预防脓毒症的发生

早期的一项研究结果表明，入院时凝血病是创伤患者静脉血栓形成重要的危险因素之一。可能是因为蛋白质C的早期激活导致蛋白质C的消耗所致，在这段时间内血液呈高凝状态，血栓容易形成。伴有凝血病的患者深静脉血栓形成和肺栓塞的危险性增加，需要采取相应的预防措施。此外在后期，创伤患者容易发生脓毒症，这样增加了多器官功能衰竭的发生，因此应积极预防。

（九）防治高原红细胞增多症造成凝血功能障碍或血栓形成药

1. 抗凝血酶Ⅲ　抗凝血酶Ⅲ（anti thrombin Ⅲ，ATⅢ）是肝合成的一种血浆蛋白，能与凝血酶结合形成复合物而使其失活。抑制凝血因子Xa、Ⅸa、Ⅺa、Ⅶa的活性，抑制凝血酶诱发的血小板聚集反应，阻止血栓形成。HAPC患者常有ATⅢ减少的情况发生，应用ATⅢ治疗效果显著。

2. 阿司匹林　阿司匹林（aspirin）是环氧合酶抑制剂，对胶原、ADP、抗原抗体复合物和某些病毒、细菌引起的血小板聚集都有抑制作用。另外，尚可抑制TXA2的合成，对血栓形成有预防作用。40~80 mg的阿司匹林可最大限度地抑制血小板聚集，作用可持续2~3 d。

3. 利多格雷　利多格雷（ridogrel）为强大的TXA2合成酶抑制剂和中度的TXA2受体阻断剂，是常用防治血栓药，比阿司匹林作用强，不良反应轻微。

（十）大量输血后稀释性凝血病的处理

当凝血障碍伴PT和APTT显著延长或FIB明显减少时，应首选冰冻血浆（FFP）。因为FFP含有生理浓度的所有凝血因子，70 kg成人输入1 U FFP（250 ml）通常可改善PT 5%~6%和APTT 1%，按15 ml/kg输入FFP可使血浆凝血因子活性增加8%~10%。为了获得和维持临界水平以上的凝血因子，推荐短期内快速输入足够剂量的FFP（如5~20 ml/kg）。如果单独输入FFP不足以提供所需纤维蛋白原时，应考虑采用浓缩纤维蛋白原2~4 g，或含有纤维蛋白原、因子Ⅷ的冷沉淀。

血小板在微血管止血中发挥重要作用，当血小板低于50×10^9/L，不可避免出现微血管出血。大量输血时由于可从脾、肺和骨髓中释放储备，故血小板的减少速度常较其他凝血因子缓和。

（十一）凝血因子Ⅶ

凝血因子Ⅶ（FⅦ）是一种维生素K依赖性血浆糖蛋白，由肝实质细胞分泌，在血浆中以酶原形式存在。活化前FⅦ以单一多肽链形式存在，经活化转变成活性FⅦ（FⅦa）后，其促凝活性明显增加，与组织因子（TF）结合形成复合体TF/FⅦa激活下游凝血因子。另外，FⅦa能够活化FⅨ进而参与内源性凝血。FⅦa有良好的安全性和有效性，为高原创伤性凝血病患者的治疗展示了乐观的前景。

严重创伤一直是全球性的公共卫生问题，全球每年有超过580万人因创伤导致死亡，占死亡人数的1/10。创伤后不可控的出血是导致患者潜在可预防死亡的一个首要因素，也给社会带来重大的财政负担。2016年4月，*Critical Care*杂志发布了由欧洲创伤出血高级处理多学科工作小组制定的创伤后出血与凝血病指南，这是继2007、2010、2013年版后的第4个版本。

第六节 高原颅脑创伤

一、高原创伤病理生理特点

创伤性脑损伤（traumatic brain injury,TBI）是指外界机械力导致的非退行性、非先天性的脑损伤,在高原地区发生的颅脑损伤因高原独特的自然环境,其发展与平原地区有一些差别,称之为高原颅脑创伤。颅脑损伤可能引起永久性或暂时性的认知、生理、心理功能损害,并伴随不同程度的意识障碍。在高原地区,对重型颅脑损伤采取相应的治疗时,要综合考虑其高寒、缺氧的地理环境。颅脑损伤后患者容易发生脑水肿,持续时间长,在低氧环境下,红细胞代偿性增加会加重微循环障碍而加重颅内高压,所以,高原地区重型颅脑患者致残率、病死率均高于低海拔地区。

随着高原地区的开发建设以及旅游业的发展,进入高原的人群逐年增多,高原颅脑创伤发病率明显升高,已成为威胁高原人群生命安全的重要因素之一。致病原因以意外摔伤、交通伤害为主。

二、颅脑创伤的病理生理变化

（一）血脑屏障

大脑有着复杂的毛细血管膜的功能——血脑屏障（blood brain barrier,BBB）。脑毛细血管缺少一般毛细血管所具有的孔或者这些孔既小又少,内皮细胞彼此重叠覆盖,连接紧密,能有效地组织大分子物质从内皮细胞连接处通过。它的作用维持着脑细胞周围环境的恒定,对脑容积的调节起到非常重要的作用。病理情况下血脑屏障毛细血管内皮间的紧密黏合处开放,很多大分子物质可随血浆滤液渗出毛细血管,进入脑组织,破坏脑组织的内环境。高原脑损伤后 BBB 破坏,通透性变化提前,高原脑损伤后 BBB 通透性较平原脑损伤后显著增加。高原脑损伤后 BBB 通透性改变是由于急性缺氧导致脑血管扩张,复合脑创伤后低氧血症更加明显,微循环压力升高,脑血管自动调节功能丧失,BBB 通透性增加。严重的低氧血症使毛细管被破坏,其通透性进一步显著增加。

（二）脑血流及其调节

正常情况下,大脑具有完善的维持脑血流稳定的机制,虽然动脉压有一定的波动,但脑血流维持相对稳定。这种调节机制主要通过脑血管的自动调节功能来完成,其他还包括二氧化碳分压的调节和代谢性调节。病理情况下,一旦脑血管自身调节功能受损时,脑血流与脑血容量将随动脉压的波动而变化。

（三）脑容量及其调节

脑位于一个坚硬的骨性颅腔内,骨性颅腔无延伸性。脑容量由脑血容量、脑组织、脑脊液组成。颅腔内压力和脑容积之间处于一种平衡状态,当颅腔内一种成分的容积增加时,为维持颅内压（intracranial pressure,ICP）的相对恒定通过脑容量调节机制,其他成分的容积代偿性降低颅内压的高低,高低由脑组织、脑血流和脑脊液 3 种成分的变化所决定。当人体迅速暴露于高原环境时,脑血流量随着海拔的升高而递增,高原缺氧可导致脑血管扩张,脑血流增多,流体静压增高,液体漏出过多,细胞间液体积聚过多引起间质性脑水肿。同时,液体渗出过多使脑脊液循环不畅,脑脊液压增高引起颅脑增高。生理状态下,脑容量的调节主要依赖于血脑屏障的低液压传导、低通透性以及溶质高渗透压（主要是晶体渗透压）。而脑灌注压对脑容量的影响极小。脑损伤时脑容量的调节紊乱,脑血管的自动调节功能受损,脑灌注压将直接影响脑细血管的静水压,也就意味着脑毛细血管的静水压与体循环的血压呈正相关。血脑屏障结构受损加之脑的跨毛细血管静水压增加,导致脑水肿,颅内压增高。

(四)颅脑损伤的原发损伤以及继发损伤

原发损伤包括头皮的损伤、颅骨骨折、脑组织损伤以及颅内血肿;继发损伤包括两大方面:其一是由脑细胞直接破坏、缺血、缺氧损伤诱发的细胞凋亡与坏死。这些复杂的病理生理改变由神经递质、离子通道改变、胸包内钙超载和炎症介质等多种途径接到的级联损伤。其二是由于原发损伤所致的结构性改变,如脑积水、脑疝、脑水肿、颅内压升高等解剖学改变。

(五)脑组织氧代谢

颅脑损伤后脑组织缺血、缺氧及脑氧代谢紊乱是颅脑损伤继发性损害的重要原因。脑氧代谢指标反映了脑氧供与氧耗需之间的匹配关系,比脑血流量(cerebral blood flow,CBF)、脑灌注压(cerebral perfusion pressure,CPP)等脑血流动力学更能反映脑循环状态和颅脑损伤的程度。若能满足患者所处病理下氧代谢的需要,可认为此时的脑血流动力学满足该情况下脑循环的需要。高原地区缺氧,颅脑损伤后脑氧代谢紊乱发生得更早、更为复杂。

(六)炎症介质

炎症反应是颅脑损伤后继发性脑损伤病理进程的重要组成部分,是继发性脑损伤的主导因素,同时高原地区缺氧所致高原特殊条件对颅脑损伤的转化和结果有着重要影响。在颅脑创伤后,由于许多重要的细胞因子,如肿瘤坏死因子、白细胞介素、干扰素及生长因子的释放,造成全身炎症反应综合征,由此带来对颅脑创伤后的"二次打击"。

(七)线粒体

线粒体作为细胞发生氧化磷酸化产生 ATP 的主要场所,还参与细胞周期中的很多重要过程,其功能障碍作为 TBI 后独特的细胞和分子事件,不仅加重 TBI 后的继发性损伤,也最终导致持续的细胞死亡和功能障碍。从基因多态性以及表观遗传学层面研究线粒体与 TBI 的关系,是一个创新研究途径,不仅更新了我们已有知识,而且也可能提供有关 TBI 再生和恢复的重要观点。目前仍未使用提高 TBI 预后的线粒体治疗靶点。

三、常见颅脑创伤类型

常见颅脑创伤类型及损伤机制、影像特点和病理变化见表 19-8。

表 19-8 常见颅脑创伤的类型、损伤机制、影像学特点和病理变化

损伤类型		损伤机制	影像学特点	病理变化
局限性损伤	硬脑膜外血肿	撕裂硬脑膜中动脉(85%)和硬脑膜中静脉或硬脑膜窦(15%)	70%~80% CT 或 X 射线显示颅骨骨折,85% 可见脑组织外骨板下的双凸形过密度影	出血和占位效应
	硬脑膜下血肿	继发与加速或减速伤所致的桥静脉断裂或脑挫裂伤部位血液积聚	极性高密度新月形病灶,亚急性等密度,慢性低密度病灶	出血、水肿和占位效应
	颅内出血	减速伤引起颅骨内板突起处对脑组织的挫裂伤,血液积聚在脑组织内	高密度病灶,常见于颞、额、顶、枕白质脑组织内	出血、缺血和坏死效应
	脑挫裂伤	减速伤引起脑组织的损伤	高或低密度	出血、缺血和坏死效应
弥漫性损伤	脑震荡	加速或减速伤	没有或很轻的影像学改变	病理改变轻微
	弥漫性轴索损伤	加速或减速伤造成灰、白质之间的剪切,导致轴索和髓鞘的损伤	脑皮质、髓质出血,胼胝体、脑干的低密度病灶	1~3 h 表现为弥漫性轴索肿胀,3~6 h 表现为轴索收缩成小体

四、高原颅脑创伤的监测与集束化治疗

(一)脑功能监测

1.脑功能监测的分类　现代神经重症治疗策略是为机体提供最佳的生理环境,也就是维持所谓的"颅内原稳态"和"颅外原稳态",减少损伤的大脑受到继发性损伤的打击,最大限度维持大脑自身再修复功能。脑损伤的救治重点在于对于继发性颅脑损伤的防治,其中维持脑灌注压和脑氧代谢是临床处理的关键,而临床正确的处理需要及时的脑功能监测来指导和评价。依据上述的治疗理念和监测指标性质,可将急性脑损伤的临床监测分为3类。

第一类:监测"颅外原稳态"的指标,即全身性生理指标的监测。如监测有创血压、血红蛋白、血浆蛋白、心肺功能以及体温、血气分析、电解质等。

第二类:监测"颅内、颅外原稳态"相关指标,如脑灌注压、颈动静脉的血氧含量差和颈内静脉血氧饱和度等。

第三类:监测"颅内原稳态"的指标,如意识水平、颅内压、经颅多普勒脑血流监测、脑影像检查、脑电图检查;脑微透析、脑组织氧分压等。

2.脑功能监测的方法　继发性脑损伤发生的严重程度和持续时间的长短可源于脑部和许多脑外因素,如创伤后强烈应激反应所致的循环衰竭、失血性休克、神经源性肺水肿和炎症反应等,因此,全身性生理指标的监测也尤为重要。

(1)全身生理指标的监测:持续监测重型脑损伤患者的有创动脉血压,维持平均动脉压稳定,实时连续监测和评估血容量,及时纠正贫血和低蛋白血症,监测心肺功能,以及动脉血气分析和电解质。

(2)意识水平的监测:最基本的脑功能监测是床旁连续的神经系统检查,定时严密观察患者的意识、体动、语言和瞳孔等情况。床旁连续的神经系统查体是最简单、最经济和最可靠的评估手段。

(3)神经影像学检查:脑损伤是一个进展性的病理损伤过程,创伤后没有直接受到损伤的脑组织,可能遭受继发性脑损伤。头颅 CT 检查可以获得全脑清晰的结构影像,病变变化时需要重复 CT 检查以指导神经专科的治疗。因为 CT 检查不能提供连续监测的信息,因此其只能作为一种诊断手段,不能称为真正意义上的监测手段。

(4)颅内压的监测:颅内压增高表现为脑容量的调节功能已出现障碍,且已伴有脑的损害。脑损伤的患者若出现动脉压明显增高,是 Cushing 反应的特征,脑疝即将发生。

(二)颅内压监测

脑血流的驱动源于脑灌注压(CPP),CPP = MAP − ICP。颅内压(intracranial pressure,ICP)是计算 CPP 不可缺少的参数,对于脑损伤患者而言,ICP 增高接近或达到平均动脉压(MAP)水平时,CPP 急剧降低,脑血流量完全终止,通常是进入脑死亡的最后共同通路。动态 ICP 监测是利用传感器和监护仪对 ICP 连续监测并记录的方法。监测的目的是用于甲酸灌注压和指导治疗,因此 ICP 监测成为指导治疗颅脑损伤不可缺少的手段。ICP 监测分为有创和无创两类。

1.颅内压有创监测法

(1)脑内置管测压:脑室内置管测压被称为 ICP 监测的"金指标",将导管安置在侧脑室前脚内,另一端连接压力传感器,作为参考零点,将传感器固定在室间孔水平。脑室内置管测压简便且准确性高,还可以适量引流脑脊液,降低颅内压,同时达到监测和治疗的目的。缺点是如果存在严重脑肿胀时,放置脑室测压管可能会很困难,并且增加并发脑室炎的风险,脑室炎的发生率为 10%~20%,保留置管 5 d 后发生脑室炎的危险明显增加。

(2)脑实质内管线纤传导器置入测压:将一条细纤光缆经颅骨进入脑实质或硬膜下腔,经与纤维光缆顶端相连的压力传感器转换后,作用于可以随压力变化而已移动的镜片光缆,使光束折射发生变化,信号由纤维光纤传出,作为计算 ICP 的依据。其感染率低<1%,如引流脑脊液需另置引流管。在外伤性脑损伤中,由于小脑幕和大脑半球间存在压力梯度,因此检测到的压力不一定能准确反映真实的 ICP。

(3) 硬膜外置管测压：将内含换能器的微型扣式光纤探头置入硬膜外，优点是探头置于硬膜外，安置方便，感染机会少，放置时间可相应延长。缺点是因与蛛网膜下腔间隔有硬膜，故精确性较差，临床上少用。

(4) 腰椎穿刺测压法：腰椎穿刺测压法是最先应用于临床 ICP 监测的方法，操作简单但并非监测颅腔内的真实压力。对颅内压高的患者而言，这种方法有可能导致或加重脑疝的危险，已有脑疝的情况下，颅腔与脊髓腔已不相通，则腰椎穿刺测压便不能代表 ICP。

2. 颅内压无创监测法

(1) 视网膜静脉测压法：Firsching 等利用脑室内置管监测 ICP，同时用视网膜血管血压测定法测定视网膜中央静脉压，发现 ICP 与视网膜中央静脉压之间有很好的相关性，可通过测定视网膜中央静脉压计算出 ICP，ICP(mmHg) = 0.903×视网膜静脉压-8.87。视网膜静脉压测定为测定瞬间的 ICP 提供了方便、实用的监测方法，容易重复测定，实用广泛，但不适合长期监测。

(2) 闪光视觉诱发电位监测法：闪光视觉诱发电位监测法可反映从视网膜到枕叶皮质视觉通路的完整性，当颅内法伤病变如 ICP 升高时，导致电信号在颅内的传导速度减慢，闪光视觉诱发电位波峰潜伏期延长，延长时间与 ICP 成正比。缺点：易受脑代谢、严重视力障碍、眼底出血等因素影响。

(3) 经颅多普勒测压法：TCD 通过观察颅高压时脑血流动力学改变来估计 ICP。优点：能反映脑血流的动态变化，可观察脑血管自身调节机制是否完善。缺点：TCD 测量血流速而非流率指标，脑血管活性受多种因素影响，用 TCD 准确算出 ICP 有一定的困难；脑血管痉挛时的流速增加需与脑充血鉴别。

ICP 增高表明脑容量调节已发生障碍，且已伴有脑损害，颅内高压与重度颅脑损伤的死亡率直接相关。目前 ICP 监测已成为脑损伤患者的常规监测项目。

(三) 其他监测

1. 脑氧代谢的监测 颈内静脉血氧饱和度(internal jugular vein blood oxygen saturation，$SjvO_2$)是维持脑氧供需平衡的间接指标，反映整个脑供需平衡。正常值为 55% ~ 75%，低于全身混合静脉血氧饱和度(oxygen saturation in mixed venous blood，SvO_2)。$SjvO_2$ 监测反映的是全脑氧合，对脑缺血具有高度特异性，但对局部尤其是小面积脑缺血不敏感，仰卧位时从脑内流出的静脉血中有相当一部分从椎前静脉丛流走，因此也不能准确地反映脑的氧耗。临床上单独应用 $SjvO_2$ 进行脑功能监测的价值是有限的。$SjvO_2$ 的监测方法：在导管末端有一个光导纤维探头，可以直接连续性监测 $SjvO_2$，同时还可沿导管内中空管腔抽静脉血进行血气分析。$SjvO_2$<55% 提示大脑氧供不能满足脑代谢的需要(氧供减少或伴有氧耗增加)。$SjvO_2$>75% 时排除导管异位的情况下，使 $SjvO_2$ 增加的因素包括低温和镇静治疗时脑氧耗下降，脑血流增加和脑死亡。$SjvO_2$ 与预后的关系，多认为 $SjvO_2$ 降低与预后不良呈正相关。$SjvO_2$ 异常增高患者的死亡率可能更高。

(1) 脑组织氧分压(partial pressure of brain tissue oxygen，$PbtO_2$)监测：准确而有效地监测脑组织氧合情况，有助于早期发现和纠正脑组织缺血、缺氧，减轻继发性脑损伤，改善患者预后。$PbtO_2$ 可以用仪器监测，$PbtO_2$ 为脑组织氧供和氧需动态平衡的结果。氧供是由动脉血氧含量和脑血流量所决定的，氧需求是由包括线粒体功能的脑代谢水平所决定的。$PbtO_2$ 正常值为 20 ~ 40 mmHg。$PbtO_2$ 监测作为一种安全、准确和微创的脑功能监测方法，在临床上，尤其在欧美得到广泛的应用。其优点是操作简单、可信度高和感染发生率低，监测值无明显的漂移，可以直接反映脑组织氧供需是否平衡。其缺点是只能反映局部脑组织的氧代谢情况。

(2) 近红外线光谱氧饱和度监测技术：近红外光谱(near-infrared spectroscopy，NIRS)脑血氧饱和度监测是一种无创、连续和实时的光学监测方法。原理是利用被检测组织中氧合血红蛋白和还原血红蛋白在近红外线光谱区有不同吸收光谱的特征，计算出氧合血红蛋白的含量。连续监测脑氧饱和度变化趋势能及时发现脑组织的缺氧情况，对脑水肿程度以及危重患者的预后进行评估。但脑血氧饱和度监测失败率高，灵敏性有限，存在较多的干扰因素。

2. 持续脑电图监测 重型颅脑创伤的患者中有 5% ~ 25% 的患者伴有癫痫发作，尤其是非痉挛性癫痫，床旁持续脑电图(electroencephalogram，EEG)监测有利于及时发现这一造成继发脑损伤的因素，并且可以及时地评估治疗效果。EEG 监测对脑缺血十分敏感。脑血流量由较高向较低逐渐减少时,EEG 可见到一些细微变化,最早表现为快 β 节律消失,继而背景波变慢呈 θ 节律,接着再变慢呈 δ 节律,直至出现伴有爆发-抑制模式的低平 EEG 图像或持续全面抑制的 EEG 图像。EEG 实时监测可帮助判定脑缺血是否可逆。故 α/δ 功率比值对监测迟发性脑缺血较为可靠、准确,其可辅助临床医师尽早地发现迟发性脑缺血,并在脑缺血的可逆阶段开始实施干预措施,预防脑梗死发生。脑血流量低于 25 ml/(100 g·min)或低于临界值 20 ml/(100 g·min)时,EEG 出现异常,主要表现为脑电活动明显抑制,脑电图监测可反映脑血流。EEG 监测的不同图像或模式可为脑功能评估提供信息。EEG 缺乏睡眠样脑电活动、缺乏刺激反应性、缺乏自发变异性为脑功能严重损伤和预后不良的判定指标。EEG 间断性出现抑制或爆发-抑制模式为死亡危险指标(死亡率 94%)。脑电图监测可以反映昏迷深度。总之,脑电图监测具有床旁、无创、简便、敏感等优势,并可对颅脑创伤的患者进行诊断、评估治疗效果、评价预后。

3. 脑代谢的监测　微透析技术作为一种新型的床旁生化检测手段,用于脑的研究已有 40 多年,1990 年瑞典隆德大学临床神经科学的神经外科专家 Carl-Henrik Nordstrom 对重型颅脑损伤患者和蛛网膜下腔出血等疾病进行了大量而深入的临床研究,并阐明了脑损伤区域的生化物质的变化规律,极大地推动了这一技术在神经外科学的临床运用,使得临床脑功能监测从观察宏观的脑结构损伤发展到脑代谢水平的监测,也就是脑的病理改变之前脑细胞能量代谢物质的变化。

4. 脑血流监测　脑组织氧供与脑血流密切相关,故通过监测脑血流也可以间接了解脑氧供状况。经颅多普勒是目前唯一能够测量血流速度及方向的无创方法,已成为临床监测脑血流动力的常规仪器,广泛应用颅脑创伤患者的脑血流的监测。TCD 监测的优点在于无创、廉价和操作简单,并能实时动态显示病理生理情况下的颅内血流状态,且测量结果可重复。缺点是监测结果受颅骨密度、声窗大小、待测部位、探头方向、取样深度和操作者熟练程度及血流信号强弱等因素影响。

5. 脑功能多元化监测　现代神经重症治疗策略是为机体提供最佳的生理环境,也就是维持"颅内原稳态"以及"颅外原稳态",以减少受到损伤的大脑避免继发性损伤的打击,最大限度维持大脑自身的再修复过程。脑损伤的救治重点在于对于继发性脑损伤的防治,其中维持脑灌注压和脑氧代谢是临床处理的关键。导致脑能量代谢障碍的继发性损伤因素可来源大脑,即所谓的"颅内失稳态",如脑水肿、颅内高压、脑灌注压下降、脑血管痉挛和癫痫等,也可以源于全身生理变化,即所谓的"颅外失稳态",如休克、低氧血症、高热、低血糖等。各种脑功能监测技术都具有各自的优点和局限性,目前尚缺乏任何单一准确有效的监测手段,但颅脑创伤救治的临床思路是综合判断,也就是针对所有脑功能的监测指标的解释应建立全身性指标正常的基础上,否则,就不能正确解读监测数据和不能正确应用这些监测指导治疗。

(四)集束化治疗

1. 急救与评估　高原颅脑创伤遵循所有创伤急诊原则。在进行相对复杂的神经系统检查之前,应首先进行气道、呼吸和循环评估,并保持 ABC 稳定。对 GCS 低于 8 分,丧失气道保护或自主呼吸不稳定的患者,需立即进行气管插管。神经系统查体要序贯进行,主要注意瞳孔大小和对光反射、意识水平、肢体活动及 GCS 评分。颅脑创伤的评估包括 2 个方面,即对颅脑创伤严重程度的判断和对损伤类型的诊断。这 2 个方面的评估依赖于病史的采集、体检和影像学检查。意识状态程度的判断、意识状态和意识障碍程度的观察是颅脑创伤急诊及其后治疗中的常规项目。意识障碍的有无及深浅程度、时间长短和期间的变化过程,是评价颅脑创伤严重程度和预后的可靠指标,同时也为颅脑创伤治疗中脑功能变化和损伤演进提供重要的临床指标。临床上常根据意识水平的程度进行描述和记录,分为:①嗜睡。患者持续地处于睡眠状态,唤醒后能正确地回答问题,能够配合身体检查,但刺激停止后又进入睡眠。②昏睡。处于较深的睡眠,需高声喊叫或较强烈的疼痛刺激方可能唤醒,醒后只能做模糊的回答,旋即熟睡。③昏迷。昏迷患者表现为意识丧失,对言语刺激无反应,临床上分为浅、中、深昏迷。这种意识障碍和评价者主观判断有关,目前只在临床描述中用。GCS 是评价意识状态较为客观的指标,已作为颅脑创伤严重程度的主要指标。轻型:GCS 为 13~15 分。中型:GCS 为 9~12 分。重型:GCS 为 5~8 分。特重型:GCS 为 3~4 分。

2. 手术

（1）急性硬脑膜下血肿手术指征：①急性硬脑膜下血肿>30 ml、颞部>20 ml、血肿厚度>10 mm，或中线移位>5 mm 的患者，需立刻采用手术清除血肿。②急性硬脑膜下血肿<30 ml、颞部<20 ml、血肿最大厚度<10 mm，中线移位<5 mm、GCS<9 分的急性硬脑膜下血肿患者，可以先行非手术治疗。如果出现伤后进行性意识障碍，GCS 下降>2 分，应该立刻采用外科手术治疗。③对于具有 ICP 监测技术的医院，GCS<8 分的重型颅脑创伤合并颅内出血的患者都应行颅内压监测。没有脑局灶损害症状和体征的患者可保守治疗。但必须住院严密观察病情变化，行头部 CT 动态观察血肿变化。一旦出现临床意识改变、颅高压症状甚至瞳孔变化或 CT 血肿增大，都应该立刻行开颅血肿清除手术。

（2）急性脑内血肿和脑挫裂伤手术指征：①对于急性脑实质损伤（脑内血肿、脑挫裂伤）的患者，如果出现进行性意识障碍和神经功能损害，药物无法控制高颅内压，CT 出现明显占位效应，应该立刻行外科手术治疗；②额颞顶叶挫裂伤体积>20 ml，中线移位>5 mm，伴基底池受压，应该立刻行外科手术治疗；③急性脑实质损伤（脑内血肿、脑挫裂伤）患者，通过脱水等药物治疗后 ICP≥25 mmHg，CPP≤65 mmHg，应该行外科手术治疗；④急性脑实质损伤（脑内血肿、脑挫裂伤）患者无意识改变和神经损害表现，药物能有效控制高颅压，CT 未显示明显占位，可在严密观察意识和瞳孔等病情变化下，继续药物保守治疗。

（3）急性颅后凹血肿手术指征：①后颅凹血肿>10 ml、CT 扫描有占位效应（四脑室的变形、移位或闭塞；基底池受压或消失；梗阻性脑积水），应该立刻进行外科手术治疗。②颅凹血肿<10 ml、无神经功能异常、CT 扫描显示不伴有占位征象或有轻微占位征象的患者，可以进行严密的观察治疗，同时进行不定期的 CT 复查。

（4）慢性硬脑膜下血肿手术指征：①临床出现颅高压症状和体征，伴有或不伴有意识改变和大脑半球受压体征；②CT 或 MRI 显示单侧或双侧硬脑膜下血肿厚度>10 mm、单侧血肿导致中线移位>10 mm；③无临床症状和体征、CT 或 MRI 显示单侧或双侧硬脑膜下血肿厚度<10 mm、中线移位<10 mm 患者可采取动态临床观察。

（5）凹陷性颅骨骨折手术指征：①闭合性凹陷性骨折>1.0 cm；②闭合性凹陷性骨折位于脑功能区、压迫导致神经功能障碍；③开放性凹陷性骨折；④闭合性凹陷性颅骨骨折压迫静脉窦导致血液回流、出现颅高压患者；⑤凹陷性颅骨骨折位于静脉窦未影响血液回流、无颅高压患者不宜手术。

（五）重要生命征、神经系统查体以及特殊神经功能监测

1. 呼吸监测　对患者的呼吸频率和幅度观察，可以帮助医师了解患者是否存在呼吸道或肺部的疾病，同时可对颅脑创伤的患者神经功能做出判断。如 Cheyne-Stokes 呼吸（高通量呼吸–呼吸逐渐减慢–呼吸暂停）常见于颞叶钩回疝的早期，大脑的双侧病变和中脑病变，有时也可见于高血压性脑病和代谢性脑病。长呼吸（在呼吸周期的吸气末，发生长时间的暂停，之后进入下一周期），病变可能在脑干的脑桥下部，在原发性脑干损伤、弥漫性轴索损伤、广泛脑挫裂伤以及重型颅脑损伤的患者中可见，在脑桥膜疝和枕骨大孔疝等继发病变，以及临终时也可出现这种呼吸模式。呼吸节律紊乱是指呼吸完全没有节律，呼吸深浅不一，呼吸停顿，呼吸暂停均无规律。这种呼吸类型反映了位于延髓背外侧脑干网状结构功能受损，这种患者呼吸中枢极为脆弱，对抑制类药物很敏感，即使小剂量的镇静剂都可能造成呼吸停止，临床上要慎用此类药物。这种呼吸节律的紊乱也提示病情极为严重，随时可能发生呼吸停止，要尽快对患者病因做出诊断和相应的处理。

2. 循环监测　颅脑损伤患者出现血压升高、心率减慢，呼吸频率减少、幅度深大的临床现象称为库欣反射（Cushing reflex），机制是当颅内压力逐渐增高，颅内脑血管灌注阻力增加，脑血流灌注减少，为保障脑组织供血，血管自动调节反应会通过升高平均动脉压来进行代偿。一般成人的血压应保持在（140～170）mmHg/（60～90）mmHg，这一水平一般能保障脑的正常灌注压，避免脑组织缺血、缺氧损害。血压过高会引起脑的灌注压升高，造成颅内压增高，对颅脑损伤的患者，容易造成脑内血肿扩大。这类患者的血压要进行控制，一般维持在（100～120）mmHg/（60～80）mmHg。对临床上不能解释原因的血压升高，应进行认真的神经系统查体，除外新的神经系统病变。

3. 体温监测　颅脑损伤的患者出现高热，主要原因有 2 个，即中枢性高热和感染，在判断中枢性高热时一定要先排除感染的可能。

4. 神经系统体格检查　对于疾病诊断、病情评估、疗效评价都有着重要的临床意义。故临床需反复检查脑及脑干功能、肢体运动及感觉功能、生理反射以及病理反射等。神经功能监测的目的是了解脑灌注压和脑氧代谢,为临床治疗提供依据,故需要根据病情选择不同的监测方法,正确解读监测数据指导治疗,如颅内压监测、脑电图及诱发电位、经颅多普勒超声监测等。

(1) 颅高压的控制:对于颅内高压的临床控制,常分为2个级别。第一级控制措施包括头部抬高、镇静、镇痛、轻度过度通气、应用甘露醇等高渗制剂以及开放脑脊液引流。当上述治疗无效时,应用第二级控制措施,包括过度通气、亚低温和外科减压术。

(2) 头部抬高:头部抬高降低 ICP 的机制是减少颈部扭曲,降低中心静脉压以利颈静脉回流,通常床头抬高 25°~30°,避免颈部扭曲或低头。

(3) 镇静、镇痛:镇静、镇痛药物通过对脑细胞代谢的抑制,减少脑氧代谢率,减少脑血容量,从而降低 ICP,同时其可减少咳嗽,减轻疼痛带来的焦虑,有利于控制 ICP。

(4) 过度通气:低碳酸血症能有效降低 ICP,但它同时会使脑血流量减少,随着 $PaCO_2$ 的降低,脑血管阻力增加,脑血容量减少,同时减少了脑脊液的分泌,进而减少了颅内容物的容积。$PaCO_2$ 的降低也会带来脑缺血的风险,同时长时间地适应过度通气,6~30 h 后会产生适应,因此,近年来认为短时程谨慎应用过度换气控制 ICP,仍然是紧急情况下有效的方法。

(5) 渗透性利尿治疗:甘露醇是迄今为止最重要和应用最广泛的渗透性降颅压药物,快速输注后 2~5 min 后就能使 ICP 下降,并持续数小时,ICP 的下降取决于输入的剂量和输入的速率。应用甘露醇时应通过补液避免低血容量。高渗盐已成功地应用于成人或儿童颅脑创伤,以及难治性 ICP 增高的临床治疗,但也应注意其潜在的有害作用,如高钠血症以及高钠血症所致的嗜睡、抽搐、昏迷等。大量的实验研究表明,呋塞米同甘露醇合用,能产生稳定的 ICP 下降,减少脑的含水量。也有实验研究表明在呋塞米与高渗盐水联合应用,比单独应用高渗盐水能产生更大的降低脑含水量、降低 ICP、提高血渗透压及血清钠离子浓度的作用。

(6) 通气和氧合支持:大脑是高氧耗器官,氧耗占全身的 20%,脑组织中的神经元对缺血、缺氧极为敏感和脆弱,颅脑损伤患者发生呼吸衰竭很常见,其原因主要包括深度昏迷所致的呼吸道通气不畅、误吸、吞咽障碍、呛咳反射消失等。颅脑损伤早期可能有气管痉挛、神经源性肺间质病变、肺水肿,在颅脑损伤后期主要的病因是并发肺部感染,故通气和保障氧合是必要的。

(六) 高原颅脑损伤

高原地区对机体的影响及所产生的病理生理改变主要是高原低压、低氧环境引起,这种环境可造成机体的供氧不足,产生各系统的功能紊乱,可明显加重颅脑创伤伤情。高原缺氧导致红细胞及血红蛋白明显增加,血液黏滞度增高,肺及脑组织含水量增加,毛细血管通透性增大。加之高原地区寒冷干燥、昼夜温差大等特点,均可导致高原创伤性脑水肿较平原出现时间早、持续时间长、程度重。对于高原重型颅脑创伤患者早期呼吸机支持治疗,改善氧合,提高动脉氧含量,有利于减轻脑的继发性性损害,降低 ICP。

1. 水、电解质和酸碱平衡监测及控制　在水、电解质和酸碱平衡的维持方面,中枢神经系统的调节起到至关重要的作用。一方面,神经系统的调节作用在创伤中受到损伤。另一方面,在目前的临床实践中,控制脑水肿降低 ICP 作为一个主要的治疗措施,所采用的治疗方法对水、电解质和酸碱平衡的影响较大。因此早期识别水、电解质和酸碱平衡紊乱,并进行及时干预,对患者的预后有很大的影响。钠紊乱最为常见。

2. 低温治疗　低温能降低脑氧耗,对缺氧脑组织、广泛脑半球缺血、颅脑创伤产生脑保护作用。甚至脑温降低幅度很小(1~3 ℃),就能改善血脑屏障功能及产生脑保护作用。亚低温脑保护作用主要体现在减轻脑水肿、降低 ICP、抑制脑细胞损伤、保护脑细胞功能等方面。亚低温治疗的时间窗、温度监测和复温方法,亚低温治疗实施越早越好,在伤后 6 h 内应用效果最佳,但在伤后 24 h 内开始应用均有肯定的疗效。对于临床亚低温治疗维持时间,多数学者主张应根据患者病情而定,一般以 24~48 h 为宜,病情危重者可适当延长,但一般不应超过 1 周。亚低温治疗的复温方法:目前多数学者主张对亚低温治疗实行自然复温,即在停止亚低温治疗后使患者每 4~6 h 复温 1 ℃,经过 12~20 h 或更长时间使体温恢复至 36.5~37.5 ℃。亚低温治疗的并发症:机体免疫力下降,心律失常和血压变化,水、电解质紊乱和凝血功能障碍、尿崩症等。

3. **高压氧舱**　高压氧治疗颅脑创伤的可能主要机制如下。

(1)改善脑细胞的供氧:应用高压氧可使大脑毛细血管血氧增加,有氧代谢恢复,纠正脑缺氧,改善可逆性缺氧区的缺氧状态,减少可逆状态下的脑细胞因缺氧而死亡,从而促进脑组织的修复。

(2)增加脑组织、脑脊液的氧含量和储氧量:在高原环境下则更易发生脑组织缺氧。但在高压氧下由于脑组织氧分压和储氧量明显增加,可迅速改善和防止脑缺氧的发生和发展,纠正脑缺血、缺氧性损害。

(3)有效减轻脑水肿,降低颅内压,改变血脑屏障的通透性:重型颅脑损伤常因脑水肿导致颅内压增高,引起脑疝而危及患者生命。高压氧通过对脑血管的收缩作用,可增强血管阻力,减少血流量,减低血管通透性,从而减轻脑水肿。虽然脑组织血流量减少,但由于血液中氧含量增加,因此仍然能保持脑组织的氧供给,从而也可阻断脑缺氧—脑水肿—颅内压增高的恶性循环。此外,高压氧还可以改变血脑屏障通透性,促使药物易进入脑部,增强治疗效果。

(4)促醒作用:高压氧下椎动脉血液量增加约18%,这样可增加脑干网状结构激活系统氧供量,刺激上行网状系统的兴奋性,有利于改善醒觉状态,使昏迷患者苏醒。此外,高压氧还可加快轴索侧支循环建立,抑制脱髓鞘变态反应,通过新建立的轴突联系,使神经功能得到恢复和减少颅脑损伤的后遗症。高压氧治疗时机是影响结果的重要因素,可能与早期治疗能减轻脑水肿,挽救更多濒死的脑细胞有关。如果病程较长,脑细胞已发生坏死或软化,再行治疗效果就会大大降低。特别是高原地区相对缺氧,颅脑损伤后脑水肿出现相对较早,早期应用高压氧预防脑水肿尤为重要。只要重型颅脑损伤患者生命体征稳定,术后(伤后)越早行高压氧治疗效果越好。

4. **神经保护性药物在颅脑损伤中的作用**　许多药物的使用目的,是想对创伤性脑损伤时发生的分子的、生化的、细胞的以及微血管的过程施加影响。并没有大的客观的荟萃分析研究哪种药物更为有效。尤其应注意的是,常规使用的皮质类固醇,即使大剂量也没能改善患者的结果,因此已不再推荐使用。钙通道阻滞剂、谷氨酸受体拮抗剂和抗氧化剂等,虽然在动物实验表明有效,但至今没有得到临床研究的证实。

5. **早期功能康复**　颅脑损伤患者,尤其是重型颅脑创伤,存在较高的死亡率和致残率,很多颅脑损伤严重的患者经过全力抢救幸存下来的往往会出现不同程度的功能性障碍,大幅度降低了患者的生活质量。在临床治疗过程中发现,很多中枢神经损伤的患者经过残留神经功能代偿,能够恢复一定的神经功能,因此,恢复的这个过程占据了非常重要的治疗比例。早期康复的主要内容有颅脑创伤后意识障碍、心肺功能障碍、语言障碍、认知障碍、吞咽障碍、运动障碍、痉挛以及各种并发症的康复。可参考《中国重型颅脑创伤早期康复管理专家共识(2017)》,根据患者的情况给予实施。

6. **颅脑伤基因治疗的潜在可能性**　中枢神经系统损伤的基因治疗,是一种新的研究方向。动物研究证明,各种神经营养因子对中枢神经系统损伤有治疗作用。利用转基因技术,使中枢神经系统神经营养因子表达达到治疗水平,是治疗创伤性脑损伤的另一途径。高海拔地区严重颅脑创伤患者急性期的外周血中 miRNA 的表达谱变化及动态差异性,真实反映高海拔地区重症颅脑创伤急性发病期的各类机体的改变,且与平原地区此类研究 miRNA 表达并不一致,表明高原颅脑创伤患者继发损害过程与平原地区存在差异。

(高钰琪　吴　刚　阳一栋　马四清)

参考文献

[1]高钰琪.高原军事医学[M].重庆:重庆出版社,2005.
[2]高钰琪,高文祥,袁志兵,等.低氧肺血管炎症反应是高原肺水肿和低氧性肺动脉高压形成的关键环

节[J]. 中国病理生理杂志, 2015, 31(10): 1903.

[3] 匡永勤, 张可成, 胡威夷, 等. 高原脑损伤血脑屏障变化的实验研究[J]. 中华创伤杂志, 1997, 13(5): 27-29.

[4] 孙斌. 高原地区重型颅脑损伤所致神经损伤临床分析[J]. 中国实用神经疾病杂志, 2016, 19(19): 112-113.

[5] 杨生岳, 沈君礼, 冯恩志, 等. 白介素-4和白介素-8在高原地区慢性肺心病发病机制中的作用和临床意义[J]. 西北国防医学杂志, 2010, 31(1): 34-36.

[6] 殷作明, 李素芝, 胡德耀, 等. 高原高寒战时环境猪肢体枪弹伤后全身炎症反应的特点[J]. 创伤外科杂志, 2011, 13(1): 59-63.

[7] 中国医师协会神经外科分会. 中国颅脑创伤外科手术指南[J]. 中华神经创伤外科杂志(电子版), 2015, 1(1): 59-60.

[8] 中华医学会神经外科学分会, 中国神经外科重症管理协作组. 中国重型颅脑创伤早期康复管理专家共识(2017)[J]. 中华医学杂志, 2017, 97(21): 1615-1620.

[9] 朱效伟. 颅脑损伤与线粒体基因的研究进展[J]. 医学研究生学报, 2017, 30(12): 1336-1339.

[10] BORTOLOTTI P, FAURE E, KIPNIS E. Inflammasomes in tissue damages and immune disorders after trauma[J]. Frontiers in Immunology, 2018, 16(9): 1900.

[11] CAMPBELL H E, STOKES E A, BARGO D N, et al. Quantifing the healthcare costs of teating severely beeding major trauma patients: a national study for England[J]. Critical Care (London, England), 2015(19): 276.

[12] CHEN D W, FANG F, YANG Y Y, et al. Brahma-related gene 1 (Brg1) epigenetically regulates CAM activation during hypoxic pulmonary hypertension[J]. Cardiovascular Research, 2013, 100(3): 363-373.

[13] CHEN D W, YANG Y Y, CHENG X, et al. Megakaryocytic leukemia 1 directs a histone H3 lysine 4 methyltransferase complex to regulate hypoxic pulmonary hypertension[J]. Hypertension (Dallas, Tex.: 1979), 2015, 65(4): 821-833.

[14] FRITH D, GOSLINGS J C, GAARDER C, et al. Definition and drivers of acute traumatic coagulopathy: elinical and experimental investigations[J]. Journal of Thrombosis and Haemostasis, 2010, 8(9): 1919-1925.

[15] GOLDFARB-RUMYANTZEV A S, ALPER S L. Short-term responses of the kidney to high altitude in mountain climbers[J]. Nephrology Dialysis Transplantation, 2014, 29(3): 497-506.

[16] GONZALEZ-LOPEZ A, GARCIA-PRIETO E, BATALLA-SOLIS E, et al. Lung strain and biological response in mechanically ventilated patients[J]. Intensive Care Med, 2012, 38(2): 240-247.

[17] GROENEVELD A B. Vascular pharmacology of acute lung injury and acute respiratory distress syndrome[J]. Vascular Pharmacology, 2002, 39(4/5): 247-256.

[18] HADITSCH B, ROESSLER A, KRISPER P, et al. Volume regulation and renal function at high altitude across gender[J]. PLoS One, 2015, 10(3): e0118730.

[19] HOILAND R L, HOWE C A, COOMBS G B, et al. Ventilatory and cerebrovascular regulation and integration at high-altitude[J]. Clinical Autonomic Research, 2018, 28(4): 423-435.

[20] KHAN S, DAVENPORT R, RAZA I, et al. Damage control resuscitaion using blood component therapy in standard doses has a limited ffet on coagulopathy during trauma hemorhage[J]. Intensive Care Medicine, 2015, 41(2): 239-247.

[21] LHERITIER G, LEGRAS A, CAILLE A, et al. Prevalence and prognostic value of acute cor pulmonale and patent foramen ovale in ventilated patients with early acute respiratory distress syndrome: a multicenter study[J]. Intensive Care Medicine, 2013, 39(10): 1734-1742.

[22] LIAO W T, LIU B, CHEN J, et al. Metabolite modulation in human plasma in the early phase of acclimatization to hypobaric hypoxia[J]. Scientific Reports, 2016(6): 22589.

[23] LIU B, CHEN J, ZHANG L, et al. IL-10 dysregulation in acute mountain sickness revealed by transcriptome analysis[J]. Frontiers in Immunology, 2017, 8:628.

[24] LORD J M, MIDWINTER M J, CHEN Y F, et al. The systemic immune response to trauma: an overview of pathophysiology and treatment[J]. Lancet (London, England), 2014, 38(4):1455-1465.

[25] MAEGELE M, SCHOCHL H, COHEN M J. An update on the coagulopathy of trauma[J]. Shock (Augusta, Ga), 2014, 41(Suppl 1):21-25.

[26] MANSON J, THIEMERMANN C, BROHI K. Trauma alarmins as activators of damage-induced inflammation[J]. The British Journal of Surgery, 2012, 99(Suppl 1):12-20.

[27] PATERNOT A, REPESSE X, VIEILLARD-BARON A. Rationale and description of right ventricle-protective ventilation in ARDS[J]. Respiratory Care, 2016, 61(10):1391-1396.

[28] PIERCE A, PITTET J F. Inflammatory response to trauma: implications for coagulation and resuscitation[J]. Current Opinion in Anaesthesiology, 2014, 27(2):246-252.

[29] PRICE L C, MCAULEY D F, MARINO P S, et al. Pathophysiology of pulmonary hypertension in acute lung injury[J]. American Journal of Physiology Lung Cellular Physiology, 2012, 302(9):803-815.

[30] ROSSAINT R, BOULLON B, CERNY V, et al. The European guideline on management of major bleeding and coagulopathy following trauma: fourth edition[J]. Critical Care (London, England), 2016, 20(1):1-55.

[31] RYAN D, FROHICH S, MCLOUGHLIN P. Pulmonary vascular dysfunction in ARDS[J]. Annals of Intensive Care, 2014, 22(4):28.

[32] SCHOCHL H, FRIETSCH T, PAELKA M, et al. Hyperfibrinolysis after major trauma: differential diagnosis of lysis patterns and prognostic value of thrombelastometry[J]. The Journal of Tauma, 2009, 67(1):125-131.

[33] SCHOCHL H, NIENABER U, MAEGELE M, et al. Transfusion in trauma: thromboelastometry-guided coagulation factor concentrate-based therapy versus standard fresh frozen plasma-based therapy[J]. Citial Care (London, England), 2011, 15(2):R83.

[34] VIEILLARD-BARON A, MATTHAY M, TEBOUL J L, et al. Experts opinion on management of hemodynamics in ARDS patients: focus on the effects of mechanical[J]. Intensive Care Medicine, 2016, 42(5):739-749.

[35] WILKINS M R, GHOFRANI H A, WEISSMANN N, et al. Pathophysiology and treatment of high-altitude pulmonary vascular disease[J]. Circulation, 2015, 131(6):582-590.

[36] WILSON M H, NEWMAN S, IMRAY C H. The cerebral effects of ascent to high altitudes[J]. Lancet Neurol, 2009, 8(2):175-191.

第二十章

重症冷伤

第一节 冷伤概述

一、冷伤概念

冷伤(cold injury)亦称为冻伤(frostbite),是机体遭受低温侵袭所引起的局部或全身性损伤。冷伤不仅损伤皮肤,而且也可透过皮肤对深部组织造成损伤,其主要病理生理机制为微循环障碍。按病理学改变,分为冻结性冷伤(frozen cold injury)和非冻结性冷伤(non-frozen cold injury)。

(一)冻结性冷伤

冻结性冷伤是指机体短时间暴露于极低温或长时间暴露于冰点以下的低温环境而引起的机体组织冷伤。此时组织发生冻结,故也称冻伤;包括局部冷伤和全身冷伤(又称冻僵),特点是组织细胞发生冻结,常见于我国高寒地带。局部冷伤在细胞水平上有冰晶体形成,且有细胞脱水及微血管闭塞等改变。

(二)非冻结性冷伤

非冻结性冷伤是指较长时间在冰点以上的低温和潮湿环境的作用下而引起的局部性冷伤。非冻结性冷伤可见于我国北方大部分地区和高原地区,气温在5 ℃以下时就可发生,以手背、脚后跟、耳朵等处多发性冷伤为基本特点。非冻结性冷伤根据受冻环境分为3种类型。

1. 战壕足　战壕足(trench foot)发生于冰点上低温(0~10 ℃)的潮湿或寒冷环境中,往往是因在寒冷和潮湿的战壕中长时间(一至几天)站立不活动、肢体下垂、鞋靴紧窄的条件下发生的。因陆军战士在战壕中易发生此病,故而得名。战壕足是在1914—1918年第一次世界大战中被发现的,有人把它称为湿冷病(wet cold disease)。其冷伤病灶主要是因局部受冷导致缺血,引起较深部组织的血管-神经性病理损害和无菌性炎症。早期病例血管显著充血,许多血管含有红细胞集和凝集性血栓,有明显的渗出和水肿,几十天后血栓发生机化,动静脉可有闭塞性血管内膜炎的特征;早期肌肉显示变性、坏死和蜂窝织炎,后期出现广泛萎缩;神经组织早期发生肿胀,神经轴和髓磷脂变性,大纤维呈不规则断裂、髓鞘脱失。晚期在坏死和蜂窝织炎灶的血管和神经,损害往往极为严重,几乎完全破裂和崩解。坏死组织溃烂,可露出肌腱和骨。

2. 水浸足　足部长时间浸渍于冰点以上的冷水中所引起的冷伤,称为水浸足(immersion foot)。多发生于船员、水手或海军战士。由于船损或在积水的救生艇上漂流,双足浸在冷海水中而引起,浸渍的时间一般为几天到几周。水浸足的临床表现和病理改变与战壕足无明显差别。在复温后,肢体转入充血前期,由于充血,患肢变热和发红,并有疼痛,水肿更加明显起来,并可出现水疱,此期持续几小时、几天或几周,然后转入充血后期,表现为对冷敏感、血运不稳定。严重病例还有肌无力,更严重者发生进行性坏死。

3. 冻疮　冻疮常发生于手部,有人称之为"手的战壕足",也可发生于足部。多半发生于敏感的患者,也是由冰点以上的低温和潮湿的作用而引起的。开始表现为皮肤的红斑(或紫红斑)及肿胀,病灶柔软,有灼热感和痒感,出现血管扩张和皮下水肿。这种病灶可于几天内消退,也可反复发作,甚至每年发作;也可发展为慢性,迁延数周甚至数月不愈,病灶肿胀加剧,组织变硬(手指僵硬),颜色变深,有时出现水疱,并有发生浅表组织糜烂和皮下脂肪坏死的倾向,痒感被疼痛代替。冻疮多发生于不太冷的高湿度或寒冷高海拔地区,包括平原,大陆性气候严寒和干燥的地区反而少见。好发冻疮的个体易感性的机制仍不清楚。这种患者的手足皮温比正常人略低,皮肤颜色也比正常人深,指(趾)温接近周围环境。Lewis认为,冻疮的诱因是慢性血液循环障碍,其肢体的血管紧张度较高,即使轻度受冷,就可引起皮肤微动脉反射性收缩。复温后,出现明显的血管舒张和渗出。慢性病灶的皮下脂肪坏死区有大量异物巨细胞以及其他慢性反应表现(动脉和静脉周围的淋巴细胞、单核细胞和多形核粒细胞的浸润,微动脉内膜增厚,等等)。

如上所述,3种非冻结性局部冷伤的共同特点,都是由较长时间冰点以上的低温(湿冷)的作用所引起。而急性冻结性局部冷伤则是冰点以下的严寒所引起,虽然潮湿对它的发生有促进作用,但干冷本身就足以引起,而且发展比较急骤。应当指出,人们习惯上把非冻结性冷伤也广义地称为冻伤。实际上严格来说,冻伤应只限于冻结性冷伤,为了区分起见,有人称之为真性冻伤(true frostbite)。全国科学技术名词审定委员会规范名词为"冷伤"。

二、冷伤分类

(一)按损伤的部位和范围分类

按损伤的部位和范围分为全身性和局部性损伤两类。全身性损伤包括冻僵和冻亡;局部性损伤包括局部冷伤和冻疮等。为治疗、观察方便,将冷伤分为轻度冷伤和重度冷伤。冷伤面积一般多参照烧伤面积计算方法来计算,包括新九分法、手掌法及儿童面积计算方法。

冷伤的分类见表20-1。

表20-1　冷伤的分类

按损伤范围		按组织损伤特点		按组织损伤程度和临床表现	
全身性冷伤	冻僵	冻结性冷伤（真性冷伤）	局部冷伤	轻度冷伤	Ⅰ度冷伤
	冻亡		冻僵		Ⅱ度冷伤
			冻亡		
局部性损伤	局部冷伤	非冻结性冷伤	冻疮	重度冷伤	Ⅲ度冷伤
	冻疮		战壕足		Ⅳ度冷伤
	战壕足		水浸足		
	水浸足				

(二)按组织损伤和临床表现的严重程度分类

直到目前为止,冷伤仍按组织损伤和临床表现的严重程度进行分类。因而一般需要等到复温之后,即主要临床征象显露之后,才能做出判断。

1. 最早的分类方法　把冷伤分为3度。Ⅰ度冷伤主要特点是红、肿(即红斑和肿胀);Ⅱ度冷伤的主要特点是水疱形成;Ⅲ度冷伤的主要特点则是组织坏死。这种分类方法是不够合理的,因为Ⅲ度冷伤又有程度的不同。事实上,浅层组织的坏死和深层组织的坏死,其预后截然不同,后期的处理也不一样。按照这种分类方法,就不能区分浅层损伤和深层损伤;也妨碍了对这两类不同程度的"Ⅲ度冷伤"的鉴别诊断和治疗措施进行研究。

2. 根据损伤的深度分类　Washburn(1962年)认为,根据损伤的深度把冷伤分为两类更为合适。

(1)浅表冷伤:损伤仅限于皮肤或接近皮肤的皮下组织。受冻区外表呈白色或蜡样,融化后,受冻区麻木,然后刺痛、肿胀、烧灼感等。重者24～36 h皮肤表层出现水疱,约2周水肿消失,灼痛持续几周。水肿消失后结痂和脱痂。脱痂后,皮肤嫩红,对冷敏敏感,出汗异常。

(2)深部冷伤:不仅损伤皮肤和皮下浅筋膜组织,而且累及更深部的组织(甚至包括骨组织),伴有水疱形成。手、足整个肿胀,持续1个月或以上,指、趾活动受限制。皮肤呈紫、灰或蓝色,疼痛明显,2～8周后水疱干涸变黑,结痂以后脱落。愈合后异常出汗(多汗症),持续超过6个月,对冷敏感。极重病例,复温后皮肤不发红,呈灰色,冰冷,不出现水疱或水疱只出现于分界线附近。这个分类法过于笼统,亦未解决早期诊断问题。

3. 根据损伤的程度分类　目前多数研究者赞同和公认Mils等划分的4度分类法,即按冷伤的损伤程度分类。这种分类至少在目前来说,是比较便于临床诊疗的,损伤的深度的层次是:①皮肤的血液循环反应及表皮剥脱;②水肿波及皮肤生发层;③损伤波及皮肤及皮下组织;④损伤波及全层软组织及骨组织。这4种不同深度的损伤,恰好反映为4度冷伤。

(1)Ⅰ度冷伤:特点是明显充血或水肿,因而呈现红或紫红色(红斑或紫红斑)以及肿胀等局部体征。复温后皮肤热而干燥,主要是自觉痒、灼热及麻木感。仅有受冷时引起的麻木还不能诊断为Ⅰ度冷伤,必须到复温后出现红肿和刺痛、灼热等症状,才能诊断为Ⅰ度冷伤。Ⅰ度冷伤愈合后,皮肤外表无明显变化,愈合过程中可以有上皮的脱屑。患过冷伤的肢体对寒冷的敏感性增高,并可有多汗症(图20-1)。

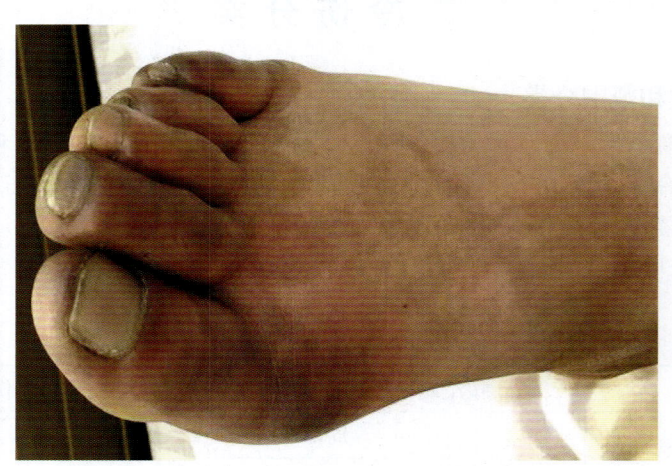

图20-1　右足Ⅰ度冷伤,明显充血

(2)Ⅱ度冷伤:主要特点是水疱形成。水疱底部为皮肤的生发层,说明Ⅱ度冷伤的损伤不深,水疱一般大于Ⅲ度冷伤的水疱,大者可遍及整个或接近整个手背、足背或耳背。手掌及脚底较少见。水疱液澄清,属浆液性。水疱周围的组织有充血和水肿(红、肿),红、肿的范围一般较水疱面积为广。Ⅱ度冷伤只波及皮肤的浅层,并不累及皮下组织,只有表皮剥脱现象。自觉症状与Ⅰ度类似,但疼痛比较明显。Ⅱ度冷伤如不合并感染,也能自行恢复。水疱疱液干后,形成痂皮,痂皮脱落后,露出粉红色柔嫩的表皮,因角化不完全,容易损伤。Ⅱ度冷伤水疱大约2周可完全消退,3周左右脱痂。如果患肢水肿不太严重,又得到充分休息,则消退较快,不超过5 d,否则可持续数周。Ⅱ度冷伤恢复后,其后遗症与Ⅰ度冷伤相似,包括对寒冷的敏感性增高(如遇冷时刺痛)和多汗症等(图20-2)。

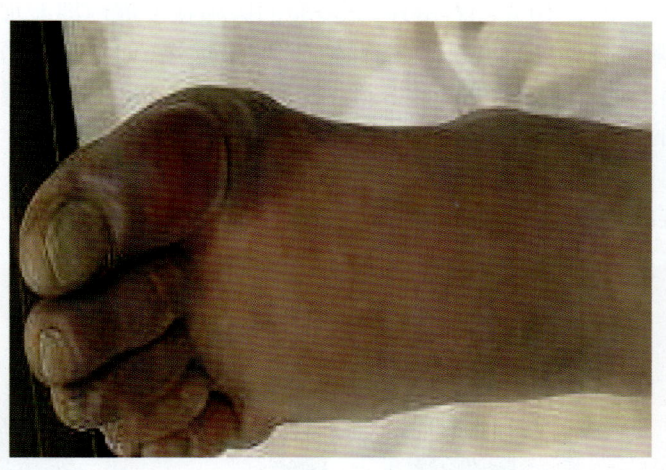

图 20-2　左足 Ⅱ 度冷伤,左足明显充血、水肿,并有大的水疱形成

(3) Ⅲ度冷伤:主要特点是皮肤的全层组织发生坏死,并可累及不同深度皮下组织。Ⅲ度冷伤多数也有水疱形成,水疱壁较厚,但也可不出现水疱。Ⅲ度冷伤的水疱液常呈血性。Ⅲ度冷伤的水肿比Ⅱ度冷伤更重。皮肤呈紫红色或青蓝色。无水疱时可呈青灰色。与Ⅱ度冷伤的不同点是Ⅲ度冷伤的皮肤温度很低,可接近室温,触诊有冰冷感,痛觉迟钝或消失。当肢体的远端有Ⅲ度冷伤时,多数近侧有Ⅰ度、Ⅱ度冷伤。Ⅲ度冷伤的自觉症状比Ⅱ度冷伤剧烈,疼痛有时难以忍受,甚至影响睡眠,持续时间也较长,可达 3~5 周甚至更久。Ⅲ度冷伤创面周围的水肿,在卧床休息的条件下 3~10 d 可消退。不论Ⅲ度冷伤有无水疱,坏死的皮肤组织(包括水疱在内)由于水分吸收和蒸发,可以干化,并形成黑色而硬的干痂;这种干痂比Ⅱ度冷伤的痂皮厚,而且较难脱落。当干痂分离脱落时,可露出肉芽组织或形成溃疡;以后逐渐上皮化自行愈合并形成瘢痕。溃疡愈合处因瘢痕形成而变硬,瘢痕收缩可导致变形。部分病例可有痂皮下积脓,需要清创。愈合后可留有后遗症(图 20-3)。

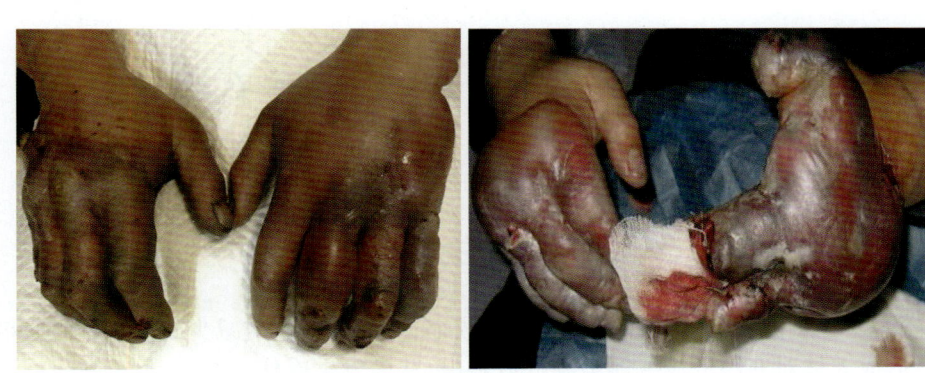

图 20-3　双手Ⅲ度冷伤,并有大的血疱形成

(4) Ⅳ度冷伤:主要特点是损伤不仅累及皮肤和皮下组织,而且肌层和骨组织都有损伤。因此,Ⅳ度冷伤可致残。Ⅳ度冷伤的皮肤呈紫蓝色或青灰色,组织温度低下,触诊皮肤冰冷,痛觉及触觉消失或明显迟钝。Ⅳ度冷伤的组织可以出现水疱或不出现水疱。如出现水疱,则不仅出现得较晚,而且数量不多,体积也较小。水疱液为血性,呈暗红色。Ⅳ度冷伤时肢体的水肿明显,且消退较慢。手部Ⅳ度冷伤的水肿可扩展到前臂,足部Ⅳ度冷伤的水肿可以扩展到膝关节附近。Ⅳ度冷伤的自觉症状主要为肢体疼痛,可持续 15~30 d。疼痛的程度取决于损伤的范围。疼痛剧烈者可影响睡眠,但有的则仅有灼痛。多数在发展为干性坏疽后,疼痛就减轻或消失。但有的却在肢端脱落或手术截肢后,仍出现疼痛,说明造成疼痛的因素是多方面的,包括神经炎、动脉炎和合并感染等。

Ⅳ度冷伤的分界线在复温后 10 d 左右出现,有经验的医师在 1 周内即能加以判断(根据皮温、皮色和痛、触觉等的检查)。随着分界线的出现,远端开始坏死,最远端(如指、趾端)水肿消退后,发生皱缩,然后干化,形成硬的干痂。干化的肢端可以自动剥离和脱落,但这个进程比较慢,需要经历较长时间,甚至 2 个月以上。而坏死的骨组织的脱落,则还要延迟数周。如果分界线正好位于关节部,则一般在受冻后 2 个月,坏死的肢端就可以脱落。干痂或坏死肢端脱落后,伤口露出肉芽组织,逐渐上皮化愈合。不少伤员因拖延时间过久或合并感染,需要外科处理(图 20-4、图 20-5)。

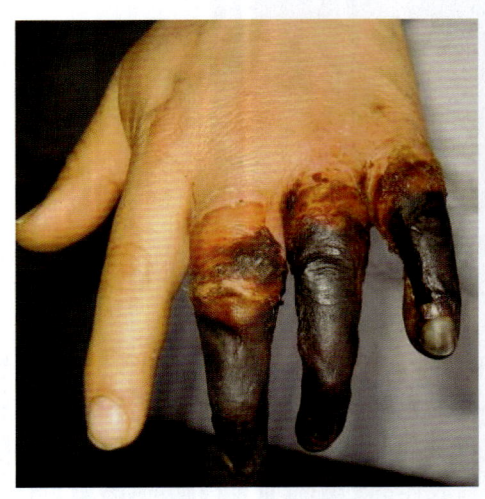
图 20-4　左手Ⅳ度冷伤,手指呈紫黑色

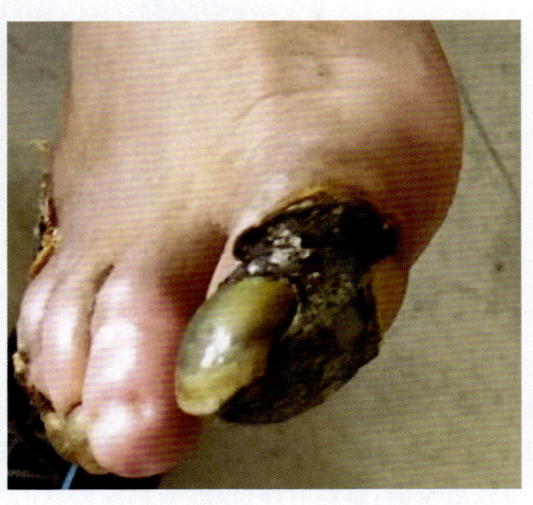
图 20-5　右足Ⅳ度冷伤,足趾呈紫黑色

早期诊断的目的,最主要是避免把重度冷伤误诊为轻度冷伤。因而必须能够预测到冷伤组织是否发生坏死以及发生坏死的可能范围,包括对深部组织的预测,以便不仅做出正确诊断,从而给予及时和合理的治疗,同时还能对疗效做出有根据的客观判断。而上述分类法与临床结果相关联,有利于准确地判断预后。

第二节　冷伤发生相关因素

一、冷伤发生环境因素

持久或强烈的寒冷刺激从而使血管产生剧烈地收缩,局部血液供应减少或停止,脉搏和呼吸变慢,血压和体温下降,造成人体对寒冷的应变能力降低或丧失,从而发生冷伤。

(一)风速

风是导致冷伤的重要因素。风能加速热的对流和热的丧失,促进环境温度的降低。风速越大,人体热量消耗也越多,越易造成冷伤。同样低的气温,如微风不一定引起冷伤,如大风可导致冷伤。风速大小不同,致冷伤程度也不相同。

(二)潮湿

潮湿是加重冷伤的又一重要因素。干燥时空气是热的不良导体,因此,如果受冻局部干燥,则散热慢,消耗热量减少。衣服、鞋、袜干燥不易发生冷伤;反之,如局部潮湿,导热良好,则加速了热量的消耗,因为水是热的良好导体,则易致冷伤。

(三)暴风雪

暴风雪是风、雪、湿、冷综合作用的环境因素,气温可极度下降,在野外行军和作业极易发生冷伤。

(四)接触冷物

当人体局部与极冷的金属、石块等导热性能极强的物体直接接触时,机体局部的温度骤然下降。

(五)接触制冷剂

二氧化碳(干冰)、液氮、液氦、氟利昂等,其特点是由于沸点过低,瞬间汽化蒸发,降温迅速,快速致组织损伤。

二、冷伤发生个体因素

冷伤的发生除了寒冷这个客观因素外,与人的身体素质和抗寒能力有关。娇嫩的小儿、气血渐衰的老年人和缺乏体育锻炼的弱体质者发病率相对较高,发病程度也相对较重,而经常从事各种锻炼、体格健壮的人发病率较低。

(一)肢体活动少,静止不动或局部受压迫

在低温环境下,机体受寒冷的刺激,反射性地引起皮肤血管和肢体远端血管收缩,四肢血流量相应减少,产热量也减少,此时若不加强四肢的活动,改善局部的血液循环,就会发生冷伤,因此,要"以动止冻"。

(二)醉酒和精神障碍

醉酒和精神障碍都使人体失去自身保护的能力,患者常常独自跌倒在寒冷的室外,是寒区平时严重冷伤发病的一个常见因素。精神分裂症、癔症、智力障碍以及脑血管疾患等,在寒冷条件下,因精神障碍失去自理能力,脱掉衣服、鞋、袜、手套,容易发生冷伤。饮酒在某种程度上,在一定时间内有御寒作用。因饮酒后能引起皮肤血管舒张,增进体表血流,在一定时间内使皮肤温度上升和不易下降,在主观上还给人以暖感。但是,皮肤血管舒张和体表血流增多,却导致大量散热。尤其在严寒的环境中,体为外温差较大,散热更多且速度更快,加上在醉态中,骨骼肌失去紧张度,也使产热减少,所以经过一段时间后,就会导致体温过低或冷伤的发生。醉酒后皮肤痛温觉迟钝也是易发生冷伤的原因之一。

(三)迷路

寒区由于寒期长、气温低,尤其是暴风雪骤降时,可使野外作业人员在瞬时间辨不清方向和路标而迷路,迷路后可造成精神紧张和心理压力,引起恐慌不安,忽视自身的防寒防冻,又急于寻找归路,造成极度的疲劳和饥饿。寒冷时在疲劳、饥饿、紧张以及保护不当情况下,就容易导致严重冷伤的发生。

(四)饥饿和疲劳

在寒冷环境下和(或)机体的新陈代谢和产热活动都旺盛,要求有足够的营养物资供给,如脂肪和糖的需要量较高,这样才能抵御寒冷,保持正常。

(五)患病或创伤

活动少、外周循环不良、疼痛或失血等均可使耐寒能力下降。

(六)对寒冷的敏感性

不同个体对寒冷的敏感性不同,这也会影响冷伤的发生。长期居住在寒区的人们或经过充分耐寒锻炼的战士,对寒冷的耐受力较高。

第三节 冷伤发病机制与病理生理

一、发 病 机 制

人体在低温、寒冷、潮湿、多风的环境下和(或)个体处于疲劳等情况下,机体热失散增加,代谢产热减少。在这样的情况下,低温使机体组织形成缓慢的冻结,从而引起了一系列的病理变化,导致组织细胞损伤。

目前,关于冷伤引起组织细胞损伤的病理机制尚未完全清楚。

(一)细胞损伤学说

在温度降低至-5 ℃的时候,组织就会发生冻结。首先是在细胞间隙的细胞外液形成冰晶体,随着周围水分的不断作用,细胞外液的冰晶体逐渐增大并向四周扩展。细胞外液中的水分形成冰晶体后,细胞外液中的溶质,尤其是电解质中的钠离子的浓度随之升高,细胞外液的渗透压也相应提高,细胞内水分外溢到细胞外液后,随即参与冰晶体的形成。因而又发生了细胞内脱水,细胞内的溶质和渗透压也就相应增高,高浓度的电解质和细胞内脱水可引起细胞结构和功能的损伤,可以使蛋白质变性,从而引起细胞膜、细胞器的损伤,酶的活性也遭受破坏。另外,细胞外液冰晶体的形成也可造成组织细胞的机械损伤,如细胞间桥的断裂和细胞膜的破坏。

在冻结组织融化过程中,细胞也同样遭受一系列的严重破坏和损伤。特别是在融化过程中,由于细胞膜在冻结时已遭到破坏,使得细胞内容物外溢,造成细胞内大量能量物质耗竭,细胞线粒体肿胀、破裂、酶系统紊乱,大量代谢中间产物堆积。

所有上述改变,说明低温时组织细胞冻结,在融化过程中,又可以直接造成细胞的损伤和死亡,故亦称为冻融学说。

(二)血管损伤学说

血管损伤学说是从另一个方面来说明冷伤引起组织细胞损伤的机制的。血液循环障碍是重度冷伤造成组织坏死的又一个(甚至是更重要的)原因。

在血管周期性收缩和扩张以后,血管呈持续性收缩,血流停止,造成组织细胞的缺氧和代谢障碍。血管内皮细胞被认为是对寒冷最敏感的部分,由于血管壁的损伤,血管壁的通透性增强,大量血管内液体和蛋白质外渗,形成渗出液和组织水肿,血流减慢,血液中有形成分堆积,形成淤积性血栓。血管壁受损后变粗糙,血管内皮细胞脱落,使胶原纤维暴露,容易使血小板黏着和聚集,使冷伤组织的血液黏稠度大大增加,促进血栓形成,造成微循环障碍。综上所述,寒冷致组织细胞的直接损伤和组织细胞血液循环障碍的相互关系如图20-6。

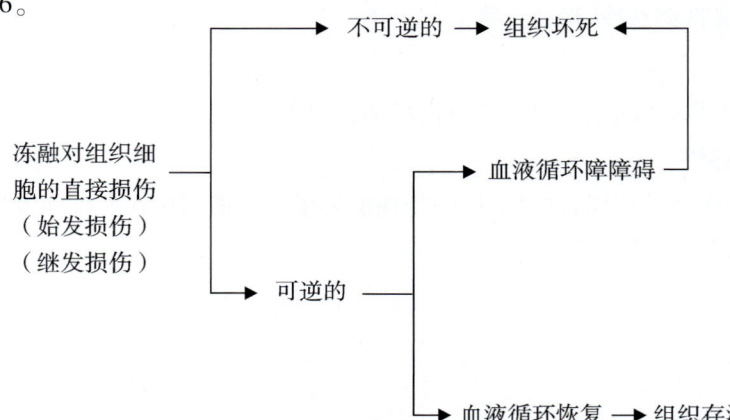

图20-6 寒冷致组织细胞的直接损伤和组织细胞受冻后血液循环障碍的相互关系

二、发病原因及病理生理

（一）发病原因

冷伤好发于耳、鼻、脸、手、足等离心脏较远、血液供应较差、耐寒能力较弱，且又经常暴露于外的部位，尤以双脚最为多见，直接造成全身损害者较少。

发生冻结性冷伤的直接原因是冰点以下的低温，由于低温作用可使局部组织发生冻结，导致局部冷伤，也可使整个机体的体温过低，导致冻僵。然而，冷伤与冻僵的发生又常常是在寒冷的自然环境（如寒区、高原、高空等）中的，因此冷伤的发病与环境因素、机体自身因素有关。当局部组织温度降至冰点以下时，即可发生冷伤。一般组织的冰点为 $-5.0 \sim -2.2\ ℃$。组织的冰点依组织的种类与部位而异。但组织是否损伤，要取决于低温的强度和组织暴露低温条件下持续时间的长短，以及其他因素。温度越低，时间越长，冷伤程度越严重。当长时间处于低温环境中进行工作时，随着寒冷暴露的时间延长和强度增加，皮肤的温度逐渐降低，皮肤感觉及灵敏度也逐渐减弱，并出现皮肤潮红、肿胀、发麻、疼痛等症状。Haman 等的研究发现，寒冷刺激可使机体产热量增加 2.6 倍，体内血糖、肌糖原及脂肪氧化率均明显增加，并提示寒冷引发的战栗性产热主要来源于脂肪的氧化。Pan 等还发现，寒冷应激反应可增强组织、细胞脂质过氧化反应，导致体内生成大量活性氧（reactive oxygen species，ROS），进而诱导氧化应激损伤。

1. **低温对运动系统的影响**　低温环境可刺激机体骨骼肌代谢加强。McConnell 等研究发现，将动物置于 $10\ ℃$ 以下的低温环境中，寒冷刺激可增加机体快肌纤维和慢肌纤维的线粒体中琥珀酸脱氢酶、辅酶Ⅰ及细胞色素氧化酶 ω3 的活性，研究结果提示外界的寒冷刺激可加快骨骼肌的能量代谢和有氧氧化，使产热增加，维持体温。此外，寒冷还可使骨骼肌兴奋性降低，引起肌肉、关节僵硬，机体在活动中易发生"抽筋"等肌肉功能障碍。

2. **低温对神经系统的影响**　研究表明，寒冷应激可引起机体一系列的神经内分泌反应，其中包括激活下丘脑－垂体－肾上腺轴（hypothalamic-pituitary-adrenal axis，HPA）和下丘脑－垂体－甲状腺轴（hypothalamic-pituitary-thyroid axis，HPT），诱导自主神经及肾上腺髓质系统合成和分泌的激素及神经递质增多，且抑制促生长激素轴、催乳激素轴和促性腺轴等激素的分泌。Westfall 等对生活在寒冷环境中的小鼠交感神经的活动进行了研究，发现短期的寒冷应激可提高交感神经的紧张度，使代谢活动增加。但长期的寒冷应激则抑制机体感觉神经和运动神经的功能，对机体造成损害。Venditti 等研究发现，寒冷刺激可诱发机体产生氧化应激反应，造成机体组织、细胞损伤，并且氧化应激还会进一步促进细胞凋亡（apoptosis；又称程序性细胞死亡，programmed cell death，PCD）的发生。

Ahmadian-Attari 等最近的研究表明，寒冷应激 14 d 后，细胞凋亡、Tau 蛋白磷酸化反应显著，β-淀粉状蛋白斑形成。提示，慢性寒冷应激可通过类似于阿尔茨海默病（Alzheimer disease，AD）的分子机制损害学习和记忆。研究者指出低温可能有助于 AD 的发展和恶化。Mahoney 等研究还发现，寒冷应激可影响小鼠的神经行为，如小鼠在寒冷环境中常出现紧张、混乱、记忆正确性降低、错误率增多和做出反应的时间延长等认知能力下降的表现。

3. **低温对免疫功能的影响**　Shephard 等和 LaVoy 等的研究发现，急性寒冷暴露可导致去甲肾上腺素、皮质醇含量增加，使自然杀伤细胞的数目减少、免疫级联进行减量调节、抑制淋巴细胞增殖、激活补体、诱导热应激蛋白等，最终抑制机体细胞免疫和体液免疫。Kalenova 等的研究还发现，小鼠的免疫系统会随着环境温度的变化而产生反应。当环境温度升高，气温可刺激机体激活细胞免疫，并抑制体液免疫；而当环境温度降低时，气温则可刺激机体致使细胞免疫和体液免疫均被激活，非特异性抵抗力因子活性增强。

4. **低温对心血管系统的影响**　经过多年的研究，人们发现天气寒冷的秋冬季节是心血管疾病的高发季节，心血管疾病在秋冬季节的发病率占全年发病率的 70% 以上，且气温骤降常可引起心血管疾病突发以及患者猝死。这提示寒冷与心血管疾病的发生发展有着密切的联系，能对心血管系统产生显著的影响。Papanek 等发现，寒冷暴露可引起大鼠心率加快、血压升高，并出现代谢性酸中毒、有效循环血量减少等循环障碍的表现。这可能是由于寒冷可刺激交感神经及其压力感受器,引起交感神经活性增强且负反馈调节作用减弱,进而对大鼠的循环系统产生影响。Vogelaere 等还针对寒冷对人体的影响进行了研究,发现寒冷刺激可使青年男性心率加快,心输出量增加,血压升高,其中舒张压和收缩压均有明显升高。此外,还发现主动脉的血流加速度明显降低。这可能与寒冷诱导体内儿茶酚胺类物质分泌增多以及血液浓缩、血管顺应性下降有关。Zheng 等研究表明,慢性间歇性寒冷应激会增大动脉粥样硬化斑块并通过改变基质金属蛋白酶及其抑制剂的平衡促进动脉粥样硬化斑块的不稳定性。Wolf 等分别在夏季和冬季针对心肌梗死的发病率进行了研究,发现在这 2 个季节患者心肌梗死的发生率均会随着温度的降低而出现上升趋势。Madrigano 及 Lee 等的研究也发现,气温骤变、环境温度的降低能明显增加心肌梗死的发生,这些发现都提示寒冷暴露诱导急性心肌梗死的发病风险增加与心血管病理生理变化密切相关。

5. 低温对消化系统的影响　Perepechaeva 等研究发现,对小鼠进行慢性寒冷暴露后,肝内被氧化的蛋白质增加,糜蛋白酶活性增加,而胰岛素的活性降低,导致肝蛋白和蛋白体氧化损伤。Ates 等发现寒冷暴露后,大鼠肝组织发生了病理性改变,出现出血、组织坏死、肝血管充血扩张、肝窦扩张、肝细胞变性等改变,并在实验中对过氧化氢酶(catalase,CAT)、谷胱甘肽过氧化物酶(glutathione peroxidase,GSH-Px)、超氧化物歧化酶(superoxide dismutase,SOD)的活性和总谷胱甘肽(glutathione,GSH)及丙二醛(malondialdehyde,MDA)的含量进行了测定。发现 SOD、CAT 和 GSH-PX 的活性及 GSH 水平均显著下降,而 MDA 水平升高。提示寒冷暴露后肝组织中氧化应激增加,诱导肝损害。Mustafa 等从大鼠胃肠道的不同部位取平滑肌条,并对其进行逐步降温处理,温度从 37 ℃降至 5 ℃,记录平滑肌条的等长张力。研究结果发现,低温可诱导胃肠道平滑肌紧张性收缩增强,同时抑制胃肠道平滑肌的节律性活动。其机制可能与温度对钙离子转运的影响有关。Morsy 等还发现,冷束缚应激可诱发大鼠胃酸的分泌增加,胃黏膜屏障减弱,形成胃黏膜溃疡,诱发消化系统疾病,对消化系统造成损伤。

6. 低温对呼吸系统的影响　低温暴露时,由于吸入气体较冷,常会引发呼吸困难,哮喘患者尤其明显。Koskela 的研究显示,面部暴露于寒冷环境中也是引发支气管收缩的一项重要因素。Larsson 等采用 2 种不同温度的支气管肺泡和鼻腔灌洗液为不吸烟的健康受试者进行鼻腔及支气管肺泡灌洗,2 种灌洗液的温度分别为接近室温的 22 ℃和−23 ℃,进行交替间歇灌洗 2 h 后检测灌洗液中的炎症细胞数目、促炎症细胞因子、细胞活化标记物、白细胞介素-8(interleukin-8,IL-8)、白蛋白等含量。结果发现受试者下呼吸道粒细胞和巨噬细胞的数量增加,而不会影响炎症细胞活化和促炎症细胞因子等其他炎性指标;但受试者呼吸道出现气道阻力增大,黏膜损伤等表现提示冷空气引发的哮喘样症状可能与寒冷刺激对下支气管的影响有关。此外,Watanabe 等研究还发现,寒冷暴露可诱导小鼠内皮一氧化氮(NO)生物活性增强,在应对急性缺氧时,寒冷暴露可以降低肺血管反应性。

7. 低温对泌尿系统和生殖系统的影响　Demir 等对进行低温暴露的雄性大鼠的膀胱组织形态及收缩功能研究发现,寒冷暴露后发现膀胱上皮组织出现退化,在黏膜和肌肉组织中出现大量肥大细胞,中性粒细胞明显增多,且膀胱的收缩性降低,造成膀胱损伤。该研究还发现慢性寒冷暴露比急性寒冷暴露造成的膀胱损伤更为严重。Fiedler 等对寒冷暴露后的动物室旁核(paraventricular nucleus,PVN)大细胞神经元进行了研究,促甲状腺激素释放激素(thyrotropin-releasing hormone,TRH)作为神经递质,在脑和卵巢之间起功能性连接作用。实验发现寒冷暴露可诱导 TRH 的信使脱氧核糖核酸(messenger deoxyribonucleic acid,mRNA)在 PVN 神经元的表达量增加 2 倍。寒冷应激可诱导 PVN 大细胞的 TRH 合成释放增多,调节交感神经传出,影响卵巢功能。Sakkas 等研究发现,寒冷暴露可使生殖细胞膜脂质过氧化反应增强,诱导生殖细胞凋亡增加。提示寒冷暴露可损伤机体生殖功能。

8. 低温诱发机体损伤的相关机制　低温作为一种重要的环境应激因素,可对机体产生巨大的影响。目前已知的寒冷应激反应机制十分复杂,可涉及机体多个系统之间的勾连效应。当寒冷刺激机体,寒冷应激可引起机体一系列的神经内分泌反应,其中包括激活 HPA 轴和 HPT 轴,诱导自主神经和肾上腺髓质系统合成和分泌的激素及神经递质增多,且抑制促生长激素轴、催乳素轴和促性腺轴等激素的分泌。寒冷应激还可以提高交感神经的紧张度,使代谢活动增加,使小血管收缩,散热减少。通过以上反应协同作用,提高机体组织代谢率、增加机体产热、保持体温抵御应激损伤。但高水平的激素长时间持续作用可抑制细胞能量代谢,引发机体产生异常反应,甚至诱导细胞凋亡发生。Mihailidou 等研究显示,高水平的糖皮质激素可以诱导心肌细胞凋亡。糖皮质激素分泌过多可引起机体免疫功能出现严重抑制,导致机体免疫功能低下进而诱发疾病。寒冷刺激还可诱发机体产生氧化应激反应,造成机体组织、细胞损伤,并且氧化应激还会进一步促进细胞凋亡的发生,进而加重机体损伤诱发相关疾病。

(二)发病机制和病理生理变化

1. 生理调节期　在正常条件下,机体产热与散热之间保持动态平衡,以维持体温相对恒定,机体通过体温调节中枢,使产热增加,散热减少来维持中心体温。在冰点下低温的机体发生血管收缩和血流缓滞,影响细胞代谢。待局部得到复温后,血管扩张、充血且有渗出,有的毛细血管甚至小动脉、静脉受损后发生血栓,而后引起一些组织坏死。一方面产热增加表现为代谢增高、骨骼肌的随意和不随意收缩,引起寒战,使产热增多。另一方面,皮肤血管明显收缩,浅表血流减少,于是热向外环境的辐射、对流和传导也都相对减少,皮肤温度迅速下降,散热随之减少。继皮肤血管收缩之后又往往出现血管扩张,使局部血流增加,循环暂时得以改善,皮温回升,试图保存局部组织活力。如果寒冷持续时间较长,为了避免热量从机体散失,血管又随之收缩,皮温再度下降,此种血管收缩与扩张的交替发生称为血管波动反应,其波动范围和持续时间取决于寒冷强度和个体反应性。如果寒冷继续作用,随着血管功能的衰竭,这种波动消失,受损局部血管出现持续收缩,以致组织缺血,温度明显降低而随之发生组织冻结。

2. 组织冻结期　组织冻结是冻结性冷伤的主要特点,是指生物组织中的水分形成冰晶体。水是和纯净的良好溶剂,在体液的水分中,溶解着各种物质,因而它也是物质运输和弥散的介质。细胞的代谢过程,包括营养物质的吸收,代谢产物的排泄,细胞内外离子的交换,以及生物化学反应(包括酶的活动)都要在水溶液中进行。因此当水分形成冰晶体时,必然要影响细胞的代谢过程。

局部组织温度下降至生物冰点以下就会发生冻结。所谓生物冰点即为产生冰晶体的温度,不同组织的生物冰点也不相同,一般当皮肤温度下降至5 ℃时就发生冻结。当组织温度下降至冰点或冰点以下时,组织并未发生冻结,即水分并未形成冰晶体。有时组织温度甚至可以在冰点以下维持相当时间,而组织温度骤然回升冰点附近时,回升至−1~0 ℃,就迅速出现冻结。快速冻结时,在细胞内外同时形成冰晶体微粒。冷却速度越快,其所形成的冰晶体数量越多,而最后的冰晶体的体积就越小。而在慢速冻结时,则首先在细胞外液中形成冰晶体,随着周围水分的不断凝结,冰晶体逐渐扩展,冷却速度越慢,其所形成的冰晶体数量越少,而最后的冰晶体的体积就越大。冰晶体形成、扩大、膨胀可直接造成细胞的机械损伤;由于细胞外水分逐渐形成冰晶体,细胞外溶质浓度增加,引起细胞结构及功能的损伤;细胞因脱水而浓缩,当缩至一定体积时产生一种抗皱缩力,在细胞内外形成一种渗透压梯度,当这种压力梯度超过最小细胞容积的抗皱缩力时,细胞透性突然改变、细胞膜破裂、细胞外溶质进入细胞内,造成严重的细胞损伤。

3. 复温融化期　融化过程对组织细胞的损伤是肯定的。同冻结一样,由于融化速度不同,损伤程度亦不同。慢速融化过程中,重新形成冰晶体且相互凝聚扩大,加重了对细胞的损伤。细胞外冰晶体融化,水分重新分布,过量的水进入细胞内,导致细胞肿胀、破裂,加重细胞损伤。冷伤组织融化后,局部呈现红、肿、热、痛等炎症反应症状,出现大小不一的水疱及大量渗出,重度冷伤最终出现组织坏死。这阶段的主要病理变化是血液循环衰竭、炎症反应及组织代谢紊乱。

(1)血液循环障碍:融化后初期,血流恢复,后来血管扩张,血流缓慢,随着血管壁通透性增加,血管壁损伤,血浆漏出,血液浓缩,血黏度增加,血栓形成等使血流减慢乃至停滞。受冻区血管高度扩张、血管内膜肿胀、内皮细胞剥脱、内弹力板有不规则的断裂片,肌细胞呈核卷曲或扭曲状。血流减慢、红细胞淤积、血小板聚集、血栓形成等均可导致血液循环障碍。炎症介质的释放增加了凝血倾向,近年来的研究还证明,复温重灌流过程中尚可产生些介质,如氧自由基可加重内皮细胞损伤使血管渗出增多,局部水肿增剧;又如前列腺素 $F_{2\alpha}$(prostaglandin $F_{2\alpha}$,$PGF_{2\alpha}$)、血栓素 A2(thromboxane A2,TXA2)等可使血管收缩,又均可使血小板、白细胞凝集,导致血栓形成,甚至微循环障碍。局部水肿、血管收缩、血栓形成以及微循环障碍都可导致局部缺血加剧,以致组织坏死。

(2)炎症反应:组织内冰晶体及其融化过程造成的组织破坏和细胞坏死,促使炎症介质和细胞因子释放,引起炎症反应;加之组织缺血再灌注造成细胞凋亡,构成了冷伤的病变。受冻区融化后红、肿、热、痛症状明显,并出现功能障碍。受冻后局部炎症反应的程度与组织存活力有密切关系,冻结状态下温水快速融化复温的冷伤组织,炎症反应较剧烈,而当冷伤程度非常严重时炎症反应反而较弱。上述这些改变的程度均与冷伤程度有密切关系,较轻的冷伤是可逆性的改变,随着冷伤程度的加重,这些改变亦向不可逆性发展。

(3)修复或坏死期:冷伤组织在炎症反应期后,视冷伤程度不同而有不同的转归。较轻的冷伤组织,随着血液循环障碍及代谢紊乱等的逐渐改善而得以修复,重度冷伤则将转入坏死形成期。皮肤由红肿变为苍白,开始大量渗出,水肿消退,而后逐渐干燥,形成黑褐色痂皮,最后冷伤组织坏死,并与未坏死的组织之间形成明显的分界线,最终脱落。不合理的复温可因胞内冰晶体凝集,胞外水分重新进入细胞内,而进一步造成损伤。冷伤引起组织坏死的病理机制是一个极其复杂的病理变化过程。一方面是寒冷低温对组织细胞的直接损伤和细胞代谢的改变,另一方面是寒冷低温对血管损伤引起的循环障碍造成的结果。冷伤的3个发展阶段往往重叠交错发生,难以截然分开。

冻疮多发生在冬季和早春季节,肢体末端、耳、鼻等处,在长江流域比北方多见。冻疮的病理生理变化是手或足长时间或间断性地(一般在12 h以上)暴露于1~10 ℃的低温、潮湿的条件所致。使血管处于长时间收缩或痉挛状态,发生血管收缩和血流滞缓,影响细胞代谢,待局部得到常温后,血管扩张,充血且有渗出,反应较大者在表皮下有积液(水疱)。有的毛细血管甚至小动脉、小静脉受损发生血栓,而后引起组织坏死。治愈后遇相同的寒冷环境,如未注意,冻疮可复发。其发生机制可能和末梢局部血管、神经损伤修复后功能尚不完善,特别是自主神经系统功能障碍有关,导致局部组织对温度变化,特别是低温过度敏感而再次出现局部组织细胞损伤。

总之,冻结和融化损伤是造成组织损伤的基础,其中最重要的是低温程度、致冷速度、受冻时间及复温速度。这些因素的协同作用和相互影响,造成组织细胞不同程度的损伤。

(三)冻结性冷伤的病理生理过程

局部冷伤或全身冷伤(冻僵)大多发生于意外事故或战时。人体接触冰点以下的低温时,发生强烈的血管收缩反应。如果接触时间稍久或温度很低,则细胞外液甚至细胞内也可形成冰晶体。冷伤损害主要发生在冻融后,局部血管扩张、充血、渗出,并可能有微栓或血栓形成。组织内冰晶体及融化过程造成组织破坏和细胞坏死,促使炎症介质和细胞因子释放,引起炎症反应。全身受低温侵袭时,外周血管强烈收缩和寒战(肌收缩)反应,体温降低由表及里(中心体温降低)使心血管、脑和其他器官均受害。如不及时抢救,可直接致死。

总体分为机体代偿和功能衰竭2个阶段,也是上述机体对寒冷反应的病理生理过程的结果。

1. 功能代偿阶段　主要表现在人体受冻之初,一方面增强机体代谢,增加产热量,用于维持机体的中心温度,故心搏加快,血压上升,呼吸次数增加,肌肉收缩,出现寒战;另一方面表现为外周血管收缩,毛孔关闭,停止排汗,以减少散热。如继续受冻,四肢皮肤温度逐渐降低,皮肤发凉、苍白,而后中心体温下降。当直肠温度降至33 ℃时,寒战停止,因肌肉内糖原缺乏,肌肉活动减少,关节和肌肉发硬,大小便失禁,血压下降。当直肠温度降至30 ℃时,知觉迟钝、昏迷,进入衰竭期。

2. 功能衰竭阶段　由于体内能源储备耗尽,体温将继续下降,机体各个系统都由代偿期进入衰竭期。

(1)神经系统:中心体温在34 ℃以下时,出现疼痛性发冷,知觉迟钝,肌张力低下,意识模糊,健忘,发音困难,触觉、痛觉消失,继而意识丧失,深反射迟钝或消失,瞳孔散大或缩小,对光反射减弱或消失。体温降至25 ℃时,出现深昏迷,逐渐呈假死状态最后死亡。有些在深昏迷前出现幻觉、妄想,导致行为异常。

(2)循环系统:随着体温下降,心率也进行性减慢。当体温下降到32 ℃时,心率下降到正常的83%;30 ℃时为67%;28 ℃时为58%。这种心率的下降,一般与耗氧量的下降相平行。表明心率下降与代谢率下降有关。但是,当体温下降到28 ℃,则冷通过对窦房结的效应而使心率下降,比代谢下降的影响还要大。当体温下降低于20 ℃,心脏比较容易进入无收缩状态。通常约达10 ℃时,就出现心脏停搏,称为冷性心脏停搏(cold cardiac arrest),有时每2 min才有一次心跳。体温下降后,血液内的体液由血管内移至组织间隙,血液浓缩,黏度增加,同时外周血管收缩,循环阻力加大。20 ℃时,有半数以上的外周血管血流停止。冠状动脉血流量明显减少,心输出量减少,血压、心率随体温下降,而出现传导阻滞,可发生心室颤动。

(3) 呼吸系统：随着体温的逐步下降，呼吸中枢受到抑制，呼吸变浅、变慢，在29℃时，呼吸次数比正常减少一半。呼吸的抑制，加重了缺氧、酸中毒及循环障碍；呼吸功能障碍，最终发生呼吸、心搏停止。

(4) 泌尿系统：由于肾血管痉挛，肾血流减少，肾小球滤过压下降。体温降至27℃时，肾血流量减少一半以上，肾小球滤过率也明显下降，如持续过久，可导致代谢性酸中毒、氮质血症及急性肾衰竭。有的患者出现低温后，尽管此时肾血流量及肾小球滤过率已降低，但仍出现利尿现象，所谓冷利尿，常造成假象，利尿原因解释不一：有人认为因寒冷使远曲小管水、Na^+回吸收障碍所致；或认为系集合管对抗利尿激素敏感性降低造成；有人则认为因寒冷使周围血管收缩，中心血量高，血流量暂时增多所致。

总体而言，冷伤的发病机制是在相关因素的作用下，机体组织细胞发生上述一系列病理生理变化的过程。

第四节　局部冷伤临床表现与治疗

一、局部冷伤临床表现

局部冷伤的临床表现可分为反应前期和反应期2个阶段。

(一) 反应前期

反应前期是指冷伤后至复温融化前的一个阶段。受冻初期先是受冻局部有寒冷感、痒感、隐痛或针刺样疼痛、刀割样疼痛，皮肤呈粉红色。随后血管收缩，皮肤变苍白或蜡样白色，此时进入麻木和失去知觉阶段，局部发凉。如继续受冻，则受冻区变僵硬，即进入冰冻状态。

(二) 反应期

反应期是指冷伤的肢体在复温融化以后的阶段。通常冷伤的范围和程度在复温后1~3d才能逐渐显现出来：肢体变软、血管扩张，出现反应性充血血栓，逐渐出现典型的炎症反应。

目前，国内外许多学者一致认为可将冷伤分成4度。

1. Ⅰ度冷伤　Ⅰ度冷伤只伤及表皮。类似日晒性皮炎。受冻区水肿、充血、皮肤呈红色称为冷伤性红斑。主要症状是皮肤发热，皮肤干燥、皮温高、有灼热感、局部发痒、有麻木感、疼痛，无水疱形成。Ⅰ度冷伤在不治疗的情况下经1周左右亦能自愈，愈后只有表皮脱屑。

2. Ⅱ度冷伤　损伤达真皮层。主要特点是水疱形成。一般在复温后1~24h内形成。水疱的基底是生发层，由表皮与真皮之间潴留的渗出液所形成，呈浆液性无色透明。Ⅱ度冷伤水疱也可为血性，水疱使得表皮隆起、皮肤表面温度升高。有的水疱融合，大者可占据大部分或整个手背、足背、手指、足趾，而足掌、手掌组织致密处水疱较少而小。水疱周围充血、水肿。水疱基底呈鲜红色，潮湿，皮温较高，触觉、痛觉敏感、疼痛明显。

愈后有表皮剥脱。Ⅱ度冷伤如不发生感染，也能自行愈合。水疱皮形成干痂，痂皮脱落后露出粉红色柔嫩的真皮层，Ⅱ度冷伤于2周左右脱痂自愈。

3. Ⅲ度冷伤　Ⅲ度冷伤除全层皮肤损伤外，还伤及不同深度的皮下组织。受冻皮肤先呈红色，而后逐步加深，变为青紫色、黑色，甚至出现局部肌肉组织坏死，但因损害较重，经常历经数月而无法痊愈。多数有血疱形成，壁较厚，体积较Ⅱ度冷伤水疱小，疱液呈暗红色血性，基底呈紫红色或暗红色。皮肤温度较低，触觉、痛觉迟钝。复温后肢体疼痛敏感。水肿3~10d消退。水疱和坏死的皮肤、皮下组织经水分蒸发和吸收，干化并形成黑硬的干痂皮，比Ⅱ度冷伤的痂皮厚而硬，脱落较慢。因皮肤及其附件已全部坏死，无上皮再生的来源，必须靠植皮而愈合。只有很局限的小面积散在的Ⅲ度冷伤，才有可能靠周围健康皮肤的上皮爬行而收缩愈合。愈后留有瘢痕与功能障碍。Ⅲ度冷伤可因严寒刺激突然而发，大部分是由于初发之时采取的措施不得当,逐步发展而成。

4. **Ⅳ度冷伤** 损伤累及全层皮肤、皮下组织、肌肉甚至骨骼。冷伤组织固化,血流中断,代谢停止。受冻区在水分蒸发后干化,即干性坏死,称为木乃伊化。因为肌肉、骨骼等均发生坏死,多导致伤残。可以有水疱或不出现水疱,如有水疱,也较迟出现,数量不多,分散,体积较小,疱壁很厚,疱液为血性暗红色、咖啡色或深紫色。皮肤呈紫蓝色或青灰色,甲床呈黑灰色。皮肤温度很低,触之冰冷,皮肤触觉、痛觉消失或明显迟钝。创基呈紫红色或暗红色。可见栓塞血管网。

肢体痛是Ⅳ度冷伤的主要症状。Ⅳ度冷伤坏死的时间,约在冷伤复温后2周。水肿消退,发生萎缩,继之干化。治愈过程需3~6个月。容易并发感染,如湿性坏疽、气性坏疽、脓毒症等。

同一肢体发生冷伤时,远端可能是Ⅳ度,相邻部位可能是Ⅲ度,更近侧部位可能还有Ⅱ度冷伤。融化复温后最初几天,准确地分度还是比较困难的。本文作者的经验证明下述一些指标对分度有重要参考价值:Ⅱ度冷伤的水疱最大、壁最薄,出现早,疱液多而清澈、浆液性,皮温高,皮肤触觉、痛觉敏感,皮肤颜色发红,压之褪色,甲床色红,压之褪色;Ⅲ度、Ⅳ度冷伤为血疱,小而孤立、数目少、壁厚、出现晚,皮肤触痛觉消失,但自觉肢体疼痛明显,皮肤颜色苍白,呈紫红、青灰色,触之冰冷,指甲呈黑灰色,皮肤压之不褪色,指端渐成干性坏死。

冷伤临床分度,见表20-2。

表20-2 冷伤临床分度

表现		轻度		重度	
		Ⅰ度	Ⅱ度	Ⅲ度	Ⅳ度
损伤深度		表皮	真皮	皮肤、部分皮下组织	皮肤、皮下、肌肉骨骼
皮肤颜色		潮红	红、粉红	青紫、紫红	青灰、苍白
皮肤温度		略增高	明显增高	降低	冰凉
皮肤感觉		痒、刺痛、灼痛	痛觉敏感	迟钝肢体	痛、触痛消失
水疱	大小	无	最大	小	更小或无
	疱壁	无	最薄	厚	更厚
	疱皮颜色	无	淡红	紫红	紫黑、咖啡色
	密集程度	无	密集或连成大疱	分散	更稀或无
	疱液量	无	最多	少	更少
	疱液颜色	无	浆液性或淡血性	血性	血性
基底		无	鲜红	暗红、紫红	青灰污秽
痂皮		无	薄、褐色	厚、黑硬	厚、黑硬
甲床		红润	红	灰暗、紫红	青灰
表面渗出液		无	多	少	更少
肢体肿胀		轻	中	重	稍重
愈合时间		1周左右	2周左右	1个月以上	3个月以上
结局		无组织脱失	无组织脱失	瘢痕	有组织脱失、致残

二、局部冷伤诊断

冷伤在医学专业内是一个研究相对滞后、发展比较缓慢的领域,其确定诊断仍是回顾性的主观诊断,即通过对发病过程、临床表现、病程、预后等因素由医师综合判断得出。

单靠临床表现对冷伤进行评估的传统方法已远不能满足临床需求,影像学检查给早期精确判断冷伤程度提供了可行的方法。一些临床表现不明显的病变通过影像学检查可以及早发现,从而减少漏诊及误诊的发生,使治疗能够及时准确地进行,降低伤残率。每种检查均有各自的优点:动脉造影、放射性核素扫描、磁共振等检查能够早期确定血管阻塞、软组织缺血界线。X 射线片可以显示软组织肿胀、骨质疏松、骨膜炎等。早期动脉造影可发现大的分支血流异常缓慢,复温后动脉血流改善,但残留支阻塞。用血管扩张药能够提高动脉血流图效果。激光多普勒血流图也能精确描述血管舒缩状态。冷伤后最初几天,可采用静脉放射性核素(^{131}I、^{133}Xe、^{99m}Tc)扫描,目的在于尽早确定软组织损伤范围,以便早期清创覆盖缺血的骨组织,尤其是伤后 2~8 d 的 ^{99m}Tc 骨扫描非常有价值。磁共振或血管增强磁共振技术能够早期直接确定血管阻塞、周围软组织缺血界线,从而能够早期进行手术清创覆盖。冷伤部位行 X 射线平片可见碎片状破坏、骨骺中心消失及骨骺提前融合,还可见骨与关节软骨损伤所致关节异常。

三、局部冷伤治疗

治疗冷伤的关键是迅速复温、改善受冻区的血液循环:快速复温能加快消除组织的冷伤状态,缩短受冻区的融化时间,减轻融化损伤;改善血液循环,有利于受冻区组织的修复。

(一)治疗原则

治疗原则包括:①保护受伤部位,迅速使患者脱离低温环境和致冷因素,以防止再次受冻。尽早快速复温。②保护血管,防治血栓,改善循环。③防治休克与感染。④用非手术和手术的方法促使创面早日愈合,减轻伤残。⑤保护脏器功能,防治多器官功能不全。⑥加强营养与代谢支持。

(二)局部冷伤急救

重度冷伤的急救处置是否及时和正确,关系到患者的预后。冷伤的治疗强调"早"和"合理性"。患者就诊过晚,错过了早期融化复温,只能给予一般外科处理,预后常不理想。如果不清楚冷伤治疗的特殊性,只按一般外科处理,治疗效果也不会理想。急救应尽快使伤员脱离寒冷环境,实施保温措施,发现冷伤患者后,立即用棉被等保护受冻部位,迅速使患者脱离低温环境和致冷因素,以防止再次受冻。早期就诊可以有效降低冷伤后的致残率。如遇冷伤患者,应采取以下急救措施:①搬入 20~25℃ 的温暖的室内或采用相应保暖措施;迅速脱掉鞋、袜、衣服,采取保暖措施,防止体热继续散失。立即用棉被、毛毯包裹全身。可用热水袋、水壶加热(注意用垫子、衣服或毯子隔开,不要直接放在皮肤上,以防烫伤),放于腋下及腹股沟等部位,有条件可用电热毯包裹躯干,也可用红外线透热等方法尽快复温。②换上宽大、柔软、保暖的衣服。③转运途中要注意保暖防护。④清醒者可给予热饮料。⑤输入静脉的液体均须适当加热。⑥骨折时夹板捆绑的力量要适当。

最好立即采用快速复温法复温,切忌用火烤,以免造成受冻区温度骤然上升,局部组织代谢增加,使原本缺氧的组织更加缺氧,加速局部组织细胞的坏死。将伤肢浸于冷水之中复温或用雪搓的方法进行复温,只能延长受冻时间。亦应禁止用"捶打"的方法进行复温。Mills(1933 年)将治疗冷伤的各种复温措施进行比较,按冷伤治疗效果的优劣排列顺序:①温水快速复温;②在温室中自然复温;③用雪搓和冷水等方法缓慢复温;④过热(50℃ 或更高温度)融化复温,如用热火炉、木炭火等烘烤。在无复温条件下,可将伤肢置于自身或救护者的前胸、腋下、腹部等温暖处,利用体温来复温。

(三)快速融化复温方法

1. 机制　快速复温可缓解组织损害,及时、快速复温是治疗冷伤的关键措施。冻结组织细胞在复温过程中,10~20℃ 温度范围内,组织细胞的变性损伤最大,因此要用最好的方法、最快的速度使冷伤组织迅速通过这个有害温度区段,使细胞坏死数目最少。

2. 方法　常采用 0.1% 氯己定溶液快速融化复温法。

(1)溶液配制:临床上应用一定量的氯己定粉,按 0.1% 的比例浓度加入适量温水,配成 0.1% 的浓度。配制的量视所需浸泡的肢体大小而定,以能浸过受冻区以上 5 cm 为宜。

(2)浸泡的容器选择:根据受冻肢体的形状、大小选用洗脸盆、塑料桶、手术室泡手桶及自行设计的不同容器。

(3) 浸泡溶液的温度:以 40~42 ℃ 最佳温度,浸泡时溶液的温度一定要保持恒定,在溶液中放置 1 支温度计,如水温低时随时向容器内添加热的氯己定溶液。

(4) 复温时间:每次复温一般要求 30~60 min,首次复温一定要达到复温标准,一般情况下,每次须浸泡 30 min,每天浸泡 1~2 次,连续浸泡 7 d。

(5) 复温成功的指标:伤肢由僵硬转为软化,触之有弹性;伤肢由苍白逐渐转为红润、潮红,重者呈紫红色,特别要注意指(趾)甲变红润。

(6) 复温的注意事项:①冷伤处于冻结阶段时快速复温效果最好。②颜面、耳、鼻等处的冷伤,无法浸泡,可用 42 ℃ 的 0.1% 氯己定溶液浸过的 2 条以上的毛巾交替进行湿热敷。③如果伤肢皮肤与手套、鞋、袜冻结在一起时,切不可使用暴力强行脱除,以免造成皮肤损伤。此时,应连同鞋、袜等一起浸泡,待冻结融化后轻轻脱掉或剪除衣服、手套及鞋、袜。重新更换 0.1% 氯己定溶液,继续浸泡。④浸泡过程中,往往出现剧烈疼痛,疼痛的出现是组织细胞恢复的良好征兆,必要时可以适当地使用哌替啶、吗啡等镇痛药物。⑤患者受冻后数日入院,仍主张给予温浸。理由是有扩张血管作用,氯己定对冷伤有一定治疗作用和表面消毒作用。⑥伤肢在水中浸泡过程中,同时清创,此操作简便合理。⑦用氯己定快速融化复温后,要用干纱布将浸湿的肢体沾干,切记温浸后再用 0.1% 氯己定溶液湿敷,凉的刺激可引起受冻区的血管痉挛;温浸一般是 7 d;盐酸氯己定与醋酸氯己定作用相仿。

其他复温方法包括 0.1% 呋喃西林、0.1% 苯扎溴铵溶液等,疗效没氯己定好,但无氯己定时也可应用这些溶液,甚至温水亦可。

总之,快速复温能减轻局部冷伤所致的组织损伤,有利于全身冷伤复苏。冻结和融化是造成组织损伤的基础,其中在低温程度、制冷速度、受冻时间及融化复温速度等因素的协同作用和相互影响下,组织细胞发生不同程度的损伤。不合理的复温可因胞内冰晶体凝集,细胞外水分重新进入细胞内而进一步造成损伤。复温切忌采用雪搓、室内自然复温、冰水浸泡、猛力捶打受冻部位或直接火烤等错误方法。冻结的自然融化复温(慢速融化)过程中,重新形成冰晶体且相互凝集扩大,加重了对细胞的损伤。冻结状态下温水快速融化复温的冷伤组织,炎症反应较剧烈,组织保存明显增加。复温重灌流过程中尚可产生一些介质,局部水肿、血管收缩、血栓形成以及微循环障碍都可导致缺血加剧,以致组织坏死。

(四) 创面治疗

一般认为,冷伤是无菌性炎症。但在受冻过程中皮肤可能已经感染,如不及时正确处理,必将引起创面感染。近年来国内治疗冷伤基本上采取保守疗法(局部复温和涂外用药膏)。而对清创则重视不足。临床治疗实践证明,仅涂外用药膏,不及时剪除已经软化分离的坏死组织,不仅影响药物发挥作用,而且延长治愈时间,合并各种并发症,甚至遗留伤残。如有的重度冷伤复温治疗后,因未及时处理创面,可并发气性坏疽。因此正确处理创面,及时清创,清除坏死组织,可预防创面感染,促进创面迅速愈合,预防并发症,缩短治疗时间,减少组织脱失,增加组织保存率。如果创面处理不当并发感染,造成痂下积脓、指(趾)间化脓粘连等,就会延长治愈时间,有的冷伤由于创面感染,可延长治疗 3~6 个月,延迟残端愈合。

1. 创面处理的原则　即彻底清除坏死剥脱组织。清除创面及其周围污物、异物和污垢,剔除受冻区周围毛发,之后用适当的消毒液清洁创面消毒,处理水疱、引流渗液、清除坏死组织、截肢(指、趾)等。

2. 轻度(Ⅰ度、Ⅱ度)冷伤创面的处理　对于只有局部红肿而无组织破溃的Ⅰ度冷伤,在一般无感染的情况下,可保持局部清洁、干燥,也可以外用镇痛霜剂,无须特殊处置,数日后可治愈。处理的关键是保护受冻区,使之不再受冻和出现外伤。小面积浅Ⅱ度冷伤清创时,如水疱皮完整,消毒后可予保留,抽出水疱液,消毒包扎,水疱皮可充当生物敷料,保护创面,减轻疼痛,且可加速创面愈合。有较大的水疱者,可将疱内液体吸收后,用干纱布包扎或涂冻疮膏后暴露。水疱过大时,张力很大,有受外力作用发生破溃的可能,会导致感染。对局部红肿,有水疱的Ⅱ度冷伤,并破溃或污染的创面,首次处理创面时要特别细致。为了预防创面感染,首先用肥皂水清洗并清除创面及其周围污物、异物和污垢,剃掉受冻区周围毛发,禁止擦拭和刷洗受冻区皮肤,以防止摩擦加重创面损伤。而后用有机碘消毒剂或 1∶2 000 新洁尔灭溶液,清洗创面周围皮肤,再用生理盐水或 1∶2 000 新洁尔灭溶液冲洗创面。对水疱用 75% 酒精消毒后,用消毒剪刀剪开水疱,对已破疱皮给予剪除,然后再用生理盐水或新洁尔灭溶液,反复冲洗创面,以防止感染。主张在无菌条件下放出疱液,排出疱液的方法有3种:①在大水疱的最低处剪1个三角形口,放出疱液,然后将疱皮重新贴敷在创基上面,仍有保护膜的作用,也减少了创基与外界直接接触引起疼痛。②用大注射器抽空水疱中的疱液。③在水疱低垂部位穿过一根无菌粗丝线,缓慢引出疱液。如水疱皮已撕脱,可清除水疱皮,用有抗感染作用或促愈合作用的外用药、功能敷料包扎,除敷料浸透、有异味或有感染迹象,不必经常换药,以免损伤新生上皮。如已浸透或创面感染,应勤换敷料,面积小可以采取包扎疗法,面积大可以采取暴露疗法,可外用磺胺嘧啶银、磺胺嘧啶锌、碘伏、含低分子肝素的软膏、生长因子等,保护好痂皮;如分泌物多,宜每日更换敷料1次。轻度冷伤创面包扎与否,应根据患者所处条件而定。一般情况下Ⅱ度冷伤约2周愈合,留有色素沉着或色素脱失。如继发感染、愈合时间延迟,则会遗留瘢痕。

3. Ⅲ度冷伤创面的处理 适当清创消毒后,排除水疱液,尽量保留疱皮。Ⅲ度冷伤创面的早期处理多用暴露疗法,保持创面清洁干燥,待坏死组织边界清楚时予以切除。在伤后48h也可用含有低分子肝素等改善局部血运的软膏保湿包扎,待Ⅲ度冷伤创面界限清楚且全身症状稳定后,可考虑尽早切痂植皮或延期植皮。如为环形Ⅲ度冷伤,影响血液循环,应做减张切开处理。如没有早期行创面切痂植皮手术治疗,出现创面溶痂或感染,则应充分引流,控制局部感染;坏死组织脱落或切除后应尽早植皮,对并发湿性坏疽者需早期截肢。局部Ⅲ度冷伤治愈后多留有功能障碍或致残。

Ⅲ度和广泛Ⅱ度冷伤还常需全身治疗:①注射破伤风抗毒素。②冷伤常继发肢体血管的改变,可选用改善血液循环的药物。常用的有低分子右旋糖酐、托拉苏林、罂粟碱等,也可选用活血化瘀中药,或施行交感神经阻滞术。③抗生素防治感染。④补充高热量、高蛋白和高维生素饮食。

4. Ⅳ度冷伤创面的处理 应彻底清创,四肢要尽早做筋膜切开减压术,同时也探查损伤深度,以利于确定下一步治疗方案。条件允许应尽早手术,清除已确认的坏死组织,有利于多保留肢体,减少感染,减少毒素吸收,保护肾功能,防止气性坏疽的发生,加速创面修复,缩短治疗时间。清创后根据损伤情况,考虑植皮,皮瓣转移。也可以继续换药,反复清除残留的坏死组织,长出肉芽组织后再植皮。

5. 手、足Ⅲ度和Ⅳ度冷伤创面的处理 原则上同其他部位Ⅲ度、Ⅳ度冷伤的处理,还可尝试伤肢远端创面近端动脉注射低分子肝素等抗凝血治疗。多采用暴露疗法,待其坏死境界清楚后再去除坏死组织,尽量多保留指(趾)的长度。

6. 特殊部位痂皮的处理 指、趾末梢部分或耳、鼻Ⅲ度、Ⅳ度冷伤,如果形成干硬痂皮,固着牢靠,无感染,须尽量保痂,待其末端黑痂自然脱落。如过早剪除痂皮,骨外露,易感染。

7. Ⅲ度、Ⅳ度冷伤创面感染的局部治疗 首先要进行微生物学检查和药敏试验,为局部和全身的抗感染治疗方法与药物选择提供参考,微生物学检查的操作要按照相关流程操作,确保结果的检出率和准确性。不论创面感染的表象和前期处理创面的方法如何,处置前要进行有效的清洗、消毒,所用的物品有生理盐水、新洁尔灭、氯已定、碘伏、医用酒精、过氧化氢溶液等;消毒后进行有效、有限度地清除表面坏死组织、脓性分泌物等,而后用含银、含氯等外用药物(敷料)或含可外用抗生素纱布包扎创面和炎症反应较重的创周。有脓肿的创面和创周要及时切开引流,置入有杀菌作用的外用药物(敷料)引流条;单纯的创周感染也可选用雷夫奴尔纱布湿敷;感染创面的换药间隔可根据创面感染程度、致病微生物种类、可使用的外用药物(敷料)等医疗情况进行每日2~3次、每日1次或隔日1次的创面换药。

感染性创面的清创除了使用传统的相关手术器械外,还可选择水动力清创、超声清创、酶学清创等手段,有关厌氧菌感染的治疗另述。

(五)Ⅲ度、Ⅳ度冷伤的手术治疗

1. 清创术 在复温过程中,早期剪掉已剥脱游离的疱皮和坏死组织。对于坏死液化组织较多的创面,可多次施行清创术。皮肤对受冻挤压的耐受能力较深部肌膜、肌肉等软组织为强,因此皮肤未坏死时,往往深部软组织已坏死,特别是局部未发生严重感染和肿胀时,更难以发现深部组织液化坏死。此情况必须清创,切除坏死液化组织,以控制感染,减少分泌物,保证肉芽组织生长和创面愈合。

2. 切痂术 用手术方法将焦痂切除,彻底清除坏死组织,暴露正常组织,形成外科创面,以备皮肤、软组织修复。

切痂一般分为浅切痂和深切痂。根据患者创面感染程度以及手术部位选择，深切痂一般在深筋膜层或肌膜层切除，浅切痂一般在浅筋膜层切除。

3. 削痂术　利用滚轴刀或其他取皮刀将深度坏死组织削除称为削痂术。早期削除坏死组织，保留健康的真皮组织，以防止感染，促进创面愈合。

4. 蚕食脱痂　亦称焦痂自溶脱痂法，是待焦痂自溶，创面肉芽组织形成，坏死组织与其分离，根据各部位焦痂自溶分离的先后，逐步清除。对于已分离的焦痂，从其边缘逐步剪下，剪痂时力求不出血，去痂后的肉芽创面，可立即植自体皮肤或短暂湿敷后移植自体皮肤。

5. 自体皮游离移植术

(1) 自体游离皮片的生长：皮肤脱离本体后，由于其代谢率降低，可以适应于较低的氧张力中。在短期内没有血液供应，仍然可维持其活力；在低温情况下，尚可延长存活时间。

皮肤移植后从组织学上观察，先有退行性变，以后逐渐出现组织新生的现象。这种新生组织与退行性变在8～9 d达到平衡状态。以后则新生的速度超过退行性变的速度。在临床上一旦所移植的皮肤生长之后，其组织学上的变化即不再占重要位置。

皮肤细胞在移植后先依赖创面渗出的血浆与纤维素而附着，继而依赖组织液的循环而存活。以后白细胞、淋巴细胞、成纤维细胞及毛细血管芽等渐由创面向皮片生长。根据动物实验观察：在植皮后6 h即有此项活动；12 h新生血管自创面突入到皮片的毛细血管附近，但二者并未连接；48 h新生血管可伸至表皮与真皮之间；3～4 d后皮片已完全重新建立了血管，并可以在显微镜下直接观察到血液流动，皮片中原来的血管组织逐渐失去活力而有退行性变；第4天以后其血管情况已与正常皮肤相同，以后血管逐渐增多，但第9天后血管停止增多，而趋向恢复到正常状态。

在临床上所观察到的皮片生长及扩散过程也相似；皮片移植后48 h内靠局部组织液营养，2 d后逐渐有循环建立。即创面中有新生血管长入皮片中。因此首次换药最好在手术3 d后，因为在此以前皮片易于撕掉。皮片存活后可以见到皮片发红、无浮动现象。为了避免皮片移动，手术后应给予一定的制动。

皮片（片状、邮票状、条状等）存活后，如肉芽洁净，全身状况较好，局部无侵袭性感染，根据我们的观察一般平均每天上皮向周边扩散0.27 mm左右，开始较快，以后较慢。故如果无异体皮做桥梁时，自体皮片的间距以0.5～1.0 cm为好，这样在2～3周内上皮即可相互融合。皮片间距过大，皮片间肉芽容易过长，影响上皮融合，有时会造成经久不愈的创面。

(2) 自体游离皮片的种类

1) 根据皮片的厚度划分：薄片皮片（0.20～0.25 mm）亦称刃厚皮片、表皮皮片，包括表皮及少量的真皮。由于皮片薄，容易生长，供皮区不留瘢痕，仅有暂时性色素沉着。但耐磨性较差，愈合后收缩较多，因此不适合用在关节、手背等功能部位。只适用于非功能部位。

中厚皮片（0.30～0.45 mm）：包括表皮和1/3～1/2的真皮。比较容易生长，由于含真皮较多，愈合后耐磨性较薄片皮好，收缩较少，外观与功能均较薄片皮好些。此类皮片常用于功能部位以及晚期瘢痕挛缩的修复。用于新鲜肉芽创面时，可减少挛缩畸形。供皮区可自行愈合，但不能切取过厚，否则可能有增生性瘢痕。尤其在妇女和小儿手术中取皮时不宜过厚。

全厚皮片：包括表皮和真皮的全层。由于皮片较厚，营养要求高，与前二者相比，不易存活。特别是有感染、瘢痕较多或血液循环较差的部位。但愈合后皮片收缩较前2种皮片均少，耐磨性也较好，色素沉着较少，肤色接近正常。

保留真皮下血管网皮片：包括表皮、真皮全层并含真皮下血管网，由于保留有真皮下血管网皮片较全厚皮片厚，借助真皮下血管网皮片易建立循环，术后弹性好，不收缩，柔软近于正常，色泽亦好。1960年有人带脂肪皮片移植成功。1979年日本人用保留真皮下血管网皮片移植成功。本皮片使用于面、颈、手掌、足底等处移植，耐磨性较好。国内报道已用于临床保留真皮下血管网皮片厚度达4 mm，大小有10～200 cm^2，取得较好的效果。

培养细胞皮片移植：近年来有用异体或自体皮肤上皮细胞或干细胞经体外组织培养形成细胞皮片，用以覆盖创面获得成功。

2) 按皮片的形态划分：分为整片植皮、筛状植皮、条形植皮、网状植皮、邮票状、小片状与点状植皮等。

(3)游离皮片的切取

1)供皮区术前准备:术前1 d需将供皮区毛发剃净并予以清洁。剃毛时注意勿刮破皮肤。头皮如已重复切取2次以上,则较易刮破,可用剪刀将头发尽量剪短;小儿供皮区可不刮毛,洗净即可。术前消毒用0.1%氯已定消毒2次,也可用70%~75%酒精或碘伏消毒。

2)皮片的切取方法:薄片皮片的切取法。用徒手取皮刀、剃头刀及保安刀片(即刮胡须用的刀片用在止血钳夹上)均可。手术者右手持刀,左手固定好皮肤的一端,助手固定好另一端,使皮肤绷紧以免手术者使刀取皮片时滑动。手术者使刀与皮肤约呈15°角,轻轻均匀地拉动切取皮肤。皮片的厚度以透过皮片隐约可见刀片或所取下的皮片的深面有一层薄白色的真皮组织即可。为了获得厚薄均匀的皮片,应注意:刀片与皮肤的角度越大,所取皮片越厚;刀片锋利时切取的皮片易均匀,厚度亦易控制。

中厚皮片切取法:目前常用的器械有鼓式取皮机、电动取皮机、气动取皮机及辊轴刀。以鼓式取皮机切取的皮片较好。优点是厚薄均匀,面积较大。

鼓式取皮机的操作方法如下:供皮区消毒、铺手术巾及麻醉成功后,用纱布蘸酒精擦洗皮肤及鼓面,将油垢去除干净,再用医用胶水厚薄均匀地涂在公平部位及鼓面上,鼓的前端亦应涂上少许胶水或用双面胶。待2~3 min,胶水干后,手术者左手持鼓,右手持刀柄,将鼓的前端轻压在拟切取的皮肤一端,使鼓的前面、端面与皮肤密切接触2~3 min。慢慢将鼓面向前上方转动,使在鼓的前端有少许皮肤翘起,再把刀落下,缓慢均匀地拉动刀柄,切入皮肤。在切取皮肤的同时,应将鼓面向上方转动,最后将鼓的尾端略抬起切断。

获得长条皮片:可以在取完一鼓后不切断皮片,把鼓取下,于皮肤远侧涂上胶水再连续切取即可获得40 cm长的条形皮片。取"T"形或"L"形皮片时,先切取"I",但不切断皮片,再切取"II"即可得"T"形或"L"形皮片。这2种皮片主要用于手背切痂后创面的覆盖,以减少缝接及瘢痕。

电动取皮机的操作方法如下:电动取皮机的构造主要包括两部分。一为有柄的切皮器,前端有调节皮片厚度的刻度装置;一为马达,有电线与切皮器相连,以带动刀片左右迅速摆动切取皮片。

操作方法较为简便,切取迅速,可缩短手术时间。先在供皮区及切皮机上涂一层液状石蜡,手持切皮机压于供皮区上,当马达开动后,向前推进,即可切取宽7.5~12.0 cm的皮片,其长度依供皮区及需要而定。对伤情重或其他原因、不能耐受长期麻醉的伤员,较为适用。

气动取皮刀形态、结构与电动取皮刀大致相同,操作近似,只是动力为压缩空气,使用中较电动取皮机方便,传动部分比电动不易有故障,且其头部可以选用锯之类刀具,这是其应用的优点。

全厚皮片切取法:先以1%亚甲蓝将植皮区大小形状在供皮区画出。在供皮区外,依皮纹画一梭形线,皮片的长轴最好与皮纹平行。切取全厚皮片时,助手应将局部皮肤向外撑开,以增加其张力。依梭形线切开,深及真皮,但不切入皮下脂肪。然后用钩针牵引一端,助手用二钩针将切口向外牵引,可见一层白色纤维粘连于皮下组织,以锐利刀片依此白色纤维层浅面剥离。切取完毕后,供皮区创面应为一层白色纤维所覆盖,且不应有较大的出血点。为了防止切穿皮片,必须密切注意切开白色纤维层时,不可过浅;并可用湿纱布握住皮片一端,将示指置于切取的部位,切取时术者即可直接感觉到皮片的厚薄。皮片切下后,如有脂肪组织附着,则应细心地用剪刀修除,但应防止剪破皮片。

保留真皮下血管网皮片采取法:先按所需皮片的大小,用亚甲蓝在供皮区部位标记画线,沿线切至支下脂肪层,连同皮下脂肪组织取下,再细心剪除过多的脂肪,保留脂肪层约2 mm,目的是勿伤及真皮下血管网层中的血管。取皮时局部麻醉中勿加入肾上腺素,术后压迫包扎要紧。无特殊情况可于术后2~3周启视,若过早启视,局部压迫不够,静脉回流不佳而遭失败。表皮有水疱时勿撕去,可以抽出水疱液。启视过早后仍应压迫包扎至术后2~3周,比一般植皮压迫稍长。

3)供皮区的处理:薄或中厚游离皮片。皮片切取完后,忌对供皮区创面做不必要的擦拭、止血或其他接触,以免损伤与污染。应立即用凡士林油纱或其他功能敷料覆盖,外加多层纱布以及棉垫加压包扎。在特殊情况下,例如头皮,出血过多时,可用一层浸有0.005%肾上腺素溶液的纱布覆盖以止血。如有条件,也可选用生物敷料+生长因子覆盖,可减少渗出、防止感染、促进愈合。

手术后局部如无感染迹象,可以在2周后启视检查,一般多能一期愈合。在下肢的供皮区,未完全愈合前,应避免下地,防止局部肿胀、出血或损伤,致愈合时间延长。

供皮区也可用暴露疗法。但为了减少出血、渗出，可先用棉垫包扎 48 h 左右，待渗出已基本停止后，即可以除去外层敷料，只留下里层凡士林纱布，任其暴露形成干痂。暴露供皮区可减少感染的机会，常用于头部及其他不便于包扎的部位。

中厚皮片供皮区，若所取之中厚皮片较厚时，为防止日后的破溃与瘢痕增生，可以考虑在术中用自体薄皮皮片覆盖。

全层皮片。供皮区如为一梭形缺损，可将两侧边缘皮下组织游离后分层用细丝线间断缝合。如果供皮区过大不能直接缝合时，可在其他部位切取薄皮片移植，以消除创面。

(4) 中厚皮片移植术：中厚皮片移植术的操作步骤如下。

1) 受皮创面的准备：皮片下血肿是植皮失败的重要因素，所有受皮的创面必须止血完善，明显出血点应予结扎，一般渗血可用温热盐水纱布或加用肾上腺素、凝血素等压迫止血。

创面感染也是植皮失败的原因。准备受皮的创面应尽量控制感染；手术时应严格遵守无菌技术操作；切削痂后，创基用盐水或消毒液冲洗；肉芽组织创面上植皮，必须彻底清除坏死物质和炎性肉芽组织，在清洁健康的肉芽组织基底上植皮。

2) 植皮：大张游离皮片移植时，先按创面所需的大小与形状用切皮机切取皮片后，将其平铺于创面，用细丝线间断缝合，大致固定于创缘上，然后剪去多余的皮片，继续缝合，使皮缘完全吻合且有适当的张力。张力过松常易在包扎时皮片发生皱折，影响生长；过大则可牵扯附近组织，或撕裂皮片，影响手术效果。并注意皮片不应突出于创缘外，否则多余的部分将坏死而影响愈合。皮片中部最好不另加缝合固定，如果止血完善，也不必要在皮片上切小口引流，以免将来遗留痕迹。而且小口引流也不一定能达到引流的目的。缝合时先自皮片穿入，再于创缘皮肤穿出。如果创缘很厚，为了消除无效腔，可采用三点缝合法，即在缝过皮片后，在创缘真皮下缝一针，再向皮肤边缘穿出，如此可使皮片与创缘及其深部组织完全靠拢，而不致出现无效腔。缝合完毕后，用空针以灭菌等渗盐水（温度不高于 37 ℃）冲洗皮片下创面，使小凝血块或线头等异物不致存留于皮片下而影响愈合。

3) 包扎固定：良好的固定与适当的压迫是皮片愈合必须的条件。否则，皮片可能移位或皱折，新生的毛细血管可能被撕断，同时皮片下积液或积血的可能性增大，使一部分皮片生长受到影响。因而压力包扎是使皮片与创面密切接触、保持稳妥的固定及新生血管生长最为可靠的方法。实践证明，除了创面本身情况及手术后的感染外，制动固定不良是影响植皮存活的重要因素。

4) 术后处理：卧床休息。抬高植皮区。更换敷料时间：无菌创面植皮，一般为术后 6~8 d；污染或肉芽创面，为 3~5 d；怀疑有感染或其他问题时，可提前至 48~72 h 进行。更换敷料时，应耐心细致地逐层揭除敷料。如最内层纱布干燥，或皮片颜色红润，紧贴创面，均可不移除里层纱布，依原样包扎，至伤后 10 d 左右再更换敷料，并拆除缝线。如发现皮片表面有水疱或皮片下有积液、积血，应立即剪开，排出积液、积血，再加压包扎。在术后 4 d 内这样处理皮片下血浆肿后，皮片仍能生长。但 4 d 以后由于皮片内毛囊、汗腺等上皮细胞向皮片的深面伸展，阻碍其与肉芽创面再行建立血运，即不能再生长。因此对植皮创面有怀疑时，可于 72 h 检查，发现植皮区有感染或皮片部分坏死，可剪除坏死部分，直至创面清洁时，再行补充植皮，如果创面新鲜，并无急性感染或分泌物时，亦可快速湿敷后，即进行补充植皮。如在 4 d 后发现皮片下血浆肿，除切开皮片，引流血浆肿外，还应以刮匙刮除皮片深面的可能生长的上皮，然后再加压包扎，有时皮片仍可能生长。植皮区愈合后，可于 10~14 d 拆除包扎敷料；但下肢则应继续包扎，直至伤员下地行走植皮片无颜色改变为止。如能继续用弹性绷带包扎 1~2 个月，则效果更好。

(5) 全厚皮片移植术：手术时，先按缺损大小切取皮片。皮片切下后即可移植于已经准备妥善的创面，按需要的形状，先用数针 4-0 丝线将皮片固定于创缘，剪除多余的皮片。再以连续锁针法或间断法缝合其余部分。其包扎固定及术后处理等与中厚植皮法同。

(6) 肉芽创面植皮：肉芽创面植皮主要要求肉芽组织健康，与细菌的数目与种类一般关系较少。实践证明，肉芽创面植皮后，细菌数量即可迅速减少，甚至完全消失。无论其为自体皮或异体皮，均有同样的作用。

健康的肉芽创面应鲜红、平整而细致，没有水肿，分泌物少，无坏死组织，在揭开敷料时，可见有散在出血点，创缘有上皮生长迹象等。在这种创面上植皮，一般可获得良好生长。创面要达到上述条件，一般必须经过充分准备,如彻底清除坏死组织及脓性分泌物等。

肉芽创面的植皮法如下。

1) 整片植皮法:用大张自体皮覆盖创面,一次即可消灭创面,能减轻伤员痛苦,缩短病程,功能与外观均可获得较满意的效果。但皮片要求较大,受皮条件要求较高。主要应用于功能部位、肉芽组织较健康的创面。

2) 小皮片植皮法:为肉芽创面最常用的植皮方法。取下皮片后,将其表皮面贴于一层潮湿的盐水纱布或油纱布上,用剪刀或压皮片机连同纱布压制成 0.50~0.75 cm 或 1~2 cm 方形小片,整齐地置于垫有湿纱布的木板上,然后将此小片皮分别贴于肉芽创面上,皮片间距越小,被覆盖的创面愈合越快。一般不超过 1 cm,创面一般可在 2 周内愈合。为固定皮片及利于引流,术后植皮创面上可覆盖一层抗生素液湿纱布或大网眼纱布,外层用 8~10 层纱布与大棉垫包扎,创面分泌物多时亦可采用抗生素液湿纱布包扎。局部要制动。术后 2~3 d 更换敷料,若创面分泌物不多、肉芽组织健康时,更换敷料可延至术后 4~5 d。

6. 皮瓣移植术　皮瓣是具有血液供应的皮肤及皮下组织等的复合移植组织,移植过程中依靠皮瓣的蒂部与供区相连,以保持皮瓣的供血,用于修复局部或远处组织缺损。依据皮瓣的血供来源将皮瓣分为随意皮瓣与轴型皮瓣。随意皮瓣按照血供分为真皮下血管网皮瓣、任意皮瓣、皮下组织蒂皮瓣、肌皮瓣。轴型皮瓣是指沿皮瓣长轴走行含有解剖学上可见的一组动、静脉系统的皮瓣。此皮瓣因有轴行动、静脉供血与回流,可按其血供范围切取皮瓣,而不受长宽比例的限制,因此可以形成保留血管蒂的岛状皮瓣,也可以通过吻合血管形成游离皮瓣。

(1) 适应证:皮瓣移植一般应用于新鲜创面的皮肤;软组织缺损,伴有血管、神经、骨关节外露者;经久不愈的慢性溃疡,放射线溃疡不适合皮片移植者;局部溃疡伴有感染者等创面的修复;颜面、双手等外形功能部位,通过皮瓣移植改善功能,减少挛缩。还适用于各种创伤引起的深部组织损伤,创面修复后需要进一步手术修复深部骨、关节或神经肌腱修复者。

(2) 皮瓣的设计:选择皮瓣的供区,力求皮肤质地、色泽近似受区,特别是在面部修复,由于局部皮瓣、邻近皮瓣条件较好,移植安全方便,故应为首选。设计中尽量避免不必要的延迟或间接转移手术步骤,以缩短治疗时间。直接皮动脉供血的皮瓣,可比肌皮动脉穿支供血皮瓣长,因此设计时应首选。术中注意精细操作,剥离层次清楚,止血彻底。皮瓣转移过程中应避免张力和蒂部扭折。

(3) 皮瓣转移手术的主要并发症:①皮瓣循环障碍,主要原因有皮瓣供血不足,静脉、淋巴回流障碍;②皮瓣下血肿;③皮瓣下感染;④皮瓣撕脱。

(4) 吻合血管的游离皮瓣及其他组织瓣:近 40 年来,吻合血管的游离皮瓣、肌皮瓣或其他组织瓣在创面修复中的应用得到进一步认识和推广。特别是对于严重毁损的缺损面积大、局部皮瓣难以修复;深部组织缺损,需要携带其他组织修复的;严重感染、慢性溃疡、坏死组织难以清除彻底,需要良好血运皮瓣覆盖的;影响外形和功能的重要部位;以及局部血管损伤,需要移植血管以保留远端血运等。

(5) 游离皮瓣移植具有以下优点:①不受血管蒂长短和供血范围限制;②多选择知名血管吻合,重建局部血液循环,有效促进间生态组织的逆转和增加抗感染能力;③可以携带肌肉、肌腱(膜)、神经、骨等,构成复合组织瓣,修复创面同时完成组织功能重建。

7. 截肢(指、趾)术

(1) 冷伤截肢适应证:①冷伤肢体的软组织绝大部分坏死,包括动静脉血管闭塞、感觉运动神经损伤严重,以目前的临床技术手段无法修复;②冷伤的肢体发生特异性感染,如破伤风、气性坏疽等,并且保守治疗效果不佳、危及生命的;③冷伤的肢体发生非特异性侵袭性感染,导致脓毒症而危及患者生命的;④肢体因冷伤发生大范围软组织坏死致急性肾衰竭。

(2) 截肢时机和注意事项:①发生特异性感染或非特异性感染危及患者生命的应主动截肢,并按照外科手术原则选择高位或较高位截肢。②因肢体软组织大范围急性坏死引起急性肾衰竭的要主动截肢。③非上述需急症截肢的情况下应待肢体的正常组织与坏死组织界限清楚后决定截肢,一般情况下,伤后 2~3 周正常与坏死组织的界线就可以明确了,具体时间要根据患者全身状况并参考患者及家属的意愿。④非急症截肢平面的选择第一要根据尽量保留患者的有效长度和未来假肢的安装综合考量;第二在兼顾

第一条的原则情况下,冻伤的截肢平面可比其他创伤的截肢平面高 2~5 cm,因为肢体正端的皮肤软组织往往伴有Ⅱ度、Ⅲ度冷伤,要考虑截肢后的残端闭合以及安装假肢的方便。

(3)截肢前的辅助检查:对于冷伤肢体截肢时机和截肢平面的选择,除了根据临床查体等常规手段外,还可以选择超声、数字减影血管造影(digital subtraction angiography,DSA)、核磁共振、发射计算机断层显像(emission computed tomography,ECT)、远红外线成像等影像学技术进行辅助诊断。

(六)全身性治疗与并发症处理

近年来,由于现代科技的快速发展和分子生物学技术的进步,对冷伤损害机制的研究已深入细胞和分子水平,研究成果有力促进了临床治疗方案的改良和治疗思路的拓展。

重度冷伤临床上基本采用综合的治疗措施。冷伤冻结期及时用 40~42 ℃温水快速融化复温,受冻区融化后,用 0.1%氯已定溶液浸泡,每日 1~2 次,每次 20 min;在此基础上局部涂冷伤外用药,静脉滴注低分子和小分子右旋糖酐,内服芦丁、维生素 C、维生素 E 等药,并及时采取抗休克、抗感染,保护肢体预防外伤和保温等措施。

1. 快速融化复温改善局部微循环 入院后首先给予 40~42 ℃温水水浴复温 1 h,注意保持水恒温,争取在 20 min 之内达到复温标准:冷伤区恢复感觉,皮肤颜色恢复至深红或紫红色、组织变软、关节柔顺。同时给予镇痛、镇静治疗,低分子右旋糖酐和山莨菪碱(654-2)、前列地尔。入院较晚,超过 24 h 的患者复温后给予利血平以改善血管痉挛。受冻 24 h 之内的深度冷伤患者,静脉给予链激酶进行溶栓治疗。复温前后给予患者抗酸制剂,预防消化道出血。

2. 防治休克 严重冷伤可能合并休克。在脱离冷环境,温水快速融化复温的同时,迅速建立静脉输液通道,补充血容量。延迟复苏采用"恢复灌注与细胞保护并重"的治疗新理念。根据防治休克的临床指标和检验结果来调整输液成分和速度。避免使用缩血管药物。

3. 保护血管、防治血栓、改善循环 由于冷伤常继发肢体血管的改变,如内皮损伤、血栓形成、血管痉挛或狭窄等,严重时加重肢端损伤程度或延迟创面愈合时间,故选用改善血液循环的药物,也可选用活血化瘀中药等治疗。应用保护血管壁或促进细胞修复的药物。应用尿激酶、降纤酶溶栓,以求改善血液循环。必要时也可采用托拉苏林、双嘧达莫、前列地尔等药物,也可选用活血化瘀中药治疗。

(1)防止血栓形成、改善受冻区血液循环

1)抗红细胞淤滞药的应用:最常用的是低分子右旋糖酐。低分子右旋糖酐静脉滴注,是早期治疗重度冷伤主要措施之一。低分子右旋糖酐静脉滴注主要目的是解除红细胞凝集,降低血液黏稠度,防止血栓形成,改善微循环。应用低分子右旋糖酐应尽早给药,用药时间越早治疗效果越好,给药时间晚效果不明显。当冻结组织融化复温之后,即可应用低分子或小分子右旋糖酐静脉滴注。如延迟给药则治疗效果不明显,或难于显效。一般来说,冷伤后 3 d 内开始静脉滴注可显示定疗效,否则治疗效果明显降低。右旋糖酐分子量以 4 万以下为宜,通常临床上应用分子量 7 000~10 000 者治疗效果为好。每日静脉滴注 500~1 000 ml,用药 10 d 左右。由于分子量小,排出快,故静脉滴注时速度宜缓慢,每分钟 3~6 ml(每分钟 20~40 滴),要注意尿量,如患者无尿时,可增加滴注速度。千万不能应用高分子右旋糖酐,因其黏滞度大,不利于改善血液循环,相反可加重冷伤,增加组织坏死。

低分子右旋糖酐的不良反应:滴注过程中应注意,是否出现发热、荨麻疹、血压降低、呼吸困难等不良反应。输入量大时可出现贫血、低血浆蛋白和凝血时间延长等。对血小板减少症、出血性疾病和心功能不全者慎用。如出现上述不良反应时,要立即停止滴注。

2)抗凝疗法:给予抗凝疗法,可以防止血栓,保证肢体血管的血流畅通。①抗凝疗法,通常应用肝素 50 000 U,加入低分子右旋糖酐中静脉滴注,每分钟 20~30 滴,连续注射 1 周。于冷伤肢体复温后 24 h 内开始应用效果较好。用药过多可引起自发性出血,如出现出血,要停止应用,每次给药前要测定出凝血时间。抗凝药越早使用越好。②阿司匹林和双嘧达莫(潘生丁),可以抑制凝血酶原的合成,延长凝血酶原时间,从而减少了血管内血栓的形成。阿司匹林,0.6 g,3 次/d,口服。双嘧达莫(国内常用),25~50 mg,3 次/d,口服。此两药国内常用,并多联合应用。③曲克芦丁(维脑路通),能防止血栓形成,能降低毛细血管通透性。用法,曲克芦丁 200~400 mg,3 次/d,肌内注射或静脉滴注。④蝮蛇抗栓酶,具有降低血浆纤维蛋白原、降低血液黏度和降低血小板凝集的功能。用法,0.75~1.00 U,1次/d,静脉滴注。近年来应用亦较多。⑤丹参,有改善血液循环、抑制血小板凝集,防止血栓形成等作用。用法,4~8 ml加入右旋糖酐40中静脉滴注,1次/d。

(2)缓解血管痉挛、扩张血管疗法

1)使用血管扩张药:①妥拉苏林,减弱或对抗肾上腺素、去甲肾上腺素所致的血管收缩作用,尤其对小动脉和毛细血管的扩张作用更明显,能使微循环的毛细血管前括约肌松弛,改善微循环的血流灌注量。每次25 mg,3次/d,口服。②烟酸静脉注射,因为烟酸具有较强的周围血管扩张作用,1次注射10~50 mg,可加于低分子右旋糖酐内静脉滴注,每日1次。烟酸50~100 mg,3次/d,口服。现已较少使月。

2)通过神经阻断法扩张血管:①股动脉内注射药物法,这是一种药物相对集中于受冻区,全身不良反应小,疗效好的治疗方法。其可以阻断神经传导,解除血管痉挛,缓解局部疼痛,减少组织坏死。0.5%普鲁卡因20 ml或0.5%普鲁卡因20 ml,山莨菪碱20~40 mg或0.5%普鲁卡因20 mg,妥拉苏林25 mg,利血平1 mg。以上均1次/d,股动脉注射连续7 d。应严格消毒,争取穿刺一次成功,选用5号细针穿刺,避免同一针孔穿刺,注药不宜过快,注射后上压迫10 min。②肌膜腔封闭,阻断了肢体受冻区的向心性传导,能促进受冻区的血管扩张,并有镇痛作用。选择前臂、大腿、小腿的屈侧,在肌膜腔内注入0.5%普鲁卡因100 ml,最好在复温后28~48 h后进行。

(3)保护血管壁药物:为了保护血管壁,降低血管壁脆性,促进血管壁的修复,可酌情应用血管保护剂。

1)维生素E:有保护血管壁的作用,20 mg,3次/d,口服。

2)芦丁:能降低毛细血管壁的脆性和通透性,20~40 mg,3次/d,口服。

3)维生素C:能增加毛细血管的致密性,降低毛细血管的通透性,2~3 g,3次/d,口服或静脉滴注。

4.防治感染 冷伤创面由于含有大量蛋白质的液体渗出,细菌易于生长繁殖,必要时应注射广谱抗生素,可选用硝唑类药物控制感染。要兼顾肝、肾功能情况,必要时可注射抗破伤风和气性坏疽血清。入院后,肌内注射精制破伤风抗毒素1 500 U,已列为冷伤治疗常规。

5.营养与代谢支持 冷伤患者合理的营养有利于冷伤组织的恢复。应给予高蛋白、高热量、高维生素饮食和热饮料。如不及时补充热量及蛋白质,可能出现贫血和低蛋白血症,抵抗力降低,影响细胞再生及创面修复。通常对重度冷伤者,每日应补充热量12 540~16 720 kJ(3 000~4 000 kcal),蛋白质90~100 g。应给予高蛋白、高热量饮食,同时注意酸碱平衡和水、电解质平衡,补充多种维生素和微量元素,有利于冷伤组织的恢复,促进创面修复,增强机体免疫力。补充途径早期以静脉输注为主,后期以(经口)肠内营养为主。

6.保护脏器功能 尽早手术修复创面是防治的根本。做好冷伤感染的防治,注意一切可能发生多脏器功能障碍综合征(multiple organ dysfunction syndrome,MODS)的不利因素,防止MODS的发生。另外,全身冷伤和严重冷伤的患者特别要注意防治休克,维护呼吸功能。注意发生脑水肿和肾功能不全,给予利尿药如甘露醇、呋塞米及碱化尿液,适当给予碳酸氢钠。

7.注意有无复合伤 对大出血、脏器破裂、骨折、开放性气胸、脑外伤等,应当施行相应的急救处理。

8.相关并发症的治疗

(1)重度冷伤并发休克

1)发病原因:重度冷伤并发休克比较常见。其主要发病原因是寒冷刺激、疼痛、饥饿、脱水、疲劳等。未及时补充水分,有效循环血量不足,电解质紊乱,导致血压下降,大脑血流灌注量不足所引起。

2)临床表现:主要是口渴、烦躁不安、意识恍惚、尿少、体温低(36 ℃以下)、脉速(140次/min以上)、血压降低。重者肠鸣音消失,脉搏触不到,血压测不出。

3)预防和治疗:补液是预防和治疗冷伤性休克,纠正水及电解质紊乱的主要措施。根据冷伤面积和深度,如冷伤程度严重,受冻区面积大时,以补充液体为主,包括血浆或低分子、小分子右旋糖酐。通常24 h内静脉滴注低分子右旋糖酐1 000 ml;晶体液,即电解质溶液,一般可静脉滴注5%葡萄糖盐水或10%葡萄糖注射液,每日用量为500 ml。重度冷伤时,若出现酸中毒及血红蛋白尿,可在晶体液中加入5%碳酸氢钠溶液,按每次每千克2~4 ml计算。

应用镇静镇痛药物:冷伤融化复温后,创面明显肿胀,渗出液增多,冷伤部位出现明显痛感,伤员往往坐卧不安。因疼痛刺激,可加重休克,此时给予镇静镇痛药物。常用阿司匹林、吗啡、哌替啶,亦可选用苯巴比妥钠。

(2)重度冷伤骨髓炎:重度冷伤感染或截肢术后骨端外露,容易招致细菌感染引起骨髓炎。国外学者报道,重度冷伤并发骨髓炎,多数发生在冷伤后2个月内,但也可能发生在较晚时期。骨髓炎发生率占全部并发症的1/3。Ⅰ度、Ⅱ度冷伤未发现有骨髓炎者。国外研究发现骨髓炎占所有Ⅲ度冷伤人数7%,Ⅳ度冷伤并发骨髓炎包括手术后并发骨髓炎占5.0%~20.7%,占Ⅳ度冷伤并发症之首位。国内冷伤并发骨髓炎者未见具体报道。

1)临床表现:全身症状往往不甚明显。局部可出现炎症反应,冷伤组织区域持续肿胀、疼痛、局部有压痛。因急性骨髓炎未及时正确彻底治疗,或引流不畅,可发生化脓和肿块,以后可形成无效腔,间歇排脓,迁延不愈,骨内无效腔,异物残留,转为慢性骨髓炎,创面长时间不愈。X射线摄片检查,可显示骨髓腔模糊,有明显的骨质损害、增生和死骨。

2)治疗:①药物治疗,依据经验用药和微生物学检查、药敏试验结果全身应用广谱抗菌药物静脉输入治疗,必要时加用抗厌氧菌药物。用药持续时间根据病情而定。②局部治疗,抬高患肢,以减轻局部肿胀和疼痛。发现脓肿,应及时切开排脓充分引流。③手术疗法,在全身支持疗法和应用抗生素的同时,应用各种手术疗法,例如切开骨髓腔,取出死骨、异物,清除坏死和感染的肉芽组织,及时有效地局部换药。健康的肉芽组织长平,进行游离植皮术,也可扩创后行皮瓣特别是肌瓣或皮瓣移植术。

(3)重度冷伤急性肾衰竭:低温造成肾血管痉挛、肾血流减少、肾小球滤过下降,加上可能出现的休克可导致代谢性酸中毒、氮质血症及急性肾衰竭。严重冷伤多发生在局部,急性肾衰竭的发生率很低。如冻僵或战时救治条件差,则并发急性肾衰竭的概率增高。

1)发病机制:严重冷伤引起急性肾衰竭的主要原因如下。①严重冷伤伴有休克,使血压下降、循环血量不足,肾缺血、肾皮质坏死,出现肾衰竭;②重度冷伤受冻范围广,常有肌肉广泛坏死以及骨质液化坏死,合并血红蛋白尿和肌红蛋白尿,血红蛋白与肌红蛋白堵塞肾小管,使肾受到损害;③治疗中长时间使用对肾有损害的药物,如卡那霉素、庆大霉素、多黏菌素等抗生素,可损害肾,导致急性肾衰竭。

2)治疗原则及方法:与非冷伤引起的急性肾衰竭大体相同。应注意早期诊断,去除导致肾衰竭的病因,纠正休克改善微循环,适当脱水利尿,维持电解质平衡,纠正酸中毒,吸入氧气。同时对创面进行合理治疗,用温浸疗法,清洗创面,尽早去除深部坏死组织或截肢,积极封闭创面,适时应用血液透析或血液滤过。

(4)冷伤并发气性坏疽:气性坏疽是由多种厌氧杆菌感染创面引起的急性特异性混合感染,是冷伤中少见的并发症。该病潜伏期短,病情严重,发展迅速,死亡率高。因少见,而易被临床医师忽视,以至于不能早期诊断而耽误治疗,给患者造成生命危险。

1)主要原因:由于梭状芽孢杆菌属细菌污染了有坏死组织的创面。梭状芽孢杆菌中以产气荚膜梭菌最为常见。该菌主要存在于土壤中、皮肤表面以及肠道。在一般情况下并不致病,当冷伤患者身体抵抗力下降,重度冷伤局部广泛肿胀,深层肌肉坏死,骨组织液化、有大量渗出液、血液循环不良、组织缺氧,受冻区创面造成厌氧环境,感染了梭状芽孢杆菌;或由于创面未实施清创术,或清创不彻底,引流不畅时,或清创为时过晚,因坏死组织残留于创面,造成厌氧无效腔,受冻区局部肿胀,血栓形成,促使气性坏死杆菌大量迅速繁殖。

2)临床表现:冷伤并发气性坏疽多见于足部Ⅳ度冷伤感染化脓水肿创面;冷伤肢体首先出现胀感及沉重感,而后突然出现剧烈胀痛;通常体温骤然升高达40℃以上,脉搏加速,出现明显的全身中毒症候;创面高度肿胀,呈粉红、暗红或紫黑色,流出血性或脓性渗出液,发出腐肉味恶臭;组织迅速坏死,创面周围出现皮下气肿,触之有"捻发音",压之自创面溢出气泡;渗出液及坏死组织涂片可查到革兰氏阳性杆菌,培养有厌氧菌生长,X射线检查可发现冷伤部位软组织有积气。

3)诊断:依据如下:①体温和白细胞上升幅度不大,体温一般为37.5~39.0℃,血液白细胞计数轻度增加,为(15~20)×10^9/L。②有贫血,血红蛋白降至95~100 g/L。③近端软组织发红,但肿胀不明显,皮肤颜色正常或略呈粉红色,无捻发音,无撕裂样疼痛,仅有原冷伤所致的疼痛。④患处散发有尸臭味,屋内均可嗅到创面溶解,痂皮变软,有混浊、稀薄的分泌物流出,酷似湿性坏疽。⑤脓汁涂片均查到革兰氏阳性杆菌。⑥X射线平片可见冷伤部位软组织有积气。

4)预防:预防气性坏疽的关键是早期实施清创术,在融化复温后24 h内进行清创术是最可靠的方法。要剪除已和组织分离的坏死组织、液化组织,切除已无活力的组织,并消灭创面的无效腔,保持创面引流通畅,以控制厌氧菌繁殖。早期削痂,保持创面清洁干燥,无坏死组织和脓性分泌物。清创后创面用大量3%过氧化氢溶液或1:5 000高锰酸钾溶液冲洗,同时肌内注射大量抗生素和气性坏疽血清。

发现气性坏疽患者后,应立即隔离,严格消毒,预防交叉感染。

5)治疗:①手术疗法,确诊后应立即手术,彻底清创,引流通畅以控制感染,彻底清除坏死肌肉和骨骼。如并发危及生命的严重毒血症时,必要时考虑做高位截肢术,残端开放,不缝合,术后用3%过氧化氢溶液或1:5 000高锰酸钾溶液冲洗创面。每日换药1次。②注射大量抗生素,肌内注射青霉素,每日1 000万U。待症状缓解后,酌情减量。③高压氧疗法,能使组织和血液内含氧量增加,以抑制厌氧菌繁殖,增加组织保存率,减少伤残。④选用局部外用药或敷料,同前述Ⅲ度、Ⅳ度冷伤创面感染的局部治疗。

(5)心律失常:轻度低体温会引起心动过速和外周血管收缩而使心输出量增加;中度低体温时常出现心律失常,使房室传导变慢,PR和Q-T间隔延长。心脏自动去极化降低,出现进行性心动过缓。复温时血中乳酸达到极限,使机体耗氧量增加,引起心室兴奋性增高,加之低温及全身状况不佳等因素,可发生室性期前收缩。低温会增加冠状动脉的阻力,有减少心肌供血诱发心绞痛的危险;有针对性地采用药物积极治疗予以纠正。

(6)应激性消化道出血:应激性损害导致消化道水肿,黏膜损伤,出血、溃疡。

(7)呼吸系统感染和呼吸功能不全:最早发生的机体损害,出现弥漫性肺水肿,并进行性加重,疾病迁延可引起肺气肿,发生感染引起肺脓肿和小叶性肺炎的改变。中度低体温时,气道纤毛运动功能降低、气道保护性反射减弱,可能会发生误吸并导致肺炎。由于长时间寒冷刺激,冷伤常合并上呼吸道感染,进而继发肺炎。尤其是小儿和老年人更容易发生。

呼吸衰竭或窒息:随着体温的逐步下降,呼吸中枢受到抑制,呼吸变慢、变浅,呼吸抑制,加重缺氧、酸中毒及循环障碍。冷伤损伤呼吸道时,容易发生窒息危及生命。

(8)冷伤晚期后遗症:冷伤治愈后常见后遗症有营养性障碍、血液循环障碍、交神经功能障碍、皮肤感觉障碍等。表现为发绀、皮疹、表皮角化症、多毛症、色素沉着、指甲生长障碍,四肢缺汗或多汗,淋巴液回流障碍、象皮肿、四肢营养性溃疡等。半数冷伤患者遗留毛发过多症,亦可出现皮肤发绀,一半病例发生多汗症。Ⅳ度冷伤时因营养性障碍导致伤口愈合障碍,创面可能久治不愈。冷伤后亦有并发阻塞性动脉内膜炎者。营养性障碍包括阻塞性动脉内膜炎,多见于Ⅰ度、Ⅱ度冷伤之后的患者。四肢发凉及发绀占营养性障碍总数的9.2%,血液循环障碍及淋巴循环障碍伴有水肿者占7.3%,因寒冷发生的神经炎、四肢疼痛及感觉障碍占营养性障碍的3.3%。皮肤感觉障碍不仅可发生于冷伤部位,亦可扩展到较高部位,冷伤治愈后1个半月至2个月也可以出现皮肤感觉障碍。各度冷伤中后遗症神经炎占0.1%~0.2%。

(七)冷伤的护理

加强护理冷伤早期,患者应保持安静、卧床休息抬高患肢,以利于血液循环的改善。伤口早期要进行床上肌肉功能训练,冷伤后期应鼓励患者多下床活动,以预防肌肉萎缩、关节强直和功能障碍。

1. 保温复温　复温前后都应该有效保暖。冷伤后运送途中,避免挤压、磕碰等机械性再损伤,避免火烤、雪擦、冷水浸泡等错误的复温方法。不允许复温不充分的情况下给予按摩,拍打受损区。水浴复温要保持水温基本恒定,有利于缩短复温时间。

2. 加强监护　对心律失常、休克、呼吸异常及多部位严重冷伤的患者,采用多功能心电监护仪监测心电图、血压、呼吸、血氧饱和度,观察患者的意识状态。监测体温,对体温低的患者可提高室温,进温热饮食,出现异常立即通知医师,按医嘱及时处理。

3. 创面护理　冷伤肢体要抬高、使用柔软温暖的垫衬、保证未受损肢体能够活动以利于血液循环,并且常翻身避免压力性损伤。有条件的患者要自我按摩、主动活动,减轻水肿。创面皮肤清洁可每天用碘伏或医用酒精涂擦2~3次；红外线烤灯或治疗仪照射创面，也可用红光、蓝光治疗仪定时照射创面。创面重点保护，早期40℃左右温水浴复温，外涂碘伏或磺胺嘧啶银、锌制剂暴露治疗，可以灯烤创面保温，促进创面干燥结痂。

4. **疼痛的护理措施** 首先稳定患者情绪，解释造成疼痛的原因，使患者放下心理包袱，配合治疗。肢体冷伤患者要抬高患肢，促进静脉回流减轻胀痛，肿胀明显者必要时应给予减张治疗，部分患者肢体切开减压术后疼痛会有所减轻，注意减张肢体的术后护理。分散患者注意力，采用观看视频、谈话、按摩健康组织或转移疼痛等方式。也可以增加健康肢体的运动，促进脑啡肽的产生，起到镇痛效果。在复温过程中或复温后，患者出现剧烈疼痛，可给予镇痛药物。

5. **心理护理** 大部分冷伤患者在冷伤前都有不同程度的感情脆弱、狭隘，环境适应差、酗酒等因素，也包括一些肢体感觉较弱的老年人和自我保护意识较差的青少年。护士应了解病史，有针对性地进行心理疏导。认真倾听患者的诉说，鼓励患者多谈多说多沟通。给予预防冷伤知识的讲解，提高患者自我保护能力。特别是对有面部和四肢暴露部位冷伤和截肢的患者，一定要抓住时机消除患者的顾虑，讲解其治疗方法的必要性和会造成的后果，介绍以往成功治愈病例，使其尽早放下包袱，配合治疗。在护理的整个过程中一定要做到充分尊重患者的人格，同时做好患者家属的心理护理，使患者早日康复。

护理对冷伤患者的康复尤其重要，贯穿整个治疗及康复过程，在护理过程中要注意几个要素：转运过程中，及时有效地保暖和复温，根据当时拥有的保暖条件及时处理，复温治疗越早越好；加强监护，及时了解患者的全身状况及脏器损伤情况，以便及时应对处理；注意加强心理护理，并减轻创伤疼痛。

（八）特殊性质和特殊部位冷伤

1. **制冷剂** 制冷作业者在工作中由于防护不当或事故性接触低温冷却剂而发生冷伤。常见的制冷剂包括二氧化碳（干冰）、液氮、液氨、氟利昂等。由于沸点过低，瞬间蒸发，降温迅速，造成冷伤。例如：挥发的瞬间，形成-195℃的低温，可致快速冷伤。此外，在医疗上开展冷冻疗法，治疗肿瘤等疾患，掌握不当，也可招致非肿瘤部分组织的冷伤。低温冷却剂所致冷伤的救治方法与一般冷伤的处置方法相同。

2. **头面部冷伤** 头面部冷伤以耳部冷伤最为常见，占头面部冷伤的91.3%。由于耳、鼻和面颊部组织较疏松，血管丰富，血液循环良好，因此冷伤复温后容易水肿，特别是耳部冷伤肿胀更为明显，肿胀可波及全耳及耳郭。

头面部暴露于外界，又由于毛发较多，易被细菌感染并繁殖。由于面颊部血管丰富，血液循环良好，耳、鼻和面部创面易于修复，结痂和愈合时间较四肢末梢部位冷伤短，一般很少出现坏死。

（1）外耳冷伤：外耳为体表突出部位，极易暴露于寒冷环境中。外耳的皮肤薄、皮下组织少，一旦冷伤极易伤及软骨，肿胀明显、疼痛剧烈、发展迅速，愈后常可形成小耳畸形。

耳部冷伤的处置原则与一般冷伤治疗原则相同：①先用生理盐水充分清洗创面，剃去附近头发，消毒受冻区，剪破水疱，放出疱液。②因创面渗出液多，故早期宜实施暴露疗法。待渗出液减少时，再用消毒纱布包扎。③注意防止渗出液流入外耳道，以预防外耳道炎或化脓性中耳炎，如有渗出液要随时拭净，保持耳壳创面清洁干燥。④重度冷伤，创面已有感染或痂下积脓时，及时用生理盐水清洗，0.1%新洁尔灭、0.1%呋喃西林或0.5%~1.0%新霉素溶液浸泡纱布湿敷，以促使早日脱痂，控制感染。耳部冷伤不宜采用削痂，可采取自行脱痂方法。⑤预防化脓性耳软骨炎，创面宜保持干燥，并防止受压。耳部重度冷伤并发化脓性耳软骨炎时，全耳广泛高度肿胀，渗出液甚多，可滴流而出，耳部剧痛。若已并发耳软骨炎时，宜及时切开引流并手术切除坏死耳软骨，并应用抗菌疗法。⑥室温宜保持在20~25℃，并实施暴露或半暴露疗法。

（2）下颌部冷伤：一般来说下颌部冷伤发生较少，多发于风速大，顶风行进时。下颌部冷伤后肿胀范围可波及两耳垂根部与下颌角之间，重者可出现水疱，因该部为暴露部位，容易摩擦损伤，且容易感染。其处理原则同耳部冷伤，主要是预防感染和防止摩擦损伤。

（3）鼻部冷伤：外鼻为体表突出部位，常因缺少防护而冷伤，鼻尖部冷伤最常见。

3. **手部和足部冷伤** 平时手部冷伤发病率比较高，战时下肢冷伤发病率比较高。手部和足部冷伤如早期处置不当，往往影响晚期治疗，轻者易遗留畸形，影响正常生理功能，影响劳动、战斗和工作，重者截指(趾)或截肢致残。因此处置手、足冷伤时应特别慎重。

(1)早期处理:手和足部冷伤好发于手指和足趾,由于手指(趾)末梢血液循环较差,极易致残。处理手和足部冷伤,首先应剪去指(趾)甲,局部无菌操作常规消毒。小面积冷伤可采取暴露疗法,重者可实施清创处理,剪去与组织分离的坏死组织和已剥脱的疱皮。清创后包扎,指(趾)间必须用灭菌干棉球隔开,手掌心放一纱布团,以防粘连。虎口间(拇指和示指间)张大,抬高患肢,以防止水肿。早期应每日交换敷料1次,敷料宜松弛,不要压实,以维持良好的循环,无渗出液时,可酌情2~3 d交换药1次。

(2)晚期处理:主要是尽早地进行功能锻炼。

4. 阴茎部冷伤　一般情况下,会阴部冷伤发生的概率很低。会阴部组织疏松,故肿胀明显,常有排尿、排便困难,创面易受潮湿、易感染,给治疗及护理带来麻烦,每次排便后都要彻底处理创面。

5. 腰骶部冷伤　腰骶部冷伤比较少见,主要发生在醉酒或心脑血管疾病发作、失去知觉时。患者仰卧于户外地上,骶部直接接触地面造成冷伤。骶骨部突出,软组织少,血液循环差。该处冷伤感染后创面酷似压力性损伤,虽经积极治疗也不易愈合。

6. 高原或高空冷伤　高原地区或高空,由于海拔高、气温低、风速大,极易造成冷伤。通常高原冷伤多见于居住高原的部队从事野外作业,或登山队员、地质勘探人员及探险者。高空冷伤则主要是飞行机组员事故性冷伤,但较为罕见。

高原环境的主要特点是缺氧,人体在长期缺氧条件下,可使体内的红细胞和血红蛋白增加,相应地使血液黏稠度增加,血流缓慢,末梢血液循环不良,组织缺氧更为加重,肢体温度也更低,这不仅容易发生冷伤,也使冷伤以后治疗更为难。

高原冷伤的治疗,必须抓住冻结期实施温水快速融化复温,条件可能时应将患者送往较低海拔高度的地区或平原地进行治疗,或在高原给患者吸氧,以改善组织缺氧状况。对于重度冷伤,肢体肿胀明显而组织坏死分界线尚未形成者,主要是早期减压引流,以避免组织坏死、减少伤残、挽救生命。

四、转 运

经现场抢救,快速复温,抗休克治疗,病情比较稳定后,需及时转送医院进行专科治疗。转送时注意以下几方面:①受伤地距离医院较近可直接送往医院,如距离医院较远可经现场急救,快速复温,休克平稳后再尽快转送医院。②转送途中应特别注意防寒、保暖,防止再次受冻。③转送前注意保护创面,避免再受损伤和污染,有条件可采取包扎后再转送。

第五节　全身冷伤(冻僵)

冻僵(frozen rigor,frozen stiff)即指全身性冷伤,是低温作用于全身引起的损伤,组织发生冻结性病理改变。冻僵又称意外低体温(accidental hypothermia),是寒冷环境引起的以神经系统和心血管损害为主要表现的全身性疾病。通常在暴露寒冷环境(-5 ℃以下)环境中机体中心体温<35 ℃并伴有神经和心血管系统损害为主要表现的全身性疾病,通常暴露寒冷环境后6 h内发病。冻僵患者体温越低,死亡率越高,通常中心体温在25~27 ℃时难以复苏成功。饥饿、醉酒、休克、创伤等是其易患因素,易发生在冷水或冰水淹溺、全身短时间暴露于极低气温、全身较长时间暴露于0 ℃以下。受冻早期可表现为神经兴奋、皮肤血管和毛孔收缩、排汗停止、减少散热、代谢率增高、肌张力增加、出现寒战或肌肉震颤。随着体温继续下降,机体进入代谢和功能抑制状态,寒战停止,心肌收缩力下降,心动过缓,血压下降,意识模糊,知觉与反应迟钝,瞳孔开始散大。严重者出现昏迷,皮肤苍白或青紫,四肢肌肉和关节僵硬,测不到脉搏和血压,肺水肿,心室颤动,心脏停搏,瞳孔散大固定,无脑电活动。根据冻僵时的体温将患者分为3类:①轻度冻僵(体温35~32 ℃);②中度冻僵(体温32~28 ℃);③严重冻僵(<28 ℃)。轻度冻僵患者,表现为疲乏、健忘、明显肌肉震颤、心率和呼吸加快、血压升高、多尿和逐渐出现不完全性肠梗阻。中度冻僵患者

表情淡漠、精神错乱、语言障碍、行为异常、运动失调或昏睡;体温在 30 ℃时,寒战消失、意识丧失、瞳孔扩大、心动过缓,严重者出现血压下降、少尿、心电图表现为心房扑动或心房颤动;28 ℃时,常发生心室颤动;24 ℃时,出现僵死样面容;体温低于 20 ℃时,出现呼吸、心搏停止等表现。

一、病　因

大多数患者发病有区域性和季节性。冻僵常见于以下 3 种情况:①长时间暴露于寒冷环境又无充分保暖措施和热能供给不足时发生,如登山、滑雪者和驻守在高山寒冷地区的边防军战士等;②年老、体衰、慢性疾病(痴呆、精神病和甲状腺功能减退症)和严重营养不良患者在低室温下也易发生;③意外冷水或冰水淹溺者。

二、发病机制

通常冻僵的严重程度与暴露寒冷环境的温度、湿度、风速、暴露时间长短、身体暴露部位情况和机体营养状态等有关。机体受到寒冷刺激后,首先表现的防御性反应是交感神经兴奋性增强,外周血管收缩。随着暴露时间延长,机体组织和细胞发生形态学改变,血管内皮损伤,血管壁通透性增强,血液无形成分外渗及有形成分聚集,血栓形成,致循环障碍和组织坏死。细胞脱水及变性引起代谢障碍。冻僵时,患者的体温不同,体内代谢改变也不同:①轻度冻僵(体温 32~35 ℃),寒冷刺激交感神经,引起皮肤血管收缩,皮肤血流和散热减少,基础代谢增加;同时,寒冷时肌张力增加,寒战又可消耗体内热能,加速寒冷伤害。②中度冻僵(体温 28~32 ℃),此时体温调节机制衰竭,寒战停止,代谢明显减慢,引起多器官功能障碍或衰竭。体温每降低 1 ℃,脑血流减少 7%,代谢速度降低约 6%。体温<30 ℃时,窦房结起搏频率减慢引起心动过缓,胰岛素分泌减少和外周组织发生胰岛素抵抗。③严重冻僵(体温<28 ℃),内分泌和自主神经系统热储备机制丧失,基础代谢率下降 50%,心室颤动阈下降,呼吸明显变慢;体温低于 24 ℃时,全身血管阻力降低,不能测到血压,意识丧失,瞳孔散大,处于濒死状态。

三、临床表现

冻僵是冷伤的严重阶段,起初表现出皮肤苍白、口唇青紫、浑身发抖、疲乏无力、打呵欠等表现,继而出现皮肤失去知觉、手脚失灵、言语困难、肢体僵硬、意识模糊甚至昏迷、心律失常、呼吸抑制、心搏呼吸骤停等全身损害症状。其中损害最重的是肺,严重时可发生肺气肿、肺心病等,如抢救不及时,死亡随时可能发生。患者如能得到抢救,其心搏呼吸虽可恢复,但常有心室颤动、低血压、休克等,呼吸道分泌物多或发生肺水肿,尿量少或发生急性肾衰竭,其他器官也可发生功能障碍。

躯体末梢部位可有不同程度的局部冷伤临床表现,临床表现因温度、原因、持续时间及个体差异而异,主要与中心体温降低程度有关。在受冻之初,进入兴奋期,神经兴奋,代率增加,心搏、呼吸频率加快,血压上升,呼吸次数增加,外周血管收缩,出现寒战,毛孔关闭,停止排汗,以减少散热。继之四肢皮肤温度逐渐降低接近外界温度,皮肤苍白、发凉,而后中心体温下降。直肠温度降至 33 ℃时,进入衰弱期,寒战停止,因肌肉内糖原缺乏,肌肉活动减少,关节和肌肉发硬,大、小便失禁,血压下降。直肠温度降至 30 ℃时,进入麻痹、昏迷期。通常体温降低 10 ℃,代谢率下降 5%。由于体内能原储备已耗尽,体温迅速下降,此时症状是疼痛性发冷,知觉迟钝,疲乏,肌张力减退,意识模糊,幻觉,反应迟钝,瞳孔散大,对光反应减弱或消失,脉搏迟缓而弱。低于 28 ℃时,出现心房颤动乃至心室颤动,呼吸、心搏很慢,瞳孔散大,并逐渐出现休克状态,随时可导致死亡。中心体温降至 25 ℃时,患者深度昏迷,瞳孔对光反射消失,脉搏触不到,血压测不到,呼吸微弱而不规则。由于体温调节中枢已失去作用,机体不断丧失热量。血液极度浓缩,肾血流量减少,肾小球滤过量降低,可导致代谢性酸中毒、氮质血症、肾衰竭;降至 24 ℃时,呼吸功能障碍,呼吸频率减少;达到 23 ℃时,呼吸、心搏停止;17 ℃时脑电波消失。通常致死的直肠温度为 25~27 ℃,也有低至 18 ℃复苏者。

(一)轻度冻僵
患者表现为疲乏、健忘、多尿、肌肉震颤、血压升高、心率和呼吸加快,逐渐出现不完全性肠梗阻。

(二)中度冻僵
患者表情淡漠、精神错乱、语言障碍、行为异常、运动失调或昏睡。心电图示心房扑动或颤动、室性期前收缩和出现特征性的 J 波(位于 QRS 综合波与 ST 段连接处,又称 Osborn 波)。体温在 30 ℃时,寒战停止、意识丧失、瞳孔扩大和心动过缓。心电图显示 PR 间期、QRS 综合波和 Q-T 间期延长。

(三)严重冻僵
患者出现少尿、瞳孔对光反射消失、呼吸减慢和心室颤动;体温降至 24 ℃时,出现僵死样面容;体温≤20 ℃时,皮肤苍白或青紫,心搏和呼吸停止,瞳孔固定散大,四肢肌肉和关节僵硬,心电图或脑电图示等电位线。

四、诊 断

(一)症状体征
1. 全身及局部情况　全身是否呈僵直状态,首先观察皮肤颜色,四肢远端有无局部冷伤。
2. 测定中心体温　有无局部冷伤,通常根据长期寒冷环境暴露史和临床表现不难诊断,中心体温测定可证实。中心体温测定采用 2 个部位:①直肠测温,应用肛门温度计,插入肛门内 5~12 cm,测定中心体温,以判定冻僵程度。②食管测温,将温度计探极放置于喉下 24 cm 测取体温。

测温注意点:由于医用体温计不能测到 35 ℃,可用水温计,插入肛门 5~12 cm,以测定中心体温。此方法既可确定诊断又可了解受冻程度。直肠温度在 28 ℃以上多可复苏,若低至 25 ℃常有死亡危险。但也不要因此而失望,国内外已有中心体温降至 20 ℃以下而得救的病例。

3. 检查生理反射　瞳孔是否散大,瞳孔对光反射、角膜反射以及提睾反射是否存在。
4. 检查生命体征　脉搏、呼吸、血压次数以及能否测到。
5. 胸部听诊　检查心音有无杂音和期外收缩,肺野有无啰音。

(二)辅助检查
1. 化验检查　项目包括血中非蛋白氮、二氧化碳结合力、血肌酐和血钾等。并记录尿量,以判定是否出现氮质血症、高钾血症、酸中毒等肾衰竭症状。可有血液浓缩,早期呼吸性碱中毒,继之可出现呼吸性酸中毒、代谢性酸中毒,早期低钾血症,治疗复温时可出现高钾血症,肌酸激酶增高,如排除心肌梗死多提示心肌细胞损害。
2. 心电图检查　观察有无心房、心室颤动和 J 波,Q-T 间期是否延长,T 波是否倒置。重视心动过缓,心房性心律失常多为良性,室性异位搏动的出现可能预示有心室颤动的危险,以 QRS 综合波加宽和 J 点偏移为特征的 Qsbron 波是最具有特征性的心电图改变,可见于任何原因所致的体温过低征,但并不预示心室颤动的来临。

心电图改变:在 QRS 复合波的后面与 ST 波段连结处出现特殊的 J 波,J 波常出现于 V_2 导联,亦可出现于其他导联。J 波出现后可出现心房颤动,亦可出现心动过缓,QRS 间期延长 1 倍,Q-T 间期延长 3~4 倍,T 波倒置。中心体温降至 28 ℃时,出现心房颤动。30~28 ℃出现心室颤动。

3. 脑电图检查　是否改变和消失。在低温 33.2 ℃以下,还可出现平坦的脑电图波形或等电位脑电图,这在冻僵患者是可逆的,不表明脑死亡。

临床诊断不必做过多的化验检查。一般情况下,通过询问患者和周围其他人,了解受冻病史,受冻时气温、着装、受冻时间、四肢有无冻结,结合临床表现,只要测量肛温和做心电图检查,便可确定诊断。

五、急救及治疗

急救的关键是迅速恢复患者的中心体温,防止并发症的发生。深度冻僵患者除非经过积极抢救而不能复苏方能宣布为冻亡,这一点必须强调。因为在深低温下,患者的呼吸、心搏可能十分微弱,有时可能难以察觉而误诊。急救治疗的原则应为尽快复温、复苏、补充热量,迅速恢复患者的中心体温,防止并发症发生。

快速冻僵、体温低于30 ℃的患者,宜用热水浴方法复温。将患者的躯干、颈部放入42 ℃的温水中,四肢和头部露在水外。慢速冻僵、年老体弱及体温在30 ℃以上的患者,宜用热水袋、湿热毛巾、红外线灯、毛毯等物在患者的躯干、腋下、大腿根、颈部等向体内导热快的部位加热。

(一)尽快脱离寒冷环境和保暖复温

急救的关键是迅速恢复患者中心体温,防止并发症发生。搬动时要小心轻放,避免碰撞后引起骨折,避免粗暴搬动和颠簸,否则可能引起心室颤动。将患者搬入温暖的室内,迅速脱掉鞋、袜、衣服,采取保暖措施,防止体热继续散失,衣服、鞋、袜等冻结不易解脱者,可用温水(40 ℃左右)使冰冻融化后脱下或剪开。立即用棉被、毛毯包裹全身。可用热水袋、水壶加热(注意用垫子、衣服或毯子隔开,不要直接放在皮肤上,以防烫伤),放于腋下及腹股沟等部位,有条件可用电热毯包裹躯干,也可用红外线透热等方法尽快复温。在野外无温水的条件下,也可把伤者放在正常人的腋下或腹股沟等地方复温。

(二)急救处理

在未获得确切死亡证据前,必须积极进行复苏抢救。对于反应迟钝或昏迷者,保持气道通畅,进行气管内插管或气管切开,吸入加热的湿化氧气。对于休克患者,在复温前,首先恢复有效循环容量。发生心室颤动者,立即给予电除颤(200~300 J)。

(三)快速融化复温

保温及快速复温是抢救成功的重要环节:有资料表明,在5 ℃水中裸体浸泡20~30 min即可发生冻僵,在15 ℃水中通常存活不超过6 h,人体长时间在24 ℃水中浸泡不能维持恒定的中心体温。冻僵者体温降至34.5 ℃时,代偿性调节能力丧失,产生全身性体温过低,出现代谢、循环、呼吸各方面功能减退,机体功能下降程度与体温下降程度成正比。

对冻僵患者,早期治疗时不要急于给药,因为这时大多数药物不起作用。药物发生作用需要一定的温度,当体温过低时,药物作用降低而不能发挥原有效用。冻僵后出现的心动过缓、心房颤动、呼吸浅慢、低血压等病理生理改变,随着中心体温的恢复通常能自动纠正。只要复温做好了,往往不必再用太多的治疗措施,就可以使患者痊愈。

1. **快速复温方法** 用40~42 ℃恒温温水浸泡肢体或浸浴全身,水量要足够,要求在15~30 min内使体温迅速提高至接近正常。温水浸泡至肢端转红润、皮温达36 ℃左右为度。浸泡过久会增加组织代谢,反而不利于恢复。浸泡时可轻轻按摩未损伤的部分,帮助改善血液循环。如患者觉疼痛,可用镇静或镇痛药物。全身冻僵浸泡复温时,一般待肛温恢复到32 ℃左右,即应停止继续复温。因为停止复温后,体温还要继续上升3~5 ℃。及时的复温,能减轻局部冷伤和有利于全身冷伤复苏。对心搏、呼吸骤停者要施行胸外心脏按压和人工呼吸。

2. **复温技术** 根据患者情况,选择适当复温速度,通常复温速度为0.3~2.0 ℃/h。对于老年人或心脏病患者复温时应慎重。

(1)被动复温:被动复温(passive rewarming)即通过机体产热自动复温,适用于轻度冻僵患者。将患者置于温暖环境中,应用较厚棉毯或棉被覆盖或包裹患者复温,复温速度为0.3~2.0 ℃/h。

(2)主动复温:主动复温(active rewarming)是指通过治疗措施给患者施以热量,即将外源性热量传递给患者,促进体温恢复,主动复温适应证如下。①中心体温度<32 ℃;②心血管功能不稳定;③高龄老人;④中枢神经系统功能障碍;⑤内分泌功能低下;⑥疑有继发性低体温时。主动复温分为体外复温和体内复温2种方法。

1)体外复温:直接通过体表升温的方法,用于既往体健的急性低体温者。应用电热毯、热风、红灯、红外线、热水袋或40~42 ℃温水浴升温等,包括全身浸泡复温和浸泡躯干复温。①全身浸泡复温,将患者全身先浸泡于34~35 ℃水中,5~10 min内把水温提高到42 ℃,待患者恢复规律的呼吸和心搏,出现寒战或皮肤出现"鸡皮疙瘩",肢体软化,皮肤由白转为红润并有热感,待肛温回升至33~34 ℃时,停止温浴。应注意复温不宜超过34 ℃,因为停止复温后,体温还要上升2~3 ℃,如果复温过高,患者将出现高热,增加机体消耗和心理负担。全身浸泡快速复温的主要缺点是迅速引起周围血管舒张,低温的周围血液回流到心脏后,使心脏的温度进一步降低,从而减少心输出量,血压下降,可导致复温休克。加之机体在低温期内所堆积在微循环中的乳酸和其他代谢产物,加重酸中毒,可导致心室颤动,甚至发生死亡。因此有人不主张用此法复温。②浸泡躯干复温:复温的首要问题是先恢复中心部位的体温,决不能单纯先将四肢复温,以免外周血管收缩解除造成血压下降,引起复温休克,同时外周冷血回流至心脏引起心室颤动。先浸泡躯干,后浸泡四肢,其方法与全身复温方法基本相同。其优点是可以克服末梢堆积的乳酸及其他代谢产物及温度低的血流回到心脏,以减少复温引起的休克和心室颤动的发生。

当患者出现寒战及知觉恢复或者冷伤肢体的指甲或皮肤出现潮红时,即应停止加温,用软毛巾擦干身体,再用厚棉被包裹,使患者保持在温暖的环境中,待体温自然回升。复温速度为1~2 ℃/h。主动体外复温时应将复温热源置于胸部,肢体升温可增加心脏负荷。

2)体内复温:通过静脉输注加热(40~42 ℃)液体或吸入加热(40~45 ℃)湿化氧气,或应用40~45 ℃灌洗液进行胃、直肠、腹膜腔或胸腔灌洗升温,复温速度为0.5~1.0 ℃/h。也可经体外循环快速复温,复温速度为10 ℃/h。

心搏和呼吸停止者,如果体温升至28 ℃以上仍无脉搏,应行心肺复苏及相应药物治疗。体温升至36 ℃时,经各种复苏措施仍无效者,可中止复苏。

快速体内复温的优点是可以避免体外复温所引起的不良后果。对于心、肺功能衰竭的患者,采用腹膜透析是最迅速安全的中心复温法。

静脉滴注热液体复温:可静脉滴注10%葡萄糖注射液,输注时必须将输液管加长到5~6 m,并将其大部分浸泡在38~40 ℃的水浴中,以保持进入静脉的液体在37 ℃左右,用于提高中心温度,并利于改善微循环。1 L 45 ℃的液体,可供热17 kJ,1 h输入1 L 5%葡萄糖盐水,提高体中心温度0.5 ℃,与呼吸湿热空气提供的热量一致。可静脉滴注10%葡萄糖注射液(加温至37 ℃),以提高中心温度,并有助于改善微循环。若患者伴有心、肾功能减退,输液不宜过多,速度不宜过快。

(3) 其他复温方法:如有条件还可以考虑选用下述方法复温。

1)吸入湿热空气复温:是一种有效的复温方法。吸入热空气时,空气先通过1个在水浴中保温37 ℃的湿化瓶,而后通过上呼吸道将湿热空气温暖肺泡组织,加温回流左心房的血液。一般来说,患者每分钟吸入45 ℃的热空气20 L,每小时供热30 kJ,可使体温每小时升高0.5 ℃。

2)腹膜腔透析复温:此方法不但简单而且易行,是比较有效的方法之一。用透析液2 000 ml(每1 000 ml含葡萄糖15 g和相当血浆电解质浓度的无机盐)挂在1~1.2 m高度的输液架上,使输液导管通过42~43 ℃的水浴中,以保持进入腹腔的液体能维持在42 ℃,并使液体尽快流入腹腔。待液体流净后,将输液瓶放置地上,让腹腔内的液体全部流出。每次20~30 min,可连续透析6次(共用12 L)。为防止腹腔感染,可加入适当浓度的抗生素。

腹膜腔透析法,已被多数研究者公认,复温快,效果优越,每小时可使肛温升高2.9~3.6 ℃,同时有助于肾功能改善,避免中心体温降低和复温休克。

3)因地制宜缓慢复温:如条件困难,可采取缓慢复温,即自然复温的方法。将伤员移入30 ℃温室内,置于热炕上,盖棉被或毛毯,同时应用热水袋、产热袋等保温措施。每小时可提高直肠温度0.6~1.0 ℃,缓慢复温适用于小儿、老年人以及轻度冻僵患者。

4)体外循环复温:近年来有人主张利用体外循环进行复温,特别是严重低温出现循环不稳定者,优点是复温快同时可氧化血液。当然此方法较复杂,并可出现体外循环带来的并发症。

5)胃、结肠温盐水灌洗复温:如患者意识存在,根据患者胃肠功能情况适当给予各种温热饮料,如温热的糖盐水、糖茶水、巧克力及咖啡等高营养及高热量的饮料。有助于复温及复苏。如不能饮用,可静脉滴注葡萄糖。

施行上述复温方法时,要记住以下2个原则:一是要先恢复患者中心部位的体温,不能先将四肢部分复温。因为冻僵时四肢的血管处在强烈收缩状态,一旦四肢复温,将引起外周部位的血管扩张,血压很快下降到零,从而引起严重的复温休克。同时,外周冷血回流心脏,使心脏的温度进一步"继发下降",便有可能发生心室颤动而死亡。二是当肛温上升到 34 ℃ 或恢复到有规律的心搏和呼吸时,便应当停止复温。不能复温到 37 ℃,否则可能会导致外周血管过度扩张,引起复温休克。此外,在低温期,组织中所积累的乳酸及其他酸性代谢产物突然进入血液,会引起酸中毒,或引起心室颤动,迅速死亡,所以复温不可过于急迫。

3. 综合治疗　复温后首先要防治休克和维护呼吸功能。防治休克主要是补液、选用血管活性药、除颤等。为防治脑水肿和肾功能不全,可使用利尿剂。保持呼吸道通畅、给氧和呼吸兴奋剂、防治肺部感染等。其他处理如纠正酸碱失衡和电解质紊乱、维持营养等。全身冷伤常合并局部冷伤,应加强创面处理。

(1) 支持措施

1) 补充循环容量和热能:冻僵患者要静脉滴注生理盐水或 5% 葡萄糖生理盐水溶液恢复血容量,液体滴注总量为 20 ml/kg。通常不用乳酸林格液静脉滴注,因为低温患者的肝不能有效代谢乳酸。同时,要注意热能补充。

2) 维持血压:早期维持平均动脉压 ≥60 mmHg。如果补充容量和复温后血压无变化,静脉滴注多巴胺 $2 \sim 5 \, \mu g/(kg \cdot min)$。静脉滴注小剂量硝酸甘油可以改善冻僵患者重要器官的血流灌注。

3) 恢复意识:意识障碍者应同时给予纳洛酮和维生素 B_2 等治疗。

(2) 监护措施

1) 放置鼻胃管:由于冻僵患者胃肠运动功能减弱常发生胃扩张或肠麻痹,放置鼻胃管行胃肠减压,以预防呕吐误吸。

2) 心脏功能监测:预防和治疗心律失常。

3) 放置 Foley 导尿管:观察尿量,监测肾功能。

及时有效的复苏是抢救的基础。如患者呼吸、心搏骤停时,应进行人工呼吸和持续胸外心脏按压。有条件时应尽早行气管插管或气管切开,应用呼吸机辅助呼吸。一般忌用盐酸肾上腺素,避免发生心室颤动。如发生心室颤动,应进行电除颤,药物除颤在全身冷伤时通常是无效的,还可能有害。严重冷伤可能合并休克,在脱离冷环境,温水快速融化复温的同时,迅速建立静脉输液通道,补充血容量。用胶体液复苏,其有效循环血量恢复较快,容量负荷比晶体液复苏要小,组织水肿轻,回收期并发症也较少。避免使用缩血管药。输注小剂量硝酸甘油可以改善冻僵患者重要器官的血流灌注。缺血、缺氧导致的脏器损害,特别是心肌损害也是诱发或加重休克的原因之一。冷伤常继发肢体血管的改变,可选用改善血液循环的药物。常用的有低分子右旋糖酐、妥拉苏林、罂粟碱等,选用适当的血管活性药。应用动脉灌注药物治疗重度冷伤是一个新方法,可以改善冷伤肢体血液循环,促进冷伤肢体愈合,应用此方法可以缩短重度冷伤的疗程,减少重度冷伤的并发症,降低重度冷伤的致残率。营养支持、防治感染、保护脏器功能应贯穿治疗的全过程。根据各脏器的病理生理特点,分别予以对症治疗,例如胃肠黏膜保护应积极采取措施促进胃肠道血供,合理应用黏膜保护剂,强调积极的早期肠道喂养。肠道喂养不仅补给机体一定能量,更重要的在于刺激肠道神经,改善肠道血供,降低肠道黏膜通透性,减少细菌和内毒素移位。酌情应用碱性药物和利尿药以保护肾功能。尽早清除坏死组织,并积极有效地覆盖创面是摆脱创面感染威胁、提高治愈率的关键。

(3) 纠正酸中毒:水和电解质平衡紊乱的重点是酸中毒,发病率较高,是导致死亡的主要原因之一。产生酸中毒的原因是血中乳酸及其他酸性代谢产物增加。治疗酸中毒主要是病因治疗,如抗休克,纠正脱水和控制感染。要补充血容量,以调整水和电解质平衡,如血压低、尿少时,可静脉滴注 5% 葡萄糖注射液,以补充因寒战而消耗的糖原,静脉滴注低分子右旋糖酐,以增加血容量,改善微循环,融化和防止血栓形成。除此而外,针对产生酸中毒的病因进行治疗。

(4) 局部冷伤的治疗:冻僵往往伴有局部冷伤,待躯干快速融化复温,直肠温回升,血压上升,心率增加后,即可对四肢实施快速融化复温。复温后再进一步对局部冷伤进行治疗及创面处理。

(5) 其他治疗:防治休克,纠正心律失常,注意防止并发症发生。低体温持续时间较长时,常发生非心源性肺水肿、应激性溃疡、胰腺坏死、心肌梗死、脑血管意外和深部静脉血栓形成等并发症。冻僵患者,能诱发支气管黏液溢(bronchorrhea),由于保护性咳嗽反射能力丧失,常会发生肺不张、吸入性肺炎和复温后肺水肿。出现上述并发症应进行相应处理。

六、常见并发症及预后

(一)常见并发症

冻僵后在复温过程中,主要脏器均可受累,常出现的并发症有胰腺炎、肺炎、休克、脑水肿、肺水肿、酸中毒和肾衰竭。其中以胰腺炎、肺炎、肾衰竭及酸中毒的发病率较高。抢救过程中应针对可能出现的或已出现的并发症进行处置。

(二)预后

1. 下列体征有复苏可能　①直肠温度在30 ℃以上者,如为快速冻结型冻僵,直肠温度低于30 ℃,亦有复苏可能;②每分钟呼吸达20次以上者;③每分钟脉搏达50次以上者;④收缩压在70 mmHg以上,舒张压在50 mmHg以上者。

2. 死亡原因　主要是循环衰竭或呼吸衰竭。

七、护　理

冻僵病情危急,复杂多变,时间性强。在抢救的同时,必须注意观察病情变化,认真做好护理工作。

(一)初步评估伤情

立即监测患者的大动脉搏动,确认是否有心搏、呼吸及瞳孔对光反射,初步评估昏迷程度,有针对性地做好抢救准备。一旦出现休克,必须及时抢救。伤员平卧,保持呼吸道畅通,准备好氧气和吸痰器,以便及时吸氧。

补液是救治冷伤休克的有效抢救措施。补液量过多和过快,易并发心力衰竭、肺水肿和脑水肿等意外;补液太少或太慢,有时可并发肾衰竭,故应适当掌握补液量和速度。输液瓶内所加药液,必须在瓶上明显标注药名和量,以防差错。并应注意药物配伍禁忌。

(二)紧急救治

因长时间的寒冷空气刺激,导致患者皮肤血管强烈收缩,使外周血液循环发生障碍,故皮肤色泽呈灰白间紫,进一步将引发休克症状。此时,只有用近似体温的温度刺激,才能有效地控制血管收缩。对于全身冻僵的患者,应立即采用38~40 ℃的温水浸泡及按摩上、下肢,躯干部施以温毛巾湿敷,由专人供应温水。此办法持续应用至皮肤恢复正常,同时给予高流量吸氧,并迅速建立静脉通道。根据医嘱是否应用多巴胺及间羟胺升压药稳定血压。

(三)注意记录24 h出入量

尿量可反映有效血液循环量和肾功能,是冻僵休克期观察病情的主要指标之一,应每小时测定一次尿量及尿比重。通常尿量成人每小时应保持在30~50 ml,儿童为20 ml左右。化验尿应注意pH值,应保持在中性或弱碱性。注意是否有血红蛋白尿、尿少或无尿。如尿少,要尽快滴入5%葡萄糖200 ml,并滴注甘露醇或呋塞米等利尿剂。

(四)严密观察

护士监测生命体征,1次/30 min,密切观察患者的意识,皮肤色泽、弹性,肢体末端的伤情,做好基础护理。认真测定记录直肠温度、脉搏、呼吸和血压以及尿量和颜色。注意伤员的精神状态,准确记录病情变化,如出现烦躁不安、表情淡漠、血压下降、脉细速、四肢远端厥冷,尿少甚至无尿,应及时报告医师并采取相应治疗措施。

(五)做好心理护理

重度冻僵既损伤了患者的机体,又对患者的心理造成了很大的创伤。患者清醒后,第一反应就是明显的恐惧和焦虑表现,医护人员主动热情地向患者及其家属解释冷伤的原理和解救措施,尽力解除其思想顾虑,消除其不良情绪,使患者积极配合治疗和护理。

护士应熟知冷伤的原理及救治措施,并向患者及家属说明冷伤对人体的危害程度及可能出现的并发症。嘱患者如感觉不适,应及时告知医护人员。护士在抢救过程中要随时观察患者的伤情,为医师提供第一手资料,以确保救治的成功。

第六节 冻 疮

冻疮是由湿冷所致的非冻结性冷损伤,也是深秋初冬与早春季节的一种常见病。冻疮与轻度冷伤诊断上极易混淆,特别是与Ⅰ度冷伤更是难以鉴别。

人体在长时间受到寒冷(10 ℃以下)的侵袭后,外露的皮肤受到冷冻的刺激,散热增加,为了维持体温而增加产热,人体表现为寒战;同时,为减少散热,皮下的小血管(动脉)发生痉挛而收缩,静脉淤血,导致血液循环发生障碍;体内因长时间产热不足易引起皮肤缺血或缺氧,导致全身或局部的血液淤滞、体温降低,从而造成局部冻结或皮肤、肌肉的损伤。

一、发病原因

发病机制尚不清楚。有人认为是由于皮肤血管对寒冷的反应紊乱,或自主神经紊乱,或与遗传因素有关。冻疮与职业有一定关系,如经常接触冷水,从事渔业以及炊事工作等。据调查北方地区发生冻疮的主要因素,是长时间停留在低温、潮湿的环境中或长时间接触冷湿环境的作业人员。发病年龄多见于4~6岁的幼儿,小学生发病率高于中学生,30岁以上的发病率明显减少。寒冷是冻疮发病的主要原因。其发病原因是冻疮患者的皮肤在遇到寒冷(0~10 ℃)、潮湿或冷暖急变时,局部小动脉发生收缩,久之动脉血管麻痹而扩张,静脉淤血,局部血液循环不良而发病。此外,患者自身的皮肤湿度、末梢微血管畸形、自主性神经功能紊乱、营养不良、内分泌障碍等因素也可能参与发病。缺乏运动、手足多汗潮湿、鞋和袜过紧及长期户外低温下工作等因素均可致使冻疮的发生。

二、临床表现

冻疮是长时间或间断性地在0~10 ℃的低温、潮湿的条件下生活而引起的局部组织损伤。往往在不自觉中发生,出现症状后才察觉。冻疮多见于人的手足、耳郭、面颊、鼻尖等暴露或衣着保护较差的部位,常以对称分布,亦可单侧分布。冻疮多发于儿童、青年妇女、室外工作者和周围血液循环不良者。其中,女性较男性多发,儿童较成人多发,户外工作者较室内工作者多发。气候寒冷引起的局部皮肤反复红斑、肿胀性损害,温暖时发痒或刺痛;较重者可见水疱、溃疡,去除水疱表皮后创面有渗液,合并感染后形成糜烂或溃疡。好转后皮肤消肿,愈后可能有色素沉着,较重者也可能留有瘢痕。病程缓慢,治愈后遇相同的寒冷环境,如未注意,冻疮可复发。

冻疮在我国一般发生于冬季和早春,在长江流域比北方多见。因为长江流域冬季虽然气温高于北方,但比较潮湿,且防寒措施不如北方地区。儿童常不注意防寒,故患冻疮者多见。

冻疮是自限性的,不引起永久性损害。这种轻度损伤产生长期持续性症状(如温度变化的过敏性)的机制不清楚。这些症状被认为系自主神经系统功能障碍之故,尚无有效的疗法。

冻疮按组织损伤轻重程度可分为3度。

1. Ⅰ度冻疮(红斑型) 亦称为红斑性冻疮,损伤在表皮层。受冻初期局部皮肤苍白、麻木,以后受冻部位红肿,为局限性蚕豆或指甲大小的紫红色肿块,边缘鲜红,中央青紫,自觉发热、瘙痒或疼痛感,遇热而更甚,触压时皮肤褪色恢复缓慢。复温后局部充血和水肿。主要症状是针刺样疼痛和灼热感。经治疗一般于冻后2~4 d而痊愈。局部脱落一层皮,一般不留任何瘢痕。

2. Ⅱ度冻疮(水疱型)　亦称为水疱性冻疮,损伤达真皮层,除充血和水肿外,主要特点是形成浆液性水疱。红肿较严重而起水疱,疼痛较剧烈,感觉迟钝或麻木,1~2 d后水疱吸收结痂,1~3周后结痂脱落。可能不留下瘢痕。但如发生感染时可溃烂,周围组织肿胀,疼痛加剧,久治而不愈。

3. Ⅲ度冻疮(坏疽型)　亦称为坏疽性冻疮。全层皮肤甚至肌肉或骨头坏死,复温时可见血疱,皮肤变色最后呈黑色,腐烂的肌肉脱落后长出肉芽,极不易愈合,愈后可留下色素沉着或瘢痕。

三、诊断及鉴别诊断

(一)诊断

诊断要点:①无接触严寒,无局部冻结史。损伤的特点是一种非冻结性冷损伤。②多有冻疮病史。患者经常接触寒冷和潮湿。发病后数周乃至数月不愈。一般发病规律是深秋开始发病,病程迁延,少数患者待外界气温达到15 ℃以上时,局部缓解或自愈。③冻疮好发于手背、足背和耳郭等部位,特别是手背外侧、小指(趾)背外侧更易发生。④患处皮肤呈紫红色,压之褪色,肿胀可波及全手背。严重者局部破溃后出现溃疡及糜烂。迁延不愈的冻疮局部呈紫色,有散在硬结,但不出现组织坏死。⑤皮肤温度降低,患处有凉感和痒感。⑥治愈后,患处皮肤对冷过敏,重冻疮可遗留瘢痕,容易复发。

(二)冻疮鉴别诊断

目前冻疮和冷伤,尤其是和轻度冷伤在诊断方面极易混淆,造成误诊。除此而外,也易与某些末梢血管疾患相混淆。如多形性红斑、红斑性狼疮、雷诺病、血栓闭塞性脉管炎、血栓性静脉炎等疾患,因此需要注意鉴别。冻疮与冷伤鉴别的根本点是有无暴露严寒的经历和局部被冻结史。冻疮与Ⅰ度、Ⅱ度冷伤的鉴别详见表20-3。

表20-3　冻疮与冷伤的鉴别诊断

鉴别要点	冻疮	冷伤
发病因素	长时间在冰点以上(0~10 ℃)冷而湿的环境中停留	0 ℃以下气温
多发地区及环境	多发于沿海冷而高湿地区或从事冷湿作业人员	冷而干地区或接触冷冻液者
损伤深度	表皮至真皮	Ⅰ度至表皮,Ⅱ度至真皮,Ⅲ度至皮下,Ⅳ度至骨骼
冻结状态	无	有
易冻部位	手背和足背,指(趾)背侧、耳等部位	肢体远端,末梢部位,手足、指(趾)、全耳等部位
多发年龄	多发年4~6岁幼儿,小学生多于中学生	小儿至老年
体征表现	皮肤紫红色肿胀,有溃疡、糜烂和硬结	Ⅰ度:潮红和肿胀体征表现 Ⅱ度:红肿,浆液性水疱 Ⅲ度:皮肤全层坏死,血疱 Ⅳ度:皮肤至骨骼坏死
自觉症状	局部发凉和痒感	先麻木后疼痛
结局	轻者愈后皮肤对冷过敏。重者愈后遗留瘢痕。易复发,摆脱冷湿环境不久自愈。不出现坏死,不致残	Ⅰ度、Ⅱ度愈后无组织脱失,一般不复发 Ⅲ度基本上无组织脱失,有不同程度功能障碍 Ⅳ度冷伤分界线形成后,组织坏死脱失,可致残

四、治　疗

冻疮治疗的关键是使患者脱离湿冷环境，保持冻疮局部温暖和干燥，否则治疗难以奏效，并容易复发。

（一）物理治疗

40～42℃浸泡患处，用红外线治疗仪等理疗仪改善局部血液循环。

（二）全身治疗

全身治疗应用扩张血管药物以改善微循环，如使用钙通道阻滞药有改善症状的作用，可用烟酸50～100 mg，3次/d；桂利嗪25 mg，3次/d；硝苯地平对严重复发性冻疮有效。同时静脉或口服B族维生素和维生素A、维生素E、维生素C等，治愈后维生素口服可维持一段时间。

（三）局部治疗

局部治疗原则是防治感染、消炎、消肿、促进局部血液循环。加快组织再生与修复，不同的创面阶段选择不同作用的外用药物或功能敷料。

1. 0.2%硝酸甘油软膏　硝酸甘油为血管平滑肌松弛剂。其释放一氧化氮（NO），激活鸟苷酸环化酶，使平滑肌和其他组织内的环鸟苷酸（cyclic guanosine monophosphate，cGMP）增多，导致肌球蛋白轻链去磷酸化，调节平滑肌收缩状态，引起血管扩张。

Verma P对22例临床确诊为重度冷伤的患者局部使用0.2%硝酸甘油软膏。其中18例患者在治疗后第1周内病变消退，2周内完全消退；2例患者出现复发，经过另1个疗程的治疗，病变消退；另外2例患者2周内病变消退，在第3周完全消退。因此，0.2%硝酸甘油软膏可能会是一个很有前途的冷伤治疗替代药物。但在病程较长的患者中，其作用反应迟缓。另外，Verma P还指出，0.2%硝酸甘油软膏可以安全有效地用于小儿冷伤的治疗。国内还未有文献指出将0.2%硝酸甘油软膏用于冷伤的治疗，因此还需进一步开展药物研究和临床实践工作。

2. 重组人表皮生长因子　表皮生长因子（epidermal growth facto，EGF）可以促进上皮细胞、成纤维细胞等的增殖、分化和迁移，促进新生肉芽组织形成和伤口的再上皮化，加速皮肤组织创伤的愈合。此外，成纤维细胞生长因子等也可选用。

何洪彬选取40例冷伤患者，冷伤面积占全身体表总面积（total body surface area，TBSA）1%～8%，深度为Ⅱ度～Ⅳ度。经过早期复温、抗炎、溶栓、清洁创面等治疗后，将rhEGF外用溶液距离创面5 cm左右均匀喷洒于创面，再将纳米银敷料覆盖创面，每日换药1次，每次换药前先用无菌纱布轻轻去除创面分泌物，再换药和更换新的纳米银敷料，直至创面愈合。此种方法较传统外用药包括一些冻疮膏、磺胺嘧啶银等，创面完全愈合时间缩短，创面治疗后分泌物及炎症反应消失时间缩短，创面愈合后瘢痕增生情况减轻、治愈率明显提高。

3. 多聚左旋精氨酸洗剂　多聚左旋精氨酸（poly-L-arginine，PAL）属于阳离子蛋白，与主要髓鞘碱性蛋白（myelin basic protein，MBP）、嗜酸性粒细胞阳离子蛋白（eosinophil cationic protein，ECP）功能类似，主要通过细胞膜上的阳离子氨基酸转运蛋白竞争性抑制L-精氨酸进入细胞内，从而减少内源性一氧化氮（NO）的生成。

Auerbach LJ等选取60只背部冷伤小鼠采用随机、双盲法进行对照研究，并记录创面愈合后的外观、愈合率、组织损失、组织学等。试验结果表明，应用PAL治疗冷伤较其他处理条件可有效缩小损伤组织。Auerbach LJ等认为，多聚左旋精氨酸值得进一步研究以确定它是否是一个有效的预防或治疗大量动物深层冷伤的药物，也许最终可以治疗人类的冷伤。

4. 羟氯喹　羟氯喹是4-氨基喹啉衍生物类抗疟药，其能阻断血小板聚集和黏附，稳定溶酶体膜，抑制白细胞趋化，抑制IL-1的产生，破坏DNA的功能，抑制蛋白质的合成和减少细胞复制。羟氯喹具有免疫抑制、抗炎、抗增生、减轻皮疹及日光保护、抗高脂血症、抗血栓形成等作用。

Yang X等进行回顾性研究：给予患者羟氯喹的初始计量200 mg，2次/d，并根据临床症状逐渐增加剂量,但不超过最大推荐剂量6.5 mg/(kg·d)。结果显示5例患者中4例症状明显改善。根据这项研究,学者提出羟氯喹有相对良好的安全性和耐受性,可以有效地治疗冷伤。但研究人员指出,这一结论还需要进一步的数据支持,并在更多的患者中进行临床试验。

5. **醋酸氟轻松软膏** 醋酸氟轻松软膏属于肾上腺皮质激素类药。外用可使真皮毛细血管收缩,抑制表皮细胞增殖或再生,抑制结缔组织内纤维细胞的新生,稳定细胞内溶酶体膜,防止溶酶体酶释放所引起的组织损伤,具有较强的抗炎及抗过敏作用。

李康等将137例手部冻疮患者随机分为治疗组和对照组,2组分别外用醋酸氟轻松软膏和冻疮膏,每日2次局部外搽。结果表明两者总有效率均为100%,但在痛痒改善的程度上,醋酸氟轻松软膏优于冻疮膏,而在瘢痕消除的程度上,冻疮膏优于醋酸氟轻松软膏。同时由于用药时间短,未出现激素的不良反应。

6. **多磺酸基黏多糖乳膏** 多磺酸基黏多糖乳膏主要成分为肝素类多磺酸基黏多糖,具有抗凝和抗血栓的作用。局部外用能改善患处血液循环,抑制组织中的蛋白酶和透明质酸酶的活性,还有抑制渗出、加速炎性物质吸收的作用。

杨芸等将60例儿童冻疮患者随机分为治疗组和对照组,2组在损伤部位分别给予多磺酸基黏多糖乳膏和复方醋酸地塞米松乳膏每日2次。结果表明2组有效率分别为93.33%和73.34%,而且治疗组改善患者瘙痒、红斑、肿胀及水疱情况优于对照组。

7. **磺胺嘧啶银霜联合维生素E霜** 磺胺嘧啶银霜是由硝酸银和磺胺嘧啶化合而成,具有杀菌,防止创面继续溃烂、流脓,促进创面愈合,有效控制创面炎症扩散,以及消肿止痒的作用。维生素E霜可促进血液循环,促进老化皮肤角质层脱离,新皮肤生长,可减少瘢痕、色素沉着。

邱艳等对79例顽固性冻疮患者中的66例溃疡型采用清创术后取磺胺嘧啶银霜直接涂抹创面,外层用水胶体敷料或薄棉垫固定,每3 d换药1次,愈合后早晚分别用磺胺嘧啶银霜和维生素E霜涂1次;13例红肿瘀斑型采用温水清洗后,早上用维生素E霜涂抹,晚上临睡前用磺胺嘧啶银霜涂抹。结果显示66例溃疡型基本痊愈,13例红肿瘀斑型痊愈。

(四)中医中药治疗

应用温经散寒通络、活血化瘀中药,水煎剂内服,以改善微循环,使末梢血管舒张。常用温经散寒中药有桂枝、细辛、附子、肉桂、生姜、当归等。活血化瘀中药有桃仁、红花、丹参、川芎、益母草等。破血中药有三棱和莪术。还可用当归四逆汤辨证施治加减。当归四逆汤包括当归、桂枝、细辛、木通、芍药、甘草和大枣。亦可用桂枝、红花汤或长期内服桂枝、茯苓丸治疗冻疮,也可取得良好效果。

随着对冷伤认识的深入,早期诊断水平的提高,冷伤药物治疗的研究也取得很大进展,明显提高了治愈率、减少了伤残、缩短了治疗时间、减轻了患者痛苦。但有些新型治疗药物的研究仍处于动物实验阶段,今后尚需继续深入开展临床实践研究工作,在冷伤的药物治疗方面有一个新的突破。

严寒冬季须注意对肢体的保暖,及早穿戴棉鞋、手套和耳套,衣服、鞋、袜宜宽大松软,且不宜在室外久留。对易出脚汗者,每晚宜用热水清洗,勤换袜子并及时除湿。天气干冷时应多吃御寒的食品,如肉桂、老姜、辣椒、鹿肉或羊肉等。

冻疮的发生与个人的体质差异有很大关系,好发冻疮者一般是在幼年时发病,且每年到冬季极易复发。宜"冬病夏治",即由夏天始对身体多发部位进行冷水浴、按摩、红外线理疗,以加速血液循环;同时需积极锻炼身体,提高耐寒力。

战壕足和浸渍足是冻疮的特殊表现形式,也属于局部非冻结性冷伤范畴。战壕足是较长时间在1～10 ℃潮湿的环境中穿着湿冷的袜子和鞋子站在壕沟内而引起。浸渍足是由于足部穿着鞋、袜或赤脚长时间浸于1～10 ℃的水中所引起。在平时这两种冷伤以及长时间将手浸在冷水中引起的"浸手",也可在某种生产劳动或部队执勤的过程中造成。战壕足和浸渍足的病变比冻疮重。可见斑点状发绀、皮肤苍白、水肿、黏腻和创面麻木、感觉异常、过敏,继而红肿、疼痛、起水疱、渗出,可并发感染,治愈较慢。出汗增多、疼痛和局部对温度的变化过敏可持续多年,对各种过敏尚无有效治疗办法。这两种冷伤可参照冷伤和冻疮的治疗方法进行治疗。战壕足的治疗应在反应性充血期或之前即开始,肢体应当尽早脱离湿冷环境,置于温暖、干燥的环境中。抬高肢体,减轻水肿,避免压迫,采取改善局部与全身循环以及抗感染等措施。

第七节 冷伤预防

冷伤的防治重在预防,采取诸如耐寒锻炼、局部使用保温措施、增加饮食中的热量、运用防冻护肤药物等。一旦冷伤发生,就要立即采取积极措施,谨防损伤程度加重。

用手轻轻按摩患处或用温水浸泡患处,并用柔软干燥的棉套改善患部保温状况,这是最简单的方法;用冻疮药膏、紫云膏、蜂蜜猪油膏、樟脑酒精、松节油、生姜等局部涂擦患部,用茄子秸秆和辣椒秸秆煮水,对患部进行熏洗。

注意,冷伤发生之初,千万不要用太热的水去洗,或用火去烘烤,那样会收到适得其反的结果,造成损伤加重。如冷伤已有溃破或发生组织坏死,就应采取进一步的措施,口服消炎药物,甚至注射有针对性的抗生素药物,以防止创面感染化脓。这些措施属于医疗行为,一定要在医师指导下进行。

一、非冻结性冷伤预防

冬季在野外劳动、执勤时,应有防寒、防水服装。患过冻疮者日后有可能诱发闭塞性血管病。在寒冷季节应注意手、足、耳等的保护,并可涂擦防冻疮霜剂。发生冻疮后,局部表皮未糜烂者可涂冻疮膏,每日数次。有糜烂或溃疡者可用含抗菌药和皮质醇的软膏,也可用冻疮膏。战壕足、水浸足除了局部处理,还可用温经通络、活血化瘀的中药以改善肢体循环。

冻疮的预防重点首先在于保温和防冷、防湿,尤其是在风雪天气,应注意室内外保温,及时增添防寒设施和衣物,尤其要保护暴露部位额面、手、足、耳、鼻等。其次要加强耐寒防冻锻炼,经常擦手背、耳及额面部,促进血液循环,亦可冬病夏治,从夏季开始,每天将手足泡于冷水中,早晚各1次,泡的时间可逐渐延长,从几分钟到半小时以上,持之以恒,使手足对寒冷的适应能力逐渐增强。此外,手脚要经常用温水烫洗,及时擦干,再涂以各种防冻护肤脂、药用甘油、防裂膏、凡士林软膏等。鞋、袜注意保持干燥,潮湿者勤换。饮食上应多食高热量和高维生素食物,受冻后不宜立即加热或用火烘烤,切忌暴冻着热、暴热着冻,发现冻疮应及时治疗。

积极开展卫生宣传教育,向群众介绍预防方法,普及防冻知识,积极采取以预防为主,加强预防措施。开展耐寒锻炼,坚持用冷水洗手、洗脸、洗脚,以增强全身及局部末梢血管反应,以及对寒冷的适应能力。

鞋、袜、手套要保暖性好,大小要合适,不能紧小以利于手、脚活动为适宜。注意保持手、脚、手套、鞋、袜和鞋垫干燥。要勤洗勤换,每晚烤干手套、鞋、袜和鞋垫。汗脚者不宜穿胶鞋,因胶鞋透气性差,出汗后易使脚潮湿。多汗者洗手、洗脚后,可外用止汗粉,以保持手、脚干燥。

做好室内防寒、保暖和防潮工作,防止长时间接触寒冷和潮湿。要求室温保持在15 ℃以上,相对湿度在50%左右。

卫生人员要掌握冻疮与冷伤的诊断、鉴别诊断及防治措施。深入基层早期迅速发现冻疮、冷伤患者,采取相应的预防及治疗措施。

二、冻结性冷伤预防

在寒冷条件下的工作人员和部队,均需注意防寒、防湿。衣着温暖不透风,尽可能减少暴露在低温的体表面积,外露部位适当涂抹油脂。保持衣着、鞋、袜等干燥,沾湿者及时更换。治疗汗足(如用5%甲醛液、5%硼酸粉、15%枯矾粉等)。在严寒环境中要适当活动,避免久站或蹲地不动。进入低温环境工作以前,可进适量高热量饮食。不宜饮酒,因为饮酒后常不注意防寒,而且可能增加散热。对可能遭遇酷寒

（如进入高海拔或高纬度地区）的人员,应事先进行耐寒训练,如行冷水浴、冰上运动等。

预防的主要措施包括:①积极开展宣传教育,普及防冻知识,克服麻痹思想,预防为主。②经常进行耐寒锻炼,坚持冬季长跑,增加冬季室外活动时间,坚持用冷水洗手、洗脸、洗足,冷水浴,冰上运动,以增强全身及局部对寒冷的适应能力。③防寒,衣着松软而不透风,鞋、袜、手套要保暖性好,大小要合适,不能紧小,以利于手足活动为宜。尽可能减少暴露在低温的体表面积(用帽子、手套、口罩、面罩等),外露的体表适当抹油脂等。④防湿,要注意保持手、足、衣着、手套、鞋、袜和鞋垫干燥,沾湿者及时更换,要勤洗勤换,每晚烤干手套、鞋、袜和鞋垫。汗足者不宜穿胶鞋,因胶鞋透气性差,出汗后使足潮湿。治疗汗手、汗足(如用5%甲醛、5%硼酸粉等)。⑤防静,在严寒环境中要适当活动,避免久站或蹲地不动。进入低温环境工作之前,可进适量高热量饮食,但不宜饮酒,因为酒后常不注意防寒,而且可能增加散热。⑥做好室内防寒、保暖和防潮工作,防止长时间接触寒冷和潮湿。要求室温保持在15℃以上,相对湿度在50%左右。

近年来,冷伤的治疗无论是基础研究还是临床研究均取得了很大的进展,对冷伤的认识越来越深入,尤其是一些特殊检查,包括动脉造影、放射性核素扫描、磁共振成像等,为早期诊断带来了帮助,使临床救治水平有了很大提高。随着相关规章制度的完善及宣传教育的广泛开展,人民生活水平不断提高,冷伤发病率在明显降低。目前冷伤治疗,特别是重度冷伤治疗主要由烧伤学科负责,借鉴了很多烧伤科治疗经验,包括防治休克、防治感染等各种并发症;也借鉴了骨科、创伤科、整形美容科和内科的相关知识和治疗经验。在创面修复方面打破常规,尽早手术清除坏死组织,开展切、削痂,进行各种植皮及皮瓣移植手术,明显提高了治愈率和治疗质量,减少了伤残,大大缩短了治愈时间。今后尚需继续深入开展冷伤的基础与临床实践研究工作,更加重视冷伤防治工作,使冷伤的防治水平再上一个新台阶。

第八节 冷伤典型病例

病例一

患者男性,64岁,农民。因精神障碍在零下24℃的户外走失8 h,当时未戴手套,家人发现后带回家中,立即用温水浸泡约1 h,复温后双手逐渐出现大小不等的水疱,疼痛,随后来医院入院治疗。专科检查见双手红肿,以手指肿胀为著,局部部分水疱部分破溃、基底深红或呈红白相间,左手3、4、5指末节及右手4、5指末节呈紫红色,触及手指末梢冰冷感,触痛迟钝(图20-7A、B)。

【诊断】

双手Ⅱ度冷伤。

【救治经过】

患者入院后给予双手温水浴(40~42℃)复温30 min,厌氧菌感染防治:给予破伤风抗毒素1 500 U肌内注射、抗凝、扩血管、抗感染全身用药治疗,同时清除创面及其周围污物,剪破水疱并排空疱液,清除坏死剥脱疱皮后,涂抹硝酸银软膏并包扎换药,1次/d,红外线治疗仪持续双手照射治疗。伤后1周,双手肿胀消退,渗出明显减少,基底仍呈红白相间,皮温接近正常,疼痛敏感。伤后2周,双手手指近侧疱皮大部分脱落、创面愈合。左手3、4、5指末节及右手4、5指末节结黑色干痂。双手指黑色痂皮脱落,露出新鲜稚嫩新皮肤,创面愈合出院(图20-7C、D)。

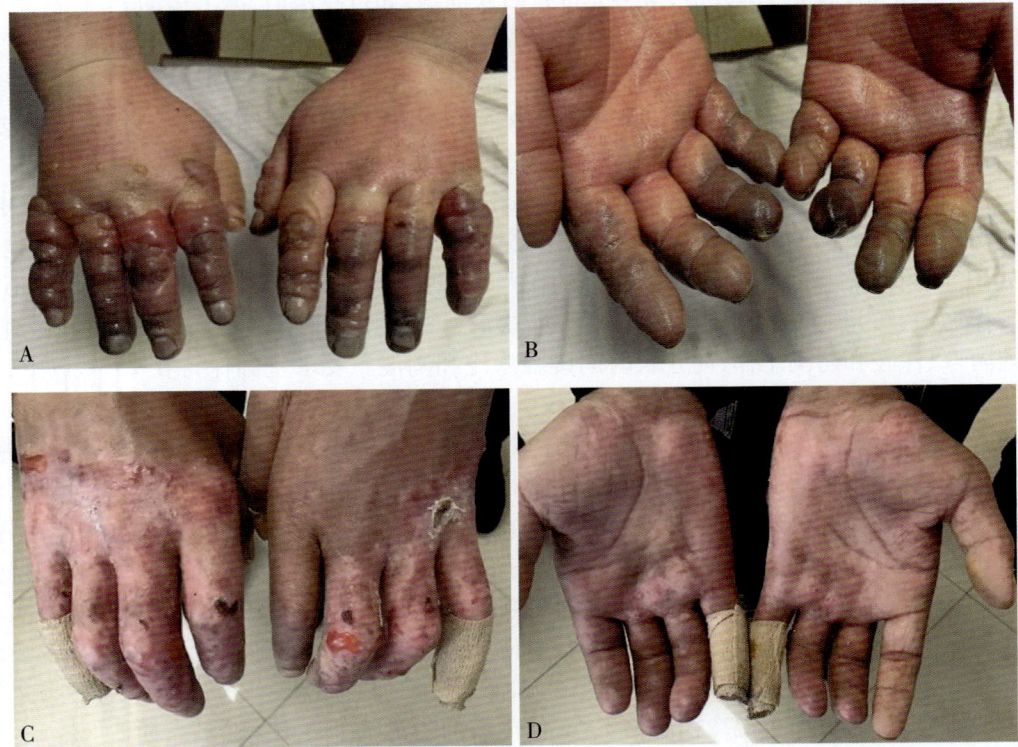

A、B. 入院时创面外观；C、D. 伤后 2 周，创面愈合。

图 20-7　复温联合换药治疗手部 Ⅱ 度冷伤创面

【救治经验】

1. 复温　对冻伤患者是首要的治疗措施。本例患者入院后采用 40～42 ℃ 温水浴复温法，有一定的效果。提示复温越早越好，而且要方法得当。

2. 创面处理　正确处理创面，及时清创，一次或分多次彻底清除坏死组织，可预防创面感染，促进创面迅速愈合。

3. 全身治疗　①冷伤常继发肢体血管的改变，可选用改善血液循环的药物。常用的有低分子右旋糖酐、罂粟碱、前列地尔等，也可选用活血化瘀中药。②抗生素防治感染。③补充高热量、高蛋白和高维生素饮食。④应用破伤风抗毒素。

本例患者既往有精神病病史，为冷伤发病的高危人群，对于此类患者，我们建议：患者应独居病室，密切观察患者病情变化，掌握患者的言语、情绪、行为的表现，根据病情变化，采取相应的管理措施，必要时请精神专科医师协助治疗，保证患者的安全。

病例二

患者男性，46 岁，工人。因醉酒后卧睡于路边 6 h 后清醒，自觉双足疼痛、运动失调、关节僵硬，当时气温 -22 ℃，回到家中自行用温水复温（水温不详），皮肤逐渐呈青紫色，痛觉迟钝，逐渐肿胀，急来院就诊并入院治疗。专科检查双足明显肿胀，触痛剧烈；足背前部可见浆液透明水疱和血性水疱，皮温凉；足趾及甲床呈紫黑色，痛觉消失，足趾末梢冰冷，无法观察血运。

【诊断】

双足 Ⅲ 度、Ⅳ 度冷伤。

【救治经过】

患者入院后给予双足水浴（40 ℃）复温、全身用药改善微循环、扩张血管、抗感染等治疗，同时创面清创后涂抹磺胺嘧啶银糊剂暴露治疗。伤后第 3 天，双足水疱增大，部分破溃，流出淡红色疱液，疱皮仍贴敷于创面上,足背及足趾部分皮肤颜色变成紫黑色,皮温低。伤后2周,足背、足趾创面逐渐结成黑痂,足掌也可见黑色痂皮、干燥。伤后4周,足趾呈干性坏死,坏死分界线清楚(图20-8A),行半足截除术,残端缝合。伤后6周,足跟部坏死组织溶解,跟骨坏死外露(图20-8A),行逆行腓肠神经营养血管岛状皮瓣移植术修复创面,供瓣区移植自体刃厚皮修复。伤后8周,创面愈合(图20-8B)出院。

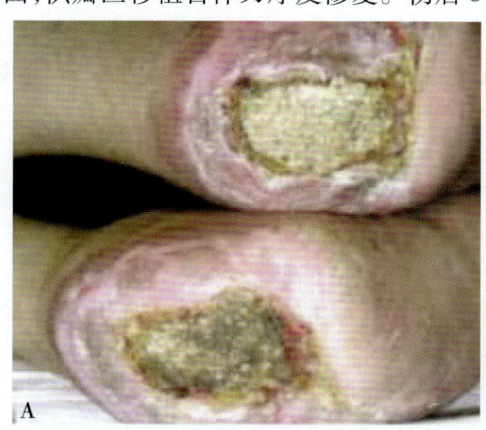 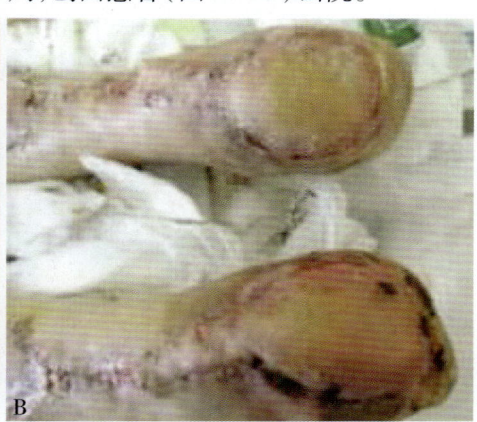

A.伤后6周,双足跟跟骨坏死、外露;B.逆行腓肠神经营养血管岛状皮瓣移植术修复足跟创面,术后8周,创面愈合。

图20-8 复温联合截肢术、皮瓣移植术修复双足Ⅳ度冷伤创面

【救治经验】

醉酒,常常使人体失去自我保护能力,过长时间暴露于寒冷空气中,是东北地区引起严重冷伤的常见原因之一。许多人认为喝酒能御寒,实际上喝酒会加快身体热量散发,更容易发生冷伤。本例患者醉酒后,身体发热,对低温耐受敏感减弱,并没有感觉到寒冷,并因身体协调性差,摔倒在路边,即昏睡,待醒来时已发生冻伤。

该患者入院后我们给予局部复温,采用低分子右旋糖酐、罂粟碱等改善血液循环治疗,抗感染等治疗的同时,创面清创后涂抹磺胺嘧啶银糊剂暴露治疗,待坏死组织界线清楚后,尽早行截肢手术。冻伤截肢时机一般在冻伤后30~45 d为宜。对于不能安装义肢的功能部位尽量保留功能长度,对可以安装义肢的部位按骨科标准平面进行截肢,以免安义肢时再次截肢。另外,逆行腓肠神经营养皮瓣修复足跟部创面,可在保证高成活率的情况下保证足跟外形与功能等修复效果,适用于对足踝部创面的治疗。

病例三

患者男性,52岁,工人。因交通事故致右手中指末节离断,疼痛、流血2 h急诊就医。查体:患者意识清醒,右手中指末节甲根下平面离断,断端有碾锉,轻度污染。X射线片显示:右手中指末节指骨远1/3缺失,骨折端折线不规则。伤后2 h,患者家属在事故现场的雪地中找到了离断的手指。送到医院后,见断指呈紫灰色,皮温低,皮下有少量瘀斑,有较多尘土敷在表面。用自来水清洗后见离断远端指体碾垫,可见尺侧指神经呈鼠尾样抽出,碾锉较重。指腹皮色苍白,有局部不规则片状青紫,皮温冰冷(图20-9A、B),然后在38 ℃恒温下复温,复温后见组织弹性有较好恢复。

【诊断】

右手中指末节离断合并冷伤。

【救治经过】

患者入院完善相关检查后,立即行急诊手术。右手常规消毒,清创,显微镜下进一步清创,找到尹标志(10-0线)中指桡侧指动脉断端、指神经断端、一根指腹静脉断端,尺侧指动脉因碾锉缺损不可用,甲根平面背侧无可接静脉。用克氏针1根逆行穿入离断远端指骨,将末节指骨骨折复位,克氏针回穿至近端指骨,固定。在显微镜下用11-0无损伤线吻合桡侧指固有动脉及指腹静脉,血管吻合后血流通畅,断指远端皮色逐渐转红,5-0线间断缝合甲根,3-0丝线间断缝合皮肤软组织伤口。术后将患者转送到病房;

持续烤灯照射患手,提高局部环境温度。静脉滴注低分子右旋糖酐,500 ml,2 次/d;肌内注射罂粟碱,30 mg,2 次/d;皮下注射低分子肝素钙,6 000 U,1 次/d;全身应用抗菌药物静脉滴注。术后第 1 天,再植指颜色青紫,皮温低,轻度肿胀,无毛细血管反应,但指尖皮肤颜色尚红;术后第 2 天,再植指肿胀,表皮起水疱,末节稍肿,指尖皮肤颜色较前更加红润,但皮温低,无毛细管反应(图 20-9C);术后 1 周,再植指肿胀减轻,皮温增高,出现毛细血管反应;术后 10 d,再植指表皮角质干脱,血运良好(图 20-9D)。术后 2 周拆线,开始功能锻炼。康复锻炼半年后,伤指感觉恢复,外形良好,可做简单工作,随访 1 年(图 20-9E)。

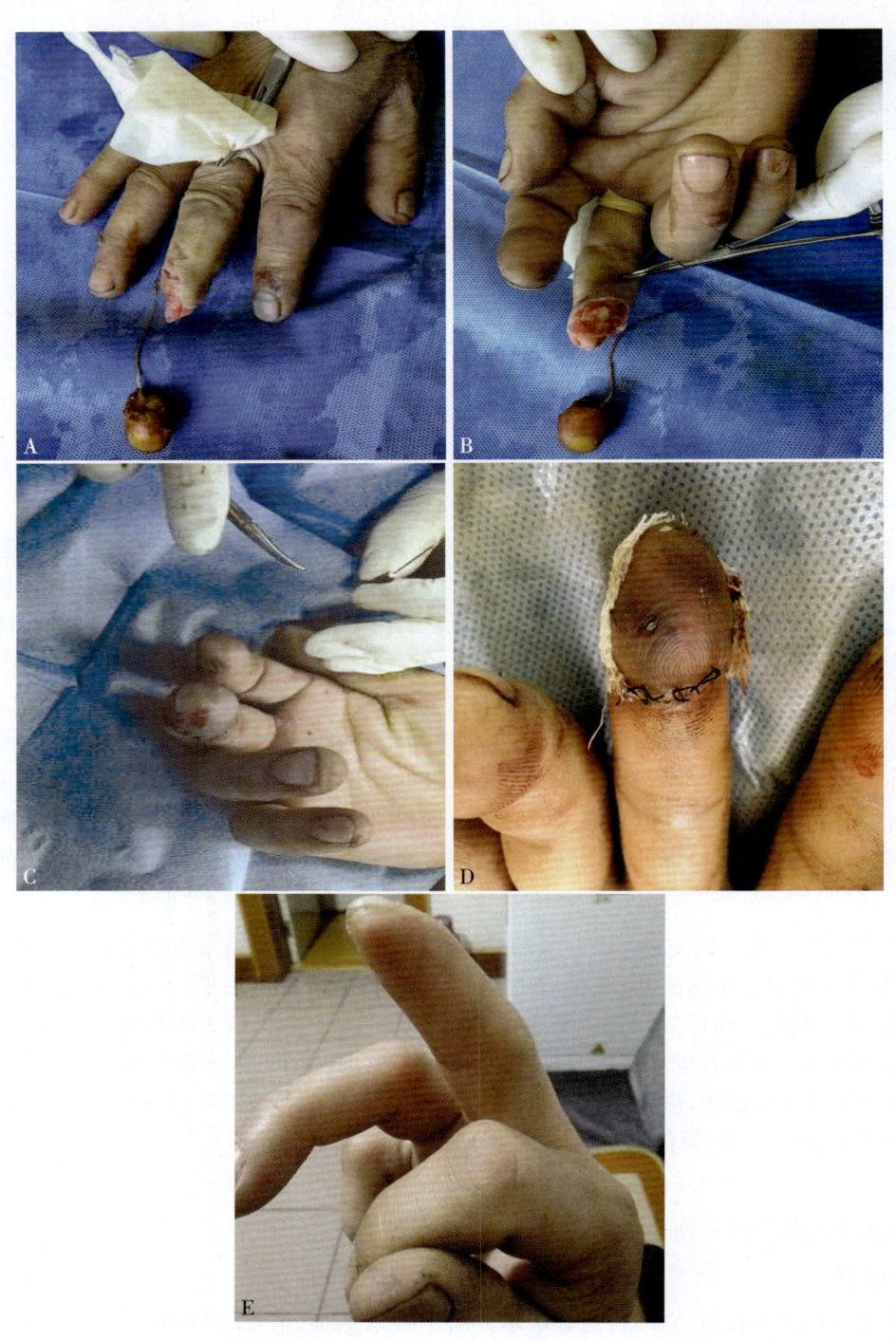

A、B. 入院时创面外观;C. 术后 2 d,冷伤恢复血液循环后出现水疱,呈青紫色;D. 术后 10 d,冷冻中指断指再植成活良好;E. 术后 1 年,再植伤指感觉恢复,外形良好。

图 20-9　冷冻中指断指再植

【救治经验】

本例患者伤后来院就医时未携带断指。伤后 2 h 在事故现场的冰雪中找到断指,送到医院时检查断指见断指远端指体完整,指体发硬、有瘀斑,常温水冲洗断指、复温,见指体弹性尚可,而试行再植,再植术后除常规的"三抗"(抗感染、抗凝、抗血管痉挛)治疗外,加用低分子肝素钙治疗,再植指成活。

影响断指再植成活的因素很多,其中重要的一条就是断指保存不当。离体指冷藏适宜温度是 4~6 ℃,不可直接在冰点以下环境中保存,否则血管强烈收缩,不利于再植。本例患者离断指因在冰雪室外滞留 2 h,可能致断指冷伤。冷伤虽然会对再植指体造成一定损伤,但不可一概列为断指再植的禁忌证,积极处理仍有成活可能。本例患者断指成功再植,得益于术中断指复温及时,血管吻合质量可靠。

病例四

患者男性,65 岁,农民。因在室外昏迷 4 h,经路人报警后送当地医院就诊,当时气温-20 ℃,当地医院诊断为昏迷原因待查、冻僵,给予纳洛酮静脉滴注、热水袋升温治疗后 1 h 未能清醒,立即急诊转院。入院查胸部 CT 见两肺散在炎症,动脉血气分析提示酸中毒,血常规示白细胞计数明显升高,肌钙蛋白及转氨酶均高于正常。入院时患者呼之不应,面色苍白,全身冰冷,体温 33 ℃,心率 85 次/min,呼吸 29 次/min,血压 90/64 mmHg,血氧饱和度 89%,GCS 评分 3 分,双瞳等大等圆,直径约 3 mm,瞳孔对光反射存在,双足皮肤肿胀、青紫、麻木,皮温低(图 20-10)。

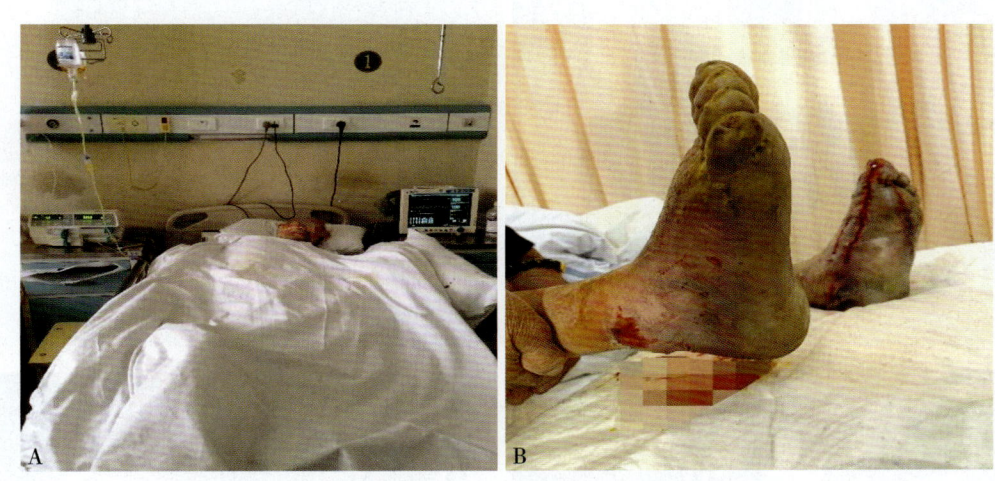

A. 患者卧床,棉被覆盖保暖;B. 双足皮肤肿胀、青紫。

图 20-10　入院时的情况

【诊断】

冻僵;昏迷原因待查。

【救治经过】

救治经过:①物理升温:调升室温至 25 ℃,两条棉被覆盖保暖给予被动复温;使用 HGT-200 双毯亚低温治疗仪给予主动体表复温,温度设置为 35~36 ℃,治疗毯垫于患者躯干部。每 0.5 h 观测患者体温及仪器的运转情况,及时记录。每 2 h 给予患者翻身拍背,注意局部皮肤情况,防止压力性损伤和烫伤。近 1 h 后患者腋温逐渐上升,全身皮肤逐渐转暖,腋温 37.0 ℃,停止使用亚低温治疗仪。②保持呼吸道通畅、有效给氧。③补充循环容量和热能:患者入院后立即给予静脉滴注生理盐水恢复血容量,液体输注总量按 20 ml/kg 输注,同时补充热能。④维持血压:本例患者在补充容量和复温后血压变化不明显,我们给予静脉滴注多巴胺 2~5 μg/(kg·min),3 h 后好转。⑤纠正酸中毒。⑥全身应用抗菌药物。本例患者在补充血容量后,患者血压升至 97/66 mmHg,尿较少,静脉滴注低分子右旋糖酐,以增加血容量,改善微循环,同时继续给予液体复苏、维持内环境稳定、保护器官功能、全身应用抗菌药物,以及保暖、吸氧等综合治疗。该患者经过积极物理升温及针对性治疗后,病情好转,于次日在患者及其家属的要求下回当地医院继续治疗。

【救治经验】

冻僵时会发生休克、酸中毒、乏氧、凝血障碍等多器官系统损害。本例患者入院后使用亚低温治疗仪（又称降温毯、控温毯）进行了有效的升温，使得患者病情好转。复温后首先要防治休克和维护呼吸功能。积极补液抗休克治疗，酌情应用碱性药物和利尿药以保护肾功能，营养支持、防治感染、保护脏器功能贯穿治疗的全过程。另外，保持呼吸道通畅、给氧和呼吸兴奋剂、防治肺部感染、纠正酸碱和电解质平衡紊乱等综合治疗也是救治成功的关键。

病例五

患者男性，37岁，农民工。因醉酒在-34 ℃的气温下露宿12 h。来院时，患者头面部肿胀，躯干部增粗，肢体末端冰棒状水肿，皮肤颜色呈灰白间紫，触摸呈冰块状，叩击体表为硬物实音，眼球突出固定，瞳孔对光反射消失，心率150次/min，呼吸28次/min，体温32.5 ℃，血压测不出，大动脉搏动触不到，心音低钝，呼吸微弱，深昏迷，为冻僵濒死状态。双手紫红色，肿胀，皮温低，可见大小不等的水疱，触痛迟钝（图20-11A、B）。

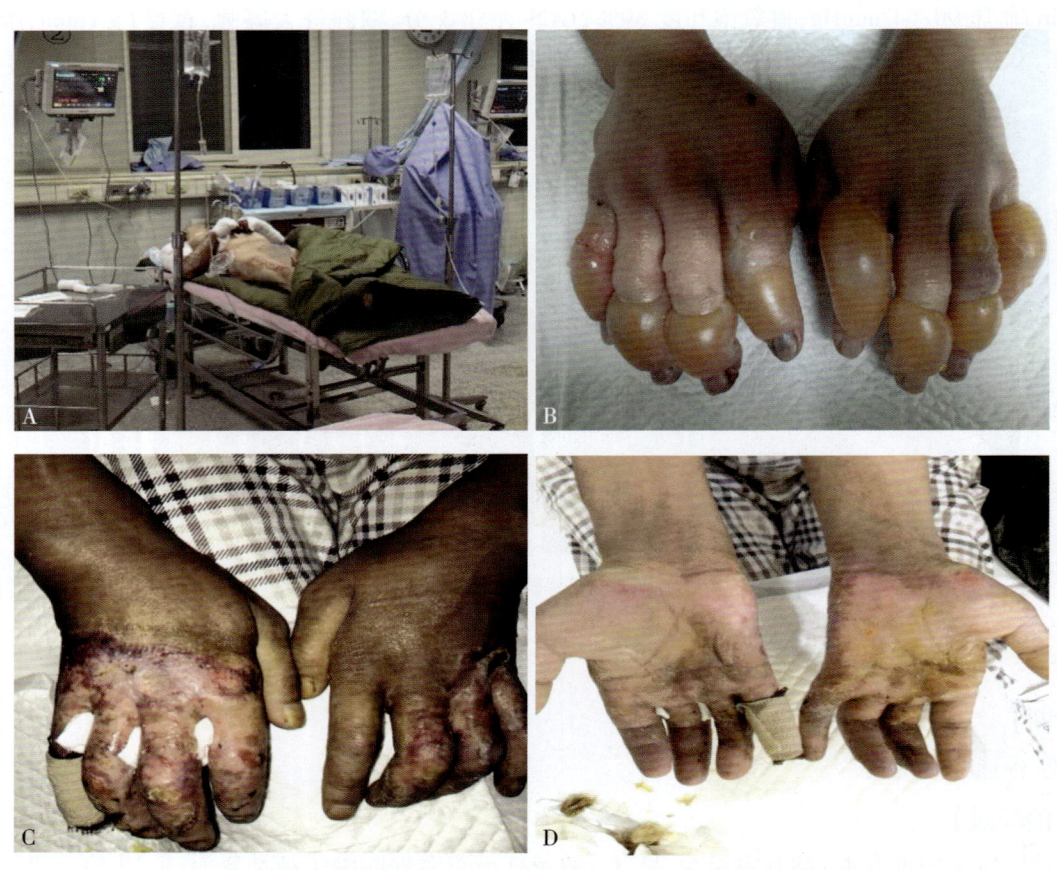

A、B. 入院时患者情况；C、D. 伤后1个月，部分创面愈合，右手小指末端出现干性坏死。

图20-11 重度冻僵双手Ⅱ度、Ⅲ度冷伤

【诊断】

冻僵；双手Ⅱ度、Ⅲ度冷伤。

【救治经验】

患者入院后立即采用38～40 ℃的温水浴全身浸泡及按摩上、下肢，躯干持续3 h，同时给予高流量吸氧，并迅速建立静脉通道。输入多巴胺3 h后，血压升至50/30 mmHg，心电图显示窦性心律，心率75次/min，呼吸16次/min，体温35.5 ℃，继续进行救治，监测生命体征，1次/30 min，密切观察患者的意

识、皮肤色泽和弹性、肢体末端的伤情。10 h后,患者知觉及痛觉恢复,眼睑能够闭合,瞳孔对光反射也恢复。手、足均用雷夫奴尔纱布湿敷,身体适合部位放置40～50 ℃热水袋,次晨呕吐咖啡色液体约1 500 ml,静脉滴注西咪替丁与鼻饲胃黏膜保护剂。12 h后,患者苏醒,但精神恍惚,不能正确对答,给予脑活素营养脑细胞,同时给予输血4 U,静脉输入白蛋白20 g,16 h后患者意识清醒,能正确回答问诊,吞咽动作恢复,能少量饮水。但双耳郭、双前臂、上下肢皮肤均出现多个大小不等的水疱,并有疼痛,鼻尖部破溃出血,口唇干燥、破裂。冻伤创面包扎换药,1次/d,红外线照射治疗。8 d后,手足坏死组织剥脱,长出新的肉芽组织。为防止肌肉萎缩和关节僵直,协助患者做强制关节活动的锻炼。30 d后,散在冻伤创面愈合,患者可自行下床活动,仅有右手小指的末端坏死待截,42 d后出院,步行自如(图20-11C、D)。

【救治经验】

1. 恢复中心体温　本例冻僵患者急救的关键措施之一是迅速恢复患者的中心体温。患者入院后迅速采取全身用38～40 ℃恒温温水湿敷复温,复温至肢端转红润停止复温,复温过久会增加组织代谢,反而不利于恢复。复温时轻轻按摩未损伤的部分,帮助改善血液循环,及时的复温能减轻局部冷伤,有利于全身冷伤复苏。

2. 全身治疗　本例患者入院后温水复温的同时,迅速建立静脉输液通道,补充血容量抗休克,选用适当的血管活性药物,为防治脑水肿和肾功能不全,适当给予利尿剂,保持呼吸道通畅,给氧和呼吸兴奋剂、防治肺部感染。其他处理有纠正酸碱失衡和电解质紊乱、维持营养,后续进行抗炎、抗凝等有效治疗。

3. 创面处理　冻僵患者往往伴有局部冷伤,复温后再进一步对局部冷伤进行治疗及创面处理。该患入院复温后,我们及时用肥皂水清洗并清除创面及其周围污物、异物和污垢,之后用有机碘消毒剂冲洗创面,处理水疱、引流疱液,涂抹硝酸银软膏并包扎换药,1次/d,红外线照射治疗。

本例重度冻僵患者入院后,医师迅速采取全身温水湿敷复温,肢体按摩,高流量吸氧、强心、升压扩容、纠酸、全身感染防治、抗凝等综合救治,这是该重度冻僵患者救治成功的有效保障。

(李宗瑜　刘　锐)

参考文献

[1] 黎鳌,杨宗城.烧伤治疗学[M].北京:人民卫生出版社,1977.
[2] 陆再英,钟南山.内科学[M].北京:人民卫生出版社,2008.
[3] 吴在德.外科学[M].北京:人民卫生出版社,2008.
[4] 赵振波,孙景海.冷伤诊疗图谱[M].北京:人民军医出版社,2004.
[5] 周利安.冷伤的治疗[M].北京:人民军医出版社,1996.
[6] 段小晏,王鹏,曾述旭.微博联合冻疮膏治疗冻疮58例[J].人民军医,2013,56(3):319.
[7] 高峰,张博,崔晓林,等.复春散Ⅰ号在治疗局部冷伤患者中的临床应用[J].中国中医药科技,2014,21(6):682-683.
[8] 何洪彬.重组人表皮生长因子与纳米银敷料联合治疗局部冷伤创面临床观察[J].河北医药,2010,32(18):2556-2557.
[9] 黄杏,郑颖,刘中玉,等.酒精调和龙血竭胶囊粉末治疗冻疮37例[J].长江大学学报,2014,11(15):48.
[10] 李浩.红花挥发油对大鼠冷伤的修复作用[J].医药导报,2011,30(4):449-451.
[11] 李康,刘兵,蒋秀英,等.醋酸肤轻松软膏治疗冻疮作用分析[J].中国校医,2014,28(2):153-154.
[12] 梁岚萍,祝业琴,卫芬,等.微波及光疗法辅助治疗术后切口愈合不良效果观察[J].人民军医,2011,54(6):492-493.
[13] 刘东,于萍.云南白药治疗冻疮疗效观察[J].中外医学研究,2012,10(36):106.
[14] 刘晓红.七叶皂苷钠治疗腰椎间盘术后神经根水肿的临床观察[J].中国基层医药,2011,18(22):

3066-3067.
[15] 马丽菊,岳昱,段克进.冷伤的防治及其进展[J].医学导刊,2008(3):19-20.
[16] 沈成英,徐平华,李晓荣,等.灵芝三萜纳米混悬凝胶剂的制备及其体外透皮研究[J].中草药,2014,45(19):2770-2775.
[17] 唐伟,范晓云,陆兆双,等.多聚左旋精氨酸对NCI-H292细胞炎症介质的调节[J].安徽医科大学学报,2014,49(4):427-430.
[18] 王才惠,段西凌.羟氯喹在治疗皮肤病中的应用[J].临床皮肤科杂志,2013,42(4):259-261.
[19] 王成湖,黄娜.红花挥发油的提取及其β-环糊精包合工艺研究[J].医药导报,2007,26(11):1346-1347.
[20] 王宁,曹军英,张筠.冷伤或低温条件对机体的影响[J].中华临床医师杂志,2010,4(7):1035-1037.
[21] 杨德松.儿童足部冷伤19例早期治疗效果观察[J].中国保健营养月刊,2012,22(9):3697.
[22] 杨丽华,左智旭,吴海楠.云南白药治疗冻疮临床疗效分析[J].现代养生,2014(14):76.
[23] 杨芸,钱秋芳.多磺酸基黏多糖乳膏治疗儿童冻疮疗效观察[J].中国初级卫生保健,2014,28(10):113-114.
[24] 岳喜昂.海普林乳膏治疗冻疮疗效观察[J].中国麻风皮肤病杂志,2007,23(4):364.
[25] 张磊.注射用七叶皂苷钠治疗Ⅰ、Ⅱ度冷伤的疗效观察[J].中国实用医药,2014,9(29):132-133.
[26] 郑军,黄晓元,韦星.重组人表皮生长因子促进大鼠皮肤创面愈合的研究[J].中华整形外科杂志,2009,21(S1):379-383.
[27] 曾荣洽,郑若.纳米银敷料治疗烧伤创面的临床观察[J].现代医院,2006(5):26-27.
[28] AHMADIAN-ATTARI M M,DARGAHI L,MOSADDEGH M,et al. Impairment of rat spatial learning and memory in a new model of cold water-induced chronic hypothermia:implication for Alzheimer's disease[J]. Neurotox Res,2015,28(2):95-107.
[29] AUERBACH L J,DECLERK B K,FATHMAN C G,et al. Poly-L-arginine topical lotion tested in a mouse model for frostbite injury[J]. Wilderness Environ Med,2014,25(2):160-165.
[30] BREITNER S,WOLF K,DEVLIN R B,et al. Short-term effects of air temperature on mortality and effect modification by air pollution in three cities of Bavaria, Germany:a time-series analysis[J]. Sci Total Environ,2014(485-486):49-61.
[31] SEFRIN P. Accidental hypothermia[J]. Notarzt,2018,34(6):316-325.
[32] GERT-J A N,PLOEG GJ,CAREL G,et al. Accidental hypothermia:rewarming treatments, complications and outcomes from one university medical centre[J]. Resuscitation,2010,81(11):1550-1555.
[33] GRIEVE A W,DAVIS P,DHILLON S,et al. A clinical review of the management of frostbite[J]. J R Army Med Corps,2011,157(1):73-78.
[34] HARIRCHI I,ARVIN A,VASH J H,et al. Frostbite:Incidence and predisposing factors in mountaineers[J]. Br J Sports Med,2005,39(12):898-901.
[35] JURKOVICH G J. Environmental cold-induced injury[J]. Surg Clin North Am,2007,87(1):247-267.
[36] KALENOVA L F,SUKHOVEI Y G,FISHER T A. Specific and nonspecific reactions of mouse immune system under the effect of short-term exposure in warm and/or cold water[J]. Bull Exp Biol Med,2005,140(6):720-722.
[37] KESKIN M,TOSUN Z,DUYMAZ A,et al. Frostbite injury due to improper usage of an ice pack[J]. Ann Plast Surg,2005,55(4):437-438.
[38] LAVOY E C,MCFARLIN B K,SIMPSON R J. Immune responses to exercising in a cold environment[J]. Wilderness Environ Med,2011,22(4):343-351.
[39] MADRIGANO J,MITTLEMAN M A,BACCARELLI A,et al. Temperature, myocardial infarction, and mortality:effect modification by individual- and area-level characteristics[J]. Epidemiology,2013,24(3):439-446.

[40] MAHONEY C R, CASTELLANI J K, RAMER F M, et al. Tyrosine supplementation mitigates working memory decrements during cold exposure [J]. Physiol Behav, 2007, 92(4): 575-582.

[41] MCLNTOSH S E, HAMONKO M, FREER L, et al. Wilderness medical society practice guidelines for the prevention and treatment of frostbite [J]. Wilderness Environ Med, 2011, 22(2): 156-166.

[42] MORSY M A, HEEBA G H, ABDELWAHAB S A, et al. Protective effects of nebivolol against cold restraint stress-induced gastric ulcer in rats: role of NO, HO-1, and COX-1, 2 [J]. Nitric Oxide, 2012, 27(2): 117-122.

[43] OUELLET V, ROUTHIER-LABADIE A, BELLEMARE W, et al. Outdoor temperature, age, sex, body mass index, and diabetic status determine the prevalence, mass, and glucose-uptake activity of 18F-FDG-detected BAT in humans [J]. J Clin Endocrinol Metab, 2011, 96(1): 192-199.

[44] PAPANEK P E, WOOD C E, FREGLY M J. Role of the sympathetic nervous system in cold-induced hypertension in rats [J]. J Appl Physiol, 1991, 71(1): 300-306.

[45] ROCHE-NAGLE G, MURPHY D, COLLINS A, et al. Frostbite: management options [J]. Eur J Emerg Med, 2008, 15(3): 173-175.

[46] SHEN C, SHEN B, YUAN H, et al. Therapeutic effects of nanogel containing triterpenoids isolated from Ganoderma lucidum (GLT) using therapeutic ultrasound (TUS) for frostbite in rats [J]. Drug Deliv, 2016, 23(8): 2643-2650.

[47] SHEN C Y, DAI L, YUAN H L, et al. Nanostructured lipid carrier based topical gel of Ganoderma Triterpenoids for frostbite treatment [J]. Chin J Nat Med, 2015, 13(6): 454-460.

[48] SHEPHARD R J, SHEK P N. Cold exposure and immune function [J]. Can J Physiol Pharmacol, 1998, 76(9): 828-836.

[49] SOAR J, PERKINS G D, ABBAS G, et al. European resuscitation council guidelines for resuscitation 2010 section 8: cardiac arrest in special circumstances [J]. Resuscitation, 2010, 81(10): 1400-1433.

[50] TERESA C R, GEOFF M, ANNE D, et al. Therapeutic hypothermia after profound accidental hypothermia and cardiac arrest [J]. American Journal of Emergency Medicine, 2012, 30(2): 387e5-387e7.

[51] VERMA P, SINGAL A, YADAV P. Perniosis in all infant treated with topical nitroglycerine [J]. Pediatr Dermatol, 2013, 30(5): 6234.

[52] VERMA P. Topical nitroglycerine in pemiosis/chilblains [J]. Skinmed, 2015, 13(3): 176-177.

[53] VOGELAERE P, DEKLUNDER G, LECROART J, et al. Factors enhancing cardiac output in resting subjects during cold exposure in air environment [J]. Sports Med Phys Fitness, 1992, 32(4): 378-386.

[54] WOLF K, SCHNEIDER A, BREITNER S, et al. Air temperature and the occurrence of myocardial infarction in Augsburg, Germany [J]. Circulation, 2009, 120(9): 735-742.

[55] YANG X, PEREZ O A, ENGLISH J C. Successful treatment of perniosis with hydroxychloroquine [J]. J Drugs Dermatol, 2010, 9(10): 1242-1246.

[56] ZHENG X, WANG Q, ZHANG Y, et al. Intermittent cold stress enhances features of atherosclerotic plaque instability in apolipoprotein E-deficient mice [J]. Mol Med Rep, 2014, 10(4): 1679-1684.

第二十一章 重症创伤后应激障碍

创伤(trauma)是指机体受到外界物理、化学和生物等因素的作用,引起组织器官形态或内部结构的破坏,同时或相继出现的一系列功能障碍或心理障碍。重症创伤是指机体受到威胁性、灾难性的致伤因素作用下,发生组织器官的严重损害,并因此引起一系列进展性的心理、生理、病理、免疫和代谢方面的应激反应,常危及生命。应激(stress)是指身心受到威胁时的一种压力或紧张状态。因此,创伤是应激源,重症创伤就是严重的应激。机体受到难以应付的严重创伤,引起中枢和外周神经系统、内分泌器官和体液系统相互作用的共同效应引发一系列病理生理变化,可以被看作是生活中的应激源。进而引发强烈的恐惧感、无助或厌恶等严重的心理反应,即创伤后应激障碍(post-traumatic stress disorder,PTSD)。

重症创伤后应激障碍是创伤心理学研究的重要方面,是创伤学的重要组成部分。科学地把握和理解重症创伤后应激障碍,对重症创伤后心理治疗和心理康复具有重要的意义。本章重点阐述心理创伤的表现,急性应激障碍和创伤后应激障碍的概念、临床表现、诊断标准;介绍心理创伤的类型,急性应激障碍的易感因素、干预技术,创伤后应激障碍的易感因素、干预技术,以及创伤性事件与心理创伤的形成,急性应激障碍的预防与预后,创伤后应激障碍的预防与预后。

第一节 心理创伤

创伤事件(traumatic event)是指人们经历过的突发性、威胁性或灾难性的生活事件。大量研究表明,暴露于创伤事件对生理、心理有负面影响。每一次创伤事件会触发经历者噩梦、闪回等令人不安的回忆,带来难以愈合的心理创伤,许多人会产生抑郁、焦虑、惊吓、内疚、恐惧、羞耻、愤怒等心理反应。本节重点介绍如何科学地把握和评价心理创伤,对心理治疗和心理康复有重要的意义。

一、心理创伤概念

心理创伤(mental trauma)是由一个严重的痛苦事件而产生的一种对心理的伤害。创伤(trauma)一词最早来源于印欧语的"扭伤、擦伤",后进入希腊语,原意指物理伤口、损害、缺陷等,即外界致伤因素造成的身体损伤;后来此意引申为精神创伤、心理创伤、痛苦、挫折等,即经历过的创伤事件对心理造成的伤害。在心理学领域中,精神分析创始人弗洛伊德最先阐述创伤概念,他认为"一种经验如果在短时期内使个体的心灵受到高度刺激,从而无法适应正常的生活,使得心理资源的有效分配受到长时间的扰乱,这种经验可称为创伤"。心理创伤一般指某种外界因素对人的身体或心灵造成了直接或间接的伤害并持久地使内心困扰和痛苦。这种外部因素有短时间的，如泥石流、洪水和坍塌等；也有长时间的，如家庭亲人暴力和学校同伴暴力。这些事件如果超出个体内心承受能力，心理和情绪出现极大的波动，就会产生心理创伤。

与创伤有关的记忆经常是内隐的，不易描述、不能回忆，但可以被与创伤有关的线索刺激触发。个体对创伤事件的心理反应包括强烈的恐惧、无助等。在儿童中，它表现为无序或焦虑的行为。心理创伤往往是严重的应激导致的，超出了一个人的应对能力，或者应激经验与情绪等心理因素联系，造成严重的心理困扰。

创伤可由各种各样的事件引起。人们的世界观和人生观经常被侵犯，使人处于极度混乱和不安全的状态。这就像人们在生存、侵犯、侮辱、背叛或造成重大损失或分离，而不是在舒适的、特殊的、安全的、自由的环境时，就会出现这种情况。

心理创伤的经历往往涉及身体创伤，威胁一个人的生存和安全感。导致心理创伤的因素有骚扰、难堪、遗弃、虐待、拒绝、物质依赖、生理伤害、性虐待、就业歧视、暴力执法、司法腐败和渎职、恃强凌弱、家庭暴力、父母酗酒、受到威胁或目睹暴力（特别是在儿童时期）、危及生命的疾病和药物等。地震、火山爆发、严重交通事故、房屋或家庭火灾、机动车事故、大规模人际暴力如战争、恐怖袭击、被绑架，也可能造成心理创伤。长期暴露在极端贫困或轻度虐待等情况下，如言语虐待，独立于身体创伤，也会产生心理创伤。

经历过创伤事件后心理会发生很大变化，比如，一个从越南战争的美国退伍老兵，虽然他们的生活已经恢复了平静，可是他们的体验好像每天总是在战场上一样，不断地会闪现战争的画面、死去的战友、杀戮的场面、枪声、喊声等。睡眠紊乱，情绪非常不稳定，对生活没有快乐感，每天生活在过去的回忆中，而且是片段性、零碎的。一个创伤性的事件涉及一个人的经历，或者是重复发生的难以承受的事件，这些事件可能会持续数周、数年甚至几十年的时间，因此，受害者要努力应对创伤性事件，最终导致严重的、长期的消极后果。

然而，由于个人的经验不同，创伤因人而异。面临创伤的性质和程度不同，其导致伤害的结果也不一样。有研究发现，50%～70%的受害者可以在1年以内痊愈，仍有10%～15%的受害者会遗留心理问题。这种差异可以归因于一些人可能具有生物特性的保护因素，同时也与他们过去的经历有关。

二、心理创伤类型

提到心理创伤，我们就会想到战争、洪水、地震、火灾及空难等，其实心理创伤远远不只是这些强大的事件。还有在我们日常生活中可能会长期经历到的忽视、情绪虐待、躯体虐待或者暴力，都会促进心理创伤的形成。根据心理创伤的复杂程度可分为Ⅰ型心理创伤和Ⅱ型心理创伤。

（一）Ⅰ型（急性）心理创伤

Ⅰ型心理创伤主要指的是突发性且严重危险的事件造成的心理创伤。Ⅰ型心理创伤发生阶段贯穿人的一生，可能是儿童时期也可能是成人时期，大多数人形成心理创伤还是在成人时期。Ⅰ型心理创伤对个体来说，形成时间较短，一般持续几周或是几个月，一般情况下不超过3个月。受害个体表现出创伤后应激障碍的症状特点，患者脑子里反复重现创伤事件，表现出回避与应激事件有关的事物，情感麻木。常见的症状还包括失眠、做噩梦、防卫心理、注意力不能集中、躁动不安、易激怒、暴怒或者攻击行为等。症状会持续一段时间内，有的受害者能自然愈合，有的通过心理咨询和治疗来改善，也有受害者由Ⅰ型心理创伤变成Ⅱ型心理创伤。

Ⅰ型心理创伤要包括以下几个特点：①形成创伤的时间是短暂的或者是一次性。②可以发生在儿童和成人等不同阶段。③形成创伤后持续时间不长，一般在3个月以内。④有的自然愈合，有的经过治疗获益，有的可能转化成Ⅱ型心理创伤。

（二）Ⅱ型（慢性）心理创伤

Ⅱ型心理创伤主要指的是个体反复经历躯体和心理上的伤害事件造成的心理创伤。Ⅱ型心理创伤发生的主要阶段是童年时期,心理正处于成长的过程,还未成熟。Ⅱ型心理创伤事件多是父母给孩子造成的心理创伤,比如身体和精神上虐待孩子,更有甚者是性虐待。孩子从小生活在一个没有安全感、恶劣的生活环境中。临床表现出创伤后应激障碍,如情感紊乱、创伤性记忆、注意力缺陷、分离障碍、焦虑、失眠和抑郁等。受害者经历了长期的、反复的痛苦折磨,受害者的心理创伤一般自然愈合的可能性较低。

依创伤的严重程度不同,环境中存在的与引发创伤相关的元素,会导致大约1/4(交通事故)甚至半数(性暴力)受害人长期陷入受到创伤引发的负性情感的侵袭之中。心理创伤不会自然愈合,常常会遗留很多并发症。

在临床研究中,人们也逐渐发现同样的创伤患者,但由于创伤事件的性质,尤其是经历创伤的年龄的不同,在随后的症状有很大的区别。创伤影像学和治疗学的发展,也印证了这一点。因此,现在多采用泰尔分类法(Terr,1989年):将发生在成年期的一次性创伤称为Ⅰ型创伤;而将略微复杂一点的(持续时间较长的、反复发生的、开始童年期)称为Ⅱ型心理创伤,即复合型创伤。

在Ⅱ型心理创伤中,现在的创伤事件只是一个"扳机点"。现在研究表明,两者在症状学、影像学、治疗和预后上都有很大差别。比如在急性期后,Ⅱ型心理创伤出现分离症状的频率高,而且更多地表现为以内疚、羞愧为主的症状群,常与抑郁密切相关,可导致缺乏自信和自责,表现出麻木退缩或行为轻率,持续的羞愧也可导致易激惹、愤怒发作和暴力行为。在影像学上,Ⅱ型心理创伤具备广泛的功能及病理形态方面改变。一般Ⅰ型心理创伤预后好于Ⅱ型心理创伤。

Ⅱ型心理创伤包括以下几个特点:①心理创伤形成时间长久,对个体身心影响广泛。②可以发生在儿童和成人不同的阶段。③一般不会自然愈合。④症状表现复杂多样。⑤Ⅰ型心理创伤可能演变成Ⅱ型心理创伤。

Ⅱ型心理创伤包括慢性创伤后应激障碍(chronic post-traumatic stress disorder,CPTSD)、适应障碍(adjustment disorder)、躯体化障碍(somatization disorder)、严重的应激障碍未定型等。

三、创伤性事件与心理创伤的形成

创伤性事件是指让个体躯体及内心防御机制无法有效应对的威胁性、骤变性和灾难性事件,此事件严重威胁个体的生命或者其躯体健康。创伤性事件的共性特征是个体无法应对该事件,产生了严重的惊恐感、无控制感和严重焦虑。创伤性事件大致可以分3类:自然灾害、意外灾难和人为灾难。此外,还有其他生活重要事件也会导致心理创伤,如失业、考学失败、离婚、医疗事故、经历他人死亡过程。判断创伤事件对个人内心造成伤害从而形成心理创伤还需3个条件:①事件本身的性质。②受害人的个性特征及其对事件的认识和评价。年龄越小,创伤事件造成的心理阴影和心理伤害就越深。受害者的个性特征决定创伤性事件对个体的伤害程度。③家庭、学校以及社会对个体的身体、情感和经济等方面的支持系统,其完善程度是保护个体身心的一个重要部分。社会支持系统是指当事人受到伤害时或伤害后,家人、亲戚、朋友、邻居等整个社会所给予关心、照顾、帮助和支持。整个社会支持系统对心理创伤者的保护越多越完善,个体在遭遇创伤后患心理创伤的概率就越低。

四、心理创伤的表现

创伤事件发生后,创伤者常常会出现一些身体上和心理上的反应。这些反应有些是正常反应,有些是异常反应,而且表现出明显的个体差异。主要表现在认知、情感、行为和生理等方面。

(一)认知反应

认知反应是心理创伤常见的心理反应。主要表现为注意力不易集中,记忆力减退、健忘,出现不必要回忆,反复回忆见过的惨烈场面,不能将思维从灾难中转移;体验到非真实感,不相信眼前所发生的一切,觉得一切似在梦里;存在时空障碍,如有的觉得时间过得很快,有时又觉得时间很漫长;觉得自己好像不在地震灾区,而是在另外一个陌生的地方;闪回现象,脑中反复出现灾难的惨烈场面,挥之不去。

(二)情感反应

情感反应是心理创伤最为常见的心理反应,表现形式多种多样。感到内心痛苦,觉得自己对不起家人,有较强烈的内疚感和无用感;感到担心、紧张、害怕,担心害怕自己会崩溃,无法放松和控制自己,产生明显的无助感;常常感到莫名心烦,过度为受灾者的惨痛遭遇感到悲伤、难过,久久挥之不去;有的存在情感困惑,觉得自己救灾工作做得不好,过分自责,觉得对不起灾民,怀疑自己的能力、怀疑工作的意义;还有的情感迟钝,对一些场面激不起应有的情感反应,似乎对眼前发生的一切都无所谓。

(三)行为反应

伴随着认知和情绪反应,心理创伤者产生明显的行为反应。言语上表现得沉默少语或言语本身带有特定意义令人费解,如打听什么方式自杀没有痛苦,直接询问哪种药物吃多少会死、活着不如死了等;明显回避行为,躲避人,对关心他的人采取回避的态度,呆坐沉思,麻木状。不愿去死难现场,执意回避救灾中的人和事,不愿提及救灾细节,不愿主动与他人交往;做事情拿不定主意,不知道如何是好,办事效率下降;易激惹、易怒,因为工作不顺而感到难过、精疲力竭,控制不住自己而生气、愤怒,事后又后悔、压抑,有时会产生人际冲突;用暴饮、暴食或药物与精神活性物质滥用来缓解内心的悲伤;甚至因为自责而做出伤害自己的事,或怪罪他人而做出反抗行为。

(四)个性改变

平时性格开朗、生活态度积极乐观,出现创伤时则相反,如果平时性格内向,可能会加重。或许性格变得暴躁,易怒、抱怨、怨恨一切事情,甚至认为社会对他不公平等。

(五)生理反应

表现为入睡困难、易惊醒、噩梦、早醒等睡眠问题;惊跳反应,夜间睡眠常常会突然惊醒;不安全感和警觉反应,觉得自己的生命也可能会失去,对外界的各种刺激非常警觉,肌肉紧张。还有表现为肠胃不适、恶心、呕吐、食欲下降、疲乏无力、呼吸困难、喉咙梗塞感等。

创伤事件对心理创伤者的心理影响并不是短时间就能消除的,甚至在事件结束很长时间后,会逐渐出现疲劳、焦虑、抑郁、睡眠紊乱和躯体症状等类似创伤后压力症候群的症状。这种后遗症会延续很长时间,严重影响创伤者的身心健康。需要进行及时有效的心理干预。

第二节 急性应激障碍

急性应激障碍(acute stress disorder,ASD)是由剧烈的、超乎寻常的心理刺激、生活事件或持续困境的作用下引发的心理创伤,一般在事后1个月内发病。多数患者发病在时间、症状、病程和预后与心理刺激直接关联。ASD以急剧、严重的精神打击作为直接原因,这种打击通常是威胁自己或他人生命或者是会严重导致个体生理心理损伤的事件,如被强奸、抢劫和自然灾害等。ASD的流行病学研究很少,仅个别研究指出,严重交通事故后的发生率为13%~14%,暴力伤害后的发生率约为19%,集体性大屠杀后的幸存者发生率约为33%。ASD可在各年龄期发病,多见于青壮年,男女发病率无明显差异。有家族精神病遗传史及个人易感素质者,在遭受强烈刺激时,较易发生本症。

"急性应激反应"最早是由沃尔特·坎农在1920年描述的一种动物实验理论,认为是动物交感神经系统应对威胁的总体排放。ASD作为一个诊断类别,在美国《精神障碍诊断与统计手册第5版》(DSM-5)和《国际疾病分类第10版》(ICD-10)均有列出。

一、易感因素

强烈或持久的精神刺激因素是导致ASD发生的直接原因,同时还与个体的人格特点、应对方式、身体健康状态和社会支持等密切相关。对急性应激障碍的了解，不仅要观察其临床表现和疾病过程，还要分析发病的主要有关因素，以便采取有效的防治措施。强烈或持久的精神刺激因素是导致本病发生的直接原因。这些因素既可以是火灾、地震、交通事故、亲人死亡等，也可以是持久而沉重的情感创伤，如家庭不睦、邻里纠纷、工作严重挫折、长期处于外界隔离等。当精神刺激因素达到一定的强度，超过个人的耐受阈值，即可造成强烈的情感冲击，使个人失去自控能力，产生一系列精神症状。

（一）生活事件和生活处境

首先，个体必须接触创伤性事件才能处于急性应激障碍的风险中。该障碍的风险因素包括既往创伤史。强烈或持久的心理刺激因素，如剧烈的心理创伤或生活事件（life event），或持续困难处境，均可成为直接病因。这些因素既可以是火灾、地震、交通事故、亲人死亡等，也可以是持久而沉重的情感创伤，如家庭不和睦、邻里纠纷、工作严重挫折、长期与外界隔离等。当心理刺激因素达到一定程度，超过个人的耐受阈限，即可造成强烈的心理冲击，使个人失去自控能力，产生一系列心理症状。心理因素是否导致发病，排除心理刺激本身的特征和程度外，还与个人当时的健康状态及造成内心冲突的严重程度有关。前者如慢性躯体疾病、月经期、产褥期、过度疲劳等，后者又与患者的心理社会背景，如所受教育程度、爱好、愿望、价值观念等有关。

（二）人格特点

有家族精神病遗传史及个人易感素质者，在遭受强烈刺激时，较易发生本症。国内外学者一致认为，人格是 ASD 是否发生和程度轻重的重要因素。人格（personality）是个人在进行心理活动或行为方式上表现出来的强度、速度、稳定性、灵活性和指向性等方面的心理特征。人格可以决定个体的动机、需求，表现在对环境有一定的选择或逃避行为，调节或矫正环境刺激对个人的作用，从而决定个体应激反应水平。有关研究表明，在同样精神刺激作用下，极度内向、神经质人格更易导致 ASD。ASD 易感性人格特点有：①情绪不稳定，表现为情绪不成熟、容易激动、易受环境支配、心神动摇不定，不能面对现实而急躁不安；②高忧虑、高紧张性人格特质，常处于紧张、忧虑状态，表现出悲观的情绪，有患得患失之感；③在团体中缺乏与人接近的勇气，生活战战兢兢而不能控制自己。有研究表明，A 型行为人格发生 ASD 的比例和程度明显高于非 A 型人格，这与 A 型行为人格者具有时间紧迫感、过度竞争和无端的敌意的行为特征，以及易激动、发怒和急躁的反应特点有关。

（三）应对方式

应对方式（coping style）是个体对生活事件以及因生活事件而出现的自身不平衡状态所采取的认知和行为风格。个体在应激源面前并不是无能为力的，人的主观能动性很大程度上影响适应的过程及后果，采取不同的应付方式可能会为不同的心理压力提供相应的心理归因条件。当我们面对压力性事件时，自然会采用一定的方法来应付环境压力。人们在处理压力性事件时采用的应对方式是不同的，同一个人在不同情况下所用的应对方式也有所差异。应对方式可以分为 4 种：一是策略控制型，即个体通过发挥自己的主观能力，有计划、有策略地控制、处理事件，消除环境压力；二是随机处理型，即没有准备的、随着压力的出现而纯粹应付性地处理遇到的事件；三是回避型，即对压力事件总是采取逃避、回避的方式来应付；四是依赖寻求型，即在遇到压力性事件时，依靠家人、朋友来处理和应付。一般认为，回避型、依赖型的应对方式在面对应激情境时，表现出敌意反应、逃避现实的想法、自责、服用镇静剂、隐退、忍受和优柔寡断的特点，容易诱发 ASD。

（四）社会文化因素

社会文化背景、受教育程度和社会支持等也与 ASD 的发生有关。社会支持（social support）是指个体与社会各方面所产生的心理上和物质上的联系程度。在应激研究领域，一般认为社会支持网络系统能起到应激缓冲剂的作用，是应激作用过程中个体"可利用的外部资源"。社会支持系统的主要成分有社会、家庭的支持，集体的凝聚力等，它不仅可以降低已知威胁的强度，还可以增加应对的能力。社会支持概念所包含的内容相当广泛，包括一个人与社会所发生的客观的或实际的联系，例如得到物质上的直接援助和社会网络支持，还包括主观体验到的情感上的支持，即个体体验到在社会中被尊重、被支持、被理解和满意的程度。应激事件的分享可减轻当事人的痛苦体验,提高其认知评价水平,改善其应对方式,有利于个体应对应激。社会支持与应激事件引起的心身反应呈负相关,说明社会支持对健康具有保护性作用,缺乏社会支持会提高ASD的发生率。反之,充分的社会支持能缓解应激,降低ASD的发生率。

二、发病机制

(一)心理机制

目前对ASD的发病机制尚存在争议,且仅限于心理学方面的研究。

ASD发病机制的解释,多数研究者认同分离理论:人们通过抑制对创伤体验的觉察而回避创伤体验,从而把创伤导致的消极情感后果减至最小。具体地说,首先,创伤分离损害了创伤体验的编码;其次,创伤分离阻止了被编码的创伤记忆的提取。许多研究为分离理论提供了实证依据。

Kaplan将应激的反应后果归纳为3期:第1期为冲击期,当个体遭受应激后,处于一种"茫然"休克状态,表现为一定程度的定向力障碍和注意分散,一般持续数分钟到数小时,这就是本病急性期临床症状的主要发生机制;第2期以明显的混乱、模棱两可及变化不定为特点,并伴有情绪障碍,如焦虑、抑郁、易激惹等表现;第3期为长期的重建和再度平衡。应激反应可出现2种结果:即一方面为功能的增强及水平的改善;另一方面为心理的、躯体的或人际关系之间的障碍,并可能转为慢性化。

Moulds和Bryant在研究中采用定向遗忘范式,要求ASD被试、经历创伤事件的非ASD被试、未经历创伤事件的被试对创伤关联词、积极词和中性词按照指导语的要求进行遗忘或记忆,以比较他们的编码方式。结果,与非ASD被试相比,ASD被试较少回忆出要求遗忘的创伤关联词,这表明ASD个体对创伤相关信息的编码存在缺陷,对创伤相关信息具有优先遗忘的倾向。后来,Moulds和Bryant采用定向遗忘范式中的项目考察了ASD被试对创伤相关信息的提取模式。结果发现,ASD被试较少回忆出指定遗忘的创伤词;同时,ASD被试较少识别出要求记忆的积极词,较少回忆出要求遗忘的积极词。这意味着,ASD被试提取创伤相关信息和积极信息的能力受到破坏和抑制。

但也有观点认为,对创伤经验的分离具有保护性的作用,可以削弱创伤的情感影响。与分离理论相反,有观点认为ASD患者提取正性记忆存在缺陷,而不是负性记忆。对创伤记忆的提取困难的可能原因是ASD人群的叙述以支离破碎、组织差为特点。另有观点认为ASD患者应用回避型的认知策略应对其记忆,努力抑制记忆,这些适应不良的策略减弱了对ASD的处理。而且ASD夸大了未来危险的可能性、创伤对躯体和社会的负面影响,此种认知偏移延伸到更广范围内的潜在危险,影响患者对社会的、躯体的和外在事件的认知,最终导致其症状的延续和社会功能受损。

(二)脑机制

Osuch等人首次用正电子发射断层成像考察了急性应激期内创伤个体的神经生理反应。Osuch等人分别在静息、接受创伤材料提示、接受中性材料提示3种状态下对被试进行扫描。结果发现,在静息状态下,与健康控制组被试比较,创伤组被试显示出局部脑血流量(regional cerebral blood flow,rCBF)在右内侧前额叶皮质/前部扣带回的高灌注(hyperperfusion),在右侧杏仁核的灌注不足(hypoperfusion);对于创伤组被试,与接受中性提示材料的反应相比,创伤提示导致局部脑血流量在双侧杏仁核/嗅旁皮质的减少。创伤组被试局部脑血流量变化的功能连通性分析(functional connectivity analyses)表明,发生在听取创伤提示时的杏仁核、嗅旁皮质和右内侧前额叶皮质/前部扣带回之间的功能交互作用可能是创伤个体出现ASD及其适应或恢复的神经基础。

Tsilakidou等人发现,神经可塑基因(neuroplasticity genes)在大鼠海马区的急性应激调节作用。这些发现对于ASD个体的脑机制研究将具有一定的启发作用。

三、临床表现

ASD一般在异乎寻常的应激源刺激下几分钟内出现,如果应激性环境消除,症状可在2～3d内(常可在几小时内)迅速缓解。如果应激源持续存在或具不可逆转性,症状一般可在 2～3 d 后开始减轻,通常在 1 周内可缓解。临床表现的初期为"茫然"阶段,以茫然、注意狭窄、意识清晰度下降、定向困难、不能理会外界的刺激为特点;随后,患者可以出现变化多端、形式丰富的症状,包括对周围环境的茫然、激越、愤怒、恐惧、焦虑、抑郁、绝望、自责自罪,严重时有自杀行为。以及自主神经系统亢奋症状,如心动过速、震颤、出汗、面色潮红等。有时,患者不能回忆灾害性事件。

(一)急性起病,发病迅速

在遭遇创伤事件后立刻(1 h 之内)发病。表现有强烈恐惧体验的精神运动性兴奋,行为有一定的盲目性,或者为精神运动性抑制,甚至木僵。本障碍常可伴惊恐性焦虑的自主神经系统症状,如心动过速、出汗、脸面潮红、呼吸急促等。上述症状多为混合出现,但也可单独出现。典型的急性应激障碍可出现表情呆滞,处于茫然状态,继而不动不语,呆若木鸡,对外界刺激无相应反应,呈木僵状态,称为心因性木僵。历时数分钟或数小时恢复正常,或进入意识朦胧状态,可出现定向障碍,对周围事物不能清晰感知,自言自语,内容零乱,表情紧张、恐怖、动作杂乱、无目的,或躁动不安、冲动毁物。事后不能全部回忆,称为心因性意识模糊状态。

急性应激障碍,一般在异乎寻常的应激源的刺激下几分钟内就可以出现,多在 1 h 内发病。如果应激性环境消除,症状可在 2～3 d 内(常可在几小时内)迅速缓解。如果应激源持续存在或具不可逆转性,症状一般可在 2～3 d 后开始减轻。通常在 1 周内可缓解,一般不超过 1 个月,预后良好。如果处理不当,症状持续超过 1 个月,可有 20%～30% 的人由急性应激障碍转为创伤后应激障碍(PTSD),长期存在痛苦,难以矫治。

(二)反应性朦胧状态

朦胧状态(twilight state)的临床特点是意识范围的缩小或狭窄,同时又伴有意识清晰度水平的降低。意识活动集中于较狭窄而孤立的范围内。由外表来看,患者尚能保持相当正常的行为,可能完成某种连续的活动,但是对这一范围以外的事物的感知、判断有困难,甚至给予不正确的评价。患者在此种状态下可出现定向障碍、意识范围缩小,对周围事物不能清晰感知,自言自语,内容零乱,常反映与病因有关的内心体验。事后不能全部回忆,历时数分钟或数小时不等,意识呈朦胧状态又称心因性意识模糊状态。意识朦胧状态一般是发作性的,常突然产生,突然中止。发作后一般多陷入深度睡眠,意识恢复后常伴有完全性遗忘,少数病例可有部分性遗忘。

(三)反应性木僵状态

典型的 ASD 可出现木僵状态(stupor state),表现为突然起病,对外界刺激无反应,表情呆滞,处于茫然状态,继而缄默、不动不语、呆若木鸡,拒绝饮食。可出现双上肢屈肘握拳,双下肢屈曲或僵直,被动运动时有抵抗,但腱反射正常,无病理反射。双目紧闭,瞳孔大小正常,对光反射存在。可伴有阵发性屏气,心律与血压正常,可持续数小时,称为心因性木僵。严重者呈不言不动、不饮不食、呆坐、呆立或终日卧床,大小便潴留,也不主动排泄,不咽唾液,任其沿口角外流,对刺激缺乏反应,甚至出现蜡样屈曲、空气枕头等表现。躯体方面常伴有自主神经系统功能失调的症状,如心率加快、面色潮红或苍白、出汗等。有时可见某些轻度意识障碍。一般来说,当环境改变或外因消除后,木僵的症状就可消失,患者对此通常不能完全回忆。

(四)反应性兴奋状态

一般受刺激后立刻发病(1 h 之内),表现出有强烈恐惧体验的精神运动性兴奋,行为有一定的盲目性。表情紧张、恐惧,动作杂乱、无目的,或躁动不安、攻击或危害周围人、冲动毁物等行为。动作和行为的增多与当时的思维、情感状态不一致,缺乏目的和意义,单调而杂乱。症状内容与应激源密切相关。

(五)亚型-急性应激性精神病

有的患者因强烈和持续一定时间的心理创伤直接引起精神病性障碍。称为"急性应激性精神病",也称为"反应性精神病"。这是急性应激障碍的一种亚型。其表现以妄想或严重情感障碍为主,症状内容与应激源密切相关,较易被人理解。本障碍急性或亚急性起病,历时短暂。经适当治疗,预后良好,恢复后精神正常,一般无人格缺陷。

John Briere 等将该类障碍命名为急性短暂精神病性障碍(acute and transient psychotic disorder, ATPD)。ATPD 是指在创伤发生的 1 个月之内,出现以精神病性症状为主,导致行为紊乱的精神障碍,一般历时短暂(不超过 1 个月),没有器质性病因证据。可以用 BPDMS 诊断筛查表进行筛查。

在 DSM-5 中,短暂精神病性障碍为另一个疾患的诊断,不包括在急性应激障碍中。

(六)强烈的病理情绪反应

急性应激障碍的患者,在强烈的精神刺激作用下,出现情绪低落、抑郁、愤怒、悔恨、沮丧、绝望、自责自罪,严重时有自杀行为;并有失眠、噩梦多、疲乏,难以集中注意力,对生活缺乏兴趣,对未来失去信心,但无精神运动抑制现象。症状缺乏晨重夜轻的变化,情感和行为多能为旁人所理解,与外界接触尚好,称为急性心因性抑郁状态。少数患者在强烈的精神刺激作用下,出现情绪兴奋、欣快、言语增多,并有夸大特点,内容与精神因素有关,易被人理解,有时亦可出现伤人、毁物行为,多数伴失眠,称为心因性躁狂状态。

多数患者一旦脱离灾害创伤处境,同时给予适当的支持,如对其应激表示理解、同情,让其有机会描述发生了什么以及他们对所发生的反应等便能得到康复。

四、诊 断

ASD 的诊断需要采用适当的方法对患者进行心理评估,严格按诊断标准进行诊断和鉴别诊断。

(一)心理评估

目前,诊断急性应激障碍的工具主要有用于成年人的简明创伤后障碍访谈(brief interviews for posttraumatic disorder,BIPD)、急性应激障碍访谈问卷(acute stress disorder interview,ASDI)、急性应激障碍量表(acute stress disorder scala,ASDS)、斯坦福急性应激反应问卷(Stanford acute stress reaction questionnaire,SASRQ),以及用于儿童和青少年的儿童急性应激反应问卷(child acute stress reaction questionnaire,CASRQ)、儿童急性应激核查表(the acute stress checklist for children,ASC-Kids)等。

1. 简明创伤后障碍访谈　国际创伤性应激研究学会(International Society for Traumatic Stress Studies,ISTSS)前主席 John Briere 于 1998 年编制,2004 年修订的简明创伤后障碍访谈(BIPD),包括用于识别和诊断由于明显的创伤事件导致的急性应激障碍(ASD)、短暂精神病障碍(BPDMS)和创伤后应激障碍(PTSD)的 3 个筛查表。BIPD 也是 1 个半结构访谈提纲,可以在灾后心理干预工作中结合会谈灵活使用。

在遭遇创伤事件后的 1 个月内,如果出现重新体验、回避和警觉性增高等症状,但没有明显的精神病症状,可以考虑是 ASD。如果出现明显的精神病症状,可以考虑是短暂精神病性障碍。如果创伤事件发生后,上述症状持续在 1 个月以上,无论有无明显的精神病症状,都要考虑是创伤后应激障碍。这 3 个筛查表,可以对这 3 种情况进行初步的评估。

2. 急性应激障碍访谈问卷和急性应激障碍量表　Bryant、Harvey、Dang 和 Sackville 依据 DSM-Ⅳ的诊断标准,开发了急性应激障碍访谈问卷(ASDI)。ASDI 是结构化的临床访谈问卷,由 19 个项目构成。ASDI 具有较好的内容效度和同时效度,其项目的内部一致性信度为 0.90,再测信度为 0.88。Bryant、Moulds 等人在 ASDI 的基础上又开发了自评的急性应激障碍量表(ASDS)。ASDS 的 19 个项目主要评价 ASD 症状的严重程度。量表采用 Likert 5 点计分。量表的 α 系数为 0.96,27 d 间隔的再测信度为 0.94。

3. 斯坦福急性应激反应问卷　斯坦福急性应激反应问卷(SASRQ)由多个分量表组成,包含 30 个项目。量表采用 Likert 5 点计分。量表具有较好的信度,结构效度、区分效度、聚合效度、预测效度也都令人满意。SASRQ 主要用于评价 ASD 的症状表现,无法对 ASD 做出诊断。

4. 儿童急性应激反应问卷　儿童急性应激反应问卷(CASRQ)是一自评式的诊断 ASD 的工具,施测对象为 9~15 岁的儿童和青少年。该问卷包括 48 个项目,采用 Likert 3 点计分。CASRQ 不仅能够用于 ASD 的诊断,还可用于评估症状的严重程度。

5. 儿童急性应激核查表 儿童急性应激核查表（ASC-Kids）是 Kassam-Adams 开发的 1 个简洁实用的诊断儿童和青少年 ASD 的自评量表。ASC-Kids 的适用人群是 8～17 岁的儿童和青少年。

（二）诊断标准

ASD 的诊断应满足以下条件：①发病必须有一个异乎寻常而严重的应激事件作为原因；②心理症状的发生与应激源存在时间上的紧密联系；③心理症状主要表现为意识障碍，还可伴有强烈的情绪变化及精神运动性兴奋或抑制；④症状持续时间不长，从数小时到 1 周。

1.《中国精神障碍分类与诊断标准》第 3 版（CCMD-3）诊断标准

（1）症状标准：以异乎寻常的和严重的精神刺激为原因，并至少有下列 1 项。①有强烈恐惧体验的精神运动性兴奋，行为有一定的盲目性；②有情感迟钝的精神运动性抑制（如反应性木僵），可有轻度意识模糊。

（2）严重标准：社会功能严重受损。

（3）病程标准：在受刺激后若干分钟至若干小时发病，病程短暂，一般持续数小时至 1 周，通常在 1 个月内缓解。

（4）排除标准：排除癔症、器质性精神障碍、非成瘾物质所致精神障碍及抑郁症。

2.《精神障碍诊断与统计手册》第 5 版（DSM-5）的诊断标准

（1）以下述一种（或多种）方式接触于实际的或被威胁的死亡、严重的创伤或性暴力，包括：①直接经历创伤事件；②亲眼目睹发生在他人身上的创伤事件；③获悉亲密的家庭成员或亲密的朋友身上发生了创伤事件（注：在实际的或被威胁死亡的案例中，创伤事件必须是暴力的或事故）；④反复经历或极端接触于创伤事件的令人作呕的细节中（例如，急救员收集人体遗骸；警察反复接触虐待儿童的细节）（注：此标准不适用于通过电子媒体、电视、电影或图片的接触，除非这种接触与工作相关）。

（2）在属于侵入性、负性心境、分离、回避和唤起这 5 个类别的任一类别中，有下列 9 个（或更多）症状，在创伤事件发生后开始或加重。

1）侵入性症状：①创伤事件的反复的、非自愿的和侵入性的痛苦记忆（儿童可能通过反复玩与创伤事件有关的主题或某方面来表达内容）；②反复做内容和（或）情感与创伤事件相关的痛苦的梦（儿童可能做可怕但不认识内容的梦）；③分离性反应（例如，闪回），个体的感觉或举动好像创伤事件重复出现（这种反应可能连续地出现，最极端的表现是对目前的环境完全丧失意识）（儿童可能在游戏中重演特定的创伤）；④对象征或类似创伤事件某方面的内在或外在线索，产生强烈或长期的心理痛苦或显著的生理反应。

2）负性心境：持续地不能体验到正性的情绪（例如，不能体验到快乐、满足或爱的感觉）。

3）分离症状：①个体的环境或自身的真实感的改变（例如，从旁观者的角度来观察自己，处于恍惚之中、时间过得非常慢）；②不能想起创伤事件的某个重要方面（通常由于分离性遗忘症，而不是由于诸如脑损伤、酒精、毒品等其他因素）。

4）回避症状：①尽量回避关于创伤事件或与其高度有关的痛苦记忆、思想或感觉；②尽量回避能够唤起关于创伤事件或与其高度有关的痛苦记忆、思想或感觉的外部提示（人、地点、对话、活动、物体、情景）。

5）唤起症状：①睡眠障碍（例如，难以入睡或难以保持睡眠或休息不充分的睡眠）；②激惹的行为和愤怒的爆发（在很少或没有挑衅的情况下），典型表现为对人或物体的言语或身体攻击；③过度警觉；④注意力有问题；⑤过分的惊跳反应。

（3）这种障碍的持续时间（诊断标准 B 的症状）为创伤后的 3 d 至 1 个月。

注：症状通常于创伤后立即出现，但符合障碍的诊断标准需持续至少 3 d 至 1 个月。

（4）这种障碍引起临床上明显的痛苦，或导致社交、职业或其他重要功能方面的损害。

（5）这种障碍不能归因于某种物质（例如，药物或酒精）的生理效应或其他躯体疾病（例如，轻度的创伤性脑损伤），且不能用"短暂精神病性障碍"来更好地解释。

（三）鉴别诊断

1. 急性脑器质性综合征 急性脑器质性综合征，如中毒性精神障碍、谵妄状态等，也可表现为意识障碍、情绪不稳、兴奋躁动等,但这类障碍以丰富生动的幻视为多见,其意识障碍有忽明忽暗的波动特点。此外,还可出现相应的阳性体征和脑电图、头颅 CT 和 MRI 等实验室检查的异常结果,可提示病灶部位,其病程也较长。

2. 情感性精神病　情感性精神病,也可在某一应激源冲击下发病,但其主要症状为协调性精神运动性兴奋或抑制,且情感障碍占优势,较少出现意识障碍,病程一般较长,病情虽有良好缓解期,常循环发作,临床常用的躁狂、抑郁测验量表可有助于鉴别。

3. 癔症　癔症常可在心理社会应激下发病,且症状短期内难与急性心因性反应区别。不过癔症表现更为多样化,带有夸张或表演性,并给人以做作的感觉,病前个性有自我中心,富于幻想、爱好艺术等特点,其中很重要的一点为暗示性较强,癔症的病情最易反复发作。

五、干　预

个体在遭遇突发性异常事件时常表现为现实感丧失,对过去和现在有不恰当的认识,而且对前途也不抱希望,绝望感和无助感使其情绪自控能力降到最低线,需要得到及时干预。

(一)干预基本原则

进行心理应激干预时,干预者应把握以下基本原则。

1. 正常化原则　该原则强调在应激干预活动中,建立一个心理创伤后调整的一般模式,涵盖在这个模式中的任何想法和情感都是正常的,尽管有时这些情感体验是痛苦的。干预者必须建立起"合理即正常"的理念。只有"正常",才意味着一切应激反应都在干预者的掌控中,当干预者在向当事人解释为什么这些反应是正常的同时,被干预者已经主动参与到自己的情绪调整过程中了。

2. 协同化原则　任何心理干预活动必须是干预者和当事人双方的积极参与和协同。干预活动双方的关系是协作式的,强调当事人充分调动自己的内在力量积极自我干预。同时,干预者应积极接纳当事人的认知、情感和行为,积极共情,站在当事人立场上体验他的感受。干预者应和当事人共同面对问题,一起寻找适合他们的调整模式。最好建立一个联盟或俱乐部,对于那些自尊感和安全感降低的人要给予适当的授权,让其恢复自我意识。这条原则对于那些目睹了亲朋好友遇难创伤场景的人尤为重要。

3. 个性化原则　由于患者的个性特点、年龄、性别、社会文化背景、受到心理创伤的形式和程度等的不同,个体在受到急性事件创伤后康复的方法和途径是独特的。因此,心理干预也应该是独特的和个性化的。应针对个体遇到的不同的应激事件及其心理损伤的程度,结合个体的个性、年龄和性别特点,充分考虑其文化背景和社会支持情况,进行个性化心理干预。

(二)干预方法

由于 ASD 由强烈的应激性生活事件引起,心理干预具有重要的意义。让患者尽快摆脱创伤环境,避免进一步刺激是首要的。在患者能够接触的情况下,建立良好的医患关系,与患者促膝交谈,对患者进行认知性干预和支持性干预可能会取得较好的效果。要帮助患者建立自我的、有力的心理应激应对方式,发挥个人的缓冲作用,避免过大的伤害。

1. 心理治疗

(1)放松技术:放松技术(relaxation techniques)也称为松弛训练,是一种帮助患者探索如何处理压力的很好方式。在对急性应激障碍的处理中,放松技术是最基本的也是最常用的心理行为训练技术。有些人,特别是那些有严重心理问题和曾遭过虐待的人,在放松练习过程中可能会经历情绪上不适的感觉。虽然很少见,但是如果患者在练习中感觉情绪的不适,那就马上停下来。

放松训练的步骤如下:静坐在舒适的椅上,靠背扶手椅是很理想的。躺在床上也很好。尽可能地舒适,不穿过紧的衣服和鞋子、不跷二郎腿。深吸一口气,慢慢呼出。再继续。接下来要做的就是将特殊部位的肌肉群交替的紧张和放松。紧张后比紧张前肌肉将会更加放松。注意体会肌肉的感觉,特别是紧张和放松的相反感觉。这时候患者将会认识到特殊部分肌肉的紧张,并且能够缓解这种紧张。

每做一步都不要紧张一定肌肉以外的特殊肌肉群。不要屏气、磨牙或斜视。慢慢平稳地呼吸并且只想紧张放松的相反感觉。每次紧张10 s,每次放松10~15 s。数"1……2……"直到有时间间隔的感觉。记住每一步实际上是两个步骤,对每组相对的肌肉进行紧张放松的循环。①手:拳头握紧;放松。手指伸直;放松。②肱二头肌和肱三头肌:收缩肱二头肌(收缩,但是摇动手来保证患者没紧张);放松(将手臂下垂)。收缩肱三头肌(试着向后弯曲手臂);放松(甩手臂)。③肩膀:将肩膀向后拉(要小心);放松。向前耸肩;放松。④颈部(侧面):肩膀伸直放松,头慢慢转到右边,幅度尽可能大;放松转到左边;放松。⑤颈部(前面):下巴紧贴胸前;放松(不推荐把头扭到后面不要扭伤颈部)。⑥嘴巴:尽可能将嘴巴张大;放松。嘴唇紧闭或尽可能撅起嘴;放松。⑦舌头(伸缩):嘴巴张开,尽可能将舌头伸远;放松(让其放在下腭)。尽可能回缩;放松。⑧舌头(向上向下):将舌头抵住上腭;放松。抵住下腭;放松。⑨眼睛:尽可能张大(皱眉毛);放松。紧紧闭上眼睛(斜视);放松。确保在每次紧张后完全放松眼睛、前额和鼻子。⑩呼吸:尽可能深吸气,再多吸点;像平常样呼气15 s。呼出肺里所有的气,再呼出点;像正常吸气15 s。⑪背部:肩膀靠椅背上,向前推动身体,使背弯成弓形;放松。要认真地做,否则就不要做。⑫臀部:用力收缩臀部,将骨盆稍微向上抬离椅子;放松。屁股用力做椅子上;放松。⑬大腿:伸长腿并抬高约15 cm,或者脚休息但不用收腹。将脚用力踩地上或者脚休息;放松。⑭胃部:尽可能长地伸展胃部;完全放松。推挤胃部或者收缩就像准备对肠道产生很大冲击力;放松。⑮小腿和脚:点脚趾(不抬腿);放松。尽可能地翘脚趾(小心抽筋,如果抽筋或是感觉到要抽筋了,甩几下);放松。⑯脚趾:随着腿放松,向地面点脚趾;放松。尽可能向上弯脚趾;放松。

(2)严重事件集体减压:严重事件集体减压(critical incident stress debriefing,CISD)是一种系统的、通过交谈来减轻压力的方法,是一种简易的支持性团体治疗。在大型灾难或战争中,对于幸存者、灾害救援人员、军人、急性应激障碍的患者,可以按不同的人群分组进行。CISD是一种心理服务的方式,并不是正式的心理治疗,面对的大部分是正常人。严重事件是任何使人体验异常强烈情绪反应的情境,可潜在影响人的正常心理功能。严重事件造成应激是因为事故处理者的应对能力因该事件而受损。实践表明,CISD是一种非常有效的心理干预方式。

1)CISD的目标:公开讨论内心感受;支持和安慰;资源动员;帮助当事人在心理上(认知上和感情上)消化创伤体验。

2)CISD的时限:创伤事件发生后24~48 h之间是理想的干预时间,6周后效果甚微。正规CISD通常由心理卫生专业人员指导,创伤事件发生后24~48 h之间实施,指导者必须对小组治疗有广泛了解,必须对急性应激障碍有广泛了解。在创伤事件发生后24 h内不进行CISD。原则上,创伤事件中涉及的所有人员都必须参加CISD。

3)CISD的实施过程

第一期:介绍期(introductory phase),指导者先进行自我介绍,然后介绍CISD的规则,仔细解释保密问题。

第二期:事实期(fact phase),请参加者描述事件发生过程中他们自己及事件本身的一些实际情况;询问参加者在这些严重事件过程中的所在、所闻、所见、所嗅和所为;每一参加者都必须发言,然后参加者会感到整个事件由此而真相大白。

第三期:感受期(feeling phase),询问有关感受的问题,如事件发生时您有何感受? 您目前有何感受? 以前您有过类似感受吗?

第四期:症状期(symptom phase),请参加者描述自己的急性应激障碍的症状,如失眠、食欲减退、大脑不停地闪出事件的影子,注意力不集中,记忆力下降,决策和解决问题的能力减退,易发脾气,易受惊吓等;询问事件过程中参加者有何不寻常的体验和目前有何不寻常体验? 事件发生后,生活有何改变? 请参加者讨论其体验对家庭、工作和生活造成什么影响和改变。

第五期:辅导期(teaching phase),介绍正常的反应;提供准确的信息,讲解事件、应激反应模式;应激反应的常态化;强调适应能力;讨论积极的适应与应付方式;提供有关进一步服务的信息;提醒可能的并存问题(如饮酒);给出减轻应激的策略;自我识别症状。

第六期:恢复期(reentry phase),澄清;总结晤谈过程;回答问题;提供保证;讨论行动计划;重申共同反应;强调小组成员的相互支持;可利用的资源;主持人总结。整个过程需2~3 h(一个单元时间)。严重事件后数周内进行随访。

4) CISD的注意事项:①对那些处于抑郁状态的人或以消极方式看待CISD的人,可能会给其他参加者增加负面影响;②鉴于CISD与特定的文化性建议相一致,有时某些民族文化仪式或宗教仪式可以替代CISD;③对于急性悲伤的人,如家中亲人去世者,并不适宜参加CISD。因为时机不好,可能会干扰其认知过程,引发精神障碍;如果参与CISD,受到高度创伤者可能为同一会谈中的其他人带来更具灾难性的创伤。

(3) 认知行为干预:认知干预模式认为,创伤植根于对事件和围绕事件的境遇的错误思维,而不是事件本身或与事件和境遇有关的事实。通过改变思维方式,尤其是通过认识其认知中的非理性和自我否定部分,获得理性和强化思维中的理性和自强的成分,通过人们能够获得对自己生活中创伤的控制。因此在评估个体应激程度时要充分考虑其认知和情绪反应,要向其介绍应激的一般知识,使其明确自身表现出的各种症状是可以用科学知识解释的。个体对紧张性应激的理解和评价以及采取的具体应付措施,在不同程度都和人体出现的不同应激反应有关。提高个体对应激反应的认知水平,与求助者共同寻找科学依据,纠正其不合理思维,有助于提高其应对生理、心理的应激的能力。

认知行为疗法(cognitive behavioral therapy,CBT)一般由创伤教育、放松训练、想象暴露、现场暴露、认知重构5个部分组成。许多研究表明,认知行为疗法对创伤早期的ASD有着很好的疗效。Bryant等(1998年)把ASD个体分为认知行为疗法和支持性辅导2个治疗组。结果表明,认知行为疗法组被试治疗前后的ASD症状和抑郁症状存在显著差异;而且,在治疗之后评定PTSD,认知行为疗法组被试中符合PTSD的人数比例少于支持性辅导组。Bryant等人的研究结果也表明,认知行为疗法对治疗ASD和预防PTSD的形成有着非常好的效果。

(4) 社会支持:社会支持包括物质上和心理上的支持,来自家庭、社区、干预者和自助群体等。由于一些急性创伤仅发生在个人或少数群体,未能引起社会广泛注意,当事人极易产生负性情绪,增加除急性事件以外的应激。社会支持干预系统中,家庭支持效果最为显著,干预者应正确评估当事人的家庭支持能力,并帮助其强化这些能力,以减少人体缺乏理性的恐惧。可以帮助患者积极认识和寻求可以获得的社会支持。出现ASD后,家人和朋友及时帮助是至关重要的。家人要陪在当事人的身边,要防止其有危险的行为和动作。这时候非言语最重要,如拍拍当事人的肩膀,可拥抱当事人,帮助当事人擦眼泪或口水等,也可以有言语的安慰。若有需要,让当事人睡上一觉。其实,睡觉可以让当事人暂时忘掉痛苦和恐惧,是一种比较好的自我保护机制。心理干预中,要多使用以下技术,如安慰、解释和宣泄等。尤其使用保证技术和共情技术,能使当事人消除某些疑虑和不安。社会的关心很重要,也是最大的支持和安慰。

(5) 心理晤谈:心理晤谈是一种最初发展用于干预救援人员的早期干预方法。目前已经广泛应用于对创伤事件潜在不良后果的干预。现在的随机对照试验(randomized controlled trial,RCT)研究表明心理晤谈对急性创伤人群的干预效果较差。多数只研究了单一晤谈的远期效果,若考虑紧急事件应激管理模式的整体效果,结果可能会更为乐观。

2. 药物治疗　药物治疗主要是对症治疗,但在ASD急性期也是常常采取的措施之一。适当的药物可以较快地缓解患者的抑郁、焦虑、恐惧、失眠等症状,便于心理治疗的开展和奏效。

常用的药物有抗焦虑药、抗抑郁药、非典型抗精神病药、抗惊厥药等。根据患者的主要症状进行选择。用药的原则是小量、短程、及时调整。对那些表现激越兴奋的患者,常用艾司唑仑(舒乐安定)、劳拉西泮、佐匹克隆和三唑仑等抗焦虑药或催眠剂;对精神运动性兴奋,严重抑郁的患者可酌情选用氯丙嗪、氟哌啶醇等抗精神病药,或阿米替林及SSRI等抗抑郁药。

一些与精神活动关系密切的中药,也可以用来对症治疗。以精神运动性兴奋症状为主(阳证)的患者,可选用重镇安神的方剂,如朱砂安神丸、珍珠母丸、磁朱丸等。以精神运动性抑制症状为主(阴证)的患者,可选用养心安神的方剂,如柏子养心丸、天王补心丸、安神补心丸等。最好是依据辨证治疗来调整中药方剂。但药物使用要谨慎,而且不能长时间使用。

3. 环境治疗　为了减弱或消除引起发病的应激处境不良作用,应尽可能离开或调整当时的环境,消除创伤性体验,对整个治疗有积极意义。环境治疗的另一含义,包括对患者康复后生活和工作方面的指导和安排,必要时重新调换工作岗位,改善人际关系,建立新的生活规律等。要根据患者的具体情况,协同有关方面进行安排,这对预防有良好作用。

六、预防及预后

(一)预防

1. 基本措施　ASD 的预防主要是平日培养健康的心理、自我保护意识和提高处理应激事件上的应对能力。根据患者的具体情况,协同有关方面改善环境,进行合理安排,尽快脱离发病时的环境,包括对患者康复后生活和工作方面的帮助、指导和安排,重新调整好患者的生活。必要时重新调换工作岗位,改善人际关系,建立新的生活规律,培养生活的乐趣,重视社会及家庭支持系统,以利于患者尽快康复。这对预防有良好作用。

2. 心理健康教育　在应激反应中,认知评价起着关键作用,而教育是改变认知的重要途径。研究表明,心理健康教育对个性特征有积极影响。尤其是对救援人员和军人,平时就要培养积极应对方式,并让个体了解到有些情绪反应并不意味着脆弱或无能。掩饰或回避会阻碍个体对社会支持的利用,不利于心理健康。

3. 提高机体应激对抗水平　Natick 科研中心研究认为,食用含有大量酪氨酸的高蛋白食物可明显提高参战人员对应激状态的耐受力,维生素、微量元素锌(Zn)对机体在应激反应的调节作用中也起一定的作用。睡眠剥夺情况下,短效催眠药对机体认知能力、警觉性的保持也是有较好效果的。英国军队在1982 年的马尔维纳斯群岛之战中,即应用苯二氮䓬类药物调节士兵睡眠和防治疲劳,取得了较好的效果。

4. 心理训练　为了减少 ASD 和 PTSD,应采取事前干预、事中干预和事后干预措施。事前干预选择易发生的 ASD 个体或群体,进行系统的、有计划的心理训练。研究表明,渐进性肌肉放松训练、想象、生物反馈训练等均能不同程度地提高免疫功能。通过心理训练,正性情绪和积极应对分值显著增加,进而提高易感人群的应激耐受力。

事中干预指对已发生 ASD 的个体提供一系列的医学心理学方法和技术,最常用的是心理咨询和心理治疗,防止 ASD 转化为 PTSD。事后干预是对已确定的 PTSD 及其他心理障碍进行治疗。

(二)预后

ASD 发作急骤,经及时治疗,预后良好,精神状态可完全恢复正常。急性应激反应,一般在异乎寻常的应激源的刺激下几分钟内出现,如果应激性环境消除,症状可在 2~3 d 内(常可在几小时内)迅速缓解。如果应激源持续存在或具不可逆转性,症状一般可在 2~3 d 后开始减轻。通常在 1 周内可缓解,一般不会超过 1 个月。预后良好。

第三节　创伤后应激障碍与干预

创伤后应激障碍(post-traumatic stress disorder,PTSD)是指突发性、异乎寻常的威胁性或灾难性生活事件导致个体延迟出现和长期持续存在的心理障碍,主要表现为对创伤性事件的反复性再体验、回避行为/麻木情感、持续性警觉性增高,以及对创伤经历的选择性遗忘和对未来失去信心等症状,是一种典型的应激相关精神障碍。

PTSD 作为一个诊断类别始见于美国精神病学会(American Psychiatry Association)1980 年出版的《精神疾病诊断与统计手册》第 3 版(DSM-Ⅲ)。在《精神疾病诊断与统计手册》第 4 版(DSM-Ⅳ)和第 4 版修订版(DSM-Ⅳ-TR)中,PTSD 有三大核心症状:创伤性体验的反复重现、持续的回避、持续的警觉性增高。在 2013 年 5 月出版的《精神疾病诊断与统计手册》第 5 版(DSM-5)中,将"持续的回避"分为 2 种:"持续回避与创伤事件相关的刺激"及"和创伤事件有关的认知和心境方面的消极改变"。因此,PTSD 现在有4 组核心症状。PTSD 总的患病率人口为 1.0%~2.6%。大多数患者在遭遇创伤事件 1 个月后至半年内发病,可在1年左右治愈。少数可持续多年不愈,或转变为持久的人格改变。

流行病学调查发现,PTSD在人群中的患病率较高。由于调查人群及方法学的差异,不同国家的研究有很大差异。美国调查发现,PTSD的终身患病率为3%~58%,女性约为男性的2倍;德国研究结果显示,人群总体患病危险性仅为13%,而阿尔及利亚研究结果则高达37.4%;另一项对海湾战争的3 000名住院士兵的研究发现,有13%的士兵患有PTSD。有人估计,在海湾战争的退伍军人中,PTSD的发生率高达8%,大约30%的越战退伍军人在战争结束后的某段时间内罹患PTSD。还有研究显示,经历创伤性事件后,20.4%的女性和8.2%的男性可能发展成为PTSD。经历某些特殊的创伤性事件,发展成为PTSD的比例更高。强奸是最有可能导致PTSD的创伤性事件,将强奸视为他们所经历的最大创伤的人中,65%的男性和46%的女性会发展成为PTSD。调查发现,对于男性来说,能够导致PTSD的严重创伤,39%为打架,24%为童年时期受到忽视,22%为童年时期受虐;对于女性,除了强奸以外,还有童年时期遭受体罚(49%)、被武器胁迫(33%)、被调戏(27%)和受到攻击(21%)。另外一项研究发现,无论男性还是女性,车祸和自然灾害导致PTSD的概率要低一些。有关PTSD的预后,大约有50%的患者在3个月之内复原,约有30%的患者可以完全康复,40%的患者持续有轻微症状,20%的患者有较严重的症状,10%的患者症状持续难以改善,甚至恶化。需要重视的是,PTSD患者的自杀率高达19%,远远高于普通人群;而且合并其他精神障碍的风险较高,如酒精滥用20%~70%,广泛性焦虑为40%~70%,抑郁症为35%~50%,药物滥用为10%~25%等。

PTSD通常在创伤事件发生3个月后出现,但也可能在事发后数个月至数年间延迟发作(delay onset),任何年龄的个体都可能发生PTSD。部分患者的症状在发病6个月之内缓解。引发创伤的灾害事件包括战争、暴力犯罪、被抢劫、性侵害、严重交通事故、自然灾害和技术性灾难(technological disaster)等,罹患PTSD多为直接或接触创伤事件的幸存者(受害者)、目击者与救援者等。PTSD常伴随抑郁、酗酒或其他物质滥用等。PTSD以发生率高、慢性病程、疗效差等特点而备受关注。

一、易感因素

影响PTSD的因素很多,如遗传因素、个体素质、人格特点、过去的生活经验、生活状态、受教育程度、智力水平、信念和生活态度,事件发生时个体发育的成熟程度,创伤发生前后的社会支持系统等。有精神障碍家族史者、受教育程度较低者、智力水平差者更易发生PTSD。但剧烈的心理创伤是本病发生的直接原因。有研究认为,一个人不论多么强壮,若应激源刺激的强度超过个体的承受力时,就可能发生PTSD。PTSD研究专家雷切尔·麦克奈尔说:"研究证明,受到的创伤越大,PTSD的症状就越严重。很明显受过枪伤或是在战斗中失去同伴的士兵更容易患上PTSD。在战争中开枪杀人是自我保护的一种本能,但这恰恰是对个体心理最严重的伤害。"

(一)生物学因素

在遗传因素方面,相关研究表明,当个体具有一定易感素质时,即使遇到强度较低的应激因子也很有可能致使应激障碍发生。True等对4 042名PTSD的男性双生子进行了调查,结果显示,PTSD的所有症状均受到了遗传因素的影响,其中遗传因素可解释核心症状的13%~34%。在分子遗传学的相关研究上,Young等调查发现,PTSD患者中A1等位基因的频率显著高于未患病且有战争经历的同期参战军人,同时发现PTSD核心症状的严重程度与A1等位基因频率显著相关。此外有酒依赖家族史、精神障碍的家族史者也易在应激事件发生后出现PTSD。

在神经内分泌方面,病理心理和内分泌失调有关,创伤事件后,受害者的皮质醇水平减低。在创伤事件后的低皮质醇水平对巩固创伤事件的记忆可能有加强作用,这会使患者产生强烈的痛苦感,使恢复延缓而反应加强。个体面对创伤事件时,交感神经系统活性增高,下丘脑-垂体-肾上腺轴负反馈抑制增强,致使个体内环境随之变化,免疫功能受到抑制,导致患者身体愈合速度和程度降低。

在脑功能研究方面,许多调查研究显示在PTSD患者有海马功能活动下降、N-乙酰天冬氨酸的减少以及海马萎缩等现象。PTSD患者在进行与创伤因子有关的活动时,会增强其杏仁核活动,此研究结果提示 PTSD 患者非陈述性记忆损害的症状可能与杏仁核的活动有关。另有研究发现 PTSD 患者面对创伤暴露物时，能抑制脑中前额叶中央区的活动，致使 PTSD 患者闯入性记忆加强，前额叶受损的患者表现为不能根据外界环境的变化随之调整自己的情绪。

（二）严重的生活事件

剧烈的精神创伤或生活事件，持续的困难处境，皆可为本病发生的直接原因，这些应激源多种多样。主要包括：①严重的生活事件，如亲人突然亡故，尤其是配偶的死亡；异乎寻常的意外刺激，如被奸污、夫妻间情感的破裂等。②自然灾害，如地震、洪水和海啸等威胁生命安全和财产巨大损失的灾难。③隔绝状态，如长期处于被严格隔离的拘禁处境，Allers 曾观察到俘虏们由于身处异国，言语上也受到"隔离"，有的发生了 PTSD。④战争场面，据对第二次世界大战的报道，当交战双方进行短兵相接的激烈战斗中，由于遭受炮击、轰炸，甚至白刃战的惊恐体验，如悲痛、恐惧和忧虑等。但生活事件是否导致 PTSD，还与其他因素有关，如在同样的创伤条件下，并不是绝大多数人出现 PTSD，而只是其中的一部分人患病。这说明，PTSD 的发生，还与个体的人格特点、应对方式、社会支持和身体状况等有关。

（三）性别、年龄

在经历心理或身体创伤以后，女性比男性更易罹患 PTSD，比例约为 2∶1。女性患者 PTSD 发生率高于男性，其原因可能是女性的情绪障碍易感倾向较高。某些研究结果显示，成年患者的 PTSD 症状与年龄成反比，而年轻患者则大多缺乏对死亡的心理准备，心理应激反应更重。

（四）个人特点和生活经历

创伤前个性特征与 PTSD 的发生有着密切关系。第二次世界大战时，一个普遍的观点是，PTSD 患者有一种个人潜质，Laymen 说是缺少坚强的意志，而军事心理专家认为是某种人格缺陷导致了这种障碍。军事实践也发现，在同样的军事应激条件下，大多数士兵反应较轻，并能很快自我调整，出现适应性心理行为反应；而有的士兵反应很重，甚至导致心理行为紊乱，无法调整，甚至会患 PTSD。摆在军事心理学家面前的问题是：为什么在同样条件下，不同士兵应激反应存在较大差异？后来的研究认为患 PTSD 的士兵具有某种潜质，可能是某种人格缺陷导致了战斗中的崩溃。有关研究表明，在同样创伤刺激作用下，极度内向、具有焦虑特质和神经质人格更易导致 PTSD。容易发生 PTSD 者具有以下人格特点：①情绪不稳定，常常表现为情绪不成熟、容易激动、易受环境支配、心神动摇不定，不能面对现实而急躁不安；②高忧虑、高紧张性人格特质，常常处于紧张、忧虑状态，表现出悲观的情绪，常常有患得患失之感；③在团体中缺乏与人接近的勇气，生活战战兢兢而不能控制自己。另外，童年时代有过心理创伤（如遭受性虐待、6 岁前父母离异），有精神病病史，创伤性事件前后有其他负性生活事件，家境不好，身体健康状态欠佳者更易发生 PTSD。

（五）社会支持系统

社会支持（social support）是指个体与社会各方面包括家庭、亲朋、社区、组织和社团等精神上和物质上的联系，具有缓冲创伤应激的作用。它作为个体可利用的外部资源，是 PTSD 发生的外部中介变量。不少研究结果表明，良好的社会支持可以缓冲创伤事件造成的心理应激反应强度；改变个体对创伤事件的认知评价，提高对再次应激的预测力和耐受力，多方面的情感支持将有利于患者的心理应对；减少应激事件对个体自尊和自控感的损害，重建自信心，从而减少或减轻 PTSD 症状。缺乏社会性支持明显地与心理应激状态的增高密切相关。对支持的满意度越高，PTSD 发生的危险性越小，是 PTSD 发生的保护因素。因此应当根据 PTSD 患者的病程、种类等状况和患者个性、患者当时需要等特点，给予合适的社会支持。

（六）心理学因素

童年时代的心理创伤（如遭受性虐待、6 岁前父母离异），性格内向及有神经质倾向，创伤性事件前后有其他负性生活事件，家境不好，躯体健康状态欠佳以及个体人格特性、教育程度、智力水平、信念和生活态度等形成个体易患性影响等。导致对精神性创伤经历的反应强度的因素包括控制力、预见性和觉察威胁的程度，尝试对自身或其他人最小损伤的能力以及现实的困惑。如果患者被伤害或出现疼痛、发热或感冒,能够加剧生理和心理的体验。

有学者总结出易患PTSD的人群为:①较年轻与年老时期遭受创伤压力事件时,较成年人无力忍受伤痛;②不适当或匮乏的社会支持;③已患其他精神疾病;④具有精神疾病遗传素质上的易感性;⑤不成熟或病态的人格特质。

二、临床表现

PTSD一般不会直接发生在事件、事故、灾害等外伤体验后,通常是在1~6个月内发病。在6个月后发病的称为延迟性PTSD,即狭义的PTSD。若是在遭遇心理创伤后若干分钟或若干小时内发病的,称为急性应激障碍,也称为急性PTSD。目前临床上一般将PTSD划分出延迟性PTSD、急性和慢性PTSD 3种亚型,或现症PTSD和终身PTSD两种亚型;而对在临床后期逐渐形成的灾害后人格改变患者限定为慢性PTSD(病程在2年以上)或终身PTSD的亚型。大多数PTSD患者1年内恢复,少数患者持续多年不愈,而成为持久的精神病态。PTSD特点是反复出现创伤时体验、噩梦,或"触景生情"的痛苦,导致明显社会功能缺损,症状固定化和习惯化,常伴有继发的心理障碍。PTSD主要表现为四大主症:反复重现创伤性体验;回避与创伤事件有关的活动;持续的警觉性增高;认知和心境方面的消极改变症状群。

(一)反复重现创伤性体验

反复重现创伤性体验症状表现为持续地重新体验到这种创伤事件:尽管患者对经历的事件极不愿想起,却不由自主地反复回忆当时的痛苦体验,患者反复闯入性地、痛苦地回忆这些事件,没有警告,就像"从天而降",不需要刺激或者相关引发物。PTSD个体可能会生动地看到当时的情境,好像创伤再次发生,或反复发生错觉、幻觉、幻想形成的创伤事件重演的生动体验,这被称为"闪回"(flashback)。反复闯入记忆的痛苦事件,有时还会在人睡眠状态以梦魇(nightmare)的形式发生。

如果遇到与此创伤事件有关的具有象征意义的或者是实际的线索,都会引发个体强烈的心理反应(恐惧、恶心、抑郁等)、生理反应(心率加快、出汗、呼吸加快等)。如震后余生的人,对于经过家门前的大型运货卡车所造成的震动往往会产生"地震来了"的恐惧感;被泥石流掩埋后获救的孩子在来年5月雨季来临时,都会对泥石流是否会来而心存极大的恐惧。这种反复体验性症状让个体痛苦不堪,一方面个体难以控制症状的发生时间和次数,另一方面它们会引发个体强烈的痛苦体验,就像再次经历创伤事件一样。有些引发恐惧的线索或刺激是明显的,如那些参加过战斗的老兵来说,汽车排气管的声音与枪声类似,会引发他们的恐惧。但某些情况下,线索与创伤之间似乎没有直接的联系。如遭遇强奸的人害怕淋浴,虽然强奸发生在她房子以外的地方,这种间接的线索也会使得她容易唤起被强奸的记忆。

患者在创伤性事件后,频频出现内容非常清晰的、与创伤性事件明确关联的梦境(梦魇)。在梦境中,患者也会反复出现与创伤性事件密切相关的场景,并产生与当时相似的情感体验。患者常常从梦境中惊醒,并在醒后继续主动"延续"被"中断"的场景,并产生强烈的情感体验。

患者面临、接触与创伤事件相关联或类似的事件、情景或其他线索时,通常出现强烈的心理痛苦和生理反应。事件发生的周年纪念日、相近的天气及各种场景因素都可能促发患者的心理与生理反应。

(二)回避与创伤事件有关的活动

回避与麻木症状反映了患者试图在生理和情感上远离创伤。表现为对与创伤事件有关的线索竭力回避,如回避相关的念头与话题,回避相关的场所与人物,不能回忆创伤经历中的重要情节,明显减少参加重要活动的次数,与他人的关系疏远,如与旁人疏远,与亲人的感情变得淡漠,对未来失去憧憬,觉得活着没有意义等。

Creamer等认为回避是对重复体验的反应。创伤记忆和其他的一些线索进入意识后,个体就会体验到焦虑、恐惧等与创伤相联系的痛苦,于是患者会尽最大可能避免想起或者感觉到创伤,回避能唤起创伤的情境和事件,或者是完全忘记创伤。对创伤性记忆的回避可以暂时缓解痛苦,却强化了回避性行为。与之类似,分离或麻木是为了切断侵入性创伤记忆与痛苦情感之间的联系。情感分离所带来的结果有积极的一面,也有消极的一面。个体通常描述他们不再有强烈的情感了,或者他们感觉到麻木。患者通常会报告他们为了避免回忆起创伤和与之相联系的痛苦经历,他们以一种单调固定的方式生活。严重的情感分离会阻碍个体与他人建立正常联系,享受日常生活,保持创造力,以及计划未来等多个方面。

在创伤性事件后,患者对与创伤有关的事物采取持续回避的态度。回避的内容不仅包括具体的时间、地点、对话、活动、物体、情景,还包括有关的想法、感受和话题。多数患者往往不愿提及有关事件,避免相关交谈,甚至出现相关的"选择性失忆"。例如,一位直接参与青海玉树"4·14"大地震救援的特警,在确诊为 PTSD 患者后,在心理医师访谈时,对救援的细节无法清楚地表达。

对创伤性事件的某些重要方面失去记忆也被视为回避的表现之一。患者似乎希望把这些创伤性事件从自己的记忆中"抹去"。

(三)持续的警觉性增高

PTSD 患者还表现出过度的警觉性。患者长时间处于"战斗或者逃跑"的状态,就像他正在经历创伤性事件一样。即便是在比较安全的情境中,患者也做好了随时应对威胁的准备,表现出持续的高度警觉。但过度的警觉性会扰乱个体的正常生活,使人感到衰竭。在这种状态下,患者会花很多的时间和精力去寻找环境中的威胁性信息(高易感性)。有研究表明,长时间处于紧张状态会破坏整个机体健康,常伴有神经兴奋,对细小的事情过分敏感,注意力集中困难,失眠或易惊醒,烦躁不安,易激惹或易怒,心悸、出汗、面色苍白、过分地担惊受怕,焦虑、抑郁、自杀倾向等表现,也可引起人格改变。这些症状的持续将导致个人社交、家庭和职业功能重大失衡。

(四)认知和心境方面的消极改变症状群

在遭遇创伤性事件后,许多患者出现与创伤事件有关的认知和心境方面的消极改变,存在着"情感麻痹"的现象。从外观上看,患者给人以木然、淡漠的感觉,与人疏远、不亲切、害怕、罪恶感或不愿意和别人有情感的交流。患者自己也感觉到似乎难以对任何事物产生兴趣,过去热衷的活动也无法激起患者的情绪,患者感到与外界疏远、隔离,甚至格格不入,难以接受或者表达细腻的情感,对未来感到心灰意冷,听天由命,甚至觉得万念俱灰,生不如死,严重的则采取自杀行为。

三、诊 断

近年来很多研究认为,最好的 PTSD 诊断方法,是结合结构性访谈和自评的问卷进行评估,按诊断标准进行诊断。

(一)心理评估

PTSD 的评估量表可分为两大类。

1. PTSD 自陈式问卷　PTSD 自陈式问卷(self-report questionnaires)主要包括:简明创伤后障碍访谈(brief interviews for post-traumatic disorder,BIPD)、事件影响量表-修订版(the impact of event scale-revised,IES-R)、创伤后应激的宾思量表(Penn inventory for post-traumatic stress)、与战争有关的 PTSD 密西西比量表(Mississippi scale for com-bat-relates PTSD)、创伤后诊断量表(post-traumatic diagnosis scale,PTDS)、PTSD 检测表(PTSD checklist,PCL)、大卫德森创伤量表(Da-Vidson trauma scale,DTS)、创伤症状问卷(trauma symptom inventory,TSI)、明尼苏达第二版的肯恩 PTSD 量表(Keane PTSD scale of the MMPI-2)等。

2. PTSD 结构式诊断量表　PTSD 结构式诊断(structured diagnosis)量表主要包括:结构化临床访谈表(structured clinical interview for DSM-IV-R axis I disorders,SCID-I)、临床医师专用 PTSD 量表(clinician-administered PTSD scale,CAPS)、PTSD 症状会谈量表(PTSD symptom scale interview,PSS-I)、PTSD 会谈量表(PTSD interview)、PTSD 的结构式会谈量表(structured interview for PTSD,SI-PTSD)等。

随着 DSM-5 的发布,美国国家 PTSD 中心(National Center for PTSD)正在修订和验证了一些创伤后应激障碍的评估量表。目前,一些量表已按照 DSM-5 创伤后应激障碍的诊断标准进行了修订,包括:临床医师专用 PTSD 量表,DSM-5 修订版(clinician-administered PTSD scale for DSM-5,CAPS-5);PTSD 检测表,DSM-5 修订版(PTSD checklist for DSM-5,PCL-5);生活事件测查表,DSM-5 修订版(life events checklist for DSM-5,LEC-5)。

正在修订的量表有：临床医师专用PTSD量表-儿童和青少年版（clinician-administered PTSD scale for children and adolescents, CAPS-CA）、PTSD初级保健量表（the primary care PTSD scale, PC-PTSD）。

其他量表，将由美国国家PTSD中心、美国精神病学会及其他有关机构按照DSM-5创伤后应激障碍的诊断标准陆续修订。

（二）诊断标准

在现行的心理疾病诊断标准中，有《中国精神障碍分类与诊断标准》第3版（CCMD-3）和美国的《精神障碍诊断与统计手册》第5版（DSM-5）等。

1.《中国精神障碍分类与诊断标准》第3版（CCMD-3）诊断标准　由异乎寻常的威胁性或灾难性心理创伤，导致延迟出现和长期持续的精神障碍。主要表现为：①反复发生闯入性的创伤性体验重现（病理性重现）、梦境，或因面临与刺激相似或有关的境遇，而感到痛苦和不由自主地反复回想；②持续的警觉性增高；③持续的回避；④对创伤性经历的选择性遗忘；⑤对未来失去信心。少数患者可有人格改变或有神经症病史等附加因素，从而降低了对应激源的应对能力或加重疾病过程。精神障碍延迟发生，在遭受创伤后数日甚至数月后才出现，病程可长达数年。

（1）症状标准

1）遭受对常人来说都是异乎寻常的创伤性事件或处境（如天灾人祸）。

2）反复重现创伤性体验（病理性重现），并至少有下列1项：①不由自主地回想受打击的经历；②反复出现有创伤性内容的噩梦；③反复发生错觉、幻觉；④反复发生触景生情的精神痛苦，如目睹死者遗物、故地重游，或周年日等情况下会感到异常痛苦和产生明显的生理反应，如心悸、出汗、面色苍白等。

3）持续的警觉性增高，至少有下列1项：①入睡困难或睡眠不深；②易激惹；③集中注意困难；④过分地担惊受怕。

4）对与刺激相似或有关的情境的回避，至少有下列2项：①极力不想有关创伤性经历的人与事；②避免参加能引起痛苦回忆的活动，或避免到会引起痛苦回忆的地方；③不愿与人交往、对亲人变得冷淡；④兴趣爱好范围变窄，但对与创伤经历无关的某些活动仍有兴趣；⑤选择性遗忘；⑥对未来失去希望和信心。

（2）严重标准（略）。

（3）病程标准：精神障碍延迟发生（即在遭受创伤后数日至数月后，罕见延迟半年以上才发生），符合症状标准至少已3个月。

（4）排除标准：排除情感性精神障碍、其他应激障碍、神经症、躯体形式障碍等。

由于PTSD患者的行为变异很大，而且PTSD患者可能伴有焦虑、抑郁、器质性精神障碍、物质依赖等，在PTSD的所有症状中，没有几个症状是具有特异性，因此，PTSD正确诊断有赖于对症状出现的顺序、症状与创伤事件的关系等进行认真的检查和分析，要明确症状是出现在创伤事件之前还是之后。但症状的出现时间与创伤事件之间的关系变化之大，又使得PTSD的诊断变得更加困难。因为没有几个PTSD患者的表现是"典型"的，也没有几个PTSD患者的症状是具有特异性的。可见，PTSD的诊断是很复杂的。

2.《精神障碍诊断与统计手册》第5版（DSM-5）（美国）的诊断标准

（1）成年人、青少年和6岁以上儿童诊断标准。

1）以下述1种（或多种）方式接触于实际的或被威胁的死亡、严重的创伤或性暴力：①直接经历创伤性事件；②亲眼看到发生在他人身上的创伤性事件；③获悉亲密的家庭成员或亲密的朋友身上发生了创伤性事件，在实际的或被威胁死亡的案例中，创伤性事件必须是暴力的或事故的；④反复经历或极端接触于创伤性事件的令人作呕的细节中（例如，急救员收集人体遗骸；警察反复接触虐待儿童的细节）。

注：诊断标准④不适用于通过电子媒体、电视、电影或图片的接触，除非这种接触与工作相关。

2）在创伤性事件发生后，存在以下1个（或多个）与创伤性事件有关的侵入性症状：①创伤性事件反复的、非自愿的和侵入性的痛苦记忆（注：6岁以上儿童，可能通过反复玩与创伤性事件有关的主题或某一方面来表达）；②反复做内容和（或）情感与创伤性事件相关的痛苦的梦（注：儿童可能做可怕但不能识别内容的梦);③分离性反应(例如,闪回),个体的感觉或举动好像创伤性事件重复出现(这种反应可能连续出现,最极端的表现是对目前的环境完全丧失意识)(注:儿童可能在游戏中重演特定的创伤);④接触象征或类似创伤性事件某方面的内在或外在线索时,产生强烈或持久的心理痛苦;⑤对象征或类似创伤性事件某方面的内在或外在线索,产生显著的生理反应。

3)创伤性事件后,开始持续地回避与创伤性事件有关的刺激,具有以下1项或2项情况:①回避或尽量回避关于创伤性事件或与其高度有关的痛苦记忆、思想或感觉;②回避或尽量回避能够唤起关于创伤性事件或与其高度有关的痛苦记忆、思想或感觉的外部提示(人、地点、对话、活动、物体、情景)。

4)与创伤性事件有关的认知和心境方面的负性改变,在创伤性事件发生后开始或加重,具有以下2项(或更多)情况:①无法记住创伤性事件的某个重要方面(通常是由于分离性遗忘症,而不是诸如脑损伤、酒精、毒品等其他因素所致);②对自己、他人或世界持续性放大的负性信念和预期(例如,"我很坏""没有人可以信任""世界是绝对危险的""我的整个神经系统永久性地毁坏了");③对创伤性事件的原因或结果持续性地认知歪曲,导致个体责备自己或他人;④持续性的负性情绪状态(例如,害怕、恐惧、愤怒、内疚、羞愧);⑤显著地减少对重要活动的兴趣或参与;⑥与他人脱离或疏远的感觉;⑦持续地不能体验到正性情绪(例如,不能体验快乐、满足或爱的感觉)。

5)与创伤性事件有关的警觉或反应性有显著的改变,在创伤性事件发生后开始或加重,具有以下2项(或更多)情况:①激惹的行为和愤怒的爆发(在很少或没有挑衅的情况下),典型表现为对人或物体的言语或身体攻击;②不计后果或自我毁灭的行为;③过度警觉;④过分的惊跳反应;⑤注意力有问题;⑥睡眠障碍(例如,难以入睡或难以保持睡眠或休息不充分的睡眠)。

6)这种障碍的持续时间[诊断标准2)、3)、4)、5)]超过1个月。

7)这种障碍引起临床上明显的痛苦,或导致社交、职业或其他重要功能方面的损害。

8)这种障碍不能归因于某种物质(例如,药物、酒精)的生理效应或其他躯体疾病。

PTSD个体可能有分离症状:他们感到对自己的想法或躯体是一个外部的观察者,就像在梦里一样。他们还会感到他们周围的世界是不真实的、梦幻的或遥远的。分离症状还包括闪回,以及不能回忆起创伤事件的关键部分。

(2)6岁及以下儿童的创伤后应激障碍诊断标准

1)6岁及以下儿童,以下述一种(或多种)方式接触于实际的或被威胁的死亡、严重的创伤或性暴力:①直接经历创伤性事件;②亲眼目睹发生在他人身上的创伤性事件,特别是主要的照料者(注:这些目睹的事件不适用于通过电子媒体、电视、电影或图片的接触);③知道创伤性事件发生在父母或照料者的身上。

2)在创伤性事件发生后,存在以下1个(或多个)与创伤性事件有关的侵入性症状:①创伤性事件反复的、非自愿的和侵入性的痛苦记忆(注:自发的和侵入性的记忆看起来不一定很痛苦,也可以在游戏中重演);②反复做内容和(或)情感与创伤性事件相关的痛苦的梦(注:很可能无法确定可怕的内容与创伤性事件相关);③分离性反应(例如,闪回),儿童的感觉或举动好像创伤性事件重复出现(这种反应可能连续出现,最极端的表现是对目前的环境完全丧失意识),此类特定的创伤性事件可能在游戏中重演;④接触象征或类似创伤性事件某方面的内在或外在线索时,会产生强烈或持久的心理痛苦;⑤对创伤性事件的线索产生显著的生理反应。

3)至少存在1个(或更多)代表持续地回避与创伤性事件有关的刺激或与创伤性事件有关的认知和心境方面的负性改变的下列症状,且在创伤性事件发生后开始或加重。

持续地回避刺激:①回避或尽量回避能够唤起创伤性事件回忆的活动、地点或具体的提示物;②回避或尽量回避能够唤起创伤性事件回忆的人、对话或人际关系的情况。

认知上的负性改变:①负性情绪状态的频率(例如,恐惧、内疚、悲痛、羞愧、困惑)显著增加;②显著地减少对重要活动的兴趣和参与,包括减少玩耍;③社交退缩行为;④持续地减少正性情绪的表达。

4)与创伤性事件有关的警觉和反应性的改变,在创伤性事件发生后开始或加重,具有以下2项(或更多)情况:①激惹的行为和愤怒的爆发(在很少或没有挑衅的情况下),典型表现为对人或物体的言语或身体攻击(包括大发雷霆);②过度警觉;③过分的惊跳反应;④注意力有问题;⑤睡眠障碍(例如,难以入睡或难以保持睡眠或休息不充分的睡眠)。

5)这种障碍的持续时间超过1个月。

6)这种障碍引起临床上明显的痛苦,或导致与父母、同胞、同伴或其他照料者的关系或学校行为方面的损害。

7)这种障碍不能归因于某种物质(例如,药物、酒精)的生理效应或其他躯体疾病。

一些有PTSD的儿童可能有分离症状:他们感到对自己的想法或躯体是一个外部的观察者,就像在梦里一样。他们还会感觉他们周围的世界是不真实的、梦幻的,或遥远的。在儿童中的分离症状还包括闪回。

四、干 预

PTSD患者,若得不到积极有效的干预、恰当的社会支持和环境适应,即使他们盼望走出梦魇,即使在相当时间里和大多场合下看似如常人,但心底深处的创伤仍在渗血,畸形的瘢痕仍在隐痛。一旦风吹草动,一旦触及伤心地、落泪时、惊恐时,症状就会如火山般突然爆发出来。而那些诱发因素在他人看来可能完全不关痛痒,无足轻重。出现这种情况的原因可能是:①情绪记忆是诸种记忆中最深刻持久,且回忆起来时最能引发生理剧烈反应的记忆。灾难性创伤留下的正是情绪记忆。这就是为什么受言者有时似乎一点也听不进去道理,或自诉"我知道不应如此,但我没法说服自己"。②灾难引发的强烈行为反应演变成了固定的习惯性反射,所以一遇相似刺激就出现刻板行为来应对,虽然受害者也许知道此种行为模式无益。③灾难后的过度自责和谨防万一的思维主导了认知体系。所以遇事易于悲观和过度警觉。④前3条渗入并保留在个性中,其心理倾向性使得其对类似事件、人物、时间、地点都特别敏感,以至于牵强附会般的触景生情。因此,PTSD需要得到及时有效的干预。

PTSD干预的目的是缓解核心症状,减轻应激反应,提高生活质量,减少残疾和降低共病危险性;干预原则是以帮助患者提高应对技巧和能力,发现和认识其具有的应对资源,尽快摆脱应激状态,恢复心理和生理健康,避免不恰当地应对造成更大的损害为主;干预焦点是帮助创伤中的人认识和矫正因创伤性事件引发暂时的认知、情绪和行为扭曲;干预重点是预防疾病和缓解症状;干预方法的选用应遵循短程、及时和有效的原则,以心理-环境干预为主,必要时辅以小剂量抗焦虑、抗抑郁等药物治疗。

(一)心理干预

心理干预主要是恢复心理平衡,即达到期望与应对能力之间的平衡,避免过高的期望或绝望这2个极端;同时要稳定情绪、解决问题、心理疏泄和通过想象回忆来减轻创伤应激反应。患者处于不同情况下,干预策略不同。

各种形式的心理治疗在PTSD都有应用的报道。对于急性PTSD主要采用危机干预的原则与技术,侧重于提供支持,帮助患者接受所面临的不幸与自身的反应,鼓励患者面对事件,表达、宣泄与创伤性事件相伴随的情感。治疗者要帮助患者认识其所具有的应对资源,并同时学习新的应对方式。治疗中不仅要注意PTSD的症状,还要识别与处理好其他并存的情绪,如相当比例创伤性事件的幸存者有强烈的内疚与自责。及时治疗对良好的预后具有重要意义。

慢性和迟发性PTSD治疗中除采用特殊的心理治疗技术外,为患者及其亲友提供有关PTSD及其治疗的知识也很重要,还需要注意动员患者家属及其他社会关系的力量,强化社会支持。

1. 心理干预的基本方法

(1)患者处于否认、麻木阶段的心理干预。

1)通过鼓励患者复述创伤性经历,帮助患者改变防御方式以减少压抑和自控。

2)通过鼓励患者用言语描述、联想、回忆、表达性治疗手段及重新体验创伤性经历等,以达到宣泄的目的。

3)通过解释情绪的产生和作用,帮助患者理解情绪与自我及他人的关系。

4)鼓励和调动社会支持系统的作用,缓解患者的麻木情绪。使患者重新调整和掌握更有积极意义的应对方式和心理防御机制。

(2)患者处于噩梦惊醒、反复回忆灾难情景,情绪不稳定时的心理干预。

1)通过减少刺激,重新组织已感受到的信息,允许依赖、理想化并予以支持等,帮助患者重新整理对外界的认识。

2)通过区分现实与幻想,改变当前的认知结构,区分自我和客观原因,教育患者忽略与应激有关的信息等,以达到疏通和重新组织痛苦经历。

3)通过脱敏、放松训练及必要的抗焦虑药使用来缓解焦虑情绪。

2.心理干预的常用技术

(1)认知技术(cognitive technique):McCann和Pearlman认为,PTSD的症状来自于新的信息和旧的认知图式之间的冲突,这些冲突有的是关于危险和安全方面的,如"我独自一个人外出感觉不安全";有的是关于其他主题的,如自尊、能力和亲情。PTSD表现出来的闯入性症状、唤起和回避症状都是由这些认知冲突引起的。因此,干预的关键是让患者认识和改变这些错误的思维方式,重点在于识别和调整"停滞点"(stuck point),如旧的认知图式和新的信息之间的冲突。只要改变了这些非理性的思维模式,PTSD患者的情绪和行为等症状就能得到缓解。

具体做法是向患者解释PTSD的"闪回、麻木、回避、惊恐发作"等症状,即解释正常的PTSD反应,使症状正常化。让患者认识到他此时的反应是任何经历该创伤的人都可能出现的反应,是严重创伤时的正常反应,许多经历过严重创伤事件的个体都有和他一样的症状,以减少患者的自责和不安。

让患者领悟PTSD是机体对非正常情景的正常反应,躯体症状是身体面对危险伤害的自动保护(身体的智慧),向创伤患者解释"你并没有疯",不断"闪回"的画面是过去的经历。介绍激活刺激和情景,以减少患者症状不可控的感觉和症状不断"冒出来"的感觉。

告诉创伤患者生活规律不能打乱、不能过度回避、保持人际交往等非常重要。尽量做到以下几点:①不要隐藏自己的感觉,试着把自己的情绪说出来,并且让亲人、朋友一起分担自己的悲痛。②不要因为不好意思或忌讳,而避开和别人谈论这次经历,让别人有机会了解关心自己。③不要勉强自己去忘掉它,伤痛的感觉会跟着自己一段时间,这是正常现象。④一定要好好休息,并且和自己的亲人和朋友聚在一起。⑤如果自己有任何需要,请向亲人、朋友或相关单位提出。⑥在伤害与伤痛过去后,一定要想办法让自己的生活状态尽量恢复正常。

(2)行为治疗与认知行为治疗:心理治疗的效果较为公认的是针对焦虑症状的处理的行为疗法和认知行为疗法。

针对焦虑症状的处理是教给患者各种技巧,更好地应对PTSD症状。主要的行为治疗技术有肌肉放松训练、呼吸放松训练和生物反馈治疗。暴露疗法是让患者面对与创伤有关的特定的情境、人、物体、记忆或情绪,暴露可以通过想象实现,也可以是真正进入某种情境,如在车祸后重新乘车或驾驶车辆。反复的暴露可以使患者认识到他或她所害怕和回避的场所已经不再危险,假如患者能够坚持足够长的时间不逃避,害怕的情绪就会逐渐消退。但要注意避免继发性伤害。

PTSD的认知行为治疗是来自对焦虑障碍的治疗方式改进。学习理论结合了经典的和操作性条件理论来解释PTSD的形成和保持。认知理论进一步对学习理论做了补充,目的是解释为什么个体感知到威胁与真实的威胁相比更能触发PTSD的症状。个体对创伤性事件的认知方式是认知行为治疗的焦点。附加的干预措施如复写技术训练或独立判断训练,可用来治疗难治性症状或为个体的恐惧和焦虑提供更合适的反应。具体技术可以为暴露疗法。通过反复的重复暴露于与创伤事件有关的产生恐怖的过程,使个体的焦虑可以成为一种习惯,而焦虑出现之前的触发因素则可能丧失作用。通过认知疗法改善患者否认回避现实的错误行为方式,提高适应能力。治疗时既要尽量消除应激事件的影响,也要注意改造患者不良的个性特征。

认知行为治疗也是通过改变患者各种不合理的假设、信念,以促进改善其情绪和行为适应功能。在PTSD相当比例的创伤性事件的幸存者有强烈的自责,如被强奸的幸存者可能责怪自己不够小心,灾害的幸存者可能感到自己未能尽力,对亲友的伤亡负有责任。可以采用正性思维(用积极的想法替代消极的想法)、自信训练(学会表达感受、意见和愿望)、想法终止(默念"停"来消除令人痛苦的想法)进行治疗。

(3)眼动脱敏及重整法(eye movement desensitizationand reprocessing,EMDR):是一种可以在短短数次晤谈之后,便可在不用药物的情形下,有效减轻心理创伤程度及重建希望和信心的治疗方法。可以被减轻的心理创伤症状包括"长期累积的创伤痛苦记忆""因创伤引起的高度焦虑和负面的情绪""因创伤引起的生理不适反应"等。因接受 EMDR 治疗而可以建立起的正面效果,则包括"健康积极的想法"及"健康行为的产生"等。

EMDR 技术包括睁眼想象暴露于创伤性事件,治疗过程中有与创伤性事件相关的认知和情绪刺激性语言,伴随着持续性的视觉眼跟踪运动。有种假说认为,快速眼扫描运动可以产生一种拮抗恐惧状态,因此具有与系统脱敏中放松练习相对等的作用。

在美国,目前 EMDR 主要用于单一因素(暴力、强奸、车祸等)所致的 PTSD,对复合因素(如战争、灾害等)所致的 PTSD,一般不采用。

(4)心理动力学疗法:PTSD 的心理动力学治疗方法是通过对焦虑抑郁障碍的治疗中改进而来的。Horowitz 认为应激反应分为 3 个阶段。①初始阶段,特征表现为创伤事件的痛苦现实和因愤怒、伤心和悲痛而出现过度换气;②否认阶段,特征为对创伤事件强制性回忆的防御,受害者对创伤性事件的记忆缺损,对创伤事件的线索不予注意并以幻想来抵消创伤性事件的真实性;③强制阶段,特征为高度警觉,过分惊吓,睡眠和梦的障碍,强制性反复出现的与创伤有关的思维内容和迷惑。若这 3 个阶段未完成,则可出现 PTSD。他提出了一个简短的心理动力学治疗模式,治疗是为了发动患者的适应阶段,其目标是否定强制阶段;治疗的有效性取决于对创伤事件的再解释。

(5)心理创伤稳定技术(psychological trauma tranquilization technique):帮助患者建立内在的稳定性和安全性,减少灾难还会再次袭来的担心,让创伤者学习把创伤的经历包裹起来,把创伤事件管理起来,让创伤事件不会在生活中反复出现,以减少创伤者的不安和焦虑。常用的技术有危机事件应激报告、安全地、保险箱、珠宝盒、遥控器和屏幕技术等。下面简单介绍危机事件应激报告技术。

危机事件应激报告(critical incidence stress debriefing,CISD)是常用的创伤稳定技术。危机事件应激报告通过让 PTSD 患者在群体中描述和分享自己和他人的创伤经历,深入探讨创伤经过。当患者回忆创伤时,干预者要不时地补充他们遗漏的部分,并挖掘出所有被埋藏于记忆深处的刺激性内容。在报告过程中,引起恐惧的因素不时向患者袭来,患者在短时间内多次经历可激发焦虑反应的刺激而未引起害怕之后,使引起焦虑反应的刺激得以化解,焦虑反应减弱。这种疗法主要采取一种结构化的小组讨论形式,引导灾难的幸存者谈论应激性的危机事件。整个活动分为几个阶段进行。

1)介绍阶段:治疗者与小组成员互相介绍,并引导所有参与者制定一个大家公认的讨论规则和讨论基调,这个小组"契约"的主要目是鼓励所有参与者的合作,并遵守保密原则。

2)事实阶段:小组成员从自己在灾难中的视角出发,向其他人描述在灾难中的所见、所闻、所为和所嗅等外部现象。

3)感受阶段:小组成员向大家描述在经历灾难事件后,头脑中能够立即浮现出的有关灾难的痛苦想法,让情绪毫无保留地表露出来。

4)反应阶段:参与者与治疗小组成员一起讨论,有可能遇到的最糟糕情况。这个阶段是小组成员情绪反应最强烈的阶段,治疗者在这时要能够很好地表现出关心和理解,让小组成员感到安全。

5)症状阶段:小组成员一起分享和描述灾难当中和灾难之后困扰自己的痛苦症状,这些症状既包括心理上的痛苦,也包括身体的不良反应、行动上和思想上的变化。

6)教育阶段:治疗者要让小组成员认识到这些躯体和心理的行为反应在当下是非常正常和可以理解的。同时,治疗者要提供一些健康的应对方式,并提醒避免一些不适当的应对方式(如酗酒)。

7)再登入阶段:治疗者回答小组成员提出的各种问题,并做出一些总结性的评价。

(6)认知暴露技术(cognition exposure technique):早在 20 世纪 80 年代,暴露技术就被引入作为 PTSD 的治疗方法。即让患者直接暴露于其所害怕的线索或者是创伤性记忆之中,要求患者直接面对其所害怕的情境,想象处于患者所害怕的情境中,或者是唤起某个特别的创伤并保持在其中不回避,坚持一段时间。但这种技术是有缺陷的,1989 年 Foa 等指出,尽管在安全的环境中进行系统暴露治疗,能够帮助患者改变恐惧的记忆,危险性的刺激得到进一步评估并形成习惯化,从而使患者的恐惧可以得到缓解。但是,暴露疗法只能解决患者的恐惧情绪,其错误归因和非理性信念等并没有得到处理,患者可能依然自责、厌恶自己、愤怒或者不知所措,这些症状的存在足以引发闯入性记忆和回避性行为,使 PTSD 的核心症状持续存在。因此,应用暴露技术激活患者的创伤性记忆,使其直接面对冲突,并应用认知技术处理非理性信念,赋予事件新的、理性的意义,以消除其认知、情绪障碍和行为紊乱等症状。干预过程包括:①关于对创伤一般反应的教育,如呼吸的再训练;②延长的重复创伤记忆暴露;③自我重复,如在现实生活中暴露患者在由于创伤恐惧而故意回避的情景中,鼓励患者通过重复地告诉干预者他的经历来对抗创伤记忆,鼓励患者在其生活中对抗那些因为害怕而回避的事物,如坐车、夜间在街上行走等;④布置"作业"以鼓励患者在生活中运用对抗记忆策略;⑤识别并纠正患者的非理性信念。

(7)应激接种训练(stress inoculation training,SIT):其目的在于通过教会患者一些应付技巧,帮助他们能更好地控制自己的恐惧。这个方法可以根据患者的情况和需要做出修改,而且能够用于个体或团体的治疗形式。SIT 分为几个阶段:①准备阶段,主要是教给患者一些有关 PTSD 的知识,用简单的语言让患者能够理解恐惧和焦虑的来源,创伤的反应和性质等。②训练阶段,教授应付技巧。社会学习理论认为 PTSD 患者的焦虑和恐惧是在生理通道、认知通道和行为通道产生的反应。应针对每个通道,教给患者至少 2 种应对技巧。患者首先选择其期望缓解的 3 个目标恐惧。然后让患者评估其"情绪温度",即评估恐惧程度和快乐程度,每天评估 3 次。另外,还要求患者在每天的早、中、晚 3 个时间段,记录下出现的目标恐惧数目。训练过程包括:应付方式的定义,理论依据,该应付方式的作用机制,说明这个应付方式,个体将该应付方式运用于一个与目标恐惧无关的问题上,回顾该应付方式的作用机制和运用这个应付方式处理其中的一个通道中的目标恐惧。

(8)自我对话训练(guided self-dialogue):让患者学会注意其内部的语言,把那些非理性的和非适应的自我语言贴上标签,用更具有适应性的自我语言代替。自我对话训练包括 4 个步骤:①准备阶段;②面对和控制阶段;③应对阶段;④强化阶段。在每个训练阶段,都要提出很多的问题,用大量的话语来鼓励个体,评估患者所害怕的负性事件发生的可能性,管理压倒性的恐惧和回避行为;采取被认为是危险的行为;最后表演和强化自己做出的努力。训练期间,给患者布置任务,要求在家里练习各种应对技巧。首先运用这些技巧处理生活中中等程度的压力。当患者熟练掌握这些技术的时候,再处理与创伤相关的行为。患者循序渐进地面对和处理所确定的每个目标行为。在成功处理完第一个目标行为以后,再处理第二个目标行为。在这个过程中,个体要坚持每天的情绪评估,以便于干预者掌握个体的干预进程,在必要的时候做出调整。

(9)其他技术:PTSD 的心理干预技术还很多,如放松练习技术(relaxation training),包括呼吸调节、肌肉放松和想象放松等,每当焦虑、恐惧出现时通过放松进行对抗。潜在矫正(covert modeling),在创伤者真实地面对所恐惧和焦虑的情境之前,想象他看着激发焦虑或者是恐惧的情境,想象能够很好地应对这个情境。想法停止(thought stopping),首先让患者开始思考恐惧刺激的相关问题,然后干预者大喊一声"停止",同时用力拍一下手掌,来打断患者的想法,然后让患者自己默念"停止"或者是其认为有效的打断方式,之后患者在焦虑状态中,练习想法打断,并且用放松的状态替代。角色扮演(role play),在模拟的情境中,干预者和患者一起,采取行动,成功地应对使患者产生焦虑的情境。在团体治疗中,其他的患者可以参与角色扮演。

(二)药物治疗

对有明显焦虑、恐惧和抑郁情绪和失眠等生理症状的患者,适当使用药物对 PTSD 的干预有益。主要达到镇静、稳定情绪、改善睡眠,控制行为紊乱等目的。常用药物有:①帕罗西汀、佐洛复等抗焦虑抑郁剂及阿普唑仑、氯硝西泮等苯二氮䓬类药物,用以缓解焦虑症状、闪回或高唤起症状。②普萘洛尔(心得安)等肾上腺素能抑制药用以降低外周自主神经唤起水平,缓解闯入性症状、惊跳症状、高警戒症状、失眠噩梦以及愤怒发作等症状。③卡马西平等抗惊厥药,用以缓解易激惹、冲动控制障碍等症状。

药物治疗对 PTSD 患者至少有 3 种潜在的好处:改善症状、治疗共病疾患、减轻那些干扰心理治疗和(或)日常功能的相关症状。

由于各种药物的作用机制不同,一种药物治疗无效时可选用其他药物治疗,并给予合适的疗程和剂量。根据患者症状特点,其他可以考虑选用的药物包括抗焦虑药、抗惊厥药、抗痉挛药、锂盐等。除非患者有过度兴奋或暴力性的发作,一般不主张使用抗精神病药。

(三)心理治疗合并药物治疗

PTSD 的首选治疗尚无一致意见,比较肯定的是心理治疗合并药物治疗的效果更佳,有文献报道有效率达 70%。PTSD 患者往往感到外部世界不安全、不可预测、无从把握。因此,稳固的治疗关系在 PTSD 治疗中格外重要。如果心理治疗者考虑在治疗中合并用药,最好在治疗的计划阶段就与患者讨论有关问题。对于服药,不同患者可能会赋予其完全不同的意义,做出不同的反应。有的认为服用精神科的药是种耻辱,有人会觉得医师用药应付他,有人认为医师开药是心理治疗无法收效的不得已之举。这些情况都值得考虑,治疗者也确有必要自我审视,明确自己开处方时的真正动机和意义。

需要强调指出的是,当 PTSD 患者的抑郁和(或)焦虑症状非常严重时,首先要用药物进行抗抑郁和(或)抗焦虑。因为在此刻,任何心理行为治疗的方法都不会奏效,其原因在于患者本身无法接受心理行为治疗。当患者的抑郁和(或)焦虑症状明显减轻后,心理行为治疗的方法才会有疗效。

认识评价治疗手段对患者的意义与认识评价症状一样重要。忽视这一方面,难以维持良好的治疗关系和保证积极的治疗进程。

(四)其他辅助治疗

1. **家庭治疗** 按照家庭治疗的相关原则,加强或重建 PTSD 患者社会支持系统,改善患者生活环境的心理支持条件,如通过疏泄、解释、支持、鼓励、指导等帮助患者摆脱阴影,使其尽快缓解症状,从痛苦中走出来。

2. **护理措施** 包括安全和生活护理、心理护理、康复护理等。给 PTSD 患者提供安静舒适的环境,减少外界刺激;建立良好的护患关系,用支持性言语帮助患者渡过困境;帮助康复期的患者认识和正确对待致病因素和疾病性质,克服个性缺陷,掌握疾病康复途径,从而提高自我康复能力。

3. **健康教育** 使 PTSD 患者和家属对应激及应激障碍的发生有正确的认识,消除模糊观念引起的焦虑、抑郁。应帮助患者和家属学习疾病知识,以免担心疾病会演变成精神病。使家属理解患者的痛苦和困境,既要关心和尊重患者,又不要过分迁就或强制患者。协助患者合理安排工作、生活,恰当处理患者的人际关系,并教会家属正确帮助患者恢复社会功能。

总之上述,PTSD 的干预方法多种多样,认知暴露、创伤稳定、应激接种、自我对话和眼动脱敏和再加工等治疗方法在灾后应用较为普遍,也有临床实践的支持性证据,但目前仍缺乏严格控制的研究证实哪种类型的早期干预在大灾难后最行之有效。比较一致的观点是,应根据创伤的具体表现,在干预过程中应动态地确定治疗目标,综合运用各种方法,对 PTSD 进行积极干预。

五、预防及预后

(一)预防

由于 PTSD 是延迟性反应,在创伤早期往往不能引起重视。因此,专业人员应有足够的估计。在很多情况下,对经历重大创伤者进行早期干预是非常有意义的。危机干预侧重于提供支持,帮助患者接受所不幸与自身的反应,鼓励面对、表达和宣泄,帮助患者尽可能利用资源,同时学习新的应对方式,并帮助解决实际存在问题。

但是,不同人群、不同个体、不同应激事件所致 PTSD 的患病危险性不完全相同,并且 PTSD 会阻碍儿童心理正常健康发展。PTSD 可以共病焦虑、抑郁、物质依赖等精神疾病,也可以共病高血压、支气管哮喘等躯体疾病。共病抑郁增加了患者的自杀危险,PTSD 的自杀率为 19%。目前的研究表明,PTSD 的心理危机干预效果不肯定,其可能的影响因素有:缺乏 PTSD 危机干预的经验,即干预技术不成熟,对不同的创伤选择的干预措施不恰当;对 PTSD 干预效果评定项目不全面,PTSD 存在共病,评定不应局限于 PTSD 的特征症状的消失或减少;心理治疗受医患关系的影响而效果不同;有待于研究新的更有效干预技术。

应激预防训练是一个较好的方法。这种方法包括一个教育阶段和一个应对技能训练阶段。教育阶段使个体认识到治疗的合理性,并在开始治疗时建立信心以及与治疗者的良好关系。应对技能训练包括松弛技术训练、用于抵消负性思维反刍的思维中断技术,并用自我对话叙述法提高自我评价和自我控制。

(二)预后

一般而言,大约有 50% 的 PTSD 患者在 3 个月之内复原。另有文献指出,约有 30% 的患者可以完全康复,40% 的患者持续有轻微症状,20% 的患者有较严重的症状,10% 的患者症状持续不会改善甚至更恶化。

(杨国愉　王菲菲)

参考文献

[1] DAVID H B. 心理障碍临床手册[M]. 3 版. 刘兴华,黄峥,徐凯文,等译. 北京:中国轻工业出版社,2004.

[2] GILLILAND B E,JAMES R K. 危机干预策略[M]. 肖水源,译. 北京:中国轻工业出版社,2000.

[3] 弗洛伊德. 精神分析引论[M]. 高觉敷,译. 北京:商务印书馆,2005.

[4] 付小兵,王正国. 创伤基础[M]. 武汉:湖北科学技术出版社,2016.

[5] 苗丹民,王家同. 临床心理学[M]. 西安:第四军医大学出版社,2004.

[6] 施琪嘉. 创伤心理学[M]. 北京:中国医药科技出版社,2006.

[7] 中华医学会精神科分会. 中国精神障碍分类与诊断标准(CCMD-3)[M]. 3 版. 济南:山东科学技术出版社,2003.

[8] 董惠娟,顾建华,杨彦波,等. 印度洋地震海啸中国大陆受灾者心理状况调查与分析[J]. 中国综合临床,2007,23(2):147-149.

[9] 董惠娟,顾建华,邹其嘉,等. 论重大突发事件的心理影响及本体应付[J]. 自然灾害学报,2006,15(4):88-91.

[10] 何跃,张洪涛. 创伤后应激障碍的心理学效应和心理康复[J]. 中国临床康复,2003,7(16):2346-2347.

[11] 梁茂春. 美国社会科学界对灾害的研究综述[J]. 中国应急管理,2012(1):49-55.

[12] 梁铁成. 汶川地震灾害心理危机干预案例报告[J]. 中国健康心理学杂志,2008,16(8):958-959.

[13] 刘丹. 灾害的心理影响及灾后心理重建[J]. 思想政治工作研究,2008(9):20-21.

[14] 刘正奎,吴坎坎,王力. 我国灾害心理与行为研究[J]. 心理科学进展,2011,19(8):1091-1098.

[15] 毛允杰,孙云峰,刘寒强,等. 加强重大灾害心理应激损伤医学防护的研究[J]. 白求恩军医学院学报,2009,7(4):269-271.

[16] 秦虹云,季建林. PTSD 及其危机干预[J]. 中国心理卫生杂志,2003,17(9):614-616.

[17] 童辉杰,杨雪龙. 关于严重突发事件危机干预的研究评述[J]. 心理科学进展,2003,11(4):382-386.

[18] 王玉玲,姜丽萍. 灾害事件对人群的心理行为影响及其干预研究进展[J]. 护理研究,2007,21(12 上旬):3113-3115.

[19] 谢利平. 汶川震后的灾难心理救援对策与思考[J]. 北京政法职业学院学报,2008,52(2):39-41.

[20] 杨小玲,周天梅. 论心理干预在社会突发事件中的意义和作用[J]. 湖南社会科学,2003(4):45.

[21] 张宁,张雨青. 性格优点:创造美好生活的心理资本[J]. 心理科学进展,2010,18(7):1161-1167.

[22] 张素娟. 从汶川到玉树管窥中国灾害心理援助[J]. 中国减灾,2011(9):15-17.

[23] WITTEVEEN A B,BISSON J I,AJDUKOVIC D,et al. Post-disaster psychosocial services across Europe:The TENTS project[J]. Social Science & Medicine,2012,75(6):1708-1714.

[24] BELKIN G S. Introduction to counseling[M]. 2nd ed. Dubuque,LA:William C Brown,1984.

[25] BENJET C,BROMET E,KARAM E G,et al. The epidemiology of traumatic event exposure worldwide:

results from the World Mental Health Survey Consortium[J]. Psychol Med,2016,46(2):327-343.

[26] HICKEY E W. Serial murderers and their victims[M]. Boston:Cengage Learning,2012.

[27] MURRAY J S. Responding to the psychosocial needs of children and families in disasters [J]. Critical Care Nursing Clinics of North America,2010,22(4):481-491.

[28] MC CANN I L, PEARLMAN L A. Psychological trauma and the adult survivor: theory, therapy and transformation[M]. New York:Brunner/Mazel,1990.

[29] RICHARD W, JOHN D. Psychosocial resilience and its influence on managing mass emergencies and disasters[J]. Psychiatry,2009,8(8):293-296.

[30] JONES S L,SCHMIDT C K. Psychosocial effects of disaster in children and adolescents: significance and management[J]. Nursing Clinics of North America,2013,48(2):229-239.

[31] SOLOMON R M. Utilization of EMDR in crisis intervention [J]. Crisis Intervention and Time Limited Treatment,1998,4(2/3):239-246.

[32] STORR C L,IALONGO N S, ANTHONY J C,et al. Childhood antecedents of exposure to traumatic events and posttraumatic stress disorder[J]. Am J Psychiatry, 2007,164(1):119-125.

[33] TERR L C. Childhood traumas: an outline and overview[J]. American Journal of Psychiatry,1991,148(1):10-20.

[34] WINGO A,RESSLER K,BRADLEY B. Resilience characteristics mitigate tendency for harmful alcohol and illicit drug use in adults with a history of childhood abuse: A cross-sectional study of 2024 inner-city men and women[J]. Journal of Psychiatric Research,2014,51(1):93-99.

[35] WITEYEEN A B,BRAMSEN I,TWISK J W R,et al. Psychological distress of rescue workers eight and one-half years after professional involvement in the Amsterdam air disaster[J]. Journal of Nervous & Mental Disease,2007,195(1):31-40.

第二十二章

儿童重症创伤

随着社会城市建设和交通的高速发展,突发灾难事件及意外的发生也日益频繁,创伤特别是多发性创伤的威胁日渐突出,而由于儿童群体缺乏自救逃生的知识和能力,其伤情极为复杂,病死率及致残率高,意外伤害已成为0~14岁儿童第一位死因,严重的多发性创伤来势凶,变化大,多合并休克,故主动采取急救措施及合理的护理,是抢救工作成功的关键。

第一节 儿童重症创伤概述

一、儿童重症创伤伤情及危重状况评估

儿童严重多发性创伤患者由于患儿年龄小,哭闹烦躁,语言表述不清,病情复杂、严重,临床处理难度大,因此,对患儿病情准确的评估及制订正确治疗决策是基础。对患儿的病情要进行多次评估。急救人员到达现场后应立即按照LOC+CABC顺序进行快速创伤病情评估。第一步是LOC,即意识状况(level of consciousness)评估,建议应用快速意识评估法(AVPU法,即应用"清、声、痛、否"简单快速评估患者清醒程度)(表22-1)判定患儿是否存在意识改变及其可能原因(头部损伤、缺氧、休克、药物等)。随后按CABC顺序进行评估:①C,控制出血(control bleeding),局部按压、包扎、止血带及止血药物的应用等,以控制活动性的外部出血;②A,气道(airway),必须确定气道是否通畅、有无梗阻(如舌后坠、气道异物等);③B,呼吸(breathing),呼吸状况是否能保证氧合,注意是否存在张力性气胸和连枷胸等引起的异常征象;④C,循环(circulation),是否维持有效循环(心率、血压、毛细血管再充盈时间、肢端温度或皮温)及有无大出血,以判定是否存在休克征象。

表22-1 快速意识状况评估(AVPU)

项目	含义
A(awake)	清:清醒
V(responsive to verbal stimuli)	声:对语言刺激有反应
P(responsive to painful stimuli)	痛:对痛觉刺激有反应
U(unresponsive to any stimuli)	否:对任何刺激无反应

由 Tepas 等提出的小儿创伤评分(pediatric trauma score, PTS)(表22-2)含有6个变量参数,每一个变量参数均以轻微损伤或无损伤计+2分,重大或危及生命的损伤计-1分,两者之间计+1分,总分范围为-6~+12分;评分越低,损伤越严重。诊断意义:9~12分,轻度创伤;6~8分,具有潜在生命危险;0~5分,有生命危险;<0分,多数死亡。PTS的临界分值为8分,评分<8分则死亡危险非常大,应尽快送往专业的创伤医疗中心进一步救治。

表22-2 小儿创伤评分(PTS)

项目	分值		
	+2	+1	-1
体重	>20 kg	10~20 kg	<10 kg
气道	通畅	需氧气面罩、鼻导管辅助呼吸	需气管插管、环甲膜切开
血压(收缩压)	>90 mmHg	50~90 mmHg	<50 mmHg
中枢神经症状	清醒	模糊、短暂昏迷史	无反应
骨折	无	闭合性或可疑骨折	多发的闭合性或开放怅骨折
伤口	无	可见挫伤、擦伤、撕裂伤且<7 cm,没有穿过筋膜	大范围。烧伤或烫伤

注:PTS 反映儿童易受创伤性损伤。它强调儿童体重和气道的重要性。几项研究证实,PTS 是一个预测受伤儿童死亡率的有效工具。其中 PTS>8 分死亡率估计为9%,PTS≤0 分预估死亡率为100%。死亡风险与 PTS 的减少之间存在线性关系(即 PTS 越低,死亡风险越高)。最低分数是-6,最高分数是+12。

二、儿童创伤的急救网络

任何危及生命的急救都需要遵循"黄金时间"原则,这对儿童创伤救治的成功率和预后起着决定性作用。随着互联网技术的发展,建立创伤急救网络已经成为儿童创伤急救不可或缺的部分,创伤急救网络应该包括院前、院内、康复和预防几大部分。其中院前部分是第一优先阶段,目的是维持和(或)恢复患儿生命支持系统的功能,指从创伤发生地到达最终救治医院急诊科;院内是指从急诊科至普通病房、重症监护室和各特殊专业救治团队的干预。

(一)院前急救

1. **对创伤儿童进行快速的伤情评估和分诊** 区分高危的创伤儿童,快速转运到儿童专科医院或大型综合性医院是非常重要的。首先是迅速判断创伤儿童是否存在威胁生命的损伤,如意识改变、呼吸道梗阻、开放性气胸、大出血等,其次了解受伤原因、时间、部位、伤类,受伤后主要症状,同时实施全面而有重点的检查,排除隐匿的损伤。急救人员现场分诊的决策推荐采用前文所述的院前评估结果,三要推荐PTS,严重创伤儿童优先转入就近儿童专科医院或大型综合性医院。

2. **院前急救基本医疗处置** ①首先控制活动性外部出血,注意对颈椎和脊柱的保护和固定;如有休克尽快开放静脉;长骨骨折应予适当的固定。②开放气道和供氧是处理严重创伤儿童的重要措施,可以使用人工气道辅助通气,包括口咽通气管和鼻咽通气管。面中部损伤、颅底损伤、脑脊液鼻漏或凝血功能障碍的伤者应避免使用鼻咽通气管。③在现场对创伤儿童进行快速评估后,对呼吸循环功能不稳定儿童,现场实施高质量心肺复苏(cardiopulmonary resuscitation, CPR),同时快速转运至就近的医疗机构。④其他如张力性气胸、骨盆骨折和肢体畸形等给予及时合适的处置。⑤与接受医院联系,提供较为详细的病史和病情,让医院的急诊及相关科室做好充分准备,保持急救绿色通道开放。提前与创伤儿童家属做好解释及沟通工作,尤其需要告知转运过程中可能发生的二次损伤风险。

(二)急救转运

1. **儿科转运设备** 有条件的医疗机构可配备婴儿、儿童型的简易加压呼吸皮囊;婴儿和儿童呼吸面罩;直接喉镜(含0、1、3号镜片)和各型号气管导管(3.0~7.0 mm);监护仪(含心、肺、血压和经皮氧饱和度监测);婴儿和儿童血压袖带;适用于儿童的吸引器和转运呼吸机;容量标记的输液泵。

2. 转运途中的监测和急救　应对创伤儿童进行持续的生命体征监护和不间断的救治,使儿童在转运过程中保持舒适和不动,如有可能允许父母同车。

3. 转运途中记录　应记录转运过程中病情变化,必要时及时处置,并与医院随时保持畅通的电讯联系;转运结束后应做好交接班工作,移交相关病历资料、检查结果、转运记录等;注意转运道路和天气条件。

(三)院内急救

1. 控制出血　针对多发性创伤儿童,在给予开放气道和通气支持的同时应尽快控制外部出血。外部出血可通过直接压迫伤口止血,快速予以清创缝合。内部出血的创伤儿童有些需要急诊手术干预。开放性或闭合性长骨骨折也可引起严重出血,应该用适当的夹板将其固定在解剖位置,以防止二次损伤(包括引发出血)。

2. 液体复苏　失血性休克是引起创伤死亡的主要原因,一旦急性失血量超过总血量的15%,即可引起循环衰竭(心动过速、外周脉搏减弱、毛细血管再充盈延迟、四肢湿冷);急性失血超过总血量25%,会出现血压降低;及时规范的创伤救治能有效降低创伤失血性休克并发症发生率和病死率,控制出血和液体复苏是其救治措施中最重要的一环,液体复苏策略的制订应根据创伤儿童的实际情况,尤其是否需要紧急输血治疗(表22-3)。

表22-3　创伤儿童失血性休克分类和基于临床评估的输血治疗

项目	Ⅰ期	Ⅱ期	Ⅲ期	Ⅳ期
失血量/%	<15	15~30	30~40	>40
临床表现				
心率/(次/min)	<100	>100	>120	>140
血压	正常	正常	低血压	严重低血压
呼吸困难	无	轻度	中度	严重
精神	焦虑	激惹	模糊	嗜睡
皮肤	温暖	凉	花斑	苍白
毛细血管再充盈/s	<5	5~10	10~15	>20
尿量/(ml/kg)	1~3	0.5~1.0	<0.5	无尿
复苏				
初始体液复苏反应	快速	短暂		无
生命体征	恢复正常	改善,然后心动过速、低血压		—
血液准备	血型与交叉型	特殊配型		O阴性
输血紧迫性	低	中、高		即刻

复苏阶段液体的应用非常关键。与低蛋白血症相比,患儿对低血容量的耐受一般较差。目前液体种类的选择和使用量尚无统一标准。通常选择等张晶体液或胶体液来维持血压和心率。如出血量达1.5 ml/(kg·min)时,至少需输入液体5 ml/(kg·min)维持血压。如输血量达到20 ml/kg,提示死亡率较高。

输注新鲜冰冻血浆的指征目前较统一,认为凝血因子大幅度减少、活动性微血管出血和凝血酶原及部分凝血活酶时间等于或大于正常值的1.5倍时,可使用新鲜冰冻血浆。新近研究表明,1 U新鲜冻干血浆(FFP)中凝血因子含量等同于1 U单一献血员所献全血制备的血小板或4~5 U多献血员所献全血制备的血小板。如果临床有出血且血小板计数<50×10⁹/L 或介于(50~100)×10⁹/L,则应输注 FFP。血小板功能障碍也可引起出血。因此,如排除其他原因之后应考虑此种可能。如果患儿既往有阿司匹林服用史、肾衰竭史或心肺转流史,则应立即使用 FFP,不必考虑血小板计数。

3. 血糖管理　维持正常的血糖水平对儿童患者十分重要。手术过程中低血糖可致脊髓缺氧和脑损伤;高血糖可引起渗透性利尿,未成熟婴儿尤其容易引起上述并发症。研究结果表明。一般情况良好的儿童输入葡萄糖溶液在理论上并无必要,而且有一定程度的害处。但是新生儿、小婴儿、衰弱患儿仅有少量糖原储备,尤其是手术刺激并不能使衰弱患儿的血糖升高,因此需要补充一定量的糖分。

4. 创伤性颅脑损伤的救治　头部创伤儿童头颅损伤发生率为 50%,其中 20%~25% 为颅内出血,硬脑膜外血肿较少见。对此类患儿管理的目的是通过维持血压及降低颅内压来避免继发性损伤及阻止脑水肿的发生。低血压可增加高危患儿的死亡率。一般认为,脑血流是由平均动脉压、脑代谢状况及颅内压决定的。因此,应依据年龄的正常生理值调节血压。儿童颅内压较成人低,一般为 2~4 mmHg。格拉斯哥昏迷量表(GCS,表22-4)评分<8 分时应监测颅内压以指导治疗。术中降低颅内压有以下几种方法。①过度通气:过度通气虽然可降低颅内压,但无明显颅内高压时不必预防性应用。因为血管收缩、脑血流降低可加剧继发性损伤,一般情况下,$PaCO_2$ 不应低于 30 mmHg;②脑脊液释放;③利尿,甘露醇 0.25~1.00 g/kg 或呋塞米(速尿)0.5 mg/kg 均可短时内利尿。有少数学者认为两者合用可以防止甘露醇的反弹。

表22-4　儿童改良格拉斯哥昏迷量表(GCS)

评分	睁眼	
	0~1岁	>1岁
4	自主睁眼	自主睁眼
3	呼唤睁眼	呼唤睁眼(遵嘱)
2	刺痛睁眼	刺痛睁眼
1	无反应	无反应
	运动	
	0~1岁	>1岁
6	—	遵嘱动作
5	对疼痛刺激定位反应	对疼痛刺激定位反应
4	刺痛屈曲回缩	刺痛屈曲回缩
3	刺痛异常屈曲(去皮质状态)	刺痛异常屈曲(去皮质状态)
2	刺痛异常屈曲(去大脑状态)	刺痛异常屈曲(去大脑状态)
1	无反应	无反应

评分	语言		
	0~2岁	2~5岁	>5岁
5	声音定位,互动	语言清楚	有判断力,能交谈
4	哭吵,可安慰	语言不清	无判断力,能交谈
3	呻吟,不可安慰	哭吵	言语不清
2	呼噜声	呼噜声	言语含糊
1	无反应	无反应	无反应

5. 脊髓损伤　儿童脊髓损伤情况与成人不同,尤其是颈髓。儿童颈部肌肉尚未完全发育成熟、相对较大的头部使儿童较易受伤。脊髓损伤的临床表现依受损情况而异。轻者上睑下垂、阴茎异常勃起等;

重者可表现为弛缓性瘫痪、反射消失。约50%的脊髓损伤影像学表现阴性。因此对每一个头颅创伤的危重患儿，均应考虑脊髓的潜在损伤。气管插管时应固定头部，除非排除脊髓损伤。由于代谢率小，脊髓的血流量仅是大脑皮质血流量的一半，但是对CO_2和氧浓度变化非常敏感。因此维持血压及足够的氧供仍是关键。

6. **胸部创伤** 儿童胸部创伤较少见，除胸管置放引流外，只有15%需手术治疗，多数为肺钝挫伤（占86%）。麻醉诱导及气道管理视创伤严重度和合并创伤种类而定。胸管放置前，气胸患儿一般不需要机械呼吸。严重的呼吸衰竭患儿，应高浓度吸氧，使用正压呼吸使动脉血氧分压达70 mmHg以上。麻醉维持一般应用纯氧和低浓度异氟醚吸入，应用肌肉松弛药及阿片类药物。除非合并脊髓损伤，一般不使用类固醇，以免增加肺炎发生的概率。

7. **腹部创伤** 与胸部创伤一样，85%腹部创伤为钝挫伤，其中多为机动车交通意外，但自行车运动意外也较常见。安全带的使用可降低死亡率，但气囊安全带综合征（iap belt syndrome）逐渐增多，占机动车交通事故的10%。腹部创伤发生率是胸部创伤的3倍，如处理合适，其预后较好。腹部实质性脏器的损伤一般以保守治疗为主，儿童脾切除率为10%左右，可大大降低术后败血症的发生率。

（四）其他影响创伤预后因素处理

影响儿童创伤预后的其他因素关键在于抢救的速度和质量，但是疼痛控制、心理治疗、康复情况仍然非常重要。尽快使父母与患儿团聚以满足其情感需要。即使生理康复出院，患儿仍需相当长的时间调整心理状态，包括对相关事情的恐惧、行为改变等。因此出院后的专业护理、咨询、来自社会和学校的关怀有不可估量的作用。

三、儿童多发性创伤镇静镇痛策略

儿科重症监护病房（pediatric intensive care unit, PICU）的多发性创伤患儿由于创面暴露损伤巨大，手术清创、换药频繁，加之各种侵袭性操作、机械通气、远离父母等，较其他普通病房患儿更加焦虑、恐惧和疼痛，虽然医护人员一再进行心理上的安慰，并提倡父母陪护等人性化治疗，但通常都需要使用药物治疗以减轻创伤患儿的应激反应。目前国际上多发性创伤患儿在ICU中镇静、镇痛药的使用已日益普及，而国内由于医务人员对疼痛的重视程度和危害性缺乏认识，在ICU中仍然只强调治疗的安全性和有效性，而对患儿的舒适性重视不够。

镇静主要是由心理的或作用于中枢神经系统的药物对人体精神活动产生的一种抑制效应。镇静的程度可分为清醒镇静、深度镇静和全身麻醉，清醒镇静（清醒、放松状态）至深度镇静（无意识、催眠状态）和全身麻醉是一个连续过程，甚至深度镇静和全身麻醉在临床上很难分清。理想的镇静药应具有以下特点：①起效快；②剂量-效应可用于镇静催眠作用预测；③呼吸和心血管抑制轻；④半衰期短；⑤无活性代谢产物，其排泄不依赖正常肝、肾功能；⑥与其他药物不发生相互作用，对其他器官无毒性作用；⑦价格低廉，易于保存和使用。镇静给药方式包括静脉、直肠、吸入，应用最为广泛的是经静脉和直肠给药。麻醉气体可造成手术室污染并且由于静脉镇静方法的普及，在一定程度上已限制其应用。

（一）多发伤患儿常用镇静药

1. **苯二氮䓬类** 苯二氮䓬类（benzodiazepines）是PICU中最常用的镇静药，其中以地西泮（安定，diazepam）、咪达唑仑（咪唑安定，midazolam）和劳拉西泮（lorazepam）最为常用。地西泮是目前国内PICU中应用最广泛的镇静剂。一般教科书中很少提及地西泮呼吸抑制这一不良反应，只要适应证选择得当，地西泮使用相当安全，但地西泮仍有呼吸抑制并与输注速度有很大的关系，而与最大剂量关系较小，临床主张普通病房输注速度0.5 mg/min，PICU输注速度1 mg/min。咪达唑仑是水溶性药物，能很快透过血脑屏障且起效快，无残余效应，半衰期短，不良反应少，可通过口服、肌内、直肠、静脉使用，与地西泮比较药效强约4倍，无注射部位疼痛和血栓性静脉炎发生，更适用于儿科患者（尤其是新生儿），北美临床多使用咪达唑仑并已取代了地西泮。采用连续静脉给药方法，并可根据病情调整滴速以达到所要求的清醒镇静程度。

2. **巴比妥类药物** 苯巴比妥（phenobarbital，鲁米那 luminal）、戊巴比妥（pentobarbital）、硫喷妥钠

(sodium thiopental)曾普遍用于PICU,但作为单纯的镇静催眠药现已少用,苯巴比妥能降低脑组织的耗氧量,具有保护脑组织及潜在的抗惊厥作用,多用于脑损伤和持续惊厥患儿。硫喷妥钠主要用于麻醉诱导及一些小手术,也可用于惊厥持续状态和较大儿童气管插管时,而戊巴比妥等多用于体外膜氧合(extracorporeal membrane oxygenation,ECMO;也称体外膜肺)。

非巴比妥类药物水合氯醛(chloral hydrate)是最古老和最安全的小儿镇静药之一。该药胃肠刺激轻,镇静良好,可以口服和直肠给药,不干扰睡眠状态和睡眠周期,故常用于非创伤性操作和小儿影像学检查之前(表22-5)。

3. **麻醉药** 丙泊酚(异丙酚,普鲁泊福,disoprofol)为短效镇静催眠药,无镇痛作用。但其起效迅速、苏醒快,没有蓄积作用,容易控制镇静深度,使用时有舒适感。因此,本品在成人ICU中应用广泛。然而丙泊酚用于年龄较小的危重患儿时可出现顽固性低血压、代谢性酸中毒、心率增快,故药典说明仍不推荐在小儿使用本品。

表 22-5 常用镇静镇痛药使用方法

药品	儿童	新生儿	注意事项
地西泮	镇静和肌肉松弛:每次0.04~0.20 mg/kg,肌内注射/静脉注射,每次最大0.6 mg/kg,每8 h,4 h一次	抗惊厥:0.1~0.2 mg/kg,静脉注射,5~10 min重复,最大1 mg/kg	可产生心血管和呼吸抑制,缓慢使用
咪达唑仑	口服:0.5~1.0 mg/kg,每次最大剂量20 mg,操作前20~45 min用 静脉注射:0.1 mg/(kg),超过5 min后可重复,最大剂量8 mg;持续静脉注射:1~6 g/(kg·min),如和麻醉药合用应减量25%	不与阿片药合用时: 负荷量:30~60 min内输注 维持量:30~70 g/(kg·h)(早产儿量) 与阿片药合用时: 负荷量:无 维持量:50 g/(kg·h)	ICP升高,全身和肺动脉高压患儿禁用
苯巴比妥	抗癫痫:15~20 mg/kg×1次,然后5 mg/kg,静脉注射,每30 min一次,最大剂量30 mg/kg	新生儿:抗惊厥,负荷量为15~30 mg/kg,缓慢静脉注射,2 mg/(kg·min) 维持量:3~5 mg/kg,静脉注射,口服,每24 h一次	—
吗啡	首剂负荷量:每次20~50 g/kg静脉注射,每15 min一次 最大剂量:10 mg/次持续静脉注射;持续静脉注射,10~40 g/(kg·h)	首剂负荷量:100 g/kg静脉注射,60 min 持续静脉注射: 10 g/(kg·h)(<27周) 15 g/(kg·h)(28~31周) 20 g/(kg·h)(>32周) 20 g/(kg·h)(足月儿) 手术后:30~50 g/(kg·h) 插管:100 g/kg	—
水合氯醛	一般镇静:每次5~15 mg/kg,口服,每8 h一次 操作前镇静:20~75 mg/kg,口服,操作前60 min	镇静:10~30 mg/kg,每6~8 h口服 最大剂量:120 mg/(kg·d)	—
异丙芬	镇静:0.3~4.0 mg/(kg·h) 麻醉:9~15 mg/(kg·h)		心血管疾病患儿禁用 不建议小于3岁儿童使用

续表 22-5

药品	儿童	新生儿	注意事项
芬太尼	间断使用:1~2 g/kg,肌内注射/静脉注射,每 30~60 min 一次 持续静脉注射:1~4 g/(kg·h) 插管:5~10 g/kg,静脉注射	间断使用:0.5~3.0 g/kg,静脉注射 持续静脉注射:0.5~2.0 g/(kg·h)	可引起胸廓肌强直,可增加颅内压,只能在 ICU 或气管插管患儿用
氯胺酮	0.5~2.0 mg/kg,静脉注射	1~2 mg/kg,静脉注射	可引起血压增高、呼吸抑制、喉痉挛、ICP 增高

(二) 多发伤患儿常用镇痛药

1. **阿片类镇痛药** 此类药物具有较强镇痛作用,吗啡(morphine)、芬太尼(fentanyl)仍是目前 ICU 中最常用的阿片类镇痛药。北美临床在 ICU 患儿诱导气管插管时常规使用,每次剂量可达 100 g/kg。对吗啡过敏的患儿可考虑芬太尼(fentanyl),因其起效太快和狭窄的适应证,一般不建议常规使用,但芬太尼常可在吗啡基础镇痛的前提下配合临时使用,特别是在有大面积清创换药前。哌替啶代谢后可生成去甲哌替啶,后者可致癫痫发作,故不易用于儿童疼痛的治疗。对阿片诱发的成瘾性的实际发生率研究表明,医源性成瘾实际上非常罕见,部分儿科吗啡成瘾和耐受病例也主要和母亲药物成瘾对新生儿的影响,以及长时期 ECMO 治疗的患儿有关。一般不建议创伤患儿常规使用肌肉松弛药使患儿麻痹,因为在麻痹状况下更难从行为观察评估疼痛而指导用药。

2. **麻醉镇痛药** 氯胺酮(ketamine)属于苯环己哌啶类全身麻醉药,是唯一低于麻醉剂量时仍能产生镇痛作用的静脉麻醉药。本品镇痛效能强,特别是对呼吸循环抑制作用弱,很少引起呼吸抑制,常用于影像学的检查和 ICU 中的置管。

3. **非麻醉镇痛药** 目前临床最为常用的是传统非甾体抗炎药(nonsteroidal anti-inflammatory drug, NSAID)。以阿司匹林、对乙酰氨基酚、布洛芬等为代表。NSAID 适用于轻至中度疼痛,尤其是以炎性疼痛为主的镇痛治疗。NSAID 虽有相当的镇痛效果,但并不能取代阿片类药物的作用,对于剧烈疼痛,则需与阿片类药物合用,具有协同作用,并可减少阿片类药物的需求量,和阿片类药物不一样,解热镇痛药和非甾体抗炎药不抑制呼吸,也不会产生长期依赖。

(三) 多发伤患儿常用的镇痛技术

1. **持续静脉阿片类药物输注** 持续静脉阿片类药物输注是多发性创伤患儿最常用的镇痛技术,非麻醉状态首剂 0.05~0.10 mg/kg,然后 10~60 g/(kg·h)。持续静脉阿片类药物输注的优点是起效迅速,血浆内阿片类药物浓度平稳,无肌内和皮下注射时的疼痛,但也有学者指出持续静脉阿片类药物输注可致机械通气延长,住院时间过久,以及无法评估患儿的神经系统功能等缺陷。早产儿和足月儿用吗啡有增加呼吸抑制的危险,因此在新生儿必须降低输注速率。为临床工作方便,可采用如下公式计算吗啡用量:体重(kg)×剂量[g/(kg·h)]×溶液量(ml)/注射速度(ml/h)= 需加入药物量(g)。一般将溶液量定为 100 ml,注射速度定为 1 ml/h,初始剂量定为 10 g/(kg·h)。公式简化为:体重(kg)= 需加入药物量(mg)。

2. **患儿自控镇痛术** 随着静脉给药在治疗模式上出现了"按需镇痛"的新概念,现逐渐发展形成了患者自控镇痛(patient-controlled analgesia, PCA)这一新技术。PCA 通常年龄的低限为 6 岁,由医护人员确定给药方式,患儿根据疼痛的程度调节给药速度,可以达到最佳的镇痛效果。目前采用的主要是硬膜外自控镇痛术(PECA)及经静脉自控镇痛术(PICA),吗啡是 PCA 最常选用的药物。PCA 首剂镇痛:0.05~0.10 mg/kg。持续输注:0.01~1.00 mg/(kg·h)。临时镇痛:0.01~0.05 mg/kg。然而,由于患儿年龄、意识水平和理解能力等因素影响,PCA 在多发性创伤患儿中的使用仍很少。

3. **局部麻醉** 局部麻醉广泛应用于小儿外科的清创、动静脉导管的置入、腰椎穿刺、胸引导管置入、局部麻醉最常用的是局部渗贴膏,如恩纳(利多卡因+普鲁卡因)。但恩纳用于门诊需静脉穿刺的患儿,需等待 60 min 才有效,并需多个穿刺部位准备,加之药物可引起血管收缩,导致穿刺失败,因而在北美的儿童医院也是选择性地用于非急诊患儿。

4. 新生儿镇痛方法　关于新生儿疼痛的问题近年备受关注。新生儿不但能感知疼痛,而且能记忆疼痛,甚至比儿童和成人对疼痛的感知经验更加强烈和敏感,因此对新生儿的监护中应尽量减少其疼痛的发生,对无法避免的静脉穿刺采血可采用如下方法减少其疼痛,如给新生儿吸吮橡皮奶头、袋鼠妈妈、母乳喂养,非急诊时可予恩纳局部麻醉。吗啡和芬太尼可用于术后新生儿镇痛,但首剂和持续量应为幼儿的一半,早产儿再减半。动物实验发现,蔗糖具有阿片样作用,蔗糖的作用可被阿片拮抗剂阻断,临床在操作前喂 12% 的糖水,对新生儿有明显效果,但对 4～6 个月大的婴儿无效。有学者提出,在静脉穿刺采血前用母亲抚慰加蔗糖喂养方法可减少其疼痛。

四、儿童重症创伤的营养支持

小儿因其生长阶段的特殊性,对营养支持的需要明显高于其他人群,处于疾病或创伤应激状态时,可迅速发展为蛋白-热量营养不良。当接受手术患儿处于营养不良或危重状态时,免疫系统和重要脏器功能遭受影响,极易发生感染和营养相关并发症,延长住院时间和增加死亡率。大量实践证明,围手术期营养支持对于保证细胞的正常代谢、保持组织和器官的结构与功能完整、维持机体免疫功能具有重要价值;直接或间接促进了伤口愈合,降低术后并发症发生率,从而提高手术成功率。

目前得到公认的合理营养支持原则是:应用全营养支持,首选肠内营养,必要时肠内营养和肠外营养联合应用。同样,2009 年对于危重患儿营养支持的指南中提出,如果肠道有功能且能耐受,应首选肠内营养;要克服各种困难尽量避免中断肠内营养;危重患儿肠内营养的最佳位置(胃、幽门后或经幽门)还没有足够的证据支持,与经胃喂养相比,幽门后或经幽门喂养可改善能量摄取,幽门后喂养常用于有吸入风险和经胃喂养失败患儿。2010 年我国由肠外肠内营养学分会儿科协作组制定的《中国儿科肠内肠外营养支持临床应用指南》中也强调肠内营养是首选的营养支持方式,当患儿不能正常饮食时,应考虑通过各种方法给予肠内营养。欧洲小儿消化肝和营养学会基于有效的循证和专家的临床经验制定的小儿肠内营养支持的推荐意见中指出,基于牛乳蛋白及纤维素,以及能量和营养素浓度与年龄相适应的标准多聚配方适于大多数患儿;如果可以,胃内喂养优于幽门后喂养,间隙喂养优于持续喂养,因其更符合生理;预期肠内营养超过 4 周是胃造口或肠造口的指征;所有胃造口方法中经皮内镜胃造口术是首选方法;强烈提倡建立多学科营养支持小组,程序化的卫生管理和正规监测可最小化发生肠内营养(enteral nutrition,EN)并发症。

五、儿童重症救治中的护理建议

(一)加强基础护理

重症多发伤患儿由于卧床时间长,必须认真做好基础护理,拍背、超声雾化、吸痰、勤翻身,保持臀部、会阴部清洁,防止皮肤破溃、静脉血栓、坠积性肺炎的发生。急性脑血管病患者意识水平的降低,咽反射消失,呼吸困难或呼吸道分泌物增多,呕吐物可以阻塞气道,故必须保持呼吸道通畅。昏迷患者立即将头偏向一侧平卧,清除口鼻腔内分泌物和呕吐物,并制动,鼻导管或面罩氧气吸入,舌后坠者用舌钳拉出并放置口咽通气管。严重呼吸道阻塞者应现场气管插管,连接简易呼吸器辅助呼吸。

(二)骨折护理

未手术的骨折肢体要固定于功能位,防止并发症发生,术后要保持刀口敷料的清洁、干燥。认真观察伤口渗血,渗液和末梢血运以及皮肤感觉情况,尽量减少患侧肢体的搬动。

(三)预防压力性损伤

对于所有急性脑血管病患者要评估压力性损伤好发部位的皮肤颜色,对于有压力性损伤的,要评估其部位大小、深度等,制订合适的护理计划。首先为患者铺气垫床,要勤换洗,保持床铺及皮肤清洁干燥。其次每 2 h 为患者翻身拍背 1 次,按摩受压部位,局部涂湿润烧伤膏,做好交接班,并加强营养,增强抵抗力。

(四)低温治疗

体温低于 37 ℃时,每降低 1 ℃,脑组织代谢率减少 6.7%,颅内压降低 5.5%,当体温低至 32 ℃时,脑代谢降低约 50%,低温抑制自由基产生和过氧化物质,反之,抑制兴奋性神经介质合成和释放。选择头部使用冰帽,全身使用降温毯来保护脑组织。

儿童体表面积相对较大。如果患儿出血较多,就诊之时多数已经低温。低温对部分重症创伤有一定保护。温度每降低 1 ℃,新陈代谢降低 8%,氧需要降低,更易耐受器官缺血;但低温使氧解离曲线左移,氧释放减少,致新生儿窒息和低血糖,降低药物在体内的代谢,血流动力学不稳定、凝血异常、酸碱失衡使复苏非常困难。因此应适当使用保温装置。

(五)心理护理

由于致伤的不可预见性和突发性,患儿家长出现心理应激障碍,产生烦躁、忧郁、焦虑等情绪和行为异常。故要求在抢救中,充分理解家属并针对其心理活动进行心理支持,向家属讲述医师与护士积极抢救的经过。掌握与患儿家长沟通交流的方法和技巧,及时给予解释、疏导,帮助其减轻精神压力,消除疑虑来取得家长的积极配合。

第二节　常见儿童骨折救治

一、儿童骨折及相关重症创伤

在过去数十年来,儿童骨折的治疗已经有所发展,许多以前经非手术治疗的损伤目前正逐渐被手术治疗所替代。美国骨科医师学会制定了临床指南来帮助指导、决策和制定并简化患者某些损伤的护理,但许多观点仍然存在争议。本节旨在分析目前关于儿童骨科最常见和有争议的 5 种损伤处理的证据。

从历史上看,许多儿童骨折以非手术治疗为主。然而,随着植入材料选择和治疗预后的变化、手术与非手术治疗的研究,骨科医师已经开始对某些骨折进行手术治疗。为了简化手术决策和患者护理,美国骨科医师学会(American Academy of Orthopaedic Surgeons,AAOS)制定了儿童股骨干骨折和肱骨髁上骨折的临床指南。虽然有所帮助,但指南受限于缺少与这些损伤相关的高等级证据。此外,目前还没有其他指南可用于其他类型的儿童骨折。越来越多关于 Gustilo 1 度开放性骨折、肱骨内上髁骨折和锁骨骨折的文献使这些损伤的处理成为当今儿童骨科中最具争议性的 3 个主题。本节分析了现有的证据来帮助指导这些损伤的处理。

二、肱骨髁上骨折

肱骨髁上骨折是儿科患者最常见的肘部骨折。因此,儿童骨科医师必须了解不同类型的肱骨髁上骨折的治疗建议。

对于 Gartland 1 型(非移位)肱骨髁上骨折,建议采用夹板或石膏固定等非手术治疗。研究表明,使用后部夹板导致疼痛的持续时间减少,并可减少镇痛药使用,并且比颈部和袖带固定更快地恢复到正常活动。

根据目前的文献很难确定 Gartland 2 型肱骨髁上骨折的治疗方法。根据 AAOS 准则,采用闭合复位和克氏针内固定。虽然缺乏单独对有移位的 Gartland 2 型肱骨髁上骨折或 3 型骨折的研究,但 Moraleda

特别分析了保守治疗或手术治疗的 Gartland 2 型骨折患者的结果。与非手术侧相比，肘关节活动度的总弧度没有显著变化，但保守治疗组患侧肘关节有显著的伸展和屈曲受限（分别为 8°和 7°）。根据 Flynn 标准，80% 的患者治疗结果满意。这一发现表明，并非所有 Gartland 2 型肱骨髁上骨折都需要手术治疗才可以确保获得满意的结果。然而，当考虑保守治疗时，应该与患者和家属讨论移位的 Gartland 2 型肱骨髁上骨折远期发生肘内翻风险增高和肘关节活动度减小等并发症。

AAOS 建议对 Gartland 3 型肱骨髁上骨折进行闭合复位和固定。这种观点得到了广泛研究的支持，这些研究综合分析 Gartland 3 型肱骨髁上骨折以及与其他类型骨折的组合。然而，在无神经、血管症状的患者中，Gartland 3 型骨折的闭合复位和固定的紧迫性尚不明确。有研究表明，在这种情况下延迟手术干预可能会增加切开复位的概率，并可能增加骨筋膜隔室综合征的风险。然而，多项研究报道手术时机与需要切开复位或围手术期并发症之间没有相关性。因此综上考虑，手术时机可由外科医师决定。主要的考虑因素包括患者的肿胀程度、软组织的状态、受伤与患者口述的时间间隔，以及如果延缓治疗，应考虑到未消肿的患肢可能持续肿胀，这可能导致神经血管状态随时间而改变。Ho 在其研究中发现在 1 级儿科医院收治的儿童肱骨髁上骨折的病例中，8% 的患儿在收治时发现神经、血管损伤体征，在急诊科的初始评估和术前评估之间神经、血管体征存在恶化的迹象。

文献中关于治疗肱骨髁上骨折的克氏针置入方式一直是人们关注的问题。多项研究支持使用交叉置钉来提高生物力学强度，特别是能提高钉对抗扭转应力的能力。然而，已经证明 3 个位置良好的横向双皮质进针分布可提供足够的生物力学强度，已经证明其生物力学效应等同于 2 枚交叉克氏针。将针横径从 1.6 mm 增加到 2.0 mm 也增加了横向进针的结构强度。横向进针的优点是它们可以最大限度地降低医源性尺神经损伤的风险。文献中认为采用 AAOS 建议的横向进针固定髁上骨折是医源性神经损伤发生率下降的原因之一。然而，文献报道的内侧针置入尺骨时神经损伤的实际发生率并不低，而尺侧克氏针可使得内侧粉碎性骨折更稳定，并且在置入尺侧针时发生损伤可能性更小。入针处设置小切口松解软组织并未对医源性神经损伤起到保护作用，但针尾折弯可能对尺神经起到保护作用。目前认为在可能的情况下，侧方横向进针是首选的固定方法。但是，由于尺侧稳定性有时对维持骨折复位至关重要，因此我们支持在需要时使用尺侧克氏针。在这种情况下，我们建议首先放置 1 或 2 枚桡侧克氏针，使肘关节弯曲以控制骨折，随后肘关节伸直位放置尺侧克氏针，以减少神经损伤的风险。

在髁上骨折时出现冰凉无脉肢体的情况下应紧急闭合复位以尝试恢复患肢的血流灌注。在这种情况下，不建议进行术前血管造影，因为它只能显示延迟手术时间而没有明显益处。已有研究显示骨折复位后有 53%~72% 的病例恢复血流灌注。如果存在动脉损伤并且在解剖性骨折复位后没有恢复脉搏，应立即寻求血管外科医师帮助。在这种情况下，可以考虑采取切开复位的方式，但是没有高水平的研究来支持这一决定，目前 AAOS 临床指南在这种情况下无法提供任何建议。外科医师必须权衡自己的个人经验与损伤模式，邀请血管团队，以减少手术延迟会对患者结果产生的影响。

"粉红无脉手"仍然是文献中争论的焦点。这个术语是指那些粉红色的毛细血管充盈良好的肢体，但在骨折复位后缺乏可触及的桡动脉脉搏。在这种情况下，部分研究认为应立即进行血管探查。然而，有研究支持这些患者在骨折复位后仔细观察。Scannell 回顾了 20 例出现 Gartland 3 型肱骨髁上骨折和无脉性四肢骨折患者的结果。此队列在伤后平均 7 h（范围 2~15 h）接受手术。5 例患者闭合复位固定后手术室内有可触及的桡动脉脉搏；另外 2 名患者在出院时有可触及的脉搏。其余 13 例患者有肢体血流灌注，但出院时无明显桡动脉搏动。所有患者在最终随访时都有可触及的脉搏，但术后恢复脉搏的日期从 0~233 d 不等，没有一例患者需要血管重建。Weller 发现大多数患者在骨折复位和针固定后出现粉红色的无脉性肢体时，可以使用多普勒成像检测到脉搏。5% 的多普勒成像未发现明显的脉搏，源于肱动脉损伤则需血管重建。这些学者建议在决定患者是否需要急诊手术探查时，患者在闭合复位和固定后通过多普勒成像大多可检测到桡动脉信号。Sabharwal 表明早期血运重建手术在这种情况下有很高的再闭塞率，并且随后建议在进行血管重建之前进行多次神经血管检查的密切观察。AAOS 通过 2 个独立的建议来处理文献中的这种差异。这个描述包括了"粉红色无脉手"到冰凉无脉手的范围。该指南支持在肱骨髁上骨折手术中进行紧急闭合复位。然而，指南接着指出，根据目前的文献，当患者没有腕部脉搏时，他们不推荐或反对立即进行肘窝探查，而是在闭合复位和固定后进行观察。

AAOS 指南没有提供任何关于患有孤立性神经系统损伤患者的治疗时机的建议。Barrett 发现紧急闭合复位和经皮针固定并未使得前臂骨间神经麻痹患者的神经功能恢复更快。基于目前的证据,当患者呈现单独的神经损伤但可触及脉搏时,我们不能提供关于手术时机的建议。然而重要的是,这些患者中有一部分患者在急诊科入院和手术治疗之间会出现神经功能逐渐丧失,决定患者何时手术时应该考虑这个因素。

三、股骨干骨折

股骨干骨折占儿科骨折的 1.6%,是儿童最常见的住院原因之一。2009 年,AAOS 首先发布了临床指南,以帮助这些患者的治疗决策;该准则随后于 2015 年更新。虽然研究表明临床实践指南可以帮助基于最佳可用证据来标准化患儿护理,然而儿童股骨干骨折管理临床指南并未表现出类似的效果。最近的一项多中心回顾显示,年龄小于 11 岁的青少年使用刚性锁定髓内钉增加了骨折发生,并增加了 5 岁以下儿童股骨干骨折的手术治疗。这些趋势反映了临床指南中提出的建议可能缺乏这类损伤的高水平证据。最终,在列出的 14 项建议中,只有 1 项有足够的证据被真正列为"推荐"。在其余的建议中,根据现有证据,50% 是"建议"或"可选",没有足够的证据来指导治疗。

AAOS 建议对年龄在 36 个月以下的儿童出现股骨干骨折进行非意外性创伤(non-accidental trauma,NAT)评估。这项建议是基于多项人群研究,发现 3 岁以下儿童股骨干骨折的 12%~14% 与 NAT 有关。研究还表明,尚未能行走的儿童的股骨干骨折与 NAT 有很强的关联性,其中在 1 岁以下的儿童中 30% 的股骨干骨折可归因于虐待。骨科损伤是 NAT 受害者向急诊科提供的最常见方式,因此骨科医师需要高度怀疑以确保患儿的安全。

维持 0~6 个月大的股骨干骨折的患儿可以使用 Pavlik 挽带或髋"人"字形石膏进行治疗。Podeszwa 发现无论患者是以 Pavlik 挽带还是髋"人"字形治疗,均具有 100% 的骨折愈合率。然而,石膏组确实有更多的轻微并发症,涉及皮肤刺激和石膏断裂。Stannard 评估了 16 例使用 Pavlik 挽带治疗独立的股骨干骨折,研究显示在支具治疗 5 周后,所有患者骨折愈合。由于 Pavlik 挽带可应用于非手术环境,不需要镇静剂或全身麻醉剂,并且已被证明能显著减少该人群的皮肤并发症,因此我们认为该年龄组可以用 Pavlik 挽带进行治疗。

尽管许多研究者建议年龄在 6 个月到 5 岁之间的儿童进行髋"人"字形石膏治疗,但 AAOS 临床指南在这个年龄段没有提供针对髋"人"字形石膏的建议。一些学者已经探索了柔性钉在这个人群中是否会是更好的选择。Heffernan 比较 141 例使用钛合金弹性髓内钉(titanium elastic nails,TEN)治疗股骨干骨折的闭合复位和髋"人"字形石膏固定组的 74 例年龄相近的患者。虽然 2 组患者的 X 射线愈合时间以及骨折断端冠状位和矢状位对齐程度相似,然而 TEN 组损伤后恢复步行和全身功能的速度快于石膏组患者。2 组患者的并发症发生率都很低,但研究者没有提供需要二次手术取出 TEN 的患者数量。此外,该研究并未区分多发伤患者和单纯股骨干骨折患者。超过 1/3 的 TEN 组患者出现其他相关损伤(32% 与 13%,$P=0.002$),这可能影响外科医师决定使用 TEN 而不是使用髋"人"字形石膏来治疗患者。Bopst 还发现用 TEN 治疗的学龄前儿童能够比那些接受骨质疏松症治疗的人承受更大的压力和更快地恢复运动。然而,由于 TEN 穿过皮肤,该队列中的 12% 需要早期返回手术室进行修复手术。学者没有说明是否有任何接受石膏治疗的患者需要重复麻醉。他们也没有报道在骨折愈合后接受另一种麻醉剂去除 TEN 的患者人数。

有研究强调了石膏固定对于患儿家庭存在潜在负担。由于日间护理设施和学校在白天无法为这些患儿提供护理,因此家长可能需要申请更多的护理时间。一定比例的患儿还需要替换运输方式,例如使用救护车前来就诊。Leu 比较单腿和双腿髋"人"字形石膏对股骨干骨折患儿的疗效。单腿组中的患儿更有可能适应汽车座椅和椅子,并且护理人员在治疗期间能够减少护理时间,此外骨折愈合率、骨折对齐或断端缩短并没有差异。Flynn 显示,将一个孩子放在可行走的石膏中可以让孩子爬行、站立和走路的速度比传统石膏治疗的患儿更快。尽管可行走石膏治疗的患儿中有近 1/4 的患儿在治疗过程早期需要一个临床上的支具,但这些患儿中较少需要二次麻醉进行石膏修复,而且与最终的骨折端冠状面或矢状面的对齐不存在组间差异。可行走髋"人"字形石膏组的家庭成员护理负担较传统髋"人"字形石膏组减轻,并且进行可行走石膏治疗的患儿都不需要救护车运送。

Ramo 特别比较了使用石膏固定或 TEN 治疗 4~5 岁儿童的结果。这项研究检查了 262 名患儿,其中 158 名患儿接受了石膏固定,104 名患儿接受了 TEN 内固定治疗。TEN 组患儿年龄更大,体重更重,并且与髋"人"字形石膏组相比更有可能存在高能量损伤。在石膏组中有 4 名患儿因石膏损坏和要求置钉而放弃单纯石膏固定,接受手术,而钉子组中的 4 名患儿由于需要钉子通过皮肤移位而接受钉子去除和石膏治疗。在骨折愈合时,各组之间的冠状或矢状角度或骨折缩短大于 20 mm,无差异。TEN 组治疗患儿的比例较高(16.3% 与 7.6%;$P=0.04$),89% 的患儿接受了二次手术,而石膏组仅有 5.1%($P<0.001$),主要用于植入内固定物的取出。鉴于骨折愈合率和治疗后可接受的股骨定位率,此研究显示,由于并发症和继发性手术的发生率明显较低,因此髋"人"字形石膏是该年龄组患儿治疗孤立性股骨干骨折的首选治疗方法。

AAOS 指出,在确定 5~11 岁儿童股骨干骨折治疗时,弹性髓内钉是一种选择。这种方法已成为普遍接受的治疗方法,与其他治疗方式相比,这一年龄组的优势包括早期动员,恢复步行,重返学校以及恢复全部功能。指南中提到的研究特别侧重于 TEN 的使用,并且指南强调了在体重超过 47 kg 和(或)年龄大于 11 岁的儿童中使用 TEN 时畸形愈合和植入失败概率增高。由于在这个亚组人群中看到用 TEN 治疗的并发症发生率高,外科医师为该组尝试其他治疗方式,包括在年龄更大的、体重更高的患者的肌肉下接骨板和硬质髓内钉固定。

尽管在美国很流行,但有多项研究将不锈钢柔性钉与 TEN 进行了比较,这表明不论从强度还是成本角度来看,不锈钢植入物都是最佳选择。Wall 通过与不锈钢植入物相比,发现 TEN 治疗患者的畸形愈合率高 4 倍,主要并发症发生率高 2 倍以上,而且不锈钢植入物的费用降低 3~6 倍。自从这些指南发布以来,Shaha 的研究显示,不锈钢柔性钉可以用于重量超过 45.4 kg 的患者,而不会显著增加骨不连,骨折或植入的风险。当用锁定不锈钢柔性钉治疗时,长度不稳定性骨折具有较小的骨折缩短风险、植入突出和较小的围手术期并发症的风险。虽然对 TEN 的研究表明,为了获得最大的骨折稳定性,需要实现 80% 的髓腔充填,不锈钢植入物可以低至 60% 的髓腔填充,对骨折愈合、短缩或最终对齐没有显著影响。目前的指南并未涉及在考虑弹性髓内钉放置时是否应使用钛或不锈钢植入物。

11 岁及以上的患者适用弹性或硬性髓内固定。TEN 的研究显示出较高的并发症发生率,这可能与体重相关,而不是这些患者的年龄。Garner 报道了 TEN 治疗长度稳定的股骨骨折能缩短手术时间、减少失血和植入物相关并发症,尽管他们的 66% 的硬质髓内钉相关并发症的发生率高于未发生畸形愈合(或肢体长度差异的风险已在其他研究中报道)。不锈钢优于钛的生物力学性能也使不锈钢弹性髓内钉成为该患者人群的合理治疗选择,即使在长度不稳定的骨折中,尽管临床指南并未解决这个问题。该指南指出,由于缺血性坏死的风险,应避免在该人群中使用梨状肌起点。

四、Gustilo 1 度开放性骨折

文献中已经确立开放性骨折的手术治疗应以清除伤口中的污染和失活组织为原则。Gustilo 和 Anderson 的工作有助于促进这种开放性骨折的积极治疗,并为骨科提供了最广泛使用的分类方案之一,以帮助指导开放性骨折的治疗。研究表明,所有开放性骨折都应该在伤后尽早使用抗生素和手术清创。

最近的文献研究了开放性骨折的类型和手术干预的时机的关联性。Skaggs 首次报道了在单一中心治疗的儿科患者 104 例开放性骨折的回顾性研究。所有患者均进行手术清创,总感染率为 1.9%。在 6 h 内接受治疗的患者与伤后 6~12 h 或超过 12 h 的患者之间感染率没有差异。随后的多中心研究评估了 544 例儿科患者开放性骨折的手术时机和感染率。骨折涉及多种解剖部位,其中 178 例尺桡骨。超过 50% 的损伤被归类为 1 度,28% 为 2 度,17% 为 3 度。总体而言,62% 的骨折在受伤后 6 h 内手术清创。虽然与 1 度骨折相比,2 度和 3 度开放性骨折的手术治疗有更快手术的趋势,但手术时机并未因骨折分级而异。超过 40% 的 1 度损伤,25% 的 2 度损伤,36% 的 3 度损伤,手术延迟超过 6 h。尽管存在手术时间的差异,但总体感染率没有差异(6 h 内接受手术者为 3%,而手术延迟 6 h 以上者为 2%;$P=0.43$)。此

研究质疑开放性骨折早期手术清创的重要性。

儿童开放性骨折的抗生素治疗时机目前尚未明确。Patzakis 和 Wilson 指出,当患者在伤后 3 h 内接受抗生素治疗时感染率为 4.7%,而当抗生素治疗延迟超过 3 h 时感染率为 7.2%。尽管没有 1 级证据支持需要给予抗生素的严格的时间间隔,但普遍认为应在患者抵达急诊室时尽快给予抗生素。

在过去的 20 年中,1 度开放性骨折的治疗越来越引起人们的关注。用抗生素和手术清创治疗的 1 度开放性前臂骨折的研究始终如一地报道了高治愈率和极低感染率的良好结局。然而,一些学者质疑 1 度开放性骨折需要手术清创。根据定义,这些骨折保留了其骨膜覆盖,而且儿童骨膜比成人更厚。伤口没有严重污染,肌肉层完好无损。这些解剖因素使得骨折部位有足够的血液供应来传递抗生素以预防感染并促进骨折愈合。

Yang 首先回顾了成人和儿科患者 91 例 1 度开放性骨折的治疗情况。所有伤口都在紧急情况下进行冲洗、清创,但只有 1/3 的患者接受了正式的外科手术。头孢唑林在伤后 6 h 内给药,患者再次给予 48 h 静脉的抗生素治疗。感染发生率为 0,因此学者认为只要使用抗生素、适当的伤口护理和骨折固定及时进行,1 度开放性骨折可能不需要手术干预。

随后,多项研究专门分析了儿科患者 1 度开放性骨折的处理。Iobst 报道了 40 例 1 度开放性骨折的儿科患者,患者在急诊科接受了静脉注射抗生素治疗,随后又接受了 48~72 h 的额外抗生素治疗。出院后仅有 4 例患者口服抗生素,总体深部感染率为 2.5%。Doak 随后回顾了他们对 25 例儿科患者的经验,其中 11 例患者是在急诊科用单剂抗生素静脉注射治疗的。出院后用药的情况并不清楚,20 例患者在出院后接受口服处方抗生素;药物类型和治疗持续时间也是不明确的。只有 1 例患者发生了感染,虽然这没有文献证明,并且症状通过另外 48 h 的静脉内抗生素得到了解决,并未进行手术清创。Bazzi 同样发现 40 例 1 度开放性前臂或胫骨骨折非手术治疗后深部感染的病例。Godfrey 比较了 49 例 1 度开放性骨折非手术治疗和 170 例接受手术清创的患者的结果,非手术组仅报道 1 例深部感染。然而,手术组有 9 例患者出现并发症,包括房室综合征、急性腕管综合征和骨折延迟联合。与之前的研究一样,所选抗生素的类型、静脉治疗的持续时间、出院后口服抗生素的决定,或出院后抗生素给药的持续时间都没有一致性。

为了最大限度减少不一致,Iobst 为儿科患者的 1 度开放性前臂骨折管理制定了一个协议。所有患者在急诊科接受 1 次静脉注射头孢菌素,并用生理盐水和聚乙烯吡啶进行伤口冲洗。患者随后进行闭合复位和石膏固定,在石膏中开窗以监测伤口。然后患者再入院接受 3 次静脉抗生素治疗,并在无须进一步治疗的情况下出院。1 周后进行伤口检查和 X 射线复查。回顾 45 例前臂开放性骨折患者病情,他们没有发现深度感染,45 例患者中只有 3 例石膏固定失败,并需要手术重复复位。入院时间为 26~41 h,平均骨折愈合时间为 50.5 d。随访患者至少 5 年,未发现延迟感染。

目前尚无 1 级或 2 级证据支持患儿 1 度开放性骨折的非手术治疗。然而,越来越多的 3 级研究表明这是一种安全的治疗方法,可以避免儿童接受手术和全身麻醉,同时为家庭和医疗保健系统节省成本。现有的 3 级和 4 级研究证据提倡非手术治疗的结论是一致的,即每位患者在抵达急诊室时及时接受静脉抗生素治疗,通常使用头孢菌素。患者同时在急诊科进行局部伤口清创术,并随后进行了石膏或夹板固定。这些研究因后续抗生素的类型和持续时间以及给药途径而异。根据目前的证据,并无确凿的治疗建议。

五、肱骨内上髁骨折

儿科患者肱骨内上髁骨折的治疗可能是当今文献中争论最多的创伤话题之一。通常情况下,这是属于非手术治疗的损伤,无论移位如何,在长臂石膏固定 4 周。一致的观点认为,合并肘关节脱位的肱骨关节内开放性骨折和内上髁骨折应进行手术治疗。手术适应证可能已扩大到包括与尺神经损伤相关的骨折,理由是关节可能存在神经卡压,以及与肘关节脱位或外翻不稳定相关的骨折。最近,越来越多的人将手术治疗扩大到移位较多的骨折,一些学者指出,只有超过 2 mm 移位可作为手术指征。最后,治疗方案应基于患儿的活动水平,由于高需求的运动员需要解剖复位骨折以赋予肘关节稳定性并拉紧屈肌及旋前肌群。

肱骨内上髁既是尺侧副韧带前束的附着点,也是屈肌-旋前肌群的附着点。尺侧副韧带的生物力学研究表明,它在抵抗外翻应力方面发挥着至关重要的作用,是肘关节的静态稳定器。尺侧副韧带前束非常重要,因为它在肘屈曲和伸展的稳定性中起作用。屈肌-旋前肌群是肘部的动态稳定单元,当肘部暴露于扭转应力时,其作为肘关节韧带的重要保护发力单元。内上髁骨折手术治疗的倡导者认为,非手术治疗的骨折中,由于双侧韧带前束与前屈肌腱的连接点的位移,使肱尺关节处于外翻不稳定的风险之中。那些关注高水平运动员的学者认为,即使外翻负荷轻微不稳定,运动员也有软骨退化和长期关节炎的风险。

指导肱骨内上髁骨折手术治疗的证据是有限的。Josefsson 和 Danielsson 观察非手术治疗的内侧上髁骨折患者 35 年,发现尽管患者功能良好,但存在高度的骨不连的证据。Farsetti 提供了手术和非手术治疗患者的长期随访,平均随访时间约为 30 年。无论患者是非手术还是手术治疗,患者在最终随访均显示良好的功能结果。通过手术解剖复位治疗的患者具有更高的骨性愈合率,而非手术治疗的 19 例患者中有 17 例在随访中发生骨不连事件。然而,就强度、肌肉质量和肘部稳定性而言,2 组患者具有相似的结果。软组织缝合修复效果不佳在非手术组中非常常见,而且似乎无症状,因此学者认为这应该被视为可预测的结果而不是并发症,非手术治疗应该是这类损伤可接受的治疗方法。Stepanovich 在一项仅有 12 例患者的较小型研究中报道了类似的发现,无论治疗如何,肘稳定性或力量无显著差异。他们还发现手术治疗患者的骨愈合率更高。然而虽然手术治疗的患者更可能抱怨肘内侧疼痛,但是并不严重到需要去除内固定物。

基于断端移位的分类方案,学者越来越关注如何准确测量 X 射线上的断端移位程度。Pappas 在常规的前后位、侧位和斜位 X 射线片上测量骨折移位时,发现其可靠性较低。Edmonds 的研究同样支持这一发现,这表明,与 CT 扫描研究相比,前后位和侧位 X 射线片总是低估了骨折移位的程度。9 例移位的内上髁骨折患者的 CT 扫描发现前方位移更显著,这很难在纯粹的前后位或侧位 X 射线片上测量。

在青少年患者中治疗闭合性移位的肱骨内上髁骨折的主要理由是,恢复内侧副韧带的正常解剖学结构,降低外翻不稳定的风险,改善肘关节功能。但是,目前的文献并没有一致支持这一论点。Biggers 的研究比较了 31 名青少年患者的手术和非手术治疗的内上髁骨折,尽管非手术治疗的患者更可能存在骨折不愈合、肘外翻不稳、肱骨内上髁肥厚的影像学证据,然而 2 组中肘关节的功能结果评分均较高。一项比较运动员手术和非手术治疗的研究发现,无论接受手术治疗或保守治疗,患者都能够根据他们的年龄和技能在适当水平恢复到理想的体育活动。有 7 名患者为棒球运动员,其中的 3 名非手术治疗患者没有外翻不稳定或肘部疼痛的问题,该损伤并未限制他们的运动功能,而且所有患者随访至少 2 年。

当考虑到内侧副韧带对肘稳定性的重要性时,移位的内上髁骨折的手术稳定性具有解剖学意义。然而,没有大型的高水平研究证实了经内上髁骨折手术干预的儿科患者功能存在显著提高。目前,文献继续支持手术治疗开放性和(或)游离体嵌顿性肱骨内上髁骨折,而非手术治疗适用于无移位或移位较小的骨折。肱骨内上髁骨折移位超过 5 mm 存在手术治疗的必要,但没有有力证据表明这会导致患者预后改善。

六、锁骨骨折

所有儿童骨折中,锁骨骨折占 10%~15%。回顾观察这些骨折以非手术治疗为主,一般认为它们具有较高的愈合率,患者临床结果良好,功能没有明显的损失。然而,近年来儿童患者的移位锁骨骨折手术干预的趋势日益增加。这一趋势与最近有文献提倡更积极地治疗成人锁骨骨折相关。

2004 年,Robinson 前瞻性回顾了 886 名非手术治疗的闭合性、急性、创伤性、移位性锁骨骨折患者。这些研究显示,4.5% 的不愈合发生率,发生率与年龄、性别、骨折移位和粉碎程度相关。McKee 的研究显示,愈合后短缩超过 2 cm 及以上的患者的肩外展、前曲和旋转功能受限,这种现象可能与肩部力量和耐力显著下降有关。这些研究有助于为成人的闭合性锁骨骨折的手术与非手术治疗进行大规模、多中心随机 1 级证据研究。这项研究表明,移位锁骨骨干骨折患者的手术治疗显著缩短愈合时间,降低了骨不连和有症状的畸形愈合风险,改善了手臂、肩关节功能障碍和上肢功能评分,并且患者满意度总体上高于接受非手术治疗的患者。研究中患者纳入标准包括闭合骨折,折端完全移位;而且不包括年龄小于16岁的患者。这些研究已经改变了成年人锁骨骨折的手术适应证标准,包括开放性骨折,皮肤受损,导致浮肩的同侧肱骨骨折,粉碎性骨折和(或)短缩超过2 cm。报告的相关指征包括骨折缩短15 mm或更多,骨折中存在"Z"形畸形。

因为成人锁骨骨折的治疗建议已经改变,尽管在这个人群中没有类似的高水平研究,许多外科医师在儿科患者的治疗方案中越来越激进。对锁骨后生长的研究表明,女性在9岁时达到成人锁骨长度的80%,12岁时男性达到成人锁骨长度的80%。在12岁以后,锁骨生长基本停止。这一发现表明,受伤时年龄超过12岁的青少年的锁骨重塑潜力有限。考虑到这一点,一些外科医师已经开始在其儿科人群中使用成人患者的手术指征。

Kubiak和Slongo首先报道了他们对于2002年接受手术固定锁骨骨折的青少年的结果。在1980—2000年期间的939例患者中,只有15例需要手术干预,在研究期间仅占该总体样本的1.6%。手术适应证包括软组织撞击致皮肤损伤,并撞击周围结构,包括气管等。虽然没有严重的术后并发症,但15例中有13例有轻微并发症,包括手术部位麻木、植入物凸出、皮肤刺激和再骨折。虽然本研究支持患者术后恢复良好,但手术并非没有风险,并发症发生率较高。

Vander Have报道了连续42例闭合性锁骨骨折的青少年患者,其中17例接受了手术治疗。手术组有100%的愈合率,没有主要并发症报道,只有3例患者由于突出而二期行内固定取出术。相反,非手术组有5例患者有头部疼痛伴活动时间延长,易疲劳和骨折愈合部位的疼痛。其中4例患者接受了矫正性截骨术和钢板内固定术,并解决了症状。虽然手术组高并发率和低并发症率与其他研究相似,但儿科有关文献中报道有20%的症状性畸形发生率和16%的矫正截骨发生率。另一项研究报道了62例青少年患者,其中9例患者接受了手术矫正。与Vander Have的研究结果相似。Randsborg研究队列中非手术治疗的患者中有95%的患者报道了长期随访的手臂肩关节急性残疾和手部评分以及牛津肩关节评分结果显示更加优异。由Randsborg及其同事报道的66%的手术组因内植物突出需要二次手术取出内植物。Hagstrom报道显示尽管结果未达到统计学意义,但非手术组手臂肩关节残疾和手部评分较手术组高,患者也更快恢复活动。比较这些研究时观察到的患者结局的变化可能是由各个研究的样本量有限引起的。

成年患者手术干预的驱动因素之一是当移位骨折非手术治疗时,骨不连的风险增加。将成人手术指征扩大到儿科患者,意味着当移位骨折保守治疗时,骨不连可能同样高。但是,目前的文献并不支持这一假设。Hagstrom和Vander Have在他们的非手术队列中报道未发现骨不连病例,Randsborg的185例患者回顾性观察中仅报道1例不愈合。因此,目前的文献表明,非手术治疗儿童患者的锁骨骨折后不愈合并不常见。

治疗选择的另一个重要考虑因素是,当移位骨折非手术治疗时,儿童患者的肩背部力量或功能是否减弱。虽然Randsborg报道95%非手术患者满意度高,功能评分高,完全移位或锁骨粉碎性骨折患者的疼痛和外观结果评分显著较差。骨折短缩对牛津肩关节评分,以及患者外观满意度评分有较小但显著的负面影响。Parry试图研究长度短缩的锁骨骨折患者是否在力量和功能方面持续存在缺陷。该研究比较了8例非手术患者和8例接受类似骨折模式手术干预的患者,发现运动范围、强度或自我报告功能无差异。各组各有1例患者对外观结果表示不满意。同样,Bae确定21例锁骨骨折青少年患者接受非手术治疗,愈合后存在2 cm以上的短缩。患侧与健侧肢体进行比较时,未见明显的力量损失。患者肩关节活动都前屈减少7.5°,外展减少6.5°,尽管目前还不清楚这种活动都丢失是否具有实际的临床意义,但在力量方面没有区别。

手术治疗不是没有并发症的风险。Li报道36例手术治疗锁骨骨折的青少年患者术后隐性并发症发生率为86%。大部分并发症与内植物凸出以及皮肤刺激有关,但16%患者报道胸前壁麻木,5%有切口开裂等问题,1例患者在患处附近出现再骨折。Luo报道手术治疗的青少年中并发症发生率为21.7%,而非手术治疗的130例青少年中并发症发生率低于1%。

尽管成人患者的高水平研究支持针对特定骨折类型的手术干预,但当患儿接受非手术治疗时,儿童骨折当前文献并未表现出相同的风险,包括骨不连或功能丧失。目前的文献表明,即使在断端短缩或移位的情况下,儿童患者在非手术治疗时同样能获得较好的愈合率和功能结果。然而,这些文献缺乏大规模、高水平的研究。此时,不建议在皮肤没有受到损伤的情况下对闭合性移位的锁骨骨折进行手术治疗。

近年来,研究儿科骨折治疗方案的研究数量急剧增加,可能使手术决策制订和患者护理复杂化。尽管临床指南在有限的情况下可用,但也存在缺陷。存在强有力的证据支持 Gartland 3 型肱骨髁上骨折的闭合复位和固定,尤其适用于在肢体冰凉和无脉搏的肢体。但是在严重软组织损伤、神经系统损伤以及"粉红色无脉手"的情况下,手术时机的建议较不明确。同样,尽管高等级的证据支持评估儿童股骨干骨折多属于虐待性创伤,但几乎所有涉及儿童股骨干骨折的临床情况的高水平证据都是有限的。为了更好地理解儿童患者的 Gustilo 1 度开放性骨折,肱骨内上髁骨折和锁骨骨折应如何管理,需要更多关于治疗方案的 1 级和 2 级多中心研究证据。

(余 斌 许道朱)

参考文献

[1] 儿童创伤急救早期处理专家共识组. 儿童创伤急救早期处理专家共识[J]. 临床儿科杂志,2017,35(5):377-383.

[2] 刘双庆,赵晓东. NICE 严重创伤的评估和初始管理指南解读[J]. 中国急救医学,2016,36(7):577-580.

[3] 汤庆娅. 外科重症儿童营养支持的挑战与策略[J]. 临床小儿外科杂志,2012,11(5):321-324.

[4] 许峰. 儿童多发性创伤镇静镇痛策略[J]. 中国实用儿科杂志,2009,24(12):919-922.

[5] American Academy of Pediatrics, Committee on Fetus and New Born, Committee on Drug. Section on anesthesiology, section on surgery: prevention and management of pain and stress in the neonate[J]. Pediartics, 2000,105(1):454-461.

[6] American Academy of Pediatrics, Committee on Psychosocial Aspects of Child and Family Health. The assessment and management of acute pain in infants, children, and adolescents[J]. Pediatrics, 2000,108(3):793-797.

[7] BARRETT K K, SKAGGS D L, SAWYER J R, et al. Supracondylar humeral fractures with isolated anterior interosseous nerve injuries: is urgent treatment necessary?[J]. J Bone Joint Surg Am,2014,96(21):1793-1797.

[8] BAZZI A A, BROOKS J T, JAIN A, et al. Is nonoperative treatment of pediatric type I open fractures safe and effective?[J]. J Child Orthop,2014,8(6):467-471.

[9] BIGGERS M D, BERT T M, MOISAN A, et al. Fracture of the medial humeral epicondyle in children: a comparison of operative and nonoperative management[J]. J Surg Orthop Adv,2015,24(3):188-192.

[10] BOPST L, REINBERG O, LUTZ N. Femur fracture in preschool children: experience with flexible intramedullary nailing in 72 children[J]. J Pediatr Orthop,2007,27(3):299-303.

[11] CHRISTIAN B, TAMAS D, JORGE A D. Practical approach to paediatric enteral nutrition: a comment by the ESPGHAN committee on nutrition[J]. JPGN,2010,51(1):110-122.

[12] DOAK J, FERRICK M. Nonoperative management of pediatric grade 1 open fractures with less than a 24-hour admission[J]. J Pediatr Orthop,2009,29(1):49-51.

[13] EDMONDS E W. How displaced are "nondisplaced" fractures of the medial humeral epicondyle in children? Results of a three-dimensional computed tomography analysis[J]. J Bone Joint Surg Am,2010,92(17):2785-2791.

[14] FARSETTI P, POTENZA V, CATERINI R, et al. Long-term results of treatment of fractures of the medial humeral epicondyle in children[J]. J Bone Joint Surg Am,2001,83(9):1299-1305.

[15] FLYNN J M, GARNER M R, JONES K J, et al. The treatment of low-energy femoral shaft fractures: a prospective study comparing the "walking spica" with the traditional spica cast[J]. J Bone Joint Surg Am,

2011,93(23):2196-2202.

[16] GARNER M R,BHAT S B,KHUJANAZAROV I,et al. Fixation of length-stable femoral shaft fractures in heavier children:flexible nails vs rigid locked nails[J]. J Pediatr Orthop,2011,31(1): 11-16.

[17] GODFREY J,CHOI P D,SHABTAI L,et al. Management of pediatric type I open fractures in the emergency department or operating room:a multicenter perspective[J]. J Pediatr Orthop,2019,39(7): 372-372.

[18] HEFFERNAN M J,GORDON J E,SABATINI C S,et al. Treatment of femur fractures in young children:a multicenter comparison of flexible intramedullary nails to spica casting in young children aged 2 to 6 years[J]. J Pediatr Orthop,2015,35(2):126-129.

[19] HO C A,PODESZWA D A,RICCIO A I,et al. Soft tissue injury severity is associated with neurovascular injury in pediatric supracondylar humerus fractures[J]. J Pediatr Orthop,2018,38(9):443-449.

[20] IOBST C A,SPURDLE C,BAITNER A C,et al. A protocol for the management of pediatric type I open fractures[J]. J Child Orthop,2014,8(1):71-76.

[21] IOBST C A,TIDWELL M A,KING W F. Nonoperative management of pediatric type I open fractures[J]. J Pediatr Orthop,2005,25(4):513-517.

[22] JOSEFSSON P O,DANIELSSON L G. Epicondylar elbow fracture in children. 35-year follow-up of 56 unreduced cases[J]. Acta Orthop Scand,1986,57(4):313-315.

[23] KOCHER M S,SINK E L,BLASIER R D,et al. Treatment of pediatric diaphyseal femur fractures[J]. J Am Acad Orthop Surg,2009,17(11):718-725.

[24] LEU D,SARGENT M C,AIN M C,et al. Spica casting for pediatric femoral fractures:a prospective, randomized controlled study of single-leg versus double-leg spica casts[J]. J Bone Joint Surg Am,2012, 94(14):1259-1264.

[25] MCKEE M D,PEDERSEN E M,JONES C,et al. Deficits following nonoperative treatment of displaced midshaft clavicular fractures[J]. J Bone Joint Surg Am,2006,88(1):35-40.

[26] MININDER S K,ERNEST L S,BLASIER R D,et al. American Academy of Orthopaedic Surgeons Clinical Practice Guideline on treatment of pediatric diaphyseal femur fracture[J]. J Bone Joint Surg Am,2010,92 (8):1790-1792.

[27] MORALEDA L, VALENCIA M, BARCO R, et al. Natural history of unreduced Gartland type-II supracondylar fractures of the humerus in children:a two to thirteen-year follow-up study[J]. J Bone Joint Surg Am,2013,95(1):28-34.

[28] MULPURI K,HOSALKAR H,HOWARD A. AAOS clinical practice guideline:the treatment of pediatric supracondylar humerus fractures[J]. J Am Acad Orthop Surg,2012,20(5):328-330.

[29] NAGELE P,HÜPFL M,KROESEN G. Epidemiology and out-come of pediatric trauma treated by an emergency-physician-staffed advanced life-support unit[J]. Wien Klin Wochenschr,2004,116(11-12): 398-403.

[30] PAPPAS N,LAWRENCE J T,DONEGAN D,et al. Intraobserver and interobserver agreement in the measurement of displaced humeral medial epicondyle fractures in children[J]. J Bone Joint Surg Am, 2010,92(2):322-327.

[31] PODESZWA D A,MOONEY J F,CRAMER K E,et al. Comparison of Pavlik harness application and immediate spica casting for femur fractures in infants[J]. J Pediatr Orthop,2004,24(5):460-462.

[32] ROBINSON C M,COURT-BROWN C M,MCQUEEN M M,et al. Estimating the risk of nonunion ollowing nonoperative treatment of a clavicular fracture[J]. J Bone Joint Surg Am,2004,86(7):1359-1365.

[33] SABHARWAL S,TREDWELL S J,BEAUCHAMP R D,et al. Management of pulseless pink hand in pediatric supracondylar fractures of humerus[J]. J Pediatr Orthop,1997,17(3):303-310.

[34] SCANNELL B P,JACKSON J B,BRAY C,et al. The perfused,pulseless supracondylar humeral fracture:

intermediate-term follow-up of vascular status and function[J]. J Bone Joint Surg Am,2013,95(21):1913-1919.

[35] SHAHA J,CAGE J M,BLACK S,et al. Flexible intramedullary nails for femur fractures in pediatric patients heavier than 100 pounds[J]. J Pediatr Orthop,2018,38(2):88-93.

[36] SKAGGS D L,KAUTZ S M,KAY R M,et al. Effect of delay of surgical treatment on rate of infection in open fractures in children[J]. J Pediatr Orthop,2000,20(1):19-22.

[37] STANNARD J P,CHRISTENSEN K P,WILKINS K E. Femur fractures in infants:a new therapeutic approach[J]. J Pediatr Orthop,1995,15(4):461-466.

[38] STEPANOVICH M,BASTROM T P,MUNCH J,et al. Does operative fixation affect outcomes of displaced medial epicondyle fractures?[J]. J Child Orthop,2016,10(5):413-419.

[39] WALL E J,JAIN V,VORA V,et al. Complications of titanium and stainless steel elastic nail fixation of pediatric femoral fractures[J]. J Bone Joint Surg Am,2008,90(6):1305-1313.

[40] WELLER A,GARG S,LARSON A N,et al. Management of the pediatric pulseless supracondylar humeral fracture:is vascular exploration necessary?[J]. J Bone Joint Surg Am,2013,95(21):1906-1912.

[41] YANG E C,EISLER J. Treatment of isolated type I open fractures:is emergent operative debridement necessary?[J]. Clin Orthop Relat Res,2003,410(5):289-294.

第二十三章 老年重症创伤

世界卫生组织（World Health Organization，WHO）规定，不分种族、性别、职业、宗教等凡年龄60岁以上的人即为老年。通常人们又把45～59岁称为老年前期；60～89岁为老年；90～99岁为长寿；100岁以上称为寿星。本章将着重论述60岁以上老年人创伤的特点，从流行病学、病理学、诊断与治疗学，强调更要注意全身基础条件及并发症的治疗。随着现代文明不断发展，人口寿命不断延长。我国人口平均寿命在1949年不足35岁，中华人民共和国成立后，社会稳定加速了我国现代化进程，随着现代文明的发展，人们物质生活与精神生活均在不断地显著提高，人口平均寿命延长到70岁以上。半个世纪以来我国人口寿命成倍延长。2000年我国已进入老年型社会，60岁以上者超过1.3亿，且人口寿命仍在不断地延长。人们对生活质量的要求也不断提高。于是临床上又迎来老年性创伤的挑战。

第一节 老年重症创伤概述

一、流行病学

65岁以上的人群因创伤住院的发病率是整个人口发病率的2倍。在这个年龄段，创伤是第五大致死原因。据统计，在美国创伤相关死亡率为25%，在相同致伤条件下，老年人创伤后的死亡率是青年人创伤后死亡率的6倍，随着人口老龄化，这些数据还会上升。2000年美国人口普查，≥65岁的老年人为3 500万，比1990年增加12%。目前人们已普遍认识到发达国家的人口平均寿命在20世纪显著增加，但对老年解剖、生理和社会学的改变影响伤后老年患者的期望和需要的重视相对较少。与年轻患者相比，在相同致伤条件，老年人因合并慢性病、脑力和体力衰退及生理储备下降，会出现明显不同的表现。随着人均寿命的显著增加，85岁老龄人群的平均寿命男性增加5.2年，女性增加6.4年，健康的改善遵循不同的模式。多系统的慢性病和生理退变增加了老龄人口的发病率以及受伤后的死亡率。老年创伤患者救治的难点在于这些变量放大和原始稳定功能改变。患者对创伤表现出不同和不明显的生理反应，生理耐受力范围通常变窄，误差判定空间小。随着对生物衰退自然规律的认识的不断深入以及老年人对相同疾病的不同反应，目前人们认识到这种情况主要集中在老龄人口生命的最后阶段和衰退的早期。因此，不仅很老的老年人年龄相关的生理变化都意味着损伤程度重、预后差，而且年龄也较以往认识到的提前了。

工业化国家与非工业化国家相比，老年人骨折发生率高；另外，城市比农村、大城市比小城市发生率高。据我国对某城乡10 429名60～98岁老年人普查，发现骨折发生率平均为15.5%，其中城市老年人骨折发生率为 16.59%，而农村老年人发生率为 6.92%。这种地区性差异同时还伴有种族的差异性。将我国香港和美国在 1988—1989 年间髋部骨折的住院患者做比较后发现，前者老年人骨折发生率比后者低。

有学者统计年龄超过 80 岁，髋部骨折发生率从 13.3% 增加到 25.6%，几乎增加了 1 倍。Kanis JA 报道从 60 岁到 90 岁女性椎骨骨折的发生率可上升 20 倍，髋部骨折发病率可增加 50 倍。我国学者研究发现在城市老年前期(59 岁以下)骨折发生率为 6.9%，在老年期骨折发生率为 9.6%。而另一项研究不同年龄组 20 世纪 50 年代与 80 年代脊椎骨折的发生率发现，80 年代发生率高于 50 年代，具有随年龄增加发生率有逐渐上升趋势。一项流行病学调查证实，老年男性脊柱骨折年发病率为 0.73%，而女性达到 1.45%。据国外报道，男、女性发生髋部骨折的人数之比为 1∶3。据我国某地区统计，老年期骨折发病率城市男性为 5.5%，女性为 12.5%；农村男性为 0.8%，女性为 1.5%。由此可见女性在老年期骨折与关节损伤的发病率明显高于男性。髋部骨折，特别是股骨颈骨折是老年人常发骨折。且随着寿命的延长，其发病率有增加趋势。据北京积水潭医院、天津骨科医院、上海交通大学医学院附属瑞金医院 1988—1990 年住院患者统计，在所有髋部骨折中 50 岁以上患者占 78%，此处骨折多为病理性骨折。桡骨远端骨折多系间接暴力所致，常因跌倒，用手外撑，体重作用于背屈或伸直位前臂造成桡骨远端骨折。国内报道 800 例桡骨骨折，其中以 40~50 岁和 60~70 岁年龄组为最高，占总数的 65.78%。由于该处为松质骨加上老年人有不同程度骨质疏松，往往多为粉碎性骨折，涉及关节面而影响腕关节功能。脊柱骨折与脱位也是老年人最常见的骨折之一，多发生在胸腰段，约占 82.2%。髋部骨折的患者常同时合并脊柱骨折。在粗隆间骨折中，66% 伴有脊柱骨折；而股骨颈骨折中，28% 伴有脊柱骨折。脊柱骨折可能合并脊髓神经损伤，可造成严重后果。

二、老年创伤的全身反应

(一)创伤后神经系统应激反应

由于老年人的生理性退变，神经系统的反应迟钝或无明显的病理反应，乃至出现神经源性休克、失血性休克等体征时，神经系统的应激性反应能力已不能维持其防御性、适应功能的保护机制而导致病变急剧恶化，给老年人的急性创伤的急救处理带来不利。机体受到严重创伤后，由于创伤刺激通过自主神经系统，促使中枢神经内的特定感受器迅速做出广泛的反应，一些器官的功能得到增强。另一些器官的功能受到抑制，使其突然外伤袭击后能够迅速调节内环境稳定，达到保护主要器官生理功能，维持生命和修复损害组织的目的。这一创伤反应过程中神经-内分泌系统起着重要作用。但老年人因生理功能退变，神经组织的生理功能与应激反应效应降低，保护性反应的阈值亦低，为早期诊断、预防、治疗带来困难。关于神经系统的作用，除了可能通过高级神经活动以及神经反射传导和调节内分泌器官功能外，单纯的恐惧、疼痛等强烈的神经冲动就可以产生原发性或神经源性"休克"，表现为面色苍白、出汗、呕吐、低血压和心动过速等。通过神经反射并可激发心血管对低血容量的反应，从神经源性"休克"转化为低血容量性休克。其主要特征为交感神经功能亢进，表现为面色苍白、心动过速、区域性血管收缩、出汗和浅表血管舒缩反应消失等。另外，出血、感染、疼痛甚至惊恐等都引起神经生理反射反应，诱发出反射弧，导致下丘脑反应和最终的神经、内分泌和代谢等变化。

(二)内分泌系统反应

创伤后内分泌变化与功能调节受神经系统的控制，也受体液成分变化的影响。神经、内分泌体液三者密切相关，相互制约对调节伤后的代谢反应发挥着重要的生理作用。内分泌系统反应的特点是缓慢而易于耐受的，但对老年人来说，这种反应的持久性与耐受性则远不及年轻人，其调节功能亦不及，尤其是对患神经系统病变者来说，某些功能可能丧失，这就是老年急性创伤全身反应不明显而危险性大的原因。内分泌激素通过全身血液循环，间接地传递到远离创伤部位的组织，与这些组织上激素受体结合，先作用于细胞膜内的腺苷酸环化酶(adenylate cyclase, AC)，再作用于细胞内的腺苷三磷酸(adenosine triphosphate, ATP)，生成环腺苷酸(cyclic adenylic acid, cAMP)。由于 cAMP 浓度变化和钙离子的参与，在组织细胞内进行一系列特异酶系统的激活和生化反应,而产生各种生理效应。

1. 下丘脑反应　　下丘脑是调节食物摄入、营养液流动和热量产生的中心。下丘脑接受创伤刺激后,经过综合,发出针对性的反应,分泌几种释放激素,如促肾上腺皮质激素释放激素、促甲状腺激素释放激素等,它们又能促进垂体前叶分泌相应的各种促激素;下丘脑神经元合成的抗利尿激素和催产素储存在垂体后叶并由此释放至血液循环中起调节作用。下丘脑通过交感-肾上腺轴和迷走-胰岛素轴产生的一系列神经生理控制和能量代谢。

2. 垂体反应　　垂体分泌的促肾上腺皮质激素(adrenocorticotropic hormone,ACTH),该激素可激活肾上腺皮质功能,又可促进脂肪的利用,增加能源并保存葡萄糖和蛋白质。创伤后垂体前叶分泌ACTH增高可加强肾上腺皮质功能,使皮质酮增加,同时脂肪利用率增加,能量增加,以适应创伤代谢的需要,此为老年创伤康复所必需的,但老年人ACTH分泌增高的反应是缓慢的。

3. 肾上腺反应　　肾上腺在神经体液调节下,对机体的代谢过程及主要器官的功能调节十分重要,尤其是皮质部分是不可缺少的调节器官。老年人垂体、肾上腺老化,肾上腺皮质的基础分泌率降低25%以上,不足以维持严重创伤所必需的应激性防御反应。此外,创伤后肾上腺糖皮质激素分泌也增加,发生蛋白分解,尿氮排出增加,呈负氮平衡。糖异生及糖耐量降低,为机体在创伤反应中增加能源的能力也降低,使肾上腺的调节功能更为重要。外伤引起的疼痛、失血及各种刺激均可激发肾上腺髓质分泌儿茶酚胺,对调节心血管、糖、脂肪代谢与自主神经系统功能有重要作用。

4. 甲状腺反应　　创伤后甲状腺素浓度迅速上升,使蛋白质分解代谢和脂肪氧化增加,而进入细胞内的甲状腺素对增加氨基酸组成蛋白质有重要作用。

5. 胰岛素反应　　创伤和低血容量性休克时,胰岛素分泌量减少,这与创伤的严重程度有关。胰岛素分泌受到抑制,可能是肾上腺素和去甲肾上腺素的作用。

(三)创伤后的代谢反应

创伤后的能量代谢明显增加,机体发生一系列生化变化,其中包括糖类、蛋白质、脂肪、水及电解质和维生素等。这些变化与神经和内分泌活动密切相关,互相影响。

1. 糖代谢　　糖代谢的变化是创伤后主要的代谢变化。创伤与出血多伴有血糖急剧升高,出现高血糖,尿糖升高,形成所谓创伤性糖尿病,其升高的程度与创伤的程度非常一致。血糖升高的原因一般认为是肾上腺髓质分泌的儿茶酚胺,使肝糖原与肌糖原分解所致,也是以消耗体内蛋白质和储存物质为代价的。血糖增高为主要器官和创伤组织提供营养和能源。肾上腺素抗胰岛素作用及创伤后机体对葡萄糖利用率降低也致血糖升高。老年人糖尿病患者增多,且呈随年龄增高而增长的趋势,发生创伤后血糖、尿糖均比正常人增高明显,加上继发的心、脑血管及肾脏病变,可出现糖尿病非酮症高渗性昏迷,常因诊断治疗不及时死亡率增高。

2. 蛋白质代谢　　严重骨折、创伤时体内蛋白质分解率增加,氨基酸排泄增加,血清蛋白含量下降,蛋白质分解可为三羧酸循环暂时提供糖的中间产物或前驱物质。老年人的肝合成糖原功能降低,代谢源泉不足,这是影响蛋白质代谢的因素之一。

3. 脂肪代谢　　人体的能量来源有相当大的部分在脂肪组织中,创伤后分解代谢阶段,体内脂肪溶解,约占热量的80%,是能量的主要来源。严重创伤后脂肪氧化急剧增加,致使老年创伤后的代谢负荷加重,这是造成严重创伤后脂肪栓塞的重要原因之一。

4. 水、电解质与维生素代谢　　创伤早期由于排尿、出汗、呼吸加快、发热、有部分水从体内丢失,加上胃肠道吸收功能减退,禁食等因素使水的摄入减少,只有通过静脉输液才能得以补充。垂体后叶释放的抗利尿激素可抑制水的排出,其在创伤过程中起保护作用,保存体内水分维持血容量及血液循环。创伤特别是骨折后,钙、磷大量由尿排泄致使骨骼出现脱钙,血钙含量可以正常或略高。血钠下降可能是由于水潴留。血钾升高可能为细胞破坏钾离子释出,但只要肾的排泄功能正常,血钾不会持续升高。创伤后可以出现抗坏血酸显著潴留现象;伤后5~10 d每天给予维生素C 0.5 g不出现排泄,说明创伤修复很需要维生素C。维生素B_1及微量元素锌、铜参与体内广泛的新陈代谢。血清锌降低,可对肉芽组织产生不良影响,对伤口愈合不利;铜与防御机体功能有关。老年人因其吸收功能障碍,各种维生素均有代谢障碍,创伤后更是如此。

创伤后的各种代谢改变均在神经、内分泌和体液调节下进行,是全身反应的一部分。这种反应过于强烈和持续时间过长都会给机体造成严重损害。了解这些代谢发生的原因及其所致的后果就可能采取措施,扭转这些变化,使其向有利方面转化,例如治疗严重创伤和烧伤患者时,静脉补充大量胰岛素、葡萄糖及钾,可以改变细胞生理的紊乱,使病情得到改善。

(四)创伤后血液循环系统反应

创伤后常伴有出血、失液,严重失血可导致血容量不足,引起休克。机体为了保证重要生命器官的血液供应和维持血流动力学平衡,心、血管、内分泌和神经系统之间可以相互调节做到生理性适应,保证体内环境稳定,与此同时,间质中的细胞外液经毛细血管壁进入血液循环,保持一定血容量。这种生理性调节也会带来不良影响:①选择性血管收缩,可以严重降低毛细血管内压和血流,从而产生局部缺氧,抑制血流和组织之间液体和代谢产物的交换。同时血管收缩丧失了体温调节作用,必然增加体温升高所需的氧消耗。②肾缺血超过4~6h,可产生肾小管坏死,减少了调节内环境稳定所必需的单位。③全身血液循环重新分配必将影响肺循环,增加呼吸无效腔,减少氧交换。④水分转入血液循环,血液冲淡,从而减少红细胞带氧能力。⑤钾排出过多,使伤员乏力、嗜睡、卧床不起,加重肺部感染,有发生静脉血栓形成及麻痹性肠梗阻的可能,缺钾可造成心肌坏死。⑥肾、肝和内脏缺血可产生血管活性物质和细菌毒素。

(五)创伤后的脏器反应

创伤后胃肠道反应是功能减退,蠕动迟缓,唾液和胃液分泌减少,吸收功能不良;急性严重创伤还易造成胃、十二指肠应激性溃疡,这些在老年创伤中表现更突出。肝、胆、脾是重要的代谢器官,具有多种功能,严重创伤加重肝负担,肝功能出现不同程度减退。腹部创伤还发生肝、脾破裂,无结石性胆囊炎、胰腺炎等。创伤后血液中嗜酸性粒细胞数量发生变化,更重要的是凝血机制发生改变。伤后早期血小板可减少,相应骨髓中多核巨细胞受到抑制,后期血小板数量增加。伤后血液内易变因子(第Ⅴ因子)和凝血酶原减少,血液凝固性降低。纠正凝血障碍应输入新鲜血或凝血因子制剂。骨折后负氮平衡可保持很长时间,5~8周。钙的排泄比较迟,在伤后1个月才达高潮。负氮平衡和钙排泄可能与食物摄入、发热、固定和伤员体质有关,是治疗重点。

(六)创伤后的免疫反应

临床研究表明,严重创伤和大手术后均可发生免疫功能抑制现象,持续免疫抑制状态可导致对感染的敏感性,预后极差。非特异性粒细胞免疫功能改变是血液中主要吞噬细胞和宿主抗感染的重要组成部分,多形核白细胞(polymorphonuclear leukocyte,PMN)在血清调理素协同下可以吞噬和杀死细菌以预防感染。Weakins证实,伤后早期出现PMN趋化性降低者,败血症的发生率增高。创伤后补体可被激活,作为调理素包裹入侵微生物,可加速PMN的吞噬过程。研究证实,创伤早期血清调理素活性下降。特异性免疫主要是细胞免疫,一般认为创伤不影响抗体的合成。老年人的免疫功能低下,无论是体液免疫还是细胞免疫均在创伤中,特别是严重创伤中易被抑制,应加用免疫促进剂或调节剂以助于增强机体免疫力,促进康复。

(七)创伤性休克

创伤性休克,是由于剧烈的暴力打击,重要脏器损伤、大出血,使有效循环血量锐减,以及剧烈疼痛、恐惧等多种因素引起的神经、内分泌、循环和代谢等重要组织脏器功能障碍,致使组织血流灌注量明显不足,末梢循环衰竭,细胞急性缺氧等多脏器功能障碍综合征。创伤性休克的发生率与致伤物性质、损伤部位、失血程度、伤员生理老化状况、年龄和受伤后的早期处理有关。

1. 创伤性休克的血流动力学改变

(1)微循环收缩期:当机体受到休克因子的侵袭致血容量下降,心输出量随之下降,机体通过中枢和交感神经系统的兴奋和体液因素引起外周血管强烈收缩,使血液重新分配,以保证心、脑等重要脏器的血运。

(2)微循环扩张期:如果有效血容量下降未及时纠正,皮肤和周围脏器血管长期保持痉挛,血流灌注不足,引起缺氧、缺血,组织代谢途径变为无氧酵解,丙酮酸、乳酸含量增加,组织处于酸性环境中;被破坏的组织释放出大量的血管活性物质,如组胺、缓激肽等,它们作用于微循环,使毛细血管前括约肌麻痹,毛细血管网全部开放,而微静脉平滑肌和毛细血管后括约肌仍处于关闭状态,致使大量血液淤积在毛细血管床内,血管内静水压增高,液体外渗,有效循环血量进一步减少。

(3) 微循环衰竭期:如果休克微循环扩张期不及时纠正,血液在微循环中淤滞,缺氧严重,毛细血管通透性增加,水和小分子的血浆蛋白渗至血管外第三间隙。血液浓缩,黏性增大,凝血机制发生紊乱,甚至形成微栓子,导致弥散性血管内凝血(DIC)。

如 DIC 不能制止,可发生血管阻塞,形成细胞和组织坏死,导致多脏器功能衰竭,休克进入失代偿期,难以逆转。

2. 创伤性休克的血流态和血液流变学改变　血流动力学改变时,微循环中血流态和血液流变学发生重要改变。体液因子在创伤性休克所致的微循环变化中发挥重要作用。除了儿茶酚胺外,学者发现,肾素-血管紧张素系统、前列腺类物质、血栓素 A2(thromboxane A2,TXA2)、前列环素(prostacyclin/prostaglandin I$_2$,PCI$_2$)、心肌抑制因子(myocardial inhibitory factor,MDF)、β-内啡肽(垂体前叶分泌)、肺损伤因子(pulmonary injury factor,PIF)、网状内皮抑制因子(reticuloendothelial depressant factor,RDF)、肠源性毒素及多种凝血和抗凝血因子等体液因子,它们对微循环变化起重要作用。

第二节　老年重症创伤救治

一、老年创伤诊断

(一) 创伤的临床表现

1. 全身表现　人体对创伤的全身性反应,表现在代谢、内分泌和循环等方面,严重的还并发创伤性休克、急性肾衰竭和 ARDS 等。而老年人由于各器官均发生退行性改变,代偿能力差和全身抵抗力明显下降,更容易出现心、肺、肾功能衰竭和急性胃黏膜病变。患者体温一般在 38 ℃左右,为吸收热。脑外伤可出现高热,为中枢性高热,并发感染时也可出现高热。患者可表现为意识淡漠或烦躁不安,脉搏细速,血压下降、口干、尿少、四肢厥冷和出虚汗等休克表现。

2. 局部表现　①疼痛:与创伤的范围和轻重有关。活动时加剧,制动时减轻,一般在伤后 2～3 d 缓解。②肿胀:系伤区渗出和出血引起。部位较浅者可出现皮下淤血或血肿。组织疏松和血管丰富的部位伤后肿胀尤为显著。③功能障碍:如骨折和脱位的肢体不能正常活动,脑外伤后发生意识障碍。④组织损伤:开放性损伤可有伤口或创面,内脏损伤亦有其独特的表现。

(二) 创伤的诊断

1. 开放伤口的检查　伤口的形状、大小、深浅度、边缘是否整齐或粗糙,常提示创伤的原因和类型。伤口的沾污程度直接关系到创伤的感染与否,也是选择伤口处理的重要依据之一。比较清洁的伤口,清创后宜一期缝合,沾染较严重者则不宜缝合。伤口的出血性状、外露组织等,与处理方法有关。有的深部创伤不能直接看到,如颅脑伤后耳道、鼻腔流出脑脊液,实际为颅底骨折和鼓室、鼻窦等的开放性损伤。伤口内异物存留,部位表浅者可直接看到,部位较深者需用 X 射线摄片等方法确定。

2. 闭合性创伤的检查

(1) 诊断性穿刺:如胸、腹腔穿刺主要是为了观察体腔内有无气体和出血,以判断内脏器官的损伤程度。

(2) X 射线透视或拍摄平片:为各部位的骨折、胸部伤、腹部伤或异物存留的常用检查法之一。

(3) 超声波检查:主要用以观察伤后体腔内有无积液及观察包膜内的肝、脾损伤。

(4) 导管术检查:插入导尿管,可以帮助诊断尿道、膀胱等的损伤。胸腔插管做闭式引流有诊断和治疗液气胸的作用。腹腔插管可动态观察腹腔内出血或渗液的情况。

(5) 内窥镜检查:能直接观察气管、食管、直肠、膀胱等器官的创伤。检查时应避免加重损伤。

(6) 血管造影:主要为了确定血管损伤或外伤性动脉瘤、动静脉瘘。该检查有一定的损伤作用,但准确性和选择性均较高。造影须在维持血压的条件下实施,否则不仅不够安全,而且造影结果也不够准确。

(7) 计算机体层成像(CT):适用于颅脑损伤、脊髓损伤、腹腔实质性脏器损伤的观察。

3. 手术探查　手术的目的不仅是明确诊断,而且是为了抢救和进一步治疗。患者出现某些生命体征的改变,怀疑有大出血或内脏破裂,施行手术可改善患者的状态。手术前应尽量了解受伤史、临床表现,进行了可能做到的化验、X射线等检查,并做出初步诊断。同时采取各种非手术治疗措施,以保障患者安全。

4. 全身状态的检查　体温轻微升高常为创伤性炎症、组织坏死和轻度感染。高热则显示严重感染或颅脑损伤。体温低于正常表明有休克或生理功能抑制。心率加快、脉搏细弱、血压下降、肢端发凉,毛细血管充盈时间>2 s,表明有血容量不足或休克早期,应检查血常规、血细胞比容,以了解血液稀释或浓缩程度,也可监测中心静脉压以确诊。根据呼吸的频率、深度和方式,结合意识状态、血气分析和电解质检查,判断有无呼吸功能障碍和电解质紊乱、酸碱平衡失调。肝功能检查有助于了解肝功能;尿量及尿常规、尿素氮等测定可了解肾功能。

二、老年创伤急救

(一)现场急救原则

1. 现场急救　治疗创伤的目的是修复损伤的组织器官和恢复生理功能,首要的是抢救生命。在处理复杂的伤情时,应优先解决危及生命和其他紧急的情况。必须优先抢救的急症有心搏骤停、窒息、大出血、开放性气胸、休克、腹部内脏脱出等。

现场急救包括下列注意事项。

(1) 解除窒息、保持呼吸道通畅:气道不畅或梗阻可由舌后坠或气道异物引起,可置入口咽通气管或暂将舌牵出,鼻咽腔、气管内的异物须迅速清除,必要时可行气管内插管,在气管内插管不可能时,紧急情况下可行环甲膜切开术。

(2) 止血和包扎伤口:伤口止血有多种方法,指压止血不能持久,只是一种应急措施,加压包扎止血法以机体自身止血功能、血管收缩和血液凝固为基础。对于四肢伤口出血,用止血带是最有效的临时止血方法。但是止血带远侧的组织缺氧,可使细胞受损破坏,严重者可导致急性肾衰竭。止血带使用不当还可损伤血管、神经等。所以用它阻断血流的持续时间愈短愈好,勿超过1 h。由于老年人多伴有动脉硬化症、糖尿病、慢性肾病等,伤肢须慎用止血带,抗休克裤有可充气的套囊,可用以控制下肢或骨盆大出血,保持上半身血容量和心脑的灌流,兼有固定下肢骨折的作用。但头颈和胸部有创伤时禁用抗休克裤,以免加重局部出血。取下前必须扩充血容量和准备确定性止血,且必须缓慢地排出囊内气体,以防血压骤降。包扎伤口需用无菌敷料,缺少敷料时应选用清洁织物。

(3) 创伤部位制动:不仅骨折时需要制动,其他创伤也需要,可减轻疼痛刺激,防止和避免再出血或损伤,肢体制动可用夹板或就地取材的树枝、木棍等物,躯干的制动可借助担架和束带、夹板外固定时应将纱布或绵纸垫在下面,以防压伤。

(4) 严重的创伤患者:特别是大出血,多处创伤、断肢等,应从现场直接送入医院手术室,迅速抢救处理。断离的肢体部分应收回,用无菌或清洁敷料包裹,尽可能保存在低温(4~10 ℃)的条件下送至手术室。保存时须防避浸湿,更禁用液体浸泡。

2. 患者搬运　一般现场急救要求在10 min内完成,特别是对一些危重患者需要抢救性手术者(如需急诊开颅、开胸或开腹手术)尤为重要,必须分秒必争。

(1) 搬运的方式与患者的体位应注意下列事项:①四肢骨折患者应先固定患肢,后再搬运。②脑外伤昏迷患者应保持呼吸道通畅,半俯卧位搬运。③开放性气胸封闭后患者应半坐位搬运。④脊柱骨折患者应使脊柱保持正常生理曲度,用滚动法、平托法放在木板上,切忌脊柱过伸、过屈位或扭曲位搬运。⑤骨盆骨折患者需用木板搬运,患者取屈膝、屈髋仰卧位。⑥开放性腹部损伤患者取髋、膝屈曲仰卧位。

(2)搬运途中应注意:严密观察生命体征变化,吸氧,保持呼吸道通畅;抗休克,维持水、电解质平衡。

3. 伤口的处理　伤口可分以下3类。

(1)清洁伤口:通常是指"无菌手术"的切口,缝合后一般都达到一期愈合。意外创伤的伤口难免有不同程度的沾染,但经过处理后可能使其沾染减少,甚至变成清洁伤口,可以当即缝合。

(2)沾染伤口:是指沾有细菌但尚未发展成感染的伤口。一般认为伤后8 h以内处理的伤口属于此类。伤口沾染变成感染,不仅仅与处理时间有关。如伤口沾染严重或细菌毒性强,在4~6 h即可变成感染,已不宜按沾染伤口处理,而头面部伤口,因其局部血液循环良好,伤后12 h或更多时间内仍可按沾染伤口处理。而其他部位的伤口,如果沾染较少,失活组织不多(如刀刃切伤),伤后早期注射抗生素,伤后处理时间稍迟也仍可按沾染伤口处理。

(3)感染伤口:包括延迟处理的开放性创伤、脓肿切开、手术切口感染等,有渗出液、脓液、坏死组织等,周围皮肤常有红肿。伤口须经过换药(敷料更换)逐渐达到二期(瘢痕组织)愈合。灾害性创伤未经事先准备,伤口不免有细菌沾染。沾染伤口是否发生感染,又与治疗的时间和方法相关,换言之,取决于能否及时清除伤口的细菌、异物、失活组织等不利因素,以及能否充分发挥机体的防御功能。伤后已发生感染的伤口是否能较顺利地逐渐愈合,同样也取决于上述的伤口自然因素和治疗是否适宜。对沾染伤口的一般处理方法称为清创术。这种手术的目的,就是使沾染伤口转变成清洁伤口,缝合后能一期愈合。由于创伤情况和处理时间不一,清创术的具体实施方法需适应具体伤情。受伤至处理伤口的时间是选择清创术的一个指标,伤口处理愈早,效果愈好,一般在伤后6~8 h内进行。然而伤口愈合还受其他方面因素的影响,如果伤口污染轻,局部血液循环良好且伤口组织新鲜,气候寒冷,清创术可延迟到12 h后进行。清除伤口的细菌、异物和失活组织是关键步骤。动物实验和临床经验均已证明,细菌与异物同时并存时,感染发生率显著增高。因此,遇见伤口污秽、异物较多、组织形状破碎,应特别重视伤口清理,然而,又应了解,清理伤口也是一种机械性刺激,特别是伤及一部分正常组织时。所以,遇见某些刃器造成的伤口,比较清洁、边缘平整、组织新鲜,就可减少冲洗,不必切除创缘组织,如此可能利于愈合。伤口止血应彻底,以免术后继续出血,又形成血肿而影响愈合。现在血管外科技术已进步,可用多种方法修复血管,故清创术中应尽量不结扎各部位的主要血管。清创术的后阶段工作是修复伤口,各种组织器官的修复方法不一。例如:骨折用钢丝、钢针等固定;血管的修补或吻合要做内膜对合的外翻缝合,否则易发生血栓。神经的连接是缝合其神经鞘,肌肉的连接是缝合其筋膜。

4. 感染防治　一部分清创术完成时可施行伤口缝合加引流或延期缝合。伤口缝合加引流有体腔内和浅部两类。胸、腹腔等手术,虽适当处理,术后仍不免渗液、渗血或可能发生消化液漏出等,应选用闭式引流或负压吸引。术后体腔内无渗出时应即取出引流管,以免增加逆行感染和加重纤维粘连。缝合加皮下引流适用于处理稍延迟,又不宜完全开放的伤口,如关节开放性创伤等。延期缝合适用于处理时间较晚,但污染较重的伤口。先用吸收性敷料(如纱布)疏松填于伤口,引流渗出物;术后3~5 d如伤口无明显感染,可以缝合。以上是沾染伤口的处理要点。感染伤口需引流,伤口分泌物引流充分,肉芽组织能顺利生长;加以伤口收缩和上皮新生,伤口即可逐渐愈合。肉芽组织有一定的抗感染能力,故一般无须在局部使用抗菌药物。但某些细菌感染可侵蚀伤口组织,需应用抗菌药物,如铜绿假单胞菌感染可用0.1%苯氧乙醇、磺胺嘧啶银软膏等,同时应注意肉芽组织生长情况,肉芽组织生长良好者,呈新鲜粉红色或红色、颗粒均匀、分泌物少、触之易出血。若发现创面苍白水肿,色暗有苔,肉芽萎缩或生长过盛等,须分析其原因,可能为引流不畅、异物残留、局部供血不足等,应采取适当的措施以改善伤口修复。面积较大的肉芽创面,应及时植皮使之愈合。

(二)脏器功能支持

1. 呼吸功能的监护　呼吸功能是最直接关系生命安全的生理功能,对呼吸功能的支持和维护,是抢救成功的关键,急救中应注意以下几项。

(1) 保持呼吸道通畅:防止误吸和机械梗阻、气道不畅或梗阻可由舌后坠或气道异物引起,应注意区别,先用手法(轻轻抬起下颌使头后仰或用双手将下颌骨向上向前托起)解除舌后坠,保持气道开放。同时应特别注意有无颈椎损伤的可能性,过度伸屈颈部可造成或加重脊髓损伤。如在保持气道开放的情况下试行口对口通气仍有阻力,则考虑气道异物,可做腹部冲击挤压使异物排出。必要时可置口咽或鼻咽通气管或气管内插管,在气管内插管不可能时,紧急情况下可行环甲膜切开术。

(2) 处理好外伤性血气胸:外伤性血胸先胸腔穿刺抽出积血,再做闭式引流。开放性气胸先包扎伤口使之成为闭合性,再清创缝合伤口并行闭式引流。

(3) 处理多发肋骨骨折:若胸壁软化范围较小,可局部压迫包扎限制胸壁活动。大块胸壁软化应做肋骨固定术,以保障呼吸和骨折的愈合。

(4) 治疗外伤性膈疝,应急症手术整复。

2. 心肺复苏(初期复苏) 基础生命支持(basic life support,BLS)是急症时的现场应急措施,一般都缺乏复苏设备和技术条件。主要任务是迅速有效地恢复生命器官(特别是心脏和脑)的氧合血灌注。初期复苏的任务和步骤可归纳为 ABC:A(airway)保持呼吸道通畅,B(breathing)进行人工呼吸,C(circulation)建立人工循环。人工呼吸和心脏按压是初期复苏时的主要措施。初期复苏必须强调迅速和有效。凡疑有呼吸或(和)心搏停止时,可轻轻摇动患者并提简单问题(如你怎么啦?)1 次;如无回答,即可认为患者意识已经消失。这时应呼救帮助,并立即将患者置于仰卧位以利于进行有效的复苏。保持呼吸道通畅十分重要,也是进行人工呼吸的先决条件。昏迷患者很容易因各种原因而发生呼吸道梗阻,其中最常见的是舌后坠和呼吸道内的分泌物、呕吐物或其他异物。因此,在施行人工呼吸前必须清除呼吸道内的异物或分泌物,利用将下颌托起和(或)将头部后仰的方法消除舌后坠引起的呼吸道梗阻。有条件时(后期复苏)可借助器械保持呼吸道通畅,如口咽或鼻咽导气管,专为复苏用的食管堵塞导气管与面罩合用的方法或施行气管内插管等。在保持呼吸道通畅的同时,用耳靠近患者的口和鼻,以听或感觉是否有气流,并同时观察患者胸廓是否有起伏,以判断呼吸是否停止。如胸廓无起伏,亦无气流,表示呼吸已停止。应立即进行人工呼吸。凡是能使胸廓改变容积或能将空气(或氧)吸入肺泡的措施,都能取得一定的人工呼吸的效果。然而作为合格的人工呼吸,必须能保持患者的动脉血氧分压(PaO_2)和二氧化碳分压($PaCO_2$)接近正常。人工呼吸方法可归为两类:一类是无须借助器械或仪器的徒手人工呼吸法,其中以口对口(鼻)人工呼吸最适用于现场复苏。另一类是利用器械或特制的呼吸器以求得最佳效果的人工呼吸。主要用于后期复苏和复苏后处理,须有专业人员使用。施行口对口人工呼吸时,应先以头后仰(或其他)方法保持呼吸道通畅。术者一只手将患者的下颌向上、后方钩起,使其头部向后仰;另一只手压迫于患者前额保持患者头部后仰位置,同时以拇指和示指将患者的鼻孔捏闭。然后术者深吸一口气,对准患者口部用力吹入。开始时先迅速连续吹入 3~4 次,然后以每 5 s 吹气一次的频率进行。每次吹毕即将口移开并做深吸气,此时患者凭其胸肺的弹性被动自行完成呼气。施行过程中应观察胸壁是否起伏,吹气时的阻力是否过大,否则应重新调整呼吸道的位置或清除呼吸道内的异物或分泌物。施行的要领是每次深吸气时必须尽量多吸气,吹出时必须用力。这样可使吹出气中氧浓度高(达 16%),使患者的潮气量足够(成人可达 800 ml),PaO_2 可达 80 mmHg。这种方法已普及于世界各国,效果优良。其缺点是操作者易感疲乏。心搏停止是指心脏已无输出以致周身血液循环处于停止状态。心脏停搏、心室颤动或电-机械分离时,心脏均无输出,循环亦即停止。当患者意识消失,无自主呼吸及大动脉无搏动(触诊颈总动脉),即可诊断为呼吸、心搏停止。心搏停止使周身组织细胞失去灌流和缺氧。脑细胞经受 4~6 min 的完全缺血、缺氧,即可引起不可逆性损伤。因此,初期复苏时建立有效的人工循环对患者的预后产生显著影响。心脏按压是借间接或直接挤压心脏以形成一暂时的人工循环的方法。有效的心脏按压能维持心脏的充盈和搏出,可能诱发心脏的自律搏动,并可能使生命重要器官(其中最重要的是脑)在较长时间内不致发生不可逆的改变。赢得时间便有可能争取到更完善的复苏条件,显著提高复苏成功率。心脏按压分为胸外心脏按压和胸内心脏按压 2 种方法。胸外心脏按压是借助于在胸骨上施加压力使心脏的容积改变,从而推动血液循环的方法;胸内心脏按压则需剖开胸腔直接用手挤压心脏。初期复苏只施行胸外心脏按压,其效果已被证实相当可靠。正确操作时,动脉压可达 80~100 mmHg,足以防止脑细胞的不可逆损害。施行胸外心脏按压时,患者必须平卧,背部须有坚实物体(木板、地板等)的支持。术者立于或跪于患者一侧,沿季肋摸到剑突,选择剑突以上 4~5 cm 处的部位,即胸骨下半部为挤压点,将一只手掌跟部置于挤压点,另一只手掌的跟部覆于前者之上。手指向上方跷起,两臂伸直。然后术者凭自身重力通过双臂的双手掌,垂直向胸骨下半部加压,使胸骨下陷 4~5 cm,压下后立即放开,使胸骨自行恢复原位。如此反复操作,挤压时心脏排血,松开时心脏再充盈,形成人工循环。如果 2 个人进行复苏,则一人进行口对口人工呼吸,每分钟 12 次,另一人以每分钟 80~100 次的速度进行胸外心脏按压。亦即每 5 次心脏按压后,行人工呼吸 1 次(5∶1)。如只有一人独自进行复苏时,则宜以每分钟 80~100 次的速度挤压心脏,每挤压心脏 15 次后进行人工呼吸 2 次。有效的心脏按压可以触及颈动脉或股动脉的搏动。心脏按压过程中如果瞳孔立即缩小并有对光反应者,预后较好。如无药物的影响而瞳孔始终完全扩大且角膜呈灰暗色者,预后一般不良。但瞳孔的变化只能作为复苏效果的参考,不宜根据瞳孔的变化来决定是否继续复苏。胸外心脏按压较常见的并发症是肋骨骨折。肋骨骨折可损伤内脏,引起内脏的穿孔、破裂及出血等。尤以心、肺、肝和脾较易遭受损伤,应尽量避免。老年人由于骨质较脆而胸廓又缺乏弹性,更易发生肋骨骨折,应加倍小心。

(余 斌 张凯瑞)

参考文献

[1] 王正国. 重视对老年骨折患者的治疗问题[J]. 中华创伤杂志,2020,36(1):1-2.

[2] COURT-BROWN C M,HECKMAN J D,MCQUEEN M M,et al. 洛克伍德-格林成人骨折[M]. 7 版. 裴国献,译. 北京:人民军医出版社,2014.

[3] FREDERICKM A. 坎贝尔骨科手术学第 6 卷:创伤骨科[M]. 13 版. 张立海,吴克俭,张巍,译. 北京:北京大学医学出版社,2018.

第二十四章

孕妇重症创伤

创伤是导致孕妇(pregnant woman)和胎儿损伤和死亡的主要原因。Fildes 等研究发现约 50% 的孕妇死于创伤。6%~7% 的孕妇会遭受创伤,其中约 0.4% 的患者需要接受住院治疗。实际情况遭受创伤的孕妇可能还要更多,因为还有很多遭遇家庭暴力伤害的妇女由于各种原因而无法准确统计。钝性伤、穿透伤、跌伤、家庭暴力或低速汽车撞击伤等导致的胎盘剥离,会对孕妇和胎儿造成一定程度的损伤。所有在 10~50 岁受伤的女性都应当考虑是否存在妊娠损伤的可能。妊娠期间孕妇的生理功能和解剖结构会发生一定程度的改变,这些改变会影响孕妇对创伤的反应。因此对于创伤科医师来说,需要及时了解妊娠创伤患者的生理变化和受伤时的体征,从而为孕妇或胎儿提供更加适当的治疗。因此需要我们对孕妇进行准确的伤情评估、疾病诊断和有效的治疗。

总而言之,所有负责治疗遭受创伤的妊娠患者的医务人员,都应该意识到孕妇的解剖和生理改变,以及这些改变对患者的影响,以更好地评估伤情,并提供有效的治疗措施,从而挽救孕妇和胎儿的生命。

第一节 孕妇重症创伤概述

早在公元前 15 世纪的《汉谟拉比法典》和《旧约》中就有提到在远古时代,孕妇在妊娠期间遭受长矛、棍棒以及动物的角所导致的贯穿性损伤。著名的军医 Ambroise Pare 曾经这样描述子宫穿透伤的场景"当子宫受伤时,鲜血涌出,各种意想不到的灾难随之而来"。

总结以往多年来的文献,发现早期孕妇损伤最常见的原因是跌伤、打击伤以及攻击性损伤等。然而随着时代的进步和社会的演变,孕妇的致伤原因逐渐转变为汽车撞击伤以及穿透伤(如刀刺伤或枪伤等)。

一、流行病学

1995 年,宾夕法尼亚州匹兹堡市的损伤预防研究中心发表的一项流行病学调查研究显示:总共有 16 722 名妇女遭遇创伤,其中 761 例为孕妇。最常见的造成损伤的原因是车祸伤(33.6%)、跌伤(26.4%)、中毒(16%)及撞击伤(11.4%)。受伤孕妇的平均年龄是 24.9 岁。Weis 等进行的一项为期 3 年的研究发现:平均每 10 万胎儿会有 3.7 例胎儿死于创伤。其中车祸伤是最主要的原因(约占 82%),其次是火器伤(约占 6%)和跌伤(约占 3%)。

Weiss 等进行的另外一项为期 2 年的研究发现:总共 7 131 例胎儿,其中创伤导致死亡的有 31 例

(0.4%),而胎儿死亡率为 6.5/10 万胎儿。车祸伤仍然是导致胎儿死亡的主要原因(约占 81%),数据显示最常见的诊断是胎盘分离(约占 42%)。

Leggon 等回顾分析 1932—2000 年 101 个发生骨盆和髋臼骨折的妊娠患者。研究发现,平均损伤年龄为 25 岁,其中 60% 的患者都有相关的孕产妇损伤。其中最常见的损伤机制是车祸伤(73%),其次是跌伤(14%)和汽车-行人撞击伤(13%)。孕产妇的整体死亡率是 9%,而胎儿死亡率则高达 35%。研究还发现:首先,汽车-行人撞击伤导致的孕产妇和胎儿的死亡率分别为 7% 和 45%。其次,汽车撞击伤导致的孕产妇和胎儿的死亡率分别为 6%、37%。最后,跌伤并不会导致孕妇死亡,但是导致胎儿死亡的发生率为 8%。Leggon 认为在车祸事故中,孕妇死亡率较高,而车辆撞击伤则更容易胎儿死亡。

据报道,10%~30% 年轻的孕妇会遭到暴力虐待,其中约 5% 会导致胎儿死亡。机动车或行人撞击多会导致孕妇下肢、骨盆和腹部损伤。而暴力虐待则容易导致腹部正中损伤,从而危及胎儿的生命。暴力虐待会导致孕妇面部、颈部、乳房、上臂和大腿外侧遭受损伤,有时还会发现香烟烧灼和撕咬等其他损伤类型。家庭暴力导致的最常见的临床症状包括头痛、慢性疼痛、妇科疾病、创伤后应激障碍、药物滥用以及急性和慢性损伤的并发症等。

据估计,暴力损伤会导致约 33% 的妇女产生焦虑和抑郁,26% 的妇女产生自杀倾向。对于孕妇来说,比例可能还要更大。妊娠期间发生损伤的危险因素包括年龄小、吸毒、酗酒以及家庭暴力等。Berenson 等研究发现,妇女在被殴打后更容易发生酗酒和吸毒。Holland 等研究发现吸毒的孕妇,其早产率高达 21%。

暴力虐待不仅会对孕妇本身造成伤害,而且还会导致胎儿的损伤。据统计,10%~30% 的孕妇会遭受暴力虐待,并且会导致 5% 胎儿死亡。同时研究还发现,在内陆城市每 12 个孕妇中就有 1 个会遭受家庭暴力或殴打。女性有 20% 的损伤来自于家庭暴力。非洲裔女性的死亡率约是白人女性的 3 倍。Chang 等报道他杀是导致女性损伤致死的第三大原因。研究还发现他杀率约为 1.7/100 000 例。妊娠期间遭受他杀的危险因素包括:年龄≤20 岁,非洲裔美国人群以及处于无产后或产前护理等。最常见的损伤机制是枪击伤(58%)、刺伤(18%)、窒息(14%)和殴打伤(8%)。

Ikossi 等研究孕妇损伤的预测因素。根据美国外科医师学会的国家创伤数据库(National Trauluma Data Bank,NTDB)显示,由创伤导致的 77 321 例女性患者中,约有 1.5%(1 195 例)为孕妇。研究同时发现最常见的致伤原因是机动车撞击伤(70%)、暴力伤害(11.6%)和跌伤(9.3%)。其中非裔或西班牙裔血统的美国人和缺乏保险保护的情况是导致孕妇损伤的高危因素。

妊娠期或产后抑郁是导致孕妇自杀的主要原因。因此需要对所有的孕妇或产后妇女进行抑郁症的筛查,以避免由抑郁导致的自杀性损伤的发生。据统计,目前自杀是导致女性死亡的第四大原因。然而,孕妇的自杀风险低于正常妇女。妊娠期间自杀率为 0.4/1 000 人,常见的妊娠期间自杀方式是服用过量药物和服毒。

二、病理生理变化

(一)生理解剖变化

孕期妇女的生理解剖会发生明显的变化,其对创伤的反应也会有所不同,但是对该类患者的早期处理,应当与未妊娠患者一样,进行早期的复苏和伤情评估。因此在处理创伤时,需要了解孕期妇女的生理变化情况,以期为孕妇和未出生的孩子给予恰当的照顾(表 24-1)。

表 24-1 孕妇主要的生理改变

孕妇的生理变化	结果
心输出量和血容量升高	失血量>40% 时会导致休克
血浆体积增大	生理性贫血

续表 24-1

孕妇的生理变化	结果
动脉和静脉血压的下降	生命体征无法反映血流动力学的状态
静息脉率增加	
胸腔扩大	解剖部位的改变
膈肌升高	胸部手术（如胸廓造瘘术）时需要注意
胸骨角增大	
功能残气量增加	呼吸暂停或气道阻塞时 PO_2 迅速下降
耗氧量增加	
仰卧位时气道关闭	
潮气量和每分通气量增加	PCO_2 和碳酸氢盐的水平降低
麻醉药的用量降低	需要调整镇静和麻醉药的使用量
胃肠动力减弱	误吸的风险增高
胃食管括约肌松弛	

（二）心血管系统的变化

从妊娠10周开始，孕妇血浆的体积开始扩张。随着雌激素、孕激素、肾激素和醛固酮水平的升高，孕妇的血容量较妊娠前增加了45%。而且随着醛固酮活性的增加，每天能够调节肾额外重吸收950 mmol的钠离子，从而导致孕妇孕中期有 6~8 L 的水潴留。这种高血容量的状态，能够补偿自然分娩时约500 ml 的失血量，同时也能够保护孕妇在外伤情况下（如剖宫产）损失的约 1 000 ml 的血量。

由于与红细胞质量相关的血浆体积的增加，孕妇在妊娠后期的血细胞比容为 31%~35%，从而导致生理性贫血。妊娠期孕妇血容量增加，那么当孕妇出现休克症状的时候，表明其循环血量的损失已经≥35%，从而表现出孕妇安全的假象。同时白细胞计数也会增加，高达 $25×10^9$/L。而且随着凝血因子和纤维蛋白原水平的升高，纤溶活性降低，导致血液呈现高凝状态，从而增加了妊娠期静脉血栓栓塞的发生风险。

在整个妊娠期间，孕妇的心率也在逐渐地增加，为 10~15 次/min。主要是因为随着子宫增大（尤其是孕中晚期的时候），膈肌逐渐上移，导致心脏受压向侧方移位。孕妇在妊娠第1、2 和 3 个月时的血压平均分别为 105/60 mmHg、102/55 mmHg 和 108/67 mmHg。孕妇血压水平的升高提醒医师警惕妊娠高血压的发生。

孕中期结束时，由于血容量的增加以及子宫和胎盘血管阻力的降低，孕妇的心输出量会达到 1.0~1.5 L/min，比正常时增高约 25%。需要强调的是孕中期时，孕妇体位的改变会导致心输出量和血压发生相应的改变。当孕妇处于仰卧位时，部分下腔静脉受到增大子宫的挤压，右心室的血液回流量减少，从而减少了心脏的排血量，导致发生仰卧位低血压综合征，其主要特征是头晕、脸色苍白、心动过速、出冷汗和低血压。当调整孕妇体位为左侧卧位时，以上症状会有所缓解。

（三）呼吸系统的变化

如前所述，孕期膈肌上移约 4 cm，胸廓直径会增加约 2 cm，导致胸骨角较之前增大约 50°。以上变化是继发于激素效应和子宫增大所造成的机械压力共同作用所致。因此当进行临床治疗时（如胸廓造瘘、放置纤维导管和胸腔穿刺），需要了解以上的生理解剖变化，从而避免发生医源性并发症。

呼吸系统最显著的变化是分钟通气量和肺活量的增加，残气量和功能残气量的减少，以及耗氧量较妊娠前增加约 20%。分钟通气量的增加主要表现为潮气量的增加，潮气量平均为 200 ml，妊娠期间孕妇的呼吸频率无明显的变化。随着微小通气量的增加，二氧化碳分压（PCO_2）会降低，而动脉血氧分压（PaO_2）则无明显改变。由于血浆中碳酸氢盐水平的代偿性降低，pH 值无明显的改变，但是随着时间的延长,孕妇会发展为代偿性呼吸性碱中毒。由于功能残气量的减少,孕妇不能耐受呼吸暂停,因此需要经常性地补充氧气。

(四)胃肠道系统的变化

由于妊娠期孕激素和雌激素水平升高的影响,胃肠蠕动、肠道系统的分泌和吸收功能会降低。此外孕激素会降低上移至胸部的部分食管下括约肌的张力,从而减少胃的排空。因此当创伤时会导致孕妇发生误吸。随着子宫体积的增大,小肠也会向上方移位,从而增大了上腹部穿透伤的发生风险。孕期胆汁的分泌也会发生相应的变化,如碱性磷酸酶水平可达到正常值的2倍。有研究显示,孕中期由于孕激素水平的升高,黄体依赖性胆汁分泌减少和胆囊收缩素降低,从而导致胆囊排空减少,胆汁淤积,造成胆囊淤泥和形成胆结石,其发生率分别为31%和3%。此外孕妇血浆白蛋白的水平会降至30 g/L,可能是由于稀释,而非合成功能受限。

(五)肾脏的变化

妊娠期间肾脏也会受到一定的影响。其中最大的变化是肾血流量增加约30%,肌酐清除率也会相应地增加。因此,妊娠期间的血清肌酐和尿素氮水平会显著下降。妊娠26周时,肾血浆流量和肾小球滤过率均高于正常的基线值,分别为80%和50%。与此同时,由于更多的血浆被过滤,血浆蛋白水平和血浆胶体渗透压降低,从而增加了孕妇肺水肿的发生风险。随着子宫体积的增大,孕妇的输尿管和膀胱被压缩,会导致肾积水和输尿管扩张,因此,孕期患者肾小管的扩张和集合系统可能是正常的。由于膀胱向前上方移位,下腹部创伤时使其更容易受到损伤。

(六)内分泌系统的变化

孕期垂体以0.08 mm/周的速度增大,产后垂体高度会达到10~12 mm,比正常时体积增大约135%。由于腺体前叶的增大和相应血液流量需求的增加,很容易导致部分腺体发生缺血和坏死,尤其是对于伴有1型糖尿病的孕妇,更应当注意。创伤性休克能够引起产前腺体前部部分坏死,导致垂体功能不全。而希恩综合征通常会导致产后垂体坏死,主要是分娩或产后大出血所致。胎盘会产生人绒毛膜促性腺激素、胎盘催乳素、孕激素、雌激素、促甲状腺激素和促肾上腺皮质激素等。因为雌三醇的产生受胎儿胎盘系统的影响,因此可以将雌三醇的水平作为衡量胎儿和胎盘健康的指标。

(七)肌肉骨骼系统的变化

妊娠期间骨间韧带的软化和松弛会使骶髂关节和耻骨联合增宽4~8 mm。解剖结构的改变,会导致母体重心相应改变,因此机体为了进行相应的代偿,会适当地调整相应的姿势,从而增加了孕妇跌倒的发生风险。

(八)神经系统的变化

脑出血是妊娠高血压患者最常见的死亡原因。头部受伤可能会诱发脑出血,从而导致癫痫发作。尤其当高血压孕妇合并高渗血症、周围水肿和蛋白尿时,应当怀疑发生了脑出血。

(九)生殖系统的变化

妊娠期间子宫的重量将会增加约60倍,尤其是到妊娠末期,子宫的重量将会增加60~1 000 g。孕期3个月时,子宫位于骨盆外,当到第3孕期时,子宫将位于脐上水平,同时会将内脏向上方和侧方挤压。子宫的血流量会增加约500 ml/min,表明孕妇的心输出量约增加了17%。同时,子宫静脉与孕前相比,扩大了将近60倍。随着妊娠期间子宫体积的增大,子宫和骨盆的血流量会显著增加,因此当发生骨盆骨折或子宫受伤时,会增加孕妇大出血的发生风险。

第二节 孕妇重症创伤救治

一、常见致伤机制

总的来说,妊娠期损伤有17%由创伤所致,60%则是反复多次遭受家庭暴力所致。孕妇外伤和死亡的主要原因有机动车撞击伤、暴力损伤和攻击伤、枪伤、刀刺伤、绞伤、跌伤、汽车或行人撞击伤、自杀性损伤、药物过量、中毒、烧伤。

(一)钝性伤

钝性伤最常见的是机动车撞击伤,其次是殴打和跌伤。

对于腹部实质性器官损伤后血流动力学稳定的孕妇患者,可以行保守治疗。对于病情复杂、血流动力学不稳定的孕妇患者或怀疑有肠道损伤时,则需要尽早进行手术治疗。因为低血压和脓毒症会给胎儿带来致命的损伤。妊娠13~14周时,子宫位于耻骨联合上方,受骨盆的保护,因此不太容易受到直接的创伤。妊娠1个月时,胎儿死亡多由孕妇低血压、低血压灌注和孕妇死亡导致,很少由直接的子宫损伤导致。

对妊娠患者进行骨盆骨折治疗非常具有挑战性。Leggon等研究报道,1932—2000年共101例发生骨盆或髋臼骨折的孕妇患者。研究发现主要的受伤机制为车祸伤(73%)、跌伤(14%)和行人撞击伤(13%)。死亡率与损伤机制和损伤的严重度相关。骨盆或髋臼骨折患者的总体胎儿死亡率为35%,产妇死亡率为9%。而创伤导致的腹膜后静脉扩张出血可引起失血性休克,甚至死亡。

对于非妊娠患者复杂骨盆骨折导致的出血,通常采用血管栓塞治疗。然而对于孕妇患者,血管栓塞的辐射量超过了安全上限。

当孕妇遭受创伤时,腹壁、子宫肌层和羊膜绒毛能够起到一定的缓冲作用,但是当创伤非常严重时,会直接导致子宫破裂。创伤导致的子宫破裂的发生率<1%,尽管发生率较低,但后果却非常严重。

随着妊娠时间的延长,子宫血管和血流量也会逐渐增加,其受伤和破裂的风险也逐渐增大。子宫一旦受伤,血管破裂,可能会导致非常严重的大出血。而且子宫和邻近器官的损伤程度,通过临床表现很难准确地预测。通常需要进行手术探查才能得到明确的诊断。一旦发生子宫破裂出血,则需要紧急进行手术治疗,以防出现低体温、酸中毒和凝血功能障碍等并发症。根据术中情况判断子宫的损伤程度,如果不能修复,则应该及时切除,防止孕妇病情的恶化,导致死亡。

胎儿死亡最常见的原因是由缺氧、早产、出血导致的胎盘早剥。临床主要表现为阴道出血、腹部疼痛、子宫压痛和子宫收缩。由胎盘早剥引起的最严重的并发症是由胎盘组织凝血酶进入母体血液循环引起的弥散性血管内凝血(DIC)。此时应该避免剖宫产手术,以免加重出血、子宫切除甚至死亡。

有研究表明,汽车制动装置能够降低伤亡率。因此,美国国家公路交通安全管理局(National Highway Traffic Safety Administration,NHTSA)建议孕妇在胸腹部佩戴安全带,而腹部的安全带尽量低地固定在臀部和大腿上部,以减少对腹部的压迫。

(二)穿透伤

随着子宫的增大和骨盆的扩张,孕妇遭受穿透伤的风险增高。孕妇遭受穿透伤比较少见。Aniulene等进行的一项为期13年的研究指出,孕妇发生穿透伤的概率约为16%。Petrone等研究发现,大约有9%的孕产妇遭受穿透伤,而且大多数(70%)是由枪伤造成。由于子宫肌层具有一定的厚度,能够吸收部分外伤能量,因此,穿透伤导致的孕妇死亡相对少见。但是,随着子宫体积的增大,子宫位置的上移,上腹部的穿透伤容易引起肠道的损伤,从而导致孕妇的死亡。

枪伤的严重程度取决于枪的类型、子弹的速度、受伤时的距离以及损伤的部位等。尽管穿透伤导的孕妇死亡率相对较低,但是胎儿的死亡率却非常的高。

虽然产妇死亡相对少见,但穿透性损伤仅限于子宫,如果子宫是受枪伤或枪伤影响的主要器官,胎儿损伤和胎儿死亡率非常高。有研究显示:腹部枪伤会导致60%~70%的胎儿受到损伤,而且枪伤和刺伤导致的胎儿死亡率分别高达71%和42%。子宫遭受枪伤导致孕妇的死亡率为7%~9%。

孕妇遭受腹部枪伤后应当及时进行手术探查,以清除坏死的组织。遭受枪伤时,如果子弹穿透子宫和胎儿,则应该进行剖宫产手术。

如果术中需要进行其他的外科手术,则需要保证充足的氧含量、循环血量和子宫血流灌注量。术中可以在超声引导下辅助诊断性腹腔灌洗(diagnostic peritoneal lavage, DPL)检查。需要注意的是由于孕妇膈肌的抬高,在进行胸廓造瘘术时需要比平常的位置高1~2个间隙。外科手术通常不能对子宫造成影响。而且需要强调的是剖腹探查术并不是终止妊娠的理由。如果发现存在胎盘早剥导致的凝血障碍,此时手术终止妊娠可能是有益的。整个手术需要持续进行胎心监测。而对于无法修复的子宫穿透伤,则需要行子宫切除治疗。

(三)剖宫产分娩

胎龄≥24周时,具备结束妊娠的基本指征。有报道显示孕妇死亡后行剖宫产,仍然有40%~70%的胎儿能够存活。影响胎儿存活和功能结果的一个因素是孕妇死亡和剖宫分娩的时间间隔。如果间隔时间≤5 min,则胎儿的生存概率较高。但是随着时间的延长,胎儿的生存概率则逐渐下降。较为罕见的情况是,孕妇已经脑死亡,但是呼吸和血液动力系统仍然比较稳定,此时胎儿可以等至成熟后再行剖宫产分娩。

围手术期剖宫产的指征为产妇休克、出血危及生命、产妇损伤、不可修复的子宫损伤、胎儿出现宫内窘迫、不稳定的胸腰椎损伤危及胎儿生命、产妇死亡。

围产期剖宫产手术通常选择垂直中线的切口直接进入子宫,这样较为快速安全,避免对子宫血管的损伤。紧急剖宫产的操作流程见图24-1。

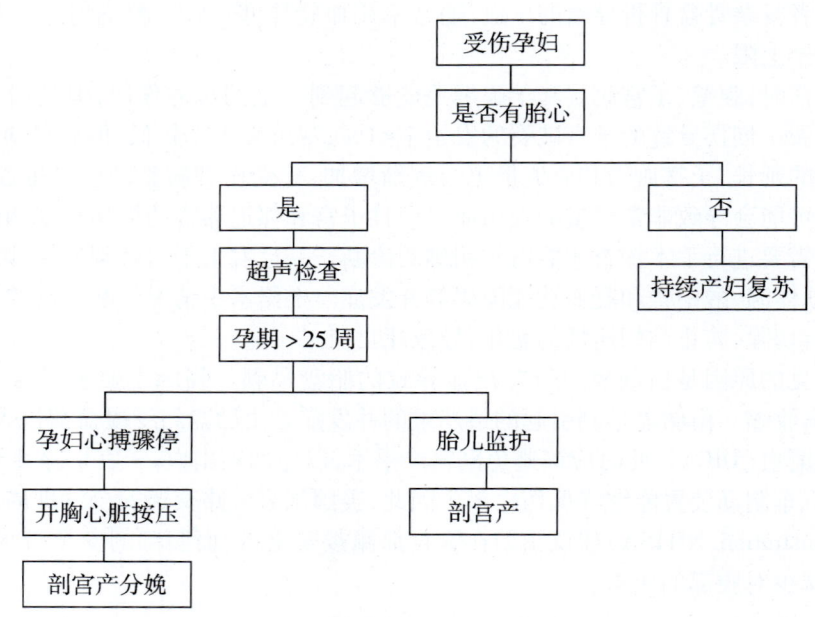

图24-1 急诊剖宫产手术流程

孕妇复苏期间,充足的氧气、适当的补液和左侧卧位能够提高孕妇的体循环血量。对孕妇进行高级生命支持抢救治疗后2~3 min,如果仍然没有明显的反应,此时需要进行开胸心脏按压治疗,但是不夹闭主动脉,同时紧急行剖宫产抢救治疗。众所周知,传统的体外心脏按压(extracorporeal cardiac massage, ECM)效果较差。在对孕妇进行心肺复苏(cardiopulmonary resuscitation, CPR)的时候,需要监测胎心,以判断胎儿的氧合。而颈动脉搏动和呼气末CO_2分压的监测能够反映孕妇重要脏器的血流灌注情况。

当胎龄<24周时,由于胎儿太小而不能存活,往往提示不能急诊行剖宫产手术。当胎龄≥24周时,急诊剖宫产对孕妇和胎儿是有利的。当胎龄为26~32周时,如果ECM无效,未能触及颈动脉搏动,且胎儿心动过缓,则应在急诊剖宫产前先行体外膜氧合(extracorporeal membrane oxygenation,ECMO)治疗。如果ECMO成功,就可能延迟分娩的时间,从而提高胎儿的存活率。尤其是对<28周的胎儿,如果能够延长其在宫内的时间,则能够明显地提高其存活率。如果ECMO也无效,此时应该急诊剖宫产分娩。当胎龄>32周时,如果ECM无效,则必须紧急行剖宫产手术。而且分娩可以改善孕妇的回心血量,提高心肺复苏的成功率。而心搏骤停和分娩延迟时间越长,胎儿和孕妇存活的概率就会越小。如果ECM有效,但是持续5 min后仍然无法恢复自主心搏,则必须紧急行剖宫产手术。如果孕妇抢救失败,则可以考虑行ECMO治疗。

(四)并发症

据报道在美国,羊水栓塞和肺栓塞仍然是孕产妇的主要死亡原因,其中由羊水栓塞导致的孕产妇死亡率高达80%。创伤不仅会导致孕妇血流动力学不稳定和肺损伤,而且还会造成血小板计数的改变,甚至发展为弥散性血管内凝血等严重并发症。

创伤会导致孕妇的血液呈现高凝状态,因此会增加孕妇血栓栓塞的发生概率。妊娠期,孕妇本身就处于高凝状态,而且纤维蛋白原,凝血因子Ⅴ、Ⅶ、Ⅷ、Ⅸ、Ⅹ、Ⅻ的水平以及胎盘纤溶抑制剂的含量均升高。如果发生胎盘早剥,组织凝血酶还会进入血液循环,导致下肢静脉淤血和内皮细胞损伤,而且相对的纤溶活性会显著下降。另外,妊娠期需要警惕妊娠高血压的发生,如果创伤后孕妇的收缩压为160 mmHg,舒张压为110 mmHg,则需要考虑合并妊娠高血压的可能。

(五)胎儿死亡预测因素

与胎儿死亡率相关的预测因素包括:①孕产妇是否死亡;②孕产妇是否存在低血压;③孕产妇是否有创伤性脑外伤;④孕产妇的创伤严重程度分级;⑤是否合并骨盆骨折;⑥孕妇是否合并严重的腹部损伤等。

与孕产妇死亡率相关的预测因素包括:①是否合并羊水栓塞;②是否有深静脉血栓形成、肺栓塞、感染等。

二、伤情评估和治疗

(一)院前急救

院前急救时医务人员必须意识到患者与妊娠相关的生理变化,尤其要注意提供充足的氧气以预防孕妇和胎儿发生缺氧。此外,由于血管内容量的增加,孕妇患者在出现心动过速、低血压和其他急性失血症状之前,已经失去了大量的循环血量,因此在转移孕妇患者的时候,需要注意给予积极的静脉补液治疗。

军用抗休克裤(military anti-shock trousers,MAST),也称为气动抗休克服,是一种可充气的专门用于紧急抢救转运各种原因所致的低血容量性休克患者,对心肺复苏有重要意义。目前的使用指征包括存在严重低血压的疑似骨盆骨折或腹部损伤患者。对于第2和第3孕期的患者,使用MAST可能存在一定的损害。而对于异位妊娠破裂的急症患者则具有相对禁忌证。

急诊科团队在使用MAST对孕妇进行救治转运时,注意只能对腿部进行施压固定,切忌对孕妇的腹部进行加压,以避免阻断子宫胎盘的血流量,危及胎儿的安全。将患者转运至医院,积极建立静脉安全通道,补充适量的晶体液、血液制品,并控制出血点后,才能将MAST放气。

为了避免子宫动脉压迫所导致的仰卧位低血压的发生(图24-2)。应当将孕期为20周的患者放在向侧方倾斜15°的担架上,同时注意将患者的颈椎给予恰当的固定。子宫的主动脉缩窄会减少心脏的静脉回流,从而引起仰卧位低血压,最终导致心搏量和心输出量的减少。

值得注意的是,从扩大子宫的主动脉缩窄可以在第3个月的妊娠期心肺复苏(cardiopulmonary resuscitation,CPR)期间减轻胸部按压的效果。值得注意的是,对第3孕期患者进行心肺复苏时,行主动脉缩宫按压可以达到胸部按压的效果。如果患者处于仰卧位,可以将右侧髋关节垫高15°~30°。当在严重创伤情况下时,则应该将脊柱垫高。如果侧向倾斜不可行,可以通过手动子宫移位来尽量减少下腔静脉的压迫:医师站在患者的左侧,双手放在子宫的周围,将子宫朝自己的方向轻轻地牵拉。

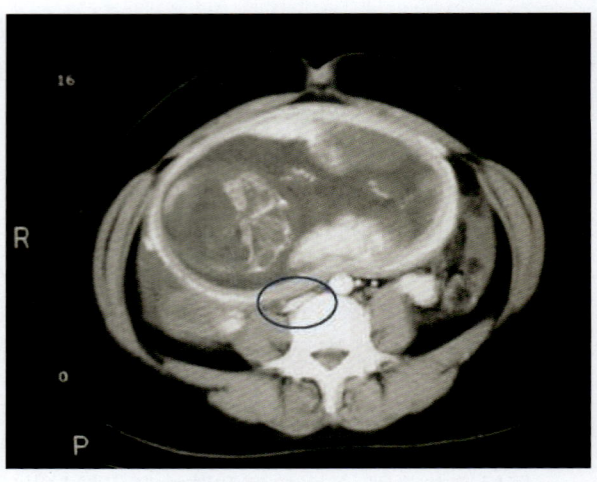

图24-2　妊娠晚期下腔静脉受压(椭圆所示)

(二)早期治疗

妊娠患者治疗的优先级与非妊娠患者相同。治疗主要包括以下几个方面:保持气道通畅,维持呼吸,足够循环血量的支持,根据具体情况,必要情况下需要进一步控制出血和进行容量替代治疗。治疗过程中,需要强调母亲的治疗优于胎儿的治疗。

严重的创伤会导致机体释放儿茶酚胺,引起子宫胎盘血管的收缩,损害胎儿的血液循环。因此,需要补充氧气以防止母体和胎儿缺氧。由于孕妇的心输出量增加,补充氧气能够增加血液循环中的氧气,从而增加对胎儿氧气的输送。所有遭受创伤的妊娠患者在未出现一定的临床症状前,应当考虑低血容量的可能。因为妊娠期的高血容量会掩盖明显的失血,可能会延迟患者休克的发生。即使患者遭受巨大创伤后,血压仍然正常,也要适时地进行大量补液,以预防危险情况的发生。

(三)二期治疗

二期治疗时需要了解患者的产科史,并进行体格检查,并对胎儿进行监测和评估。根据患者的伤情选择进行必要的放射学检查。同时需要考虑患者是否有妊娠高血压和糖尿病等合并症,并对其进行适当的治疗。因为早产或胎盘早剥等会增加以上疾病的复发风险。患者的产科史包括是否有早产、胎盘早剥、末次月经的时间、预期分娩的时间以及是否有妊娠合并症等。

患者的腹部检查非常重要。通过检查子宫的大小,能够判断患者的妊娠时间和胎儿的成熟度(图24-3、图24-4)。

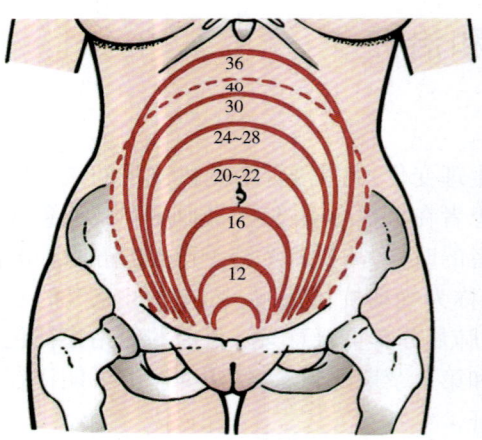

图24-3　不同孕期子宫的位置和大小(图中数字表示孕周)

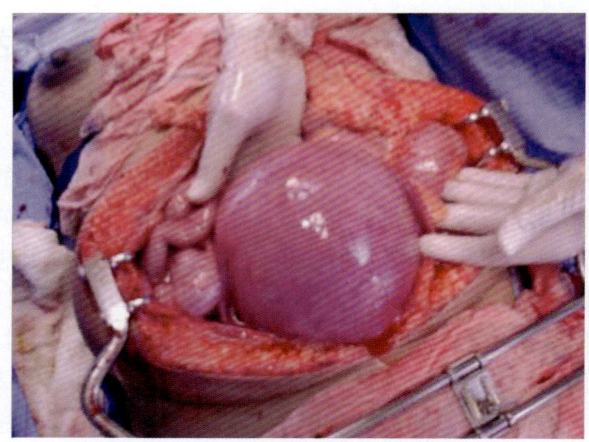

图24-4　妊娠26周时剖腹探查

当胎儿有50%的机会存活时,通常认为可行保胎治疗。体重仅500~600 g的新生儿在重症监护室借助先进的生命支持装置进行治疗,将会有20%~30%的存活机会。通常需要通过超声检查来评估胎儿的孕周,但是必须强调的是,即使是目前最先进的技术,在评估胎儿孕周的时候,仍然会有1~2周的误差。

创伤条件下,临床医师通常根据脐带的位置来判断胎儿的存活状态。如果子宫的底部向脐上延伸,通常认为胎儿存活的可能性较高。如果妊娠时间和子宫的大小不相一致,则提示可能存在子宫破裂或子宫出血。如果临床查体出现腹膜炎、腹部触诊能够触及胎儿且无法触及子宫底,则怀疑子宫破裂。有时,腹部触诊不能得出准确的结论,需要结合其他的方式进一步明确诊断。图 24-5 所示为创伤后孕产妇和胎儿的评估方法。

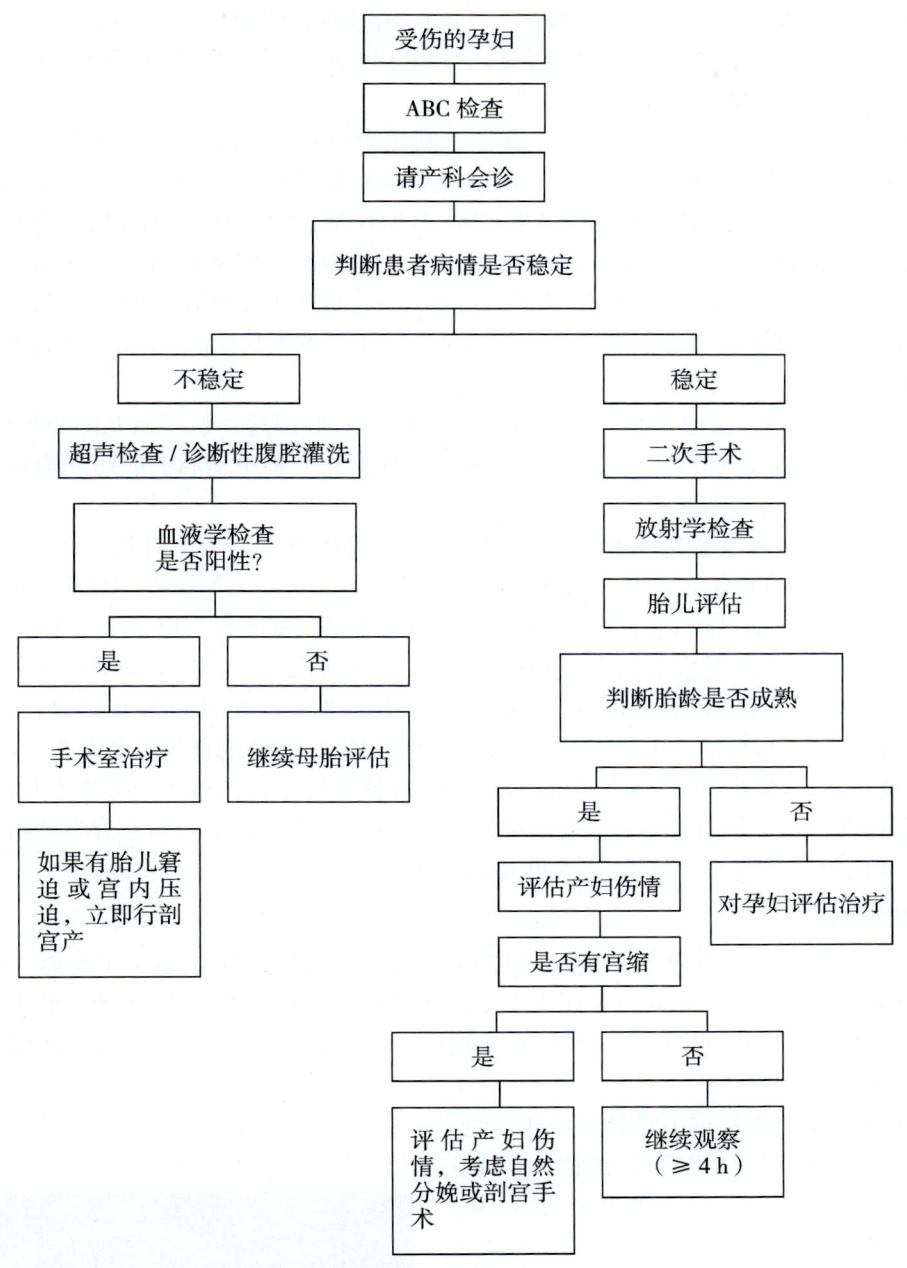

图 24-5　创伤后孕妇和胎儿的评估和治疗策略

孕妇创伤后,必须对其进行合理的检查和评估,以排除潜在的损伤,通常主要包括以下 6 个方面。

其一,阴道出血提示可能存在早期宫颈扩张、早产、胎盘早剥或前置胎盘。

其二,羊膜破裂可能存在脐带脱垂,导致脐静脉和脐动脉受压。

其三,会阴部肿胀可能是外力挤压子宫所致。

其四,子宫收缩。出现这种情况主要表明孕妇可能即将生产。

其五,胎心异常,包括胎儿的心率和节律异常等。

其六,Kleihauer-Betke 试验。当孕妇受伤后,可以通过 Kleihauer-Betke 试验来鉴别母体血液循环中是否有胎儿的血液(母胎输血综合征)。

(四)母胎输血综合征

母胎输血综合征(fetomaternal hemorrhage,FMH)是一种少见的产科疾病,是指胎儿的红细胞由胎盘进入母体血液循环引起胎儿不同程度的失血以及母体溶血性输血反应的一种妊娠期特有的并发症。据报道,创伤导致的 FMH 的发生率为 10%~30%。目前尚无明确的证据表明 FMH 与创伤的严重程度、胎龄等具有一定的相关性。FMH 的并发症主要包括孕妇 Rh 致敏、胎儿贫血、胎儿阵发性房性心动过速、胎儿缺氧,宫内出血或新生儿神经损伤等。

理论上 FMH 一般发生于在妊娠第 4 周。有学者则认为只有当妊娠 12 周后,子宫的体积超过骨盆时,容易遭受直接创伤而发生 FMH。Kleihauer-Betke 试验(K-B 试验)是国际上最常用的试验方法,用来对 FMH 进行早期的诊断。该试验又称为酸洗脱试验,其原理是:胎儿的红细胞和成人的红细胞所含血红蛋白的种类不同,胎儿红细胞的血红蛋白为 HbF,而成人红细胞的血红蛋白为 HbA。HbF 的抗酸能力较强,置于酸性洗脱液中一定时间后,只有含 HbF 的红细胞不会被洗脱,会染成紫色,而成人红细胞则保持无色。通过计数紫色细胞所占全部红细胞的比例来确定胎儿红细胞的比例,从而计算有多少血液进入到母体血液循环中。

FMH 的治疗主要包括连续电子胎儿监测胎儿的存活状态,腹部超声检测胎儿的心脏活动、判断胎盘的位置、羊水指数,并且需要排除腹腔内出血的可能。而且胎儿大脑中动脉的收缩期峰值的升高与胎儿贫血相关。紧急情况下,可能需要进行剖宫产处理。

大多数临床实验室检查会采集患者静脉血,进行 K-B 试验染色后在镜下计数 1 000 个红细胞分别计算其中含 HbF 红细胞和胎儿红细胞所占总红细胞的百分比,以计算检测结果。以新生儿血涂片作为胎儿红细胞的阳性对照。目前已经有商业化的测试工具用来简化试验流程。但是不幸的是,K-B 试验的灵敏度仍然很低。因此,所有遭受腹部创伤的 Rh 阴性母亲在伤后 72 h 应当注射 300 μg 的 Rho(D)免疫球蛋白进行预防。尽管尚存在一定的争议,但是对于 Rh 阴性的妇女应当进行 K-B 试验,而且可能需要注射>30 ml 的免疫球蛋白,以预防 FMH 的发生。目前有研究显示,<1% 的创伤患者和 3.1% 的严重创伤患者,使用 Rh 免疫球蛋白的量>300 μg。通常情况下,在母体循环中每出现 30 ml 的胎儿血量,应当给予 300 μg 的 Rh 免疫球蛋白。所有妊娠>12 周的孕妇,均应该进行 K-B 试验。对于存在 FMH 的患者,有学者建议伤后 24 h 内可以复查 K-B 试验,以判断是否存在持续出血。

(五)影像学检查

影像学检查应当独立于妊娠状态而进行(图 24-6)。辐射对妊娠的影响取决于胎龄。妊娠 3 周前,如果受到辐射,会导致胚胎死亡。妊娠 3~16 周时,如果受到辐射的影响,会导致胎儿的中枢神经系统异常。>16 周时,与辐射最相关的并发症是神经系统缺损。此外,有研究显示产前辐射可能与儿童患癌有一定的相关性。

大多数人暴露于辐射的数据不是基于正常诊断研究中使用的剂量。尽管人们对妊娠期间暴露于辐射状态普遍存在担忧。但是总体来说,放射学诊断的益处要远大于其所带来的危险。但是需要避免不必要的重复 X 射线拍片。一般认为,胎儿暴露于<5~10 rad(1 rad=0.01 Gy)的情况下,并不会增加胎儿先天畸形、宫内发育迟缓或流产的发生风险。常见影像学检查的放射剂量见表 24-2。美国妇产科医师学会(American College of Obstetricians and Gynecologists,ACOG)发表的一份共识提出以下的建议:①女性患者应当了解单次诊断性放射学检查不会对孕妇和胎儿造成伤害;②高剂量电离辐射可能会产生一定的影响,但是不应该成为诊断性检查的阻碍条件;③当需要对孕妇进行多次 X 射线复查时,可以咨询相关的影像学专家,以取得最优的处理。需要强调的是,暴露于<5 rad(0.05 Gy)辐射量的情况下,不会增加胎儿畸

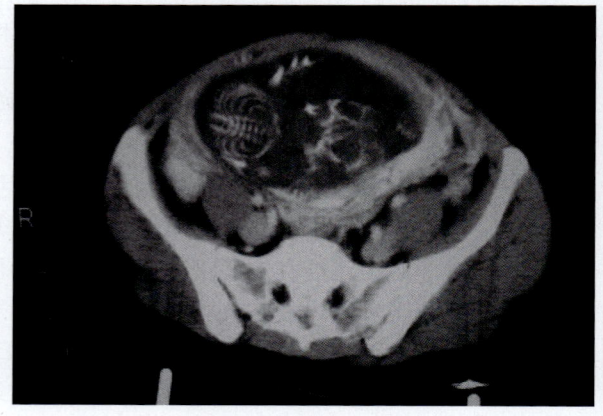

图 24-6 孕妇腹部 CT 检查

形或流产的发生率。

表24-2 不同影像学检查的辐射量

检查项目	辅射量/rad	纳入研究数
胸片检查(正侧位)	0.000 07	71 429
腹部平片(多个图像)	0.245	20
颈椎	0.002	2 500
上肢或下肢	0.001	5 000
胸椎	0.009	555
腰骶椎	0.359	13
骨盆	0.040	125
髋部(单个图像)	0.213	23
头颅 CT(10 slices/10 mm)	<0.050	>100
胸部 CT(10 slices/10 mm)	<0.100	>50
腹部或腰椎 CT	3.500	1

美国放射学会和全国放射防护委员会也做出了重要的关于辐射量的研究报道,研究指出:单一的诊断性放射学检查并不会对胚胎和胎儿的健康造成危害。此外,当辐射量<5 rad(0.05 Gy)时,不会对妊娠造成影响,而当>15 rad(0.05 Gy)时,胎儿畸形的发生风险会显著增加。

同时尽管尚无不良反应的报道研究,国家放射防护委员会认为妊娠早期不应当进行磁共振成像检查。目前还没有关于超声检查(包括双功多普勒显像、孕期超声检查等)对胎儿造成不良影响的报道。超声在很大程度上已经取代X射线成为妊娠早期胎儿的主要检查方法。

总而言之,建议如下:首先,诊断性放射学检查的辐射剂量要尽可能地低,并且应当避免重复拍照检查;第二,当放射学检查不涉及腹部时,应当使用铅衣进行防护;第三,对于ICU中的危重症患者,应当尽可能限制放射性检查的次数。

(六)胎儿评估

胎儿评估首先从检查胎儿的心率和记录胎儿的活动开始。目前,主要通过监测胎儿心率和超声检查来判断胎儿的存活情况。可以通过多普勒和听诊来反复检查判断胎儿的心率。胎儿心率的正常范围是120~160次/min。持续的电子胎心监测仍然是评估胎儿和检测孕妇病情的最常用的方法。持续的电子胎心监测可以快速判断是否存在胎儿窘迫,包括窒息和死亡等。对于妊娠≥24周的患者(包括无明显腹部损伤的患者),遭受创伤后均需要进行电子胎心监测。而监测的目的是尽早判断是否有早产、胎盘早剥和胎儿窘迫的风险。

采用高分辨率实时超声检查和心电图监测相结合具有较高的灵敏性和特异性。外伤引起的最常见的产科问题是早产宫缩。挫伤或胎盘分离会导致子宫肌层和蜕膜细胞受损,从而释放前列腺素,刺激子宫收缩。

宫缩开始到实际分娩受到子宫损伤大小、前列腺素的释放量以及孕周的影响。目前有研究质疑对创伤患者常规进行早产预防,因为大多数的宫缩(90%)会自发停止,而持续性的宫缩则往往提示存在病理情况,这种情况则是保胎治疗的禁忌证。

腹部钝性损伤可以导致子宫破裂,这种情况虽然不常见,但是对胎儿却是致命的。最常见的是钝器伤会导致子宫胎盘分离,也叫胎盘早剥。而且50%胎盘早剥会导致胎儿的死亡。外伤性胎盘早剥的发生率为2%~4%,而在严重损伤中却高达50%。

胎盘早剥时孕产妇的死亡率<1%,胎儿的死亡率为20%~35%。其主要的临床表现为阴道出血、腹

部绞痛、子宫压痛、羊水渗漏、孕妇低血容量、子宫大于正常胎龄或胎儿心率改变等。外伤后阴道出血往往预示着胎盘分离。此时需要及时进行腹部超声检查(准确率<50%)。而心电图监测对胎盘早剥导致的胎儿窘迫比超声检查更敏感。心电图监测在抢救室就应该开始,并至少持续 6 h。对于存在宫缩频繁(≥6 次/h)、腹部压痛、子宫压痛、羊膜破裂、阴道出血或低血容量患者,至少持续 24 h 的心电图监测。有研究显示,60% 胎儿窘迫的发生与胎盘早剥相关。

(七)腹部伤情评估

准确评估孕妇的腹部损伤具有一定的挑战性。临床中应特别注意有以下症状的孕妇:肋骨或骨盆骨折、不明原因的低血压、阴道失血、血尿或因药物、酒精或脑损伤导致的感觉器官的改变等情况。诊断性腹腔灌洗(diagnostic peritoneal lavage, DPL)能够提高诊断的敏感性。孕妇血流动力学稳定的前提下,可以采用腹部 CT 检查对母亲和胎儿进行评估。腹部聚焦超声检查在腹部伤情评估中同样具有重要的作用,能够快速检测孕妇腹部和心脏的血流情况以及评估胎儿的一般情况。美国创伤外科学会−器官损伤分级(American Academy of Traumatic Surgery-Organ Injury Classification, AAST-OIS)妊娠子宫外伤标准如表 24-3 所示。

表 24-3　美国创伤外科学会−器官损伤分级(AAST-OIS)妊娠子宫外伤标准

损伤分级	AIS-90 评分
Ⅰ级:血肿或挫伤导致的胎盘早剥	2
Ⅱ级:浅层剥脱<1 cm 或部分胎盘早剥(≤25%)	3
Ⅲ级:孕中期深层剥脱≥1 cm 或部分胎盘早剥(>25%且<50%);孕后期出现深层剥脱	3～4
Ⅳ级:子宫动脉裂伤;深层撕脱≥1 cm 且 50% 的胎盘早剥	4
Ⅴ级:孕中期或孕后期子宫破裂;完全的胎盘早剥	4～5

妊娠期间需要特别注意预防。首先需要预防药物和酒精的使用。这些不仅会对胎儿造成损害,而且还会增加创伤的发生风险。另外值得注意的是,家庭暴力伤害正逐渐成为妊娠期受伤的另一个主要原因。有研究发现,妊娠期间遭受家庭暴力或性虐待的发生率竟高达 17%,其中大约有 60% 的孕妇遭受过 2 次以上的殴打。人际暴力与种族、年龄、婚姻状况或社会经济地位等因素无关,因此所有的妊娠期妇女都可能会成为虐待的受害者。

尽管妊娠期的子宫损伤比较少见,但是对于合并会阴损伤、骨盆骨折或骨盆贯穿性损伤时,需要高度怀疑有子宫损伤。临床医师在手术室对患者进行全身的体格检查时,最好以备出现紧急情况时能够进行合适的外科治疗。

而且对于孕妇伤情的评估,妇产科医师做初始评估后,还需要多学科团队对患者进行整体评估和治疗。此外孕妇还需要接受适当的教育,医师要高度重视对有家庭暴力和抑郁症患者的筛查,防患于未然。

(余　斌　马云飞)

参考文献

[1] BERENSON A B, STIGLICH N J, WILKINSON G S, et al. Drug abuse and other risk factors for physical abuse in pregnancy among white non-Hispanic, black, and Hispanic women[J]. Am J Obstet Gynecol, 1991, 164(6 Pt 1): 1491-1499.

[2] BRINTON J H. Report of two cases of intrauterine fracture, with remarks on this condition and references to 51 cases already reported by different writers[J]. Trans Am Surg Assoc, 1884(2): 425-443.

[3] BUCHSBAUM H J. Accidental injury complicating pregnancy[J]. Am J Obstet Gynecol, 1968, 102(5):

752-769.

[4] CHANG J, BERG C, SALTZMAN L, et al. Homicide: a leading cause of injury deaths among pregnant and postpartum women in the United States, 1991-1999[J]. Am J Public Health, 2005, 95(3): 471-477.

[5] FILDES J, REED L, JONES N, et al. Trauma: the leading cause of maternal death[J]. J Trauma, 1992, 32(5): 643-645.

[6] GUTH A A, PATCHER H L. Domestic violence and the trauma surgeon[J]. Am J Surg, 2000, 179(2): 134-140.

[7] HELTON A S, MCFARLANE J, ANDERSON E T. Battered and pregnant: a prevalence study[J]. Am J Public Health, 1987, 77(10): 1337-1339.

[8] HOLLAND J G, HUME A S, MARTIN JR J N. Drug use and physical trauma: risk factors for preterm delivery[J]. J Miss State Med Assoc, 1997, 38(8): 301-305.

[9] IKOSSI D G, LAZAR A A, MORABITO D, et al. Profile of mothers at risk: an analysis of injury and pregnancy loss in 1,195 trauma patients[J]. J Am Coll Surg, 2005, 200(1): 49-56.

[10] KEYNES G. The Apologie and treatise of ambroise paré[M]. Chicago, IL: University of Chicago Press, 1952.

[11] KNUDSON M M, WAN J J. Reproductive system trauma[M]. 6th ed. New York, NY: McGraw-Hill, 2008.

[12] LAVERY J P, STATEN-MCCORMICK M. Management of moderate to severe trauma in pregnancy[J]. Obstet Gynecol Clin North Am, 1995, 22(1): 69-90.

[13] LEGGON R E, WOOD G C, INDECK M C. Pelvic fractures in pregnancy: factors influencing maternal and fetal outcomes[J]. J Trauma, 2002, 53(4): 796-804.

[14] MARACCO K E, RUNYAN C W, BUTTS J D. Femicide in north carolina, 1991-1993: a statewide study of patterns and precursors[J]. Homicide Stud, 1990, 2(4): 422-446.

[15] MCFARLANE J, PARKER B, SOEKEN K, et al. Assessing for abuse during pregnancy. Severity and frequency of injuries and associated entry into prenatal care[J]. J Am Med Assoc, 1992, 267(23): 3176-3178.

[16] NELSON H D. Screening for domestic violence-bridging the evidence gaps[J]. Lancet, 2004, 364(S1): 22-23.

[17] PETRONE P, ASENSIO J A. Trauma in pregnancy: assessment and treatment[J]. Scand J Surg, 2006, 95(1): 4-10.

[18] RIBE J K, TEGGATZ J R, HARVEY C M. Blows to the maternal abdomen causing fetal demise: report of three cases and a review of the literature[J]. J Forensic Sci, 1990, 38(5): 482-492.

[19] STEWART D E, CECUTTI A. Physical abuse in pregnancy[J]. Can Med Assoc J, 1993, 149(9): 1257-1263.

[20] WEISS H B, SONGER T J, FABIO A. Fetal deaths related to maternal injury[J]. J Am Med Assoc, 2001, 286(15): 1863-1868.

[21] WEISS H B. Pregnancy-associated injury hospitalizations in Pennsylvania, 1995[J]. Ann Emerg Med, 1999, 34(5): 626-636.

[22] WEISS H B. The epidemiology of traumatic injury-related fetal mortality in Pennsylvania, 1995-1997: the role of motor vehicle crashes[J]. Accid Anal Prev, 2001, 33(4): 449-454.

汉英名词对照索引

A

| 阿司匹林 | aspirin | 631 |

B

白三烯	leukotriene,LT	11,606
白细胞介素	interleukin,IL	66,578,605
白细胞介素-1b	interleukin-1b,IL-1b	11
摆动气	pendelluft	228
膀胱破裂	rupture of bladder	314
膀胱损伤	bladder injury	314
暴露性肠瘘	exposed fistula	280
爆震伤	blast injury	479
贝克三联征	Beck triad	18,24
被动复温	passive rewarming	670
苯并芘	benzopyrene	431
鼻饲	nasogastric gavage,NG	95
闭合性创伤	closed injury	33
闭合性骨折	closed bone fracture	33
闭合性肾损伤	closed renal injury	303
标准碳酸氢盐	standard bicarbonate,SB	573
表观弥散系数图	apparent diffusion coefficient map,ADC map	76
濒临截肢伤	on the verge of amputation	377
丙二醛	malondialdehyde,MDA	469,583,650
搏动	pulsation	42

C

擦伤	abrasion	33
侧方挤压Ⅰ	lateral compression Ⅰ, LC Ⅰ	340
肠道空气瘘	enteroatmospheric fistula, EAF	280
肠瘘	intestinal fistula	280
肠系膜上动脉	superior mesenteric artery, SMA	24
抄网式担架	scoop stretcher	359
超氧化物歧化酶	superoxide dismutase, SOD	66,524,650
超氧阴离子	superoxide anion	196,524,624
成人型呼吸窘迫综合征	adult respiratory distress syndrome, ARDS	261
成纤维细胞生长因子	fibroblast growth factor, FGF	526
程序性细胞死亡	programmed cell death, PCD	649
持续气道正压通气	continuous positive airway pressure, CPAP	617
持续性肾脏替代治疗	continuous renal replacement therapy, CRRT	385,621
持续性炎症免疫抑制和代谢综合征	persistent inflammation immunosuppression and catabolism syndrome, PICS	587
持续血液净化	continuous blood purification, CBP	55
持续右心室舒张末期容积指数	continuous right ventricular end-diastolic volume index, CEDVI	594
冲击波	shock wave	400,479
冲击伤	blast injury/explosive injury	60,479
穿入伤	penetrating wound	33
穿通伤	transfixing injury	33
穿透伤	perforating wound	33
传统凝血功能试验	conventional coagulation tests, CCT	628
创伤	trauma	3,688
创伤超声重点评估	focused assessment with sonography for trauma, FAST	20
创伤后应激的宾思量表	Penn inventory for post-traumatic stress	704
创伤后应激障碍	post-traumatic stress disorder, PTSD	587,688,700
创伤后诊断量表	post-traumatic diagnosis scale, PTDS	704
创伤失血性休克	hemorrhagic traumatic shock, HTS	12
创伤事件	traumatic event	688
创伤性寰枕关节脱位	traumatic atlanto-occipital joint dislocation	136
创伤性脊柱脊髓损伤	traumatic spine and spinal cord injury, TSCI	352
创伤性脑损伤	traumatic brain injury, TBI	59,632
创伤性脑血管损伤	traumatic cerebrovascular injury, TCVI	121
创伤性脑肿胀	traumatic brain swelling, TBS	79
创伤性凝血病	coagulopathy of trauma	624
创伤性气胸	traumatic pneumothorax	232

创伤性视神经病变	traumatic optic neuropathy, TON	111
创伤性休克	traumatic shock	583
创伤性硬膜下积液	subdural fluid accumulation	80
创伤性蛛网膜下腔出血	traumatic subarachnoid hemorrhage, tSAH	80
创伤严重度评分	injury severity score, ISS	3, 54, 72, 220, 542
创伤与损伤严重度评分	trauma and injury severity score, TRISS	72
创伤症状问卷	trauma symptom inventory, TSI	704
创伤致死性低体温、酸中毒和凝血功能障碍三联征	trauma triad of death: hypothermia, acidosis, and coagulopathy	13
垂直剪切	vertical shear, VS	340
磁共振成像	magnetic resonance imaging, MRI	19, 74
磁共振胰胆管造影	magnetic resonance cholangiopancreatography, MRCP	298
雌二醇	estradiol, E_2	575
刺伤	puncture wound	33
促红细胞生成素	erythropoietin, EPO	570
促甲状腺激素	thyroid stimulating hormone, TSH	575
促甲状腺激素释放激素	thyrotropin-releasing hormone, TRH	533, 575
促肾上腺皮质激素	adrenocorticotropic hormone, ACTH	11, 576, 734
促肾上腺皮质激素释放激素	corticotropin releasing hormone, CRH	11, 198, 576
促性腺激素释放激素	gonadotropin releasing hormone, GnRH	575
挫伤	contusion	33

D

大量输血治疗预案	massive transfusion protocol, MTP	343
大卫德森创伤量表	Da-Vidson trauma scale, DTS	704
代偿性抗炎症反应综合征	compensatory anti-inflammatory response syndrome, CARS	262, 579
代谢性酸中毒	metabolic acidosis	13, 42
单部位伤	monotrauma	4
单光子发射计算机断层成像术	single-photon emission computed tomography, SPECT	73
单核巨噬细胞	mononuclear phagocyte	605
单核细胞趋化蛋白	monocyte chemoattractant protein, MCP	580
单线态氧	singlet oxygen	196
蛋白激酶 C	protein kinase C, PKC	607
蛋白质 C	protein C, PC	626
刀豆素	concanavalin A, ConA	530
低分子肝素	low molecular weight heparin, LMWH	538
低体温	hypothermia	13, 42
低血容量性休克	hypovolemic shock	12

低氧通气反应	hypoxic ventilation reaction, HVR	565, 623
低氧习服	acclimatization to hypoxia	567
电磁波	electromagnetic wave	430
电击伤	electric shock injury	387
电离辐射	ionizing radiation	399, 430
电离辐射生物学效应	ionizing radiation biological effect	399
凋亡相关斑点样蛋白	apoptosis-associated speck-like protein containing CARD, ASC	587
动脉-静脉血氧含量差	arterio-venous oxygen content difference, $Ca\text{-}vO_2$	594
动脉数字减影血管造影	intraarterial digital subtraction angiography, IA-DSA	443
动脉血二氧化碳分压	arterial partial pressure of carbon dioxide, $PaCO_2$	88, 552, 573
动脉血氧饱和度	arterial oxygen saturation, SaO_2	52
动脉血氧分压	arterial partial pressure of oxygen, PaO_2	4, 552, 565
冻疮	chilblain	403
冻僵	frozen rigor, frozen stiff	667
冻结性冷伤	frozen cold injury	642
冻伤	frostbite	642
短暂精神病性障碍	acute and transient psychotic disorder, ATPD	695
钝性脑血管损伤	blunt cerebrovascular injury	129
钝性伤	blunt injury	34
钝性伤气胸	blunt injury of pneumothorax	232
多巴胺	dopamine, DA	551
多部位伤	multitrauma	4
多处伤	polytrauma	406
多发伤	multiple injury, polytrauma	3, 4, 405
多聚左旋精氨酸	poly-L-arginine, PAL	676
多排CT	multidector CT, MDCT	74
多器官功能衰竭	multiple organ failure, MOF	10, 534, 596
多器官功能障碍综合征	murtiple organ dysfunction syndrome, MODS	3, 43, 56, 448, 515, 539
多系统伤	multiple-systemic injury	406
多形核白细胞	polymorphonuclear leukocyte, PMN	605, 735
多学科团队	multidisciplinary team, MDT	40

E

儿科重症监护病房	pediatric intensive care unit, PICU	718
儿童急性应激反应问卷	child acute stress reaction questionnaire, CASRQ	695
儿童急性应激核查表	the acute stress checklist for children, ASC-Kids	695
二氧化碳分压	partial pressure of carbon dioxide, PCO_2	55

F

中文	English	页码
发射计算机断层显像	emission computed tomography, ECT	662
法特壶腹	ampulla of Vater	273
反跳伤	rebound wound	17,494
放射散布装置	radiation dispersal device, RDD	464
放射性落下灰	radioactive fallout	401
放射性沾染	radioactive contamination	401
放松技术	relaxation techniques	697
放松练习技术	relaxation training	710
非穿入伤	non-penetrating wound	33
非穿透伤	non-perforating wound	33
非冻结性冷伤	non-frozen cold injury	642
非贯通伤	non-penetrating wound	17,33,493
非意外性创伤	non-accidental trauma, NAT	724
非甾体抗炎药	nonsteroidal anti-inflammatory drug, NSAID	14,720
肺不张	atelectasis	237
肺挫伤	pulmonary contusion	238
肺大疱	bullae of lung, bullae	234
肺动脉楔压	pulmonary arterial wedge presure, PAWP	263,545,592
肺动脉压	pulmonary artery pressure, PAP	592,609
肺裂伤	lung laceration	241
肺毛细血管楔压	pulmonary capillary wedge pressure, PCWP	536
肺泡-动脉血氧分压差	alveolar-artery oxygen partial pressure gradient, $P_{A-a}O_2$	263,552,566
肺泡-毛细血管屏障	alveolar-capillary barrier	579
肺泡压力-容积曲线	pressure-volume curve of lung, P-V	608,610
肺气-血屏障	lung blood-air barrier	238,579
肺栓塞	pulmonary embolism, PE	234,240
肺水肿	pulmonary edema, PE	614
肺通气	pulmonary ventilation	564
肺血管内皮细胞	pulmonary vascular endothelial cell, PVEC	607
肺血管阻力	pulmonary vascular resistance, PVR	608
肺应力	stress	620
俯卧位通气	prone positioning, PP	618
辅助性T细胞	helper T cell, Th cell	530
负压封闭引流	vacuum sealing drainage, VSD	378
负压辅助闭合	vacuum-assisted closure, VAC	47
复合伤	combined injury	9,547
复合效应	combined effect	406,410

复合性挤压伤	compound crush injury	514
复苏性主动脉球囊阻断术	resuscitative endovascular balloon occlusion of the aorta, REBOA	346
复杂性区域性疼痛综合征	complex regional pain syndrome, CRPS	97, 98
腹腔间室综合征	abdominal compartment syndrome, ACS	28, 51

G

甘油三酯	triglyceride, TG	11
肝胰壶腹	hepatopancreatic ampulla	273
高灌注	hyperperfusion	693
高级创伤生命支持	advanced trauma life support, ATLS	22, 85, 340
高级脑监测	advanced cerebral monitoring, ACM	90
高频震荡通气	high frequency oscillation ventilation, HFOV	445
高速泳动族蛋白B1	high mobility group protein box1, HMGB1	587
高压氧	hyperbaric oxygen, HBO	92
高压氧治疗	hyperbaric oxygen therapy, HOT	92
高原肺水肿	high-altitude pulmonary edema, HAPE	564, 580, 603, 604
高原肺心病	high pneumocardial disease	581
高原红细胞增多症	high altitude polycythemia, HAPC	564, 627
高原脑水肿	high altitude cerebral edema, HACE	564, 571
高原衰退症	high altitude deterioration, HADT	564, 577
高原特发病	high altitude disease	564
高原性心脏病	high altitude heart disease	564
睾酮	testosterone, T	575
格拉斯哥昏迷量表	Glasgow coma scale, GCS	9, 59, 67
格拉斯哥预后评分	Glasgow outcome scale, GOS	68
功能残气量	functional residual capacity, FRC	608
功能磁共振成像	functional magnetic resonance imaging, fMRI	73
功能连通性分析	functional connectivity analyses	693
功能性电刺激	functional electrical stimulation, FES	212
功能性毛细血管密度	functional capillary density, FCD	588
肱-肱指数	brachial-brachial index, BBI	29
谷胱甘肽	glutathione, GSH	650
谷胱甘肽过氧化物酶	glutathione peroxidase, GSH-Px	524, 590, 650
骨筋膜隔室综合征	osteofascial compartment syndrome, OCS	26, 377, 382
骨盆创伤	pelvic trauma	336
骨盆损伤	pelvic injury	336
骨髓间充质干细胞	bone marrow mesenchymal stem cell, BMMSC; bone marrow stem cell, BMSC	526

骨形成蛋白	bone morphogenetic protein, BMP	382
关节脱位和半脱位	luxation and semiluxation	33
冠心病	coronary artery heart disease, CHD	234
贯通伤	penetrating wound	17, 33, 493
灌肠节制导管	enema continence catheter, ECC	204
灌注	infusion	42
灌注不足	hypoperfusion	693
灌注血管比例	proportion of perfused vessels, PPV	588
光辐射	light radiation	400
国际标准化比值	international normalized ratio, INR	9, 130
国际单位制	international system of unit, SI	399
国际疾病分类	international classification of diseases, ICD	29
果糖-1,6-二磷酸	fructose-1,6-diphosphate, FDP	533
过氧化氢	hydrogen peroxide	196
过氧化氢酶	catalase, CAT	524, 650
过氧化脂质	lipid peroxidase, LPO	583

H

海水刺激肺泡后引起的急性肺损伤	seawater drowning induced acute lung injury, SWD-ALI	557
海水刺激肺泡后引起的急性呼吸窘迫综合征	seawater drowning induced respiratory distress syndrome, SWD-RDS	557
海水浸泡	sea water immersion	404, 463, 466
海战伤	combat wounds at sea	546
耗氧量	oxygen uptake, VO_2	610
合并伤	associated injury	406
核苷酸寡聚化结构域	nucleotide oligomerization domain, NOD	587
核苷酸结合寡聚化结构域样受体	nucleotide-binding oligomerization domain-like receptor, NLR	587
核因子κB	nuclear factor-κB, NF-κB	429, 540
横纹肌溶解	rhabdomyolysis	522
呼气末二氧化碳分压	end-tidal carbon dioxide, $EtCO_2$	83
呼吸机相关性肺炎	ventilatory induced lung injury, VILI	610
呼吸控制率	respiratory control rate, RCR	590
呼吸末正压通气	positive end expiratory pressure, PEEP	240
花生四烯酸	arachidonic acid, AA	606
踝-臂指数	ankle-brachial index, ABI	29
坏死性筋膜炎	necrotizing fasciitis	393
环甲膜穿刺	thyrocricoid puncture	108
环腺苷酸	cyclic adenylic acid, cAMP	533, 733
缓激肽	bradykinin, BK	12

患者自控镇痛	patient-controlled analgesia, PCA	720
黄金时间	golden time	543
黄体生成素	luteinizing hormone, LH	575
混合机制	combined mechanism, CM	340
混合静脉血氧饱和度	oxygen saturation in mixed venous blood, SvO_2	50, 594, 635
混合伤	mixed injury	406
活化部分凝血活酶时间	activated partial thromboplastin time, APTT	9, 538, 628
活化蛋白质C	activated protein C, APC	626
活化凝血时间	activated coagulation time, ACT	49
活性氧	reactive oxygen species, ROS	649
火器伤	firearm wound	401, 437
霍纳综合征	Horner syndrome	124

J

肌酐清除率	creatinine clearance rate, Ccr	537
肌红蛋白	myoglobin, Mb	521
肌酸激酶脑型同工酶	creatine kinase brain band isoenzyme, CK-BB	74
基础生命支持	basic life support, BLS	739
激素	hormone	431
急救医疗系统	emergency medical system, EMS	82
急性创伤性凝血病	acute traumatic coagulopathy, ATC	624, 626
急性大脑半球肿胀	acute cerebral hemispheric swelling, ACHS	79
急性肺损伤	acute lung injury, ALI	93, 536
急性肺心病	acute cor pulmonale, ACP	609
急性高原病	acute high altitude sickness	571, 580
急性高原反应	acute high altitude response	564
急性呼吸窘迫综合征	acute respiratory distress syndrome, ARDS	10, 239, 261, 516, 536, 602
急性全脑肿胀	acute generalized brain swelling, AGBS	80
急性肾功能不全	acute renal insufficiency, ARI	514
急性肾衰竭	acute renal failure, ARF	514, 521, 537
急性肾小管坏死	acute tubular necrosis, ATN	537
急性胃肠道出血症	gastrointestinal tract bleeding, GB	607
急性胃黏膜损害	acute gastro-mucosu lessions, AGML	607
急性心肌梗死	acute myocardial infarction, AMI	234
急性应激障碍	acute stress disorder, ASD	691
急性应激障碍访谈问卷	acute stress disorder interview, ASDI	695
急性应激障碍量表	acute stress disorder scala, ASDS	695
急性硬脑膜下血肿	acute subdural hematoma, ASDH	63

急性重症高原病	acute severe high altitude disease, ASHAD	583, 625
急诊科剖胸术	emergency department thoracotomy, EDT	24, 48
急诊外科	acute care surgery, ACS	41
挤压伤	crush injury, CI	514
挤压综合征	crush syndrome, CS	10, 377, 384, 514, 521
脊髓	spinal cord	354
脊髓电刺激	spinal cord stimulation, SCS	92
脊髓损伤	spinal cord injury, SCI	124, 355
脊髓血流量	spinal cord blood flow, SCBF	196, 209
脊髓有效间隙	space available for the spinal cord, SAC	175
脊柱	spine	352
脊柱脊髓损伤	spine and spinal cord injury	352
脊柱损伤	spine injury	355
脊柱预警	spine precaution	371
计算机断层扫描	computed tomography, CT	19
技术性灾难	technological disaster	701
继发性脑损伤	secondary brain injury, SBI	64
甲状腺素	thyroxine, Thx, T_4	575
间充质干细胞	mesenchymal stem cell, MSC	382
剪应力	shear stress	359
简明创伤后障碍访谈	brief interviews for post-traumatic disorder, BIPD	695, 704
简明损伤定级	abbreviated injury scale, AIS	4, 54, 72, 220, 542
简易精神状态检查量表	mini-mental state examination, MMSE	94
简易运动评分	simplified motor score, SMS	70
碱剩余	base excess, BE	9, 573
降钙素原	procalcitonin, PCT	56
交感神经阻滞	sympathetic ganglia block, SGB	439
交感性眼炎	sympathetic ophthalmia	112
交通伤	traffic accident injury	60
绞窄伤	strangulation injury	10
结构化临床访谈表	structured clinical interview for DSM-IV-R axis I disorders, SCID-I	704
结构式诊断	structured diagnosis	704
筋膜间隔综合征	fascial compartment syndrome	514
近淹溺	near drowning	467
浸渍足	immersion foot	403
经静脉注射造影剂行数字减影血管造影	intra-venous digital subtraction angiography, IVDSA	443
经颅磁刺激	transcranial magnetic stimulation, TMS	97

经颅直流电刺激	transcranial direct current stimulation, tDCS	94
经尿道膀胱肿瘤电切术	transurethral resection of bladder tumor, TURBT	318
经尿道前列腺电切术	transurethral resection of the prostate, TURP	318
经皮内镜下胃造瘘术	percutaneous endoscopic gastrostomy, PEG	95
颈部创伤	neck trauma	124
颈内动脉海绵窦瘘	carotid-cavernous fistula, CCF	120
颈内静脉血氧饱和度	internal jugular vein blood oxygen saturation, $SjvO_2$	635
颈椎	cervical vertebrate	124
颈总动脉	common carotid artery	126
静息能量消耗	resting energy expenditure, REE	439
救援虚脱	rescue collapse	467
局部脑血流量	regional cerebral blood flow, rCBF	693
巨核细胞白血病因子1	megakaryocytic leukemia 1, MKL1	581
聚甲基丙烯酸甲酯	polymethyl methacrylate, PMMA	382
绝对脊柱预警	full spine precautions	371
军用抗休克裤	military anti-shock trousers, MAST	747

K

开放性气胸	open pneumothorax	233
开放性肾损伤	open renal injury	303
开放性损伤	open injury	33
抗利尿激素	antidiuretic hormone, ADH	11,572
控制出血	control bleeding	42
控制性肺膨胀	sustained inflation, SI	617
口服营养补充	oral nutritional supplements, ONS	95
库普弗细胞	Kupffer cell	553
库欣反射	Cushing reflex	637
快速吸收外科肠线	fast absorbing surgical gut suture	114
眶室间隙综合征	orbital compartment syndrome	111
扩大创伤重点超声评估法	extended focused assessment with sonography trauma, E-FAST	341
扩展格拉斯哥预后评分	extended Glasgow outcome scale, eGOS	91

L

蓝斑-交感神经-肾上腺髓质轴	locus ceruleus-norepinephrine neurons-sympathetic/adrenal medulla axis, LCSA	11
肋骨骨折	rib fracture	227
冷伤	cold injury	403,642
冷应激	cold shock	467
利多格雷	ridogrel	631

连枷胸	flail chest	228
连续性肾脏替代治疗	continuous renal replacement therapy, CRRT	621
联合伤	united injury	406
临床医师专用 PTSD 量表	clinician-administered PTSD scale, CAPS	704
磷脂酰丝氨酸	phosphatidylserine, PS	626
颅内压	intracranial pressure, ICP	90,587,634
卵泡刺激素	follicle-stimulating hormone, FSH	575

M

马德拉斯头部损伤预后量表	Madras head injury prognostic scale, MHIPS	71
脉搏指示连续心输出量	pulse indicator continuous cardiac output, PiCCO	55,593,609
慢性创伤后应激障碍	chronic post-traumatic stress disorder, CPTSD	690
慢性高山病	chronic mountain sickness	564
慢性高原病	chronic high altitude sickness	564
慢性阻塞性肺疾病	chronic obstructive pulmonary disease, COPD	581
慢性阻塞性肺疾病急性加重	acute exacerbation of chronic obstructive pulmonary disease, AECOPD	624
盲管伤	blind tract wound; blind tract gunshot wound	493
每搏输出量	stroke volume	567,602
美国创伤外科协会	American Association for the Surgery of Trauma, AAST	9
朦胧状态	twilight state	694
弥漫性轴索损伤	diffuse axonal injury, DAI	63,79
弥散加权	diffusion weighted, DWI	76
弥散性血管内凝血	disseminated intravascular coagulation, DIC	11,538,583
免疫活性细胞	immunocompetent cell, ICC	573
面部创伤	facial trauma	106
明尼苏达第二版的肯恩 PTSD 量表	Keane PTSD scale of the MMPI-2	704
模拟/数字转换器	analog/digital converter	75
母胎输血综合征	fetomaternal hemorrhage, FMH	749
木僵状态	stupor state	694

N

纳洛酮	naloxone	533,590
耐甲氧西林金黄色葡萄球菌	methicillin resistant Staphylococcus aureus, MRSA	395
脑挫伤	brain contusion	63
脑电图	electroencephalogram, EEG	635
脑灌注压	cerebral perfusion pressure, CPP	90,633
脑疝	brain hernia	80
脑实质内血肿	intraparenchymal hematoma, IPH	79

脑室外引流	external ventricular drainage, EVD	89
脑水肿	cerebral edema	64,79
脑血管反应性	cerebrovascular reactivity, CVR	571
脑血流量	cerebral blood flow, CBF	66,633
脑氧代谢率	cerebral metabolic rate oxyen, $CMRO_2$	88
脑组织氧分压	partial pressure of brain tissue oxygen, $PbtO_2$	635
内镜逆行胰胆管造影	endoscopic retrograde cholangiopancreatography, ERCP	290,298
内皮素	endothelin, ET	597
碾挫伤	grinding contusion	33
尿道损伤	urethral injury	317
尿激酶型纤溶酶原激活物	urokinase-type plasminogen activator, uPA	607
凝血病	coagulopathy	13
凝血功能障碍	coagulopathy, coagulation disorders	3,42
凝血酶原时间	prothrombin time, PT	13,538,628
凝血酶原时间比值	prothrombin time ratio, PTr	628
凝血因子	blood coagulation factor	14
扭伤	sprain	33
浓缩红细胞	packed red blood cell, PRBC	50
脓毒血症	pyemia	539
脓毒症	sepsis	3,539
脓毒症休克	septic shock	12
脓胸	empyema	237

O

| 欧洲创伤和急诊手术协会 | European Society for Trauma and Emergency Surgery, ESTES | 9 |

P

培养集落生成单位	colony-forming unit-culture, CFU-C	420
贫铀	depleted uranium	407
平均动脉压	mean arterial pressure, MAP	537,592
平均肺动脉压	mean pulmonary artery pressure, MPAP	589,592
破伤风抗毒素	tetanus antitoxin, TAT	200,234,389
葡萄膜炎	uveitis	112
葡萄糖胰岛素钾盐溶液	glucose-insulin-potassium salt solution	533

Q

气管插管	tracheal cannula	109
气管切开术	tracheotomy	109
气管支气管损伤	tracheobronchial injury	126

气囊安全带综合征	iap belt syndrome	718
气性坏疽	gas gangrene	391
前后挤压Ⅰ	anteroposterior compression Ⅰ, APC Ⅰ	340
前列环素	prostacyclin, prostaglandin I_2, PGI_2	196, 541
前列腺素 E	prostaglandin E, PGE	208
前列腺素 $F_{2\alpha}$	prostaglandin $F_{2\alpha}$, $PGF_{2\alpha}$	651
前列腺素	prostaglandin, PG	11
前炎症反应细胞因子	proinflammatory cytokine, PIC	262
潜在矫正	covert modeling	710
浅Ⅱ度烧伤	superficial second degree burn	389
浅度烧伤	superficial burn	390
腔内真空治疗	endoluminal vacuum therapy, E-vac	271
羟自由基	hydroxyl radical	196
切伤和砍伤	incised wound and cut wound	33
切线伤	tangential wound	17, 494
屈氏韧带	ligament of Treitz	273
躯体化障碍	somatization disorder	690
去大脑皮质状态	decorticate state	510
去大脑强直	decerebrate rigidity	510
去大脑强直状态	decorticate rigidity	80
去骨瓣减压术	decompressive craniectomy, DC	87
去甲肾上腺素	noradrenaline/norepinephrine, NA	11, 551
全面无反应性量表	full outline of unresponsiveness score, FOUR	71
全身炎症反应综合征	systemic inflammatory response syndrome, SIRS	4, 262, 539, 579, 587
全心舒张末期容积	global end-diastolic volume, GEDV	594
醛固酮	aldosterone, ALD	12, 573
缺血再灌注	ischemia reperfusion	523
缺血再灌注损伤	ischemia reperfusion injury	384, 516, 523, 584
缺氧 Ca^{2+}、一氧化氮合酶	nitric oxide synthase, NOS	607
缺氧性肺动脉高压	hypoxic pulmonary hypertension, HPH	569, 580, 609
缺氧性肺血管收缩反应	hypoxic pulmonary vasoconstriction, HPV	569

R

燃料空气炸弹	fuel air explosive, FAE	407
热辐射	thermal radiation	400
人格	personality	692
人工气道机械通气	mechanical ventilation via artifical airway	616

认知暴露技术	cognition exposure technique	709
认知技术	cognitive technique	708
认知行为疗法	cognitive behavioral therapy, CBT	699

S

三碘甲腺原氨酸	triiodothyronine, T_3	575
闪光盲	flash blindness	400
闪回	flashback	703
烧伤	burn	389
社会支持	social support	692, 702
射血分数	ejection fraction, EF	622
深Ⅱ度烧伤	deep second degree burn	390
深部脑电刺激	deep brain stimulation, DBS	92
深度烧伤	deep burn	390
神经递质	neurotransmitter	196
神经可塑基因	neuroplasticity genes	693
神经生长因子	nerve growth factor, NGF	210
神经外科重症监护病房	neurological intensive care unit, NICU	89
神经元特异性烯醇化酶	neuron-specific enolase, NSE	74
神经源性休克	neurogenic shock	12, 361
肾挫伤	renal contusion	303
肾蒂伤	renal pedicle injury	304
肾积水	hydronephrosis	310
肾裂伤	laceration of kidney	307
肾上腺素	adrenaline, AD	11
肾素-血管紧张素-醛固酮系统	renin-angiotensin-aldosterone system, RAAS	11, 576
肾素	renin	11
肾损伤	renal injury	303
肾小球滤过率	glomerular filtration rate, GFR	537, 572
肾性高血压	renal hypertension	310
肾周围脓肿	perirenal abscess	310
渗透性脑水肿	permeability cerebral edema	64
生长因子	growth factor, GF	210, 526
生活事件	life event	692
湿冷病	wet cold disease	642
十二指肠悬韧带	suspensory ligament of duodenum	273
实际碳酸氢盐	actual bicarbonate, AB	573
食管	esophagus	268
食管损伤	esophageal injury	132

世界急诊外科学会	World Society of Emergency Surgery, WSES	340
世界卫生组织	World Health Organization, WHO	10, 59, 732
事件影响量表-修订版	the impact of event scale-revised, IES-R	704
适应障碍	adjustment disorder	690
室性心动过速	ventricular tachycardia	621
嗜酸性粒细胞阳离子蛋白	eosinophil cationic protein, ECP	676
收缩压	systolic blood pressure, SBP	9
手术	operation	42
受试者操作特征曲线	receiver operating characteristic curve, ROC	71
输尿管损伤	ureteral injury	310
数字/模拟转换器	digital/analog converter	75
数字减影血管造影	digital subtraction angiography, DSA	19, 130, 662
数字矩阵	digital matrix	75
水浸足	immersion foot	642
瞬时空腔	temporary cavity	488
斯坦福急性应激反应问卷	Stanford acute stress reaction questionnaire, SASRQ	695
撕裂伤	laceration	33
四碘甲腺原氨酸	tetraiodothyronine, T_4	575
四氯化碳	carbon tetrachloride, CCl_4	431
四肢创伤	limbs trauma	377
苏木精-伊红染色	hematoxylin-eosin staining	552
随机对照试验	randomized controlled trial, RCT	83, 90, 616, 699
髓鞘碱性蛋白	myelin basic protein, MBP	676
损害控制	damage control, DC	3, 13, 42
损害控制性复苏	damage control resuscitation, DCR	25, 342, 629
损害控制性剖腹手术	damage control laparotomy, DCL	24
损害控制性神经外科	damage control neurosurgery, DCNS	48
损害控制性手术	damage control surgery, DCS	46, 283
损伤相关分子模式	damage-associated molecular patterns, DAMP	584

T

钛合金弹性髓内钉	titanium elastic nails, TEN	724
糖皮质激素	glucocorticoid, GC	11, 615
糖皮质激素受体	glucocorticoid receptor, GR	429
梯度回波	gradient echo, GRE	76
体表总面积	total body surface area, TBSA	437
体素	voxel	75

体外膜氧合	extracorporeal membrane oxygenation, ECMO	241, 610, 619, 719, 747
体外心脏按压	extracorporeal cardiac massage, ECM	746
体位性低血压	postural hypotension	99
通气	ventilation	42
通气血流比例	ventilation perfusion ratio, V/Q	239, 564, 608, 618, 623
投射物	missile projectile	487
脱氧核糖核酸	deoxyribonucleic acid, DNA	65

W

瓦尔萨尔瓦动作	Valsalva maneuver	204
外伤性脑室内出血	traumatic intraventricular hemorrhage, TIVH	79
外伤性蛛网膜下腔出血	traumatic subarachnoid hemorrhage, tSAH	70
外周血管阻力	systemic vascular resistance, SVR; peripheral vascular resistance, PVR	593
外周血管阻力指数	systemic vascular resistance index, SVRI	588
危机事件应激报告	critical incidence stress debriefing, CISD	709
微血管流动指数	microvascular flow index, MFI	588
未进一步详细说明	no further specified, NFS	34
胃肠黏膜 pH 值	pH value of gastro-intestinal mucosa, pHi	50
胃黏膜二氧化碳分压	gastric mucosal carbon dioxide partial pressure, $PgCO_2$	595
无创机械通气	non-invasive mechanical ventilation, NIV	615

X

吸入性肺炎	aspirated pneumonitis	240
细胞凋亡	apoptosis	65, 649
细胞毒性脑水肿	cytoxic cerebral edema	64
细胞坏死	necrosis	64
细胞间黏附分子-1	intercellular adhesion molecule-1, ICAM-1	581
细胞焦亡	pyroptosis	587
细胞黏附分子	cell adhesion molecule, CAM	581, 605
细胞因子	cytokine, CK	210, 525
下丘脑-垂体-甲状腺轴	hypothalamic-pituitary-thyroid axis, HPT	575, 649
下丘脑-垂体-肾上腺轴	hypothalamic-pituitary-adrenal axis, HPA	11, 576, 649
下肢深静脉血栓	deep venous thrombosis, DVT	295
纤溶酶原激活剂抑制物-1	plasminogen activator inhibitor, PAI-1	469
纤维蛋白降解产物	fibrin degradation product, FDP	538
纤维蛋白原	fibrinogen, Fg	14, 538

纤维连接蛋白	fibronectin, FN	530
腺苷二磷酸	adenosine diphosphate, ADP	626
腺苷三磷酸	adenosine triphosphate, ATP	12, 65, 564, 733
腺苷酸环化酶	adenylate cyclase, AC	733
想法停止	thought stopping	710
硝基化合物	nitro compound	431
小儿创伤评分	pediatric trauma score, PTS	715
小肺	small lung	608
心房钠尿肽	atrial natriuretic peptide, ANP	572
心肺复苏	cardiopulmonary resuscitation, CPR	52, 715, 746, 747
心肌抑制因子	myocardial inhibitory factor, MDF	736
心理创伤	mental trauma	688
心理创伤稳定技术	psychological trauma tranquilization technique	709
心律失常	arrhythmia	12
心室颤动	ventricle fibrillation, VF	387
心输出量	cardiac output, CO	12, 539, 567
心源性休克	cardiogenic shock	12
心脏压塞	cardiac tamponade	12, 24
心脏指数	cardiac index, CI	545, 593
新鲜冰冻血浆	fresh frozen plasma, FFP	50, 629
信使核糖核酸	messenger ribonucleic acid, mRNA	196
兴奋性氨基酸	excitatory amino acid, EAA	196
胸骨骨折	sternum fracture	231
胸膜腔内压	intrapleural pressure	531
胸腔内血容量	intrathoracic blood volume, ITBV	594
胸椎	thoracic vertebra, T	355
休克	shock	12, 583
修订的创伤评分	revised trauma score, RTS	40
序贯性器官功能障碍评分	sequential organ filure assessment, SOFA	588
血管紧张素	angiotensin	12
血管紧张素转换酶	angiotensin converting enzyme, ACE	12
血管内皮细胞	vascular endothelial cell, VEC	607
血管舒张剂刺激磷蛋白	vasodilatorstimulated phosphoprotein, VASP	582
血管外肺水	extravascular lung water, EVLW	609
血管细胞黏附分子-1	vascular cell adhesion molecule-1, VCAM-1	581
血管源性脑水肿	vasogenic cerebral edema	64
血红蛋白	hemoglobin, Hb	598

血肌酐	serum creatinine, Scr	537
血浆二氧化碳总量	total plasma carbon dioxide content, TCO_2	573
血流动力学	hemodynamics	591
血流动力学监测	hemodynamics monitoring	591
血脑屏障	blood brain barrier, BBB	64, 66, 403, 551, 632
血尿素氮	blood urea nitrogen, BUN	537
血栓弹力图	thromboelastography, TEG	628
血栓调节素	thrombomodulin, TM	627
血栓素 A2	thromboxane A2, TXA2	196, 541, 588, 651
血栓素	thromboxane, TXA	12
血细胞比容	hematocrit, Hct/Ht	597
血小板	platelet, PLT	14, 538, 598
血小板活化因子	platelet activating factor, PAF	209, 606
血小板微泡	platelet-derived microparticle, PMP	626
血胸	hemothorax	235
血压	blood pressure, BP	90, 592
血氧饱和度	blood oxygen saturation, SpO_2	52
循环内皮细胞数	number of circulating endothelial cell, CEC	469

Y

压力波	pressure wave	487
压力控制法	pressure control ventilation, PCV	618
淹溺	drowning	557
严重事件集体减压	critical incident stress debriefing, CISD	698
炎症反应	inflammatory reaction	66
炎症介质	inflammation mediator	11, 583
眼动脱敏及重整法	eye movement desensitization and reprocessing, EMDR	709
氧摄取率	oxygen extraction ratio, O_2ER	594
氧输送	oxygen delivery, DO_2	13, 594, 610
氧消耗	oxygen consumption, VO_2	594
氧自由基	oxyradical	196, 516, 523, 606, 624
腰椎	lumbar vertebra, L	355
液体衰减反转恢复序列	fluid attenuated inversion recovery, FLAIR	76
一氧化氮	nitric oxide, NO	196, 615
一氧化碳	carbon monoxide, CO	519
医源性肾损伤	iatrogenic injury of renal injury	303

胰岛 α 细胞	islet α cell	11
胰高血糖素	glucagon	11
胰十二指肠切除术	pancreaticoduodenectomy, PD	299
胰腺损伤	pancreatic trauma	295
乙酰胆碱酯酶	acetylcholinesterase, AChE	95
抑制性 T 细胞	suppressor T cell, Ts cell	530
意识状况	level of consciousness	714
意外低体温	accidental hypothermia	667
阴茎损伤	penile injury	324
应对方式	coping style	692
应激	stress	688
应激接种训练	stress inoculation training, SIT	710
婴儿肺	baby lung	608
影像存储与传输系统	picture archiving and communication system, PACS	78
硬脑膜外血肿	extradural hematoma, EDH	77
硬脑膜下水瘤	subdural hydroma	80
硬脑膜下血肿	subdural hematoma, SDH	78
有创机械通气	invasive mechanical ventilation	616
右心室射血分数	right ventricular ejection fraction, RVEF	594
与战争有关的 PTSD 密西西比量表	Mississippi scale for com-bat-relates PTSD	704
远达效应	remote effect	496
孕妇	pregnant woman	741

Z

暂时性腹腔关闭	temporary abdominal closure, TAC	47, 477
战壕足	trench foot	403, 642
张力性气胸	tension pneumothorax	233
诊断性腹腔穿刺	diagnostic peritoneal puncture, DPP	342, 443
诊断性腹腔灌洗	diagnostic peritoneal lavage, DPL	342, 451, 746, 752
真性冻伤	true frostbite	643
震荡区	concussion zone	496
震荡伤	concussion	33
整合素家族	integrin family	606
正电子发射断层成像	positron emission tomography, PET	73
正中神经电刺激	median nerve electrical stimulation, MNS	92
支气管黏液溢	bronchorrhea	672
脂肪栓塞综合征	fat embolism syndrome, FES	49
直接损伤	direct damage	487

直立性低血压	orthostatic hypotension	99
直视下尿道内切开术	direct vision internal urethrotomy,DVIU	318
植物血凝素	phytohemagglutinin,PHA	530
植物状态	vegetative state	73
中度烧伤	moderate burn	390
中国创伤救治培训	China Trauma Care Training,CTCT	39
中枢神经系统	central nervous system,CNS	196
中心静脉血氧饱和度	central venous oxygen saturation,ScvO$_2$	594
中心静脉压	central venous pressure,CVP	23,55,592
肿瘤坏死因子	tumor necrosis factor,TNF	65,578
肿瘤坏死因子-α	tumor necrosis factor-α,TNF-α	11,605
重度烧伤	major burn	390
重症复合伤	severe combined injury	399
重症监护病房	intensive care unit,ICU	3,55,342
重症颅脑创伤	severe traumatic brain injury,sTBI	59
重症软组织创伤	severe soft tissue trauma	387
主动复温	active rewarming	670
注意缺陷多动症	attention deficit hyperactivity disorder,ADHD	62
椎骨	vertebrae	352
坠落伤	injury by falling	60
紫外线	ultraviolet ray,UV	430
自陈式问卷	self-report questionnaires	704
自然杀伤细胞	natural killer cell,NK cell	530
自我对话训练	guided self-dialogue	710
自由基	free radical	66,196,624
自主呼吸试验	trials of spontaneous breathing,SBT	622
纵隔气肿	mediastinal emphysema	126
组织型纤溶酶原激活物	tissue-type plasminogen activator,tPA	469,607
组织因子	tissue factor,TF	627
最大密度投影技术	maximal intensity projection,MIP	75
最高简明损伤定级	maximal abbreviated injury scale,MAIS	7,72
最新损伤严重程度评分	new injury severity score,NISS	72
左心室压力最大上升速率	maximal left ventricular pressure rising rate,dp/dtmax	597
左心室做功指数	left ventricular stroke work index,LVWI	589

Other

5-羟色胺	5-hydroxytryptamine,5-HT	12,551
Bywaters 综合征	Bywaters syndrome	521
CT 血管造影	CT angiography,CTA	130,381

C 反应蛋白	C-reactive protein, CRP	56
E 选择素	E-selectin	581
N-甲基-D-天冬氨酸受体	N-methyl-D-aspartate receptor, NMDAR	551
PTSD 的结构式会谈量表	structured interview for PTSD, SI-PTSD	704
PTSD 会谈量表	PTSD interview	704
PTSD 检测表	PTSD checklist, PCL	704
PTSD 症状会谈量表	PTSD symptom scale interview, PSS-I	704
Volkmann 挛缩	Volkmann contracture	521
X 射线计算机断层成像	X-ray computed tomography, X-CT/CT	18, 74
Ⅰ度烧伤	first degree burn	389
Ⅲ度烧伤	third degree burn	390
Ⅳ度烧伤	fourth degree burn	390
β-内啡肽	β-endorphin, β-EP	12, 590
γ-氨基丁酸	γ-aminobutyric acid, GABA	95
γ-氨基丁酸 A 型受体	γ-aminobutyric acid type A receptor, GABA-A 受体	98
^{99m}Tc-羟基亚甲基二磷酸盐	^{99m}Tc-hydroxyl-methylene diphosphonate, ^{99m}Tc-HMDP	36

英汉名词对照索引

A

abbreviated injury scale, AIS	简明损伤定级	4,54,72,220,542
abdominal compartment syndrome, ACS	腹腔间室综合征	28,51
abrasion	擦伤	33
accidental hypothermia	意外低体温	667
acclimatization to hypoxia	低氧习服	567
acetylcholinesterase, AChE	乙酰胆碱酯酶	95
activated coagulation time, ACT	活化凝血时间	49
activated partial thromboplastin time, APTT	活化部分凝血活酶时间	9,538,628
activated protein C, APC	活化蛋白质 C	626
active rewarming	主动复温	670
actual bicarbonate, AB	实际碳酸氢盐	573
acute and transient psychotic disorder, ATPD	短暂精神病性障碍	695
acute care surgery, ACS	急诊外科	41
acute cerebral hemispheric swelling, ACHS	急性大脑半球肿胀	79
acute cor pulmonale, ACP	急性肺心病	609
acute exacerbation of chronic obstructive pulmonary disease, AECOPD	慢性阻塞性肺疾病急性加重	624
acute gastro-mucosu lessions, AGML	急性胃黏膜损害	607
acute generalized brain swelling, AGBS	急性全脑肿胀	80
acute high altitude response	急性高原反应	564
acute high altitude sickness	急性高原病	571,580
acute lung injury, ALI	急性肺损伤	93,536
acute myocardial infarction, AMI	急性心肌梗死	234
acute renal failure, ARF	急性肾衰竭	514,521,537

acute renal insufficiency, ARI	急性肾功能不全	514
acute respiratory distress syndrome, ARDS	急性呼吸窘迫综合征	10, 239, 261, 516, 536, 602
acute severe high altitude disease, ASHAD	急性重症高原病	583, 625
acute stress disorder interview, ASDI	急性应激障碍访谈问卷	695
acute stress disorder scala, ASDS	急性应激障碍量表	695
acute stress disorder, ASD	急性应激障碍	691
acute subdural hematoma, ASDH	急性硬脑膜下血肿	63
acute traumatic coagulopathy, ATC	急性创伤性凝血病	624, 626
acute tubular necrosis, ATN	急性肾小管坏死	537
adenosine diphosphate, ADP	腺苷二磷酸	626
adenosine triphosphate, ATP	腺苷三磷酸	12, 65, 564, 733
adenylate cyclase, AC	腺苷酸环化酶	733
adjustment disorder	适应障碍	690
adrenaline, AD	肾上腺素	11
adrenocorticotropic hormone, ACTH	促肾上腺皮质激素	11, 576, 734
adult respiratory distress syndrome, ARDS	成人型呼吸窘迫综合征	261
advanced cerebral monitoring, ACM	高级脑监测	90
advanced trauma life support, ATLS	高级创伤生命支持	22, 85, 340
aldosterone, ALD	醛固酮	12, 573
alveolar-artery oxygen partial pressure gradient, $P_{A-a}O_2$	肺泡-动脉血氧分压差	263, 552, 566
alveolar-capillary barrier	肺泡-毛细血管屏障	579
American Association for the Surgery of Trauma, AAST	美国创伤外科协会	9
ampulla of Vater	法特壶腹	273
analog/digital converter	模拟/数字转换器	75
angiotensin	血管紧张素	12
angiotensin converting enzyme, ACE	血管紧张素转换酶	12
ankle-brachial index, ABI	踝-臂指数	29
anteroposterior compression Ⅰ, APC Ⅰ	前后挤压Ⅰ	340
antidiuretic hormone, ADH	抗利尿激素	11, 572
apoptosis-associated speck-like protein containing CARD, ASC	凋亡相关斑点样蛋白	587
apoptosis	细胞凋亡	65, 649
apparent diffusion coefficient map, ADC map	表观弥散系数图	76
arachidonic acid, AA	花生四烯酸	606
arrhythmia	心律失常	12
arterial oxygen saturation, SaO_2	动脉血氧饱和度	52
arterial partial pressure of carbon dioxide, $PaCO_2$	动脉血二氧化碳分压	88, 552, 573
arterial partial pressure of oxygen, PaO_2	动脉血氧分压	4, 552, 565

arterio-venous oxygen content difference, Ca-vO$_2$	动脉-静脉血氧含量差	594
aspirated pneumonitis	吸入性肺炎	240
aspirin	阿司匹林	631
associated injury	合并伤	406
atelectasis	肺不张	237
atrial natriuretic peptide, ANP	心房钠尿肽	572
attention deficit hyperactivity disorder, ADHD	注意缺陷多动症	62

B

baby lung	婴儿肺	608
base excess, BE	碱剩余	9, 573
basic life support, BLS	基础生命支持	739
Beck triad	贝克三联征	18, 24
benzopyrene	苯并芘	431
bladder injury	膀胱损伤	314
blast injury/explosive injury	冲击伤	60, 479
blast injury	爆震伤	479
blind tract wound; blind tract gunshot wound	盲管伤	493
blood brain barrier, BBB	血脑屏障	64, 66, 403, 551, 632
blood coagulation factor	凝血因子	14
blood oxygen saturation, SpO$_2$	血氧饱和度	52
blood pressure, BP	血压	90, 592
blood urea nitrogen, BUN	血尿素氮	537
blunt cerebrovascular injury	钝性脑血管损伤	129
blunt injury	钝性伤	34
blunt injury of pneumothorax	钝性伤气胸	232
bone marrow mesenchymal stem cell, BMMSC; bone marrow stem cell, BMSC	骨髓间充质干细胞	526
bone morphogenetic protein, BMP	骨形成蛋白	382
brachial-brachial index, BBI	肱-肱指数	29
bradykinin, BK	缓激肽	12
brain contusion	脑挫伤	63
brain hernia	脑疝	80
brief interviews for post-traumatic disorder, BIPD	简明创伤后障碍访谈	695, 704
bronchorrhea	支气管黏液溢	672
bullae of lung, bullae	肺大疱	234
burn	烧伤	389
Bywaters syndrome	Bywaters综合征	521

C

carbon monoxide, CO	一氧化碳	519
carbon tetrachloride, CCl₄	四氯化碳	431
cardiac index, CI	心脏指数	545, 593
cardiac output, CO	心输出量	12, 539, 567
cardiac tamponade	心脏压塞	12, 24
cardiogenic shock	心源性休克	12
cardiopulmonary resuscitation, CPR	心肺复苏	52, 715, 746, 747
carotid-cavernous fistula, CCF	颈内动脉海绵窦瘘	120
catalase, CAT	过氧化氢酶	524, 650
cell adhesion molecule, CAM	细胞黏附分子	581, 606
central nervous system, CNS	中枢神经系统	196
central venous oxygen saturation, ScvO₂	中心静脉血氧饱和度	594
central venous pressure, CVP	中心静脉压	23, 55, 592
cerebral blood flow, CBF	脑血流量	66, 633
cerebral edema	脑水肿	64, 79
cerebral metabolic rate oxyen, CMRO₂	脑氧代谢率	88
cerebral perfusion pressure, CPP	脑灌注压	90, 633
cerebrovascular reactivity, CVR	脑血管反应性	571
cervical vertebrate	颈椎	124
chilblain	冻疮	403
child acute stress reaction questionnaire, CASRQ	儿童急性应激反应问卷	695
China Trauma Care Training, CTCT	中国创伤救治培训	39
chronic high altitude sickness	慢性高原病	564
chronic mountain sickness	慢性高山病	564
chronic obstructive pulmonary disease, COPD	慢性阻塞性肺疾病	581
chronic post-traumatic stress disorder, CPTSD	慢性创伤后应激障碍	690
clinician-administered PTSD scale, CAPS	临床医师专用 PTSD 量表	704
closed bone fracture	闭合性骨折	33
closed injury	闭合性创伤	33
closed renal injury	闭合性肾损伤	303
coagulopathy	凝血病	13
coagulopathy, coagulation disorder	凝血功能障碍	3, 42
coagulopathy of trauma	创伤性凝血病	624
cognition exposure technique	认知暴露技术	709
cognitive behavioral therapy, CBT	认知行为疗法	699
cognitive technique	认知技术	708

cold injury	冷伤	403,642
cold shock	冷应激	467
colony-forming unit-culture, CFU-C	培养集落生成单位	420
combat wounds at sea	海战伤	546
combined effect	复合效应	406,410
combined injury	复合伤	9,547
combined mechanism, CM	混合机制	340
common carotid artery	颈总动脉	126
compensatory anti-inflammatory response syndrome, CARS	代偿性抗炎症反应综合征	262,579
complex regional pain syndrome, CRPS	复杂性区域性疼痛综合征	97,98
compound crush injury	复合性挤压伤	514
computed tomography, CT	计算机断层扫描	19
concanavalin A, ConA	刀豆素	530
concussion	震荡伤	33
concussion zone	震荡区	496
continuous blood purification, CBP	持续血液净化	55
continuous positive airway pressure, CPAP	持续气道正压通气	617
continuous renal replacement therapy, CRRT	持续性肾脏替代治疗	385,621
continuous right ventricular end-diastolic volume index, CEDVI	持续右心室舒张末期容积指数	594
control bleeding	控制出血	42
contusion	挫伤	33
conventional coagulation tests, CCT	传统凝血功能试验	628
coping style	应对方式	692
coronary artery heart disease, CHD	冠心病	234
corticotropin releasing hormone, CRH	促肾上腺皮质激素释放激素	11,198,576
covert modeling	潜在矫正	710
creatine kinase brain band isoenzyme, CK-BB	肌酸激酶脑型同工酶	74
creatinine clearance rate, Ccr	肌酐清除率	537
critical incidence stress debriefing, CISD	危机事件应激报告	709
critical incident stress debriefing, CISD	严重事件集体减压	698
crush injury, CI	挤压伤	514
crush syndrome, CS	挤压综合征	10,377,384,514,521
CT angiography, CTA	CT血管造影	130,381
Cushing reflex	库欣反射	637
cyclic adenylic acid, cAMP	环腺苷酸	533,733
cytokine, CK	细胞因子	210,526
cytotoxic cerebral edema	细胞毒性脑水肿	64
C-reactive protein, CRP	C反应蛋白	56

D

damage control, DC	损害控制	3,13,42
damage control laparotomy, DCL	损害控制性剖腹手术	24
damage control neurosurgery, DCNS	损害控制性神经外科	48
damage control resuscitation, DCR	损害控制性复苏	25,342,629
damage control surgery, DCS	损害控制性手术	46,283
damage-associated molecular patterns, DAMP	损伤相关分子模式	584
Da-Vidson trauma scale, DTS	大卫德森创伤量表	704
decerebrate rigidity	去大脑强直	510
decompressive craniectomy, DC	去骨瓣减压术	87
decorticate rigidity	去大脑强直状态	80
decorticate state	去大脑皮质状态	510
deep brain stimulation, DBS	深部脑电刺激	92
deep burn	深度烧伤	390
deep second degree burn	深Ⅱ度烧伤	390
deep venous thrombosis, DVT	下肢深静脉血栓	295
deoxyribonucleic acid, DNA	脱氧核糖核酸	65
depleted uranium	贫铀	407
diagnostic peritoneal lavage, DPL	诊断性腹腔灌洗	342,451,746,752
diagnostic peritoneal puncture, DPP	诊断性腹腔穿刺	342,443
diffuse axonal injury, DAI	弥漫性轴索损伤	63,79
diffusion weighted, DWI	弥散加权	76
digital matrix	数字矩阵	75
digital/analog converter	数字/模拟转换器	75
digital subtraction angiography, DSA	数字减影血管造影	19,130,662
direct damage	直接损伤	487
direct vision internal urethrotomy, DVIU	直视下尿道内切开术	318
disseminated intravascular coagulation, DIC	弥散性血管内凝血	11,538,583
dopamine, DA	多巴胺	551
drowning	淹溺	557

E

ejection fraction, EF	射血分数	622
electric shock injury	电击伤	387
electroencephalogram, EEG	脑电图	635
electromagnetic wave	电磁波	430
emergency department thoracotomy, EDT	急诊科剖胸术	24,48

emergency medical system, EMS	急救医疗系统	82
emission computed tomography, ECT	发射计算机断层显像	662
empyema	脓胸	237
endoluminal vacuum therapy, E-vac	腔内真空治疗	271
endoscopic retrograde cholangiopancreatography, ERCP	内镜逆行胰胆管造影	290, 298
endothelin, ET	内皮素	597
end-tidal carbon dioxide, $EtCO_2$	呼气末二氧化碳分压	83
enema continence catheter, ECC	灌肠节制导管	204
enteroatmospheric fistula, EAF	肠道空气瘘	280
eosinophil cationic protein, ECP	嗜酸性粒细胞阳离子蛋白	676
erythropoietin, EPO	促红细胞生成素	570
E-selectin	E 选择素	581
esophageal injury	食管损伤	132
esophagus	食管	268
estradiol, E_2	雌二醇	575
European Society for Trauma and Emergency Surgery, ESTES	欧洲创伤和急诊手术协会	9
excitatory amino acid, EAA	兴奋性氨基酸	196
exposed fistula	暴露性肠瘘	280
extended focused assessment with sonography trauma, E-FAST	扩大创伤重点超声评估法	341
extended Glasgow outcome scale, eGOS	扩展格拉斯哥预后评分	91
external ventricular drainage, EVD	脑室外引流	89
extracorporeal cardiac massage, ECM	体外心脏按压	746
extracorporeal membrane oxygenation, ECMO	体外膜氧合	241, 610, 619, 719, 747
extradural hematoma, EDH	硬脑膜外血肿	77
extravascular lung water, EVLW	血管外肺水	609
eye movement desensitizationand reprocessing, EMDR	眼动脱敏及重整法	709

F

facial trauma	面部创伤	106
fascial compartment syndrome	筋膜间隔综合征	514
fast absorbing surgical gut suture	快速吸收外科肠线	114
fat embolism syndrome, FES	脂肪栓塞综合征	49
fetomaternal hemorrhage, FMH	母胎输血综合征	749
fibrin degradation product, FDP	纤维蛋白降解产物	538
fibrinogen, Fg	纤维蛋白原	14, 538
fibroblast growth factor, FGF	成纤维细胞生长因子	526
fibronectin, FN	纤维连接蛋白	530
firearm wound	火器伤	401, 487

first degree burn	Ⅰ度烧伤	389
flail chest	连枷胸	228
flashback	闪回	703
flash blindness	闪光盲	400
fluid attenuated inversion recovery,FLAIR	液体衰减反转恢复序列	76
focused assessment with sonography for trauma,FAST	创伤超声重点评估	20
follicle-stimulating hormone,FSH	卵泡刺激素	575
fourth degree burn	Ⅳ度烧伤	390
free radical	自由基	66,196,624
fresh frozen plasma,FFP	新鲜冰冻血浆	50,629
frostbite	冻伤	642
frozen cold injury	冻结性冷伤	642
frozen rigor,frozen stiff	冻僵	667
fructose-1,6-diphosphate,FDP	果糖-1,6-二磷酸	533
fuel air explosive,FAE	燃料空气炸弹	407
full outline of unresponsiveness score,FOUR	全面无反应性量表	71
full spine precautions	绝对脊柱预警	371
functional capillary density,FCD	功能性毛细血管密度	588
functional connectivity analyses	功能连通性分析	693
functional electrical stimulation,FES	功能性电刺激	212
functional magnetic resonance imaging,fMRI	功能磁共振成像	73
functional residual capacity,FRC	功能残气量	608

G

gas gangrene	气性坏疽	391
gastric mucosal carbon dioxide partial pressure,PgCO₂	胃黏膜二氧化碳分压	595
gastrointestinal tract bleeding,GB	急性胃肠道出血症	607
Glascow coma scale,GCS	格拉斯哥昏迷量表	9,59,67
Glasgow outcome scale,GOS	格拉斯哥预后评分	68
global end-diastolic volume,GEDV	全心舒张末期容积	594
glomerular filtration rate,GFR	肾小球滤过率	537,572
glucagon	胰高血糖素	11
glucocorticoid,GC	糖皮质激素	11,615
glucocorticoid receptor,GR	糖皮质激素受体	429
glucose-insulin-potassium salt solution	葡萄糖胰岛素钾盐溶液	533
glutathione,GSH	谷胱甘肽	650
glutathione peroxidase,GSH-Px	谷胱甘肽过氧化物酶	524,590,650
golden time	黄金时间	543
gonadotropin releasing hormone,GnRH	促性腺激素释放激素	575

gradient echo, GRE	梯度回波	76
grinding contusion	碾挫伤	33
growth factor, GF	生长因子	210,526
guided self-dialogue	自我对话训练	710

H

helper T cell, Th cell	辅助性 T 细胞	530
hematocrit, Hct/Ht	血细胞比容	597
hematoxylin-eosin staining	苏木精-伊红染色	552
hemodynamics	血流动力学	591
hemodynamics monitoring	血流动力学监测	591
hemoglobin, Hb	血红蛋白	598
hemorrhagic traumatic shock, HTS	创伤失血性休克	12
hemothorax	血胸	235
hepatopancreatic ampulla	肝胰壶腹	273
high altitude cerebral edema, HACE	高原脑水肿	564,571
high altitude deterioration, HADT	高原衰退症	564,577
high altitude disease	高原特发病	564
high altitude heart disease	高原性心脏病	564
high altitude polycythemia, HAPC	高原红细胞增多症	564,627
high frequency oscillation ventilation, HFOV	高频震荡通气	445
high mobility group protein box1, HMGB1	高速泳动族蛋白 B1	587
high pneumocardial disease	高原肺心病	581
high-altitude pulmonary edema, HAPE	高原肺水肿	564,580,603,604
hormone	激素	431
Horner syndrome	霍纳综合征	124
hydrogen peroxide	过氧化氢	196
hydronephrosis	肾积水	310
hydroxyl radical	羟自由基	196
hyperbaric oxygen, HBO	高压氧	92
hypeobaric oxygen therapy, HOT	高压氧治疗	92
hyperperfusion	高灌注	693
hypoperfusion	灌注不足	693
hypothalamic-pituitary-adrenal axis, HPA	下丘脑-垂体-肾上腺轴	11,575,649
hypothalamic-pituitary-thyroid axis, HPT	下丘脑-垂体-甲状腺轴	575,649
hypothermia	低体温	13,42
hypovolemic shock	低血容量性休克	12
hypoxic pulmonary hypertension, HPH	缺氧性肺动脉高压	569,530,609

hypoxic pulmonary vasoconstriction, HPV	缺氧性肺血管收缩反应	569
hypoxic ventilation reaction, HVR	低氧通气反应	565, 623

I

iap belt syndrome	气囊安全带综合征	718
iatrogenic injury of renal injury	医源性肾损伤	303
immersion foot	浸渍足	403
immersion foot	水浸足	642
immunocompetent cell, ICC	免疫活性细胞	573
incised wound and cut wound	切伤和砍伤	33
inflammation mediator	炎症介质	11, 583
inflammatory reaction	炎症反应	66
infusion	灌注	42
injury by falling	坠落伤	60
injury severity score, ISS	创伤严重度评分	3, 54, 72, 220, 542
integrin family	整合素家族	606
intensive care unit, ICU	重症监护病房	3, 55, 342
intercelluar adhesion molecule-1, ICAM-1	细胞间黏附分子-1	581
interleukin, IL	白细胞介素	66, 578, 605
interleukin-1b, IL-1b	白细胞介素-1b	11
internal jugular vein blood oxygen saturation, $SjvO_2$	颈内静脉血氧饱和度	635
international classification of diseases, ICD	国际疾病分类	29
international normalized ratio, INR	国际标准化比值	9, 130
international system of unit, SI	国际单位制	399
intestinal fistula	肠瘘	280
intraarterial digital subtraction angiography, IA-DSA	动脉数字减影血管造影	443
intracranial pressure, ICP	颅内压	90, 587, 634
intraparenchymal hematoma, IPH	脑实质内血肿	79
intrapleural pressure	胸膜腔内压	531
intrathoracic blood volume, ITBV	胸腔内血容量	594
intra-venous digital subtraction angiography, IVDSA	经静脉注射造影剂行数字减影血管造影	443
invasive mechanical ventilation	有创机械通气	616
ionizing radiation	电离辐射	399, 430
ionizing radiation biological effect	电离辐射生物学效应	399
ischemia reperfusion	缺血再灌注	523
ischemia reperfusion injury	缺血再灌注损伤	384, 516, 523, 584

islet α cell	胰岛 α 细胞	11

K

Keane PTSD scale of the MMPI-2	明尼苏达第二版的肯恩 PTSD 量表	704
Kupffer cell	库普弗细胞	553

L

laceration	撕裂伤	33
laceration of kidney	肾裂伤	307
lateral compression Ⅰ, LC Ⅰ	侧方挤压 Ⅰ	340
left ventricular stroke work index, LVWI	左心室做功指数	589
leukotriene, LT	白三烯	11, 606
level of consciousness	意识状况	714
life event	生活事件	692
ligament of Treitz	屈氏韧带	273
light radiation	光辐射	400
limbs trauma	四肢创伤	377
lipid peroxidase, LPO	过氧化脂质	583
locus ceruleus-norepinephrine neurons-sympathetic/adrenal medulla axis, LCSA	蓝斑-交感神经-肾上腺髓质轴	11
low molecular weight heparin, LMWH	低分子肝素	538
lumbar vertebra, L	腰椎	355
lung blood-air barrier	肺气-血屏障	238, 579
lung laceration	肺裂伤	241
luteinizing hormone, LH	黄体生成素	575
luxation and semiluxation	关节脱位和半脱位	33

M

Madras head injury prognostic scale, MHIPS	马德拉斯头部损伤预后量表	71
magnetic resonance cholangiopancreatography, MRCP	磁共振胰胆管造影	298
magnetic resonance imaging, MRI	磁共振成像	19, 74
major burn	重度烧伤	390
malondialdehyde, MDA	丙二醛	469, 583, 650
massive transfusion protocol, MTP	大量输血治疗预案	343
maximal abbreviated injury scale, MAIS	最高简明损伤定级	7, 72
maximal intensity projection, MIP	最大密度投影技术	75
maximal left ventricular pressure rising rate, dp/dtmax	左心室压力最大上升速率	597
mean arterial pressure, MAP	平均动脉压	537, 592
mean pulmonary artery pressure, MPAP	平均肺动脉压	589, 592

mechanical ventilation via artifical airway	人工气道机械通气	616
median nerve electrical stimulation,MNS	正中神经电刺激	92
mediastinal emphysema	纵隔气肿	126
megakaryocytic leukemia 1,MKL1	巨核细胞白血病因子1	581
mental trauma	心理创伤	688
mesenchymal stem cell,MSC	间充质干细胞	382
messenger ribonucleic acid,mRNA	信使核糖核酸	196
metabolic acidosis	代谢性酸中毒	13,42
methicillin resistant Staphylococcus aureus,MRSA	耐甲氧西林金黄色葡萄球菌	395
microvascular flow index,MFI	微血管流动指数	588
military anti-shock trousers,MAST	军用抗休克裤	747
mini-mental state examination,MMSE	简易精神状态检查量表	94
missile projectile	投射物	487
Mississippi scale for com-bat-relates PTSD	与战争有关的PTSD密西西比量表	704
mixed injury	混合伤	406
moderate burn	中度烧伤	390
monocyte chemoattractant protein,MCP	单核细胞趋化蛋白	580
mononuclear phagocyte	单核巨噬细胞	605
monotrauma	单部位伤	4
multidector CT,MDCT	多排CT	74
multidisciplinary team,MDT	多学科团队	40
multiple injury,polytrauma	多发伤	3,4,405
multiple organ failure,MOF	多器官功能衰竭	10,534,596
multiple-systemic injury	多系统伤	406
multitrauma	多部位伤	4
murtiple organ dysfunction syndrome,MODS	多器官功能障碍综合征	3,43,56,448,515,539
myelin basic protein,MBP	髓鞘碱性蛋白	676
myocardial inhibitory factor,MDF	心肌抑制因子	736
myoglobin,Mb	肌红蛋白	521

N

naloxone	纳洛酮	533,590
nasogastric gavage,NG	鼻饲	95
natural killer cell,NK cell	自然杀伤细胞	530
near drowning	近淹溺	467
neck trauma	颈部创伤	124
necrosis	细胞坏死	64
necrotizing fasciitis	坏死性筋膜炎	393

nerve growth factor, NGF	神经生长因子	210
neurogenic shock	神经源性休克	12,361
neurological intensive care unit, NICU	神经外科重症监护病房	89
neuron-specific enolase, NSE	神经元特异性烯醇化酶	74
neuroplasticity genes	神经可塑基因	693
neurotransmitter	神经递质	196
new injury severity score, NISS	最新损伤严重程度评分	72
nitric oxide, NO	一氧化氮	196,615
nitric oxide synthase, NOS	缺氧 Ca^{2+}、一氧化氮合酶	607
nitro compound	硝基化合物	431
no further specified, NFS	未进一步详细说明	34
nonsteroidal anti-inflammatory drug, NSAID	非甾体抗炎药	14,720
non-accidental trauma, NAT	非意外性创伤	724
non-frozen cold injury	非冻结性冷伤	642
non-invasive mechanical ventilation, NIV	无创机械通气	615
non-penetrating wound	非穿入伤	33
non-penetrating wound	非贯通伤	17,33,493
non-perforating wound	非穿透伤	33
noradrenaline/norepinephrine, NA	去甲肾上腺素	11,551
nuclear factor-κB, NF-κB	核因子 κB	429,540
nucleotide oligomerization domain, NOD	核苷酸寡聚化结构域	587
nucleotide-binding oligomerization domain-like receptor, NLR	核苷酸结合寡聚化结构域样受体	587
number of circulating endothelial cell, CEC	循环内皮细胞数	469
N-methyl-D-aspartate receptor, NMDAR	N-甲基-D-天冬氨酸受体	551

O

on the verge of amputation	濒临截肢伤	377
open injury	开放性损伤	33
open pneumothorax	开放性气胸	233
open renal injury	开放性肾损伤	303
operation	手术	42
oral nutritional supplements, ONS	口服营养补充	95
orbital compartment syndrome	眶室间隙综合征	111
orthostatic hypotension	直立性低血压	99
osteofascial compartment syndrome, OCS	骨筋膜隔室综合征	26,377,382
oxygen consumption, VO_2	氧消耗	594
oxygen delivery, DO_2	氧输送	13,594,610
oxygen extraction ratio, O_2ER	氧摄取率	594

oxygen saturation in mixed venous blood, SvO$_2$	混合静脉血氧饱和度	50,594,635
oxygen uptake, VO$_2$	耗氧量	610
oxyradical	氧自由基	196,516,523,606,624

P

packed red blood cell, PRBC	浓缩红细胞	50
pancreatic trauma	胰腺损伤	295
pancreaticoduodenectomy, PD	胰十二指肠切除术	299
partial pressure of brain tissue oxygen, PbtO$_2$	脑组织氧分压	635
partial pressure of carbon dioxide, PCO$_2$	二氧化碳分压	55
passive rewarming	被动复温	670
patient-controlled analgesia, PCA	患者自控镇痛	720
pediatric intensive care unit, PICU	儿科重症监护病房	718
pediatric trauma score, PTS	小儿创伤评分	715
pelvic injury	骨盆损伤	336
pelvic trauma	骨盆创伤	336
pendelluft	摆动气	228
penetrating wound	穿入伤	33
penetrating wound	贯通伤	17,33,493
penile injury	阴茎损伤	324
Penn inventory for post-traumatic stress	创伤后应激的宾思量表	704
percutaneous endoscopic gastrostomy, PEG	经皮内镜下胃造瘘术	95
perforating wound	穿透伤	33
perirenal abscess	肾周围脓肿	310
permeability cerebral edema	渗透性脑水肿	64
persistent inflammation immunosuppression and catabolism syndrome, PICS	持续性炎症免疫抑制和代谢综合征	587
personality	人格	692
phosphatidylserine, PS	磷脂酰丝氨酸	626
pH value of gastro-intestinal mucosa, pHi	胃肠黏膜 pH 值	50
phytohemagglutinin, PHA	植物血凝素	530
picture archiving and communication system, PACS	影像存储与传输系统	78
plasminogen activator inhibitor, PAI-1	纤溶酶原激活剂抑制物-1	469
platelet, PLT	血小板	14,538,598
platelet activating factor, PAF	血小板活化因子	209,606
platelet-derived microparticle, PMP	血小板微泡	626
polymethyl methacrylate, PMMA	聚甲基丙烯酸甲酯	382
polymorphonuclear leukocyte, PMN	多形核白细胞	605,735

polytrauma	多处伤	406
poly-L-arginine, PAL	多聚左旋精氨酸	676
positive end expiratory pressure, PEEP	呼吸末正压通气	240
positron emission tomography, PET	正电子发射断层成像	73
postural hypotension	体位性低血压	99
post-traumatic diagnosis scale, PTDS	创伤后诊断量表	704
post-traumatic stress disorder, PTSD	创伤后应激障碍	587,688,700
pregnant woman	孕妇	741
pressure control ventilation, PCV	压力控制法	618
pressure wave	压力波	487
pressure-volume curve of lung, P-V	肺泡压力-容积曲线	608,610
procalcitonin, PCT	降钙素原	56
programmed cell death, PCD	程序性细胞死亡	649
proinflammatory cytokine, PIC	前炎症反应细胞因子	262
prone positioning, PP	俯卧位通气	618
proportion of perfused vessels, PPV	灌注血管比例	588
prostacyclin, prostaglandin I_2, PGI_2	前列环素	196,541
prostaglandin, PG	前列腺素	11
prostaglandin E, PGE	前列腺素 E	208
prostaglandin $F_{2\alpha}$, $PGF_{2\alpha}$	前列腺素 $F_{2\alpha}$	651
protein C, PC	蛋白质 C	626
protein kinase C, PKC	蛋白激酶 C	607
prothrombin time, PT	凝血酶原时间	13,538,628
prothrombin time ratio, PTr	凝血酶原时间比值	628
psychological trauma tranquilization technique	心理创伤稳定技术	709
PTSD checklist, PCL	PTSD 检测表	704
PTSD interview	PTSD 会谈量表	704
PTSD symptom scale interview, PSS-I	PTSD 症状会谈量表	704
pulmonary arterial wedge presure, PAWP	肺动脉楔压	263,545,592
pulmonary artery pressure, PAP	肺动脉压	592,609
pulmonary capillary wedge pressure, PCWP	肺毛细血管楔压	536
pulmonary contusion	肺挫伤	238
pulmonary edema, PE	肺水肿	614
pulmonary embolism, PE	肺栓塞	234,240
pulmonary vascular endothelial cell, PVEC	肺血管内皮细胞	607
pulmonary vascular resistance, PVR	肺血管阻力	608
pulmonary ventilation	肺通气	564
pulsation	搏动	42

pulse indicator continuous cardiac output, PiCCO	脉搏指示连续心输出量	55, 593, 609
puncture wound	刺伤	33
pyemia	脓毒血症	539
pyroptosis	细胞焦亡	587

R

radiation dispersal device, RDD	放射散布装置	464
radioactive contamination	放射性沾染	401
radioactive fallout	放射性落下灰	401
randomized controlled trial, RCT	随机对照试验	83, 90, 616, 699
reactive oxygen species, ROS	活性氧	649
rebound wound	反跳伤	17, 494
receiver operating characteristic curve, ROC	受试者操作特征曲线	71
regional cerebral blood flow, rCBF	局部脑血流量	693
relaxation techniques	放松技术	697
relaxation training	放松练习技术	710
remote effect	远达效应	496
renal contusion	肾挫伤	303
renal hypertension	肾性高血压	310
renal injury	肾损伤	303
renal pedicle injury	肾蒂伤	304
renin	肾素	11
renin-angiotensin-aldosterone system, RAAS	肾素-血管紧张素-醛固酮系统	11, 576
rescue collapse	救援虚脱	467
respiratory control rate, RCR	呼吸控制率	590
resting energy expenditure, REE	静息能量消耗	439
resuscitative endovascular balloon occlusion of the aorta, REBOA	复苏性主动脉球囊阻断术	346
revised trauma score, RTS	修订的创伤评分	40
rhabdomyolysis	横纹肌溶解	522
rib fracture	肋骨骨折	227
ridogrel	利多格雷	631
right ventricular ejection fraction, RVEF	右心室射血分数	594
rupture of bladder	膀胱破裂	314

S

scoop stretcher	抄网式担架	359
sea water immersion	海水浸泡	404, 463, 466
seawater drowning induced acute lung injury, SWD-ALI	海水刺激肺泡后引起的急性肺损伤	557

seawater drowning induced respiratory distress syndrome, SWD-RDS	海水刺激肺泡后引起的急性呼吸窘迫综合征	557
secondary brain injury, SBI	继发性脑损伤	64
self-report questionnaires	自陈式问卷	704
sepsis	脓毒症	3,539
septic shock	脓毒症休克	12
sequential organ filure assessment, SOFA	序贯性器官功能障碍评分	588
serum creatinine, Scr	血肌酐	537
severe combined injury	重症复合伤	399
severe soft tissue trauma	重症软组织创伤	387
severe traumatic brain injury, sTBI	重症颅脑创伤	59
shear stress	剪应力	359
shock	休克	12,583
shock wave	冲击波	400,479
simplified motor score, SMS	简易运动评分	70
singlet oxygen	单线态氧	196
single-photon emission computed tomography, SPECT	单光子发射计算机断层成像术	73
small lung	小肺	608
social support	社会支持	692,702
somatization disorder	躯体化障碍	690
space available for the spinal cord, SAC	脊髓有效间隙	175
spinal cord	脊髓	354
spinal cord blood flow, SCBF	脊髓血流量	196,209
spinal cord injury, SCI	脊髓损伤	124,355
spinal cord stimulation, SCS	脊髓电刺激	92
spine and spinal cord injury	脊柱脊髓损伤	352
spine injury	脊柱损伤	355
spine precaution	脊柱预警	371
spine	脊柱	352
sprain	扭伤	33
standard bicarbonate, SB	标准碳酸氢盐	573
Stanford acute stress reaction questionnaire, SASRQ	斯坦福急性应激反应问卷	695
sternum fracture	胸骨骨折	231
strangulation injury	绞窄伤	10
stress	肺应力	620
stress	应激	688
stress inoculation training, SIT	应激接种训练	710
stroke volume	每搏输出量	567,602
structured clinical interview for DSM-IV-R axis I disorders, SCID-I	结构化临床访谈表	704

structured diagnosis	结构式诊断	704
structured interview for PTSD, SI-PTSD	PTSD 的结构式会谈量表	704
stupor state	木僵状态	694
subdural fluid accumulation	创伤性硬膜下积液	80
subdural hematoma, SDH	硬脑膜下血肿	78
subdural hydroma	硬脑膜下水瘤	80
superficial burn	浅度烧伤	390
superficial second degree burn	浅Ⅱ度烧伤	389
superior mesenteric artery, SMA	肠系膜上动脉	24
superoxide anion	超氧阴离子	196, 524, 624
superoxide dismutase, SOD	超氧化物歧化酶	66, 524, 650
suppressor T cell, Ts cell	抑制性 T 细胞	530
suspensory ligament of duodenum	十二指肠悬韧带	273
sustained inflation, SI	控制性肺膨胀	617
sympathetic ganglia block, SGB	交感神经阻滞	439
sympathetic ophthalmia	交感性眼炎	112
systemic inflammatory response syndrome, SIRS	全身炎症反应综合征	4, 262, 539, 579, 587
systemic vascular resistance index, SVRI	外周血管阻力指数	588
systemic vascular resistance, SVR; peripheral vascular resistance, PVR	外周血管阻力	593
systolic blood pressure, SBP	收缩压	9

T

tangential wound	切线伤	17, 494
technological disaster	技术性灾难	701
temporary abdominal closure, TAC	暂时性腹腔关闭	47, 477
temporary cavity	瞬时空腔	488
tension pneumothorax	张力性气胸	233
testosterone, T	睾酮	575
tetanus antitoxin, TAT	破伤风抗毒素	200, 234, 389
tetraiodothyronine, T_4	四碘甲腺原氨酸	575
the acute stress checklist for children, ASC-Kids	儿童急性应激核查表	695
the impact of event scale-revised, IES-R	事件影响量表-修订版	704
thermal radiation	热辐射	400
third degree burn	Ⅲ度烧伤	390
thoracic vertebra, T	胸椎	355
thought stopping	想法停止	710
thromboelastography, TEG	血栓弹力图	628
thrombomodulin, TM	血栓调节素	627

thromboxane A2,TXA2	血栓素 A2	196,541,588,651
thromboxane,TXA	血栓素	12
thyrocricoid puncture	环甲膜穿刺	108
thyroid stimulating hormone,TSH	促甲状腺激素	575
thyrotropin-releasing hormone,TRH	促甲状腺激素释放激素	533,575
thyroxine,Thx,T_4	甲状腺素	575
tissue factor,TF	组织因子	627
tissue-type plasminogen activator,tPA	组织型纤溶酶原激活物	469,607
titanium elastic nails,TEN	钛合金弹性髓内钉	724
total body surface area,TBSA	体表总面积	437
total plasma carbon dioxide content,TCO_2	血浆二氧化碳总量	573
tracheal cannula	气管插管	109
tracheobronchial injury	气管支气管损伤	126
tracheotomy	气管切开术	109
traffic accident injury	交通伤	60
transcranial direct current stimulation,tDCS	经颅直流电刺激	94
transcranial magnetic stimulation,TMS	经颅磁刺激	97
transfixing injury	穿通伤	33
transurethral resection of bladder tumor,TURBT	经尿道膀胱肿瘤电切术	318
transurethral resection of the prostate,TURP	经尿道前列腺电切术	318
trauma	创伤	3,688
traumatic event	创伤事件	3,688
trauma and injury severity score,TRISS	创伤与损伤严重度评分	72
trauma symptom inventory,TSI	创伤症状问卷	704
trauma triad of death:hypothermia,acidosis,and coagulopathy	创伤致死性低体温、酸中毒和凝血功能障碍三联征	13
traumatic atlanto-occipital joint dislocation	创伤性寰枕关节脱位	136
traumatic brain injury,TBI	创伤性脑损伤	59,632
traumatic brain swelling,TBS	创伤性脑肿胀	79
traumatic cerebrovascular injury,TCVI	创伤性脑血管损伤	121
traumatic intraventricular hemorrhage,TIVH	外伤性脑室内出血	79
traumatic optic neuropathy,TON	创伤性视神经病变	111
traumatic pneumothorax	创伤性气胸	232
traumatic shock	创伤性休克	583
traumatic spine and spinal cord injury,TSCI	创伤性脊柱脊髓损伤	352
traumatic subarachnoid hemorrhage,tSAH	创伤性蛛网膜下腔出血	80
traumatic subarachnoid hemorrhage,tSAH	外伤性蛛网膜下腔出血	70
trench foot	战壕足	403,642

trials of spontaneous breathing, SBT	自主呼吸试验	622
triglyceride, TG	甘油三酯	11
triiodothyronine, T_3	三碘甲腺原氨酸	575
true frostbite	真性冻伤	643
tumor necrosis factor, TNF	肿瘤坏死因子	65, 578
tumor necrosis factor-α, TNF-α	肿瘤坏死因子-α	11, 605
twilight state	朦胧状态	694

U

ultraviolet ray, UV	紫外线	430
united injury	联合伤	406
ureteral injury	输尿管损伤	310
urethral injury	尿道损伤	317
urokinase-type plasminogen activator, uPA	尿激酶型纤溶酶原激活物	607
uveitis	葡萄膜炎	112

V

vacuum sealing drainage, VSD	负压封闭引流	378
vacuum-assisted closure, VAC	负压辅助闭合	47
Valsalva maneuver	瓦尔萨尔瓦动作	204
vascular cell adhesion molecule-1, VCAM-1	血管细胞黏附分子-1	581
vascular endothelial cell, VEC	血管内皮细胞	607
vasodilatorstimulated phosphoprotein, VASP	血管舒张剂刺激磷蛋白	582
vasogenic cerebral edema	血管源性脑水肿	64
vegetative state	植物状态	73
ventilation perfusion ratio, V/Q	通气血流比例	239, 564, 608, 618, 623
ventilation	通气	42
ventilatory induced lung injury, VILI	呼吸机相关性肺炎	610
ventricle fibrillation, VF	心室颤动	387
ventricular tachycardia	室性心动过速	621
vertebrae	椎骨	352
vertical shear, VS	垂直剪切	340
Volkmann contracture	Volkmann挛缩	521
voxel	体素	75

W

wet cold disease	湿冷病	642
World Health Organization, WHO	世界卫生组织	10, 59, 732

World Society of Emergency Surgery, WSES	世界急诊外科学会	340

X

X-ray computed tomography, X-CT/CT	X射线计算机断层成像	18,74

Other

5-hydroxytryptamine, 5-HT	5-羟色胺	12,551
^{99m}Tc-hydroxyl-methylene diphosphonate, ^{99m}Tc-HMDP	^{99m}Tc-羟基亚甲基二磷酸盐	36
β-endorphin, β-EP	β-内啡肽	12,590
γ-aminobutyric acid type A receptor, GABA-A 受体	γ-氨基丁酸A型受体	98
γ-aminobutyric acid, GABA	γ-氨基丁酸	95